Gurlt, Ernst

Biographisches Lexikon der hervorragenden Ärzte aller Zeiten und Völker

2. Band

Gurlt, Ernst

Biographisches Lexikon der hervorragenden Ärzte aller Zeiten und Völker

2. Band

Inktank publishing, 2018

www.inktank-publishing.com

ISBN/EAN: 9783747761762

BIOGRAPHISCHES LEXIKON

DER

HERVORRAGENDEN AERZTE

ALLER ZEITEN UND VÖLKER.

UNTER MITWIRKUNG DER HERREN

Prof. A. ANAGNOSTAKIS, Athen — Prof. E. ALBERT, Wien — Prof. ARNDT, Greifswald — Prof. K. BARDELEBEN, Jena — Dr. BILLINGS, Washington — Prof. Arn. CANTANI, Neapel — Prof. CASPARY, Königsberg — Prof. CHRISTIANI, Berlin — Prof. v. d. CORPUT, Brüssel — Prof. E. von CYON, Paris — Dr. C. E. DANIÉLS,,Amsterdam — Primararzt ENGLISCH, Wien — Prof. KULENBURG, Berlin — Doc. FALK, Berlin — Prof. v. FLEISCHL, Wien — Oberstabsarzt FROELICH, Leipzig — Doc. GRUENFELD, Wien — Geh. Med.-Rath H. HAESER, Breslau — Prof. HEDENIUS, Upsala — Dr. HELMREICH, Augsburg — Prof. O. HJELT, Helsingfors — Doc. HORSTMANN, Berlin — Prof. HUSEMANN, Göttingen — Doc. JACOBI, Breslau — Prof. KLEINWAECHTER, Czernowitz — Prof. KOLLMANN, Basel — Prof. KRONECKER, Bern — Doc. KRONER, Breslau — Prof. KUESSNER, Halle — Prof. LOEBISCH, Innsbruck — Prof. LUCAE, Berlin — Dr. LUTAUD, Redacteur en chef, Paris — Prof. MAGNUS, Breslau — Prof. MARCHAND, Marburg (Hessen) — Prof. MUNK, Berlin — Dr. PAGEL, Berlin — Dr. PESZKE, Warschau — Dr. PETERSEN, Kopenhagen — Arzt PROKSCH, Wien — Prof PUSCHMANN, Wien — Dr. Max SALOMON, Berlin — Prof. SAMUEL, Königsberg — Prof. SCHEUTHAUER, Budapest — Prof. SCHWIMMER, Budapest — Prof. F. SEITZ, München — Prof. STIEDA, Dorpat — Dr. W. STRICKER, Frankfurt a. M. — Prof. UFFELMANN, Rostock — Dr. L. UNGER, Wien — Prof. WALDEYER, Berlin — Regierungs- und Med.-Rath WERNICH, Cöslin — Prof. WINTER, Leipzig.

UND UNTER SPECIAL-REDACTION

VON

DR. E. GURLT,

PROFESSOR DER CHIRURGIE AN DER UNIVERSITÄT BERLIN,

HERAUSGEGEBEN

VON

DR. AUGUST HIRSCH,

PROFESSOR DER MEDICIN ZU BERLIN.

ZWEITER BAND.

Chavet — Gwinne.

WIEN UND LEIPZIG.

Urban & Schwarzenberg.

1885.

Vorwort.

Mit dem Erscheinen des Schlusses des zweiten Bandes des Biographischen Lexikons haben die Unterzeichneten von dem inzwischen erfolgten Wechsel in der Redaction desselben Kenntniss zu geben, indem zu Anfang dieses Jahres der bisherige Redacteur, Herr Dr. Wernich, in Folge seiner Ernennung zum Regierungs- und Medicinal-Rath in Cöslin von der Redaction zurückgetreten ist und die Weiterführung derselben, von dem Buchstaben G an, der mitunterzeichnete neue Redacteur übernommen hat.

Gleichzeitig ersuchen wir nochmals alle Diejenigen, welche sich für das Biographische Lexikon interessiren, uns auf die in demselben enthaltenen Lücken und Irrthümer aufmerksam machen und Verbesserungen, Nachträge u. s. w. (auch wichtige Lebensveränderungen betreffend) für die am Schlusse des Werkes zu gebenden „Nachträge" schon jetzt dem mitunterzeichneten Redacteur (Prof. Dr. E. Gurlt, Berlin, S. W., Bernburger-Str. Nr. 15/16) zugehen lassen zu wollen.

Berlin, Ende April 1885.

Dr. Aug. Hirsch.   Dr. E. Gurlt.

C.

(Fortsetzung.)

Um die Schreibweise der Namen — mit C oder mit K — festzustellen, ist möglichst durchweg auf die Originalwerke der Autoren zurückgegangen. Auf K ist bei einigen latinisirten Namen und dann noch ausdrücklich hingewiesen worden, wenn ein Autor selbst seinen Namen bald mit C, bald mit K geschrieben hat. — Die Namen des Collectiv-Artikels „Chinesische Aerzte" finden sich nicht noch einmal unter besonderen Spitzmarken wiederholt. — Die mit * bezeichneten Biographien sind die der um Mitte 1884 noch Lebenden.

Chavet, Heinrich Ch., 1742 zu Robertville im Gebiete der Abtei Stablo geboren, war Arzt zu Münster, Fürstbischöflich Paderborn'scher und Fürstlich Hildesheim'scher Leibarzt und verfasste u. A.: „Vorschlag zur gänzlichen Aus-rottung der venerischen Krankheit" (Düsseldorf 1782) — „Fortgesetzte Nachricht von einem merkwürdigen medicinischen Rechtshandel in Münster; u. s. w." (Dresden u. Leipzig 1782) — „De phthisi pulmonali hereditaria" (Münster 1786) — „Untersuchung, ob die Lungenschwindsucht ansteckend sei" (Münster 1786). — Er gab mit einer Vorrede heraus: C. L. HOFFMANN'S „Opuscula latina medici argumenti, separatim prius edita" (Ibid. 1789) und C. L. HOFFMANN'S „Ver-mischte medicinische Schriften" (4. Thle., Münster 1790 bis 95) u. s. w. Er starb am 29. September 1819.

Rassmann, 1814, pag. 22; 1818, pag. 15; 1824, pag. 15. — Ernst Rassmann, 1866, pag. 62.

G.

Chelius, Maximilian Joseph von Ch., in Heidelberg, berühmter Chirurg, war am 16. Januar 1794 zu Mannheim, wo sein Vater Vorsteher der Entbindungsanstalt war, geboren. Mit der Verlegung der letzteren nach Heidelberg (1805) kam auch er dahin, bezog schon mit 15 Jahren die Universität, wurde mit 18 Jahren (1812) Doctor und ging darauf nach München, wo er das Militär- und Civil-Hospital besuchte, dann nach Landshut, zu PHIL. WALTHER lehrte, und übernahm 1813 die Stelle eines Hospitalarztes in Ingolstadt, woselbst unter den französischen Kriegsgefangenen eine Epidemie ausgebrochen war. Hierauf folgte er als Regimentsarzt den badischen Truppen nach Frankreich und besorgte nach dem Friedensschlusse eine Zeit lang im Garnison-Lazareth zu Karlsruhe den ärztlichen Dienst. Bald aber ging er nach Wien, wo er die Kliniken von HILDENBRAND, KERN, ZANG, BEER und RUST besuchte und folgte nach dem Wiederausbruch des Krieges (1815) von Neuem den Truppen nach Frankreich. Nachdem er noch nach beendigtem Kriege Göttingen, Berlin, Halle, Leipzig, Jena, Würzburg, sowie Paris besucht' hatte, erhielt er 1817 einen Ruf als Prof. e. o. der Chirurgie nach Heidelberg und wurde bereits 1819 Prof. ordinarius. Das Erste nach seiner Berufung war, dass er in Heidelberg eine chirurgisch-augenärztliche Klinik gründete, die unter seiner Leitung bald sich eines weit verbreiteten Rufes erfreute. Seine ersten Schriften waren: „Ueber die durchsichtige Hornhaut des Auges, ihre Functionen und ihre krankhaften Veränderungen" (Karlsruhe 1818) — „Ueber die Er-richtung der chirurgischen und ophthalmologischen Klinik an der grossherzog-lichen Schule zu Heidelberg und Uebersicht der Ereignisse in derselben vom 1. Mai 1818 bis 1. Mai 1819" (Heidelberg 1819, m. Kpft.). Sehr bald folgte

1

auch sein „*Handbuch der Chirurgie, zum Gebrauche bei seinen Vorlesungen*" (2 Bde., Heidelberg 1822, 23; 2. Auflage 1826, 27; 8. Auflage 1857; dasselbe ist in 11 Sprachen übersetzt, darunter in's Dänische von F. W. MANSA, Kopenhagen 1834, 35; in's Holländische von G. J. POOL, Amsterdam 1832—37; in's Italienische, Mailand 1837; in's Französische von J. B. PIGNÉ, Paris 1844; in's Englische von JOHN F. SOUTH, London, Philadelphia 1847), ein Werk, welches fast 30 Jahre lang nicht allein in Deutschland das bekannteste und beliebteste Lehrbuch war, sondern auch durch die zahlreichen Uebersetzungen die weiteste Verbreitung, selbst über Europa hinaus gefunden hat. Ch., der sich als Lehrer und Operateur einen ausserordentlichen Ruf erworben hatte, war auch weiterhin noch als Schriftsteller vielfach thätig. Abgesehen von mehreren Aufsätzen in TEXTOR's „Neuem Chiron" (1821—22), veröffentlichte er namentlich in den von ihm 1825 mitbegründeten Heidelberger klinischen Annalen eine Reihe derselben (Bd. I—III), von denen wir nur folgende anführen: „*Ueber die Anwendung des Decoctum Zittmanni etc.*" (in's Holländische übersetzt von A. VAN ERPECUM, Amsterdam 1829) — „*Drei klinische Berichte für die Zeit von 1819—27*" — „*Bemerkungen über die Amputationen*" — „*Ueber die Verletzungen der Art. intercostal. in gerichtlich-medicinischer Beziehung*" — „*Exstirpation einer sarcomatös entarteten Ohrspeicheldrüse*" — „*Elephantiasis*" — „*Völlige Exstirpation der äusseren weiblichen Schamtheile*" — „*Exstirpation eines in der Weiche gelegenen scirrhösen Hodens u. s. w.*". Ausserdem noch die folgenden besonderen Schriften: „*Zur Lehre von den schwammigen Auswüchsen der harten Hornhaut und der Schädelknochen*" (Heidelberg 1831, m. 11 Taff. fol.) — „*Handbuch der Augenheilkunde*" (2 Bde., Stuttgart 1839, 44; französische Uebersetzung von M. RUEF und J. DEYBER, Paris 1839) — „*Ueber die Heilung der Blasenscheidenfisteln durch Cauterisation. Ein Sendschreiben an Dieffenbach*" (Heidelberg 1845) — „*Zur Lehre von den Staphylomen des Auges*" (Heidelberg 1858, m. 1 Taf.). Auch in der Fortsetzung der Heidelberger klinischen Annalen, die unter dem Namen Medicinische Annalen von Ch. zusammen mit seinem Heidelberger Collegen, herausgegeben, von 1835 bis 1847 erschienen, finden sich noch Aufsätze von ihm, darunter ein klinischer Bericht für die Jahre 1830—34. — Für die Chirurgie, noch mehr aber für die Augenheilkunde, war Ch. für Südwest-Deutschland in der ersten Hälfte des 19. Jahrhunderts der bedeutendste Vertreter, der weit über dessen Grenzen hinaus Generationen von Schülern 47 Jahre lang gebildet und ihnen als Leiter und Rathgeber gedient hat. Er gehörte aber auch zu den bekanntesten und beliebtesten Aerzten und Chirurgen Europas, der, auch von den Fachgenossen des Auslandes hochgeschätzt, durch seine imponirende Persönlichkeit bei Patienten aller Stände und aller Nationen Sympathie und Vertrauen zu erwecken verstand. — Nachdem er 1827 zum Geh. Hofrath ernannt worden, erhielt er den Titel als Geh. Rath und trat 1864 in den Ruhestand; 1866 wurde ihm der Adel verliehen. Geistig und körperlich frisch und rüstig, war er aber noch bis zu seinem am 17. August 1876 erfolgten Tode thätig, indem er noch vielfach, namentlich von Ausländern, bei äusseren und inneren Krankheiten consultirt wurde.

Sein Sohn *Franz von Ch., geboren am 6. September 1822, machte durch zwei Schriften „*De amputatione in articulo pedis*" (Heidelberg 1846, 4., c. 4 tabb.) und „*Ueber die Amputation am Fussgelenk*" (Heidelberg 1846, 4., m. 4 Taff.) die SYME'sche Amputation auf dem Continent bekannt und schrieb noch: „*Ueber das Staphylom der Hornhaut*" (Heidelberg 1847). Er verrichtete eine Reihe von Jahren, noch während der klinischen Thätigkeit seines Vaters, alle in der Klinik vorkommenden Operationen, war bis 1873 in Heidelberg als Professor e. o. thätig, siedelte dann aber nach Dresden über, kehrte jedoch im Jahre 1877 nach Heidelberg zurück, wo er eine Poliklinik für chirurgische und Frauenkrankheiten leitet.

v. Weech, I, pag. 144; III, pag. 212. — Callisen, IV, pag. 94; XXVII, pag. 73. — Brockhaus, Convers.-Lex., 13. Aufl., Bd. IV, 1883, pag. 222. Gurlt.

Chenot, Adam Ch., ist seinen Lebensdaten nach obscur, obgleich wir von ihm wissen, dass er Dr. phil. et med. und in der zweiten Hälfte des 18. Jahrhunderts Intendant des öffentlichen Gesundheitswesens in Ungarn war. Sein berühmter „Tractatus de peste" (Wien 1766) wurde gefolgt von einer „Historia pestis Transsylvaniae" (nach dem Tode des Autors von FR. VON SCHRAUD, Ofen 1799, herausgegeben).

Dict. hist. II.   Red.

Chenu, J. C. Ch., französischer Militärarzt, geboren am 30. August 1808 zu Metz, gestorben am 20. November 1879 zu Paris im Hôtel der Invaliden, trat am 2. März 1829 in den französischen Militärdienst, war eine Reihe von Jahren Bibliothekar an der militärärztlichen Schule Val-de-Grâce und wurde bekannt durch seine thatkräftige Vertretung des Sanitätsdienstes gegenüber der allmächtigen Verwaltung des französischen Heeres. Seine massgebenden Erfahrungen im Krim- und italienischen Feldzuge legte er nieder in den beiden vielbesprochenen Werken: „Rapport au conseil de santé sur les résultats du service médico-chirurgical pendant la campagne d'Orient en 1854—1855—1856" (Paris 1865) und „Statistique médico-chirurgicale de la campagne d'Italie en 1859 et 1860" (Paris 1869). Zu letzterem schrieb er einen Anhang: „Pièces justificatives se rattachant à notre rapport sur le service médico-chirurgical etc.", in deren Einleitung Ch. sich auslässt: „Nach der Lectüre dieser Correspondenz wird man überzeugt sein, dass, wenn die Prophezeiungen der Médecins inspecteurs MICHEL LÉVY und BAUDENS, des Armee-Chefarztes SCRIVE, sowie der nicht minder ernsten aller Lazarethärzte, zur rechten Zeit Würdigung gefunden hätten, oder wenn diese Aerzte, anstatt nur rathen oder auf dringende Maasregeln hinwirken zu dürfen, selbst hätten handeln können, Cholera, Scorbut, Hospitalbrand und Typhus, wenn auch nicht völlig vermieden, so doch wenigstens beschränkt und zahllose Opfer erspart worden wären." Noch gehörte der Feldzug 1870.71 dazu, um diese patriotischen Wünsche Ch.'s so zu verwirklichen, wie es erst im Jahre 1882 geschehen.

Jahresberichte über die Fortschritte des Militär-Sanitätswesens für das Jahr 1879 von W. Roth, pag. 148. — Ueber Entwicklung und Gestaltung des Heeres-Sanitätswesens etc. von E. Knorr, 3. Heft, Hannover 1877.   H. Frölich.

Chéreau, Achille Ch., zu Paris, ist am 23. August 1817 zu Bar-sur-Seine (Aube) geboren, ist Sohn und Enkel eines Arztes, wurde 1841 in Paris Doctor, war Arzt verschiedener Wohlthätigkeits-Anstalten und wurde 1877 zum Ober-Bibliothekar der medicinischen Facultät ernannt. Obgleich er wichtige Arbeiten über pathologische Gegenstäude, wie ein „Mém. pour servir à l'étude des maladies des ovaires" (1845) und über die „Monomanie suicide" veröffentlicht hat, ist er doch hauptsächlich durch seine Arbeiten auf dem Gebiet der Geschichte der Medicin bekannt geworden. Er hat namentlich in der Union médicale und im Bulletin du bibliophile zu verschiedenen Zeiten eine grosse Zahl von Artikeln über die königlichen Leibärzte von Clodwig bis Ludwig XVI. und andere historische Gegenstände veröffentlicht; ferner u. A.: „Essai sur les origines du journalisme médical français etc." (1867) — „Le Parnasse médical français, ou Diction-naire des médecins-poëtes de la France etc." (1874). Er gab ferner, mit Commentaren versehen, eine Anzahl alter Werke und Handschriften heraus und ist Mitarbeiter an DECHAMBRE'S Dictionnaire encyclopédique des sc. méd. Auch übersetzte er u. A. aus dem Englischen ARCHIBALD BILLING'S „Premiers principes de médecine .... sur la 4. édition" (1847).

Vapereau, pag. 418. — Lorenz, I, pag. 515; V, pag. 284.   G.

Cherest, Jules-Omer Ch., zu Paris, war daselbst am 1. März 1817 geboren, wurde 1841 Doctor mit der These: „Des engorgements inflammatoires de la fosse iliaque après l'accouchement" und beschäftigte sich vorwiegend mit Frauenkrankheiten, über die er auch Vorlesungen hielt. Er war Gründer der

1*

Zeitschrift „*Union médicale*", beschäftigte sich eifrig mit der Redaction derselben und schrieb in ihr eine Anzahl von Aufsätzen; so einen „*Rapport sur le bureau de bienfaisance du 1er arrondissement*" (1847) — „*Rapport sur l'organisation des bureaux de bienfaisance*" (1848) — „*Soc. médicale d'émulation de Paris* . . . . *Études historiques de la Société:* etc.*" (1850) — „*De l'emploi du chlorure de sodium et de l'action de cet agent sur la rate dans les fièvres intermittentes*" (1851) — „*Consultation sur un cas grave de maladie de la poitrine et du foie*" (1852). Er war auch Inspecteur adjoint der Quellen von Bourbon l'Archambault und Secretär der Soc. médic. d'émulation und erlag am 19. April 1854 einem typhoiden Fieber.

Beaugrand bei Dechambre, XV, pag. 733.   G.

Chervin, Nicolas Ch., verdienter französischer Arzt, geboren am 6. October 1783 zu Saint-Laurent-d'Oingt (Rhône), wurde 1812 zu Paris Doctor mit der Diss. „*Recherches médico-philosophiques sur les causes physiques de la polygamie dans les pays chauds, etc.*", besuchte 1813 die Militär-Hospitäler in Mainz, war dann Chirurg am Hôtel-Dieu zu Lyon und begab sich, um das Gelbfieber gründlich zu studiren, 1814 nach Guadeloupe, wo er mehrere Jahre verweilte, bereiste dann von 1818—22 die Antillen, Süd-Carolina, Savannah, die Unions-Staaten, kehrte von Boston aus über Guadeloupe nach Frankreich zurück, um 1823 noch in Spanien sich mit Gelbfieber zu beschäftigen und reichte, da er durch seine Studien zum entschiedensten Anti-Contagionisten geworden war, 1825, 26 bei der Deputirten-Kammer Vorstellungen ein, um sie zur Abschaffung der gegen das Gelbfieber gerichteten Quarantaine-Anstalten zu veranlassen. Seine Schriften betreffen fast ohne Ausnahme diese Krankheit und führen wir von denselben folgende an: „*Examen des principes de l'administration en matière sanitaire*" (1827) — „*Réponse au discours de M. Audouard, contre le rapport* . . . . *sur mes documens concernant la fièvre jaune*" (1827) — „*Rapport à l'Académie roy. de méd., en 1827, au nom de la commission chargée d'examiner les documents de M. Chervin etc.*" (1828). 1828 wurde er, zusammen mit LOUIS und TROUSSEAU nach Cadix und Gibraltar, wiederum zur Erforschung der Krankheit, gesandt, zu der er sein Leben lang in so nahen Beziehungen gestanden hat, konnte aber auch hier nicht zu anderen Ansichten gelangen und schrieb ein: „*Examen critique des prétendues preuves de contagion de la fièvre jaune, observée en Espagne*" (1829) — „*Examen des nouvelles opinions du Dr. Lassis, concernant la fièvre jaune, etc.*" (1829) — „*De l'opinion des médecins américains sur la contagion et la non-contagion de la fièvre jaune*" (1829) — „*Précis historique de l'épidémie* . . . . *à Gibraltar* . . . *par M. Peters Wilson,* . . . *traduit etc.*" (1830) — „*Documents recueillis par MM. Chervin, Louis et Trousseau, commission médic. envoyée à Gibraltar etc.*" (2 voll. 1830) — „*De l'origine locale et de la non-contagion de la fièvre jaune qui a régné à Gibraltar en 1828, etc.*" (1832) — „*Petition adressée à la Chambre des Députés, à l'effet d'obtenir que les résultats de l'enquête officielle que le gouvernement a fait faire aux États-Unis de l'Amérique* . . . . *soient publiés etc.*" (1833). Ausserdem: „*Lettres sur les expériences pour constater le caractère contagieux ou non-contagieux du choléra-morbus*" (1831) — „*De l'identité de nature des fièvres d'origine paludéenne* . . . . . ." (1842) — „*Petition* . . . *pour demander la suppression immédiate des mesures sanitaires relatives* . . . . *la réduction de nos quarantaines contre la peste*" (1843) und zahlreiche Streitschriften in Angelegenheiten des gelben Fiebers. — Nachdem er unter den bescheidensten Verhältnissen 19 Jahre lang in Paris, mit der einzigen Unterbrechung der Reise nach Spanien im Jahre 1828, gelebt hatte, zog er sich nach Bourbonne-les-Bains zurück, wo er am 14. August 1843 starb.

Fréd. Dubois im Bullet. de l'Acad. de méd. 1845—46, XI, pag. 965. — Idem in Mém. de l'Acad. de méd. 1846, XII, pag. XXXVII. — Callisen, IV, pag. 102; XXVII, pag. 78.

     G.

Cheselden, William Ch., geboren 1688 zu Burrow in der Grafschaft Leicester, gestorben am 10. April 1752 zu Bath, war einer der berühmtesten englischen Chirurgen und Anatomen des achtzehnten Jahrhunderts. Bereits mit 15 Jahren begann er das Studium der Medicin, und zwar lernte er zuerst eine Zeit lang im Hause des berühmten Anatomen COWFELD. 23 Jahre alt trat er schon als Lehrer der Anatomie auf. Seine hervorragende chirurgische Begabung verschaffte ihm bald genug grossen Ruf und wurde er Chirurg des Thomashospital, Leibchirurg der Königin und Mitglied der Académie de Chirurgie zu Paris. Viele fremde Aerzte kamen nach London, um Ch. operiren zu sehen und scheint seine operative Geschicklichkeit wirklich eine ganz erstaunliche gewesen zu sein; so erzählt ein französischer Arzt, dass er gesehen habe, wie Ch. in 54 Secunden eine Steinoperation ausgeführt habe. Eines seiner ersten Werke war: „The anatomy of human body" (London 1713), ein Buch, welches von seinen Zeitgenossen mit einer wahren Begeisterung aufgenommen wurde und bis zum Jahre 1778 eilf Auflagen erlebte. Es enthält viele werthvolle chirurgische Bemerkungen. Besonders hervorragend waren seine Leistungen im Gebiet der Blasensteinoperation; hier bevorzugte er zuerst die hohe Operation und veröffentlichte darüber: „Treatise on the high operation of the stone" (London 1723). Doch gerieth er in Folge dieser Arbeit in einen Streit mit dem englischen Arzt DOUGLAS, welcher Autor gegen Ch. Prioritätsansprüche erhob und dieselben in einer besonderen, gegen Ch. gerichteten Streitschrift zu erweisen suchte. Schliesslich wurde aber dieser wissenschaftliche Streit überhaupt hinfällig, da Ch. die hohe Operation verliess und die RAU'sche Seitenoperation bevorzugte, durch deren Verbesserung er sich die wesentlichsten Verdienste zu erwerben wusste. Eine ganz besonders hervorragende Probe seines ausgezeichneten chirurgischen Talentes bewies Ch. aber im Jahre 1728 durch die von ihm zuerst ausgeübte und in den Philosoph. transactions 1728, Vol. 35, pag. 452 beschriebene künstliche Pupillenbildung. Wenn auch die Idee zu dieser Operation dem Engländer WOOLHOUSE gebühren mag, so war doch Ch. der Erste, welcher dieselbe wirklich ausführte und deren praktische Bedeutung nachwies. In zwei Fällen von Iritis nach Cataractdepression ging er mit einer feinen schneidenden Nadel durch die Sclera in das Bulbusinnere ein und spaltete die Iris von rückwärts. Mit dieser nach unseren heutigen Kenntnissen allerdings noch recht unvollkommenen Operationsmethode hat sich Ch. um die Augenheilkunde ein unsterbliches Verdienst erworben und durch die rationelle künstliche Pupillenbildung die ophthalmologische Chirurgie um eine ihrer wirksamsten Operationen bereichert. Darum wird auch zu allen Zeiten Ch. ein hervorragender Platz unter den bedeutendsten Vertretern der Ophthalmologie gesichert bleiben. Uebrigens hat Ch. die künstliche Pupillenbildung auch noch in einer der später erschienenen Auflagen seines Handbuches der Anatomie (4. Aufl. London 1732) kurz beschrieben. Ausser den genannten Aufsätzen liess er noch verschiedene andere in den Philosoph. transact. erscheinen, sowie im Jahr 1733 noch eine „Osteography, or anatomy the bones" (London). Auch wegen dieser Arbeit griff ihn sein alter Gegner DOUGLAS an und liess eine polemische Gegenschrift erscheinen; allein die unparteiische Kritik hat die Verdienste, welche Ch. auch durch diese seine Osteography sich erworben hat, gewürdigt und so berufene Autoren, wie HALLER und HEISTER, haben durch ihre gerechte Beurtheilung den wahren Werth dieser Publikation anerkannt. Im Jahre 1737 wurde Ch., der, durch seine ausgebreitete praktische und wissenschaftliche Thätigkeit ermüdet, sich nach einer ruhigeren Lebensweise sehnte, zum Hauptwundarzt des Chelseahospitals ernannt.

Magnus.

Chesneau, Nicolas Ch., geboren 1601 in Marseille, Arzt daselbst und als guter und sicherer Beobachter bekannt. — Schriften von wenig Werth. Unger.

Du Chesne, Joseph du Ch. (bekannter unter seinem latinisirten Namen QUERCETANUS), war 1546 zu Armagnac in der Gascogne geboren, studirte an verschiedenen deutschen Universitäten Medicin, promovirte in Basel und zog darauf nach

Genf. Hier erhielt er 1584 das Bürgerrecht, ward 1587 in den Rath der Zwei-
hundert gewählt und mit mehreren diplomatischen Sendungen betraut. 1593 siedelte
er nach Paris über, wurde Leibarzt König Heinrich's IV., erwarb sich durch diese
Stellung, wie durch seine Charlatanerie eine grosse Praxis und starb 1609. Du Ch.
war ein eifriger Anhänger des PARACELSUS und der chemischen Mittel und verwickelte sich dadurch in vielfache, lebhaft ausgefochtene Streitigkeiten mit der
Pariser Facultät, besonders mit JEAN RIOLAN dem Vater. Seine zahlreichen, breit
geschriebenen und gehaltlosen Werke sind eben so viele Zeichen seines Aberglaubens,
seines geringen Wissens und seiner Charlatanerie. So glaubt er an Constellationen,
vertritt die Signaturen, d. h. die Wirksamkeit der Pflanzen nach ihren Aehnlichkeiten
mit menschlichen Körpertheilen oder mit Krankheitsbildern, behauptet die Möglichkeit
der Transmutation, d. h. der Verwandlung unedler Metalle in Gold und preist in
überschwenglicher Weise die spagirischen Mittel, besonders aber das Antimon.
Auf das Publikum wirkte er hauptsächlich durch das Anpreisen seiner unfehlbaren
Geheimmittel, deren Präparation er aber auch nicht in seinen wissenschaftlichen
Werken kund gab. Er entschuldigt sich damit (z. B. in der Schrift „Pestis Alexicacus"), er dürfe solche ausgezeichnete Geheimnisse nicht profaniren und aller
Welt mittheilen; tüchtige Chemiker würden schon aus seinen Andeutungen das
Richtige herausfinden. Von seinen Schriften nennen wir folgende: „Ad Jacobi
Auberti de ortu et causis metallorum contra chymicos explicationem brevis
responsio" (Lyon 1575, 8.) — „Sclopetarius sive de curandis vulneribus, quae
sclopetorum et similium tormentorum ictibus accipiuntur" (Lyon 1576, 8.).
du Ch. vertritt hier den Glauben an die Vergiftung der Schusswunden. — „Diaete-
ticon polyhistoricum, opus magnae utilitatis et delectationis" (Leipzig 1601, 8.
und eine Menge von Ausgaben) — „Pharmacopoea dogmaticorum restituta,
pretiosis selectisque hermeticorum flosculis illustrata" (Leipzig 1603, 8. und
öfters) — „Pestis Alexicacus, sive luis pestiferae fuga, auxiliaribus selectorum
utriusque medicinae remediorum copiis procurata" (Paris 1608, 8.; Leipzig 1609,
kl. 8.). Gesammtausgabe seiner Schriften: „Quercetanus redivivus" (Frankfurt 1648,
4. 3 voll.).

Max Salomon.

Chevalier, Jean Damien Ch., aus Angers gebürtig, der um die Mitte
des 18. Jahrhunderts in San Domingo ärztliche Praxis übte. — Schriften: „Chirurgie
complète" (Paris 1752).

Unger.

Chevalier, Thomas Ch., englischer Chirurg von grossem Rufe. Unter
mehreren Schriften erwähnenswerth: „Introductions à un cours d'opérations
chirurgicales" (1880) — „Traité sur les blessures d'armées à feu" (1804).

Unger.

Chevallier, Jean-Baptiste-Alphonse Ch., zu Paris, berühmter
Chemiker, dessen Arbeiten auch für die Medicin von grosser Bedeutung sind, war
am 19. Juli 1793 zu Langres geboren, kam als 14jähriger Knabe in das Laboratorium von Vauquelin, wurde chemischer Gehilfe beim naturhistorischen Museum
zu Paris, dann als gemeiner Soldat ausgehoben, bei Leipzig verwundet und aus
der Armee entlassen, worauf er zu seinen Studien zurückkehrte. Er erhielt eine
grosse Zahl von Preisen, wurde 1834 Mitglied des Conseil d'hygiène et de salubrité de la Seine, 1835 Professeur-adjoint bei der École de pharmacie und war
seit 1824 55 Jahre lang Mitglied der Académie de médecine. Seine ausserordentlich mannigfaltigen und fast zahllosen, zum Theil in Gemeinschaft mit Anderen
verfassten Arbeiten bewegen sich auf dem Gebiete der Hygiene, der Toxikologie
und Pharmakologie und beschäftigten sich u. A. mit der Natur und der Reinheit der
Droguen, der Nahrungsmittel, der Producte der Industrie, der Hygiene der Städte
und Fabrikanlagen, der Statistik der Vergiftungen u. s. w. Wir führen von denselben nur eine Anzahl derjenigen an, welche mit der Medicin in näherem Zusammenhange stehen, wie: Mit BEULLAC: „Nouveau guide de l'étudiant en médecine et en pharmacie" (Paris 1825) — mit BRICHETEAU & COTTEREAU: „L'art

de doser les médicamens" (1829) — mit COTTEREAU & TRÉVET: „Traité des eaux minérales naturelles françaises et étrangères etc." (1835) — „Hygiène publique. Note sur de nouveaux moyens employés pour la désinfection des matières fécales dans les fosses" (1836) — „Essai sur la dissolution de la gravelle et des calculs de la vessie" (1837; englische Uebersetzung von EDWIN LEE, London 1837) — mit HENRY: „Mém. sur le lait" (1839) — „Dict. des altérations et falsifications des substances alimentaires, médicamenteuses et commerciales" (1850; 5. Aufl. mit BAUDRIMONT, 1878) — mit O. RÉVEIL: „Note sur le lait, les falsifications qu'on lui fait subir" (1856) — „De la nécessité de bâtir des maisons pour loger les classes moyennes et les ouvriers" (1857) — „Note sur les cosmétiques" (1856) — „Traité des désinfectants sous le rapport de l'hygiène publique etc." (1862) — mit G. LAGNEAU: „Quelques remarques sur le mouvement de la population de Paris" (1873). — Ch. war ein Mitherausgeber des Journ. de chimie médicale, de pharmacie et de toxicologie seit 1825 und der Annales d'hygiène publique seit 1829; seine Aufsätze finden sich in diesen und in zahlreichen anderen Journalen zerstreut. Sein arbeitsames Leben erreichte am 19. November 1879 sein Ende.

T. Gallard in Annales d'hygiène publique. 3. Série, T. III, 1880, pag. 181. — Dechambre, XXV, pag. 320. — Callisen, IV, pag. 108; XXVII, pag. 81. — Catalogue of Scientific Papers, I, pag. 897; VII, pag. 382.
G.

Chevassieu d'Audebert, Arzt aus Versailles, stand in intimen Beziehungen zu CABANIS und machte sich vorzugsweise durch die noch heute bemerkenswerthe Schrift bekannt: „Exposé des temperatures ou les influences de l'air sur les maladies et la constitution de l'homme et des animaux et ses effets dans la végétation" (Paris 1808).
Unger.

Chevreuil, Michel Ch., zu Angers, war daselbst am 15. Juni 1754 geboren, begann dort auch seine medicinischen Studien, wurde 1777 in Reims Doctor, kehrte nach Angers zurück, wurde Magister der Chirurgie, widmete sich besonders der Ausübung der Geburtshilfe und begann dieselbe von 1778 an zu lehren. Er schrieb einen „Précis de l'art des accouchemens en faveur des sages-femmes et des élèves de cet art" (Paris 1782; 2. édit. 1826; 1837). Auch machte er einen Fall von Hermaphroditismus und eine von SIGAULT ausgeführte Symphyseotomie bekannt. An weiteren Arbeiten sind noch anzuführen: „Obs. sur les larves de mouches, sorties de l'oreille d'un enfant" (LEROUX' Journ. 1813) — „Seigle ergoté, comme moyen de hâter l'accouchement" (Arch. génér. 1826). Sein Tod erfolgte am 20. Juli 1845. Er war der Vater des berühmten Chemikers Michel-Eugène Ch. (geboren 1786).

Pariset in Mém. de l'Acad. de méd. T. XIII, 1847, pag. I. — Callisen, IV, pag. 123; XXVII, pag. 84.
G.

Cheyne, George Ch., war 1671 in Schottland geboren, wurde in Edinburg ein Schüler von PITCAIRNE und gehört durch diesen der iatromathematischen Richtung an. Nachdem er Doctor geworden, kam er im Alter von 30 Jahren nach London und begann eine Praxis. Er schrieb: „A new theory of acute and slow continued fevers etc." (London 1702; 1722; 1724; 7. edit. 1753) — „Remarks on two late pamphlets written by Dr. Oliphant against Dr. Pitcairn's new theory of fevers" (Edinburg 1702) — „Philosophical principles of natural religion etc." (London 1705; 1715; 1636). In Folge eines üppigen Lebens war er sehr fett, kurzathmig und gichtbrüchig geworden und suchte Heilung von diesen Uebeln an den Quellen von Bath. Die an sich selbst gemachten günstigen Erfahrungen legte er in den „Observations concerning the nature and due method of treating the gout, together with an account .... of the Bath waters etc." (London 1720; 2. edit. 1720; 7. edit. 1729) nieder. Er nahm von da an abwechselnd im Winter und Sommer seinen Aufenthalt in London und in Bath und ist der Hauptwerth seiner in der Folge noch verfassten Schriften, die vielen Beifall fanden, in den von ihm aufgestellten vortrefflichen Grundsätzen über Hygiene und Diät zu suchen, unter denen er die in Betreff der Milchdiät an seinem eigenen Körper erprobt gefunden hatte. Er schrieb noch ausser mehreren mathematischen Schriften: *„An essay of health and long life"* (London 1724) — *„De natura fibrae ejusque laxae sive resolutae morbis tractatus"* (London 1725; Paris 1742; französische Uebersetzung, Paris 1725; Bruxelles 1727) — *„An essay on sickness and health"* (London 1725) — *„Tractatus de infirmorum sanitate tuenda vitaque producenda; etc."* (London 1726; Paris 1742, 2 voll.) — *„The English malady, or a treatise on nervous diseases of all kinds; etc."* (London 1733; Dublin 1733; London 1735; 1739) — *„An essay on regimen; together with five discourses, medical, moral and philosophical, etc."* (London 1739; 1740; 1753) — *„The natural method of curing the diseases of the body and the disorders of the mind etc."* (London 1742; französische Uebersetzung von LA CHAPELLE, 2 voll., Paris 1749) — *„An account of himself and his various cures"* (London 1743; 1753). Er starb zu Bath am 12. April 1743).

Dict. hist. I. pag. 686. — Chambers, Vol. 1, P. 2. pag. 521.　　　　　G.

Cheyne, John Ch., zu Dublin, war am 3. Februar 1777 zu Leith bei Edinburg, wo sein Vater Arzt war, geboren, wurde mit 13 Jahren bereits der Gehilfe seines Vaters, fing mit 16 Jahren an in Edinburg Medicin zu studiren und wurde mit 18 Jahren (1795) Doctor derselben. Er trat darauf als Assistant Surgeon beim Artillerie-Corps ein, kehrte aber 1799 nach Leith zurück und unterstützte seinen Vater in der Praxis. Sein Hauptstudium betraf die Kinderkrankheiten, über die er Folgendes schrieb: *„Essays on the diseases of children; with cases and dissections. Essay 1. Of cynanche trachealis or croup"* (Edinburg 1801; 2. edit. 1809 unter dem Titel: *„The pathology of the membrane of the larynx and bronchia")* — *„Essay 2. On the bowel complaints etc."* (1803) — *„Essay 3. On hydrocephalus acutus"* (1808). — Um das Jahr 1809 verliess er Schottland, liess sich in Dublin nieder, wurde daselbst 1811 Arzt am Meath Hospital und bald darauf Professor der Medicin, als welcher er die Kriegsheilkunde vorzutragen hatte. 1815 bekam er die Stelle als Arzt des House of Industry und wurde 1820 Physician-General to the Forces in Ireland. In Dublin schrieb er: *„Cases of apoplexy and lethargy; etc."* (London 1812) — *„A second essay on hydrocephalus acutus etc."* (Dublin 1815; 2. edit. 1819; deutsche Uebersetzung von AD. MÜLLER, Bremen 1809) — zusammen mit BARKER: *„An account of the rise, progress and decline of the fever, lately epidemic in Ireland"* (Dublin 1821) — *„A letter to George Renney, M. D. Director-General . . . . On the feigned diseases of soldiers"* (Dublin 1826); ausserdem eine Reihe von Aufsätzen in den Dublin Hospital Raports (1818, 22, 27, 30), darunter zwei Berichte über das Hardwick Fever Hospital für 1817, 18 und eine Dysenterie-Epidemie im Whitworth Hospital (1818); ferner eine Reihe von Artikeln in der Cyclopaedia of practical medicine. — Durch mehrere Unglücksfälle und Widerwärtigkeiten veranlasst, verliess er Dublin und zog sich auf einen Landsitz in Buckinghamshire zurück, wo er am 31. Januar 1836 starb. Nach seinem Tode erschienen noch: *„Essays on partial derangement of the mind in supposed connexion with religion . . . . With a portrait and autobiographical sketch of the author"* (Dublin 1843). Am bekanntesten ist sein Name durch das von ihm (Dublin Hosp. Reports, Vol. 2) und STOKES beschriebene und nach Beiden benannte Respirationsphänomen des intermittirenden oder periodischen Athmens.

London Medical Gazette, Vol 17, 1836, pag. 872. — Callisen, IV, pag. 125;

XXVII, pag. 84.　　　　　　　　　　　　　　　　　　　　　　　　　　　　　　　G.

*****Cheyne**, William Watson Ch., M. B. Edinburg und C. M. 1875, bildete sich noch auf Reisen, besonders in Strassburg und in Wien aus, wirkte mehrere Jahre als Assistant surgeon am King's College Hospital, als Demonstrator anatomy an der Edinburger Universität, gegenwärtig wieder an der Royal infirmary und am King's College in London. Er schrieb mehrere verbreitete Arbeiten über die Principien der antiseptischen Methode, übersetzte R. Koch's Aetiologie der Wundinfectionskrankheiten und gab in den Verhandlungen der Sydenham Society dieselben als „*Investigations into the etiology of traumatic infective diseases*" (1880), — in den Transact. of the pathol. soc. eine Arbeit: „*On the relation of organisms to antiseptic dressings*" (1879) — und in Lancet, Brit. med. Journ., Practitioner etc. (1880—1884) Verschiedenes über Mikroorganismen, Tuberculose etc. heraus.

Red.

Del Chiappa, Giuseppe Antonio Del Ch., zu Pavia, war 1782 in den Bagni di Lucca geboren, wurde 1804 zu Pavia Doctor, war daselbst von 1819 an eine lange Reihe von Jahren Professor der medicinischen Klinik für Chirurgen und verbreitete mit Enthusiasmus die RASORI'sche Lehre. Von seinen sehr zahlreichen Schriften führen wir an: „*Saggio d'istoria sul catarro epidemico etc. ou Essai historique sur le catarrhe épidémique observé aux bains de Lucques, en 1806*" (Lucca 1806) — „*Delle pertosse etc.*" (Pavia 1817) — „*I professori di medicina grandi metafisici*" (Pavia 1817) — „*Intorno alle opere ed alla condizione personale di A. Corn. Celso*" (Mailand 1819) — „*Ippocrate modello dei medici*" (Pavia 1820) — „*Discorsi due sulla medicina*" (Mailand 1820) — „*Della strettissima unione della medicina e della chirurgia*" (Pavia 1826) — „*Raccolta di opuscoli medici*" (3 voll., Pavia 1828, 29). Er übersetzte „*A. C. Celsi libri otto*" (Mailand 1829; Neapel 1831, in der Bibl. scelta di opere greche e latine tradotte) und gab heraus Schriften von ALESSANDRO KNIPS MACOPPE (1822), CHIAPPA (1828—1830), ANTONIO COCCHI (1831), sowie RASORI'S „*Opere complete*" (Florenz 1838); er verfasste Nekrologe von LEONARDO TARGA (1824), LUIGI CACCIALUPI (1829), PAOLO BONGIOVANNI (1830), ANTONIO SCARPA (1832), GIOVANNI RASORI (1838), APOLLONIO MAGGI (1851) und schrieb Aufsätze in den Annali univers. di medic. u. s. w. Er starb 1866.

Cantù, pag. 174. — Beaugrand bei Dechambre, XVI, pag. 1. — Callisen, IV, pag. 129; XXVII, pag. 86.

G.

*Chiara, Domenico Ch., geboren im Januar 1839 in Saluggia (Prov. Novara), studirte Medicin in Turin, war speciell Schüler von GIORDANO und wurde im April 1860 zum Doctor promovirt. Im October 1866 begann er als Accoucheur und Gynäkolog in Turin zu practiciren, war mehrere Jahre Professor der Geburtshülfe für Hebammen in Mailand und ist seit 1881 Professor und Director des Istituto clinico ostetrico-gineecologico zu Florenz. Seine am meisten hervorzuhebenden Schriften sind: „*Lezioni di clinica ostetrica*" — „*Memoria sui fibromi uterini*" — „*Lezioni sulle malattie di cuore nello stato puerperale*" — „*Monografia sull' evoluzione spontanea* (mit Atlas) — „*Trattato elementare d'ostetricia*" — „*Memorie sull' estirpazione utero-ovarica cesarea (operazione di Porro)*" u. s. w.

Cantani.

Chiari, Johann Ch., aus Salzburg, 1817 bis 1854, in welchem Jahre er zu Wien an der Cholera starb. Erst nach vielen Entbehrungen war Ch., von Hause aus mittellos, 1841 zur Promotion gelangt, wurde 1842 unter KLEIN Assistent an der ersten Gebärklinik in Wien und wandte sich dann ganz der Gynäkologie zu. 1853 wurde er als Professor ord. der Geburtshilfe nach Prag berufen, kehrte jedoch noch im folgenden Jahre in die gleiche Stellung an der medicinisch-chirurgischen Josephs-Akademie in Wien zurück, um bald darauf zu sterben. — Seine Hauptarbeit, die mit den Professoren BRAUN und SPÄTH bearbeitete „*Klinik der Geburtshilfe und Gynäkologie*" erschien erst nach Ch.'s Tode (1855). Die Artikel über Uteruskrankheiten, ein hervorragender Theil des Werkes, waren von Ch. allein verfasst; zahlreiche Einzelbeobachtungen hatte er ausserdem in den Wiener medicinischen Zeitschriften niedergelegt. Man rühmte ihm einerseits eine grosse Gewandtheit und Sicherheit im Operiren, andererseits

eine höchst gediegene Enthaltsamkeit nach, die ihn vor jedem unmotivirten Eingriff zurückhielt. — Der Sohn, *Hanns Ch., zu Wien am 4. September 1851 geboren und daselbst als Schüler ROKITANSKY's und HESCHL's bis zur Promotion 1875 vorgebildet, war 1874—1875 zweiter Assistent ROKITANSKY's, dann 1875—1879 erster Assistent HESCHL's. Seit Juli 1878 Docent für pathologische Anatomie und von 1879—1882 Prosector des k. k. Rudolfspitales in Wien, wurde er 1882 als o. ö. Professor der pathologischen Anatomie an die deutsche Universität zu Prag berufen. Er publicirte selbst zahlreiche casuistische Mittheilungen und kleinere Abhandlungen pathologisch-anatomischen Inhaltes und viele gleichsinnige unter seiner Leitung ausgeführte Arbeiten von Schülern.
                                                                              Red.

Chiarugi, Vincenzo Ch., am 20. Februar 1759 in Empoli geboren, am 22. December 1820 gestorben, studirte in Pisa, wurde 1782 Assistent im Krankenhause S. Maria Nuova in Florenz und seit dem Jahre 1788 Director des unter Grossherzog Leopold I. von ihm gegründeten Irrenhauses Bonifazio. Sein grösstes Verdienst besteht darin, dass er noch vor PINEL die Reform der Irrenpflege nicht nur befürwortete, sondern auch ausführte, indem er dem Bau des obgenannten Irrenhauses in Bezug auf die hygienischen Anforderungen desselben vorstand, das Reglement desselben entwarf und als sanitärer Director desselben weiter wirkte. Im Jahre 1793 veröffentlichte er seinen „Trattato medico analitico della pazzia". Ausserdem sind unter seinen Werken noch hervorzuheben: „Saggio teorico-pratico sulle malattie cutanee sordide" (1802) — „Saggio sulla pellagra" (1814).
                                                                              Cantani.

Chiaverini, Luigi Ch., zu Neapel, war am 2. Mai 1779 zu Palena, Abruzzo citeriore, als Sohn des Professors der Medicin, Francesco Ch. (gestorben 1781) geboren, studirte seit 1798 zu Neapel, trat in das Colleg. med. del grande ospedale degli incurabili, kehrte der politischen Unruhen wegen 1799 nach Hause zurück, beendete 1802 seine Studien zu Neapel, prakticirte seit 1804 zu Pescostanzo und seit 1805 zu Palena, ging 1807 wieder nach Neapel, concurrirte daselbst 1810 um einen Lehrstuhl der Physiologie, wurde 1812 Lehrer der Pathologie und 1813 von dem Gouvernement Murat, welches in Neapel eine Thierarzneischule zu errichten beabsichtigte, auf eine Instructionsreise nach Paris geschickt. 1815 trat er an die Spitze der neugegründeten Anstalt und stand ihr bis zu seinem am 27. März 1834 erfolgten Tode vor. Seine Schriften waren: „Ricerche su le cagioni e sus i fenomeni della vita animale e dell' uomo in particolare" (Neapel 1810) — „Essai d'analyse comparative sur les principaux caractères organiques et physiologiques de l'intelligence et de l'instinct" (Paris 1815) — „Fondamenti della farmacologia terapeutica comparativa . . . nelle malattie della specie umana, e degli animali utili" (3 Bde., Neapel 1819—21) — „Medicina comparativa. Prolusione (prima, seconda)" (Daselbst 1818—20) — „Dell' eccitabilità e dell' eccitamento etc." (1821) — „Ragguaglio delle principali teoriche mediche esposte nella memoria anzidetta, etc." (1821) — „Esame sintetico della sanità e della malattie etc." (1822) — „Esame genealogico e comparativo delle principali scoperte e dottrine mediche etc." (1825) — „Fondamenti della nosologia generale etc." (1827) — „Elogio istorico di Ant. Sementini etc." (1829; 1830; 1832) — „Nosologia speciale" (2 Bde., 1829—31). Er übersetzte JOH. FRANK's Medicinische Briefe und schrieb eine Anzahl von Aufsätzen in verschiedenen Zeitschriften, z. B. in SÉDILLOT's Journal (T. LII) u. s. w.

L'Osservatore med. di Napoli. 1834. 1. April. — Callisen, IV, pag. 131. — XXVII, pag. 87.
                                                                              G.

Chicoyneau, François Ch., geboren 1672 in Montpellier, wo sein Vater Kanzler der Universität war, ist hauptsächlich bekannt durch seine Thätigkeit während der Pestepidemie in Marseilles (1720), wobei er sich durch Unerschrockenheit und rastlosen Eifer sehr rühmlich hervorthat; in mehreren kleineren Schriften publicirte er seine diesbezüglichen Erfahrungen. Im Jahre 1732 wurde er als Nachfolger CHIRAC'S, seines Schwiegervaters (s. diesen), Leibarzt des Königs und starb als solcher 1752. Unger.

Chifflet, Vater und Sohn. Der Erstere, Jean Ch., war Arzt und Magistratsmitglied in Besançon, wo er 1610 starb. Weniger seine posthum durch den Sohn edirten „*Singulares ex curationibus ex cadaverum sectionibus observationes*" (Paris 1612), die meistens im astrologischen Sinne verwerthet worden, begründen seine Nennung, als die eigenthümliche Gestalt des Sohnes Jean-Jacques Ch. selbst, 1588—1660, der nach einer kurzen ärztlichen Wirksamkeit in seinem Heimatsorte sich umfangreichen Reisen zuwandte und dieselben in einer Fluth historischer Fabeln schriftstellerisch verwerthete, deren Widersinn das grosse Publikum seiner Zeit zu bezaubern im Stande war. Nur die „*Acia Cornelii*" *Celsi etc.*" (Antwerpen 1633) und „*Pulvis febrifugus orbis Americani etc.*" (Daselbst 1653) seien hier genannt.

Ein vollständiges Verzeichniss seiner Schriften in Biogr. méd. III. Red.

Childs, George Borlase Ch., beendigte seine Studien 1838, wurde F. R. C. S. Eng. 1846 und fungirte als Surgeon an verschiedenen öffentlichen Anstalten, zur Zeit noch am Metropolitan Free Hospital. Seine Arbeiten bezogen sich zuerst auf Krankheiten der Wirbelsäule, später auf andere chirurgische Themata. Auch gab er „Lectures and reports on the sanitary condition of the city police force" (Resultate eigener, an dieser Institution gemachten Erfahrungen), sowie JOBERT'S Plastic surgery (1858) heraus. Seine frühesten Arbeiten erschienen in der Med. gaz. 1840—1842. Red.

Chinesische Aerzte, Chinesische Medicin. Die unwidersprochene Thatsache, dass es medicinische Schriften in chinesischer Sprache von dem Alter der hippokratischen giebt, wie der Umstand, dass ein Unterricht in der Medicin dort mindestens seit der Dynastie der Thang (620 unserer Zeitrechnung) installirt gewesen ist, hat lange Zeit unter den Sinologen und unter den Aerzten verschiedener Nationalität, die einen grösseren Theil ihres Lebens in China zubrachten, die Hoffnung wach erhalten, durch Uebersetzungen jener Literaturdenkmäler, durch nähere Beobachtung des Treibens der chinesischen Aerzte, durch Revisionen ihres Heilmittelschatzes oder sonst auf irgend eine Weise die europäische wissenschaftliche Heilkunde zu bereichern. Man beginnt sich neuerdings, d. h. seit etwa 25 Jahren, während deren tüchtige Aerzte aller Bildungsgrade und aller Völker, manche bis zur Dauer von mehreren Jahrzehnten, mit diesen Errungenschaften durch eigene Anschauung vertrauter geworden sind, sehr resignirt über den Werth derselben zu äussern. Ist auch allerdings noch während dieser Periode einmal — durch GUBLER hinsichtlich der chinesischen Materia medica — der alte Eifer angeregt worden, ein wirkliches Wissen, und sei es auch nur ein bescheidenes, aus dem Wust der chinesischen Ueberlieferungen herauszuschälen, so gipfeln doch gerade die exactesten Untersuchungen in dem Ergebniss, den in die Schriften oft künstlich hinein interpretirten Sinn in Abrede zu stellen und das von älteren Reisenden mit mysteriöser Ausstattung über den Werth der chinesischen Medicin Berichtete als Anekdotensammlungen und zusammenhanglose Curiosa zu entbüllen. — Es wird sich sonach an dieser Stelle lediglich um eine ganz gedrängte Uebersicht der namhaften chinesischen Werke handeln, während die bei anderen Gelegenheiten oft mit einer gewissen Breite recapitulirten Anschauungen der Chinesen über physiologische oder pathologische Fragen mit einem kurzen Schlusspassus ihre Erledigung zu finden haben werden.

Das barbarische Edict eines Kaisers Chi-Hoangti, der um 213 vorchristlicher Zeitrechnung alle Bibliotheken zu verbrennen befahl, soll ausdrücklich neben den Werken über Musik und Agricultur auch die über Medicin von der Vernichtung ausgenommen haben. Es werden zwei Autoren aus dem vorauf-

12 CHINESISCHE AERZTE.

gegangenen ältesten Zeitabschnitt namhaft gemacht: SHING-MING und HWANG-TI, hinsichtlich deren jedoch nur von dem Letzteren die Leistung selbst — eine praktische Anleitung zur Behandlung innerer Krankheiten in 34 Bänden — ausdrücklich angegeben wird. Zu diesen tritt dann bald nach dem Bibliothekenbrande WAN-KING mit einem medicinischen Commentar in 24 Bänden hinzu. — „Nang-King" ist der Name eines Buches — nicht des Verfassers, — welches gegen das 2. Jahrhundert unserer Zeitrechnung auftaucht als „Lösung von 24 zweifelhaften Fragen"; es wurde noch gegen das 14. Jahrhundert durch sechs umfangreiche Commentare besprochen und erweitert; — sein frühester Commentator ist jedoch SHANG-SHE-HUNG, der den „Nang-King" im 3. Jahrhundert neu edirte — ein Zeitgenosse WANG-SHU-HO's, der zehn enorm dicke Bücher über den Puls (dieses Steckenpferd der chinesischen klinischen Diagnostik) verfasste.

Erst im 10. Jahrhundert soll nach gänzlich unfruchtbarem Zwischenraum ein kleines Werk über Augenkrankheiten, nach diesem — unter der Song-Dynastie — das erste zusammenhängende Buch über Materia medica, im 11. oder 12. Jahrhundert eine Abhandlung über die Fieber entstanden sein. Fruchtbarer ist das 13. Jahrhundert, welches ausser zwei bedeutenden Werken unbekannter Verfasser über Frauenkrankheiten, resp. über die Fieber (in 12 Bänden) den berühmten Codex der Chinesen über gerichtliche Medicin (oder medicinische Jurisprudenz) hervorgebracht hat. Das Entstehungsjahr (1247), wie der Verfasser — SUNG-TSE — dieses, „Si-Yuen-Luh" genannten Werkes sind genau bekannt. Von späteren Ausgaben werden ausdrücklich hervorgehoben die von 1400 und nicht weniger als sieben Ausgaben des 18. Jahrhunderts. Der „Si-Yuen-Luh" gilt allgemein, auch im Volke, als der Inbegriff alles Wissens in gerichtlich-medicinischer Beziehung, so dass der richtende Mandarin bei Giftmord und anderen zweifelhaften Todesarten die Mörder einfach schon dadurch, dass er das Buch mit sich führt, zum Geständniss bringt (von Obductionen — auch zu diesem Zweck — ist selbstverständlich nicht die Rede). — 1340 entsteht eine grössere Abhandlung über allgemein constitutionelle Krankheiten, 1360 ein neues umfangreiches Werk des WAN-LI über acute Krankheiten, 1365 die Zusammenstellung eines Arztes TSCHE-TI-CHI über die Krankheiten der Haut.

Es folgen nunmehr wieder mehrere sterile Jahrhunderte, während deren die chinesische Medicin nur durch ein grosses Sammelwerk, die Encyklopädie des Prinzen Choo-Su (aus der Ming-Dynastie) bereichert wurde. In 160 Bänden enthält dieselbe 770 therapeutische Abhandlungen und 22.000 Recepte. Wie es scheint, gehört auch eines oder das andere der zu anderen Völkern gelangten, am Schluss dieser Uebersicht zu erwähnenden Bücher, deren Entstehungsjahr trotz ihrer Berühmtheit nicht genau bekannt ist, diesen Zwischenperioden oder dem Anfang des wiederum fruchtbareren 16. Jahrhunderts an. — Sicher entstammt dem letzteren die vielumstrittene grosse Materia medica der Chinesen: „Pun-Tsoun-Kang-Mu", in 52 Bänden, an welcher 800 Aerzte mitgearbeitet haben sollen. Sie enthält 1890 Heilmittel und eine Vorrede, in welcher als erste Urquelle dieser Collectiv-Arbeit ein kleines Kräuterbuch des SHING-MUNG (aus dem 2. oder 3. Jahrhundert p. Chr.) angegeben wird. Der Autor, welcher das Werk in seiner neuen Gestalt zuerst edirte, ist dem Namen nach ebenfalls bekannt. Er wird LI-SHI-CHIN genannt und lebte um die Mitte des 16. Jahrhunderts. Gegen Ende des letzteren erscheint dann noch eine kurze Abhandlung über die Kunst, Krankheiten zu verhüten und tugendhaft zu leben, in welcher man eine Art hygienischen Enchiridions hat sehen wollen (1591), — ein siebenbändiges illustrirtes Werk über die Acupunctur und, in mehreren Monographien, eine Sammlung der Vorschriften älterer und ältester Autoren bei der Behandlung der Kinderkrankheiten (1595). — Diese Art Literatur findet im 17. Jahrhundert ihre weitere Entwicklung in kleinen Compendien über Kinder-, Frauen- und Alterskrankheiten (1602). In einem medicinischen Werke aus dem Jahre 1650 wird weitläufig über die

Behandlung von „Hohluan-tu-siaï" discutirt, — also über eine Krankheit, welche die chinesischen Aerzte des 19. Jahrhunderts mit der Cholera identificirten, wiewohl diese in epidemischer Form — nach dem Zeugniss des Arztes TCHANG — zum allerersten Mal 1820 China heimgesucht haben soll. Das Ende des 17. Jahrhunderts erscheint an medicinischen Literatur-Erzeugnissen ganz besonders fruchtbar; nicht nur, dass — in je 8 Bänden — Werke über die Geburt (jedoch lag die Geburtshilfe stets in der Hand alter Frauen) und über Augenkrankheiten 1684, resp. 1685 erschienen, sondern es traten auch wieder einige berühmte, noch jetzt vielgenannte Namen an die Spitze der Literatur. So SUNG-HU mit einem 16bändigen Werke über Vorbeugung und Behandlung der Krankkeiten um 1695, und CHING-LI-TING mit einer Pharmakognostik, Anweisung zur Prüfung echter Droguen. — Dieses Buch wurde 1707 zum zweiten Male stark vermehrt aufgelegt. Ihm folgte zunächst, der Jahreszahl nach nicht genau bekannt, ein Werkchen des KI-KEN-KWANG über die Kunst, bei gewissen Arten des Selbstmordes helfend einzugreifen. 1740 erscheint das ungeheure 90bändige Werk über den Puls, welches neben diesem Gegenstande — aber räumlich sehr zurücktretend — noch zwei andere Themata: die Circulation der Luft im Körper und die Regeln bei Knochenbrüchen behandelt. Der Name des TSCHANG-KIS ist mit der Pulslehre auf's Engste verknüpft; ob dieser Arzt jedoch bereits bei dieser ersten Ausgabe des Werkes die massgebende Persönlichkeit gewesen sei, wird von manchen Seiten stark bezweifelt. Um die Mitte des 18. Jahrhunderts prägt sich in der Literatur eine mehr naturphilosophische Richtung aus: CHIN-KUO-PANG, LI-CHUN-TSE und andere Autoren überlassen sich in grösseren und kleineren Schriften allgemeinen Deliberationen über Medicin, und das einzige weitverbreitete und berühmtere literarische Product des gegenwärtigen Jahrhunderts, das 8bändige Werk des HUNG-YUNG aus dem Jahre 1822, beschäftigt sich mit den Gegensätzen von warm und kalt, von nass und trocken, voll und leer, mit dem Aufsteigenden und dem Absteigenden, dem Männlichen und Weiblichen, Aeusseren und Inneren, mit den geöffneten und verstopften Wegen und dgl. — Zwei Werke konnten ihrer chronologischen Einreihung nach in dieser Bibliographie nicht untergebracht werden, die gleichwohl — wegen der Verbreitung, welche sie der chinesischen Medicin über die Grenzen des Landes hinaus nach dem Nachbarlande Japan gaben — eine gewisse Wichtigkeit und Berühmtheit erlangt haben. Von diesen ist der „Kin-ki" (unbekannten Verfassers) unzweifelhaft neueren Datums, so dass ihn selbst ein grosser Theil der japanischen Aerzte als eine ganz apokryphe Neuerung verketzert. Der „Shoo-kán-rong" dagegen, der die Lehre von den fieberhaften Krankheiten enthält, wird von den Japanern als das grundlegende Werk eines wahren chinesischen Hippokrates, nach japanischer Pronunciation TCHOO-KU-KE (wahrscheinlich corrumpirt), hochgehalten, der um 350 vorchristlicher Zeitrechnung gewirkt und geschrieben haben soll. (Ueber den Inhalt des „Shoo-kán-rong" wird bei der „Japanischen Medicin" das Nöthige anzuführen sein.) Einer besonderen Nennung bedarf endlich, obwohl mit der Medicin nur im mittelbaren Zusammenhange stehend, der „Pent-sao", das 60bändige Hauptwerk der Chinesen über Pflanzenkunde und Ursprung aller Gewächse des LI-STE-CHEU, aus der zweiten Hälfte des 17. Jahrhunderts.

Zu einer sehr wohlwollenden Beurtheilung des chinesischen Wissens, was Botanik und Materia medica betrifft, haben besonders BRETTSCHNEIDER'S (Russ. Gesandtschaftsarztes in Peking) beide Schriften: „On the knowledge possessed by the ancient Chinese etc." (London 1871) und „On the study and value of Chinese botanical works" (Foochow 1870—1871) Veranlassung gegeben. Die theils auf sie, theils auf die Untersuchungen von DABRY DE THIERSANT und LÉON SUBEIRAN begründeten Mittheilungen von GUBLER über die Materia medica bei den Chinesen finden sich im Bull. de l'acad. 1872, Nr. 40 und im Bull. de thérap., Bd. IV. — Die Täuschung, welcher HEDD (1848) verfallen war, der in seiner Reisebeschreibung 4 anatomische Tafeln als original-chinesische herausgegeben hatte, die nur von einem in Canton residirenden englischen Arzt aus einem englischen anatomischen

Atlas entnommen waren, wurde sehr bald aufgedeckt: die Chinesen haben niemals anatomische Forschungen gemacht. Die Physiologie der Chinesen gipfelt anerkanntermassen in abstrusen Spielereien mit den zwei Lebensprincipien, dem Yo und dem Jn; so unglaublich es klingen mag, scheint es doch sicher, dass sie selbst von den grobanatomischen Organtheilen (und noch weniger von ihren Functionen) keine Vorstellung haben. — MARTIN erzählt in seiner „*Étude historique et critique sur l'art médicale la Chine*", dass zwei englische Aerzte sich bemühten, einigen hochstehenden chinesischen Aerzten die anatomisch-pathologischen Einzelheiten eines Typhusfalles zu deuten, aber einfach mit der Erklärung abgewiesen wurden: in den Büchern stände es anders. — Was die Pathologie anlangt, so wurde durch P. GROSIER eine Zeit lang die Angabe aufrecht erhalten, dass BORDEU (s. diesen) in seinen 1756 erschienenen „*Recherches sur le pouls etc.*" wesentlich aus chinesischen Quellen geschöpft habe. Die blosse Erinnerung an den Umstand, dass die Chinesen über den Vorgang der Circulation nicht die geringste Anschauung haben, lässt die Angabe in dieser Form widerlegen. Vortreffliche Kritiken über die chinesische Pulslehre, speciell auch die des TSCHANG-KIS hat AUG. PFIZMAYER in den Sitzungsberichten der Wiener Akademie (1865, 1866, 1870) niedergelegt. — Dass die Geburtshilfe von Aerzten nicht betrieben wird, wurde bereits erwähnt; hinsichtlich der Chirurgie haben manche Nebenumstände die abendländischen Aerzte in Verwunderung versetzt, so z. B., dass bei der in China so ausserst häufig vorgenommenen Castration sich Vorbereitungen von Alters her empfohlen finden, welche an die künstliche Blutleere (also eine Errungenschaft neuesten Datums für die europäische Medicin) erinnern. Wer indess die Beschreibungen des operativen⋅Vorganges bei MORACHE (Pékin et ses habitants, Paris 1870) oder bei älteren Darstellern sorgfältig nachliest, kommt gewiss zu der Ueberzeugung, dass die ganze Operation mit unglaublicher Rohheit und Unkenntniss der anatomischen Verhältnisse verübt wird. Weiter sagt E. MARTIN (welchem HENDERSON vollkommen beipflichtet) hinsichtlich dieses Wissenszweiges wörtlich: „Nous nous sommes adressé à un des plus renommés praticiens de Pékin, le grand pontif de l'acupuncture, seule pratique chirurgicale en usage, et nous lui avons demandé toute la série des instruments, qui composent l'arsenal chirurgical chinois: nous possédons donc tous ces instruments et nous avons avec eux la preuve qu'ils sont encore au dessous de l'enfance de l'art", — ein Urtheil, welches der Unterzeichnete — wenn auch nur aus kürzerer Anschauung — ohne Bedenken unterschreibt. Specialärzte gewisser Fächer mag es wohl geben; den Zweig des Specialistenthums, welcher sich mit der Behandlung der Syphilis befasst, schildert (nach MORACHE) sehr anschaulich W. STRICKER in „*Die Prostitution und die daraus entstehenden Krankheiten in China*" (VIRCHOW's Archiv, Bd. 51, pag. 434). Eine hygienische Massregel sucht man in der Variolisation der Kinder, wie sie nach guten Quellen seit dem 10. Jahrhundert Seitens chinesischer Aerzte auf der Nasenschleimhaut — bei Knaben links, bei Mädchen rechts — ausgeführt worden ist.

Ueber die Ausbildung der chinesischen Aerzte ist wenig bekannt. Im 7. Jahrhundert (unter der Thang-Dynastie) wurden in allen Hauptstädten Unterrichts-Collegien für Medicin und Astrologie, bestehend aus einem Director und zwei Professoren, eingerichtet (629). Anfangs des 12. Jahrhunderts (1103) wurden überall Medicinschulen gegründet, 1109 eine medicinische Akademie in Peking eingerichtet. 1220 traten zu den Hauptschulen in allen Kreisstädten noch Secundärschulen hinzu. Unter dem Kaiser Koubilaï wurden Einrichtungen, den französischen Concursen ähnlich, unter der Ming-Dynastie drei medicinische Grade geschaffen. Dem Kaiser Canghi schreibt man die Gründung des noch jetzt in Peking bestehenden Ta-i-Yuen („oberstes medicinisches Collegium") zu.

Quellen im eigentlichen Sinne (chinesisch geschriebene) sind dem Verfasser nicht zugänglich.

Wernich.

Chiocco, A n d r e a Ch., italienischer Arzt aus Verona und Professor der Medicin daselbst, ausserdem Philosoph und Naturforscher; seine an Zahl nicht geringen Schriften tragen in besonderem Grade das Gepräge der damaligen Geistesrichtung. Er starb in Verona 1624. Unger.

Chirac, P i e r r e Ch., 1650 zu Conquest (Rouergne) geboren, war zuerst Jesuitenzögling, dann Student der Theologie in Montpellier, Hauslehrer bei einem Apotheker und studirte endlich von 1680 ab Medicin. Stark protegirt von CHICOYNEAU, erlangte er 1683 den Doctorhut, hielt dann Anatomiecurse und erhielt 1687 den Lehrstuhl der Medicin in Montpellier. Von 1692 ab als höherer Militärarzt an verschiedenen Plätzen thätig, später Begleiter mehrerer Prinzen und Herzöge in den italienischen und spanischen Feldzügen, gelangte er später nach Paris und concipirte hier den Plan zu einer Académie de médecine, der indess nicht zur Ausführung kam. Später nach Montpellier zurückgekehrt, machte sich Ch. um die Beseitigung der Trennung zwischen Medicin und Chirurgie (die allerdings erst nach seinem Tode erfolgte) und durch Gründung von Preisen für bedeutende wissenschaftliche Arbeiten verdient. Am 1. März 1732 starb er mit Hinterlassung folgender grösserer Schriften: *„Specimina vitiosae corporis humani mechanices"* (Montpellier 1697) — *„De motu cordis adversaria analytica"* (Daselbst 1698). Eine Schrift über die Wundheilung: *„Quaestio medico-chirurgica etc."* (Montpellier 1707) wurde 1742 von FIZES französisch edirt. Eine besondere Berühmtheit hatten ihrerzeit *„Observations sur les incommodités auxquelles sont sujet les équipages des vaisseaux et la manière de les traiter"* (Paris 1724) und *„Traité des fièvres malignes et des fièvres pestilentielles qui ont regné à Rochefort en 1694"* (Daselbst 1742). — Ch. war auch experimentirend thätig und machte zuerst die später von MAGENDIE wieder aufgenommenen Versuche, nach welchen der Brechact bei Unthätigkeit des Magens durch Contraction des Disphragma und der Bauchmuskeln zu Stande kam, sowie auch die künstliche Respiration bei enthirnten Thieren. (Ephém. des curieux de la nat. IV. Jahrg., resp. Jour. des savans 1688.) Dict. hist. II. Red.

Chisholm, C o l i n Ch., englisch-amerikanischer Arzt, war 1755 zu Inverness in Schottland geboren, studirte in Edinburg, trat bereits 1775 in ein Hochländer-Regiment als Chirurg ein, kam mit demselben 1776 nach Nord-Amerika, blieb daselbst während des ganzen Revolutionskrieges, liess sich nach dem Friedensschlusse 1783, auf Halbsold stehend, zu St. Georges, der Hauptstadt von Grenada in West-Indien, nieder und wurde einige Jahre später Surgeon, 1795 Surgeon-General to the Ordnance, 1797 Inspector-General of Ordnance Hospitals in the Windward Islands, in welcher Eigenschaft er die Artillerie-Hospitäler auf den gedachten Inseln zu inspiciren hatte. Auch als Schriftsteller hatte er sich bereits durch Beiträge zum Edinb. Med. and Surg. Journ. (1786, 90, 93, 94), Beobachtungen über epidemische Krankheiten betreffend, und durch eine Schrift: *„An essay on the malignant pestilential fever introduced into the West-Indian Islands, on the Coast of Guinea, as it appeared in 1793 and 1794"* (London 1795; 2. Aufl. 2 Bde. 1801) bekannt gemacht. Die Angriffe, welche gegen seine in dieser Schrift niedergelegten Ansichten gemacht wurden, wehrte er ab in *„A letter to J o h n H a y g a r t h . . . exhibiting farther evidence of the infectious nature of the pestilential fever in Grenada . . . . in order to correct te pernicious doctrines promulgated by Dr. E d w. M i l l e r, etc."* (1809) und in *„Observations on some remarks of Dr. B a n c r o f t, etc."* (Edinb. Med. and Surg. Journ. 1813). Dabei publicirte er in dem letztgenannten Journal (1800, 08, 10, 11, 12, 14, 15, 17) eine Reihe von Aufsätzen, unter denen wir folgende anführen *„Cases of yaws and leprosy etc."* — *„A short account of the epidemic polypus of Grenada in 1790"* — *„On the poison of fish"* -- *„Case in which the caesarian operation was successfully performed, twice on the same women"* — *„On the lues bovina intertropica"* u. s. w. Nach seiner Rückkehr nach Europa lebte er meistens zu

Bristol oder Clifton und von 1819—24 in Genf, wo er sein letztes und bedeutendstes Werk: „*Manual of the climate and diseases of tropical countries* ...... *Calculated chiefly as a guide to the young medical practitioner, on his first resorting to those countries*" (London 1822) verfasste. Er starb in London am 2. Februar 1825.

American Journ. of the med. sc. Vol. 4, 1829, pag. 394.   G.

*Chisolm, Julian J. Ch., amerikanischer Chirurg, der während des Secessionskrieges bei der Südstaaten-Armee eine hervorragende Rolle spielte, verfasste bei dieser Gelegenheit: „*A manual of military surgery, for the use of surgeons in the Confederate States Army; etc.*" (Columbia, 3. Aufl. 1864). Er hat sonst hauptsächlich Augen- und Ohrenkrankheiten Betreffendes in verschiedenen Zeitschriften, wie den Transact. of the Med. et Chir. Fac. of Maryland (1873), in den Arch. of Ophthalm. and Otol. (1873), den Virginia Med. Monthly (1875, 79, 80) u. s. w. geschrieben, darunter: „*Intraocular enchondroma of 22 years growth*" — „*Neurotomy: as a substitute for enucleation. A new operation in ophthalmic surgery*" — „*Optico-ciliary neurotomy, the proposed substitute for extirpation of a lost and painful eye ball*".

Virginia Med. Monthly 1873, pag. 783 (nicht zugänglich). — Index-Catalogue, II, pag. 962.   G.

Chmielnick, Martin de Ch. (CHMIELECIUS A CHMIELNICK), war am

5. November 1559 zu Lublin in Polen geboren, studirte von 1577 an in Basel, zuerst Philosophie und dann Medicin, erhielt 1587 durch FELIX PLATER den Doctorgrad, wurde 1589 in Basel Professor der Logik und 1610 Professor der Physik, in welcher Stellung er bis zu seinem am 3. Juli 1632 erfolgten Tode verblieb. Er war seit 1612 Consiliarius der medicinischen Facultät, fünfmal Decan derselben und dabei ein sehr beliebter Arzt, Archiater bei zwei Bischöfen von Basel. Er hat nur einige Dissertationen (1619, 1623), sowie Briefe, die sich in HORNUNG's Cista medica befinden, geschrieben.

Biogr. méd. III, pag. 272. — Miescher, pag. 27.   K. & P.

Chojnowski, Bronislaw Ch., geboren zu Murzyńce auf der Ukraine

am 3. Mai 1836, studirte in Kiew, wo er nach Beendigung seiner Studien längere Zeit hindurch als Assistenzarzt in der therapeutischen Klinik fungirte. Nach einer zweijährigen Studienreise, während welcher er die berühmtesten Krankenhäuser Europas besuchte, wurde er 1865 in Warschau Privatdocent für specielle Pathologie und Therapie; nach zwei Jahren zum ausserordentlichen Professor ernannt, leitete er die therapeutische Klinik. Er starb am 6. April 1870 an Flecktyphus, womit er sich in seiner Klinik angesteckt hatte. Ch. erfreute sich der höchsten Liebe und Achtung seiner Schüler, welche er sowohl durch sein gründliches und gediegenes Wissen, als auch durch sein liebenswürdiges Benehmen an sich zu fesseln wusste. Seine zahlreichen Arbeiten sind in verschiedenen polnischen Fachblättern abgedruckt, in deutscher Sprache veröffentlichte er in VIRCHOW's Archiv (1870) einen Aufsatz über laryngeales Athmen.   K. & P.

Chomel. Französische Arztfamilie, innerhalb deren das Verwandtschaftsver-

hältniss Jacques-François Ch.'s nicht positiv festgestellt ist, welcher mit einer These über die Säfte 1708 in Montpellier doctorirte und über das Verhältniss der Physiologie zur Medicin (1709), sowie über die Wasser von Vichy (1738) schrieb. — Bestimmt gehören dagegen zusammen: Pierre-Jean-Baptiste Ch. (dessen Vater und Onkel vielleicht auch schon Aerzte waren), 1671—1748, der sich indess besonders medicinisch-botanischen Studien zuwandte und nur Schriften dieser Richtung verfasste. Sein Verdienst beruht in der Gründung eines pharmaceutisch-botanischen Instituts. — Sein Sohn Jean-Baptiste-Louis Ch., unbekannten Geburtsjahres, 1765 gestorben, wurde königlicher Leibarzt 1732, Decan der Pariser Facultät 1754. Neben seinem „*Essai historique sur la médecine en France*" (Paris 1762) und der „*Eloge de Duret*" (Daselbst 1765) haben sich auch der Brief „*Sur les maladies des bestiaux*" und die „*Dissertation historique sur l'espèce de mal de gorge gangréneux, qui a regné parmi les enfans l'an dernier*" (Paris 1745, resp. 1749) erhalten. — Jean-Baptiste-Louis' Neffe und Pierre-Jean-Baptiste's Enkel ist Andral(?) François Ch., 1780 (?) geboren, Med. Dr. zu Paris 1813. Er war Professor der internen Pathologie an der École de médecine, wurde später Oberarzt am Hôtel-Dieu zu Paris, 1830 Ritter der Ehrenlegion und Mitglied der medicinischen Akademie. Seine schriftstellerische Thätigkeit war eine äusserst fruchtbare (CALLISEN bringt ein bis auf die letzten Jahre vollständiges Verzeichniss) und bewegte sich vorwaltend auf dem intern-klinischen und pathologisch-anatomischen, aber auch auf epidemiologischen, statistischen und encyklopädischen Gebiet. Hervorzuheben sind: „*Essay sur le rhumatisme*" (Paris 1813) — „*Élémens de pathologie générale*" (Daselbst 1817, 1824) — „*Traité des fièvres et des maladies pestilentielles*" (1821; — auch deutsch Leipzig 1822) — „*Constitution médicale de Paris*" (LEROUX' Journ. de méd. 1813 und ähnlich 1814) — „*Considérations sur les fièvres rémittentes etc.*" (Nouv. Journ. de méd. 1818) — „*Mélanose du foie, du poumon et du tissu cellulaire de l'orbite droite etc.*" (Daselbst gleichzeitig) — „*Sonderbarer Fall einer plötzlich eingetretenen Schlafsucht*" (HORN's Arch. f. med. Erfahrungen 1828) — „*Tilfaelde af Oedema glottidis*" (Bibl. for Laeger 1829). — Ch. arbeitete mit am „Dictionnaire de termes de médecine" und am „Nouvelle dictionnaire de médecine". 1834 publicirte er: „*Leçons de clinique médicale*" (Paris; deutsch: „Ueber das Typhusfieber" von J. L. GENEST und F. J. BEHREND).

Biogr. méd. III. — Callisen, IV und XXVII   Wernich.

Chopart, François Ch., berühmter Chirurg zu Paris, war daselbst am 30. October 1743 geboren. Sein Vater hiess François Turlure, seine Mutter Marie-Anne Chopart, deren Namen er annahm und während seines ganzen Lebens führte. Seine medicinische Ausbildung fand im Hôtel-Dieu, unter MOREAU, in der Pitié und im Bicêtre statt. Er erhielt bereits 1767 einen Preis von der Académie de chirurgie für seine Arbeit: „*Essai sur les loupes*" (Prix de l'Acad. de chir. T. IV) und im folgenden Jahre ein Accessit nebst einer ehrenvollen Erwähnung für sein „*Mém. sur les contrecoups dans les lésions de la tête*" (daselbst), das er in's Lateinische übersetzte: „*De laesionibus capitis per ictus repercussos*" und 1770 als Dissert. benutzte, um die Würde eines Magisters der Chirurgie zu erlangen. Schon 1771 wurde er Professor an der Écolepratique und publicirte 1780 mit P.-J. DESAULT, mit dem er eine innige Freundschaft geschlossen hatte, einen „*Traité des maladies chirurgicales et des opérations qui leur conviennent*" (2 Bde.; 2. Aufl. An 4, mit einer Éloge DESAULT'S von BICHAT; deutsche Uebersetzungen, 2 Bde., Leipzig 1783; Wien 1784). Ch. wurde nacheinander bei der Acad. de chir. Adjoint, Conseiller, Commissaire, endlich Vice-Director des Comités und 1782 BORDENAVE's Nachfolger auf dem Lehrstuhle der Physiologie. Bei der Reorganisation der medicinischen Schulen durch FOURCROY wurde er zum Professor der Pathologie externe ernannt und war von 1790 an bis zu seinem Tode Chirurg des Hospizes derselben. In dieser Zeit schrieb er sein Hauptwerk: „*Traité des maladies des voies urinaires*" (2 Bde., Paris 1791; *nouv. édit. avec des notes et un Mém. sur les pierres de la vessie et sur la lithotomie, par* E.-H.-*Félix Pascal*, 1821). Bald darauf veröffentlichte auch einer seiner Schüler, LAFFITEAU (in FOURCROY's La médecine éclairée par les sciences physiques, T. IV, 1792) die erste Operation der partiellen Fussexarticulation, welche Ch.'s Namen trägt. In den Mém. de l'Acad. de chir. (T. V) finden sich von ihm noch zwei Aufsätze: Ueber einen fungösen Tumor der Dura mater bei einem Kinde und eine scorbutische Affection des Zahnfleisches. Ch. besuchte zweimal London und trat zu JOHN HUNTER in freundschaftliche Beziehungen. Am 21. prairial an 3

(9. Juni 1795) wurde er durch einen Anfall von Cholera-morbus schnell dahingerafft, einige Tage später als sein Freund DESAULT.

P. Sue im Journal de méd., chir., pharm. etc. T. XXV, 1812, pag. 349. — Dict. hist. I, pag. 814.   Gurlt.

Choppin, Samuel Paul Ch., am 20. October 1828 in West-Baton-Rouge (Louisiana) geboren, hatte 1850 am Medical College der Universität von Louisiana die Doctorwürde erlangt, sodann eine mehrjährige wissenschaftliche Reise durch England, Frankreich und Italien gemacht, sich 1854 in New-Orleans habilitirt und ist daselbst 1855 zum Präsidenten des Gesundheitsrathes von Louisiana und Professor der Chirurgie an der medicinischen Schule zu New-Orleans ernannt worden. Während des Insurrectionskrieges nahm er eine hervorragende ärztliche Stellung in der Armee der Conföderirten ein; nach Beendigung des Krieges kehrte er zu seiner früheren amtlichen Thätigkeit zurück, fungirte als Professor der Chirurgie am Charity Hospital med. College und hat sich durch seine Leistungen in den Gelbfieber-Epidemien der Jahre 1878 und 1879 in New-Orleans sehr verdient gemacht. Ch. hat die dort erschienene Zeitschrift „New-Orleans medicine News and Hospital Gazette" begründet und in den Jahren 1854—57 redigirt, auch mehrere Artikel, besonders chirurgischen Inhaltes in derselben veröffentlicht. Er ist am 24. Mai 1880 an einer acut verlaufenen Lungenentzündung gestorben.   A. Hirsch.

v. Chotkow, Peter v. Ch., als Sohn eines Bauers zu Chotkow bei Bodzanow geboren, studirte bis 1457 in Krakau, darauf in Bologna, wo er zum Dr. med. promovirt wurde und einige Zeit als Lehrer wirkte. Vom Herzog Boleslaw von Masowien berufen, wurde er der Erzieher seiner Söhne und später, nachdem er sich dem geistlichen Stande gewidmet, im Jahre 1471 Kanzler von Masowien und 1481 Bischof von Plock; er starb 1497. Ch. gründete das Hospital zum heiligen Geist in Pultusk; ein von ihm verfasstes, „Medicinalia secreta ex auctoribus diversis" betiteltes Manuscript bewahrt die bischöfliche Bibliothek in Plock.
K. & P.

Choulant, Johann Ludwig Ch., geboren am 12. November 1791 zu Dresden, widmete sich dem Studium der Medicin zu Leipzig und erwarb sich daselbst 1818 nach Vertheidigung seiner Dissertation „Decus pelvium spinarumque deformatarum" die Doctorwürde. Er practicirte hierauf in Altenburg, von wo er 1821 nach Dresden übersiedelte. Hier fungirte er als Arzt am Krankenstifte in der Friedrichsstadt, hielt von 1822 ab Vorlesungen über praktische Medicin an der medicinisch-chirurgischen Akademie und wurde 1828 zum Professor der Klinik, 1843 aber zum Director der Akademie ernannt. Im Jahre 1844 erhielt er die Stelle des Medicinal-Referenten im Ministerium des Innern, in welcher er lange Jahre hindurch einen sehr grossen Einfluss auf das Medicinalwesen des Königreichs Sachsen ausgeübt und in forensischer Hinsicht durch zahlreiche Gutachten eine ausgedehnte Thätigkeit entfaltet hat. Sein Tod erfolgte am 18. Juli 1861. Ch. war ein äusserst scharfsinniger, kenntnissreicher und fleissiger Arzt, dessen hauptsächliche Bedeutung in seinen hervorragenden Leistungen auf dem Gebiete der Geschichte der Medicin im weitesten Umfange zu suchen ist. Er war jedoch auch als Lehrer wegen seines klaren und nüchternen Vortrages geschätzt und für seine praktische Befähigung sprechen namentlich das von ihm verfasste „Lehrbuch der speciellen Pathologie und Therapie des Menschen" (1831, von 1845 ab in mehreren Auflagen herausgegeben von H. E. RICHTER), sowie die „Anleitung zur ärztlichen Receptirkunst" (Leipzig 1821, 1834). Beide Werke haben früherhin grossen Beifall gefunden und verdienen in ihren Grundzügen in so mancher Hinsicht auch jetzt noch Beachtung.

Ein Verzeichniss der von Ch. herausgegebenen selbständigen Werke findet sich in Engelmann's Bibliotheca medico-chirurgica (6. Aufl. 1848, pag. 112). Ausserdem aber hat Ch. zahlreiche Aufsätze in medicinischen Zeitschriften (Allg. med. Annalen, Zeitschr. f. Nat.- und Heilkunde, mehrere Literatur-Zeitungen u. s. w.) veröffentlicht, sowie auch vielfache Beiträge zu Pierer's Realwörterbuch und zu Callisen's Med. Schriftsteller-Lexikon geliefert.
Winter.

Chretien, Guillaume Ch., französischer Arzt aus dem 16. Jahrhundert, bekannt als Arzt des Herzogs von Bouillon, später des Königs Franz I. und Heinrich II.; beschäftigte sich viel mit den Werken alter Meister und übersetzte auch einige Werke von HIPPOKRATES und GALENOS in's Französische. Er starb gegen 1560. Unger.

Christ, Johann Theobald Ch., zu Frankfurt a. M., war daselbst am 25. Mai 1777 von ganz unbemittelten Eltern geboren, begann 1790 mit sehr geringen Mitteln in Marburg zuerst die Rechte, dann Medicin zu studiren, wurde daselbst 1802 Doctor mit der Diss. *„De conceptione tubaria cum annexa observatione"*, liess sich in demselben Jahre in Frankfurt nieder und war bald der beschäftigtste Geburtshelfer, der von fast 10.000 Geburten, die er geleitet, den Verlauf niedergeschrieben hat. Sein im Laufe der Jahre erworbenes Vermögen von 150.000 fl. bestimmte er testamentarisch zur Errichtung eines noch heute seinen Namen führenden Kinderkrankenhauses, das, nach seinem am 11. August 1841 erfolgten Tode, Anfangs Januar 1845, eröffnet wurde.

Neuer Nekrolog der Deutschen. Jahrg. 19. 1841, II. pag. 753. — Stricker, pag. 258.

G.

Christensen, Anders Ch., verdienter Anatom und Professor an der medicinischen Facultät in Kopenhagen, ist 1551 in Ribe (Jütland) geboren. Nach einem Studium an der Kopenhagener Universität unternahm er 1573 eine mehrjährige Reise nach dem Auslande, studirte in Wittenberg und Jena, gab daselbst auch schon Unterricht in Anatomie, ging weiter nach Padua, wo er die Schriften des V. TRINCAVELLA ausgab. In Basel erlangte er 1583 die Doctorwürde, kehrte zurück nach Kopenhagen und erhielt eine medicinische Professur, beschäftigte sich fortwährend besonders mit Anatomie, auch mit Obductionen, welche er aber bald wieder aufgeben musste, da dieselben allgemeines Entsetzen und Abscheu hervorriefen. Bei dem Besuche des gelehrten Königs Jakob von Schottland im Jahre 1590 hatte er die specielle Ehre, eine Vorlesung vor dem königlichen Zuhörer zu halten. Er starb 1606.

Biographie und Literatur-Verzeichniss in Ingerslev's „Danmarks Laeger".

Petersen.

Christensen, Mads Ch., geboren 1805, rühmlicher medicinischer Kliniker in Kopenhagen, Obermedicus am „Almindelig Hospital" daselbst, eine kurze Zeit Professor der medicinischen Klinik an der Universität, Mitredacteur der „Hospitals-Meddelelser". Ausser seiner Inaugural-Dissertation *„De exploratione veneficii chemica arsenico facti"* hat er nur wenig publicirt. Gestorben 1864. Petersen.

Christensen, Karl Nikolaus Ch., zu Lemvig (Jütland) am 8. December 1833 geboren, studirte in Kopenhagen und bildete sich unter A. v. GRAEFE in Berlin und DONDERS in Utrecht bis zur Promotion am 2. Februar 1867 weiter aus. Seit Januar 1859 als Arzt, seit 1867 als Augenarzt in Kopenhagen wirkend, schrieb er über Glaukom und publicirte kleinere ophthalmologische Abhandlungen in dänischen medicinischen Zeitschriften. Red.

Christian, Wolfgang Ch., aus Bern, wo er später auch wirkte, vollendete seine Studien in Basel 1702. Seine beiden Dissertationen über die Heredität bei Krankheiten, über das Greisenalter (Basel 1701, resp. 1702) sind nicht unwichtig. Ausserdem schrieb er über die Weissenburger Thermen, eine Materia medica unter dem Titel: *„Thesaurus Ludovicianus"* (Daselbst 1707, Nürnberg und Altdorf 1720) und forderte durch einen leider ohne Druckort und Datum erhaltenen *„Einladungsbrief"* zu einer Sammelforschung über die Nationalkrankheiten des Schweizerlandes auf.

Biogr. méd. III. Red.

Christian, Thomas Ch., aus Schalkendorf (Ukraine) 1735—1780, studirte in Klagenfurt, Laibach und Graz, und zwar hier Theologie. In Wien

2*

ging er dann 1760 zur Jurisprudenz, in Laibach aber etwas später zur Medicin über. Von 1766 ab studirte er diese Wissenschaft in Wien unter DE HAËN, VAN SWIETEN und JACQUIN und wurde 1771 promovirt. Vier Jahre lang übernahm er dann die Oberleitung des Hospitals in Raab, kehrte darauf aber nach Wien zurück und widmete sich neben einer ausgedehnten Praxis den durch folgende Schriften gekennzeichneten Studien: „*Beiträge zur Geschichte und Behandlung der natürlichen Pocken*" (Wien 1781) — „*Geschichte und pathologische Schilderung der neuen Epidemien*" (1782; im gleichen Jahre Fortsetzung dazu). Ein „*physikalisch-politisches Tagebuch*" über Entstehung von Ueberschwemmungen erschien 1784, ein Essay über Militärhygiene (speciell in Süd-Ungarn) 1788 in Wien.

Biogr. méd. III.   Red.

*Christiani, Arthur Ch., zu Fürstenwalde am 30. December 1843 geboren, wurde 1867 in Berlin nach regelmässigem Studiengange promovirt. Bis 1871 als praktischer Arzt in Berlin, bis 1877 als Privatgelehrter in Berlin mit physikalischen und mathematischen Studien beschäftigt, trat er 1877 als Assistent der physikalischen Abtheilung in das physiologische Institut der Berliner Universität ein, wurde 1879 Privatdocent und 1880 Prof. extraord. daselbst. Monographisch veröffentlichte er: „*Beiträge zur Elektricitätslehre*" (Ueber irreciproke Leitung elektrischer Ströme, Berlin 1878; absol. Graduirung des Schlitteninductoriums von E. DU BOIS-REYMOND und Construction des modificirten Capillarelektrometers) — „*Ueber Resonanz aperiodisirter Resonatoren*" (Theorie der Wirkung des Trommelfelles, 1879) — „*Athemcentren und Coordinationscentrum im 3. Ventrikel und in den Vierhügeln*" (1880) — „*Studien über Poroskopie*" (1881) — „*Ueber Absorption des Schalles durch Resonatoren*" (1882). Ausserdem verschiedene physikalisch-physiologische Untersuchungen, die in den Berichten der Berliner physiologischen Gesellschaft und einige physiologisch-chemische Untersuchungen, die in HOPPE-SEYLER's Zeitschrift veröffentlicht sind. Als kürzere vorläufige Mittheilung sind die „*Grundzüge einer reinen Mechanik reizbarer organischer Systeme*" veröffentlicht. 1881 zur internationalen Ausstellung nach Paris entsandt, wurde Ch. als Mitglied der Commission für Elektrophysiologie zum Congresse cooptirt. Die von ZÖLLNER in Leipziger Universitätskreisen angeregten spiritistischen Neigungen wurden von ihm erfolgreich bekämpft.

Red.

*Christie, James Ch., zu Glasgow, wurde daselbst ausgebildet und — 1860 — zum Doctor med. promovirt. F. F. P. S. Glasg. wurde er 1877, fungirte längere Zeit als Lecturer über Hygiene am Anderson's College, war auf seinen Reisen Leibarzt des Sultans von Zanzibar und wirkt zur Zeit als House surgeon am Universitäts-Krankenhause und der Glasgow Infirmary, sowie als Assistant physician am dortigen Lunatic asylum. Seine Publicationen nahmen ihren Stoff aus seiner Reisezeit, so: „*Cholera in East-Africa etc.*" (1876) — „*Remarks on the epidemic of dengue or Kidinga Pepo, at Zanzibar and east coast of Africa in 1870—1871*" (Transact. of the Bombay phys. and med. soc. 1871) und „*On epidemics of dengue fever etc.*" (Glasg. med. Journ. 1881). Ch. giebt das Sanitary Journal for Scotland heraus.

Red.

Christinus, Bernadinus Ch., aus Corsica, studirte Mitte des 17. Jahrhunderts in Montpellier unter L. RIVIERUS. Nach sechsjährigem Studium ging er in ein Franziskanerkloster, fuhr jedoch fort, Medicin zu treiben und prakticirte auch öffentlich. Seine Hauptschrift „*Pratica medicinale a osservazioni*" (Venedig 1680, mit Tafeln, 4.) wird als Plagiat der Lehren des RIVIERUS angesehen. Ausserdem schrieb er noch: „*De lue seu morbo venereo. De febre pestilenti. De regulis astrologicis and medicinam spectantium. Arcana Lazari Rivieri*" (Venedig 1676). Im ersteren Werke sind 700 Originalbeobachtungen in drei Büchern wiedergegeben, theils nach den einfachen diagnostischen Symptomen, theils als „mali di donne", theils als „pratica de tutte le febri" zusammengefasst.

Red.

Christison, Sir Robert Ch., geboren am 19. Juli 1797 zu Edinburg, wo sein Vater Professor der Philologie war, gestorben ebendaselbst am 27. Januar 1882, erhielt seine wissenschaftliche Erziehung auf der High School und vom 14, Lebensjahre an auf der Universität seiner Vaterstadt. Nachdem er 1819 den Doctorgrad erworben, ging er zuerst nach London, wo er am St. Bartholomews Hospital Medicin und Chirurgie und ausserdem eifrig Chemie trieb, dann nach Paris, um unter ORFILA und ROBIQUET praktische toxikologische und chemische Studien zu machen. In seine Heimat zurückgekehrt, erhielt er 1822 die neugegründete Professur der gerichtlichen Medicin, welche er 1832 mit dem Lehrstuhle der Materia medica vertauschte, welchen er bis 1877, wo er resignirte, inne hatte. Im Jahre 1823 wurde er Mitglied des R. College of Physicians, das ihn 1838 und 1846 zum Präsidenten wählte. 1857 wurde er von der Krone als Vertreter der schottischen Aerzte in das Medical Council berufen, in welcher Stellung er bis 1873 verblieb und in dem er sich namentlich als Vorsitzender des Subcomités zur Entwerfung einer nationalen Pharmacopoe Verdienste erwarb. 1868 wurde er Präsident der Edinburgh Royal Society. 1871 erhielt er die Baronetwürde. — Ch. ist der bedeutendste Toxicologe Grossbritanniens und sein 1829 erschienenes Werk: „*Treatise on poisons*" (bis 1845 vier Auflagen) zeugt von vielfachen eigenen Erfahrungen und Versuchen und von einer gründlichen Kenntniss der englischen und französischen Literatur. Neben diesem. Handbuche der Giftlehre hat sein „*Dispensary*", ein Commentar zu den drei britischen Pharmacopoen, Verbreitung gefunden, trotz mancher Schwächen, welche die erste Auflage (1842) darbot, die jedoch in der zweiten (1848) beseitigt wurden. Ausserdem publicirte Ch. eine grössere Schrift: „*On granular disease of the kidneys*" (1839), deren Beziehungen zum Alkoholismus er namentlich aufklärte. Unter seinen toxicologischen und pharmacologischen Untersuchungen sind diejenigen über den Einfluss verschiedener Gasarten auf die Vegetation (mit TURNER), über Oxalsäurevergiftung (mit COINDET), über Gummigutt und Calabarbohne (1855) die hauptsächlichsten. Von Jugend auf kräftig und dazu noch durch anhaltende Leibesübungen gestärkt, bewahrte er seine körperliche Rüstigkeit und geistige Frische bis in sein höchstes Alter, so dass er noch 1878 zur Prüfung der Cocawirkung bei anstrengenden Märschen zweimal den 1100 Meter hohen Ben Voirlich bestieg.   Husemann.

Christot, Félix Ch., in Lyon, geboren 1841, schrieb u. A. Folgendes: „*Ovariotomies pratiquées par M. A. Desgranges; observation et tableau statistique*" (Lyon 1867) — „*Contribution à l'histoire des tumeurs plexiformes*" (Gaz. hebd. de méd. 1870) — „*Du drainage dans les plaies par armes de guerre*" (Paris 1871) — „*Le massacre de l'ambulance de Saône-et-Loire*" (Lyon médical 1871). Auch gab er heraus A. DESGRANGES' „*Leçons de clinique chirurgicale*" (Paris 1867, 68). Er starb im Jahre 1871.

Desgranges in Lyon médical 1872, pag. 64 (nicht zugänglich). — Index-Catalogue, III, pag. 176.   G.

*****Chrobak,** Rudolf Ch., zu Troppau (Schlesien) am 8. Juli 1840 geboren, bildete sich in Wien aus und wurde 1866 promovirt. Als Privatdocent wirkte er seit 1870, als Prof. extraordinarius seit 1879 an der Wiener Universität. Ch. publicirte: „*Gynäkologische Mittheilungen und Casuistik*" (Wiener medic. Rundschau, Wiener medic. Presse, Archiv für Gynäkologie, Wiener medic. Wochenschrift) — „*Ueber bewegliche Niere und Hysterie*" (Rundschau) — „*Ueber Sterilität*" (Wiener medic. Presse) — „*Die mikroskopische Anatomie des Uterus*" (STRICKER's Handbuch der Gewebelehre) — „*Untersuchungsmethoden und gynäkologische Therapie*" (PITHA-BILLROTH, Handbuch der Frauenkrankheiten).

Red.

/**Chrościewski,** Johann Hieronymus Ch. (CHROSZIEJOWSKI), Sohn des Posener Arztes und Bürgermeisters Stanislaus Ch., geboren zu Posen, studirte in Krakau und Padua. Er practicirte als geschätzter Arzt in Posen, wo

er im Jahre 1612 zum Bürgermeister erwählt wurde. Er ist der Herausgeber der Vorlesungen seines Lehrers H. MERCURIALIS über Kinderkrankheiten, welche oftmals abgedruckt wurden; die erste Auflage, welche 1583 in Venedig bei P. MECETUS in 4. erschien, führt den Titel: *„De morbis puerorum, tractatus locupletissimus atque doctissimus, ex ore praeceptoris sui Hieronymi Mercurialis diligenter exceptus inque libros tres digestus"* (unter der Widmung steht der latinisirte Name Ch.'s JOANNES GROSCESIUS).
K. & P.

Chrouet, Werner Ch., Oculist von Mitte des 17. bis Anfang des 18. Jahrhunderts, machte sich, in Löwen und Lüttich wirkend, besonders um die Erforschung der durchsichtigen Augenmedien (welche NUCK angeregt hatte) berühmt und publicirte (1688) ein Werk: *„De trium humorum oculi origine, formatione et nutritione"*. Später schrieb er noch über die Mineralwässer zu Aachen und Spa (Lüttich 1714) und starb bald darauf.
van den Corput. — Red.

Chrysermus (Χρύσερμος), ein Schüler des HEROPHILUS, schrieb über den Puls. Sein Schüler war HERACLIDES von Erythrä.
Gal. VIII, 741—746. Sext. Emp. Pyrrh. inst. I, 84. Plin. 22, 22, 71.
Helmreich.

Chrysippus. Mehrere Aerzte des Alterthums führen diesen Namen.
1. Chrysippus von Knidus, um 350 vor Chr., gehört zu den hervorragendsten Aerzten der Knidischen Schule. Er war, wie sein Zeitgenosse und Landsmann EUDOXUS, ein Schüler des Philistion aus Lokri in Unteritalien und besuchte mit EUDOXUS Aegypten, dessen Aerzte in frühester Zeit als Specialisten (Herod. II, 84) in grossem Ansehen standen. Er verwarf den Aderlass, dessen Wirkungen er durch das Binden der Arme und Füsse zu ersetzen suchte und verordnete Schwitzbäder (διὰ τοῦ πίθου πυρία, GAL. IV, 495) gegen die Wassersucht. Von seinen Schriften scheint schon zu GALEN's Zeit keine mehr vorhanden gewesen zu sein. Seine Schüler waren ARISTOGENES, MEDIUS und METRODORUS.
Diog. Laert. VII, 7, 10. VIII, 8, 2 und 3. Gal. XI, 221, 230, 252 Sext. Emp. adv. gramm 258.
2. Chrysippus, ein Sohn des Vorigen, war Leibarzt des ägyptischen Königs Ptolemäus.
Diog. Laert VII, 7, 10.
3. Chrysippus, der Schüler des ERASISTRATUS, ist vielleicht identisch mit dem von PLINIUS in der Nat. historia lib. XX wiederholt citirten Schriftsteller über den Kohl und mit dem Ch., dessen Werk *„περὶ λαχάνων"* der Scholiast zu Nicand. Ther. 838 erwähnt.
4. Chrysippus, ein Anhänger des ASKLEPIADES, wird von Cael. Aurel. chron. IV, 8 als Verfasser einer Schrift: *„Ueber Eingeweidewürmer"* erwähnt.
Helmreich.

Chuckerbutty, Soorjocoomar Goodeve Ch., zu Calcutta, war von Geburt ein Hindu, aus der Brahminen-Kaste, und war der Jüngste von den vier Eingeborenen, welche 1845 in das University College zu London aufgenommen wurden, um Medicin zu studiren. Er wurde 1849 bei der Londoner Universität Doctor, ging zum Christenthum über und nahm als Beinamen den Namen seines Leiters, Dr. H. H. GOODEVE, des späteren Professors der Anatomie und Geburtshilfe an der Universität zu Calcutta, an. Nachdem er mehrere Jahre in Calcutta gewesen, bestand er 1855 in London glänzend das Examen für den Dienst in Ost-Indien, wurde darauf Assistant Physician und Physician des Hospitals in Calcutta und Professor der Materia medica und klinischen Medicin an der dortigen Universität, auch Surgeon Major bei der Armee von Bengalen. Er hatte 1863 einen hervorragenden Antheil an der Errichtung der Bengal Medical Association, die der British Medical Association als einer ihrer Zweige affiliirt wurde. 1864 hielt er einen Vortrag: *„The present state of the medical profession in Bengal"* (British Med. Journal 1864; Indian Annals of Med. Sc.) und veröffentlichte in der erstgenannten Zeitschrift (1862—64) noch eine Reihe von Aufsätzen: *„On iodide of potassium in the treatment of aneurism"* — *„A case of amyloid degeneration"* — *„Two cases of cyanosis"* — *„Cases of typhus fever in Calcutta"* u. s w., ebenso in den Indian Annals (Nr. XIX, XXIV): *„Cases illustrative of the pathology of dysentery"* — *„On the treatment of tetanus by large doses of Indian hemp"*, auch einen Bericht über das Pocken-Hospital zu Chispore u. s. w. Wegen ungünstiger Gesundheit nahm er einen zweijährigen Urlaub, kam nach England, befand sich daselbst auch besser, starb aber am 29. September 1874 im Alter von nur 48 Jahren.

British Medical Journal 1874, II, pag. 511. G.

Chüden, vier Aerzte in der Altmark und in Hannover. — J o h a n n Joachim Ch. war zu Salzwedel am 9. November 1671 geboren, studirte von 1691 an in Jena und Frankfurt a. O., wurde 1694 daselbst Licentiat der Medicin, machte eine grössere Reise durch Deutschland, Oesterreich, Ungarn, Italien und wurde darauf Physicus in seiner Vaterstadt. Er starb am 7. Mai 1698 auf einer Reise zu Arneburg. In Frankfurt a. O. hatte er (1694) zwei und in Padua (1695) eine Dissertation geschrieben. — Christian Friedrich Ch. war als jüngster Bruder des Vorigen am 3. Mai 1686 zu Salzwedel geboren, ging 1706 nach Jena, 1709 nach Leyden, wo er in demselben Jahre Doctor wurde. Er liess sich in Salzwedel nieder, wurde 1714 Landphysicus der Altmark und verfasste: *„Methodus nova praeservandi et curandi atrophiam, seu maciem infantum, et per consequens morbum sic dictum Anglicum, etc."* (Salzwedel 1726, 4., in vermehrter neuer Auflage als *„Neue Methode, das Abnehmen der Kinder, welches von denen sogenannten Mitessern entstehet, theils zu verhüten, u. s. w."* Leipzig und Salzwedel 1733, 4. erschienen). 1735 zog er nach Lüneburg, wo er zum Landphysicus und grossbritannischen Hofmedicus ernannt wurde und am 7. December 1747 starb. — Sein Sohn, J o h a n n Valentin Ch., 1724 zu Salzwedel geboren, wurde 1746 in Göttingen mit der Dissertation *„De methodo praeservandi et curandi atrophiam infantum"* Doctor, ging 1747 nach Lüneburg, wo er auch starb. — W i l h e l m Ludwig Ch., Bruder des Vorigen, 1733 zu Salzwedel geboren, wurde 1756 mit der Dissertation *„De signis foetus vivi et mortui"* (auch in J. G. ROEDERER'S Opuscula medica, 1763, 4.) Doctor und starb 1811 als Landphysicus zu Hannover. .

Andreae, I, pag. 41 ff. G.

Churchill, J a m e s M o r s s Ch., zu Thames Ditton in Surrey, schrieb: *„A treatise on acupuncturation: being a description of a surgical operation originally peculiar to the Japanese and Chinese, and by them denominated zin-king, etc."* (London 1821; deutsche Uebersetzung von J. WAGNER, Bamberg 1824; französische Uebersetzung von R. CHARBONNIER, Paris 1825) — *„Cases illustrative of the immediate effects of acupuncturation, etc."* (London 1828) — *„Observations on the diverse treatment of gonorrhoea virulenta, etc."* (London 1822; 2. edit. 1834). Auch beschrieb er *„Two cases of fractured claviculo, produced by sudden muscular exertion"* (Lond. Med. Repository 1822), nebst anderen Aufsätzen in demselben Journal. Er gab ferner mit JOHN STEPHENSON *„Medical botany"* (London 1827) heraus.

Callisen, IV, pag. 165; XXVII, pag. 98. — Index-Catalogue, III, pag 179. G.

Churchill, Fleetwood Ch., zu Dublin, berühmter Gynäkolog, war in Nottingham 1808 geboren, studirte in Edinburg, wurde 1831 daselbst Doctor, ging darauf nach Dublin, um dort Geburtshilfe zu studiren, liess sich daselbst nieder, und errichtete, um sich der letzteren ganz zuzuwenden, zusammen mit Dr. SPEEDY eine kleine Gebäranstalt, das Western Lying-in Hospital, wohin er bald eine Anzahl enthusiastischer Zuhörer zog. Seine ersten Veröffentlichungen waren: *„Syllabus of a course of lectures on the theory and practice of midwifery,* *and on diseases of women and children, delivered in the medico-chirurgical school"* (Dublin 1834) — *„Notes on some of the disorders of menstruation"* (Edinb. Med. and Surg. Journ. 1836) — *„Outlines of the principal diseases of females. Chiefly for the use of students"* (Dublin 1838; Philadelphia 1839; 6 Auflagen) — *„Observations on the diseases incident to pregnancy and childbed"* (Dublin 1840; Philadelphia 1840) — *„Researches on operative midwifery, etc."* (Dublin 1841) — *„The diseases of females: including these of pregnancy and childbed"* (Dublin, 4. edit. 1857; 4. Amer. edit. Philad. 1847; new edit. by D. FR. CONDIE, Philad. 1857; französische Uebersetzungen von WIELAND et DUBRISAY, Paris 1865, 66 und LEBLOND, Paris 1874); daajenige seiner Werke aber, welches die weiteste Verbreitung gewann, war: *„On the theory and practice of midwifery"* (London 1842; 2. Aufl. 1850; Amer. edit. by D. FR. CONDIE; a new Amer. from the 4. English ed. Philadelphia 1862); ferner: *„The diseases of children"* (Dublin 1850; 3. Aufl., 2. Amer. Ausg. Philad. 1856). Die meisten dieser Schriften wurden in fremde Sprachen übersetzt, darunter auch in das Chinesische. — 1856 wurde er zum King's Professor der Geburtshilfe bei der School of Physic ernannt, eine Stellung, in welcher er bis 1864 verblieb. Wiederholt war er Präsident der Obstetrical Society von Dublin und des King's and Queen's College of Physicians; 1851 erhielt er von der Dubliner Universität den Ehrendoctor-Titel. Zu seinen späteren Arbeiten gehört *„A manual for midwifes and monthly nurses"* (Dublin, 3. Aufl. 1872). Ausserdem eine grosse Zahl von Aufsätzen im Dublin Journ. of Med. Sc. und anderen Zeitschriften; auch übersetzte er eine Reihe werthvoller Aufsätze über Puerperalfieber für die Sydenham Society 1849. 1875 zog er sich aus der Praxis, welche die grösste auf dem Gebiete der Gynäkologie in Dublin gewesen war, zurück und starb am 31. Januar 1878 zu Ardtrea Rectory, in der Grafschaft Tyrone, bei seinem Schwiegersohne, einem Geistlichen. Er nahm auch grosses Interesse an der Medicinal-Reform und war einer der Gründer der Dublin Sanitary Association im Jahre 1850, sowie der späteren ähnlichen Vereinigung, und anderer Vereine.

T. W. Grimshaw in Dublin Journ. of Med. Sc., Vol. 65, 1878, pag. 285. — Lancet 1878, I, pag. 256. — Med. Times and Gaz. 1878, I, pag. 156.   G.

Churchill, John Francis Ch., englischer Arzt, der theils in London, theils in Paris, theils auf dem Château d'Hargeville (Seine-et-Oise) lebt. Er erwarb die Doctorwürde zu Paris 1848 mit der These *„Du traitement de la fièvre ou entéro-mésentérite typhoïde"* und zu St. Andrews 1857 und ist Arzt des Dispensaire für Schwindsucht und Brustkrankheiten, Rue Larrey zu Paris. Er schrieb: *„On the prevention of consumption by the use of the hypophosphites"* (Paris 1859) — *„De la cause immédiate de la phthisie pulmonaire .... et de leur traitement spécifique par les hypophosphites"* (2. Aufl. Paris 1864; englische Uebersetzung New York 1859; 1860; 1861) — *„Observations, mémoires, ... sur le traitement des maladies de poitrine par les hypophosphites"* (4. édit. Paris 1873) — *„Consumption and the hypophosphites"* (London 1874) — *„Consumption and tuberculosis; .... specific treatment by the hypophosphites upon the principles of stoechiological medicine"* (London 1875) — *„Recherches sur le traitement des maladies respiratoires de nature non-tuberculeuse"* — *„Essai d'une pathologie et d'une thérapeutique stoechiologiques"* u. s. w.

Medical Directory for 1881, pag. 97. — Index-Catalogue, III, pag. 179.   G.

Churchill, Frederick Ch., zu London, wurde 1873 zu Edinburg Doctor, ist Chirurg des Victoria Hospital for Children, schrieb: *„Auscultation of the heart"* und übersetzte LIEBREICH'S *„Use and abuse of atropine"*. Für die St. Thomas' Hospital Reports lieferte er: *„St. Thomas' Hospital statistical report, 1868—70"* — *„The complications of hernia"* und schrieb noch folgende Aufsätze: *„On a new mode of arresting haemorrhage by temporary compression"* (Lancet 1865) — *„On sutures — the hook and eye suture"*

(Med. Times and Gaz. 1867) — „*Mechanical distortions of the spine*" (Brit. Med. Journ. 1871).
Medical Directory for 1881, pag. 97.   G.

*Ciaccio, Giuseppe C., geboren am 15. October 1824 in Catanzaro, studirte im nun aufgehobenen Collegio-Convitto medico chirurgico von Neapel und dann in London, wo er besonders BAKER BROWN, SPENCER WELLS und vor Allem BEATE zu Lehrern hatte, und zuletzt in Berlin unter VIRCHOW und KÜHNE. Im August 1845 zum Doctor an der neapolitanischen Universität promovirt, ist er seit 1870 Professor der comparativen Anatomie und Histologie an der Universität Bologna, nachdem er einige Jahre lang als Arzt und Chirurg in Neapel practicirt hatte. Seine wichtigsten Schriften sind: „*Delle epulidi e loro cura pei caustici*" (Filiatre Sebezio, Neapel 1857) — „*On the nerves of the cornea*" (mit zwei Tafeln, London 1863) — „*On the distribution of the nerves to the skin of the frog*" (Transactions of the R. Microsc. Society, mit 2 Tafeln, London 1864) — „*Beobachtungen über die Pacini'schen Körperchen aus dem Mesenterium der Katze*" (Centralbl. für med. Wissensch. 1864) — „*Intorno alla minuta fabbrica della pelle della rana esculenta*" (mit 3 Tafeln, gekrönte Preisschrift, Palermo 1867) — „*Anatomia sottile de' corpuscoli Pacinici dell' uomo, dei mammiferi, uccelli ecc.*" (mit 5 Tafeln, Memorie della Academia delle scienze di Torino 1868) — *Esperienze comparative intorno all' azione di alcuni fluidi veriformi e materie vaporabili sopra i movimenti degli spermatozoidi*" (Ibid. 1870) — „*Osservazioni intorno all' intima costituzione de' corpuscoli della linfa, de' corpuscoli bianchi del sangue, de' purulenti, mucosi e salivari*" (Ebenda 1870) — „*Esperienze fisiologiche comparative intorno all' azione del succo brunniano e delle glandule di Lieberkühn*" (Ebenda 1870) — „*Nuove ricerche sulla interna tessitura dei tendini*" (Memorie dell' Academia delle scienze di Bologna, 1872) — „*Osservazioni intorno alla struttura della congiuntiva umana*" (mit 7 Tafeln, Ebenda 1873) — „*Sulla origine e struttura dell' umor vitreo ecc.*" (Ebenda 1877) — „*Osservazioni sul modo come terminano i nervi motorii nei muscoli delle torpedini ecc.*" (mit 6 Tafeln, Memorie etc. 1877) — „*Intorno alla struttura della cartilagine cosi detto cellulare e parenchimatosa*" (Rendiconto etc. 1878) — „*Sopra l'ossificazione dell' intero umor vitreo dell' occhio umano*" (mit 2 Tafeln, Memorie etc. 1879) — „*Notizie sulla forma della fovea centralis che e nella macula lutea della retina umana*" (Rendiconto etc. 1880) — „*Sopra il distribuimento e terminazione delle fibre nervee nella cornea ecc.*" (Memorie etc. 1881. (Die Arbeiten rein zootomischen Inhaltes sind nicht mit aufgeführt; hervorragende Wichtigkeit haben unter denselben einige über die elektrischen Organe.)
                                                                     Cantani.

Cichorius, Ludwig Emil C., Professor der Anatomie an der Universität zu Dorpat, wurde zu Leipzig am 4. April 1770 geboren, studirte ebendaselbst und wurde Magister der Philosophie und Baccalaureus der Medicin. Im Jahre 1803 kam er als Hauslehrer nach Eiseküll in Livland und von hier 1804 als Prosector und ausserordentlicher Professor an die neugegründete Universität nach Dorpat. Nach der Berufung BURDACH'S von Dorpat nach Königsberg rückte C. in die Stelle BURDACH'S als Professor der Anatomie und Physiologie ein am 22. April 1814. Wegen Krankheit und wegen seines vorgerückten Alters gab er am 20. September 1827 seine Stellung auf und starb am 15./27. März 1829 in Dorpat. C. war ein äusserst eifriger Lehrer, sonst ein Sonderling. — Schriftstellerisch thätig war C. nur in der Zeitperiode vor seiner akademischen Thätigkeit, jedoch nicht auf medicinischem Gebiet.
      Recke-Napiersky, I. Bd., pag. 349. — Beise Nachträge, pag. 131.
                                                                     L. Stieda.

Cigna, Giovanni Francesco C., zu Mondovi am 2. Juli 1734 geboren, starb 1790 zu Turin. Durch die These „*Sull' uso dell' elettricità ne'la medicina e sulla irritabilità Halleriana*" (Turin 1757) lenkte C. die Aufmerksamkeit in hohem Grade auf sich. 1770 wurde er Professor der Anatomie in Turin und publicirte in dieser Stellung eine Reihe von Dissertationen über Magnetismus und Elektricität, über das Blut, die elektrischen Bewegungen, über Verdunstungskälte, das Auslöschen der Flammen und den Tod, über die Athmung etc. in den Sammlungen der Turiner Akademie. Eine Abhandlung: „*Sulla castrazione dei polli etc.*" findet sich in den „Atti publ. a Verona", ein Brief: „*Sopra un fenomeno prodotto dal franamento*" in ROTTLER'S „Giornale di fisica".

U ffre d ucci. — Red.

Cilano, G e o r g C h r i s t. C., zu Altona, war am 28. December 1696 zu Pressburg geboren, liess sich nach Beendigung seiner medicinischen Studien in Altona nieder und beschäftigte sich neben der Medicin auch mit archäologischen Forschungen. Abgesehen von seinen Arbeiten auf diesem Felde schrieb er: „*De correptelis artem medicam hodie depravantibus*" (Altona 1739, 4.) — „*De incrementis anatomiae*" (1740, 4.) — „*De gigantibus nova disquisitio historica et critica*" (1756, 4.) — „*De motu humorum progressivo, veteribus non ignoto*" (1762, 4.). Er erhielt den Titel eines königl. dänischen Justizrathes und starb am 17. Juli 1773.

Dechambre, XVII, pag. 264.   G.

Cinelli-Calvoli, J e a n C., italienischer Arzt und Gelehrter, geboren 1625 in Florenz, studirte in Pisa unter TORICELLI, wurde Dr. der Philosophie und Medicin und kehrte 1651 nach Florenz zurück, wo er sich weniger dem ärztlichen Berufe als dem Studium der schönen Wissenschaften hingab. C. ist insbesondere bekannt geworden durch die Herausgabe der sogenannten Bibliotheca volante, deren erste Scanzia 1677 erschien. Er starb 1706.   U n g e r.

Ciniselli, L u i g i C., geboren in Pavia 1803, studirte in Pavia als Schüler PORTA'S, war Director des Krankenhauses in Codagno, später chirurgischer Primararzt und zuletzt sanitärer Chef des Krankenhauses in Cremona, wo er am 17. October 1878 starb. In den Kriegsjahren 1848 und 1859 dirigirte er Militärspitäler. Er beschäftigte sich immer vorwaltend mit Chirurgie und besonders mit der therapeutischen Anwendung der Elektricität in derselben. Im Jahre 1856 schrieb er sein Werk: „*Sull' elettropuntura nella cura degli aneurismi*" und entdeckte bei seinen weiteren Studien die chemische Wirkung des elektrischen Stromes auf die Gewebe. Im Jahre 1860 demonstrirte er in der Pariser chirurgischen Gesellschaft seine Entdeckung, im Jahre 1862 veröffentlichte er seine Schrift: „*Dell' azione chimica della corrente elettrica sopra i tessuti organici viventi e delle sue applicazioni alla terapeutica*", welcher die anderen: „*Sull' elettrolisi considerata negli esseri organizzati e nelli applicazioni terapeutiche delle correnti galvaniche*" (1874) und „*Sulla elettrolisi applicata alla cura di tumori di varia indole*" (1875) folgten, in welchen er sein System der Elektropunctur der Aneurysmen vervollkommnete und die Art und Weise, die aus der Bildung des Schorfes im Punkt der Nadeleinstechung entstehenden Gefahren zu vermeiden, auseinandersetzte. Er hatte sich eben vom Hospitaldienst zurückgezogen und war mit der Herausgabe eines grösseren Werkes über Elektrolyse beschäftigt, als ihn der Tod überraschte. Als glücklicher Operateur, namentlich in den subperiostalen Operationen hatte er sich grossen Ruf erworben und war ein warmer Verfechter der Trepanation des Schädels bei Traumen, die von Lähmung gefolgt waren.

Cantani.

Cirillo, N i c o l o C., italienischer Arzt und Physiker, geboren 1671, gestorben 1734 in Neapel und daselbst Professor der Physik, ist der Verfasser mehrerer physikalischer und medicinisch-therapeutischer Abhandlungen, u. A.: „*Dissertation sur l'usage de l'eau froide dans les fièvres*" (Transact. philosoph., 36. Bd.).

U n g e r.

Cirillo, D o m e n i c o C., aus der gleichen Familie wie der Vorhergehende stammend, geboren in Grugno bei Neapel 1734, studirte Medicin und Naturwissenschaften und erhielt schon in sehr jungen Jahren den Lehrstuhl der Botanik in Neapel. — Nach einem mehrjährigen Aufenthalte in England und Frankreich, wo er in nähere Verbindung mit HUNTER, BUFFON, D'ALEMBERT und DIDEROT trat, kehrte er nach Neapel zurück, wurde hier Professor der praktischen, später der theoretischen Medicin. Während der politischen Wirren des Jahres 1799 wurde C., der als Philanthrop im besten Sinne des Wortes sich allgemeiner Verehrung in seiner Vaterstadt erfreute, mit Acclamation zum Präsidenten der neapolitanischen Republik gewählt, musste nach der noch im nämlichen Jahre erfolgten Rückkehr Ferdinand's nach Neapel flüchten, wurde gefangen und trotz der Fürbitten Nelson's und Hamilton's hingerichtet. — Neben seinen botanischen Schriften haben seine syphilidologischen, die den besseren seiner Zeit beizuzählen sind, Interesse: „Aviso intorno alla maniera di adoperare l'unguento di sublimato corrosivo, nella cura delle malattie veneree" (Neapel 1780, 8.; deutsch in Sammlung auserlesener Abhandlungen zum Gebrauche praktischer Aerzte. Leipzig 1783, VIII, pag. 526—551; französisch im Journal de méd., chir., pharm. etc., Paris 1783, LIX, pag. 506—526) — „Osservazioni pratiche intorno alla lue veneree" (Neapel 1783, 8., pag. 288; deutsch von J. G. DÄHNE, Leipzig 1790, 8., pp. XIV, 450 und Wien 1791, 8., pp. XVI, 495; französisch von E. AUBER, Paris 1803, 8.). Die Bemerkungen über viscerale Syphilis stützt C. (in diesem Abschnitt der Syphilisforschung überaus selten) auf Leichenbefunde.

Unger. — J. K. Proksch.

Citois (CITESIUS) François C., zu Poitiers, war daselbst 1572 geboren, wurde 1596 zu Montpellier Doctor, kam, nachdem er einige Zeit in seiner Vaterstadt practicirt, nach Paris, wo er sich der Gunst des Cardinals Richelieu, dessen Arzt er wurde, zu erfreuen hatte. Er beschrieb die Geschichte eines Mädchens zu Confolent in Poitou, welches angeblich zwei Jahre lang keine Speisen zu sich genommen hatte und fügte dazu andere ihm bekannt gewordene Fälle, namentlich den von JOUBERT in der Schrift: „Abstinens Confolentanea, cui obiter adnexa est pro Jouberto apologia" (Poitiers 1602; Bern 1604) und vertheidigte sich gegen die Angriffe von HARVET in Orléans, der die ganze Angelegenheit für Betrügerei erklärte, in der Schrift: „Abstinentia puellae Confolentaneae ab Israëlis Harveti confutatione vindicata" (Genf 1602; englische Ueber- setzung 1603). Verdient aber machte er sich um die Beschreibung der Kolik von Poitou durch die auf eigene Erfahrung und die seiner Collegen basirte Schrift: „De novo et populari apud Pictones dolore colico bilioso, diatriba" (Poitiers 1616) und schrieb noch einen „Advis sur la nature de la peste" (Paris 1623). Diese Schriften sind vereinigt in seinen „Opuscula medica" (Paris 1639, 4.). Gegen das Ende seines Lebens kehrte er nach Poitiers zurück und starb daselbst als Decan der dortigen medicinischen Facultät im Jahre 1652.

Dreux du Radier, T. IV. — Dict. hist. I, pag. 819.   G.

Civiale, Jean C., zu Paris, war im Juli 1792 zu Salilbes bei Aurillac (Cantal) geboren, wurde während seiner Studienzeit in Paris durch eine Vorlesung von MARJOLIN, in welcher von den durch GRUITHUISEN 1813 in München gemachten Versuchen, den Stein in der Blase zu zertrümmern, die Rede war, darauf geführt, in dieser Richtung weiter zu arbeiten, und nachdem er zuerst vergebliche Versuche gemacht hatte, den Stein in der Blase durch chemische Mittel aufzulösen, gelang ihm die Erfüllung der Aufgabe, denselben auf unblutige Weise in der Blase so zu zerkleinern, dass er in Fragmenten auf dem natürlichen Wege entleert werden kann, einer Aufgabe, mit der sich gleichzeitig auch Andere wie FOURNIER DE LEMPIES, AMUSSAT, LEROY D'ÉTIOLLES, HEURTELOUP beschäftigten, insofern, dass, nachdem er 1820 Doctor geworden und 1823 eine Schrift „Nouvelles considérations sur la rétention d'urine suivies d'un traité sur les calculs urinaires, sur la manière d'en connaître la nature dans l'intérieur de la vessie, et la possibilité d'en opérer la destruction sans l'opération de la taille" geschrieben, er der Erste war, der die Operation am lebenden Menschen, am 13. Januar 1824, vor einer Commission der Akademie der Wissenschaften und einer grossen Zahl von Pariser Chirurgen ausführte. In Folge des von CHAUSSIER und PERCY erstatteten günstigen Berichtes erhielt er 1826 von der Akademie einen Preis von 6000 Franken und 1827 den Monthyon-Preis von 10.000 Franken zuerkannt. Seit dieser Zeit beschäftigte er sich ausschliesslich mit dieser Operation und der Verbesserung der dazu erforderlichen Instrumente. Bezüglich der letzteren ist zu bemerken, dass, nachdem er bei seinen ersten Operationen und eine Anzahl von Jahren später das sehr umfangreiche und schwer zu handhabende dreiarmige Instrument, mit welchem das Zerbohren des Steines ausgeführt wird, benutzt hatte, er später zur Anwendung der zweiarmigen, noch jetzt gebräuchlichen Instrumente überging. Die Schriften, die über das neue Verfahren in schneller Aufeinanderfolge erschienen, waren: „Sur la lithotritie ou broiement de la pierre dans la vessie“ (Paris 1826; deutsche Uebers. von ED. AD. GRAEFE, Berlin 1827) — „De la lithotritie etc.“ (Paris 1827, av. 5 pl.; deutsche Uebers. von C. J. W. P. REMER, Breslau 1827) — „Lettre à M. le chev. Vinc. de Kern etc.“ (1827; deutsche Uebers. Berlin 1828) „Seconde lettre sur la lithotritie“ (1828 und noch vier weitere unter demselben Titel bis 1848) — „Note sur le catarrhe vésical chez les vieillards“ (1829). Von Wichtigkeit für die Verbreitung der Kenntniss der Operation war es, dass 1828 für ihn im Hôp. Necker eine Special-Abtheilung für Steinkranke gegründet wurde, welcher C. bis zu seinem Tode vorstand und zu deren weiterer Aufrechterhaltung er testamentarisch 30.000 Franken vermachte. In dieser Hospital-Abtheilung war Gelegenheit gegeben, seine unvergleichliche Geschicklichkeit bei der Operation zu bewundern, obgleich sein sonstiges Lehrtalent ein sehr geringes war. Auch wird behauptet, dass die später unter seinem Namen erschienenen, von den Krankheiten der Harnorgane handelnden zahlreichen Schriften grösstentheils von Anderen verfasst seien. Hierher gehören: „Parallèle des divers moyens de traiter les calculeux etc.“ (1836; deutsche Uebers. von ED. AD. GRAEFE, Berlin 1837) — „Traité pratique sur les maladies des organes génito-urinaires“ (3 voll. Paris 1837—42; 3. Aufl. 1858—60; deutsche Uebers. von SIGM. FRANKENBERG und SANSON LANDMANN, 3 Thle., Leipzig 1843, 44) — „Traité de l'affection calculeuse, etc.“ (1838, 5 Tafeln) — „Du traitement médical et préservatif de la pierre et de la gravelle, etc“ (1840; deutsche Uebers. von L. HOLLSTEIN, Berlin 1840; engl. Uebers. von HENRY H. SMITH, Philadelphia 1841) — „Traité pratique et historique de la lithotritie“ (1847) — „De l'uréthrotomie etc.“ (1849, av. 1 pl.). — Die zahlreichen und langwierigen Streitigkeiten, in welche er theils mit anderen concurrirenden Specialisten, theils mit den berühmtesten Chirurgen seiner Zeit, wie DUPUYTREN, JOBERT, VELPEAU, verwickelt wurde, und die erfüllt sind von Anklagen, Invectiven, boshaften Insinuationen und sich sogar noch in einer der zwei nach seinem Tode erschienenen Schriften: „Collections de calculs urinaires et d'instruments de chirurgie“ (1869) — „La lithotritie et la taille, guide pratique pour le traitement de la pierre, édité par le Dr. Guardia“ (1870, av. figg.) finden, trugen nicht eben dazu bei, seinen Ruhm zu vermehren; jedoch darf man nicht übersehen, dass jene Streitigkeiten überhaupt in sehr erbitterter Weise geführt wurden, und er andererseits in Folge seines Weltrufes eine ganz enorme Menge von Steinkranken von ihren Leiden befreit, dabei aber auch Millionen erworben hat. Er starb am 18. Juni 1867.

Gaz. hebdomad. de méd. et de chir. 1867, pag. 432. — Dechambre, XVII, pag. 617.

Gurlt.

Clanny, William Reid C., zu Sunderland, war um 1780 in Irland geboren, wurde 1803 zu Edinburg Doctor, liess sich dann im obigen Orte nieder, wo er 45 Jahre lang Arzt der Bishop Wearmouth Infirmary war. Er gab 1807 eine Analyse der Mineralwässer von Batterley bei Durham heraus, erfand 1813 eine Sicherheitslampe für Bergwerke (Philosoph. Transactions 1813), gab eine Methode für die Conservirung der Pockenlymphe an (Annals of Philos. 1814) und verfasste ausser einer Anzahl von Aufsätzen in dem letztgenannten Journal, sowie im Edinb. Med. and Surg. Journal, der Lancet und Lond. Med. Gazette einige kleine Schriften über den Typhus (1828), die Cholera (1832, 33). Sein arbeitsreiches Leben endete am 10. Februar 1850.

Dechambre, XVII, pag. 650. — Callisen, IV, pag. 175; XXVII, pag. 101. G.

Clapiès, Charles C., französischer Arzt, geboren in Alais 1724, gestorben daselbst 1801 als praktischer Arzt, übersetzte das sonderbare Buch: „Mulieres homines non esse" und gab es heraus unter dem Titel „Paradoxes sur les femmes, où l'on tâche de prouver, qu'elles ne sont pas de l'espèce humaine" (1766).

Claramontius (CLAROMONTIUS), s. Clermont.   Unger.

Clare, Peter C., englischer Chirurg, der, 1784 gestorben, eine mässige Reihe chirurgischer Publicationen über Syphiliscur (London 1780), Tripperbehandlung und Behandlung der Wunden hinterliess. Der „Treatise on the gonorrhoea" erfuhr mehrfache Auflagen (London 3. Ausg. 1780, 1784, posthum 1789). Auch der „Essay on the cure of abscesses by caustic" wurde dreimal (London 1778, 1779, 1799) aufgelegt.

Dict. hist. II.   Red.

Clark, John C., zu Newcastle, war 1744 zu Roxburgh in Schottland geboren, wurde 1768 Assistant Surgeon im Dienste der ostindischen Compagnie und liess es sich angelegen sein. Studien über Krankheiten in den Tropen anzustellen, die unter dem Titel „Observations on the diseases which prevail in long voyages to the hot countries, particularly on those in the East Indies; etc." (2 voll. London 1773; 1793; 3. Aufl. 1809; deutsche Uebers. Kopenhagen und Leipzig 1798) erschienen. Nach Europa zurückgekehrt, wurde er in St. Andrews Doctor und liess sich zuerst in Kelfs, dann, um 1775, in Newcastle nieder, wo er wiederum die Volkskrankheiten näher zu erforschen begann und sich gleichzeitig um die Einführung von Verbesserungen in der Newcastle Infirmary verdient machte. Er schrieb daselbst: „Observations on fevers, especially those of the continued type; and on the scarlet fever attended with ulcerated sore-throat, etc." (London 1782) — „Letter on the influenza, as it appeared in Newcastle, etc." (1783) — „An account of the plan for the improvement and extention of the Infirmary of Newcastle" (Newcastle 1801) — „A collection of papers intended to promote an institution for the cure and prevention of infectious fevers in Newcastle etc. Part. I, II" (Newcastle 1802) und einige Aufsätze in den Medical Commentaries. Er starb am 15. April 1805 zu Bath, wo er Linderung seiner Leiden gesucht hatte.

Fenwick, Sketch of the life, professional life and character of . . . . London 1806 (nicht zugänglich). — Dechambre, XVII, pag. 655.   G.

Clark, James C., zu San Domingo, war Dr. med., Mitglied der Royal Society und der Colleges of Physicians zu London und Edinburg. Er schrieb; „A treatise on the yellow fever, as it appeared in the island of Dominica in the years 1793—96; etc." (London 1797) und eine Anzahl von Aufsätzen in DUNCAN'S Med. Comment. (Vol. 13, 14, 16, 1788—91) und in SIMMONS' Med. Facts and Observ. (1797), darunter über eine besondere Art von Aneurysma der Art. femoralis, über Hepatitis und 13 Fälle von Leberabscess, über die giftigen Eigenschaften der Wurzel von Jatropha manihot und die Wirksamkeit des Cayenne-Pfeffers gegen diese und andere Vergiftungen, u. s. w.

Callisen, IV, pag. 178; XXVII, pag. 102.   G.

Clark, Sir James C., zu London, war am 14. December 1788 zu Findlater, Co. Banff, geboren, studirte in Aberdeen und Edinburg, woselbst er 1809 Mitglied des College of Surgeons wurde, trat dann in den Dienst der Flotte, in dem er bis 1815 verblieb, um dann in Edinburg seine Studien fortzusetzen und

1817 daselbst zu promoviren. 1818 begleitete er einen Patienten nach Süd-Europa und begann von da seine besondere Aufmerksamkeit dem Einflusse, welchen ein milderes Klima auf Schwindsüchtige ausübt, zuzuwenden, indem er sich gleichzeitig 1819 in Rom als Arzt niederliess. Ueber die von ihm in jener Beziehung gemachten Erfahrungen schrieb er „*Medical notes on climates, diseases, hospitals, and medical schools in France, Italy and Switzerland; etc.*" (London 1820; Neue Ausgabe 1822; deutsch von CHR. AUG. FISCHER, Hamm 1826) und gab einige italienisch geschriebene, an den Prof. GIAC. TOMMASINI gerichtete Briefe über die medicinische Schule von Edinburg und über die englische medicinische Literatur (1822, 23) heraus. In Rom wurde er mit dem Prinzen Leopold von Coburg, dem späteren Könige der Belgier, bekannt, der ihn zu seinem Leibarzte ernannte. 1826 siedelte er nach London über und verfasste daselbst „*Observations on the system of teaching clinical medicine in the University of Edinburgh; with suggestions for its improvement; etc.*" (London 1827), sowie sein bedeutendstes Werk „*The influence of climate in the prevention and cure of chronic diseases, more particularly of the chest and digestive organs; etc.*" (London 1829; 2. Aufl. 1830; deutsche Uebers. Weimar 1830, Nachtrag 1831), durch welches sein Ruf und sein Ansehen erheblich gewannen, zumal er durch seinen früheren Aufenthalt in Canada, Nord-Amerika, West-Indien in seiner Eigenschaft als Marinearzt und durch seine Bekanntschaft mit den meisten Mineralquellen, für die er sich stets besonders interessirt hatte, alle seine Collegen an Erfahrung in Betreff von Bade- und klimatischen Curen weit überragte. Vermehrt wurde sein Ansehen noch durch die Schrift „*A treatise on pulmonary consumption; comprehending an inquiry into the causes, nature, prevention, and treatment of tuberculous and scrofulous diseases in general*" (London 1835; 1837; deutsche Ueber-setzungen von AUG. VETTER, Leipzig 1836 und HERM. STANNIUS, Berlin 1836; französische Uebers. Bruxelles 1836), sowie dadurch, dass er 1835 zum Leibarzte der Herzogin von Kent und 1837, bei der Thronbesteigung der Königin Victoria, zu deren erstem Leibarzte und zum Baronet ernannt wurde. Der Einfluss, den er bei Hofe gewann, kam der Errichtung der medicinischen Section der Londoner Universität und des College of Chemistry zu Gute. Er verfasste noch „*Remarks on medical reform, in a letter . . . to . . . Sir James Graham*" (1842; Zweiter Brief 1843) und „*Memoir of John Conolly, M. D., comprising a sketch of the treatment of the insane in Europe and America*" (1869), sowie mehrere Artikel in FORBES, TWEEDIE und CONOLLY'S Encyclopaedia und starb hochgeehrt am 29. Juni 1870 zu Bagshot-Park, einer Besitzung, welche die Königin ihm Lebenslang überlassen hatte.

Munk, III. pag. 222. — Callisen, IV, pag. 179; XXVII, pag. 102.   G.

*Clark, Frederick le Gros C., z. Z. in The Thorns, Sevenoaks (Kent) lebend, beendete seine medicinische Ausbildung 1833 und wurde F. R. C. S. Engl. (Hon.) 1843. Er wirkte an der Londoner Universität als Hunterian Prof. of Surg. and Path., als consultirender Chirurg des St. Thomas, Gt. North- und Sourrey Co.-Hospitals und zog bereis 1836 mit einer „*Anatomy and physiology of the nervous system*" die Aufmerksamkeit auf sich. Später übersetzte er DUPUYTREN'S Knochenkrankheiten, welche durch die Sydenham society 1847 herausgegeben wurden, gab die Verletzungen des Gefässystems (1855) heraus und trat erst nach geraumer Zeit wieder mit einem grösseren Werke „*Lectures on the diagnosis of shock and visceral lesions*" (1870) hervor. Spätere Arbeiten sind: „*Outlines of surgery and surgical pathology*" (2. Ausg. 1872) — „*Plastic operations on the urethra*" (Med.-chir. Transact. XXVIII) — „*Series of clinical lectures on surgery*" (Med. times and gaz. 1860—1864), vieles Casuistische und einige populäre Schriften.

Red.

Clarke, Vater und Sohn, beide Geburtshelfer in London. — John 1 C., der Vater, war Physician am General Lying-in Hospital, Store Street und am

Asylum for Female Orphans. Er schrieb „*An essay on the epidemic disease of lying-in women of the years 1787 and 1788*" (London 1788, 4; deutsche Uebersetzung von G. W. CONSBRUCH, Marburg 1792) — „*Practical essays on the management of pregnancy and labours; and on inflammatory and febrile diseases of lying-in women*" (1793); ausserdem mehrere Aufsätze im Lond. Med. Journ. (Vol. 7, 8), den Transact. of Med. and Chir. Soc. (1793), Philosophical Transact. (1793, 98) über Entbindung mittelst des Hakens bei Beckenenge, über Tod des Kindes durch Compression der Nabelschnur, über Tubarschwangerschaft, Hernia diaphragmatica, einen Tumor in der Substanz der Placenta u. s. w.

Reuss, pag. 79; Supplement pag. 207.   G.

Clarke, John 2 C., der Sohn, war Surgeon des General Lying-in House und Docent der Geburtshilfe und gab heraus: „*Commentaries of some of the most important diseases of children*" (London 1815; 2. Ausg. 1821) und schrieb in den Med. Transact. of the College of Physicians (1815) u. s. w.

Callisen, IV, pag. 188; XXVII, pag. 105.   G.

Clarke, Sir Charles Mansfield C., zu London, war daselbst als Sohn von John 1 C. am 28. Mai 1782 geboren, wurde ein Zögling des St. George's Hospital und der Hunterian School und war ein Schüler seines älteren Bruders John 2 C., des sehr gesuchten Geburtshelfers. Nach Beendigung seiner Studien wurde er Militär-Chirurg, anfänglich bei der Miliz, dann bei einem Garde-Regiment, gab jedoch auf Antrieb seines Bruders diese Stellung wieder auf, um sich ganz der Geburtshilfe, den Frauen- und Kinderkrankheiten zu widmen, über welche er von 1804—21 Vorlesungen hielt, während er gleichzeitig Chirurg beim Queen Charlotte's Lying-in Hospital war und die folgende, mehrere Auflagen erlebende Schrift „*Observations on those diseases of females which are attended by discharges*" (2 Bde., London 1814; spätere Auflagen 1821, 1826; Philadelphia 1824; 2. Aufl. Boston 1826; deutsche Uebers. von PH. HEINEKEN, Hannover 1818) verfasste, nebst einem Aufsatze: „*A case of sudden death during parturition, etc.*" (Transact. of a Soc. for the Improv. of Med. and Chir. Knowl., Bd. 3). Er erlangte in verhältnissmässig jungen Jahren eine sehr bedeutende geburtshilfliche Praxis, wurde bei der Thronbesteigung des Königs Wilhelm IV. zum Leibarzt der Königin Adelaide und 1831 zum Baronet ernannt, von den Universitäten Oxford und Cambridge durch Verleihung von Titeln (1842, 1845) geehrt, und war Präsident der Society for the Relief of the Widows and Orphans of Medical Man, für die er sich bis zu seinem am 7. September 1857 zu Brighton erfolgten Tode lebhaft interessirte.

Lancet, 1857, II, pag. 281 — Callisen, IV, pag 184; XXVII, pag. 105.   G.

Clarke, Edward Goodman C., zu London, war Dr. med., Physician to the Forces. Er schrieb: „*Medicinae praxeos compendium, symptomata, ... exhibens*" (London 1799; 2. edit. 1800) — „*The modern practice of physic*" (London 1805; 2. edit. 1807; 7. edit. u. d. T.: „*The new London practice of physic*") — „*Pharmacopoeiarum Collegiorum Regalium Londini, Edinburgi et Eblanae, conspectus medicus, etc.*", auch englisch: „*Conspectus of the London, Edinburgh and Dublin pharmacopoeias*" (London 1810).

Callisen, IV, pag. 185; XXVII, pag. 105.   G.

Clarke, Joseph C., zu Dublin, war 1758 geboren, wurde 1779 zu Edinburg Doctor, war in Dublin Master des Lying-in Hospital, hat, so viel bekannt, keine selbständigen Schriften verfasst, aber eine Reihe von Aufsätzen, z. B. „*Observations on some causes of excess of the mortality of males above that of females*" (Philos. Transact. 1786), ferner in den Transact. of the Irish Acad. (1788, 89), in SIMMONS' Med. Facts and Observations (1792 etc.), DUNCAN'S Med. Comment. (1790) über Frauenmilch, über eine Krankheit mit grosser Sterblichkeit unter den Kindern im Dubliner Gebärhause, über Puerperalfieber daselbst, Convulsionen der Kinder; Bericht über das Gebärhaus (Transact. of the Assoc. of the King and Queen's College of Physicians in Ireland 1817) und „Case of amputation of the uterus" (Edinb. Med. and Surg. Journ. 1806). Er starb 1834.

R. Collins, A short sketch of the life and writings of the late Jos. Clarke London 1849 (nicht zugänglich). — Callisen, IV, pag. 188; XXVII, pag. 105.   · G.

Clarke, Jacob Augustus Lockhart C., zu London, war 1817 geboren, wurde ein Zögling des Guy's und St. Thomas' Hospitals, liess sich dann als Arzt in Pimlico nieder und begann sich gleichzeitig mit physiologisch-histologischen Arbeiten, namentlich über das Central-Nervensystem, zu beschäftigen, während er von Neuem im St. George's Hospital Studien oblag. In Anerkennung seiner werthvollen Untersuchungen über das Nervensystem wurde ihm 1864 von der Royal Society die goldene Medaille verliehen und er 1867 zum Honorary Fellow des King and Queen's College of Physicians, Ireland, ernannt. 1871 wurde er Physician des Hospital for Epilepsy and Paralysis, eine Stellung, die er bis zu seinem Tode einnahm. Seine sehr zahlreichen und vortrefflichen Arbeiten finden sich grösstentheils in den Philosophical Transactions (1851, 53, 58, 59, 60, 65, 68), ferner in den Proceedings of the Royal Society (1857, 61), im Microscopical Journal, Brit. and For. Med.-Chir. Review (1864 etc.) u. s. w. und betreffen namentlich die Structur und Function des Rückenmarkes, der Medulla oblongata, des Gehirns, der Nerven u. s. w., während seine späteren Arbeiten sich auch mit pathologischen Zuständen dieser Organe, bei Muskelatrophie, Epilepsie, Diabetes, Tetanus, Paraplegien u. s. w. beschäftigen und in den Medico-Chirurg., Patholog., Clinical Transactions, den St. George's Hosp. Rep. u. s. w. veröffentlicht sind. Er starb am 25. Januar 1880.

Med. Times and Gaz. 1880, I, pag. 138. — Lancet, 1880, I, pag. 189. — Catalogue of Scientific Papers, Vol. I, pag. 936; VII, pag 395.   G.

Clarke, Edward Hammond C., zu Boston, war zu Norton, Mass., am 2. Februar 1820 geboren, wurde 1846 zu Philadelphia Doctor, 1855 Professor der Materia medica bei der medicinischen Schule der Harvard University, welchen Lehrstuhl er bis 1872 beibehielt, wo er zum Mitgliede des Board of Overseers der Universität erwählt wurde. Er publicirte „Observations on the nature and treatment of polypus of the ear" (Boston 1867) — zusammen mit Rob. Amory: „The physiological and therapeutical action of the bromide of potassium and bromide of ammonium" (Boston 1872; 1874) — „Sex in education; or a fair chance for girls" (1873; 2. Aufl. 1875) — „The building of the brain" (1874) — „A century of American medicine" (1876). Nach seinem am 30. November 1877 erfolgten Tode erschien noch von O. W. Holmes herausgegeben: „Vision: a study of false sight (pseudopia). etc." (Boston 1878).

H. A. Marcy, in Transact. of the Americ. Medic. Association. Vol. 29, 1878, pag. 624.   G.

*Clarke, William Fairlie C., zu Southborough (Tunbridge Wells), studirte um 1860, wurde F. R. C. S. Engl. 1863, nachdem er seine ärztliche Ausbildung besonders am Oxford und King's College erlangt hatte und Dr. med. der Oxforder Universität 1876. Früher Assistant Surgeon am Charingcross-Hospital, veröffentlichte er neben einem „Manual of the practice of surgery" (welches in 3. Auflage erschien) eine Monographie über Krankheiten der Zunge, dazu auch später noch Casuistisches (Med. chir. transact. 1872, resp. 1874); sowie „On some rare forms of opacity of the cornea" (Brit. med. Journ. 1870).   Red.

Clarus, Johann Christian August C., geboren 1774 zu Buch am Forst (Coburg), erwarb sich 1798 zu Leipzig die medicinische Doctorwürde, habilitirte sich 1799 als Docent, wurde 1803 zum ausserordentlichen Professor für Anatomie und Chirurgie, 1820 aber zum ordentlichen Professor der medicinischen

Klinik und Oberarzt am Jacobs-Hospitale daselbst ernannt, in welcher Stellung er bis zum Jahre 1848, wo er resignirte, verblieb. Ausserdem hat er lange Jahre hindurch die Stelle eines Physicus der Stadt Leipzig verwaltet. Er starb, in den letzten Jahren seines Lebens durch Katarakt fast ganz erblindet, am 13. Juli 1854. C.'s literarische Leistungen besitzen keinen höheren wissenschaftlichen Werth. Als Arzt war dagegen C. lange Zeit hindurch in weiten Kreisen ausserordentlich geschätzt; als akademischer Lehrer wirkte er durch die Klarheit seines Vortrages, durch die — für die damalige Zeit ausserordentliche — Rationalität seiner pathologischen und therapeutischen Lehrsätze, sowie die Exactheit seiner Untersuchungsmethode höchst anregend.

Ein vollständiges Verzeichniss der literarischen Publicationen C.'s findet sich in Callisen's med. Schriftsteller-Lexikon, IV, pag. 192; XXVII, pag. 105 und in Engelmann's Bibl. med. chir. 1848, pag. 114. Winter.

Clarus, Hermann Julius C., geboren am 9. März 1819 zu Leipzig, jüngster Sohn des Vorigen, studirte zu Leipzig und Heidelberg und erwarb sich 1841 die Doctorwürde. C. war Repetent an der Klinik seines Vaters, habilitirte sich 1844 als Docent für allgemeine Pathologie und Therapie, sowie für Arzneimittellehre an der Universität zu Leipzig und wurde 1848 zum ausserordentlichen Professor der Medicin ernannt. Er starb am 6. Mai 1863 nach langem Leiden an den Folgen einer Pericarditis. C.'s literarische Leistungen betreffen namentlich das Gebiet der Arzneimittellehre und .auf welchem er sich durch mehrfache Experimental-Untersuchungen über Pflanzenstoffe (Dulcamara, Solanin, Anemonin), die in den Jahren 1854 und 1858 in REIL's Journ. für Pharmakologie und in der Zeitschr. der Wiener Aerzte erschienen sind, durch sorgfältige Jahresberichte (CANNSTATT-EISENMANN, VIRCHOW-HIRSCH) und Referate (SCHMIDT's Jahrbücher), namentlich aber durch sein Handbuch der speciellen Arzneimittellehre vortheilhaft bekannt gemacht hat, von welchem 3 Auflagen (1852—1860) erschienen sind. Von anderweitigen Schriften sind noch zu erwähnen eine Abhandlung „Ueber die physikalische Untersuchung des Herzens im gesunden und kranken Zustande" (Leipzig 1845), sowie mehrere Abhandlungen über den Idiotismus, welche 1848 erschienen sind. Winter.

*Clason, Edward C., ist zu Furudal (Dalekarlien) am 17. October 1829 geboren. An der Universität Upsala waren ISRAËL HWASSER, FR. SUNDEVALL, auf seiner Reise MAX SCHULTZE seine Lehrer; 1862 wurde er promovirt und wirkte bis 1863 als Prosector, bis 1877 als Adjunct, bis 1882 als ausserordentlicher Professor, von da ab als Professor ord. der Anatomie an der Universität Upsala. Schriften: „Om Menniskohjernans vindlar och fåror" (Upsala 1868) — „Die Morphologie des Gehörorgans der Eidechsen" (Leipzig 1871); mehrere Aufsätze im „Upsala Läkare Förenings Förhandlingar". Red.

*Classen, August C., dessen Lebensdaten nicht zu erlangen waren, dirigirt eine Augenheilanstalt in Hamburg und betheiligt sich an dem dortigen Sanitätswesen. Er veröffentlichte als Habilitationsschrift „Untersuchung über die Histologie der Hornhaut" (Rostock 1858) — „Gesammelte Abhandlungen über physiologische Optik" (Berlin 1868) — „Entwurf einer Psychologie der Licht- und Farbenempfindung" (Jena 1878) — „Wie orientiren wir uns im Raum durch den Gesichtssinn?" (Daselbst 1879). Red.

Clauder, sächsische Arztfamilie, deren bekanntestes Mitglied Gabriel C. aus Altenburg ist. Er lebte von 1633 bis 1691, studirte in Jena bei ROLFINCK, später in Leipzig, reiste, bevor er (1655) Dr. med. wurde, in Deutschland, Holland, England und Italien und wurde Leibarzt bei mehreren sächsischen Fürsten. Begeisterter Alchymist, hatte er einen grossen Streit mit A. KIRCHER und schrieb eine Reihe von heutzutage gänzlich interesselosen Schriften (Amplographia, Universaltinctur etc.). Hervorzuheben ist nur ein Brief an M. RUYSCH „Ueber den Befund

Biogr. Lexikon. II. 3

einer Zwerchfellshernie" (Padua 1661) und der *"Methodus balsamandi corpora humana"* (eine umsichtige Compilation, Altenburg 1679). Als Mitglied der naturforschenden Akademie unter dem Namen „Theseus" hat C. auch in den Berichten derselben sehr viele Schriften niedergelegt. — Sein Sohn Johann Friedrich C. publicirte eine *„Physiologia pulsus"* (Jena 1689) und ist zu unterscheiden von einem Zwickauer Arzt, Christian Ernst C., der 1674 in Jena doctorirte und viel später *„Ueber Laryngotomie"* (Chemnitz 1728) und eine *„Praxis medicolegalis etc."* (Altenburg 1736) geschrieben hat.

Biogr. méd. III. — Dict. hist. II.   Red.

Claudini, Julius Caesar C., zu Bologna, war ein berühmter Professor der Logik, Philosophie und praktischen Medicin an der dortigen Universität. Von seinen zahlreichen Schriften sind zu erwähnen: *„Paradoxa medica, s. tract. de natura et usu thermarum, lutorum etc."* (Frankfurt 1605) — *„Responsionum et consultationum medicinalium, tomus unicus in II. sectiones partitus"* (Venedig 1606, fol.; 1607; 1646, 4.; 1690, 4.; Frankfurt 1608, 8.; Turin 1628, 4.) — *„De crisibus et diebus criticis"* (Bologna 1612, fol.; 1628, 4.; Basel 1620, 4.; Venedig 1690, 4.) — *„De catarrho tractatus"* (Bologna 1612, fol.; Venedig 1690, 4.) — *„De ingressu ad infirmos, libri duo, etc."* (Bologna 1612, 4.; 1628; 1663; Basel 1616; 1617; 1641; Venedig 1690, 4.), sein berühmtestes Werk, welches auch die vorher angeführten Abhandlungen enthält. Die handschriftlich hinterlassene Schrift: *„Empirica rationalis libris sex absoluta etc."* (2 Bde., Bologna 1653 fol.) wurde nach seinem am 2. Februar 1618 erfolgten Tode von seinem Sohne Franc. C. zum Drucke vorbereitet, aber erst von seinem Enkel, Jul. Caesar C. herausgegeben. Seine gesammelten *„Opuscula etc."* (Frankfurt 1676) erschienen noch später.

Biogr. méd. III. pag. 282. — Dict. hist. I, pag. 824.   G.

Claudius, Friedrich Matthias C., zu Marburg, war am 1. Juni 1822 zu Lübeck geboren als Enkel des berühmten Matthias C., studirte in Jena, Göttingen und Kiel Medicin und Naturwissenschaften, wurde 1844 in Göttingen Dr. phil., war von 1849—52 Conservator am zoologischen Museum zu Kiel, nahm als freiwilliger Feldarzt der schleswig-holsteinischen Armee an deren Feldzügen 1848—50 Theil, wurde 1852 in Kiel Dr. med. und Prosector und 1859 als Professor der Anatomie nach Marburg berufen. Seine Arbeiten gehörten grösstentheils der vergleichenden Anatomie an; so seine beiden Dissertationen und seine *„Physiologische Bemerkungen über das Gehörorgan der Cetaceen und das Labyrinth der Säugethiere"* (Kiel 1858). Meistens das Gehörorgan verschiedener Thierclassen betreffend, finden sich noch Aufsätze von ihm in v. SIEBOLD's und KÖLLIKER's Zeitschrift (1856), in DUNKER's und HERM. MEYER's Palaeontographica (1864); ferner: *„Ueber das Gehörorgan"* (Oeffentliche Vorträge, gehalten ... in Marburg, Bd. II, Stuttgart 1862). Auf die Anatomie und pathologische Anatomie bezüglich gab er heraus: *„Die Entwicklung der herzlosen Missgeburten"* (Kiel 1859) und in HENLE's und PFEUFFER's Zeitschrift (1864): *„Ueber den Schädel der Hemicephalen"* — *„Ueber die Lage des Uterus".* Er starb zu Kiel am 10. Januar 1869.

Alberti, I, pag. 131.   G.

Clauser, Christoph C., Arzt in Zürich, bekämpfte die arabistische Diagnostik aus der Harnschau in seiner Schrift: *„Dialogus, dass die Betrachtung des Menschenharns ohne anderen Bericht unnützlich u. s. w."* (Zürich 1531).

Haller, Bibliotheca med. II, pag. 531. — Haeser, Gesch. der Med. 1845, pag. 380.   W. Stricker.

Clausier, Jean Louis C., practicirte als Baccalaureus in Paris um die Mitte des 18. Jahrhunderts. Seine chemisch-pharmaceutischen Schriften haben wenig Werth, besser sind seine Uebersetzungen mehrerer deutscher und englischer Werke, so unter Anderen der Pharmacopoe universelle von QUINCY.   Unger.

Clave, Etienne C., lebte als praktischer Arzt in Paris um die Mitte des 17. Jahrhunderts und publicirte mehrere Schriften, meist chemischen Inhaltes.

Unger.

*Clay, Charles C., zu Edinburg 1820—1823 ausgebildet, wurde 1842 Ext. L. R. C. P. Lond. und wirkte lange Zeit als Lehrer und Medical officer am St. Mary's Frauenspital zu Manchester. Er sieht, nachdem er sich hier von der Praxis zurückgezogen, auf eine grössere Anzahl umfassender Arbeiten zurück, von denen nur die auf gynäkologischem Gebiet wichtigen hier angeführt sein mögen: „Vomiting in pregnancy" — „Caesarian section" — „Results of 314 ovarian operations" — „Handbook of obstetric surgery" (mit 90 Abbildungen).

Red.

Claynton, John C., 1693—1773, prakticirte in Virginien von 1705 ab, beschäftigte sich aber in erster Reihe nur mit vergleichender Anatomie und Botanik (Aufsätze in der Phil. transact.). — Nach ihm benannt wurde ein Pflanzengenus „Claytonia" aus der Familie der Portulaceen.

Biogr. méd. III. Red.

Cleghorn, George C., 1716—1789, aus der Gegend von Edinburg gebürtig, war ein Lieblingsschüler A. MONRO's und FOTHERGILL's und übernahm dann in sehr jungen Jahren eine militärärztliche Stellung auf der Station Minorka. 1750 zurückgekehrt, arbeitete er zunächst in London seine „Observations on the epidemical diseases of Minorca from 1744 to 1749 etc." (London 1751, 68, 99) aus, begab sich dann nach Dublin und las hier anatomische Repetitionscurse, um 1784 den Lehrstuhl für Anatomie einzunehmen. 1789 starb er und hinterliess neben Aufsätzen in den Med. observ. and inquiries, Bd. III, noch einen „Index of an annual course of lectures" (Dublin 1767).

Dict. hist. II. Red.

Cleland, Archibald C., war nach der unten angegebenen einzigen Original-quelle ein Zeitgenosse VALSALVA's, englischer Militärarzt und Surgeon to General Wade's regiment of horse. Abgesehen von einer chirurgischen Notiz: „A description of a Catheter, made to remedy the inconveniencies which occasioned the leaving of the high operation for the stone", ist namentlich die ebenfalls kurze, aber inhaltreiche Mittheilung: „A description of needles made for operations on the eyes and of some instruments for the ears" wegen des otiatrischen Theiles dieser Abhandlung für die Geschichte der Ohrenheilkunde von hoher Bedeutung. C. ist der Erste, welcher die jetzt allgemein übliche Einführung des Ohrkatheters durch die Nase angegeben hat. Ausserdem ist historisch wichtig, dass er zu derselben Zeit, wo VALSALVA in seinem berühmten anatomischen Werke des nach ihm benannten Versuch beschreibt, denselben genau ohne Nennung VALSALVA's erwähnt und seinen Kranken empfiehlt. Bei der von ihm geübten Ohruntersuchung, resp. Therapie, beschreibt er seine Beleuchtungseinrichtung (Convexglas), die Erweichung harten Cerumens mittelst Dampf. Ist die Tuba Eust. verstopft, so spritzt er etwas warmes Wasser in diese ein mit Hilfe einer durch die Nase in die Tubenmündung eingeführten biegsamen, silbernen Röhre. Die silbernen Röhren benutzt er ferner zum Lufteinblasen in die Paukenhöhle und zur Erweiterung der Tuben. C. kennt auch bereits die durch starken Knall (Donner, Kanonenschuss etc.) hervorgerufene Taubheit und nimmt an, dass hierbei Trommelfell und Gehörknöchelchen nach innen getrieben seien. Die so entstandene abnorme Concavität des Trommelfells soll vom Patienten durch Anwendung des VALSALVA'schen Versuches (vgl. oben) gehoben werden. Führt dieser nicht zum Ziel, so wendet C. die Luftverdünnung im äusseren Gehörgange an mittelst einer elfenbeinernen, luftdicht und möglichst nahe dem Trommelfell eingeführten Röhre. Schlägt auch dieses — nach ihm oft helfende — Mittel fehl, so verzichtet er auf eine weitere Cur, weil dann durch den heftigen

3*

„Shock" eine Dislocation der Gehörknöchelchen oder eine Nervenerkrankung
stattgefunden hat.

Philos. Transact. Vol. 41, Part. II (mit Tafel 7) for the years 1740, 1741,
pag. 844—851; der otolog. Theil übersetzt von Lincke, Sammlung auserlesener Abhandlungen und Beobachtungen aus dem Gebiete der Ohrenheilkunde, V, pag. 42 (mit treuer Nach-
bildung der Figuren).
                                                                    A. Lucae.

*Cleland, John C., wurde in Edinburg 1856 promovirt, wirkte zuerst
als Professor der Anatomie und Physiologie, sowie als Clinical lecturer am Queens
college zu Galway und zur Zeit als ordentlicher Professor der Anatomie zu Glasgow.
Seine Preisthese: „On the structure and mechanism of the gubernaculum testis"
(1856) verdient ebensowohl der Erwähnung, wie die in den Philos. transactions
erschienenen Arbeiten über den Vomer und die Intermaxillarknochen und über
Schädelvarietäten (1862, resp. 1870). Auch gab er ein „Directory for the dissection of the human body" (1876) und eine Monographie: „Evolution, expression
and sensation" (1881) heraus.   Red.

Clemasius, Matthäus C., zu Greifswald, war am 26. October 1640 zu
Eberbach bei Zittau geboren, studirte in Leipzig Medicin und erwarb die Magister-
würde daselbst, war dann 5 Jahre lang Arzt des Baron Taube, sächsischen
Kanzlers, mit dem er Prag und Wien besuchte und davon für seine Wissenschaft
Nutzen zog. 1674 wurde er in Greifswald Doctor und in demselben Jahre zum
zweiten Professor der Medicin und Stadtphysicus daselbst ernannt. Er las über
Physik, Anatomie, Physiologie, Botanik, Chymiatrie u. s. w. und schrieb eine
„Physica schematica" (Greifswald 1619), ausserdem 17 Dissertationen und Pro-
gramme. Er starb am 25. December 1702.

Scheffel, pag. 196, 321. — Kosegarten, I, pag. 267.   G.

Clemens, Johann Christian C., studirte in Erfurt Medicin und wurde
daselbst 1724 zum Doctor promovirt (Diss. de funiculo umbilicali foetus humani
longiore prae brutis). Er wurde zuerst als Militärarzt in Kronstadt angestellt und
dann am 6. März 1738 zur Armee Münnich's am Dnjepr abcommandirt.

Tschistowitsch, CLXXIX.   L. Stieda.

*Clemens, Theodor C., am 1. Juli 1824 in Frankfurt a. M. geboren,
studirte in Heidelberg (MUNCKE, NAEGELE, TIEDEMANN, PUCHELT) bis 1846, dem
Jahre seiner Promotion. Seitdem wirkt er als praktischer Arzt, speciell als Elektro-
therapeut in seiner Vaterstadt und ist auch literarisch sehr thätig gewesen.
Seine grösseren Arbeiten sind: „Ein Beitrag zur näheren Erkenntniss des Cloro-
forms etc." (Deutsche Klinik, 1850) — „Spasmi sutorum, Schusterkrämpfe"
(Ebenda 1851) — „Die Chlorkupferlampe als bestes und einfachstes Desinfec-
tionsmittel der Luft während Cholera-Epidemien" (Ebenda 1865) — „Ueber den
Einfluss der magnetischen Polaritäten auf das animale Leben" (Ebenda 1872) —
„Reflexionen über Cholera-Aetiologie" (Ebenda 1873). — Der angewandten
Elektricität als Heilmittel hat er in den Jahrgängen derselben Zeitschrift von 1858
bis 1875 eine Reihe von Artikeln gewidmet und über dasselbe Thema ein grösseres
Werk (Frankfurt a. M. 1876—1879 und 1882) erscheinen lassen; ausserdem Publi-
cationen über Harnröhrenkrankheiten, Diabetes, Heilung von Ovarialtumoren etc.
                                                                    Red.

Clement, John C., geboren gegen Ende des 15. Jahrhunderts, ward
1579 Professor der Rhetorik, später der griechischen Sprache zu Oxford. Nach
einigen Jahren legte er sein Amt nieder, um Medicin zu studiren, practicirte
später in London, wo er Mitglied der Gesellschaft der Aerzte wurde und war ein
so angesehener Arzt, dass Heinrich VIII. ihn zur Behandlung des erkrankten
Cardinal Wolsey sandte. Eingenommen für die katholische Religion, verliess er England unter der Regierung Eduard III. und ward von der 1552 erfolgten Amnestie
ausgeschlossen. Unter Maria's Herrschaft zurückgekehrt, flüchtete er nach ihrem

Tode wieder und zog sich nach Malines zurück, wo er am 1. Juli 1572 starb. Medicinische Schriften hat er nicht hinterlassen.

Nouvelle Biographie générale. Max Salomon.

Clementinus, Clementius C., wurde zu Ende des 15. Jahrhunderts in Amelia, im Herzogthume Spoleto geboren, studirte in Padua, ward daselbst Lehrer der Philosophie und Mathematik und später Leibarzt des Papstes Leo X. zu Rom. In seinem Werke: „Clementia Clementis Clementii Clementini Amerini" (Rom 1512, Fol.), später unter dem Titel: „Clementii Clementini . . . lucubrationes medicae de febribus" (Basel 1535, Fol.) zeigt er sich als einen entschiedenen Anhänger des Neuplatonismus und der Astrologie, wie er denn annimmt, die theoretische Medicin sei dem Sternzeichen des Stieres, die praktische dem des Scorpion unterworfen. Zum Ruhme muss es ihm angerechnet werden, dass er als einer der Ersten gegen den Unfug der Uroskopie auftrat. Max Salomon.

Clémot, Jean-Baptiste-Joachim C., zu Rochefort, war am 17. Juni 1776 daselbst geboren, wo sein Vater Chirurg der Marine und Lehrer der Anatomie war. Er trat 1792, kaum 16 Jahre alt, in das Marine-Hospital, wurde 1793 Sous-aide, setzte seine Studien in Paris fort, wurde 1803 daselbst Doctor, ging dann zur See, wurde in acht Jahren Chirurg erster Classe, und später Professor. Er erfand ein den Zustand der Kranken auf der See erleichterndes Bett, führte als einer der Ersten 1806 eine Resection im Handgelenk (bei einer complicirten Luxation), 1834, ebenfalls als einer der Ersten, in zwei Fällen von schlecht geheilten Oberschenkel-Fracturen Keil-Osteotomien in dem voluminösen Callus (Gaz. des hôpit. 1836) und zwei Vesico-Vaginal-Steinschnitte (LEROUX' Journal de méd. 1817) aus und machte sich durch Angabe eines Verfahrens zur Vermeidung eines Einkniffes nach der Operation der Hasenscharte verdient. Ebenso wie er in Rochefort die erste chirurgische Stelle in der Marine als Premier chirurgien en chef und Präsident des Conseil de santé einnahm, so war er auch in der Stadt und in den nächstgelegenen Departements der in chirurgischen Dingen unbedingt zu Rathe Gezogene. Nachdem er den Dienst der Marine, um den er sich hoch verdient gemacht hat, verlassen, starb er am 11. Juni 1852. .

Duplouy in Archives de médec. navale. T. X, 1868, pag. 449. — Berger et Rey, pag. 52. Gurlt.

Clerc, Nicolas-Gabriel C. (LECLERC), 1726—1798, aus Baume-les-Domes (Franche Comté), Mitglied einer durch mehrere Generationen reichenden Reihe von mit ihm verwandten Aerzten gleichen Namens. 1757 machte er als Oberfeldarzt den Krieg in Deutschland mit und begab sich 1759 auf Requisition der Kaiserin Elisabeth nach Russland, um Jahre lang den Cosaken-General Rasumowski zu begleiten. 1762 kehrte er nach Deutschland zurück, um Leibarzt des Herzogs von Orleans zu werden. Auf einer zweiten Reise in Russland, 1769—1777, sammelte er das Material zu einer „Geschichte Russlands" (erschienen 1783—1794). — 1778 nach seiner zweiten Heimkehr nach Frankreich nahm er den Namen „LECLERC" an, wurde — aber nur auf kurze Zeit — Inspecteur der Hospitäler des Königreiches und verbrachte die übrigen 20 Jahre seines Lebens schriftstellerisch thätig in Versailles. Ausser vielen historischen (vgl. auch oben), politischen, moralischen etc. Schriften verfasste er: „Mémoire sur la goutte" (1750—1751) — Dissertatio de hydrophobia" (1760) — „Moyen de prévenir la contagion et d'y remédier . . . avec l'histoire des maladies épidémiques qui ont regné en Ukraine en 1760" (Moskau) — „De la contagion, de sa nature etc." (St. Petersburg 1771) — „Maladies du coeur et de l'esprit" (Paris 1793).

Dict. hist. II. Red.

Clermont (CLARAMONTIUS, CLAROMONTIUS), Charles C., englischer Arzt aus der 2. Hälfte des 17. Jahrhunderts, der in Wales prakticirte und sich dadurch verdient gemacht hat, dass er die erste medicinische Topographie von England, nach dem Vorbilde des HIPPOKRATES unter dem Titel: *„De aëre, locis et aquis terrae Angliae; deque morbis Anglorum vernaculis"* (London 1672) herausgab. Dict. hist. J. pag. 827.

G.

Clercqz, Gabriel Le C., der dritte Sohn Thomas' vom Haag, zu Frasnes-lez-Buisnal 1644 geboren, studirte zuerst in Löwen, dann in Montpellier, wo er promovirt wurde. Zunächst liess er sich in Avesnes, dann in Lille (als Armenarzt) nieder und gab zuerst einen *„Discursus .... de morbis pauperum"* heraus. Diesem folgte: *„L'école du chirurgien etc."* (Paris 1684) und *„Chirurgie complète"* (Paris 1692 und später noch in 18 Ausgaben). Dieses weitrenommirte Werk veranlasste C.'s Berufung als Leibarzt Ludwig's XIV. In dieser Stellung publicirte er noch: *„L'appareil commode en faveur des chirurgiens"* (Paris 1700) — *„Catalogus des drogues"* (Daselbst 1701) und *„Médecine aisée"* (Daselbst 1719). Ein Jahr hierauf starb er.

van den Corput. — Red.

Cleyer, Andreas C., aus Cassel, geboren Anfangs des 17. Jahrhunderts, war Arzt, widmete sich jedoch nach seiner Rückkehr aus Java ganz der Botanik (von 1680 ab) und gab einige chinesische Schriften: *„Herbarium parvum Sinicis"* (1680) — *„Clavis med. ad Chinae doctrinam de pulsibus"* (gleichzeitig) anscheinend als selbständiger Uebersetzer, — das *„Specimen med. Sinicae etc."* als Plagiator eines Missionärs heraus. Mehrere Pflanzengattungen führen C.'s Namen. Dict. hist. II. — Allgem. Deutsche Biogr. IV.

Red.

Clift, William C., zu London, war am 14. Februar 1775 zu Burcombe bei Bodmin geboren, kam 1792 als Gehilfe und Zeichner zu JOHN HUNTER, nach dessen 1793 erfolgtem Tode er acht Jahre lang, bis das von Diesem hinterlassene Museum vom Staate angekauft und dem Royal College of Surgeons übergeben wurde, dasselbe in gewissenhaftester Weise, bei sehr geringer Besoldung, verwaltete, während er sich einigen Nebenverdienst durch Anfertigung von Zeichnungen für anatomische, chirurgische und naturwissenschaftliche Werke (z. B. von BAILLIE, HOME, RUSSEL) verschaffte. 1801 wurde er als Conservator der Sammlung angestellt und verblieb in dieser Stellung bis wenige Jahre vor seinem am 20. Juni 1849 erfolgten Tode, während er unausgesetzt auf die Unterhaltung, Vermehrung und Nutzbarmachung derselben bedacht war, so dass ihm hauptsächlich der unvergleichliche Zustand, in welchem jenes Museum sich befindet, zu danken ist. Die Zahl seiner literarischen Arbeiten in den Philosoph Transact. (1815, 1823) und Geolog. Transact. ist gering; sie handeln von dem Einfluss des Rückenmarkes auf die Herzaction bei Fischen und über einige fossile Knochen. Medical Times, 1850, March 2. — Oppenheim's Zeitschrift f. d. ges. Med. Bd. XLIII, 1850, pag. 273. — Callisen, IV, pag. 212.

G.

Clifton, Francis C., Londoner Arzt um die Mitte des 18. Jahrhunderts, der zu Oxford mit einer Dissertation *„De distinctis et confluentibus variolis"* (bei HALLER erwähnt) doctorirt hatte, schrieb später noch einen *„Tractatus de podagra"* (York 1714) — einen *„Tractatus de morbus endemicis"* (Daselbst 1718) — einen für die Geschichte der Medicin seiner Zeit bedeutenden *„State of physic ancient and modern"* (London 1732, französisch Paris 1742) und übersetzte mehrere Schriften des HIPPOKRATES, die jedoch nur z. Th. edirt wurden (London 1727). Die gesammten Werke C.'s erschienen vier Jahre nach seinem Tode (London 1752) in einer Ausgabe, welche der Sohn — Clifton de Wintringham — publicirt hat. Dieser wurde (sein Geburtsjahr ist unbekannt) Leibarzt beim Herzog von Cumberland 1749, königlicher Leibarzt 1762. Berühmt ist sein *„Inquiry into the exilites of the vessels on the human body"* (London 1743); ausserdem schrieb er *„An experimental inquiry concerning some parts of the animal structure"* (London 1740) — *„De morbis quibusdam commentarii"* (London 1782—91) und persönliche Streitschriften. Dict. hist. II.

Red.

Clinch, William C., englischer Arzt aus der 1. Hälfte des 18. Jahrhunderts, schrieb eine „*History of the rise and progress of the small-pox*" (London 1723; 1733) — „*De usu vesicantium in morbis curandis*" (1726) — „*De tuenda valetudine*" (1728) — „*Observationes medicae*" (1733) — „*Historiae medicae*" (1733). Sein Hauptverdienst ist aber die Herausgabe einer griechischen und lateinischen Ausgabe der übriggebliebenen Schriften des RUFUS EPHESIUS: „*De vesicae renumque morbis; de purgantibus medicamentis; de partibus corporis humani*" (Lond. 1726, 4.).

Dict. hist. I, pag. 830. — Dechambre, XVIII, pag. 125.   G.

Mc. Clintock, Alfred Henry Mc. C., geboren am 21. October 1821, begann seine medicinischen Studien am Krankenhaus zu Louth, ging darauf nach Dublin und trat hier in die Park Streetschool of medecine ein. Im Jahre 1842 wurde er Licentiate, 1844 R. C. S. Irel. und promovirte in demselben Jahre an der Universität Glasgow. Bald darauf begab er sich nach Paris, wo er ein halbes Jahr studirte, um sich dann, nach seinem Vaterland zurückgekehrt, auf den Rath seines Lehrers CHARLES JOHNSON, des damaligen Directors der Rotunda Lying-in Hospitals, speciell der Geburtshilfe und Gynäkologie zu widmen. Im folgenden Jahre trat er als Assistent des letzteren ins Krankenhaus ein und veröffentlichte mit seinem Collegen Dr. HARDY einen Bericht über das Hospital: „*Practical observations on midwifery and the disease incidental to puerperal state*". Nachdem er 1851 L. K. Q. C. P. geworden, übernahm er 1854 die Direction des Krankenhauses, die er neun Jahre inne hatte. In den 1863 veröffentlichten „*Clinical memoirs on diseases of women*" liegt uns die Frucht seiner Arbeiten während dieses Zeitraumes vor. Im Auftrage der New Sydenham Society gab er eine neue Auflage von SMELLIE'S Midwifery heraus, die er mit einem Commentar und einer Biographie SMELLIE'S versah. Unter den zahlreichen Beiträgen, die er publicirte, sind besonders zu verzeichnen: „*Secondary haemorrhage after parturation*" — „*The spontaneous elimination of uterine tumours*" — „*Foetal therapeutics*" u. v. A. Zu erwähnen ist noch, dass er bei Gelegenheit eines Congresses der British Medical Association, deren geburtshilflicher Section er wiederholt präsidirte, von der Universität Edinburg zum L. L. D. (honoris causa), von der Universität Dublin zum Master of the Obstetric Art ernannt wurde. Er starb am 21. October 1881.   Red.

*Cloetta, **Arnold C.**, geboren am 28. April 1828, studirte in Zürich, Würzburg, Wien, Berlin, Paris und war besonders Schüler von C. LUDWIG und CLAUDE-BERNARD. 1851 zu Zürich promovirt, wirkte er seit 1854 daselbst als Arzt, seit 1857 als Professor für allgemeine Pathologie, seit 1870 als Professor der Arzneimittellehre und trat 1880 zurück. Von ihm rühren her das „*Lehrbuch der Arzneimittellehre und Arzneiverordnungslehre*" (1. Auflage 1881, 2. Auflage 1883), sowie mehrere Arbeiten im Gebiete der medicinischen Chemie und Pharmakologie.   Red.

Cloquet, Hippolyte C., zu Paris, war daselbst am 17. Mai 1787 geboren, wurde 1815 mit der „*Dissert. sur les odeurs, sur les sens et les organes de l'olfaction*" (4.) Doctor, nachdem er bereits mit einem „*Mém. sur les occupations auxquelles doit se livrer le chef des travaux anatomiques, etc.*" (Paris 1812) concurrirt hatte. Er war Professeur particulier der Anatomie, gab auf Veranlassung der medicinischen Facultät einen „*Traité d'anatomie descriptive*" (Paris 1816; 1821; 1825; 6. édit. 1835, 2 voll.), dazu „*Planches d'anatomie descriptive*" (Livr. 1—5, 1832, 34, 4.; englische Uebers. von ROB. KNOX, Edinburg 1828; amerikanische Ausgabe, Boston 1830; belgischer Nachdruck 1834) und als 2. Auflage seiner Dissertation seine „*Osphrésiologie ou Traité des odeurs, du sens et des organes de l'olfaction, avec l'histoire détaillée des maladies du nez et des fosses nasales, et des opérations qui leur conviennent*" (Paris 1821; deutsche Uebers., Weimar 1824) heraus, wurde 1823 zum Professor agrégé ernannt,

unterzog sich jedoch niemals einem Concurse um die anatomische Professur in der
Facultät, obgleich er ein sehr geschickter Anatom und unterrichteter Arzt war.
Seine weiteren Schriften waren: „*Faune des médecins, ou histoire des animaux
et de leurs produits sous le rapport de la bromatologie etc.*" (6 Bde., Paris
1822—25, av. pl. color.) — „*Traité complet de l'anatomie de l'homme, etc.*"
(Paris 1825, 11 Lieferungen mit 110 pl.). Er setzte das von F. VICQ D'AZYR
begonnene „*Système anatomique*" (4 Bde. 1792—1830, 4.) fort, war der Mitherausgeber des Dict. des sc. méd. seit 1817, des Dict. de médec. seit 1821
und der 2. Ausgabe desselben seit 1832, ferner des Nouv. Dict. de méd., chir. etc.
seit 1821, der Illustrations of morbid and descriptive anatomy seit 1833, der
Encyclop. des sc. médic. seit 1834, ferner des Nouveau Journal de méd., chir.,
pharm. etc. und des Journ. complément. du Dict. des sc. méd. seit 1818, der Mém.
de la Soc. d'hist. nat. seit 1823. Er übersetzte aus dem Englischen ROB. THOMAS'
„*Traité de médecine pratique*" (Paris 1818) und aus dem Spanischen F. CARBONELL'S
„*Élémens de pharmacie*" (Paris 1820) und lieferte eine grosse Zahl von Aufsätzen
in Zeitschriften, Wörterbüchern, Encyclopädien, namentlich in LEROUX' Journal
(1812—16), im Nouv. Journ. de médec. (1818—22), Arch. géner. de méd., Journ.
hebdom. de méd. über sehr verschiedene Gegenstände aus der pathologischen und
vergleichenden Anatomie u. s. w. Er starb am 3. März 1840.

Dechambre, XVIII, pag. 140. — Callisen, IV, pag. 214; XXVII, pag. 111.
Gurlt.

Cloquet, Louis-André-Ernest C., zu Teheran, ältester Sohn des
Vorigen, war zu Paris am 11. October 1818 geboren, wurde 1843 durch Concurs
Prosector der Hospitäler, 1846 mit der These: „*De l'hématocèle vaginale*" Doctor,
nachdem er bereits in den Archives génér. und den Bulletins de la Soc. anatomique
geschätzte Abhandlungen publicirt hatte. In demselben Jahre wurde er zum Leibarzte des Schah von Persien ernannt und erhielt den Auftrag, zu Teheran eine
medicinische Schule zu gründen. Er hatte daselbst vorzugsweise Gelegenheit, über
die zu jener Zeit herrschende Cholera Studien zu machen, die er der Pariser
Akademie mittheilte und von welcher er 1847 den Auftrag erhielt, sich den mit
der Untersuchung des Sanitätszustandes des Orients betrauten Aerzten anzuschliessen.
1853 berichtete er der Akademie wiederholt über die furchtbare, die Einwohner
von Teheran decimirende Cholera-Epidemie, sowie über einige wenig bekannte
Substanzen (Ganderum, Pambul Djebalo), über einen Steinschnitt bei einem Knaben,
der am fünften Tage umherging und am neunten definitiv geheilt war u. s. w.
Sein Tod erfolgte 1856 an Gift.

H. Larrey, in Mém. de l'Acad. imp. de médec. T. 20, 1856. — Dechambre,
XVIII, pag. 140.   Gurlt.

Cloquet, Jules-Germain C, zu Paris, war daselbst als jüngerer Bruder
von Hippolyte C. am 18. December 1790 geboren, studirte in Rouen Naturwissenschaften und seit 1810 in Paris Medicin, wurde 1811 anatomischer Präparator
der medicinischen Schule, 1815 Prosector der Facultät und 1817 mit der These
„*Recherches anatomiques sur les hernies de l'abdomen*" (av. 4 pl.), für welche
er mehr als 300 Hernien dissecirt hatte, Doctor. Im Anschluss an dieselbe erschienen
später: „*Recherches sur les causes et l'anatomie des hernies abdominales*"
(Paris 1819, 4. av. 14 pl.), nachdem er W. LAWRENCE'S „*Traité des hernies*"
(1818) aus dem Englischen übersetzt hatte. Bereits in eine frühere Zeit fällt seine
Schrift: „*De la squeléttopée, ou de la préparation des os*, etc.*" (Paris 1815,
4.; 2. édit. augmentée par SERRES, Bruxelles 1824; 1836); ferner ein „*Mém.
sur la membrane pupillaire, et sur la formation du petit cercle artériel de
l'iris*" (1818, av. 1 pl.). In demselben Jahre erhielt er von der Akademie der
Wissenschaften den Preis für eine erst sechs Jahre später veröffentlichte Abhandlung:
„*Anatomie des vers intestinaux: Ascaride lombricoïde et Echinorhynque géant*"
(1824, 4. av. 8 pl.). 1819 concurrirte er mit Erfolg um eine Stelle als Chirurgien
en chef adjoint im Hôp. Saint-Louis und schrieb eine interessante Abhandlung:

„*De l'influence des efforts sur les organes renfermés dans la cavité thoracique*" (Nouveau Journ. de médec., T. 6), worin Lungen- und Zwerchfells-Hernien, die Fractur der Trachea u. s. w. abgehandelt werden. 1821 wurde er als eines der ersten Mitglieder in die Akademie der Medicin aufgenommen und begann die Publication seiner „*Anatomie de l'homme, ou description et figures lithographiées de toutes les parties du corps humain*" (5 voll. fol. av. 300 pl. 1821—31; 2. Aufl. u. d. T.: „*Manuel d'anatomie descriptive du corps humain*" 3 voll., 4., av. 340 pl., 1825—1835; englische Uebers. von JOHN D. GODMAN, Boston 1827, 4.), welche mehr als 1300 Figuren enthält, von denen mehr als die Hälfte vom Verfasser selbst nach der Natur gezeichnet sind. 1822 überreichte er der Akademie der Wissenschaften ein von derselben gekröntes „*Mém. sur les calculs urinaires*" (4., av. 70 pl.), wurde 1824 Professeur agrégé mit der Concurs-These: „*An in curanda oculi suffusione (vulgo cataracte) lentis crystallinae extractio hujus depressione praestantior?*", veranlasste die Herausgabe eines „*Traité de l'acupuncture d'après les observations de M. Jules Cloquet, et publié sous ses yeux par Dantu de Vannes*" (1826), worüber er eine grosse Zahl von Experimenten gemacht hatte, berichtete (Bullet. des sc. méd., T. 14) über eine von ihm in Folge einer Aufforderung von CHAPELAIN im magnetischen Schlafe amputirte Mamma und wurde 1831 mit der Concurs-These: „*Pathologie chirurgicale. Plan et méthode qu'il convient de suivre dans l'enseignement de cette science*" (4.; englische Uebers. von J. W. GARLICK und W. COPPERTHWAITE, London 1833) zum Professor derselben ernannt, indem er in jener, ausser einer Anzahl seltener Beobachtungen, die Nothwendigkeit darlegte, die theoretischen Vorlesungen durch Demonstration von Präparaten, Zeichnungen u. s. w. anschaulicher zu machen. Die von ihm im Hôp. Saint-Antoine gehaltenen klinischen Vorträge wurden von HIPPOL. LARREY gesammelt und herausgegeben. 1834 wurde er Professor der chirurgischen Klinik, gab aber, als ihn 1841—42 der Zustand seiner Gesundheit dazu nöthigte, jede praktische Thätigkeit auf, war 1844 noch Mitglied der Ausstellungs-Jury, wurde 1851 zum Chirurgien consultant des Kaisers und endlich 1855 zum Mitgliede der Akademie der Wissenschaften ernannt. Arbeiten aus dieser Zeit sind noch: „*Mém. sur les concrétions intestinales (entérolithes, égagropiles etc.)*" (1855) — „*Mém. sur une méthode particulière d'appliquer la cautérisation aux divisions anormales des certains organes*" (1855) u. s. w. Sein Tod erfolgte erst am 23. Februar 1883, im Alter von über 92 Jahren. — Ausser der sehr grossen Zahl von Abhandlungen, hauptsächlich anatomischen und chirurgischen Inhalts, die er während seines langen, nur dem Dienste der Wissenschaft geweihten Lebens verfasst hat und die an den unten angegebenen Quellen vollständig angeführt sind, hat er auch eine ganze Reihe von Instrumenten erfunden, unter denen wir nur das Enterotom, Rhachiotom, ein Instrument zur Extraction von Fremdkörpern, eine Schlundzange, eine Arterien-Pincette, die Sonde à double courant u. s. w. hervorheben wollen.

A. Dureau in Gaz. médic. de Paris 1883, pag. 97, 158, 169. — Callisen, IV, pag. 219; XXVII, pag. 112.   Gurlt.

Closs, Vater und Sohn (CLOSSIUS). Zu Marbach 1735 geboren, führte der Erstere, Johann Friedrich C., ein ziemlich unruhiges Leben, indem er nacheinander in Brüssel, an verschiedenen Plätzen Deutschlands, Belgiens und der Niederlande, zuletzt in Hanau Praxis trieb. Bei seinem 1787 erfolgten Tode hinterliess er (ausser sonstigen Schriften, meistens Dichtungen) „*De gonorrhoea virulenta*" (Tübingen 1764; sollte ohne Ansteckung entstanden sein) — „*Carmen de cortice Peruviano*" (Leyden 1765) — „*Nova variolis medendi methodus*" (Utrecht 1766; Blasenpflaster an die Füsse) — über Universalmedicin Mehreres. Am erwähnenswerthesten sind jedenfalls sein „*Specimen observationum in Cornelium Celsum*" (Utrecht 1767) — „*Cl. Cornelii Celsi de tuenda sanitate etc.*" (Tübingen 1785) und eine im folgenden Jahre daselbst erschienene Ausgabe der

Aphorismen des Hippokrates, welche C. besorgte. Er gab endlich noch eine lateinische Uebersetzung von MACBRIDE'S *„Institutions of medecine"* (Utrecht 1764, Basel 1783) heraus und starb 1787. — Der Sohn, Karl Friedrich C., geboren 1768, wurde bereits 1792 zum Prof. extraord. in Tübingen ernannt; seine drei Jahre später erfolgte Berufung als Ordinarius daselbst überlebte er nur zwei Jahre, da er 1797 starb. Seine Arbeiten über Lithotomie (Marburg 1792, resp. Tübingen gleichzeitig), wie die *„Anmerkungen über die Lehre von der Empfindlichkeit und Reizbarkeit der Theile"* (Tübingen 1794) — *„Ueber die Enthauptung"* (Daselbst 1796) — *„Ueber die Lustseuche"* (Daselbst gleichzeitig) — *„Ueber die Krankheiten der Knochen"* (Daselbst 1798) wurden sehr geschätzt.

Dict. hist. II.   Red.

Clot-Bey, Antoine-Barthélemy C., war zu Grenoble am 7.

November 1793 geboren, wuchs unter den bescheidensten Verhältnissen auf, concurrirte mit Erfolg um die Stelle eines Chirurgien-interne beim Hôtel-Dieu zu Marseille, wurde Prosector bei der dortigen medicinischen Secundärschule und brachte es dahin, in dieser Stellung Doctor der Medicin (1820) und Chirurgie (1823) zu Montpellier zu werden. Er begann darauf die Praxis in Marseille auszuüben, befand sich aber immer noch in einer sehr wenig befriedigenden Lage, als Mehemed-Ali, der Vicekönig von Aegypten, Industrielle, Gelehrte, Aerzte, Arbeiter für sein Land suchte, um dasselbe mehr der Civilisation entgegenzuführen. C. wurde von Demselben 1825 als Chef-Chirurg der Armee engagirt, wusste sich bald das Vertrauen Mehemed-Ali's zu erwerben, zumal er der auch von diesem gekannten italienischen Sprache mächtig war. Er errichtete zunächst den Gesundheitsrath in Cairo, gründete darauf 1828 die medicinische Schule zu Abu-Zabel, einem Dorfe vier Stunden von Cairo entfernt, fügte zu derselben später noch eine Apotheker- und Veterinärschule und 1832 eine Schule für Hebammen und den Unterricht in Frauenkrankheiten. 1837 wurden alle diese Lehranstalten nach Cairo verlegt. Die grössten Schwierigkeiten hatte C. für den Unterricht in der Anatomie zu überwinden, da die Section und gar die Dissection von Leichen bei den fanatischen Muselmännern auf den hartnäckigsten Widerstand stiess; indessen mit Hilfe seines Protectors wurden diese Schwierigkeiten überwunden; er selbst war bereits 1832 zum Bey mit dem Range eines Obersten, später (1836) Generals ernannt worden. Seine Wirksamkeit an den gedachten Schulen war, mit Unterstützung durch Professoren verschiedener Nationen, Deutsche, Italiener, Franzosen, eine ganz ausserordentliche. Er selbst behielt sich speciell die Chirurgie vor und führte in derselben die kühnsten Operationen aus, wie sich aus seinen nachstehenden Publicationen ergibt: *„Obs. de ligature de l'artère iliaque externe, pratiquée à l'hôpital d'Abou-Zabel le ... 1828"* (Marseille 1830) — *„Obs. d'une amputation du bras dans l'articulation scapulo-humérale, avec résection du col de l'omoplate, pratiquée, avec succès à l'hôpital .... 1828"* (Daselbst 1830) — *„Obs. d'une amputation dans l'articulation coxo-fémorale, pratiquée ... 1828"* (Daselbst 1830) — *„Hist. d'une tumeur éléphantiaque du scrotum etc."* (Daselbst 1830) — derselbe wog 50 Pfund. Ausserdem gab er regelmässig in der ersten Zeit nach der Errichtung der medicinischen Schule einen *„Compte rendu des travaux de l'École de méd. d'Abou-Zabel pour la première année de sa fonction (1828); suivi d'un plan de l'hôpital"* (Marseille 1831) und weiter 1832, 33 heraus; dem letzten derselben ist eine Rechenschaft über seine gesammte achtjährige Thätigkeit in Aegypten beigefügt. Er veröffentlichte ferner eine *„Note sur la fréquence des calculs vésicaux en Égypte et sur la méthode employée par les chirurgiens arabes pour en faire l'extraction; suivie de réflexions sur les résultats de 38 opérations de lithotomie"* (Marseille 1831) — *„Aperçu sur le ver dragonneau, observé en Égypte"* (Daselbst 1831) — *„Rélation des épidémies de choléra-morbus qui ont régné à l'Héggiaz, à Suez et en Égypte"* (Daselbst 1832). — 1832 geleitete er zwölf junge Araber nach Paris, die daselbst zu Lehrern der Medicin ausgebildet werden sollten, besuchte dann London, kehrte aber 1833 nach Aegypten zurück, um den Sanitätsdienst der dortigen Marine zu ordnen und für dieselbe einen Sanitätsrath nach französischem Muster einzurichten. Bei Gelegenheit der grossen Pestepidemie im Jahre 1835 zögerte er nicht, sich AUBERT und anderen Nichtcontagionisten, gestützt auf seine vielfältigen Erfahrungen, anzuschliessen und die Quarantänen, wie sie damals gehandhabt wurden, zu verwerfen. Er verfasste später noch: „Aperçu général sur l'Égypte" (2 Bde., Paris 1840) — „De la peste observée en Égypte etc." (1840) — „Compte-rendu de l'état de l'enseignement médical et du service de santé en Égypte du commencement de Mars 1849" (1849). Nach dem Tode von Mehemed-Ali (1849) verliess er Aegypten, nahm in Marseile seinen Aufenthalt und schrieb daselbst von Neuem über die Pest: „Coup d'oeil sur la peste et les quarantaines à l'occasion du congrès sanitaire réuni à Paris etc." (Paris 1851). Er war jedoch genöthigt, 1856 nach Aegypten zurückzukehren, um die Anstalten, welche der Nachfolger Jenes hatte in Verfall gerathen lassen, zu reorganisiren. Nachdem er endlich definitiv seine Heimat wieder erreicht hatte, verfasste er eine Schrift über Mehemed-Ali (1862) und „De l'ophthalmie, du trichiasis, de l'entropion et de la cataracte observée en Égypte" (1869), sowie eine letzte Arbeit über die Pest „Derniers mots sur la contagion de la peste" (Marseille 1866), welche den Beschluss seiner literarischen Thätigkeit machte, die sich im Laufe der Jahre auch auf eine Reihe von Aufsätzen in verschiedenen französischen Zeitschriften erstreckt hatte. Der um die Einführung einer wissenschaftlichen Medicin in Aegypten hochverdiente Mann starb am 28. August 1868 zu Marseille.

Dechambre, XVIII, pag. 141. — Callisen, XXVII, pag. 113.   Gurlt.

Clowes, William C. (Lebensdaten nicht überliefert), war zur Zeit der Königin Elisabeth englischer Marinearzt (etwa 1570), erlangte dann in London eine grosse chirurgische Praxis und die consultirende Stellung am St. Bartholomäus-Hospital, bis er 1586 die englische Armee nach den Niederlanden begleitete. 1596 war er königlicher Leibarzt, wieder in London ansässig und sehr gesucht und starb — das Todesjahr ist ebenfalls unbekannt — jedenfalls vor 1631. Seine Arbeit über die Inunctionscur erschien — unter etwas abweichenden Titeln — in vielen Ausgaben (die erste London 1575, die letzte daselbst 1637); auch die Belehrung über die Schusswunden wurde' (London 1588, 1591, 1596, 1637) sehr viel benutzt. — Endlich ist der auch von HALLER (Bibl. chir.) aufgenommene „Right fructfull and approved treatise of the struma" (Daselbst 1682) anzuführen.

Dict. hist. II.   Red.

Clusius, s. DE L'ECLUSE, Charles de l'E.   '

Clutterbuck, Henry C., zu London, war 1770 zu Marazion, Co. Cornwall geboren, kam mit 21 Jahren nach London in die vereinigten Hospitäler von Guy's und St. Thomas' und begann bald, nachdem er in London sich als Arzt niedergelassen hatte, die Herausgabe von „The Medical and Chirurgical Review", eines Journals, das 15 Jahre lang, bis 1807, erschien und fast allein von ihm geschrieben wurde. Auch verfasste er die Schriften: „An account of a new and successful method of treating those affections which arise from the poison of lead, etc." (London 1794) — „Remarks on some of the opinions of the late Mr. John Hunter respecting the venereal disease etc." (Daselbst 1799). 1802 ging er noch auf ein Jahr nach Edinburg und wurde 1804 in Glasgow Dr. med., kehrte dann nach London zurück, wurde 1807 Physician des General Dispensary und begann um dieselbe Zeit Vorlesungen über Materia medica und praktische Medicin mit sehr grossem Erfolge zu halten. Er publicirte darauf „An inquiry into the seat and nature of fever; etc." (Daselbst 1807; 2. Aufl. 1825). Seine Stellung gestaltete sich bald so günstig, dass er als einer der ersten Aerzte in der City von London galt. Von seinen späteren Publicationen sind noch anzuführen:

„*Observations on the prevention and treatment of the epidemic fever, at present prevailing in this metropolis and most parts of the United Kingdom etc.*" (London 1819) — „*An essay on pyrexia, or symptomatic fever, etc.*" (1837) — „*On the proper administration of blood-letting*" (1840) — „*Essays on inflammation and its varieties*" u. s. w. Seine über theoretische und praktische Medicin 1825 gehaltenen Vorlesungen wurden in der Lancet desselben Jahres publicirt. Er starb am 24. April 1856, nachdem er 6 Wochen vorher überfahren worden war.

Munk, I, pag. 14. — Callisen, IV, pag. 229; XXVII, pag. 116.

G.

*Clutton, Henry Hugh C., erlangte das Baccalaureat zu Cambridge 1872 und wurde F. R. C. S. Eng. 1876. Er fungirte als Assistant surgeon und Specialist für Otiatrie am St. Thomas-Hospital und trat zuerst mit einer Uebersetzung von ESMARCH'S Handbuch der Kriegsverletzungen auf. Später veröffentlichte er Casuistisches aus der Chirurgie und Otiatrie, speciell über Aneurysmenheilung (Clin. soc. Transact., Bd. XIII und Brit. med. Journ. 1880).

Red.

*Clymer, Meredith C., Herausgeber des Medical Examiner (1838—1839) und Mitherausgeber des Journ. of nervous and mental disease (1878—1880), liess seine erste grosse Monographie: „*Fevers, their diagnosis etc.*" in Philadelphia (1846) erscheinen. Neben kleineren Schriften sind später noch „*Epidemic cerebro-spinal meningitis*" (besonders sich auf New-York beziehend; Philadelphia 1876) hervorzuheben.

Red.

Cnöffel. Zwei Brüder, Andreas und Andreas (!) C., von denen der Eine 1658, der Andere 1699 gestorben sein soll. Der ältere C. war Leibarzt Wladislaus' IV. und später Johann Casimir's von Polen. Ihm werden drei Schriften: „*De podagra curata*" (Amsterdam 1643) — „*Uebel curirter Gliedschwamm*" (Leipzig 1645) — „*Methodus medendi febribus epidemicus et pestilentialibus*" (Strassburg 1655) zugeschrieben. — Der jüngere C., welcher Leibarzt des Bischofs von Ermland, auch der polnischen Könige Michel und Johann III. war, hat eine Reihe von Beobachtungen in den „*Ephemeriden*" der naturforschenden Akademie publicirt.

Eloy kennt nur einen C. — Jourdan spricht sich entschieden gegen die Rubricirung der Brüder als Eines oder als Vater und Sohn aus; löst jedoch nicht den merkwürdigen Widerspruch, dass beide Brüder ohne Unterscheidung den Vornamen Andreas sollen geführt haben. — Eloy, I. — Biogr. méd. III.

Red.

*Coates, Martin C., beendigte seine Studien 1833, bildete sich dann am Bartholomäus-Hospital weiter aus, wurde bald Fellow der bekannten grösseren Gesellschaften und 1882 F. R. C. S. Eng. Er wirkte eine Zeit lang in Paris, und zwar als Lehrer der Anatomie und Geburtshilfe an der École pratique de méd. Seine in der Folge herausgegebenen Publicationen behandeln sehr mannigfache Themata, mehrmals die richtige Anwendung der Chloroformnarkose, aber auch Elephantiasis, Puerperalfieber, LISTER'sche Methode, Heilung von Kropf und Drüsengeschwülsten mittelst Jodeinspritzung.

Red.

*Cobbold, T. Spencer C., zu Edinburg 1851 zum Med. Dr. promovirt, hat der Medicin wesentliche Dienste geleistet durch eine Reihe von Forschungen auf helminthologischem Gebiet. Er wirkte früher als Lecturer über parasitäre Krankheiten am Middlesex-Hospital und hat noch jetzt die Stellung eines Lecturer über Botanik, Zoologie und vergleichende Anatomie an demselben Institut, sowie die eines Professors der Helminthologie am Royal vet. college inne. Seine Arbeiten bewegen sich ausschliesslich auf dem Gebiete der parasitären Krankheiten (Makroparasiten heutigen Sinnes) und der Entozoenlehre.

Red.

*Cobbold, Charles Spencer Waller C., wurde 1874 in Würzburg zum Dr. med. promovirt, bildete sich praktisch besonders am St. Bartholomäus-Hospital aus und wurde M. R. C. P. Edinb. 1880. Er trat zuerst als Assistent an der weiblichen Abtheilung des Middlesex-Asyl ein und wirkt zur Zeit als Med. Superintendent am Idioten-Asyl zu Reihill. Neben Arbeiten über die Ohrblutgeschwulst, ein Thema, welches er auch deutsch in seiner These behandelte, existirt von ihm als grössere Arbeit: *„Observations on certain optical illusions of motion"* (Brain 1881); mehrere Einzelaufsätze in Brain, Lancet etc.   Red.

Cocchetti, Carlo C., zu Mailand, war im Juli 1763 auf dem Schlosse Rovato im Bascianischen geboren, studirte in Padua, anfänglich die Rechte, dann Medicin und erhielt in beiden die Doctorwürde. Gegen das BROWN'sche System schrieb er eine *„Memoria contro tale sistema e l'abuso che se ne faceva"*, womit eine Reihe wissenschaftlicher Fehden eröffnet wurde. Während der politischen Wirren von 1797 war er Medico-direttore der Militärspitäler der lombardischen Legion und übernahm noch andere politische Aemter. Er beschäftigte sich später mit der Reorganisation der Militärspitäler von Mailand und wurde Chefarzt des dortigen Militärspitals von San Ambrogio, in welcher Stellung er bis 1814 verblieb. In dieser Zeit hatte auch RASORI seine Klinik eröffnet und einen „Prospetto" seiner 1807—8 erzielten Erfolge herausgegeben. C. liess nun eine Beleuchtung dieses „Prospetto" erscheinen, in welcher er RASORI Ungenauigkeit der Diagnosen, wesentliche Auslassungen in der Darstellung, Ausbeutung der Kranken, ungehörigen Gebrauch gewisser Arzneimittel, gewissenlose Neigung zu Versuchen u. s. w. vorwarf, eine Schrift, die grosses Aufsehen erregte. C. hat sich also das Verdienst erworben, auf die Gefahren sowohl des BROWN'schen als des RASORI'schen Systems aufmerksam gemacht zu haben. Nachdem er 1814 in den Ruhestand getreten, lebte er noch bis zum November 1834.

Schivardi, II, pag. 55. — v. Wurzbach, II. pag. 398.   G.

Cocchi. Vier italienische Aerzte, von deren ältestem, Camillo C. aus Viterbo, nur bekannt ist, dass er des FRANCACIANO von Bologna *„De morbis venereis"* in neuer Ausgabe (Bologna 1564) erscheinen liess. — Der berühmteste des Namens ist Antonio C., im Benevento 1695 geboren und im Januar 1758 gestorben. Er ging mit Lord Hastings nach London und wurde unmittelbar nach seiner Rückkehr Professor der Anatomie und Physiologie in Florenz. Ausser rein sprachwissenschaftlichen Werken und Gelegenheitsreden haben wir von ihm: *„Epistolae physico-medicae"* (1732) — *„Orationes de usu artis anatomicae"* (Florenz 1736) — *„Del vitto Pitagorico per uso della medicina"* (Daselbst 1743; auch französisch, Paris 1762, und englisch) — *„Dissertazione sopra l'uso esterno appresso gli antichi dell' aqua fredda sul corpo umano"* (Rom 1738) — *„Discorso di anatomia"* (Florenz 1745) — *„Trattato dei bagni di Pisa"* (Daselbst 1750) — *„Graecorum chirurgici libri"* (SORANUS und ORIBASIUS, Daselbst 1754) — *„Discorso sopra Asclepiade"* (Daselbst 1758) und *„Dei vermi cucurbitini dell' uomo"* (Pisa 1759). — Der Sohn dieses Antonio, Raimondo C., gestorben 1775, war seines Vaters Nachfolger als Anatomieprofessor und Chirurg am Hospital Sta. Maria Nuova in Florenz. Von ihm rühren *„Lezioni fisico-anatomiche"* (Livorno 1775 in 4.) her. — Endlich ist Antonio-Celestino C. zu erwähnen, welcher in der ersten Hälfte des 18. Jahrhunderts in Rom Medicin und Botanik trieb. Aus seinen Schriften sind hervorzuheben: *„Epistola ad Morganum de lente crystallina oculi, vera suffusionis sede"* (Rom 1721 in 4.) — *„Epistolae physico-medicae ad Lancisium et Morganum"* (Rom 1725 in 4.; Frankfurt 1732 in 4.) — *„Narratio de morbo variolari quo affecta est nobilis monialis"* (Daselbst 1739 in 4.) — *„Lectio de musculis et motu musculorum"* (Daselbst 1741 und 1743 in 4.) — *„Dissertatio physico-practica continens vindicias corticis Peruviani"* (Daselbst 1746).   Uffreducci. — Red.

*Coccius, Ernst Adolf C., am 19. September 1825 in Knauthain bei Leipzig geboren, studirte daselbst, sowie in Prag und Paris und war in der Augenheilkunde hauptsächlich RITTERICH'S Schüler. Von 1849—57 wirkte er als

Assistent und Docent, bis 1867 als ausserordentlicher Professor, seitdem ist er ordentlicher Professor der Ophthalmologie in Leipzig. Seine Hauptarbeiten handeln über die Ernährung der Hornhaut u. s. w., über Anwendung des Augenspiegels nebst Angabe eines neuen Instrumentes, über Glaucom, Entzündung und die Autopsie mit dem Augenspiegel, über das Gewebe und die Entzündung des Glaskörpers, über den Mechanismus der Accommodation des menschlichen Auges, über Ophthalmometrie und Spannungsmessung, über die Diagnose des Sehpurpurs im Leben. Auch sind zu nennen die Abhandlungen: *„Ueber die in den Jahren 1868 und 69 in den Augenanstalten beobachteten Augenverletzungen etc."* — *„De morbis oculi humani qui e variolis exorti in nosocom. ophthalm. observati sunt".*

Red.

Cochon-Dupuy, Vater und Sohn, zwei französische Marineärzte zu Rochefort, die daselbst zusammen 116 Jahre lang thätig waren. — Jean C.-D., der Vater, war als Sohn des Arztes Philippe Cochon zu Niort am 11. April 1674 geboren, übte die Praxis in La Rochelle aus, bis er 1704 nach Rochefort berufen wurde, wo er die erste Specialschule der Marine für Chirurgie und Anatomie begründete. Er machte sich sowohl um diese Schule, als bei der Bekämpfung von Epidemien verdient, beispielsweise einer Typhus-Epidemie 1739 und einer Epidemie von pestartigem Scorbut 1745, während welcher bei der Pflege von 3000 Kranken nicht weniger als 156 Personen des Heil- und Pflegepersonals ihren Tod fanden. Von seinen im Druck erschienenen Schriften sind anzuführen: *„Histoire d'une enflure au bas-ventre très-particulière"* (Rochefort 1698) — *„Manuel des opérations de chirurgie extrait des meilleurs livres"* (Toulon 1726) — *„An post gravem, ab ictu vel casu, capitis percussionem, non juvante etiam iterata terebratione, dura meninx incisione aperienda?"* (Paris 1736). Er starb am 10. October 1757 und hatte seinen Sohn zum Nachfolger.

Gaspard C.-D., der Sohn, war am 10. Mai 1710 zu Rochefort geboren, studirte in Paris, wo er 1734 Doctor wurde. In demselben Jahre wurde er Gehilfe seines Vaters und erhielt die Leitung der Schule für Anatomie und Chirurgie, sowie des 1741 errichteten botanischen Gartens. Er theilte mit seinem Vater die Anstrengungen bei der Tilgung der erwähnten Epidemien und wurde 1757 dessen Nachfolger als erster Arzt der Marine. Er führte auch die Titel Ecuyer, Conseiller du Roi und starb am 7. Januar 1788, ohne als Schriftsteller aufgetreten zu sein.

Rainguet, pag. 150. — Berger et Rey, pag 53. G.

*Cock, Edward C., beendete seine medicinischen Studien in London um 1828, wurde F. R. C. S. Eng. 1843, wirkte am Asyl für Taubstumme, sowie als Consulting surgeon am Guy's Hospital, dessen Reports er eine Zeit lang edirte. Als Schriftsteller trat er auf mit einer *„Practical anatomy of the head, neck and chest"* — *„Congenital malformations of internal ear"*, mit *„Forty cases of retention of urina in which the bladder was punctured per rectum"* und mit mehreren Beiträgen zu den Krankheiten der Blase. Diese Arbeiten finden sich in den Guy's hosp. Rep., den Med.-chir. transact., der Med. Gazette. Red.

Cockburn, William C., bedeutend durch die kritische Schärfe seiner Schriften, war Mitglied der Royal Soc. und des Collegs der Aerzte in London. Sonstige biographische Details über ihn fehlen. Abgesehen von der Schneidigkeit, mit welcher er gegen die voreilige Anwendung der Chemie auf Physiologie und Pathologie kämpfte, gelang es ihm, die übertriebenen Vorstellungen, welche viele Aerzte seines Zeitalters über die Beziehungen der Urethralausflüsse zur Syphilis hatten, wesentlich zu reduciren und die Existenz gutartiger Urethralkatarrhe nachzuweisen. Schriften: *„Oeconomia corporis animalis"* (London 1695, Augsburg 1696) — *„On the nature, causes, symptoms and cure of the distempers, that are incident to seafaring people"* (hauptsächlich über Scorbut handelnd; London 1696, 1739; lateinisch, französisch, deutsch, holländisch; Fortsetzung: London 1697) — *„Profluvia ventri"* (London 1702) — *„The symptoms, nature, causes* *and cure of a gonorrhoea"* (Daselbst 1713, 1716 und 1718; auch lateinisch und französisch) — *„Cure of looosenesses"* (London 1721).

Biogr. méd. III.   Red.

*Cockle, John C., wurde zu Aberdeen 1846 promovirt, wurde F. R. C. S. Eng. 1847, F. R. C. P. London 1867. Hat verschiedene Ehrenstellen an mehreren Instituten der Hauptstadt inne und ist in Thätigkeit als Examinator und Physician des Royal nat. hosp. for consumption und der Infirmary for consumption. Seine Hauptarbeiten sind: *„On the poison of the cobra di capello"* (1852), Verschiedenes über das Herz und die grossen Gefässe (im Med. mirror, Vol. 1) — *„On the surgical treatment of aortic aneurysm"* (1876) — *„On intrathoracic cancer"* (1865) — *„Contributions to cardiac pathology"* (1880) — *„On insufficiency of the aortic valves in connexion with sudden death"* (2. Aufl. 1880).   Red.

*Codorniu y Nieto, D. Antonio C., ist am 11. Juni 1817 zu Clot, einem Flecken ausserhalb Barcelona's, geboren. Mit seinem Vater D. Manuel Codorniu y Ferreras, Director beim Militär-Sanitäts-Corps, kam er nach Sevilla, später nach Mexico, von da nach Paris und darauf nach Madrid, wo er sich der Medicin zu widmen begann. Er diente eine Reihe von Jahren als Arzt in der Armee und wurde 1843 als Chef des Militär-Sanitätsdienstes nach den Philippinen versetzt, nachdem er von 1839 an das *„Boletin de Medicina, Cirurgia y Farmacia"* redigirt hatte. Er blieb daselbst bis 1856, wurde Mitglied der Junta superior de Sanidad, redigirte die Reglements für die Ausübung der Praxis auf den Philippinen und für die Sanitäts-Polizei im Hafen von Manila und machte sich 1854 beim Ausbruch der Cholera durch die ergriffenen Sanitätsmassregeln verdient. Nach seiner Rückkehr nach Spanien war er Inspector erster Classe beim Militär-Sanitäts-Corps. Er gab heraus ein *„Compendio de la Historia de la Medicina"*, übersetzte BOUILLAUD's *„Filosofia médica"*, sowie TROUSSEAU und PIDOUX' *„Terapeutica y materia médica"* und verfasste eine *„Topografia médica de las islas Filipinas"* (Madrid 1857). In Manila hat er eine Zeitschrift *„La Estrella"* herausgegeben.

Ovilo y Otero, I, pag. 179.   G.

/ **Codronchi, Battista C.**, berühmter italienischer Arzt aus Imola, wo er um die Mitte des 16. Jahrhunderts lebte; er hatte grossen Ruf und hinterliess eine Menge Schriften und Werke, welche alle tiefes Wissen und Originalität bezeugen; eines derselben möge hier aus dem Grunde angeführt werden, weil es, als das erste, sich über gerichtliche Medicin verbreitet: *„De vitiis vocis libri duo, in quibus non solum vocis definitio traditur et explicatur, sed illius differentiae, instrumenta et causae aperiuntur; ultimo de vocis conservatione, praeservatione, ae vitiorum ejus curatione tractatus; opus ad utilitatem concionatorum praecipue editum: cui accedit consilium de raucedine ac methodus testificandi in quibusvis casibus medicis oblatis etc."* (Frankfurt 1597); — ferner: *„De morbis veneficis et veneficiis libr. IV"* (Venedig 1595; Mailand 1618) — *„De rabie, hydrophobia communiter dicta libr. II; de sale absynthii libellus; de iis qui aqua immerguntur opusculum, et de elleboro commentarius"* (Frankfurt 1610). Auch ein geographisch-medicinisches Werk über die Krankheiten in Imola (Bologna 1603) und ein Commentar über die klimakterischen Jahre. Das älteste der Bücher C.'s: *„De Christiana ac tuta medendi ratione libr. II"* ist in Ferrara 1591 und nachmals in Bologna 1629 aufgelegt.   Unger. — Uffreducci.

Coen, Giuseppe C., zu Venedig, war 1812 im Venezianischen geboren, studirte die Chirurgie, wurde Assistent des Spitals zu Venedig, erwarb die medicinische Doctorwürde, zeichnete sich während der Cholera-Epidemien aus und hat besonders das Verdienst, die classischen Werke von A. COOPER, DUPUYTREN, BAUDELOCQUE, SANSON, LARREY, VELPEAU, DEVERGIE u. A. in's Italienische übertragen und mit Anmerkungen und Zusätzen versehen zu haben. Er liess

Abhandlungen über das Kreosot und über die Lagenveränderungen des Uterus erscheinen, veröffentlichte viele Krankengeschichten und im Ateneo veneto „Fasti della medicina italiana" sowie daselbst auch einen Vergleich der drei berühmten gleichzeitigen Chirurgen SCARPA, A. COOPER und DUPUYTREN, unter denen er seinem Landsmanne den Vorzug gab. 1841 begann er die Herausgabe der grossartig angelegten „Enciclopedia chirurgica", an der sich bald die ersten Chirurgen Italiens betheiligten. Im besten Mannesalter erlag er am 18. Mai 1856 einem langen und schweren Leiden.

v. Wurzbach, II, pag. 402.   G.

Cooper, Johann C., zu Bremen, war daselbst am 19. Januar 1615 geboren, studirte auf deutschen und holländischen Universitäten, wurde 1643 zu Basel Doctor, machte Reisen durch Frankreich und Italien, liess sich 1644 als Arzt in Bremen nieder, wurde 1651 Professor der Medicin am dortigen Gymnasium illustre, 1650 dritter Physicus und 1666 wirklicher Physicus. Er schrieb in der Zeit von 1655—1660 eine Anzahl von Dissertationen, von denen die im erstgenannten Jahre erschienene „De circulatione sanguinis" die bedeutendste ist, indem er darin die HARVEY'sche Lehre entwickelte und begründete, gegenüber der älteren Meinung. Er starb am 23. December 1672.

Bremische Aerzte, pag. 114.   G.

Coetsem, Ch. A. van C., Sohn eines Arztes, geboren 1788 zu Genf, wurde Dr. med. zu Leyden 1814. Nach seiner Rückkehr aus den Kämpfen bei Leipzig lehrte er menschliche Anatomie zu Genf an der Medicinschule und wurde nach der Gründung der Universität an dieser innerer Kliniker. Seine Werke: „Medicinae theoreticae conspectus etc." (Gent 1825) — „Traité élémentaire de médecine légale" (Daselbst 1827) und „Recherches cliniques .... sur l'inflammation aigue de l'arachnoïde cérébrale etc." (Daselbst 1830) genossen eine Zeit lang Ruf. Er gehörte der belgischen Akademie der Medicin von 1841 (dem Jahre ihrer Begründung) bis 1865 (seinem Todesjahre) an. van den Corput. — Red.

*Coghill, John George Sinclair C., bildete sich wesentlich in Edinburg aus, wo er 1857 promovirt wurde. Den Grad als F. R. C. P. Edinb. erlangte er 1864. C. fungirte dann längere Zeit als Lecturer über allgemeine Pathologie und pathologische Anatomie an der Edinburger medicinischen Facultät, war Demonstrator für Anatomie an der Universität Glasgow 1858—1861, auch consultirender Arzt am General-Hospital in Shanghai! Nach England zurückgekehrt, lebt er auf der Insel Wight und hat eine Reihe von Arbeiten publicirt, aus welchen der Hervorhebung bedürfen die „Pathology and treatment of irritable uterus" (Glasg. med. Journ. 1859) — „New operation for vesico-vaginal fistula" (Lancet 1859) — „Antiseptic inhalation in pulmonary affections" (Lancet 1877) — „The hypophosphites in phthisis" (Ebenda 1879). Red.

Cogrossi, Carlo Francesco C., italienischer Arzt aus dem Venetianischen, wurde 1681 geboren, promovirte in Padua und erhielt daselbst 1710 eine Professur für Medicin. Er eröffnete seine Lehrthätigkeit mit der Dissertation: „De medicorum virtute adversus fortunam" (Brescia 1721), schrieb später Mehreres über Chinarinde (1711, resp. 1716), sowie über die contagiöse Verbreitung der Rinderpest (Mailand 1714) und zeigte sich in seinen allgemeineren Auffassungen vielfach seiner Zeit voraus. So zeugen hiervon: sein Beweis, dass es keine Universalmedicin geben könne (Padua 1723), seine Vorlesung über die Pest (1727) und „De epidemia rheumatica" (Daselbst 1731). — Erwähnenswerth sind auch „Saggi della medicina Italiana etc." (Daselbst 1727). Unger — Uffreducci.

Cohausen, Johann Heinrich C., geboren 1665 zu Hildesheim, gestorben am 13. Juli 1750, hatte in Frankfurt a. O. Medicin studirt, daselbst 1699 die Doctorwürde erlangt, wandte sich dann nach Münster in Westphalen und wurde

1717 Leibarzt des Bischofs. Seine Schriften sind polemisch-satirischer Natur und tragen in ihrer wüsten Gelehrsamkeit und dem Mangel jeder Kritik den Stempel des 17. Jahrhunderts. Am bekanntesten ist darunter die nach seinem Tode herausgekommene *„Der wiederlebende Hermippus oder curieuse physikalisch-medicinische Abhandlung von der seltenen Art, sein Leben durch das Anhauchen junger Mädchen bis auf 115 Jahre zu verlängern"*. (Gedruckt in der alten Knaben Buchdruckerei, 1753.)

Biogr. méd. III, pag. 296. — Biogr. univ. — Deutsche Biographie.

W. Stricker.

*Cohen, Levi Ali C., am 6. October 1817 zu Meppel (Drenthe) geboren, studirte in Groningen vorzugsweise unter J. BAART DE LA FAILLE, SEBASTIAN und STRATING sen. und promovirte 1840. Von 1840—1865 war er praktischer Arzt in Groningen, 1865—1869 Inspector vom Geneeskundig Staatstoezicht für die Provinzen Overyssel und Drenthe und danach für die Provinzen Friesland und Groningen. Schon als Student beantwortete er mit Erfolg zwei geologische Preisfragen und auch nach seiner Promotion beschäftigte er sich viel mit hebräischer Literatur und Dichtkunst. Er publicirte: *„Het wezen en de rationele behandeling van den zoogenaamden Diabetes mellitus"* (1845) — *„Nieuw statistisch Jaarboek voor het Koningrijk der Nederlanden"* (VI. Jahrg. 1847—52) — *„Handboekje der openbare Gezondheidsregeling en der geneeskundige Politie"* (2 Thl., 1872) und sehr viele medico-politische und hygienische Beiträge in verschiedenen Zeitschriften.

C. E. Daniëls.

*Cohen, J. Solis C., Arzt für Kehlkopf- und Athmungskrankheiten in Philadelphia und 1880—1881 Mitherausgeber des dort erscheinenden Archives of Laryngology, publicirte in den Jahren 1867—1882 eine grosse Reihe auf die Therapie der Respirationskrankheiten bezüglicher Arbeiten, so über Inhalation, Laryngoskopie, primäre Tuberculose des Larynx etc. Hervorzuheben ist: *„Diseases of the throat, a guide to the diagnosis and treatment of affections of the pharynx, oesophagus, trachea, larynx and nares"* (New-York 1872) und *„Croup, its relations to tracheotomy"* (Philadelphia 1874).

Red.

Cohn, Bernhard C., ist der Verfasser von *„De embolia ejusque sequelis experimenta nonnulla"* (Breslau 1856) und *„Klinik der embolischen Gefässkrankheiten etc."* (Berlin 1860).

Red

*Cohn, Hermann C., geboren zu Breslau am 4. Juni 1838, studirte 1857—60 Naturwissenschaften, besonders Physik und Chemie in Breslau und Heidelberg bei BUNSEN, KIRCHHOFF und HELMHOLTZ, promovirte als Dr. philos. am 20. October 1860 in Breslau auf Grund einer bei BUNSEN gearbeiteten Dissertation: *„De acido hypochlorico"*, studirte dann bis 1863 Medicin in Breslau und Berlin und wurde Med. Dr. an letzterer Universität. Zuerst FÖRSTER'S Assistent, und zwar bis 1866, wirkte C. von diesem Jahre ab als Augenarzt in Breslau, dann seit 1868 als Docent und seit 1874 als ausserordentlicher Professor daselbst. Schon mit seiner ersten Arbeit: *„Untersuchungen der Augen von 10.060 Schulkindern nebst Vorschlägen zur Verbesserung der den Augen nachtheiligen Schuleinrichtungen"* (Leipzig 1867) trat C. in die später von ihm mit Consequenz und Erfolg cultivirte Richtung der ophthalmologischen Schulhygiene ein. Weitere Publicationen sind: *„Schussverletzungen des Auges"* (Erlangen 1872) — *„Vorarbeiten für eine Geographie der Augenkrankheiten"* (Jena 1874) — *„Die Schulhäuser und Schultische auf der Wiener Weltausstellung"* (Breslau 1873) — *„Studien über angeborene Farbenblindheit"* (Breslau 1879) — *„Die Hygiene des Auges in den Schulen"* (Wien 1883). Ausserdem 89 in Journalen zerstreute Aufsätze, meist ophthalmologisch-hygienischen Inhaltes.

Red.

*Cohnheim, Julius C., am 20. Juli 1839 zu Demmin in Pommern geboren, besuchte die Universitäten Würzburg, Marburg, Greifswald, Berlin und trat hier als Assistent bei VIRCHOW 1864 ein. Von 1867—1872 wirkte er als Professor

der pathologischen Anatomie in Kiel, bis 1878 in Breslau und von 1878 bis jetzt
in Leipzig. C. ist der Verfasser einer Reihe von experimentellen Arbeiten, bei
welchen zum Theil neue, sich bald Bahn brechende Untersuchungsmethoden zuerst
angewendet wurden, so in der Arbeit: „*Ueber Structur quergestreifter Muskelfasern*" (VIRCHOW'S Archiv, 1865?), die Gefriermethode — „*Die Nervenendigungen in der Cornea*" (VIRCHOW'S Archiv, 1866), die Goldmethode. Weitere
Publicationen sind: „*Die Trichinenepidemie zu Hedersleben etc.*" — „*Ueber das
Knochenmark bei prim. Anämie*" (1876). Mehrere Arbeiten über Entzündung
(VIRCHOW'S Archiv, Bd. XL). Neue Untersuchungen (Berlin 1878) und verschiedene
polemische Artikel. „*Der embolische Process*" (Berlin 1869). Arbeiten über
Tuberkulose (mit B. FRÄNKEL, 1868; mit SALOMENSEN, 1877, wobei die Impfungen
in die vordere Augenkammer zur Anwendung kamen). Ferner: „*Die Tuberculose
vom Standpunkte der Infectionslehre*" (Leipzig 1879 und 1881). Sein Hauptwerk
ist die „*Allgemeine Pathologie*" (Berlin 1878). Ausserdem zahlreiche Arbeiten
mit Schülern, die mit dem Titel: „*Aus dem pathologischen Institute zu Leipzig*"
in VIRCHOW'S Archiv und KLEBS' Archiv veröffentlicht sind.
                                                                                Red.

*Cohnstein, Isidor C., zu Gnesen am 1. August 1841 geboren, wurde
nach Besuch der Universitäten Berlin, Prag (SEYFFERDT) und Heidelberg 1864 promovirt. Seit 1866 als Arzt, seit 1871 als Frauenarzt und Geburtshelfer, seit 1877
als Docent an der Universität Heidelberg thätig, verfasste C. ausser der Arbeit:
„*Ueber den Muskeltonus*" (von der Akademie in Brüssel preisgekrönt) ein Reihe
gynäkologischer Schriften, darunter: „*Zur Therapie der chronischen Metritis*" —
„*Ueber chirurgische Operationen bei Schwangeren*" — „*Ueber alte Erstge-
bärende*" — „*Ueber ein neues Perforationsverfahren*" — „*Ueber Vaginitis
exfoliativa*" — „*Untersuchungen über die Innervation des Uterus*", sowie ein
„*Lehrbuch der Geburtshilfe*" und einen „*Grundriss der Gynäkologie*". Red.

Coindet. Die Genfer Arztfamilie Coindet beginnt mit Jean François
C., der, 1775 geboren, zu Edinburg am 24. Juni 1797 seine Dissertation „*De
variolis*" vertheidigte, zu Genf als Oberarzt der Militär- und Civilspitäler wirkte,
noch ein „*Mém. sur l'hydrencéphale*" (Genf und Paris 1817), sowie „*Observations
sur le diabète*" (Mém. de la soc. méd. d'émulation 1799) schrieb und 1834 starb. —
Von seinen beiden Söhnen ist der weniger berühmte Jean Charles C., ebenfalls
zu Edinburg ausgebildet und daselbst mit der Diss. „*De renum pathematibus*"
(1820) promovirt, dem ausserdem ein „*Mémoire sur l'hygiène des condamnés
détenus dans la prison pénitentiaire de Génève*" (Paris 1838) zugeschrieben
wird; — der bedeutend berühmtere Charles W. C., der mit LUGOL in Paris
das von COURTOIS entdeckte Jod und Jodkalium in die Praxis einführte und auch
sonst eine Reihe bedeutender pharmacologischer Arbeiten publicirte. Der Hervorhebung bedürfen: „*Découverte d'un nouveau remède (Jodine) contre le goitre*"
(Bibl. univ. de Génève 1820; vielfach abgedruckt, auch einzeln) — „*Nouvelles
recherches sur les effets de l'iodine etc.*" (Ebenda 1821) — „*Notice sur l'administration de l'iode par frictions etc.*" (BAYLE, Bibl. de Thérap. 1828, T. I) —
„*Observations on the remarkable effects of iodine in bronchocele and scrophula*"
(London 1821) — „*Considérations sur la production de l'acide urique*" (Bull.
univ. de Génève 1825); ferner Experimentelles über Oxalsäure, Mohnsaft etc.
— C. lebte ebenfalls in Genf, war Mitglied der medicinisch-chirurgischen
Societät in Edinburg und vieler gelehrter Gesellschaften. — Endlich ist Léon-
Alex.-Hipp. C. zu erwähnen, der 1828—1870 lebte und sich durch epidemiologische und militärchirurgische Publicationen einen Namen machte, in denen gleichzeitig seine verschiedenen Wirkungskreise angedeutet sind, so: „*Considérations
sur les fièvres de l'Algérie*" (Paris 1851) — „*Quelques réflexions pratiques
sur un cas de vaste plaie transversale de la région thyropyoïdienne*" (Paris
1859) — „*Le Mexique considérée au point de vue médico-chirurgical*".
                Ind. Cat. Vol. III. — Callisen, IV, XXVII.   Red.

Coindre, Jean-Jacques C., französischer Chirurg, aus Lyon, geboren um 1735 daselbst, der während der Revolution hingerichtet wurde (1793). Erwähnenswerth ist seine Abhandlung: *„Mémoire sur la translation des cimetières hors de la ville"* (Lyon 1791). Unger.

/ Coiter, Volcher C., im Jahre 1534 zu Groningen geboren, ging 1555 nach Italien, um in Pisa unter FALLOPPIO Anatomie zu studiren. Später folgte er dem Unterrichte von EUSTACHIO in Rom, von ARANZI in Bologna und von RONDELET in Montpellier und wurde von da im Jahre 1569 als städtischer Arzt nach Nürnberg gerufen. Obgleich 1555—1560 mit erheblichen finanziellen Unterstützungen seitens der Regierung von Groningen ausgestattet, kehrte er nicht in sein Vaterland zurück, als er dieses Amt niederlegte, sondern wurde Militärarzt in der deutschen Armee unter Johann Casimir Palatinus und starb 1590 (nach Anderen bereits 1576). — In seiner ersten Arbeit: *„De ossibus et cartilaginibus corporis humani"* (Bologna 1566) handelt er über Osteologie, in seiner 1659 durch H. EYSSONIUS veröffentlichten Abhandlung: *„Tractatus anatomicus de ossibus foetus abortivi et infantis dimidium anni nati"* speciell über Osteogenese und gab eine sehr gute Beschreibung und die ersten Abbildungen vom fötalen Skelet, welche beide später durch RIOLANUS, ohne C.'s Namen zu nennen, übernommen sind. Seine *„Tabulae externarum et internarum humani corporis partium"* (Nürnberg 1572 und Löwen 1653) bilden einen wahren Atlas der topographischen Anatomie, da stets auf den Zusammenhang der einzelnen Theile in gewissen Strecken und zu gewissen Zielen hingewiesen wird. Die Entwicklung des Eies hat er zu genau studirt, so dass man ihm die Entdeckung der Corpora lutea hat zuschreiben wollen, was jedoch der nöthigen Bestätigung entbehrt, obgleich seine Beschreibung der Ovarien Aufmerksamkeit verdient. Nicht weniger ist dies der Fall mit seinen Mittheilungen über die Knochen und Muskeln des Gehörorgans, über den Nervus opticus, dessen Zusammenstellung er in Streit mit der Galenischen Auffassung richtig beschreibt, über die durch ihn zum ersten Male beschriebenen Ganglien der Rückenmarksnerven und über den Ersatz des Humor aqueus nach Verletzungen der Augen. C. war ferner der Entdecker der obersten Nasenmuskeln (durch SANTORINUS als Musculi proceres oder Santorini benannt) und der Entdecker des Musculus corrugator supercilii, den er sehr gut beschrieb. Vom Nutzen der pathologischen Anatomie war er so überzeugt, dass er die Obductionen aller Kranken, die an unbekannten oder occulten Krankheiten gestorben waren, verlangte. Dass er Vivisectionen an Katzen gemacht hat, zeigen seine Mittheilungen über die Herzwirkung. Sehr grosse Verdienste hat C. sich noch durch die Veröffentlichung seiner *„Diversorum animalium sceletorum explicationes iconibus artificiosis et genuinis illustratae"* (Nürnberg 1575 und 1595) um die vergleichende Anatomie erworben, besonders durch die darin enthaltenen Bemerkungen über die Schädelform des Menschen, des Affen und anderer Thiere.

Haller giebt an, dass C. auch „Observationes medico-chirurgicae" (Nürnberg 1572) geschrieben habe, worin „multa sunt melioris notae"; dieses Werk ist mir jedoch nie zu Gesicht gekommen. C. E. Daniëls.

Col de Villars, Elie C. de V., 1675 in La Rochefoucault (Angoumaix) geboren, Protestant, dann Renegat, Erzieher und erst von 38 Jahren Dr. med., wurde auf den Lehrstuhl der Chirurgie zu Paris berufen, war 4 Jahre hintereinander Decan der Facultät und königlicher Leibarzt und starb 1747 unmittelbar nach seiner Berufung zur Professur der Materia medica. Wir haben von ihm: *„Cours de chirurgie etc."* (Paris 1738—1741) und das *„Dictionnaire français-latin des termes de médecine et de chirurgie"* (Fortsetzung des vorigen, Paris 1740, 1760).

Dict. hist. II. Red.

Colbatch, John C., eigentlich Apotheker, wurde Mitglied des Londoner Aerzte-Collegiums und beschäftigte sich sehr intensiv mit Blutstillung und sonstigen

4*

chirurgischen Heilmitteln. Hievon legen Zeugniss ab: „*A new light of chirurgery vindicated from the many ingest aspersions*" (London 1695, 1699) — „*Relation of sudden and extraordinary cure of a person*" (Daselbst 1698) — „*A treatise on the gout*" (Daselbst 1697). Ausserdem schrieb er über Säuren und Alkalien in Säufercuren, über die Alkalescenz des Blutes und Aehnliches.

Biogr. méd. III.   R ed.

Colberg, A u g u s t C., zu Kiel, pathologischer Anatom, war am 23. August 1829 zu Oderberg in der Provinz Brandenburg geboren, siedelte in seinen ersten Lebensjahren mit seinem Vater, Apotheker, nach Halle über, studirte von 1850 an daselbst und in Göttingen Medicin, oft gestört durch ein Knieleiden, das aus frühester Jugend stammte und ihn fast sein ganzes Leben lang gequält hat. Er wurde 1856 mit der Diss.: „*De ratione quae interest inter emphysema atque pulmonum tuberculosin*" Doctor, war 1856—58 in Würzburg und Berlin ein enthusiastischer Schüler von VIRCHOW, entschloss sich, da sein körperliches Leiden die praktische Laufbahn sehr erschwerte, Docent der pathologischen Anatomie zu werden, habilitirte sich 1863 in Halle mit der Commentatio pro venia docendi: „*Observationes de penitiore pulmonum structura et physiologica et pathologica*" und war vor und nach dieser Zeit für die Halle'schen Kliniker und die übrigen Aerzte der Stadt der stets bereite Freund und Berather in pathologisch-anatomischen Dingen. Die Hettstädter Trichinen-Epidemie 1864 gab ihm Gelegenheit, „*Pathologisch-anatomische Untersuchungen über die Veränderungen der Muskelfasern bei der Trichiniasis*" (Deutsche Klinik, 1864) anzustellen; seine weiteren Erfahrungen über diese Krankheit stellte er in einem amtlichen Gutachten: „*Die Trichinenkrankheit in Bezug auf das öffentliche Gesundheitswohl*" (Magdeburg 1864) zusammen. In demselben Jahre noch wurde er als Prof. e. o. der pathologischen Anatomie nach Kiel berufen, wurde 1868 Prof. ord. und vollendete daselbst für das neubegründete Deutsche Archiv für klinische Medicin eine grössere Arbeit: „*Beiträge zur normalen und pathologischen Anatomie der Lungen*" (1866). Im Sommer 1867 stellte sich mit Bestimmtheit ein Brustleiden bei ihm heraus, welches, mit mancherlei Complicationen, bereits in Jahresfrist am 3. Juli 1868 seinen Tod, der zu Halle erfolgte, herbeiführte, ehe es ihm vergönnt war, seine zahlreichen angefangenen Arbeiten, die noch eine erhebliche Förderung der Wissenschaft in Aussicht stellten, zu vollenden. Ausser den angeführten Arbeiten finden sich noch einige weitere in MÜLLER's Archiv (1856, zusammen mit R. HEIDENHAIN) über den Blasenschliessmuskel, im Archiv für Ophthalmologie (Bd. VIII) über Iritis gummosa, in den Charité-Annalen (1862) über gelbe Leberatrophie u. s. w.

Alberti, I, pag. 142. — Z i e m s s e n im Deutschen Archiv für klinische Medicin. Bd. IV, 1868, pag. 616.   G.

*Cold, D a n i e l H e n r i k O t t o C., zu Fredensborg (Själland) am 17. August 1827 geboren, studirte auf der Kopenhagener Universität (IPSEN, ESCHRICHT, STEIN, FENGER, CHRISTENSEN). Promovirt 1858, wirkte er schon vorher seit 1854 als praktischer Arzt in Frederiksvärk, seit 1862 als Districts-, seit 1866 als Amtsarzt und seit 1880 als consultirender Arzt in Kopenhagen. Von ihm rühren her: „*Laegerne og Laegevæsenet under Christian den Fjerdes Regjering*" (1588—1648) — „*Om Betingelser for Sundhed*" und eine Reihe von Artikeln, betreffend medicinische Statistik, Topographie und das dänische Medicinalwesen in verschiedenen dänischen medicinischen Zeitschriften.   Petersen.

Colden, C a d w a l l a d e r C., amerikanischer Arzt und Naturforscher, war am 17. Februar 1688 zu Dunse in Schottland geboren, studirte bis 1708 in Edinburg, kam 2 Jahre später nach Pennsylvanien, wo er bis 1715 practicirte, ging dann nach England, kehrte aber 1718 nach Amerika zurück und liess sich in New York nieder. Er wendete seine besondere Aufmerksamkeit den Naturwissenschaften zu; so der amerikanischen Flora, aus welcher von LINNÉ eine Pflanzengattung ihm zu Ehren „Coldenia" genannt wurde, und der Meteorologie; auch verfasste er einige physikalische und botanische Schriften und Abhandlungen. Er war einer der Ersten, der bei Fiebern die abkühlende Behandlung empfahl. 1741, 42, bei einer Typhusepidemie in New York, wies er in einer Denkschrift die Entstehung derselben aus den ungesunden Bodenverhältnissen nach, publicirte Abhandlungen: „*On the cure of cancer*" und über epidemische, weit verbreitete Halsentzündungen (American Museum, 1753). In der späteren Zeit seines Lebens übernahm er verschiedene politische Aemter, wurde, nachdem er ein Stück Land 1755 angekauft, das er Coldenham (bei Newburgh) nannte und mit seiner Familie bewohnte, 1761 Lieutenant Governor von New York und starb am 28. September 1776 auf einem Landsitze auf Long-Island, indem er eine beträchtliche Menge von wissenschaftlichen Arbeiten in Manuscripten hinterliess.

Amer. Med. and Phil. Reg. 1814, 2. edit., I, pag. 297. — Thacher, I, pag. 234.
G.

Cole, William C., geboren in der ersten Hälfte des 17. Jahrhunderts, ward im Jahre 1666 Doctor der Medicin in Oxford und prakticirte in der Folge in Bristol. Er war ein Freund SYDENHAM'S, jedoch, ungleich diesem, Hypothesen sehr ergeben. Hauptsächlich Anhänger der iatromechanischen Schule, verschmähte er es nicht, für seine Lehren auch in der Chemie Stützen zu suchen und so eine Verbindung der beiden Richtungen herbeizuführen. Seine Werke leiden an Dunkelheit und Unklarheit des Ausdruckes, enthalten aber manche Wahrheiten, so z. B. dass der Gesammtdurchmesser der Arterien mit ihrer Entfernung vom Herzen zunehme. Hauptwerke sind: „*Tractatus de secretione animali*" (Oxford 1674, 12.) und „*Novae hypotheseos, ad explicanda febrium intermittentium symptomata et typos excogitatae hypotyposis. Una cum aetiologia remediorum; speciatimvero de curatione per corticem peruvianum. Accessit dissertatiuncula de intestinorum motu peristaltico*" (London 1694; beide auch zusammen mit MORTON'S Werken, Amsterdam 1698, 8.).

Max Salomon.

Coler, Johann C., deutscher Art, schrieb von 1592—1632 über Agricultur und Oekonomie, auch über die Zucht des Seidenwurmes.

Biogr. univ. W. Stricker.

*Coler, Alwin C., geboren am 15. März 1831 zu Gröningen, Kreis Halberstadt, studirte von 1852—1856 Medicin auf den militärärztlichen Anstalten zu Berlin. Als Stabsarzt während der Feldzüge von 1864 und 1866 zeichnete er sich aus und wurde 1867 zum Medicinalstabe der preussischen Armee commandirt, um 1868 als Decernent in das Kriegsministerium einzutreten. In dieser Stellung verblieb er auch, als 1874 seine Ernennung zum Generalarzt (seit 1883 I. Cl.) erfolgte. C. hat sich um die in den Jahren 1868 und 1873 innerhalb des preussischen Militärmedicinalwesens erfolgten Reformen, sowie um die verbesserte Organisation des Feldsanitätswesens — 1878 — wesentliche Verdienste erworben. Auch sind seiner Initiative die Operationscurse für active und dem Beurlaubtenstande angehörige Aerzte, sowie andere für die wissenschaftlich-technische Ausbildung der Militärärzte wichtige Einrichtungen zu verdanken. Red.

Coletti, Ferdinando C., geboren am 16. August 1819 in Tai di Cadore, gestorben am 27. Februar 1881 in Padua, war Sohn armer Eltern und studirte in Padua, wo er 1845 zum Doctor promovirt und dann Assistent der Lehrkanzel für allgemeine Pathologie und Pharmakologie unter Professor STEER wurde, welchen er öfter in seinen Vorlesungen supplirte. Im Jahre 1848 verliess er diese Stellung und wurde Mitglied der provisorischen Regierung von Padua, als Chef der öffentlichen Gesundheitspflege, weshalb er nach der Rückkehr der Oesterreicher auswandern musste und in Genua als Arzt prakticirte. In den ersten Monaten des Jahres 1849 ging er nach Venedig und blieb hier als Arzt des Militärspitals bis zur Capitulation der Stadt, kehrte dann nach Padua zurück und wurde hier Privatdocent der allgemeinen Pathologie und der Pharmakologie. In dieser Periode veröffentlichte C. verschiedene Werke, die ihm einen Namen machten: „Dubbio sulla diatesi ipostenica" — „Monografia sull' azione dell' arsenico" (1853) — „Galateo dei medici e dei malati" u. s. w. und gründete die „Gazetta medica italiana, province Venete", welche er 23 Jahre lang redigirte. Gleichzeitig entfaltete er bei dem geheimen Comitato veneto auch eine politische Thätigkeit, bevor 1866 Venedig endlich an Italien abgetreten wurde. Nachdem dies geschehen, schlug die medicinische Facultät von Padua C. für die freigewordene Lehrkanzel der Pharmakologie und Pharmakognosie vor. Als Prof. ord. gründete er das pharmakologische Museum in Padua und gab seinen Studien eine experimentelle Richtung. Besonders hervorzuheben sind seine Studien über Chinin und dessen Surrogate, namentlich Cinchonidin, wie auch über die Wermuthessenz; eine kritische Arbeit über die 1877 für Italien herausgegebene Militärpharmakologie und seine „Memoria sulla cura biologica dei veneficii secondo la scuola tossilogica italiana". Zugleich beschäftigte er sich viel mit hygienischen Studien, die er zu popularisiren versuchte und wurde eifriger Verfechter der von BARELLAI angeregten Gründung der Ospizii marini für Scrophulöse und Rachitische und der von GORIŃI eingeführten Leichenverbrennung. Cantani.

Colignon, Charles C., englischer Arzt, geboren in London 1725, Professor der Anatomie in Cambridge, starb daselbst 1785. Seine Schriften sind von wenig Werth. Unger.

Colin. Unter den mehr als 20 Trägern des Namens C., welche der Index Catalogue mit einzelnen Schriften aufführt, ragt bei weitem hervor *Léon C., gegen 1830 geboren und 1852 zu Strassburg promovirt. Als Militärarzt hat C. sein Hauptaugenmerk auf die Entwicklung und Verhütung der Armeekrankheiten gelenkt und durch eine Reihe von Schriften besonders über den Typhus abdominalis in der Armee sich bleibende Verdienste erworben. Es sind darunter hervorzuheben: „Études cliniques de médecine militaire observations et remarques recueillis à l'hôpital militaire du Val-de-Grâce etc." (Paris 1864) — „De l'ingestion des eaux marécageuses comme cause de la dysentérie et des fièvres intermittentes" (Daselbst 1872) — „La variole et la rougeole à l'hôpital militaire de Bicêtre pendant le siège de Paris" (Union méd. de Paris 1873) — „La variole au point de vue épidémiologique et pratique" (Paris 1873) — „L'expédition anglaise de la Côte d'Or etc." (Gaz. hebd. de Paris 1874) — „Épidémies et milieux épidémiques" (Paris 1875) und vor Allem die beiden Hauptwerke: „De la fièvre typhoïde dans l'armée" (Paris 1878) und „Traité des maladies épidemiques" (über 700 Seiten starkes Handbuch, Daselbst 1879). Red.

Collado, Lodovigo C., zu Valenzia um die Mitte des 16. Jahrhunderts thätig, schlug aus Unabhängigkeitsliebe die Stelle eines königlichen Leibarztes aus und wirkte theils durch seine Schriften: „In Galeni librum de ossibus commentarius" (Valencia 1555) — „Ex Hippocratis et Galeni monumentis isagoge etc." (Daselbst 1561) — „De indicationibus liber" (Daselbst 1572) — theils lehrend; P.-P. PEREDA war sein berühmtester Schüler.

Biogr. méd. III. Red.

*Collas, Auguste-Marie-Alcibiade C., erster Chefarzt bei der französischen Marine, ist zu Brest geboren, wurde 1845 zu Montpellier Doctor, hat mehrfach über Krankheiten tropischer Länder und über pharmakologische Gegenstände geschrieben in der Revue coloniale (1853, 56), der Union médic. (1854) u. s. w., z. B. über die zu Pondichery beobachteten Krankheiten, die Cholera auf Mauritius, über eine in Indien sehr verbreitete, den Canthariden nahe verwandte, ebenfalls blasenziehende Käfergattung Mylabris, über die medicinischen Eigenschaften des Bel oder Vila, der Frucht von Aegle marmelos, Corr., über den

Haifisch-Leberthran. Er gab auch eine Uebersetzung der Schrift von JOHN WIBLIN und A. HARVEY über den Ausbruch des gelben Fiebers auf einem Schiffe' heraus.

Berger et Rey, pag. 53, 255. G.

Colle, Giovanni C., geboren zu Belluna 1558 und gestorben zu Padua 1630, war zuerst praktisch in Venedig, dann als Leibarzt des Herzog von Urbino und endlich als Professor der Medicin in Padua thätig. Unter seinen recht zahlreichen Werken sind ausgezeichnet: *„De omnibus malignis et pestilentibus affectionibus etc.“* (Pesaro 1616; unter etwas verändertem Titel Padua 1617) — *„De morbis malignis“* (Padua 1620) — *„Elucidarium anatomicum et chirurgicum ex Graecis, Arabibus, Latinis selectum“* (Venedig 1621) — *„De cognitu difficilibus in praxi ex libelli Hippocratis de insomniis etc.“* (Venedig 1628) und Mehreres über Kosmetik (1621) und Arzneibereitung (1628).

Uffreducci. — Red.

Collenbusch, Daniel C., zu Kahla im Herzogthume Sachsen-Altenburg, war am 19. September 1759 zu Duisburg am Rhein geboren, wurde 1789 zu Jena Doctor, 1799 fürstl. Schwarzb.-Rudolst. Medicinalrath und 1803 herzogl. sächs. Physicus des Kreisamtes und der Stadt Kahla, auch Arzt des Irren- und Zuchthauses Leuchtenburg, welchen Aemtern er, nachdem er bei Gelegenheit seiner goldenen Hochzeit 1839 zum Geh. Hofrath ernannt worden war, bis zu seinem am 14. April 1841 erfolgten Tode vorstand. Er hat sich hauptsächlich um die Volksmedicin durch die Herausgabe einer Anzahl von Schriften, die sich auf dieselbe beziehen, verdient gemacht, so: *„Der aufrichtige Volksarzt“* (2 Thle., Eisenberg 1796, 98) — *„Mildheimische Gesundheitslehre; u. s. w.“* (3 Thle., Gotha 1799—1802) — *„Gesundheitslehre“* (Eisenberg 1800). Auch gab er folgende populäre Zeitschriften heraus: *„Wochenblatt des aufrichtigen Volksarztes“* (Jahrgang 1—3, 1796—98) — *„Der Rathgeber für alle Stände u. s. w.“* (4 Jahrgg., Gotha 1799 ff.) und C. W. HUFELAND'S *„Kunst, das menschliche Leben zu verlängern; für den Bürger und Landmann umgearbeitet“* (Altenburg 1801). Eine wissenschaftliche Arbeit waren seine *„Merkwürdige Abhandlungen holländischer Aerzte, theils ganz, theils auszugsweise aus dem Holländischen übersetzt u. s. w.“* (Leipzig 1794, 97).

Neuer Nekrolog der Deutschen. Jahrg. 19, 1841, I, pag. 419. — Callisen, IV, pag. 264; XXVII, pag. 122. G.

Colles, Abraham C., zu Dublin, berühmter Chirurg, von dessen Lebensumständen wir nur sehr wenig zu ermitteln im Stande waren, wurde 1797 zu Edinburg Doctor, war 34 Jahre lang Professor der Anatomie und Chirurgie beim Royal College of Surgeons of Ireland bis zum Jahre 1836, wo er diese Stelle niederlegte, war ferner Chirurg an Dr. Steevens' Hospital, sowie Mitdirector der Cow Pox Institution. Er machte sich bekannt durch einen *„Treatise on surgical anatomy“* (Dublin 1811; 3. Aufl. 1814; Americ. edit. Philadelphia 1820; 2. Aufl. erläutert von J. R. HOPKINSON, 1831) und schrieb: *„Practical precepts on injuries of the head“* (Dublin 1824). Seine Untersuchungen über die Fracturen des unteren Radiusendes: *„On the fracture of the carpal extremity of the radius“* (Edinb. Med. and Surg. Journ., 1814) waren so bahnbrechend, dass noch heutigen Tages in England dieser Knochenbruch als „Colles' fracture“ bezeichnet wird. Auch über die Unterbindung der Art. subclavia lieferte er (Daselbst 1815) wichtige Beiträge. Fernere Arbeiten von ihm sind in den Dublin Hospital Reports (1818—27) enthalten, betreffend Mittheilungen über Klumpfuss, Trismus der Neugeborenen, namentlich aber über den Schenkelhalsbruch, mit Sectionsergebnissen; ferner über die schlimmen Folgen der Infection mit Leichengift. Eine Auswahl seiner Vorlesungen wurde 1826 in der Lancet publicirt. Von späteren Arbeiten sind noch *„Practical observations on the venereal disease, and on the use of mercury“* (London 1837; Philadelphia 1837) anzuführen. Er stand mehr als 20 Jahre unbeneidet und unbestritten an der Spitze der irischen Chirurgie, um die er sich als Lehrer grosse Verdienste erworben hat. Sein Tod erfolgte am 1. December 1843; über seine letzte Krankheit wurde von WILL. STOKES ausführlich berichtet. Nach seinem Tode erschienen noch: „*Lectures on the theory and practice of surgery. Edited by Simon M'Coy*" (Dublin 1844, 1845; Philadelphia 1845).

W. Stokes im Dublin Quart. Journ. of Med. Sc. 1846. I, pag 303. — Callisen, IV. pag. 266; XXVII, pag. 122.

Gurlt.

*Collie, Alexander C., wurde in Aberdeen 1863 promovirt und siedelte dann nach London über, wo er 1876 M. R. C. P. Lond. wurde. Seine Thätigkeit ist vornehmlich epidemiologischen Aufgaben zugewandt, gleichzeitig fungirte C. an verschiedenen Fieberhospitälern, sowie am Kinderspital in der Ormond-Str. Von ihm rühren her: „*Observations on the contagion of enteric fever*", mehrere Arbeiten über Pocken (Lancet 1871) — „*Etiology of enteric fever*" (Brit. med. Journ. 1878—1879) — „*The cold bath in enteric fever*" (Lancet 1872) und Aehnliches.

Red.

/Collin, Sébastien C., französischer Arzt aus Fontenai-le-Comte, wo er um die Mitte des 16. Jahrhunderts lebte, übersetzte mehrere Schriften des ALEXANDER V. TRALLES, u. A. „*L'onzième livre d'Alexandre Trallien sur les gouttes*" (Poitiers 1556) und „*Traité de la peste, traduit du grec de Trallien*" (Poitiers 1566). — Seine Abhandlung: „*L'ordre et régime pour la cure des fièvres avec les causes et remèdes des fièvres pestilentielles*" (Poitiers 1558) soll nach ÉLOY eine Uebersetzung des Werkes von RHAZES „*De pestilentia*" sein.

Unger.

Collin, zwei Aerzte in Wien, Brüder; Heinrich Joseph C., 1731 in Wien geboren, 1760 daselbst Dr. med., übernahm STOERK's Stelle 1759, setzte auch die von diesem begonnenen Jahresberichte über das Nosocomium Pazmannianum fort (Wien 1764) und übersetzte dessen entsprechendes Werk unter dem Titel „*Traité des l'usage de la ciguë*" in's Französische. Seine eigenen Untersuchungen sind im „*Observationum circa morbos acutos et chronicos factarum Pars II—VI*" (Daselbst 1772 bis 1781) niedergelegt. 1784 starb er. — Der jüngere Bruder, Matthäus von C., 1739—1817, erfreute sich, als Professor in Wien thätig, neben der Erhebung in den Adelstand noch vieler anderer Auszeichnungen.

Dict. hist. II. — Allg. Deutsche Biogr. IV.

Red.

Collin, Johan Gabriel C., schwedischer Pädiatriker, geboren in Stockholm 1794, gestorben als praktischer Arzt in Norrköping 1879, studirte theils in Upsala, theils am Carolinschen Institut zu Stockholm, bekam den Professor-Titel, wurde Ehrendoctor der Medicin in Upsala 1845. Er war besonders productiv als medicinischer Schriftsteller, übersetzte in's Schwedische G. RICHTER's Specielle Therapie (1824—1834) und gab „*Afhandlingar om barnsjukdomar*" Del. I—IV (1841—51) heraus.

Hedenius.

Collineau, Jean-Charles C., zu Paris, war 1781 zu Châtillon-sur-Indre geboren, studirte Medicin zu Angers und Paris, wurde 1808 daselbst Doctor und einige Zeit darauf Arzt des Gefängnisses Saint-Lazare, als Nachfolger seines Lehrers DIDIÉ, für dessen hilflos hinterlassene Kinder er ein zweiter Vater wurde. Er gab heraus eine von der Soc. méd. zu Paris gekrönte Preisschrift: „*Peut-on mettre en doute l'existence des fièvres essentielles?*" (Paris 1823) — „*Mém. sur l'absorption par les vaisseaux capillaires, sanguines et lymphatiques*" — „*Un mot sur les romans envisagés sous le rapport médical.*" Unter den zahlreichen Berichten, die er an die Akademie der Medicin, deren Mitglied er seit 1843 war, erstattete, sind zwei besonders hervorzuheben: „*Traitement de l'éducation des idiots en général*" und „*Sur l'emprisonnement cellulaire*"; ausserdem weitere von seinem soliden Wissen Zeugniss ablegende Mittheilungen an dieselbe Körperschaft über Typhus und Typhoidfieber, Scorbut in Gefängnissen, Geisteskrankheiten, eine medicinische Nomenclatur u. s. w. Er schrieb ferner ein halb philosophisches Werk: „*Analyse physiologique de l'entendement humain, d'après l'ordre dans lequel se manifestent, se développent et s'opèrent les mouvements sensitifs, intellectuels, affectifs et moraux*" (Paris 1843). C. starb am 14. August 1860.

A. Devergie im Bulletin de l'Acad. imp. de méd., T. XXV, 1859—60, pag. 1024. — Dechambre, XIX, pag. 10. G.

*Collineau, Alfred-Charles C., zu Paris, ist am 22. März 1832 zu Ancenis (Loire-Inférieure) geboren, studirte von 1850 an zu Paris und wurde 1859 Doctor mit der These: „*De l'ostéo-malaxie en général et au point de vue tocologique en particulier*". Er schrieb ferner: „*Sur un cas de coxalgie osseuse, suivie de mort et d'autopsie*" (1864) und zusammen mit FERD. MARTIN: „*De la coxalgie, de sa nature, de son traitement*" (1864), wofür Beide von der Akademie der Wissenschaften die goldene Medaille erhielten. Er erstattete an die Société médico-pratique einige wichtige Berichte, wie über die Gebärhäuser, die Mängel der Irrengesetzgebung (1870), eine Biographie von SIMONOT (1872), den Einfluss politischer Bewegungen auf die Entstehung von Geisteskrankheiten (1872) und verfasste für das Journal de médec. mentale (1868—70) eine Anzahl einschlägiger Aufsätze. Er war Arzt eines Wohlthätigkeits-Bureaus und Inspections-Arzt der Communalschulen seines Arrondissement u. s. w.

Glaeser, pag. 127. G.

Collins, Robert C., zu Dublin, berühmter Geburtshelfer, war in der Nähe von Cookstown, Grafschaft Tyrone, 1801 geboren, studirte in Edinburg, Dublin und Paris, wurde 1822 zu Glasgow Doctor und in demselben Jahre Assistent bei PENTLAND, dem damaligen Master des Dubliner Gebärhauses und nach dessen 1826 erfolgtem Tode sein Nachfolger. Er benutzte die ihm gebotene Gelegenheit, über ein ausserordentlich reichhaltiges Material zu verfügen, in der Weise, dass er ein System von tabellarischen Registern einführte, welches gestattete, jeden kleinsten beobachteten Umstand zu analysiren und statistisch zu verwerthen. Durch seine energischen Massregeln gelang es ihm, die Sterblichkeit der Wöchnerinnen an Puerperalfieber und die der Neugeborenen an Trismus im Gebärhause sehr erheblich zu vermindern. Von seinen literarischen Leistungen erwähnen wir: „*A practical treatise on midwifery, containing the result of 16.654 births, occurring in the Dublin Lying-in Hospital, during a period of seven years, commencing Nov. 1826*" (London 1835; Philadelphia 1838; Boston 1841), sowie eine Anzahl von Aufsätzen im Dublin Journal (Bd. 9—16) über Trismus, Periodicität der Geburten, künstliche Erweiterung des Muttermundes. u. s. w. Er wurde von seinen Collegen durch die Wahl zum Präsidenten des King and Queen's College of Physicians für die Jahre 1847, 48 geehrt, und schrieb noch: „*A short sketch of the life and writings of the late Joseph Clarke,.... containing .... his private practice, ... of 44 years, including 3878 births* (London 1849). Längere Zeit vor seinem am 11. December 1868 zu Dublin erfolgten Tode hatte er sich von der Praxis zurückgezogen und zu Ardsallagh Castle in der Grafschaft Meath gelebt.

Medical Times and Gaz. 1869, I, pag. 22. G.

Collins, Samuel C., bedeutender medicinischer Schriftsteller; vergleichender Anatom; in England geboren, studirte Medicin in Cambridge und Oxford, wurde 1650 hier zum Dr. med. promovirt und 1659 nach Russland berufen. Nachdem er acht Jahre lang Leibarzt des Czaren Alexei Michailowitsch gewesen war, wurde er am 28. Juni 1666 auf seine Bitte aus dem Dienst entlassen und kehrte nach England zurück. Er ist bekannt durch sein „*Systema anatomicum of the body of man, birds, fishes, with its diseases, cases and cures*" (London 1685, fol. 2 Bände). Ein zweites Werk von ihm ist eine Geschichte Russlands (The present State of Russia in a Letter to a Friend [Lond. 1671]).

Richter, II. 276. L. Stieda.

*Collins, Edward Wolfenden C., zum Med. Dr. 1871 promovirt; ausser in Dublin, wo die Promotion erfolgte, bildete er sich noch in Paris aus und liess sich später in London nieder. Nach verschiedenen anderen Anstellungen wirkt er hier als House Surgeon am St. Marks ophth. hospital und am Dun's Hospital. Ueber Cerebrospinalarachnitis und Meningitis epidemica schrieb er 1868 (noch in Dubliner Journalen), später über verschiedene chirurgische Probleme und glückliche Operationen in Med. Press (1878), resp. in den Transact. of the pathol. Soc. (1877—1879).   Red.

Collomb, Barthélemy C., französischer Chirurg aus Lyon, geboren 1718, gestorben 1798 daselbst, war Professor der Chirurgie an der Chirurgenschule seiner Vaterstadt und publicirte mehrere Schriften chirurgischen Inhaltes.   Unger.

Collot (nicht Colot, wie sehr ausführlich E. Turner in Gaz. hebd. de Paris 1880, Nr. 3 und 4 nachweist), berühmte Arztfamilie zu Paris, deren Stammbaum der soeben genannte Autor genau angiebt. Nach ihm siedelte Laurent 1 C. aus Trésnel, wo er geboren war, 1556 nach Paris über, hinterliess hier zwei Söhne, Laurent 2 C. und Jean C. (1560—1570), die wiederum Aerzte zu Söhnen hatten. Und zwar stammte von Laurent 2 C. nur Philippe 1 C., dagegen von Jean C. sowohl eine Tochter Geneviève (die spätere Gattin S. Pineau's), als ein dem Vornamen nach unbekannter X. C., der mehrere unbedeutende Söhne hatte. Philippe 1 C. seinerseits war der Vater einer dem Vornamen nach unbekannten Tochter (welche Girault heirathete) und Philippe 2 C. (1593—1656), von welchem der unten näher zu erwähnende François C. als Sohn abstammt. — Was in sonstigen Quellen über die Bedeutung der Familie C. und den Lebensgang ihrer einzelnen Mitglieder bekannt gegeben wird, sind folgende Daten. Das historische Renommé der C.'s beruht bekanntlich darin, dass ihre Mitglieder mehrere Generationen hindurch die Operation des Steinschnittes als eine Art Privileg ausübten. Laurent 1 C., der die Methode von Octavien de Ville gelernt hatte, wurde durch Henri II. von Trésnel (Champagne), wo er practicirte, nach Paris berufen und zu seinem Leibchirurgen ernannt. Es wurde für ihn am Hôtel-Dieu eine besondere Charge als Lithotomist eingerichtet, welche nach seinem Tode Laurent 2 C. einnahm. Von diesem gelangte die Stellung, wie das Geheimniss des grossen Steinschnittapparates an Philippe 1 C. und ging auf Philippe 2 C. über. Letzterer theilte in ganz Europa consultirt und theilte das Geheimniss mit seinem Schwager Girault und mit S. Pineau. Des Ersteren Sohn überlieferte es endlich an François C., der 1706 starb und das Verfahren in einem posthum von Senac (Paris 1727) publicirten Werk: „Traité de l'opération de la taille etc." der Oeffentlichkeit überliefern liess. — Abgesehen von dieser für sich selbst sprechenden Handlung hinterliess dieses jüngste Mitglied der Familie C. den Ruf sehr soliden chirurgischen Wissens und einer gediegenen und doch bescheidenen Kritik.   Red.

Colludrovich, Jacopo Francesco C., zu Venedig, aus einer dort ansässigen slavischen Familie stammend, wurde im December 1744 geboren, studirte in Padua und wurde daselbst mit 20 Jahren Doctor. 1724 wurde er vom Senate in Venedig zum Primararzte im Spital der Unheilbaren ernannt, 1805 von der österreichischen Regierung in eine für die Provinz Venedig errichtete Sanitäts-Commission berufen. Er übersetzte Wintringham's „Trattato sulla podagra" und „Saggio sulle malattie endemiche", ferner die Edinburger „Commentarj medici e filosofici"; auch soll er Buchanan's „Medicina domestica" übersetzt haben. Er schrieb ferner die „Orazione di lode di Santorio", — „Lettera sui vantaggi dei vescicanti volanti." Er war der Erste, welcher die Wirkungen des Ricinusöls erprobte und hinterliess bei seinem am 4. Juni 1830 erfolgten Tode mehrere unedirte Schriften in italienischer und lateinischer Sprache.

v. Wurzbach, II, pag. 431. — Levi, pag. 21.   G.

Colombat, M a r c C. (genannt COLOMBAT-DE-L'ISÈRE), zu Paris, war am 28. Juli 1798 zu Vienne (Isère) geboren, studirte zuerst die Rechte in Grenoble, musste, in politische Angelegenheiten verwickelt, nach Savoyen und der Schweiz flüchten, wurde 1824 amnestirt, und studirte darauf Medicin in Montpellier, Strassburg und Paris. Sein mechanisches Talent führte ihn auf die Erfindung verschiedener Instrumente, z. B. eines solchen zur Amputation der Portio vaginalis uteri, das er in der folgenden Schrift: „*De l'hystérotomie, ou l'amputation du col de la matrice dans les affections cancéreuses,* . . . . *avec la description de l'hystérotome et de plusieurs autres instrumens etc.*" (Paris 1828) beschrieb. Auch beschäftigte er sich in derselben Zeit mit „*De la compression et de la ligature des vaisseaux*" (Paris 1828) und einer „*Nouvelle méthode de pratiquer la taille sous-pubienne*" (1830). Lebenslang aber wendete er dem Stottern seine Aufmerksamkeit zu, und indem er ganz richtig den nervösen Charakter des Leidens erkannte, suchte er dasselbe durch ein Verfahren zu bekämpfen, bei welchem besonders auf rhythmische Aussprache der Worte Werth gelegt wurde. Er hatte zur Aufnahme von Zöglingen ein orthophonisches Institut errichtet und erzielte in demselben solche Erfolge, dass ihm von der Akademie der Wissenschaften 1833 ein Preis von 50.000 Franken zuerkannt wurde. Seine Schriften über das Stottern sind: „*Du bégaiement et de tous les autres vices de la parole*" (Paris 1830 ; deutsche Uebers. von A. E. F. SCHULZE, Ilmenau 1831; 2. Aufl. 1831 u. d. T.: „*L'orthophonie ou physiologie et thérapeutique du bégaiement*" ; deutsche Uebers. von H. E. FLIES, Quedlinburg 1840; 3. édit. 1843 u. d. T.: „*Traité de tous les vices de la parole etc.*") u. s. w. Auch seine Strassburger Dissertation, mit der er 1838 Doctor wurde, war demselben Gegenstande gewidmet. Er verfasste später noch ein „*Dict. histor. et iconographique de toutes les opérations et des instrumens, bandages et appareils de la chirurgie ancienne et moderne*" (2 Bde. 1835) — „*Traité complet des maladies des femmes etc.*" (2 voll. 1838; 1843; deutsche Uebers. von SIEGM. FRANKENBERG, Leipzig 1841; englische Uebers. von CHARLES D. MEIGS, Philadelphia 1845) — „*Mém. sur l'histoire physiologique de la ventriloquie*" (1840) u. s. w. Er starb am 10. Juni 1851.

Dechambre, XIX, pag. 54. — Callisen, IV, pag. 277; XXVII, pag. 125.

Gurlt.

Colombe, F r a n ç o i s - M a r i e - L é c o r c h é C. (oder LÉCORCHÉ-COLOMBE), zu Paris, war am 1. October 1789 zu Avallon geboren, wurde 1813 zu Paris Doctor und concurrirte später wiederholt, um Professor im Fache der Chirurgie oder Geburtshilfe zu werden. Die bei dieser Gelegenheit verfassten chirurgischen Concurs-Thesen waren: „*An in educendo calculo apparatus lateralis externus caeteris anteponendus ?*" (1823) — „*De ossium necrosi*" (1826) — „*De ulceribus et carcinomate uteri et vaginae*" (1832). Dazwischen fiel eine Schrift über die Cholera (1832) und folgte dann ein geburtshilflicher Concurs mit der These: „*De la délivrance*" (1834), nach welchem er von seinem erfolgreichen Concurrenten, PAUL DUBOIS, zum Chef de clinique ernannt wurde. Trotzdem concurrirte er nochmals um einen chirurgischen Lehrstuhl mit der These: „*Des avantages et des inconvénients des différentes espèces de sutures etc.*" (1835). Er starb um 1860 in Folge einer Erkrankung des Central-Nervensystems, von der er seit mehreren Jahren befallen war.

Dechambre, XIX, pag. 55.

G.

Colombier, J e a n C., französischer Militärarzt, wurde geboren zu Toul am 2. September 1736 als S o h n eines Chirurgien major, erhielt seine militärärztliche Ausbildung im Militärlazareth zu Metz und wurde erst als Chirurgien major 1765 promovirt. 1780 wurde er Generalinspector der Lazarethe und Gefängnisse Frankreichs. Sein Tod erfolgte am 4. August 1789 auf der Rückreise von einem amtlichen Auftrage. — Mit Vorliebe trieb C. Gesundheitspflege und Augenheilkunde, am meisten aber zog ihn die Militärmedicin an, für welche er neben seiner reformatorischen Thätigkeit Zeit fand, sich literarisch in namhafter Weise zu bethätigen. Seine wichtigsten literarischen Arbeiten sind: „*Codè de médecine militaire pour le service de terre etc.*" (Paris 1772, 4 Bde. in 12.) — „*Médecine militaire, ou traité des maladies etc.*" (Paris 1778, 7 Bde. in 8. Dieses Werk verfasste C. auf Befehl des Gouvernements in Paris) — „*Préceptes sur la santé des gens du guerre, ou hygiène militaire*" (Paris 1775, 8.; 1879, 8. — das werthvollste Werk des Verfassers, aber nicht, wie BAAS pag. 532 behauptet, das erste Handbuch der Militär-Hygiene. Auch Deutsch als: „Vorschriften über die Gesundheit der Kriegsleute Bern 1776" von TRIBOLET).

Biogr. méd. III.   H. Frölich.

Colombo, Realdo C., zu Cremona geboren, studirte anfangs Pharmacie, später unter JOH. ANT. LEONICUS und ANDREAS VESAL Chirurgie und Anatomie, lebte eine Zeit lang in Venedig, ward 1542, als VESAL nach Deutschland gereist war, um den Druck seines grossen anatomischen Werkes zu fördern, von der Universität Padua als dessen Stellvertreter berufen und 1544 nach VESAL's definitivem Fortgange dessen Nachfolger. Zwei Jahre darauf folgte er einem Rufe nach Pisa und 1549 einer Aufforderung des Papstes Paul IV. nach Rom, wo er 1559 oder 1577 gestorben ist. C. war ein vorzüglicher Anatom, ein würdiger Schüler seines grossen Lehrers. Ein eifriger Zergliederer (gegen 14 Leichen soll er jährlich secirt haben), beschäftigte er sich auch hauptsächlich mit Vivisectionen, zu denen er zuerst, statt der bis dahin gebräuchlichen Schweine, Hunde verwandte. Sein Hauptverdienst ist die selbständige klare Schilderung des kleinen Kreislaufes. Allerdings hatte SERVET denselben schon sechs Jahre früher, 1553, in seinem Werke „*Christianismi restitutio*", wegen dessen er den Feuertod erlitt, fast in gleicher Weise gelehrt, doch waren die meisten Exemplare schon bald nach Erscheinen von der Geistlichkeit verbrannt worden, und eine Verbindung zwischen SERVET und COLOMBO ist nicht nachzuweisen. Ein Plagiat von Seiten C.'s kann man daher wohl nicht annehmen. C. gewann diese Einsicht hauptsächlich durch Beobachtung des bei der Vivisection freigelegten Herzens. Er hatte richtige Vorstellungen von der Systole und Diastole des Herzens und ihrem Zusammenhange mit den Erweiterungen und Verengerungen der Arterien, er wies nach, dass die Lungenvene Blut führe, dass die Herzscheidewand undurchdringlich sei, und spricht es geradezu aus, das Blut werde von der rechten Herzkammer aus durch die Lungenarterie zur Lunge und von dort durch die Lungenvene nach dem linken Ventrikel geführt „*Quod nemo hactenus aut animadvertit, aut scriptum reliquit*". Die Erkennung des grossen Kreislaufes blieb ihm fremd, da er die Blutbereitung in der Leber, den centrifugalen Blutstrom in den Venen lehrte. Seine Beobachtungen hat er im folgenden Werke niedergelegt: „*De re anatomica libri XV*" (Venedig 1559, fol. und öfters; deutsch Frankfurt 1609, fol.).   Max Salomon.

Colon, François C., zu Nevers 1764 geboren, studirte und promovirte in Rheims und wurde nachher Chirurg am Hospital Bicêtre in Paris. C. war einer der eifrigsten Verbreiter der Vaccination in Frankreich; er richtete sein ganzes Wohnhaus in Paris zu diesem Zwecke ein und vaccinirte darin Jedermann unentgeltlich. Alle seine Schriften haben die Vaccination zum Gegenstande. Als er einst in übergrossem Eifer auf den Titel einer seiner Abhandlungen gleichzeitig seine Adresse setzte, wurde ihm dieser Umstand von seinen Collegen derart verübelt, dass er genöthigt war, Paris zu verlassen. Er übersiedelte nach Montfort, wurde bald zum Maire des Ortes gewählt und leistete seinen neuen Mitbürgern in dieser Stellung sowohl, wie als Arzt und Operateur bis zu seinem Tode (1812) die uneigennützigsten, vom Geiste echter Humanität durchwehten Dienste. Unger.

Colot, s. Collot.

Colsmann, Johannes C., geboren 1771, gestorben 1830, berühmter dänischer Chirurg, Professor an der chirurgischen Akademie, sowie Oberchirurg am königl. Friedrichs-Hospital zu Kopenhagen, später Generaldirector der Chirurgie. Seine literarischen Productionen sind unbedeutend.   Petersen.

*Colucci-Pascha, Antonio C., ägyptischer Arzt und Staatsmann, ist 1810 zu Alessandria geboren, studirte Medicin in Bologna, kam als zweiter Leibarzt an den Hof von Mehemed-Ali, wurde nach und nach Vice-Präsident des Gesundheitsrathes in Cairo, Inspecteur des Sanitätsdienstes der Marine und Präsident der im Interesse der internationalen Salubrität in Aegypten eingerichteten General-Sanitäts-Intendanz, bekleidete ausserdem noch mehrere Staatsämter, wurde wiederholt auf wissenschaftliche Reisen nach Europa geschickt und vertrat Aegypten auf mehreren internationalen wissenschaftlichen Congressen. Nachdem er bis dahin nur den Bey-Titel geführt, erhielt er als einer der ersten europäischen Christen vom Khedive Ismail den Rang eines Pascha. Er hat sich besonders um die Beobachtung und Erforschung der Aegypten seit 1830 heimsuchenden Pest- und Cholera-Epidemien verdient gemacht und darüber, abgesehen von einer Anzahl von *„Comptes rendus, Procès-verbaux, Réglements etc.“* folgende Brochüren verfasst: *„Du choléra en Égypte“* (1865) — *„Réponse à douze questions sur le choléra de 1865 en Égypte“* (1866).

Vapereau, 5. édit., pag. 454.   G.

Columba, Gerard C., aus Messina, hatte um die Mitte des 16. Jahrhunderts einen Lehrstuhl der Medicin in Padua inne. — Hauptwerk: *„De febris pestilentis cognitione et curatione etc. libri duo“* (Messina 1596; Frankfurt 1601—1608).   Unger.

Combalusier, François de Paule C., zu Paris, war am 28. October 1713 in dem Flecken Saint-Audiol (Vivarais) geboren, wurde 1732 zu Montpellier Doctor, hielt daselbst öffentliche Vorlesungen, wurde sodann Professor der Medicin an der Universität zu Valence, ging darauf aber nach Paris, wo er mitten in den zwischen den Aerzten und Chirurgen entbrannten und 1749 zu Gunsten der Ersteren entschiedenen Streit hineinkam, indem er sich auf die Seite derselben mit mehreren Schriften, wie: *„La subordination des chirurgiens aux médecins, démontrée etc.“* (Paris 1748, 4.) u. s. w. stellte. Er wurde darauf 1750 Mitglied der Facultät und 1755 zum Professor der Pharmacie ernannt. Vorher hatte er ein zu seiner Zeit geschätztes Buch: *„Pneumato-pathologia, seu tractatus de flatulentis humani corporis affectibus“* (Paris 1747; ins Französische übersetzt von AUG.-FRANÇ. JAULT, Paris 1754, 2 Bde.) geschrieben. Er verfasste noch ausser einer grossen Zahl kleinerer Abhandlungen: *„Observations et réflexions sur la colique de Poitou ou des peintres etc.“* (Paris 1761) und starb bereits am 24. August 1762.

Biogr. méd. III, pag. 307. — Dict. hist. I, pag. 853. — Dechambre, XIX, pag. 266.
                                        G.

Combe, Andrew C., war am 27. October 1797 in Schottland geboren, wurde 1825 in Edinburg Doctor, war Leibarzt des Königs und der Königin der Belgier und von 1838 an der Königin Victoria, musste aber zur Wiederherstellung seiner geschwächten Gesundheit nach Madeira gehen und starb 1847. Es sind von ihm folgende Schriften verfasst worden: *„Observations on the mental derangement etc.“* (Edinburg 1831; Boston 1834; nach der 7. Edinburger Ausgabe New York 1843) — *„The principles of physiology applied to the conservation of health“* (Edinburg 1834; 1842; New York 1834; deutsche Uebers. nach der 5. Edinburger Ausgabe von F. REICHMEISTER, Leipzig 1837; 1839) — *„The physiology of digestion“* (Edinburg 1836; 1842; nach der 3. Edinburger Ausgabe New York 1845; deutsche Uebers. von CARL NEUBER, Leipzig 1837) — *„A treatise on the physiological and moral management of infancy“* (Edinburg 1840; 1842). Auch gab er heraus: WILL. BEAUMONT'S *„On the gastric juice etc.“* (London 1838).

Dechambre, XXV, pag. 343. — Callisen, IV, pag. 282; XXVII, pag. 129.
                                        G.

Combe, George C., 1788—1858, gab zuerst in Edinburg (1838) *„Outlines of phrenology“* heraus, welche in 7. Auflage erschienen. In späteren Jahren, 1847—1857, erschienen von ihm am gleichen Verlagsorte mehrere Schriften über Erziehung, Gefängnisswesen, Popularisirung der Physiologie.   Red.

Combes, Joseph-Marie-Louis-Hippolyto C., war am 13. August 1809 zu Castres geboren, wurde 1832 zu Montpellier Doctor mit der These: „*Essai sur les vivisections*", besuchte darauf in Paris die Hospitäler und arbeitete an mehreren Zeitschriften mit. 1837 bereiste er Algerien, wurde 1839 zu Montpellier Professeur agrégé mit der These: „*Quelle est la meilleure base d'une classification des maladies?*" besuchte Italien und knüpfte daselbst wissenschaftliche Verbindungen an, die für ein späteres Werk von ihm von grosser Wichtigkeit waren. 1841 wurde er als Professor der Hygiene und gerichtlichen Medicin nach Toulouse berufen und verfasste um diese Zeit folgende Schriften: „*Des affections typhoïdes*" (Paris 1840) — „*De l'importance de la médecine légale*" (Toulouse 1841) — „*De la médecine politique*" (Ibid. 1842). In demselben Jahre erschien sein Hauptwerk: „*De la médecine en France et en Italie; administration; doctrines; etc.*" (Paris 1842; italienische Uebersetzung von SALV. DE RENZI, Neapel 1843), in welchem besonders der historische Theil, die Besprechung der Lehren von RASORI, TOMMASINI, der Vergleich derselben mit den BROUSSAIS'schen Doctrinen von Bedeutung ist. Seine folgenden Arbeiten betrafen wieder das Gebiet der Hygiene: „*De l'éclairage au gaz*" (Paris 1844) — „*Examen du décret relatif à l'organisation des conseils d'hygiène, etc.*" (Paris und Toulouse 1849, 4.) u. s. w. 1856 gab er seinen Lehrstuhl auf, fungirte bis 1859 noch als Inspecteur d'Académie zu Foix, Aix und Montpellier, zog sich dann aber in Folge geschwächter Gesundheit nach seiner Geburtsstadt zurück, wo er am 13. Februar 1873 starb.

Dechambre, XIX, pag. 267.   G.

Côme, Frère C., s. BASEILHAC.

Comet, Charles-Jean-Baptiste C., zu Paris, war daselbst 1796 geboren, war von 1818 an nur Officier de santé, wurde 1825 aber Dr. med. zu Strassburg. Nachdem er einige kleine Schriften, wie: „*Instruction sur les maladies des enfans; etc.*" (Paris 1818) — „*Instruction sommaire sur la vaccine, suivie de la description d'un nouvel instrument (dit vaccinateur isolé); etc.*" (Paris 1819) herausgegeben, gründete er 1823 ein medicinisches kritisches Journal: „*Hygie, recueil de médecine, d'hygiène, d'économie domestique; etc.*" (1826—28), durch welches er, bei seiner kaustischen Schärfe, sich so viele Feinde zuzog, dass er nach Brüssel flüchten musste. Er kehrte jedoch 1830, nach der Vertreibung der Jesuiten, zurück, leitete bis 1834 zu Belleville eine Maison de santé und beschäftigte sich vorzugsweise mit der Anwendung einer besonderen localen Applicationsmethode von Medicamenten, nämlich durch eine auf den erkrankten Körpertheil einwirkende Verdampfung derselben. Er schrieb darüber mehrere Schriften, wie: „*Diachorismos de médicamens simples pour le traitement des maladies*" (Paris 1836; 5. Ausg. 1837) — „*Méthode curative externe des douleurs rhumatismales, etc.*" (1836; 8. Ausg. 1842; deutsche Uebers. nach der 4. Aufl., Quedlinburg 1839; 2. Aufl. 1840) — „*Viscéralgies, douleurs rhumatismales, ... Guérisons obtenues par la méthode curative externe*" (1836). Durch die Ausübung dieses Verfahrens zog er sich die Animosität der Pariser Apotheker zu, wusste sich aber gegen dieselben mit vielem Geschick zu vertheidigen. An die Stelle der wieder in's Leben gerufenen „Hygie" liess er „L'Esculape" (1839—41) erscheinen, dem später „L'Abeille médicale" (1844—56) folgte, eine das Gesammtgebiet der Medicin umfassende Zeitschrift. Später erschien noch: „*La vérité aux médecins et aux gens du monde sur des maladies, éclairés par le somnambulisme naturel lucide, etc.*" (1860). Zusammen mit dem berühmten PERCY hatte er herausgegeben: „*Opuscules de médecine, de chirurgie, d'hygiène, et critiques médico-littéraires publiés dans l'Hygie*" (Paris und Brüssel 1827); ausserdem einige kleine Schriften und eine Uebersetzung von J. SWAN'S Arbeit über eine neue Methode, trockene anatomische Präparate anzufertigen.

Sachaile, pag. 204. — Callisen, IV, pag. 285; XXVII, pag. 132.   G.

Comini, Michael Ulrich von C., Edler von Sonnenberg, zu Innsbruck, war zu Cassana in Sulzberg (Südtirol) am 25. Februar 1766 geboren, studirte in Padua und Pavia, wurde 1789 daselbst Doctor, besuchte dann die Militärspitäler zu Mailand, erhielt 1790 das Physicat im Thale Fleims und wurde 1797 als zweiter Stadt-Physicus nach Brixen berufen. Er erwarb sich hier, wie in seinem früheren Wirkungskreise, besonders bei der Bekämpfung von Epidemien (er beschrieb 1807 eine solche „Faulfieber-Epidemie") Verdienste und veröffentlichte seine Erfahrungen über die von CHIARENTI vorgeschlagene endermatische Methode in einer Brochüre: „Specimen observationum medico-practicarum, quos methodo Chiarentiana instituit . . . . Pauculis in calce adjectis ad internam nosocomii Brixensis constructionem spectantibus" (Brixen 1801). 1799 war er von dem Fürstbischof von Brixen zum Hofrath und Leibarzt und vom Kaiser Franz II. in den Adelstand erhoben worden. Auch während der bayerischen Occupation Tirols und der Kämpfe von 1809 machte er sich um die Behandlung der kranken und verwundeten Kämpfer, sowie durch sein sonstiges patriotisches Verhalten hochverdient, wurde 1811 als Medicinalrath nach Innsbruck berufen, wo er bei den Truppendurchmärschen 1812, 13 ein neues und weites Feld seiner Thätigkeit fand. Nach der Wiedervereinigung Tirols mit Oesterreich in den Ruhestand versetzt, versah er 1819—20 provisorisch das Protomedicat und das med.-chir. Studien - Directorat und wurde 1825 pensionirt. Er wirkte aber noch bis zu seinem am 12. März 1842 erfolgten Tode als beliebter und gesuchter Arzt rastlos weiter.

Stotter im Neuen Nekrolog der Deutschen, Jahrg. 20., 1842., I, pag. 237. G.

Commissetti, Antonio C., wurde geboren am 12. März 1805 zu Pezzana und trat am 25. Februar 1842 als Chirurgien major 2. Classe in das Heer ein. 1850 wurde er zum Divisionsarzt 2. Classe ernannt und in den Spitälern von Cuneo, Chilmbery und Genua verwendet. Hier gründete er mit einigen Gleichgesinnten 1853 das Giornale di medicina militare, dessen Leiter und zugleich hervorragender Mitarbeiter er lange Zeit blieb. 1855 führten ihn die kriegerischen Ereignisse in die Krim, wo er an der Spitze des sardinischen Sanitätscorps stand. 1856 kehrte er nach Turin zurück, 1857 wurde er Inspector, 1859 und 1860 leitete er den Sanitätsdienst des sardinischen Heeres, 1862 wurde er Präsident des Militär-Sanitäts-Ausschusses. Im Jahre 1873 wurde er, nachdem er den Rang eines Sanitäts-Generalmajors erworben, in den Ruhestand versetzt und verstarb zu Turin im September 1881. An den Verbesserungen des Sanitätsdienstes, die in seine Dienstzeit fallen, hat C. hervorragenden Antheil.

Jahresbericht etc. von W. Roth, Supplement-Band zu der militärärztlichen Zeitschrift, 1863. H Frölich.

Comparetti, Andrea C., zu Padua, war 1746 zu Vicinale im Friaul geboren, widmete sich zu Padua unter MORGAGNI der Heilkunde, wurde Doctor derselben und übte sie in Venedig aus. Er schrieb hier die Schrift: „Occursus medici de vaga aegritudine infirmitatis nervorum" (Venedig 1784) und wurde auf Grund derselben nach BIANCHINI's Tode als Professor der Medicin nach Padua berufen. Daselbst wusste er auch als Naturforscher sich einen Namen zu machen und schrieb folgende, theils den Naturwissenschaften, theils der Anatomie, theils der praktischen Medicin angehörige Schriften: „Observationes de luce inflexa et coloribus" (Padua 1787), in welchen er von dem Beobachtungen NEWTON's und GRIMALDI's Gebrauch machte. — „Observationes anatomicae de aure interna comparata" (Padua 1789, 4. c. tab.), von CHLADNI, nebst dem in demselben Jahre über den gleichen Gegenstand von SCARPA erschienenen Werke für das vorzüglichste über die Gehörorgane des Menschen und der Thiere erklärt. Es folgten weiter: „Prodromo di un trattato di fisiologia vegetale" (2 Thle., Padua 1791, 99) — „Riscontri fisico-botanici ad uso clinico" (1792) — „Saggio della scuola clinica nello spedale di Padova" (1798) — „Osservazioni sulla proprietà della

64 COMPARETTI. — CONDOIDI.

china del Brasile" (1794). Seine „*Riscontri medici delle febbri larvate periodiche perniciose*" (2 Thle. 1795) sind, ebenso wie die zuerst genannte Schrift, auf gründliche eigene Beobachtungen basirt. Zu seinen letzten Arbeiten gehören die „*Observationes dioptricae et anatomicae comparatae de coloribus apparentibus, visu et oculo*" (1798, 4. c. fig.) und eine Schrift, welche sich mit der Verbesserung des klinischen Unterrichts beschäftigt: „*Riscontro clinico del nuovo ospedale o regolamenti medico-pratiche*" (1798); endlich eine wichtige vergleichend-anatomisch-physiologische Arbeit: „*Dinamica animale degl' insetti*" (1800). Ausserdem schrieb er noch Abhandlungen für Gesellschaftsschriften, z. B. die Mémoires de Turin (T. V), pflanzenphysiologischen Inhalts. Der unermüdliche Arbeiter starb bereits am 22. December 1801.

Biogr. méd. III, pag. 310. — Dict. hist. I, pag. 854. — v. Wurzbach, II, pag. 437.

G.

Concato, Luigi C., am 20. November 1825 in Padua geboren, kämpfte als Sohn armer Eltern mit der grössten Noth, um seine Studien vollenden zu können. Am 6. August 1848 zum Doctor in Padua promovirt, wurde er 1850 Assistent der Anatomie und Physiologie, übersetzte Zehetmayer's Werk: „Ueber die Percussion und Auscultation etc." und ging im September 1855 nach Wien, wo er zwei Jahre lang die medicinische, chirurgische und geburtshilfliche Klinik besuchte und pathologische Anatomie studirte (Skoda, Oppolzer, Schuh, Rokitansky) und 1857—58 nach Prag (Jaksch, Lerch, Treitz). Ende 1859 wurde er mit den Vorlesungen über allgemeine Pathologie in Pavia beauftragt und 1860 zum Professor der medicinischen Klinik in Bologna ernannt. Bis 1875 mit grossem Erfolge die neue Richtung einer auf objective Semiotik gegründeten positiven Diagnose hier verbreitend, fand er natürlich viele Gegner in den Aerzten der dortigen alten Schule, verschaffte sich aber trotzdem bald ein grosses Ansehen bei Studenten, wie bei Kranken. Anfangs 1876 liess er sich vorübergehend nach Padua versetzen, siedelte jedoch 1878 wegen vielfacher Anfeindungen nach Turin über, wo er seine Vorlesungen mit weit besserem Erfolge als in Padua bis zum Jahre 1880 fortsetzte. Am 13. August ej. a. starb er zu Riolo (Romagna) an acutem Glottisödem. Als Lehrer hinterliess er viele Schüler, die ihm Ehre machten, mehrere hierunter Professoren an verschiedenen Universitäten Italiens; als medicinischer Schriftsteller war er während seiner wissenschaftlichen Laufbahn äusserst thätig gewesen. Im Jahre 1862 gründete er das „Ebdomadario clinico", eine praktische und wissenschaftliche Zeitschrift, die im Jahre 1865 in die „Rivista clinica di Bologna" umgeändert wurde und heute noch fortbesteht. Unter seinen zahlreichen (120) Schriften verdienen besondere Erwähnung: „*Sopra un caso di carcinoma villoso della vesica*" (Imparziale 1861) — „*Dei segni diagnostici fisici nella tubercolosi polmonare incipiente*" (Ebdomadario clinico, 1863) — „*Delle affinità fra tubercolo e cancro e della sostituzione loro ereditaria*" (Ebenda 1864) — „*Sul tetano*" (Rivista clinica de Bologna 1865) — „*La percussione nella diagnose differenziale delle cardiopatie*" (Ebenda 1868) — „*Apparecchio inamovibile nell' artrite acuta*" (Ebenda 1869) — „*Sulla fisiologia e fisiopatologia del cuore*" (Ebenda 1870) — „*Sul reumatismo articolare a corso rapido*" (Turin 1876, 400 Seiten) — „*Un caso di chiluria*" (Giornale della R. Accademia di medicina di Torino 1881) — „*La corrente indotta e la compressione meccanica contro i versamenti pleuritici*" (Piacenza 1881) — „*La diagnosi generale dei tumori addominali*" (2 Theile, Mailand 1881) und viele andere.

Cantani.

Conde, J. B. de C., aus Brüssel, 1644 zu Löwen promovirt, wirkte als Arzt am Hospital St.-Jean der ersteren Stadt. Seine Auszeichnung beruht auf einer in eleganten lateinischen Versen ausgeführten Wiedergabe der Aphorismen des Hippokrates (Brüssel 1647). C. starb 1653, sein Geburtsjahr kennt man nicht.

van den Corput. — Red.

Condoidi, Panajota (in Russland Paul Sacharjewitsch C. genannt), ein um das Medicinalwesen in Russland überaus verdienter Arzt, ein in Corfu

70

geborener Grieche, kam sehr jung nach Russland und wurde äusserst sorgfältig von seinem Oheim, dem Bischofe von Susdal, erzogen; dann ging er nach Leyden, studirte Medicin und wurde Dr. med. Er verfasste: *„Historiae lateralis ad extratendum calculum sectionis appendix, sive cystotomia Cheseldiana, auctore Jacobo Douglasso, quam anglice conscriptam Latine donavit P. C. di Corcyraeus"* (Leyden 1733, 4., mit Fig.). Nach Russland zurückgekehrt, erhielt er das Recht zur Praxis daselbst, wurde 1738 Generalstabsdoctor der Armee Münnich's und entwarf als solcher eine besondere Instruction für dieses Amt, sorgte ausserordentlich für Kranke und Hospitäler und bemühte sich, bestehende Missbräuche abzuschaffen. Nach der Thronbesteigung der Kaiserin Elisabeth von dem Archiater Grafen LESTOCQ nach Petersburg berufen, übernahm C. die Verwaltung des Medicinalwesens (medic. Kanzlei oder medic. Comptoir genannt). Im October 1747 wurde er Hofmedicus und nach dem Tode BOERHAAVE's Director der medicinischen Kanzlei, sowie erster Leibmedicus des kaiserlichen Hofes. Seine Bestrebungen galten insbesondere der Verbesserung der Hospitäler, er ordnete regelmässige Sectionen in den Hospitälern an und errichtete Hebammenschulen in Moskau und Petersburg. Sein Tod erfolgte 1760.

> Tschistowitsch, CLXXXII. — Richter, III, pag. 436.   L. Stieda.

Connor, Bernard C., ein Irländer, um 1666 geboren, bereiste die Länder des Continents und war in Polen einige Jahre Leibarzt Johann Sobieski's. Nach England 1695 zurückgekehrt, hielt er öffentliche medicinische Vorlesungen mit grossem Zulauf, starb aber bereits 1698. Ausser Reisebildern (speciell über den Vesuv), einem Briefwechsel mit J. TYREL u. A. über allgemeine medicinische Fragen, einem *„Evangelium medici"* und einer (nachgelassenen) Geschichte Polens schrieb C.: *„A compendious plan of the body of physic"* (Oxford 1697) und *„De secretione animali"* (London gleichzeitig).

> Dict. hist. II.   Red.

Conolly, John C., geboren 1796, gestorben 1866, war Arzt zu Hanwell bei London, einer der grösseren Irrenanstalten von mehr als 1000 Bewohnern, an denen England so reich ist. Seine wissenschaftliche Bedeutung ist weniger ausgesprochen, obgleich er ziemlich viel geschrieben hat; die praktische dagegen um so mehr, als C. der eigentliche Schöpfer des No-restraint Systems ist. Zwar hatte vor ihm schon GARDINER HILL, unterstützt von CHARLES WORTH in Lincoln, einschlägige Versuche gemacht; wirklich durchgeführt hat das System aber erst C.; nach mehr als zwanzigjähriger Thätigkeit in Hanwell konnte er 1856 berichten, dass in 24 englischen Irrenanstalten — mit mehr als 10.000 Kranken — der mechanische Zwang so gut wie abgeschafft sei. Die Bedeutung dieses Factums war die einer neuen Aera für die Psychiatrie.   Arndt.

Conquest, John T. C., zu London, wurde 1789 zu Chatham geboren, war einige Zeit lang Assistant-Surgeon in der Marine, wurde 1813 zu Edinburg Doctor, ging dann nach London, wurde Geburtshelfer am City of London Gebärhause und Docent der Geburtshilfe am St. Bartholomäus-Hospital. Er verfasste: *„Outlines of midwifery"* (London, 2. Aufl. 1821; 6. Aufl. 1835; neue Aufl. durch JAMES M. WINN, 1854; deutsche Uebersetzung mit Zusätzen u. s. w. von S. J. OTTERBURG, Heidelberg und Leipzig 1834) und gab, ausser mehreren Aufsätzen in Edinb. Med. and Surg. Journ. (1811), London Med. Repository (1820), Lancet (1829—30) über Missbildung der weiblichen Genitalien, geburtshilfliche Instrumente, Heilung des Hydrocephalus durch Punction, eine in der HUNTER'schen Gesellschaft gehaltene Festrede: *„Observations on puerperal inflammation, commonly called puerperal fever etc."* (London 1830) und eine Schrift: *„What is homoepathy? And is there any, and what amount of truth in it?"* (London 1859; 2. Aufl. 1859; 2. amer. Ausg. Philadelphia 1861) heraus. Er starb am 24. October 1866 zu Shooter's Hill, wohin er sich seit einigen Jahren zurückgezogen hatte.

> Dechambre, XIX, pag. 649. — Callisen, IV, pag. 294; XXVII, pag. 135.   G.

Conradi, Georg Christoph C., geboren am 8. Juni 1767 zu Rössing im Amte Caleuberg, gestorben am 16. December 1798 als Stadtphysicus zu Nordheim, beendete 1789 seine medicinischen Studien und liess sich als praktischer Arzt in Hameln nieder; 1792 ging er als Physicus nach Nordheim. C. hat durch seine Vorschläge, die getrübte Linse durch Spaltung der Kapsel zur Aufsaugung zu bringen, sich ein erhebliches Verdienst um die Staaroperation erworben, ja man muss ihn sogar eigentlich als den Begründer der modernen Discissio cataractae ansehen. Allerdings war schon vor ihm die Thatsache bekannt, dass die zerstückelte staarige Linse von den Augenflüssigkeiten gelöst und zur Resorption gebracht werden könne und war diese physiologische Erkenntniss bereits auch von POTT zur Grundlage einer besonderen Operationsmethode gemacht worden. Doch war man trotz aller derartigen Versuche sowohl über die Technik, als wie auch über die Indicationen der Discissio cataractae so im Unklaren, dass selbst BEER im Jahre 1799 behauptete: es würde eine derartige Methode der Staaroperation kaum eine praktische Bedeutung erlangen können. Es ist nun das grosse Verdienst C.'s, in seinem Aufsatze: „*Vorschlag zu einer einfachen Methode, den Staar zu stechen*" (ARNEMANN'S Mag., Bd. I, Göttingen 1797) die Indicationen der Discissio angegeben und diese Methode als nur für weiche Staare passend erkannt zu haben. Er warnt ausdrücklich davor, ältere Personen mittelst dieses Verfahrens operiren zu wollen. Die Technik der Operation gestaltete er auch dadurch rationell, dass er die bis dahin versuchte totale Zerstückelung der Linse beseitigt und nur durch Spaltungen der vorderen Linsenkapsel ersetzt wissen wollte. Auf diesem von C. geschaffenen Boden hat sich unsere moderne Discission, trotz der Widersprüche BEER'S, entwickelt. (S. MAGNUS, Geschichte des grauen Staares, Leipzig 1876.) Die sonstigen literarischen Arbeiten C.'s über dasselbe Thema, sowie sein „*Handbuch der pathologischen Anatomie*" (Hannover 1796) — „*Auswahl aus dem Tagebuche eines praktischen Arztes*" (Chemnitz 1794) etc. haben nur nebensächliche Bedeutung.

Ein Verzeichniss aller seiner Arbeiten, auch der verschiedenen von ihm gelieferten Journalartikel, findet man in Meusel, 1750—1803. Magnus.

Conradi, Johann C., geboren in Strassburg i. E., studirte daselbst Medicin und wurde Dr. med., in Petersburg examinirt am 17. December 1787 wurde er Anfangs dem chirurgischen Institute, später dem Hauptspital zugezählt. Am 2. August 1789 wurde er als Lehrer an der Petersburger chirurgischen Schule angestellt; später siedelte er nach Moskau über, um auch hier als Lehrer thätig zu sein. „Er habe", sagte er, „ein Gelübde gethan, nicht in sein Vaterland zurückzukehren, sich nicht mit der freien Praxis zu beschäftigen, sondern allein mit Unterrricht" — in Erinnerung an seinen unvergesslichen Lehrer FRIEDE. In Moskau lehrte C. Geburtshilfe und gerichtliche Medicin.

Tschistowitsch, CLXXXVII. L. Stieda.

Conradi, Johann Wilh. Heinrich C., geboren am 22. September 1780 zu Harburg, wo sein Vater Professor der Rechtswissenschaft war, gestorben am 17. Juni 1861 zu Göttingen, studirte von 1797 ab Medicin zu Marburg, promovirte daselbst 1802, habilitirte sich im nämlichen Jahre, wurde 1803 ausserordentlicher, 1805 ordentlicher Professor, erhielt 1809 die Poliklinik und 1812 mit dem Titel Hofrath die Direction der stationären Klinik in dem unter seiner Leitung eingerichteten akademischen Krankenhause. Im Herbst 1814 folgte er einem Rufe als Professor der Medicin nach Heidelberg, wo er das Krankenhaus (Berichte über dasselbe 1817 und 1820) verbesserte. Nachdem er Berufungen nach Bonn und Berlin abgelehnt, folgte er 1823 einem wiederholten Rufe nach Göttingen. Dort leitete er zuerst ein poliklinisches Institut, nach HIMLY's Tode (1837) jedoch übernahm er die Direction des akademischen Krankenhauses, die er erst 1853 bei Gelegenheit seines 50jährigen Professorenjubiläums aufgab. Als Mitglied der Göttinger Gesellschaft der Wissenschaften, legte er in deren Abhandlungen viele seiner kleinen Schriften nieder. C., ein sehr gelehrter Arzt (s. BALDINGER), ein fruchtbarer Schriftsteller und gewissenhafter, aber etwas trockener Lehrer, war Eklektiker und hat ebensowohl dem schädlichen (BROUSSAIS), wie dem wohlthätigen Neuen (SCHÖNLEIN 1843) opponirt. Seine einst beliebten Handbücher: *„Allgemeine Pathologie"* (zuerst 1811, 6. Aufl. 1841) — *„Specielle Pathologie"* (zuerst 1811, 1813, 4. Aufl. 1831) sind jetzt ohne Werth. — Seine Schrift gegen BROUSSAIS erschien zuerst 1821 und erlebte 1823 die zweite Auflage.

Schriftenverzeichniss in Engelmann's Bibliotheca medico-chirurgica. — Nekrolog von Wöhler in Göttinger Nachrichten. 1861, pag. 20. — Deutsche Biographie.

W. Stricker.

Conring, Hermann C., geboren am 9. November 1606 zu Norden (Ostfriesland), gestorben zu Helmstädt am 12. December 1681, war der neunte Sohn eines Geistlichen. Bei schwächlicher Leibesbeschaffenheit war er doch geistig frühreif und gilt als einer der berühmtesten Polyhistoren. Seine volkswirthschaftliche Wirksamkeit hat W. ROSCHER gewürdigt, seine politische Thätigkeit verwarf man nur, da sie gegen die Interessen Deutschlands gerichtet war. C. bezog 1620 die Hochschule Helmstädt und brachte, mit den verschiedensten Studien beschäftigt, 5 Jahre dort zu. 1625, als Helmstädt vom Kriege heimgesucht wurde, siedelte er nach Leyden über. 1632 wurde er Professor der Philosophia naturalis in Helmstädt, 1626 Doctor der Medicin und Philosophie und vertauschte im gleichen Jahre seine Professur mit der der Medicin, wozu er später noch die zweite Professur der Politik übernahm. 1649 wurde er von der Fürstin Juliana von Ostfriesland in seine Heimat berufen und kehrte als Leibarzt und Geheimrath derselben nach Helmstädt zurück. 1650 lud ihn Königin Christine nach Schweden ein und verlieh ihm den Titel eines Leibarztes und Rathes, den ihm später König Karl Gustav bestätigte. 1661 wurde er braunschweig-wolfenbüttelscher Geheimrath und 1669 dänischer Etatsrath. Von seinen eilf Kindern überlebten ihn sieben: ein Sohn und sechs Töchter. — Neben einer ausgedehnten medicinischen Praxis und der gewissenhaften Erfüllung der Pflichten seines akademischen Berufes fand C. Musse zu einer staunenswerthen literarischen Thätigkeit auf den verschiedensten Gebieten menschlichen Wissens. Im Bereiche der Medicin war eine *„Disputation über den Scorbut"* (Helmstädt 1634) wohl die erste eigene Arbeit. Später erwarb er sich ein besonderes Verdienst, indem er die HARVEY'sche Lehre vom Kreislauf des Blutes auf's Eifrigste verfocht (1640, 1643, 1646). Während er hierdurch und durch häufige Demonstrationen, sowie durch Betonung des Werthes chemischer Untersuchungen sich als einen Anhänger der neuen Richtung kundgab, welche die Medicin ausschliesslich naturwissenschaftlich zu begründen strebt, bekämpfte er die älteren mystischen Theorien in seiner Schrift: *„De hermetica Aegyptiorum vetere et nova Paracelsicorum medicina"* (1648, 1669).

Biogr. univ. — Deutsche Biographie. — Max, Zur Erinnerung an die Wirksamkeit H. C.'s in Abhandlungen der Göttinger Ges. der Wiss. 1872, Bd. XVII.

W. Stricker.

Consbruch, Georg Wilh. Christoph C., geboren am 4. December 1764 zu Herford in Westphalen, geboren im September 1837 in Bielefeld, promovirte 1787 zu Halle. Er war zuerst Arzt in Herford, dann seit 1789 in Bielefeld und wurde 1800 Medicinalrath. Ausser einer Reihe von Artikeln in medicinischen Journalen (besonders in HUFELAND's Journal) und Uebersetzungen einiger englischer medicinischer Werke (z. B. von CULLEN's *„Materia medica"*, 1790), hat er *„Medicinische Ephemeriden nebst einer medicinischen Topographie der Grafschaft Ravensberg"* (1793) und in Gemeinschaft mit JOH. KASPAR EBERMAIER und J. F. NIEMANN eine *„Allgemeine Encyklopädie für praktische Aerzte und Wundärzte"* (1802 ff. in 18 Bänden) herausgegeben, von welchen C. mehrere Theile (Anatomie, Physiologie, Materia medica, allgemeine und specielle Pathologie und Therapie) selbst verfasst hat.

Deutsche Biographie. IV.

W. Stricker.

5*

Constantin, A n t o i n e C. , französischer Arzt in Aix (Provence) um das Jahr 1616, ist Verfasser des *„Brief traité de la pharmacie provinçale et familiäre etc."*, worin er nachzuweisen suchte, dass jedwede Krankheit mit den einheimischen Arten der Pflanzen und Kräuter behandelt werden soll, um geheilt zu werden.   U n g e r.

Constantinus, mit dem Beinamen AFRICANUS, aus Carthago, lebte in der zweiten Hälfte des 11. Jahrhunderts und soll 40 Jahre lang auf Reisen durch Arabien, Chaldäa, Persien, Indien, Aethiopien und Egypten zugebracht haben. Vor der Anklage, Zauberer zu sein und ihren Folgen rettete er sich nach Salerno, wo er Secretär R o b. G u i s c a r d's wurde und zog sich 1086 vom Hofe nach Monte Casino zurück, um hier in den Benedictiner-Orden einzutreten und Ruhe zu finden. Durch seine zahlreichen medicinischen Schriften — obwohl v o r w i e g e n d Ueber-setzungen griechischer und arabischer Werke — trug er viel dazu bei, der medicinischen Schule zu Salerno zu ihrem Aufschwunge zu verhelfen, wird sogar von einzelnen Forschern als der eigentliche Reformator derselben betrachtet. In der von H. PETRUS (zu Basel 1536) veranstalteten Gesammtausgabe seiner Opera umfasst der I. Theil die *„De morborum curatione libri VII a capite ad pedes usque"* — den *„Liber aureus, de remediorum et aegritudinum cognitione"* — *„De urinis"* — *„De stomachi affectionibus naturalibus et praeter naturam"* — *„De victus ratione variorum morborum"* — *„De melancholia"* — *„De coïtu"* — *„De animae et spiritus discrimine"* — *„De incantationibus, adjuratione, colli suspensione etc."* — *„De passionibus mulierum"* und vor Allem den *„Liber de chirurgia"* (Phlebotomie, Arterienincision, Scarification, Schröpfköpfe, Heilung der Knochenbrüche etc.) und den *„Liber de gradibus simplicium medicamen-torum etc."*; der II. Theil: *„De humana natura"* — *„De elephantia"* — *„De remediis ex animalibus"*.

Dict. hist. II. u. a.   R e d.

Conygius, s. FABRI.

Cooke. Unter den zahlreichen englischen Aerzten dieses Namens verdienen zunächst Erwähnung: der Nervenarzt J o h n C., welcher in den Jahren 1819 bis 1824 in schneller Folge mehrere umfangreiche Werke über Nervenkrankheiten im Allgemeinen (Croonian lectures of the year 1819; London 1820—1823) und speciell über Epilepsie erscheinen liess; — und W i l l i a m C., in Wem (Shropshire) am 4. August 1785 geboren, sehr früh in die Praxis gelangt und ausgebildet unter ABERNETHY im St. Bartholomäus-Hospital. Im Jahre 1819 gründete er mit einigen anderen Londoner Aerzten die Hunterian Society, in welcher er 1839 die jährliche Rede hielt (*„Mind and the emotions"*). Seine Schriften sind (unbedeutende übergangen): *„A treatise on disorders of the digestiv organs"* (1828) und eine Uebersetzung von MORGAGNI'S *„De sedibus et causis morborum"* (1822). — Als er am 20. März 1873 starb, hinterliess er z w e i gleichfalls dem ärztlichen Stande angehörende S ö h n e.   R e d.

*Cooke, T h o m a s C., bildete sich in London und Paris aus und erlangte an letzterer Universität das Baccalaureat 1862; Med. Dr. wurde er 1870 und F. R. C. S. Eng. 1871. Er hat in Paris mehrere Assistentenstellen, so am Bicêtre, Lariboisière, Le Midi innegehabt, auch an der École pratique de la faculté daselbst als Demonstrator für Anatomie gewirkt. Als Lecturer of anatomy, phys. and surgery in London stellte er die *„Tablets of anatomy and physiologie"* (1873 bis 1879) zusammen, wandte sich später der Chirurgie zu und schrieb: *„On suspension by the head in Sayre's treatment of spinal curvature"* (Lancet 1879) — *„Treatment of strumous abscesses of the neck"* (Brit. med. Journ. 1876) und andere Einzelaufsätze.   R e d.

Cooper, Sir A s t l e y P a s t o n C., der bedeutendste englische Chirurg im ersten Drittel dieses Jahrhunderts, war am 23. August 1768 zu Brooke in Norfolk geboren, wurde 1784 ein Zögling von CLINE, dem bekannten Chirurgen am St. Thomas' Hospital in London und von ihm in sein Haus aufgenommen. Diese nahe Verbindung mit einem berühmten Anatomen und Chirurgen war ihm von sehr grossem Nutzen; er hörte nebenbei auch Vorlesungen bei JOHN HUNTER und besuchte während des Winters 1787 Edinburg. 1789 wurde er Demonstrator der Anatomie beim St. Thomas' Hospital und 1791 übertrag ihm CLINE einen Theil seiner Vorlesungen. 1792, nachdem er sich eben verheiratet, ging er mit seiner Frau nach Paris, um noch unter DESAULT und CHOPART Studien zu machen; die Unruhen der Revolution vertrieben ihn jedoch bald wieder. In demselben Jahre begann er seine ersten chirurgischen Vorlesungen zu halten, wurde 1793 als Professor der Anatomie an der Surgeon's Hall angestellt und 1800, statt seines Oheims WILLIAM COOPER, der seine Stellung niederlegte, zum Chirurgen am Guy's Hospital ernannt. In dieselbe Zeit fallen seine ersten bemerkenswerthen wissenschaftlichen Arbeiten: *„A case of strangulated hernia, in which a part of the abdominal viscera was protruded into the left cavity of the chest"* (Med. Records and Researches, 1798) — *„Three instances of obstruction of the thoracic duct, with some experiments shewing the effects of tying that vessel"* (Ibid.), sowie einige in der Royal Society gelesene und in den Philos. Transact. (1800 und 1801) publicirte Aufsätze über Zerstörung des Trommelfells und dessen Folgen. Er beschäftigte sich in dieser Zeit unter Anderem auch mit Thierexperimenten und vergleichender Anatomie (secirte z. B. einen Elephanten) und stand mit den Resurrectionisten in Verbindung, durch welche damals allein Leichen für anatomische Zwecke zu erlangen waren; auch war er 1805 einer der Mitgründer der Royal Medico-Chirurgical Society, in deren Transactions der erste Artikel des ersten Bandes (1809): *„A case of aneurism of the carotid artery"* von ihm herrührte. Er gab darin von der ersten, überhaupt ausgeführten (unglücklich verlaufenen) Ligatur der Carotis communis (1805) Kenntniss, einer Operation, die er 1809 in einem ähnlichen Falle mit Erfolg wiederholte (Ibid.). Eine nicht geringere Berühmtheit erlangten seine Arbeiten über Hernien: *„Observations on inguinal and congenital hernia"* (London 1803, Fol.) — *„The anatomy and surgical treatment of inguinal and congenital hernia"* (London 1804, Fol., w. 11 pl.; 2. Aufl. mit Zusätzen durch C. ASTON KEY, London 1827, 1828, 2 Bde.; deutsche Uebers. von J. F. M. KRUTTGE, Breslau 1809, Fol.) und *„The anatomy and surgical treatment of crural and umbilical hernia"* (London 1807, Fol.), Schriften, in denen er, wie in allen seinen übrigen Arbeiten, allein die Resultate seiner eigenen reichen Erfahrung veröffentlichte, ohne sich um die Anderer — und hieraus muss allen seinen Arbeiten ein Vorwurf gemacht werden — zu kümmern, während es andererseits rühmend hervorzuheben, dass er von allen Theorien und Speculationen sich vollständig frei erhielt. Die beigefügten kostbaren Folio-Kupfertafeln verursachten ihm, selbst nachdem alle Exemplare verkauft waren, einen Verlust von mehr als 1000 Pfd. 1813 wurde er von dem Royal College of Surgeons zu dessen Professor der vergleichenden Anatomie ernannt, folgte darin Sir EVERARD HOME, gab diese Professur 1815 aber wieder ab, indem er durch seine Vorlesungen über Anatomie und Chirurgie beim St. Thomas' und als Chirurg beim Guy's Hospital, sowie durch eine enorme Praxis anderweitig zu sehr in Anspruch genommen war (seine Jahres-Einnahmen aus der Hospital- und Privatpraxis beliefen sich zur dieser Zeit auf mehr als 21.000 Pfd.). Nach der Schlacht von Waterloo sandte er aus eigener Initiative mehrere seiner Schüler und Assistenten zur Behandlung der Verwundeten nach Brüssel. — Eine andere, sehr berühmt gewordene Arterienligatur, nämlich der Aorta abdominalis, machte er, nebst anderen Gegenständen, in den von ihm zusammen mit seinem Schüler BENJ. TRAVERS herausgegebenen *„Surgical essays"* (London 1818, 19; 3. Ausg. 1820; amer. Ausg. Philadelphia 1821; deutsche Uebers. in der Chirurg. Handbibliothek, Bd. I, Weimar 1821; französische Uebers. von G. BERTRAND, Paris 1823) bekannt, während eine sehr kleine Operation, nämlich die Exstirpation eines Atheroms der

Kopfhaut bei dem Könige Georg IV. (1821) ihm den Baronetstitel eintrug. In
dieselbe Zeit fallen auch seine berühmt gewordenen Schriften über Fracturen und
Luxationen der Gelenke: „A treatise on dislocations and fractures of the joints"
(London 1822, 4. mit 30 Tf.; 1823; 1824; 5. Ausg. 1826; neue vermehrte Aufl.
von BRANSBY B. COOPER, London 1842, 8.; 2. amer. Ausg. nach der 6. Londoner
Ausg. von J. D. GODMAN, Boston 1832; deutsch in der Chirurg. Handbibliothek,
Bd. VI, Weimar 1823) — „Observations on fractures of the neck of the thigh-
bone etc." (London 1823, 4. mit 3 Tf.; deutsch ebendaselbst, Bd. VII, 1824); auch
wurden seine Vorlesungen u. d. T.: „The lectures on the principles and practice
of surgery; ... by Fred. Tyrrell" (3 Bde., London 1824—27; americ. Ausg.
Boston 1831; deutsche Uebers., 3 Bde., Weimar 1825—28, m. 2 Kpft.) veröffentlicht. — Zu Anfang des Jahres 1825 gab er wegen geschwächter Gesundheit
seine Vorlesungen im St. Thomas' Hospital auf und wurde dieser Umstand von
den Leitern des Guy's Hospital wahrgenommen, um ihn zu ersuchen, auch ˙bei
diesem Hospital eine medicinische Schule zu gründen. C., der sich durch den
Hospitalsvorstand von St. Thomas beleidigt fühlte, ging darauf ein und so fand eine
Trennung der beiden Schulen der United Borough Hospitals, wie sie bis dahin bezeichnet worden waren, statt und seit jener Zeit datirt die Selbständigkeit der Schule
des Guy's Hospital, die durch C., dessen Schüler grösstentheils zu diesem über-
gingen, einen nicht geringen Glanz erhalten hat. Obgleich C. nur als Consulting
Surgeon bei dem Hospital fungirte und nur noch gelegentlich einen Vortrag hielt,
war er wissenschaftlich in beträchtlichem Umfange thätig und publicirte kurz nacheinander zwei ebenfalls klassisch gewordene Werke: „Illustrations of the diseases
of the breast" (2 Thle., London 1829, 4. mit 9 Tf.; deutsche Uebers. Weimar
1836, 4.) — „Observations on the structure and diseases of the˙testis" (London
1830, 4., mit 24 Tf.; 2. Ausg. von BRANSBY B. COOPER, 1841; americ. Ausg. Philadelphia 1845; deutsch Weimar 1832, 33, 4.) und bald darauf noch ein drittes:
„The anatomy of the thymus gland" (London 1832, 4. mit 5 Tf.; americ. Ausg.
Philadelphia 1845; französische Uebers. von PIGNÉ und W. TOBIN, 1832). — Die
einige Zeit früher von einem einfachen Manne, einem Gärtner, Namens Read
gemachte Erfindung eines wichtigen Instrumentes, nämlich der Magenpumpe,
hatte sich sofort des Beifalles und der Protection von C., der alsbald seine Bedeutung erkannte, zu erfreuen. 1828 war er auch zum Sergeant-Surgeon des Königs
ernannt worden, eine Würde, die er bei dessen Nachfolger, dem Könige Wilhelm IV.
ebenfalls beibehielt. Unter seinem Namen wurden noch „The principles and
practice of surgery, founded on the most extensive hospital and private practice, during a period of nearly 50 years. Edited by Alex. Lee" (London
1836; deutsche Uebersetzungen von J. SCHÜTTE, 3 Bde., Cassel 1836—45; 4. Aufl.
1856; andere Uebers. von BURCHARD, 4 Hefte, Erlangen 1844, 45) herausgegeben,
ebenso wie u. d. T.: „Oeuvres chirurgicales complètes. Trad. de l'anglais avec
des notes par E. Chassaignac et G. Richelot" (Paris 1835) eine französische Uebersetzung seiner Schriften erschien. Seine letzte eigene, im Alter von
mehr als 70 Jahren verfasste Arbeit: „On the anatomy of the breast" (2 Bde.,
London 1840) war eine Erweiterung seiner 1829 erschienenen obengenannten Schrift,
für welche er seit jener Zeit, mit Benutzung eines ausserordentlich reichen Beobachtungsmaterials, unausgesetzt thätig gewesen war. Der Tod dieses grossen Chirurgen
erfolgte am 12. Februar 1841. — Seine Zeitgenossen erkannten an, dass er die
Chirurgie durch die grössere Sicherheit der Diagnose und die Einfachheit der Therapie,
namentlich auch in operativer Beziehung, auf eine höhere Stufe gebracht habe; als
Lehrer war er von keinem englischen Chirurgen übertroffen; seine unermüdliche
Thätigkeit bei der Erforschung wissenschaftlicher Aufgaben war bewundernswerth,
wobei allerdings der oben schon ausgesprochene Tadel nicht zu unterdrücken ist.
Seine Wahrheitsliebe war allgemein bekannt, ebenso wie die Güte seines Herzens
und seine Freundlichkeit im Umgange mit Collegen, Schülern und Patienten.

        Bransby B. Cooper, The life of Sir A. Cooper, 2 voll., London 1843. —
Callisen, IV, pag. 318: XXVII. pag. 143.   Gurlt.

Cooper, S a m u e l C., 1781 (?)—1849, gewann mit seinem dreimal aufgelegten (London 1807, Boston 1808, Hannover 1811) „*Treatise on the diseases
of the joints*" 1806 den Jacksonian-Preis. Auch sein „*Dictionary of practical
surgery*" erlebte mehrfache Londoner und amerikanische Ausgaben; ebenso die
für Studenten geschriebenen „*First lines of the practice of surgery*" (zuerst
London 1826). — 1844 beschäftigte sich C. lebhaft mit Ideen zur Reform des
medicinischen Unterrichts. Red.

Cooper, B r a n s b y B l a k e C., war am 2. September 1792 zu Great
Yarmouth, Norfolk, geboren, als Neffe von Sir A s t l e y C o o p e r, unter dessen
Leitung er, nachdem er zwei Jahre lang im Hospital zu Norwich gewesen war, von
1811 an seine Studien fortsetzte. Er trat 1812 in die Armee ein, machte den Feldzug
in Spanien und 1814 eine geheime Expedition nach Canada mit, kehrte 1815 nach
England zurück, begann von Neuem Studien, wurde 1817, zusammen mit SOUTH,
Prosector seines Onkels und wurden ihm von Letzterem anatomische Vorlesungen
übertragen, die er an der durch denselben neu begründeten medicinischen Schule
des Guy's Hospital fortsetzte. Seine ersten Schriften waren daher anatomische:
„*Treatise on ligaments; intended as an appendix to Sir A s t l e y C o o p e r's
work on dislocations and fractures of the joints*" (London 1825, 4. mit 13 Tf.) —
„*Lectures on anatomy; interspersed with practical remarks*" (4 Bde., London
1829—32, mit Tf.). Auch war er als Assistent seines Onkels, in dessen Hause er
wohnte, bei dessen Operationen und wissenschaftlichen Arbeiten sehr in Anspruch
genommen. 1825 wurde er Surgeon am Guy's Hospital, nachdem sich sein Onkel
aus dem activen Hospitaldienste zurückgezogen hatte. Sir A s t l e y C., der wegen
ungünstiger Gesundheit zeitweise auf dem Lande lebte, operirte selbst nur noch
wenig und übertrug daher die Operationen meistens ASTON KEY oder seinem Neffen.
Letzterer gab heraus: „*Surgical essays; the result of clinical observations made
at Guy's Hospital*" (London 1833, mit Tf.; deutsch in der Chirurg. Handbibliothek,
Bd. XVI, Weimar 1837), worin sich eine Reihe von chirurgischen Abhandlungen
gesammelt findet. An der Gründung der Guy's Hospital Reports (1836) hatte er
einen hervorragenden Antheil und finden sich fast in allen Bänden bis 1850 Aufsätze von ihm. Auch besorgte er die letzte Ausgabe des Werkes über Knochenbrüche und Verrenkungen (1842) und verfasste die Lebensbeschreibung (1843)
seines Onkels Sir A s t l e y C. (s. diesen). In den letzten Jahren seines Lebens
veröffentlichte er noch: „*Lectures on the principles and practice of surgery*",
die ursprünglich in der London Medical Gazette erschienen waren (auch in Philadelphia 1852 nachgedruckt) und hielt noch ein halbes Jahr vor seinem am
11. August 1853 erfolgten Tode die Hunterian Oration in der neuen Aula des
College of Surgeons. — In der nächsten Nähe eines Sternes ersten Ranges wirkend,
erhielt er zwar auch von diesem Glanz, aber war doch nicht im Stande, jenem
auch nur einigermassen gleichzukommen.

Lancet 1850, II, pag. 270; 1853, II, pag. 190. — C a l l i s e n, IV, pag. 330;
XXVII, pag. 147. Gurlt.

Cooper, E l i s h a S a m u e l C., 1822—1862, war in San Francisco kurz
vor seinem Tode Herausgeber der dortigen Medical Press und publicirte 1857
eine operative Entfernung eines dicht am Herzen sitzenden Fremdkörpers. .
Die (nicht zugängliche) Biographie, das obige Journal, Jahrgang 1862. Red.

*Cooper, W i l l i a m W h i t e C., beendete seine medicinische Ausbildung
am St. Bartholomäus-Hospital 1838, wurde F. R. C. S. Engl. 1845 widmete sich
ausschliesslich der Ophthalmiatrie als consultirender Ophthalmologe verschiedener
Krankenhäuser und der Blindenlehranstalt in London. Unter seinen einschlägigen
Arbeiten sind hervorzuheben: „*Near sight, aged sight and impaired vision*"
(2. Aufl. 1853) und „*On wounds and injuries of the eye*" (1859). Red.

Coopmans, zwei Niederländer. — Georgius C., 1717 zu Makkum (Friesland) geboren, studirte in Franeker und promovirte daselbst 1740, *„remissa disputatione"*. Nachdem er noch ein Jahr in Leyden studirt hatte, etablirte er sich als praktischer Arzt in Franeker, wo er bald einen grossen Ruf bekam und noch im 80. Jahre zum Curator der Universität ernannt wurde. Drei Jahre später starb er. Er schrieb eine sehr gute Abhandlung über eine Epidemie von Febris maligna (Nova acta Eruditorum 1749), verfasste 1754 eine lateinische Uebersetzung von MONRO'S Abhandlung über die Nerven (1763 in Harlingen zum zweiten Male, *„adjecto libro de cerebri et nervorum administratione anatomica"* edirt) und eine *„Neurologia et observatio de calculo ex urethra excreto"* (Franeker 1789, mit Tafeln). — Sein Sohn, Gadso C., wurde 1746 zu Franeker geboren, wo er 1762—67 Student war; darnach studirte er drei Jahre in Amsterdam und Groningen und wurde 1770 in Franeker zunächst Doctor philosophiae *(„Diss. physica de ventis")*, dann Doctor medicinae *(„Dissertatio de cyphosi")*. Er etablirte sich als Arzt in Franeker und trat im Jahre 1774 das ihm aufgetragene Lectorat in Chemie und Materia medica an mit einer *„Oratio de medicamentis indigenis, ad morbos familiares feliciter depellendos, suffecturis"*. 1775 wurde er Prof. medicinae, legte jedoch 1787 aus politischen Ursachen (er war ein eifriger Gegner des Prinzen von Oranien) sein Amt nieder und siedelte nach Steinfurt über. Später etablirte er sich in Brüssel, wo man ihm, nachdem er in Löwen honoris causa zum Doctor medicinae ernannt worden war, vergebens eine Professur anbot, darnach in Frankreich und 1791 trat er in Kopenhagen als Prof. chemiae auf. 1793 wurde er ausserordentlicher Professor der Chemie in Kiel, ging 1796 nach Holstein, kam später noch nach Amsterdam und starb daselbst als praktischer Arzt 1810. Als Lehrer hat C. sich in Franeker grosse Verdienste erworben, da er sein Amt sehr fleissig und auf recht wissenschaftliche Weise wahrnahm, wie u. A. aus einigen Abhandlungen *„De urina"* — *„De sordibus linguae"* und *„De aphthis"* erhellt. Sehr bekannt hat er sich durch sein 1787 ausgegebenes *„Varis, sive de Variolis Carmen"* (holländische Ausgabe von HOFFMAN, Leyden 1787, deutsche Ausgabe von GOETHE), durch ein *„Carmen elegicum"* auf den Geburtstag Königs Friedrich von Dänemark (Kiel 1795) und durch ein nicht vollendetes Heldengedicht Petreis (auf Peter I. von Russland) als Dichterarzt gemacht.

C. E. Daniëls.

Coote, Richard Holmes C., zu London, war daselbst am 10. November 1817 geboren, wurde bereits mit 16 Jahren ein Zögling von Sir WILLIAM LAWRENCE, durchlief die verschiedenen Stadien im St. Bartholomäus-Hospital, machte eine wissenschaftliche Reise nach Wien und Paris, gewann 1845 beim College of Surgeons einen 3jährigen Preis über die Anatomie der Fasern des menschlichen und thierischen Gehirns und machte weitere Untersuchungen über die Anatomie des Centralnervensystems und die Homologien des menschlichen Skelets. Er wurde Prosector bei der Schule des genannten Hospitals und blieb es, bis er 1852 zum Assistant-Surgeon ernannt wurde. Während des Krimkrieges war er in den Hospitälern von Smyrna und Renkioi thätig; hier wurde der Grund zu jener Krankheit gelegt, an welcher er später langsam zu Grunde ging. Er wurde 1863 Surgeon und war 1871, nach dem Abgange von Sir JAMES PAGET, der älteste derselben. Er war auch an dem Hospital for treatment of deformities angestellt und veröffentlicht über die letzteren einige praktische Vorlesungen. Später hielt er, in Verbindung mit LAWRENCE, und 1865 mit Sir JAMES PAGET, Vorlesungen über Chirurgie, die er jedoch wegen erschütterter Gesundheit später aufgeben musste. Er starb im December 1872 an allgemeiner Paralyse. — So viel versprechend seine Anfänge gewesen waren, so war mit seiner Thätigkeit während des Krimkrieges entschieden ein ungünstiger Wendepunkt bei ihm eingetreten, indem seine späteren Arbeiten nicht mehr den früheren gleichkamen. In seinen zahlreichen Aufsätzen über chirurgische Gegenstände verfolgte er eine durchaus praktische Richtung, wie sie ihm auch bei seiner Hospitalthätigkeit eigen war, ohne dass jene Anspruch darauf machen, viel

Neues zu bringen; in dieser Richtung sind namentlich seine Arbeiten über die Krankheiten der Zunge, der Schilddrüse und die Schriften: „*A report upon some of the more important points connected with the treatment of syphilis*" (London 1857) und „*On joint-diseases; their pathology .... including ... deformities and curvatures of the spine*" (London 1867) verfasst.

Saint Bartholomew's Hospital Reports. Vol. IX, 1873. pag. XXXIX. G u r l t.

/ Cop, G u i l l a u m e C., gebürtig aus Basel, studirte in Deutschland und Paris und stand an letzterem Orte in intimen Beziehungen zu LASCARIS und ERASMUS. Im Jahre 1495 erlangte er die Doctorwürde und wurde bald darauf Oberarzt L u d w i g's XII. und dessen Nachfolgers F r a n z' I. Als solcher starb er 1532. — C. war bewandert in allen Zweigen des Wissens, er war insbesondere ein genauer Kenner der Araber; die allgemeine Bewunderung, deren die letzteren sich bei seinen Zeitgenossen erfreuten, theilte er indessen nicht, er hielt sie vielmehr zum grossen Theile für Compilatoren und Nachahmer, war bestrebt, den dominirenden Einfluss ihrer Schule und Lehre zu brechen und das Studium der alten griechischen Meister wieder anzubahnen. In diesem Sinne kann C., obgleich keine Originalwerke von ihm zurückblieben, als einer der Reformatoren der Heilkunde in Frankreich angesehen werden. Für die Wissenschaft verdient machte er sich ausserdem durch die Uebersetzungen der Werke des PAULOS VON AEGINA, des HIPPOKRATES und GALEN; vgl. u. A.: „*Pauli Aeginetae praecepta salubria*" (Paris 1510) — „*Hippocratis Coi Prosagiorum libri tres: ejusdem de ratione victus in morbis acutis libri quattuor*" (Daselbst 1511) — „*Galeni de affectorum locorum notitia libri sex*" (Daselbst 1513) — „*Galeni de morborum et symptomatum causis et differentiis libri sex*" (Daselbst 1528). — Berühmt ist ferner die 1526 in Basel erschienene Ausgabe der Hippokratischen Werke, die im Vereine mit anderen Gelehrten von C. herausgegeben wurde: „*Hippocratis Coi medicorum omnium longe principis opera, quibus maxima ex parte annorum circiter duo millia latina caruit lingua, Graeci vero et Arabes, et prisci nostri medici, plurimis tamen utilibus praetermissis, scripta sua illustrarunt, nunc tandem per M. Fabium (Caloum) Rhavennatem, Guillelmum Copem Basiliensem, Nicolaum Leonicenum et Andream Bredtium, viros doctissimos, latinitate doxata ac jamprimum in lucem edita*" (Basel 1526). — N i c o l a u s C., sein Sohn, war Professor am Collège St. Barbe in Paris, sowie auch Rector der Universität im Jahre 1533. Des Protestantismus verdächtig, flüchtete er nach Basel, wo er, unbekannt wann, starb. U n g e r.

Copeman, E d w a r d C., zu Norwich, war am 26. December 1809 zu Great Witchingham (Norfolk) geboren, studirte Medicin im Norfolk and Norwich Hospital unter ARTHUR BROWN und J. G. CROSSE, später im St. George's Hospital zu London, wurde House Surgeon im erstgenannten Hospital, begann in Gemeinschaft mit W. TAYLOR eine Praxis zu Cottishall (Norfolk), behielt nach dessen Tode die grosse Praxis Beider bis 1848 bei, siedelte dann aber nach Norwich über, nachdem er 1847 zu Aberdeen Dr. med. geworden und eine Schrift: „*Collection of cases of apoplexy, with an explanotory introduction*" (London 1848) herausgegeben hatte. Sein Ruf als Arzt und Geburtshelfer war in den östlichen Provinzen Englands weit verbreitet, und wurde er 1851 Physician des Norfolk and Norwich Hospital, der Norwich Eye Infirmary, des Norwich Magdalen, Consulting Accoucheur der Norwich Lying-in Charity und war der erste Arzt des Jenny Lind Kinder-Hospitals, von dem er einer der Gründer war. Von seinen Schriften, die durch praktischen Sinn sich auszeichnen, sind noch anzuführen: „*History of the Norfolk and Norwich Hospital*" — „*Records of obstetric consultation practice: and a translation of B u s c h and M o s e r on uterine haemorrhage etc.*" (London 1856) — „*An essay on the history, pathology and treatment of diphtheria*" (Norwich 1859) — „*A treatise on puerperal fever*" (London 1860) — „*A report on the cerebral affections of infancy, etc.*" (Norwich 1873). Dazu eine Reihe von Aufsätzen in der Lond. Med. Gaz., im Provinc. Med. Journ., British Med. Journal über Blutungen nach der Entbindung, Darm-Occlusion, seltene geburtshilfliche Fälle, Erbrechen der Schwangeren u. s. w. 1878 gab er die Hospital-Praxis auf und starb am 25 Februar 1880.

British Medical Journal. 1880, I, pag. 382. — Med. Times and Gaz. 1880, I, pag. 269, 307. — Lancet 1880, I, pag 389.   G.

Copho. Diesen Namen führen z w e i der Salernitanischen Schule angehörige Aerzte, welche beide im 11. Jahrhunderte, der A e l t e r e wahrscheinlich in der Mitte, der J ü n g e r e sicher gegen Ende des Jahrhunderts, gelebt haben; ob und in welchem verwandtschaftlichen Verhältnisse dieselben zu einander standen, ist nicht bekannt, sowie überhaupt die Existenz des älteren C. nur aus einer Notiz hervorgeht, die sich im Eingange zu der dem jüngeren C. angehörigen Schrift: *„Ars medendi"* findet, in welcher es heisst: „ego namque secundum hoc opus de modo medendi a Cophonis ore suisque et sociorum scriptis compendiose collegi". Unter dem Namen des C.' besitzen wir zwei Schriften, die eine zuvor genannte *„Ars medendi"*, eine nach griechischen Mustern bearbeitete specielle Pathologie und Therapie (abgedruckt im Anhang zu MESUE, Opp. und in DE RENZI, Collectio Salernitana, Neapel 1856, IV, 415—505), die unzweifelhaft dem jüngeren C. angehört und deren Abfassung in die Zeit nach CONSTANTINUS (1020) und vor NICOLAUS PRAEPOSITUS (1100) fällt. Die zweite ist die vielgenannte *„Anatomia porci"*, ein kleiner Abriss der topographischen Anatomie des Schweines, in der sich auch einige pathologisch-anatomische Notizen befinden (gedruckt Hagenau 1532 und DE RENZI l. c. II, 388—391), die offenbar auf eigenen Untersuchungen des Verfassers beruht. Darüber, ob diese Arbeit dem älteren oder jüngeren C. angehört, lässt sich nicht urtheilen. DE RENZI glaubt, dass auch eine kleine, anonym erschienene Schrift der Salernitanischen Schule *„De urinis et earundem significationibus"* (abgedruckt bei DE RENZI II, 413) den jüngeren C. zum Verfasser gehabt hat.

Ueber C o p h o, vgl. de R e n z i l. c. I, 162, 190.   A. Hirsch.

Copland. J a m e s C., zu London, war im November 1791 auf einer der Orkney-Inseln geboren, studirte in Edinburg von 1811 an Medicin und wurde daselbst 1815 Doctor. Er kam nach London, trat in den Dienst der afrikanischen Compagnie, musste jedoch, nachdem er sich ein Jahr lang an der Goldküste aufgehalten hatte, wegen stark angegriffener Gesundheit in die Heimat zurückkehren und liess sich, nachdem er 1818 Frankreich und Deutschland durchreist, in Walworth, 1822 aber in London nieder. Er wurde daselbst Consulting Physician am Queen Charlotte's Lying-in Hospital und Physician an der Royal Universal Infirmary for the Diseases of Children und am South London Dispensary und widmete sich vielfach literarischen Arbeiten, namentlich im London Medical Repository (von 1821 an), dessen Herausgeber er von 1822—26 war, und im London Med. and Phys. Journal; er gab eine Uebersetzung von RICHERAND's „Elements of physiology" mit Anmerkungen heraus und arbeitete mit ANNESLEY an der Herausgabe des grossen Werkes Desselben über die Krankheiten Indiens (1828). Nach einer kleinen Schrift über Cholera (1832) begann er in demselben Jahre die Herausgabe einer allein von ihm verfassten medicinischen Encyclopädie: *„A dictionary of practical medicine"* (3 Bde. London 1832—58; americ. Ausg. mit Zusätzen von Ch. A. LEE, 3 Bde. Philadelphia 1859; deutsche Uebersetzung von M. KALISCH, Berlin, Posen und Bromberg, 7 Bde., 1834—46), welche seinen Namen mit Recht sehr bekannt gemacht hat, und abgekürzt 1866 von ihm und seinem Neffen J a m e s C. C o p l a n d noch einmal herausgegeben wurde. 1835 wurde er Docent der Medicin am Middlesex Hospital und erhielt zu wiederholten Malen die Gulstonian (1838), Croonian (1844, 45, 46), Lumleian (1854) Lectures im Royal College of Physicians, sowie die Harveian Oration (1857). Er schrieb später noch: *„Of the causes, nature and treatment of palsy and apoplexy; etc."* (London 1850; Philadelphia 1850) — *„Drainage and sewage of London and large towns; their evils and their cure"*

(London 1857) — „*The forms, complications, causes* ...... *of consumption and bronchitis*" (London 1866). Er starb am 12. Juli 1870.

British Medical Journal. 1870, II, pag. 107. — Callisen, IV, pag. 338; XXVII, pag. 151.   G.

Coppens, Bernard Benoit C., 1756—1811 zu Gent, lehrte hier an der Medicinschule Naturgeschichte und Anatomie. Sein Verdienst beruht auf der energischen Bekämpfung der SIGAULT'schen Symphyseotomie, die er an eine Uebersetzung von dessen Werken knüpfte.   van den Corput. — Red.

Coquereau, Ch. J. L. C., geboren in Paris 1744, gestorben 1796 ebendort, war Professor der Physiologie und Pathologie an der Pariser Facultät. Er publicirte mehrere kleinere physiologische Abhandlungen und vollendete das von HÉRISSANT begonnene Werk: „*Bibliothèque physique de la France*" (Paris 1771).   Unger.

Coquerel, Jean-Charles C., französischer Marinearzt, war am 2. December 1822 zu Amsterdam geboren, trat nach dreijährigen Studien zu Paris in die Marine und cultivirte auf seinen zahlreichen Reisen besonders die Naturwissenschaften, namentlich die Entomologie. 1849 wurde er mit der These „*De la cécité nocturne*" zu Paris Doctor. Von seinen sehr zahlreichen naturwissenschaftlichen Arbeiten sind nur diejenigen für uns von Bedeutung, in denen er seine Beobachtungen über die schädliche Einwirkung von Thieren, namentlich von Insecten, auf Menschen näher beschreibt, wie: „*Note sur des larves appartenant à une nouvelle espèce de diptère (lucilia hominivorax) développées dans les sinus frontaux de l'homme à Cayenne*" (Annal. de la Soc. entomol. de France 1858) — „*Des larves de diptères dévelopées dans les sinus frontaux et les fosses nasales de l'homme à Cayenne*" (Arch. génér. de méd. 1858) — „*Sur un nouveau cas de mort produit par le développement des larves ..... dans le pharynx, etc.*" (Ibid. 1859) — „*Note sur une larve d'oestride extraite du bras d'un homme à Cayenne*" (Revue et mag. de zool. 1859) — „*Note sur l'examen microscopique des lésions que l'on observe dans l'affection connue sous le nom de Pérical ou pied de Madura*" (Paris 1865, 4. av. grav.). — Er war während des Krim- und italienischen Krieges im Dienste der Flotte thätig, trat aber 1862 aus derselben aus und in den Colonialdienst, indem er nach der Insel la Réunion gesandt wurde, wo er zu Salazie am 12. April 1867 starb.

Léon Fairmarie in Annales de la Soc. entomologique de France. T. VIII, 1868, pag. 301. — Berger et Rey, pag. 56.   G.

Coray, Adamantinus C., zu Smyrna am 27. April 1748 geboren, starb in Paris am 6. April 1833. Er widmete sich zuerst sechs Jahre in Amsterdam dem Handelsstande, begab sich jedoch 1782 nach Montpellier, um dort aus Enthusiasmus Medicin zu studiren. Da sein Vater während dieses (sechsjährigen) Studiums verarmt gestorben war, verschaffte er sich die Mittel zu demselben nur mühsam durch Uebersetzungen englischer und deutscher medicinischer Werke (so SELLE's medicinischer Klinik u. a.). Auch nachdem er mit Aufsehen promovirt war und sich in Paris 1788 niedergelassen hatte, setzte er diese Uebersetzungsthätigkeit fort. Seine These war eine „*Pyretologiae synopsis*" (Montpellier 1786). — C.'s Hauptverdienst beruht in der vorzüglichen Uebertragung hippokratischer und galenischer Schriften, die zu Paris 1800, resp. 1816 erschienen und der medicinischen Renaissance die entscheidenste Förderung leisteten. Unedirt blieben bisher in der Bibliothek von Chios: „Γαληνοῦ εἰς τὸ περὶ χυμῶν Ἱπποκράτους" (französische Uebersetzung), sowie eine Uebersetzung der hippokratischen Aphorismen, ein „*Dictionnaire hippocratique*" und Noten zu den Werken des GALENOS.

Anagnostakis. — Red.

Corbeil, Giles de C., s. AEGIDIUS CORBOLIENSIS.

Corbejus, Hermann C., wurde am Ende des 14. Jahrhunderts zu Nürnberg geboren und war ein Sohn des Arztes THEODOR CORBEJUS. Er gehörte zur Gruppe jener Aerzte, die gegen das Ende des 14. und in der ersten Hälfte des 17. Jahrhunderts die Frauenkrankheiten zu bearbeiten suchten. Er schrieb: *„Gynaecium sive de cognoscendis, praecavendis, curandisque praecipuis mulierum affectibus libr. duo.“* (Frankfurt 1620). Ausserdem schrieb er noch *„De phrenitide"* (Helmstädt 1647) — *„De variolis et morbillis"* (Daselbst 1641) und Einiges über Wunden — 1647 gab er die Pathologie seines Vaters, mit Zusätzen versehen, heraus.

Jöcher, Thl. I, Sp. 2087. — Siebold: „Vers. einer Gesch. der Geburtshülfe", Band II, pag. 120. Kleinwächter.

Corbin, Pierre-Eusèbe C., zu Orléans, war daselbst um 1800 geboren, studirte anfänglich Philologie, erst später in Lyon Medicin, namentlich unter POINTE, darauf auch in Paris, wo er 1829 Doctor wurde. Nachdem er einige Jahre Chef de clinique in der Charité gewesen, liess er sich in seiner Heimat nieder. Er hatte eine Anzahl geschätzter Artikel in den Archives générales (T. 21, 23, 24, 25, 1829—32) über Brucheinklemmung im Bruchsack, über Darm-Perforation, Venen-Obliteration, den Zustand der Leber beim Icterus u. s. w. verfasst und schrieb das folgende grössere Werk: *„Instruction pratique sur les diverses méthodes d'exploration de la poitrine, l'auscultation, etc."* (Paris 1831; holländische Uebers. von J. A. VAN OORT, Leeuwarden 1837), ausserdem: *„Recherches sur la médecine et l'anatomie pathologique, la thérapeutique médicale et chirurgicale; etc."* (Paris 1832) und eine Anzahl von Artikeln im Journ. univ. et hebdom. de médec. und Journ. complém. du Dict. des sc. méd. Er machte seinem Leben durch eigene Hand im Juli 1855 ein Ende und hinterliess sein beträchtliches Vermögen öffentlichen Wohlthätigkeits-Anstalten.

Dechambre, XX, pag. 421. — Callisen, IV, pag. 345; XXVII, pag. 153.

G.

Corbyn, Frederick C., lebte und wirkte in Calcutta, u. A. von 1836 bis 1842 auch als Herausgeber des dortigen Journal of medical and physical science und behandelte schriftstellerisch die unter dem Einfluss des indischen Klimas hervortretenden Kinderkrankheiten (Calcutta 1828) und die Cholera in den Schriften: *„Sur le choléra spasmodique et épidémique de l'Inde"* (Brief an G. BLANE, Genf 1831) und *„A treatise on the epidemic cholera as it has prevailed in India together with the reports etc."* (Calcutta 1832; Philadelphia gleichzeitig). — Auch gab C. das bald eingegangene India Journ. of med. sc. (1835) heraus.

Red.

Corde, Maurice de la C. (MAURUS CORDATUS, CORDAEUS), zu Paris, war aus Reims gebürtig, soll 1559 Doctor geworden sein, hatte in jener Zeit der religiösen Verfolgung als Hugenot Mancherlei durchzumachen und hat sich als einer der ältesten Uebersetzer und Commentator von zwei Schriften des HIPPOKRATES, nämlich: *„Hippocratis Coi libellus περὶ παρθενίων, hoc est de iis quae virginibus accidunt"* (Paris 1574) und *„Commentarii in librum priorem Hippocratis Coi de muliebribus"* (Paris 1585, fol.; Basel 1586, 4.; auch in J. SPACHIUS, Gynaeciorum etc. Strassburg 1597, fol.) einen Namen gemacht.

Dechambre, XX, pag. 423. G.

Cordus, Euricius C., wurde im Jahre 1486 in Simtshausen, einem Dorfe in der Nähe von Frankenberg in Hessen, als Sohn eines begüterten Bauern geboren. Sein eigentlicher Vorname war Heinrich, den er, der damaligen Sitte gemäss latinisirend und abkürzend, in Ricius umwandelte, wie er sich auch in seinen ersten Schriften nennt. 1515 fügte sein Freund Conrad Mut zum Zeichen seiner Hochachtung dem Namen die griechische Silbe eu hinzu, wodurch Euricius entstand. Sein Familienname ist unbekannt (vielleicht war zur damaligen Zeit die

Familienbenennung auf dem Lande noch gar nicht allgemein durchgeführt), denn CORDUS (der Spätgeborene) nannte er sich, weil er als der letzte von 13 Kindern geboren war. Mit 10 Jahren kam er nach Frankenberg auf die Schule und schloss dort mit dem ein Jahr jüngeren Eoban Hessus, dem später so beberühmten Dichter und Philologen, der 1501 ebenfalls nach Frankenberg geschickt war, innige Freundschaft. Vom Jahre 1520 an studirte C. in Erfurt Philosophie und die schönen Wissenschaften und schrieb sein erstes grösseres dichterisches Werk, seine Hirtengedichte (*„Ricii Cordi Simshusii Bucolicon per X eclogas jucundissime decantatum“*, Erf. 1514 die X Cal. Jun. 4.). 1514 geht er nach Leipzig und hält Vorlesungen über Poesie, bei denen er sein Bucolicon zu Grunde legt, kehrt Ende des Jahres wieder nach Erfurt zurück und erwirbt 1515 den Magistergrad. Bald darauf folgte er einem Rufe nach Cassel zur Uebernahme des Rectorates einer gelehrten Schule, verlässt Amt und Stadt aber schon 1516, um in Erfurt eine gleiche Stellung an der Marienschule einzunehmen. C.'s Vermögensverhältnisse waren nicht besonders günstige, zumal der Bedarf bei Vergrösserung der Familie wuchs, die Rectoratstellung und seine dichterische Thätigkeit gewährten nur wenig Verdienst, und so entschloss er sich denn, an einen reelleren Broderwerb zu denken und wandte sich 1519, in seinem 33. Jahre, der Medicin zu. Inzwischen lernte er den Arzt Dr. GEORG STURZ kennen, der ihm vorschlug, ihn zur weiteren Ausbildung auf seine Kosten mit nach Italien nehmen zu wollen. Freudig nahm C. dies Anerbieten an, und so reisten die beiden Freunde denn Anfang des Jahres 1521 nach Ferrara, der damaligen berühmtesten Hochschule der Medicin. Hier sind besonders der berühmte 93jährige NICOLAUS LEONICENUS und JOH. MANARDUS seine Lehrer. Dabei versäumte er aber nicht das Studium der schönen Wissenschaften und arbeitet an seinen schon früher begonnenen Epigrammen. Nachdem C. Ende desselben Jahres durch LEONICENUS zum Doctor promovirt, kehrt er nach Erfurt zurück und nimmt 1523 eine ihm vom Senate der Stadt Braunschweig angebotene Stellung als Stadtarzt an. Nach einigen Jahren wird er dieser Stellung Religions- und persönlicher Streitigkeiten halber überdrüssig und folgt 1527 einem Rufe des Landgrafen Philipp des Grossmüthigen als Professor der Medicin an die neu errichtete protestantische Universität zur Marburg. C. lehrte hier mit grossem Beifalle und schrieb mehrere medicinische Werke: *„Libellus de sudore anglico, calculo et peste“* (Marburg 1529, 4., auch in deutscher Uebersetzung: *„Regiment, wie man sich vor der neuen Plag, der Englisch Schweiss genannt, bewahren soll“*, Marburg 1529, 4.) — *„Nicandri Theriaca et Alexipharmaca in latinum carmen redacta“* (Frankfurt a. M. 1532, 8.) — *„Liber de uroniis“* (herausgegeben von DRYANDER, Daselbst 1543, 8.) — *„De abusu uroscopiae conclusiones earundamque enarrationes, adversus mendacissimos errores medicastros, qui imperitam plebeculam vara sua uroscopia et medicatione misere bonis et vita spoliant“* (Daselbst 1536, 8.). Doch war auch in Marburg seines Bleibens nicht lange; er gerieth mit Collegen und Vorgesetzten in vielfache Zwistigkeiten und dadurch in eine peinliche Stellung, so dass er nach siebenjähriger Wirksamkeit mit Freuden die Gelegenheit, welche ihm eine Berufung nach Bremen als Stadtarzt und Professor am Lyceum bot, ergriff, um Marburg den Rücken zu wenden. Doch schon im nächsten Jahre, am 24. December 1535, raffte ihn eine Zahnkrankheit fort. — C. gehörte seinem Geiste, seinen Kenntnissen und seiner wissenschaftlichen Richtung nach zu den bedeutendsten Männern seiner Zeit. Er war ein begeisterter Vertreter des Humanismus und trug viel zu dessen Verbreitung bei. Als Dichter glänzt er durch Anmuth und Gewandtheit der Sprache, Feinheit des Ausdruckes, reiche Wortfülle und classische Eleganz des Versbaues. Unter seinen Gedichten ragen neben dem schon genannten Bucolicon seine *„Epigrammata“* (Marburg 1525, 8.) hervor. — Als Arzt zeichnete er sich als Bekämpfer des mannigfaltigen Aberglaubens und der Unwissenheit aus. So erhob er sich gegen die in Uromantie übergegangene Uroskopie und zeigte, wie unwürdig es eines Arztes sei, den fahrenden Quacksalbern und herumreisenden Harnschauern nachzuahmen. Am Krankenbette bediente er sich mit Vorliebe einer einfachen Heilmethode und einfacher Mittel. Auch als Botaniker ist er von Bedeutung durch sein „*Botanologicon*" (Cöln 1534, 8.).

Biographische Skizzen verstorbener Bremer Aerzte und Naturforscher, pag. 13 figd., Bremen 1844, 8. — Ernst H. F. Meyer, Geschichte der Botanik, Bd. IV, pag. 246 figd., Königsberg 1857, 8. — C. Krause, Euricius Cordus. Eine biographische Skizze aus der Reformationszeit. Hanau 1863, 8.   Max Salomon.

/ Cordus, Valerius C., dritter Sohn des Euricius C., geboren am 18. Februar 1515 zu Erfurt, wurde von seinem Vater mit grosser Sorgfalt erzogen und beendigte seine medicinischen und botanischen Universitätsstudien in Wittenberg. Dann trat er dort als Docent auf und erklärte dreimal unter grossem Beifalle den DIOSCORIDES. Er widmete sich ganz den Naturwissenschaften, besonders der Botanik, studirte sie aber, ungleich seinen Vorgängern, nicht ausschliesslich in den Werken der Alten, obwohl er auch in ihnen sehr bewandert war, sondern mit Vorliebe in der Natur, indem er Forschungen halber die vornehmsten Gebirge Mitteldeutschlands, das Erzgebirge, den Thüringerwald und den Harz als Botaniker, Mineraloge und Zoologe durchwanderte. Schon mit 19 Jahren hatte C. auf Rath seines Onkels, des Apothekers Ralla in Leipzig, ein Dispensatorium über die Bereitungsart der Arzeneien zusammengestellt, das in einigen Städten Sachsens zu allgemeinem Gebrauche eingeführt war. Auch in Nürnberg, wohin ihn 1535 seine Reisen geführt, ward er um Mittheilung dieses Buches ersucht. C. bat aber den Senat, erst dasselbe durch eine Commission begutachten zu lassen. Dies geschah, die Prüfung fiel sehr gut aus, und der Senat befahl den Druck des Dispensatoriums (*„Dispensatorium pharmacorum omnium quae in usu potissimum sunt etc.*" [Nürnberg 1535, 8. und noch sehr oft bis tief in das 17. Jahrhundert hinein; der Titel der späteren Ausgaben ist: „*Dispensatorium sive pharmacorum conficirndorum ratio*"]), sowie seine officielle Einführung. Es war dies die erste Pharmacopöe, die Grundlage aller späteren. — 1542 begiebt sich C. Studien halber nach Italien, verweilt zwei Jahre in Padua, Ferrara, Bologna und Venedig, von wo er am 14. April 1544 einen Brief an ANDREAS AURIFABER über Viperapastillen zur Theriakbereitung und über neue officinelle Pflanzen schreibt (s. JOH. CRATONIS consil. et epistol. ed. L. SCHOLZ, Frankfurt 1671, lib. III, pag. 265), reist dann im Sommer 1544 theilweise zu Fuss bei glühender Hitze durch unwegsame Gebirgsgegenden, durch sumpfige Ebenen, immer forschend, gleich als wollte er, sein nahes Ende voraussehend, keine Stunde Zeit im Studium verlieren, nach Rom, verfällt bald nach seiner Ankunft in Folge der Strapazen in ein hitziges Fieber und erliegt demselben, nach kurzer trügerischer Besserung, am 25. September 1544 im Alter von 29 Jahren. Ausser dem Dispensatorium ist bei Lebzeiten C.'s nichts von seinen Werken gedruckt. Seine Annotationen zum DIOSCORIDES erschienen erst 1549, fol., Frankfurt a. M., als Anhang zur Uebersetzung des DIOSCORIDES des Ruellius, in verbesserter Gestalt mit mehreren anderen seiner Schriften durch GESNER besorgt zwölf Jahre später: „*In hoc volumine continentur Valerii Cordi Simesusii Annotationes in Pedacii Dioscorides Anazarbei de materia medica libros V longe aliae, quam antehac sunt evulgatae — Ejusdem Valerii Cordi Historiae stirpium libri II posthumi, nunc primum in lucem editi adjectis etiam stirpium iconibus et brevissimis annotationibus — Sylva, qua rerum fossilium in Germania plurimarum, metallorum, lapidum et stirpium aliquot rariorum notitiam brevissime persequitur, nunquam hactenus visa — De artificiosis extractionibus liber — Compositiones medicinales aliquot non vulgares — Omnia summo studio et industria Conr. Gesneri collecta et praefatione illustrata*" (Strassburg 1561, fol.). Zwei Jahre später erschien: „*Valerii Cordi Simesusii stirpium descriptionis liber quintus, quo in Italia sibi visas describit, in praecedentibus vel omnino intactas, vel parcius descriptas. Hunc autem morte praeventus perficere non potuit*" (Strassburg 1563, fol.). Ausserdem

gab C. Gesner noch heraus: *„De halosantho, seu spermate ceti vulgo dicto"* (zugleich mit Gesner's liber de rebus fossilibus) und *„De artificiosis extractionibus, de destillatione oleorum, de destillatione olei chalcanthi"* (Strassburg 1561, fol.). C. zeichnete sich durch ungewöhnlich hervorragende Geistesgaben, unermüdlichen Fleiss und liebenswürdigen Charakter aus. Seine Leistungen in der Botanik stellen ihn unter die ersten Botaniker seiner Zeit. Als erster zuverlässiger Bereiter des Schwefeläthers nimmt er auch in der Geschichte der Chemie einen ehrenvollen Platz ein. Eine glänzende, leider nur zu flüchtige Erscheinung!

Biographische Skizzen verstorbener Bremer Aerzte und Naturforscher, pag. 32 flgd., Bremen 1844, 8. — Ernst H. F. Meyer, Geschichte der Botanik, Bd. IV, pag 317 flgd., Königsberg 1857, 8. — K. F. H. Marx, Beiträge zur Beurtheilung von Personen, Ansichten und Thatsachen, pag. 70 flgd., Göttingen 1868, 8. Max Salomon.

Corella, s. Alphons de Corella.

*Corfield, William Henry C., studirte in Oxford, wo er 1872 auch promovirt wurde, machte dann Reisen in Frankreich und wurde F. R. C. P. Lond. 1875. C. wandte sich der Hygiene zu und fungirt am London university College als Professor dieses Zweiges. Auch ist er Medical officer of health am St. George's Hospital, sowie zu Islington. Seine Hauptarbeiten sind: *„A resume of the history of hygiene"* (1870) — *„A digest of facts relating to the treatment and utilisation of sewage"* (2. Aufl. 1871) — *„A manual of public health"* (1874) — *„Our homes and how to make them healthy"* (1882). Auch hat er über Typhusentstehung, Milchtyphen und eine Reihe von Themen der allgemeinen öffentlichen Gesundheitspflege Einzelaufsätze im Brit. med. Journ. 1873—1874 publicirt.

Red.

Cormack, Sir John Rose Baillie C., zu Paris, war am 1. März 1815 zu Stow in Midlothian in Schottland geboren, studirte in Edinburg, wurde 1837 daselbst Doctor mit einer auf Thier-Experimente basirten Diss. *„On the presence of air in the organs of circulation"*, nachdem er schon früher eine preisgekrönte Abhandlung: *„A treatise on the chemical .... properties of creosote etc."* (Edinb. 1836) herausgegeben hatte. Er besuchte darauf Paris, Spanien und Italien, liess sich dann in Edinburg nieder, wo er Physician an der Royal Infirmary wurde und die Redaction des *„London and Edinburgh Monthly Journal of Medical Science"* von 1841—46 führte. Während der Epidemie von Febris recurrens, die 1843 in Edinburg herrschte, war er Physician am Fever Hospital und veröffentlichte seine in demselben gemachten sorgfältigen Beobachtungen in der Schrift: *„Natural history, pathology and treatment of the epidemic fever, at present prevailing in Edinburgh and other towns"* (London 1843). Er hielt auch eine Zeit lang Vorlesungen über gerichtliche Medicin bei der extra-akademischen Schule daselbst. 1847 verliess er Edinburg, prakticirte eine Zeit lang in Putney und gab daselbst eine Monatsschrift, das *„London Journal of Medicine"*, heraus. Später lebte er bis 1866 in London, redigirte von 1853—56 das *„Association Medical Journal"* und schrieb: *„Notes on the pathology and treatment of cholera"* (London 1854) — *„Remarks on the condition, necessities, and claims of the universities of Scotland; etc."* (London 1858). Er verliess darauf England, siedelte nach Orléans, und nachdem durch den Tod von Sir John Oliffe 1866 zu Paris eine Lücke unter den dortigen englischen Aerzten entstanden war, dahin über und wurde 1870 bei der dortigen Facultät Doctor, um das Recht zur Praxis zu erlangen, mit einer These, die einen ähnlichen Gegenstand wie seine Edinburger Dissertation behandelte, nämlich: *„De l'entrée de l'air par les orifices béants des veines utérines considérée comme cause de danger et de mort subite peu de temps après la délivrance"*. Während der Belagerung von Paris 1870—71 und der Communeherrschaft leistete er sowohl den Verwundeten als auch seinen in Noth gerathenen Landsleuten wichtige Dienste und erhielt dafür 1872 von der Königin von England die Ritterwürde. Als das Hertford British Hospital zu Paris durch die Munificenz von Sir Richard Wallace gegründet wurde, wurde er einer der Physicians desselben. Er erfreute sich einer umfangreichen Praxis und verfasste noch bis zu seinem am 13. Mai 1882 erfolgten Tode, ausser einigen Aufsätzen im Edinb. Med. Journ., eine grössere Schrift: *„Clinical studies, illustrated by cases observed in hospital and private practice"* (London 1876).

British Medical Journal 1882, I, pag. 761.　　　　　　　　　　　　　　G.

/ Cornarius, Diomedes C., um 1535 zu Żwickau als Sohn des JANUS HAGENBUTT (s. diesen), welcher den Namen CORNARIUS annahm, geboren, studirte Medicin in Jena, Wittenberg und Wien, prakticirte eine Zeit lang zu Tyrnau in Ungarn, ward dann zum Professor an der Wiener Universität, 1566 von Maximilian II. zum Leibarzt ernannt und starb in hohem Alter. Er schrieb: *„Consiliorum medicinalium habitorum in consultationibus a clarissimis atque expertissimis, apud diversos aegrotos, partim defunctis, partim adhuc superstitibus medicis, tractatus"* (Leipzig 1595, 4.; 1599, 4.).　　　　　　Max Salomon.

/ Cornaro, Luigi C., 1467 zu Venedig geboren, ein gelehrter Laie, der 99 Jahre alt wurde und die Ueberzeugung, dass er die Herstellung von einem diagnostisch nicht vollständig aufgeklärten Magenleiden, sowie sein langes Leben einem besonderen diätetischen Regime verdanke, begeistert vertheidigt in seinen *„Discorsi della vita sobria"*, die ungemeinen Beifall fanden (12 Auflagen, von Padua 1558 bis Leyden 1724, in italienische Verse, sowie französisch und lateinisch übersetzt).

Dict. hist. II.　　　　　　　　　　　　　　　　　　　　　　　Red.

/ Cornax, Mathias C., geboren im ersten Viertel des 16. Jahrhunderts (circa 1520), stammte aus der Romagna und studirte unter dem s. Z. berühmten NICOLAUS MASSA in Venedig. Er hielt sich längere Zeit in genannter Stadt auf. Später ward er Leibarzt Ferdinand's I. und starb als Professor (wahrscheinlich als titularer) in Wien. In geburtshilflich-literarischer Beziehung ist sein Name deshalb erwähnenswerth, weil er einer der Ersten war, der bei einer Extrauterinalschwangerschaft die Laparotomie machte. *„Historia quinquiennis fere gestationis in utero, quoque modo infans semiputridus, resecta alvo exemptus sit, et mater curata absque sutura evaserit"* (Wien 1550, in 4. und ein Supplement dazu „Historia secunda, quod eadem femina de novo conceperit et gestaverit foetum vivum perfectum masculinum ad legitimum pariendi tempus quodque ex posthabita sectione mater una cum puella interierit" (Basel 1554, in 8.). Die Eröffnung des Fruchtsackes und Elimination des verjauchten Fötus nahm (1549) der Chirurg P. DIRLEWANG unter C.'s Auspicien vor. Der weitere traurige Verlauf erhellt aus dem Titel.

Dict. méd. — Siebold's Geschichte der Geburtshülfe. Bd. II, pag. 97 und ff.

　　　　　　　　　　　　　　　　　　　　　　　　　　　　Kleinwächter.

*Cornaz, Charles-Auguste-Édouard C., zu Marseille am 29. September 1825 geboren, studirte in Bern vier Jahre, dann noch in Montpellier und Paris, bis zu der 1848 zu Bern erfolgten Promotion *(„Des abnormités congénitales des yeux et de leurs annexes"*, Lausanne, wozu ein Anhang 1850 in Brüssel und Leipzig erschien). Von 1850 ab fungirte C. als Assistenzarzt, von 1855 bis jetzt als Chefchirurg des Pourtales Hospital in Neuchâtel. Ausser einer botanischen Schrift erschienen dann von ihm bis zum Anfange der Sechziger-Jahre casuistische Mittheilungen, die er in dem seit 1857 von ihm redigirten „Echo médicale" publicirte; daneben *„Mouvement de l'hôpital Pourtales pendant les années 1856—1860"* (Neuchâtel 1856—1861) und *„Constitution médicale de Neuchâtel . . . . pendant l'année météorologique 1857"* (Daselbst 1858; fortgesetzt für das letztgenannte Jahr 1859). In der oben genannten Zeitschrift veröffentlichte C. auch: *„De l'existence du catarrhe des foins en Suisse etc."* (1860) — *„Les maladies regnantes du canton de Neuchâtel . . . ."* (1859) und eine Reihe von Aufsätzen, welche

Standes- und Ausstellungsangelegenheiten in der Schweiz betrafen. Die folgenden Publicationen erschienen sämmtlich zu Neuchâtel in monographischer Form: *„Voyage médical en Belgique et en Hollande"* (1862) — *„Les maladies contagieuses et les hôpitaux Neuchâtelois"* (1869, Nachtrag dazu 1870) — *„Quelques mots sur les revaccinations"* (1870) — *„Fabriques de soiries et de draps à Neuchâtel"* (1875) — *Réduction d'une inversion de matrice au moyen d'un ballon de coautchouc"* (1879). Eine noch neuere (jüngste?) Arbeit C.'s handelt über die medicinische Geschichte des Cantons, ein Gebiet, welchem sich C. auch früher bereits in Schriften über die Schule von Besançon (Echo méd. 1858), die medicinischen Familien PASQUIER, LICHTENHAHN, MATHIEU, PRINCE, THOUNET, über E.-L. BOREL etc. zugewandt hatte.

Red.

Corneliani, Giuseppe C., zu Padua, war 1797 zu Pavia geboren, studirte auch daselbst, wurde 1820 klinischer Assistent, unmittelbar darauf Supplent der medicinischen Klinik für die Chirurgen, im folgenden Jahre aber bereits Professor der allgemeinen Pathologie und Pharmakologie und schrieb *„Institutiones pathologiae generalis praelectionibus academicis adcomodatae"* (2 Bde., Pavia 1829—1830). Als 1833 HILDENBRAND von Pavia nach Wien berufen wurde, erhielt er dessen Stellung und zu gleicher Zeit die Direction des grossen Spitals zu Pavia. Er verfasste ferner noch folgende Schriften: *„Osservazioni intorno alle epidemie stazionarie, sunto compilati"* (Pavia 1834) — *„Esperienze ed osservazioni sull' uomo e sugli animali intorno alla virtù del creosote"* (1835) — *„Due storie raggionate di angina croupale e membranacea, etc."* (1835). 1843 ging er in gleicher Eigenschaft nach Padua, wo er bis zu seinem im November 1855 erfolgten Tode wirkte. Von weiteren Schriften sind noch anzuführen: *„Mem. intorno alla cura delle peripneumonie"* — *„Mem. intorno alla applicazione di alcuni principj alla teoria della flogosi"*. Für seinen *„Trattato intorno all' albuminuria ed al diabete"* erhielt er von der Pariser Akademie der Wissenschaften einen Preis. In der letzten Zeit seines Lebens war er mit einem umfassenden Werke über die Pathologie der Nervenkrankheiten und Entzündungen beschäftigt.

v. Wurzbach, III, pag. 1. — Callisen, IV, pag. 349; XXVII, pag. 155.
G.

Cornelio, Tommaso C., in Cosenza im 17. Jahrhundert geboren, studirte an der Universität Neapel und war hauptsächlich Schüler des berühmten MARCAURELIO SEVERINO. Er widmete sich besonders den physiologischen Studien, denen er eine experimentelle Richtung zu geben strebte, und war als positiver Beobachter seiner Zeit sehr geachtet. Er erkannte unter Anderem vor HALLER die vom Gehirn und den Nerven unabhängige Irritabilität der Muskeln und besonders auch des Herzens und vor HUNTER die peristaltische Darmbewegung. Er schrieb auch über den Nährsaft der Thiere, den er als von dem Capillarblut stammend betrachtete und über das Secret im Kropf der Tauben, die ihre Jungen nähren. Die meisten seiner Beobachtungen sind in seinem Hauptwerk: *„Progymnasmata physica"* (Venedig 1665—1668) niedergelegt.

Cantani.

Cornelius, Friedrich C., geboren am 20. April 1799 auf dem Pastorat Arrasch bei Wenden (Livland), studirte in Dorpat Medicin und wurde am 4. Juni 1825 zum Dr. med. promovirt (*„De membranae tympani usu"*, mit 2 Kupfert.). C. reiste nach Paris, Würzburg und Berlin, um sich weiter auszubilden und war später Flottenarzt, Arzt bei der Gensdarmerie und Oberarzt der Smolnaer Fräuleinstifte in Petersburg, woselbst er am 18. September 1848 starb.

Petersburger Deutsche Ztg. 1848, Nr. 223. — Med. Ztg. Russlands. 1849, pag. 48.
L. Stieda.

Cornette, Cl.-M. C., geboren in Besançon 1744, gestorben in Rom 1794, zeichnete sich durch eine Reihe chemischer Arbeiten, die die Anerkennung der Akademie zu Paris erhielten, besonders aus und wurde später zum Arzte der königl-

Biogr. Lexikon. II.   6

lichen Familie ernannt. Während der Revolution verlor er ausser seinem Vermögen auch eine Menge werthvoller Manuscripte.   Unger.

*Cornil, André-Victor C., zu Paris, ist am 17. Juni 1837 zu Cusset (Allier) geboren, studirte von 1855 an in Paris und wurde daselbst 1864 Doctor, 1869 Professeur agrégé bei der dortigen Facultät und 1870 Arzt des Hôp. de Lourcine. Er veröffentlichte zusammen mit HÉRARD: *„De la phthisie pulmonaire, étude anatomique, pathologique et clinique"* (Paris 1867, mit Fig. und Tf.); ferner allein: *„Contribution à l'histoire du développement histologique des tumeurs épithéliales"* (1866, mit Tf.) — *„Du cancer et de ses caractères anatomiques"* (1867, 4., mit Fig.). Im Jahre 1870 war er kurze Zeit Präfect seines heimatlichen Departements, wurde später Deputirter, widmete sich aber dabei auch dem Unterricht in der Histologie und verfasste in Gemeinschaft mit RANVIER ein *„Manuel d'histologie pathologique"* (1869—76, mit Fig.; 2. Ausg. 1881) und allein: *„Leçons élémentaires d'hygiène"* (1872) — *„Leçons sur la syphilis, faites à l'hôpital de la Lourcine"* (1879). Er wurde auch 1874 Chef-Redacteur des *„Journal des connaissances médicales pratiques et de pharmacol."*

Vapereau, pag. 471. — Glaeser, pag. 135. — Bitard, pag. 313.   G.

*Cornilliac, Jean-Jacques C., französischer Marine-Arzt, geboren zu Saint-Pierre (Martinique), wurde 1859 zu Montpellier Doctor und hat verschiedentlich Studien über das gelbe Fieber gemacht, nämlich: *„Études sur la fièvre jaune à la Martinique de 1669 à nos jours"* (Moniteur de la Martinique, 1862, 1863 und separat: Fort-de-France, Martinique, 1864; 2. Ausg. 1873), sowie in einer Schrift: *„Recherches chronologiques et historiques sur l'origine et la propagation de la fièvre jaune dans les Antilles"* (Fort-de-France 1867).

Berger et Rey, pag. 59.   G.

*Cornish, William Robert C., beendigte seine Studien 1852, wurde als F. R. C. S. Eng. im Jahre 1868 examinirt, widmete seine Kraft ganz der colonialärztlichen Thätigkeit und wirkt als Surgeon General schon längere Zeit in Madras, wo er Honorary surgeon des Vicekönigs von Indien und Präsident der medicinischen Facultät ist. Seine — fast ausnahmslos in den verbreiteten englischen Wochenjournalen publicirten — Arbeiten beziehen sich auf Epidemiologie (besonders Cholera) und die englischen Sanitätseinrichtungen in Indien. Noch ganz neuerdings erschien in gleichem Sinne seine *„Inaugural address on cholera etc."* (Brit. med. Journ. 1884).   Red.

*Cornuel, Armand-Louis C., Chefarzt bei der französischen Marine, ist aus Paris gebürtig, wurde daselbst 1819 Doctor und hat mehrfach über die von ihm in tropischen Klimaten, namentlich zu Basse-Terre (Guadeloupe), beobachteten epidemischen Krankheiten geschrieben; so über Dysenterie (Annal. marit. et colon. 1837; Mém. de l'Acad. de méd. 1840), über Gelbfieber (Annal. marit. et colon. 1837; Bull. de l'Acad. de méd. 1856—57), über Variola (Gaz. offic. de la Guadeloupe 1849) u. s. w.

Berger et Rey, pag. 59.   G.

*Coronel, Samuel Senior C., am 28. April 1827 in Amsterdam geboren, studirte daselbst unter C. B. TILANUS, SURINGAR, VAN GEUNS, LEHMANN und promovirte 1850. Zuerst praktischer Arzt in Amsterdam, Middelburg und Leeuwarden, fungirt er seit 1865 als Secretär des „Geneeskundigen Raad" in Friesland und Groningen. C. publicirte u. A.: *„Middelburg vorheen en thans, bydrage tot de kennis van den voormaligen en tegenwoordigen toestand von het armwezen aldaar"* (1850) — *„De gezondheidsleer toegepast op de fabrieksnyverheid"* (1868) — *„De zegeling van het industrieel onderwys in den vreemde, met het oog op Nederland"* (1862) — *„De bewaarschool, haar verleden, tegenwoordige toestand en hare toekoms"* (1864) — *„De Diamant-Werkers te*

Amsterdam" (1864) — „*Schetsen uit het markensche volksleven*" (1864) — „*Pêcheur-Côtier de l'Ile de Marken*" (herausgegeben durch die Société d'Économie Sociale de Paris 1866) — „*Volksgezondheid en Volksbeschaving*" (1878) — „*Kinderarbeid*" (1878) — „*De gezondheidsleer der school en van het schoolkind*" (1881) neben zahlreichen populären Beiträgen und Uebersetzungen über ökonomische und hygienisch-sociale Gegenstände und einigen philosophischen Essays.

C. E. Daniëls.

Corput, van den, zwei belgische Mediciner. Der Vater, Henri Joseph van den C., aus einer Patricierfamilie zu Antwerpen 1790 geboren, widmete sich vornehmlich chemischen Studien und wurde von Napoleon I. zwecks Studien über die Rübenzuckerfabrication nach Douai und Paris gesandt. Später in Brüssel als Pharmaceut etablirt, wurde er nach der belgischen Revolution von 1830 vom Gouvernement national als Chefpharmaceut der Armee angestellt, präsidirte der Brüsseler Commission médicale und zeichnete sich besonders während der Cholerainvasion 1832 aus. Er betheiligte sich später an der Gründung der Brüsseler Universität (mit E. Verhaegen u. A.) und lehrte an derselben Pharmakologie und Toxikologie. Mitten auf dem Wege zu bedeutenderen Ehrenstellen starb er als Präsident der medicinischen Facultät am 28. April 1841 an einem Herzleiden, wichtige Vorarbeiten für die bedeutend später — 1854 — edirte „*Pharmacopée belge*" hinterlassend.

Ebenfalls mit der Chemie und Pharmacie zunächst beginnend, nahm *van den Corput, Bernard Eduard H. J.*, der Sohn, 1821 in Brüssel geboren, seinen Bildungsgang, bis er von der Universität Bonn heimkehrte und wandte sich später der Medicin zu. Er begleitete — bereits Dr. med. — den Prof. Baron Seutin auf einer Reise durch Europa und führte dessen Kleisterverband an verschiedenen fremden Hospitälern etc. ein. v. d. C. war 1858 ernannt als Arzt und Professor der medicinischen Klinik im Hospitale St. Jean und St. Pierre zu Brüssel, gab 1874 seine Entlassung mit dem Titel Honorararzt und ist seit 1870 Professor der Arzneimittellehre und Therapie an der Universität zu Brüssel, Präsident des Sanitäts-Comité und der Provinz Brabant etc. Unter seinen ausgedehnten Reisen ist erwähnenswerth die im Jahre 1864 im Auftrage der belgischen Regierung nach Russland (um dort das Recurrensfieber zu studiren) unternommene. Reich mit Auszeichnungen bedacht heimgekehrt, übernahm v. d. C. die Redaction des „*Journal de médecine, de chirurgie et de pharmacologie de Bruxelles*", erfand die Methode der Punction mit Aspiration (13 Jahre vor Dieulafoy) und machte verschiedene Erfindungen im Bereiche der Pharmakologie. Auch brachte unter seiner Führung das obenerwähnte Journal die entscheidende Initiative zu den monatlichen internationalen Sanitätsbulletins. Von Schriften v. d. C.'s seien hier nur genannt: „*Des eaux minérales naturelles etc.*" (Brüssel 1846) — „*Notices chimiques et pharmacologiques*" (Daselbst 1849) — „*Sur les usages industriels des fécules etc.*" (Daselbst 1857) — „*Note sur un nouveau trocart aspirateur etc.*" (Bull. de l'acad. R. de méd. de Belg. T. XV) — „*Note sur le thé de caféier*" (Brüssel 1851) — „*Histoire naturelle et médicale de la trichine*" (Daselbst 1866). Die oben gedachte Schrift „*Ueber das Petersburger Recurrensfieber*" erschien 1865, die erwähnten „*Sanitätsbulletins*" 1865—1875. Dazwischen mehrere nicht medicinische Schriften und neuerdings solche über „*Meningitis*" (1874), über „*Pest*" (1879), über „*Organisation einer internationalen Sanitätsliga*" und über „*Krebs in ätiologischer und prophylaktischer Beziehung*" (beide 1883). Die von v. d. C. herausgegebenen „*Éphémérides médicales*" erscheinen seit 1868

Dr Dusilo. — Red.

* **Corradi**, Giuseppe C., geboren im October 1830 in Bevagna (Perugia), studirte in Pisa und Florenz (Bufalini, Regnoli, Renzi, Burci) und wurde 1859 promovirt. 1860 wurde er Assistent der chirurgischen Klinik und 1870 Professor derselben Lehrkanzel in Rom, von wo er dann in derselben Stellung an das Istituto superiore von Florenz versetzt wurde. Seine am meisten hervorzuhebenden Schriften

6 *

sind: „*Études cliniques sur les rétrécissements de l'urèthre, sur la taille es sur les fistules vaginales*" (Mémoire couronnée par l'Académie de médecine, Prix d'Argenteuil, 1869) — „*Trattato delle malattie degli organi orinarii*" (premiato sull' Academio di Medicino di Torino, Gran Premio Riberi, 1872) — „*Compendio di terapeutica chirurgica*" (1876), wozu noch viele kleinere, fast sämmtlich im „Sperimentale" von Florenz veröffentlichten kleineren Artikel hinzuzuzählen sind, deren Objecte neben glücklichen Operationen an allen Körpertheilen besondere neue Methoden und Instrumente zur Behandlung der Harnorgane und des verengten Oesophagus darstellen.
                                                                              Cantani.

*Corradi, Alfonso C., geboren am 6. März 1833 in der Provinz Emilio, studirte Medicin in Bologna und wurde 1855 zum Doctor der Medicin, 1856 zum Doctor der Chirurgie promovirt. Im Jahre 1859 wurde er mittelst Concurses Professor der allgemeinen Pathologie an der Universität Modena und 1863 an der Universität Palermo. Seit 1867 ist er Professor der allgemeinen Therapie, experimentellen Pharmakologie und Pharmakognosie an der Universität Pavia. Besonders als medicinisch-historischer Forscher und Schriftsteller thätig, veröffentlichte er viele Werke diesbezüglichen Inhaltes: „*Annali delle epidemie in Italia dalle prime memorie sino al 1850*" (Bologna 1865—1883, wovon 6 Bände erschienen sind und der 7. sich unter der Presse befindet) — „*La chirurgia in Italia degli ultimi anni del secole scorso fino al presente*" (Bologna 1871) — „*L'ostetricia in Italia della metà del secolo scorso fino al presente*" (Bologna 1872, in 3 Bänden) — „*Dell' odierna diminuzione della podagra*" (Memorie dell' Academia di scienze di Bologna 1860) — „*Come oggi le affezioni scrofotubercolosi siansi fatte più communi*" (Ibid. 1862) — „*In che modo le diatesi o disposizioni morbose ne' popoli si mutino*" (Daselbst 1862) — „*Delle morti repentine avvenute in Bologna nel trentacinquennio 1820—1854*" (Daselbst 1863) — „*Dell' antica autoplastica italiana*" (Memorie dell' Istituto Lombardo) — „*Escursioni d'un medico nel Decamerone. Dell' anestesia chirurgica nel medio evo*" (Daselbst) — „*Della infermità di Torquato Tasso, prime parte*" (Ibid. 1881) — „*Tossicol·gia in re venerea. Delle cantaridi*" (Annali Universali di Medicina, Vol. 231, 1875) — „*Del veleno dei funghi*" (Ibid. Vol. 243, 1878) — „*Dell' avvelenamento coi preparoti di zinco*" (Ibid. Vol. 247, 1879) — „*Intorno alla diffusione della tisichezza polmonare*" (Atti dell' Istituto Veneto 1867).
                                                                              Cantani.

Corral y Ona, Tomas C., zu Madrid, war zu Leiba en la Roja am 18. October 1797 geboren, studirte in Madrid Medicin, wurde daselbst Professor der Geburtshilfe (1836) und zeichnete sich als geschickter gynäkologischer Operateur aus. Von seinen literarischen Publicationen sind anzuführen: „*De la obliteracion del orificio uterino en el acto del parto, y de la histerotomia vaginal*" (Madrid 1845) — „*Año clinico de obstetricia y enfermedades de muyeres y de niños, o colleccion de las observaciones .... en la clinica .... en la Facultad de ciencias medicas de Madrid*" (Madrid 1846).
                                                                              G.
                Dechambre, XXII, pag. 734.

*Corre, Armand-Marie C., französischer Marinearzt, wurde 1869 zu Paris Doctor mit der These: „*Notes médicales recueillies à la Véra-Cruz (Mexique) 1862, 1865, 1866*", nachdem er schon vorher über giftige Fische (Arch. de méd. nav. 1865), die pathologischen Veränderungen beim Gelbfieber (Gaz. des hôp. 1867), „*La médecine populaire au Mexique: analyse et fragments du „„Trésor de la médecine du R. P. Grégoire Lopez*"" (Gaz. hebdom. de méd. et de chir. 1869) und über den Einfluss der Race auf die Infectionskrankheiten (Ibid.) geschrieben hatte. Er verfasste auch noch: „*La pratique de la chirurgie d'urgence*" (Paris 1872, mit Fig.) — „*De l'hémoglobinurie paroxystique et de la fièvre bilieuse mélanurique ou hématurique des pays chauds*" (Arch. de méd. nav. 1881).
                Berger et Rey, pag. 59.   G.

Corrigan, Sir D o m i n i c J o h n C., zu Dublin, berühmter irischer Arzt, war am 1. December 1802 daselbst geboren, studirte dort unter der Leitung von O'KELLY und darauf in Gemeinschaft mit seinem berühmten Landsmanne W. STOKES in Edinburg, wo Beide 1825 Doctoren wurden. Nachdem er sich in Dublin niedergelassen, wurde er nacheinander Docent der Medicin an den Schulen in Digges Street, Peter Street und des Richmond Hospital, sowie um 1830 Arzt des Jervis Street Hospital, in welchem er, trotzdem ihm nur sechs Betten zu Gebote standen, eine Reihe von berühmt gewordenen Untersuchungen über die Symptomatologie der Herzkraukheiten anstellte, die er in der Lancet (1829), in JOHNSON'S Med.-Chir. Review (1830), im Dublin Journal of Med. Sc. (1832, 1836, 1838), im Edinb. Mcd. and Surg. Journ. (1832) veröffentlichte und unter denen sich namentlich Untersuchungen über die von TROUSSEAU als „CORRIGAN's Krankheit" bezeichnete Aorten-Insufficienz befinden; auch die Benennung „CORRIGAN'scher Puls" datirt aus dieser Zeit her. Anderweitige Arbeiten, wie die *„Reports on the diseases of the weather of Dublin"* (Edinb. Med. and Surg. Journ. 1830), eine Anzahl von Artikeln in der Cyclopaedia of Practical Medicine und im Dublin Journ. of Med. Sc. (1836—1841) über das Neuledergeräusch im Abdomen, über Aortitis, Cirrhosis der Lunge, Anwendung von Medicamenten in Dampfform bei Lungenkrankheiten, Behandlung des acuten Rheumatismus mit Opium, Beobachtungen über Herzkrankheiten u. s. w. trugen weiterhin dazu bei, seinen Weltruf zu vermehren. — 1840 wurde er Physician der Whitworth and Hardwicke Hospitals und erhielt damit ein weites Feld für seine klinische Thätigkeit. Er publicirte nach dieser Zeit, zusammen mit HARRISON: *„Observations on a draft bill for the regulation and support of medical charities in Ireland"* (Daselbst 1842) — *„On famine and fever a cause and effect in Ireland; etc."* (Daselbst 1846) und seine berühmten *„Lectures on the nature and treatment of fever"* (Dublin 1853), 1849 hatte ihm die Dubliner Universität den Ehren-Doctor-Titel verliehen, 1850 wurde er bei der Gründung der Queen's University Mitglied von deren Senat, 1871 ViceKanzler derselben und war seit 1859 ihr Vertreter im Medical Council. 1856 zum Mitglied des King and Queen's College of Physicians ernannt, wurde er fünfmal hintereinander (1859 — 1864) zum Präsidenten desselben erwählt; auch war er Präsident der 1838 von ihm mitgegründeten Pathological Society und wurde 1875 erster Präsident der Pharmaceutical Society. Er war ausserdem in den letzten zehn Jahren seines Lebens Physician in Ordinary to the Queen in Ireland, auch einer der Commissioners of National Education in Ireland und erhielt 1866 wegen seiner hohen wissenschaftlichen Stellung und wegen der grossen Verdienste, die er sich um Irland in Betreff der öffentlichen Hygiene und des nationalen Unterrichts erworben hatte, den Baronets-Titel; auch war er von 1870—1874 Mitglied des House of Commons. Ausser seinen angeführten Arbeiten finden sich noch weitere in den angegebenen Journalen, sowie in den Proceedings of the Pathol. Soc. of Dublin, den Dublin Med. Transactions u. s. w. Er starb am 1. Februar 1880.

British Med. Journ. 1880. I, pag. 227, 266. — Med. Times and Gaz. 1880, I, pag. 164. — Lancet 18°0, I, pag. 258.   G.

Cortesi, G i o v a n n i - B a t t i s t a C., aus Bologna, 1554—1636, trat aus dem Barbierstande zum Studium der Medicin über. Bald nachdem er das Doctorat erlangt hatte, übertrug ihm die Universität Bologna einen Lehrstuhl, welchen er 15 Jahre lang inne hatte. Er lehrte dann Anatomie in Messina, wo er angeblich noch 35 Jahre in Thätigkeit gewesen sein soll. Seine Schriften beziehen sich theils (Messina 1614, 1632, 1633) auf chirurgische Operationen, die er ausführlich berichtete, theils bilden sie, wie die *„Miscellaneorum medicinalium decades"* (Daselbst 1625) und die *„Practica medicinae"* (1635) entsprechende Sammelwerke allgemeinen Inhaltes, theils stellen sie nützliche Handbücher dar: *„Pharmacopoea seu antidotarium Messanense etc."* (Daselbst 1629). Auch ist C. als Herausgeber von VAROLI'S Anatomie (siehe diesen) zu nennen, die er zu Frankfurt 1591 erscheinen liess.

Biogr. méd. III.   R e d.

Corti, Matteo C. (CURTIUS), zu Pavia 1475 geboren, erlangte bereits mit 22 Jahren daselbst einen Lehrstuhl, den er 18 Jahre lang ausfüllte. Er begab sich dann 1515 nach Pisa, 1524 nach Padua, wurde Leibarzt zuerst bei Papst Clemens VII., dann bei Cosmo I. und kehrte dann an die Universität Pisa zurück. Als er 1542 starb, hinterliess er neben zwei Schriften über den Aderlass (Venedig 1534, resp. Lyon 1538) noch: *„De curandis febribus ars medica"* (Venedig 1561) — *„Dosandi methodus"* (Padua 1536) — *„De prandi ac coenae modo libellus"* (Rom 1562).

Biogr. méd. III.   Red.

Corti, Marquis Alfonso C., ein geborener Italiener, hat in Wien Ausgangs der Vierziger-Jahre studirt und seinen Namen mit der Histologie der Gehörwerkzeuge durch das nach ihm benannte „Corti'sche Organ" für immer verknüpft. Die betreffende Abhandlung — der Zeitfolge nach die dritte unter den vier von ihm überhaupt verfassten Arbeiten — führt den Titel: *„Recherches sur l'organe de l'ouïe des mammifères"* und ist publicirt in der Zeitschrift für wissenschaftliche Zoologie 1851. Ebenda (Jahrg. 1854) erschienen die *„Histologischen Untersuchungen, angestellt an einem Elephanten"*. Die früheste Arbeit C.'s war *„De systemate vasorum psammosauri griseī"* (Wien 1847), dann *„Beitrag zur Anatomie der Retina"* (MÜLLER'S Archiv 1850. Es war ihm gelungen, die Nervenfasern und Ganglienkugeln der Retina besonders schön zu isoliren und den Zusammenhang multipolarer Ganglienzellen mit Nervenfasern in der Retina festzustellen, wie es kurz vorher LEUCKART und R. WAGNER vom menschlichen Gehirn beschrieben hatten). — Weiteres ist über Lebensgang und Leistungen absolut nicht zu ermitteln gewesen.   Red.

Cortüm, Karl Arnold C., 1745—1824, als Stadtarzt zu Bochum in Thätigkeit, hat vermöge seiner Schriften („Jobsiade", über Bienenzucht, Mode etc.) mehr Beziehungen zur Literaturgeschichte als zur Medicin. 1784—1786 gab er eine selbstbegründete Zeitschrift *„Die magische Laterne"* heraus.

Allgemeine Deutsche Biographie. IV.   Red.

Corvi, Guglielmo C. (GUGLIELMO DI BRESCIA, AGGREGATORE), war 1250 zu Canneto geboren, studirte anfänglich Philosophie und wurde dazu berufen, dieselbe in Padua zu lehren, verliess aber nach fünf Jahren seinen Lehrstuhl, um sich der Medicin in Bologna zu widmen, wo er sich durch seine umfassenden Kenntnisse den Beinamen „Aggregatore" erwarb. Er schrieb: *„Ad unamquamque aegritudinem a capite ad pedes practica"* (Venedig 1508) — *„De peste, et de consilio observando tempore pestilentiali, ac etiam de cura pestis"* — *„De medicinis simplicibus ex variis auctoribus"*. Er wurde 1288 in Rom Leibarzt des Papstes Bonifacius VIII und von diesem mit geistlichen Ehrenstellen überhäuft, ebenso wie von dessen Nachfolger Clemens V., dem er nach Avignon folgte. Er hielt an der dortigen Universität Vorlesungen über Medicin und Philosophie, ging aber nach dem Tode des Papstes nach Paris, wo er seinen alten Freund LANFRANCHI von Mailand, den Wiederhersteller der französischen Chirurgie, wiederfand; er starb daselbst 1326.

Schivardi, pag. 9.   G.

Corvisart, Jean Nicolas C. des Marest, aus Vouziers in der Champagne, am 15. Februar 1755 geboren, am 18. September 1821 gestorben, ein Arzt ebenso hervorragend durch gründliche Wissenschaftlichkeit, glänzende Lehrgabe, wie durch Reinheit des Charakters, war der erste Professor an der im Jahre 1794 in's Leben gerufenen medicinischen Klinik zu Paris, gab diese Stellung aber später auf. Seit dem Jahre 1807 war er neben BARTHEZ Leibarzt Napoleon's I., unter der Restauration Chef des französischen Medicinalwesens. C. nimmt in der Geschichte unserer Wissenschaft in doppelter Hinsicht eine wichtige Stelle ein als einer der Hauptbegründer der neueren pathologischen Anatomie, namentlich der

Krankheiten des Herzens, noch mehr durch die Einführung der Percussion in die medicinische Diagnostik (siehe den Art. AUENBRUGGER). Es ist allgemein bekannt, dass die grosse Erfindung AUENBRUGGER'S von den meisten Zeitgenossen desselben entweder geradezu verspottet oder doch gering geachtet wurde und nach kurzer Zeit in völlige Vergessenheit gerieth. Da wurde C. durch einen Artikel im Journal de médecine auf die von ROZIÈRE DE CHASSAGNE im Jahre 1770 veröffentlichte Uebersetzung der Schrift AUENBRUGGER'S, dann durch mehrere Stellen in den Aphorismen STOLL'S auf die Percussion aufmerksam. Er erkannte sofort ihre hohe Bedeutung und machte sich durch zwanzig Jahre lang fortgesetzte Untersuchungen nicht blos vollständig mit derselben vertraut, sondern war auch im Stande, die nur auf siebenjähriger Beobachtung beruhende Darstellung AUENBRUGGER'S in manchen Punkten zu ergänzen und zu verbessern. Im Jahre 1808 veröffentlichte er eine Ausgabe des „*Inventum novum*“, begleitet von einer französischen Uebersetzung und von umfangreichen Commentaren und Zusätzen. Diese Arbeit erregte sehr bald die allgemeine Aufmerksamkeit zunächst der französischen, dann hauptsächlich der englischen Aerzte. Am längsten blieb sie in Deutschland, dem Vaterlande AUENBRUGGER'S, unbeachtet. — Ihre nächste Bereicherung erfuhr die Percussion durch PIORRY, den Erfinder des Plessimeters; zu ihrer vollen Bedeutung wurde sie erst durch den Wiedererwecker der Auscultation, LAENNEC, erhoben. Die Hauptwerke C.'s sind sein „*Essai sur les maladies et les lésions organiques du coeur et des gros vaisseaux*“ (Paris 1806, 8.; 3. Ausg., Paris 1818, 8. [diese Ausgabe enthält eine ausführliche Abhandlung C.'s über die Percussion]); — „*Nouvelle méthode pour reconnaître les maladies internes de la poitrine* . . . . *par Auenbrugger* . . . . *ouvrage traduit etc.*“ (Paris 1808, 8.). H. Haeser.

*Corvisart, R.-F.-E.-Lucien Baron C., zu Paris, ist zu Thonne-la-Long (Meuse) am 9. Juni 1824 geboren und ist ein Neffe Jean-Nicolas C's. Er wurde 1852 mit der These „*De la contraction des extrémités ou tétanie*“ Doctor, publicirte „*Dyspepsie et consomption, etc*“ (1854; deutsche Uebers. von JOS. v. TÖRÖK, Pest 1857), einer vom Institut gekrönten Schrift, mit welcher er das Pepsin in die Therapie einführte, und weiterhin noch: „*Sur une fonction peu connue du pancréas, la digestion des aliments azotés*“ (1858) — „*Collection de mémoires sur une fonction peu connue du pancréas, etc.*“ (1864) u. s. w. 1853 Arzt am kaiserlichen Hofe, 1860 Arzt des Kaisers geworden, wurde er 1866 dessen erstem Leibarzte adjungirt und erhielt 1867 nach dem kinderlos erfolgten Tode des Barons Scipion C. den Titel als Baron des Kaiserreiches.

Vapereau, pag. 475. — Glaeser, pag. 138. G.

Coschwitz, Georg Daniel C., Sohn eines Apothekenbesitzers, wurde 1679 in Konitz geboren, studirte Medicin in Halle, schloss sich hier der STAHL'schen Schule an und gelangte 1716 zur ausserordentlichen Professur in der Medicin. 1718 ward ihm in Bevorzugung gegen seinen weit tüchtigeren Collegen HEINRICH BASS die ordentliche Professur der Anatomie übertragen, und nun las er in der Folgezeit über Botanik, Anatomie, Chirurgie und Medicin. Er war ein fleissiger, aber mässig begabter Mensch, als dessen Verdienste eigentlich nur die Erbauung eines anatomischen Theaters, das der Universität bis dahin vollständig fehlte, auf seine eigenen Kosten und die Fürsorge und Vervollständigung des ganz vernachlässigten botanischen Gartens zu verzeichnen sind. Neben seinen Lehrämtern war er noch Physicus, vielbeschäftigter Praktiker, besonders Geburtshelfer in Halle und Umgebung und Besitzer einer Apotheke. Literarisch bekannt wurde er hauptsächlich durch einige vorgebliche anatomische Entdeckungen, so von Klappen in den Ureteren: „*De valvulis in ureteribus repertis*“ (Halle 1723, 4.), wo er fälschlich gewöhnliche Erweiterungen und Faltungen für Klappen ansah, und von einem neuen Speichelgange, der von den Glandulis submaxillaris und sublingualis ausgehend einen Bogen auf dem Zungenrücken in der Nähe der Epiglottis machen sollte, von wo aus zahlreiche Zweige über die Zunge vertheilt, an ihrer Oberfläche sich öffneten: *"Ductus salivalis novus, per glandulas maxillares, sublinguales, linguamque excurrens, cum vasis lymphaticis variis communicans, et in lingua locum excretionis habens. Nuperrime detectus, et publico adjectis figuris aeneis exhibitus"* (Halle 1724, 4.). Gegen diese Entdeckung erklärten sich unter Anderen HEISTER, WALTHER und J. G. DUVERNOY. Dessen Schüler ALBRECHT VON HALLER disputirte darüber öffentlich im März 1725 als 17jähriger Student und wählte auch 1727 dasselbe Thema für seine Doctordissertation in Leyden: *"Experimenta et dubia de ductu salivali Coschwitziano"* (Leyden 1727, 4.), worin er an der Hand von eingehenden anatomischen Untersuchungen auf das Ueberzeugendste nachwies, dass der vermeintliche Speichelgang V e n e n seien. C. versuchte vergeblich, seine Entdeckung durch eine Streitschrift *"Continuatio observationum de ductu salivali novo"* (Halle 1729, 4.) zu retten. Ausserdem sind von seinen Arbeiten noch zu nennen: *"Introductio in chirurgiam rationalem"* (Halle 1722, 4.; Braunschweig 1755, 4.) — *"Dissertatio de parturientium declinatione supina pro facilitando partu inutili"* (Halle 1725, 4.) und *"Organismus et mechanismus in homine vivo obvius et stabilitus, seu hominis vivi consideratio physiologica"* (Leipzig 1725, 4.) — *"Consideratio pathologica"* (Leipzig 1728, 4.), eine Vertheidigung der STAHL'schen Lehre. Er starb 1729.

J. G. Z i m m e r m a n n, Das Leben des Herrn von Haller. Zürich 1755, 8. — J. Ch. F ö r s t e r, Uebersicht der Geschichte der Universität zu Halle in ihrem ersten Jahrhunderte. Halle 1794, 8.   Max Salomon.

Cosmeli, M i c h a e l C., wurde gegen Ende des Jahres 1773 zu Pless geboren, studirte Jurisprudenz zu Halle, Göttingen und Jena bis 1794; war Hauslehrer in Kurland bis 1795, Referendar in Brieg 1796—1797, machte Reisen durch Deutschland, Frankreich und der Schweiz, ging 1802 mit dem persischen Gesandten T s c h a w t s c h a w a d s e nach Tiflis, war 1804 in Schlesien, 1806 in der Krim, 1807 in Smyrna. Dann studirte C. in Jena Medicin und wurde 1810 Dr. med.; machte Reisen durch England, Norwegen, Deutschland, Bukowina und Russland, gab in Riga, Moskau und Petersburg Concerte auf der Maultrommel, zuletzt im Jahre 1826 in Riga. Seine zahlreichen Schriften bei RECKE-NAPIERSKY, I, pag. 365 citirt, darunter CHARLES BELL'S System der operativen Chirurgie aus dem Englischen, zwei Bände, Berlin 1815. Nach ihm ist durch M u s s i n - P u s c h k i n eine Pflanze Carduus Cosmeli benannt. — Sein Todesjahr ist nicht zu ermitteln.

R e c k e - N a p i e r s k y, I, pag. 365. — B e i s e, I, pag. 136.   L. St i e d a.

Costa da Alvarenga, s. A l v a r e n g a.

Costallat, A r n a u l t C., zu Bagnères-de-Bigorre, war daselbst 1801 geboren, studirte in Paris, wurde dort 1832 Doctor, prakticirte auch da einige Zeit, liess sich dann aber in seiner Heimat nieder. Er machte sich zunächst dadurch bekannt, dass er in einem *"Mém. sur l'influence probable du climat d'Alger pour la guérison de la phthisie"* (Paris 1837) auf die Errichtung eines Hospitals für Schwindsüchtige daselbst drang; ferner durch Untersuchungen über die Stricturen des Mastdarmes und eine von ihm empfohlene, allerdings ziemlich complicirte Dilatationsmethode in der Schrift: *"Essai sur un nouveau mode de dilatation particulièrement appliqué aux rétrécissemens du rectum"* (Paris 1848, mit 1 Tf.). Sodann aber beschäftigte ihn bis zum Ende seines Lebens die Pellagra, deren Entstehung er, den Ansichten BALLARDINI'S sich anschliessend, auf den Genuss von Mais, der durch Pilze verdorben ist, zurückführte. Er schrieb darüber Verschiedenes: *"Étiologie et prophylaxie de la pellagre, etc."* (Annales d'hyg. publ. 1860) — *"Pellagre et acrodynie"* (Tarbes 1860) — *"Question de la pellagre"* (Ebenda 1860) — *"Instruction populaire pour l'extinction de la pellagre"* (Bagnères-de-Bigorre 1866) — *"De la pellagre"* (Paris 1868) — *"Deux opuscules à ajouter à l'étiologie et prophylaxie de la pellagre"* (Bagnères 1871). Er unterschied zwei Arten von Pellagra, nämlich die wahre, durch Pilzerkrankung des Mais entstandene und eine andere, eine Art von Akrodynie, verursacht durch den Brand des Getreides. Er starb im Beginn des Jahres 1872.

Dechambre, XXI, pag. 32. G.

Costanza, s. Calenda C.

Costa-Sicre, Laurent-François-Raphaël C.-S, zu Paris, war 1797 zu Saint-Laurent-de-Cerdans (Pyrénées-Orientales) geboren, stammte aus einer Familie, in welcher die Medicin seit 17 Generationen in directer Linie ausgeübt wurde, erlangte 1820 zu Paris die Doctorwürde, kehrte dann in seine Heimat zurück und wurde zur Zeit der Gelbfieber-Epidemie von Barcelona Chefarzt des Grand Lazaret des Pyrénées-Orientales. Nach dem von ihm bei dieser Gelegenheit gemachten Beobachtungen erklärte er sich in der Schrift „Considérations générales sur l'épidémie qui ravagea Barcelone en 1821, et sur les mesures, etc." (Paris 1826), sowie in dem zusammen mit LASSIS und LASSERRE verfassten Bericht: „Sur la non-contagion de la fièvre jaune" (Archiv. génér. 1826) als entschiedener Nicht-Contagionist. Er liess sich darauf als Arzt in Paris nieder und schrieb in den Archives génér. mehrere Aufsätze (1827 etc.), u. A.: „Réflexions sur le typhus qui a ravagé une partie de la France en 1823" — „Traitement des inflammations cérébrales" u. s. w. Er starb zu Ende des Jahres 1863.

Sachaile, pag. 209. — Dechambre, XXI, pag. 31. — Callisen, IV, pag. 356; XXVII, pag. 158. G.

Coste, Jean-François C., geboren in Ville (Ain) 1741, studirte in Lyon und Paris, wurde nach erlangten akademischen Graden durch Voltaire's Empfehlung zum Chefarzt des eben in Versoy an der Schweizer Grenze erbauten Militärhospitales ernannt und später in gleicher Stellung nach Nancy versetzt. — Als der amerikanische Unabhängigkeitskampf ausbrach, begleitete C. die französischen Hilfstruppen als deren Chefarzt nach Amerika; im Jahre 1796 wurde er zum Chefarzt des Invalidenhauses, 1803 zum Chefarzt der grossen Armee ernannt und machte als solcher die Kämpfe von Austerlitz, Jena und Eylau mit. Er starb 1819. C. leistete Vorzügliches auf dem Gebiete der Militärhygiene und des Militärsanitäts-wesens und that sich insbesondere hervor als Organisator der Militärhospitäler. Eines seiner besten Werke unter seinen zahlreichen Schriften ist: „Du service des hôpitaux militaires ramené aux vrais principes" (Paris 1790). Unger.

Costello, William B. C., englischer Chirurg, war 1800 in Dublin geboren, machte seine Studien theils dort, theils in Paris, wo er namentlich ein Schüler von HEURTELOUP war. Um 1832 liess er sich in London nieder und war einer der Ersten, der in England die Lithotripsie ausübte. Er wurde später Medical Superintendant und Eigenthümer des Wykehouse Asylum, Brentford, und schrieb zur Reform der Privat-Irrenhäuser die folgende Schrift: „Reform and management of private lunatic asylums" (London 1845). Bereits 1841 fasste er den Plan zu einer chirurgischen Encyclopädie; dieselbe erschien jedoch erst im Laufe von 20 Jahren vollständig als: „The cyclopaedia of practical surgery, including an etymological and critical terminology" (4 Bde., London 1841 bis 1861). Dieselbe ist besonders bemerkenswerth dadurch, dass eine Reihe bekannter französischer Chirurgen und Aerzte, wie BOUVIER, BROCA, DESORMEAUX, FOLLIN, FOUCHER, GALLARD, RAYER u. A., für dieselbe Artikel geliefert haben, die von C. in's Englische übersetzt wurden. Er hatte sich aus der Praxis zurückgezogen und lebte in Paris, verlor in Folge unglücklicher Speculationen sein ganzes Vermögen und starb an Gehirnerweichung in einer Maison de santé zu Saint-Mandé am 15. August 1867.

Medical Times and Gaz. 1867, II, pag. 245. — Dechambre, XXI, pag. 34. Gurlt.

Costeo (COSTAEUS), Giovanni C., war aus Lodi gebürtig und lebte in der zweiten Hälfte des 16. Jahrhunderts. Nachdem er lange Zeit zu Turin die

Medicin mit Erfolg gelehrt hatte, wurde er 1581 auf einen Lehrstuhl zu Bologna berufen, den er ebenso ruhmvoll bis zu seinem 1603 erfolgten Tode bekleidete. Von seinen zahlreichen Schriften führen wir an: *„De venarum mesaraïcarum usu: veteris opinionis confirmatio etc.“* (Venedig 1565, 4.) — *„Disquisitionum physiologicarum in primam primi canonis Avicennae sectionem libri III“* (Bologna 1589, 4.) — *„Adnotationes in Avicennae canonem etc.“* (Venedig 1595, fol.) — *„De facili medicina per seri et lactis usum libri III“* (Bologna 1596, 4.; 1604) — *„De igneis medicinae praesidiis, libri II“* (Venedig 1595, 4.) — *„In J. Mesuae simplicia et composita . . . . adnotationes“* (Venedig 1602, fol.) — *„De humani conceptus formatione, motus et partus tempore“* (Bologna 1596, 4.; Padua 1604, 4.) — *„De morbis puerorum et mulierum“* (Bologna 1604, 4.).

Biogr. méd. III, pag. 340. — Dict. hist. I, pag. 875.   G.

Coster, Samuel C., lebte zu Amsterdam als Arzt, wo er nach einer Angabe von 1640 „seit 50 Jahren dem Krankenhause treu gedient hatte“. Seine Sinnspiele und Gräueldramen gehören nicht hierher — medicinische Schriften sind von ihm nicht aufzuführen.

Allg. Deutsche Biogr. IV.   Red.

Coster, Johann C. (geadelt ROSENBURG oder ROSENBERG), ist geboren zu Gadebusch bei Lübeck 1613, studirte in Königsberg Medicin, war 1640—1641 Lehrer an der Domschule, ging dann nach Leyden, woselbst er 1645 zum Doctor medicinae creirt wurde. Nach Königsberg zurückgekehrt, disputirte er *„De dysenteria“* und trat in die dortige medicinische Facultät. 1649 wurde er Stadtphysicus in Weimar, dann Arzt der esthländischen Ritterschaft in Reval, dann Leibarzt des Königs Karl Gustav von Schweden, welcher ihm den Adel schenkte. 1667 ging er nach Moskau und wurde Leibarzt des Czaren Alex. Michailowitsch und starb daselbst am 31. Juli 1676 (nach Anderen in Reval am 22. Februar 1685). Er verfasste: *„Affectuum totius corporis humani praecipuorum theoria et praxis, totalis exhibita“* (Frankfurt 1663, 4.) und *„Relatio medica morbi et mortis Caroli Gustavi regis Sueviae qua improbantur curationes medici, qui febrim malignam pro scorbutico habuerat“* (Daselbst 1643).

Recke-Napiersky, I, pag. 368. — Beise, I, pag. 136. — Richter, II, pag. 292—294.   L. Stieda.

Cothenius, Christian Andreas C., geboren am 14. Februar 1708 als Sohn eines schwedischen Regiments-Feldscheerers zu Anclam, trat 1737 als Arzt in Havelberg auf, wurde 1740 Kreis-Physicus in der Priegnitz, im December 1747 Hofmedicus in Potsdam, ferner ordentlicher Medicus des grossen Militär-Waisenhauses und Physicus des Kreises Zauche-Belzig. Im Jahre 1750 wurde er zum wirklichen Leib-Medicus und Generalstabs-Medicus des preussischen Heeres ernannt, als welcher er im siebenjährigen Kriege die oberste feldärztliche Leitung inne hatte. Nachdem er zweiter Decan des Ober-Medicinal-Collegiums, zweiter Director des Collegium medico-chirurgicum, auch Mitglied der Berliner Akademie der Wissenschaften geworden, wurde er 1757 zum geheimen Rath befördert. C. starb am 5. Januar 1789 zu Berlin. Seine amtliche Ueberbürdung hinderte ihn an ausgedehnterer literarischer Beschäftigung. Er schrieb von bekannter Gewordenem nur *„Ueber die Mittel, sich vor den Pocken zu schützen“* (Berlin 1765) und *„Des medicinischen Obercollegiums Anweisung, wie sich der Landmann vor der rothen Ruhr präserviren und dieselbe mit wenigen Kosten curiren könne“* (Berlin 1769).

In der Berliner Bibliothek befindet sich eine handschriftliche Selbstbiographie. — Vgl. auch „Militaria aus König Friedrich's des Grossen Zeit“, Berlin 1866, pag. 27. von E. Graf zu Lippe und „Die Kriegs-Chirurgie der letzten 150 Jahre in Preussen“ von Gurlt.

H. Frölich.

Cottereau, Pierre-Louis C., zu Paris, war am 1. December 1797 zu Vendôme geboren, diente einige Jahre (1811—1815) als Militär-Apotheker und -Arzt, widmete sich dann zu Vendôme und Tours der Pharmacie, indem er gleichzeitig Vorlesungen über Anatomie und Physiologie hörte. Er eröffnete 1823 am erstgenannten Orte eine Apotheke, kehrte aber, durch die Medicin von Neuem angezogen, nach Tours zurück, um BRETONNEAU'S Vorlesungen zu besuchen, ging 1825 nach Paris, wo er mit der These: *„De veneficio a miasmatibus paludosis"* in demselben Jahre Doctor wurde. 1826 erhielt er durch Concurs mit der These: *„Ex fluidis imponderabilibus dictis quaenam auxilia therapeutica"* die Stelle eines Professeur agrégé der Hilfswissenschaften, begann Privatcurse über Pharmakologie und Materia medica zu halten, gab zusammen mit BRICHETEAU und A. CHEVALLIER: *„L'art de doser les médicamens"* (Paris 1829) heraus, schrieb zusammen mit A. CHEVALLIER über *„Traitement de la phthisie pulmonaire par le chlore"* (1829) und verfasste: *„De l'emploi du chlore gazeux dans le traitement de la phthisie pulmonaire"* (Paris 1830). Sechs Jahre lang (1830—36) hatte er den hochbejahrten DEYEUX in der Facultät zu vertreten, gab 1835 einen sehr geschätzten *„Traité élémentaire de pharmacologie. Cours professé à la Fac. de méd. de Paris"* heraus und concurrirte 1839 mit Auszeichnung, wenn auch ohne Erfolg, mit der These: *„Des modifications que la connaissance des causes des maladies peut introduire dans le traitement"* um den Lehrstuhl der Materia medica. Auch hatte er zusammen mit VAVASSEUR eine *„Botanique médicale"* (1835), mit A. CHEVALLIER *„Des eaux minérales"* (1835), mit CADET DE GASSICOURT ein *„Formulaire magistral"* (7. Ausg. 1833) herausgegeben und verfasste später noch ein *„Formulaire général, ou guide pratique du médecin, du chirurgien et du pharmacien"* (1840). Er nahm ferner Theil an der Redaction der „Botanique médicale und industrielle", des „Dict. universel de botanique agricole", der „Encyclopédie des sc. méd.", des „Dict. de médecine usuelle" und rührt ausserdem eine grosse Zahl von Aufsätzen chemischen und naturwissenschaftlichen Inhalts von ihm her.

Sachaile, pag. 24. — Dechambre, XXI, pag. 138. — Callisen, IV, pag. 360; XXVII, pag. 161.   G.

Cotton, Richard Payne C., zu London, war 1820 zu Kensington geboren, erhielt seine medicinische Erziehung im St. George's Hospital zu London und in Paris, kam frühzeitig in Verbindung mit dem Hospital for Consumption and Diseases of the Chest zu Brompton, wirkte 25 Jahre lang als ein sehr geschickter und sorgfältiger Arzt unter den Patienten desselben und wurde 1875, als er sich von dem Hospital zurückzog, zu dessen Consulting Physician erwählt. Seine literarischen Arbeiten bezogen sich auch fast durchweg auf Brustkrankheiten; so: *„The form and movements of the chest in phthisis"* (Lond. Med. Journ. Vol. III) — *„Clinical lectures on the physical diagnosis of phthisis"* (Lond. Medic. Gaz. 1849). 1852 erhielt er die FOTHERGILL'sche goldene Medaille für sein Werk: *„On consumption: its nature, symptoms, and treatment"* (2. Aufl. 1858). Auch schrieb er noch ein kleineres Werk: *„Phthisis and the stethoscope; etc."* (1864) und Aufsätze, wie: *„The therapeutics of consumption"* (Med. Times and Gaz. 1868). In seinen Mussestunden bildete die Geologie sein Studium. Er starb am 26. December 1877.

Medic. Times and Gaz. 1878, I, pag. 24.   G.

Cotugno, Domenico C., am 29. Januar 1736 zu Ruvo (Provinz Bari) geboren, studirte an der Universität Neapel und beschäftigte sich fleissig mit Anatomie, für welche er soviel Liebe gewann, dass er sich bald originellen Forschungen hingeben konnte. Im Alter von 25 Jahren entdeckte er die nach ihm benannten *„Aquaeductus Cotunii"* und später auch den *„Nervus nasopalatinus"*. Als Arzt zeichnete er sich durch seine Studien über die den Nerven des Plexus ischiadicus zukommenden Neuralgien aus, und lehrte besonders die Ischialgia postica und antica unterscheiden. C. genoss ein sehr grosses Ansehen sowohl als Professor der Anatomie an der Universität Neapel, wie auch als praktischer Arzt, wurde mit vielen Ehrenbezeugungen überhäuft und war auch königlicher Leibarzt. Im hohen Alter von 87 Jahren starb er am 6. October 1822.   Cantani.

/Coudenberg, Pierre C., zeichnete sich, zu Antwerpen um die Mitte des 16. Jahrhunderts lebend, durch die Herausgabe des „*Valerii Cordi dispensatorium pharmacorum omnium etc.*" (Antwerpen 1568) aus, welches als „*Guidon des apothicaires etc.*" (Lyon 1575) in Frankreich und in anderen continentalen Ländern hoch in Ansehen stand (noch 1662 erschien in Amsterdam eine holländische Ausgabe). — 1558 erfand C. ein Mittel gegen die Pest, welches er gratis vertheilte. Antwerpen errichtete ihm 1861 ein Standbild.   Red.

*Coudret, Jean-Florimond C., zu Paris, ist am 18. März 1810 zu Verteillac (Dordogne) geboren, studirte Medicin in Paris und wurde daselbst 1835 Doctor, nachdem er sich 1830 bei den Juli-Verwundeten und 1832 bei der Cholera-Epidemie hervorgethan hatte. Er beschäftigte sich darauf mit Untersuchungen über organische und animalische Elektricität, suchte eine medicinische elektro-vitalistische Schule zu gründen und veröffentlichte in diesem Sinne eine Reihe von Aufsätzen im Journal complémentaire des sciences médicales, namentlich: „*Sur la cause motrice directe du sang veineux*" (1837) — „*Recherches médico-physiologiques sur l'électricité animale*" (1837) und unter dem Namen „Coudrétévisme" eine Anzahl von Studien, welche die von ihm vertretene Lehre betreffen.

    Glaeser, pag. 141.   G.

Couillard, s. COVILLART.

    Coulet, Etienne C., gegen 1730 in Nantes wirkend, verfasste: „*L'éloge de la goutte, ouvrage heroïque, historique, politique etc.*" (Leyden 1728), sowie einen „*Tractatus historicus de ascaridibus et lumbrico lato*" (Daselbst 1729), und übersetzte Mehreres aus dem Englischen.   Unger.

    Coulon, Julius Vitringa C., im Jahre 1767 in Leeuwarden geboren, studirte in Leyden und promovirte daselbst 1791 mit einer Dissertation „*De mutata humorum in regno organico indole a vi vitali vasorum derivanda*", eine für die Pflanzenphysiologie sehr interessante Abhandlung. Die ärztliche Praxis in seiner Geburtsstadt ausübend, schrieb er: „*Over de beste wyze om kinderen van het tydstip der geboorte af tot den ouderdom van een of twee jaren lichamelyk op te voeden*" (1797, gekrönte Preisschrift) und gab verschiedene, verdienstvolle Abhandlungen über die Viehseuche, über Cholera und eine sehr ausführliche Mortalitäts-Statistik der Provinz Friesland über die Jahre 1815—1829, sowie „*Een leerboek vooral voor moeders over de opvoeding der kinderen in de kraamkamer*" heraus. C. war Mitglied des „Koninklyk Nederlandsch Institut" und starb im August 1843.   C. E. Daniëls.

*Coulon, Amédée C., zu Amiens, ist am 3. Januar 1834 zu Saint-Just-en-Chaussée (Oise) geboren, studirte in Paris, wurde 1861 daselbst Doctor und 1863 zum Professor an der École préparatoire de médec. et de pharmacie zu Amiens ernannt, woselbst er auch Mitglied des Conseil départemental d'hygiène wurde. Er verfasste einen „*Traité clin. et prat. des fractures chez les enfants*" (Paris 1861; deutsche Uebersetzung, Leipzig 1863), der von der Société de médecine zu Lille mit einem Preise gekrönt wurde, eine Arbeit „*Sur l'angine couenneuse et le croup*", die ebenfalls in's Deutsche übersetzt ist, und mehrere Abhandlungen über Kinderkrankheiten.

    Glaeser, pag. 141.   G.

Coulson, William C., zu London, war 1802 zu Penzance in Cornwall geboren, kam, nachdem er bei einem Chirurgen in der Lehre gewesen, nach London, wo er die anatomische Schule von GRAINGER und das St. Thomas' Hospital besuchte. Als Schüler von TYRRELL veröffentlichte er dessen Vorlesungen in der eben erst entstandenen Lancet und trat bald darauf auch in die Redaction dieser Zeitschrift ein. 1824 ging er nach Berlin, blieb daselbst zwei Jahre und trat in nahe Beziehungen zu RUDOLPHI und RUST. Nach London zurückgekehrt, gründete er in Gemeinschaft mit TYRRELL, JONES QUAIN, LAWRENCE und WARDROP die medicinische Schule in Aldersgate Street, in welcher er die Anatomie vortrug, während er frühzeitig seine Kenntniss der deutschen und französischen Literatur bei der Redaction der Lancet zur Geltung brachte und sich durch Publication einer Anzahl von Arbeiten aus dem Gebiete der Anatomie und Chirurgie einen Namen machte. Auch gab er heraus die 2. Auflage der von W. LAWRENCE 1807 übersetzten BLUMENBACH'schen „Comparative anatomy etc." (London 1827) und übersetzte H. MILNE EDWARDS' „Manual of surgical anatomy" (1828). Er wurde 1828 Surgeon des General Dispensary, 1830 Consulting Surgeon des City of London Lying-in Hosp., 1849, nach dem Tode von ASTON KEY, Consulting Surgeon des German Hospital und 1851 Senior Surgeon des Saint Mary's Hospital; 1861 hielt er die Hunterian Oration. Von seinen Schriften sind anzuführen: „Two lectures on strictures of the urethra etc." (London 1833) — „On deformities of the chest and spine" (London 1836; 2. Ausg. 1837) — „On the diseases of the hip-joint, etc." (1837, 4.) — „On diseases of the bladder etc." (1838; 2. Aufl. 1840; 6. Aufl. von WALTER J. COULSON, New York 1881; deutsche Uebers. in den Analecten der Chirurgie von BLASIUS und MOSER, Berlin 1839) — „On lithotomy and lithotrity" (1853); ausserdem zahlreiche Artikel im London Med. and Phys. Journ., der Lancet u. s. w., sowie in SAMUEL COOPER'S Surgical Dictionary und COSTELLO'S Cyclopaedia. Er erfreute sich eines grossen Rufes in der Behandlung von Steinkrankheiten und war besonders in der Lithotripsie ein anerkannter Specialist, dabei ein sehr exacter, gewissenhafter, rastlos thätiger und liebenswürdiger Mann. Er starb am 5. Mai 1877.

Lancet 1877, I, pag. 740. — Callisen, IV. pag. 365; XXVII, pag. 164.

Gurlt.

*Coulson, Walter John C., studirte am St. Mary's Hospital bis 1857 und wurde F. R. C. S. Engl. 1860. Er wirkte längere Zeit als Chirurg am St. Peter's- und am Lock Hospital in höherer Stellung. Seine Arbeiten beziehen sich auf Stein- und Blasenkrankheiten, worunter „Stone in the bladder, its prevention etc." hervorzuheben. Von seines Vaters „On diseases of the bladder and prostate" besorgte er die 6. Auflage. Ausserdem schrieb er einen „Treatise on syphilis".

Red.

de Courcelles, David Cornelis de C., wahrscheinlich im Haag geboren, studirte im Anfang des 18. Jahrhunderts in Leyden und hat sich hauptsächlich bekannt gemacht durch die Herausgabe anatomischer Abbildungen der Fussohlen-muskeln, welche eine Ergänzung der „Tabulae musculorum hominis" des ALBINUS (s. diesen) bilden, unter dem Titel: „Icones musculorum plantae pedis eorumque descriptio" (Leyden 1739 und Amsterdam 1760). Auch schrieb er: „Icones musculorum capitis, utpote faciei, aurium, oculorum, linguae, pharyngis, ossis hyoidis, colli, ut et eorum quae capiti adnectuntur". (Mit Erklärung in holländischer Sprache Leyden 1743, 1786.)

C. E. Daniëls.

de Courcelles, Étienne Chardon de C., aus Rheims, gestorben 1780 zu Brest als Marine-Chirurg, schrieb ausser einigen chirurgischen Handbüchern: „Manuel de la saignée" (Paris 1746, Brest 1763) und „Manuel des opérations de chirurgie" (für die Marine-Chirurgen, Brest 1756, sowie für Pflegeschwestern); — 1745, dann öfter in Paris 1816 von (APURON), noch ein „Mémoire sur le régime végétal des gens de mer" (Nantes 1780) und gab die drei ersten Bände des „Tractatus de materia medica" von GEOFFROY heraus.

Dict. hist. II.

Red.

Courvée, Jean-Claude de la C., wurde um das Jahr 1615 zu Vesoul in der Franche-Comté geboren. Seinen medicinischen Studien lag er in Paris ob und übte die Praxis dann im Flecken Argenteuil (vier Meilen von Paris entfernt, im heutigen Departement Seine-Oise) aus. Einen Namen machte er sich dadurch, dass er ganz energisch gegen die seiner Zeit so beliebten häufigen Blutentziehungen auftrat. Diesen seinen Ansichten gab er Ausdruck in der Schrift: *„Frequentis phlebotomiae usus et cautio in abusu, seu in temerarios quosdam saeculi nostri thrasones, qui nulla methodo, nulla ratione ducti, venam utrumque secant, et tanto remedio passim abutuntur"* (Paris 1647, 8.). Seine Collegen waren ihm dafür nicht wenig gram. — Die Geschichte der Geburtshilfe nennt ihn deshalb, weil er im Jahre 1655 an einer während der Entbindung Verstorbenen die Symphyseotomie mit glücklichem Erfolge für das Kind ausführte. In seiner Schrift: *„Paradoxa-de nutritione foetus in utero"* (Danzig 1665 in 8.) ist er bezüglich der Generation der HARVEY'schen Ansicht, doch nimmt er an, dass die Frucht im Uterus athme und sich von den Fruchtwässern nähre. Die Placentargefässe stossen wohl, meint er, an die Uterusgefässe, doch besteht keine Anastomose zwischen diesen beiderseitigen Gefässen. In anderer Beziehung wieder steht er noch auf dem hippokratischen Standpunkte, indem er glaubt, die Frucht helfe selbst auch mit, um aus dem Uterus herauszukommen. Er schrieb noch einen *„Discours sur la sortie des dents aux petits enfans etc."* (Warschau 1651, 4.) Die zwei letztgenannten Schriften erschienen in Polen, wohin ihn die Königin dieses Landes als Leibarzt berufen hatte. Er starb auch in Polen um das Jahr 1664. Aus dem Jahre 1648 stammt noch die Schrift: *„Ostentum, seu historia mirabilis trium ferramentorum notandae longitudinis etc."* (Paris, 8.).

Biogr. méd. — Haeser's Geschichte der Medicin, Bd. II, pag. 732. — Siebold's Geschichte der Geburtshilfe, Bd. II, pag. 501.   Kleinwächter.

Courtial, Jean-Joseph C., Professor der Anatomie in Toulouse und königlicher Leibarzt, liess *„Nouvelles observations anatomiques sur les os, sur leurs maladies extraordinaires etc."* (Paris 1705, Leyden 1709) und eine Uebersetzung der Abhandlung JUANINI'S über die Ursachen der Luftverderbniss in Madrid erscheinen.

Dict. hist. II.   Red.

Courtin, Germain C., der von 1578 bis zu seinem 1587 erfolgten Tode an der Pariser Facultät Anatomie und Chirurgie lehrte, erregte Streit und Aergerniss, da hauptsächlich gegen ihn ein Verbot der Auslieferung von Cadavern zu Lehrzwecken sich richtete. Seine *„Leçons anatomiques et chirurgicales"* wurden erst lange nach seinem Tode von E. BINET (Paris 1612, dann 1616; Rouen 1656) herausgegeben.

Dict. hist. II.   Red.

*****Courty**, Amédée-Hippolyte-Pierre C., zu Montpellier, ist daselbst am 19. November 1819 als Sohn und Enkel eines Arztes geboren. Er machte anfänglich seine Studien in Montpellier, wo er Chef de clinique bei LALLEMAND war, dann in Paris, wo er mit der These *„De l'oeuf et de son développement dans l'espèce humaine"* (1848) Doctor wurde. Er schrieb um diese Zeit noch einige weitere Abhandlungen, wie: *„Mém. sur la structure et les fonctions des appendices vitellins de la vésicule ombilicale du poulet"* (1845) — *„Lettre à M. le prof. Lordat sur quelques points de physiologie générale"* (1847) — *„Mém. sur les substitutions organiques"* (1848), wurde 1849 Professeur agrégé der Facultät zu Montpellier mit der These *„De l'emploi des moyens anesthésiques en chirurgie"*, 1851 durch Concurs Chef des travaux anatomiques, 1852 Chef-Chirurg des Hôpital-Général, 1856 Professor der Operationslehre bei der Facultät, später Professor der chirurgischen Klinik und Chef-Chirurg im Hôp. Saint-Eloi. Ausser einer Anzahl von Abhandlungen in den hauptsächlichsten Journalen von Paris und Montpellier über Pellagra (1850), einige abnorme Muskeln des Menschen

(1853), über Mangel oder unvollkommene Entwicklung der inneren weiblichen Genitalien (1858), über Croup und Diphtherie (1862), über eine chirurgische Excursion nach England (1863), über die Organisation des klinischen Unterrichtes in Deutschland (1867—70) u. s. w. gab er heraus: *„Clinique chirurgicale de Montpellier"* '(2 Bde. 1851, 1872) und einen *„Traité pratique des maladies de l'utérus, des ovaires et des trompes, etc."* (1866, mit 200 Fig.; 2. Aufl. 1870; 3. édit. 1879), für den er von der Akademie der Wissenschaften einen Preis von 2500 Franken erhielt.

> Glaeser, pag. 143. G.

Cousinot, Jacques C., 1590 zu Paris geboren, daselbst promovirt 1618 und 1623 zum Professor der Chirurgie am Collège royal ernannt, wurde 1638 zum Arzt des **Dauphin's**, später **Louis XIV.** bestellt. Er starb als Archiater 1646. Ausser einigen Gelegenheitsreden, Streitschriften und einer Lobrede auf die Purgantien (letztere mit **G. Dupuy's** *„Traité"* zu Lyon 1654 erschienen) schrieb er besonders über Mineralsäuerlinge und speciell über die Wässer von Forges (Paris 1631, 1647).

> Biogr. méd. III. Red.

*Cousins, John Ward C., studirte Medicin von 1854—1859, wurde im letzteren Jahre zu London Med. Dr. und im darauf folgenden Jahre F. R. C. S. Eng. Er wirkte in früheren Jahren als Surgeon an verschiedenen Hafenspitälern, später am Londoner Hospital für Brustkranke und lebt z. Z. in Riversdale. Seine Hauptleistung in literarischer Beziehung ist: *„Analysis of 182 cases treated in the lock wards"* (Med. times and gaz. 1871) — *„Lithotomy at royal Portsmouth-hospital"* (Daselbst 1873) und *„Lithotomy in children etc."* (Brit. med. Journ. 1881). Daneben ist C. Erfinder einer grossen Zahl von Instrumenten, Tourniquets, Troicarts, Kathetern, Stethoskopen und Apparaten für die Krankenpflege. Red.

Coutouly, Pierre-Victor C., zu Paris, bekannter Geburtshelfer, daselbst 1765 geboren, war Conseiller der Acad. royale de chirurgie und hat eine Anzahl von geburtshilflichen Instrumenten, wie Zange, Haken, Craniotom, Beckenmesser u. s. w., erfunden oder verbessert und über die hauptsächlichsten geburtshilflichen Fragen, welche zu seiner Zeit discutirt wurden, wie die hohe Anlegung der Zange, den Kaiserschnitt, die Symphyseotomie, die Amputation eines vorgefallenen Armes u. s. w. sich ausgesprochen. Die meisten seiner Publicationen sind in **Sédillot's** Journal général de médec. (1808 ff.) enthalten, darunter *„Mém. sur le forceps brisé"*, das Einschneiden der Ränder des Muttermundes bei Convulsionen während der Entbindung, Anführung eines Falles von Kaiserschnitt, Beschreibung eines Perforatoriums, einer Milchpumpe u. s. w. Seine *„Mémoires et observations sur divers sujets relatifs à l'art des accouchemens, avec description de plusieurs instrumens, etc."* (Paris 1807, mit Fig.) enthalten eine Sammlung früherer Abhandlungen.

> Dict. hist. I, pag. 879. — Callisen, IV, pag. 373; XXVII, pag. 168. G.

*Couty, Louis C., seit Anfang der Siebziger-Jahre zu Paris eifrig mit experimenteller Physiologie beschäftigt, ist am bekanntesten durch seine zahlreichen mit **Lacerda** zusammen publicirten Versuche über Schlangengift (in den Comptes rendus vom 90. Bande ab). Daneben sind noch von ihm namhaft zu machen: *„Étude expérimentale sur l'entrée de l'air dans les veines et les gaz intravasculaires"* (Paris 1875) und *„Étude clinique sur les anésthésies et hyperésthésies d'origine mésocéphalique"* (Paris 1878). Red.

Covillart, Joseph C. (auch **Covillard**, exacter **Couillard**) aus Montélimart (Dauphinée), florirte als Chirurg um die Mitte des 17. Jahrhunderts in Lyon. Er galt besonders als ganz excellenter Lithotomist und war vielleicht in praxi der Begründer des seitlichen Steinschnittes (s. P. **Franco**). Er publicirte die

„*Observations iatro-chirurgiques etc.*" (Lyon 1639, Strassburg 1791, mit Zusätzen von THOMASSIN) und „*Le chirurgien opérateur*" (Lyon 1633, 1640).

Biogr. méd. III.   R s d.

Cowan, Charles C., zu Reading, war 1806 geboren, studirte in Edinburg und Paris und wurde am erstgenannten Orte 1833 und am letztgenannten 1834 Doctor mit der These „*Essai sur la physiologie et la pathologie de l'inter- mittence*". Er begann seine Praxis in Bath, siedelte aber bald nach Reading über und wurde Physician am Berkshire Hospital. Als ein Schüler und Freund von LOUIS veröffentlichte er 1835 eine Uebersetzung von dessen Werk über Phthisis. Trotz einer umfangreichen Landpraxis schrieb er in den Provincial Transactions über die Physiologie und Pathologie des Gehirns, hielt 1844 bei der Versammlung der British Medical Association, zu deren ältesten, eifrigsten und beredtesten Mit- gliedern er gehörte, die Address in Medicine, schrieb später noch über Brustkrank- heiten und gab eine kleine Schrift: „*The danger, irrationality, and evils of medical quackery; etc.*" (London 1839) heraus. Auf seinen energisch befür- worteten Vorschlag wurde das bis 1852 unter dem Titel Provincial Med. and Surg. Journal zu Worcester erscheinende Organ der Association in eine Wochen- schrift verwandelt und nach London verlegt. Er starb in den ersten Tagen des November 1868.

British Medical Journal, 1868. II. pag. 604, 649. — Med. Times and Gaz. 1868. II, pag. 710. — Lancet, 1868, II, pag. 786.   G.

Coward, William C., zu Winchester 1656 (oder 1657?) geboren, studirte in Oxford und wurde dort 1687 Dr. med. Nach einem Versuche, in Northampton einen Wirkungskreis zu erlangen, liess er sich in London nieder und zog eigentlich die öffentliche Aufmerksamkeit am meisten auf sich durch einige für ketzerisch verdammte und öffentlich verbrannte metaphysische und theologische Schriften. Er verschwand dann und tauchte erst bedeutend später wieder auf in Ipsvich (um das Jahr 1718). Von 1725 ab ist er auf der Liste der dortigen Aerzte nicht mehr verzeichnet. Ausser zwei Schriften über die menschliche Seele (London 1702, 1703) und dem theologischen „*The grand essay etc.*" schrieb C. „*De fermento volatili nutritio conjectura rationalis etc.*" (London 1695) — eine „*Ophthalmiatria*" (London 1706) und eine „*Remediorum medicinalium tabula generalis tam compositorum quam simplicium*" (London 1704, 1710). — HALLER allein erwähnt seine Schrift: „*On acid and alkali*" (London 1698).

Dict. hist. II.   Red.

***Cowell,** George C., beendigte seine Studien, die er wesentlich in Birmingham, in Paris und am St. Georgs-Hospital betrieben hatte, 1858 und wurde 1867 F. R. C. S. Eng. Seine schriftstellerische Richtung, wie seine Thätigkeit gehört der Ophthalmologie an, so dass er an verschiedenen Londoner Hospitälern für Erwachsene und Kinder als Cons. Ophth. Surgeon fungirt. C. ist der Ver- fasser von „*Lectures on cataract*" und mehreren casuistischen Mittheilungen in den Ophth. hosp. Reports (Bd. V), von „*Retinitis*" in den St. Georges hosp. Reports (1869) und mehreren kleinen ophthalmiatrischen Aufsätzen in der Lancet 1870, 1880—1882.   Red.

Cowper, William C., geboren 1666 bei Alresford in der Grafschaft Hampshire, gestorben den 8. März 1709 zu London, zeichnete sich als Chirurg und tüchtiger Anatom aus. Er war in Gefässinjectionen erfahren und guter ana- tomischer Zeichner. Sein Hauptwerk: „*Myotomia reformata or a new admini- stration of all the muscles of the human body*" (Lond. 1694, 8.; 1724, fol.) übertraf durch im Allgemeinen correcte Zeichnungen und manche neue Entdeckungen ähnliche Unternehmen seiner Vorgänger. Einen Flecken auf C.'s Charakter wirft die Herausgabe der durch ihn vom Verleger angekauften Anatomie des BIDLOO

(s. diesen) unter seinem eigenen Namen unter Verschweigung desjenigen BIDLOO'S: „*The anatomy of human bodies with figures drawn after the life by some of the best masters in Europe in one hundred and forteen Copper Plates, illustrated with large explications*“ (Oxford 1697, fol. max., ausserdem noch Leyden 1737, fol. und ibid. lateinisch 1739, fol.). Zu den 105 BIDLOO'schen Tafeln fügte C. 9 hinzu von nicht grossem Werthe, ja 2 derselben sollen nach Gypsabgüssen gezeichnet sein. Gegen BIDLOO's berechtigte Angriffe wegen dieser Aneignung antwortete C. mit „*Eucharistia in qua dotis plurimae et singulares, Godefridi Bidloo, M. D. et in illustri Leydarum Academia, Anatomiae professoris celeberrimi, peritia anatomica, probitas, ingenium celebrantur et ejusdem citationi humillime respondetur*“ (Lond. 1701, 4.) mit Hinzufügung von „*Glandularum quarundam, nuper detectarum ductuumque earum excretiorum descriptio. Cum figuris*“ (Daselbst 1702, 4.). Die neu entdeckten Gänge sind die nach ihm noch bekannten COWPER'schen Drüsen der Harnröhre, die MÉRY allerdings schon 1684 gesehen hatte, die C. aber genauer beschrieb. Chirurgische Aufsätze von ihm sind in den Philosophical transactions enthalten.

Möhsen, Bildnisse, pag. 107 flgd. — Ludwig Choulant, Geschichte und Bibliographie der anatomischen Abbildung nach ihrer Beziehung auf anatomische Wissenschaft und bildende Kunst. Nebst einer Auswahl von Illustrationen. Leipzig 1852, 4., pag. 94 flgd.

Max Salomon.

Cox, Joseph Mason C., 1762—1822, hat seine vornehmlichste Bedeutung als Irrenarzt insofern, als er zu den Aerzten seiner Zeit gehört, welche die Geisteskrankheit als eigentliche körperliche Krankheit (im Gegensatze zu den mittelalterlichen Auffassungen des Behextseins, des Besessenseins, der moralischen Verirrungen) ansahen. Er leitet die Geisteskrankheiten hauptsächlich von einer Hyperämie des Gehirns ab und empfiehlt deshalb zur Behandlung derselben Abführmittel, kalte Umschläge, kalte Bäder. Zur Beruhigung sehr aufgeregter Kranken hält C. die Anwendung der Schaukel für sehr dienlich. (Dieselbe, vorher von ERASMUS DARWIN empfohlen, wird deshalb auch die DARWIN-COX'sche Schaukel genannt, als ob sie von diesen erfunden wäre — während es feststeht, dass sie schon AVICENNA kannte.) Als wissenschaftliches Hauptwerk C.'s werden angesehen seine „*Pratical observations on insanity etc.*“ (London 1804—1814, drei Auflagen; auch Philadelphia 1811; französisch 1806, 1815; deutsch von REIL, Halle 1811).

Arndt.

Cox, William Sands C., zu Birmingham, war daselbst. 1802 geboren als ältester Sohn des Arztes Edward Townsend C. (geboren 1769 oder 70, gestorben 1863), der 40 Jahre lang Surgeon der Town Infirmary und General Dispensary war und sich um die Errichtung der von seinem Sohne in's Leben gerufenen, nachstehend erwähnten Anstalten verdient gemacht hatte. William wurde mit 18 Jahren Zögling seines Vaters, ging dann nach London zum Besuche des Guy's und Thomas' Hospitals und 1824 nach Paris, wo er ein Jahr blieb. 1825 wurde er zum Surgeon der Birmingham General Infirmary gewählt und errichtete 3 Jahre später, mit Unterstützung einiger Collegen, die Royal School of Medicine, die sich allmälig zu einer bedeutenden Anstalt erweiterte, 1843 unter dem Namen Queen's College ein königliches Incorporations-Charter erhielt und später eine noch grössere Erweiterung erfuhr. Auch wurde von C. für dieses College das Queen's Hospital 1840 gegründet, in welchem er als Surgeon bis zum Jahre 1863 wirkte. Er gab Uebersetzungen von MAINGAULT, „*Of amputations*“ (1831, fol.) und Desselben „*Operative surgery*“ (1845, fol.) heraus, verfasste ein Handbuch der Anatomie u. d. T.: „*A synopsis of the bones, ligaments, muscles, ... of the human body*“ (Birmingham 1831) und schrieb, ausser einer Reihe von Aufsätzen: „*A memoir on amputation of the thigh at the hip-joint, with a successful case*“ (London 1845, fol.). Auch gab er viele Jahre lang den Jahresbericht des Queen's Hospital heraus, veröffentlichte eine Reihe von Schriften über die medicinische Schule von Birmingham und die „*Annals of the Queen's*

Biogr. Lexikon. II. 7

College" (4 voll., 1873), während er zur Zeit seines Todes, der am 23. December 1876 zu Kenilworth erfolgte, nachdem er seit 12 Jahren Birmingham verlassen und sich gänzlich von einer öffentlichen Thätigkeit zurückgezogen hatte, mit der Vorbereitung eines 5. Bandes der *"Annals of the Queen's Hospital"* beschäftigt war. Wie aus Vorstehendem zu ersehen, sind ihm die medicinischen Anstalten Birmingham's zu hohem Danke verpflichtet.

British Medical Journal. 1863, II, pag. 613; 1876, I, pag. 29. G.

/ **Coyttar**, Jean C., aus London und theils hier, theils in Poitiers prakticirend, wurde an der Facultät der letzteren Stadt Decan als Nachfolger FR. PIDOUX'. Er starb hier 1590. Seine Schrift: *"De febribus purpuratis epidemicis, quae anno 1557 vulgatae sunt liber"* (Poitiers 1578) kann als eines der ersten Musterbilder moderner Monographien angesehen werden. Ausserdem erschien von ihm ein *"Discours sur la coqueluche . . . à Poitiers 1580"* (Daselbst ohne Jahreszahl).

Dict. hist. II. Red.

Coze, französische Aerzte zu Strassburg in drei Generationen. — Pierre C. war am 17. August 1754 zu Ambleteuse (Pas-de-Calais) geboren, begann seine Studien unter der Leitung eines seiner Verwandten, eines Chirurgien-major beim Civil- und Militärhospital zu Boulogne-sur-Mer, kam um 1774 nach Paris und besuchte 5 Jahre lang die dortigen Vorlesungen und Hospitäler. Zum Chirurgien-major eines Cavallerie-Regimentes ernannt, erlangte er auch den Doctorgrad, wurde bei Beginn der Revolution Arzt bei der Alpen-Armee und etwas später beim Militärhospital zu Lyon, woselbst er sich während der Belagerung dieser Stadt befand. Seine ersten Arbeiten sind im Journ. de médec. milit. (1787, 89) enthalten und betreffen eine *"Topographie médicale de Dôle en Franche-Comté"* und die epidemische Constitution daselbst, sowie die zu Auch in der Gascogne im Jahre 1785, ferner (Journ. de méd., de chir. et de pharm. 1790, 92) einen Fall von Milzabscess, der sich in den Magen eröffnete, eine zu Schlettstadt im Winter 1790, 91 beobachtete Petechialfieber-Epidemie. Von Lyon wurde C. in das Hospital zu Metz versetzt, verliess darauf den Militärdienst und liess sich in Strassburg nieder, woselbst er bei der Reconstitution der Lehranstalten zum Professor der medicinischen Klinik ernannt wurde, die er durch seine Kenntnisse in der pathologischen Anatomie und Chemie sehr nutzbar für die Schüler zu machen verstand. Auch wurde er 1815 Decan und versah diese Stelle bis zu seinem am 25. Juni 1822 erfolgten Tode. Seine in die Strassburger Zeit fallenden Arbeiten behandelten, ausser Gegenständen, welche die Pathologie, medicinische Topographie und Meteorologie betreffen, auch solche aus der Thierheilkunde und Landwirthschaft und sind namentlich in den Mém. de la Soc. agric. de Strasbourg (1811, 20, 23 u. s. w.) enthalten, z. B. betreffend die Geschichte der Vaccine in Strassburg, den acuten Scorbut, die Temperatur der fliessenden und stehenden Gewässer um Strassburg, die Bevölkerung dieser Stadt u. s. w.; ausserdem im Rec. de mém. de méd. milit. (1815) Beobachtungen aus dem Militärspital zu Lyon 1792, 93.

J. Tourdes im Rec. de mém. de méd. etc. milit. 1823, XIII, pag. 342. —
Dechambre, XXII, pag. 296. G.

Coze, Jean-Baptiste-Rozier C., wurde als Sohn des Vorigen am 9. December 1795 zu Strassburg geboren, leistete bereits 1814 in den vom Typhus heimgesuchten Militärhospitälern gute Dienste, wurde 1817 zu Strassburg Doctor, 1821 bei der dortigen Facultät mit den Vorlesungen über pharmaceutische Chemie betraut und 1827 Professor der Materia medica und Pharmacie. 1835 zum Decan der medicinischen Facultät, wie sein Vater, ernannt, widmete er sich 22 Jahre lang der Organisation und Verbesserung des Unterrichtes bei derselben mit ebensoviel Beharrlichkeit als Erfolg, durch Verbesserung des . bis dahin sehr schwach bestellten klinischen Unterrichtes, Gründung von Special-Kliniken, Errichtung von Laboratorien, Vermehrung der praktischen Unterweisung; auch gab er den Anstoss zur Errichtung einer Schule für Militärmedicin in Verbindung mit der Facultät. Seine Arbeiten sind grösstentheils in den Compt. rend. de l'Acad. des sc. (1842, 48, 49 etc.) veröffentlicht und betrafen *„Remarques sur les effets généraux de diverses classes de médicaments"*, die Aetherisation, die Einwirkung des Chloroforms auf den thierischen Organismus, ferner: *„Sur la constriction des conduits biliaires et lymphatiques chez les cholériques"*. Eine andere Reihe von Abhandlungen ist ‚in der Gaz. méd. de Strasbourg (1848, 50, 52 etc.) enthalten und handelt von der Desinfection der Senkgruben in Strassburg, ferner: *„De la provocation de l'avortement au point de vue moral et religieux"*; auch finden sich darunter Éloges auf G. MAZURIER und G. TOURDES und die während der Dauer seines Decanates von ihm erstatteten Jahresberichte der medicinischen Facultät. 1857 trat C. in den Ruhestand und zog sich nach Oberbruck (Haut-Rhin) zurück, wo er bis zu seinem am 25. April 1875 erfolgten Tode sich der Behandlung der armen Kranken widmete.

Dechambre, XXII, pag. 297.   G.

*Coze, Léon C., Sohn des Vorigen, Professor der Materia medica und Therapie an der medicinischen Facultät zu Nancy, früher an der zu Strassburg, wurde 1842 am letztgenannten Ort Doctor mit der These *„Du rectocèle vaginal et des opérations proposées pour sa cure radicale"* (av. 1 pl.), verfasste 1853 die Concurs - These: *„Histoire naturelle et pharmacologique des médicaments narcotiques fournis par le règne végétal"* (4. av. 3 pl.) und *„Recherches cliniques et expérimentales sur les maladies infectieuses étudiées spécialement au point de vue de l'état du sang, et de la présence des ferments"* (Paris 1872, av. 6 pl. color.), nachdem er zusammen mit V. FELTZ 4 Mémoires (das letzte 1879) über denselben Gegenstand herausgegeben hatte. Ganz neuerdings erschienen (in Verbindung mit SIMON): *„Recherches . . . . sur l'action . . . . du muguet (convallaria majalis) et de la digitale"* (Bull. gén. de thér. 1883).

Index-Catalogue, III, pag. 465.   G.

Coze, F.-M. C., von dessen Lebensschicksalen nur wenig bekannt ist, wurde 1817 zu Strassburg Doctor, ging darauf nach Paris, wurde später der französischen Gesandtschaft am russischen Hofe in St. Petersburg attachirt und blieb daselbst bis zum Jahre 1832. Es findet sich eine Anzahl von Aufsätzen von ihm im Journ. univ. des sc. méd. (1819, 20, 21), über „cataracte noire" und „goutte sereine", Operation der Cataract, über Nux vomica, über Krebsgeschwülste der Nerven, Resorption der Linse u. s. w. — C. war später zu Saint-Omer Arzt des Civilhospitals und schrieb einen Aufsatz: *„Du nombre des médecins en Russie (tiré des souvenirs d'un vieux médecin, etc.)"* (Gaz. méd. de Strasbourg, 1855). Er starb 1867.

Dechambre, XXII, pag. 298. — Callisen, IV, pag. 386   G.

Craanen, Theodorus C., wurde im Jahre 1620, wahrscheinlich in s'Hertogenbosch geboren. Er soll erst in Utrecht unter REGIUS Philosophie und dann unter SYLVIUS in Leyden Medicin studirt haben und daselbst zum Dr. med. promovirt sein. Er übte die ärztliche Praxis in Duisburg aus, später wurde er Prof. phil. an dem Athenaeum illustre zu Nimwegen und 1670, nach dem Tode DE RAEI's, als Prof. ordin. philos. nach Leyden gerufen. Aus der Notiz des Lections-Kataloges: „Physicam et postea naturam hominis ex principiis mechanicis interpretabitur" geht hervor, dass C. ein warmer Anhänger von DESCARTES' Lehre war. Dies gab auch bereits 1673 Anlass, dass das Curatorium, vornehmlich auf Anklage seines theologischen Collegen SPANHEIM, ihn seines Amtes entsetzte, ihn jedoch für den 1672 verstorbenen SYLVIUS zum Prof. med. ernannte, obgleich ihm der Unterricht an dem Collegium practico-medicum nicht aufgetragen wurde vor dem Jahre 1683, als diese nützliche Stiftung des SYLVIUS schon drei Jahre ganz in Verfall gekommen war. Auch als praktischer Arzt blieb er den CARTESI'schen Lehren treu und wandte sie auf Pathologie und Therapie an. Im Jahre 1686

7 *

ging er als Leibarzt des Kurfürsten von Brandenburg nach Berlin, wo er 1690 starb. Sein Schüler BERNARD ALBINUS nannte ihn, wie BOERHAAVE erzählt, einen Mann von viel Vernunft mit einem grossen Rednertalent und aus C.'s *„Lumen rationale medicum seu praxis medica reformata"* geht hervor, dass er sich auch zu der chemiatrischen Theorie des SYLVIUS bekannte. Da er für seine pharmakologischen Vorlesungen die *„Institutiones medicinae"* des abergläubischen D. SENNERTUS benutzte, so war er auf diesem Gebiete gewiss nicht in Uebereinstimmung mit dem an Allem zweifelnden CARTESIUS.

                                                                C. E. Daniëls.

Craig, James C., schottischer Arzt, studirte in Edinburg, wo er einer der Lieblingsschüler von GEORGE BELL und während mehrerer Jahre sein Assistent war. Er war Chirurg der Royal Midlothian Yeomanry und übte 40 Jahre lang die Praxis zu Ratho bei Edinburg aus. 1868 gab er die Praxis auf und wohnte in Edinburg. Von seinen literarischen Arbeiten sind zu nennen: *„The law of the coroner; and on medical evidence in the preliminary investigation of criminal cases in Scotland"* (Edinb. 1855); ausserdem mehrere Aufsätze im Edinb. Med. Journ. (1827, 35, 36), darunter: *„History of a case of spectral illusions etc."* u. s. w. Er starb am 20. Februar 1880 im Alter von 80 Jahren.

                Dechambre, XXV, pag. 349.   G.

Craigie, David C., zu Edinburg, war in der Parochie von North Leith bei Edinburg am 6. Juni 1793 geboren, wurde 1816 zu Edinburg Doctor, begann bald darauf Anatomie zu lehren, wurde Arzt am Royal Public Dispensary, trat 1820 in die Redaction des von ANDREW DUNCAN 1805 gegründeten und ihm gehörenden Edinburgh Medical and Surgical Journal zusammen mit CHRISTISON ein, blieb mit Letzterem bis 1832 in der Redaction zusammen und übernahm von da an allein dieselbe des in seinen Besitz übergegangenen Journals. In demselben erschien (von 1822—1845) eine grosse Reihe seiner Arbeiten, namentlich: *„On the pathological anatomy of the human brain and its membranes"* — *„Observations, pathological and practical on whitlow"*, ausserdem über einen Fall von Ileus durch einen grossen Gallenstein, die Missbildung einiger Knochen des Skelets u. s. w. Er schrieb ferner: *„Elements of general and pathological anatomy etc."* (Edinburg 1828; 2. Aufl. 1848), wurde 1833 Physician an der Royal Infirmary und begann von da an, ausser über theoretische Medicin, auch klinische Vorträge zu halten und klinische Berichte zu veröffentlichen. 1846 legte er diese Stellung nieder und wurde Honorary Physician, 1861 auch Manager der Infirmary. Er verfasste ferner: *„Elements of the practice of physic"* (2 Bde., 1836), sein Hauptwerk, das aber nicht die verdiente Verbreitung fand. Seine ungünstige Gesundheit nöthigte ihn, von 1846 an lange Zeit jede praktische Thätigkeit zu unterlassen, jedoch führte er die Redaction seines Journals weiter, bis dasselbe 1855 mit dem „Monthly Journal of Medicine" zu dem „Edinburgh Medical Journal" vereinigt wurde. Er fungirte in den späteren Jahren noch als Examinator beim College of Physicians und bei der Universität von St. Andrews, wurde 1861 zum Präsidenten der erstgenannten Corporation erwählt und starb am 17. Mai 1866, indem er einen höchst geachteten Namen als Forscher hinterliess.

                Edinburgh Medical Journal. Vol. XII, 1, 1867, pag. 188.   G.

Cramer. Der Vater Gabriel C., geboren am 24. März 1641 in Genf, Sohn eines Strassburgers, studirte in Strassburg, promovirte daselbst 1664 und starb als Arzt in Genf am 15. Juni 1724. Schriften: *„Theses anatomicae totam anatomiae epitomen complectentes"* (Strassburg 1663) — *„De obstructione hepatis"* (Daselbst 1664). — Der Sohn, Johann Isaac C., Dr. med. 1696, publicirte zu Genf 1709 einen *„Thesaurus secretorum curiosorum"*. Beide in Biogr. univ.   W. Stricker.

Cramer, Antonie C., im Jahre 1822 zu Winschoten geboren, studirte an der Universität Groningen und promovirte daselbst 1844 mit einer Dissertation:

„*De morbo Brightii*". Mitglied der Redaction der „Tijdschrift der Nederl. Maatschappij tot bevordering der geneeskunde" lieferte, C. in deren erstem Jahrgang (1850) eine sehr interessante Abhandlung über „*Asthma convulsivum adultorum*" und begann 1851 seine „*Mittheilungen aus dem Gebiete der Ophthalmologie*" zu liefern, in denen er die Lage der Iris und das Orthoskop von CZERMAK behandelte. Der „Hollandsche Maatschappij van Wetenschappen" in Haarlem sandte er auf eine Preisfrage über das Accommodationsvermögen der Augen eine doppelt gekrönte Arbeit ein, in welcher er mit Recht sagen konnte: „*Wij zijn den experimentelen weg gevolgd en hebben resultaten verkregen waar daar de leer van het Accomodatievermogen uit de rij der hypothetische beschouwingen tot eene positieve wetenschap is opgevoerd*". STELLWAG VON CARION schrieb bei C.'s, im 32. Lebensjahre, im Januar 1855 erfolgten Tode demselben einen Platz in der ersten Reihe der Männer, welche sich um die Ophthalmologie verdient gemacht haben, zu und stellte C.'s Ophthalmoskop neben das von HELMHOLTZ.

C. E. Daniëls.

*Cramer, Heinrich C., am 17. December 1831 geboren, studirte in München, Würzburg, Prag, Wien, Zürich bis zu seiner 1860 erfolgten Promotion. Seit 1856 approbirt, fungirte er als Assistent an den Irrenanstalten Pickberg und St. Pirmingsberg; als Director der Anstalten zu Soloturn, Cöln und Marburg. Seit 1877 lehrt er hier als Professor der Psychiatrie und verfasste eine Reihe organisatorischer und klinischer Arbeiten.

Red.

Crampton, Sir Philip C., zu Dublin, berühmter Chirurg, war daselbst am 7. Juni 1777 geboren, wurde ein Schüler von SOLOMON RICHARDS, war Staff Assistant-Surgeon zur Zeit der französischen Invasion 1798, wurde darauf Surgeon am Meath Hospital, ehe er sein 21. Jahr vollendet hatte und errichtete, in Verbindung mit PETER HARKAN, der das anatomische Departement übernahm, die erste private Schule für Anatomie und Chirurgie in Dublin, indem er selbst über Physiologie, Pathologie und Chirurgie las. Seine ersten literarischen Arbeiten waren eine Schrift: „*An essay on the entropeon, or inversion of the eyelids*" (London 1805; 2. Aufl. 1806) und ein Aufsatz (in THOMSON'S Annals of Philos., Bd. I, 1813), in welchem er ein von ihm im Auge der Vögel entdecktes, für die Accommodation desselben auf verschiedene Entfernungen bestimmtes Organ, den später nach ihm benannten „Musculus Cramptonianus", näher beschrieb. Er beschäftigte sich aber auch mit der Behandlung der äusseren Aneurysmen und verfasste darüber einen grösseren Aufsatz: „*An account of a new method of operating for the cure of external aneurism; . . . . experiments illustrative of the effects of the different methods of procuring the obliteration of arteries*" (Med.-Chir. Transact. Bd. VII, 1816); es erschienen ferner in den Dublin Hospital Reports (1818, 22, 27) mehrere Aufsätze, z. B. über Periostitis, die Application von Blutegeln an inneren Flächen, die Resection cariöser Gelenke, über partielle Resectionen des Unterkiefers u. s. w.; berichtete ferner (1828) über eine von ihm ausgeführte Ligatur der Art. iliaca communis wegen eines Inguinal-Aneurysma. Er wurde auch Surgeon des Lock Hospital, legte diese Stelle aber nieder, als er zum Surgeon-General to the Forces in Ireland ernannt wurde; er war auch Surgeon in Ordinary to the King und erhielt 1839 die Baronetwürde. — Als enthusiastischer Sportsman war er ein kühner Operateur, dabei aber auch ein scharfer Diagnostiker, vorzüglicher Lehrer und unermüdlicher Arbeiter, sowohl im Meath Hospital, dem er 40 Jahre lang angehörte, als auf dem Gebiete der Zoologie, welche Arbeiten ihm die Mitgliedschaft der Royal Society und wiederholt die Präsidentenwürde der Zoological Society und des College of Surgeons eintrugen. Er starb am 10. Juni 1858, nachdem er sich bereits einige Zeit aus der Praxis zurückgezogen hatte.

Med. Times and Gaz. 1858, I, pag. 636. — Dublin Quart. Journ. of Med. Sc. Vol. 33, 1862, pag. 247. — Callisen, IV, pag. 394; XXVII, pag. 175.

Gurlt.

Crantz, Heinrich Johann Nepomuk von C., geboren am 24. November 1722 in Luxemburg, einer der fähigsten Schüler VAN SWIETEN'S, wurde auf des Letzteren Verwendung von Maria Theresia im Jahre 1750 zu seiner vollständigen geburtshilflichen Ausbildung nach Paris und London geschickt, um dereinst dieses Fach im eigenen Vaterlande zu lehren. Er lag in den beiden genannten Städten durch 4 Jahre hindurch seinen Studien unter LEVRET, PUZOT u. A. ob und erhielt 1754 den neugegründeten Lehrstuhl der Geburtshilfe an der Wiener Universität. Er verfasste ein für seine Zeit vortreffliches Hebammenlehrbuch: „Einleitung in eine wahre und gegründete Hebammenkunst" (Wien 1756, 8.), verbesserte das österreichische Hebammenwesen, suchte aber zugleich auch gute Geburtshelfer heranzubilden. Mit aller Macht trachtete er Vorurtheile, sowie fehlerhaftes Verfahren zu bekämpfen und eiferte gegen voreilige Eingriffe, indem er auf die thätige Naturhilfe bei der Geburt hinwies. Er war ein Feind der zu seiner Zeit missbräuchlich angewendeten scharfen Instrumente und scheute sich nicht nach dieser Richtung hin selbst RÖDERER in Göttingen hart zu tadeln: „Comment. de instrument. in arte obstetr. etc." (Nov. act. n. cur. Tom. I, Novemb. 1757, 4. App., pag. 73). Ein grosser Freund der LEVRET'schen Zange, suchte er deren Vortrefflichkeit in das hellste Licht zu setzen. Seine Arbeit über den Riss der Gebärmutter („Comment. de rupt. in part. dolor. a foet. ut." [Leipzig 1756, 8.]) fand hohe Anerkennung und wurde sogar in das Französische übersetzt. C. trug viel zur damaligen Blüthe der Wiener medicinischen Facultät bei und zog zahlreiche fremde Schüler nach Wien heran. Nach STÖRK des Aelteren Tode übernahm er dessen Lehrkanzeln für Physiologie sowie Materia medica und überliess die seine VALENTIN FERD. LEBMACHER. Aber auch in seiner neuen Stellung leistete er Vorzügliches. In dieser schrieb er ein sehr geschätztes Werk über Materia medica, eines über Gesundbrunnen, endlich eines über Botanik. Bald nach 1770 zog er sich von seiner öffentlichen Stellung zurück und starb im Jahre 1799.

Baldinger, Biographien. 1772, 8., pag. 32. — Hecker, Gesch. der neueren Heilk. 1839, 8., pag. 353. — Siebold's Gesch. der Geburtsh. Bd. II, pag. 431.

Kleinwächter.

Crato v. Krafftheim, Joh. v. Krafftheim (ursprünglich KRAFFT), geboren am 20. oder 22. November 1519, gestorben am 19. October 1585, aus Breslau, einer der angesehensten deutschen Praktiker seiner Zeit, studirte zuerst in Wittenberg 6 Jahre lang Theologie, dann, auf Luther's Zureden, Medicin. Er beendigte seine Studien in Leipzig und Padua, wurde zweiter Stadtarzt in Breslau, wo er sich um die Verbesserung des Apothekerwesens, namentlich aber durch seine aufopfernde Thätigkeit in der Pestepidemie des Jahres 1583 grosse Verdienste erwarb. Indessen veranlassten ihn Zwistigkeiten mit den Aerzten und die Streitigkeiten auf kirchlichem Gebiete, im Jahre 1563 einem Rufe als Leibarzt Kaiser Ferdinand's I. nach Wien zu folgen. Er bekleidete diese Stelle mit kurzen Unterbrechungen auch bei den Kaisern Maximilian und Rudolph VI. und fand auch dieselbe reiche Gelegenheit, der Sache des Protestantismus wichtige Dienste zu leisten. Im Jahre 1582 zog sich C. auf sein Landgut Rückers bei Reinerz, im Jahre 1583 nach Breslau zurück, wo er zwei Jahre später starb. — Unter seinen Schriften ist hervorzuheben: „Methodus therapeutica ex sententiis Galeni et J. B. Montani" (Basel 1555, 8.). — Am wichtigsten sind die nach C.'s Tode erschienenen: „Consiliorum et epistolarum medicinalium libri VII." (Frankfurt 1589 f.; zuletzt 1671, 8.), — Eine sehr grosse Zahl von an C. gerichteten Briefen verwahrt die Breslauer Stadtbibliothek.

Vgl. Gillet. Crato von Krafftheim und seine Freunde. Ein Beitrag zur Kirchengeschichte. Frankf. a. M. 1860, 8., 2 Bde.   H. Haeser.

Crause, Rudolf Wilhelm C., geboren 1642 zu Naumburg, gestorben 1718 zu Jena als Professor der Medicin, Philosophie und Chemie, verfasste verschiedene Schriften botanischen und chemischen Inhalts.

Biogr. univ.   W. Stricker.

Crawford, A d a i r C., 1749—1795, war Arzt des Londoner St. Thomas-Hospitals und Chemieprofessor in Woolwich. Sein Nachruhm beruht auf seiner Theorie über die Entstehung der thierischen Wärme, die sich in dem Werke: „*Experiments and observations on animal heat and the inflammation of bodies etc.*" (London 1779, 1788) niedergelegt findet. Auch über salzsauren Baryt bei Scrophulose, über die Einwirkung der Kälte auf den menschlichen Körper etc. schrieb A d a i r C. ausserdem. — Von seinem jüngeren Bruder A l e x a n d e r C. besitzen wir ein posthumes Werk: „*An experimental inquiry into the effects of tonics . . . . on the cohesion of the animal fibre*" (London 1817).

Dict. hist. II. R e d.

Crégut, F r i e d r i c h C h r i s t i a n C., Sohn eines französisch-reformirten Geistlichen zu Hanau, geboren am 13. Februar 1675, gestorben 1758, promovirte 1696 zu Basel, war zuerst Arzt und Professor der Physik am Gymnasium zu Hanau, dann Physicus, Rath und Leibarzt daselbst. Er schrieb über Kinderkrankheiten, stellte ein neues System der Medicin auf, lieferte 1737 eine Bibliographie der Anthropologie und gab das Werk von MAGATI: „*De medicatione vulnerum*" (Nürnberg 1733) heraus.

Biogr. univ. W. Stricker.

Credé, Vater und Sohn. — K a r l S i e g m u n d F r a n z C., zu Leipzig, ist am 23. December 1819 zu Berlin geboren, studirte von 1838 an zu Berlin und Heidelberg Medicin, erwarb 1842 in Berlin den Doctorgrad, unternahm darauf eine grössere wissenschaftliche Reise, war von 1843—48 Assistenzarzt in der unter BUSCH's Leitung stehenden Berliner geburtshilflichen Klinik, habilitirte sich 1850 als Privatdocent für Geburtshilfe an der Universität und wurde 1852 zum Director der Berliner Hebammenschule und zum dirigirenden Arzte der Gebärabtheilung sowie einer von ihm begründeten gynäkologischen Abtheilung der Charité ernannt. Sein in diese Zeit fallendes Hauptwerk ist: „*Klinische Vorträge über Geburtshilfe*" (2 Bde., Berlin 1853—54). Im Herbst 1856 folgte er einem Rufe als Prof. ord. der Geburtshilfe und Director der Entbindungsanstalt und Hebammenschule nach Leipzig, woselbst er nach seinem Amtsantritte eine geburtshilfliche und gynäkologische Poliklinik gründete und auch eine Abtheilung für Frauenkrankheiten in der Gebäranstalt einrichtete. 1860 erhielt er den Titel als Hofrath, 1870 den als Geh. Medicinalrath. Ausser dem genannten Werke und ausser akademischen Gelegenheitsschriften veröffentlichte er eine grosse Anzahl von Abhandlungen über einzelne Gegenstände seiner Wissenschaft in den Verhandlungen der Gesellschaft für Geburtshilfe in Berlin, der Neuen Zeitschrift für Geburtskunde, der Monatsschrift für Geburtskunde und Frauenkrankheiten, im Archiv für Gynäkologie und anderen Zeitschriften. Von 1853—1869 redigirte er die Monatsschrift für Geburtskunde, von 1870 ab das Archiv für Gynäkologie. Das im Königreich Sachsen amtlich eingeführte, von GRENSER verfasste „*Lehrbuch der Hebammenkunst*" wurde von ihm und WINCKEL (3. Aufl., Leipzig 1882) neu bearbeitet.

Sein Sohn, B e n n o C., zu Dresden, ist am 1. September 1847 zu Berlin geboren, erhielt seine medicinische Ausbildung auf den Universitäten Leipzig und Zürich, wurde 1870 in Leipzig Doctor, machte den Feldzug von 1870/71 mit, unternahm darauf eine einjährige wissenschaftliche Reise, war 3 Jahre lang Assistent an der Leipziger chirurgischen Klinik, sowie Militärarzt in der sächsischen Armee. Seit 1877 in Dresden lebend, gegenwärtig Stabsarzt a. D., hat er eine chirurgische Privatklinik eingerichtet und ist seit 1878 als Lehrer für klinische Chirurgie und seit 1882 auch für den Operationscursus bei den militärärztlichen Cursen angestellt. Von seinen wissenschaftlichen Arbeiten sind anzuführen: Die Aufsätze über den Tornister der englischen Armee (Deutsche militärärztl. Zeitschr. 1873), über die Ventilation u. s. w. des Parlamentsgebäudes (Deutsche Zeitschr. für öffentl. Gesundheitsk. 1874), über Jute und Borsäure als Verbandmittel (Berliner klin. Wochenschr. 1875, 77) — „*Einiges über Fieber nach antiseptischen Operationen*" (Centralbl.

für Chir. 1877) — „Ueber chirurgische Behandlung der Lithiasis der Niere"
(Deutsche Zeitschr. für prakt. Med. 1878); ferner über Total-Exstirpation des Uterus,
der Milz, des Kropfes, eine Nephrectomie wegen Ureter-Uterusfistel, Dehnung des
3. Trigeminusastes an der Schädelbasis (im Centralbl. für Chir. 1878, Archiv für
Gynäkol. 1879, 80, 83, Archiv für klin. Chir. 1882, Verhandl. der Deutschen
Gesellsch. für Chir. 1880, 84) u. s. w.

Brockhaus, Conversations-Lexikon. 13. Aufl., Bd. IV. pag. 663.   G.

Crell, Johann Friedrich C., des berühmten Schriftstellers Ludwig
Christian C. Sohn, 1707—1747, studirte in Leipzig bis 1732, dem Jahre
seiner Promotion, lehrte bis 1741 in Wittenberg und von da bis zu seinem Tode
Anatomie, Physiologie und Pharmacie in Helmstädt. Aus der grossen Reihe seiner
an den Orten seiner Wirksamkeit in Druck gegangenen Schriften seien hervorgehoben: „Dissertatio de motu synchrono auriculorum et ventriculorum cordis"
(Wittenberg 1740) — „Dissertatio de functione partium solidarum et flui-
darum" (Daselbst gleichzeitig) — „Dissertatio de glandularum in corcas et
apertas distinctione" (Helmstädt 1741) — „Dissertatio de anatomes viventium
necessitate" (Daselbst 1742) — „Dissertatio de causis respirationem vitalem
cientibus" (Daselbst 1743) — „Dissertatio de ossibus sesamoïdiis" (1746).

Crell, Karl Justus Ludwig C., aus Braunschweig, 1772—1793, ist nur
der Unterscheidung von dem Obigen wegen anzuführen als Verfasser einer Commentatio
über Diätetik mehrerer Aufsätze in F.-L.-F. CRELL'S chemischen Annalen und einer
„Commentatio de optima extracta parandi methodo etc." (Göttingen 1793).

Biogr. méd. III.   Red.

Creplin, Friedrich Heinrich Christian C., 1788—1863, entfaltete
seine medicinische Thätigkeit mehr in früheren Lebensstadien, als er zu Greifswald
unter RUDOLPHI, HASELBERG und WEIGEL, später in Berlin unter MURSINNA und
FRIEDLÄNDER studirte, mit der Dissertation: „Animadversiones in respirationem
hominis et animalium" (1811) doctorirte und in Wolgast bis 1830 als Arzt
thätig war. Später als Assistent der naturwissenschaftlichen Lehranstalten in Greifswald und von 1853 ab daselbst als Conservator des zoologischen Museums, widmete
er sich ganz der Bearbeitung der niederen Thierclassen, speciell der Entozoen und
erwarb sich neben dem Ruhme eines ausserordentlich glücklichen Sammlers den
eines der berühmtesten Helminthologen seiner Zeit.

Allgem. Deutsche Biogr. IV.   Red.

Crescenzi, Francesco C., Arzt aus Palermo, gestorben zu Beginn des
17. Jahrhunderts, ist der Verfasser von „De morbis epidemicis qui Panormi
vagabantur anno 1575, seu de peste ejusque natura et praecautione tractatus"
(Palermo 1624).   Unger.

Crescenzi, Nicolaus C. (CRESCENZO, auch CRESCENZIO), neapolitanischer
Arzt aus dem Anfange des 18. Jahrhunderts, bekämpfte energisch in Wort und
Schrift die echauffirenden Heilmethoden des VAN HELMONT und DE LE BOË in den
entzündlichen und fieberhaften Krankheiten und setzte an deren Stelle das kalte
Wasser und das Eis. Vgl.: „Tractatus physico-medicus, in quo morborum expli-
candorum, potissimum febrium, nova exponitur ratio" (Neapel 1711). Unger.

*Cresswell, Pearson Robert C., hauptsächlich im Middlesex Hospital,
und zwar bis 1859 ausgebildet und F. R. C. S. Edinb. 1873, lebt in Merthyr-
Tydvil und fungirt als Chief surgeon an den Dowlais-Eisenwerken, sowie als Oberarzt am dortigen Fieberhospital. Seine schriftstellerischen Leistungen betreffen
chirurgische Themata. Bereits 1868 (in der Lancet) legte er in seiner grössten
Arbeit: „Treatment on gun-shot wounds etc." eine auf antiseptische Principien
gegründete Methode dar.   Red.

Crichton, Sir Alexander C., zu St. Petersburg, war am 2. December 1763 zu Edinburg geboren, kam zu einem Chirurgen daselbst in die Lehre, wurde 1785 Doctor, studirte weiter in London, Leyden, Paris, von 1786 an in Stuttgart, Wien, Halle u. s. w., liess sich 1789 als Arzt in London nieder, übersetzte J. F. BLUMENBACH'S „*Essay on generation*" (London 1793), wurde 1794 Physician des Westminster Hospital und hielt daselbst Vorlesungen über Chemie, Materia medica und praktische Medicin. 1798 erschien von ihm ein Werk: „*An inquiry into the nature and origin of mental derangement. Comprehending a concise system of the physiology and pathology of the human mind; etc.*" (2 Bde., London; deutsche Uebers. Leipzig 1798; 2. Aufl. mit Anmerk. u. Zusätzen von J. C. HOFFBAUER, Leipzig 1810; holländische Uebers. von L. BICKER, Rotterdam 1802), durch welches er sich in weiteren Kreisen bekannt machte. Er wurde zum Leibarzt des Herzogs von Cambridge und 1804 des Kaisers Alexander von Russland ernannt, dessen Vertrauen er bald in dem Masse gewann, dass er nach einigen Jahren an die Spitze des Civil-Medicinal-Departements gestellt wurde. Er war wirkl. Staatsrath, General-Stabsarzt u. s. w. und machte sich besonders bei Tilgung der 1809 die südöstlichen Provinzen des russischen Reiches verheerenden Epidemien verdient, nahm Theil an der Redaction der Pharmacopoea paup. Petropolit. (1807) und an der Herausgabe der „Russischen Sammlung für Naturwissenschaft" (seit 1815). Er verfasste: „*A synoptical table of diseases, exhibiting their arrangement in classes, orders, etc.*" (London 1805) — „*An account of some experiments made with the vapour of boiling tar, in the cure of pulmonary consumption*" (Edinburg 1817; französisch St. Petersburg 1817; deutsch Braunschweig 1819). 1819 kehrte er aus Gesundheitsrücksichten nach England zurück, erhielt von Georg IV. die Ritterwürde und schrieb noch: „*Practical observations on the treatment and cure of several varieties of pulmonary consumption, etc.*" (London 1823) und „*Commentaries on some doctrines of a dangerous tendency in medicine, and on the general principles of safe practice*" (Daselbst 1842). Er starb in hohem Alter zu Sevenoaks, Kent, am 4. Juni 1856.

Sein Nachfolger in St. Petersburg als Leibarzt, wirkl. Staatsrath u. s. w. war sein Neffe Sir William C., von welchem, ausser Aufsätzen in der Petersb. verm. Abhandl. der Heilk., eine Schrift: „*An account of the introduction and progress of the cholera-morbus in Russia to the end of the year 1830, etc.*" (Med.-Chir. Review 1832) bekannt ist.

Munk, II, pag. 416. — Callisen, IV, pag. 409; XXIII, pag. 178.   G.

Crinas, Zeitgenosse des Nero, resp. des THESSALUS, kam nach Rom aus seinem Geburtsorte Massilia, ·gewann grosses Vermögen mittelst astrologischer Medicasterei. Er wird von PLINIUS u. A. als potenter Gegner des THESSALUS aufgeführt.   Red.

*Cripps, William Harrison C., bildete sich bis 1872 zu St. Bartholomäus-Hospital in London aus und wurde F. R. C. S. Eng. 1875. Nach vierjähriger Assistententhätigkeit am St. Barth.-Hospital wurde er Surgeon an demselben und verfasste eine Reihe von Arbeiten über chirurgische Themen und glückliche Operationen. Seine Hauptarbeiten beziehen sich auf die operative Behandlung des Mastdarmkrebses und sind unter den betreffenden Titeln 1876 und 1880 erschienen. In dem Transact of the path. soc. (1881) gab er auch eine „*Minute anatomy of adenoid rectal growths*", in den St. Barth. hosp. rep. (1882) eine Darstellung der „*Malformation of rectum and anus*", in der Lancet (1882) eine Mittheilung über „*Polypus of the rectum*".   Red.

Crisp. Unter den diesen Namen führenden Aerzten ist hervorzuheben Edwards C., welcher sich mit Physiologie und später mit Krankheiten der Gallenblase und des Magens, sowie mit den Choleraepidemien der Jahre 1849, 1853, 1854 und 1866 beschäftigte. Seine bemerkenswerthesten physiologischen Arbeiten sind: „*A treatise on the structure, diseases and injuries of the blood vessels*"

(London 1847, mit dem Jacksonian-Preis 1844 gekrönt) und *„Treatise on the structure and use of the spleen etc."* (London 1855). C. gab auch Anfangs der Fünfziger-Jahre das Statist. Journ. of pract. med. und den London med. Examiner heraus. — In dieser Eigenschaft ist er nicht zu verwechseln mit F r a n k C., 1879 bis 81, Herausgeber des Journ. of the R. microscop. soc.   R e d.

Crispo, A n t o n i o C., sicilianischer Arzt aus Trapani, 1600—1688. — Seine Schriften rechtfertigen den grossen Ruf nicht, dessen er sich als Gelehrter und Arzt zu erfreuen hatte; er wandte sich in den späteren Jahren seines Lebens von der Ausübung der Heilkunde ab und wurde Priester.   U n g e r.

Critchett, G e o r g e C., zu London, berühmter Ophthalmolog, war 1817 zu Highgate geboren, war ein Zögling des London Hospital, wurde 1839 anatomischer Prosector und später Surgeon bei demselben und trat fast vom Anfange seiner Laufbahn an mit dem London Ophthalmic Hospital in Verbindung, nacheinander als Assistant-Surgeon, Surgeon und Consulting Surgeon. 1870 wurde er Mitglied des Council des College of Surgeons, war Vice-Präsident der Ophthalmological Society und einige Jahre Ophthalmic Surgeon beim Middlesex Hospital. Er war besonders als sehr geschickter Augenoperateur bekannt und hat einige werthvolle neue Methoden in die Praxis eingeführt, so die Irido-desis und die in England gebräuchliche Methode der Enucleation des Auges. Unter seinen nicht sehr zahlreichen literarischen Leistungen sind anzuführen seine in der Lancet (1854) veröffentlichten *„Lectures on the diseases of the eye"*, ein Pamphlet: *„Operation for strabismus by the subconjunctival method"*, eine gehaltreiche Abhandlung über Linearextraction der Cataract (1864) und ein Aufsatz über die Behandlung der oberflächlichen Affectionen des Auges (1873). Sein Tod erfolgte am 1. November 1882.
British Medical Journal, 1882. II, pag. 921.   G.

*Critchett, G e o r g e A n d e r s o n C., des Vorigen Sohn, studirte in Canterbury 1867—1873 und wurde 1872 M. R. C. S. Eng. Er erwählte die Ophthalmiatrie als Specialfach und schrieb, als Cons. opth. surgeon früher am Royal Free Hospital, jetzt am St. Mary's Hospital und einigen anderen, über *„Inoculation in ophthalmic practice"* (Med. Exam. 1876) — *„Ueber Atropinanwendung zur Correctur von Refractionsirrthümern"* (1880) — *„Behandlung der angeborenen Cataract"* (1882) und Aehnl. Auch gab er Karten zur Bestimmung des Sehfeldes heraus.   R e d.

/Croce, G i o v a n n i A n d r e a della C. (DE CRUCE, A CRUCE, CRUCEJUS), war aus Venedig gebürtig, wo er um 1560 mit grosser Auszeichnung die Chirurgie ausübte. Seine Schriften sind: *„Chirurgiae libri septem"* (Venedig 1573, fol.) — *„Chirurgiae universalis opus absolutum. etc."* (Venedig 1573, fol.; 1596), auch in's Italienische übersetzt als *„Cirurgia universale e perfetta di tutte le parti pertinenti all' ottimo chirurgo"* (Venedig 1574, fol.; 1583; 1603; 1605); deutsche Uebers. von PETER UFFENBACH u. d. T.: *„Officina aurea, das ist, guldene Werckstatt der Chirurgy oder Wundt Artzney u. s. w."* (Frankf. a. M. 1607). Dieses Werk enthält eine Menge werthvoller eigener Beobachtungen, berücksichtigt aber auch gebührendermassen die Leistungen der Griechen und Araber. Besondere Beachtung erfuhren die Verletzungen, auch die durch Schusswaffen entstandenen; namentlich ist die Trepanation ausführlich abgehandelt und sind alle bei derselben vor und zu seiner Zeit gebrauchten Instrumente abgebildet.
Brambilla, T. II, P. 2, pag. 196. — Dict. hist. I, pag. 889.   G u r l t.

Croce, V i n c e n z o della C., bekannter als A l s a r i o della C., s. Bd. I, pag. 113.

*Crocker, H e n r y R a d c l i f f e C., wurde 1875 in London zum Med. Dr. promovirt und M. R. C. P. Lond. 1877. Er bekleidete Assistenzstellen an verschiedenen Hospitälern der Hauptstadt und machte sich bekannt durch die *„Minute anatomy of dysidrosis"* (zusammen mit TILBURY FOX in den Pathol. transact. 1878) — die *„Histology and pathologie of morphoea"* (Ebenda 1880). Vorher mehrere therapeutische Mittheilungen, so: „*Goa, araroba powder and chryso-phanic acid in the treatment of ringworm*" (Lancet 1877) — „*Lectures on true lichen*" (Ebenda 1881) — „*Thymol in the treatment of skin diseases*" (Brit. med. Journ. 1878) etc.   Red.

* Crocq, Jean C., zu Brüssel am 23. Januar 1824 geboren, ist Universitätsprofessor zu Brüssel, Leiter der inneren Klinik am dortigen Hospital St. Jean, Mitglied des belgischen Senates, Vorsitzender mehrerer belgischer und Mitglied sehr vieler ausländischer Gesellschaften. Seine Arbeiten beziehen sich — wie die über Fracturen (1849), Tumor albus (1853), Behandlung der Gelenkleiden (1856), Abscessbehandlung (1873, sämmtlich in Brüssel erschienen) — mehr auf chirurgische Themata, theils auch auf solche der Veterinärmedicin, so z. B.: „*De la percussion et de l'auscultation, appliquées aux maladies de poitrine du cheval*" (Brüssel 1851), über epizootische Pleuropneumonien (1856—1857) etc. — und der inneren Klinik (über Typhus 1849, Anwendung des Silbernitrats 1858, Lungenanthrakose 1862, metastatische Parotitiden 1874 etc.). Auch erschienen von ihm: „*Compte rendu général des travaux etc. [1841—1866]*" (Brüssel 1867 und Brüssel 1875): „*Louise Lateau devant la physiologie et la pathologie*". Das Buch C.'s über Fracturen wurde von BURGER, das über die Auscultation und Percussion beim Pferde von KREUTZER deutsch herausgegeben.   van den Corput. — Red.

* Croft, John C., vollendete seine Studien am St. Thomas-Hospital 1854 und wurde F. R. C. S. Eng. 1859. Ausser am St. Thomas-Hosp. war er auch längere Zeit an anderen Anstalten thätig, so als Cons. surgeon am Magdalenen-Hospital, Hounslow cott.-Hospital und an dem Seemannsspital „Dreadnought". Er hat eine Reihe von Arbeiten, besonders chirurgischen Inhalts, geschrieben, darunter eine hervorzuhebende über die chirurgische Bedeutung des Delirium tremens (St. Thomas Hospital reports 1870) sowie neuerdings: „*Excision of hip-joint. 47 cases*" (Clin. soc. transact. 1880) und „*Tubercular disease of joints*" (Path. soc. trans. 1881).   Red.

Croll, Oswald C., 1580—1609, Leibarzt des Fürsten Christian von Anhalt-Bernburg, war ein begeisterter Paracelsist, der über manche Arzneimittel und Compositionen, die seinerzeit in Ansehen standen, Aufschlüsse gab (Calomel, Tartarus vitriolatus, Knallgold etc.). Sein Werk: „*Basilia chymica*" wurde zuerst in Frankfurt 1608, dann sehr häufig (18mal) und in sämmtlichen Cultursprachen, zuletzt London 1670 aufgelegt. Sein „*Tractatus de signaturis*" erschien Leipzig 1634.
Allgem. Deutsche Biogr. IV. — Biogr. méd. III.   Red.

* Croly, Henry Gray C., zu Dublin, erhielt seine medicinische Ausbildung an dortigen Anstalten 1854—1857, wurde M. R. Q. C. P. Irel. 1881 und fungirte 16 Jahre als Surgeon und Lehrer der operativen Chirurgie am Dublin Hospital, sowie gleichzeitig (20 Jahre) als Surgeon des Armen-Instituts. Seine Arbeiten (sämmtlich im Dublin quart. Journ. of med. sc. publicirt) betreffen chirurgische Themata, resp. bemerkenswerthe gelungene Operationen.   Red.

Cronenburgius, Bernhard C., s. DESSEN.

Croone, William C., zu London, war daselbst geboren, erhielt seine Erziehung in Cambridge, wurde dort 1659 Professor der Rhetorik am Gresham College und 1663 Doctor der Medicin. Nachdem er Mitglied des College of Physicians geworden, bekam er 1670 eine Anstellung als Docent der Anatomie bei der Surgeon's Hall in London und starb am 12. October 1684. An schriftstellerischen Arbeiten sind von ihm nur eine Abhandlung: „*De ovo*" (Philos. Transact.) und eine kleine Schrift: „*De ratione motus musculorum*" (Amst. 1676) bekannt. Dagegen lebt sein Gedächtniss fort in den von ihm gestifteten, beim Royal College of Physicians und bei der Royal Society zu haltenden und noch heute seinen Namen tragenden Vorlesungen.
Munk, I, pag. 369.   G.

Crosby. Aus der Reihe verstorbener und lebender amerikanischer Aerzte, welche den Namen C. führen, sind hervorzuheben: Dixi C., 1801—1873, der 1854 wegen der Exarticulation der Schulter incl. der Scapula und drei Wirteln der Clavicula vor dem Windsor county court einen Process zu bestehen hatte — und dessen Sohn Alpheus Benning C., welcher in einer 1875 erschienenen Monographie den vollständigen Bericht über den Hergang dieser Operation, ausserdem jedoch noch eine Reihe von Gelegenheitsschriften, Adressen etc. und eine medicinische Geschichte von New-Hampshire publicirte (Nashau 1870). Sein Geburtsjahr war 1832, sein Todesjahr 1877.

Red.

Crosse, John Green C., zu Norwich, verdienstvoller Chirurg, war 1790 zu Stowmarket geboren, machte seine Studien zu London im St. George's Hospital und in der anatomischen Schule von Windmill Street, war einige Zeit lang anatomischer Prosector bei der Dubliner Universität, unternahm 1814, 15 eine Reise nach Frankreich, besuchte namentlich Paris und Montpellier und veröffentlichte darüber „Sketches of the medical schools of Paris, . . . and exhibiting the actual state of medical instruction in the French metropolis" (Glasgow 1815, mit 2 Tf.; französ. Uebers. von ELIE REVEL, Paris 1820). Er liess sich darauf in Norwich nieder und schrieb, ausser verschiedenen Aufsätzen in THOMSON's Annals of Philos. (1815, 16) und im Lond. Med. Repository (1817): „A history of the variolous epidemic which occurred in Norwich, in the year 1819, etc." (London 1820). 1823 wurde er im Norfolk and Norwich Hospital Assistant-Surgeon, 1826 Surgeon und füllte diese Stellung eine lange Reihe von Jahren in hervorragender Weise aus, war namentlich als Lithotomist berühmt. Ueber die Steinkrankheit publicirte er ein 1833 mit dem JACKSON'schen Preise gekröntes Werk: „A treatise on the formation, constituents and extraction of the urinary calculus etc." (London 1835, 4. mit Tf.). Weitere Schriften von ihm sind noch: „A memoir upon the method of securely closing moist anatomical preparations preserved in spirits" (Worcester 1836) — „The retrospective address upon medical science and literature; delivered . . . at Manchester etc." (Worcester 1836) — „An essay, literary and practical, on inversio uteri" (Th. 1, London 1845); auch gab er eine Biographie von EDW. RIGBIE heraus, die dessen Schrift „On uterine haemorrhage" (6. Aufl. 1822) angehängt ist. Er wurde 1836 Mitglied der Royal Society in London und 1845 wurde ihm von der Universität St. Andrews die Doctorwürde verliehen. Seit der Gründung der Provincial Medical and Physical Association war er eines der eifrigsten Mitglieder derselben und 1846 ihr Präsident. Allgemein betrauert starb er am 9. Juni 1850.

G. M. Humphry in Provinc. Med. and Surg. Journ. 1850, pag. 609 (nicht zugänglich). — Dechambre, XXIII, pag. 406. — Callisen, IV, pag. 418; XXVII, pag 179.

Gurlt.

Crowther, Bryan C., zu London, war 1765 geboren, wurde 1793 Surgeon der Bridewell and Bethlem Hospitals und war später am Bethlem und Middlesex Hospital. Er schrieb: „Practical observations on the disease of the joints, commonly called white-swelling; etc." (London 1797; 2. Aufl. 1808) — „Practical remarks on insanity, etc." (London 1807; 2. Aufl. 1811) — „New diseases. The rabies piratica: . . . .; also, the furor Hippocraticus, or graeco-mania, with its treatment" (London 1810). Er starb 1840.

Dechambre, XXIII, pag. 584. — Callisen, IV, pag. 421.   G.

Crowther, Cabb C., zu Wakefield, wurde 1793 zu Edinburg Doctor. war später Senior Physician am Pauper Lunatic Asylum und dem General Dispensary des erstgenannten Ortes. Er schrieb verschiedene Aufsätze im Edinb. Med. and Surg. Journ. (1806, 26), über einen Abscess in den Bauchmuskeln und vermischte Beobachtungen, sowie einige Schriften: „Some observations respecting the management of the pauper lunatic asylum at Wakefield" (Wakefield 1830) —

„*Observations on the management of mad-houses, etc.*" (London 1838); ausserdem Aufsätze in der London Med. Gaz. u. s. w.

Callisen, IV, pag. 422; XXVII, pag. 181. G.

Crügener, L. Michael C., wirkte und schrieb zu Regensburg in der zweiten Hälfte des 17. Jahrhunderts. Von seinen Publicationen pflegen angeführt zu werden: „*Materia perlata, d. i. Edle und bewehrte Artzeney*" (1676) — *XXV medicinisch-historische Episteln oder Auffgezeichnete Curen etc.*" (1679) und deren Fortsetzung (1680).
Red.

Cruikshank, William C., Anatom in Edinburg 1745—1800, war der Freund und Assistent W. HUNTER's, auch der Erbe von dessen reichen Sammlungen. Bei seinem zu London erfolgten Tode blickte C. auf eine grössere Reihe von Werken zurück, unter welchen in erster Reihe zu nennen sind: „*Experiments on the insensible perspiration of the human body, shewing its affinity to respiration*" (London 1779, 1795; deutsch Leipzig 1798) — „*An account of two cases of the diabetes mellitus; by John Rollo etc.*" (London 1797, 2 Bde.; deutsch Leipzig 1800, Stendal 1801; auch französisch) — „*Anatomy of the absorbing vessels of the human body*" (London 1786; Paris 1787; deutsch Leipzig 1789) — „*Memoirs of the yellow fever in Philadelphia etc.*" (Philadelphia 1798, mit einer im nämlichen Jahre erschienenen Ergänzung und einem weiteren daselbst 1800 erschienenen Zusatz). Ausser zahlreichen Aufsätzen in den Philos. Transact. ist noch der Brief an M. CLARC über Calomelresorption (London 1779) zu erwähnen.

Biogr. méd. III. Red.

Cruse, Karl Friedrich Wilhelm C., zu Königsberg i. Pr., war am 13. Mai 1803 zu Mietau in Kurland geboren, studirte von 1820 an in Königsberg und Berlin Medicin, wurde an letztgenanntem Orte 1825 mit einer botanischen Dissertation Doctor, liess sich in Königsberg 1826 als Arzt nieder, wurde 1828 bei der dortigen Universität Privatdocent, 1840 Prof. e. o. und 1844 Prof. ord. der Materia medica. Ausser seiner Diss. pro venia legendi, die ebenfalls ein botanisches Thema behandelt, sind von Schriften nur anzuführen: „*Ueber die acute Bronchitis der Kinder und ihr Verhältniss zu den verwandten Krankheitsformen*" (Königsberg 1839) — „*Zur Lehre von der Entzündung. Physiologisch-pathologische Bemerkungen*" (auch in RUST's Magazin, Bd. LI, 1838). Er starb am 3. Februar 1873.

v. Recke und Napiersky, I, pag. 382; II, pag. 601. — Beise, I, pag. 139. — Callisen, IV, pag. 425; XXVII, pag. 181. G.

Crumpe, Samuel C., 1766—1796, zu Limerick in Irland praktisch thätig, sicherte sich ein Andenken durch den „*Essay on the best means of providing employment for the people*" (Dublin 1793, 1795; deutsch Leipzig 1796) und „*Inquiry into the nature and properties of opium etc.*" (London 1793; deutsch — von SCHEEL — Kopenhagen 1796 und Leipzig 1797).

Biogr. méd. III. Red.

Cruscianus, s. TORRIGIANO.

Crusell, Gustav Samuel C., Erfinder der Galvanokaustik, Provinzialarzt in Kexholm (Finnland). Geboren den 30. Juni 1810. Studirte in Helsingfors, wurde Licentiat der Medicin 1838 und Medicinae Doctor 1840, Provinzialarzt in Kexholm 1842. Errichtete in Moskwa 1845 und dann in St. Petersburg 1849 Privatheilanstalten für galvanokaustische Behandlung. Privatdocent in Helsingfors 1857. Gestorben den 24. October 1858. — C. war einer von den ersten Aerzten, die sich mit der Anwendung des Galvanismus in der Medicin beschäftigten. Mit Verleugnung der vitalen Einwirkungen, sprach er die Ansicht aus, dass der Galvanismus nur chemisch wirken könne. Da er fand, dass der positive galvanische

Pol eine coagulirende und der negative eine auflösende Wirkung hatte, experimentirte er viel mit der Anwendung des Galvanismus in der Behandlung von Stricturen, Carcinomen, Geschwüren u. s. w. und setzte dazu nöthige Instrumente zusammen. Ihm gebührt die Erfindung der Galvanocaustik, obgleich diese Entdeckung nicht seinen Namen trägt. In einem Aufsatze: „*Communication préalable de la galvanocaustie*" (Bulletin phys. math. de l'Acad. Imp. d. Sciences de St. Petersbourg, T. VI, 1848) hat er seine Experimente und seine Ideen dargestellt und in T. XII (1854) findet sich eine „*Lettre (réclamation de priorité contre M. Amussat)*".

Ausser kleineren Aufsätzen in den genannten Bulletins, betreffend die Anwendung des Galvanismus, hat C. noch geschrieben: „*Om det utböjda pyrokaustiska hjulet och den pyrokaustiska knifven*" (von dem pyrokaustischen Rade und Messer, Helsingfors 1857) und „*Ueber den Galvanismus als chemisches Heilmittel gegen örtliche Krankheiten*" (St. Petersb. 1841, Zusätze I—III, 1842—1844). Der pyrokaustische Apparat CRUSELL'S ist ein Vorgänger von PAQUELIN'S Thermocauter.

O. Hjelt.

Crutta, Dominicus C., geboren in Constantinopel, studirte Medicin in Leyden, wurde Dr. med. ebendaselbst am 24. März 1740, ging nach Petersburg, wurde daselbst am 23. September 1769 examinirt und als jüngerer Physicus angestellt. 1771 wurde er nach Charkow commandirt, kehrte 1772 nach Petersburg zurück und starb am 12. Januar 1799.

Tschistowitsch, CXCII.   L. Stieda.

Cruveilhier, Johann C., wurde am 9. Februar 1791 zu Limoges geboren. Da sein Vater als Militärarzt den Truppen der Republik folgen musste, so fiel die Erziehung des Knaben wesentlich der Mutter zu; die tiefe, obwohl von aller Scheinheiligkeit und Unduldsamkeit gegen Andersdenkende freie Religiosität C.'s dürfte hierin ihre Erklärung finden. Obwohl seine Neigung dem geistlichen Stande galt, musste er doch auf Befehl seines energischen Vaters sich der Medicin widmen. Von seinem Vater an DUPUYTREN empfohlen, der bald sein eifriger Gönner ward, kam der 19jährige C. um die Mitte des Jahres 1810 nach Paris. Die ersten Sectionen aber erregten in ihm ein derartiges Grauen, dass er seiner alten Neigung zum geistlichen Stande nachgab und in das Seminar zum heil. Sulpicius eintrat, aus dem ihn aber der von Limoges herbeigeeilte Vater bald zur Medicin zurücktrieb. 1816, im 25. Jahre, ward C. zum Doctor promovirt, seine These war: „*Essai sur l'Anatomie pathologique en général et sur les transformations et productions organiques en particulier*" (Paris 1816, 2 vol.). Das wesentlich Neue darin war die Weise der Classification, wobei nicht die Organe, sondern die pathologisch-anatomischen Veränderungen als Eintheilungsprincip verwendet worden, die Hauptgedanken hatte er den Vorträgen DUPUYTREN'S entnommen. Er kehrte in seine Vaterstadt zurück, heiratete bald darauf, prakticirte dort bis zum Jahre 1823, wo er auf Andrängen seines Vaters sich am Concurse für eine ausserordentliche Professur betheiligte, den ersten Platz gewann und bald darauf durch DUPUYTREN'S Protection die Professur der Chirurgie in Montpellier erhielt. Er war eben im Begriffe, diese Professur aufzugeben und nach Limoges zu seiner Praxis zurückzukehren, als er durch den Unterrichtsminister, Bischof Frayssinous, der ihn während des Aufenthaltes im Seminar St. Sulpice kennen gelernt hatte, von dem unerwarteten Tode P. A. BÉCLARD'S benachrichtigt und zur Concurrenz um dessen Stelle ermuthigt ward; am 10. November 1825 hielt C. in Paris seine Antrittsrede als Professor der descriptiven Anatomie. 1836, als durch ein Legat DUPUYTREN'S die Mittel zur Creirung einer selbständigen Lehrkanzel für pathologische Anatomie an der Pariser Universität geboten waren, vertauschte C. seine bisherige Professur mit jener der pathologischen Anatomie. Er hat in letzterer Stellung mehr als 30 Jahre gewirkt. Schon 1830 war er Oberarzt und Director des Hospice de la maternité, später an der Salpétrière und Charité. C. war ein sehr gesuchter Arzt, 1835 ward er Hausarzt TALLEYRAND'S, um dieselbe Zeit öffneten sich ihm die

Pforten der Akademie. Er starb auf seinem Landgute in Sussac bei Limoges an einer rechtsseitigen Lungen-Rippenfellentzündung am 10. März 1874 im 83. Jahre. Ausser dem erwähnten Essai schrieb C., noch folgende Werke: „*Médecine éclairée par l'anatomie et la physiologie pathologique*" (Paris 1821) — „*Anatomie pathologique du corps humain*" (Paris 1830—1842, 2 vol., gr. Fol. mit 230 Taf., einer der reichhaltigsten Atlanten der pathologischen Anatomie, nach künstlerischer Ausstattung der erste) — „*Traité d'anatomie descriptive*" (Paris 1833; 5. Aufl. 1872, 3 Bde.) — „*Anatomie du système nerveux*" (Paris 1845) — „*Traité d'anatomie pathologique générale*" (Paris 1849—64, 5 Bde.). Ausserdem gab er 1840 das Leben DUPUYTREN's heraus und nahm seit 1826 lebhaftesten Antheil an dem Bulletin de la Société anatomique, deren Präsident er war. — C., mit MORGAGNI oft verglichen, ist wie dieser ausgezeichnet in der normalen Anatomie und illustrirt in ähnlicher Weise seine Sectionsbefunde mit Krankengeschichten. Seine ungenügende Kenntniss der auswärtigen, besonders der deutschen Literatur, der Chemie, der Histologie, obwohl er deren Wichtigkeit bereitwilligst anerkannte, der Umstand, dass sein Atlas der Natur der Sache nach nur eine Blumenlese interessanter Fälle, kein abgeschlossenes Ganze sein konnte, dass sein Hauptwerk (Traité d'anat. path. gén.) nach einem sehr unhandsamen Systeme (nicht nach den Organen, sondern nach den Erkrankungen) angeordnet war, der Umstand schliesslich, dass, als dessen letzten Bände nach langer Unterbrechung erschienen, es durch andere Werke in vielen Beziehungen bereits überholt war, haben ausserhalb Frankreichs die volle Würdigung seiner Schriften beeinträchtigt, obwohl sie dem pathologischen Anatomen, besonders in Bezug auf Chirurgie und Erkrankungen des Centralnervensystems, eine Fülle seltener Fälle bieten.

Notice sur la vie et les travaux de M. Cruveilhier, lue dans la séance publique annuelle de l'Académie de médecine, le 4 mai 1875, pag. 259—287 in Notices et portraits éloges lus à l'académie de médecine par J. Béclard, Paris, G. Masson, 1878.

G. Scheuthauer.

Csatáry, Ludwig von C., zu Grosswardein 1832 geboren, an den Kämpfen der Jahre 1848—1849 betheiligt und bis 1851 in türkischen Diensten, studirte in Wien bis zur Promotion (1855). Sowohl als Physicus des Comitates Bitar, wie im ungarischen Landes-Sanitätsrath widmete er sich der Staatsarzneikunde, schrieb hierauf Bezügliches („Gerichtliche Medicin"* — *„Sanitätspolizei"*) und betheiligte sich an der Ausarbeitung des ungarischen Gesundheitsgesetzes (1876), sowie an den hygienischen Congressen, resp. Ausstellungen zu Brüssel, Paris, London, Amsterdam, Genf, Berlin.

Red.

Cuba, Johann von C. (auch CUBE, mit dem Familiennamen WONNECKE oder DRONNECKE). Von seinen Lebensumständen wissen wir, dass er Stadtarzt in Augsburg war, später, 1484—1495, kommt er als Stadtarzt (Physicus) in Frankfurt vor. In dieser Stellung verfasste er ein Kräuterbuch, wozu er die Materialien benutzte, welche er von einem Begleiter der Expedition erhielt, die der Ritter Bernhard von Breydenbach, des Doms zu Mainz Kämmerer, mit dem Grafen Johann von Solms-Münzenberg, Ritter Philipp von Bücken und anderen Adeligen 1483—84 in's heilige Land unternommen hatte. Das erwähnte Kräuterbuch erschien 1484 unter dem Titel „*Herbarius*" und in mehr populär gekürzter Fassung als „*Ortus (Hortus) sanitatis*" (1485). Beide Werke sind ihrem Wesen nach eine Armenpharmacopoe, welche die dem Menschen nützlichen Stoffe aus allen drei Naturreichen beschreibt; sie sind zuerst mit Abbildungen ausgestattet und fanden bei der Armuth der Literatur jener Zeit an naturhistorischen Schriften einen so ausserordentlichen Beifall, dass sie in unzähligen Ausgaben erschienen (bis 1630) und in alle Sprachen übersetzt worden sind.

Eine ausführliche biographisch-bibliographische Notiz über J. v. C. habe ich gegeben im Janus, 1846, I, pag. 779 und im Archiv für Frankfurts Geschichte und Kunst, 7. Heft, 1855; kürzer in meiner Geschichte der Heilkunde etc. in Frankfurt a. M., 1847, pag. 287; ausserdem Graefe's Lehrbuch der allgemeinen Literaturgeschichte des Mittelalters, II. Abth., 1. Hälfte, pag. 574. — Biogr. univ. — Deutsche Biographie. W. Stricker.

Cuellar, Francisco C., zu Coimbra, war daselbst Professor der Medicin um die Mitte des 16. Jahrhunderts und ist wegen seiner Studien, die er über HIPPOKRATES gemacht hat, anzuführen. Er gab darüber ein auf der iberischen Halbinsel sehr geschätztes Werk heraus: „*Opus insigne ad libros tres praedictionum Hippocratis etc.*" (Coimbrae 1543, fol.), in welchem er die Commentare des GALENUS Wort für Wort anführt und seine eigenen hinzufügt.

Dechambre, XXIV, pag. 181.   G.

*Culbertson, H. C., seit Anfang der Sechziger-Jahre in Cincinnati thätig, trat zuerst mit einem „*Prize essay on the use of anaesthetics in obstetrics*" (Cincinnati 1862) schriftstellerisch hervor und behandelte in ausführlicher Monographie die „*Excision of the larger joints of the extremities*" (Philadelphia 1876). Spätere Publicationen (1877—1880) sind ophthalmologischen Inhalts.   Red.

Cullen, William C., wurde am 11. December 1712 in der schottischen Grafschaft Lamark geboren, war erst Landarzt, dann Bürgermeister zu Hamilton; in sehr bedrängten Verhältnissen lebend, knüpfte er eine innige Freundschaft mit dem in gleicher Lage befindlichen WILLIAM HUNTER an und wurde später, vielleicht nicht ohne Zuthun des Letzteren, zuerst Professor in Glasgow, dann in Edinburg, und zwar war er mit den Vorlesungen über Chemie und dann über Pharmakologie und endlich über theoretische Medicin betraut. Ueberdies lehrte er später praktische Medicin, doch liegt seine Bedeutung nicht in dem klinischen Fache. Wenn er auch, nach seinen Angaben zu urtheilen, ein grösseres Krankenmaterial zur Beobachtung hatte, so erkennt man doch in seinen Schriften keinen hervorragenden diagnostischen Scharfblick; auch sind, obwohl er einen grossen Arzneischatz beherrscht, vorurtheilsfreie, brauchbare Urtheile über Wirkungen der Medicamente nicht eben überreichlich. Bemerkenswerth ist auch unter Anderem, dass er, obwohl von der AUENBRUGGER'schen Entdeckung der Percussion unterrichtet, deren ungeheure Tragweite für die praktische Heilkunde nicht erfasste. In der That wird sein Name immer nur für die Geschichte der medicinischen Doctrinen, also im eigentlichen Sinne nur eine historische Bedeutung beanspruchen können, aber auch hier nur mit etwas Einschränkung, denn einerseits hat er sich eingehend nur mit der Theorie einiger Krankheitsgruppen befasst und andererseits, bei aller scharfen und unleugbar geistvollen Kritik anderer Systeme, keine Consequenz in seinem eigenen bekundet. C. ist hierin, wie es auch schon von anderer Seite mit Recht bezeichnet worden, geradezu einseitig. Den Chemismus des BOERHAAVE, den er mitsammt den Commentarien des VAN SWIETEN eifrig studirt hat und als Praktiker aller Zeiten verehrt, bekämpft er und ebenso tritt er auch dem Animismus STAHL'S entgegen; am meisten nähert er sich FR. HOFFMANN, wenn er sich auch nicht ganz dessen bewusst zu sein scheint und freilich im Einklange mit der HALLER'schen Lehre und in Hinblick auf die pathologisch-anatomischen Forschungen MORGAGNI'S modificiren will. Er ist gleichsam der Vorläufer der späteren Solidar-Pathologen. Der Ausgangspunkt aller krankhaften Vorgänge ist im Nervensystem zu suchen, welches letztere von einem Fluidum erfüllt ist; Krankheiten entstehen durch vermehrte oder verminderte Bewegung der Nervenmaterie. Krampf oder Schwäche des Gehirns liegen den meisten Krankheiten, diese namentlich den Fiebern, ersterer den Entzündungen zu Grunde. Die Fieber theilt C. je nach der starken oder schwachen Gegenwirkung in Synocha und Typhus ein. Die kritischen Tage des HIPPOKRATES acceptirt er im Wesentlichen. Die Gicht, der er als englischer Arzt viel Aufmerksamkeit zuwendet, ist nicht die Wirkung eines in die Körpersäfte abgelagerten Krankheitsstoffes, sondern eine durch Atonie der Digestionsorgane hervorgerufene Krankheit des ganzen Körpers mit besonderer Afficirung des Gehirns; jene Atonie verursache (vicariirend) Congestionen zu den Gelenken. Die Mehrzahl der Arzneimittel wirken durch Sympathie (reflectorisch) vom Magen aus. Seine Hauptarbeit ist das vierbändige Werk „*First lines of the practice of physick, for the use of students*" (London 1777, 1816; Edinburg 1785, 1787, 1802; deutsch Leipzig

1778, 1789, 1800; lateinisch Leyden 1779; französisch [durch PINEL] in zwei Bänden, Paris 1785, 1785—1787, 1890; italienisch [durch ROSSI], Siena 1788). Ferner sind hervorzuheben: *„Synopsis nosologiae methodicae etc."* (Leyden 1772; Edinburg 1777, 1782, 1785; deutsch Leipzig 1786) — *„Physiology"* (Edinburg 1785 in drei Aufl.; französisch von BOSQUILLON, Paris 1785; deutsch Leipzig 1786, lateinisch Venedig 1788) — *„A treatise of the materia medica"* (2 Bde., Edinburg 1789; französisch Paris gleichzeitig; deutsch von CONSBRUCH, Leipzig 1790, von HAHNEMANN daselbst gleichzeitig; italienisch mit langen Noten von A. DALLA DECIMA, Padua 1792—1800, 6 Bde.). — C. starb am 5. Februar 1790.

F. Falk.

Cullerier, M. J. C., französischer Chirurg und Arzt, geboren in Angers 1758, studirte in Paris unter DESAULT, LOUIS und CHOPART und erwarb sich vorzugsweise in der Behandlung venerischer Krankheiten nicht geringen Ruf. Seine Schriften behandeln meistentheils dieses Gebiet. Er starb 1826 als Präsident der chirurgischen Section der Akademie. Unger.

*****Cullimore**, Daniel Henry C., vollendete seine medicinischen Studien um 1870, war dann eine Zeit lang Physician am Northwest London Hospital, Arzt in der indischen Armee und Leibarzt des Königs von Birma. Er liess sich nach seiner Rückkehr in Brüssel 1882 zum Dr. med. promoviren und publicirte eine Arbeit über Schwindsuchtsbehandlung nach den neuesten Gesichtspunkten, einiges Anthropologische über die Sepoys und über die Burmesen; demnächst: *„Biliary calculi in India"* (Med. press and circ. 1881), — über einen durch Aconit geheilten Fall von Hydraswuth (Lancet 1882), über Anwendung von Moxen bei chronischem Rückenmarksleiden (Med. press and circ. 1883). Red.

Culpeper, Nicolas C., welcher 1654 in Spitalsfield starb, hatte in Cambridge studirt und zeichnete sich, obgleich bei seinen Zeitgenossen mehr als Astrolog berühmt, durch regen medicinischen Eifer aus. *„Physical directory etc."* (London 1649 und später noch drei Male) — *„Semeiotica uranica"* (Daselbst 1651) — *„A new metod of physick"* (1654) — *„The rational physicians library"* (1657, Supplement 1674) — *„Last legacy"* (1656; deutsch Hamburg 1675) — *„Director obstetricum etc."* (London 1681, 1700) sind seine Hauptschriften. Daneben übersetzte er VESLING'S Anatomie.

Biogr. méd. III. Red.

Cumin, William C., zu London, war 1800 geboren, wurde zu Glasgow Surgeon der Royal Infirmary, des Lunatic Asylum und des Lock Hospital. Er verfasste mehrere Aufsätze für das Edinb. Med. and Surg. Journ. (1823, 24, 25, 27) über Verbrennungen, Harnfisteln des Weibes, die Erkrankungen der Mamma u. s. w. 1833 lehrte er die Botanik an der Glasgow Institution. Er siedelte dann nach London über und wurde Docent der gerichtlichen Medicin an der Aldersgate Street School of Medicine. Er schrieb daselbst: *„The proofs of infanticide considered, etc."* (London 1836) — *„The province of forensic medicine defined, etc."* (Lond. Med. Gaz. 1833) — *„Practice of forensic medicine, as conducted in this and other countries"* (Daselbst 1834) — *„Medico-legal disinterments in France and England"* (Daselbst). Dazu Aufsätze in der Cyclopaedia of Pract. Medic. und der ndon Med. Gaz. Er starb am 10. April 1837.

Callisen, IV, pag. 438; XXVII, pag. 187. G.

/**Cuneo**, Gabriele C., zu Pavia, war aus Mailand gebürtig und wurde Schüler des VESALIUS, den er gegen die Angriffe des FRANCESCO POZZI zu rcelli in der nachstehend angeführten Schrift vertheidigte. Er war auch ein sser Freund des GABRIELE FALLOPIO und lehrte viele Jahre die Anatomie auf Universität zu Pavia. Auch als er nach Mailand übergesiedelt war, setzte er ne anatomischen Studien fort und erzog viele Schüler. Die Zeit seines Todes nicht bekannt. Seine Tabulae anatomicae sind enthalten in einer Schrift:

„*Universae medicinae synopsis*" (Vicenza 1595, fol.). Die erwähnte Vertheidigungsschrift für VESALIUS ist: „*Apologiae Francisi Putei pro Galeno contra Vesalium in anatome examen*" (Venedig 1564, 4.).

Sangiorgio, pag. 200.   G.

Cunier, Florent C., geboren 1812 zu Belveil in Belgien, gestorben den 19. April 1852 zu Brüssel, Schüler ONSENOORT'S, war einer der hervorragendsten Ophthalmologen und hauptsächlichsten Begründer des Studiums der Augenheilkunde in Belgien. Die von ihm im Jahre 1840 in Brüssel eröffnete ophthalmologische Klinik erfreute sich eines grossen Zuspruches von Seiten des augenkranken Publicums und zugleich gab sie ihm Material für seinen klinischen Unterricht, der stets von zahlreichen Aerzten besucht war. Von seinem praktischen Scharfblick zeugt die Einführung des Atropin und Hyoscyamin. C. war auch einer der ersten Aerzte, der bei Entropion spasmodicum die Durchschneidung des Orbicularmuskels vornahm. Ferner betrieb er das Studium der Ophthalmia militaris mit ganz besonderem Eifer. Seine bedeutendste literarische Leistung ist (neben zahlreichen Journalartikeln) die Begründung der „Annales d'oculistique", welche er bis zu seinem Tode mit dem besten Erfolg redigirt hat. Er veranstaltete auch eine „Sammlung ophthalmologischer Preisschriften", deren erstes Heft im Jahre 1843 zu Brüssel und Leipzig erschien.

Biographie C.'s von Baseh in den Ann. d'ocul. 1853; 1875 auch sein Bildniss.

                                                                     Magnus.

Cuningham, William C. (auch CUNYNGHAM), lehrte um 1563 Chirurgie in London. Sein „*Speculum cosmographiae*" (5 Bde., London 1559), wie der „*New Almanac etc.*" (Daselbst 1566) enthalten viel Astrologie.

Biogr. méd. III.   Red.

Cunitz, Heinrich C., Dr. med. und praktischer Arzt in Schweidniz, Erbherr der Güter Kunzendorf und Hochgiersdorf, schrieb selbst „*De Lironia judicium astrologicum ex ecclipsi lunari anni vertentis 1599*", ist aber eigentlich berühmt wegen seiner Tochter Maria, die schlesische Pallas genannt. Ausgezeichnet durch ihre Gelehrsamkeit, Sprachkenntnisse, medicinische und mathematische Kenntnisse verfasste sie die Schrift: „*Urania propitia*" (October 1650); sie war seit 1630 verheiratet an den gelehrten Arzt ELIAS VON LOEBEN (o. LOEVEN, s. diesen).

Recke-Napiersky, I, pag. 390. — Deutsche Biographie IV. Bd., pag. 641.

                                                                   L. Stieda.

Cunningham. Der älteste Träger dieses unter britischen Medicinern recht häufigen Namens ist James C., der 1698 nach Indien, dann nach China reiste und sich, nach Englisch-Ostindien zurückgekehrt, in Pulo-Condor ansiedelte. Er war nicht nur chirurgisch thätig, sondern bewies sich auch als tüchtiger Naturforscher und Sammler und hat seine Schriftstellerei in dieser Richtung concentrirt. Ein Pflanzengenus aus der Familie der Rubiaceen trägt seinen Namen.   Red.

*****Cunningham**, David Douglas C., M. B. Edin. und C. M. 1867, dient zur Zeit als Surgeon-Major in der Bengalischen Armee. Er hat sich eifrig mit den epidemischen Verhältnissen in Indien beschäftigt und veröffentlichte neben den am meisten bekannt gewordenen bezüglichen Arbeiten: „*A report on cholera*. (Calcutta 1871), und der mit J. R. LEWIS gemeinschaftlich vollendeten „*Cholera in relation to certain physical phenomena*" (Calcutta 1878), noch eine Reihe gleichsinniger Aufsätze in den englischen Wochenschriften.   Red.

Cunradi, Caspar C., geboren zu Breslau am 9. October 1571, gestorb 1633 im November an der Pest, war daselbst Doctor der Medicin, Physicus, Verfasser der „*Prosopographiae medicae millenaria trio*" (Hanau 1621).

Deutsche Biographie. IV.   W. Stricke-

Curandau, Fr. René C., französischer Chemiker und Pharmaceut, bekannt durch mehrere Erfindungen auf dem Gebiete der Gewerbechemie. Geboren 1765 in Sécz, gestorben 1813 in Paris.   U n g e r.

Cureau de la Chambre, M a r i n C., zu Paris, war wahrscheinlich um 1594 (nach Anderen 1613) zu Le Mans geboren, hat sich weniger in medicinischer Beziehung bekannt gemacht, wie als schönwissenschaftlicher Schriftsteller und Philosoph, in welcher Eigenschaft er 1635 Mitglied der Académie française und bei der Gründung der Académie des sciences 1666 auch Mitglied dieser wurde. Nachdem er ein Günstling von R i c h e l i e u gewesen, wurde er es auch bei dem Cardinal M a z a r i n, war zugleich Leibarzt L u d w i g's XIV., der ihn vorzugsweise wegen seiner physiognomischen Kenntnisse schätzte und ihn öfter wegen derselben consultirte. Unter seinen zahlreichen Schriften, welche u. A. die Ursachen des Lichtes, des Regenbogens, die Nilüberschwemmung, die Leidenschaften, die Chiromantie, die Seele u. s. w. zum Gegenstande haben, findet sich nur Weniges, was einen Zusammenhang mit der Medicin hat, darunter: *„Nouvelles conjectures sur la digestion"* (Paris 1636, 4.) — *„Novae methodi pro explanandis Hippocrate et Aristotele specimen"* (Paris 1655, 4.; 1668, 12.) u. s. w. Er starb am 29. November 1669.

Hauréau, III, pag. 297. — Desportes, pag. 266.   G.

/ **Curio**, J a c o b C., aus Hof im Vogtlande, 1497—1572, lehrte in Ingolstadt Medicin und Physik bis 1553, von da ab bis zum Tode in Heidelberg. Er edirte die Sectio III der Aphorismen des HIPPOKRATES (Frankfurt 1596) und liess vorher einen Dialog: *„Hermotimus"* (Basel 1570) erscheinen.

Biogr. méd. III.   R e d.

Curling, T h o m a s B l i z a r d C., seinen Lebensdaten nach völlig unbekannt, hat einige namhafte Schriften verfasst, so den mit dem Jacksonian-Preise 1834 gekrönten *„Treatise on tetanus"* (London 1836; Philadelphia 1837) — *„A practical treatise on the diseases of the testis etc."* (Philadelphia 1843, 1856) — *„The advantages of ether and chloroform in operative surgery"* (London 1848) und zwei Arbeiten über Krankheiten und Operationen am Rectum (Daselbst 1860, resp. 1863); an der London Hosp. School of med. las er 1846 eine *„Introductory address"*.   R e d.

*****Curnow**, J o h n C., hauptsächlich auf dem Kings College, und zwar bis 1868, medicinisch ausgebildet, wurde C. 1878 F. R. C. P. Lond. und wirkt zur Zeit am Kings College als Professor der Anatomie. Seine Hauptarbeiten, Muskel- und Nerven-Abnormitäten beschreibend, stehen im Journal of anat. and phys. 1873—1874 und 1876. Als Gulstonian Lecture trug er 1879 *„The lymphatic system and its diseases"* vor und veröffentlichte dieselbe nebst mehren kleineren Arbeiten und noch einer umfangreicheren über acuten Alkoholismus in der Lancet (Jahrg. 1877, resp. 1879 und jüngere).   R e d.

Curran, J o h n O l i v e r C., zu Dublin, war am 30. April 1819 zu Trooperfield bei Lisburn in der Grafschaft Down als Sohn eines Arztes geboren, begann seine medicinischen Studien 1838 auf der Universität zu Dublin, während sich im Meath Hospital der klinischen Unterweisung von GRAVES und STOKES erfreuen hatte. Von 1843 an hielt er sich einige Zeit lang in Paris auf, rde 1846 Professor der praktischen Medicin bei der Schule der Apothecarie's ll und einer der Physicians des Dublin General Dispensary und begann um .selbe Zeit für das Dublin Quart. Journal of Med. Sc. eine Anzahl von Aufsätzen liefern, unter denen wir nur (1846, 47) eine Kritik der Schrift: *„Homoeopathy l homoeopathic writings"* und die Aufsätze *„Medical periscope"* — *„Obser- ions on scurvy as it has lately appeared throughout Ireland, and in several ts of Great Britain"* hervorheben. Als im Jahre 1847 Irland von der furchtbaren

8 *

Typhus-Epidemie heimgesucht wurde, gehörte er zu den wackersten Kämpfern
gegen dieselbe, allein er wurde, erst 28 Jahre alt, ebenfalls ein Opfer derselben,
und ein viel versprechendes Leben erreichte am 26. September 1847 sein Ende.
Dublin Quart. Journ. of Med. Sc. Vol. IV, 1847, pag. 500.   G.

Currie, James C. (CURRY), in Kirkpatrick-Fleming (Dumfries, Schottland)
1756 geboren, kam zuerst als Handelscommis nach Virginien, begab sich dann aber,
um Medicin zu studiren, nach Edinburg, bildete sich in den Krankenhäusern von
Northampton und Liverpool weiter aus und starb als Arzt zu Sidmouth (Devonshire) 1805. Er kann als einer der ersten Vorkämpfer der Wärmeentziehungs-
methode gelten, was durch sein Buch: *„Medical reports on the effects of water,
cold and warm, as a remedy in febrile diseases etc."* (Liverpool 1797, 1798;
deutsch Leipzig 1801) documentirt wird. Ausser politischen und volkswirthschaft-
lichen Aufsätzen ist seiner Ausgabe der Werke von ROBERT BURNS, sowie einer
Schrift: *„Popular observations on apparent death from drowning, suffocations etc."*
(London 1793, 1797; französisch Genf 1800) zu gedenken.
Biogr. méd. III.   Red.

Currie, William C., Ende des vorigen Jahrhunderts in Philadelphia
als Arzt thätig, hat sich durch eine Reihe von Schriften über die klimatologischen
Verhältnisse seiner Gegend und besonders über Gelbfieber und ihm verwandte
Fieber einen bedeutenden Namen gemacht. Von seinen Lebensdaten ist sonst nichts
bekannt. Namentlich seien von den gedachten Schriften folgende aufgeführt:
*„Historical account of the diseases, which occur in the different parts of the
United States of America etc."* (Philadelphia 1792) — *„A treatise on the synochus
icteroides or yellow fever"* (Daselbst 1792) — *„An historical account of the
remedies and diseases of the United States etc."* (1794) — *„Observations on
the causes and cure of remitting or bilious fever"* (1798 und noch zwei Gelbfieberschriften gleichen Jahres, resp. 1800). Endlich *„On the kine pox and a
variety of other medical subjects"* (1802).
Biogr. méd. III.   Red.

*Curschmann, Heinrich C., geboren zu Giessen am 28. Juni 1846,
studirte daselbst von 1863 bis 1868 unter LEUKARDT, ECKHARD, E. SEITZ.
Hierauf drei Jahre Assistent des Rochusspitals zu Mainz gewesen, siedelte er 1871
nach Berlin über, wo er sich besonders an TRAUBE anschloss und sich 1875
habilitirte. Im Juli 1875 wurde er zum dirigirenden Arzt des städt. Krankenhauses
Moabit zu Berlin, im Mai 1879 zum ärztlichen Director des Allgem. Kranken-
hauses in Hamburg ernannt, wo er zur Zeit in dieser Stellung sowie als
consultirender Arzt wirkt. Schriften (abgesehen von denen casuistischen Inhalts):
„Zur Histologie des Muskelmagens der Vögel" (Zeitschr. für wissenschaftl.
Zoologie. 1866, Heft I) — *„Beiträge zur Physiologie der Kleinhirnschenkel"*
(Giessen 1868, zweite Mitth. im D. Arch. f. klin. Med. Bd. XIII) — *„Ueber das
Verhältniss der Halbcirkelcanäle des Ohrlabyrinths zum Körpergleichgewicht"*
(Arch. für Psych. und Nervenkrankh. 1874) — *„Ueber Diastase der Musc. recti
abdom."* (Berl. klin. Wochenschr. 1878) — *„Ueber das Verhalten des Methyl-
grün zu amyloid degenerirten Geweben"* (Virch. Arch. Bd. LXXIX) — *„Ueber
Kaffeeintoxication"* (Deutsche Klinik 1873) — *„Ueber Pilocarpinum muriatic.
(Berl. klin. Wochenschr. 1877) — *„Ueber Localbehandlung der putriden Bron-
chial- u. Lungenaffectionen"* (Berl. Klin. Wochenschr. 1879) — *„Ueber psychisch
Hemianopsie (Rinden-Hemianopsie)"* (Verhandl. der psychiatr. Gesellsch. 1879) —
„Zur Lehre vom Fettherz" (Deutsch. Arch. Bd. XII) — *„Zur Lehre vom trau
matischen Lebensabscess"* (Deutsche Klinik 1874) — *„Ueber die Veränderunge
der äusseren Haut bei Meningit. cerebrospinal."* und *„Ueber Perihepatitis chronica
hyperplastica etc."* (Verhandl. der Hamb. med. Gesellsch. 1883) — *„Ueber Bron
chiolitis exsudativa und ihr Verhältniss zum Asthma bronchiale"* (Deutsch. Arch

für klin. Med. Bd. XXXII) — *„Ueber Herpes zoster und multiple Perineuritis"*
(Deutsch. Arch. f. klin. Med. 1884). Monographisch bearbeitete C. *„Die Pocken"*,
sowie *„Die functionellen Störungen der männlichen Genitalien"* (in ZIEMSSEN'S
Handbuch).   Red.

Curtis, Sir John Harrison C., englischer Ohrenarzt, zu Uxbridge 1778
als Sohn eines Wundarztes geboren, gross an Titeln und Würden, aber wissenschaftlich unbedeutend trotz seiner vielen otiatrischen Schriften, von denen hier nur
„A treatise on the physiology and diseases of the ear; etc." (London 1817, 1818
und 1836) und *„Cases illustrative of the treatment of the diseases of the ear,
both local and constitutional"* (London 1818), in's Deutsche übersetzt von H. ROBBI
(Leipzig 1819 und 1823) zu nennen sind. Das wenige Gute ist von seinem weit
tüchtigeren Zeitgenossen SAUNDERS entlehnt. In seiner Eigenschaft als Ohrenarzt
des Königs gelang es ihm, 1816 die erste Ohrenheilanstalt in London zu begründen, über die auch zwei Berichte erschienen sind.

     Lincke, Handb. der Ohrenheilkunde, Bd. II.   A. Lucae.

Curtis. Unter den amerikanischen Aerzten dieses Namens machte sich ein
jüngerer Edward C. durch eine Protoplasmatheorie, die in New York 1873
erschien, neben dem an Schriften sehr fruchtbaren älteren Alva C., 1797—1881
in Cincinnati bemerkbar. Dieses Letzteren Leistungen beziehen sich jedoch meistens
auf medicinische Streitfragen vorübergehender Natur, so dass er nur als Herausgeber
des Botanico-medical Recorder (1837—1852) und des Journ. of education etc.
(Cincinnati 1866) zu nennen ist.   Red.

Curtis. Französischer Nationalität ist Thomas B. C., der in Paris
1842—1881 wirkte, mit einer *„Étude sur la dilatation des rétrécissements de
l'urèthre"* (Paris 1873) den Preis CIVIALE gewann und später ausser diesem
Gegenstande noch über ein metrisches System in der Medicin und Pharmacie,
sowie über Hundswuth schrieb.   Red.

Curtius, s. CORTI, Matteo C.

Curtze, Georg Ludwig C., zu Ballenstädt am Harz, war am 29. Januar
1781 zu Pyrmont geboren, studirte von 1799 an in Göttingen, wurde daselbst
1802 Doctor, liess sich in Pyrmont nieder, wurde 1805 zum fürstlich Waldeck'schen
Hofmedicus und Brunnenarzte ernannt, 1810 aber zum herzoglich Anhalt-Bernburgischen Physicus in Harzgerode und Brunnenarzt in Alexisbad. 1819 wurde er
Medicinalrath und 1823, mit Beibehaltung seiner Stelle als Brunnenarzt, Hofrath
und Leibarzt des Herzogs. Seine Schriften betreffen fast ausschliesslich den Curort Alexisbad; er hat über denselben theils in Verbindung mit Anderen, wie
F. GOTTSCHALK (1819), TROMMSDORFF (1830), theils allein Aufsätze und Schriften
(1815, 19, 22, 23, 27, 30) herausgegeben. Er hatte auch Antheil an FR. HOFF
MANN, „Die Heilquellen am Unterharze" (1829) und verfasste eine Anzahl von
Artikeln für das Encyclopädische Wörterbuch der medicinischen Wissenschaften,
herausgegeben von der Berliner med. Facultät. Als Geh. Medicinalrath starb er
am 21. April 1846.

     Schmidt, Anhaltisches Schriftsteller-Lexikon, pag. 71, 494. — Callisen, IV,
454; XXVII, pag. 193.   G.

Cuspinian, s. SPIESZHAYMER.

Curvo, João Semmedo C., zu Lissabon, war 1635 zu Villa de Monte, Prov. Alemtejo, geboren,. war Arzt des Hofes und starb 1719. Er hat
zahlreiche Schriften verfasst, darunter: *„Tratado da peste etc."* (Lisboa 1680, 4.) —
*Polyanthea medicinal, noticias Galenicas e chymicas repartidas en tres
tados, etc."* (Lisboa 1713, fol.) — *„Atalaya da vida contra as hostilidades
morte etc."* (Lisboa 1720, fol.) — *„Observationes aegritudinum fere*

incurabilium" (1740, fol.) — „*Observações medicas doutrinaes de cem casos grarissimos, etc.*" (Lisboa 1741, fol.).

D echambre, XXIV, pag. 444. G.

*Curwen, John C., hochverdient um das Irrenwesen des Staates Pennsylvanien, über welches er eine Reihe von statistischen und sonstigen Mittheilungen geliefert hat. Seine „*Address on insanity*" erschien Philadelphia 1869, seine umfangreichste Schrift ist: „*History of the association of medical superintendents of American institutions for the insane from 1844—1874 etc.*" (Harrisburg 1875). Eine neuere Publication (Daselbst 1880) nimmt den Gegenstand wieder auf.

Red.

Cusack, James William C., zu Dublin, war 1787 in Irland geboren, wurde 1812 Mitglied des College of Surgeons, war dann Resident Surgeon in Steevens's Hospital und später Surgeon bei Swift's Hospital. Er gehörte zu den vorzüglichsten irischen Chirurgen und war, obgleich der conservativen Chirurgie in hohem Grade zugethan, ein kühner Operateur, der gleichwohl Lebenslang an einer gewissen Nervosität vor jeder Operation, die selbst jedoch er mit grösster Kaltblütigkeit ausführte, litt; auch als Lithotomist war er besonders glücklich. Seine Publicationen bestehen nur in Journal-Aufsätzen und finden sich theils in den Dublin Hospital Reports (1817—1830), theils im Dublin Journ. of Med. and Chem. Sc. (1832—46) und im Dublin Quart. Journal und betreffen u. A. die Behandlung der Aneurysnen durch Compression, die Resectionen und Exarticulationen am Unterkiefer, die Ligatur der Carotis, Ruptur der Blase, Gaumenspalte, syphilitische Erkrankungen der Hoden u. s. w. Zusammen mit STOKES schrieb er (1848) über die Mortalität unter den Aerzten Irlands. 1850 erhielt er von der Dubliner Universität den Doctorgrad und 1852 die Professur der Chirurgie; er war dreimal Präsident des College of Surgeons und wurde nach dem Tode von Sir PHILIP CRAMPTON (1858) einer der Surgeons in Ordinary to the Queen. Er starb am 25. September 1861.

Dublin Quart. Journ. of Med. Sc. Vol. 33, 1862, pag. 255. — Callisen, IV, pag. 455; XXVII, pag. 194. Gurlt.

Cusson, Pierre C., französischer Arzt und Botaniker, geboren in Montpellier 1727, gestorben daselbst als Professor der Botanik 1783, beschäftigte sich hauptsächlich mit der Untersuchung der Familie der Umbelliferen, deren Erkenntniss er durch werthvolle Beiträge förderte. Unger.

Cuvier. Der berühmte Vertreter der vergleichend-zootomischen Forschung, Baron Georg Leopold Christian Friedrich Dagobert C., 1769—1832, der seine Gelehrten-Ausbildung in Stuttgart genoss, hat Angesichts der bedeutenden Anregungen, welche er der anatomischen Forschung gab, auch an dieser Stelle auf Erwähnung Anspruch. Seine rein zoologischen Arbeiten (die vielfach in's Deutsche übersetzt wurden) übergehend, erinnern wir mit Bezug hierauf an die „*Leçons d'anatomie comparée*" (gesammelt von DUMÉRIL und DUVERNOY, Paris, fünf Theile, 1800—1805; englisch London 1802; deutsch von FISCHER, FRORIEP und MECKEL, Braunschweig und Leipzig 1800—1810), — sowie an: „*Le règne animal distribué d'après son organisation pour servir de base à l'histoire naturelle des animaux et d'introduction à l'anatomie comparée*" (Paris 1817, 4 Bde.).

Biogr. méd. III. Red.

*Cyon, Elie von C., geboren am 25. März 1843 zu Telsch (Gouv. Kowno) studirte auf der medicinischen Akademie von Warschau 1858, auf der Universität Kieff 1859—62, in Berlin 1862—64 und promovirte hier 1864 und in Petersburg 1865. Von der Pariser medicinischen Facultät erhielt er 1878 das Doctordiplom. Als Docent für Anatomie und Physiologie an der physikalisch-mathematische Facultät in St. Petersburg wirkte C. im Jahre 1868, als ausserordentlicher Professor an derselben Facultät 1870. Im Jahre 1872 zum ordentlichen Professor der medicinischen Akademie in St. Petersburg ernannt, erhielt er die Aufgabe, diese Akademie, welche der Herd der nihilistischen Umtriebe war, zu reorganisiren, demissionirte jedoch im Jahre 1877, als er sich von der Regierung nicht genügend unterstützt sah. 1877 wurde er vom Kaiser A l e x a n d e r II. zum wirklichen Staatsrath ernannt, erhielt den erblichen Adel und folgte in demselben Jahre einem Rufe CL. BERNARD's nach Paris, wo er sich niedergelassen und naturalisirt hat. Schriften: „Die Lehre von der Tabes dorsualis" (Berlin 1867) — „Principes d'électrothérapie" (Paris 1873; preisgekrönt mit der goldenen Medaille im Jahre 1870 von der Pariser Akad. der Wissensch.) — „Lehrbuch der Physiologie" (2 Bde., Petersburg 1873; russisch) — „Arbeiten der physiologischen Laboratorien in St. Petersburg" (1875; russisch) — „Methodik der physiologischen Experimente und Vivisectionen" (mit Atlas, Giessen 1876) — „Recherches sur les fonctions des canaux semicirculaires et la formation de la notion de l'espace" (Paris 1878) — „Wissenschaftliche Unterhaltungen" (russisch, Petersburg 1870). Zahlreiche Memoiren und Abhandlungen in den Berichten verschiedener Akademien und den Archiven von VIRCHOW, DU BOIS-REYMOND, PFLÜGER und VULPIAN, von denen die wichtigsten betreffen die Entdeckung des N. depressor, des N. acceleratorius und der vasomotorischen Functionen der Splanchnici (MONTYON'scher Preis für 1867), Entdeckung der fettstoffbildenden Function der Leber, der Nervenendigungen des Peritoneums, der Fortpflanzungsgeschwindigkeit im Rückenmark etc.

Red.

Cyprianus, der V a t e r, A l l a r d u s C., aus Leeuwarden, als Chirurg geprüft 1654 in Amsterdam, folgte bei seinen Steinoperationen stets dem „methodus cum apparatu magno" (also der 1540 durch JOAN DE VIGO's Lehrling MARIANO SANTO, in seinem Buche: „De lapide renum liber" veröffentlichten Methode). Da er jedoch im Jahre 1667 einige Operationen mit unglücklichem Erfolge ausführte, wurde ihm die Erlaubniss dazu durch die städtische Behörde genommen und in Folge eines gegen ihn anhängig gemachten Processes festgestellt, dass jeder Chirurg, der ohne amtliche Erlaubniss Steinschnitte ausübte, eine Geldbusse von 100 holl. Gulden zahlen sollte. Das Todesjahr A l l a r d s C. ist unbekannt. — Der S o h n, A b r a h a m C., wurde zwischen 1656 und 1660 in Amsterdam geboren, studirte daselbst und promovirte (Dissert. „De carie ossis") in Utrecht 1680. Er etablirte sich in Amsterdam und bekam bald einen so bedeutenden Ruf als Chirurg und besonders als Steinoperateur, dass er in seiner 12jährigen Praxis 1400 Lithotomien ausgeführt haben soll. RUYSCH nennt ihn „Lithotomus expertissimus" und MORGAGNI spricht auch von dem „expertissimus A. CYPRIANUS" (Epist. ad Celsum, pag. 14). Als nun Professor MATTHAEUS jun. in Franeker gestorben war, wurde C. 1693 dort zum Prof. anat. medic. et chir. ernannt. Eine sehr merkwürdige Laparotomie bei einer Graviditas tubaria von 21 Monaten erhöhte seinen Ruf. Da er indess Monate lang von Franeker abwesend war, legte er schon 1695 sein Amt nieder, um nach Amsterdam zurückzukehren und sich wieder ganz der Praxis zu widmen. 1696 wurde der 68jährige Leibarzt des Königs von England, TH. MILLINGTON, ihn nach England, um sich durch ihn vom Stein befreien zu lassen. Seitdem blieb C. in London und wurde bald daselbst als Operateur so gefeiert, dass er sich grosse Schätze und den Neid aller englischer Collegen erwarb. Eine Beschreibung der erwähnten Laparotomie als „Epistola historiam exhibens etc. ad Th. illington, Medic. regium Londinensem" (von HALLER „Libellus egregius" nannt), worin C. „plurima addit egregia ad negotium generationis et ad universum iirurgiam pertinentia" publicirte er 1700 (französisch Amsterdam 1707; weitere usgabe Neapel 1727). Neben den Verbesserungen, mit welchen C. die Operation es eingeklemmten Bruches bezeichnete, wird ihm (von ELOY) eine „Cystotomia ypogastrica" (London 1724) zugeschrieben, wonach also sein in Uebrigen ibekanntes Todesjahr n a c h dieser Zeit anzugeben sein würde. „Excellentissimi ojus chirurgi singularem humanitatem atque modestiam, rarum in hoc genere eroum contingens miratus sum", rühmte ihn ERNDL 1708. Ein seinen Schülern versprochenes Werk: *„Observationes chirurgicae"* ist, soweit die Kenntniss des Unterzeichneten reicht, nicht zur Veröffentlichung gekommen.   C. E. Daniëls.

Cyrus, Arzt der Livia, der Mutter des Kaisers Tiberius, wahrscheinlich identisch mit dem unter den Namen CYRUS ARCHIATER aus Lampsacus bekannten Arzt des Alterthums. AËTIUS citirt einen C., der gleichfalls den Beinamen führte und aus Edessa stammte.
                                                                    Magnus.

Czegka, s. CEJKA, Johann Joseph C.

Czekierski, Joseph C., geboren zu Warschau am 19. März 1777, studirte zuerst auf der chirurgischen Schule in Warschau, dann in Frankfurt a. O., wo er 1800 promovirt wurde. Von 1801—1818 war C. Lehrer an der Hebammenschule in Warschau und gehörte im Jahre 1809 zu den Gründern der dortigen neuen medicinischen Facultät. Er lehrte Chirurgie und Geburtshilfe und leitete die chirurgische Klinik bis 1818, in welchem Jahre er sich von der Universität zurückzog; am 20. Juni 1826 starb er in Marienbad. In den Jahren 1817—18 publicirte er sein Lehrbuch *„Chirurgia"* (Warschau 4 Bde. in 8. mit 11 Tafeln).   K. & P.

Czermak. Der ältere C., Joseph C., zu Prag 1826 geboren und daselbst 1848 promovirt, wirkte als Secundararzt an der dortigen Irrenanstalt, dann als Primararzt zu Brünn, wo es seine Aufgabe wurde, an Stelle der irrenärztlichen Abtheilung des St. Anna Krankenhauses die neue mährische Irrenanstalt (1863) zu gründen. Er starb 1870 zu Graz, wohin er 1869 als Professor der Psychiatrie berufen worden war. Sein organisatorisches Talent fand die grösste Anerkennung, schriftstellerisch documentirte es sich in der 1866 erschienenen Abhandlung: *„Die mährische Landesirrenanstalt"*. Seine kleineren — meist statistischen — Specialarbeiten finden sich in der „Allg. Zeitschr. für Psychiatrie" und in der „Oesterreichischen Zeitschr. für Heilkunde". — Johann Nepomuk, der jüngere C., 1828—1873, studirte in seiner Heimatsstadt Prag, dann in Wien, Breslau, Würzburg, habilitirte sich in Prag, nachdem er von grossen Reisen zurückgekehrt war und wurde zuerst Professor der Physiologie in Graz (1855), darauf in Krakau (1856), dann in Pest (1858—1860). Er resignirte dort, kehrte nach Prag zurück und arbeitete hier privatim in seinem eigenen Institut. 1865 folgte er einem Rufe nach Jena, begab sich jedoch 1870 nach Leipzig, wo er drei Jahre später als ausserordentlicher Honorarprofessor starb, nachdem er schon lange Jahre an Diabetes mellitus gelitten. C., dem ein grosses Erfindungs- und Darstellungstalent eigen war, veröffentlichte Untersuchungen *„Zur Physiologie des Gesichtssinnes"* (Accommodationserscheinungen behandelnd) — *„Ueber den Raumsinn der Haut"*, bearbeitete in z. Th. sehr origineller Weise auch den Einfluss des Nervus sympathicus auf die Speichelabsonderung, die Fortpflanzungsgeschwindigkeit der Pulswellen und einige mikroskopisch-histologische Themata. Durchschlagende Resultate zu erlangen war ihm jedoch nur auf dem Gebiet der Laryngologie vergönnt, wo er dem Kehlkopfspiegel GARCIA's als Untersuchungsinstrument Bahn brach. Sein mit allen Vorrichtungen zum Experimentiren und Demonstriren (auch für populäre Darstellungen) mit grossen Mitteln ausgestattetes Privatlaboratorium in Leipzig konnte als ein Muster für solche Institute angesehen werden.
          Allg. deutsche Biographie IV.   Red.

*Czerny, Vincenz C., am 19. November 1842 zu Trautenau (Böhmen geboren, studirte in Wien, wo er hauptsächlich Assistent BILLROTH's, vorher ab. auch Assistent bei ARLT und OPPOLZER war. Am 19. December 1866 erfolg seine Promotion, Ende 1871 seine Berufung als Professor der Chirurgie und Direct der Klinik in Freiburg, eine Stellung, die er 1877 mit der gleichnamigen Heidelberg vertauschte. — C. schrieb *„Beiträge zur operativen Chirurgie* (Stuttgart 1875), sowie über Exstirpation des Kehlkopfes, des Oesophagus, d Niere, des Uterus; Magen- und Darmresection, Operation an Kothfisteln, Radic; operation der Hernien etc.   Re

Czerwiakowski, Raphael Joseph C., geboren am 24. October 1743 auf dem Landgute seines Vaters bei Pinsk, widmete sich zuerst dem geistlichen Stande und wurde Mitglied der Piaristencongregation; im Jahre 1771 erhielt er vom Papste die Erlaubniss, das Kloster zu verlassen und begab sich nach Rom, um Medicin zu studiren. Hier wurde er 1776 promovirt, blieb dann noch drei Jahre hindurch in Rom und war im Hospital zum heiligen Geist in Saxia thätig. Im Jahre 1780 nach Krakau berufen, lehrte er bis 1805 Anatomie, Chirurgie und Geburtshilfe und starb am 5. Juli 1816. Sein Hauptwerk ist eine umfangreiche Verbandlehre, welche 1816—17 in Krakau mit Zeichnungen von VICTORIN RYBICKI und GEORG KLIMKE erschien: *„Narządu opatrzenia chirurgicznego część I—VI".*

K. & P.

Czolbe, Heinrich C., in der Nähe von Danzig 1819 geboren und 1873 zu Königsberg in Preussen gestorben, studirte Medicin in Berlin, wo er mit der Dissertation *„De principiis physiologiae"* (1844) promovirte. Er wurde Militärarzt und veröffentlichte eine *„Neue Darstellung des Sensualismus"* (1855), eine Streitschrift gegen LOTZE: *„Die Entstehung des Selbstbewusstseins"* (1856). Von einer Abschwächung seiner naturalistischen Anschauungen legt eine Schrift: *„Die Grenzen und der Ursprung der menschlichen Erkenntniss"* (1865) Zeugniss ab, die C. als Oberstabsarzt a. D. publicirte, und welcher er noch *„Die Mathematik als Ideal für alle andere Erkenntniss"* (Zeitschr. für exacte Philosophie 1866) folgen liess. — Posthum erschienen in seinem Auftrage von ED. JOHNSON herausgegeben: *„Grundzüge einer extensionalen Erkenntnisstheorie"* (1875).

Allg. deutsche Biogr. IV.   Red.

D.

Unter D sind die mit d', de, de le, della, du etc, anhebenden Namen dann eingereiht, wenn der Gebrauch beim Aussprechen sie als nothwendig zusammenhängende Namen charakterisirte. Mit der Schreibweise stimmt dies noch häufiger im Französischen und Spanischen als im Italienischen überein, wo Namen wie Crecchio, Renzi z. B. ganz andere Namen wären, als de Crecchio, de Renzi und trotzdem das Zusammenziehen in Decrecchio, Derenzi nicht üblich ist (vgl. die Namenlisten der Parlamente u. ähnl.). — Wo Zweifel begründet sind, wird bei den Namen der späteren Buchstaben auf D zurückverwiesen werden. Die mit * bezeichneten Artikel betreffen die im Sommer 1884 noch Lebenden.

Daça Chacon, s. Chacon.

Daehne. Zwei Leipziger Aerzte, von denen der ältere, Johann Gottlieb D., geboren daselbst 1755, zu Leipzig 1783 promovirte und als sehr beschäftigter Arzt 1830 starb. Er war in allen Fächern der Medicin und Naturwissenschaften bewandert, sowie auch gründlich classisch gebildet, wofür seine Abhandlung „De medicina Homeri" (Leipzig 1776) einen deutlichen Beweis liefert. Als beachtenswerthe Arbeiten D.'s sind ferner zu nennen die Dissertationen: „Aromatum usus nimius quid nervis noceat ostenditur" (Daselbst 1780) und „De aquis Lipsiensibus" (Daselbst 1783, letztere ein sehr beachtenswerther Beitrag zur medicinischen Topographie Leipzigs). — Der jüngere, Karl Friedrich Adolf D., geboren zu Leipzig 1769, promovirte daselbst 1798 („De obstructionibus in universum primariis multorum morborum causis") und starb 1844. Von seinen literarischen Arbeiten sind noch zu erwähnen eine Abhandlung: „De noxia medicamentorum compositorum in pharmacopoeiis copia" (Leipzig 1797), sowie die „Beiträge zur Aetiologie und Cur des Scharlachs" (Daselbst 1810), in welchen er als neue Behandlungsweise Einreibungen mit Oel empfiehlt und „Die Milch- und Molkencuren" (1817, 2. Aufl. 1820).   Winter.

***Dähnhardt,** Christian D., in Kiel, geboren am 28. November 18⁴⁴ zu Eckernförde, studirte in Kiel, Tübingen, Wien (Hensen, Hoppe-Seyler, Barte Niemeyer) und wurde 1869 promovirt. Seit 1869, mit Unterbrechung des Krie; 1870—71 als Privatdocent und später als praktischer Arzt in Kiel thätig, wirl D. auch zwei Jahre als Assistent bei Hensen. Er publicirte Abhandlungen in d von Virchow und von Pflüger herausgegebenen Archiven.   Rei

Daelmans, Aegidius D., um die Mitte des 17. Jahrhunderts in A werpen geboren, muss in Löwen studirt haben und auch daselbst promovirt se Er machte, als Schiffsarzt im Dienste der ostindischen Compagnie, viele Rei auch nach Java, Ceylon und Coromandel, wo er sechs Jahre blieb. Später nach Antwerpen zurückgekehrt, wurde er daselbst Stadtarzt. D. war ein sehr eifriger Anhänger der iatrochemischen Lehre des DE LE BOË und bewies dies durch die Ausgabe seiner *„Nieuw hervormde geneeskonst gebouwt op de gronden van het aloali en acidum"* (Amsterdam 1687; bis 1720 nicht weniger als 5 holländische Ausgaben und 2 deutsche Uebersetzungen, Frankfurt a. O. 1702, Berlin 1715). Die durch ihn in Indien beobachteten Krankheiten beschrieb er in 17 *„Aanmerkingen over verscheidene ziekten, die op het eiland Ceylon, Batavia en de kust van Coromandel, ten tyde des autheurs verblyf aldaar, zyn voorgevallen"*, (zum ersten Male in der 5. Ausgabe, 1720, seines genannten Buches) theilweise interessante Mittheilungen über coloniale Medicin und Tropenkrankheiten. Todesjahr unbekannt. C. E. Daniëls.

*Dagonet, Henri D., französischer Psychiater, Chefarzt im Asile Ste. Anne (asile clinique) zu Paris, wurde 1849 daselbst Doctor mit der These: *„Considérations médico-légales sur l'aliénation mentale"*. Für eine Stelle als Professeur agrégé der Facultät zu Strassburg schrieb er die These: *„De la respiration et de l'hématose dans les maladies"* (Strassburg 1853). Er hat ausserdem verfasst: *„Traité élémentaire et pratique des maladies mentales etc."* (Paris 1862) — *„Nouveau traité élémentaire et pratique des maladies mentales etc."* (Daselbst 1876) — *„Des impulsions dans la folie et de la folie impulsive"* (Daselbst 1870) — *„De la stupeur dans les maladies mentales et de l'affection désignée sous le nom de stupidité"* (Daselbst 1872); dazu eine Anzahl von Aufsätzen in den Annales méd.-psychologiques.

Index-Catalogue. LIJ, pag. 581. G.

Dahl, Johann Christian D., der Vater, seiner Abstammung nach ein Däne, wurde in Danzig geboren, studirte in Deutschland Theologie, kam nach St. Petersburg und bekleidete hier die Stelle eines Bibliothekars. Weil ihm das Amt nicht zusagte, wandte er sich abermals nach Deutschland, studirte in Jena und Erlangen Medicin und erwarb sich am letzten Orte die Doctorwürde. Ueber Riga nach Russland zurückgekehrt, wurde D. in St. Petersburg von dem medicinischen Collegium examinirt und erhielt am 8. März 1792 das Recht zur ärztlichen Praxis im russischen Reich. Am 6. November 1792 wurde er Arzt im Bezirke zu Gatschina, 1796 Arzt zu Petrosowodsk, dann in Luganskoje, zuletzt in Nikolajew, woselbst er als Generalstabsarzt der Schwarzen Meer-Flotte 1823 starb. — Der Sohn, Woldemar Ferdinand D. (russisch Wladimir Ivanovitsch D.), berühmter russischer Schriftsteller, Arzt und Naturforscher, wurde geboren am 10. 22. November 1801 in Luganskoje (Gen. Jekaterinoslaw) und zuerst im elterlichen Hause, dann in Nikolajew erzogen; kam früh in das Seecadetten-Corps nach St. Petersburg. Am 2. März 1819 als Midshipman entlassen, musste er nach Nikolajew, um in den Flottendienst zu treten. Allein der Dienst zur See behagte dem jungen D. nicht. Er begab sich 1826 nach Dorpat, um Medicin zu studiren und erwarb sich 18./30. März 1829 den Doctorgrad (*„Specimen ing. exhibens observatione duas 1. de terebratione cranii, 2. de renum exulceratione occulta"*). Als Militärarzt machte D. den türkischen Feldzug mit, zog über den Balkan bis nach Adrianopel, dann 1831 nahm er an dem Feldzuge in Polen theil, in welchem er er die Weichsel eine Brücke schlagen liess und dadurch auf den Gang des dzuges günstig einwirkte. Als Arzt eines Militärhospitals in St. Petersburg chäftigte er sich eine Zeit lang mit Augenheilkunde, bekämpfte Anfangs die möopathie und wandte sich schliesslich ihr zu. Wegen einiger Volksmärchen dächtigt entging er mit Mühe der Gefahr, eingesperrt zu werden, gab die dicinische Praxis auf und verliess Petersburg. Als Secretär des Gouverneurs assilj Perowski lebte D. etwa 8 Jahre in Orenburg, machte dazwischen isen, begleitete seinen Chef während des Winterfeldzuges 1839/40 nach China. iter war er 1841—1848 Secretär des Ministers der inneren Angelegenheiten,

Leo Perowski in Petersburg, dann **Dirigender** des Apanagen-Comptoirs in Nishni-Nowgorod von 1848—1859, nahm seinen Abschied, siedelte nach Moskau über und starb hier am 22. September 1872. — D. war ein ausserordentlich begabter, überaus thätiger und fleissiger Gelehrter, vielseitig gebildet, Arzt, Naturforscher, Ethnograph, Linguist, Administrationsbeamter. Ausser seiner Dissertation schrieb er über Kumys und Homöopathie. Sein bedeutendstes Werk ist sein „Wörterbuch der lebenden russischen Sprache", welches bereits in 2. Auflage erschienen ist. Er schrieb unter Anderem über die Secten der Skopzen und verfasste ein Handbuch der Botanik. Seine russisch geschriebenen Märchen, Erzählungen und anderen dichterischen Erzeugnisse sind in 8 Bände als gesammelte Werke erschienen. Seine anderen Arbeiten sind vielfach in russischen und deutschen Journalen zerstreut. D. schrieb russisch und deutsch in gleicher Weise vollkommen.

Verhandl. der gel. astr. Gesellsch, Bd. VII. — N. Dorpat'sche Zeitung, 1873, Nr. 92, auf Grundlage russischer Quellen von Stieda. — Russische Encyklopädie von Beresin. Bd. VI, pag. 55—57.
                                                                                            L. Stieda.

Dahlerup, Edoard August D., geboren 1812, renommirter medicinischer Kliniker an dem königlichen Friedrich-Hospital zu Kopenhagen, doctorirte 1841 („De ulcere ventriculi perforante"). Er war zugleich eine Reihe von Jahren Redacteur der „Bibliothek for Läger", Mitglied des königl. Gesundheitscollegiums, Leibarzt des Königs Christian VIII. und als Arzt sehr angesehen. Er starb 1882.
                                                                                            Petersen.

*__Dahlerup__, Sophus D., geboren zu Kopenhagen am 25. December 1844, studirte auf der Universität zu Kopenhagen und promovirte 1881. Wirkt als Militärarzt zu Nyborg (Tünen). Ausser seiner Dissertation: „Pneumotometriske Undersögelser og deres diagnostiske Betydning i de kroniske Lungesygdomme" hat er kleinere Artikel in „Ugeskrift for Läger" publicirt.
                                                                                            Red.

Daldianus, s. ARTEMIDORUS VON EPHESUS.

/ **Dalechamps**, Joseph D., aus Caën, 1513—1588, welcher seine Doctorwürde 1547 zu Montpellier erlangt hatte und in Lyon 36 Jahre praktisch thätig war, hat seinen Ruf als Botaniker durch eine „Historia generalis plantarum etc." (in 18 Büchern, Lyon 1586—1587; von DESMOULINS 1615 französisch neu aufgelegt und 1653 nochmals) begründet. Von medicinischen Werken D.'s sind zu nennen: „De peste libri tres, in quibus etiam continetur R. Chalin de Vinario liber de peste etc." (Lyon 1552) — „Chirurgie française" (Lyon 1570, 1573: Paris 1610 in 4.). Ausserdem übersetzte D. GALEN'S „Administrationes anatomicae" (Lyon 1566, 1572) und des C. AURELIANUS' „De morbis acutis et diuturnis" (daselbst 1566, 1567) und veranstaltete eine lateinische Ausgabe des DIOSCORIDES, sowie eine sehr geschätzte Ausgabe des PLINIUS.

Dict. hist. II.   Red.

van Dale, Antonius van D., im Jahre 1638 in Haarlem geboren, fing erst von seinem 30. Jahre Medicin zu studiren an und wurde praktischer Arzt in Haarlem, wo er sich, obwohl er eine grosse Reputation bekam, eigentlich mehr theologisch-literarischen als medicinischen Studien widmete. Er schrieb unter Anderem „De oraculis Ethnicorum dissertationes duae" (Amsterdam 1683 und 1700, zwei Bdd. Ausgaben 1687 und 1718) und starb 1708.

Biogr. médicale und v. d. Aa. Biogr. Woordenboek.   C. E. Daniël

van Dalen, Martinus van D., der am Ende des 17. Jahrhunderts Haag die ärztliche Praxis ausübte und sich „Doctor seiner königlichen Majestät von Gross-Britannien" (des Prinzen von Oranien) nannte, hat sich bekannt gemacht durch die Ausgabe eines Buches: „Nieuwe Practyck der Medicynen" (Amsterd 1691), worin er die Früchte einer 17jährigen Praxis niedergelegt hat, Aderlässe am kräftigsten bekämpft und den Nutzen von chemischen Stud

für die medicinische Praxis zu beweisen versucht. D. zeichnete sich auch als Dichter aus.
C. E. Daniels.

Dalion, griechischer Arzt und Botaniker, den PLINIUS in seiner nat. hist. lib. XX—XXIII benützt hat.
Plin., nat. hist. XX, §. 148, 191.
Helmreich.

Dalladecima, Angelo D. (DELLADECIMA), 1786 auf der Insel Kephalonia geboren und 1825 gestorben, war Professor der allgemeinen Pathologie zu Padua seit 1817. Hauptwerk: *„Istituzioni di pathologia generale"* (Venedig 1819).
Anagnostakis. — Red.

Dalman, Johann Wilhelm D., Arzt und Naturforscher, geboren in Westmanland 1787, studirte zuerst unter A. J. RETZIUS und FALLÉN in Lund, nachher unter THUNBERG in Upsala, woselbst er Med. Doctor 1817 wurde. Im folgenden Jahre wurde er Intendant des zoologischen Museums der schwedischen Wissenschafts-Akademie und Botanices Demonstrator am Karolinischen Institut 1819; er starb 1828. Mehrere Versteinerungen haben nach ihm ihren Namen erhalten. Ausser einer Menge entomologischer Aufsätze in den Verhandlungen der Wissenschafts-Akademie hat er *„Analecta entomologica"* (1823) und *„Ephemerides entomologicae"* (1824) herausgegeben.
Hedenius.

Dalmas, Jean-Auguste-Adolph D., Sohn des nach Amerika ausgewanderten und durch seine Schriften über Gelbfieber (1805) renommirten südfranzösischen Arztes Antoine D., wurde zu New-York am 4. December 1799 geboren, zu Paris 1826 promovirt und nach mehrfachen ähnlichen Anstellungen Médecin en chef an der Salpêtrière — 1836. Bei sonst vorzüglicher Befähigung zum Arzt war D. taub. Seine Schriften — abgesehen von seiner Mitarbeiterschaft am Dictionnaire de médecine und an fast sämmtlichen Pariser Journalen — umfassen therapeutische Themata, so die beiden Aggregationsthesen über Indicationen, über Icterus (Paris 1826, resp. 1829), die Heilmittel der specifischen Krankheiten (Daselbst 1833, Frucht einer im Jahre 1831 nach Polen unternommenen Choleraexpedition). Mit der Arbeit *„Des métastases"* concurrirte er um den Lehrstuhl der internen Pathologie und gab vorher *„Recherches sur quelques états pathologiques du tissu cellulaire etc."* (Repert. gén. d'anat. et de phys. path. 1826) heraus. D. starb am 4. September 1844.
Chereau bei Dechambre. Red.

D'Alnoncourt, Franz Ludwig Karl D., geboren zu Leipzig 1800, studirte zu Leipzig und Göttingen und erwarb nach einer grösseren wissenschaftlichen Reise 1826 zu Leipzig die medicinische Doctorwürde (*„De aëre puro, praecipue agitato, multis in morbis remedio saluberrimo"*). Er war dann als praktischer Arzt in Leipzig thätig, ging aber Ende der Vierziger-Jahre nach Constantinopel und ist in der Mitte der Fünfziger-Jahre zu Belgrad verstorben. Besonders zu erwähnen ist eine von D'A. verfasste Schrift: *„Die Gehirnaffectionen der Kinder in der Dentitionsperiode für Aerzte und Laien"* (Leipzig 1846), in welcher er die damals allgemein herrschende Ansicht physiologisch als Unkenntniss, pathologisch als Irrthum, therapeutisch als Mord, in Summa als eine Täuschung der Aerzte bezeichnet.
Winter.

Dalrymple. Ein älterer Jacobus D. disserirte 1731 zu Edinburg „De t̲ ...nia". Hervorragender ist John D., 1804—1852, mit seinen Leistungen: „t anatomy of the human eye" (5 Taf., London 1834) und „Pathology of t̲ ̶man eye" (36 Fol.-Taf., Daselbst 1852).
Red.

Dalton, John D., einer der grössten englischen Chemiker und Physiker d ̲neueren Zeit, 1766 zu Eaglesfield (bei Cockermonth in Cumberland) geboren, I ̲er der Mathematik und der Naturwissenschaften am Collegium in Manchester, s ̲ (nach Verlegung dieser Schule) als Privatgelehrter und Präsident der

Litterary and philosophical Society daselbst lebend, Mitglied der Royal Society in
London und der Academie des Sciences in Paris, am 27. April 1844 gestorben,
verdient an dieser Stelle einen Platz wegen der von ihm (in Memoirs of the
litterary and philosophical Society of Manchester 1798, V, 28) beschriebenen und
nach ihm benannten Sehstörung (Daltonismus), an welcher er selbst gelitten und
auf welche er durch seine Mittheilung die Aufmerksamkeit der Aerzte besonders
hingelenkt hat.   A. Hirsch.

*Damaschino, F.-T. D., wirkt seit 1867 als Hospitalarzt in Paris, ist Aggrégé
der Facultät und Verfasser von „*Des différentes formes de la pneumonie aiguë
chez les enfants*" (Paris 1867) — „*La pleurésie purulente*" (Daselbst 1869) —
„*Étiologie de la tuberculose*" (Daselbst 1872) und gab mit H. Roger zusammen
„*Recherches anatomo-pathologiques*" (1871) heraus.   Red.

Damerow, Heinrich Philipp August D., aus Stettin, 1798—1866,
studirte in Berlin vorzugsweise unter Neumann und widmete sich sofort der
Psychiatrie. Von Reisen (welche besonders eine Ausbildung in der Salpêtrière
unter Esquirol zum Ziel gehabt hatten) zurückgekehrt, wirkte er von 1822 ab
in Berlin als Docent, von 1830 als Extraordinarius zu Greifswald und von 1836
als Director des provisorischen Irrenheilinstituts zu Halle. Die unter seiner Leitung
erbaute, 1844 eröffnete neue Irren-Heil- und Pflegeanstalt dirigirte er bis zu
seinem Tode, der 1866 an Cholera erfolgte. — An Schriften seien genannt: „*Die
Elemente der nächsten Zukunft der Medicin etc.*" (Berlin 1829) — „*Ueber die
relative Verbindung der Irren-Heil- und Pflegeanstalten etc.*" (1844: befürwortet die Verbindung). Nachdem D. seine zahlreichen kleineren psychiatrischen
Arbeiten in den Jahren 1833—1838 meistens der medicinischen Vereinszeitung
zugewiesen, erwarb er sich ein besonderes Verdienst durch die Gründung der
„*Allgemeinen Zeitschrift für Psychiatrie*" (mit Flemming und Roller, 1844,
die in jedem Bande vortreffliche Arbeiten von ihm brachte. — „*Nofeloge*", eine
Wahnsinnsstudie, erschien 1853.

Allg. Deutsche Biogr. IV.   Red.

Damianus und Cosmas, zwei Brüder und Aerzte, die in der diocletianischen
Christenverfolgung den Märtyrertod erlitten und später von den Chirurgen als Schutz-
patrone verehrt wurden.   Helmreich.

Damion, ein griechischer Arzt, der dem älteren Plinius im 20.—27. Buch
seiner Naturgeschichte als Quelle diente.

Plin. nat. hist. XX, §. 103.   Helmreich.

Damokrates (oder nach Plinius: Servilius Democrates), ein griechischer
Arzt in Rom um die Mitte des ersten Jahrhunderts nach Chr. Seine Schriften, die
den Titel führten: „Περὶ τῆς τῶν ἀντιδότων σκευασίας (über die Bereitung der
Gegengifte, z. B. des Theriak), φιλίατρος *(medendi studiosus)*, κλινικός, παθολος:,
enthielten gute Recepte gegen die verschiedensten Krankheiten und waren wie die
seines Zeitgenossen Andromachos in gebundener Rede, in jambischen Trimetern,
abgefasst. Galen hat umfangreiche Fragmente davon in seinen Schriften, de
medicamentor. comp. sec. locos und per genera, erhalten.

260 — Galen, XII, 890; XIII, 40, 220, 349, 455, 820, 914, 940; XIV, 88, 11559, 191.
      Plin. nat. histor. XXIV, §. 43, 87.   Helmreich.

Dance, James Freeman D., aus Amhurst (New-Hampshire), 1793—18
an verschiedenen Universitäten Amerikas und Englands medicinisch ausgebildet,
erhielt den Lehrstuhl für Chemie am Dartmouth College (New-Hampshire) 18
denselben an der New-Yorker Universität 1826. — Neben seinen rein chemischen
Arbeiten, die hier zu übergehen sind, erregte besondere Aufmerksamkeit: „*Chemic
examination of some morbid animal products*" (Silliman's Journ. 1822): au
ist medicinischen Inhalts „*Concretion from the tonsil*" (Ebenda 1823).

Hahn bei Dechambre.   Red.

Daniel, C h r i s t i a n F r i e d r i c h D., aus Sondershausen, wurde am 13. December 1714 geboren und starb 1771. In Jena waren WEDEL, TEICH-MEYER, HAMBERGER seine Lehrer; in Halle schloss er sich an FR. HOFFMANN an. 1742 promovirt, wurde er bald zum Stadtarzt in Halle, sowie zum fürstlichen Leibarzt ernannt. Seine Schriften athmen einen entschieden modernen Geist, so bereits die „Dissert. de specialissima medendi methodo omnis felicis curationis fundamenta" (Halle 1742) — „Sammlung medicinischer . . . . . Zeugnisse, welche über Besichtigungen und Eröffnungen todter Körper . . . ertheilt worden etc." (Leipzig 1776); weniger die „Beiträge zur medicinischen Gelehrsamkeit etc." (Halle, I. Th., 1748; II. Th. 1751; III. Th. 1744).

Biogr. méd. III.   R e d.

*Daniëls, C a r e l E d u a r d D., zu Hillegom bei Leyden am 4. Juni 1839 geboren, studirte in Leyden (G. C. B. SURINGAR, PRUYS VAN DEN HOEVEN, SIMON THOMAS, F. W. KRIEGER) und war am 4. Juni 1862 in der Chirurgie, im October 1862 in der Chirurgie und Geburtshilfe promovirt. Seit August 1863 wirkt er in Amsterdam und verfasste folgende Schriften: „De Kinderpokinenting in Nederland, meerendeels naar onuitgegeven bescheiden bewerkt" (Uitgegeven door de Nederl. Maatschappij tot bevordering der Geneeskunde, Amsterdam 1875) — „Het leven en de verdiensten van P e t r u s C a m p e r" (Met goud bekroond en uitgegeven door het Provinciaal Utrechtsch Genootschap voor Kunsten en Wetenschappen, Utrecht 1880, 4.) — „De verdiensten der Hollandsche Geleerden ten opzichte van H a r v e y's leer van den bloedsomloop" (door Prof. A. H. ISRAELS en Dr. C. E. DANIËLS, met goud bekroond en uitgegeven door het Prov. Utr. Genootschap v. Kunsten en Wetensch., Utrecht 1883, 8.). Neuerdings: „Un cas de Leontiasis ossea [Craniosclerosis]" (Uitgegeven door de Holl. Maatsch. der Wetenschappen, Haarlem 1883, 4.).   R e d.

*Danielssen, D a n i e l C o r n e l i u s D., zu Bergen in Norwegen, ist daselbst am 4. Juli 1815 geboren, war anfänglich Apotheker, studirte dann Medicin in Christiania, liess sich 1839 in Bergen nieder, begann daselbst im 8t. Georg's-Hospital alsbald seine Untersuchungen über den Aussatz und erhielt zu den dafür zu unternehmenden Reisen eine Unterstützung Seitens der Regierung. 1841 wurde er zum Stiftsarzt ernannt, machte 1843 und 1847 wissenschaftliche Reisen in's Ausland, nachdem er zum Oberarzt der neu errichteten Heilanstalt für Aussätzige ernannt worden war. Gleichzeitig erschien, mit Staatsunterstützung herausgegeben, das von ihm in Gemeinschaft mit C. W. BOECK verfasste grosse Werk: „Om Spedalskhed" (Christiania 1847, mit Atlas von 24 Taff. fol.; französisch als: „Traité de la spédalskhed ou éléphantiasis des Grecs, traduit sous les yeux de M. D. D a n i e l s s e n par L. A. C o s s o n", Paris 1846, av. atlas). Seit 1849, wo das Lungegaardshospital zu Bergen seine Wirksamkeit begann, fungirt er bei demselben als Oberarzt. Er gab später noch die Volksschrift: „Den spedalske Sygdom, dens Aarsager og dens Forebyggelsesmidler" (Bergen 1853) heraus, ferner zusammen mit C. W. BOECK: „Samling af Iagttagelser om Hudens Sygdomme" (3 Hefte, Christiania 1855—62, mit illum. Taff., fol., auch mit französischem Text) — „Syphilisationen anvendt mod Syphilis og Spedalskhed" (Bergen 1858). Ausserdem Aufsätze im Norsk Magazin for Laegevid. (namentl-li Berichte über die genannten Hospitäler), in der Ugeskrift for Medicin og P rmacie (I, IV) und den Annales des maladies de la peau et de la syphilis (, 45); dazu eine Reihe von zoologischen Arbeiten, die Fauna von Norwegen b effend.

Kiaar, pag. 89.   G.

Dankwerth, K a s p a r D., unbekannten Geburtsjahres, aus Oldensworth, ie in Basel Dr. med. mit der Dissertation „De lue Hungarica" (1833) u prakticirte bis 1641 in seiner Vaterstadt Husum. Dann aber wurde er

Bürgermeister, wandte sich administrativen und localpatriotischen Aufgaben zu und leistete medicinisch nichts Weiteres.

Allg. Deutsche Biogr. IV.   Red.

Dann, Edmund D., erster Docent für Ohrenheilkunde an der Berliner Universität, habilitirt 1832, machte sich am meisten verdient durch seine übersichtliche „*Skizze einer Geschichte der Ohrenheilkunde*" (Berlin 1834; abgedruckt in HORN'S, NASSE'S und WAGNER'S Arch. f. med. Erfahrung etc. Jahrg. 1834, Mai und Juni). D. starb 1851.   A. Lucae.

Danyau, Antoine-Constant D., zu Paris, war daselbst 1803 als Sohn des sehr beschäftigten Geburtshelfers Alexis-Constant D. (geboren 1767, gestorben nach 1845) geboren, wurde 1829 mit der These „*Essai sur la métrite gangréneuse etc.*" Doctor, ging darauf acht Monate lang nach England, war von 1830—34 Chef de clinique bei der medicinischen Klinik der Facultät, concurrirte 1832 für eine Stelle als chirurgischer Professeur agrégé mit der These „*Des abcès de la marge de l'anus*", wurde 1837 Chirurg beim Central-Bureau der Hospitäler und von 1839 an beim Hosp. de Bicêtre und bald darauf bei der Maternité, als Chirurgien adjoint von PAUL DUBOIS, indem er sich von da an ausschliesslich der Geburtshilfe widmete. Er gab in dieser Zeit eine Uebersetzung von F. C. NAEGELE'S „*Des principaux vices de conformation du bassin et spécialement du rétrécissement oblique*" (Paris 1840, av. 16 pl.) heraus. In den Archives génér. de méd. (1841, 50, 51) sind mehrere bedeutende Aufsätze von ihm enthalten: Ueber Dystokie bei einer queren Scheidewand in der Vagina, über Anlegung der Zange bei Gesichtslagen, Exstirpation einer die Entbindung hindernden fibrösen Geschwulst der hinteren Muttermundslippe u. s. w.; ebenso, nachdem er 1850 Mitglied der Akademie der Medicin geworden war, eine Reihe von Berichten in dem Bulletin de l'Acad. de médec. (1853—54; 1855—56; 1864—65) über Secale cornutum, über die Todten-Statistik der Maternité, über abgestorbene Foetus und neugeborne Kinder in gerichtlich-medicinischer Beziehung u. s. w. Er war als Praktiker und als Lehrer, wie als Mensch und Gelehrter, der die Literatur seines Faches vollständig beherrschte, sehr geschätzt und starb am 19. Februar 1871.

Sachaile, pag. 219. — Gaz. des hôpitaux 1872, pag. 173. — Dechambre,
XXV, pag. 628.   G.

Danz, Ferdinand Georg D., geboren den 26. October 1761 zu Dachsenhausen in der damaligen Landgrafschaft Hessen-Darmstadt, studirte zu Jena und Giessen Medicin und erwarb sich an der Universität der letztgenannten Stadt mit einer Inaugural-Dissertation „*Brevis forcipum obstetriciarum historia*" (1790) die Doctorwürde. Im nächstfolgenden Jahre trat er in Giessen als Privatdocent auf, wurde Prosector und Professor extraordinarius, starb aber schon am 1. März 1793 im Beginne seiner hoffnungsvollen Laufbahn. D. war zwar eigentlich kein Geburtshelfer von Fach, doch schlagen die meisten seiner Arbeiten in dieses Gebiet oder in die mit demselben im speciellen Zusammenhange stehenden Capitel aus der Anatomie und Physiologie ein. Seine obenerwähnte Inaugural-Dissertation, Giessen 1790, in 4. liefert eine gute kritische Geschichte der Zange. Seine Habilitationsschrift „*Programma de art. obstetritia Aegyptorum*" (Giessen 1791, in 4.) hat mehr historischen Werth. Unter SÖMMERRING'S Leitung verfasste er: „*Grundriss der Zergliederungskunde des ungeborenen Kindes in den verschieden Zeiten der Schwangerschaft*" (Bd. I, 1792, Frankfurt und Leipzig; Bd. II, 179 Giessen, in 8.). SÖMMERRING versah dieses Werk auch mit Anmerkungen. 17 erschien sein „*Versuch einer allgemeinen Geschichte des Keuchhustens*" (Marbu in 8.) und 1793 „*Semiotik oder Handbuch der allgemeinen Zeichenlehre f angehende Wundärzte*" (Leipzig 1793, in 8.). Kleinere Arbeiten von ihm find sich in dem von seinem Lehrer STARK herausgegebenen „Archiv für Geburtshilfe etc Bd. III und IV, sowie in BALDINGER'S Magazin.

Biogr. méd. — Biogr. univers. — Deutsche Biogr.   Kleinwächt·

Daoud el Antaki, aus Antiochia, lebte grösstentheils in Cairo und starb 1596 in Mekka. Er wird als directer und vornehmster Repräsentant des Spät-Arabismus bezeichnet und verdient unzweifelhaft Erwähnung wegen seines Werkes „*Tedkira*". Aus vier Büchern bestehend, bietet dasselbe im dritten Buche eine Art Medicamenten-Lexikon — 1712 Artikel über Heilmittel — dar; Kaffee, Resina elemi wurden hier mit aufgezählt. — Das vierte Buch enthält ebenfalls in lexikographischer Anordnung Abhandlungen über Pathologie und Therapie. Ausser der „*Tedkira*" rühren von D. EL ANTAKI noch Schriften über Augenkrankheiten, Bäder, Anatomie und Aetiologie der Krankheiten her.

Leclerc bei Dechambre.   Red.

Dapper, Olfert D., aus Amsterdam, wurde im Jahre 1658 in Utrecht als Studiosus medicinae eingeschrieben. Nach seiner Promotion etablirte er sich in Amsterdam, doch scheint er da die ärztliche Praxis nicht ausgeübt, doch sich hauptsächlich mit historischen und geographischen Studien beschäftigt zu haben. 1663 gab er eine ausgezeichnete „*Historische beschryving van Amsterdam*" heraus, dem bekannten Bürgermeister Nicolaas Witzen gewidmet; später hat er eine Reihe von Beschreibungen von Asien, Afrika, Palästina, Arabien etc. und auch eine holl. Uebersetzung der Historien HERODOT's veröffentlicht. Er starb 1690.

C. E. Daniёls.

Daquin, s. AQUIN (D'AQUIN).

Daran, Jacques D., am 6. März 1701 zu St. Farjon geboren, lernte Chirurgie, erlangte zunächst eine Stellung als Regimentsarzt in österreichen Diensten und trieb sich in Mailand, Turin, Rom und Neapel umher. Es gelang ihm in Messina ebenfalls als Militärarzt anzukommen und sich bei einer Pestepidemie hervorzuthun. Seine Landsleute transportirte er glücklich nach Marseille und erregte durch sein Verhalten bei dieser Affaire geradezu Enthusiasmus. Als sich der Ruf seiner Geschicklichkeit in der Behandlung der Harnröhren-Stricturen weiter verbreitete, rief man ihn nach Paris (1754), wo er seine Bougirkunst mit Erfolg weiter ausübte. Doch hielt er seine Methode der Herstellung elastischer Bougies nicht nur geheim, sondern gerirte sich bei ihrer Anpreisung wie ein echter Charlatan. D. starb 1784 mit Hinterlassung folgender Werke: „*Recueil d'observ. chir. sur les maladies de l'urètre etc.*" (Avignon 1745; vier weitere z. Th. Pariser Auflagen bis 1768) — „*Traité complet de la gonorrhée virulente etc.*" (Paris 1756) — „*Composition du remède de M. Daran publiée par lui-même*" (Daselbst 1770, 1780). Ausserdem mehrere Streitschriften.

Dict. hist. II.   Red.

*****Darby**, Thomas D., Arzt in Wicklow (Irland), M. R. C. S. Eng. 1832, L. R. Q. C. P. Irel. 1860, hatte seine Ausbildung am Dubl. Lying-in-Hospital genossen, als er am Rattdown Workhouse and Fever Hospital seine Thätigkeit entfaltete. Eine grössere Schrift von ihm ist „*On the operation of strangulated hernia*" (Oxford 1868) — „*Cases of spinal arachnitis*" (erschienen in Med. Press., 1879) — „*On zymosis, septicaemia and blood poisoning*" (im Brit. med. Journ. gleichzeitig). D. erfand einen neuen Apparat zur Blasen-Irrigation. Red.

Darcet, Jean D. (später D'ARCET), französischer Arzt und ausgezeichneter miker, geboren 1725 in Douazil, studirte in Bordeaux unter sehr schwierigen hältnissen, wurde dann Hofmeister im Hause Montesquieu's, dessen Wohllen und spätere Freundschaft er sich erwarb. Er kam nach Paris und widmete hier in der Rouelle beinahe ausschliesslich dem Studium der Chemie. Seine eiten auf dem Gebiete der Chemie machten ihm auch ausserhalb der Grenzen es Vaterlandes einen geachteten Namen. D. starb 1801 als Membre de l'institut.

Unger.

Darcet, den Sohn s. unter D'ARCET.

*. Lexikon. II.   9

Daremberg, Charles Victor D., in Dijon geboren, studirte in seinem Geburtsorte und promovirte im Jahre 1841 in Paris mit einer Dissert.: „*Exposition des connaissances de Calvin sur l'anatomie, la physiologie et la pathologie du système nerveux*". Nachdem er einige Jahre als Armenarzt fungirt hatte und auch Assistent am Museum Historiae naturalis gewesen war, wurde er 1846 Bibliothekar der Académie de médecine und 1849 Bibliothekar der Bibliothèque Mazarine. In dieser letzteren Qualität machte er verschiedene wissenschaftliche Reisen in Italien, Deutschland, der Schweiz, Belgien und England, um bibliographische Untersuchungen anzustellen und seltene medicinische Handschriften zu studiren. Als 1871 an der medicinischen Facultät auf's Neue eine Professur in der Geschichte der Medicin und Chirurgie errichtet wurde, ernannte man D. für dieses Amt, obgleich er schon seit 1864 am Collège de France Vorlesungen hielt über die Geschichte und Literatur der medicinischen Wissenschaften. Er war jedoch zu sehr Bücher-Gelehrter, um äusserlich grossen Erfolg zu haben als Docent, und beschäftigte sich mehr mit seinen privaten Studien und dem Zusammenbringen einer ausgedehnten und vortrefflichen Bibliothek (welche nach seinem Tode durch die Académie de médecine angekauft wurde) als mit seinen Vorlesungen. D. starb im October 1872 auf seinem Landhaus zu Mesnil-le-Roy.

Eine chronologische Uebersicht seiner wissenschaftlichen Arbeiten, unter denen seine Ausgaben von Oribasius (in Collaboration mit Cats Bussemaker) und von Celsus' „Libri de medicina" (Leipzig 1859) einen hervorragenden Platz einnehmen, siehe bei Dechambre, Tom. 25.   C. E. Daniëls.

*__Dareste__, Camille D., trat zuerst im Jahre 1847 wissenschaftlich auf mit „*Propositions d'anatomie, de physiologie et de pathologie*" (Paris); viel später publicirte er eine „*Note sur l'existence de l'amidon dans le jaune d'oeuf*" (Daselbst 1868) und erregte die Aufmerksamkeit besonders durch die „*Recherches sur la production artificielle des monstruosités ou essais de tératogénie expérimentale*" (16 Taf. Paris 1876). Seit mehreren Jahren ist D. als Director des Laboratoriums für Teratologie an der École des hautes études thätig und veröffentlichte viele Aufsätze teratologischen und allgemein-physiologischen Inhaltes, besonders auch in der Revue scientifique.   Red.

Dariot, Claude D., aus Pomar (Burgund) 1533—1594, schrieb ausser philosophischen und astrologischen Schriften einen „*Discours sur la goutte et trois traités sur la préparation des médicamens*" (Lyon 1603 und Montbelliard 1608). Biogr. méd. III.   Red.

Dariste. Von zwei Inhabern dieses Namens ist nur bekannt, dass D. le jeune zu Martinique zwei Schriften des ebenfalls dort thätigen D. l'aîné über Kaiserschnitt in den Ann. de la soc. de méd. prat. de Montpellier 1816 erscheinen liess. — Der Dritte ist François-Joseph D., zu Martinique geboren und 1820 Dr. med. zu Montpellier, der sich später in Bordeaux niederliess und über Gelbfieber (Bordeaux 1824, resp. Paris 1826), hygienische Massregeln in den Tropen (Bordeaux 1824) und über verschluckte Fremdkörper (Journ. gén. de méd. 1825) schrieb. Chereau bei Dechambre.   Red.

Darluc, Michel D., französischer Arzt und Naturforscher, geboren in Grimaud 1707, gestorben in Aix 1783, war ein Schüler LIEUTAUD'S und ROUELLE'S, wurde Professor der Botanik in Aix, woselbst er auch ärztliche Praxis übte u als solcher die Vaccination eifrig propagirte. — Unter seinen Schriften sind : nennen: „*Histoire naturelle de la Provence contenant ce qu' il y a de plu remarquable dans les règnes végétal, minéral, animal et de la partie géoponique* (Avignon und Marseille 1782—1786).   Unger.

Darrach, William D., wurde 1796 geboren, wirkte am medicinische Departement des Pennsylvanian College bis 1865, seinem Todesjahr. Seine „*Dr wings of the anatomy of the groin etc.*" erschienen Philadelphia 1830, in d

40er Jahren eine Reihe von Vorlesungen über allgemeine medicinische Themata; auch Geschichtliches über das oben erwähnte Institut (1851, resp. 1855).

Vollst. Biogr. (nicht zugänglich): Phil. med. and. surg. Rep. 1864.   R e d.

Darwin. Der Grossvater von C h a r l e s R o b e r t D., der in allen älteren biographischen Sammelwerken ausführlich besprochene Dichter und Philosoph, Botaniker und Zoolog, E r a s m u s D., am 12. December 1731 zu Elston (Nottingham) geboren, war nicht nur medicinisch ausgebildet (Cambridge und Edinburg), sondern practicirte auch; anfänglich zu Nottingham, mit nur mässigem Erfolg. In Lichtfield jedoch, wo er sich 1756 niederliess, glückte ihm eine Cur an einem hervorragenden Manne, die ihn schnell in Renommé brachte. Durch eine glückliche Heirat von Aeusserlichkeiten noch mehr unabhängig geworden, wandte sich D. zuerst der Dichtkunst, dann den Naturwissenschaften im ganzen Umfange zu. Die *„Zoonomia or the laws of organic life"* (London 1794—1796, 2. Bände, 4. — dann Daselbst in 4 Bänden, später deutsch, französisch, italienisch), das Werk, welches ihn in erster Reihe berühmt machte, begann er bereits 1770. In die Zwischenzeit bis zur ersten Publication desselben fiel sein Wegzug von Lichtfield in Folge einer zweiten Heirat, durch die ihm Schloss Radbourne bei Derby zufiel. In letzterer Stadt starb er am 18. April 1802, nachdem dieser Ehe noch 6 Kinder entsprossen waren, und nachdem er sein Gedicht *„Botanic garden"* (London 1791—1799, 2 Theile) — die *„Pnytologia"* (London 1800—1801) noch selbst publicirt hatte. Das Gedicht *„The temple of nature"* erschien posthum (London 1803); die medicinischen Abhandlungen D.'s sind im 3. Theile der Transact. med. und im 11.—15. Theile der Transact. philos. veröffentlicht. — In gewisser Weise lehnen sich die darin niedergelegten vitalistischen Ansichten an BROWN'sche Gedankengänge an. Aber D. giebt sich viel weniger einseitig, viel physiologischer im heutigen Sinne. Für ihn existirt zwar auch ein naturphilosophisches Grundprincip, die ewige Bewegung, aber er argumentirt stets mit gediegenen Beobachtungen und räumt dem Experiment an allen bedenklichen Wendepunkten die vornehmste Stimme der Entscheidung ein. Seine eigenthümliche Dunkelheit des Ausdrucks, eine selbstgeschaffene Terminologie, am meisten vielleicht die Unbekümmertheit, mit welcher er Hypothesen, die seinem Zeitalter bizarr erscheinen mussten, unerklärt hinstellte, verhinderten, dass seine geistreichen Essays eine durchschlagende Bedeutung gewannen. — Von seinen Kindern e r s t e r Ehe waren z w e i Mediciner, nämlich C h a r l e s D., welcher indess schon während seiner Studienzeit zu Edinburg im 20. Lebensjahre (1778) starb, nachdem er *„Experiments etablishing a criterion between mucilaginous and purulent matter, with an account of the retrograde motions of the absorbent vessels of animal bodies in some diseases"* (Posthum Lichtfield 1780) bearbeitet hatte, und R o b e r t W a r i n g D., renommirter Arzt in Shrewsbury (Shropshire), der eine Tochter J o s i a h W e d g e w o o d's, des Reformators der dortigen Thon-Industrie und des bezüglichen Kunstgewerbes, heiratete. — Diesen beiden wurde C h a r l e s R o b e r t D. am 12. Februar 1809 zu Shrewsbury geboren. Eine gerechte Würdigung dieses ausserordentlichen Mannes kann aus zwei Gründen an dieser Stelle unmöglich erwartet werden. Einmal hat sich D., als er auf den Wunsch seiner Angehörigen 1825—1827 zu Edinburg Medicin studirte, mehrfach darüber ausgesprochen, dass der ärztliche Beruf ihn abstosse; ja er verschte sobald es ihm irgend ermöglicht war, das medicinische Studium mit einem leren und widmete sich in Cambridge der Theologie. Erst die hier mit HENSLOW chlossene Freundschaft, erst das Studium der HUMBOLDT'schen Reisen regte ihn sich den Naturwissenschaften (aber k e i n e s w e g s der Medicin) wieder zuzuaden. Auf der anderen Seite harren die sicher nicht kleinen Anregungen, welche ne grosse Persönlichkeit und die dominirende Bedeutung seiner Anschauungen ciell für die Medicin haben könnte, noch der Bearbeitung: sie sind weder vhsichtig genug, um sich von selbst zu ergeben, noch hat sich während der zen Frist, die seit D.'s Tode verflossen ist, eine geschickte Hand gefunden,

9*

um diese Beziehungen zu erläutern. Wir überlassen deshalb dieselben der weiteren Forschung und fügen dem bekanntlich sehr einfachen weiteren Lebensgange D.'s das Verzeichniss seiner wesentlichsten Arbeiten ohne weiteren Commentar bei. — Auf dem unter Kapitän F i t z r o y für diese Forschungsreise speciell ausgerüsteten Schiff „Beagle" verliess D. am 27. December 1831 sein Vaterland, um es am 2. October 1836 wieder zu betreten. Die Hauptpunkte der Expedition waren gewesen: Bahia, die patagonische Küste, die Falkland-Inseln; die Magelhaen-Strasse, die Galopagos-Inseln. Zwei Abstecher hatten nach den Galopagos stattgefunden; 1836 krenzte der „Beagle" im stillen Ocean und legte am oben genannten Datum in Falmouth an. Drei Jahre hinterher lebte D., ausschliesslich mit seinen Sammlungen beschäftigt, in London, begab sich dann zu seinem Onkel W e d g e w o o d nach Straffordshire und heiratete noch im gleichen Jahre 1839 seine Base Emma. Bereits 1842 zog er sich dann nach dem Landsitze Down, unweit Beckenham (Kent) zurück, um auf demselben fast genau 40 Jahre — nämlich bis zum 19. April 1882, dem Todestage, seinen Experimenten und Studien zu leben. Im Folgenden die Resultate derselben, Werke, deren Inhalt die wissenschaftliche Mitwelt tief bewegte und deren Gegenstände auch der gebildeten Laienwelt nicht fremd blieben: „*Journal of researches into the geology and natural history of the various countries visited by H. M. S. Beagle under the command of Cap. Fitzroy R. N. from 1832—1836*" (London 1839) — „*On the structure and distribution of coral reefs*" (1842) — „*Geol. observ. on the volcan islands*" (1844) — „*Geol. observ. on South America*" (1846) — „*Monograph of the subclass Cirripedia*" (1851, 1854 durch die Royal society) — „*On the origin of species by means of natural selection, or the preservation of favoured races in the struggle of life*" (1859, gleichsinnige Briefe und Aufsätze vorher) — „*The variation of animals and plants under domestication*" (1868) — „*The descent of man and selection in relation to sex*" (1871) — „*The expression of emotions in man and animals*" (1872). — Die deutschen Uebersetzungen anlangend, vgl. J. V. Carus, Bd. I, S. 675.   Red.

Daubenton, L o u i s - J e a n - M a r i e D., am gleichen Orte wie Buffon zu Montlear (Burgund) am 29. Mai 1716 geboren, sollte in Paris Theologie studiren, beschäftigte sich jedoch heimlich mit medicinischen Studien, und zwar vorzugsweise mit Anatomie. Der Tod seines Vaters machte ihn frei, er wurde in Rheims promovirt (1741) und begann in seiner Vaterstadt zu prakticiren. Jedoch bereits 1742 zog ihn Buffon nach Paris, verschaffte ihm 1745 eine Stelle am naturhistorischen Museum und gewann seine Arbeitskraft der Zoologie. Die späteren Streitigkeiten beider Gelehrten wegen der „Histoire naturelle", an welcher D. einen grossen Antheil hatte, fallen aus dieser Betrachtung. Seine selbständig verfassten renommirtesten Arbeiten sind: „*Les différences essentielles de l'homme et de l'orang-outang*" (Mém. de l'Acad. des sc. 1764, in welchem er der Lage des Foramen occipitale eine ganz besondere Bedeutung vindicirt) und „*Sur les indigestions*". D. wirkte von 1783 ab als Professor der landwirthschaftlichen Oekonomie zu Alfort und starb am 31. December 1799.

Dict. hist. II.   Red.

Daumont, s. D'Aumont.

Davaine, C a s i m i r - J o s e p h D., zu Paris, war zu St. Amand-les-Es (Nord) um 1811 geboren, wurde 1837 zu Paris Doctor mit der These: „*l'hématocèle de la tunique vaginale*", widmete sich fast ausschliesslich wissenschaftlichen Untersuchungen und war ein eifriges Mitglied der Société de biologi für deren Comptes rendus er zahlreiche Mittheilungen lieferte. Er bekleidete niem eine öffentliche Stellung, wurde aber 1868 Mitglied der Akademie der Medic, verfasste ein vom Institut mit einem Preise (1852) gekröntes Mémoire: „*l la paralysie générale ou partielle des deux nerfs de la septième paire*" u widmete seine Aufmerksamkeit besonders den Entozoen, über die er verschiede

Abhandlungen schrieb. Sein Hauptwerk über dieselben ist der „*Traité des ento-zoaires et des maladies vermineuses de l'homme et des animaux domestiques*" (Paris 1860). Er ist ferner bekannt durch seine Untersuchungen über die Milz-brand-Bacterien. Er starb am 14. October 1882 auf seiner Besitzung zu Garches (Seine-et-Oise).

Gaz. des hôp. 1882, pag. 959. — Med. Times and Gaz. 1882, II, pag. 537. G.

Davasse, Jules D., seinen Lebensdaten nach unbekannt, trat zuerst mit „*Des fièvres éphémère et synoque*" (Paris 1847) auf. Später veröffentlichte er unter dem Titel: „*Thérapeutique expérimentale*" (Daselbst 1854) Beobachtungen über Strychninanwendung bei Cholera und ein umfängliches Werk: „*La syphilis, ses formes, son unité*" (1865). Im „Art médical", dessen Herausgeber D. von 1855—1878 war, erschien noch (T. XXI, XXII, XXIII): „*La diathèse purulente méconnue*" — neben kleineren Mittheilungen. Red.

*Davey, James George D., in Bristol, genoss seine medicinische Aus-bildung hauptsächlich im St. Bartholomäus-Hospital, und zwar bis 1833. M. R. C. S. Eng. wurde er 1836, M. R. C. P. Lond. 1859 und M. D. Aud. 1863. Er hat einen nicht unbedeutenden Theil seines Lebens, die Zeit von 1841 bis 1852, in Ceylon im dortigen ärztlichen Civildienst zugebracht, legte sich nach seiner Rück-kehr hauptsächlich auf Psychiatrie und Nervenkrankheiten und fungirt an der weib-lichen Abtheilung des Middlesex Lunatic Asylum als Medical Superintendent. Von ihm rühren her: „*The nature and proximate cause of insanity*" (London 1853) — „*The ganglionic nervous system etc.*" (Daselbst 1858) — „*The prevalence of suicide*" (Soc. scient. review. 1863) — „*On dipsomania*" (Transact. of St. Andr. grad. assoc. 1872) und mehrere psychiatrische Abhandlungen in WINSLOW's Journ. (1875, 1879). Als Lehrer trat D. 1858 vor der Bristol med. school mit „*Lectures on insanity*" auf. Red.

David, Jean-Pierre D., aus Gex, 1737--1784, ging nach privater Vorbereitung bei einem Arzte in Segessel, dem er diente, nach Lyon und Paris, wurde zuerst Maître en chirurgie (1764), dann aber trotzdem bald darnach Dr. med. Sein Schwiegervater LECAT (s. diesen) verschaffte ihm die Nachfolger-schaft als Chirurgien en chef am Hôtel-Dieu in Rouen, wo D. noch eine Reihe nicht unbedeutender Arbeiten seinen bereits voraufgegangenen hinzufügt. Diese waren insofern die für ihn wichtigeren gewesen, als eine Reihe von ihnen mit Preisen gekrönt waren, so von der holländischen Gesellschaft zu Haarlem: „*Dissert. sur ce qu'il convient de faire pour diminuer ou supprimer le lait des femmes*" (Paris 1763); von der Acad. royale de chir. die Arbeit: „*Sur la manière d'ouvrir et de traiter les abscès dans toutes les parties du corps*" (Daselbst 1764) und das „*Mém. sur les contrecoups*": von der Acad. des sc. in Rouen: „*Dissert. sur le méchanisme et les usages de la respiration*" (Daselbst 1766). — Aus der späteren Zeit stammen neben dem „*Traité de la nutrition et de l'accroissement etc.*" (Daselbst 1771) noch eine „*Dissert. sur les effets du mouvement et du repos dans les maladies chirurgicales*" (Daselbst 1770) und — speciell hervorzuheben — „*Ob-servations sur une maladie des os connue sous le nom de nécrose*" (Daselbst 1782). Dict. hist. II. Red.

/David de Pomis, jüdischer Arzt aus Spoleto, 1525—1600, führte, von einen Bischöfen verfolgt, ein Wanderleben, welches ihn unter Anderem auch h Rom und Venedig führte. Abgesehen von seinem hebräischen Lexikon schrieb hierher gehörend: „*De senum affectibus*" (Venedig 1588).

Halm bei Dechambre. Red.

Davidson, Wolf D., 1772—1800, erwarb sich in seiner Vaterstadt in practicirend, einen schriftstellerischen Namen durch Abhandlungen über den laf (1795), thierischen Magnetismus (1798), Einfluss der weiblichen Tracht auf die ...ndheit (gleichzeitig). Briefe über Berlin und einige Uebersetzungen. Red.

*Davidson. Zwei lebende englische Aerzte, von denen Alexander D. in Liverpool lebt. Er wurde M. D. Edin. 1872, M. R. C. P. Lond. 1874 und wirkte längere Zeit am Northern Hospital und an der Infirmary for children an seinem Wohnorte. Ausser Aufsätzen in der Lancet (1874), im Practitioner (1872), in den Transact. der Pathol. soc. (1877) und an anderen Stellen publicirte er: „Pseudohypertrophic muscular paralysis" und „Sense of taste in relation to facial paralysis and anaesthesis". — *John D., der Med. Superintendent des Irrenhospitals in Chester, wurde von der Universität Edinburg 1863 promovirt, nachdem er längere Zeit am Boro Lunatic Asylum in Birmingham gewirkt hatte. Der frühere Theil seiner Schriften ist gynäkologischen Inhalts, so über Schwangerschaft, Geburt, Puerperalfieber (1863); die späteren beschrieben psychiatrische Reiseerfahrungen: „Remarks on some of the large asylums of Italy" (Journ. of nat. sc. 1874) und (Ebenda 1875, 1882) türkische Irrenhäuser und den Missbrauch von Cannabis neben der Syphilis als häufige Ursachen von Geisteskrankheiten in der Türkei.

Red.

Daviel, Jacques D., wurde am 11. August 1696 zu la Barre in der Normandie geboren und starb am 30. September 1762. Er studirte Chirurgie zu Rouen und Paris, ging aber im Jahre 1719, als die Pest in der Provence grosse Verheerungen anrichtete, als Arzt dorthin und leistete während der Dauer der Epidemie so gute Dienste, dass ihm der König eine Decoration verlieh, welche die Inschrift trug: „Pro peste fugata" und die Stadt Marseille ihn unter die Zahl ihrer Wundärzte aufnahm. Er erhielt auch die Stelle eines Chirurgien major auf einer Galeere. Allein vom Jahre 1728 an zog er sich von der Ausübung der allgemeinen Praxis immer mehr zurück und widmete sich ausschliesslich der Augenheilkunde; er erwarb sich in kürzester Zeit einen weitverbreiteten Ruf als Augenarzt und speciell als Augenoperateur und wurde in Folge dessen in die verschiedensten Länder berufen; so 1736 nach Lissabon, 1745 durch Ferdinand VI. nach Spanien, 1750 an den kurfürstlichen Hof nach Mannheim, sodann an den Hof nach Bayern. Man versuchte es auch, ihn dauernd an dieses oder jenes Land zu fesseln; so machte ihm z. B. 1745 die spanische Regierung glänzende Anerbietungen, doch wies er alle derartigen Vorschläge von der Hand und liess sich 1746 dauernd in Paris nieder, wo er 1749 zum königlichen Oculisten ernannt wurde. Mit dem Jahre 1750 beginnt aber eigentlich erst die hervorragend operative Thätigkeit D.'s, speciell seine Extractionsversuche des grauen Staares, durch die er sich für alle Zeiten einen unvergänglichen Namen in der Geschichte der Medicin, ja ganz gewiss sogar in der Geschichte der Menschheit überhaupt, erwerben sollte. Allerdings war die Idee, den grauen Staar auf operativem Wege aus dem Auge zu entfernen, keine neue, vielmehr waren derartige Bestrebungen in den verschiedensten Epochen der Entwicklungsgeschichte der Medicin immer wieder aufgetaucht, doch hatte sich diese Idee zu keiner Zeit zu einer wirklichen Operationsmethode entwickelt. Erst D. war es beschieden, dieser Idee eine lebensfähige Form zu verleihen und aus dem blossen Gedanken der Staarausziehung die wirkliche That derselben zu gestalten. Und diese Umgestaltung hat D., mögen ihm dieses sein gutes Recht auch noch so oft neidische Concurrenten bestritten haben, in eigenster Originalität geschaffen. Alle die Prioritätsansprüche, die gegen die D.'sche Extraction erhoben wurden, sind hinfällig und können das Verdien D.'s nicht im Geringsten beeinträchtigen. Er muss vielmehr ohne jeden Zweifel als der eigentliche Vater der Staarausziehung gelten. Der Ruf dieser neuen Operation verbreitete sich in kürzester Zeit über die ganze gebildete Welt und strömte D. in Folge dessen ein Operationsmaterial zu, wie es wohl kaum eine anderen Operateur jemals wieder zu Gebote gestanden hat; so machte er z. 1752 in einem Monat 206 Staaroperationen, von denen 182 als gelungen bezeichnet werden. Auch die gelehrten Gesellschaften der verschiedensten Länder beeiferten sich, den genialen Operateur zu ihrem Mitgliede zu ernennen. Im Jahre 174 wurde er von einem Schlagfluss schwer getroffen und starb an den Folgen desselben in Genf, wohin er sich behufs seiner Behandlung gegeben hatte. — Ausser verschiedenen kleineren Artikeln im Mercure de France, Rec. période. d'observ. de méd., Mém. de l'Acad. de chir. hatte er herausgegeben: „Lettre sur les maladies des yeux" (Paris 1748) — „Deux lettres sur les avantages de l'opération de la cataracte par extraction" (Paris 1756). Auch soll sich ein vollständiges Handbuch der Augenheilkunde nach seinem Tode als Manuscript in seiner Hinterlassenschaft vorgefunden haben. Eine Beschreibung seiner Extractionsmethode gab er im Mém. de l'Acad. de chirurgie, T. II: „Sur une nouvelle méthode de guérir la cataracte par l'extraction" (Deutsch Altenburg 1755). Magnus.

Davis. Der bei englischen Aerzten ziemlich häufige Name D. eignet zunächst einem älteren Militärarzte John-Burrell D., der, 1770 geboren und Dr. Edinb. 1808, als Kriegsgefangener in Frankreich einige Zeit verlebte. Später war er zu London Arzt am Kinderhospital und veröffentlichte ausser einigen pädiatrischen Schriften (London 1817 und 1821) noch ein „Projet de règlement concernant les décès etc." (Verdun 1806) — „Observations sur les asphyxies" (Daselbst gleichzeitig) — „A scientific and popular view of the fever of Walcheren" (London 1810), sowie später (1836) ein populäres Handbuch der individuellen Gesundheitspflege.

Hahn bei Dechambre. Red.

Davis, David D., am 15. Juni 1777 geboren, am 4. December 1841 gestorben, bildete sich in Glasgow (MYLNE) bis zu seiner 1801 erfolgten Promotion aus. Zuerst in Sheffield als Arzt, dann in London thätig, erlangte er hier die Stellung als Geburtshelfer am Charlotte' Lying-in-Hospital (1803) und später am Northern Dispensary und an der R. Maternity Charity; 1827 erhielt er den Lehrstuhl dieser Disciplin am University College. Das erste Werk, womit er Aufmerksamkeit erregte, war: „Elements of operative midwifery etc." (London 1825). Diesem folgten mehrere gleichsinnige (Daselbst 1831—1836), dann eine „Description of a craniotomy and polypus-forceps etc." (1817) und mehrere Aufsätze in London med.-chir. transact. 1823. — Auch übersetzte D. PINEL'S „Geisteskrankheiten".

Hahn bei Dechambre. Red.

Davis, John Hall D., zu London, war als Sohn des Vorigen 1811 zu Sheffield geboren, studirte in London und in Heidelberg und wurde 1845 Doctor bei der Londoner Universität, nachdem er seinen Vater bis zu seinem 1841 erfolgten Tode in seinem Lehramte unterstützt hatte. 1842 wurde er als Nachfolger seines Vaters Physician an der Royal Maternity Charity und behielt dieses Amt 40 Jahre lang bei. Nachdem er lange Zeit privatim Vorlesungen über Geburtshilfe gehalten, wurde er 1863 Docent derselben an der medicinischen Schule des Middlesex Hospital. Von 1867—69 war er Präsident der Obstetrical Society, in deren Transactions sich zahlreiche Abhandlungen von ihm finden, z. B. über puerperale Convulsionen, Chorea die Schwangerschaft complicirend, über Uterus-Fibroide u. s. w., und war er ausserdem Verfasser der Schrift: „Illustrations of difficult parturition" (London 1858; 2. Ausg. 1865 u. d. T.: „Parturition d its difficulties. With clinical illustrations and statistics of 13.783 deliries"). Er besass eine grosse geburtshülfliche Praxis und stand bei seinen Collegen hohem Ansehen. Sein Tod erfolgte am 18. März 1884.

British Medical Journal, 1884, I, pag. 746. — Lancet, 1884, I. pag. 779. G.

Davis, Joseph Bernard D., geboren am 13. Juni 1801 zu York, ∴hte schon als Student der Medicin 1820 eine Fahrt in die arktischen Regionen ∴. Im Jahre 1823 wurde er Licentiate der Society of Apothecaries, 1843 Mit-∵d des Royal College of Surgeons, 1862 M. D. of St. Andrews. Kurz vor seinem Jahre 1881 erfolgten Tode erhielt er die Ernennung zum Union Medical Officer und Public Vaccinator zu Stokes-upon-Trent. Die Leettüre von LAWRENCE'S „Lectures on the natural history of man" flösste ihm, wie er selbst erzählt, die Liebe zu den anthropologischen Studien ein, deren Frucht uns in den 1856 veröffentlichten „*Crania Britannica*" vorliegt. Noch viele andere Monographien und Beiträge anthropologischen Inhalts zeugen von dem Fleisse, mit dem er sich der Wissenschaft gewidmet hatte. Zu den von ihm gesammelten Schädeln und Skeletten, die zu einer Anzahl von 1700.Stück angewachsen waren, gab er 1867 einen mit erklärenden Noten versehenen Katalog, den „*Thesaurus Craniorum*", heraus, den er 1875 vervollständigte. Für seine wissenschaftlichen Verdienste wurde er zum Fellow of the Royal Society und zum corresponirenden Mitglied vieler gelehrter Gesellschaften des In- und Auslandes ernannt.   Red.

Davy. Unter den Mitgliedern der englischen Chemiker-Familie D. waren **Humphrey** D. und **John** D. medicinisch ausgebildet. Der Erstere, zu Penzance 1778 geboren, fasste während seiner medicinischen Lehrzeit die Vorliebe für die Chemie, in welcher er sich durch die Arbeit über den Respirationsvorgang bei den Seepflanzen, die Entdeckung des Lachgases, die Isolirung mehrerer Metalle einen bedeutenden Namen gemacht hat. Direct für die Medicin wirkte er durch die Errichtung der pneumatischen Anstalt bei Bristol, für die Physik und Agricultur durch eine Reihe wichtiger Arbeiten, die wir hier nicht bringen können. Er starb zu Genf 1829. — Sein jüngerer Bruder, **John** D., 1791 geboren, in Edinburg 1814 promovirt, diente als Militärarzt in Flandern, Frankreich, Vorderindien, sowie auf den Mittelmeerstationen (Malta). Zu Ambleside, wohin er sich zurückgezogen hatte, starb er 1860 und hinterliess unter einer grösseren Reihe von Arbeiten „*Physiological and anatomical researches*" (2 Bde., London 1839) — „*On corrosive sublimat*" (Philos. Transact. 1822) — „*Experiments on the torpedo*" (Ebenda 1832) — „*On the temperature of man*" (Ebenda 1845) — „*Experiments on the blood in connection with the theorie of respiration*" (Ebenda 1838) — „*On the temperature of man within the tropics*" (Ebenda 1850). -- Denkwürdigkeiten aus dem Leben seines berühmten Bruders gab **John** D. in zwei Bänden zu London 1836 heraus. — Aus derselben Familie stammt **Edmund** D., der jedoch nur chemisch arbeitete.   Red.

Dawson. Von der unten angegebenen Quelle werden zwei ältere englische Aerzte D. unterschieden, **Thomas** D. und **Ambrosius** D. Der Erstere, Arzt am Middlesex-Hospital, starb zu London 1782, nachdem er sich besonders mit Gicht und Rheumatismus (London 1774, 1776), resp. mit Augenentzündungen (Daselbst 1872: Empfehlung salpetersauren Quecksilbers in Salbenform) beschäftigt hatte. — **Ambrosius** D., über welchen alle Lebensdaten fehlen, schrieb über Blasenkrankheiten (Med. transact. 1759 und Phil. transact., gleichzeitig), später noch (London 1778) über Hydrocephalus internus und Hydatiden im Schafgehirn. — Von neueren Aerzten des Namens thaten sich hervor: **Richard** D., zu London mit 1848—1852 erschienenen Schriften über Spermatorrhoe und Missbrauch der Kaltwassercuren. — **W. W.** D., in Cincinnatti, der 12 Chloroformtodesfälle (Daselbst 1871), einen medicinisch-statistischen Bericht über den Staat Ohio 1872 und mehreres Casuistische veröffentlichte. — **B. F.** D., Chirurge in New-York, Verfasser mehrerer 1871—1875 daselbst erschienener gynäkologischer Mittheilungen und einer Empfehlung des Chinin gegen Keuchhusten.

Dict. hist. II.   Red.

Day, Henry D., geboren 1814, erhielt seine medicinische Ausbildu im Guy-Hospital und in Paris, promovirte 1858 an der Universität von St. Andrev zum M. D., nachdem er 1835 Licentiate der Society of Apothecaries, 1842 Memb des Royal College of Surgeons geworden war. Im Laufe der Sechziger-Jahre erlang er die Grade eines Extra-Licentiate. eines Member und 1869 eines Fellow des Roy College of Physicians. Ausserdem wurde er 1861 zum Arzt am Allgemein

Krankenhaus zu Strafford berufen, eine Stellung, die er bis zu seinem 1881 erfolgten Tode beibehielt. Von hier aus veröffentlichte er auch die meisten seiner medicinischen Arbeiten, unter denen wir folgende hervorheben: *„Clinical histories with comments"* — *„A report on ozone"* — *„Brain lesions and their conse-quences"* — *„Historical steps of modern medicine"* (1872) — *„Brain injuries"* (1874) — *„Cerebrospinalmeningitis or so called spotted fever"* — *„The spinal origin of rheumatism"* etc. Red.

Day, John D., geboren am 21. November 1816 zu Pembrokeshire, Süd-Wales, empfing seine medicinische Ausbildung am Hospital zu Middlesex, wanderte zur Zeit der Goldentdeckungen nach Australien aus, wo er sich bald eine geachtete Stellung erwarb und am 10. Januar 1881 zu Geelong, Victoria, starb. Er ist der Autor folgender Arbeiten: *„Allotropic oxygen in its relation to science and art"* — *„On the use of ozonic ether and lard as a means of preventing the spread of scarlet fever"* — *„On peroxide of hydrogen as a remedy in Dia-betes"* — *„Wooden hospitals their advantages from a sanitary point of view"* — *„Application of nascen oxygen to disinfection and desodorisation of wounds and ulcerated surfaces"*. -- Auch ist D. der Entdecker einer bekannten Blutprobe.
Red.

*Day, Willibald Henry D., auf dem Bristol and Kings College aus-gebildet bis 1854, wurde M. D. St. And. 1857, M. R. C. P. Lond. 1867. Am Samaritan Frauen- und Kinderspital bereits längere Zeit wirkend, gab er eine Reihe verdienstvoller, grösstentheils bezügliche Gebiete bearbeitenden Abhandlungen heraus, so: *„The pulmonary and cardiac complications of abdominal tumours etc."* (Transact. of the R. med.-chir. soc. 1875) — *„On headaches; their nature cause and treatment"* (in 3. Ausg.. London 1880) — *„Cerebral complications of typhoid fever in children"* (Harv. soc. 1875) — *„Diseases of children"* (in 2. Ausg. 1881) und Casuistisches im Transact. of the clinical soc. (1869, 1877, 1878) und Brit. med. Journ. (1870, 1873, 1881, 1884). Red.

Dazille, J. B. D., französischer Marinearzt, geboren 1732 in Paris, lebte 28 Jahre in den Tropen, zumeist auf San Domingo, und beschäftigte sich hier in sehr eingehender Weise mit dem Studium der Krankheiten der tropischen Klimate. Seine Schriften verdienen aus diesem Grunde besonderes Interesse: *„Observations générales sur les maladies des nègres"* (Paris 1776) — *„Observations géné-rales sur les maladies des climats chauds"* (Paris 1785) — *„Observations sur les tétanos, sur la santé des femmes enceintes et sur les hôpitaux d'entre les tropiques"* (Paris 1788). Unger.

De Amicis. Tommaso, s. unter A.

Dease, William D., im vorigen Jahrhundert in Dublin wirkend und dort auch ausgebildet, veröffentlichte eine Reihe chirurgischer casuistischer Mit-theilungen und polemisirte gegen die Symphyseotomie, den Kaiserschnitt, die Trepananwendung etc. Bedeutung hatten ihrerzeit seine Schriften über venerische Krankheiten (Dublin 1780) und über die Hydrocelenbehandlung (Dublin 1782).
Dureau bei Dechambre. Red.

Debout, Emile D., aus Löwen 1811 geboren, hauptsächlich Schüler ..AT's am Bicêtre-Hospice, Dr. med. 1837, gestorben 1865, war nicht nur auf i Gebiete der medicinischen Journalistik, sondern auch wissenschaftlich hervor-end thätig. Er trat 1847 in die Redaction des Bull. thérapeutique ein, welche bis zur Uebernahme derselben durch Bricheteau fortführte. Mit Goyraud öffentlichte er *„De l'état de thérapeutique concernant le traitement des vices conformation génitale"* (Paris 1858 und eine Ergänzung zu demselben Thema, i4). Ferner ein *„Recueil de mémoires sur la chirurgie restauratrice"* (Daselbst '5). Vorher war das mit Duchenne zusammen geschriebene Werk über

Elektricität bei Lähmungen und Atrophien (1853), noch früher ein Versuch über Phrenologie (1842) erschienen. 1836 hatte D. die SMELLIE'schen geburtshilflichen Tafeln mit einer Uebersetzung des Textes herausgegeben.

Chereau bei Dechambre.　　　　　　　　　　　　　　　　　　　　Red.

*Debove, George-Maurice D., geboren zu Paris am 11. März 1849, studirte auf der École de Paris, ein Jahr auch in Berlin und wurde Dr. med. 1873. Als Hospitalarzt in Paris (seit 1877) und Professeur agrégé der Facultät in Paris (seit 1878) hat er zahlreiche klinische Arbeiten in den Verhandlungen der „Société médicale des hôpitaux de Paris" publicirt.　　　　　　　　　　　　　Red.

De Carro, Giovanni de C., zu Belluno geboren, grösstentheils in Wien lebend, war einer der eifrigsten und thätigsten Verbreiter der Schutzpockenimpfung wobei er die natürlichen, an den lombardischen Kühen entdeckten Kuhpocken benützte und den Impfstoff in fast alle Länder Europas und nach dem fernen Orient verschickte. Ausserdem gründete er in Wien eine Anstalt für Schwefel-räucherungen in chronischen Krankheiten. Seine wichtigsten Schriften sind: „Osservazioni ed esperienze sul vaccino" (Wien 1801) — „Storia della vacci-nazione in Grecia, Turchia e nelle Indie orientali" (Wien 1814) — „Lettere sul vaccino" (1820) — „Relazione, istruzione ed osservazioni pratiche per l'applicazione delle fumigazioni solforose" (Wien 1817, 1819). Ferner ver-öffentlichte er verschiedene interessante Beobachtungen über die Anwendung des Jods (in den Annali Univ. de Med. 1819, 1820, 1821).　　　　　　　Cantani.

*Dechambre, A. D., zu Strassburg am 6. Februar 1844 mit der These „Sur l'hypertrophie concentrique du coeur et les déviations de l'épine par rétraction musculaire" promovirt, gab von 1853 an die „Gazette hebdomadaire de méderine et de chirurgie" heraus, lebt als Mitglied der Academie de médecine und Médecin du conseil d'état in Paris und ist besonders bekannt als oberster Leiter der Publication des grossen „Dictionnaire encyclopedique des sciences médicales" (Nr. 133 unseres Quellenverzeichnisses), dessen Bedeutung allgemein anerkannt ist. Von seinen früheren Arbeiten sei noch die mit DE PIEDRA SANTA herausgegebene Schrift „De l'enseignement médical en Toscane et en France" erwähnt.　　　　　　　　　　　　　　　　　　　　　　　　Red.

Deckmann, Christian Gottlieb D., zu Rendsburg am 8. April 1798 geboren, Chirurg im französischen Feldzuge, dann zu Kiel und Kopenhagen weiter ausgebildet, an ersterer Universität 1824 promovirt und bereits 1829 an derselben als Prosector und Extraordinarius, 1833 als Director der chirurgischen Klinik (Nachfolger FISCHER'S) angestellt, starb bereits 1837 und vereitelte durch seinen frühen Tod die durch seine Schriften angeregten Hoffnungen. Dieselben behandeln chirurgisch-casuistische Gegenstände und finden sich publicirt in Jahrg. I—II von PFAFF'S Mittheilungen.

Hahn bei Dechambre.　　　　　　　　　　　　　　　　　　　　Red.

*De Crecchio, Luigi de C., geboren am 11. September 1832 in Lan ciano (Abruzzen), wurde 1855 in Neapel zum Doctor promovirt, 1861 zum Supplenten, 1862 zum ausserordentlichen Professor und 1868 zum ordentlichen Professor der gerichtlichen Medicin an der Universität Neapel ernannt, welch Stellung er auch gegenwärtig inne hat. Zweimal war er auch zum Deputirten de italienischen Abgeordnetenkammer gewählt und vertrat im Parlament lebhaft di Interessen des medicinischen Lehrwesens überhaupt und die des klinischen Unter richtes in Neapel im Besonderen Die gesetzlich beschlossene Uebertragung de Kliniken in die Nähe des grossen Krankenhauses der Incurabili hat in ihm de eifrigsten Vorbereiter und Verfechter gefunden. Sein Hauptverdienst aber ist woh als der Erste in Italien dem Studium der gerichtlichen Medicin eine experimentel Basis gegeben und ein eigenes Institut für gerichtliche Medicin in Neapel, tro grosser Schwierigkeiten, gegründet zu haben, mit welchem auch die Morgue für Neapel verbunden werden soll. — Seine wichtigsten Schriften sind: „Sulla fondazione di istituti medico-legali" (im MORGAGNI, Neapel 1862) — „Sopra un caso di apparenze virili in una donna" (Daselbst 1865) — „Della morte per freddo, studii sperimentali" (Daselbst 1866) — „Le leggi italiane e la medicina" (Daselbst 1869) — „Casistica medico-legale, raccolta di casi pratici" (Daselbst 1872) — „Lezioni di medicina legale secondo i codici del regno d'Italia" (Daselbst 1873—75, in 2 Bänden).   Cantani.

*De Cristoforis, Malachia de C., geboren am 9. November 1832 zu Mailand, studirte an der Universität Pavia, wo er 1856 zum Doctor promovirt wurde. Er widmete sich besonders dem Studium der Geburtshilfe und Gynäkologie und reiste zu seiner Vervollkommnung nach Würzburg, Prag, Wien, London und Paris. Seine bevorzugten Lehrer waren PANIZZA, PORTA, LOVATI, SCANZONI, SEYFFERT, C. BRAUN, SPENCER WELLS, GRAILY HEWITT und M. SIMS. Vom Jahre 1867 bis 1877 fungirte er als Primararzt im Ospedale maggiore von Mailand; gegenwärtig ist er Privatdocent seines Faches. An den italienischen Befreiungskriegen von 1859, 1860 und 1866 nahm er als Militärarzt Theil. Er wirkt in Mailand als Arzt, namentlich für Frauenkrankheiten, und veröffentlichte u. A.: „Delle deviazioni uterine e della loro cura meccanica" (Pavia 1856) — „Ovariotomia eseguita etc." (Gazz. med. ital. Lombard. 1868) — „Le malattie della donna, trattato clinico" (Mailand 1881) — „Tosse riflessa da antiversione dell' utero" (Giorn. internaz. die sc. med., Neapel 1883) — „Vulvodinia e metrite cervicale granulosa in giovane nubile" (Morgagni 1883) — „L'ago-elettropuntura negli aneurismi dell' aorta" (Rendic. del r. Istituto Lombard. 1870) — „La trasfusione del sangue" (Atti del r. Istituto Lombard. 1875, gekrönte Preisschrift).   Cantani.

Decroso, Louis-Marie D., 1777—1862, Militärarzt und von 1830 ab in Paris praktisch thätig, machte sich einen Namen durch eine ausgezeichnete Arbeit über Schusswunden (Thèse, Paris 1814) und seine durch eine Medaille gekrönte Opferfreudigkeit während der 1849er Choleraepidemie.
                Hahn bei Dechambre.   Red.

Dedekind, Johann Julius Wilhelm D., 1742—1799, zu Helmstädt 1777 promovirt, war Stadtarzt in Königslutter sowie — von 1789 — in Holzminden und Verfasser von „De remediis contra formicas" (Helmstädt 1777) und „Curart der natürlichen Pocken" (Holzminden 1791).
                Dureau bei Dechambre.   Red.

Dee, Arthur D., „einer der gelehrtesten und verdienstvollsten Aerzte seiner Zeit" (RICHTER), wurde geboren zu Mortlake in der Provinz Surrey am 14. Juli 1579 als Sohn des berühmten Mathematikers Johann D. Er erhielt seine wissenschaftliche Bildung in der Westminster-Schule in London, studirte Medicin in Oxford und London, begleitete seinen Vater auf einer Reise durch Frankreich und Deutschland, Holland, Ungarn und Polen und erwarb sich dabei eine grosse Sprachgewandtheit. Nach seiner Rückkehr wurde er Leibarzt des Königs Jakob I. von England. 1621 siedelte D. nach Moskau über, um beim Czaren Michael Fedorowitsch (Romanow) Leibarzt zu werden. Als besonderes Zeichen der czarischen Gnade ist anzusehen, dass dem D. im Jahre 1626 gestattet wurde, sein Vaterland zu besuchen. Im September 1627 kehrte D. nach Moskau zurück, um seinen Posten wieder einzunehmen. Am 7. Mai 1634 wurde er aus dem czarischen Dienst entlassen, ging in sein Heimatland, um Leibarzt des Königs Karl I. von England zu werden. Nach der Enthauptung Karl's zog D. sich in's Privatleben zurück und suchte nach dem Stein der Weisen; er starb im September 1651 zu Norwich. D. war in gewissem Masse der Astrologie und Alchymie zugethan: er verfasste noch in Moskau ein Werk: „*Fasciculus chimicus, abstrusae Hermeticae scientiae ingressum, progressum, coroniden explicans*" (Paris 1631, von EL. ASHMOLE in's Englische übersetzt).

Richter, G. d. M., Bd. II, 30. — Fechner, Chronik der evang. Gemeinde in Moskau. 1876, Bd. I, pag. 195, 202, 205, 208, 259, 266.   L. Stieda.

van Deen (ursprünglich IZAAK ABRAHAMSZOON), 1804 in Burgsteinfurt geboren, studirte in Kopenhagen und promovirte im Jahre 1834 in Leyden *(„De differentia et nexu inter nervos vitae animalis et vitae organicae")*. v. D. übte die Praxis in Zwolle aus, bis er 1851 als extraord. Professor physiologiae (Antritts-rede: „*Over den omvang der physiologische wetenschap en over de waar-neming als het eenige middel om haar te beoefenen*") nach Groningen gerufen ward, wo er, von 1857 als ord. Professor, bis zu seinem Tode im Jahre 1869 mit dem grössten Eifer wirksam war. v. D. war physiologischen Studien sehr ergeben und beschäftigte sich besonders mit Nervenphysiologie. Von 1845—50 war er Hauptredacteur des „*Nieuw Archief voor binnen- en buitenlandsche ge-neeskunde in haren geheelen omvang*". 1846 constituirte er mit DONDERS und MOLESCHOTT die „*Holl. Beiträge zu den anatomischen und physiologischen Wissenschaften*". Ausserdem veröffentlichte er im „*Tijdschrift voor natuurlijke geschiedenis en physiologie*": „*Over de zydelingsche takken van den Nervus vagus by Proteus anguineus*" (1834) — „*Eenige aanteekeningen over de zenuwen, byzonder over de zenuwvlechten*" (1838) — „*Over de voorste en achterste strengen van het ruggemerg*" (1838) — „*Over de gevoelszenuwen en het verband tusschen de gevoels- en bewegingszenuwen*" (1839) — eine „*Anatomische Beschreibung eines monströsen sechsfüssigen Wasserfrosches, Rana esculenta*" (Leyden 1838) — „*Nieuwe bydragen tot de physiologie der Zenuwen*" (1838) — „*Nadere ont-dekkingen over de eigenschappen van het ruggemerg, byzonder over den daarin gevonden zenuw-omloop*" (1839) und „*Traités et découvertes sur la physiologie de la moëlle épinière*" (Leyden 1841). Als akademischer Lehrer war v. D. sehr beliebt und hat sich um den Unterricht der Physiologie in Groningen durch die Stiftung eines neuen, mit einer ausgezeichneten Instrumentensammlung ausgestatteten, physiologischen Laboratoriums sehr verdient gemacht.   C. E. Daniels.

Deering, Karl D., aus dem Sächsischen gebürtig, studirte und promovirte in Leyden und siedelte sich, nachdem er mit einer Gesandtschaft nach England gelangt war, zunächst in London, dann in Nottingham an. Seine bleibenden Verdienste beruhen mehr auf botanischem als auf medicinischem Gebiet. Auf letzterem hatte er sogar mit seiner Neuerung einer antiphlogistischen Pockenbehandlung entschieden Unglück. D. starb 1750, nachdem er einige Entdeckungen auf dem Gebiete der Kryptogamenlehre gemacht hatte, mit Hinterlassung botanischer und topographischer Schriften und eines Briefes über die Pocken an Sir PARKINS.

Biog. méd. III.   Red.

Dehne, Johann Christian Konrad D., geboren zu Celle, Physicus zu Schöningen (Herzogthum Braunschweig) und 1791 gestorben. ist der Verfasser der Schriften: „*Ueber Tinctura acris antimonii*" (Helmstädt 1779, 1784, und „*Ueber den Maiwurm und seine Anwendung gegen Hundswuth*" (Leipzig 1788, 2 Bde.).

Biographie universelle.   W. Stricker.

Deidier, Antoine D., französischer Arzt aus Montpellier, promovi daselbst 1691, wurde Professor der Chemie und wirkte als solcher 30 Jahre la in Montpellier. Er übersiedelte darauf nach Marseille und übte hier ärztli Praxis bis zu seinem Tode 1746.   Unger.

Dejean, Ferdinand D., 1728—1797, war längere Zeit in indisci Colonien als Arzt thätig gewesen, als er sich gegen 1790 in Wien niederliess,

war in Leyden 1773 promovirt worden. Er gab Erläuterungen zu GAUB'S Schriften
(Wien 1792, 1794, lateinisch übersetzt von GRUNER) heraus und veröffentlichte
Petersburg 1777) eine Dissertation: „*De igne, sanguine etc.*"
Hahn bei Dechambre.   Red.

Deiman, Joan Rudolph D., aus einer alten ansehnlichen Amsterdamer
Familie, wurde in Hagen (Ost-Friesland) am 29. August 1743 geboren, studirte
in Halle und promovirte daselbst 1776 *(„De indicatione vitali generatim")*. Er
etablirte sich in Amsterdam als praktischer Arzt und zeichnete sich darnach aus
(1778) durch seine mit v. TROOSTWYK veröffentlichten Abhandlungen: „*Proefne-*
mingen omtrent de verbetering der lucht door middel van den groei der planten"
(über die Lehrsätze von PRIESTLEY). 1779 bekam er (mit v. TR.) eine goldene
Medaille in Rotterdam, 1783 noch einmal in Haarlem. Schon 1779 hatte er sich
damit beschäftigt, den Einfluss der Elektricität auf verschiedene Krankheiten zu
studiren und 1783 beantwortete er wieder, mit v. TR., eine Preisfrage darüber in
Rotterdam, während er zwei Jahre später in Paris einen Preis bekam wegen einer
Abhandlung über den Nutzen der Chinarinde im intermittirenden Fieber. D. war
mit v. TR. der Stifter jener kleinen (Mitglieder waren nur NIEUWLAND, BONDT,
CAUWERENBURGH und G. VROLIK), doch berühmten chemischen Gesellschaft, die im
Auslande allgemein als „les chymistes Hollandais" bezeichnet wurde und die die
Früchte ihrer Wirksamkeit in den „Recherches physico-chymiques" veröffentlichte.
Als Louis Napoleon König von Holland war, ernannte er D. zum Leibarzt.
D. starb 1807.
    J. de Bosch, Lofrede op J. R. Deiman. Amst. 1808.   C. E. Daniëls.

Deisch, Johann Andreas D., lieferte, wie SIEBOLD in seiner Geschichte
der Geburtshilfe (Bd. II, pag. 426) richtig sagte, einen traurigen Beweis, dass
sich die Geburtshilfe in der Mitte des vorigen Jahrhunderts an gar manchen Orten
Deutschlands in einem erbärmlichen Zustande befand. Er bediente sich in seiner
Praxis der rohesten und barbarischesten Entbindungsmethoden. Schon seine zu
Strassburg (1740) erschienene „*Dissert. inaug. de necessaria in partu praeter-*
naturali instrumentorum applicatione" (4.), in der er die Nothwendigkeit des
Gebrauches scharfer Instrumente in der geburtshilflichen Praxis vertheidigte, liess
vermuthen, welchen Weg er in dieser seiner Fachpraxis betreten werde. Der
Erfolg rechtfertigte auch diese Vermuthung, denn in Augsburg, wo er 1743, wie
SIEBOLD sagt, seinen Würgungskreis hatte, wüthete er in grässlicher Weise unter
den Gebärenden und deren Früchten. Er perforirte, zerstückelte, decapitirte ohne
Rücksicht auf das Leben der Früchte, so dass es gar nicht selten vorkam, dass
Kinder mit angebohrtem Kopf zur Welt kamen. Allein im Jahre 1753 gebrauchte
er unter 61 Geburten 29 Mal scharfe Instrumente, so dass von den Müttern
10 starben. Die Zange gebrauchte er nur 4 Mal, 2 operirte Mütter aber verloren
bei dieser Operation das Leben. In seiner naiven Unverfrorenheit veröffentlichte
er sogar diese Resultate: „*Kurze und in der Erfahrung gegründete Abhandlung,*
dass weder die Wendung, noch englische Zange in allen Geburtsfällen vor
Mutter und Kind sicher gebrauchet, noch dadurch die scharfen Instrumente
gänzlich vermieden werden können" (Augsburg 1754, 8. und 1766, 8.) und
führte dabei in der Vorrede an, dass, wenn seine Wirkungsweise auch einigen Wider-
uch hervorrufen sollte, man bedenken müsse, dass schon lange vor ihm scharfe
trumente gebraucht worden seien. Der Widerspruch trat auch bald ein, indem
· Gericht gezogen wurde. Er suchte sich zwar in neuerlichen Schriften zu verthei-
en, doch endigte das eingeleitete Verfahren zu seinem Nachtheile, namentlich als sich
Universität zu Helmstädt 1755 in einem angesuchten Gutachten in ungünstiger
ise über sein Treiben und seine Schriften aussprach. 1761 musste er sich
u Urtheilsspruche fügen, sich der Augsburger Hebammen- und Accoucheur-
lnung zu unterordnen, den Befehlen der Helmstädter Universität künftig nach-
mmen und nie ohne Zuziehung eines anderen Arztes von seinen Instrumenten

Gebrauch zu machen. Durch einen Eid musste er sich verpflichten, dieser Anordnung zu gehorchen. Trotz dem Mitgetheilten war D). Mitglied und 1766 sogar Decan des Colleg. med. zu Augsburg und als solcher bestallter Prüfer der angehenden Wundärzte. Seine Geburt fällt in das Jahr 1713. Er studirte in Strassburg, promovirte daselbst 1741 und begab sich dann in seine Vaterstadt Augsburg, in der er zum Stadtarzt bestellt wurde.

Vergl. Meusl, sowie Siebold l. c.   Kleinwächter.

Deiters, Otto Friedrich Karl D., am 15. November 1834 zu Bonn geboren und daselbst 1856 promovirt, diente seine Militärzeit 1857 in Berlin ab und arbeitete fleissig im dortigen pathologischen Institut unter Virchow. 1858 habilitirte er sich in Bonn und erregte bald durch seine mikroskopischen und klinischen Untersuchungen die Aufmerksamkeit. „Untersuchungen über die Schnecke der Vögel" (Reichert's und Dubois' Archiv 1860) — „Ueber die Lamina spiralis der Schnecke" (Zeitschr. f. wiss. Zoologie, Bd. X) — „Untersuchungen über die Lamina spiralis membranacea etc." (Bonn 1860) verdienen neben den „Beiträgen zur Histologie der quergestreiften Muskeln" (Reichert's und Dubois' Archiv 1861) und „Ueber das innere Gehirorgan der Amphibien" (Daselbst 1862) besonders genannt zu werden. In der „Deutschen Klinik" 1849 schrieb D. über die Zellenlehre, Ebenda 1859 über „Merkwürdige Scharlachfälle". — Am 5. December 1863 machte mitten in voller Thätigkeit ein Typhus seinem Leben ein Ende.

Hahn bei Dechambre.   Red.

Dekkers, Frederik D., 1648 in s'Hertogenbosch geboren, studirte in Leyden unter Sylvius, wo er 1668 promovirte, sich als Arzt etablirte und schon im folgenden Jahre eine Ausgabe von Barbette's „Praxis, cum notis et observationibus" besorgte. Bald bekam er einen sehr grossen Ruf, wozu seine 1673 erschienenen „Exercitationes practicae circa methodum medendi" (ein sonderbares Buch, worin die acht Abtheilungen nicht nach den Krankheiten, sondern nach den Arzneimitteln, welche gegen die verschiedenen Krankheitsformen vorgeschrieben wurden, classificirt sind, das jedoch viele sehr gute chirurgische und medicinische Wahrnehmungen und eine genaue Beschreibung der damals herrschenden Krankheiten umfasst) hauptsächlich beitrugen. Als 1694 A. Cyprianus aus Franeker und J. C. Brunner aus Heidelberg das Professorat verweigert hatten, wurde D. zum Prof. ord. medicinae practicae in Leyden ernannt („Oratio de medicina et medendi methodo"). 1697 wurde er auch zum „Prof. collegii practico-medici in nosocomio" ernannt, wodurch er die sehr gewünschte Gelegenheit bekam, auch praktischen Unterricht am Krankenbette geben zu können, eine Function, die er mit grossem Verdienste erfüllt hat, bis er sie 1719 seinem Nachfolger H. Oosterdyk Schacht übertrug. Er starb im November 1720.   C. E. Daniёls.

Delabarre, Christophe-François D., berühmter Zahnarzt und Sohn eines solchen in Rouen, wurde bald nach seiner Promotion zu Paris 1806 an einer Reihe der grösseren hauptstädtischen Hospitäler als consultirender Zahnarzt angestellt. Bei seinem Tode — November 1862 — hinterliess er eine Anzahl sein Fach wesentlich fördernder Schriften, so: „Odontologie etc." (Paris 1815) — „Traité de la seconde dentition etc." (Daselbst 1819) — „Méthode nouvel. de diriger la seconde dentition etc." (Daselbst 1826), auch Zahntechnisches m gesammelte Vorlesungen.

Hahn bei Dechambre.   Red.

Delaberge, Alexandre-Louis D., geboren 1807 als Sohn eines ? Strassburg 1819 promovirten Arztes, erlangte selbst die Doctorwürde zu Paris 183; starb aber bereits 1839 im März. Er war Mitarbeiter am „Journ. univ. et hebd madaire" und hatte mit Monneret die Herausgabe des „Compendium de médecine vorbereitet. Seine im obgenannten Journal publicirten Arbeiten sind klinis' casuistischer Natur und verrathen ein grosses Beobachtungstalent; nicht weniger „Quelques réflexions sur une inflammation observée chez des sujets scrofuleux" (Thèse, Paris 1833) und die Habilitationsschrift über die Krankheitsdisposition (Daselbst 1835).

Chereau bei Dechambre. Red.

Delacoux (DELACOUX-DEROSEAU), französische Arztfamilie, deren ältestes bekanntes Mitglied Alexis D. bereits Sohn eines Arztes war. Alexis D., 1792 geboren, 1817 promovirt, zeichnete sich als Epidemienarzt 1831—1832 besonders aus und siedelte 1834 nach Mexico über. Nach wechselvollen Schicksalen übernahm er das Militärhospital zu Saint-Jean-Baptiste de Tabasco, wurde aber auch hier durch die Föderalisten-Revolution 1840 vertrieben und kehrte 1844 von Mexico nach Paris zurück, wo er 1860 starb. Unter seinen Schriften beanspruchen Erwähnung: das „Mémoire sur le choléra-morbus observé en Russie etc." (1832) — „Des maladies tropicales équatoriales" (1847) — „Thermogénoses intertropicales" (Journ. des connaiss. méd. et pharm. 1857).

Hahn bei Dechambre. Red.

Delacroix, s. ALSARIO DELLA CROCE.

Delafield, berühmter amerikanischer Ophthalmologe, 1794 geboren. Er promovirte zu New-York 1816 mit einer Dissertation: „On pulmonary consumption". führte sich in seiner Professur an der New-Yorker Universität mit einer gehaltvollen Antrittsrede 1837 ein, wirkte zuerst mit RODGERS zusammen und später allein an der New York eye infirmary, deren neues Gebäude er 1856 einweihte. 1857 starb er. — Der Sohn *Francis D. publicirte 1871 zuerst eine Schrift: „Tumors of the retina" (im Arch. f. Ophthalm. und Otologie), später indess ausser einer kleineren Schrift über Dyspepsie (1876) besonders Werke pathologisch-anatomischen Inhalts: „A handbook of post-mortem examinations and of morbid anatomy" (New-York 1872) — „Studies in pathological anatomy" (Daselbst 1878—79). Red.

Delaporte, Pierre-Louis D., aus Brest, 1773—1853, wurde daselbst Chirurgieprofessor und Nachfolger DUBET'S. Er beschäftigte sich wesentlich mit der Ausbildung der Methode, Aneurysmen durch Arterienunterbindung zu heilen (Schriften hierüber Brest 1811 und 1812), gab „Propositions sur divers points de pathologie" (Paris 1819) heraus und schrieb später noch Mehreres über Standesangelegenheiten.

Hahn bei Dechambre. Red.

Deleau jeune, Nicolas D., geboren am 21. April 1797, hervorragender französischer Ohrenarzt, begann in Commercy zu practiciren. Dann zog er nach Paris und wurde daselbst am Hospice des orphelins mit der speciellen Behandlung der Ohrenkrankheiten betraut. D. hat das grosse Verdienst, eine wissenschaftliche Diagnostik und Therapie der ohne Continuitätstrennungen des Trommelfells einhergehenden Mittelohrerkrankungen durch allgemeine Einführung der Luftdouche (von ihm zuerst douche d'air genannt) und durch Begründung der Auscultation des Ohres angebahnt zu haben. Es gelang ihm dies nur unter grossen Kämpfen mit seinem Landsmanne und bedeutenden Rivalen ITARD. Wie dieser benutzte er d Ohrkatheter zuerst nur zu Einspritzungen, verwarf diese jedoch zu Gunsten d Luftdouche zuerst in seinem „Rapport adressé aux membres de l'adminis- s tion des hospices de Paris" (Paris 1829) und entwickelte diese Ansichten des 1 teren in seiner bedeutendsten Schrift „Extrait d'un ouvrage inédit intitulé t lement des maladies de l'oreille moyenne etc." (Paris 1830). D. bediente s elastischer Katheter und zum Lufteinblasen anfangs einer complicirten Com- f sionspumpe, später ausschliesslich des noch heute üblichen einfachen Gummi- l ons. Zur Auscultation der beim Eindringen der Luft in die Trommelhöhle v zunehmenden Geräusche lehrt er, das eigene Ohr an das des Kranken zu legen. Im normalen, lufthaltigen Zustande der Trommelhöhle und bei freier Tuba hört man dabei ein Geräusch, demjenigen ähnlich, welches durch auf Blätter fallenden Regen hervorgebracht wird („bruit sec de la caisse"), bei eitriger etc. Flüssigkeit in der Trommelhöhle ein gurgelndes Geräusch („bruit muqueux"). Die durch katarrhalischen Verschluss der Tuba entstandene Schwerhörigkeit erklärt er bereits in richtiger Weise aus der veränderten Spannung, welche das Trommelfell in Folge der Resorption der Luft in der Trommelhöhle erleidet. Die zuerst von ihm nachgewiesene hörverbessernde Wirkung der Luftdouche in diesen Fällen erklärt er dahin, dass durch öftere Anwendung derselben das pathologische Secret aus der Trommelhöhle entfernt, die verengte Tuba allmälig erweitert und so die Communication zwischen Trommelhöhle und äusserer Luft wieder hergestellt wird. D. starb 1862.　　　　　　　　　　　　　　　　　　　　　　A. Lucae.

Delaroche, zwei Schweizer Aerzte. — Daniel D., zu Genf 1743 geboren, ging 1763 nach Leyden, wo er 1766 promovirte, und dann nach Edinburg (CULLEN). Nach Genf zurückgekehrt, war er 10 Jahre als praktischer Arzt thätig, gelangte dann als Arzt der Schweizergarden nach Paris, floh aber vor der Revolution — 1792. Zurückgekehrt, leitete er das Hospital Necker, bis er 1813 am Fleektyphus starb. Zwei seiner Werke: „Analyse des fonctions du système nerveux" (Genf 1778) und „Recherches sur . . . . la fièvre puerpérale" (Paris 1783) sind besonders hervorragend. — Der Sohn François D., zu Genf kurz vor 1780 geboren, 1806 Doctor (Paris), starb in derselben Typhusepidemie wie sein Vater. Er hatte besonders naturwissenschaftliche Themata (Effecte der starken Hitze, Respiration der Fische etc.) zu Gegenständen seiner Arbeiten gewählt.
Hahn bei Dechambre.　　　　　　　　　　　　　　　　　　　　　Red.

*Delasiauve, Louis-J. F. D., im „Almanach de médecine" als „Médecin honoraire des aliénés" an der Salpétrière verzeichnet, trat schriftstellerisch zuerst 1830 mit „Quelques propositions de pathologie générale" (Paris) auf. In der Folge publicirte er mehreres Casuistische und dann seinen umfangreichen „Traité de l'épilepsie: histoire: traitement: médecine légale" (Paris 1854). Er redigirte von 1861—1870 das „Journal de médecine mentale" und schrieb noch Mehreres über medicinischen Unterricht, Phrenologie etc.　　　　　　　　　　Red.

Delens, A. J. D., französischer Arzt und Gelehrter, der keine Praxis übte und blos seinen wissenschaftlichen Neigungen lebte, betheiligte sich an der Redaction der „Bibliothèque médicale" und an der Herausgabe des grossen „Dictionnaire des sciences médicales". Im Vereine mit MÉRAT gab er heraus den „Dictionnaire universel de matière médicale et de thérapeutique, contenant l'indication, la description et l'emploi de tous les médicaments connus dans les diverses parties du globe" (Paris 1830—1846). — D. wurde geboren in Paris 1786 und starb 1846; er war Mitglied der Akademie und während der Restauration Generalinspector der Universität.　　　　　　　　　　　　　　　　Unger.

Deleurye, François Ange D., der am 21. August 1737 zu Paris das Licht der Welt erblickte, zählt, namentlich in operativer Beziehung, zu den hervorragendsten geburtshilflichen Lehrern und Schriftstellern seines Jahrhundertes. Seinen Studien lag er in seiner Vaterstadt unter LEVRET und PUZOS ob. Von ihm rührt der Rathschlag her, den zweiten Fuss bei bestehender Steisslage nicht zu lösen, die Extraction von der Wendung zu trennen und sie erst dann vorzunehmen, b die Bedingungen zur Vornahme derselben eingetreten sind. Ebenso vortrefflich sin seine Rathschläge bezüglich der Wendung, indem er anempfiehlt, die Eihäut erst im Fundus uteri zu sprengen, um einem vorzeitigen Wasserabfluss vorzubeuge und die Frucht nur auf einen Fuss zu wenden. Den Hebel verwirft er. Beim Kaiser schnitte machte er, gegenüber dem früher empfohlenen Schnitte in der linke Seite, den Schnitt in der Linea alba. Die meisten seiner Lehren haben sich a' richtig erwiesen und werden heute noch befolgt. Er trug auch wesentlich zu

Aufschwunge bei, den die Pädiatrik im XVIII. Jahrhunderte nahm, indem er ein Lehrbuch der Kinderheilkunde schrieb: „*Traité sur les maladies des enfants*" (Paris 1772; deutsche Uebersetzung Nürnberg 1774). Seine geburtshilflichen Schriften sind folgende: „*Traité des accouchemens etc.*" (Paris 1770; deutsche Uebersetzung von J. G. Flemming, Breslau 1778; dieses Lehrbuch erfreute sich lange Zeit hindurch eines grossen Ansehens) — „*Observations sur l'opération césarienne à la ligne blanche et sur l'usage du forceps la tête arrêtée au détroit supérieur*" (Paris 1779, 8.). Kleinwächter.

Deleuze, J. Ph. Fr. D., französischer Naturforscher, geboren 1753 in Sisteron, schlug anfangs die militärische Carrière ein und widmete sich erst später den Naturwissenschaften. Er wurde 1802 Gehilfe am naturhistorischen Museum, 1828 Bibliothekar dieses grossen Institutes und publicirte zahlreiche Schriften, hauptsächlich über den animalischen Magnetismus, zu dessen schwärmerischesten Anhängern er zählte. 1835 starb er. Unger.

Delfino, Fr. D., italienischer Arzt und Astronom, geboren 1477 in Padua, prakticirte in Venedig und hatte ausserordentlichen Zuspruch, wurde später wegen der regelmässigen Sicherheit, mit der seine Prognosen am Krankenbette in Erfüllung gingen, der Magie verdächtig und musste Venedig verlassen. Er begab sich nach Padua, widmete sich der Astronomie, wurde Professor dieses Faches und starb als solcher 1547. Seine Schriften sind astronomischen Inhaltes. Unger.

Delgado. Unter den zahlreichen spanischen Aerzten, welche den Namen D. führen, sind zu erwähnen: Florencio D. y Soto, Arzt zu Sevilla gegen Ende des vorigen Jahrhunderts, der über einige Aphorismen des HIPPOKRATES (Sevilla 1786, resp. 1789) und über verschiedene therapeutische Fragen seines Zeitalters, auch über thierischen Magnetismus (1787) und über Heredität (1791), schrieb; — und der Augenarzt Jago D., zu Venezuela 1830 von spanischen Eltern geboren. Er besuchte um 1850 die meisten berühmten Universitäten Europas und liess sich 1860 in Madrid nieder. 1872 wurde er mit der Begründung eines staatlichen ophthalmologischen Institutes beauftragt, erlag aber bereits 1875 einem Schlaganfall. Seine Arbeiten in den „Ann. d'oculistique" fanden viel Beifall; er gab WECKER's Handbuch und LIEBREICH's Atlas spanisch heraus. (S. auch unter DELICADO.)

Hahn bei Dechambre. Red.

Delgras, Mariano D., starb, 57 Jahre alt, zu Madrid, nachdem er sich durch spanische Uebersetzungen medicinischer Werke, durch die Gründung des „Boletin de medicina cirujia y farmacia" (1852 remplacirt durch den „Sigló medico"), auch durch die Mitbegründung der naturwissenschaftlichen Akademie und des Institute medico, sowie mehrerer medicinischer und wohlthätiger Gesellschaften zu Madrid einen Namen gemacht hatte.

Hahn bei Dechambre. Red.

Delicado, Francesco D. (auch DELICATUS und DELGADO, alle drei Namen kommen in seiner Schrift vor), war wohl kein Arzt, sondern ein Priester aus Martos in Andalusien, wahrscheinlich vor 1480 geboren und in Jaen ausgeweiht, doch spielt er in der Geschichte der Syphilidologie keine unbedeutende Rolle. Er acquirirte 1501 oder 1502 die Lues, litt an derselben, in dieser Beziehung ein zweiter Ulrich von Hutten, unsäglich durch 23 Jahre an den heftigsten Schmerzen und hässlichsten Geschwüren, suchte vergeblich Hilfe, bis er endlich 1524 oder 1525 in Rom durch Guajak geheilt wurde. Er schrieb darum, wie er sagt, nur aus purem Mitleid, um den übrigen Kranken den Weg zu zeigen, der zur Genesung führt. Seine Schrift hat übrigens nichts von anderen Schriften über den Guajak aus jener Zeit voraus, nur erwähnt er mehrmals des Vorhandenseins der Syphilis im Jahre 1488 (also lange vor dem Zuge Karl's VIII. nach

Biogr. Lexikon. II. 10

Neapel und der Entdeckung Amerikas). D.'s Broschüre heisst: „*Il modo di adoperare il legno di India occidentale salutifero remedio a ogni piaga e mal incurabile. Impressum Venetiis sumptibus vener. presbyt. Francisci Delicadi Hispani etc. Sie X. Febr. anno dom. MDXXIX*" (4., 8 Blätter). Vgl. Janus, 1853, N. F. II, pag. 193—204. J. K. Proksch.

Delioux de Savignac, Joseph-François-Jacques-Augustin D. de S., aus Paimpol (Côtes-du-Nord), 1812—1876, diente als Marinearzt, wurde Dr. Montp. 1844 und Professor an der Medicinschule zu Rochefort, später auch zu Brest und Toulon. Seine „*Principes de la doctrine et de la méthode en médecine*" (Paris 1861) machten ihn zuerst vortheilhaft bekannt. Dann folgte der „*Traité de la dysentérie*" (Daselbst 1863), später sowie vorher Schriften über Ipecacuanha, Ammoniakalien, Argent. nitr., Pflanzensäure, China, Opium, Jodpräparate, Aloé etc., — eine Reihe von über 90 Arbeiten theils in den Bullet. de thérap., theils in den Verhandlungen der Acad. de méd. — Als Monographien, die als bedeutend anerkannt wurden, sind noch hervorzuheben: „*Des rélations qui existent entre les maladies herpétiques, nerveuses et catarrhales*" (Paris 1855) — „*De la spedalsked*" (Daselbst 1857) — „*Des paralyses qui accompagnent et suivent les dysentéries et les coliques sèches*" (bedeutungsvoll für die Auffassung der letzteren Krankheit, 1867). Zahlreiche Artikel erschienen von D. de S. im Dictionnaire encycl. des sc. méd. — Von 1866 ab lebte er in Paris nur seinen Arbeiten, erlangte den Officiersgrad bei der Ehrenlegion 1858 und starb 1876 zu Cherbourg.

Hahn bei Dechambre. Red.

Della Bona, Giovanni D. B., im 18. Jahrhundert zu Verona geboren, studirte in Padua und war der Erste, welcher nach der Neubegründung der klinischen Lehrkanzel an dieser Universität, in Folge einer 1764 erfolgten Einladung des Dogen Mocenigo, praktische Medicin lehrte und derselben eine experimentelle Richtung gab. Er schrieb über Scorbut, in welchem er Analogien mit der Elephantiasis und Pellagra zu finden glaubte, über den Gebrauch und Missbrauch des Kaffees, über die Schutzpockenimpfung und über andere Fragen therapeutischen Inhalts. Cantani.

Della Croce, Vincenzo Alsario, s. ALSARIO DELLA CROCE.

Delle Chiaje, Stefano delle Ch., zu Teano 1794 geboren, studirte in Neapel, wo er namentlich FOLINEA, den Nachfolger COTUGNO's, zum Lehrer hatte und wurde bald nach seiner Promotion zum Doctor Assistent an der anatomischen Lehrkanzel und später Professor der Anatomie an der Universität Neapel, cultivirte aber auch die anderen Naturwissenschaften, namentlich Botanik und Zoologie. Besonders wichtig sind seine anatomischen Studien über das menschliche Auge und über die Hoden, wo er die Endigungen der Samencanälchen demonstrirte, die Strictur des HIGHMORE'schen Körpers und das HALLER'sche Netz näher beschrieb, die Häufigkeit der abweichenden Samencanälchen im Kindesalter bemerkte und sehr gelungene Quecksilberinjectionen ausführte. Nicht weniger bemerkenswerth sind seine Arbeiten über die Helminthen und die wurmtödtenden Mittel, über die medicinellen Pflanzen („*Iconografio delle piante medicinali*" [Neapel 1824, 2 Bde. m. Atlas]); sein Lehrbuch „*Istituzioni di anatomia e fisiologia comparata*" u. s. w. Alle seine Werke und kleineren Schriften wurden später gesammelt und in 20 Bänden herausgegeben. Cantani.

Delladecima, s. DALLADECIMA.

Dellon, C. D., französischer Arzt und Reisender, lebte viele Jahre als praktischer Arzt in Ostindien und beschrieb seine eigenthümlichen und abenteuerlichen Schicksale daselbst in dem Werke: „*Relations de l'inquisition de Goa*" (Leyden 1687). Bekannt ist von ihm ausserdem: „*Traité des maladies particulières* *aux pays orientaux"* (Amsterdam 1699; deutsch Dresden 1700). Sein Geburts- und Todesjahr sind nicht überliefert. Unger.

Delmas. Unter den 13 französischen Aerzten D., welche die unten ver- zeichnete Quelle mit einzelnen Schriftwerken aufführt, seien hervorgehoben: **Polydorus** D., welcher mit einer Dissertation über die Inguinalhernien zu Paris 1830 schriftstellerisch auftrat und später noch *„Des rétrécissements du canal de l'urètre"* (1832) und über Schenkelfracturen (1835) schrieb. — Umfangreicher und bedeutender sind die Arbeiten eines jüngeren P. D.: *„Recherches historiques et critiques sur l'emploi de l'eau en médecine et en chirurgie"* (Paris 1859) — *„De l'hydrothérapie à domicile etc."* (1868) und mit L. SENTEX: *„Recherches expérimentales sur l'absorption des liquides à la surface etc."* (Preisgekrönt 1869.)

Ind.-Cat. Red.

Delmas St. Hilaire, Pierre Eugène D.-St. H., bekannt als Verfasser einer Schrift über die Behandlung der erectilen Geschwülste (Paris 1878) und einer *„Étude statistique et clinique du service hydrothérapeutique de l'hôpital St. André de Bordeaux etc."* (Bordeaux 1879). Red.

Delorme. Die französische Arztfamilie dieses Namens ragt weniger hervor durch besondere Leistungen, als durch das Erblichwerden der Leibarztwürde in ihr. Jean D., geboren 1547 in Moulins, studirte und promovirte in Montpellier. Einige Zeit hindurch Professor in Montpellier, wurde er zum ersten Arzte der Gemahlin Heinrich's III. ernannt und bekleidete den gleichen Posten bei Marie von Medici, bei Heinrich IV. und Ludwig XIII. Im Jahre 1626 über- trug er seine Stellung auf seinen Sohn Charles D. (geboren 1584) und starb 1637 in Moulins. Letzterer hatte bei Ludwig XIII. das Leibarztamt bis zu seinem Tode 1678 inne. — Noch ist zu nennen: Guillaume D., der 1648 bei Heinrich IV. und bei Anna von Oesterreich Leibarzt war. — Charles D. schrieb „Πτελεινοδαφνέλαι" (Makrobiotik: Paris 1608; französisch, posthum vom Abbé St. Martin, 1682, 1683).

Chéreau bei Dechambre. Unger. — Red.

Delpech, Jacques D., geboren zu Toulouse 1772, doctorirte zu Mont- pellier 1801. Seine erste Stellung erhielt er an der Schule für Chirurgie und Pharmacie, die kurz vorher in seiner Vaterstadt gegründet worden war, um hier Anatomie zu lesen und excellirte dabei so, dass er 1812 als Professor der Chirurgie nach Montpellier berufen wurde. Seine operativen Erfolge waren unbestritten; seltsamer Weise erlitt er den Tod durch einen Mordanfall, den ein von ihm an Varicocele operirter Patient gegen ihn verübte, am 28. October 1832. Trotzdem D. neben seiner Professur noch das Krankenhaus St.-Eloi dirigirte und einen grossen Theil seiner Zeit speciell einem von ihm gegründeten orthopädischen Institut widmete, war seine literarische Fruchtbarkeit eine sehr bedeutende. Neben dem *„Mémorial des hôpitaux du midi et de la clinique de Montpellier"*, einer Zeit- schrift, die er 1829—1836, ebenso wie die ihr vorangehende „Chirurgie clinique de Montpellier" (1823—1828) gegründet hatte und herausgab, neben vielen Mit- theilungen ferner in den „Annales de la soc. de méd. pratique de Montpellier" (Bd. II, III, V, XXXIII), sowie in der „Revue méd." (Bd. II—IV, VII—IX) bedürfen folgende Publicationen D.'s der Erwähnung: *„Possibilité et degrés de l'utilité de la symphyséotomie"* (Montpellier 1801) — *„Réflexions sur les causes de l'anévrisme spontané"* (Paris 1813) — *„Recherches sur les difficultés du diagnostic de l'anévrisme"* (Daselbst gleichzeitig) — *„Mémoire sur la compli- cation des plaies et des ulcères connue sous le nom de pourriture d'hôpital"* (1815) — *„Précis élémentaire des maladies réputées chirurgicales"* (3 Bde., 1816) — *„De l'orthomorphie etc."* (2 Bde. mit Atlas, 1828—1829) — *Étude du choléra-morbus en Anglettere et en Écosse pendant les mois de Janvier et*

10*

Fevrier 1832" (1832). Unter dem Titel: *„Réflexions et observations anatomico-chirurgicales sur l'anévrisme"* hat er (1809) SCARPA's Anenrysmawerk übersetzt.
Dict. hist. II.   Red.

Delpech, Auguste-Louis-Dominique D., zu Paris, war daselbst
1818 geboren als Sohn des Arztes A.-B.-M. D., wurde 1846 Doctor mit der
These: *„Des spasmes musculaires idiopathiques et de la paralysie nerveuse
essentielle"*, später Professeur agrégé mit den Concurs-Thesen: *„De la fièvre"*
(1847) — *„Des principes à observer pour la nomenclature des maladies"*
(1853) und Hospitalarzt in der Maternité und darauf im Hôp. Necker. 1856 las
er in der Akademie der Medicin ein *„Mém. sur les accidents que développe chez
les ouvriers en caoutchouc l'inhalation du sulfure de carbone en vapeur"*,
welches er 1863 durch *„Nouvelles recherches sur l'intoxication spéciale etc."*
(Annales d'hyg. publ.) vervollständigte. In Folge seiner Arbeiten über die Hygiene
der Industrie und einer Denkschrift über die Finnenkrankheit der Schweine: *„De
la ladrerie du porc au point de vue de l'hygiène privée et publique"* (Ebenda
1864) wurde er in demselben Jahre Mitglied der Akademie der Medicin und
darauf von der Regierung nach Deutschland geschickt, um sich daselbst über die
Trichinen-Epidemie näher zu informiren. Das Ergebniss dieser Reise war sein der
Akademie der Medicin erstatteter Bericht: *„Les trichines et la trichinose chez
l'homme et les animaux"* (Paris 1866). Einige Jahre später erstattete er derselben
Körperschaft einen Bericht: *„De l'hygiène des crèches"* (1869) und nahm lebhaften Antheil an der Discussion über dieselben. Von seinen weiteren Arbeiten
sind noch anzuführen ein zusammen mit J.-B. HILLAIRET verfasstes *„Mém. sur
les accidents ouxquels sont soumis les ouvriers employés à la fabrication des
chromates"* (Ann. d'hyg. publ. 1868); ferner: *„Applications de la photographie
à la médecine légale"* (1870) — *„Le scorbut pendant le siége de Paris"*
(1871) — *„Rapport général sur les épidémies pour les années 1871, 1872"*
(Mém. de l'Acad. de méd. T. XXXI, 1875). Ausserdem war er Mitglied des Conseil d'hygiène et de salubrité, dem er zahlreiche Berichte über die verschiedensten
hygienischen Gegenstände erstattete, auch Mitglied des Conseil municipal von Paris.
Hochgeachtet, starb er am 5. September 1880 plötzlich auf der Jagd, in einem
Anfalle von Angina pectoris.

G. Lagneau in Annales d'hyg. publ. 3. Ser., T. IV, pag. 380. — Dechambre,
XXVI, pag. 523.   G.

Demachy, Jacques-François D., französischer Pharmaceut und Literat,
geboren 1728 in Paris, gestorben 1803 ebendort, war Apotheker am Hôtel-Dieu,
nachher Director der Apotheken für die Civilspitäler und Verfasser einer Reihe
chemisch-pharmaceutischer Schriften.   Unger.

Demangeon, Jean-Baptiste D., geboren 1764 zu Hodigny bei Nancy,
besuchte Leipzig, Kiel, Königsberg, Kopenhagen, liess sich 1800 zu Paris nieder,
wo er 1803 med. et philos. Dr. wurde und prakticirte von 1805 in Epinal, später
in Paris; 1839 lebte er noch. Sein *„Tableau historique d'un triple établissement
réuni en un seul hospice à Copenhague etc."* erschien 1799. — Die *„Physiologie
intellectuelle"* (auf GALL'sche Schädellehre bezüglich) Daselbst 1806. — Später
noch zwei Schriften über die Macht des Versehens der Schwangeren (1807 und
1829) — *„Anthropogénésie au génération de l'homme"* (1829) — *„Mémoire sur
l'oedème squirrheuse"* (1830) — *„Plombières, ses eaux, leur usage etc."* (1835).
Red.

Demarquay, Jean-Nicolas D., 1811—1875, zeigte schon in seinen
ersten Arbeiten (über Zerreissung der Triceps-Femoris-Sehne und die Concremente
der Fossae nasales) hervorragendes Talent zur pathologisch-anatomischen Betrach-
tungsweise. Der letztgenannten Arbeit (von 1845) folgten bald: *„Mémoire sur la
section sousmouqueuse du sphincter anal dans plusieurs affections chirurgicales"*
(Paris 1846) — *„Recherches expérimentales sur la température animale"* (1847)

und „*Des tumeurs de l'orbite*" (1853). — Mit der „*Nouvelle opération pratiquée sur le pied*" (Amputation in der Continuität des Tarsus, 1858) wandte sich
D. ganz dem chirurgischen Specialfache zu, blieb aber in „*Versuch einer medicinischen Pneumatologie*" (deutsch von REYHER, Leipzig und Heidelberg 1867)
und „*De la régéneration des organes et de tissus*" (Paris 1874) auch auf
anderen Gebieten thätig. Aus seiner eigenen Feder rühren noch verschiedene
Beschreibungen von Apparaten, Empfehlungen des Glycerin etc. her. Posthum
erschien die „*Maladies chirurgicales du penis*", von G. VOELKER und P. CYR
(Paris 1877). — Mit GIRAUD-TEULON hatte D. Untersuchungen über den Hypnotismus (1860) mit SAINT-VEL den grossen „*Traité clinique des maladies de
l'utérus*" (1876) bearbeitet. (S. diese.)   Red.

    *De Martini, Antonio de M., geboren in Palma (Prov. Caserta) am
26. Februar 1815, wurde in Neapel, wo er seine Studien, mit politischen Schwierigkeiten kämpfend, vollendete, 1836 zum Doctor promovirt. Er widmete sich mit
Vorliebe den physiologischen Studien und docirte mehrere Jahre privat Physiologie,
bis er 1860, nach dem Sturze der bourbonischen Herrschaft, zum Professor der
Physiologie an dem damals noch bestehenden Collegio medico di Napoli und 1861
zum ord. Professor der allgemeinen experimentellen Pathologie an der Universität
Neapel ernannt wurde. Eines seiner grössten Verdienste besteht eben darin, die
experimentelle Pathologie in Neapel begründet zu haben. Er ist gegenwärtig einer
der angesehensten Aerzte der Stadt und consultirender Arzt der Königin und seit
1882 auch Senator des Königreichs. Er hat viele wichtige Schriften veröffentlicht,
worunter besondere Erwähnung verdienen: „*Sur la direction de la circulation
de Jacobson et sur les rapports entre la secrétion de l'urine et celle de la
bile, chez les reptiles*" (Comptes rend. de l'Acad. de sc. 1841) — „*Sul foramen
occipitale, sito ed inclinazione, nelle razze umane e nelle scimie antropomorfe*"
(Atti della R. Acad. medico-chirurg. di Napoli, 1842) — „*Ricerche sperimentali
sulla natura di fermenti fisiologici, considerati come fisio-microbi*" (Rendiconto dell' Acad. 1843) — „*Sull' ovulazione spontanea della donna e delle
femmine dei mammiferi, osservazioni ed esperienze*" (Atti dell' Acad. 1844) —
„*Sur la formation des spermatozoides chez les poissons cartilagineux*" (Ann.
des Sc. natur., Paris 1846) — „*Die Reflexbewegung der Extremitäten und der
gestreiften rothen Muskeln, die man durch Reizung der Eingeweide erhalten
kann*" (VALENTIN'S Bericht über die Leistungen in der Physiologie, 1847) —
„*Compendio di embriologia*" (1849) — „*Elementi di osteologia e sindes-
mologia dell' uomo e degli animali domestici*" (1852) — „*Guida alla fisiologia patologica*" (1863) — „*Esperienze sulla degenerazione grossa da affie-
volita respirazione*" (Rendiconto dell' Acad. 1879).   Cantani.

    Demetrius. Mehrere griechische Aerzte führen diesen Namen: 1. Demetrius
von Apamea (Δημήτριος ὁ Ἀπαμεύς), ein hervorragender Schüler des XEROPHILUS,
schrieb ein umfangreiches Werk: „*De passionibus*", das CAELIUS AURELIANUS
oft citirt; ferner über die Symptome der Krankheiten („*Liber signorum oder
σημειωτικόν*"). Scharfsinnig ist seine Lehre von den Blutungen, deren er vier
Arten unterscheidet: Durchschwitzen des Blutes durch die unverletzten Gefässe,
Anastomose, Zerreissung und Fäulniss der Gefässe. Auch als Geburtshelfer scheint
er Bedeutendes geleistet zu haben, wie aus seiner von SORANUS (II, 54 R.) mitgetheilten Theorie der Dystokien zu ersehen ist. — 2. Demetrius, der Archiater
Marc Aurel's, der denselben auf seinem Feldzuge gegen die Germanen begleitete. —
3. Demetrius Pepagomenus, der Leibarzt des griechischen Kaisers Michael
Palaologus (1261—1282), ist der Verfasser einer Schrift über die Gicht („περὶ
ποδάγρας", ed. BERNARD, Lugd. Bat. 1743) und einer Abhandlung über die Pflege
und die Krankheiten der Jagdfalken („περὶ τῆς τῶν ἱεράκων ἀνατροφῆς; τε καὶ
θεραπείας", ed. RIGALTIUS, Paris 1612).

    Cael. Aurel. acut. I, pag. 2; III, pag. 249; chron. II, 10. — Galen, XIV, 4.
                                                         Helmreich.

Demichelis, s. DE MICHELIS.

Demme, Vater und Söhne, zu Bern. — Der Erstere, Hermann D., war 1802 zu Altenburg geboren, studirte anfänglich Theologie und Philologie, später Medicin und wurde 1830 zu Würzburg Doctor mit der pathologisch-anatomischen Inauguralschrift: „Ueber ungleiche Grösse beider Hirnhälften" (1881). Während der polnischen Insurrection 1831 war er einige Zeit als ordinirender Arzt und Chirurg im Alexander-Hospital zu Warschau thätig, kehrte zu Ende des Jahres 1831, nach dem Falle Polens, nach Deutschland zurück und liess sich in Altenburg nieder. 1832 begleitete er als Schiffsarzt eine Gesellschaft von Auswanderern nach Pennsylvanien, besuchte 1833 Paris und wurde darauf zum Prof. e. o. der Anatomie an der neu errichteten Universität Zürich ernannt. Später wurde er Prof. ord. der Chirurgie und Director der chirurgischen Klinik in Bern. Ausser Aufsätzen in v. GRAEFE'S und v. WALTHER'S Journal hat er noch geschrieben: „Ueber endemischen Cretinismus" (Bern 1840, m. 1 Taf.) — „Ueber Entstehung und Verhütung von Rückgratsverkrümmungen in den Berner Mädchenschulen" (Bern 1844). Er starb am 18. Januar 1867.

Der ältere Sohn, Karl Hermann D., war 1831 geboren, studirte in Bern, wurde daselbst Doctor, verfasste die gekrönte Preisschrift: „Ueber die Veränderungen der Gewebe durch Brand. Ein Beitrag zur pathologischen Histologie" (Frankfurt a. M. 1857, m. 2 Taff.) und wurde Privatdocent der pathologischen Chemie und Anatomie in Bern. Er schrieb noch: „Beobachtungen über Carcinosis miliaris acuta" (Schweizerische Monatschr. 1858) — „Beiträge zur pathologischen Anatomie des Tetanus und einiger anderen Krankheiten des Nervensystems" (Leipzig und Heidelberg 1859, m. 1 Taf.), war 1859 während des Krieges in Italien in den dortigen Kriegs-Lazarethen thätig, wobei er namentlich mit dem berühmten Chirurgen LUIGI PORTA aus Pavia in Berührung kam und gab darauf heraus: „Militär-chirurgische Studien in den italienischen Lazarethen von 1859" (2 Abthlgn., Würzburg 1861; neue Aufl. 1864); ferner eine mit eigenen Anmerkungen und solchen des Verfassers versehene Uebersetzung der Schrift von L. PORTA: „Die Blasensteinzertrümmerung" (Leipzig 1864, mit 9 Taff.). Ausserdem Aufsätze in VIRCHOW'S Archiv (1861) über extracranielle Blutcysten; in der Würzburger med. Zeitschr. (1861, 62) über Tracheostenosis per compressionem, compressive Kropfstenosen der Trachea; in der Schweizerischen Zeitschr. für Heilk. (1862, 63) über Transfusion in der Militärchirurgie, Luxation einer Beckenhälfte, über Glossitis; im Archiv für klin. Chirurgie (1862) und der Wiener Medicinal-Halle (1864) über Osteomyelitis spontanea diffusa, Osteomyelitis epiphysaria multiplex u. s. w. — 1864 wurde er in einen Criminalprocess in Betreff der Vergiftung des Schwiegervaters seiner Verlobten, Trümpy, verwickelt, jedoch freigesprochen. Er ging darauf mit seiner Verlobten nach Italien und starb mit derselben in der Nacht vom 28.,29. November 1864 zu Nervi bei Genua durch eingenommenes Gift.

Callisen, XXVII, pag. 248. — Dechambre, XXVI, pag. 643.   Gurlt.

Der jüngere Sohn, *Rudolf D., geboren in Bern am 12. Juni 1836, besuchte zunächst die Berner Universität, dann Wien, Paris und London. Er war anatomischer Assistent bei VALENTIN, klinischer Assistent bei BIERMER; 1859 wurde es promovirt. Seit Sommer 1862 wirkt er als Arzt des Jenner'schen Kinderspitales und Professor der Klinik und Poliklinik der Kinderkrankheiten (bis 1877 als Privatdocent dieser Fächer) in Bern. Grössere Arbeiten: „Ueber Myocarditis und perniciösen Icterus" (Schweiz. Zeitschr. für Heilk.) — „Jahresberichte des Jenner'schen Kinderspitales von 1862 an" — „Erkrankungen der Schilddrüse" und „Anaesthetica" (in GERHARDT'S Handbuch der Kinderkrankheiten) etc.   Red.

Demokedes, aus Kroton in Unteritalien, floh, wie es heisst, vor dem Zorne seines Vaters nach Aegina, wo er bald die dortigen Aerzte an Geschicklichkeit übertraf, so dass er von den Aegineten mit einem Jahresgehalt von einem Talent öffentlich angestellt wurde. Nach kurzem Aufenthalt in Athen, wo er

hundert Minen erhielt, trat er gegen ein Honorar von zwei Talenten bei Poly-
krates von Samos in Dienst. Nach dem Sturze desselben (gestorben 522 v. Ch.)
kam er als Sklave an den persischen Hof nach Susa, wo er den König Darius
Hystaspis von einer gefährlichen Verrenkung des Fusses, welche seine ägyptischen
Aerzte ohne Erfolg behandelt hatten, curirte. Auch Atossa, des Königs Gemalin,
befreite er von einem krebsartigen Brustgeschwür. Trotzdem er sich dadurch die
Gunst des Königs und grosse Reichthümer erworben hatte, konnte er die Heimat
nicht vergessen. Unter dem Vorwande, dem Darius als Kundschafter Dienste zu
leisten, erlangte er die Rückkehr und schlug in seiner Vaterstadt seinen bleibenden Wohnsitz auf.

> Herod., III, 125, 129–137. — Suidas s. h. v.
> Helmreich. — Cantani.

Demokrates, Servilius D., s. DAMOKRATES.

Demokritos, aus Abdera, um 460—370 v. Chr., Zeitgenosse des HIPPO-
KRATES, der bekannte Urheber der Atomenlehre, hat in seinen zahlreichen Schriften,
deren Echtheit freilich, von einigen wenigen abgesehen, mehr oder minder zweifel-
haft ist, auch medicinische Probleme erörtert, weshalb ihn Manche zum Lehrer des
HIPPOKRATES machten. Unter den von DIOG. LAERT., IX, 46 aufgeführten
Schriften D.'s scheinen folgende medicinischen Inhalts gewesen zu sein: 1. „περὶ
ἀνθρώπου φύσιος" — 2. „περὶ λοιμῶν ἢ λοιμικῶν κακῶν" — 3. „πρόγνωσις" (über
Prognosen) — 4. „περὶ διαίτης" — 5. „περὶ πυρετοῦ καὶ τῶν ὑπὸ νόσου βησσόντων".
PLINIUS erwähnt eine Schrift: „De effectu herbarum" und „De vi ac natura
chamaeleontis", CAELIUS AURELIANUS citirt Stellen aus Democrit (de Emprostho-
tonicis, de Opisthotonicis und de Elephantiacis) und GELLIUS kannte ein Werk D.'s:
„περὶ ῥυσμῶν ἢ λογικῶν κακῶν", in welchem als Heilmittel gegen die meisten Krankheiten die Musik (incertiones tibiorum) empfohlen wurde. Keine dieser Schriften
kann unbestritten als echt bezeichnet werden, da SUIDAS nur zwei Werke D.'s
anerkennt und schon von den Alten ausdrücklich bezeugt wird, dass zahlreiche
literarische Erzeugnisse gewissenloser Fälscher unter D.'s Namen umliefen. Ein
solches Product ist die dem D. untergeschobene Schrift des BOLOS MENDASIOS:
„περὶ συμπαθειῶν καὶ ἀντιπαθειῶν", die auf uns gekommen ist (gedruckt bei
Fabricius, Bibl. graeca, IV, c. 29).   Helmreich.

Demons. Ausser einem im 16. Jahrhundert in Amiens berühmten Arzte D.
existiren mehrere gleichnamige dieses Jahrhunderts, von denen jedoch keiner Hervorragendes geleistet hat. A. D. war 1872—1878 Mitherausgeber des „Bordeaux
médical".   Red.

Demorgan, s. DE MORGAN.

Demosthenes 1. mit dem Beinamen Philalethes, Schüler des ALE-
XANDER PHILALETHES, schrieb ein aus drei Büchern bestehendes Werk über den
Puls, das GALEN rühmend erwähnt. — 2. Von einem Demosthenes aus Massilia
führt GALEN ein Recept gegen Carbunkeln an, eine im narbonensischen Gallien häufig
vorkommende Krankheit (la charbon provençale). — 3. Am berühmtesten ist der
Augenarzt Demosthenes, dessen (verschollene) Schrift („Liber ophthalmicus")
ORIBASIUS in seiner Synopsis excerpirte und noch SIMON von Genua (1270—1303)
benutzte. Fragmente bei ORIB., Synops. VIII, 42 und 43 (περὶ χημώσεως und
περὶ φλυκταινῶν), SIMON JANUENSIS und MATTHÄUS SYLVATICUS. Die Identität der
drei D. oder wenigstens der beiden letzteren ist wahrscheinlich.

> Galen, VIII, 727; XIII, 856.   Helmreich. — Magnus.

Demours, zwei berühmte Ophthalmologen. Der ältere Pierre D. wurde
1702 zu Marseille geboren, wo sein Vater Apotheker war. Er studirte zu Avignon
und Paris Medicin und machte im Jahre 1728 zu Avignon das Doctorexamen.
Nach Absolvirung seiner Studien liess er sich in Paris nieder, woselbst er 1730
zum Demonstrator und Aufseher des naturhistorischen Cabinetes bei dem königlichen

Garten ernannt wurde; doch bekleidete er diese Stelle nur zwei Jahre, um
dann einer Aufforderung ANTOINE PETIT'S Folge zu leisten, der ihn zur Unterstützung bei seinen anatomischen Arbeiten an seine Seite rief. Diese Berufung
führte ihn vollständig der Ophthalmologie zu und diesem Zweig der Medicin
widmete er jetzt seine ganze Thätigkeit, sowohl in wissenschaftlicher, wie auch
in praktischer Beziehung. Besonders war es die Anatomie des Auges, die D. mit
Erfolg bearbeitete; seine Untersuchungen über die Chorioidea, Cornea, Humor
vitreus u. s. w. vermehrten die Kenntnisse, die man über diese Gewebe besass, in
hohem Grade. Unter dem Namen „lame cartilagineuse de la cornée" beschrieb
er die innere Basalmembran der Hornhaut (Lettre à M. PETIT, Paris 1767 und
Mém. de l'Acad. 1768, pag. 177), die in Folge dessen wohl auch den Namen
DEMOURS'sche Haut trägt. Allein wegen dieser Entdeckung gerieth er mit JEAN
DESCEMET (s. diesen) in einen sehr lebhaft geführten Streit. Es entbrannte
zwischen beiden Autoren nunmehr eine sehr heftige Polemik, die von den Jahren
1769 bis 1771 die französischen wissenschaftlichen Journale nicht zur Ruhe kommen
liess. Die Geschichte scheint zu Gunsten DESCEMET'S entschieden zu haben, wenigstens ist der Name „Membrana Descemetii" der gebräuchlichere geworden. Durch
seine Erfolge als praktischer Augenarzt erwarb D. sich inzwischen einen so grossen
Ruf, dass er zum königlichen Oculisten ernannt wurde. Auch die Akademie
der Wissenschaften nahm ihn unter die Zahl ihrer Mitglieder auf. Er starb am
26. Juni 1795. Ein Verzeichniss seiner Schriften findet man in Nouvelle Biographie générale, Bd. XIII, pag. 622. Uebrigens war er auch als Uebersetzer
sehr thätig und hat verschiedene Arbeiten aus dem Englischen in das Französische
übertragen. — Der Sohn, Antoine-Pierre D., wurde am 16. December 1762
geboren. Er wandte sich nach dem Vorbilde seines Vaters schon früh vollständig
der Augenheilkunde zu und gewann sowohl durch seine wissenschaftliche, wie
besonders durch seine praktische Thätigkeit grossen Ruf. Er wurde Augenarzt
Ludwig XVIII. und Karl X. Ganz besonderes Verdienst erwarb er sich
dadurch, dass er die von HIMLY empfohlene Anwendung mydriatischer Mittel bei
Augenoperationen, speciell bei Extraction des Staares und bei Keratonyxis, nicht
allein sofort praktisch verwerthete, sondern eigentlich die allgemeine Einführung
derselben in die französische Oculistik veranlasste. Uebrigens war er ein sehr
gewandter und kühner Operateur und hat als solcher der augenärztlichen Chirurgie,
speciell der Iridektomie, grosse Dienste geleistet. Die von ihm nach dem WENZEL-
schen Verfahren mit dem besten Erfolg an einem an Leucom erblindeten Mann
ausgeführte künstliche Pupillenbildung erregte das grösste Aufsehen nicht nur in
Frankreich, sondern in ganz Europa. Und wenn D. auch weder die Idee zu
einer künstlichen Pupillenbildung selbst gehabt, noch auch das Operationsverfahren
angegeben hat, so hat er doch durch die Sicherheit, mit der er diese Operation zu
einer Zeit ausgeführt hat, wo dieselbe eigentlich noch als ein Curiosum angesehen
wurde, der Einführung der Iridektomie in die Augenheilkunde den Weg gebahnt
und ihre Indicationen gezeigt. Wie gross übrigens das Staunen über die erste
von ihm ausgeführte Iridektomie war, geht am besten daraus hervor, dass einzelne
Journale, so z. B. die Gothaische gelehrte Zeitung 1801, Nr. 52, im Ernst ver-
sicherten: D. sei im Stande, Erblindeten künstliche Augäpfel einzusetzen, mit denen
dieselben etwas vermöchten. Von seinen Arbeiten seien besonders hervorgehoben: „Mémoire sur l'opération de la cataracte" (Paris 1784) — „Observations sur une pupille artificielle, ouverte tout auprès de la sclerotique"
(Paris 1800) — „Traité des maladies des yeux" (Paris 1818, 3 Bde.) —
„Précis historique et pratique sur les maladies des yeux" (Paris 1821). Er
starb am 4. October 1836 aus Kummer über den Tod seines Sohnes, der bei
einer Fahrt auf der Seine verunglückte.

Ein vollständiges Verzeichniss seiner Arbeiten findet man bei Callisen V.

Magnus.

Dendy, Walter Cooper D., gegen 1790 geboren, in London medicinisch ausgebildet, 1814 Chirurg am dortigen Kinderhospital, beschäftigte sich mit Hautkrankheiten, besonders auch, soweit sie das Kindesalter betreffen, als Specialität. 1860 lebte er noch, sein Todesjahr ist unbekannt. Ausser vielen Artikeln casuistischen Inhalts in der Lancet, im Lond. med. and. phys. Journ., Psychological Journ. etc. rühren von ihm her: „*Treatise on the cutaneous diseases incident to childhood* (London 1827) — „*Ueber die Verhütungen und Heilcur der Hydrophobie*“ (Augsburg 1825) — „*Practical remarks on the diseases of the skin etc.*“ (London 1838) — „*The physiology of mystery*“ (London 1841) — „*On the cerebral diseases of children etc.*“ (London 1848).

Hahn bei Dechambre.   Red.

Deneux, Louis Charles D., geboren den 25. August 1767 zu Heilly, Departement Somme, gestorben den 28. October 1846, ein Verwandter und Schüler BAUDELOCQUE's, war von 1823 bis zur Juli-Revolution 1830 Professor der geburtshilflichen Klinik in Paris. In Folge der Reorganisation der medicinischen Facultät nach dieser Revolution verlor er sein Amt und lebte von da an in stiller Zurückgezogenheit seinen Studien. Er schrieb: „*Essai sur la rupture de la matrice pendant la grossesse et l'accouchement*“ (Paris 1804, 4.) — „*Recherches sur la hernie de l'ovaire*“ (Paris 1813) — „*Considérations sur les propriétés de la matrice*“ (Paris 1818) — „*Mém. sur la sortie du cordon ombil. pendant le travail de l'enfantement*“ (1820) — „*Recherches sur la cause de l'accouchement spontané après la mort*“ (Daselbst 1823) — „*Observation sur une tumeur fibreuse de l'utérus expulsée dans le vagin après un avortement au terme de quatre mois, et prise pour l'arrière-faix*“ (1839, 4.) — „*Mémoire sur les tumeurs sanguins de la sulve et du vagin*“ (Paris 1830).

Vergl. Siebold's Gesch. der Geb. Bd. II, pag. 713.   Kleinwächter.

Denis, Jean-Baptiste D., zu Paris im 2. Jahrzehnt des 17. Jahrhunderts geboren, studirte in Montpellier und wurde bei seiner Rückkehr nach Paris Professor der Philosophie und Mathematik, gleichzeitig aber auch königlicher Leibarzt. 1664 begründete er öffentliche Conferenzen, in denen über Gegenstände dieser drei Fächer disputirt wurde. 1673 machte er eine Reise nach England. D. hat den Ruf, nicht nur experimentell am Thiere, sondern auch zu curativen Zwecken am Menschen die Transfusion ausgeführt zu haben. Hierauf bezieht sich der Haupttheil seiner Schriften, die als Briefe in Pariser Journalen (Jahrg. 1667 — 1668), aber auch in monographischer Form gleichzeitig erschienen. Die übrigen handeln über Astrologie, eine wunderbare Heilquelle in Polen und andere naturwissenschaftliche Curiositäten. D. starb am 3. October 1704.

Dict. hist. II.   Red.

Denisot, Gérard D., Dr. Paris 1548, gestorben 1594, ist nur erwähnenswerth wegen seiner eleganten „*Hippocratis Aphorismi versibus graecis et latinis expositi*“ (aufgefunden von G. JOLY, in Druck gegeben von J. DENISOT, Paris 1634).

Chéreau bei Dechambre.   Red.

Denman, Thomas D., nimmt unter den englischen Geburtshelfern des 18. Jahrhunderts eine hervorragende Stellung ein. Als er sich der Geburtshilfe widmete, hatte er bereits ein ziemlich bewegtes Leben hinter sich. Er stammte aus Bakewell in der Grafschaft Derby, woselbst er am 27 Juni 1733 als Sohn eines Apothekers das Licht der Welt erblickte. Seinen ersten Studien lag er in seiner Vaterstadt ob, worauf er als Gehilfe in das Geschäft seines Vaters eintrat. 1752 verlor er als 19jähriger Jüngling seinen Vater. Nach dessen Tode verblieb er noch zwei Jahre in dem Geschäfte, dem nun sein älterer Bruder vorstand. 1754 begab er sich nach London, wo er durch drei Jahre hindurch Medicin studirte. Nach dieser Zeit nahm er Dienst in der königlichen Marine, bei der er bis zu dem 1763 erfolgten Frieden von Paris verblieb. Durch diesen Frieden um seine Stelle gebracht, ging er wiederum nach London, wo er sich unter SMELLIE und HUNTER dem Studium der Geburtshilfe widmete. Hierauf liess er sich in Winchester als Arzt nieder, nachdem er früher den Doctorgrad an der schottischen Universität erworben hatte. Das Glück war ihm aber auch in dieser Stellung nicht hold. Er begab sich zum drittenmale nach London, um da sein Glück zu suchen. Lange musste er hier mit Entbehrungen und selbst mit Noth ringen, bis er endlich durch Verwendung CAVENDISH's und DRAKE's die Stelle des Chirurgen an einer königlichen Yacht erhielt. Von da an lächelte ihm endlich das Glück. Er errang sich eine einträgliche geburtshilfliche Praxis und errichtete eine Privat-Entbindungs- sowie Lehranstalt, die von vielen Schülern aufgesucht wurde. Sein Name wurde durch seine Praxis und seine Werke bekannt, so dass sein Ruhm und Ansehen immer mehr wuchs. Die Folge davon war die Aufnahme als Mitglied in mehrere wissenschaftliche Gesellschaften und die Anstellung als Geburtshelfer am Middlesex-Hospital. An Ehren reich zog er sich 1791 in das Privatleben zurück und brachte von da an sein Leben glücklich und zufrieden in Feltham zu, woselbst er auch 1815 starb. — Trotzdem bereits nahezu 100 Jahre seit D.'s klinischem Wirken verflossen sind, wird sein Name heute noch immer genannt, wenn von der Selbstentwicklung, der Einleitung der künstlichen Frühgeburt und dem Puerperalfieber gesprochen wird. Er war nämlich der Erste, welcher eine Reihe eigener und fremder Beobachtungen mittheilte, in denen bei bestehender Querlage und vorgefallener oberer Extremität die Wendung auf den Steiss durch die blossen Naturkräfte erfolge und auf diese Erfahrungen hin gestützt von forcirten Wendungsversuchen bei abgeflossenen Wässern warnte und das Abwarten der Selbstwendung oder Selbstentwicklung anempfahl. Ebenso rührt von ihm die Trennung der Wendung von der Extraction her, indem er als Erster in England anrieth, die Expulsion der Frucht nach gemachter Wendung womöglich der Natur zu überlassen. Was die künstliche Frühgeburt anbelangt, so war D. der Erste, welcher dieser damals neuen Lehre ein eigenes Capitel in seinem Lehrbuche widmete und uns die ersten Nachrichten über diese Operation auf englischem Boden gab. Er sprach sich durchaus billigend für diesen operativen Eingriff aus. Das grösste Verdienst aber erwarb sich D. dadurch, dass er die Uebertragungsfähigkeit des Puerperalfiebers auf dem Wege der Aerzte und Hebammen entdeckte. Allerdings wusste seine Zeit die Bedeutsamkeit dieser Entdeckung nicht zu schätzen und mussten 100 Jahre beinahe verfliessen, bis dieselbe allgemeine Anerkennung fand, doch wird dadurch der Ruhm seiner Entdeckung nicht geschmälert. Die Werke, die er verfasste, sind folgende: „An essay on puerperal fever" (London 1768; deutsche Uebersetzung Altenburg 1777) — „An essay on natural labour" (London 1786) — „Introduction to the practice in midwifery" (Daselbst Bd. I, 1787; Bd. II, 1795; weitere Auflagen 1801, 1806, 1816; deutsche Uebersetzung Zürich und Leipzig 1791, 8., besorgt von JOHANN JAKOB RÖMER; französische von J. F. KLUYSKENS, Gand. 1802, 8., ein classisches Werk) — „Aphorism. on the applicat. and use of the forceps and vectis in premat. lab." (London 1788, 1817) — „Collect. of Engrav. to illustrate the generat. and part. etc." (Daselbst 1791, fol. und 1815, fol.) — „Engraving of two ut. polyp." (Daselbst 1801, fol.) — „Observat. on the rupt. of the ut. etc." (Daselbst 1810) — „Observat. on the cure of cancer" (Daselbst 1814).

Kleinwächter.

Denonvilliers, Charles-Pierre D., berühmter Anatom und Chirurg zu Paris, war daselbst am 4. Februar 1808 geboren, studirte von 1836 an Medicin, wurde 1837 Doctor mit der These: „Propositions et observations d'anatomie, de physiologie et de pathologie", concurrirte viermal um die Stelle als Prosector, wurde 1839 Professeur agrégé und 1840 Chirurg am Central-Bureau der Hospitäler, 1841 Chef des travaux anatomiques. Seine chirurgische Concurs-These (1839) war: „Déterminer les cas qui indiquent l'application du trépan sur les os du crâne".

Seit 1833 hielt er fast ohne Unterbrechung Curse über descriptive und chirurgische Anatomie, wie über Operationslehre, 1849, nach dem Tode von BRESCHET, erhielt er den Lehrstuhl der Anatomie, nachdem er bereits das Museum der Facultät durch seine schönen, sehr zahlreichen und trefflich conservirten Präparate bereichert hatte, wie er auch dafür sorgte, dass in den Präparirsälen grössere Sauberkeit und Ordnung hergestellt wurde. Seine anatomischen Vorlesungen waren durch ihre Klarheit und Gediegenheit ausgezeichnet und ermangelten alles Gepränges. Obgleich er ein vortrefflicher Operateur war und namentlich in plastischen Operationen excellirte, war er doch dem Publicum wenig bekannt, weil er die Praxis nicht suchte. Von seinen Schriften führen wir, ausser einer anatomischen Concurs-These: *„Comparaison des deux systèmes musculaires"* (1846), an: *„Description des os malades du musée Dupuytren"* (Paris 1842, mit Atlas, 18 Taf.), das von ihm in Gemeinschaft mit AUGUSTE BÉRARD und GOSSELIN herausgegebene *„Compendium de chirurgie pratique"* (3 Bde. Paris 1845—61) und den zusammen mit GOSSELIN verfassten *„Traité théorique et pratique des maladies des yeux"* (Paris 1855). Ausserdem eine Anzahl von Artikeln im Dict. des études médicales pratiques u. s. w. 1858 wurde er zum Inspecteur général de l'instruction publique für die Medicin und zum Mitgliede des bezüglichen Conseil supérieur ernannt, wodurch er Gelegenheit fand, an der Vervollkommnung des medicinischen Unterrichts thätigen Antheil zu nehmen. Häusliche Unglücksfälle trübten die letzten Jahre seines Lebens bis zu seinem am 5. Juli 1872 plötzlich erfolgten Tode.

Sachaile, pag. 234. — F. Guyon in Union méd. 3. Sér. T. 14, 1872, pag. 55; T. 17, 1874, pag. 141, 153, 197, 233. — Dechambre, XXVI, pag. 743. Gurlt.

Denyau. Vater und Sohn. Der Erstere, Mathurin D., aus Vendôme, Dr. med. 1635 und 1680 gestorben, schrieb in den Jahren 1633—1635 Mehreres über das Lachen, über Uterusschmerzen, putride Fieber u. dgl. — Alexandre-Michel D., 1637—1712, Chirurgien du roi, Decanus ad honorem und wie sein Vater als Praktiker hochberühmt, publicirte 1657—1658 einige Schriften, darunter *„Estne solus sanguis puris corporis alimentum?"*

Chéreau bei Dechambre. Red.

Denys, Jacobus D., wahrscheinlich im Jahre 1670 in Leyden geboren, war einige Jahre in Indien als Chirurg wirksam und etablirte sich nach seiner Rückkehr in seinem Geburtsort, sehr protegirt durch BOERHAAVE, der ihn „insignis artifex obstetricandi" nannte. Er wurde 1720 zum städtischen Geburtshelfer und 1725 zum Lehrer der Hebammen ernannt. Im Jahre 1730 veröffentlichte D. *„Heelkundige aanmerkingen over den steen en het snyden van denzelven"*, wodurch er sich in einen Streit verwickelte mit A. TITSINGH, und 1733 *„Verhandelingen over het ampt der vroedmeesters en vroedvrouwen"*, ein „bonus et laude dignus liber" nach HALLER, worin er die Aenderungen, welchen der Uterus in der Schwangerschaft unterliegt, zum ersten Male genau beschrieben hat. Es ist mir nicht gelungen, sein Todesjahr ausfindig zu machen. C. E. Daniëls.

Depaire, Jean-Baptiste D., aus Tourruine (Brabant), am 18. October 1824 geboren, in Brüssel ausgebildet, zeichnete sich als Lehrer der Chemie und als gerichtlicher Chemiker aus. In seiner Stellung als Professor der praktischen und theoretischen Pharmacie und Toxikologie an der Brüsseler Universität und „Pharmacien du roi" erlangte er bald die Mitgliedschaft des obersten Gesundheitsrathes, sowie die Titularmitgliedschaft der königlich belgischen Akademie und trat mit einer beträchtlichen Anzahl von hygienischen Berichten und chemisch wichtigen Mittheilungen in die Oeffentlichkeit. Die *„Recherches chimiques des poisons metalliques"* und *„Nouvelle méthode pour le dosage de l'urée"* seien besonders genannt. van den Corput. — Red.

Depaul, J.-A.-H. D., geboren 1811 zu Pau, kam als 17jähriger Jüngling nach Paris und wurde hier nach Ueberwindung vieler Schwierigkeiten Externe des hôpitaux 1834, Interne titulaire 1836, Dr. med. 1840, Aggrégé 1847, Chirurgien des hôpitaux 1853. Als Mitglied der beiden Akademien seit 1852 nahm er an den Discussionen vielfach und lebhaft Theil. Sein Arbeitsfeld war während dieser Zeit ein ziemlich mannigfaltiges gewesen, indem er über Puerperalfieber, animale Vaccination, vaccinale Syphilis, Intrauterinpessarien etc. grössere und kleinere Abhandlungen veröffentlicht hatte. 1862 concurrirte er mit Erfolg um den Lehrstuhl der geburtshilflichen Klinik und leistete hier im Lehrfache ebenso Ausgezeichnetes, wie vorher in seinen Specialcursen an der École pratique. Auch setzte er mit ausserordentlichem Fleiss die Publicationen über einzelne klinische Themen fort, so über: Cephalhämatom, viscerale Syphilis, hereditäre Syphilis, Wiederbelebung scheintodt geborener Kinder, Aderlässe während der Schwangerschaft, Uterusfibrome als Geburtshinderniss, Placentarhämorrhagien etc. Endlich verdienen ausdrückliche Hervorhebung sein: „Traité théorique et pratique de l'auscultation obstétricale" (Paris 1847) — „Leçons de clinique obstétricale professées a l'hôpital des cliniques" (Paris 1872—1876) und die „Archives de tocologie, des maladies des femmes etc.", welche er von 1874—1881 herausgab. — D. starb im October 1883.

Gaz. hebd. 1883, Nr. 43.   Red.

Depré, Johann Friedrich D., aus Mainz, in der zweiten Hälfte des 17. Jahrhunderts geboren, trat zuerst in den Jesuiten-, darauf in den Augustiner-Orden ein. Dann erst entschloss er sich zur Medicin und wurde zu Erfurt 1701 Doctor derselben. Zu Neustadt in der Pfalz wurde er später Amtsarzt und kehrte von da 1717 nach Erfurt zurück, um den dortigen Lehrstuhl für Anatomie, Botanik und Chemie zu übernehmen (als Nachfolger EYSEL'S). Titularleibarzt des Kurfürsten zu Mainz wurde er 5 Jahre vor seinem Tode, der 1727 erfolgte. — D. hat eine ungemein grosse Anzahl von Schriften (63) aus allen Gebieten der Pathologie und Therapie hinterlassen, bezüglich deren, da keine sich besonderen Ruf erworben hat, lediglich auf die sogleich zu nennende Quelle verwiesen werden muss.

Hahn bei Dechambre.   •   Red.

Derby. Drei amerikanische Aerzte, von welchen der älteste George D., 1819—1874, über die Schwindsucht im Staate Massachusetts (Boston 1867), dann Mehreres über Anthracitkohle etc. schrieb. — *Hasket D., Augenarzt in Boston, veröffentlichte: „Eine Analyse von 61 Staaroperationen" (Boston 1871) — „Die Behandlung der Kurzsichtigkeit mit Atropin" (New-York 1875) und später — 1879, resp. 1882 — noch einige Arbeiten über diese beiden Themata. — *Richard H. D. studirte zu Wien und publicirte daselbst 1869 eine Abhandlung „Zur Anatomie von Prurigo". Nach Amerika zurückgekehrt, schrieb er noch: „Color blindness and its acquisition through the abuse of alcohol and tobacco" (New-York 1871) und „Progressive myopia and its operative cure" (N. Y. med. Journ. 1873).   Red.

De Renzi, Salvatore de R., 1800 zu Paterno im Primipato Ulteriore des neapolitanischen Ex-Königreichs geboren, studirte in Neapel, wo er zum Doctor promovirte und bald darauf Spitalsarzt wurde. Im Jahre 1836 war er Sanitäts-inspector zur Zeit der Choleraepidemie, lehrte allgemeine Pathologie und Hygiene im Collegio medico und wurde 1860 zum ord. Professor der Geschichte der Medicin ernannt, welche Stellung er bis zum Jahre 1872 inne hatte, in welchem er am 25. Februar nach langem Krankenlager starb. — Seine Hauptwerke, welche für die Geschichte der Medicin immer von hohem Werthe bleiben werden, sind die „Collectio Salernitana", in 5 Bänden (1852—1859 herausgegeben) und die „Storia documentata della scuola Salernitana" (1857), worin er den lateinischen Ursprung dieser medicinischen Schule, ohne hebräische oder arabische Importation, nachwies, obgleich der Anfang derselben zeitlich nicht festzustellen sei. Das dem HIPPOKRATES zugeschriebene Buch „De vetere medicina" wurde von ihm dem ALCMAEON VON CROTON revindicirt. Ein umfangreiches Werk ist ferner die „Storia *della medicina italiana"*, in 5 Bänden (1845—1848); auch wären noch viele kleinere Schriften, grösstentheils historischen Inhalts, zu erwähnen, wie die *„Storia delle epidemie contemporanee"*, — *„Il Secolo XIII e giovanni da Procida"* u. A. m.

Cantani.

Derncott. Der englische Anatom D.-G. D., der am anatomischen Theater zu Windmill-Street lehrte, verdient Erwähnung wegen seiner beiden Illustrationswerke über Arterien (London 1824—1827, resp. 1827) und *„A description of the reflections of the peritoneum and pleura, with diagrams"* (Daselbst 1827).

Hahn bei Dechambre. Red.

De Roy, s. DUROI.

*****Deroubaix,** Louis-François-Joseph D. (DE ROUBAIX), zu Estaimpuis (Hennegau) am 11. März 1813 geboren, wurde bei seiner Doctorpromotion — 1836 — durch ein Reisestipendium der belgischen Regierung ausgezeichnet und unmittelbar nach seiner Rückkehr in Brüssel zuerst als Prosector und bald darauf als Professor der Anatomie angestellt. 1850 zum Chirurgen des Hospitals St. Jean ernannt, erwarb er sich seitdem den Ruf eines der besten Operateure und die Mitgliedschaft der belgischen, sowie mehrerer berühmter ausländischer wissenschaftlichen Corporationen. — Unter seinen zahlreichen Schriften verdienen besondere Betonung: *„Nouveau procédé pour la cure radicale des hernies"* (mit Figg.; Brüssel 1854) — *„Des accidents qui peuvent être la suite des grandes opérations etc."* (Daselbst 1857) — *„Des sutures au point de vue technique"* (Daselbst 1859; Figg.) — *„Clinique chirurgicale de l'hôpital St. Jean de 1877—1879"* — *„Traité des fistules urogénitales de la femme"* (Brüssel 1870, mit Figg.; preisgekrönt von der Pariser Acad. de méd). — Auf chirurgischem Gebiet sind noch die bereits 1836 erschienene Behandlung der Knochenbrüche, neue Verfahren zur Beseitigung der Trichiasis (1862), Operationsmethode der Dammnaht (1864), der Nasenpolypen, auch ein von D. erfundener Nadelhalter und Fadenschnürer erwähnenswerth. Auf anderen Gebieten sind die *„Réflexions sur l'esprit scientifique en Belgique"* (Brüssel 1876) — der *„Discours sur le recrutement des professeurs dans le haut enseignement"* (Bull. de l'acad. de méd. 1876), sowie eine ältere hygienische Schrift: *„De l'avenir des villes et de Bruxelles en particulier au point de vue de l'assainissement"* (Brüssel 1866) namhaft zu machen.

van den Corput. — Red.

De Sanctis, Tito Livio de S., geboren am 10. Juli 1817 in S. Martino di Chieti, von einer armen Familie abstammend, ging, von einem Onkel unterstützt, um zu studiren nach Neapel, wo wegen der von der damaligen Regierung den Jünglingen aus der Provinz gesetzten Schwierigkeiten, an der Universität zu studiren, er in die Malerakademie eintrat und neben der Malerei bei den Privatdocenten alle medicinischen Vorlesungen besuchte. Da er in der italienischen Literatur sehr bewandert war, betheiligte er sich, von den Nothwendigkeiten des Lebens gedrungen, einem Concurse als Professor der italienischen Literatur und erhielt die Stelle. Nach Vollendung seiner medicinischen Studien wurde er auch Marinechirurg, lehrte dann als Privatdocent Chirurgie, von einer grossen Anzahl Studenten besucht, und wurde 1860 mittelst Concurses ord. Prof. der chirurgischen Pathologie an der Universität Neapel. Er war einer der besten Lehrer der medicinischen Facultät und besonders auch wegen der schönen Sprache bei den Vorlesungen sehr beliebt und trug viel zum wissenschaftlichen Fortschritt der neapolitanischen Chirurgie bei. — Als Schriftsteller war de S. besonders in den medicinischen Journalen „Raccoglitore" und „Morgagni" thätig, in welchem letzteren er das chirurgische Fach redigirte. Viele wichtige Artikel verdankt ihm die „Enciclopedia medica" der Firma VALLARDI, und besonders hervorzuheben ist sein Lehrbuch: *„Trattato di Pathologia chirurgica"*. Trotz seiner bedeutenden medicinischen Thätigkeit als Arzt und Schriftsteller verliess er bis zum letzten Augenblicke weder die Malerei, noch seine Lehrkanzel der Literatur, noch seine Stellung als Chirurg des Marinecollegiums. Von einem Herzschlag überrascht, starb er in Neapel am 8. Februar 1883.

Cantani.

Desault, Pierre D., zu Bordeaux, war 1675 zu Arzac im Béarn geboren, studirte anfänglich auf der Universität zu Pau, dann unter SERIS und TARTAS zu Bordeaux, wo er Doctor wurde. 1697 begab er sich nach Paris, besuchte vier Jahre lang die dortigen Hospitäler und hörte die Vorlesungen von DUVERNEY und TOURNEFORT. Nach Bordeaux zurückgekehrt, wurde er 1704 Mitglied des dortigen Collegiums der Aerzte, dessen Syndicus er von 1718—20 war und gehörte bald zu den gesuchtesten Aerzten. Es rühren von ihm her: *„Nouvelles découvertes concernant la santé et les maladies les plus fréquentes"* (Paris 1727), ferner eine *„Diss. sur les maladies vénériennes, contenant une méthode de les guérir sans flux de bouche, etc."* (Bordeaux 1733), in welcher er sich, im Gegensatze zu ASTRUC, bei der Behandlung der Syphilis gegen die Nothwendigkeit, Salivation herbeizuführen aussprach. Andererseits behandelte er aber auch Krankheiten, die mit der Syphilis in keinem Zusammenhange stehen, indem er einen solchen annahm, mit Mercurialeinreibungen. Es sind ferner von ihm noch bekannt: *„Diss. sur la goutte et la méthode de la guérir radicalement, etc."* (Paris 1725; 1728) — *„Diss. sur la pierre des reins et de la vessie, avec une méthode simple et facile pour la résoudre etc."* (Paris 1736), zu welchem Zwecke er die innerliche und äusserliche Anwendung der Wässer von Barèges empfahl. Diese Arbeiten erschienen gesammelt als *„Dissertations de médecine"* (3 Bde., Paris 1735—38). Er starb 1737.

Biogr. méd. I, pag. 431. — Dict. hist. II, pag. 54. G.

Desault, Pierre-Joseph D., zu Paris, sehr berühmter Chirurg, war am 6. Februar 1744 zu Magny-Vernais, einem Dorfe bei Lure (Haute-Saône), geboren, wurde von einem dortigen Chirurgen in die Lehre genommen, besuchte darauf drei Jahre lang zu Belfort die dortigen Militär-Hospitäler und kam 1764 nach Paris, woselbst er ein Schüler von ANTOINE PETIT, LOUIS, MORAND, SABATIER wurde und das Collége de chirurgie, sowie die Hospitäler besuchte. Nebenbei ertheilte er, um seine Subsistenzmittel zu verbessern, mathematischen Unterricht, von 1766 an auch Curse in der Anatomie, später in der Chirurgie, mit der Unterstützung von LA MARTINIÈRE und LOUIS. Er wurde bei diesen Vorträgen der Schöpfer der chirurgischen Anatomie in Frankreich. In dieser Zeit erfand er den bekannten, nach ihm benannten Schlüsselbeinbruchverband, empfahl statt der sichelförmigen Amputationsmesser die geraden, schränkte überhaupt die Amputation, ebenso wie die Trepanation auf das Aeusserste ein, brachte die seit PARÉ in Frankreich in Vergessenheit gerathene unmittelbare Unterbindung der Arterien (statt der Umstechung) wieder zu Ehren, erklärte sich bei Aneurysmen für die Unterbindung der Arterie an der peripherischen Seite, wenn die centrale Unterbindung nicht möglich war, und gab noch mancherlei andere Verbesserungen an. Nach einer 10jährigen Lehrthätigkeit wurde er 1776 Mitglied des Collége de chirurgie und darauf auch, auf Betreiben seines Protectors LOUIS, Mitglied der Acad. royale de chirurgie, bei welcher Gelegenheit er über das von LOUIS in Frankreich eingeführte HAWKINS'sche Gorgeret die Dissert. *„De calculo vesicae urinariae, eoque extrahendo, praevia sectione, ope instrumenti Hawkinsiani emendati"* (1776, 4.) verfasste. 1782 wurde er zum Chef-Chirurgen der Charité ernannt und wurde dadurch seinem Genie neue Wege eröffnet, indem er seine früheren Erfindungen zu vervollkommnen und neue zu machen Gelegenheit fand. Während er 6 Jahre lang in der Charité die Chirurgie ausübte, vernachlässigte er seine anatomischen Curse nicht und wurde 1788 an das Hôtel-Dieu, in einen noch grösseren Wirkungskreis versetzt, der ihm auch in der Privatpraxis die erste Stelle unter den Pariser Chirurgen sicherte. Dabei widmete er dem Hospitaldienste und dem Unterrichte die grösste Sorgfalt, schlief jede Nacht, obgleich er ein eigenes Haus besass, im Hospital und um 8 Uhr Morgens war die Visite bereits beendigt, an die sich die Klinik,

Operationen, Sectionen u. s. w. schlossen, die bis Mittag dauerten. Um 6 Uhr Abends kehrte er nach dem Hospital zurück, um es nicht mehr zu verlassen, eine zweite Visite zu machen und eine Abend-Vorlesung über Anatomie und Operations-lehre zu halten. Er hat damit die erste chirurgische Klinik in Frankreich und die am besten geleitete in Europa geschaffen und bald strömten auch die Schüler aus dem Auslande nach Paris, um seine Klinik zu besuchen, indem er zur Zeit des Ausbruches der Revolution als der erste Chirurg Europa's galt. Das von ihm in's Leben gerufene, von seinen Schülern redigirte „Journal de chirurgie" (Deutsche Uebers. u. d. T.: „Desault's auserlesene chirurgische Wahrnehmungen u. s. w." 12 Bde., Frankfurt a. M. 1791—1806) erschien 1791—1792 in 4 Bänden, die seine Lehren fast vollständig enthalten. Obgleich 1792 zum Mitgliede des Comité de santé des armées, dem er gute Dienste leistete, ernannt, entging er der Verfolgung nicht, sondern wurde 1793, mitten aus seiner Vorlesung heraus, verhaftet, jedoch nach 3 Tagen wieder in Freiheit gesetzt. Im folgenden Jahre wurde er bei der an Stelle der Faculté de médecine und des Collége de chirurgie in's Leben getretenen École de santé zum Professor der chirurgischen Klinik ernannt, obgleich er durchaus nicht mit der durch jene Schule angebahnten Vereinigung der Medicin und Chirurgie einverstanden war. Kurz vor seinem am 1. Juni 1795 (13 prairial an 3) nach einem Kranksein von nur wenigen Tagen erfolgten Tode hatte er auch noch den erkrankten, im Tempel gefangen gehaltenen unglücklichen Sohn L u d w i g's XVI. besuchen müssen. — D. hat sehr wenig selbst geschrieben. Der von ihm zusammen mit seinem Freunde CHOPART herausgegebene „Traité des maladies chirurgicales et des opérations qui leur conviennent" (2 Bde., Paris, an 4.) rührt von CHOPART her und enthält nur seine Ideen und seinen von XAV. BICHAT verfassten Lebens-lauf. Von BICHAT wurden seine „Oeuvres chirurgicales, ou exposé de la doctrine et de la pratique de . . . ." (3 Bde., 1798—1803; 3. Ausg. 1813; 1830; deutsch u. d. T.: „Desault's chirurgischer Nachlass", von G. WARDENBURG, 2 Bde., Göttingen 1799, 1800; engl. Uebers. von EDW. DARRELL SMITH, Philadelphia 1814) und von J.-J. CASSIUS ein seinen Vorlesungen entnommener „Cours théorique et pratique de clinique externe" (2 Bde., Paris 1803) herausgegeben.

  D e s c u r e t in Biogr. méd. I, pag. 432. — A l p h. G u é r i n im Bulletin de l'Acad. de méd. 2. Sér., T. V, 1876, pag. 996.   G u r l t.

  Desbois de Rochefort, L o u i s D. d e R., französischer Praktiker von grossem Rufe, war zuerst Arzt bei St. Barbe, darauf Arzt am Hôpital de la Charité. Er ist Verfasser des Werkes: „Cours élémentaire de matière médicale, suivi d'un précis de l'art de formuler" (Paris 1789; nach seinem Tode von M. CORVISART DES MARAIS herausgegeben, machte berechtigtes Aufsehen und erlebte mehrere Auflagen). — D. de R. starb in Paris 1786.   U n g e r.

  Desbordeaux, P i e r r e - F r a n ç o i s - F r é d e r i c D., zu Caën am 16. März 1763 geboren, wurde in seiner Vaterstadt ausgebildet und promovirt. Wenige Jahre nach seiner Promotion wurde er zum Aggrégé, sehr bald auch zum Professor der Therapie berufen. Später noch Arzt des Irrenhospizes, sowie Oberarzt des Hospitales in Caën, starb er daselbst am 25. Juli 1821 mit Hinterlassung von „Nouvelle orthopédie etc." (Paris 1805) und einer Dissertation über die epidemischen Fieber in Europa und ihre Prophylaxe.

  Dict. hist. II.   R e d.

  Desberger, A n t o n D., geboren in München am 8. December 1789, war bayrischer, später preussischer Militärarzt und lebte in München, Berlin und Bonn. Seine Schriften sind nicht unbedeutend. Ausser einem Schwangerschaftskalender (Berlin 1827, Gotha 1831), cultivirte er das Gebiet der Geburtshilfe mit „Biargruna" (Name für eine Runentafel, die Schrift enthält die Beschreibung und Abbildung des „Pelvimeter pluriformis", Berlin 1824). Später erschien „Archaeologia medica Alcorani medicinae historiae symbola" (Gotha und Erfurt 1831) — „Tod,

Scheintod und Begräbnisswesen" (Erfurt 1833) — *„Vergleichende Zootomie der Jagd- und Forstthiere"* (Gotha 1834).

Hahn bei Dechambre. Red.

Descartes, René D. DUPERRON (CARTESIUS), im engeren Sinne niemals ärztlich thätig gewesen, aber für die Geschichte der Medicin von bedeutendem Einflusse, ist zu Lahaye (Touraine) 1596 geboren und starb in Stockholm 1650. Nachweisbar hat er sich jahrelang mit physiologischen Problemen im engeren Sinne beschäftigt und auch die Pathologie nicht unberücksichtigt gelassen. Diese Bestrebungen fielen wohl vornehmlich in die Zeit, nachdem er (aus dem Jesuiten-Collegium la Flèche ausgetreten und nach einer kurzen Periode ausschweifenden Lebens in Paris) sich Zwecks einsamen Studiums in die Vorstadt St. Germain zurückgezogen hatte. Das sonstige Skelet seines Lebens, seine Kriegsdienste bei den Niederländern, den Bayern und Kaiserlichen, seine Reisen, sein von der Welt zurückgezogenes und doch unruhiges Leben in Holland, seine durch die Revolution unter Karl I. vereitelte Berufung nach England, sowie seine Uebersiedlung an den schwedischen Hof (1649), die er nur ein Jahr überlebte, steht für unser Interesse ebenso in zweiter Reihe, wie die Bedeutung, welche D. als Vertreter, resp. Begründer der dogmatistischen Richtung oder als „Vater der neueren Philosophie" hat. Bei seinem ,Streben jedoch, die Philosophie durch die Verbindung der logischen und der mathematischen Methode, des synthetischen und analytischen Verfahrens, zur Sicherheit der Mathematik, zur „Mathesis universalis" zu erheben, zog er auch die Medicin soweit in den Kreis seiner Betrachtungen, wie sie im Folgenden kurz wiedergegeben sein mögen.

Das Attribut der Körper soll die Ausdehnung, das unseres Geistes das Denken sein. Denn Gewicht, Schwere, Farbe und alle anderen Modi des Körpers sollen ohne Verletzung seines Wesens aufgehoben werden können. Verdünnung und Verdichtung ist nur Veränderung der Gestalt; Quantität, Raum oder innerer Ort mit Ausdehnung identisch, daher es auch keinen leeren Raum giebt. Atome, d. h. untheilbare Theile der Materie, sind undenkbar, da sie, wenn auch noch so klein, immer ausgedehnt, also theilbar gedacht werden müssen. Das Quantum der einen unbegrenzten Materie bleibt ewig dasselbe; ebenso das der ihr von Gott anerschaffenen Bewegung, denn — Gott ist unveränderlich. — Durch die mannigfachen Bewegungen, die Wirbel, welche Gott, die erste Ursache, erregte, erklären sich alle Erscheinungen. Jedes Ding strebt, in seinem Zustande zu beharren, bis es durch ein anderes daraus verdrängt wird; jeder Theil der Materie bewegt sich, soviel an ihm liegt, in gerader Richtung; die Bewegungsgrösse ist gleich dem Product aus Masse und Geschwindigkeit. — Die ursprüngliche Richtung, in welcher die Moleküle sich bewegen, die geradlinige, verwandelt sich, sobald jene ihren Ort verlassen, in die kreisförmige, weil alle benachbarten Moleküle an die leer gewordene Stelle sich hindrängen. — Die Durchführung dieser Sätze führte D. auf die Entdeckung von der Gleichheit des Einfalls- und des Reflexwinkels und auf die Refraction des Lichtes. Durch die Sätze: „Die Summe der Bewegung in der Natur ist unabänderlich" und „Wärme verwandelt sich in Bewegung, Bewegung in Wärme", erscheint er als Vorläufer der Lehren von der Constanz der Kraft und dem mechanischen Aequivalent der Wärme. — So fasst also D. die Bewegung nicht als eine nothwendige Bestimmung (Attribut) der Materie, sondern als einen erst von aussen an sie herangebrachten Zustand. Er hatte sich, wie er sagt, vorgenommen, Alles mechanisch, mit Ausschliessung der Zwecke, zu betrachten, oft nennt er seine ganze Philosophie Physik, wie denn auch sein Hauptwerk „Le monde" heissen sollte. Alle Pflanzen und Thiere, auch der Mensch sind Maschinen, das eigentliche Lebensprincip (Seele) ist das Blut, dessen flüchtigste Theilchen im Gehirn sich sammeln und als Lebensgeister die Nerven durchzittern. In der Zirbeldrüse (Gland pinéal) laufen alle Nervenenden zusammen. An diesem Punkte sind auch Leib und Geist, Ausdehnung und Denken, die sonst Gegensätze sind, verbunden. Der Geist, eine beschränkte Substanz, denkt immer; seine Ideen sind dem Ursprunge nach gemachte, angeflogene und angeborene, der Form nach active (des Willens) oder passive (der Vorstellung), dem Inhalte nach adäquate oder inadäquate. Die angeborenen sollen (nach Obigem) stets adäquat sein; durch kritiklose Bejahung angeflogener und gemachter Ideen entsteht der Irrthum, der also Sache unseres Willens ist. 'Die niedrigste Freiheit scheint ihm Indifferenz des Wollens, die höchste die zur Gewohnheit gewordene Unmöglichkeit des Irrens zu sein. — Der Dualismus tritt am stärksten in dem Verhältniss hervor zwischen dem Geist und dem Leibe. Beide, „so verschieden wie Eis und Feuer", sind nur durch ein Wunder Gottes zur „Compositionseinheit" verknüpft, d. h. so, dass keiner den andern unmittelbar, sondern nur vermittelst der Zirbel beeinflusst. Des D. Satz, dass die körperlichen Verrichtungen auf Bewegungen der festen (molekularen) und der flüssigen Gebilde beruhen, ist die Wurzel der beiden medicinischen Systeme, welche das 17. Jahrhundert und einen grossen Theil des 18. beherrschten: des „iatrophysischen" und „iatrochemischen". Die physiologischen Ansichten von D. stimmen mit denen der Aerzte seiner Zeit überein, insbesondere gehört er zu den entschiedensten Anhängern HARVEY's. Die Fähigkeit der Muskeln zur Bewegung beruht auf den in ihnen eingeschlossenen „Lebensgeistern", die Bewegung selbst wird erregt durch die vom Gehirn her in die Muskeln einströmenden „Lebensgeister". — D.'s Hauptwerk, in dem sich auch der grössere Theil seiner hier recapitulirten Physiologie findet, sind die „Principia philosophiae" (Amsterdam 1644, in 4. und viele spätere Ausgaben). Seine sämmtlichen Werke sind zuletzt zu Paris 1857 erschienen.

Red.

Descemet, Jean D., wurde am 20. April 1732 zu Paris geboren und starb am 17. October 1810 in seinem Landhause bei St. Denis. Er war Arzt und Botaniker und vertrat sowohl die Anatomie, als wie auch die Botanik an der Universität. Besonders bekannt hat er sich in ärztlichen Kreisen durch seine anatomischen Arbeiten über das Auge gemacht; vorzüglich sei die Entdeckung der hinteren Basalmembran der Hornhaut, der nach ihm sogenannten Membrana Descemetii, die ihm einen ehrenvollen Namen in der Ophthalmologie sicherte. Allerdings war diese seine Entdeckung insofern nicht ganz unbestreitbar als sein volles Eigenthum anzusehen, als auch DEMOURS (s. diesen) auf dieselbe Anspruch machte; doch scheint D. in der That zuerst jene Membran beschrieben zu haben, und zwar in seiner Dissertation: „An sola lens crystallina cataractae sedes?" (Paris 1758). Er verfocht diese seine Prioritätsansprüche gegen DEMOURS wiederholt in französischen Journalen, in welchen diese Polemik während der Jahre 1769—1771 sich abspielte. Die napoleonische Zeit suchte der Gelehrsamkeit D.'s dadurch gerecht zu werden, dass das neu errichtete kaiserliche Lyceum ihn berief. Doch konnte er diese ihm übertragene Stelle nur kurze Zeit verwalten und musste sich 1808 in Folge der mit seinem hohen Alter verknüpften Gebrechlichkeit zurückziehen. Zwei Jahre später starb er. Er hinterliess ausser seinen medicinischen Arbeiten noch verschiedene Werke botanischen Inhaltes.

Magnus.

Deschamps, J. Fr. L. D., bekannter französischer Chirurg, geboren 1740 in Chartres, starb in Paris 1824. Unter MOREAU, dem damaligen Chefchirurgen des Hôtel Dieu, in die Chirurgie eingeführt, wurde er 1787 Chefchirurg an der Charité und einer der vier consultirenden Operateure Napoleon's I. Im Jahre 1811 gelangte er an Stelle SABATIER'S in's Institut. — Auf wissenschaftlichem Gebiete ist D. hauptsächlich bekannt durch sein Werk: „Traité historique et dogmatique de l'opération de la taille" (Paris 1796—1797). Unger.

Deschizaux, Pierre D., französischer Arzt und Botaniker, geboren in Mâcon 1687, gestorben 1728 in Paris, bereiste mit Unterstützung Peter's I. von Russland Russland und Persien, um die Flora dieser Länder zu studiren und einen botanischen Garten in St. Petersburg anzulegen. Vgl.: „Mémoire pour servir à

11

l'instruction de l'histoire naturelle des plantes de Russie et à l'etablissement d'un jardin botanique à St. Petersbourg" (Paris 1724).   Unger.

Descleux, L o u i s - C y p r i e n D., aus Thoiry (Seine-et-Oise), 1801—1875, war zu Montfort-Amaury Arzt des Hospitals und ist erwähnenswerth wegen seiner *„Entretiens sur l'hygiène, à l'usage des campagnes"* (Paris 1861; in 4. Aufl. Daselbst 1864). Er schrieb noch Mehreres über Kinderhygiene und erregte die Aufmerksamkeit auch durch die Monographie: *„Influence de l'état moral de la société ·sur la santé publique"* (Paris 1865).
H a h n bei D e c h a m b r e.   Red.

Descourtilz, M i c h e l - É t i e n n e D., bei Pittiviers am 25. November 1775 geboren, nach 1836 gestorben, wurde in jungen Jahren als Arzt und Naturforscher nach St. Domingo geschickt, wo er in den Aufständen mühsam sein Leben rettete und 1802 floh. Nach seiner Promotion 1814 war er Arzt am Hôtel-Dieu de Baumont und zog sich später nach Paris zurück, wo er Präsident der Linnée-Gesellschaft war. D. hat neben seinen botanischen Schriften und einigen Reisewerken auch medicinische Arbeiten publicirt, unter denen ein *„Cours d'électricité médicale"* (Paris 1832) und eine hygienische Anweisung für Europäer in Westindien (Paris 1816, 2. Aufl. 1830) Erwähnung verdienen. Ein Lieblingsthema D.'s scheint die Impotenz in der Liebe — von ihm sowohl in seiner These, als in einer späteren Monographie (1831) behandelt — gewesen zu sein, von der er die Anaphrodisie und die Agenesie wissenschaftlich unterschieden zu sehen wünscht.
H a h n bei D e c h a m b r e.   Red.

Desessartz, J e a n - C h a r l e s D., zu Bragelogne am 26. October 1729 geboren, verweigerte die Aufnahme in eine Jesuitenschule, promovirte in Rheims und liess sich zunächst in Villers-Cotterets, dann in Noyon nieder. Nach 15jähriger praktischer Thätigkeit siedelte er nach Paris über, wurde hier Professor, später auch Decan der Faculté de médecine und betheiligte sich als solcher an dem Kampfe gegen die Gründung der Soc. royale de méd. Als Mitglied des Institut de France starb D. am 13. April 1811. — Mit seiner fleissigen Feder hat er eine Reihe von Aufgaben der Medicin theils gründlicher bearbeitet, theils mehr gestreift. Viele seiner Schriften haben jedoch rein zu Vorkommnissen in seinem Amte Bezug, so die Nekrologe, eine Reihe Disputationen und Mémoires. Umfangreicher sind: *„Traité de l'éducation corporelle des enfans en bas âge"* (Paris 1760) — *„Observations sur la complications de la petite vérole avec des dartres etc."* (Paris 1779; ein zweites bezügliches Mémoire 1801; ein drittes, die Mercurbehandlung vorzugsweise betreffend, gleichzeitig) — *„Mémoire sur le croup"* (Paris 1807). Auch sind von ihm eine Reihe von Berichten über herrschende Krankheiten in der holländischen und französischen Armee, ein Bericht über die Gelbfieberinvasion in Livorno (in den Recueils der Soc. de méd. VII, IX, XXIII). Eine grosse Reihe seiner früheren Arbeiten, besonders aber auch die meist therapeutische Gegenstände behandelnden seiner späteren Zeit, sind in einer Sammlung (Paris 1811 erschienen) vereinigt.
Dict. hist. II.   Red.

Desgaultiére. Der V a t e r, P h i l i p p e - B.-R a y m o n d D., 1765 in Lyon geboren, Dr. Montp., wurde 1804 zum Arzt des Hôtel-Dieu in Lyon, 1806 zum Professor der dortigen inneren Klinik ernannt. Als er 1840 starb, hinterliess er an Schriften: *„Discours sur les dangers de l'esprit de système dans l'étude et dans l'exercice de la médecine"* (Lyon 1806) — *„Considérations physiologiques sur les crises"* (Journ. compl. du Dict. des sc. méd. 1820); Hospitalberichte der obgenannten Anstalt für die Jahre 1813—1815. — Der S o h n, H e n r y D., der nach einer sehr gedeihlichen ärztlichen Wirksamkeit in Lyon daselbst 1872 starb.
H a h n bei D e c h a m b r e.   Red.

Desgenettes, R é n é - N i c o l a s - D u f r i c h e Baron D., 1762 zu Alençon geboren, kam früh auf die Pariser Universität, besuchte mehrere zu jener Zeit berühmte Hochschulen des Continents und empfing 1789 zu Montpellier den medicinischen Doctorhut. 1793 trat er in die französische Armee ein, machte schnell Carriére und die ägyptische und syrische Campagne bereits als Médecin en chef der Orientarmee mit. 1802 nach Paris zurückgekehrt, nahm er hier eine gleich hervorragende Stellung an den Militär-Hospitälern ein und 1804 wurde er als General-Inspecteur des Militär-Sanitätswesens angestellt und bald darauf zum ausserordentlichen Professor der medicinischen Physik und Hygiene an der École de santé (späteren Faculté de méd. de Paris) berufen. D. entfaltete in dieser Stellung durch Inspectionsreisen und Vorträge eine bedeutende Wirksamkeit, machte auch die Feldzüge nach Preussen, Polen und Spanien mit und fiel während der russischen Campagne in Gefangenschaft. Erst 1814 kehrte er, vielfach wegen seiner napoleonischen Sympathie angefeindet, nach Paris zurück und erlangte während der 100 Tage noch einmal die Stellung eines Chefarztes in der Armee. Nach N a p o l e o n ' s Gefangenschaft musste er eine Zeit lang mit bedeutend niedrigeren Stellungen vorlieb nehmen, bis 1810 eine königliche Ordre ihn wieder in seine Stellung beim Militär-Sanitätswesen einsetzte, und er im Anschluss daran eine Reihe hervorragender akademischer und organisirender Ehrenplätze wieder erhielt. Sein Wunsch, Chefarzt des Invalidenhauses zu werden, wurde jedoch nicht gewährt. — D.'s Schriften, abgesehen von den casuistischen, sind: *„Tentamen physiologicum de vasis lymphaticis"* (Montpellier 1789) — *„Analyse du système absorbant ou lymphatique"* (Daselbst 1791) — *„Observations sur l'enseignement de la méd. pratique dans les hôpitaux de la Toscane"* (Journ. de méd. de Paris 1792) — *„Réflexions générales sur l'utilité du l'anatomie artificielle"* (Ebenda 1793) — *„Fragment d'un mémoire sur les maladies qui ont regné à l'armée d'Italie"* (Ebenda 1797) — *„Histoire médicale de l'armée d'Orient"* (Paris 1802). Ausserdem viele vortreffliche Gelegenheitsreden, Uebersetzungen aus dem Italienischen, eine Sammlung sämmtlicher Schriften über Gelbfieber u. dgl.

Biogr. méd. III. R e d.

Desgranges, J e a n - B a p t i s t e D., wurde zu Mâcon 1751 geboren. Zuerst hier, dann in La Rochelle ausgebildet, begab er sich zur Fortsetzung medicinischer Studien nach Lyon und wurde hier bald Interne des Hôtel-Dieu. 1779 wurde er dem dortigen Collége royal de chirurgie aggregirt, 1788 erlangte er das Doctorat der Universität Valencia und fing an, in Lyon unbeschränkte Praxis zu treiben. Zahlreich waren die Gelegenheiten, bei welchen die Academie royale de chirurgie Arbeiten D.'s mit Preisen krönte; in gleicher Weise ehrten ihn später die Soc. royale de méd. von Paris und die von Montpellier. In dem kurzen Empörungskriege Lyons und als dasselbe von den republikanischen Truppen belagert wurde, fungirte D. als Chefchirurg, musste sich dann auf 9 Jahre nach Bern flüchten und kehrte erst 1802 nach Lyon zurück. Er betheiligte sich darauf noch an der Gründung der dortigen Société de méd. und starb am 23. September 1831. In seinen Schriften regte D. zum Theil gemeinnützige Themata an; so befürwortete er ein Etablissement für Aufnahme und Rettung Ertrunkener (Lyon 1790), nachdem er viel früher bereits populäre Rathschläge zur Wiederbelebung scheintodter Kinder gegeben (Daselbst 1777). Seine *„Réflexions sur la section de la symphyse des os pubis"* (Daselbst 1790) wurden von BAUDELOCQUE warm gelobt. Später schrieb er über die Anwendung des Mutterkorns (Montpellier 1822) und veröffentlichte viele casuistische Beiträge im Journ. de méd., chir. et pharm. (älterer und der von CORVISART herausgegebenen Serie), sowie im „Mémorial des hóp.", in den „Ann. de la soc. de méd. pratique de Montpellier" und im „Journ. gén. de méd". Es handelt sich darin meistens um interessante Vergiftungs- und Operationsfälle. Den Gegenstand der Fürsorge für die Ertrunkenen nahm er noch einmal auf in dem kurzen *„Avis sur l'administration des secours aux personnes noyées"* (Lyon 1804).

Dict. hist. II. R e d.

11*

Desjardins, Jean D. (HORTENSIUS oder DE HORTIS), stammte aus Laon, widmete sich zuerst humanistischen Studien und erst später der Medicin. Er promovirte 1519, wurde Professor an der medicinischen Schule zu Paris und Arzt Franz' I. Sein Ruf in der Behandlung von Krankheiten aller Art war ein bedeutender. 1549 starb er.

Unger.

Designatianus. Unter den Autoren, aus denen er sein umfangreiches Werk „De medicamentis" zusammengetragen, nennt MARCELLUS EMPIRICUS in der Vorrede einen D. und schickt seinem Werke unter den „Epistolae diversorum de qualitate et observatione medicinae" auch einen Brief des HIPPOKRATES an den König Antiochus voraus, dessen Uebersetzer sich Largius D. nennt. Da nun MARCELLUS den grössten Theil des Werkes des SCRIBONIUS LARGUS („Compositiones medicamentorum") in seine Receptensammlung wortgetreu aufgenommen hat, ohne jedoch denselben zu nennen, hielt man den D. mit SCRIBONIUS LARGUS für ein und dieselbe Person und machte einen Scrib. Largus D. daraus. Vor einer solchen Identificirung hätte schon die grosse Verschiedenheit der Sprache des SCRIBONIUS LARGUS und der von Largius D. übersetzten „Epistolae" abhalten sollen.

Helmreich.

Desinnocens, G. D., französischer Chirurg, der um die Mitte des 16. Jahrhunderts in Toulouse mit viel Geschick und Erfolg wirkte. Unter seinen Schriften ist nennenswerth: „Ostéologie où histoire générale des os du corps humain" (Bordeaux 1604).

Unger.

Desirabode, Vater und Söhne, berühmte Zahnärzte in Paris. Der Vater, Antoine-Malagou D., war 1781 zu Angoulême geboren, wurde 1815 Officier de santé-dentiste und war Leibzahnarzt des Königs. Er verstand es, den mechanischen Theil seiner Kunst mit dem wissenschaftlichen in sachgemässer Weise in seinen, zusammen mit seinen beiden Söhnen, herausgegebenen „Nouveaux élémens complets de la science et de l'art du dentiste" (2 Bde. 1843; 2. Ausg. 1845; engl. Uebers. in der American Library for Dental Science, Baltimore 1847), welches das vollständigste Lehrbuch seiner Zeit war, zu vereinigen. Er war einer der Ersten, die sich mit der Orthopädie der Zähne beschäftigten und reichte über dieselbe 1844 dem Institut eine Denkschrift ein. — Der älteste Sohn, Edouard D., wurde 1838 zu Paris Dr. med. mit der These: „La sortie des dents de sagesse", während der jüngere Bruder, Alphonse D., für das Werk seines Vaters die bibliographischen Studien angestellt hat.

Sachaile, pag. 238.

G.

Deslandes, Léopold D., aus Paris, 1797—1852, war Mitarbeiter an verschiedenen Unternehmungen encyclopädischen Charakters und schrieb ein „Manuel d'hygiène publique et privée" (Paris und Montpellier 1826; spanisch 1827); ferner über Entzündung (1824), Pockenpusteln (1825), Vergiftungen durch Lösung von Indigo in Schwefelsäure (gleichzeitig), über Selbstmord durch Erhängen (1824), über Onanismus und andere geschlechtliche Missbräuche (1834).

Chéreau bei Dechambre.

Red.

Deslon, Charles D. (D'ESLON), ein enthusiastischer Anhänger des animalischen Magnetismus und Verehrer MESMER's, den er indessen später aus egoistischen Motiven bekämpfte. Er starb 1786.

Unger.

Desmarres, Louis-Auguste D., zu Paris, berühmter Augenarzt, war am 22. September 1810 zu Evreux geboren, studirte in Paris, wurde daselbst 1839 Doctor, war mehrere Jahre Chef de clinique und Privatsecretär des damals berühmtesten Pariser Augenarztes SICHEL, gründete 1841 eine Privat-Augenklinik, die nacheinander in verschiedenen Stadttheilen sich eines immer grösseren Zuspruches von Patienten, und namentlich von Zuhörern aus dem In- und Auslande erfreute, unter denen ALBRECHT v. GRAEFE (1849) der berühmteste wurde. Er hat das

Verdienst, in die Ophthalmologie richtigere chirurgische Principien, als vorher in derselben üblich waren, eingeführt zu haben, indem er zeigte, was an chirurgischen Eingriffen, selbst bei ambulanter Behandlung, auch dem Auge geboten werden kann. Dabei hat er die Augenheilkunde, namentlich in ihrem therapeutischen Theile, mit mancherlei ihm Eigenen bereichert. Ausser einem „*Mém. sur une nouvelle méthode d'employer le nitrate d'argent dans quelques ophthalmies*", einer Anzahl von Aufsätzen in der Gaz. des hôpitaux und in den Annales d'oculistique, sowie einer Publication über seine Art der Kataraktoperation in dem Atlas des Journ. des connaissances médico-chirurgicales (1850), ist sein Hauptwerk der „*Traité théorique et pratique des maladies des yeux*" (Paris 1847; 2. Ausg. 1854—58, 3 Bde.; deutsch übersetzt, umgearbeitet und erweitert von SEITZ und BLATTMANN, Erlangen 1852). 1864 zog er sich aus seiner Klinik zurück und übertrug dieselbe seinem Sohne Alphonse D. Er starb am 22. August 1882 auf seinem Besitzthume in Neuilly (Seine).

Dechambre, XXVIII, pag. 412.   Gurlt.

Desmars, französischer Arzt in Boulogne-sur-mer und Mitglied der Akademie in Amiens. Er übersetzte einige auf die epidemischen Erkrankungen bezüglichen Werke des HIPPOKRATES und schriftstellerte überhaupt nicht wenig in den damaligen Fachblättern. — Vgl.: „*Epidémiques d'Hippocrate, traduites du grec, avec des réflexions sur les constitutions epidémiques suivir de quarante-deux histoires rapportées par les ancien médecin et du commentaire de Galien sur ces histoires etc.*" (Paris 1767).   Unger.

Desmonceaux, Priester und Arzt, geboren 1734 in Paris, gestorben 1806 daselbst. — Er benützte als Priester seine Mussestunden, um Medicin zu studiren und beschäftigte sich vorzugsweise mit den Krankheiten der Augen. Seine Kunst uneigennützig Allen widmend, die zu ihm kamen, gewann er Ruf in weiten Kreisen und selbst am Hofe Ludwig's XVI. — D. war ferner ein eifriger Propagator der Vaccination und machte sich ausserdem noch dadurch bekannt, dass er die Geistlichkeit auf das Unzukömmliche aufmerksam machte, die Neugeborenen mit kaltem Wasser zu taufen. Unter seinen Schriften sind nennenswerth: „*Lettres et observations anatomiques, physiologiques et physique sur la vie des enfants naissants*" (Paris 1775) und „*Traité des maladies des yeux et des oreilles considérés sous le rapport des quatre ages de la vie de l'homme*" (Paris 1786).
                                    Unger.

Desmoulins, Jean D. (MOLINAEUS), praktischer Arzt und Botaniker in Lyon gegen Ende des 16. Jahrhunderts. Commerson benannte ihm zu Ehren eine auf Isle de France einheimische Pflanze mit seinem Namen „Molinea". Unger.

*****Desnos**, Louis D., promovirt zu Paris 1855 mit der These: „*Sur quelques points de l'histoire des tumeurs cancéreuses pulsatiles*", wirkt als Hospitalarzt daselbst und hat noch verfasst: „*De la curabilité de la phthisie pulmonaire*" (Paris 1863) — „*De l'état fébrile*" (Daselbst 1866) und eine kleinere Schrift über Pocken (Union méd. 1870).   Red.

Desnoues, Guillaume D., im 17. Jahrhundert, französischer Chirurg und Anatomie-Professor in Genua, soll vor GRAAF und SWAMMERDAM die Kunst geübt haben, das Gefässsystem mit Wachsmasse zu injiciren und Philipp V. von Spanien einen so präparirten Kopf gezeigt haben. Man schreibt ihm „*Lettres de G. Desnoues et de Guillelmini*" (Rom 1706) zu.

Hab'n bei Dechambre.   Red.

Desormeaux, Marie-Alexander D., als Sohn des älteren Geburtshelfers D. am 5. Mai 1778 geboren, that seine ersten medicinischen Dienste auf der École de santé als sogenannter Élève salarié und Schüler DESAULT'S. Von längerem Umherziehen mit der Armee als Militärchirurge 1802 zurückgekehrt und 1804

Doctor geworden („*Précis de doctrine sur l'accouchement par les pieds*"), begann er seine specifisch geburtshilfliche Ausbildung und erlangte durch die ausgezeichnete Concursthese „*De abortu*" (1811) den Lehrstuhl BAUDELOCQUE'S. Doch gab er die praktische geburtshilfliche Stellung bald auf zu Gunsten der ihm genehmeren Stellung als Chefarzt am Hospice de la maternité, starb aber bereits am 29. April 1830. Ausser den genannten beschränken sich seine Schriften auf Fachartikel im Dictionnaire de méd. und auf Berichte, die er zu den Bull. de la soc. de l'école de méd. lieferte. Auch an der französischen Uebersetzung der Werke MORGAGNI'S hat er nur einen untergeordneten Antheil.

Dict. hist. II.   Red.

Désoudin, Jean-Gaspard-Charles D., zu Metz am 3. April 1800 geboren und am 14. Juni 1867 gestorben, Sohn des dortigen renommirten Hospitalarztes Gaspard-Antoine D. (der 1832 an der Cholera starb), trat zuerst am Val-de-Grâce in Paris, dann als Militärarzt im spanischen Feldzuge in Thätigkeit und wirkte später in seiner Vaterstadt. Seinen Neigungen folgend, beschäftigte er sich von 1852 ab nur noch mit Reisen und historischen Studien. Ausser seiner These über Coxalgie (1827) rühren von ihm Mittheilungen über die Cholera her (1832, resp. 1836 an die Soc. des sc. méd. de la Moselle gerichtet).

Hahn bei Dechambre.   Red.

Desparanches (fälschlich DESPARANGES), 1804 Dr. Paris und 1849 an der Cholera gestorben, prakticirte als Hospitalarzt in Blois und hat einige interessante Schriften verfasst, so — neben casuistischen Mittheilungen — einen „*Précis historique d'une épidémie dysentérique bilieuse*" (in der Umgebung von Blois; Journ. gén. de méd. 1818) und: „*Sur le danger de la farine de jarosse (Lathyrus cicera) dans la fabrication du pain*" (Arch. de méd. 1829).

Hahn bei Dechambre.   Red.

Despars, Jacques D. (JACOBUS DE PARTIBUS), wurde zu Tournay gegen Ende des 14. Jahrhunderts geboren. Er wirkte als Leibarzt Karl's VII. von Frankreich und des Herzogs von Burgund, sowie als Professor der Pariser Facultät und fungirte als Vertreter der Universität auf dem Constanzer Concil. Durch seine energischen Proteste gegen den Missbrauch, der seinerzeit mit Bädern getrieben wurde, zog er sich die Feindschaft der Baderzunft zu, die mächtig genug war, seine Vertreibung aus der französischen Hauptstadt zu bewirken. D. kehrte in seine Geburtsstadt zurück und starb hier 1465 als Kanonikus und Schatzmeister der Kathedrale von Tournay mit Hinterlassung der später gedruckten Schriften: „*Explanatio in Avicennae uno cum textu ipsius Avicennae a se castigato et exposito*" (London 1498) — „*Glossa interlinearis in practicam Alexandri*" (Daselbst 1504. 4.) — „*Collecta Jac. Departibus in medicina pro anatomia*" (Venedig 1507) — „*Expositio super capitulis etc.*" (1518) — „*Summula Jac. Departibus . . . . super plurima remedia ex ipsius Mesue libris excerptis*" (London 1523). — RIOLAN vindicirte dem D. ferner die erste Beschreibung des Flecktyphus und lässt ihn in Paris geboren sein. Hiergegen sprechen D.'s eigene Worte: „Ego JACOBUS DESPARS de Tornaco, magister in medicina Parisiis, exposui ad longum totum primum librum canonis Avicennae incipiens anno Domini 1432 et finiens anno 1453."

van den Corput — Red.

Despine. Die berühmteren Träger des so ausgesprochenen Namens — Jean-Henri-Adolph und Marc — schreiben sich stets D'ESPINE (s. diese). — In oben angegebener Weise schreibt sich dagegen *Prosper D., der Marseiller Psychiater in seinen Schriften „De la contagion morale etc.*" (Marseille 1870) — „*Le démon alcool etc.*" (Paris 1871) und neben mehreren kleinen ähnlichen Inhaltes der über tausend Seiten starken Monographie „*De la folie au point de vue philosophique etc.*" (Paris 1875) — und *Constant D. fils, der 1842, 1868 und 1872 Mehreres über die Bäder in Aix (Savoyen) drucken liess.   Red.

Despiney. Neben einem C. D. („*De l'arsénic considérée comme antidote des maladies infectieuses etc.*" [Paris 1871]) ist eben zu nennen F e l i x D., Arzt zu Bourg, der 1821 mit „*Recherches sur la voix*" zu Paris doctorirte und später noch „*Mélanges physiologiques*" (Lyon 1822) und ein „*Mém. sur les rétrécissemens de l'urètre etc.*" (Journ. d'agricult. lettres et arts du départ. de l'Ain, 1826) herausgab.   R e d.

Desport, F r a n ç o i s D., gegen Ausgang des 17. Jahrhunderts geboren, 1760 gestorben, machte sich um die Vereinfachung und Purificirung der Militär-chirurgie in seinem Zeitalter verdient, war Mitglied der Acad. royal de chir. und Leibchirurg der Königin. Ruf hat sonst nur sein „*Traité des plaies d'armes à feu*" (Paris 1749).

Dict. hist. II.   R e d.

Desportes, J e a n - B a p t i s t e - R e n é - P o u p p é D., zu V i t r é (Bretagne) am 28. September 1704 geboren, erlangte nach sechsjährigem Medicinstudium zu Paris seinen Doctorhut in Rheims und erhielt 1832 den Platz des Colonialarztes in St. Domingo. Mit grösstem Eifer übernahm er die Abstellung des jammervollen Zustandes, in welchem der dortige militärärztliche Dienst sich befand. Hospital-dienst, Berichterstattung, Studium der dortigen Flora wurden von ihm in einen gewissen Aufschwung gebracht. 1738 zum correspondirenden Mitglied der Acad. des sc. ernannt, starb er am 15. Februar 1748. — Erst lange nach seinem Tode (Paris 1770, in drei Bänden) erschien seine „*Histoire des maladies de Saint-Domingue*".

Dict. hist. II.   R e d.

Després, Vater und Sohn, zu Paris. — C h a r l e s - D e n i s D., der Vater, war am 6. October 1806 zu Seigneley (Yonne) geboren, studirte von 1825 an in Paris, wurde Doctor daselbst 1840 mit der These „*Du bruit de frottement péritonéal*", war 1837—44 Aide d'anatomie und Prosector, wurde 1846 Chirurg des Bureau central und später Chirurg am Bicêtre, was er bis zu seinem Tode blieb. Er war vielfach mit anatomisch-physiologischen Untersuchungen beschäftigt, die zum Theil unveröffentlicht sind. Ausserdem aber erfand er eine besondere Art von Katheterismus bei Prostata-Hypertrophie (1832), ein Repositionsverfahren bei der Oberschenkel-Luxation nach oben und hinten (1835), ein Verfahren, Prostata-Abscesse vom Mastdarm aus zu eröffnen (1857) und publicirte in den Bulletins de la Soc. anat. Untersuchungen über den Nabelbruch, die Auscultation der Unter-leibshöhle, den Bruchschnitt u. s. w. Er schrieb für vier Concurse, und zwar um eine Stelle als Professeur agrégé der Anatomie und Physiologie die Thesen: „*De la valeur du microscope dans les études anatomiques*" — „*Des gaz qui se développent dans le corps des animaux*" und um eine solche in der Chirurgie „*Des hémorrhagies traumatiques consécutives*" (1844) — „*La division con-génitale des lèvres, de la voûte et du voile du palais et leur traitement*" (1841), unter denen die letztgenannte Arbeit die bedeutendste ist. In den Comptes rendus de l'Acad. des sciences finden sich von ihm einige Mittheilungen über übele Zufälle bei der Chloroformirung. Er starb am 21. October 1860.

C h a l v e t in Bulletins de la Soc. anatom. de Paris. 35. Année. 1860, pag. 526. — D e c h a m b r e, XXVIII, pag 429.   G.

Després, E u g è n e - A r m a n d D., Sohn des Vorigen, ist zu Paris am 13. April 1834 geboren, studirte von 1855 an daselbst, wurde 1861 Doctor, schrieb ein „*Traité de l'érysipèle*" (1862), wurde 1863 Professeur agrégé stagiaire mit der These: „*De la hernie crurale*", 1864 Chirurg des Central-Bureaus der Hospitäler und versah nacheinander den chirurgischen Dienst in den Hospitälern Sainte-Périne (1865), Loureine (1865), Cochin (1872). Seine These, um Professeur agrégé der Chirurgie zu werden, war: „*Des tumeurs des muscles*" (1866). Ausserdem verfasste er: „*Traité du diagnostic des maladies chirurgicales. Diagnostic des*

tumeurs" (1868) — *„Du début de l'infection syphilitique"* (1869) — *„Est-il moyen d'arrêter la propagation des maladies vénériennes?"* — *„Du délit impuni"* (1870) — *„De la peine de mort au point de vue physiologique"* (1870) — *„Traité iconographique de l'ulcération et des ulcères du col de l'utérus"* (1870, mit Taf.) — *„Traité théorique et pratique de la syphilis etc."* (1873) — *„La chirurgie journalière"* (1877, mit Fig.) nach Vorträgen, die im Hôp. Cochin gehalten wurden, und: *„Conférence sur les causes de la dépopulation"* (1878), ein Vortrag im Trocadero-Palast während der Weltausstellung. Er hat ferner noch zusammen mit BOUCHUT ein *„Dict. de thérapeutique médicale et chirurgicale"* (1867; 2. Ausg. 1872, mit Fig.) herausgegeben. 1870 war er Chef einer Ambulanz des französischen Vereines zur Pflege verwundeter Krieger und leistete mit derselben Dienste bei Sedan, Thionville, Metz und bei der Loire-Armee.

Vapereau, 5. édit. pag. 564. — Glaeser, pag. 182. G.

Despretz, Louis-August D., nicht zu verwechseln mit dem fast gleichzeitigen berühmten Pariser Physiker und Chemiker Charles Amédée D., schrieb über Katarakt und über Croup, beide (nicht sehr bedeutend) Paris 1825. Red.

Desprez. Sechs Träger dieses Namens sind im Ind. Cat. mit je einer wenig bedeutenden These namentlich aufgeführt. Red.

Desruelles, H. M. Joseph D., Professor der Anatomie, Physiologie und der venerischen Krankheiten am Hospital Val-de-Grâce zu Paris, Ritter der Ehrenlegion, Mitglied des königl. Sanitätsraths von Schweden, der medicinischen Gesellschaften zu Paris, Lille, Metz, Strassburg, Rennes, Madrid, Kopenhagen, St. Petersburg, Stockholm, Brüssel und Antwerpen, ist weniger durch seine Monographien über *„Croup"* (Paris 1822 und 1824) und *„Coqueluche"* (Paris 1827), als durch seine Schriften über die venerischen Krankheiten bekannt. Schon im Jahre 1819 war ihm unter LARREY eine Abtheilung für Syphilitische eine Zeit lang anvertraut; 1825 übernahm er die Venerischen im Hospital Val-de-Grâce, welche er noch 1854 versah. Ein grosser Theil seiner Werke über Lues handelt von der einfachen, nicht mercuriellen, d. i. hygienischen, diätetischen und topischen Behandlung der Krankheit, namentlich der primären Formen derselben und eifert in warmen Worten gegen den derzeitigen Missbrauch des Quecksilbers, welchem er die schweren secundären und tertiären Erkrankungen der Knochen, Eingeweide, des Gefässund Nervensystems zuschreibt. Ein bleibendes Verdienst um die Wissenschaft erwarb sich D. durch die eingehende und treffende Schilderung des Wesens, der graduellen Verschiedenheit und der Ausgänge der von ihm zuerst als Balanitis, Posthitis und Balano-Posthitis benannten Affectionen, welche vorher nur sehr ungenau gekannt und unter anderen Namen beschrieben waren. Von seinen Schriften nennen wir nur: *„Mémoire sur le traitement sans mercure"* (Paris 1827, 8., pag. 170) *„Traité pratique des maladies vénériennes"* (Paris 1836, 8., pp. XLIV, 668 u. 1 Taf.; auch Brüssel 1837, 8., II. pp. XX, 605) *„Lettres écrites du Val-de-Grâce sur les maladies vénériennes"* (Troisième édition, Paris 1847, 8., pp. VIII, 264) und *„Histoire de la blennorrhoée urétrale"* (Paris 1854, 8., pp. XIV, 407, 32 u. 1 Taf.), welche auch, mit Ausnahme der letzten, in's Deutsche übertragen wurden. J. K. Proksch.

Dessen, Bernard D. v. Kronenburg (DESSENIUS), geboren zu Amsterdam 1510, begann seine medicinischen Studien in Löwen (GOOSSENS und J. HEEMS), setzte sie in Bologna und Padua fort (M. CURTIUS resp. HELIDORUS), empfing an ersterer Universität (1539) den Doctorhut und kehrte dann nach den Niederlanden zurück. In Groningen lehrte er 8—9 Jahre Medicin, wurde dann aber von J. ECHT nach Cöln gezogen, wo er hohe Vertrauensstellen erhielt und 1574 starb. Seine Bücher: *„De compositione medicamentorum"* (Frankfurt 1555; London 1556) — *„De peste commentarius vere aureus"* (Cöln 1564) — *„Defensio medicinae veteris et rationalis etc."* (gegen den Paracelsisten G. PHAEDRO gerichtet,

Cöln 1573), wurden eine Zeit lang sehr geschätzt. — D. arbeitete auch an P. HOLTZHEIM'S „Dispensarium Coloniae etc." mit.

Eloy II.   Red.

Detharding, Arztfamilie in 6 Generationen. Von M i c h e l D., der Arzt in Stralsund war, stammt direct G e o r g 1 D., in Stettin geboren, ab, der zuerst Arzt in Stralsund, dann Stadtarzt in Güstrow und Arzt des Herzogs von Mecklenburg war. Seine Schriften sind, ausser dem „Unterwiessenen Krankenwärter" (Kiel 1679), dem „Entwurf von billiger Vorsorge einer Obrigkeit zur Zeit der Pest" (Güstrow 1680) und dem „Vocabularium latino-germanicum in usum chirurgiae tyrorum" (Daselbst 1696), alchymistischen Inhaltes. — G e o r g e 2 D., des Vorigen S o h n, am 13. Mai 1671 geboren, studirte in Rostock unter GERDES und BRANSDORF. Auf seinen Reisen hörte er in Leyden NUCK, begab sich auch nach England und Frankreich und suchte bei der Rückreise Leipzig auf, das damals durch BOHN, ORTOB und RIVINUS eine so bedeutende Anziehungskraft ausübte. In Altdorf (beide HOFFMANN) doctorirte er 1695, aber nicht ohne inzwischen noch umfangreiche Reisen durch Oesterreich, Ungarn und Italien angestellt zu haben. Dann erst kehrte er zu seinem — damals in Güstrow thätigen — Vater zurück und erhielt 1697 den Lehrstuhl der Medicin in Rostock, den er bis 1732. ehrenvoll ausfüllte. Als um diese Zeit FRANKENAU in Kopenhagen starb, wurde D. sein Nachfolger. Von allen seinem Amte zukommenden hohen Ehren getragen, lebte er dort noch bis zum 23. October 1747. Die unten zuerst angegebene Quelle enthält ein vollständiges Verzeichniss seiner zahlreichen Schriften, aus denen hervorzuheben sind: „Palaestra medica, exhibens physiologica in alma Rostochiensi . . . . ventilata" (Rostock 1720, 4.) —, „Fundamenta scientiae naturalis" (Daselbst 1735, 1740, 4.) — „Fundamenta physiologica etc." (Daselbst 1735, 4.) — „Fundamenta pathologica etc." (Daselbst 1739, 4.) und endlich „Fundamenta semiologiae medicae" (Daselbst 1740, 4.). — Seinem S o h n e, George Chri- stoph 1 D., der ihm in Rostock am 10. April 1699 geboren wurde, liess George 2 D. eine womöglich noch splendidere Ausbildung zu Theil werden. Die deutschen Universitäten von Ruf wurden von ihm sämmtlich besucht, nicht weniger die namhaftesten Englands und der Niederlande. Seinen Doctorhut empfing er 1723, und als sein Vater 9 Jahre später nach Kopenhagen ging, war er gerade im glücklichsten Alter, um ihn zu ersetzen. So wirkte er in Rostock von 1733 ab bis zur Gründung der neuen Universität in Bützow (1760), wo er noch 24 Jahre in Thätigkeit blieb und mit vielen Ehren ausgezeichnet, am 9. October 1784 starb. Auch seine schriftstellerische Fruchtbarkeit ist, wie das Verzeichniss der „Biogr. méd." an den Tag legt, eine sehr bedeutende gewesen. Aus über 50 Dissertationen und Programmen ragen hervor die „Historia inoculationis variolarum etc." (Rostock 1722); die Inaugural-Dissertation: „De mortis cura" (1723) — „Centuria thesium anatomico physiologicarum" (1726; eine zweite Folge 1753) — „Programma de restitutione serosi spontanea (1739) — „Dissert. de corpore humano semper mutabili" (1752) — „Dissert. de scorbuto Megalopolensium" (1759) etc. — Endlich ist George Gustav D., Enkel des Vorhergehenden zu erwähnen, der am 22. Juni 1765 geboren, später in Rostock praktisch und wissenschaftlich thätig war. (Sein Vater, George Christoph 2 D., dritter Sohn des George Christoph 1 D., hat nichts Hervorstechendes geleistet.) Er hatte in Bützow 1783 bei seinem Grossvater Anatomie gehört, seine Studien in Berlin fortgesetzt und begab sich endlich nach Jena, wo er 1788 promovirt wurde (Dissert. über die Zange). Ausser einer „Commentatio chirurgico-obste- tricia de utero inverso" (Rostock 1788) und verschiedenen Arbeiten in STARK'S Archiv für die Geburtshilfe verfasste er das „Systematische Verzeichniss der mecklenburgischen Conchilien" (Schwerin 1794) und war einer der Stifter der mecklenburgischen naturforschenden Gesellschaft.

Biogr. méd. III. (wo auf pag. 456 dem 1671 geborenen George 2 D. Schriften aus den Jahren 1663, 1656, 1677 zugeschrieben werden). — Dict. hist. II. — Callisen, V.   Red.

Detmold, Johann Hermann D., aus Hameln, 1772—1828, Dr. med. zu Göttingen 1797, schrieb ausser der Dissert.: *„De balneo animali"*, allerlei Diätetisches, so über das Verdauungsgeschäft, das Wassertrinken, die Pflege der Neugeborenen, Kleidertrachten, Eichelkaffee, Rückgratverkrümmung (grösstentheils im Neuen Hannover'schen Magazin, Jahrg. 1795, 1796, 1804, 1808, 1820). Ausserdem *„Croupähnliches Leiden ohne Croup"* (HUFELAND's Journ., Bd. LI).

Dureau bei Dechambre.   Red.

Detten, Moritz D., aus Münster, wo er im Alter von 25 Jahren, 1795, Professor für Physiologie und Anthropologie wurde, lebte später als Arzt in Luxemburg. Seine Schriften beziehen sich zum Theil auf seine Vorlesungen (so Münster 1795, 1796, 1803), zum anderen Theil auf Zeitfragen: den Aderlass (Chemnitz 1792), den Schwefelbrunnen zu Tatenhausen (Münster 1799), den Brownianismus und die Erregungstheorie (Daselbst 1800). Hervorzuheben ist: *„Beitrag zur Lehre von der Verrichtung des Zellgewebes"* (Daselbst gleichzeitig).

Hahn bei Dechambre.   Red.

Deurs, Carl van D., dänischer Militärarzt, geboren 1800, gestorben 1862, hat sehr umfangreiche Sammlungen zu der Personalgeschichte der dänischen Aerzte hinterlassen, welche der grossen königlichen Bibliothek in Kopenhagen einverleibt sind.

Petersen.

Deusing, Anton D. (DEUSINGIUS), aus Mörs, wurde am 15. October 1612 geboren. In Leyden, wo er die letzten Studienjahre zugebracht, 1634 promovirt, kehrte er in seine Vaterstadt zurück, war zuerst hier (von 1637), dann in Harderwyk Professor der Mathematik und Physik und erhielt in letzterer Stadt 1642 einen für ihn errichteten medicinischen Lehrstuhl. Jedoch ging er bereits 1646 nach Groningen, wurde 1647 Maître des arts, 1648 und 1653 Rector der Groninger Universität, 1652 Leibarzt bei dem Grafen Wilhelm Friedrich von Nassau. 1666 starb er. — Neben einer bedeutenden Zahl philosophischer, astronomischer, mathematischer etc. Schriften (vollständige Liste in den Mémoires DE PAQUOT), hat D. auch medicinische Abhandlungen in grosser Zahl verfasst. Mit Uebergehung der Programme und Reden, sowie der als rein metaphysisch und speculativ gekennzeichneten, bedürfen folgende der Aufnahme: *„Canticum principis Abi-Ali Ibn Sinae (vulgo dicti Avicennae) de medicina etc."* (Groningen 1649) — *„Synopsis medicinae universalis"* (Daselbst gleichzeitig) — *„Dissert. duae prima de motu cordis et sanguinis; altera de lacte ac nutrimento foetus in utero"* (Daselbst 1651, 4.; vermehrt 1655) — *„Generis microcosmi seu de generatione foetus in utero"*, Dissert. (Daselbst 1653, vermehrt 1663, 1666; enthält viel von HARVEY Entnommenes) — *„Disquisitio gemina de peste etc."* (Contagiosität, Prophylaxe, Daselbst 1656; dazu ein weiterer: *„Tractatus"*, 1658) — *„Oeconomia corporis humani in V partes distributa"* (Th. I über die Ernährung 1660—1661, polemisch gegen BARTHOLIN; von O. BORCH angegriffen, antwortete D. 1662 mehrfach) — *„Oeconomus corporis animalis etc."* (zwei so benannte Abhandlungen, die eine Groningen 1661, die andere 1662). — Mehrfache Schriften veranlasste 1662 der *„Foetus Mussipontanus"* (*„extra uterum in abdomine genitus"*); die Streit- und Schreibesucht D.'s äusserte sich ferner in den Angriffen auf FRANZ SYLVIUS (1663, 1664, 1665) u. A. — In den von DE BILS erregten Streitigkeiten trat D. in *„Disputatio anatomico-medica de chyli a faecibus alvinis secretione"* (Groningen 1665) und *„Examen anatomes anatomiae Bilsianae etc."* (gleichzeitig) auf des Letzteren Seite (vgl. DE BILS).

Dict. hist. II. — Biogr. méd. III.   Red.

Deutsch, Vater und Sohn. Der Erstere, Christian Friedrich v. D., Geburtshelfer, wurde in Frankfurt a. O. als Sohn eines Geistlichen am 27. September 1768 geboren, studirte zuerst in Halle, später in Göttingen Theologie, dann Medicin und wurde in Halle am 10. November 1792 zum Dr. med.

DEUTSCH. — DEVAUX. 171

creirt („*Diss. inaug. de graviditatis abdominalis singulari observatione*" [4. mit
4 Taf.]). Nachdem er 1796 ausserordentlicher Professor in Erlangen geworden,
wurde er 1804 als ordentlicher Professor der Geburtshilfe und Thierarzneikunst
nach Dorpat berufen, woselbst er bis 1835 blieb. In Dorpat entwickelte er eine
rege Thätigkeit; er war wiederholt Rector und bildete eine Reihe vortrefflicher
Schüler aus. D. kehrte als Prof. emerit. in seine Heimat zurück, feierte am
10. November 1842 sein 50jähriges Doctorjubiläum und starb am 5./17. April
1843 in Dresden. Ausser seiner Dissertation hat D. nur „*Protusio de necessitate
obstetrices bene institutes publica autoritate constituendi*" (Erlangen 1798) drucken
lassen. — K a r l F r i e d. W i l h. L u d w i g v. D., der S o h n, Geburtshelfer und
praktischer Arzt, geboren, in Erlangen am 25. Juni 1801, studirte Medicin in
Dorpat, war Assistent der geburtshilflichen Klinik daselbst, wurde am 13. December
1826 zum Dr. med. creirt („*Diss. medico-obstetricia de versione foetus in pede*"),
reiste nach Deutschland und practicirte seit 1831 in Moskau; 1856 wurde er
zum Hof-Accoucheur ernannt. Er schrieb: „*Beitrag zur Lehre von der Wendung*"
(Heidelberger Jahrbücher für Med. XIII, 2. Heft, 1820). L. Stieda.

Recke-Napiersky, I, 425. — Beisse, I, 150. L. Stieda.

*Deutschmann, R i c h a r d H e i n r i c h D., am 17. November 1852 in
Liegnitz geboren, studirte in Göttingen speciell als Th. Leber's Schüler und
wurde am 11. October 1873 promovirt. Seit 1877 als Docent für Augenheilkunde
in Göttingen thätig, publicirte er: „*Experimentelle, klinische und anatomische
Untersuchungen zur Pathogenese der Katarakt*" (in 4 Aufsätzen, v. Graefe's
Archiv für Ophthalm. 1877—1880) — „*Experimentelle und klinische Untersuchungen zur Tuberkulose des Auges, resp. Hirns und Auges*" (in 4 Abth.,
Ebenda 1879 und 81; Med. Centralbl. 1881; Festschrift zum Henle-Jubiläum
1882) — „*Experimentelle und chemische Untersuchungen über Feuchtigkeit
der vord. Augenkammer*" (in v. Graefe's Archiv, 1878—81 in 4 Abth.) —
„*Klinisch-ophthalm. Miscellen*" (zusammen mit Th. Leber (Ebenda 1881—83) —
„*Pathologische Anatomie des Auges*" (Ebenda 1879; Zehender's Monatsblätter
für Augenheilkunde, 1878) — „*Experimentelle Untersuchung über sympathische
Augenentzündung*" (v. Graefe's Archiv, 1882). Red.

Deval, C h a r l e s D., 1806 zu Constantinopel geboren, studirte aus Passion
Medicin, widmete sich der ophthalmiatrischen Specialität und besuchte, bei Sichel
vorgebildet, sämmtliche berühmteren Augenkliniken Europas. Er operirte nie ohne
dringende Indication, wurde deshalb bald von operationslustigeren Oculisten überholt und starb arm am 9. April 1862. Ausser seiner These schrieb er eine
„*Chirurgie oculaire*" (Paris 1844) — „*Traité de l'amaurose*" (Daselbst 1851
und eine Ergänzung dazu 1855) und einen „*Traité théorique et pratique des
maladies des yeux*" (Daselbst 1862).

Chéreau bei Dechambre. Red.

Devaux, J e a n 2 D., der S o h n des Mitgliedes des Collège royal de
chirurgie J e a n 1 D., am 27. Januar 1649 geboren, widerstand aus Abneigung
gegen jede Operation lange dem Wunsch des Letzteren, sich mit Chirurgie zu
befassen. Als er endlich das Studium des Faches mit Eifer ergriffen hatte, war
es gleichwohl nicht der praktische Erfolg, der ihn hervorragend machte und ihn
zweimal zu Prévôt der Pariser Chirurgenschaft ernennen liess, sondern lediglich
der kräftige und freimüthige Ton und eine gewisse Originalität in seinen zahlreichen Schriften. Er ging besonders gegen Blegny (s. diesen) vor in seiner
„*Découverte sans découverte*" (Paris 1682), gegen Pec (s. diesen) in seinem
„*Factum sur les accouchements*" (Paris 1695) und trat informirend auf in „*Le
médecin de soi-même, on l'art de conserver la santé par l'instinct*" (Leyden
1682); in „*L'art de faire des rapports en chirurgie*" (Paris 1703, 1730, 1743);
in „*Dissertation sur l'opération césarienne*" und „*Dissertation concernant la*

chirurgie des accouchemens" (1720, resp. 1727). — Ausserdem hat er sehr viel übersetzt (ausführlich aufgezählt im Dict. hist.) — D. starb am 2. Mai 1729.

Dict. hist. II.   Red.

Devay, Francisque D., aus Lyon, unbekannten Geburtajahres, wurde 1834 daselbst Chirurg am Hôtel-Dieu und begab sich 4 Jahre später nach Paris, um hier zu doctoriren (1840). Als die Lyoner Schule reconstituirt wurde, erhielt er 1854 ein Professur an derselben, lehrte jedoch nicht mit Glück, da er sich viel in abstrusen und seinen Schülern nicht verständlichen Speculationen bewegte. Er starb 1863 mit Hinterlassung zahlreicher Schriften, aus denen der Hervorhebung bedürfen: *„Des principes fondamentaux de l'hygiène"* (Lyon 1841) — *„Des perfectionnements du bien-être de l'individu et de l'espèce"* (Daselbst gleichzeitig) — *„Sur la nature et le traitement des fièvres graves"* (Lyon 1844) — *„Nouvelles observations sur les dangers des mariages entre consanguins etc."* (Paris 1857; dasselbe Thema 1860 und 1862) — *„De la médecine morale etc."* (Lyon 1861) und Mehreres über Familienhygiene, Krankheiten unserer Zeit etc,

Chéreau bei Dechambre.   Red.

Deventer, Hendrik v. D., wurde am 16. März 1651 im Haag geboren, wie aus seiner Grabschrift in der Kirche zu Voorburg hervorgeht. In seiner frühesten Jugend hat er sehr wenig Unterricht genossen und bis zu seinem 17. Jahre trieb er das Goldarbeitergeschäft. 1670 scheint er sein Vaterland verlassen zu haben und entweder in Herford (Westphalen) oder in Altona (1672) mit Jüngern des Jean de Labadie und zugleich mit Dr. WALTER aus Hamburg in Bekanntschaft gekommen zu sein. Bei diesem letzteren („Chimiae cultor acerrimus") hat er bis 1674 Therapie und Pharmacie studirt. Später als Mitglied und „sprechender Bruder" der frommen Religions-Gesellschaft der „Labadisten", übte er seit 1675 auf dem Walta-Schlosse zu Wiewerd in Friesland die Chirurgie und seit 1679 auch die Geburtshilfe aus. (Bei der damals noch herrschenden Scheu der Frau vor Geburtshelfern kam es v. D. sehr zu statten, dass auch seine Frau sich mit der Ausübung der Geburtshilfe befasste und nach dieser Richtung hin einen guten Ruf besass, so dass er in der Lage war, sich am Geburtsbette eine reiche Erfahrung zu erwerben.) An diesem Orte erhielt er einen Besuch von dem dänischen Leibarzte H. VON MOINICHEN, welcher ihn einlud, nach Kopenhagen zu kommen, um am Hofe die durch ihn bei Rachitis angewendete Behandlung, Bandagen, Stiefel und Maschinen zu zeigen. Im Jahre 1688 folgte er dieser Einladung, fand im Hause MOINICHEN'S die liebevollste Aufnahme und wurde vom König Christian V. seiner orthopädischen Maschinen wegen ausgezeichnet. Darnach lebte er noch einige Jahre zu Wiewerd, begab sich aber am Ende des Jahres 1694 oder Anfang 1695 nach dem Haag. Um hier, wie er wünschte, die geburtshilfliche Praxis ausüben zu dürfen, musste er die Doctorwürde erwerben, was für ihn, der kein Wort Latein verstand, sehr erschwert war. Am 1. November 1694 wurde er jedoch, nachdem er in theoretischer und praktischer Medicin ausnahmsweise in holländischer Sprache examinirt war, einen Fall von Furor uterinus mit Epikrise beschrieben und medicinische Aufsätze, „sine promotore", vertheidigt hatte, durch den Senat der Groninger Universität zum Dr. med. promovirt, wie aus seinem bewahrt gebliebenen Diplom hervorgeht. In diesem Diplom fand das Collegium medicum im Haag jedoch vorläufig keinen Anlass, v. D. die Ausübung der ärztlichen Praxis zuzugestehen und deshalb kaufte er sich ein Landhaus in Voorburg, wo er eine Art von orthopädischer Anstalt einrichtete, jahrelang (von 1709—1724, seinem Sterbejahre, wohnte er dort dauernd) auf recht wissenschaftlicher Weise Beinkrümmungen, Sehnenverkürzungen, Muskelatrophien u. dgl. mit Bandagen und Maschinen behandelte und einen derartigen Ruf bekam, dass nicht allein seine Landsleute, sondern auch viele Ausländer ihn zwecks Behandlung aufsuchten, so dass v. D., mindestens für Holland, sicher als Begründer der wissenschaftlichen Orthopädie betrachtet werden kann. Im Jahre 1695 bekam er jedoch

Erlaubniss, im Haag die Praxis auszuüben und seitdem widmete er sich, neben der Orthopädie, hauptsächlich der Geburtshilfe. — v. D. ist unstreitig der hervorragendste und wissenschaftlich gebildetste Geburtshelfer seiner Zeit, denn seine Forschungen waren nicht blos bahnbrechend, sondern bilden heute noch nach einer Richtung hin — nämlich in Bezug auf das enge Becken — die Basis, auf der die moderne Geburtshilfe ruht. Er theilt keine Beobachtungen mit, wie es bis dahin üblich war, sondern blos die Ergebnisse derselben, steht daher allein deshalb schon höher als seine Vorgänger und Zeitgenossen. Weiter ist er der Erste, der eine klare und verständliche Beschreibung des weiblichen Beckens lieferte und dabei auf die so wichtige Höhle des Beckens aufmerksam macht. In Bezug auf das enge Becken kann man ihn geradezu als den Vater dieser Lehre betrachten, denn er giebt die erste Eintheilung der abnormen Verhältnisse des Beckens. Er kennt bereits das zu grosse, das zu kleine, das allgemein verengte und das platte Becken. Dabei liefert er gleichzeitig schon quasi in nuce die Therapie des engen Beckens, indem er den Rath giebt, bei Enge des Beckens, so lange als möglich, exspectativ zu verfahren. Dass er der Wendung sehr warm das Wort redet, darf nicht auffallen, denn die unschädliche Kopfzange war ihm noch nicht bekannt. So grosse Verdienste sich auch v. D. um die Geburtshilfe erwarb, so gab er doch nach einer anderen Richtung hin Anlass, dass sich durch ihn manche unrichtige Anschauungen einbürgerten, die bis heutigen Tages noch nicht vollständig ausgemerzt sind. Es sind dies die in übertriebenster Weise geschilderten Folgen der Schieflagen der Gebärmutter, die de facto kaum existiren. Musterhaft ist das Verfahren, das er den Hebammen bei natürlichen Geburten anempfiehlt. Empfiehlt er den Geburtsstuhl, so zeigt er sich nur als das Kind seiner Zeit, ebenso, wenn er die Gesichtsgeburten als gefährlich ansieht und manche Lageverbesserungen des Kopfes befürwortet. Doch gewinnt er in späterer Zeit bessere Ansichten über die Gesichtsgeburten. Schneidende und bohrende Instrumente will er in der Geburtshilfe möglichst selten angewendet wissen. Vortrefflich sind seine Warnungen bezüglich des unnöthigen und vorzeitigen Sprengens der Eihäute, deren Nutzen zur Ausdehnung des unteren Uterinsegmentes er genau kennt. Ueber die Placenta praevia hat er noch unrichtige Ansichten, indem er sie stets als eine vorzeitig gelöste und durch ihr Gewicht herabgetretene Placenta ansieht. Bezüglich der Lehre vom Nabelschnurvorfalle hat er, wie in vielem Anderen, richtigere Ansichten, als seine Zeitgenossen. Sein hervorragendstes geburtshilfliches Werk ist: „*Operationes chirurgicae novum lumen exhibentes obstetricantibus etc.*" (Leyden 1701, 4.). 1724 erschien, ebenfalls in Leyden, in 4. der zweite Theil: „*Operationum chirurgicarum novum lumen exhibentium obstetricantibus pars secunda etc.*". Dieses Werk, zuerst holländisch und noch im selben Jahre lateinisch erschienen, erlebte mehrere Auflagen und wurde mehrfach in das Holländische, Französische, Englische und Deutsche übersetzt. Nächst dem MAURICEAU'schen Werke war es eines der verbreitetsten geburtshilflichen Bücher seiner Zeit. Als Vorarbeit dieses Werkes erschien 1696 zu Leyden in 8.: „*Dageraat der Vroedtrouwen etc.*". Als posthumes Werk erschien 1739 in 4.: „*Van de ziektens der beenderen, insonderheit van de Rachitis*" (Leyden).

Vgl. Fr. C. Naegele, Das weibliche Becken. Karlsruhe 1825, 4. Enthält biographische Notizen. Ausführliche Daten finden sich in Siebold's Gesch. der Geburtsh. Bd. II, pag. 465 u. ff., und namentlich bei Kiestra in Ali Cohen, Nieuw prakt. Tijdschrift 1849, 119, 315 und Tijdschrift der Maatschappij ter bevord. der Geneeskunde. 1853, IV, 2; 1854, V, 2, 164. — Banga, pag. 736 u. ff., B. Wartena, Het leven van H. v. Deventer. Amst. 1882.
C. E. Daniëls. — Kleinwächter.

Devergie, Marie Nicolas D. (auch DEVERGIE ainé), Professor der Anatomie und Chirurgie, Demonstrateur im Hospital Val-de-Grâce in Paris, Ritter der Ehrenlegion, Mitglied vieler gelehrten Gesellschaften, wurde im Jahre 1811 mit „*Observationes medico-chirurgicae super lue venerea complicata*" (in 4., pag. 26) Doctor in Göttingen, darauf in Paris. Schriftstellerisch machte er sich nur als Syphilograph bemerkbar; als solcher zählte er jedoch, allerdings blos

während der Zeit des ärgsten Verfalles dieser Doctrin, zu den Hervorragendsten.
Mit einigen kleinen Schriften, welche von 1812 bis 1836 erschienen sind, kämpfte
er gegen den damaligen Gebrauch, eigentlich Missbrauch, des Quecksilbers. Von
seinen übrigen Werken ist nur die in Gemeinschaft mit Bard, Cullerier Onkel
und Neffe, Desruelles und Gama herausgegebene *„Clinique de la maladie
syphilitique"* (Paris 1826—1831, 4., II, pp. 274, 290 [Dasselbe Brüssel 1837,
4., pag. 375] sammt „Atlas", Paris 1833, fol. mit 126 colorirten Tafeln) das erste
grössere Bilderwerk über diese Krankheiten, erwähnenswerth. Die Erkrankungen
der Eingeweide, des Gefäss- und Nervensystems und der Sinnesorgane waren D.,
wie der weitaus meisten Syphilographen jener traurigen Periode, völlig unbekannt;
auch knüpft sich an seinen Namen keine sonstige wissenschaftliche That von
bleibender Bedeutung.   J. K. Proksch.

          Devergie, Marie-Guillaume-Alphonse D., wurde am 15. Februar
1798 zu Paris geboren und starb daselbst am 2. October 1879. Er wird mit
Recht in Frankreich als einer der Begründer der gerichtlichen Medicin angesehen
und vereinigte sich Ende der Zwanziger-Jahre mit Andral, Esquirol, Leuret,
Orfila u. A. zur Herausgabe der „Annales d'hygiène et de médecine légale",
aus deren Redactions-Comité er erst mit seinem Tode schied. Er war vielleicht
der fruchtbarste Mitarbeiter an diesem Organ neben seiner Thätigkeit an den
Hospitälern Bicêtre, St. Antoine und St. Louis, die er bis zu seinem 65. Lebensjahre
innehatte. Daneben war er unermüdlich schriftstellerisch thätig; seine *„Médecine
légale, théorique et pratique"* erschien in erster Auflage 1835 (2. Aufl. Paris
1840; 3. Aufl. Daselbst 1852). Neben diesem Werke wird der *„Traité pratique
des maladies de la peau"* (Paris 1854, 1857) am häufigsten genannt. Obwohl
auf seinem Wissensgebiet sehr anerkannt, glückte es D. doch nicht, den Lehrstuhl
der gerichtlichen Medicin an der Pariser Facultät zu erhalten, da er bei Collard's
Tode (1826) noch gesetzlich zu jung war und 1861 (als Tardieu auf Adelon
folgte) bereits zu alt erschien.   Red.

          Devèze, Jean D., französischer Arzt, geboren 1753 in Rabartens, gestorben
1825 in Fontainebleau, prakticirte viele Jahre in San Domingo und ist vorzugsweise bekannt durch seine Monographie über das Gelbfieber: *„Traité de la fièvre
jaune"* (Paris 1820), in der er seine reichen, an Ort und Stelle gemachten Erfahrungen über die genannte Krankheit niederlegte; er stellte die Behauptung
auf, dass das Gelbfieber nicht contagiös sei und vertrat diese Ansicht auch noch
in einer akademischen Publication: *„Mémoire sur la question: la fièvre jaune
est-elle contagieuse?"* (1819).   Unger.

          Deville, Amédée D., dessen Geburtsjahr in den unten genannten
Biographien nicht angegeben ist und der am 20. August 1879 im Irrenhause zu
Jvry nach 17jährigem Aufenthalte daselbst starb, begann seine Carrière unter
glänzenden Auspicien, brachte es indessen nur bis zum Prosecteur des hôpitaux,
wozu er 1846 ernannt wurde. Zwei weitere Concurse missglückten ihm, und 1851
wurde er ein Opfer des Staatsstreiches und zur Deportation nach Cayenne verurtheilt. Diese Sentenz wurde in einfache Ausweisung umgeändert, als es D.
geglückt war, das Deportationsschiff gelegentlich eines Sturmes in Brest zu verlassen. Er lebte dann mehrere Jahre in London, rieb sich hier bei wissenschaftlichen
Arbeiten fast auf und publicirte unter Anderem: *„Coup d'oeil sur la chirurgie
anglaise. Des hernies crurales"* (Paris 1853) — *„Revue clinique des hôpitaux
anglais"* — *„Mémoire relatif aux hernies du testicle"*. Nach Verdriesslich-
keiten mit der Administration des Guy's Hospital legte er sich dann zuerst auf die
Praxis, erwarb enormes Vermögen, endete aber sein eigentliches thätiges Leben
bereits 1861, als ein heftiger Anfall von Verfolgungswahn ihn dem obengenannten
Asyl zuzuführen zwang.

          Gaz. hebdomad. de Paris 1879, XVI. — Progrès méd. 1879, XII. — Lancet, 1879, II.
                                                               Red.

Devilliers, s. DE VILLIERS.

Dewar, Henry D., Schotte, geboren um 1780, Dr. Edinb. 1804, als Militärarzt im ägyptischen Feldzuge thätig (1801), dann Arzt zu Edinburg und 1860 noch am Leben, schrieb über Durchfall und Ruhr während jenes Feldzuges (London 1803) und über ägyptische Augenentzündung (Edinburg 1830). Er beschäftigte sich ausserdem mit verschiedenen hygienischen Objecten und chirurgischen Themen im Edinb. med. and surg. Journ. 1817, 1821, 1828, 1836 und in Lond. med. and chirurg. transact. 1816.

Hahn bei Dechambre. Red.

Dewees, William-P. D., aus Pennsylvanien, 1767—1841, prakticirte zuerst in Abington, dann — seit 1796 — in Philadelphia, in Philipsburg und wiederum in Philadelphia, wo er 1826 zum Prof. extraord. und 1834 zum Titularprofessor der Geburtshilfe ernannt wurde. Seine geburtshilflichen und gynäkologischen Mittheilungen sind sehr zahlreich und stützen sich auf eine umfangreiche Casuistik. Als classisch galt eine längere Zeit in Amerika sein „*Compendious system of midwifery etc.*" (Philadelphia 1824, 1825 in London nachgedruckt; 1826 daselbst in 2., 1828 in 3. Aufl.). Auch „*A treatise on the diseases of females*" (Philadelphia 1826) und „*A treatise on the physical and medical treatment of children*" (Daselbst 1825, 1826) fanden vielfache Verbreitung.

Dureau bei Dechambre. Red.

Dewez, Franz Olivier D. (DE WEZ), zu Wien, war am 10. September 1735 zu Luxemburg geboren, kam frühzeitig nach Oesterreich, studirte in Wien Medicin, wurde unter Kaiser Joseph II. Hofmedicus und war von 1792—97 Leibarzt einer Erzherzogin in Prag. Er hat sich besonders durch die Uebersetzung von griechischen medicinischen Classikern einen Namen gemacht; so übersetzte er vom ARETAEUS: „*Von den Ursachen und Kennzeichen rascher und langwieriger Krankheiten*" (4 Bücher, Wien 1790) und „*Heilart der raschen und langwierigen Krankheiten*"; ferner: „*Hippokrates von der Kunst, oder Schutzschrift der Heilkunst. Aus dem Griechischen*" (Wien 1791; 2. Aufl. 1802). Ausserdem erschienen von ihm viele wissenschaftliche Abhandlungen in den medicinischen Zeitschriften jener Zeit. Er war Mitglied der medicinischen Facultät, Decan und Procurator der vlämischen Nation an der Wiener Hochschule und starb am 14. Februar 1814 zu Schönbrunn, wohin er sich, nachdem er in den Ruhestand getreten, zurückgezogen hatte.

v. Wurzbach, III, pag. 274. G.

Dewhurst, Henry-William D., unbekannten Lebensganges, berühmt durch sein „*Dictionary of anatomy and physiologie*" (London 1827) — „*Improvement of anatomical nomenclature*" (Lond. med. and surg. Journ. 1828) und einiges Gleichzeitige über medicinische Ausbildung.

Hahn bei Dechambre. Red.

Dexippus (bei GELLIUS und PLUTARCH: DIOXIPPUS), aus Kos, Schüler des HIPPOKRATES, um 390 v. Chr., wurde von dem Fürsten der Karier, Hekatomnus, bei der Krankheit seiner Söhne Mausolus und Pixodarus zu Rathe gezogen. Er lehrte, dass das Getränk trotz der Epiglottis theilweise in die Lunge hinabfliesse, welche der Feuchtigkeit zu ihrer Erhaltung bedürfe. Ausserdem wird erwähnt, dass er den Fieberkranken weder Wein noch Wasser zu trinken gestattete. Er schrieb nach SUIDAS über Medicin und über Prognosen in 2 Büchern.

Suidas s. h. v. — Gell., XVII, 11. — Galen, I, 144. Helmreich.

Deyber, François-Joseph D., 1803—1848, aus Bernwiller (Haut-Rhin), begann in Strassburg Theologie zu studiren, wandte sich indess aus Neigung der Medicin zu und wurde Doctor derselben 1828. Er prakticirte dann von 1830 bis zu seinem an Pustula maligna erfolgten Tode in Strassburg und zeichnete sich durch ein ganz besonderes Erfindungsgenie für Instrumente aus (Sonden, Specula, Herniotom, künstlicher Blutegel etc.). Seine These „*Sur les fistules urinaires vaginales*" (Strassburg 1828) wird als eine ausgezeichnete Monographie hervorgehoben.

Hahn bei Dechambre.   Red.

Deyman, Joan D., aus Amsterdam, wurde 1638 Student in Leyden, doch promovirte er am 3. September 1642 in Angers (Frankreich). Er übte die ärztliche Praxis in seinem Geburtsorte aus und wurde 1653, als NICOLAAS TULP zum Bürgermeister ernannt wurde, an dessen Stelle Praelector anatomiae bei der Chirurgyns-Gild, in welcher Würde er durch Rembrandt (1656) auf einem nur theilweise erhalten gebliebenen wunderschönen Anatomiestück porträtirt ist. 1655 wurde er erster Arzt am Krankenhause und starb im Jahre 1666.   C. E. Daniëls.

Dezeimeris, Jean Eugéne D., 1799—1852, trat zuerst mit „*Quelques réflexions sur l'histoire de la medecine*" (Paris 1832) auf, denen er „*Lettres sur l'histoire de la médecine et sur la nécessité de cette histoire, suivies des fragmens historiques*" (Daselbst 1838) folgen liess. Von 1837—1839 gab D. die „Experience, Journal de méd. et de chir." mit heraus. Seine bedeutendste Leistung ist aber jedenfalls das unter Nr. 141 unseres Quellenverzeichnisses ausführlich erwähnte, mit OLLIVIER und RAIGE-DELORME herausgegebene, in vieler Beziehung vorzügliche biblio-biographische „*Dictionnaire historique*", welches in den Jahren 1828—1839 zu Paris erschien.

Arch. gén. de méd. 1852.   Red.

Dezoteux, François D., aus Boulogne-sur-mer, 1724—1803, studirte in Besançon und machte sich schon früh durch seinen Eifer für die Inoculation der Pocken bemerkbar. Seine Militär-Carrière war eine sehr schnelle, da er schon in jungen Jahren GARENGEOT als Chirurgien-major des Leibregimentes succedirte, dann Inspecteur der Militär-Hospitäler, Arzt des Invalidenhauses zu Versailles und endlich consultirender Chirurg der Armee wurde. Zweimal war D. in England und bemühte sich, dortige Erfahrungen in der Auscultationstechnik nutzbar zu machen und zu verbreiten. Er gründete ausserdem die Chirurgenschule des Leib-'regimentes, die lange Zeit eine erhebliche Anzahl tüchtiger Chirurgen ausbildete. Schriften: „*Pièces justificatives concernant l'inoculation*" (Lons-le-Saunier 1765) — „*Traité historique et pratique de l'inoculation*" (Paris 1801).

Dict. hist. II.   Red.

Dhavántari, s. Indische Medicin, indische Aerzte.

Diagoras, ein griechischer Arzt, von dem uns nichts weiter bekannt ist, als dass er bei Augen- und Ohrenkrankheiten die Anwendung des Opiums verwarf und zu den Autoren gehört, die PLINIUS in seiner Naturgeschichte benützt hat. Ihn mit dem bekannten Atheisten DIAGORAS von Melos zu identificiren, ist unberechtigt.

Dioscor., IV, 65. — Plin., XX, §. 198, 200.   Helmreich.

Diannyère, Jean D., französischer Arzt, geboren 1701 in Donjou (Bourbonnais), gestorben 1782 in Moulins als praktischer Arzt daselbst. Schriften: „*Essai sur la meilleure manière d'employer les vermifuges*" (Journal de méd., T. IV) — „*Considérations sur la paralysie des extrémités*" (Ibid. T. VII).

Unger.

Diaz de Isla, Rodrigo Ruiz D. de J., in Baeza zu Ende des 15. oder Anfang des 16. Jahrhunderts geboren, galt einst den heute wohl nur mehr sehr spärlich vertretenen Anhängern des Glaubens an den amerikanischen Ursprung der Syphilis als ein Hauptzeuge. Seine Angaben hierüber, sowie die Behauptung, dass die Lues „in insula illa (Hispaniola) ab antiquissimis temporibus" endemisch sei, entbehren jeweder historischen Stütze, zudem ist seine Schrift voll von confusem Zeug; er war, um nur eine einzige von seinen Geistesblüthen anzudeuten, der einzige Arzt, welcher syphilitischen Kohl gesehen hatte, der durch das Aufhängen der Wäsche von Luetischen in den Gärten erkrankt war. Seine Schrift: „*Tratado llamado de todos los santos, contra el mal serpentino venido de la Isla española*" ist in Sevilla 1539, Fol. und 1542 in 4. von ANDRÉS BURGOS edirt. Vgl. Morejon, II. pag. 286—290. — Astruc, Dé morb. vener. II, pag. 744. — Girtanner. II, pag. 64 und III, pag. 797—798 und Finckenstein Raphael, Zur Geschichte der Syphilis. Die ältesten spanischen Nachrichten. Breslau 1870, 8, pag. 26—37.

J. K. Proksch.

Dibou, Roger D., französischer Gardechirurg, geboren 1627, gestorben 1777 in Paris, beschäftigte sich zumeist mit venerischen Krankheiten, worüber er Mehreres publicirte.

Unger.

Dick, Hermann D., zu Klingenmünster (bayerische Pfalz), Psychiater, war am 25. November 1814 zu Speier geboren, studirte von 1832—36, absolvirte das Biennium practicum theils in Frankenthal, theils in Berlin, erhielt 1849 eine Physicatsstelle in Hornbach, später in Landstuhl und wurde, als in der Pfalz eine eigene Irrenanstalt zu Klingenmünster errichtet werden sollte, zu deren Director erwählt. Nach einer 2jährigen Studienreise im In- und Auslande (1853—55), über welche er die mit grosser Sachkenntniss und Einsicht geschriebenen „*Reiseskizzen über das non-restraint-System in englischen und die Beseitigung der Zellen in französischen Irrenanstalten*" (Allgem. Zeitschr. für Psychiatrie, Bd. XIII, 1856) erscheinen liess, und nach weiteren zwei Jahren konnte er endlich 1857 die Direction der neuen Kreis-Irrenanstalt antreten. Obgleich er erst spät zur Psychiatrie kam und für ihn der Entschluss nicht leicht gewesen war, eine gesicherte Lebensstellung aufzugeben und mit einer anderen zu vertauschen, so wurde er, da er auch ein vorzüglicher Mensch war, ein vortrefflicher Director, von dem ein Theil seines Geistes auf seine Umgebung überging und dessen Eigenart er der ganzen Anstalt aufprägte, die sich in der That mit seinem Namen identificirte. Die bayerische Regierung erkannte seine Bestrebungen durch Verleihung des Hofrathstitels an. Er starb an einem Herzleiden am 22. Februar 1879. Pelman in Allgem. Zeitschr. für Psychiatrie. 1880. Bd. XXXVI, pag. 504.

G.

Dickinson, Edmund D., zu Appleton (Becks) 1624 geboren, zuerst in Oxford philosophischen Studien ergeben, begann Medicin zu treiben von 1649 ab und erlangte 1656 das medicinische Doctorat. Er hatte dann längere Zeit ein philosophisches Lehramt am Merton's College, wobei er sich besonders mit Chemie beschäftigte, entsagte aber dieser Stellung, um in London medicinische Praxis zu treiben. Als WILLIS (s. diesen) 1684 starb, trat D. an seinen Platz und zog sehr bald die Aufmerksamkeit des Comte d'Arlington auf sich, der ihn Karl II. empfahl. Die Neigungen des Königs begegneten sich mit denen des neuen Leibarztes in der Vorliebe für Chemie. Unklar sind D.'s Beziehungen zu MUNDANUS (s. diesen) der sich grosse Mühe gab, ihn für alchymistische Beschäftigungen zu gewinnen, jedoch allem Ansehen nach nur mit ganz vorübergehendem Erfolg. Die Vertreibung Jakob's II. war für D. der Anlass, sich vom Hofe zurückzuziehen. Er widmete sich ganz literarischen Arbeiten und starb 1707. — Sein Hauptwerk ist: „*Physica vetus et vera sive tractatus de naturali vanitate hexoemeri Mosaïa etc.*" (London 1702; Rotterdam 1703; Hamburg 1705). Neben den Briefen an MUNDANUS ist dann noch bemerkenswerth die „*Epistola de quinta essentia philosophorum et de vera physiologia*" (Oxford 1686, 1705), während die „*Parabola philosophica*" wahrscheinlich garnicht aus seiner Feder sind. Biogr. méd. III.

Red.

*Dickinson, William Howship D., der sich von 1858 ab medicinisch ausbildete und 1862 Dr. med. wurde, machte zunächst eine Assistentenzeit am St. Georg's Hospital in London durch und wurde dann 1865 F. R. C. P. Lond. Er wirkte am Kinderhospital in der Ormond-Str. und publicirte speciell auf Themata der inneren Medicin bezügliche Arbeiten, so: „*Treatise on diabetes*" (London 1874) —

„The pathology and treatment of albuminuria" (Daselbst in 2. Aufl. 1876), ferner eine grosse Reihe von Aufsätzen in den Med.-chir. transact., unter denen die über Rheumatismus (Jahrg. 1862), intermittirende Hämaturie (1865), amyloide Infiltration (1865), Tetanus (1868), Rhachitis (1869), disseminirte Niereneiterung (1873) und Chorea (1876) namentlich hervorgehoben sein mögen. Ausser in den Berichten des St. Georg's Hospitals und in der Med.-Chir. Review hat D. dann noch an dem Artikel: „Influence of cold upon the circulation" (BROWN-SEQUARD'S Journ., Paris) mitgearbeitet.   Red.

Dickson. Den Namen D. führt eine grössere Reihe amerikanischer und englischer Mediciner, unter denen von mehr zurücktretender Bedeutung sind: Robert D., zu Edinburg Dr. med. 1826, der ausser seiner These über Schwindsucht nur „A lecture on the dry rot etc." (London 1837) und kleinere Beiträge schrieb. — Samuel D., Dr. med. 1833 zu Glasgow, vorher Marinearzt, nachher in Cheltenham ansässig, von dem wir eine grössere Schrift „On the epidemic cholera and other prevalent diseases of India" (Edinburg und London 1832) und kleinere Beiträge haben. — Stephen D., Dr. med. Edinburg 1783, zu Dublin State physician und Professor am Trinity college, der über Pemphigus (Transact of the Irish Acad. 1787) und verschiedenes Nichtmedicinisches schrieb. — Dagegen sind von hervorragender Bedeutung: Thomas D., aus Dumfries, 1726—1784, der, in Edinburg und Leyden ausgebildet, von letzterer Universität diplomirt wurde und Arzt am London Hospital seit 1759 war. Er galt als grosser Kenner des Griechischen und schrieb einige umfangreiche Werke, so: „Treatise on blood-letting etc." (London 1765) — „Observations of the cure of haemoptoe etc." (Med. Observ. and inquiries 1771) und in demselben Journal mehreres Casuistische. — Der Amerikaner Samuel-Henri D. wurde in Charleston (Südcarolina) im September 1798 geboren, fing 1817 während einer Gelbfieberepidemic eine praktische Laufbahn an, frequentirte dann jedoch noch einmal die Universität von Pennsylvanien und wurde 1819 promovirt. Zuerst in Charleston bei C. H. GLOWER Assistent, begann er 1823 eigene praktische Curse über Pathologie und Physiologie und gründete mit RAMSAY und FROST das Medical-College (1824). Hier wirkte er alsdann bis 1847, wo man ihn nach New York berief. Nach 3 Jahren kehrte er auf besonderes Drängen seiner Landsleute nach Charleston zurück, trieb bis 1858 dort Consultationspraxis und ging in diesem genannten Jahre an das Jefferson Medical-College nach Philadelphia, um noch 14 Jahre bis zu seinem 1872 erfolgten Tode dort thätig zu sein. Der grösste Theil seiner Arbeiten erschien in der „Southern quarterly review" von Charleston; andere in „CHAPMAN'S Phil. journ." — so über Gelbfieber in Charleston 1817, über Gelbfieber im Allgemeinen 1827, ferner im Amer. Journ. of med. sc. Arbeiten über Dengue (1828), über Hitzschlag (1829). — Als eigene Monographien: „Outlines of lectures upon the theory and practice of medecine" — „Elements of pathology and praxis etc." — James Hamilton D., Marinearzt, später Arzt in Bristol, Arzt der Dispensary zu Clifton, Inspecteur des Marinesanitätswesens (auch Arzt des Hospitals zu Plymouth nach CALLISEN), der 1840 noch am Leben war. Er liess erscheinen: „On the prevalence of fever in various parts of the united kingdom and on the eminent utility of houses of recovery" (Bristol 1819). Ferner in Edinb. med. and surg. Journ. 1808—1823 viele Arbeiten über Gelbfieber, Pemphigus und andere Krankheiten der Neugeborenen, den Aderlass, Erysipelas, Chinin etc. — endlich in der Medico-chir. transact. 1816—1818 einige Aufsätze über Tetanus. — J. Thompson D., Psychiater, 1841—1874, der, am Guy's Hospital ausgebildet, M. R. C. P. 1868, an der genannten Anstalt mit einem Curs der Geisteskrankheiten beauftragt wurde und besonders Aufsehen erregte durch sein Werk: „On matter and force in relation to mental and cerebral phenomena (. . . . .) und eine Anzahl geistreicher Aufsätze in der Lancet (1870—1874), deren Fortsetzung sein Tod unterbrach.   Red.

*Dickson, Walter D., wurde zu Edinburg 1841 promovirt, nachdem er dort, sowie in London und in Paris, seine Studien vollendet hatte. Er trat als Arzt bei der Marine ein und wurde zum Staff Surgeon 1848 ernannt. Auf langen Expeditionen in Westindien, Ostindien, China, zum Theil auch während der dort geführten Kriege, sowie im Krimkriege thätig, zeichnete sich D. vielfach aus und beschrieb die Reisen des Schiffes „Chesapeake", die antarktische Expedition der „Pagoda", veröffentlichte „Contributions to antarctic meteorology" (1846), statistische Gesundheitsberichte (1862—1881), über Syphilis in der Flotte (Tranct. of the epid. soc. 1864), über Skorbut in der Handelsmarine (1866), sowie „On health of merchant seamen" (Lancet 1866, 1867, 1868). Red.

*Diday, Paul D., Ex-chirurgien en chef de l'Antiquaille (Hôpital des vénériens de Lyon), ist einer der bekanntesten und schreibseligsten Syphilidologen Frankreichs in der Jetztzeit. Nach dem vierten Decennium bis herein in die allerjüngsten Tage werden wohl nur wenige Jahre vergangen sein, in denen D. nicht mit mindestens einem Artikel oder einer Monographie in die zeitweilig gangbaren Fragen eingegriffen hätte. Seine umfänglichsten Schriften sind: „Traité de la syphilis des nouveau-nés et des enfants à la mamelle" (Paris 1854, 8., p. 378 [auch in englischen und italienischen Uebersetzungen]) — „Exposition critique et pratique des nouvelles doctrines sur la syphilis, suivie d'une étude sur de nouveaux moyens préservatifs des maladies vénériennes" (Paris, Londres et New York 1858, 8., p. 560) — „Histoire naturelle de la syphilis, leçons professées à l'école pratique de la faculté de médecine de Paris en mars 1863" (Paris 1863, 8., p. 276) — „Thérapeutique des maladies vénériennes et des maladies cutanées" (Paris 1876, 8., p. 887; diese in Gemeinschaft mit A. Doyon verfasst). Ausserdem gründete D. die „Gazette médicale de Lyon" und gab mit J. Rollet das „Annuaire de la syphilis et des maladies de la peau" (Paris et Lyon 1859, 8., p. 400) heraus, von welch' letzterem jedoch nur ein Jahrgang erschien. Seine übrigen dermatologischen und chirurgischen Arbeiten finden sich im Index medicus, den Canstatt'schen Jahresberichten sammt Folge und Schmidt's Jahrbüchern, die biographischen und historischen bei Pauly verzeichnet.
J. K. Proksch.

Didelot, Nicolas D., aus Bryères (Lorraine), wurde, als Chirurg in Remiremont ansässig, zum ersten Chirurgen des Königs von Polen ernannt und starb 1790. Seine Schriften sind mehr populär gehalten, so der: „Avis aux gens de la campagne on traité des maladies les plus communes" (Nancy 1772) — „Précis des maladies chroniques et aigues etc." (2 Bde., Nancy 1774) — „Instruction pour les sages femmes etc." (Daselbst ohne Datum) und Badeschriften.
Chéreau bei Dechambre. Red.

*Didiot, Pierre-Auguste D., ist erwähnenswerth wegen seines sehr umfangreichen „Code des officiers de santé de l'armée de terre" (Paris 1863). Er beschrieb ferner die Expedition in Cochinchina im Jahre 1861—62 (Paris 1865) und die 1865er Choleraepidemie in Marseille (Daselbst 1866). Hieran knüpften sich weitere Cholerastudien an, die in Paris und Marseille 1866 herauskamen und im gleichen Jahre erschien auch die Schrift: „La guerre contemporaine et le service de santé des armées etc.". — Der diesjährige Almanach de méd. bezeichnet D., dessen Lebensumstände im Uebrigen nicht zu eruiren waren, als Méd. inspecteur und als Directeur de l'école du Val-de-Grâce. Red.

Dieffenbach, Johann Friedrich D., zu Berlin, sehr berühmter Chirurg, war am 1. Februar 1792*) zu Königsberg i. Pr. geboren, kam, frühzeitig seines

---

*) Als Geburtstag wird von Hirsch und von Rohlfs der 1. Februar 1794, in den Acten der Berliner Universität der 2. Februar 1795 angegeben; der obige Tag ist jedoch der richtige und aus den Taufregistern der evang. Sackheimer Kirche zu Königsberg i. Pr. festgestellt worden.

12*

180   DIEFFENBACH.

Vaters beraubt, nach Rostock, der Heimat seiner Mutter, studirte von 1812 an
daselbst und in Greifswald Theologie, machte den Krieg von 1813—14 als freiwilliger reitender Jäger mit und wandte sich später der Medicin zu, die er in
Königsberg von 1816—20 studirte, indem er sich besonders für Anatomie und
Chirurgie interessirte, sich hier bereits mit Transplantationsversuchen mit Haaren
und Federn beschäftigte und auch schon seine ersten Operationen machte, überhaupt ein ausgesprochenes mechanisches Talent zu erkennen gab. Obgleich er
eine Anstellung als Prosector der Universität erhalten hatte, verliess er in Folge
eines unglücklichen Liebesverhältnisses 1820 Königsberg und ging nach Bonn, wo
er vorzugsweise an Phil. v. Walther sich anschloss, auf dessen Empfehlung er
nach 1½jährigem Aufenthalte in Bonn, eine russische kranke Dame als Arzt nach
Paris begleitete, wodurch ihm während eines 6monatlichen Zeitraumes Gelegenheit
wurde, die dortigen Celebritäten (Dupuytren, Boyer, Larrey, Magendie) kennen
zu lernen. Er besuchte auch Montpellier und einige Monate lang die Kliniken von
Delpech und Lallemand daselbst, kehrte aber 1822 nach Deutschland zurück,
um in Würzburg mit der Diss.: „Nonnulla de regeneratione et transplantatione"
Doctor zu werden. 1823 liess er sich als Arzt in Berlin nieder, zu einer Zeit,
wo nach den Mittheilungen Carpue's über die seit Jahrtausenden in Indien geübten
plastischen Operationen, namentlich die Rhinoplastik, C. F. v. Graefe denselben
ebenfalls sein vollstes Interesse zuzuwenden begonnen und dieselben in die deutsche
Chirurgie eingeführt hatte. Hier fand D. also ein bereits vorbereitetes Feld, auf
dem er eine seinen Neigungen und seinen Talenten entsprechende Thätigkeit entwickeln konnte, die ihn dahin geführt hat, der Vater der plastischen Chirurgie zu
werden. Es gelang ihm ziemlich bald, sich neben den beiden, die Chirurgie in
Berlin beherrschenden Koryphäen, Graefe und Rust, Geltung zu verschaffen,
namentlich da, wo es sich nicht um verstümmelnde, sondern wiederherstellende
Operationen handelte. Er setzte seine Transplantationsversuche, namentlich mit
der Ueberpflanzung völlig getrennter Hautstücke, in Berlin fort (Graefe und
Walther's Journ. 1824), publicirte dann auch Mittheilungen über die damals ebenfalls
erst seit wenigen Jahren bekannte Gaumennaht (Rust's und Casper's Repertorium
1826; Hecker, Litt. Annalen 1826, 27, 28; Rust's Magazin 1829), nachdem er
bereits 1826 die Schrift des Erfinders der Gaumennaht, Ph. Jos. Roux, „Ueber
Staphylorrhaphie", übersetzt hatte. Im Jahre 1827 (Hecker's Annalen) machte er
seine Benutzung der Karlsbader Insectennadeln bei der umschlungenen Naht, die
ihm die operative Chirurgie seit jener Zeit zu danken hat, bekannt, beschrieb eine
neue Methode der Lippenbildung (Cheiloplastik) (Rust's Magazin 1827) und gab
1828 (Ebendas.) seinen ersten Bericht: „Ueber eine neue und leichte Art der
Wiederherstellung der eingefallenen Nasen aus den Trümmern der alten" und
1830 (Ebendas.) Nachricht über eine „Neue Heilmethode des Ectropium". Eine
Zusammenfassung seiner sämmtlichen Leistungen und Erfindungen auf dem Gebiete
der plastischen Chirurgie, als deren Schöpfer, wie gesagt, er bezeichnet werden
muss, da er es war, der für dieselbe bestimmte Normen und Principien aufstellte
und für alle in Frage kommenden Zustände gewisse Operationstypen ausgab,
bieten seine „Chirurgische Erfahrungen, besonders über die Wiederherstellung
zerstörter Theile des menschlichen Körpers nach neuen Methoden" (4 Abthlgn.,
Berlin 1829—34, m. 27 Abbild.; engl. Uebers. von John Stevenson Buchnan,
London 1833), in welchen er nicht nur über die bereits genannten plastischen
Operationen, sondern auch über die von ihm an der Harnröhre, dem Perineum,
den Augenlidern, dem Gesichte u. s. w. ausgeführten Plastiken berichtete. In
derselben Zeit erschien von ihm ein anderer, seine Leistungen resumirender Artikel:
„Chirurgia curtorum" in Rust's Handbuch der Chirurgie (Bd. IV, 1831), derselbe
auch u. d. T.: „Ueber den organischen Ersatz" (Berlin 1831; 2. Aufl. 1838,
separat. Spätere Arbeiten auf dem Gebiete der organischen Plastik betrafen noch
die Heilung des künstlichen Afters (Casper's Wochenschr. 1834), der Harnröhrenfisteln (Hamburger Zeitschr. 1836), der Blasenscheidenfisteln und des Dammrisses

(Preuss. Vereinszeitung 1836, 37). — Daneben hatte er, vom Beginne seiner chirurgischen Thätigkeit an, Mittheilungen gemacht über eine Mastdarmverletzung (1826),
über Afterverschluss (1826), über den Schnitt bei Harnröhrenstricturen (1826),
über das Abschneiden der Unterbindungsfäden nahe am Knoten (1827), über einen
Fall von Exarticulation des Oberschenkels (1827), über zwei Fälle von Eierstocks-
exstirpation (1827). Dazu kam eine Schrift: *„Die Transfusion des Blutes und
die Infusion der Arzeneien in die Blutgefässe, u. s. w."* (Berlin 1828), die
auf historische Untersuchungen, Thierexperimente und Beobachtungen basirt war
und bei Gelegenheit der Berlin heimsuchenden Cholera-Epidemie den Anlass abgab,
dass die Bluttransfusion von D. auch bei Cholerakranken, wenn auch ohne Erfolg,
versucht wurde, worüber die vom Institut de France mit einem Preise gekrönten
„Physiologisch-chirurgische Beobachtungen an Cholera-Kranken" (Berlin 1833;
2. Aufl. 1834; franz. Uebers. Berlin 1835; ital. Uebers. Pavia 1835) berichteten.
Anderweitige in dieselbe Zeit fallende literarische Leistungen waren die Neu-
bearbeitung der HENCKEL-STARK'schen *„Anleitung zum chirurgischen Verbande"*
(Berlin 1829), seine *„Anleitung zur Krankenwartung"* (Berlin 1832; dänische
Uebers. von C. L. E. WHITTE, Kopenhagen 1833), seine Antheilnahme an der
Redaction der Hamburger Zeitschr. für die ges. Medicin (1836, 37), eine Anzahl
von ihm verfasster Artikel in RUST's Handb. der Chirurgie und in dem Encyclop.
Wörterbuch der Berliner med. Facultät, ein Beitrag zu seines Lehrers BURDACH
„Die Physiologie als Erfahrungswissenschaft" und Vorreden zu H. E. FRITZE's aki-
urgischen Schriften (1838, 43) und zu ED. ZEIS, Handb. der plast. Chirurgie (1838).
In D.'s äusserer Lebensstellung war insofern auch eine Veränderung eingetreten,
als er 1829 zum dirigirenden Arzte der chirurgischen Abtheilung des Charité-
Krankenhauses ernannt worden war, woselbst er, nachdem RUST in den späteren
Jahren seines Lebens sehr schwachsichtig geworden war, in dessen Klinik die
meisten Operationen ausführte, während er 1832 auch Prof. e. o. bei der Universität geworden war. — Hatte D. in der ersten Hälfte seiner chirurgischen Wirksamkeit sein Hauptinteresse der plastischen Chirurgie gewidmet, so wendete er in
der zweiten auch den durch STROMEYER in die Chirurgie (1832) eingeführten
subcutanen Operationen seine volle Aufmerksamkeit und eine Erfindungstalent
zu, und gebührt ihm das unbestrittene Verdienst, nachdem er sich 1836 an dem
Falle des mit einem Klumpfusse behafteten, später als Orthopäden selbst so
berühmt gewordenen Dr. LITTLE aus London von der Wirksamkeit des STRO-
MEYER'schen Verfahrens der subcutanen Tenotomie und orthopädischen Nachbehandlung überzeugt hatte, mit dem ihm eigenen Eifer auch auf diesen Zweig
der operativen Thätigkeit sich gelegt und zur schnellen und allgemeinen Verbreitung
der von ihm verbesserten Operationsmethode sehr erheblich beigetragen zu haben.
Seine Publicationen auf diesem Felde finden sich in der Preuss. Vereinszeitung
1838 und in CASPER's Wochenschr. 1839, sowie in der Monographie *„Ueber die
Durchschneidung der Sehnen und Muskeln"* (Berlin 1841, mit 20 Taff.). Nicht
unerwähnt wollen wir lassen, dass die ausgedehnteste Anwendung, die zu jener
Zeit von der subcutanen Tenotomie gemacht wurde, auch zu einigen chirurgischen
Verirrungen führte, unter denen namentlich *„Die Heilung des Stotterns durch
eine neue chirurgische Operation u. s. w."* (Berlin 1841, mit 4 Taff.; engl.
Uebers. von JOS. TRAVERS, London 1841), bestehend anfänglich in einer sub-
cutanen Myotomie der Zungenmuskeln, später in der Ausschneidung eines Keiles
aus der Zunge, zu nennen ist. Eine segensreiche Erfindung D.'s aber war die
Schieloperation (Preuss. Vereinszeitung 1839, 40), über die er folgende, von dem
Institut de France mit dem MONTHYON-Preise von 3000 Francs bedachte Schrift:
„Ueber das Schielen und die Heilung desselben durch die Operation" (Berlin
1842, mit 3 Taff.) veröffentlichte und in der er über die Resultate von 1200 Schieloperationen berichtete, die freilich, bei der geringen Aufmerksamkeit, die man damals
der Nachbehandlung und dem optischen Effect der Operation zuwendete, bei
Weitem nicht so glänzend waren, als die in der später eingetretenen neuen Aera der

Ophthalmologie. — Noch ehe D. die durch v. GRAEFE'S Tod 1840 erledigte Professur in der medicinischen Facultät und damit die Direction der chirurgischen Universitätsklinik übernommen hatte, waren über seine praktisch-klinischen Leistungen in der Charité zwei Schriften erschienen, von C. TH. MEIER: „Vorträge in der chirurgischen Klinik der königl. Charité zu Berlin" (2 Lieff., Berlin 1840, 4.) und CHARLES PHILIPPS „La chirurgie de M. Dieffenbach" (1. partie, Berlin 1840, av. 4 pl.), während vorher, bei seinem Aufenthalte in Paris 1836, die dortigen Zeitschriften über seine in den Hospitälern ausgeführten Operationen viel zu berichten gehabt hatten und später GERHARD VON BREUNING über seinen Aufenthalt in Wien eine eigene Schrift: „J. F. Dieffenbach's chirurgische Leistungen in Wien. Dargestellt in ihren Erfolgen" (Wien 1841) herausgab. Zu Ende seiner Laufbahn hatte er noch das Glück, die segensreichste Erfindung für die operative Chirurgie, nämlich die der künstlichen Anästhesie, zu erleben, über die er in der Brochüre: „Der Aether gegen den Schmerz" (Berlin 1847) seine Erfahrungen niederlegte. Sein chirurgisches Testament aber bildet das von ihm verfasste Lehrbuch: „Die operative Chirurgie" (2 Bde., Leipzig 1845—48), dessen 2. Band erst ein Jahr nach seinem Tode, von seinem Neffen Dr. JULIUS BÜHRING herausgegeben, erschien, das in fesselndster Sprache seine gesammten Leistungen und Erfahrungen auf dem Gebiete der Chirurgie zusammenfasst und den sehr charakteristischen Ausdruck seines ganzen Strebens und Trachtens, Fühlens und Denkens darstellt. — Eine genial angelegte Natur, von grosser Schnelligkeit und Schärfe der Auffassung, dabei von unzerstörbarer Ruhe, Umsicht und Geistesgegenwart, begabt mit einer seltenen manuellen Geschicklichkeit, musste er ein Operateur ersten Ranges sein, für den die Hand das vollkommenste Instrument war. Hierdurch auch übte er auf seine klinischen Zuhörer, alt und jung, einen vollständigen Zauber aus, da seine klinischen Vorträge weder durch ihre Tiefe, noch durch ihre Gelehrsamkeit fesselten. Ausserdem verstand er durch seine Liebenswürdigkeit und Humanität die Herzen Aller, der Patienten, Collegen, Schüler für sich zu gewinnen. Wie ein Soldat auf dem Schlachtfelde, so starb auch er mitten in seinem Berufe, in seiner Klinik, eben im Begriff, eine Operation vorzunehmen, am 11. November 1847.

A. Hirsch in der Allgem. Deutschen Biographie. Bd. V, pag. 120. — Rohlfs, Deutsches Archiv für die Gesch. der Medicin. Bd VI, 1883, pag. 452; Bd. VII, 1884, pag. 44. — Callisen, V, pag 196; XXVII, pag. 287.   Gurlt.

Diel, August Friedrich Adrian D., zu Gladenbach bei Giessen am 4. Februar 1756 geboren, studirte in Giessen, wo er 1780 promovirt wurde und in Strassburg. Später Stadtarzt in seiner Geburtsorte, dann im Nassauischen und seit 1790 Badearzt in Ems bis 1830, schrieb er allerlei Landwirthschaftliches (Obstbau) und über die Emser Bäder. Er war auch ein sehr fleissiger Uebersetzer zahlreicher englischer und französischer Compendien (die in der unten angegebenen Quelle namhaft gemacht sind) und publicirte viel in BALDINGER'S Magazin für Aerzte. Sein Tod erfolgte 1833.

Biogr. méd. III.   Red.

Diemerbroeck, Ysbrand van D., im Jahre 1609 zu Montfoort geboren, studirte in Leyden und promovirte 1627 zum Doctor medicinae et philosophiae in Angers (Frankreich). Er übte die ärztliche Praxis in Nimwegen aus und fand während der daselbst 1636 und 1637 sehr stark herrschenden Pest den Anlass zur Herausgabe der „De peste libri quatuor" (Arnhem 1644, Amsterdam 1645, 1711, Genf 1721), worin er seine über diese Seuche gewonnenen Erfahrungen auf wissenschaftlicher Weise niederlegte. 1649 wurde er extraord. Prof. anatomiae et medicinae in Utrecht (Antrittsrede: „De reducenda ad medicinam chirurgia"), 1651 Prof. ordinarius, welche Professur er bis zu seinem Tode 1674 mit grossem Eifer wahrgenommen hat. Seine Hauptarbeit, die „Anatome corporis humani" (Utrecht 1672 und verschiedene Ausgaben und Uebersetzungen in Genua, Padua, Lyon, London), durch HALLER „Compendium anatomes et physiologiae integrum

eum plurima controversiarum excursione" genannt, ist ein wirklich gutes Buch
mit vielen originalen Mittheilungen auf dem Gebiete der physiologischen Anatomie
und einigen interessanten chirurgischen Beobachtungen. Auch die durch D. 1664
veröffentlichten „Disputationes practicae in morbis capitis, thoracis et infimi ven-
tris" verdienen geschätzt zu werden als Leitfaden für Vorlesungen über specielle
Pathologie, wofür er sie bestimmt hat. Nach seinem Tode sind seine „Opera omnia"
(Utrecht 1685) durch seinen Sohn herausgegeben worden.   C. E. Daniëls.

Dierbach, Johann Heinrich D., zu Heidelberg, war daselbst am
23. März 1788 geboren, widmete sich der Pharmacie und begann erst, nachdem
er 12 Jahre lang Apotheker gewesen und sich besonders für Botanik interessirt
hatte, Medicin zu studiren. 1816 wurde er Doctor, 1817 Privatdocent und 1820
Prof. e. o. in der medicinischen Facultät, indem er seit 1817 Materia medica in
Verbindung mit der Pharmakognosie lehrte. Er schrieb dafür: „Grundriss der
Receptirkunst, zum Gebrauche bei seinen Vorlesungen u. s. w." (Heidelberg
1818) und gab heraus ein „Handbuch der medic.-pharmac. Botanik u. s. w."
(Ebendas. 1819). Während er medicinische Praxis nicht ausübte, wendete er sich
mehr und mehr der Botanik zu, hielt Vorlesungen über ökonomisch-technische und
Forstbotanik und schrieb eine Reihe von botanischen, hier nicht aufzuzählenden
Schriften, darunter eine Flora von Heidelberg (1819, 1820), über essbare Schwämme
(1822) u. s. w. Für die Medicin von besonderem Interesse waren: „Die Arzneimittel des Hippokrates, oder Versuch einer systematischen Aufzählung der in
allen hippokratischen Schriften vorkommenden Medicamente" (Heidelberg 1824) —
„Die neuesten Entdeckungen in der Materia medica. Für praktische Aerzte
geordnet, u. s. w." (Heidelberg und Leipzig 1827, 28; 2. Aufl., 3 Bde.,
1837—47) — „Pharmakologische Notizen, für prakt. Aerzte geordnet" (1834) —
„Synopsis materiae medicas oder Versuch einer systematischen Aufzählung der
gebräuchlichsten Arzneimittel" (1841). Nach P. L. GEIGER'S Tode besorgte er
die 2. Auflage von dessen „Pharmaceutischer Botanik"); auch nahm er Antheil an
der Bearbeitung der Pharmacopoea Badensis. Ausserdem finden sich von ihm noch
zahlreiche Aufsätze in botanischen, medicinischen und pharmaceutischen Zeitschriften.
Er starb am 11. Mai 1845. K. SPRENGEL hatte eine südamerikanische Pflanze
aus der Familie der Solaneen nach ihm benannt.

Neuer Nekrolog der Deutschen. Jahrg. 23, 1845, I, pag. 420. — Callisen, V,
pag. 204; XXVII, pag. 291.   G.

Diesing, Karl Moriz D., zu Wien, berühmter Helminthologe, war am
16. Juni 1800 zu Krakau geboren, wurde in Lemberg erzogen, studirte von
1819 in Wien Medicin, wurde aber gleichzeitig immer mächtiger von den Naturwissenschaften angezogen, so dass er schon seit 1822 bei der helminthologischen
Abtheilung des kaiserlichen zoologischen Cabinets, unter Leitung JOH. GOTTFR.
BREMSER'S, unentgeltlich Dienste leistete. Im Jahre 1826 erlangte er die medicinische Doctorwürde mit einer pharmakologischen Diss.: „De nucis vomicae
principio efficaci", wurde Assistent bei der Lehrkanzel der Botanik, erhielt
3 Jahre später eine Anstellung am k. k. Naturaliencabinet und rückte bis 1843
in die Stelle des 1. Custos-Adjuncten auf. Niemand war für eine derartige Stellung
befähigter als er, der in den weiten Gebieten der Botanik, Mineralogie und Zoologie
die umfassendsten Kenntnisse besass. Als der glänzendste Vertreter der Wiener
helminthologischen Schule nach BREMSER'S Tode gab er sein auf vieljährigen
mühevollen Studien beruhendes, alle Kenntnisse auf dem bezüglichen Gebiete
zusammenfassendes „Systema helminthum" (2 Bde., Wien 1850, 1851) auf
Kosten der kaiserl. Akademie der Wissenschaften heraus, ein epochemachendes,
für alle Zeiten in der Geschichte der Zoologie einen wichtigen Markstein bildendes
Werk. Leider wurde er durch ein inzwischen eingetretenes, in Folge seiner
angestrengten Arbeiten mit dem Mikroskop im Zunehmen begriffenes und bis zur
völligen Erblindung gesteigertes Augenleiden verhindert, den 3. Band jenes Werkes

zu vollenden. Bereits 1852 musste er pensionirt wurde, und doch findet sich nach dieser Zeit noch bis zum Jahre 1865 eine grosse Reihe von Abhandlungen von ihm namentlich in den Denkschriften und den Sitzungsberichten der mathematisch-naturwissenschaftlichen Classe der kais. Akademie veröffentlicht, die zusammengenommen einen Band mit 26 prachtvollen Tafeln bilden würden. Es wurde dieses Weiterarbeiten auch nach erfolgter Erblindung nur durch sein staunenswerth treues Gedächtniss und die seltene Aufopferung und Unterstützung eines jüngeren gelehrten Freundes, AUG. v. PELZELN, möglich. Der Tod dieses grossen Naturforschers und bescheidenen Gelehrten erfolgte am 10. Januar 1867.

Almanach der kais. Akademie der Wissensch. Jahrg. 17, 1867, pag. 240.   G.

Dieterich, zwei Brüder. — Helvicus D. (HELVICUS DIETERICUS), geboren zu Mistorf in Hessen am 24. Juni 1601, studirte Theologie in Giessen, wurde 1620 daselbst Magister, dann Lehrer der hebräischen Sprache in Ulm; seit 1622 studirte er Medicin in Tübingen, Altdorf und Wittenberg, reiste 1625 nach Italien, studirte Chemie in Tübingen, wurde Dr. med. in Strassburg 1627, hessen-darmstädtischer Leibarzt 1628, brandenburgischer Leibarzt in Berlin 1634, dänischer Leibarzt 1641; zuletzt lebte er als Arzt in Hamburg und starb daselbst 13. December 1655. (Schriften über Schwalbach 1631 ff.) — Der andere Bruder, Johann Konrad D., geboren zu Butzbach 19. Januar 1612, studirte zu Marburg, Strassburg und Jena Philologie, wurde Magister in Jena und 1639 Professor der griechischen Sprache in Marburg, studirte dann Medicin und gab das Aphorismen des HIPPOKRATES heraus. Wegen der in Hessen entstandenen Streitigkeiten verliess er sein Vaterland und begab sich nach Hamburg. 1650 wurde er Prof. der griechischen Sprache und der Geschichte in Giessen; er starb daselbst am 24. Juni 1669.

G. Matthiae, Conspect. hist. med. Gotting. 1741, pag. 571. — Jöcher, II, 120. —
Biogr. univ.   W. Stricker.

Dieterich, Johann Georg Nikolaus D., im Jahre 1681 zu Regensburg geboren, studirte die Arzneiwissenschaft zuerst in Jena und setzte später in Leyden und Oxford seine Studien fort. Im Jahre 1707 zu Giessen zum Dr. promovirt, ward er 1712 Stadtphysicus zu Regensburg. Als solcher hat er die im Jahre 1713 eine diese Stadt, damals der Sitz der deutschen Reichsversammlung, verheerende Pest beobachtet und beschrieben (Miscel. curios. med. phys. Ann. I, pag. 56): „Zuverlässiger Unterricht, wie man sich bei gegenwärtiger Seuche präserviren und curiren könne" (Regensburg 1713) — „Regensburgischer Unterricht, auf was Art in hiesiger Stadt die inficirten Häuser und darin sich befindenden Menschen zu reinigen sind" (Regensburg 1814) und „Genaue Untersuchung der Seuche, welche zu Regensburg 1713 grassirte, nebst einem Entwurfe guter Anstalten" (Regensburg 1714). D. genoss eines ausgebreiteten Rufs als tüchtiger Heilkünstler bis zu seinem Tode am 31. August 1737.

Baader, Gelehrtes Bayern, I. Bd., pag. 237.   F. Seitz.

Dietl, Josef D., geboren im Jahre 1804 zu Podbuze in Galizien, studirte zuerst in Lemberg Philosophie und später Medicin in Wien, woselbst er 1829 promovirt wurde; daselbst practicirte er längere Zeit hindurch und war seit 1841 Primararzt und seit 1848 Director des Wiedner Bezirks-Krankenhauses. Im Jahre 1851 wurde er nach Krakau berufen, wo er bis 1865 als Professor der speciellen Pathologie und Therapie und Director der medicinischen Klinik thätig war. Im Jahre 1861 wurde er zum Landtagsabgeordneten und nachträglich zum Abgeordneten des Reichsrathes erwählt. 1866 wählte man ihn zum Präsidenten von Krakau, einige Zeit darnach wurde er Mitglied des österreichischen Herrenhauses, seit 1872 war er Mitglied und Director der mathematisch-naturwissenschaftlichen Classe der Krakauer Akademie der Wissenschaften. Er starb am 18. Jänner 1878 und wurde durch ein Begräbniss auf öffentliche Kosten geehrt. — Seine zahlreichen Aufsätze medicinischen Inhaltes sind in polnischen und deutschen Fachblättern

abgedruckt, auch schrieb er viel über die Curorte Galiziens; als politischer
Schriftsteller war er gleichfalls thätig.   K. & P.

Dietrich. Unter den zahlreichen Gelehrten dieses Namens, welche sich
mit Naturwissenschaften befasst haben, sind auch zwei nennenswerthe Aerzte,
nämlich G o t t l o b S i e g f r i e d D., aus Löwenberg in Schlesien, am 16. October
1768 geboren, Dr. med. zu Halle 1788, der, in Glogau ansässig, sich um die
Verbreitung der Vaccination in Schlesien verdient machte und über dieses Thema
eine der Beachtung würdige Schrift publicirte (Glogau 1801). Ferner Casuistisches
in ZADIG und FRIESE'S Arch. der Heilkunde für Schlesien (1799, 1800, 1802,
1826) und „*Foetus in testiculo*" (FRORIEP'S Notizen 1826). Todesjahr unbekannt. —
E w a l d C h r i s t i a n V i c t o r D., zu Grünhayn am 19. Juli 1785 geboren, Militär-
arzt, 1815 sächsischer Oberstabsarzt, 1817 in gleicher Stellung im 7. preussischen
Corps, später Arzt in Moritzburg, resp. Dresden, schrieb eine grosse Reihe seiner
Zeit weitverbreiteter Werke, so über „*Zahnen der Kinder*" (Nordhausen 1836) —
„*Bleichsucht*" (Leipzig gleichzeitig) — „*Keuchhusten*" (Nordhausen 1837) —
„*Influenza*" (Leipzig 1837) — „*Skropheln und Kropf*" (Altenburg 1837); auch
Badeschriften, populäre Taschenbücher u. Aehnl.

       D e c h a m b r e, XXIX, pag. 295—296.   R e d.

Dietz, F r i e d r i c h R e i n h o l d D., 1804 zu Königsberg in Preussen
geboren, daselbst 1826 Dr. med., erhielt in Folge des tüchtigen „Ἱπποκράτους περὶ
ἰῆς, νόσου βίβλιον" (Leipzig 1827; griechisch-lateinische Ausgabe der hippokratischen Schrift über die Fallsucht) von der Regierung die Mittel zu einer grösseren
wissenschaftlichen Reise (Handschriften griechischer und arabischer Texte in Frankreich, Italien, England, Spanien) und wurde bei der Rückkehr 1833 Extraordinarius
und Secundararzt, drei Jahre später Prof. ord. und Director des Königsberger
Krankenhauses. — Schon 1830 hatte er in Leipzig als Frucht seiner Reise „*Analecta
med. ex libris mss. primum edita. Fasc. I*" (IBN BEITHAR, DIOSCORIDES enthaltend), dann „*Galeni de dissectione musculorum et de consuetudine libri*"
(Leipzig 1832; περὶ ἐϑῶν hier zum ersten Male griechisch) veröffentlicht, Arbeiten,
denen während der Wirksamkeit in Königsberg „*Apollonii Citiensis, Stephanii
Palladii, Theophilii . . . et aliorum scholia etc.*" (2 Bde. Königsberg 1834) und
„*Dorani Ephesii de arte obstetricia etc.*" (1838 von LOBECK herausgegeben)
folgten. — D. erlag bereits am 5. Juni 1836 einem Typhus.

       Allg. deutsche Biogr. V. — C a l l i s e n, XXVII.   R e d.

Dieuches war ein griechischer Arzt aus der Schule der Dogmatiker, der
wahrscheinlich im 4. Jahrhundert v. Chr. lebte. Er schrieb über die Bereitung
der Nahrungs- und Arzneimittel und deren Anwendung in den einzelnen Krankheiten.
Fragmente aus seinen Schriften hat uns ORIBASIUS: Coll. med. IV, 5—9 u. Synops.
V, 33) erhalten. Auch PLINIUS hat ihn in seiner Naturgeschichte vielfach benützt.
Sein Schüler war NUMENIUS von Heraklea.

       Galen, XI, 795; XV, 136. — Plin. nat. hist. XX, §. 31, 78, 191; XXIII, §. 60;
XXIV, §. 145. — A t h e n. I, 5.   H e l m r e i c h.

Dieudonné, J e a n - F r a n ç o i s - J o s e p h D., zu Breda, Nordbrabant, am
18. Juni 1810 geboren und in Brüssel, wohin seine Eltern 1817 verzogen, vorgebildet, studirte Medicin in Lüttich bis 1834, dem Jahre seiner Promotion. In
Paris hörte er behufs weiterer Ausbildung besonders DUPUYTREN, liess sich dann
mit vielem Erfolge in Brüssel nieder und wurde bald Mitglied des Conseil de
salubrité, sowie der Société des sc. méd. de Bruxelles (in welcher letzterer er später
den Vorsitz führte), weiterhin auch der Akademie der Medicin, der statistischen
Commission, des obersten Gesundheitsrathes etc. — Ausser einer grossen Reihe von
Beiträgen, die 1845—1865 in dem von D. redigirten „Journ. de méd., de chir.
et de pharmacologie" erschienen, sind besonders von seinen Arbeiten zu nennen:
„*Compte rendu des travaux du conseil central de salubrité . . . 1860*" —

„*Mémoire sur la condition des classes ouvrières et sur le travail des enfants*" — „*Mémoire sur l'emploi de nitrate de potasse à haute dose dans le traitement du rhumatisme articulaire aigu*" — „*De l'origine de l'ergot de seigle*". — D. starb an den Folgen eines Aorten-Aneurysmas am 10. August 1865.

van den Corput. — Red.

*Dieulafoy, Georges D., Prof. agrégé und Méd. des hôp., wurde 1869 zu Paris mit der These „*De la mort subite dans la fièvre typhoïde*" promovirt und betrat bereits mit seiner nächsten Schrift: „*De l'aspiration pneumatique sous-coutanée. Méthode de diagnostic et de traitement*" (Paris 1870; englische Ausgabe gleichzeitig London) das Gebiet, auf dem er sich auszeichnen sollte. Die Aufsätze „*Du diagnostic et du traitement des kystes hydatiques et des abscès du foie par aspiration*" (Paris 1872) und „*Du diagnostic et du traitement des épanchements aigus et chroniques de la plèvre par aspiration*" (Daselbst gleichzeitig) sind kleineren Umfanges, während in dem dieselben Gegenstände zusammenfassenden „*Traité de l'aspiration des liquides morbides*" (Paris 1873; London 1873) die Methoden und der von D. eingeführte Troicart ausführlich beschrieben sind. (Doch ist nur irrthümlich D. für den Erfinder der neueren Aspirationsmethoden ausgegeben worden, da bereits 13 Jahre früher van den Corput [s. diesen] ein durchaus analoges Verfahren in die Praxis eingeführt hat). — Noch sind zu erwähnen die beiden Concursthesen D.'s: „*De la contagion*" (Paris 1872) — „*Des progrès réalisés par la physiologie expérimentale dans la connaissance des maladies du système nerveux*" (Daselbst 1875). Red.

Diez, Karl Philipp D., geboren zu Denkendorf 1739, studirte in Tübingen, Strassburg und Paris, promovirte 1762 zu Tübingen *(Diss. de aëre et alimentis militum, praecipuis hygienes militaris momentis*" [Tübing. 1762, 4.]). practicirte dann in Stuttgart und ward 1768 als ausserordentlicher Professor der Medicin nach Tübingen berufen. Wir haben von ihm: „*Diss. de nova methodo inserendi variolas anglicana*" (Tübing. 1768, 4.).

Elwert, pag. 129 flgd. Max Salomon.

Digby, Kenelm D., der weitgereiste und in viele Intriguen verwickelte Zeitgenosse Cromwell's (1603—1665), der auf medicinischem Gebiet sich allerdings mehr in charlatanistischer Weise bemerkbar machte, kann nicht vollständig übergangen werden wegen seiner vielgenannten Schriften: „*Discours sur la poudre de sympathie*" (Zuerst Paris 1658, später in vielen englischen, deutschen und holländischen Ausgaben), und „*Medicina experimentalis*" (Frankfurt 1670, 1676, 1681; auch deutsch Heidelberg 1672; Frankfurt 1672, 1676, 1681, 1687). — Auch das Buch D.'s „*Of bodies and of mans soul with two discourses of the power of sympathy and of the vegetation of plants*" (London 1669) und ähnlich betitelte machten ihrerzeit colossales Aufsehen.

Dureau bei Dechambre. Red.

Dillen (DILLENIUS), hessische Arztfamilie. — Der Vater Justus Friedrich D., geboren 1644 zu Darmstadt, studirte Medicin in Giessen seit 1663, Licentiatus 1681, Dr. med. 11. Oct. 1688, Leibarzt des Grafen Johann von Nassau-Idstein, dann Arzt in Darmstadt, 1685 Löwenstein-Wertheimischer Leibarzt, in demselben Jahr Mitglied der kaiserlichen Akademie der Naturforscher, 1688 Professor der Medicin in Giessen, gestorben den 18. August 1720. — Von den Söhnen wurde Johann Jakob D., geboren 1687 in Darmstadt, um 1715 Professor der Botanik in Giessen und blieb in dieser Stellung bis 1725. Er verliess Deutschland, um mit dem reichen Liebhaber der Botanik, W. Sherard, nach England zu reisen. D. blieb bei diesem bis 1728, wurde dann Professor der Botanik in Oxford, wo er 1747 starb. Er ist als Begründer des wissenschaftlichen Studiums der Kryptogamen, besonders der Moose, anzusehen. Sein Hauptwerk ist die „*Historia muscorum*" (mit 85 Tafeln, Oxford 1741, auch engl. Ausgabe 1763).

Ausserdem verfasste er eine Flora von Giessen (Frankfurt 1719) und die Beschreibung des Sherard'schen Gartens zu Eltham. 1732. — Philipp Eberhard D.,
geboren 1689, starb am 25. Dec. 1727 als Physicus in Wetzlar; er war Mitglied
der kaiserlichen Akad. der W., in deren Ephemeriden er' zahlreiche Beobachtungen
niedergelegt hat.

Pritzel. Thesaurus. — Winkler, Geschichte der Botanik 1854. — Deutsche Biogr.
— B. D. Jackson, Guide to the literature of botany. London 1881.　　W. Stricker.

Dimsdale, Thomas Baron v. D., in Toydon-Garnon 1712 geboren,
Sohn eines Arztes, machte seine ersten Studien unter Anleitung der Chirurgen am
St. Thomas-Hospital und begann 1734 zu practiciren. Sein Enthusiasmus für die
Inoculation, die Verbesserungen der Technik, die er für das Verfahren erfand,
verbreiteten seinen Ruf derart, dass ihn die Kaiserin Katharina nach Russland
berief. Er impfte mit seinem Verfahren die ersten Familien des Reiches, erhielt
sofort bei seiner Rückkehr nach England zu seinen übrigen Ehren die Mitgliedschaft der Royal society, wurde 1780 in's Parlament gewählt und wandte sich
nunmehr gänzlich von der Medicin ab. Noch einmal ging er indess (den Kaiser
Alexander und den Grossfürsten Constantin zu impfen) 1781 nach Russland, um dann, zurückgekehrt, noch 9 Jahre den parlamentarischen Geschäften
und endlich — ganz zurückgezogen — 1790—1800 nur seiner Familie zu leben.
Ohne Ausnahme beziehen sich seine Publicationen auf die Inoculation; „The
present method of inoculating for the small-pox" (London 1766, 1767, 1772;
auch französisch) ging 6 gleichsinnigen, sämmtlich in London, und zwar 1776,
1778, 1779, 1780, 1781, 1782 erschienenen Schriften voran.

Dict. hist. II.　　　　　　　　　　　　　　　　　　　　　　Red.

Dinghens de Dinghen, Léonard-François D. de D. (DINGHENIUS),
aus Campine, vom Anfang des 17. Jahrhunderts bis 1680, wirkte als Professor
an der Universität Löwen bis zu seinem Tode und setzte seine ganze Gelehrsamkeit ein, um die Theorien VAN HELMONT'S zu bekämpfen, obwohl er mit ihm eine
im Blute vor sich gehende Fermentation als Quelle der thierischen Wärme annahm.
In seinen „Fundamenta physico-medica ad scholae acribologiam studiose adaptata
in sex libros divisa, quibus accedit tractatus de febribus" (Löwen 1677, Fol.)
erklärt er sich auch gegen die kritischen Tage, gegen die astrologischen Berech-
nungen und andere Irrthümer seines Zeitalters und brachte sein Beobachtungstalent
und seinen kritischen Scharfblick besonders zur Geltung, wo er über die Inspection
des Harns, den Werth der Pulsuntersuchung und ähnliche diagnostische Fragepunkte
handelt. Mit DESCARTES verlegte er den Sitz der Seele in die Glandula pinealis.

van den Corput. — Red.

Dino di Garbo, s. unter GARBO.

Diodotus (Διόδοτος), ein griechischer Arzt, kurz vor DIOSKORIDES, schrieb
ein Werk über Arzneimittel, das den Titel „Ανθολογούμενα" (Blumenlese) führte.

Meyer, Geschichte der Botanik. II. 54.　　　　　　　　　　Helmreich.

Djörup, Michael D., dänischer Militärarzt, geboren 1803, doctorirte 1836
(„De fungo articulari"), Stabsarzt der Armee, Mitglied des königlichen Gesundheits-
collegiums und mehrerer wichtiger Commissionen für die Reformirung des Medicinalwesens, tüchtiger Administrator und Organisator; gestorben 1876.　　Petersen.

Diogenes von Apollonia auf Kreta, griechischer Naturphilosoph,
Zeitgenosse des ANAXAGORAS, setzte als Grundprincip aller Dinge, aus dem durch
Verdichtung und Verdünnung (πύκνωσις und αραίωσις) Alles geworden ist, die Luft.
Ein von ARISTOTELES hist. anim. III, 2 erhaltenes Fragment seiner Schrift „περί
φύσεως", das eine ausführliche Beschreibung der Adern des Menschen enthält und
einen interessanten Aufschluss über die anatomischen Kenntnisse jener Zeit gewährt,
sichert ihm einen Platz in der Geschichte der Medicin.

Diog. Laert., IX. 9. — Galen, XVII. 1, 1006.　　　　　　　Helmreich.

Diokles aus Karystus auf Euböa, der bald nach HIPPOKRATES lebte, gehört zu den bedeutendsten griechischen Aerzten der früheren Zeit. Er entwickelte eine äusserst fruchtbare literarische Thätigkeit, wie die zahlreichen bei SORANUS, GALEN, ATHENAEUS, ORIBASIUS und CAELIUS AURELIANUS erhaltenen Fragmente seiner Schriften beweisen. Sie führten den Titel: 1. „ὑγιεινὰ πρὸς Πλείσταρχον“ — 2. „πάθος αἰτία θεραπεία (de passionibus)“ — 3. „Ἀρχίδαμος;“ (eine Streitschrift gegen ARCHIDAMUS, der in der Gymnastik die Oeleinreibungen verwarf und die ξηροτριψία [trockene Einreibung] empfahl) — 4. „περὶ τῶν κατ᾽ ἰατρεῖον“ — 5. „περὶ γυναικείων“ — 6. „περὶ λαχάνων“ — 7. „περὶ θανασίμων φαρμάκων“ — 8. „De febribus“ — 9. „De egestionibus“ (Ausleerungen) — 10. „Liber Prognosticus“ — 11. „Ῥιζοτομικόν“ (Kräuterbuch) — 12. eine Schrift über Anatomie, die älteste, die GALEN kannte. Unecht ist der von PAULUS AEGIN. I. c. 100 mitgetheilte Brief des D. an den König Antigonus. Die schriftstellerische Thätigkeit des D. erstreckte sich also über Anatomie, Diätetik, Gymnastik, Pathologie und Therapie, Frauenkrankheiten und Embryologie, Arzneimittellehre und Toxikologie. Wie aus CAELIUS AURELIUS zu ersehen, war er um eine genaue Bestimmung der einzelnen Krankheitssymptome bemüht. In grösstem Ansehen aber stand noch Jahrhunderte später seine Entwicklungstheorie des Embryo, von der uns ORIBASIUS einzelne Angaben erhalten hat.

Galen, II, 905; VI, 511, 455; VIII, 186; XI, 471; XVIII, 2, 629; XVIII, 1, 712. — Soran, pag. 299, 348. — Athen., XV, 681 b. — Cael. Aurel., pag. 39, 536 A. — Schol. Nicand., Ther. 647.   Helmreich.

Dionis. Pierre E., unbekannten Geburtsjahres, lebte in Paris und starb daselbst am 11. December 1718. Er hatte seit 1673 den doppelten Lehrstuhl für anatomische Demonstration und für operative Medicin am Jardin-du-Roi inne und bildete viele ausgezeichnete Schüler aus. Die geistigen Elemente, welche später zur Gründung der Acad. royale de chir. verwerthet wurden, führen sich zum grossen Theil auf D. zurück. Ludwig XIV. enthob ihn 1680 seiner Lehrfunctionen, um ihn mit verschiedenen Leibarztstellen und Ehrenämtern in der königlichen Familie zu betrauen, in welchen D. bis an sein Lebensende thätig war. Seine Hauptschriften sind: „L'anatomie de l'homme, suivant la circulation du sang et les dernières découvertes“ (Paris 1690, 1695, 1701, 1716, 1729; auch Genf 1699, sowie lateinisch, englisch und chinesisch) — „Cours d'opérations de chirurgie démontrées au Jardin-du-Roi“ (Paris 1707, 1714, 1736, 1740, 1751, 1765; auch Brüssel 1708, sowie deutsch, englisch und holländisch) — „Traité général des accouchemens etc.“ (Paris 1718, 1724; Brüssel 1724; englisch, holländisch, deutsch).

Dict. hist. II.   Red.

Dionysius. Von mehreren Aerzten dieses Namens ist uns wenig mehr als der blosse Name bekannt: 1. Von einem Chirurgen D. theilt SCRIBONIUS LARGUS c. 212 ein Pflaster gegen unbedeutende Verwundungen mit. Dieser könnte identisch sein mit dem D., dessen CELSUS an zwei Stellen gedenkt. 2. PLINIUS hat in seiner Naturgeschichte das botanische Werk eines griechischen Arztes D. viel benützt (PLIN. nat. hist. XXV, §. 13). 3. Unter den Methodikern wird von GALENOS ein D. aufgezählt, den auch SORANUS (pag. 192 R.) erwähnt. 4. Einen D. mit dem Beinamen ὁ κυρτός citirt RUFUS bei ORIBASIUS (III, 607 ed. DAREMBERG). Darnach hat er über die in Libyen, Aegypten und Syrien häufig vorkommenden pestartigen Bubonen geschrieben. STEPHANUS von Byzanz s. v. Κύρτος bemerkt unter Berufung auf einen HERENNIUS PHILO, D. habe den angegebenen Beinamen nicht von einem körperlichen Gebrechen, sondern von seiner Vaterstadt Κύρτος in Aegypten geführt.

Helmreich.

Dioskorides (auch DIOSKURIDES), 1. mit dem Beinamen PHAKAS (Διοσκουρίδης ὁ ἐπικληθεὶς Φακᾶς von φακοί, Flecken im Gesicht), ein Anhänger der HEROPHILUS, war Leibarzt der ägyptischen Königin Kleopatra und schrieb ein medicinisches Werk in 24 Büchern, das nach SUIDAS hochberühmt war.

Suid. s. h. v. Galen, XIX, 63.

2. Dioskorides Pedanius, aus Anazarbus in Cilicien, ist der bedeutendste Botaniker und Pharmakolog des Alterthums. Er lebte unter Nero und Vespasian als ein Zeitgenosse des älteren PLINIUS, der an vielen Stellen seiner Naturgeschichte in so auffallender Weise mit D. übereinstimmt, dass man eine Benützung des Einen durch den Andern annehmen zu müssen glaubte; doch erklärt sich diese Erscheinung auch daraus, dass beide den gleichen Quellen (JOLLAS von Bithynien, HERAKLIDES von Tarent, KRATEUAS, ANDREAS, JULIUS BASSUS, PETRONIUS, SEXTIUS NIGER und DIODOTUS) gefolgt sind. Von den Lebensumständen des D. ist uns weiter nichts bekannt, als dass er in seiner dienstlichen Stellung im römischen Heere, wahrscheinlich als Militärarzt, viele Länder zu sehen Gelegenheit hatte, so dass er die von ihm beschriebenen Pflanzen wohl grösstentheils aus eigener Anschauung kannte. Sein Werk, das aus 5 Büchern besteht, führt den Titel: „περὶ ὕλης;" und ist einem nicht näher bekannten Arzte AREIOS, dem Günstling des Laecanius Bassus, der im Jahre 64 Consul war und unter Vespasian am Carbunkel starb (c. 77 n. Chr.), gewidmet. Es handelt im ersten Buche von den Aromen, Oelen, Salben, Bäumen und den von ihnen herrührenden Säften (ὀποί), Harzen (δάκρυα) und Früchten; im zweiten von den Thieren, dem Honig, der Milch, dem Fett, ferner von den Getreidearten und Gemüsen, von Lauch, Zwiebeln und Senf; im dritten und vierten von den Wurzeln, den aus denselben bereiteten Säften (χυλίσματα), Kräutern und Samen; im fünften vom Weinstock, den Weinen und Mineralien. D.'s Werk war nach GALEN'S Urtheil das vollständigste in seiner Art (GALEN, XI, 794, καί μοι δοκεῖ τελεώτατα πάντων οὗτος τὴν περὶ τῆς ὕλης τῶν φαρμάκων πραγματείαν ποιήσασθαι) und genoss das ganze Mittelalter hindurch dieses wohlverdienten Rufes. „Eine methodische Anordnung und eine das Auffinden erleichternde, vor Verwechslung sichernde Beschreibung" der Pflanzen sind seine Hauptvorzüge. Ausserdem werden dem D. noch folgende Werke zugeschrieben: a) „περὶ δηλητηρίων φαρμάκων καὶ τῆς αὐτῶν προφυλακῆς καὶ θεραπείας" (über Gifte und Gegengifte), b) „περὶ ἰοβόλων" (über den Biss giftiger Thiere), c) „περὶ εὐπορίστων" (über Hausmittel), in zwei Büchern. Von diesen werden die beiden ersteren allgemein für unecht gehalten, das dritte dagegen will MEYER dem D. selbst zuschreiben.

3. Dioskorides der Jüngere, unter Hadrian, veranstaltete eine viel gesuchte Ausgabe der Werke des HIPPOKRATES, in welcher er sich nach Art der alten Grammatiker zur Bezeichnung unechter Stellen des Obelos bediente, aber den alterthümlichen Text so willkürlich äuderte, dass er deshalb von GALENOS scharf getadelt wird. Auch seine exegetischen Arbeiten zu HIPPOKRATES, die sehr weitschweifig gewesen zu sein scheinen, fanden an GALENOS einen strengen Beurtheiler.

Meyer, Gesch. der Botanik. II, 96—117 und 148—154. — Galen, XV, 21; XIX, 63.

Helmreich.

Dioxippus, s. DEXIPPUS.

Dippel, Johann Conrad D., deutscher Theologe, Arzt und Alchemist, wurde 1673 im Schlosse Frankenstein, nahe bei Darmstadt geboren, begab sich 1689 nach der Giessener Universität, woselbst er sich die Magisterwürde erwarb, wurde aber erst 1711 Med. Doctor in Leyden. D. gehört mehr der Geschichte der protestantischen Kirche, als derjenigen der Medicin an, in welcher letzteren er jedoch durch das nach ihm benannte Oleum animale Dippelii bekannt ist, welche Mischung einer Menge empyreumatischer Bestandtheile zuerst vermittelst trockner Destillation von Blut von ihm bereitet wurde. Mit grossem Eifer nahm er Theil an den Kämpfen zwischen dem Pietismus und der lutherischen Orthodoxie, gehörte zuerst der letzteren an, trat nachher zum Pietismus über, verliess zuletzt auch diese Lehre, um sich mehr und mehr theils in religiösen Mysticismus, theils in astrologische und alchemistische Grübeleien zu vertiefen. Seine theosophischen Ansichten über Gott und die Welt hat er in folgenden Schriften dargelegt: „Weg-weiser zum verlohrenen Licht und Recht: I. in der Gottesgelehrtheit, II. in der Erkäntniss der Natur und Medicin" (1704) — „Fatum fatuum" (1710) und „*Vitae animalis morbus et medicina*". Nach D. ist der äusserste Grund aller Dinge Geist. Es finden sich theils freie, theils nicht freie solche. Im Licht und der Feuermaterie, womit Gott sie versehen hat, liegt der Same der ganzen materiellen Welt. Alle Körper sind Schöpfungen dieser Geister und körperliche Bewegungen und Eigenschaften haben ihren Ursprung im Geiste. Die Ursache der Bewegung findet sich in der Anti- und Sympathie der Geister. — D. führte eine herumirrende Lebensweise unter sehr wechselnden Verhältnissen. Vom Gerücht, ein ausgezeichneter Arzt und grosser Alchemist zu sein, begleitet, wurde er überall, da die Leute damals wie jetzt Gesundheit und Geld nöthig hatten, mit offenen Armen entgegengenommen und gefeiert, bald jedoch wurde er wegen seiner scharfen Angriffe auf die Lehren der Kirche und die Politik der Regierungen verfolgt. Nachdem er flüchtig theils in Deutschland, theils in Holland und Dänemark umhergeirrt war, prakticirte er einige Zeit in Altona, trieb Alchemie und polemische Schriftstellerei, sass nachher 7 Jahre gefangen in der Festung Hammershus auf Bornholm und kam endlich 1726 nach Schweden, woselbst er im Anfange beides als Arzt und Theologe freundlich aufgenommen wurde. Aber nachdem er hier gegen die Lehren der lutherischen Kirche von der Rechtfertigung und der Zurechnung des Verdienstes Christi aufgetreten war, wurde er aus dem Königreiche verbannt, welches er 1728 verliess. Nach erneuertem Umherirren in Dänemark und Deutschland während einiger Zeit starb er plötzlich ohne vorhergehende Krankheit auf dem Schlosse Wittgenstein 1734. Die meisten seiner Arbeiten, welche zum grössten Theil theologische Streitschriften sind, finden sich in seinem Werke: „*Eröffneter Weg zum Frieden mit Gott und allen Creaturen*" (Amsterdam 1709). Das beste Werk über den Einfluss seiner Lehren in Schweden ist: „*Johann Conrad Dippel's vistelse i Sverige samt Dippelianismen i Stockholm 1727—1741*" von K. F. S. HENNING, Upsala 1881. Hedenius.

Disdier, H.-Fr.-M. D., geboren in Grenoble 1708, starb in Paris 1781; er studirte in Montpellier Chirurgie, diente im Hospital zu Lyon und kam mit 30 Jahren nach Paris, wo er Privatcurse über Chirurgie eröffnete. Er wurde bald Professor der Anatomie an der Malerschule zu St. Luc und wirkte hier als ausgezeichneter Lehrer bis zu seinem Tode. — Schriften: „*Exposition anatomique ou tableaux anatomiques des différentes parties du corps humain*" (Paris 1758). Unger.

*Ditléwsen, Johann Gottlob D., geboren zu Kopenhagen am 22. Mai 1836, studirte an der Kopenhagener Universität, absolvirte Staatsexamen 1862, promovirte 1872. Bis zum Jahre 1872 praktischer Arzt in Slagelse, wurde er 1873 Districtsarzt in Lyngby (in der Nähe von Kopenhagen) und wirkt jetzt zugleich an der Kopenhagener Universität als Docent der Histologie. Er schrieb: „*Undersögelser over Smagslögene paa Tungen hos Mennesket og Pattedyrene*" (1872) und „*Grundträk af Menneskets Histologie*" (1883). Seit 1880 ist er Mitglied des königlichen Gesundheits-Collegiums. Für die Förderung der Hygiene ist er auch thätig und hat mehrere hygienische Abhandlungen publicirt. Petersen.

*Dittel, Leopold Ritter v. D., am 15. Mai 1815 zu Fulneck in Schlesien geboren, absolvirte das Gymnasium zu Troppau in Schlesien und studirte Medicin in Wien, wo er am 9. Juni 1840 zum Doctor der Medicin promovirt wurde und erwarb sich den Grad eines Doctor der Chirurgie und Magister der Geburtshilfe. Nach Absolvirung der Assistentenzeit an der DUMREICHER'schen Klinik habilitirte er sich 1856 als Privatdocent der Chirurgie an der Wiener Universität. Am 25. Juli erfolgte seine Ernennung zum Primararzte der chirurgischen Abtheilung im k. k. allgemeinen Krankenhause in Wien und am 21. Juni 1865 wurde er zum ausserordentlichen Professor der Chirurgie ernannt. Die Arbeiten über Halsfascien und die Kritik der WILDBERG'schen Schrift über Coxalgie (Zeitschr. der k. k. Gesellschaft der Aerzte in Wien) hatten zuerst die Aufmerksamkeit auf ihn gelenkt, später ganz besonders die Krankheiten der Harn- und Geschlechtsorgane.

Hervorgehoben mögen werden : *„Coxalgische Studie zur Bestimmung der Grösse der Verkürzung der coxalgischen Extremitäten"* (1866, Allgem. Wiener med. Ztg. Nr. 2) — *„Beitrag zur Lehre der Hypertrophie der Prostata"* (Oesterr. med. Jahrb. 1867) — *„Der A-jour-Verband"* (Wiener med. Presse 1868) — *„Dilatator für Verengerungen der Harnröhre"* (Oesterr. med. Jahrb. 1869) — *„Ueber einen neuen Apparat zum hohen Blasenstiche"* (1869) und *„Ein neuer Apparat zur Hintanhaltung der gefährlichen Folgen beim hohen Blasenstiche"* (Oesterr. med. Jahrb. 1870) — *„Der Steinsauger"* (Allgem. Wiener med. Zeitung 1870) — *„Die Stricturen der Harnröhre"* (im Handbuche der Chirurgie von Pitha-Billroth, Bd. III, Abth. 2, 1872; dasselbe in der Deutschen Chirurgie von Billroth-Lücke) — *„Ueber Enuresis"* (Wiener med. Jahrb. 1871) — *„Die elastische Ligatur"* (Allgem. Wiener med. Zeitung 1873) — *„Ablösung der Mastdarmwand"* (Wiener med. Wochenschr. 1874) — *„Zur Behandlung der Hypertrophie der Vorsteherdrüse"* (Daselbst 1876) — *A-jour-Verband bei osteoplastischen Operationen nach Gritti und Pirogoff"* (Daselbst 1877) — *„Beiträge zur Verbandlehre, Katheterstativ"* (Daselbst 1878) — *„Operationen der Blasensteine"* (Daselbst 1880) — *„Ein neuer Heilversuch gegen unheilbare Darm-Blasenscheidenfisteln"* (Oesterr. med. Jahrb. 1881) — *„Ueber Communication zwischen dem Darmrohre und unteren Harnorganen"* (Wiener med. Wochenschr. 1881) — *„Ueber das Verhältniss der Lithotripsie und Litholapaxie"* (Daselbst 1881) — *„Ueber Seitensteinschnitt zur Entfernung fremder Körper aus der Blase"* (Daselbst 1881) — *„Nierencalculose"* (Daselbst 1881). Die Zahl der casuistischen Mittheilungen allgemein chirurgischen Inhaltes, insbesondere aber derer, welche die Krankheiten der Harn- und Geschlechtsorgane betreffen, ist eine sehr beträchtliche; diejenigen über Blasensteine verdienen besonders hervorgehoben zu werden. Englisch.

Ditterich, Georg Ludwig D., zu Würzburg am 8. März 1804 geboren, begann sein Universitätsstudium in seiner Vaterstadt und bezog alsdann zur Fortsetzung desselben die Universitäten Jena, München und Erlangen, an welch' letzterem Orte er 1829 zum Doctor promovirt wurde. Später praktischer Arzt zu München, war er literarisch thätig und führte vom Jahre 1843—55 die Redaction der früher in Salzburg herausgekommenen „Neuen medicinisch-chirurgischen Zeitung" und seit dem Jahre 1870 die der „Blätter für Heilwissenschaft". Im Jahre 1849 wurde er zum Honorar- und 1851 zum ausserordentlichen Professor an der Universität ernannt. Er starb am 6. November 1873. Als Schriftsteller und Arzt beschäftigte er sich vorzüglich mit Syphilis, die er monographisch in 2 Bänden 1842 abhandelte, und mit Gesundbrunnen. Er gab eine *„Klinische Balneologie"* (in 2 Bänden, 1861), ausserdem eine Anzahl von Badeschriften heraus.

Trantl, Bd. II, pag. 561. F. Seitz.

Dittrich, Franz D., in Nixdorf (Böhmen) am 16. October 1815 geboren, studirte in Prag (Hyrtl) bis zur Promotion (1841), darauf noch in Wien und übernahm, nach Prag zurückgekehrt, Assistentenstellen (bei seinem Freunde Jaksch und bei Kiwisch). Dann wurde er Prosector der pathologischen Anatomie, widmete sich diesem Fache mit Erfolg ganz und erhielt 1848 das Professorat desselben zu Wien (als Nachfolger Dlaury's), 1850 einen Ruf als Professor der medicinischen Klinik nach Erlangen. Spätere Rufe verschiedener Universitäten lehnte er ab, erlangte in Erlangen dafür die entsprechenden Auszeichnungen, erkrankte aber bereits 1856 an einem Hirnleiden, welches 1859 seinen Tod herbeiführte. — Neben den 1845 begonnenen, in der Prager Vierteljahrschrift publicirten Berichten über seine Thätigkeit am Prager pathologischen Institut, sind von seinen wenig zahlreichen Schriften zu erwähnen seine Habilitationsschrift: *„Ueber den Laennec'schen Lungeninfarct"* (Erlangen 1850) und die Untersuchungen über Magenkrebs, Lebersyphilis, Herzstenose, Herzmuskelentzündung (Prager Vierteljahrschr. Jahrg. 1848, 1849, 1852).

Allgem. Deutsche Biogr. V. Red.

*Ditzel. Zwei lebende dänische Aerzte. *Christian Andreas D., geboren zu Kirkehvalsoe (Seeland) am 19. April 1805, absolvirte das Staatsexamen an der Kopenhagener Universität 1829 und 1832 und hat in vielen Jahren als Distrietsarzt zu Frijsenborg (Jütland) gewirkt. Er schrieb mehrere grössere Abhandlungen über Ergotismus, das jütlandische Syphiloid, Typhus u. A. Ausserdem ist er in Fragen des Medicinalwesens, wie auch in philanthropischer Richtung sehr thätig gewesen. — *Wilken Heiberg D., Sohn des Vorigen, ebenso Arzt in Jütland (Hammel), geboren am 18. November 1841, absolvirte das Staatsexamen in Kopenhagen 1867 und wurde 1876 als Doctor promovirt. Ausser seiner Dissertation („Ueber partus praematurus artificialis") hat er mehrere umfassende geburtsstatistische Arbeiten publicirt.

Petersen.

'Diverso, Pierre Salio D. (DIVERSUS), aus Faenza, ein Schüler ALTO-MARE'S (s. diesen), wirkte in der zweiten Hälfte des 16. Jahrhunderts in seiner Vaterstadt, wohin er aus Neapel zurückgekehrt war. D. ist als Pestschriftsteller berühmt, da sich in seinem „De febre pestilenti tractatus etc." (Bologna 1584, Frankfurt 1586, Harderwyck 1656, Amsterdam 1681; letztere Ausgabe als Opuscula medica) ein ausgezeichnetes Beobachtungstalent bemerkbar macht. Auch schrieb er: „Commentaria in Hippocratis libror. IV de morbis luculentissima" (Frankfurt 1602, 1612, 1666) und über das dritte Buch des AVICENNA (Padua 1673).

Dict. hist. II.   Red.

Dix, Der Name D. gehört zwei Amerikanern der neueren Zeit an, von denen John D. sich durch zwei Arbeiten ophthalmologischen Inhalts, die eine über Strabismus (Boston 1841), die andere über krankhafte Empfindlichkeit der Retina (Daselbst 1849) hervorgethan hat. — *Miss Dorothea D., die später als „Superintendent of women nurses in general hospitals" eine Stellung und gewisse Bedeutung errang (um 1862), zeichnete sich in den Vierziger- und Fünfziger-Jahren durch ihre unermüdliche Agitation für öffentliche Geisteskrankenasyle in den Vereinigten Staaten aus und schuf in den zahlreichen Schriften, die sie in Boston 1843, in Albany 1845, in Philadelphia und Harrisburg gleichzeitig, in Frankfurt 1846, in Washington 1848, in Annapolis 1852 erscheinen liess, eine ganze Literatur des Gegenstandes.

Red.

Dixon, Edward H. D., zu New York, war 1808 geboren, verfasste eine Biographie von ABEL J. STARR (1836) und mehrere populäre medicinische Schriften, wie: „A treatise on diseases of the sexual organs; etc." (New York 1845; 6. Ausg. 1847) — „Woman, and her diseases, from the cradle to the grave" (1847) — „The organic law of sexes; etc." (1861) — „The kidney, its structure, functions, and diseases etc." (1871). Auch war er von 1849—61 Herausgeber der Zeitschrift „The Scalpel". Er starb 1880.

Index-Catalogue. III, pag. 861.   G.

*Dixon, James D., zu London, wurde 1836 Member und 1843 Fellow des Royal College of Surgeons, war Assistant Surgeon am St. Thomas' Hospital und Surgeon des London Ophthalmic Hospital. Er verfasste: „A guide to the practical study of diseases of the eye" (2. Aufl. 1859; 3. Aufl. 1866) und den Artikel „Diseases of the eye" in HOLMES „System of Surgery". Er lebt zur Zeit in Harrow Lands, Dorking, Surrey.

Medical Directory for 1881, pag. 461.   G.

*Dlauhy, Antonius D., 1834 promovirt, wirkte als Professor der pathologischen Anatomie in Prag bis 1848, in welchem Jahre ihn FR. DITTRICH (s. diesen) an dieser Lehrkanzel ersetzte. Er zog sich nach Wien zurück und feierte dort als Emeritus im Juni 1884 sein 50jähriges Doctor-Jubiläum. Schrift: „De pneumonia adultorum secundum observationes in nosocomio Pragensi collectas" (Prag 1844).

Red.

*Dobell, H o r a c e B e n g e D., im Bartholomäus-Hospital ausgebildet und M. R. C. S. Eng. 1849, wurde 1856 Dr. med. und widmete seine Thätigkeit dem Lungenkranken-Hospital, an welchem er noch jetzt, ebenso wie an dem Albert-Waisenasyl als consultirender Physician in Thätigkeit ist. Seine umfangreiche publicistische Wirksamkeit richtete sich hauptsächlich auf das Feld der Lungen- und Herzkraukheiten; so erschienen von ihm „Demonstrations of the diseases of the chest and their physical diagnosis" (1858) — „Tuberculosis its nature, causes and treatment" (1866 in 2. Aufl.) — „Reports on the progress of medicine and of diseases of the chest etc." (1869—1877) — „Analysis of 100 cases of haemoptysis" (Transact. of the R. med.-chir. soc. 1874) — „On winter cough" (1874 in 3. Aufl.) — „On loss of weight, blood spitting and lung disease" (1879 in 2. Aufl.). Die wichtige Frage nach dem Nutzen, resp. der Assimilation der Fette bei Lungenkrankheiten führte ihn auf die genauere Beobachtung der Function des Pankreas, über welche er in verschiedenen Publicationen: „Report on pancreatic emulsion of fat" (1867) — „On the special action of the pancreas" (Proc. of the R. soc. 1867) — „Assimilation of fat in consumption" (Lancet 1864, 1865, 1866) und noch neuerdings: „The action of pancreatine upon fat" (Brit. med. Journ. 1880) berichtete.   Red.

*Dobson, G e o r g e E d w a r d D., zu Netley, studirte in Dublin bis 1867, wurde M. A. Dub. 1875. Er begann seine literarische Thätigkeit 1867 mit einem preisgekrönten „Essay on the diagnosis and pathology of the injuries and diseases of the shoulder-joint", brachte dann aber mehrere Jahre in Indien zu und widmete sich später ganz zoologischen und anthropologischen Forschungen, deren speciellere Gegenstände hier zu übergehen sind. Hervorzuheben sind dagegen noch: „Medical hints to travellers" (R. Geogr. Soc. 1883).   Red.

Dodart, D e n i s D., 1634 zu Paris geboren, studirte Rechtswissenschaft und Medicin, entschied sich für letztere und doctorirte 1660. 1673 jedoch trat er in die botanische Section der Acad. des sciences ein, schrieb die Vorrede zu den von diesem Institut 1676 publicirten „Mémoires pour servir à l'histoire des plantes" und widmete sich nun, obwohl er den Titel eines consultirenden Leibarztes L u d w i g's XIV. führte, überwiegend seinem neuen Fache. Neben seinen medicinischen Schriften: „Ergo in hydrope mittendus sanguis?" und „Ergo febribus balneum" (beide Paris 1660), stehen mehrere mit der Medicin noch in ziemlich directen Beziehungen, so: „Lettre sur le seigle ergoté" (Mém. de l'acad. des sc. T. IX) — „Observations sur les évacuations, la transpiration etc." (Ebenda, T. I); endlich die bekannteste seiner Schriften, das „Mémoire sur les causes de la voix de l'homme et de ses différens tons" (Hist. de l'acad. r. des sc. Année 1700 und dazu ein zweiter Artikel, Ebenda 1706 und ein dritter 1707). D. erklärt darin die Entstehung der Stimme durch die Bewegungen der im Kehlkopfe enthaltenen Luft. Er starb am 5. November 1707; erst lange nach seinem Tode wurden von NOGUEZ in „Statica medica Gallica" (Paris 1725) die Experimente D.'s über insensible und cutane Respiration publicirt, mit denen er sich viele Jahre beschäftigt hatte. — Sein S o h n, C l a u d e - J e a n - B a p t i s t e D., 1664 geboren und 1730 gestorben, bekleidete ebenfalls den Platz eines königlichen Leibarztes bei L u d w i g XIV. und galt als sehr verdienter Mediciner. Von bleibenden Leistungen sind auf uns jedoch nur seine beiden Thesen (Paris 1687) gekommen, von denen die eine das Wesen des wahren Arztes, die andere den hohen Werth des Aderlasses behandelt.

Dict. hist. II. — Biogr. méd. III.   Red.

Dodoens, R e m b e r t D. (DODONAEUS, DODONÉE), zu Mecheln am 29. Juni 1517 geboren, studirte in Löwen bis 1535 und machte in Frankreich, Italien und Deutschland Reisen, die ihn mit den berühmtesten Aerzten seines Zeitalters in Verbindung brachten. Als Leibarzt M a x i m i l i a n's II. und des Kaisers R u d o l p h

Biogr. Lexikon. II.   13

konnte er sich nicht halten, da er sich mit seinem Specialcollegen CRATO VON
KRAFFTHEIM überworfen hatte, und kehrte in den Fünfziger-Jahren in sein Vaterland zurück. Eine Professur an der Löwener Universität, welche man ihm 1557
anbot, hatte er refüsirt; dagegen liess er sich noch in den letzten Jahren seines
Lebens als Professor der Botanik nach Leyden berufen, wo er am 10. März 1585
starb. — D. galt als bewundernswürdiger Polyhistor und ungemein gelehrter Arzt.
Zuerst machte er sich bekannt durch seine Ausgabe von „Paulus Aegineta"
(Basel 1546), dann durch die „Cosmographica in astronomiam et geographiam
isagoge" (Antwerpen 1548). Hauptsächlich tritt er als botanischer Schriftsteller
hervor; jedoch versäumt er, besonders in seinem Hauptwerk „Cruydtbook" (Antwerpen 1553, 1554, Fol., später als „Historia stirpium", Daselbst 1558 und französisch 1557 von F. DE L'ECLUSE) nie, die pharmakologischen und therapeutischen
Eigenschaften der beschriebenen Pflanzen hervorzuheben. Die specifisch botanischen
Werke übergehend, heben wir hier noch „Purgantium aliorumque eo facientium
tum et radicum convolvulorum ac deleteriarum herbarum historiae libr. IV"
(Antwerpen 1574) hervor; gesammelt erschienen diese Arbeiten als „Stirpium
historiae pemptades sex etc." (mit 1341 Figuren, Antwerpen 1583). In seiner
grossen „Praxis medica" endlich gab D. die erste exacte Beschreibung einer
Epidemie von Kriebelkrankheit, welche damals in Brabant wüthete, und welche er
als Folge kranken, von auswärts importirten Getreides schilderte.

                                                        van den Corput. — Red.

  Döbelius, Johann Jacob D. (geadelt: VON DÖBELN 1717), Professor
der Medicin in Lund, geboren in Rostock, wo sein Vater Professor war, am
29. März 1674, studirte in Rostock und Kopenhagen (BARTHOLINUS) und wurde
in Rostock Doctor der Medicin 1695. Provinzialarzt in Malmö 1699 und Professor
in Lund 1710. Gestorben am 14. Januar 1743. — v. D. war ein sehr thätiger und
beliebter Arzt. Den Ramlöser Gesundbrunnen in Schweden hat er oft untersucht
und bekannt gemacht. Seiner Zeit hat ein Mädchen, Esther Norre aus Oby in
Skåne, das in mehreren Jahren sehr wenig (oder längere Zeit keine) Nahrung
genoss, viel Aufsehen gemacht und die Sache wurde auch gerichtlich untersucht.
v. D. hat darüber ein paar Abhandlungen geschrieben: „Historia incedice diuturnae
Esthera Norre Obyensis Scanicae, conscripta" (Lund 1715). v. D. hält dieses
lange Fasten für bewiesen. Ausserdem hat er „Historia Academiae Lundensis"
(1740—1742) herausgegeben. In Nov. act. litterar. Maris Balthici et septemtrio-
nalis (1697—1706) und in Act. Litter. Sveciae sind verschiedenene Abhandlungen
von ihm veröffentlicht.

  Seine Schriften sind verzeichnet in Sacklé n's Sveriges Läkare-Historia, I, pag. 629.
                                                        O. Hjelt. — Hedenius.

  Döllinger, Ignaz D., einer der bedeutendsten Anatomen und Physiologen
unseres Jahrhunderts, in dessen erste beiden Decennien seine hauptsächlichste
Wirksamkeit fällt, wurde am 27. Mai 1770 zu Bamberg geboren und starb am
14. Januar 1841 zu München. D.'s Vater war Leibarzt des Fürstbischofs von
Bamberg und zugleich Professor an der damals dort bestehenden Universität, an
der auch sein berühmter Sohn seine akademischen Studien begann. Später besuchte
D. die Universitäten Würzburg, wo er in der Folge seine Hauptthätigkeit ent-
falten sollte, dann Pavia und Wien. Als seine hervorragendsten Lehrer werden
genannt: PROCHASKA (Wien), PETER FRANK und ANTONIO SCARPA in Pavia.
D. promovirte 1794, wurde 1796 zum Professor der Medicin an der Bamberger
Universität (für Physiologie und allgemeine Pathologie) ernannt, kam 1803 als
Professor der Anatomie und Physiologie nach Würzburg, welches er 1823 mit
München vertauschte. München hatte derzeit noch keine Universität; D. trat vielmehr dort in die sogenannte Akademie ein, doch lehrte er auch an der damaligen
Lehranstalt für Chirurgen. Als später die Universität von Landshut nach München
verlegt wurde, übernahm er wieder die Professur für Anatomie und Physiologie
an derselben. Auch war er Secretär der mathematisch-physikalischen Classe der

Akademie der Wissenschaften, sowie (seit 1833) Obermedicinalrath. D.'s Haupt-
wirksamkeit fällt, wie erwähnt, in die beiden ersten Decennien dieses Jahrhunderts,
in die Zeit seines Würzburger Aufenthaltes (man vergleiche das angefügte Verzeichniss seiner Schriften). Vielleicht waren die veränderten Verhältnisse in München,
die ja seine bisherige Universitätsthätigkeit unterbrachen, hierbei von Einfluss;
jedenfalls trat er später mehr und mehr zurück; und als dann die Universität nach
München kam, war D. inzwischen gealtert, so dass damit kein neuer Aufschwung
seiner Thätigkeit bezeichnet werden kann. D.'s Ruf gründet sich nicht so sehr auf
viele grosse und gelehrte Abhandlungen — er hat im Gegentheil in seiner fast
50jährigen akademischen Thätigkeit verhältnissmässig wenig drucken lassen —
als vielmehr auf die mannigfachen neuen Gesichtspunkte und Bahnen der Untersuchung, auf welche er die Aufmerksamkeit lenkte, sowie auf seine eminente
Befähigung als Lehrer nicht blos vom Katheder herab, sondern auch, und zwar
ganz besonders, im engeren Verkehre mit seinen speciellen Schülern, unter denen
hier nur die Namen: C. E. v. BAER, PANDER, D'ALTON, L. SCHÖNLEIN und KALTEN-
BRUNNER genannt werden sollen. Zu all' diesem befähigten ihn aber wieder,
abgesehen von aller persönlichen Begabung, eine ganz vorzügliche allseitige Ausbildung im Gesammtgebiete der morphologischen und physiologischen Disciplinen,
theoretisch, wie praktisch, verbunden mit einer tüchtigen Kenntniss der Philosophie,
von deren Vertretern ihn namentlich Kant anzog. Es sei hier ferner erwähnt, dass
er ein Meister der anatomischen Technik war, namentlich einer der besten Injec-
toren seiner Zeit, dass er das Mikroskop vorzüglich zu handhaben wusste, dass
er bedeutende Kenntnisse in der Botanik besass, wie wir unter Anderem aus BAER's
Selbstbiographie erfahren, dass er mit gleicher Tüchtigkeit die menschliche descriptive
Anatomie, die vergleichende Anatomie, die Physiologie und Embryologie beherrschte
und in allen diesen Disciplinen als selbstständiger Forscher auftrat. Neue Bahnen
schlug D. vorzugsweise damit ein, dass er die gesammte Medicin als eine Naturwissenschaft auffasste und behandelte; er stand freilich damit nicht allein, jedoch
war er einer der Ersten, der um die Wende des vorigen Jahrhunderts die neue
Richtung, die nunmehr glänzend durchgedrungen ist, inaugurirte; mit ihm unter
Anderen die Brüder TREVIRANUS und C. A. RUDOLPHI, dem Letzteren, seinem
älteren Zeitgenossen, scheint mir D. besonders geistesverwandt. — Um noch Ein-
zelnes hervorzuheben, so erscheinen besonders wichtig die Untersuchungen D.'s
über den Blutkreislauf, über die Absonderungsvorgänge, über die Blutbildung und
die erste Anlage des Embryo überhaupt, vor Allem die Keimblattbildung. — Er
hatte eine richtige Darstellung von der Wellenbewegung des Blutes und der Entstehung des Pulses; bezüglich des Zusammenhanges zwischen Arterien und Venen
verdanken wir ihm hauptsächlich mit die feste Begründung der Lehre, dass
derselbe durch das Capillarsystem vermittelt werde, doch glaubte er nicht an
vollkommen abgeschlossene Capillaren. Freilich in einem anderen Sinne hat
hier die neueste Zeit diese Meinung bestätigt. Er lehrte uns das Verhalten der
Capillaren in den quergestreiften Muskeln und in der Tunica media der Arterien
kennen und zeigte, dass in entzündeten Theilen die Capillargefässe sich an Zahl
vermehren (MECKEL's Archiv VI). Wir finden bei D. (Ibid. VII) eine sehr gute
Schilderung der rothen Blutkörperchen, namentlich auch ihres Verhaltens im
kreisenden Blute; doch spricht er allen Blutkörperchen Kerne zu. — D. war einer
der Ersten, welche den Blutlauf des Fötus gründlich untersuchten; er erkannte
die frühzeitige Bildung der Blutkörperchen und die Thatsache, dass die fötalen
Blutwege anfangs nicht völlig abgeschlossen sind. Dies letztere übertrug er dann,
wie bemerkt, auch auf den erwachsenen Zustand. Stets unvergessen bleiben D.'s
grosse Verdienste um die Entwicklungsgeschichte. Abgesehen davon, dass er
Männern, wie PANDER und C. E. v. BAER, den Anstoss zu ihren Forschungen gab
und vor Allem eine gute Methode der Erforschung früher embryonaler Zustände
ausbildete, hat er auch in dem mit PANDER und D'ALTON herausgegebenen grösseren
Werke (s. w. u.) die Resultate seiner eigenen Arbeit bekannt gegeben. Alle

13*

embryonalen Gewebe bestehen nach ihm aus körnigen Elementartheilen (worunter er wohl offenkundig unsere jetzigen „Zellen" verstand). Dass von ihm unsere Lehre von den Keimblättern inaugurirt wurde, muss — unbeschadet der Verdienste C. F. WOLFF'S — anerkannt werden. Endlich darf man D. zu Denen rechnen, welche eine vergleichend - anatomische Schule in Deutschland begründen halfen. Wie von seinen Zuhörern allgemein verbreitet wurde, besass D. ein seltenes Lehrtalent; seine Vorlesungen waren in ganz besonderer Weise fesselnd und anregend. Aber auch in der Art, wie er junge Männer an sich zu ziehen wusste und sie als seine Special-Schüler ausbildete, ist er wohl nur von Wenigen erreicht worden. Wir können auch hier wieder auf das vollwichtige Zeugniss C. E. v. BAER'S (Selbstbiographie) uns berufen. Im Zusammenhange mit dieser so ungemein erfolgreich ausgefallenen Wirksamkeit D.'s steht auch die Gründung einer zoologisch-physiologischen Gesellschaft in Würzburg. Man hat D. wohl zu den Naturphilosophen gezählt, doch hielt er sich von den Extremen in richtiger Erkenntniss fern und muss, falls man ihn hierhin stellen will, jedenfalls als einer der würdigsten und besonnensten Anhänger einer philosophischen Richtung im Gebiete der Naturwissenschaften bezeichnet werden. Er war sich dessen voll bewusst, dass die einfache Aneinanderreihung nackter Thatsachen ebensowenig fördert, wie die blosse Speculation; einen Ausdruck seiner Richtung sucht er in seinem „Grundriss der Naturlehre etc." zu geben. Dass ihm in seinen theoretisirenden und speculativen Anschauungen auch mancher Irrthum mit untergelaufen ist, beweisen namentlich seine Angaben über den Zeugungsprocess (MECKEL's Archiv II). — Die wesentlichsten, von ihm publicirten Werke und Abhandlungen sind folgende: „Grundriss der Naturlehre des menschlichen Organismus. Zum Gebrauche bei seinen Vorlesungen" (Bamberg und Würzburg 1805, 8.) — „Bemerkungen über die Vertheilung der feinsten Blutgefässe in den beweglichen Theilen des thierischen Körpers" (J. FR. MECKEL's Archiv, IV, pag. 186) — „Was ist Absonderung und wie geschieht sie? Eine akademische Abhandlung" (Würzburg 1819, 8.); ferner: „Denkschriften der Münchener Akademie" (VII, pag. 179); sowie: „Blutlauf" (in MECKEL's Archiv, II). — „Beiträge zur Entwicklungsgeschichte des menschlichen Gehirns" (Frankfurt a. M. 1814, Fol.) — „Ueber das Strahlenblättchen im menschlichen Auge" (Nova Acta Acad. Caes. Leop. nat. Curiosorum, IX, pag. 268) — „Illustratio ichnographica fabricae oculi humani" (Wirceb. 1817, 4.) — „Betrachtungen über die Milz" (J. FR. MECKEL's Archiv, Bd. VI, pag. 155 und Daselbst, pag. 192 [Placentarkreislauf]) — PANDER, DÖLLINGER und D'ALTON: „Beiträge zur Entwicklungsgeschichte des Hühnchens im Ei" (Würzburg 1817, Fol., mit Kupfert. — „Versuch einer Geschichte der menschlichen Zeugung" (MECKEL's Archiv, Bd. II, pag. 388).

Vergl. über D.'s Leben und Werke: Ph. Fr. v. Walther, Denkrede in der kön. bayerischen Akademie der Wissensch. 25. Aug. 1841. — C. E. v. Baer, Nachrichten aus meinem Leben (Selbstbiographie). — v. Kölliker, Geschichte der medicinischen Facultät an der Universität Würzburg. 1871. — Voit, Artikel „Döllinger" in Allgem Deutsche Biogr. Bd. V, pag. 315. — B. Eble, Versuch einer pragmatischen Geschichte der Anatomie und Physiologie vom Jahre 1800—1825. Wien 1836.

　　　　　　　　　　　　　　　　　　　　　　　　　　　　Waldeyer.

Dömling, Johann Joseph D., geboren am 13. Januar 1771 zu Markershausen, studirte in Würzburg und wurde mit der für ihre Zeit bedeutenden „Dissert. inaug. sistens morborum gastricorum acutorum pathologiam" (1797) daselbst promovirt. Er wurde dann an der Julius-Universität Professor der Medicin und starb am 7. März 1803. Seine Denkweise war eine durchaus naturphilosophische, wie sie sich am evidentesten in seinem „Lehrbuch der Physiologie des Menschen" (2 Bde., Göttingen 1802—1803) ausspricht. Aber auch seine Abhandlung über die Leber, über die Krankheiten der Säfte (Wien 1798, resp. Bamberg und Würzburg 1800) halten durchaus diesen Standpunkt inne. Am ehesten näherte sich dem Modernen „Ueber die Ursache der Bewegungen der Regenbogenhaut" (REIL's Archiv für Physiol. 1802), eine Abhandlung, in der zahlreiche Beobachtungen niedergelegt sind. Mit HORSCH zusammen gründete D. das „Archiv für die Theorie der Heilkunde", welches Abhandlungen von ihm brachte, aber erst nach seinem Tode — 1804 — erschien. •

Dict. hist. II. Red.

*Dönitz, Friedrich Karl Wilhelm D., aus Berlin, anfangs der Vierziger-Jahre geboren, studirte daselbst (REICHERT, FRERICHS) bis zum Jahre 1864. Er schloss sich dann an REICHERT besonders an, schrieb „De tunicae intestinorum villosae epithelio" (Berlin 1864) — „Beschreibung und Erläuterung von Doppelmissgeburten" (Daselbst 1865) und hielt anatomische Demonstrations-curse. 1872 siedelte er auf besondere Anregung nach Japan über und war hier bis 1875 Lehrer an der medicinischen Akademie in Tokio, später an verschiedenen japanischen Krankenhäusern im Inneren. Arbeiten von ihm (über Ajnoschädel, Körpermessungen von Japanern u. Aehnl.) finden sich in den „Mitth. d. D. Ges. f. Natur und Völkerkunde Ostasiens".

Red.

Döring, Michael D., aus Breslau, unbekannten Geburtsjahres, starb, nachdem er eine Zeit lang in Giessen eine Professur bekleidet hatte, in seiner Vaterstadt als praktischer Arzt 1644. Lebhaft für die spagirische Schule interessirt, bestrebte er sich in der Schrift: „De medicina et medicis adversus iatromastigas et pseudomedicos libr. II" (1611), die Paracelsistische Pharmakologie mit dem Hippokratismus zu verbinden, war aber gleichzeitig unbefangen genug, die Irrthümer und Mängel des Paracelsismus offen anzuerkennen. Sein grösseres Verdienst besteht in der Auseinanderhaltung der verschiedenen fieberhaften Exantheme, speciell des Scharlachs von den Masern: Briefwechsel mit seinem Schwiegervater SENNERT („Sennerti Opera" [Wittenberg 1776]) über eine Breslauer Scharlachepidemie des Jahres 1627. In einer eigenen Schrift machte D. einen vom Chirurgen TRAUTMANN in Wittenberg verrichteten Kaiserschnitt bekannt (Wittenberg 1612), eine Mit-theilung, die, wie noch mehrere andere D.'s in die Observ. chir. seines Freundes FABRICIUS HILDANUS übergegangen ist.

Vollständiges Schriftenverzeichniss im Dict. hist. II. — Allgem. Deutsche Biogr. V.
Red.

Döring, Sebastian Ludwig D., zu Ems, war zu Cassel am 24. Mai 1773 geboren, studirte in Marburg, wurde daselbst 1792 Doctor mit der Diss.: „Hippocratis doctrina semiotica de vomitu", verliess dann Hessen und erhielt zu Herborn im Nassauischen die Erlaubniss zur Praxis, sowie vom Prinzen von Oranien 1793 ihm gestattet wurde, medicinische Collegia auf der dortigen Universität zu halten. 1794 wurde er daselbst Prof. e. o., 1798 ord. und erhielt 1804 den Hof-rathstitel. Seine ersten literarischen Arbeiten bestanden in Uebersetzungen von J. P. FRANK: „Vom Volkselend, einer fruchtbaren Mutter von Krankheiten. Aus dem Latein." (Marburg 1794) — JOH. FRIEDR. TH. HAEGER: „Geschichte der Kerzen und ihres Gebrauches in der Wundarzneikunde. Aus dem Latein." (Giessen 1796) — LUDWIG OSKAMP: „Zwei Vorlesungen über die natürlichen und geimpften Kinderblattern u. s. w. Aus dem Holländ." (Herborn und Hadamar 1799); ferner den Schriften von ALBR. VAN STIPRIAAN-LUISCIUS über Fäulniss (1800) aus dem Holländ. und von H. M. HUSSON über die Kuhpockenkrankheit (1801) aus dem Französischen. Er selbst verfasste: „Kurzer Unterricht .... über die Schutzpockenimpfung, u. s. w." (Herborn 1801) und gab heraus zusammen mit GOTTL. SALOMON in Leyden ein „Journal für die neueste Holländische medicinische und naturhistorische Literatur" (Bd. I, St. 1—4, 1802—04) und „Critisches Repertorium der auf in- und ausländischen hohen Lehranstalten vom Jahre 1781—1800 herausgekommenen Probe- und Einladungsschriften aus dem Gebiete der Arzneigelahrtheit und Naturkunde" (1. Abth., Herborn 1803). Auch übersetzte er J. J. J. WESTRA „Vom Spiessglanz u. s. w. Aus dem Latein" (Hadamar 1802). Unter der französisch-bergischen Regierung 1810—13 war er Cantonsarzt neben der medicinischen Professur, wurde 1814 Medicinalrath bei der fürstlichen Regierung zu Dillenburg und bekleidete seit 1818 bis zu seinem am 7. Juli 1835 zu Bad Ems erfolgten Tode die Stelle eines Obermedicinalrathes und ordentlichen Mitgliedes der herzogl. nassauischen Landesregierung zu Wiesbaden und seit 1821 dabei noch die eines Badearztes zu Ems. Ausser den genannten Schriften haben ihn mehrere medicinische Aufsätze im Reichsanzeiger und der Med. National-Zeitung für Deutschland (1798, 99), in Kopp's Jahrbb. der Staatsarzneikunde (1819) und mehr als 200 Recensionen in der Salzburger med.-chir. Zeitung, Erlanger Lit.-Zeitung u. s. w. zum Verfasser; er war Mitherausgeber der „Jahrbücher der Heilquellen Deutschlands" (1822); auch erschienen anonym von ihm 1822 Nachrichten über das Selterser, Fachinger, Weilbacher Wasser.

Neuer Nekrolog der Deutschen. Jahrg. 13, 1835, I, pag. 585. — Sachs, Medic. Almanach für 1837, pag. 3. — Callisen, V, pag. 259; XXVII, pag. 321.

G.

Doerner, Christian Friedrich D., zu Dürrmüng am 15. Februar 1776 geboren, beendete sein medicinisches Studium mit der Promotion in Tübingen 1798. Von einer Ausbildungsreise nach Paris heimgekehrt, liess er sich in Stuttgart nieder und machte sich durch eine Reihe sehr brauchbarer Uebersetzungen fremdsprachiger Werke, so von BICHAT'S „Traité des membranes", von NYSTEN's „Expériences galvaniques sur les muscles", von DESCHAMP'S des Aelteren „Traité historique et dogmatique de la taille" und DESCHAMP's des Jüngeren „Maladies des fosses nasales", sowie von DESAULT'S „Oeuvres chirurgicales" einen Namen. Seine eigenen Arbeiten sind ausser der Dissertation über Knorpelerkrankungen die selbständig erschienene „Genaue Abbildung der Kuhpocken etc." (1803) und verschiedene Abhandlungen in SIEBOLD'S „Chiron" (1806), über Harnröhrenstricturen und über Steinschnitt handelnd.

Dict. hist. II.   Red.

van Doeveren, zwei Niederländer. Der Vater, Walther v. D., wurde 1730 zu Philippine in Flandern geboren, studirte 1747—1753 unter B. S. und F. B. ALBINUS, GAUBIUS, v. ROYEN und WINTER in Leyden und promovirte daselbst im October dieses letzten Jahres, nachdem er schon einige Zeit in Paris studirt hatte, mit einer „Dissert. de vermibus intestinalibus hominum, praecipue de taenia" (in's Französische und Deutsche übersetzt). Nach 4monatlicher Praxis in Leyden wurde er 1754 als Prof. med. anatom. chirurg. et art. obstetr. nach Groningen gerufen, welches Amt er 17 Jahre wahrgenommen hat. In diesen Zeitraum fällt die Herausgabe seines „Specimen observat. academic. ad monstrorum historiam, anatomen, pathologiam et artem obstetriciae praecipue spectantium" (Groningen und Leyden 1765). 1771 nach Leyden berufen, trat er sein Amt an mit einer ausgezeichneten „Sermo academicus de recentiorum inventis medicinam hodiernam veteri praestantiorem reddentibus". Nur 12 Jahre hat er die Professur in Leyden wahrgenommen, da er 1783, nach jahrelangem Leiden, an Gicht starb. v. D. war nicht nur ein ausgezeichneter Lehrer, sondern auch ein thätiger pathologischer Anatom (seine Sammlung anatomischer Präparate wurde durch die Universität angekauft und durch SANDIFORT in seinem „Museum anatomicum", T. I, beschrieben) und nicht weniger ein bahnbrechender Gynäkolog, wie aus seinen im Jahre 1775 erschienenen „Primae lineae de cognoscendis mulierum morbis" (Leipzig 1786 durch J. C. T. SCHLEGEL auf's Neue aufgelegt) erhellt. Da er den klinischen Unterricht in Leyden bei seiner Ankunft sehr vernachlässigt vorfand, richtete v. D. (der auch bei seinem ersten Ruf als Kliniker nach dem Tode GAUBICS' erster Arzt des Prinzen Statthalters und dessen Familie wurde) eine Art Poliklinik („Collegium casuale" genannt) ein, welche unter Anderem durch seinen damaligen Schüler E. L. HEIM sehr gelobt wurde. Die Inoculation als Prophylacticum gegen Variola beim Menschen und gegen die Viehseuche bei den Thieren fand in v. D. einen warmen Beförderer, wie seine mit P. CAMPER (s. diesen) angestellten Versuche bewiesen. — Antonie Jacob v. D., ältester Sohn des Vorigen, wurde 1763 zu Groningen geboren, studirte in Leyden und promovirte daselbst mit einer vortrefflichen Dissertation: „*Observationes pathologico-anatomicae*". Er etablirte sich als praktischer Arzt in Leyden und bekam dort bald einen sehr grossen Ruf; doch starb er bereits 1805 an Gicht, ohne Schriften zu hinterlassen.

                                                                              C. E. Daniëls.

*Dogiel, Johannes D., geboren am 7. März 1830 zu Zalesie (Litthauen), studirte in Petersburg; er war daselbst eine Zeitlang als Arzt am ersten Militär-hospital thätig, im Jahre 1865 wurde er auf Staatskosten nach Deutschland geschickt, arbeitete zuerst in Heidelberg unter HELMHOLTZ's, KIRCHHOFF's und BUNSEN's Leitung, und begab sich hierauf nach Leipzig, wo er zwei Jahre hindurch in LUDWIG's Laboratorium sich mit Histologie und Physiologie des Kreislaufes befasste; ausserdem studirte er unter HUPPERT's Leitung physiologische Chemie. Zurückgekehrt wurde er 1868 Privatdocent für Physiologie in Petersburg, und im folgenden Jahre ord. Professor der Pharmakologie an der Universität Kasan, wo er bis jetzt thätig ist. — Seine zahlreichen meist experimentellen Arbeiten auf dem Gebiete der Physiologie und Pharmakologie sind in polnischen, russischen und deutschen Archiven und medicinischen Zeitschriften publicirt worden. Die rein zootomischen, chemischen und physikalischen übergehend heben wir hervor: „*Gegenwärtiger Standpunkt der Frage über die Structur und Function der Lymphdrüsen*" (Moskau 1863, in russischer Sprache) — „*Ueber den Musculus dilatator pupillae bei Säugethieren, Menschen und Vögeln*" (M. SCHULTZE'S Arch. f. mikr. Anat. 1870) — „*Zur Lehre der Irisbewegung*" (mit BERNSTEIN, Verh. d. naturhist. medic. Vereins zu Heidelberg 1866) — „*Ueber die Methodik der Untersuchungen physiologischer Vorgänge im Thierorganismus*" (Moskau 1868, medic. Zeitung, in russischer Sprache) — „*Die Ausmessung der strömenden Blutvolumina*" (Ber. d. k. s. Gesell. d. Wiss. math.-phys. Cl. 1867) — „*Ein neuer Versuch über den ersten Herzton*" (mit C. LUDWIG; Ber. d. math.-phys. Cl. d. k. s. Gesell. d. Wiss. 1868) — „*Die Ganglienzellen des Herzens bei verschiedenen Thieren und beim Menschen*" (Arch. f. mikr. Anat. Bd. XIV) — „*Ueber den Husten nebst einigen Bemerkungen über den Einfluss des Chloroforms auf die Athmung der Thiere*" (M. KANDARAZKI, PFLÜGER's Archiv 1881) — „*Ueber den Einfluss der Musik auf den Blutkreislauf*" (Arch. f. Anat. u. Physiol. 1880) — „*Ueber den Einfluss des N. ischiadicus und N. cruralis auf die Circulation des Blutes in den unteren Extremitäten*" (PFLÜGER's Archiv 1872) — „*Ueber die Ursache der Geldrollenbildung im Blute des Menschen und der Thiere*" (Arch. f. Anat. und Physiol. 1879, und Fortsetzung des Themas, Ebenda 1883) — „*Ueber Ozon und seine Wirkung auf das Blut*" (Centrbl. f. d. med. Wiss. 1875) — „*Zur Kenntniss der Eiweissreactionen und von dem Verhalten des Albumins der lichtbrechenden Medien des Auges*" (PFLÜGER's Archiv 1879) — „*Ueber das Vorkommen flüchtiger Fettsäuren in der Galle*" (Zeitschrift für Biologie) — „*Ueber die Wirkung des Chloroforms auf den Organismus der Thiere im Allgemeinen und besonders auf die Bewegung der Iris*" (Arch. f. Anat. und Physiol. 1866) — „*Beiträge zur Lehre von der Arsenikwirkung auf den thierischen Organismus*" (PFLÜGER's Archiv 1881) — „*Die Infectionswege des Pestgiftes*" (Journ. d. Gesell. d. Aerzte bei d. k. Univ. zu Kasan 1879, russisch) — „*Handbuch der Pharmakologie*" (Receptur, Petersburg 1883, in russischer Sprache). Unter der Leitung D.'s haben seine Schüler zahlreiche Themata aus der Blut- und Nervenphysiologie bearbeitet.   Red.

    Dohlhoff, Georg Eduard D., zu Magdeburg, war am 24. Juli 1799 zu Halle geboren, studirte von 1816 an daselbst Medicin und erlangte 1819 die Doctorwürde. Nach einer wissenschaftlichen Reise liess er sich 1822 in Magdeburg nieder, wurde 1826 Assessor, 1832 Rath beim Medicinal-Collegium der Provinz Sachsen. Er hatte schon früher ALLAN BURNS' „*Bemerkungen über die chirurgische Anatomie des Kopfes und Halses; mit Vorrede von Joh. Fr. Meckel*" (Halle 1821) und ROB. BINGHAM'S „*Praktische Bemerkungen über die Krankheiten und Verletzungen der Blase"* (Magdeburg 1823) übersetzt, auch für GRAEFE's und WALTHER's Journal (1823) einige Aufsätze geliefert, darunter: *"Ueber die Augenheilkunde des Celsus"*. 1827 wurde ihm die Stelle als Lehrer der Chirurgie an der neu errichteten medicinisch-chirurgischen Lehranstalt und die chirurgische Station des städtischen Krankenhauses übertragen. Seine literarischen Arbeiten bewegten sich auf dem Gebiete der Chirurgie und finden sich in RUST's Magazin (1828, 1837, 1838, 1839); darunter: *"Ueber die Punction und Exstirpation krankhaft vergrösserter Ovarien"* — *"Zwei Fälle von Unterbindung der Carotis communis dextra und darauffolgende Lähmung der linken Körperhälfte"*. Von seinen zwei besonderen Schriften: *"Beobachtung einer sehr grossen Balggeschwulst in der Unterleibshöhle, welche durch eine Operation beseitigt wurde. Programm u. s. w."* (Magdeburg 1832) und *"Geschichte einer unglücklich abgelaufenen Operation"* (Magdeburg 1838) ist bezüglich der letzteren anzuführen, dass es sich dabei um einen unabsichtlichen Kaiserschnitt, statt einer vermeintlichen Geschwulstexstirpation, mit tödtlichem Ausgange für die Mutter handelte, in Folge dessen D. angeklagt, verurtheilt, bei dem Thronwechsel 1840 aber begnadigt wurde. Er starb am 27. Mai 1852, den Ruf eines tüchtigen Praktikers hinterlassend.

Andreae, pag. 51.   G.

Dohneh, Johann Justinus D., geboren im Sachsen-Gothaischen, praktisch thätig zuerst in Neuenschaez und Narwa, begab sich nach Leyden, studirte daselbst und wurde 1695 Dr. med. *"Diss. inaug. de paralysi"*. D. war eine Zeitlang Physicus in Narwa und Ingermanland, dann Mitglied des medicinischen Collegiums in Stockholm, wurde bei Narwa von den Russen gefangen und zum Leibarzt Peter's I. ernannt. Er verliess Russland und starb vor 1711 in Posen.

Recke-Napiersky, I, pag. 442. — Tschistowitsch, CLXII. — Richter, Gesch. d. Med. III, pag. 113.   L. Stieda.

***Dohrn**, Rudolf D., geboren in Heide (Norderdithmarschen) am 24. August 1836, studirte in Kiel und Leipzig (LITZMANN, SCHWARTZ und CREDÉ). Am 18. Juli 1859 promovirt, wurde er Ostern 1863 Prof. ordinarius und Director der geburtsh. Klinik zu Marburg, Ostern 1883 Director der gynäkologischen Klinik zu Königsberg in Preussen. Schriften: *"Ueber Torsion der Nabelschnur"* (Monatschr. f. Geburtsh. 1861) — *"Untersuchungen von Abortiveiern aus früheren Schwangerschaftsmonaten"* (Ebenda 1863) — *"Ueber die Form der Thoraxbasis bei Schwangeren und Wöchnerinnen"* (Abhdl. der Naturf.-Vers. zu Giessen 1864) — *"Zur Kenntniss der menschlichen Eihüllen"* (Monatschr. f. Geburtsh. 1865) — *"Ueber Lungencapacität bei Schwangeren und Wöchnerinnen"* (Ebenda) — *"Ueber den Harn bei Neugeborenen"* (Ebenda 1867) — *"Ueber Hyperplasia deciduae polyposa"* (Ebenda 1868) — *"Ueber die Müller'schen Gänge"* (Schriften der Naturforsch. Gesellsch. zu Marburg 1869) — *"Ueber den Einfluss der Operationsfrequenz auf die Todtgeburten"* (Arch. f. Gynäk. 1872) — *"Die geburtshilflichen Operationen Kurhessens"* (Schriften der Naturf. Gesellsch. zu Marburg 1873) — *"Die geburtshilflichen Operationen Nassaus"* (Ebenda) — *"Ueber die Entwicklung des Hymens"* (Ebenda 1875) — *"Ueber künstliche Frühgeburt bei engem Becken"* (Samml. klinischer Vorträge 1877) — *"Zur Behandlung der Nachgeburtszeit"* (drei Artikel, Deutsche Med. Wochenschr. 1880, 1881 und 1883) — *"Ueber die Gartner'schen Canäle"* (Arch. f. Gynäk. 1883). Red.

Doison, Marc D., aus Vaudegies-aux-Bois, wirkte als Stadtarzt von Tournay und erhielt in der Kirche St. Briel ein Denkmal für die Verdienste, die er sich durch viele Untersuchungen der Wässer von St. Amand (1698 bis zu seinem Tode 1737) erworben hatte.

van den Corput. — Red.

Dolaeus, Johann D., geboren am 7. September 1651 zu Hofgeismar, studirte Medicin in Heidelberg, Paris, London und Oxford, wurde Dr. med. zu Heidelberg 1673, Leibarzt der Prinzessin Albertine von Nassau und Stadtphysicus ın Limburg an der Lahn, Leibarzt des Fürsten von Nassau und Dietz, Stadt-physicus zu Hanau, 1682 Leibarzt des Landgrafen von Hessen und Cassel. Er starb ın Cassel am 12. September 1707. — D. gehörte der paracelsisch-helmontischen Schule an. Sein Geheimmittel „Liquor antivariolosus" brachte ihm viel Geld ein. Seine Hauptwerke sind: „Encyclopaedia medica theoretico-practica" (1684 ff.) — „Encyclop. chirurg. rationalis" (1689 und öfter) — „Opera omnia" (1703).

Jöcher-Stricker, Deutsche Biographie. — Haller, Biblioth. med. pract. III, 406.
W. Stricker.

*Dolan, Thomas Michael D., zu Halifax wohnhaft, erhielt seine medicinische Ausbildung zu Edinburg (L. R. C. P. Edin. 1866 — F. R. C. S. Edin. 1879), nachdem er eine Zeitlang auch in London Studien betrieben hatte. Später in verschiedenen Militär- und Civilstellungen thätig, publicirte er: „The nature and treatment of rabies or hydrophobia" (1878) — einen preisgekrönten Essay: „The treatment of whooping cough" (1881); ebenso wurden seine Schriften: „Life assurance" (1881) — „Sewer-gas, its physiological and pathological effects etc." (1882) durch Preisverleihungen ausgezeichnet. Aelter ist „Cases of thoracic aneurism" (illustrirt, Med. times and gaz. 1877). Ganz neuerdings erklärte sich D. gegen die Methode der Sammelforschung (Brit. med. Journ. 1834). Red.

Dolbeau, Henri-Ferdinand D., zu Paris geboren am 2. April 1830, starb am 10. März 1877 daselbst. Unter den Auspicien von BÉRARD, ORFILA, DUBOIS ausgebildet, legte er in den Jahren 1850—1860 alle Stufen der ärztlichen Carrière vom „Externe" bis zur „Aggrégation" zurück. 30 Jahre alt, hatte er bereits eine Reihe seiner wichtigsten Arbeiten (über die Gefässe des Beckens, die erectilen Organe beim Weibe etc.) vollendet und widmete sich in seiner Stellung am Hôpital St. Eugénie und De l'enfant Jésus der Chirurgie, besonders der auf den kindlichen Körper bezüglichen (Frühzeitige Tarsusverknöcherung, Spina bifida, Lacrymaltumor); 1864 trat D. im Hospital du Midi ein, nachdem er seit 1860 CIVIALE am Hôpital Necker vertreten hatte. In diese Periode fallen seine Arbeiten über Blasenkrankheiten und Bezügliches. Sein Renommé in diesem Felde war bedeutend genug, um NÉLATON zu veranlassen, ihn Napoléon III. zu empfehlen, doch wurde THOMPSON vorgezogen. Durch die unten näher aufgeführten Arbeiten bewirkte D. während der ersten Siebziger-Jahre leicht seine Aufnahme in die Akademie der Medicin und in's Institut; zum Professor der Facultät war er 1868 ernannt worden. Seine praktische, wie seine Lehrthätigkeit ging nunmehr ganz im chirurgischen Fache auf. Gelegentlich der Communekämpfe in Paris hatte er grosse Missverständnisse und Cabalen seitens seiner Schüler durchzustehen, die allem Anscheine nach den Grund einer später eintretenden geistigen Störung bei ihm legten. Von seinen Werken seien namentlich angeführt: „Étude sur les grands kystes de la surface convexe du foie" (Paris 1856) — „De l'emphysème traumatique" (Concursthese, Paris 1860) — „De l'épispadie ou fissure uréthrale supérieur et de son traitement" (Daselbst 1861) — „Traité pratique de la pierre dans la vessie" (Daselbst 1864) — „Leçons de clinique chirurgicale" (Gesammelt von E. BESNIER, Daselbst 1867).

Edinb. med. Journ. 1877. — Gaz. des hôp. 1880. Red.

*Domanski, Stanislaus D., geboren in Krakau am 29. April 1844, studirte daselbst und in Wien, wurde 1868 Doctor der Medicin, 1869 Doctor der Chirurgie, 1870 Magister der Geburtshilfe. Von 1871 ab als Docent, von 1879 als a. ö. Prof. für Nervenkrankheiten an der Jagellonischen Universität in Krakau wirkend, verfasste D. folgende grössere Arbeiten: „Lehrbuch der Elektro-therapie" (Warschau 1876, polnisch) — „Ueber Syphilis des Nervensystems" (Krakau 1881, polnisch). Red.

Dominalus, s. DONNOLO.

Dominico, D.-P. D., italienischer Arzt und Physiker, geboren in Foligno (Umbrien) 1524, gestorben in Aquila 1590, besass ein bedeutendes Wissen und ist bekannt als Commentator des ARISTOTELES und GALENOS. — Sein Sohn Augustin D. wirkte als berühmter Arzt in Padua.   Unger.

Van Dommelen, Gomarus Franciscus van D., der 1849 mit einer These über Urethralstricturen promovirt wurde, schrieb neben einem Gesundheitsbericht über die Garnison zu s'Gravenhage (1869) ein ausführliches Werk: *„Geschiedenis der militaire geneeskundige dienst in Nederland etc."* (Nymwegen 1857) und *„Essay sur les moyens de transport et de secours en général au blessés"* (mit 22 Foliotafeln. Im Haag 1870).   Red.

Domnolus, s. DONNOLO.

Donati. Unter den fünf historischen Trägern dieses Namens, welche mit der medicinischen Wissenschaft in Verbindung standen, ist Bernardo D. aus Verona der älteste. Er veranstaltete eine lateinische Uebersetzung der Galenischen Abhandlung über die Geisteskrankheiten, welche durch CORNARIUS (Basel 1549) herausgegeben wurde. — Dann folgt Giovanni Battista D. aus Lucca, der sich nach Frankreich begab, in Lyon und Bordeaux practicirte und später Stadtarzt in Lucca wurde. Auch dieser commentirte den GALENOS (Lyon 1566, Venedig 1580, Lyon 1581, 4.), des HIPPOKRATES Buch über die Krankheiten der Jungfrauen (Lucca 1582) und schrieb: *„Rei medicae studii stipendia sex πτχά* Πχρσκευχσθέλῶν" (Frankfurt 1591) und *„Libri III de maturitate in materiae morbis"* (Daselbst 1591). — Marcello D., der nur irrthümlich ebenfalls zuweilen „DONATI" genannt wird, ist unter seinem richtigen Namen „DONATO" besonders besprochen. — Nur der Unterscheidung wegen sind hier anzuschliessen: Antonio D., Pharmaceut in Venedig 1606—1659 und der spätere Vitaliano D., 1713 bis 1763 in Rom, welche Beide zwar auch medicinisch ausgebildet waren, aber sich ganz den Naturwissenschaften zuwandten und Beide über die Fauna des adriatischen Meeres schrieben. Der Letztgenannte wurde besonders wegen seiner ausgedehnten Reisen früher viel genannt; ein Pflanzengenus aus der Familie der Caryophylleen führt nach ihm den Namen „Donatia".

Biogr. méd. III.   Red.

Donato, Marcellus D. (DONATUS), Leibarzt des Fürsten von Mantua, wirkte daselbst in der zweiten Hälfte des 16. Jahrhunderts und hinterliess: *„De variolis et morbillis"* (Mantua 1569, 1591, 1597) — *„De medicina historia libr. VI"* (Daselbst 1586: Venedig 1588, 1597; Frankfurt 1613, 1664; bemerkenswerth durch eine begeisterte Lobrede auf den Werth der Sectionen) und *„De radice purgante seu mechoacane liber"* (Mantua 1569 und französisch).

Dict. hist. II.   Red.

Donatus ab Altomari, s. ALTOMARE.

*Donders, Frans Cornelis D., geboren am 27. Mai 1818 zu Tilburg in Noord-Braband, trat im Alter von 17 Jahren zu Utrecht als Zögling in das grosse Reichs-Hospital für Militärmedicin und widmete sich an dortiger Universität von 1835—1840 dem Studium der Medicin. Während zweier Jahre, nach beendigtem Studium erst in Vliessingen, darauf im Haag, als Militärarzt angestellt, promovirte D. an der Universität Leyden auf Grund einer *„Dissertatio sistens observationes anatomico-pathologicas de centro nervoso"* und wirkte dann als „Lector anatomiae et physiologiae" an der Utrechter militärärztlichen Reichsschule bis zum Jahre 1848, dem Zeitpunkte seiner Berufung zum ausserordentlichen Professor an die medicinische Facultät der Utrechter Universität. So gross war bereits das wissenschaftliche Ansehen des damals eben erst Dreissigjährigen, dass die genannte Facultät, obwohl kein Lehrstuhl vacant war, seiner Lehrthätigkeit in den anatomischphysiologischen Fächern nicht entrathen mochte. In der bei dieser Gelegenheit gehaltenen Oratio inauguralis: *„De harmonie van het dierlyke leven, eene openbaring van wetten"*, hebt D. die Bedeutung hervor, welche Gewohnheit, Uebung und Erblichkeit für das thierische Leben haben. Angeregt durch die Forschungen eines SCHLEIDEN und eines SCHWANN, angeregt aber auch und unterstützt von einem Chemiker, wie MULDER, hatte sich D. zunächst mikroskopischen und mikrochemischen Untersuchungen der thierischen Gewebe zugewendet und die Ergebnisse derselben (1846) in den „Holländischen Beiträgen zu den anatomischen und physiologischen Wissenschaften", welche er im Vereine mit VAN DEEN und MOLESCHOTT herausgab, veröffentlicht. Aber schon vorher noch hatte D. durch seine 1844 gehaltene und 1845 im Druck erschienene Rede: „Blik op de stofwisseling als bron der eigen warmte van planten en dieren", die Aufmerksamkeit auf sich gelenkt. In dieser Rede wird die Haut als Wärmeregulator des thierischen Körpers erklärt und es werden, wie man heutzutage sagen kann, dem Principe von der Erhaltung der Arbeit entsprechende Anschauungen über die Vorgänge des Stoff- und Kraftwechsels in den organischen Leibern entwickelt. — Auch der grosse Ophthalmologe, zu dem heute hochachtungsvoll die wissenschaftliche Welt aufschaut, regte sich in D. schon in diesen ersten Jahren seiner schriftstellerischen Thätigkeit. Es erschienen die Abhandlungen: „De bewegingen van het menschelyk oog" (Holländ. Beiträge 1846) — „Ueber die Bestimmung des Sitzes der mouches volantes" (Zeitschr. für physiolog. Heilk. 1847). Und die von D. seit 1845 redigirte medicinische Zeitschrift „Het Nederlandsch Lancet", von welcher zwölf Bände erschienen sind, brachte 1848 die Abhandlung: „De anwending van prismatische brillenglozen tot genezing van scheelzien". In demselben Jahre erschienen die Arbeit „Ueber den Zusammenhang zwischen dem Convergiren der Sehaxen und dem Accommodationszustande der Augen" und die Untersuchungen über die Regeneration der Hornhaut. Mit seiner 1852 erfolgenden Ernennung zum ordentlichen Professor wandte sich D. vornehmlich der Ophthalmologie zu und übte bis zum Jahre 1862 augenärztliche Praxis aus. Die Veranlassung hierzu war einerseits der Umstand, dass in dieser Zeit Anatomie und Physiologie als Lehrfächer an der Universität in würdigster und verdienstvollster Weise durch SCHRÖDER VAN DER KOLK vertreten waren, während andererseits die Ausübung der augenärztlichen Praxis in Holland vernachlässigt und nur von den Chirurgen nebenher betrieben wurde. So finden wir denn D. neben ARLT seit 1855 als Mitredacteur des v. GRAEFE'schen „Archivs für Ophthalmologie". Wir sehen ihn im Jahre 1858 das aus freiwilligen Beiträgen hervorgegangene „Nederlandsch Gasthuis voor ooglijders" zu Utrecht eröffnen und in demselben augenklinischen, auch von Ausländern, namentlich von Deutschen stark besuchten Unterricht ertheilen. An schriftstellerischen Leistungen ist aber, trotz der zeitraubenden praktischen Thätigkeit, auch dieses Decennium des D.'schen Lebens überreich. Es erschienen unter Anderem „De 1852: voedings-beginselen. Grondslagen eener algemeene voedingsleer" (in deutscher Uebersetzung von BERGRATH 1853) — „Over den invloed des luchtdrukking op de hartswerking" (Ned. Lancet; deutsche Uebersetzung in Zeitschr. für rat. Med.) — „Bewegingen van longen en hart by de ademhaling" (Ebenda). 1853: „De werking der oogspieren" (Ned. Lancet) — „Over de verhouding der onzichtbare stralen van sterke breekbaarheid tot de vochten van het oog" (Ned. Lancet; MÜLLER'S Archiv für Anat. und Phys.). 1854: „Over den M. Cramptonianus en over het accomodatie vermogen by vogels" (Utrechtsch Genootschap. Sectie - Vergaderiug). 1855: „De zichtbare verschynselen van den bloedsomloop in het oog" (Ned. Lancet; deutsch im Archiv für Ophthalmologie) — „De invloed des hartswerking op de bloedsdrukking" (Ned. Lancet; deutsch in MÜLLER'S Archiv für Anat. und Phys.). 1856: „Physiologie des Menschen" (übersetzt von THEILE; deutsche Originalausgabe der von D. und BAUDUIN verfassten „Allgemeene (1850) en bijzondere (1853) natuurkunde van den gezonden mensch"). 1857: „Ueber die Natur der Vocale" (Archiv für die Holländ. Beiträge). 1858: „Over de afwykingen in de grenzen der accomodatie en over de keuze en het gebruik van brillen" (Ned. tijdschr. v. Gen.) — „Winke über den Gebrauch von Brillen" (Archiv für Ophthalmologie). 1860: „Ametropie en hare gevolgen" (8. v. d. Post).

1861: „*Het lichtbrekend stelsel van het menschelyk oog in gezonden en zieke-lyken toestand*" (Versl. en med. k. Acad.). 1862: „*Astigmatisme en cilindrische glazen*" (8⁰ v. d. Post). — Im Jahre 1862 starb SCHRÖDER VAN DER KOLK; es erhielt nunmehr 1863 D. die ordentliche Professur der Physiologie, und es wurde im Jahre 1866 das ganz nach D. Angaben eingerichtete neue physiologische Laboratorium in Utrecht eröffnet, wo er noch heute mit jugendlicher Kraft wirkt. Von den vielen seit 1862 erschienenen Arbeiten D.'s erwähnen wir zunächst: 1863: „*Refractionsanomalien, oorzaken van strabismus*" (Versl. en med. k. Acad.; deutsch: „*Zur Pathogenie des Schielens*" [Archiv für Ophthalmologie]) und „*Ueber einen Spannungsmesser des Auges*" (Ophthalmotonometer; Ebenda). Sodann aber vor Allem 1864: „*The anomalies of refraction and accommodation*" (edit. by the New-Sydenham Society; 1866 erschien hiervon die deutsche Uebersetzung von O. BECKER, eine italienische von A. QUAGLINO und eine französische von WECKER in „Manuel d'ophthalmologie"). Ferner: „*De l'action des mydriatiques et des myotiques*" (Ann. d'oculist. LIII) — „*Klangfarbe der Vocale*" (Archiv für die Holland. Beiträge). 1865: „*Over stem en spraak*" (Arch. voor Natuur en Genees-kunde). Im selben Jahre (1865) erschien auch J. J. DE JAAGER'S Dissertation: „*De physiologische tijd bij psychische processen*", eine Arbeit, welche unter D.'s Leitung und wesentlicher Mitarbeiterschaft entstand. Um die Zeit zwischen Reiz und psychischem Effect zu bestimmen, erdachte D. den „Noëmotachographen" und das „Noëmotachometer" (Ned. Arch. v. G. en N. III) und veröffentlichte 1868 im REICHERT und DU BOIS-REYMOND'S Archiv die Arbeit: „*Die Schnelligkeit psychischer Pro-cesse*". Von den neueren und neuesten Arbeiten D.'s heben wir noch hervor: „*De rhytmus der hartstoonen*" (Ned. Arch. 1866) — „*Invloed der accomodatie op de voorstelling van afstand*" — „*Het binoculaire zien en de herkenning der derde dimensie*" (Archiv für Ophthalmologie XIII) — „*Over de innervatie van het hart in verband met die der adembeweging*" (Onderzoekingen gedaan in het physiologische Laboratorium der Utrechtsche Hoogeschool Pitg. door Donders) — „*Over de wetten van den electrotonus, getoetst aan den invloed van den con-stanten stroom op den vagus*" (Ak. v. Wetensch. te Amsterdam 1869/70) — „*Over den stand der oogen bij bloedsaandrang door uitademingsdrukking*" (Ned. Arch. v. G. en N.) — „*Over schijnbare accomodatie bij aphakie*" (Onderz. physiol. Lab. Utr. [3] II) — „*Die Grenzen des Gesichtsfeldes in Beziehung zu denen der Netzhaut*" (Archiv für Ophthalmologie, XXIII) — „*Die quantitative Bestimmung des Farbenunterscheidungsvermögens*" (Ebenda) — „*Ueber Farben-systeme*" (Ebenda XXVIII) — „*Explication sur les systèmes chromatiques*" (Annal. d'oculist. 1882).

Photographs of eminent medical men. Nr. 7, London 1866, enthält eine vollständige Aufzählung von D.'s Werken bis zu diesem Jahre. Für die folgende Zeit siehe D. Snellen und E. Landolt, Optometrologie, Nr. 89.   Arthur Christiani. — C. E. Daniels.

/ Dondi. Name dreier Descendenten einer paduensischen Patricierfamilie, die im 14. Jahrhundert sich neben Astronomie und Mathematik auch mit Medicin beschäftigten. Giacomo de D. (auch DONDUS), war 1298 geboren, ging 1318 nach Chioggia, 1333 nach Venedig und zog dann in vielen Städten Italiens bis zu seinem Tode 1359 als Heilkünstler umher. Eine von ihm in Padua gebaute Uhr galt für das Wunder des Zeitalters. An Schriften rühren von ihm her: „*Promptuarium medicinae etc.*" (Venedig 1481, Fol., 1543, 1576; auch daselbst 1536 und 1540 in italienischer Sprache) — „*De modo conficiendi salis et aquis calidis Aponensibus etc.*" (Venedig 1571, 4.). — Sein Sohn, Giovanni D., nannte sich DONDI DALL' OROLOGIO, trieb dieselben Studien wie sein Vater, baute eine noch künstlichere Uhr und schrieb in der Collection „De balneis" über die heissen Mineralquellen bei Padua. Er starb gegen Ende des Jahrhunderts bald nach seinem Sohne, Gabriel D., der als Arzt in Venedig sehr renommirt war, aber nichts Schriftliches hinterlassen hat.

Biogr. méd. III.   Red.

Donné, Alfred D., zu Paris, war 1801 zu Noyon (Oise) geboren, machte seine medicinischen Studien in Paris, wurde 1829 Chef de clinique in der Charité, 1831 Doctor mit der These: „*Recherches physiologiques et chimico-microscopiques sur les globules du sang, du pus, du mucus, et sur ceux des humeurs de l'oeil*", die bereits eine von ihm eingeschlagene besondere Richtung von Forschungen auf dem Gebiete der Mikroskopie und Chemie, wie sie zu jener Zeit noch sehr wenig üblich waren, andeutete. Er gab mikroskopische Curse, wurde zum Unterbibliothekar der Facultät ernannt, bewarb sich in mehreren Concursen mit den Thesen: „*De la part que peut avoir l'inflammation dans le développement des lésions dites organiques*" (1832) und „*Du rôle que jouent les sympathies et les synergies dans les maladies*" (1835) um eine Stelle als Professeur agrégé und verfasste ausser Aufsätzen in den Arch. génér., Journ. de chimie méd., Journ. univ. et hebd. des progrès, Journ. complément, Revue méd. u. s. w., eine Reihe von Schriften, unter denen wir die folgenden hervorheben: „*Recherches sur l'état du pouls, de la respiration et de la température du corps dans les maladies etc.*" (1835) — „*Histoire physiologique et pathologique de la salive etc.*" (1836) — „*Recherches microscopiques sur la nature des mucus et de la matière des divers écoulemens des organes génito-urinaires chez l'homme et chez la femme; description des nouveaux animalcules decouverts dans quelques-unes de ces fluides; etc.*" (1837) — „*Nouvelles expériences sur les animalcules spermatiques, et sur quelques-unes des causes de la stérilité chez la femme; etc.*" (1837) — „*Du lait et en particulier de celui des nourrices, etc.*" (1837, mit Taf.; 2 deutsche Uebersetzungen, Weimar 1838 und von HEILBRONN, Minden 1838) — „*Mademoiselle Figiaire somnambulisme; magnétisme animal*" (Noyon 1838) — „*Tableau des différens dépôts de matières salines et de substances organisées qui se font dans les urines, etc.*" (1838, mit Fig.). Er schrieb ferner: „*Quelques lettres sur les eaux minérales*" (1839), übersetzte aus dem Italienischen MELLONI's „*Rapport sur le daguerréotype etc.*" (1840), verfasste treffliche „*Conseils aux mères sur l'allaitement et sur la manière d'élever les enfans nouveau-nés, etc.*" (1842; 4. Ausg. 1869; engl. Uebers. Boston, 3. Ausg. 1860); ferner einen „*Cours de microscopie complémentaire des études médicales, etc.*" (1844), und dazu gehörig einen „*Atlas du cours de microscopie exécuté d'après nature au microscope daguerréotype avec M. Léon Foucault*" (1846, fol., 20 Taf.). Kurze Zeit vor dem Ausbruch der Revolution 1848 war er zum Sous-inspecteur adjoint der Quellen von Enghien und zum Inspecteur général der Universität für die Medicin ernannt worden. Nach Aufhebung dieses letzteren Titels erhielt er den als Recteur der Akademie zu Strassburg, später der zu Montpellier und verfasste noch eine „*Hygiène des gens du monde*" (1869; 2. Ausg. 1878). D. war auch als Mitarbeiter an der Revue des deux mondes und dem Buche der Cent-et-Un thätig gewesen, hatte auch früher viele Jahre lang für das Journal des Débats die Berichte über die Sitzungen der Acad. des sciences verfasst und war dabei in eine lange Polemik mit FRANÇOIS ARAGO gerathen. Er starb am 7. März 1878. — D. hat unbestreitbare Verdienste um die Mikroskopie, Mikrophotographie und organische Chemie erworben, wenn auch nicht alle seine Entdeckungen sich als stichhaltig erwiesen haben.

Sachaile, pag. 250. — Bitard, pag. 387. — Vapereau, 5. édit., pag. 586 — Callisen, V, pag. 274; XXVII, pag. 326.   G.

Donnolo. Unter diesem Namen (eine Abkürzung von DOMNOLUS oder DOMINALUS) hat man neuerlichst die in hebräischer Sprache abgefasste Schrift eines dem 10. Jahrhundert angehörigen jüdischen Arztes SABBATI BEN ABRAHAM (genannt DONNOLO, der Arzt, wie er selbst sich bezeichnet) kennen gelernt, in welcher die Anwendung von 120 zumeist pflanzlichen Heilmitteln für den inneren und äusseren Gebrauch (in Form von Salben, Pflastern u. A.) erörtert wird. — Aus einer anderen Schrift des Autors geht hervor, dass er 913 in Oria (bei Otranto) geboren ist, im Jahre 925 von den Arabern gefangen genommen worden war, nach seiner Befreiung Medicin und Astrologie studirt, grosse Reisen gemacht hat, unter Anderem nach Rossano gekommen ist und hier dem Mönche Nilus (dem Heiligen) seine Dienste angeboten hat, von demselben aber abgewiesen worden ist. Ueber die Zeit seines Todes ist nichts bekannt; jedenfalls ist derselbe nicht vor dem Jahre 965 erfolgt.

Vergl. hierzu Steinschneider, Donnolo, Fragment des ältesten medicinischen Werkes in hebräischer Sprache, Berlin 1868 und in Virchow's Archiv für path. Anatomie, 1867, Bd. XXXVIII, pag. 65; Bd. XXXIX, pag. 296; Bd. XL, pag. 80; 1868, Bd. XLII, pag. 51.

A. Hirsch.

Donoli, Fr. Alphonse D., toscanischer Arzt aus der Schule von Siena, nachher Professor in Padua, wo er sich durch Gelehrsamkeit sowohl, wie insbesondere als Redner durch die Leichtigkeit, mit der er bis in sein hohes Alter seinen Gedanken Klarheit und Schärfe zu geben verstand, einen grossen Ruf erwarb. Er lebte von 1635—1724.

Unger.

Donovan. Neben Michael D., welcher im Dubl. Journ. of med. sc. 1840 den „*Statement of the medical effects of the liquor hydriodatis arsenici et hydrargyri*" und Nachträge über die Heilkraft der „Donovan'schen Solution" (Ebenda 1842—1843, sowie in Dubl. med. Presse 1860) publicirte und 1876 starb, kennen ältere Quellen noch einen Savagesius D., der 1796 in Edinburg über „*Cynanche maligna*" disserirte, und Daniel D., 1809—1877, von dem literarisch nichts bekannt ist.

Quelle für M. Donovan: Med. Press and circ. London 1876 (nicht zugänglich).

Red.

Donzelli, Joseph D. (Baron von DIGLIOLA), im 17. Jahrhundert in Neapel geboren, beschäftigte sich mit Medicin und Chemie und verfasste zwei Schriften: „*Synopsis de opobalsamo orientali*" (Neapel 1640) und „*Liber de opobalsamo, additio apologetica ad suam de opobalsamo orientali synopsin*" (Daselbst 1643).

Unger.

Donzellini, Giuseppe Antonio D., venezianischer Arzt, begeisterter Anhänger der iatromathematischen Schule, schrieb in diesem Sinne ein „*Symposium medicum*" (Venedig 1707).

Dict. hist. II.   Red.

Doppelmair (auch DOPPELMAYER), zwei fast gleichalterige süddeutsche Aerzte (Brüder?). Der ältere, Joh. Georg Gottfried D., geboren zu Hof 1753, studirte Medicin in Jena und Erlangen, wurde in Erlangen Dr. med. (*„Diss. inaug. quae de difficili in observationes anatomicas epicrise commentationem sistit*") am 28. Februar 1776. Arzt im Dienste verschiedener kleiner Fürsten in Deutschland erhielt D. 1783 das Recht zur Praxis in Russland und wurde bei der Armee angestellt. Im Auftrage der Geschäfte der neu gegründeten Universität Dorpat ging er als deren „Correspondent" 1803 nach Deutschland und blieb daselbst bis 1810. Nach Russland zurückgekehrt, wurde er in Moskau Stadtphysicus, erlebte den grossen Brand von 1812, wurde in's Innere des Reiches verschlagen, war an verschiedenen Lazarethen angestellt und starb in Narwa am 28. März 1826. — Der jüngere, Joh. Gabriel Gottfried D., geboren in Anspach, studirte in Jena, wurde in Tübingen Dr. med. und erhielt nach bestandener Prüfung in Petersburg das Recht zur Praxis in Russland 1781.

Beise, I, 154. — Recke-Napiersky, I, 445. — Tschistowitsch, CLXII.

L. Stieda.

Doppet, Fr.-Amedée D., französischer Arzt, geboren in Chambéry 1753, gestorben gegen 1800 in Ain (Savoyen). Anfangs Soldat, studirte er später Medicin und wurde in Turin promovirt. Die Excentricitäten, durch die er in seinem Privatleben bekannt war, finden auch in seinen Schriften Ausdruck, deren er eine grosse Menge, meist den animalen Magnetismus behandelnd, verfasste. In den Revolutionsjahren war er General der Republik.

Unger.

*****Dor**, Henri D., dessen Lebensdaten auf keine Weise zu erhalten waren, wurde 1857 zu Würzburg mit einer These geburtshilflichen Inhalts promovirt, betrat aber bereits 1861 mit „*De la vision chez les arthropodes*" (Arch. des sc. phys. et nat. 1861) das Gebiet der Ophthalmologie. In der zweiten Hälfte der Sechziger-Jahre wurde er als Professor dieses Faches nach Bern berufen; hierüber: „*Compte-rendu statistique de la clinique ophthalmologique de l'université de Berne*" *(du 6. Mai 1867 au 15. October 1876)*" (Kassel 1878). In Bern (1870) erschien noch von ihm: „*Kurze Anleitung zur Untersuchung der Sehschärfe*"; dagegen liess D. die Schrift, in welcher er gegen die Theorien Gladstone's und MAGNUS' von der Entwicklung des Farbensinnes auftrat: „*De l'evolution historique du sens des couleurs*" 1878 in Paris erscheinen. Er wirkt (wahrscheinlich seit diesem Jahre) in Lyon und hat über diese Thätigkeit eine „*Étude sur l'hygiène oculaire au lycée de Lyon*" (Paris 1878) publicirt; seit 1882 giebt er die „Revue générale d'ophthalmologie" mit heraus.

Index-Catalog. III.   Red.

Dorn, Gerhardt D. (DORNAEUS), gegen Ende des 16. Jahrhunderts Arzt in Frankfurt a. M., später in Strassburg und Basel, Paracelsist, verfasste verschiedene Streitschriften zu Gunsten des PARACELSUS gegen ERASTUS, übersetzte und edirte seit 1570 mehrere Schriften des PARACELSUS und gab 1583 ein „*Dictionarium obscuriorum Theophrasti vocabulorum*" heraus.

Jöcher, II, 193. — Haller, Bibl. med. pract. II, 183. — Biogr. univ. — Biogr. méd. — Haeser, Gesch. der Med. — Deutsche Biogr.   W. Stricker.

Dornau, Caspar D. (DORNAVIUS), wurde zu Ziegenrück im Vogtlande am 11. October 1577 geboren, machte seine Studien, die neben der Medicin mehr noch die Philosophie zum Gegenstande hatten, in Jena und zog als Dolmetscher des Venetianers Gregorius Jordanus an den Höfen umher, bis er nach Prag gelangte und hier bei dem Hofarzt MUSCAGLIA Dienste nahm. Dann aber bezog er mit einem Freiherrn von Smirsitz als dessen Erzieher 1603 die Universität Basel, erlangte den dortigen medicinischen Doctorhut für sich, setzte aber mit seinem Zögling dessen Studienreise noch fort durch Süddeutschland, Frankreich, die Niederlande und England. In diese Zeit fällt seine medicinische Thätigkeit, die allerdings eine literarische war und ausser der Dissertation „*De luxatione brachii*" (Basel 1604) mehr allgemeine Themata, Reden, Panegyriken, geschichtliche Controversen betraf. D. wurde von seiner Heimkehr — 1608 — ab nicht nur als Schulmann hochberühmt (in Görlitz und Beuthen), sondern trat ganz in die diplomatische Carrière über und wurde im Jahre 1621 fürstlicher Rath und Leibarzt beim Herzog Johann Christian von Brieg. In dieser Stellung blieb er bis zu seinem am 28. September 1632 erfolgten Tode.   Red.

Dornblüth, zwei mecklenburgische Aerzte. Der Vater, Albert Ludwig D., geboren in Ludwigslust am 14. April 1784, promovirt 1813 in Rostock, war praktischer Arzt und seit 1828 Kreisphysicus in Plau in Mecklenburg. Er starb daselbst am 13. März 1857. Als sehr angesehener Arzt war D. gleichzeitig auch literarisch thätig und arbeitete speciell über Behandlung der Knochenbrüche und Deformitäten (1827, 29, 31, 37); Wiederersatz verlorener Gliedmassen (1831, 37, 44 und 45), theils selbständige Werke, theils Aufsätze in Zeitschriften aus. Ferner schrieb er über Pocken und Impfung, geburtshilfliche und gerichtlich-medicinische Casuistik in den Zeitschriften von HUFELAND, HORN, RUST, CASPER, HENKE, FRICKE, HANNEMANN und populäre Aufsätze im Mecklan. Freimüthigen Abendblatte 1822—1847. Eine „*Darstellung der Medicinalpolizei-Gesetzgebung und gesammten Medicinal- und Sanitätsanstalten in Mecklenburg*" erschien Schwerin 1834 — „*Die Medicinalordnung in Mecklenburg-Schwerin kritisch erörtert*" (1840) — „*Die neue Medicinaltaxe und die neuen Medicinalgesetze kritisch beleuchtet*" (1845). — Der Sohn, *Friedrich Karl Johann D., wurde zu Plau in Mecklenburg am 31. Juli 1825 geboren und studirte in Rostock, Leipzig, Heidelberg (STANNIUS, HENLE, PFEUFFER, OPPOLZER, NAEGELE u. A.); 1829 erfolgte seine Promotion, worauf er zuerst als Militärarzt im badischen Feldzuge, seit October 1849 als praktischer Arzt in Rostock in Thätigkeit trat. Neben mehr populär gehaltenen, hier übergangenen Abhandlungen angesehener Volkszeitschriften veröffentlichte er: *„Bau der Cornea oculi"* (Zeitschr. für rat. Med. N. F., Bd. VII und VIII) — *„Mechanismus der Harnsecretion"* (Ebenda Bd. VIII) — *„Ursachen* etc. *der Cholera"* (Rostock 1860) — *„Anleitung zum Gebrauche des Seebades"* (Daselbst 1864) — *„Johnston's Chemie des täglichen Lebens"* (Neu bearbeitet, Stuttgart 1882) — *„Hueter's Theorie der Scoliose"* (VIRCHOW's Archiv 1879) — *„Die Scoliosen"* (Samml. Klin. Vortr. Nr. 172, 1879) — *„Die chronische Tabakvergiftung"* (Dieselbe Samml. 1877) — *„Kuhmilch als Kindernahrung"* (Jahrb. für Kinderheilk. 1879) — *„Milchversorgung der Städte"* (Deutsche Vierteljahrschr. für öffentl. Gesundheitspflege).

Vollständiges Verzeichniss in Blanck, Die Mecklenb. Aerzte. Schwerin 1874.

Red.

Dorndorf, Johann Karl D., geboren zu Riga am 10. December 1761. erlernte die Chirurgie beim Riga'schen Stadtoperateur TEUBLER dem Jüngeren, studirte ein halbes Jahr in Königsberg und drei Jahre in Berlin und practicirte in Riga als Stadtchirurgus. 1797 creirte ihn die Universität Königsberg auf Grundlage seiner *„Diss. inaug. medico-chirurg. vulneribus sclopetariis cum adjuncta observatione"* zum Dr. med. Er schrieb · ausserdem: *„Beobachtung einer viertägigen Urinverhaltung"* (in LEDER's Journ. für Chirurg., Bd. I, pag. 431—440, 1797) und starb am 17. April 1803.

Recke-Napiersky, I, 446.   L. Stieda.

Dornkreilius, Tobias D. ab Eberhertz, aus Iglau (Mähren), 1571 bis 1605, verdankt sein literarisches Renommé neben der sehr umfangreichen Schrift: *„Medulla totius praxeos medicae aphoristica* etc.*"* (Erfurt 1656), noch verschiedenen kleineren, viel aufgelegten Schriften, so dem *„Dispensatorium novum"*, zusammen mit dem *„De purgatione tractatus"* (Hamburg 1600), dem *„Consilium von zweyen ungewönlichen newen unnd anklebichen Krancheiten, die dieses 1602. Jahr entstanden* etc.*"* (Magdeburg 1602) und *„Kurtzer, dech gründtlicher und Vollnkömmlicher Bericht von der angehenden und hin und wieder bereits grassirenden Pestilentz dieses 1603. Jahrs* etc.*"* (Hamburg 1604).

Eloy, II und Ind. cat. Vol. III.   Red.

Dorpe, J. F. van D., aus Courtrai und dort gegen Ende des 18. Jahrhunderts in Wirksamkeit, zeichnete sich durch eine vorzügliche Beschreibung der grossen Ruhrepidemien aus, welche 1794 auf den Kriegsschauplätzen Flanderns wütheten. Er machte sich von den Anschauungen STOLL's, die ihn sonst stark beeinflussten, in manchen Punkten der Localisationsfrage und der ätiologischen Anschauungen los und verwerthete in Bezug hierauf seine zahlreichen Beobachtungen selbständig.

van den Corput. — Red.

Dorsey, John D., zu Philadelphia, am 23. December 1783 geboren, promovirt daselbst 1802, Professor der Chirurgie 1807 und der Materia medica bald darauf, sollte 1818 den Lehrstuhl der Anatomie übernehmen, wurde aber durch seinen Tod (12. November) daran gehindert. Er publicirte: *„An essay on the lithontriptic virtues of the gastric liquor"* (Philadelphia 1802) und *„Elements of surgery"* (2 Bde. mit Tafeln, Daselbst 1813).

Dict. hist. II.   Red.

/ Dorsten, Grossvater und Enkel. Der Erstere, Theodor D., aus Westphalen, geboren 1492, Professor der Medicin in Marburg, dann Arzt in Cassel, wo er am 18. Mai 1552 starb, schrieb: *„Botanicon, continens herbarum . . . quarum usus in medicina est, descriptiones"* (Frankfurt 1540). — Der Enkel, Johann Daniel D., geboren am 24. April 1643 zu Marburg, studirte daselbst seit 1661: ausserordentlicher Professor wurde er 1673, ordentlicher 1678, fürstlicher

Leibarzt 1689, Professor der Physik 1695; seit 1684 Mitglied der kaiserlichen Akademie der Wissenschaften, starb er am 20. September 1706, mit Hinterlassung verschiedener anatomischer Schriften.

Jöcher — Stricker. — Biogr. univ. — B. D. Jackson, Liter. botan
W. Stricker.

Dortoman, Nicolaus D., französischer Arzt, geboren in Arnheim (Holland) zu Anfang des 16. Jahrhunderts, gestorben in Montpellier 1596, studirte und promovirte in Montpellier und wurde noch in jungen Jahren Professor an der Universität daselbst. Von Heinrich IV. zum Leibarzte ernannt, erwarb er sich ein besonderes Verdienst durch die Untersuchung der damals sehr besuchten Thermen von Ballaruc bei Montpellier. Vgl.: *„De causis et effectibus thermarum Bellilucanarum, parvo intervallo a Montpelliensi urbe distantium"* (Leyden 1579).
Unger.

Double, François-Joseph D., zu Paris, am 11. (oder 6.) März 1777 zu Verdun-sur-Garonne geboren, aus einer Asklepiadenfamilie stammend, war anfänglich Apotheker, studirte dann in Montpellier Medicin, wurde 1798 Doctor daselbst, kam darauf (im Jahre VIII) nach Paris, wurde mit J. SÉDILLOT, dem Herausgeber des Journals, das nacheinander die Titel Recueil périodique de la Soc. de méd. und Journ. général de méd. führte, bekannt und übernahm aus dessen Händen die Redaction desselben, das unter seiner Leitung bald neues Leben erhielt. Er betheiligte sich an dem grossen, von Napoleon I. ausgeschriebenen Concurse über den Croup und erhielt mit seinem *„Traité du croup"* (Paris 1811) zwar nicht den Preis, aber die erste ehrenvolle Erwähnung; er gab ferner eine neue Ausgabe von KLEIN'S *„Interpres medicus"* (1809) mit einer lateinischen Vorrede heraus, während sein bedeutendstes Werk, an dem er 11 Jahre gearbeitet hatte, *„Séméiologie générale, ou traité des signes etc."* (3 Bde., Paris 1811—22) war. In der Akademie der Medicin, der er seit deren Gründung angehörte, brachte er weniger originale Arbeiten, als eine Reihe von geschätzten Berichten über die Leistungen Anderer zum Vortrage, gehörte überhaupt zu den besten Rednern der Versammlung. 1832 wurde er auch, als Nachfolger von PORTAL, Mitglied der Akademie der Wissenschaften; dagegen nahm er keinerlei Stellung, weder bei den Hospitälern, noch an den Lehranstalten, noch bei Hofe ein. Noch kurze Zeit vor seinem am 12. Juni 1842 erfolgten Tode hatte er eine neue Ausgabe der Uebersetzung J.-M. GOUDAREAU'S von J. P. FRANK'S „Traité de médecine pratique" mit einer Einleitung versehen. Ueber seine sonstigen sehr zahlreichen Aufsätze und Mittheilungen vgl. CALLISEN nachstehend, BOUSQUET im Bulletin de l'Acad. roy. de méd. T. IX, 1843—44, pag. 792 und in Mém. de l'Acad. roy. de méd. T. XI, 1845, pag. 1.

Roux in Revue méd. franç. et étrang. 1842, II, pag. 450. — Callisen, V, pag. 288; XXVII, pag. 331.   G.

Doublet, François D., zu Chartres am 30. Juli 1751 geboren, begab sich sehr früh auf Reisen nach Holland und Italien. Zuerst war er, dem väterlichen Willen gemäss, in der Pariser juristischen Facultät inscribirt (bis 1773); dann studirte er Medicin bis 1776 und wurde sogleich Assistent an der Charité de St. Sulpice (später Hôpital Necker). 1786 gelangte er, nach mehrfachen anderweitigen Hospitalstellungen, in die Soc. royale de méd. und 1794 zu einer Professur für interne Pathologie an der École de méd. Seine Arbeiten sind klinischen Inhalts, so: *„Mémoire sur les symptomes et le traitement de la maladie vénérienne dans les enfans nouveau-nés"* (Paris 1781) — die *„Observations sur una fièvre maligne pétechiale qui a regné à l'hospice de St. Sulpice"* (Journ. de Bacher, T. LVIII) — *„Observations faites dans les departements des hôpitaux civils"* (Paris 1755—1758). In seinen Schriften über Puerperalfieber, die theils im oben genannten Journalbande, theils monographisch — Paris 1789—1791 — herauskamen, erklärt er dasselbe für eine Milchmetastase. Seine Anregungen hinsichtlich

Biogr. Lexikon. II.   14

der Gefängnisshygiene (gleichzeitig) verrathen ein gesundes Urtheil neben viel
Philanthropie.
Dict. hist. II. Red.

Dougall, Joseph D., der seine Studien in Edinburg 1858 beendigt hatte,
trat in den militärärztlichen Dienst für Indien ein und ging 1860 nach den chinesischen Stationen. Sowohl durch die Vornahme glücklicher Operationen (Elephantiasis),
als durch eine für die Regierung fertiggestellte Arbeit über die Alkaloide der
Chinarinde und im Rapportwesen sich auszeichnend, blieb er 11 Jahre im Colonialdienst, besuchte aber nach der Heimkehr noch einmal die Universität Edinburg
und promovirte auf Grund der oben genannten Arbeit 1873. Nach Indien zurückgekehrt, machte er hier nunmehr seine Beobachtungen über den Nutzen des Gurjun-
öls bei Aussatz, die ihrerzeit grosse Beachtung fanden. D. wandte sich dann, in
Nordindien reisend, anthropologischen Forschungen zu, legte Schädel- und Skelet-
sammlungen an und lieferte ausgezeichnete Photographien von den Bewohnern der
Andamanen- und Nikobaren-Inseln. Am 9. Februar 1879 starb er (in Indien)
am Typhus.
Edinb. Med. Journ. 1879, pag. 1053. Red

*Dougall, John D., in Glasgow, hier auch ausgebildet und 1871 Med. Dr.,
trug an der Glasg. Infirmary Materia medica vor und wirkte später als Medical
officer. Seine Arbeiten über Desinfection, welche besonders auch die experimentelle
Seite des Themas zum Gegenstande nahmen, sind von Wichtigkeit — auch nach
den Fortschritten, welche neuerdings auf diesem Gebiet zu verzeichnen sind. So:
„On the relative power of various substances to prevent generation of animal-
culae" (Transact. of the Brit. assoc. advert. sci. 1871—1872) — „The science
of disinfection" (Transact. of the sc. congr. 1874) — „Putrefiers and antiseptics"
(Glasg. med. journ. 1873). Ausser den etwas älteren „Researches of bromal
hydrate" (Ebenda 1870) ist auch noch die Arbeit über Verbreitung ansteckender
Krankheiten durch die Milch (Ebenda 1873) zu erwähnen. Wernich.

Douglas. Unter den verstorbenen englischen Aerzten dieses Namens sind
folgende besonders hervorragend: James D., ein geborener Schotte, 1675—1742,
der sowohl als Gelehrter wie als Arzt, auch Leibarzt der Königin von England
einen bedeutenden Nachruhm erwarb. Die Zahl seiner Schriften (vollständig in der
unten zuletzt genannten Quelle) ist sehr bedeutend. Besonderer Hervorhebung
bedürfen: „Myographiae comparatae specimen" (London 1707; Edinburg 1750;
lateinisch Leyden 1729 und Dublin 1777) — „Bibliographiae anatomicae
specimen etc." (s. die Nr. 142 unseres Quellenverzeichnisses) — „Index materiae
medicae" (London 1724) — „History of the lateral operation for extracting
the stone etc." (London 1726; lateinisch Leyden 1728; französisch Paris 1734;
Anhang dazu: London 1731) — „A description of the peritoneum etc." (London
1730, 40; lateinisch von HEISTER, Helmstädt 1732 und von J. NELSON, Leyden
1737). — Nach seinem Tode 1748 erschienen „Nine anatomical figures, representing the external parts, muscles and bones of the human body", herausgegeben
von seinem Bruder. — Dieser, John D., etwas jünger als James, zeichnete sich
besonders als Lithotomist aus und fungirte als Operateur am Westminster Hospital.
Er war ebenfalls Mitglied der Londoner R. Society und starb 1759. Nach
R. WATT soll gleichzeitig ein zweiter John D. in Edinburg gelebt haben, auf
ähnlichen Wissensgebieten thätig gewesen und 1758 gestorben sein. Ihm werden die
letztgenannten Werke zugeschrieben, während die 6 hier zunächst aufgeführten
in voller Uebereinstimmung als von dem Londoner John D. herrührend in den
Bibliographien genannt werden: „Lithotomia Douglassiana etc." (London 1719,
4º. 1723; französisch Paris 1724; deutsch Bremen 1729) — „Account of
mortification and of the surprising effects of the bark in putting a stop to
their progress" (London 1729, 1732) — „Animadversion on a late pompous
book, intitled: Osteographia" (sehr abfällige, gegen CHESELDEN'S so benannte

216

Werk gerichtete Kritik, — London 1735) — „*A short account of the state of midwifery in London and Westminster*" (London 1736) — „*A dissertation on the venereal disease*" (London 1737). Dagegen sollen also von dem E d i n b u r g e r John D. herrühren: „*A treatise on the hydrocele*" (London 1755; und Duplik gegen einen Angriff auf dies Buch, Daselbst 1758) und: Beobachtungen in den „Essays of Edinburgh" über Nierensteine (1733), Kleinhirnabscess (1738) und eine Geschwulst am Schenkel (1755). — A n d r e a s D., lediglich als Verfasser dreier Schriften bekannt, nämlich „*De variolae insitione*" (Edinburg 1775) — „*On an extraordinary case of ruptured uterus*" (London 1785) und „*Observations on the rupture of the gravid uterus*" (Daselbst 1789). — Endlich sind zu nennen R o b e r t D., von dem nichts überliefert ist, als dass er Arzt in London war, aber den nicht unberühmten „*Essay concerning the generation of heat in animals*" schrieb (London 1747; französisch Paris 1755, 1760), — und S y l v e s t e r D., der Verfasser der „*Dissertatio de stimulis*" (Leyden 1766) und mehrerer Unter-suchungen über Tokayer und andere Ungarweine in den Philos. Transactions.

Biogr. méd. III. — Index cat. II. — Dict. hist. II. R e d.

*Douglas, A n d r e w H a l l i d a y D., zu Edinburg 1840 promovirt und F. R. C. P. Edin. 1843, wirkte lange an der R. Infirmary daselbst und ist der Autor von: „*Statistical report on the Edinburgh epidemic fever of 1843—1844*" (Daselbst 1845?) — „*Memoir on the relations of hypertrophie and dilatation of the heart*" (Daselbst 1850) — „*Substernal aneurism; case and observations*" (1863) u. a. R e d.

*Douglas, M o r d e y D., z. Z. Arzt und Gesundheitsbeamter in Sunder-land, bildete sich medicinisch am University College zu London und in Edinburg aus, wurde M. R. C. S. Eng. 1863, L. R. C. P. Edin. 1868. Seine beiden Haupt-arbeiten: „*How to stamp out small-pox etc.*" und „*Alkohol in acute specific diseases*" veröffentlichte er bereits 1867 (letztere in der Lancet). Später publicirte er in den Transact. of the Northland and Durham med. soc. noch Casuistisches. R e d.

Douglass, W i l l i a m D. (in einzelnen Quellen auch DOUGLAS), lebte von 1692 (?) bis 1752 und war Arzt in Boston. Er leitete sein literarisches Auftreten mit einigen Schriften zu Gunsten der Schutzpockenimpfung (1722) ein und ver-mochte in einer späteren Schrift: „*A dissertation concerning inoculation of the small-pox*" (Boston 1730) Rechenschaft über die Fortschritte zu geben, welche die Impfung inzwischen in Boston gemacht hatte. Weiter erschienen von ihm „*The practical history of a new epidemical eruptive miliary fever, with an angina ulcusculosa which prevailed in Boston in the years 1735 and 1736*" (Daselbst 1736). — Offene Briefe an THOMSON, an SMELLIE, an Z. BOYLTON, und „*A summary, historical and political of the first planting progressive improvements and present state of the British settlements in North America*" (zwei Bde., Boston 1749—1751, 1755; London 1760).

(Nicht zugängliche) Biogr. in den Med. Communications of the Massachusetts med. soc. 1836. R e d.

Doussin-Dubreuil, J a c q u e s - L o u i s D., zu Paris, war 1762 zu Saintes geboren, erhielt seinen ersten chirurgischen Unterricht von seinem Vater. Er liess sich in Paris nieder und schrieb folgende Schriften, die grossentheils eine Reihe von Auflagen und verschiedentliche Uebersetzungen erlebten: „*Traité des glaires, de leurs causes, etc.*" (Paris 1794; 9. Ausg. 1824; deutsche Uebersetzungen Mannheim 1799; 1800; Neue Uebers. von J. H. G. SCHLEGEL, Ilmenau 1823; 4. Aufl. 1826) — „*De l'épilepsie en général et particulièrement de celle déter-minée par des causes morales*" (Paris an V—1797; 1800; 1804; 1825; deutsche Uebers. Mannheim 1799; ital. Uebers. Venedig 1802) — „*De la nature et des causes de la gonorrhée bénigne ou sans virus vénérien, etc.*" (Paris 1798, 4. Aufl.

14 *

1804; deutsche Uebers. Mannheim 1799) — „*Lettres sur les dangers de l'ona-nisme etc.*" (Paris 1806; 3. Aufl. 1825; deutsche Uebers. von W. HUBER, Basel und Aarau 1807; 4. Aufl. 1828; andere Uebers. v. J. P. KOFFINGER, Pest 1816) — „*Nouveaux aperçus sur les causes et les effets des glaires*" (Paris 1816) — „*De la pulmonie, etc.*" (Paris 1824; deutsche Uebers. von C. FITZLER, Ilmenau 1826) — „*De l'identité de deux maladies* . . . . . *de la gonorrhée bénigne et des fleurs blanches*" (1825) — „*Des fonctions de la peau*" (1827; deutsch von J. C. FLECK, Ilmenau 1828) u. s. w. Er war einer der ersten französischen Aerzte, welche die Vaccine anwendeten, und zwar zunächst bei seinen eigenen Kindern. Auch agitirte er für die Errichtung von Impfanstalten in allen Theilen Frankreichs und schrieb mit BRUNET und CHARMONT eine Schrift: „*De la vaccine et de ses heureux résultats*" (Paris 1826). Er starb 1831.

Rainguet, pag. 198. — Callisen, V, pag. 302; XXVII, pag. 333.   G.

*Dontrelepont, Joseph D., zu Malmedy am 3. Juni 1834 geboren, absolvirte seine Studien in Bonn, Berlin und Wien und wurde 1858 promovirt. Er begann seine Thätigkeit als Privatdocent für Chirurgie 1863, wurde 1869 Prof. extraord. und 1882 Director der Klinik für Hautkrankheiten und Syphilis in Bonn. Von seinen Schriften erschien ein Theil in der Berliner med. Wochenschr., so: „*Herniotomie bei Massenreduction*" — „*Casuistik der Kopfverletzungen*" — „*Casuistik der complicirten Luxation*" — „*Resection des Hüftgelenkes*"; andere in LANGENBECK'S Archiv: „*Resection des Ellbogengelenkes*" — „*Urethrotomia externa*" — „*Herniotomia externa*" und ähnliche, die in der Deutschen Zeitschr. für Chirurgie publicirt wurden. Hervorzuheben sind noch: „*Versuche über die Uebertragung der Carcinome von Thier auf Thier*" (VIRCHOW'S Archiv) — „*Ueber Sycosis parasitaria*" und „*Tuberkelbacillen im Lupus*" (Monatsb. für Dermatologie). Red.

Dover, Thomas D., englischer Arzt, der Erfinder des bekannten, aus Opium, Ipecacuanha etc. bestehenden Pulvers, war aus Warwickshire gebürtig, wurde 1687 zu Cambridge Baccalaureus medicinae. Er war wahrscheinlich ein Freund von SYDENHAM, liess sich in Bristol nieder und rüstete, nachdem er zu Vermögen gekommen, zusammen mit mehreren Kaufleuten zwei Schiffe für die Südsee aus, mit deren einem er 1708 dorthin abging. Er hatte das Glück, auf der Insel Juan Fernandez den bekannten Alexander Selkirk, der daselbst 4 Jahre und 4 Monate ganz allein gewesen, aufzufinden und in die Heimat zu bringen. 1711 nach Bristol zurückgekehrt, practicirte er wieder daselbst und von 1721 an in London, wo er, nachdem er inzwischen von 1728 an einige Jahre in Gloucestershire gewohnt hatte, im Jahre 1741 starb. Seine Schrift: „*Ancient physicians legacy*" wurde ein sehr populäres Werk und hatte in wenigen Jahren eine grosse Menge von Auflagen.

Munk, II, pag. 79.   G.

Dowell. Ephraim Mac D., ein Landarzt in Nordamerika, wird in den Annalen der Gynäkologie stets genannt werden, da er der Erste war, der in vollem Bewusstsein dessen, was er unternahm und nach wohlüberlegter Methode die Ovariotomie ausführte. Er wurde am 11. November 1771 geboren und starb am 25. Juli 1830. D. stammte aus Virginien, übte aber seine ärztliche Praxis zu Danville in Kentucky aus. 1793 und 1794 studirte er in Edinburg und war daselbst Schüler des damals sehr berühmten Lehrers der Chirurgie JOHN BELL (1763—1820). Ohne Zweifel bekam er die Anregung zur Ausführung der ersten Ovariotomie von seinem Lehrer. Sein Biograph GROSS äussert sich wenigstens in diesem Sinne. 1795 kehrte D. aus England nach Nordamerika zurück und liess sich im Staate Kentucky nieder, wo er seine Praxis auszuüben begann. Im Jahre 1809 machte er seine erste Ovariotomie an einer gewissen Frau Crawford aus Green County in Kentucky, mit glücklichem Erfolge. Bis zum Jahre 1816 hatte er dreimal, und jedesmal mit glücklichem Erfolge, operirt. Im Jahre 1820 hatte er bereits siebenmal operirt: nur der 5. Fall, eine Dermoidcyste, war letal verlaufen. Im Ganzen nahm er die Ovariotomie dreizehnmal vor und davon achtmal mit günstigem Ausgange. Dass die ersten Weiber, an denen er die Ovariotomie vornahm, Negersklavinnen waren und er die Operation nur über Aufforderung der Sklavenbesitzer, denen es sich um die Erhaltung des damals kostspieligen Sklavenmateriales handelte, vornahm, wie dies NÉLATON berichtet, ist nicht richtig. Dieser Vorwurf NÉLATON'S, D. habe diese kranken färbigen Weiber nur als Versuchsobjecte zur Vornahme seiner hardiösen Operation benützt, wurde in Amerika in neuester Zeit widerlegt. Literarisch war D. wenig thätig. Seine Erfahrungen über die Ovariotomie veröffentlichte er erst im Jahre 1818 (Lond. med. gaz. V, 35; Eclectic repertory and analytical review. Philad. 1818, Oct.).

Ein Porträt D's bringt Spencer Wells in seinen „Diseas. of the ovar.", ebenso zu finden in der deutschen, von Paul Gessner besorgten Uebersetzung (Leipzig 1874). (Biogr. in Gross, American phys. and surg. und Gross, American med. literat. Vergl. auch: „Transact. of the internat. med. congress of Philad." 1876, Philad. 1877, pag. 107, 159, 160, 161).

Kleinwächter.

Dowler, Bennet D., amerikanischer Arzt, 1797—1866, dessen Biographie nicht zugänglich war. Er trat als Arzt und medicinischer Schriftsteller zuerst in New-Orleans auf mit Untersuchungen über das im Mississippi lebende Krokodil (1846), über die Contractilität der Muskeln (gleichzeitig) und einer Reihe von kleineren physiologischen und meteorologischen Beiträgen, unter denen noch der Hervorhebung bedürfen: „Contributions to experimental physiology" (New-Orleans 1852) und „Tableaux of the yellow fever of 1853 etc." (Daselbst 1854).

Red.

*Down, John Langdon Haydon D., M. B. 1858, Med. Dr. zu London 1859, F. R. C. P. daselbst 1869, war Lecturer der klinischen Fächer und der Materia medica an verschiedenen Hospitälern und wirkte später als Arzt und Superintendent am Earlswood Asyl (1858—1868). Er wurde für seine Arbeit „Natures balance", sowie später noch mehrfach durch Preismedaillen ausgezeichnet und that sich besonders auf dem psychiatrischen Gebiet publicistisch hervor, so mit „On the condition of the mouth in idiocy" (1863; französich von BOUR-NEVILLE) — „On the education and training of the feeble in mind" (1876) — „On the relation of the teeth to mental disease" (Odont. Transact. 1872) und Bearbeitung ähnlicher Themata in dem Journ. of ment. sciences, der Lancet, Brit. med. Journ. etc.

Red.

*Dowse, Thomas Stretch D., zu Aberdeen 1868 promovirt, M. R. C. S. Eng. bereits 1865 und F. R. C. P. Edinb. 1873, war längere Zeit Arzt am Hospital für Schwindsüchtige zu London, sowie an dem für Epileptische und Gelähmte in Regent's Park. Er wirkt als Medical Superintendent am Londoner Centralkrankenasyl und ist der Verfasser von „On syphilis of the brain and nervous system" — „Neuralgia, its nature and curative treatment" — „Neurasthenia or brain and nerve exhaustion" — „Bulbar and diphtheritic paralyis" — „Ataxy and the preataxic or curable stage of locomotor ataxy" — „Apoplexy, its diagnosis and treatment" und vieler Arbeiten über Hirnkrankheiten und Syphilis. Ueber Jaborandi, Pilocarpin und Gelseminum schrieb er in Med. press and cir. (1876); über vasomotorische und trophische Neurosen in der Lancet (1879).

Red.

*Doyon, A. D., ist im Jahre 1827 zu Grenoble geboren, studirte in Lyon unter DIDAY; in Paris waren BAZIN und HARDY seine Lehrer. In die literarwissenschaftliche Welt führte sich D. 1868 mit einer Brochüre über den Herpes der Geschlechtstheile und der mit Anmerkungen versehenen Uebersetzung der „Hautkrankheiten" von HEBRA (1868—78) ein Im Vereine mit J. DIDAY schrieb er das bei diesem angeführte Werk; mit ERNEST BESNIER die Uebersetzung und Anmerkungen zu KAPOSI'S „Hautkrankheiten"; 1869 gründete er die „Annales de dermatologie et de syphiligraphie", deren erste Serie (10 Jahrgänge) er allein redigirte; die zweite Serie beginnt mit 1880 und hat die hervorragendsten französischen Specialisten zu Mitredacteuren. Von seinen kleinen Schriften sei nur *„Du mode d'enseignement de la dermato-syphiligraphie contemporaine (Vienne-Paris-Lyon)"* (Paris 1883, 8., p. 42) erwähnt.

J. K. Proksch.

*Drachmann, Anders Georg D., zu Kopenhagen am 22. November 1810 geboren, absolvirte 1836 das chirurgische, 1839 das medicinische Examen, wurde Arzt an dem von LANGGAARD errichteten orthopädischen Institute zu Kopenhagen und hat seit den Vierziger-Jahren als vielbeschäftigter Specialist in Orthopädie und Gelenkkrankheiten gewirkt. 1848 wurde er Oberarzt in der dänischen Marine. 1859 errichtete er ein Institut für medicinische Gymnastik. Auf dem Gebiet seiner Specialität hat er neben vielen kleineren Artikeln in den dänischen Zeitschriften grössere Arbeiten publicirt: *„Om Ryggradens Sidekrumning (Scoliosis)"* — *„Om Spondylarthrocace"* — *„Om Arthritis deformans"* — *„Om Resection efter Skudsaar"* — *„Om Stethometrie"*. Auch in den sich an die Orthopädie anschliessenden Fragen, besonders den der Schulhygiene, ist er sehr thätig gewesen und schrieb unter Anderem: *„Om Pigebörns physiske Opdragelse"* (über die physische Erziehung der Mädchen). 1877 erhielt er die Ehrendoctorwürde gelegentlich der Jubiläumsfeier der Universität zu Upsala. 1884 hat er sich in den Ruhestand zurückgezogen.

Smith und C. Bladt, pag. 20.   Petersen.

*Dragendorff, Georg D., wurde am 8. (20.) April 1836 in Rostock geboren, betrieb daselbst seine Studien besonders unter FRANZ SCHULZE und wurde zum Dr. phil. 1861, zum Dr. med. (hon. causa) in München 1872 promovirt. Schon lange vorher, nämlich 1864, hatte D. seine überaus fruchtbare Thätigkeit als Prof. ord. der Pharmacie an der Universität Dorpat begonnen. Er hat während dieser 20 Jahre zu einer grossen Reihe von Arbeiten pharmakologischen Iuhaltes (viele im Archiv für experim. Pathologie) den Anlass gegeben und viele derartige Arbeiten selbst vollendet. Als Monographien erschienen: *„Die gerichtlich-chemische Ermittelung von Giften"* (St. Petersburg 1876, 2. Aufl.) — *„Beiträge zur gerichtlichen Chemie"* (Daselbst 1871) — *„Die qualitative und quantitative Analyse von Pflanzen und Pflanzentheilen"* (Göttingen 1882).

Red.

Drake, James D., 1667—1707, Anatom, Arzt und Publicist zu London, wurde in Cambridge geboren und ging erst nach seiner Uebersiedlung nach London, angeregt durch TH. WILLINGTON, zur Medicin über. 1696 wurde er in die Royal Soc. und in das Medicin-Collegium aufgenommen. Gleichzeitig erfolgte seine Promotion. Durch einige satirisch-politische Schriften hatte er sich die Feindschaft der Regierung zugezogen und starb, deswegen vielfach verfolgt und angefeindet, bereits — wie angegeben — früh. Ausser seinen drei Dissertationen über Intermittens, Pocken und Masern, die heutige Pharmacie (die in Cambridge einzeln 1690, 1694, 1696 und vereinigt von MILWARD, London 1742, sowie gleichzeitig in Amsterdam herausgegeben wurden) schrieb er *„A new system of anatomy"* (London 1707, 1717 in zweiter Ausgabe als Anthropologia nova; 1737 nochmals), ausserdem in den Transact. philos. eine Abhandlung über den Einfluss der Athmung auf das Herz mit noch nicht beobachteten Thatsachen. — Ferner ist von englischen Aerzten dieses Namens noch zu nennen: Nathan I. D., Med. Dr. Edinb. 1789, der zu Hadleigh in Sussex wirkend über Digitalis speciell bei Lungenschwindsucht schrieb (Med. and. phys. transact. 1799 und Brief an BEDDOES), sowie *„A case of diseased spleen"* (mit Section, Edinb. med. and Surg. Journ. 1806) publicirte.

Dict. hist. II. — Biogr. méd. III.   Red.

Drake. In York wirkten zwei Aerzte D., die oft miteinander verwechselt sind, nämlich William D., 1687—1760, der eine Geschichte der Stadt York schrieb, und Francis D., der durch seine Freundschaft mit MEAD, verschiedene Arbeiten in der „Archaeologia" und ein daselbst 1736 erschienenes archäologisches

Werk über York ausgezeichnet ist. — Aus der Zahl der sonstigen (amerikanischen)
D.'s wäre noch D a n i e l D. zu Cincinnati mit mehreren Schriften über die
medicinische Geographie dieses Ortes (1810, 1815) und über Säuferkrankheiten
(Amer. med. Rec. Vol. II) zu erwähnen.

Biogr. méd. III. Red.

Drakon, des HIPPOKRATES Sohn, war, wie sein Vater, ein berühmter
Arzt. Einige schrieben ihm das .unter den Hippokratischen Schriften stehende
„Προρρητικόν" zu.

Galen, XV, 111; XVI, 625. Helmreich.

Le Dran, s. LEDRAN.

Draper. Unter der grösseren Anzahl amerikanischer Naturkundiger, welche
den Namen D. führen, nimmt eine hervorragende Stellung nur der New-Yorker
Chemiker, J o h n W i l l i a m D., 1811—1882, ein, der unter vielen seiner Special-
wissenschaft eignenden Schriften auch erscheinen liess: „The influence of physical
agents on life" (New-York 1850) und eine umfangreiche „Human physiology"
(Daselbst 1856 und ein Extract daraus als „A textbook on physiology", 1866).
Die übrigen D. haben bemerkenswerthe medicinische Leistungen nicht producirt.

Red.

*Drasche, A n t o n D., geboren am 1. Juli 1826 zu Lobendau (Böhmen),
bildete sich an den Universitäten in Prag, Leipzig und Wien unter E. H. WEBER,
BOCK, SKODA, ROKITANSKY, OPPOLZER und SCHUH bis 1851, dem Jahre seiner
Promotion, aus. Seit 1851 wirkt er als Secundararzt, Privatdocent, Primararzt
und ausserordentlicher Professor der Epidemiologie in Wien. Hauptschrift: „Ueber
die Cholera" (Wien). Zahlreiche klinische Arbeiten, namentlich über Herzkrankheiten und über Statistik der Gesundheitsverhältnisse Wiens, worunter nur die
jüngste statistisch-graphische Arbeit „Ueber den Einfluss der Hochquellenleitung
auf die Salubrität der Bevölkerung Wiens" (Daselbst 1883) hervorgehoben sei.

Red.

*Drechsel, F. H. E d m u n d D., geboren zu Leipzig 1843, hat Chemie
zu Leipzig von Ostern 1863 ab namentlich unter KOLBE studirt, als dessen Assistent
er seit seiner Promotion (als Dr. phil.) von Michaeli 1865 bis Ostern 1868 thätig
war. Seit 1872 ist er als chemischer Assistent am physiologischen Institute der
Universität Leipzig angestellt, 1878 wurde er zum a. o. Professor in der medicinischen Facultät, 1883 auch zum Doctor der Medicin ernannt. Schriften: „Ueber
Ernährung, Athmung und Ausscheidungen" (in HOFMANN und SCHWALBE'S
Jahresberichten) — „Chemie der Absonderungen der Gewebe" (in L. HERMANN'S
Handbuch der Physiologie). Winter.

Drelincourt, C h a r l e s D., 1633 in Paris geboren, studirte daselbst unter
RIOLANUS Anatomie, promovirte in Saumur zum Dr. philos. (1650) und in Montpellier zum Dr. med. (1654). Bald darnach ernannte König L u d w i g XIV. ihn
zum Inspector des militärärztlichen Dienstes bei der Armee in Flandern. 1658
nach Paris zurückgekehrt, wurde er Arzt am Hofe und war auch praktisch thätig.
1668 wurde er als Prof. med. pract. nach Leyden gerufen und trat dieses Amt
im Februar folgenden Jahres an. Nach dem Tode VAN HORNE'S — 1670 — auch
zum Prof. anat. ernannt, hat er sich vorzüglich ein Verdienst erworben durch die
Acquisition der Leichen von Verurtheilten für den anatomischen Unterricht. Wie
sehr seine Schüler ihn als Docent schätzten, erhellt unter Anderem aus einer Vorrede BOERHAAVE'S zu D.'s „Opuscula medica". Ausser seinen vielen, nicht immer
sehr wissenschaftlichen Schriften,˙ die alle ausführlich durch PORTAL verzeichnet
sind, war D. Mitarbeiter an den „Observata et miscellanea anatomica hominis
brutorumque" von G. BLASIUS und am „Sepulchretum" von BONET (s. diesen). Bei
seiner Vorliebe für HIPPOKRATES und das Alterthum, war sein Verhältniss zu
SYLVIUS und anderen Collegen oft gespannt. 1687 wurde er, weil seine Augen sehr

216 DRELINCOURT. — DRIEBEIN.

durch das Mikroskopiren gelitten hatten, auf seinen Antrag von dem anatomischen Unterricht enthoben und durch seinen Schüler ANTON NUCK ersetzt. D. las, soweit seine schwache Gesundheit dies erlaubte, theoretische Medicin bis zu seinem 1697 erfolgten Tode.

C. E. Daniëls.

*Dresohfeld, Julius D., studirte in Würzburg, wo seine Promotion erfolgte, bis 1867, wurde F. R. C. P. Lond. 1883, nachdem er sich in Manchester niedergelassen und unter Anderem folgende Arbeiten publicirt hatte: „On family predisposition in locomotor ataxy" (Manchester and Liverpool Reports 1876) — „On primary lateral sclerosis" (Journ. of anat. and phys. 1881) — „Pathological histology of acute yellow atrophy of liver" (Ebenda gleichzeitig) — „The course of the optic nerve fibres" (Brain 1882). Ausser casuistischen Mittheilungen noch neuerdings: „On the diagnostic value of the tubercle bacillus" (Lancet 1883).

Red.

*Dresserus, Matthäus D., 1536—1607, ist zu nennen als Autor von „De partibus corporis humani et de anima ejusque potentiis libr. II" (Wittenberg 1581, 1583) und des „Curriculum vitae Joh. Oratonis a Craftheim" (Leipzig 1587).

Red.

Dreyer, Johann Traugott D., Ritter von der Iller, zu Wien, General-Stabsarzt, war 1804 zu Asch in Böhmen geboren als Sohn eines Oberarztes, trat 1824 „nach absolvirter Philosophie" als Unterarzt in die Armee ein und war einer der ersten Zöglinge, welche die damals eben restaurirte Josephsakademie 1825 zu dem höheren Lehrcursus einberief. Er wurde 1830 Assistent bei FRIEDR. JAEGER'S ophthalmologischer Klinik und blieb dies auch bis zu seiner Ernennung zum Regimentsarzt in Innsbruck (1833), nachdem er zu seiner Doctor-Promotion 1831 eine „Diss. inaug. med. chir. pertracians novam blepharoplasticis methodum" (mit 2 Taf.), in welcher er mehrere neue Operationsverfahren seines gedachten Lehrers publicirte, verfasst hatte. Bereits 1835 wurde er an die Josephsakademie zur Uebernahme der Vorträge über Naturgeschichte zurückberufen, drei Jahre später zum wirklichen Professor dieses Faches befördert mit dem Range eines Stabs-Feldarztes, als welcher er zugleich zum Mitgliede der permanenten Feldsanitäts-Commission ernannt wurde. Vermöge seiner hohen wissenschaftlichen Bildung und seines organisatorischen Talentes, das er bei den Arbeiten der gedachten Commission entwickelte, wurde er 1850 als Correferent in das Sanitäts-Departement des Kriegsministeriums berufen, dessen Leitung er bald darauf als oberster Feldarzt übernahm, um sie fortan, vom Jahre 1855 an als General-Stabsarzt, bis zu seinem 1864 erfolgten Rücktritte fortzuführen. Die Grundsätze, die er dabei, wenn auch vielfach vergeblich, zur Geltung zu bringen suchte, entsprachen ganz den Anschauungen, wie sie erst in der neuesten Zeit mehr und mehr zum Durchbruch gekommen sind. Besonders verdient hatte er sich um die Feldsanitätsausrüstung in den Jahren 1848, 1849 und um den Sanitätsdienst im italienischen Kriege von 1859 gemacht. Er starb am 17. September 1871.

Allgem. militärärztl. Zeitung 1871, pag. 233. G.

Dreyssig, Friedrich Wilhelm D., geboren 1770, wirkte längere Zeit als Garnisonsarzt auf dem Königstein und wurde 1807 an die Universität Charkow berufen. Als er 1819 dort starb, hinterliess er folgende nicht unverdienstliche Werke: „Handbuch der Pathologie der sogenannten chronischen Krankheiten" (Leipzig, I. Th. 1796; II. Th. 1798) — „Handbuch der medicinischen Diagnostik" (Erfurt, I. Th. 1801, auch französisch, Paris 1804; II. Th. 1803) — „Handwörterbuch der medicinischen Klinik etc." (Erfurt, I. Th. 1806; II. Th. 1807).

Biogr. méd. III. Red.

*Driebein, Karl Waldemar D., geboren zu Kopenhagen am 8. Mai 1836, studirte auf der Universität in Kopenhagen, wurde 1866 promovirt („Om Sitophobie") und wirkt als Communalarzt in Kopenhagen. Red.

Driessen, Petrus D., 1753 in Groningen geboren, studirte daselbst unter
CAMPER, BRUGMANS und VAN DOEVEREN und promovirte 1773 („*De nervis mus-
culorum abdominis et superficiei inguinis*"). Nach einer Reise durch Frankreich,
England und Deutschland etablirte er sich in Groningen als Arzt, wurde 1778
Lector chem. pharm., therap. und materiae medicae an der Universität und 1787
Prof. extraord. („*Oratio de arte pharmaceutica ad majorem dignitatum evehenda
in magnum patriae emolumentum*"). Eine Professur in Harderwyk schlug er
1791 aus und erlangte so die Berufung zum Prof. ord. chem. et hist. naturalis.
D. hat sich um die Chemie grosse Verdienste erworben und war einer der fünf
Verfasser der „*Pharmacopaea Batava*" (Amsterdam 1805), während er später
zum Mitarbeiter an der „*Pharmacopaea Belgica*" (Hagae Comitis 1825) berufen
wurde. Er starb 1828. C. E. Daniëls.

Drivere, Jeremias D., 1504 in Braeckel in Flandern geboren (THRI-
VERIUS BRACHELIUS), war Professor in Löwen, wo er, wie aus seinen vielen
Schriften erhellt, die Hippokratische Schule am kräftigsten vertrat, obgleich er
gleichzeitig einer der Ersten war, welche BRISSOT's Methode der Aderlässe bestritten
(„*De missione sanguinis etc.*" [Löwen 1532, 4.]). 1544 hielt er vor seinen
Studenten eine sehr lesenswerthe Rede: „*De duobus hodie medicorum sectis ac
de diversa ipsorum methodo*". Er starb 1554. — Sein Sohn veröffentlichte noch
1592 (Antwerpen und Leyden) ein als Manuscript hinterlassenes Compendium
medicinae unter dem Titel: „*Universae medicinae brevissima et absolutissima
methodus*". C. E. Daniëls.

Droeze, Frederik Jan Haver D., zu Dordrecht, war daselbst am
6. Juni 1779 geboren, wurde 1799 zu Leyden Doctor, ging einige Zeit nach
Paris, wurde 1802 Lector der Medicin zu Dordrecht, woselbst er nacheinander
verschiedene Aemter bekleidete. Seine „*Verhandeling over de breuksnijding en
daartoe uitgedachte werktuigen*" (Amsterdam 1805) erhielt den Preis aus dem
MONNIKHOFF'schen Legat und wurde in dessen „Verhandelingen" (D. IV, 1804)
aufgenommen. Er schrieb ferner: „*Waarneming eener verrigte steensnijding,
naar de manier van Langenbeck*" (Nieuwe Verhandelingen van het Genootschap ter bevordering der Heelkunde te Amsterdam 1813) und die von der Utrechter
Provinzial-Genossenschaft gekrönte und in deren „Nieuwe Verhandelingen" (1824)
abgedruckte „*Verhandeling over den Kanker*". Er starb am 16. Mai 1850.

van der Aa, IV, pag. 352. G.

Dronnecke, s. CUBA.

Drossander, Anders D., Professor der Medicin in Upsala, geboren 1648,
studirte zuerst Medicin in Upsala unter Leitung von HOFFWENIUS und OLOF
RUDBECK, dann in Leyden und Paris, wurde Doctor der Medicin in Rheims 1683
und in demselben Jahre Professor zu Upsala. Er starb 1696 mit Hinterlassung
mehrerer akademischer Abhandlungen. O. Hjelt.

Drouin, V.-D. D., französischer Chirurg, geboren 1660 in St. Paul-Trois-
Chateaux und starb 1722 in Paris. Nachdem er in mehreren Militärspitälern Dienste
geleistet, wurde er Chefchirurg des allgemeinen Hospitales Des petites maisons
in Paris, in welcher Stellung er bis zu seinem Tode verblieb. Seine Schrift
„*Description du cerveau*" wurde ihrerzeit sehr beachtet und ist auch heute nicht
ohne Interesse. Unger.

Droste, Georg Ernst August D., zu Osnabrück, war daselbst 1796
geboren und wurde 1817 zu Göttingen Doctor. Ausser einer sehr grossen Zahl
von Aufsätzen aus allen Theilen der praktischen Medicin, die sich in der Mehrzahl
der deutschen medicinischen Zeitschriften, namentlich in HUFELAND'S Journal
(1834—40), der Hamburger Zeitschrift (1836, 37 u. s. w.), CASPER'S Wochenschr.
(1833, 34), den Hannoverischen Annalen (Bd. II, IV), HENKE'S Zeitschr. (1834),

SCHNEIDER's Annalen (Jahrg. 6), der Deutschen Klinik (1851 n. s. w.) u. s. w. veröffentlicht finden, hat er nur die drei Schriften von ALEX. BOTTEX: „Täuschungen des Bewusstseins" (1838), „Syphilitische Krankheiten" (1838), „Beiträge zur psychisch-gerichtl. Medicin" (1839) aus dem Französischen übersetzt und eine diese Abhandlungen zusammenfassende wohlfeile Ausgabe (1844) veranstaltet. Er war auch der Herausgeber der „Medicinischen Aehrenlese" (1856—65) und starb am 21. September 1868.   G.

Drouot, Théophile D., zu Paris, war 1803 zu Bordeaux geboren, wurde 1832 zu Paris Doctor, hat sich seitdem einen Namen als Oculist gemacht und theils in Paris, theils in Bordeaux, theils an beiden Orten zugleich folgende Schriften veröffentlicht: „Recherches sur le crystallin et ses annexes" (Bordeaux 1837) — „Nouveau traité des cataractes, causes .... traitement .... sans opérations chirurgicales" (Paris 1840, av. pl.) — „Des maladies de l'oeil" (1841) — „Des erreurs des oculistes" (1843) — „La vérité sur le traitement des cataractes et sur les résultats des opérations chirurgicales" (1848) — „Précis de médecine rationnelle et de thérapeutique endémique et spécifique" (1850).
Sachaîle, pag. 253. — Vapereau, 5. édit., pag. 597.   G.

*Drozda, Joseph V. D., geboren am 6. Mai 1850 zu Klattau (Böhmen), studirte in Wien als Schüler SKODA'S, OPPOLZER'S und DUCHEK'S bis 1873. Seit 1880 lehrt D. als Docent für interne Medicin und veröffentlichte sowohl neuropathologische Beiträge (Wiener med. Wochenschr. 1880, resp. Wiener med. Presse 1882), wie auch verschiedene Abhandlungen, die Pathologie des Hirns betreffend (Wiener med. Wochenschr. 1876, 1878; Wiener Klinik 1881; Wiener med. Presse 1880). Seine Studien über das Wesen der Narkose 1880 (ZIEMSSEN's Deutsches Archiv für klin. Medicin, Bd. XXVII) wurden preisgekrönt von der böhm. Gesellsch. der Aerzte in Prag. Neben der Arbeit: „Casuistik der Pankreaserkrankungen" (Wiener med. Presse 1880) und „Ueber die Bedingungen des Zustandekommens von musikalischen Herzgeräuschen" (Wiener med. Wochenschr. 1883) rührt von ihm noch eine Reihe kleinerer Arbeiten in der „Med.-chirurg. Rundschau", „Wiener med. Wochenschr.", „Anzeiger der k. k. Gesellschaft der Aerzte", „Wiener med. Presse" und „Casop. lékařův českých" her.   Red.

Drümpelmann, Ernst Wilhelm v. D., wurde geboren als Sohn des Stadtgerichts-Secretärs in Bützow (Mecklenburg) am 8. Juni 1760 und studirte Medicin von 1773—1776 zu Bützow (die Universität wurde 1789 nach Rostock verlegt). Nach Beendigung der Studien ging D. nach Kopenhagen und erhielt hier eine Anstellung als Arzt auf dem Grönlandsfahrer „Amor". Bald nach der Abreise scheiterte das Schiff und musste leck nach Kopenhagen zurückkehren. D. nahm eine andere Stellung als Arzt auf einem königl. dänischen Frachtschiff, welches nach Batavia bestimmt war. Nach dreimonatlichem Aufenthalte in Batavia war D. 1769 wieder in Kopenhagen, besuchte auf kurze Zeit seine Verwandten und wurde bei dieser Gelegenheit von einem daselbst weilenden russischen Divisionsdoctor veranlasst, nach Russland zu gehen. Im September 1779 reiste D. nach Petersburg und trat auf ein Jahr als Volontär in die medicinisch-chirurgische Akademie, um seine anatomischen und chirurgischen Kenntnisse zu erweitern. 1780 wurde er als Arzt beim Seehospital zu Kronstadt angestellt und machte eine fünfmonatliche Uebungsfahrt als Arzt der „Nadeshdor" in der Nordsee und das mittelländische Meer. 1783 musste er einen Recrutentransport durch Russland nach Cherson begleiten, wurde als Pestarzt verwandt und selbst von der Pest ergriffen. 1786 als Arzt des nach Sewastopol bestimmten Kronschiffes „Alexander", litt er abermals am 27. August Schiffbruch und rettete sich mit Mühe. Dann war er eine kurze Zeit in Konstantinopel, reiste 1787 nach Riga, woselbst er sich verheiratete, und kehrte nach Cherson zurück. Im Jahre 1791 verliess er den Staatsdienst, siedelte nach Livland über, war 7 Jahre Hausarzt der Familie Meck in Pernigel (Livland),

7 Jahre Arzt der Patrimonialgüter Riga's und lebte seit 1806 als frei prakticirender Arzt von Riga selbst, woselbst er am 20. Juli a. St. 1830 starb. D. beschäftigte sich neben seiner Praxis mit N a t u r w i s s e n s c h a f t; er gab heraus: *„Getreue Abbildungen und naturhistorische Beschreibung des Thierreiches aus den nördlichen Provinzen Russlands"* (1.—8. Heft, Riga 1806—1814, Fol.); ebenso *„Flora Livonica"* oder: *„Abbildung und Beschreibung der in Livland wild wachsenden Pflanzen"* (1.—10. Heft, Riga 1809—1810).

Autobiographie: Beschreibung meiner Reisen und der merkwürdigen Begebenheiten meines Lebens. Riga 1813, XV und 212, 8. — Vergl. ausser diesem Buche noch R e c k e - N a p i e r s k y, I, 453 und B e i s s , I, 154, woselbst noch andere Schriften D.'s angegeben sind.

L. S t i e d a.

Druitt, R o b e r t D., in London, 1814 zu Wimborne, Dorset, geboren, aus einer daselbst seit 100 Jahren ansässigen Arztfamilie stammend, während er von Mutterseite mit den MAYO'S verwandt war, war anfänglich ein Zögling von CHARLES MAYO zu Winchester, kam 1834 nach London, studirte im King's College und Middlesex-Hospital, liess sich 1837 in London nieder und verfasste bereits 1839 das Werk, welches seinen Namen in der ganzen Welt bekannt gemacht hat, nämlich: *„The surgeon's vade mecum; a handbook of the principles and practice of surgery"* (3. Aufl. London 1843; 6. Aufl. 1854; 10. Aufl. 1870; Amer. Ausg. mit Anmerkungen von JOSHUA B. FLINT, Philadelphia 1842; 1847; 1848), von dem ungefähr 40.000 Exemplare verkauft worden sind. Er wurde später Member sowohl des College of Surgeons, als des College of Physicians, studirte 1852 einige Zeit lang in Paris unter PAJOT Geburtshilfe, um sich der Ausübung derselben in den höheren Ständen zu widmen. Ausser dem genannten Handbuche, welches durch Klarheit und Zweckmässigkeit der Anordnung ausgezeichnet ist und in jeder Auflage eine sorgfältige Revision erfuhr, und ausser dem nicht minder ausgezeichneten Artikel: *„Inflammation"*, welchen er für COOPER'S Dictionary of Practical Surgery and Encyclopaedia of Surgical Science (1872) verfasst hatte, rühren zahlreiche Pamphlets, Adressen und Aufsätze in Journalen von ihm her, wie in den Obstetrical Transactions (Vol. III): *„Case of puerperal fever, with diphtheria"* — *„Life saved by the sesquichloride of iron;* in den Medico-chirurg. Transact. (Vol. 36): *„On degeneration of the placenta"*; ferner eine Reihe von Mittheilungen in den Medic. Times and Gaz., darunter 1873 und 74 *„Letters from Madras"*, wo er sich zur Verbesserung seiner Gesundheit aufhielt, nachdem er von 1867 an seine Praxis einzuschränken begonnen und 1872 sie ganz aufgegeben hatte. 1856 zu einem der Medical Officers of Health in St. George's, Hannover Square gewählt, hatte er die damit überkommenen Pflichten sehr ernst genommen und in einer Reihe von Berichten an den Parochie-Vorstand über Wohnungen, Wasserversorgung und andere hygienische Zustände nach Kräften zu deren Verbesserung beizutragen gesucht. Zur Bekämpfung der Trunksucht liess er sich angelegen sein, durch eine kleine Schrift: *„Report on the cheap wines from France, Germany, Italy, Austria, Greece, Hungary, and Australia: their use in diet and medicine"* (zuerst in Medic. Times and Gaz. 1864—65 erschienen; 2. Aufl. 1873) auf weniger gefährliche alkoholische Getränke aufmerksam zu machen und sie zu empfehlen. Dieser in vielen Beziehungen ausgezeichnete und unterrichtete Mann starb am 15. Mai 1883.

Medical Times and Gaz. 1883. I, pag. 600. G u r l t.

Drummond, J a m e s L. D., Irländer, studirte in Edinburg bis zur Promotion 1814 *(„De oculi anatomia comparativa")* und wirkte später in Belfast, wo er fortfuhr, sich mit vergleichend-anatomischen Untersuchungen zu beschäftigen und in den Transact. of the Royal soc. of Edinb. Vol. VII: *„On certain appearances observed in the dissection of the eyes of fishes"* (1815) erscheinen liess.

R e d.

*Drummond, D a v i d D., zu Newcastle-on-Tyne, bis 1874 in Dublin, dann auf Reisen weiter ausgebildet, speciell in Wien, Prag, Strassburg, wirkt als

Lecturer on pathology (früher Physiologie) an der Durham University und publicirte monographisch: „Observations on the loss of sensibility etc." und „Diseases of the brain and spinal cord" (beide 1876), später klinische Mittheilungen im Brit. med. Journ. (1881, resp. 1882) und noch jüngst: „On the diagnosis and nature of so called perforating tumours of the dura mater" (Ebenda 1883).

Dryander, Johann D., s. EICHMANN. Red.

Drysdale. Neben dem älteren Thomas D. mit Tentamen varia de hepate proferens" (Philadelphia 1794) und „Account of the yellow fever of 1794 etc." (Daselbst 1804), sind *Charles Robert D. und *John James D. zu nennen. Der Erstere, M. D. St. Andr. 1859, F. R. C. S. Lond. 1861, M. R. C. P. Lond. 1862, wirkte früher am London consumption Hospital, dann am Metrop. Free Hospital und der Farringdon Dispensary. Seine schriftstellerische Thätigkeit richtete sich neben einigen klinischen, besonders auf epidemiologische Themata, so: „Syphilis its nature and treatment" (London 1872, 1880; französisch Paris 1864; deutsch 1868) — „Cholera its nature and treatment"; ferner mit CURGENVEN: „Report of the committee for the prevention of venereal disease etc." (London 1867) und mehrere Schriften, Uebervölkerung betreffend. — *John James D., zu Edinburg 1838 Med. Dr. und gleichzeitig L. R. C. S. Edinb., ist zur Zeit in Liverpool ansässig. Er gab eine Zeit lang FLETCHER's Pathologie (auch das British Journ. of Homoepathy [1843—1870]) mit heraus und machte sich einen Namen durch folgende Publicationen: „Life and the equivalence of force" (London 1872) — „The protoplasmic theory of life" (Daselbst 1874) — „The germ theories of infectious diseases" (Daselbst 1878) — „Life history of monads" (Microsc. Journ. 1873—1875) und mit HAYWARD: „Health and comfort in house building etc." (London 1872). Red.

Dschabril Ben Bachtischua, s. Araber (I).

Dsordschis Ben Bachtischua, s. Araber (I).

Dschozla, s. Araber (XVII).

Dube, Paul D., französischer Arzt des 17. Jahrhunderts, dessen Lebensverhältnisse gänzlich unbekannt sind. Schriften: „Tractatus de mineralium aquarum natura, praesertim de aqua minerali fontis Escarlisarum, vulgo des Escharlis, prope Montargium" (Paris 1649, 8.) — „Histoire de deux enfants monstres, nés dans la paroisse de Sept-Fonts" (Paris 1850, 8.) — „Medicinae theoreticae medulla, seu medicina corporis et animi" (Paris 1671, 12) — „Le médecin et le chirurgien des pauvres" (Paris 1672, 12).

Biogr. générale. Max Salomon.

Dubois, Jacques D. (latinisirt JACOBUS SYLVIUS), wurde in Louville, in der Nähe von Amiens, 1478 von armen Eltern geboren und von seinem Bruder Franz D., welcher Lehrer der Beredtsamkeit in Tournay war, erzogen und zum Universitätsstudium herangebildet. Ausgerüstet mit vorzüglichen Kenntnissen im Lateinischen, Griechischen, selbst Hebräischen, studirte er in Paris Medicin und vertiefte sich besonders in die Werke des HIPPOKRATES und GALEN, worüber er auch später, ohne promovirt zu haben, öffentlich mit grossem Beifalle docirte. Nachdem ihm die Docentur ohne voraufgegangene Promotion von der Facultät verboten war, machte er endlich seinen Doctor 1529 oder 1531, — ein Act, den er der Kosten wegen aus Geiz immer verschoben hatte, las 1535 im Collège de Tréguier und ward 1550 an GUIDO GUIDI's Stelle Professor am Collège royal. Sein Vortrag zeichnete sich durch Klarheit und eleganten Stil aus, und da er ausser den alten Classikern Anatomie mit Sectionen, Arzeimittellehre und Botanik lehrte, zog er eine grosse Menge von Zuhörern in seine Vorlesungen, zuweilen über 400. Er starb am 13. Januar 1555. — D.'s Verdienste um die Anatomie sind nicht gering zu schätzen. Er war einer der Ersten, welcher menschliche Körper secirte, statt der bis dahin gebräuchlichen Schweine, und somit den Anstoss zu einer genaueren Kenntniss der Anatomie des Menschen gab. Er legte auch zuerst den Muskeln, statt wie bisher Zahlen, Namen bei und war der Erfinder der Injection der Blutgefässe mit farbigen Massen. Unter seinen anatomischen Entdeckungen sind besonders hervorzuheben diejenige der Klappen einiger Venen, sowie, dass das Peritoneum ein undurchbohrtes, zusammenhängendes Ganze bilde. Er beschrieb im Wesentlichen richtig den Verlauf der Vena cava, den Processus vermiformis, den Bau der Leber. Doch führte ihn seine blinde Voreingenommenheit für GALENOS dazu, das, was er im Gegensatze zu diesem richtig gesehen hatte, nur als Anomalie zu betrachten — entschuldigt allerdings durch die Seltenheit der Sectionen. Diese Voreingenommenheit, der Hass gegen die Neueren dictirte ihm auch die heftige Schmähschrift gegen seinen berühmten Schüler VESAL, der ja gewagt hatte, die Irrthümer GALEN'S aufzudecken — „Vesani cujusdam calumniae in Hippocratis et Galeni rem anatomicam depulsio" (Paris 1551, 8.; Venedig 1555, 8.). — Von D.'s übrigen Schriften sind diejenigen über HIPPOKRATES und GALENOS, besonders aber die Ausgabe des MESUE, welche HALLER unter D.'s beste Arbeiten rechnet, von Werth, ebenso diejenigen, welche die Arzeneimittellehre behandeln. Geringere Beachtung verdienen die medicinischen Abhandlungen. D.'s Charakter entstellte ein schmutziger Geiz, vielleicht die Nachwirkung der in der Jugend ertragenen Entbehrungen. Er liess im Winter nicht heizen, sondern erwärmte sich durch Ballspielen, seine Kleidung war auf's höchste vernachlässigt, seinen Dienstboten gab er nur Brod. Seine Vorlesungen liess er sich sehr theuer bezahlen, und falls einer oder der andere seiner so zahlreichen Zuhörer einmal mit dem Honorar zögerte, drohte er mit Suspendirung des Collegs, bis derselbe seinen Verpflichtungen nachgekommen oder durch die anderen von der Vorlesung ausgeschlossen wäre. Dadurch gelang es ihm allerdings ein grosses Vermögen zu erwerben; er erreichte es aber auch, dem allgemeinen Spotte zu verfallen, so dass an seinem Begräbnisstage folgendes Distichon an die Thür der Kirche, wohin die Leiche gebracht, angeschlagen wurde:

„Sylvius hic situs est, gratis qui nil dedit unquam,
    Mortuus est gratis quod legis ista dolet."

Wir führen von D.'s zahlreichen Schriften, welche vollständig bei HALLER (Biblioth. med. und anatom.) verzeichnet sind, nur die wichtigeren an: „Liber de ordine et ordinis ratione in legendis Hippocratis et Galeni libris" (Paris 1539, 8., ibid. 1561, 8.) — „De medicamentorum, simplicium praeparatione, delectu, mistionis modo lib. III" (Paris 1542, fol. und öfter) — „Methodus medicamenta componendi ex simplicibus, quartuor libris distributa" (Paris 1541, fol. und öfter) — „J. Mesue de remedica libri III, Sylvio interprete" (Paris 1542, fol. und öfter) — „Morborum internorum pene omnium curatio brevi methodo comprehensa, ex Galeno praecipue et M. Gattinaria" (Paris 1545 und öfter) — „Isagoge in libros Hippocratis et Galeni anatomicos" nebst hinzugefügten „Observata in variis corporibus secandis" (Paris 1555, 8. und öfter) — „Opera omnia" (Genf 1630, fol.; ebenda 1635, fol.).   Max Salomon.

/ Dubois, Jean D., wurde zu Lille in der ersten Hälfte des 16. Jahrhunderts geboren, studirte zuerst die schönen Wissenschaften, darauf Medicin in Löwen und promovirte daselbst 1557 mit der Dissertation: „De lue venerea declamatio" (Löwen, 4.). Er practicirte dann einige Jahre in Valenciennes und ward 1562 von Philipp II. an die neu gegründete Universität Douai als Professor der Medicin berufen, wo er 1576 starb. Unter seinen Schriften sind folgende anzuführen: „De curatione morbi articularis tractatus quartuor" (Antwerpen 1557, 8.) — „Academiae nascentis Duacensis et professorum ejus encomium" (Douai 1563, 4. — in Versen).
        Die übrigen Werke s. Biogr. méd.   Max Salomon.

Dubois, Franz de le Boë (Sylvius), s. DE LE BOË (I, pag. 498).

Dubois, Godefroid D., wurde um 1700 in Cruining in Holland geboren, prakticirte in Harlem und erhielt 1729 die Professur der Philosophie, 1738 der Medicin und Anatomie, 1744 der Botanik zu Franeker. Er starb am 18. Januar 1747. D. hat eine Anzahl kleinerer Schriften hinterlassen, worunter zu erwähnen: *„De sono et auditu"* (Leyden 1725, 4.) und *„Oratio de utilitate et necessitate matheseos in physicis"* (Leyden 1838, 4.)

Biogr. générale.					Max Salomon.

Dubois, Jean-Baptiste D., wurde gegen Ende des 17. Jahrhunderts zu Saint-Lô geboren, studirte erst Jurisprudenz, später Medicin in Paris und promovirte auch dort. Ein Jahr später ward er zum Leibarzte der Prinzessin von Conti, bald nachher zum Professor der Chirurgie ernannt. Seine wankende Gesundheit nöthigte ihn, 1744 sein Amt niederzulegen, worauf er sich nach seiner Vaterstadt zurückzog und der Poesie und der Wissenschaft lebte, von denen die erstere ihm jedenfalls mehr geneigt war als die letztere, welcher er nur einige Dissertationen, z. B.: *„An fetus extra uterum genitus, salva matre, possit excludi? affirm."* (Paris 1727, 4.) und *„An colicis venaesectio? negat."* (Paris 1751, 4. und 1756, 4.) widmete. Er starb im April 1759.		Max Salomon.

Dubois, le Baron Antoine D., geboren den 17. Juli 1756 zu Gramat, unweit Cahors, kam 1776 nach Paris, wo er sich kümmerlich durch Unterricht und Abschreiben ernährte, bis DESSAULT ihn 1778 als Famulus annahm. Er widmete sich nun mit Eifer der Anatomie, Chirurgie und Geburtshilfe, wurde bei Errichtung der École de santé an derselben Professor der Anatomie und 1795, nach DESSAULT's Tode, Professor der chirurgischen Klinik. D. erfreute sich als Geburtshelfer eines grossen Ansehens, wurde Accoucheur der Kaiserin und erhielt von Napoleon die Würde eines Baron de l'Empire. 1829 ward er, im Alter von 73 Jahren, durch CIVIALE vermittelst der Lithotrypsie glücklich vom Blasenstein befreit und starb am 30. April 1837 nach kurzer Krankheit. Wir haben von ihm nur eine Anzahl Journalartikel chirurgischen Inhaltes.

Callisen, V, pag. 332 flgd. und XXVII, pag. 342.		Max Salomon.

Dubois, Paul D., Sohn des Antoine D. (siehe diesen), geboren zu Paris 1795, gestorben 185., studirte in Paris, promovirte daselbst 1818 (Diss.: *„Propositions sur diverses parties de l'art de guérir"*), ward 1823 Professeur agrégé und 1834 Professor der geburtshilflichen Klinik (Concursschrift: *„Dans les cas de rétrécissement du bassin, que convient-il de faire?"*), ein Amt, das er noch 1866 inne hatte. Er beschäftigte sich ausschliesslich mit Geburtshilfe und war ein vorzüglicher Lehrer, der sich durch Klarheit und Einfachheit des Vortrages auszeichnete. Ausser dem ersten Theile eines grösseren Werkes über Geburtshilfe — *„Traité complet de l'art des accouchements"* (Paris 1849, 8.) — besitzen wir von ihm noch eine Anzahl Artikel in Archiven und Zeitschriften.

Biogr. gén.					Max Salomon.

Dubois, Frédéric D., geboren am 17. Februar 1799 zu Amiens (nach seiner Vaterstadt DUBOIS D'AMIENS genannt), studirte zu Amiens und Paris, promovirte 1828 daselbst, ward 1832 Professeur agrégé, bald nachher Mitglied der Académie de médecine und 1847 der Nachfolger PARISET's als ständiger Secretär der Gesellschaft. Als solcher beschäftigte er sich ausschliesslich, unter Aufgebung der medicinischen Praxis, mit medicinisch-historischen, besonders biographischen Arbeiten und veröffentlichte eine Reihe Éloges, die durch ihre Formvollendung sich auszeichnen. Sie erschienen später gesammelt unter dem Titel: *„Éloges lus dans les séances publiques de l'Academie de médecine (1845—1863)"* (Paris 1864, 8., 2 voll.). Unter der grossen Anzahl seiner historischen Arbeiten führen wir folgende an: *„Examen des doctrines de Cabanis, Gall et Broussais"* (Paris 1842, 8.) — *„Recherches historiques sur la vie privée de l'empereur Auguste, sur les maladies, ses infirmités et son genre de mort"* (Paris 1869, 8.);

in Betreff der übrigen siehe ALPHONSE PAULY, Bibliographie des sciences médicales (Paris 1874, 8.). Von medicinischen Schriften sind erwähnenswerth: „*Traité de pathologie générale*" (Paris 1837, 8., 2 vol.) — „*Traité des études médicales, ou de la manière d'étudier et d'enseigner la médecine*" (Paris 1838, 8.) — „*Préleçons de pathologie expérimentale*" (Paris 1844, 8.).

Biogr. gén. Max Salomon.

Dubois-Reymond, falsche Schreibweise für *DU BOIS-REYMOND (I, 514).

Dubosoq de la Roberdière, J.-T.-G. D., zu Vire (Calvados), woselbst er Gefängnissarzt war, war Doctor der medicinischen Facultät zu Caën, Associé des Collége royal des médecins zu Nancy u. s. w. und hat eine Reihe von Schriften hinterlassen, von welchen wir folgende anführen: „*Recherches sur la rougeole, etc.*" (Paris 1776) — „*Recherches sur la vaccine et sur la méthode d' l'inoculer aux ommes etc.*" (Vire, an XI) — „*Recherches sur la scarlatine angineuse, ... qui a régné à Vire, dans les années 1800 et 1801*" (Vire, 1805) u. s. w.; ausserdem eine Anzahl von Aufsätzen in dem Journal von VANDERMONDE und ROUX (T. XXXIX, XLI, XLIII, XLVIII) u. s. w.

Dict. hist. II, pag. 135. G.

*Duboué, Paul Henri D., doctorirte 1859 zu Paris, schrieb über Extrauterinschwangerschaft (1874), später über die Principien einer rationellen Therapie (Paris 1876) und machte sich bemerkbar durch eine Schrift: „*De la physiologie pathologique de la fièvre typhoïde et des indications thérapeutiques, qui en dérivent*" (Daselbst 1878). Als bestes Mittel gegen Typhus empfahl er später in den Pariser Wochenjournalen Ergotinpräparate. Red.

Duboueix, unbekannten Vornamens, Professor der Medicin in Nantes, später Arzt in Clisson (Bretagne), hat in dem Journ. de méd. (Aeltere Folge, Jahrg. 1766, 1770, 1774, 1776, 1782, 1788, 1789) eine Reihe theils casuistischer, theils umfassenderer Arbeiten publicirt, unter letzteren: „*Histoire de l'établisse-ment et des succès de l'inoculation dans la ville de Nantes etc.*" — „*Mémoire sur l'électricité*" — „*Topographie méd. de la ville et de l'hôpital de Clisson en Bretagne*".

Biogr. hist. II. Red.

Dubourg, Jacques-Barbeu D., zu Paris, war am 15. Februar 1709 zu Mayenne geboren, studirte anfänglich Theologie, ging erst spät zur Medicin über und wurde 1748, nach Vertheidigung von vier Thesen, Mitglied der Pariser medicinischen Facultät. Auch hatte er sich an dem Streite zwischen den Aerzten und Chirurgen betheiligt, mehrere Uebersetzungen von berühmten englischen Schriften (von Lord Bolingbroke, Lord Bathurst) veröffentlicht und sich einen Namen als Historiker und Geograph gemacht. Er gab dann ein medicinisches Journal: „*Gazette d'Epidaure*", das aber nur drei Jahre bestand, heraus, schrieb später, bei dem zwischen Aerzten und Chirurgen ausgebrochenen gerichtlich-medicinischen Streit über die Dauer der Schwangerschaft und die Zeit der Entbindung seine „*Recherches sur la durée de la grossesse et le terme de l'accouchement*" (Amster-dam 1765), verfasste noch ein botanisches Werk („Le botaniste français", 2 Bde., 1767) und wurde durch seine Freundschaft mit dem berühmten Philosophen FRANKLIN gewürdigt, die „Oeuvres de Mr. Franklin" herauszugeben. Er starb am 13. December 1779.

Lettsom in Memoirs of the Medical Society of London. Vol. I, pag. 476. — Hutchinson, I, pag. 270. G.

Dubreil, André D. (DU BREIL, fälschlich auch DUBREUIL), aus Angers, Docteur-régent der Pariser Facultät, der gegen Ende des 16. Jahrhunderts lebte und wirkte, hat seinen Ruf durch ein Buch: „*La police de l'art et science de la médecine*" (Paris 1580), dessen Wichtigkeit allerdings eine vorwiegend historische ist.

Hinsichtlich eines von HALLER ihm zugeschriebenen gleichzeitigen „Discours sur la conservation de la vue" (Rouen 1580), soll nach DEZEIMERIS ein Irrthum untergelaufen sein.

Dict. hist. II.   Red.

Dubroeuquez, s. BROEUQUEZ.

Dubrueil, Joseph-Marie D., zu Montpellier, war am 14. August 1790 zu Landerneau (Finistère) als Sohn des Chefarztes bei der französischen Marine zu Brest, Jean-François D. (geb. 1754, pensionirt 1818), geboren, trat selbst als Arzt in die Marine ein, wurde 1815 zu Paris Doctor, schrieb mehrfach über das gelbe Fieber (Journ. universel des sc. méd. 1817) nach den auf seinen Seereisen gemachten Erfahrungen, war später Professor an den Schulen für Schiffsmedicin und zuletzt Professor in der medicinischen Facultät zu Montpellier. Seine meisten Arbeiten fallen in die letztgenannte Zeit und sind die ersten derselben im Mémorial des hôp. du Midi (1829, 30) enthalten, darunter: „Recherches anatomiques touchant une épidémie catarrhale observée à la clinique médicale de Montpellier, pendant l'hiver de 1828—1829"; die übrigen Aufsätze, auch in der Gaz. méd. de Paris (1834), im Journ. de la Soc. de médec. de Montpellier (1841) und anderen Zeitschriften, sind meistens casuistischer Natur. Zusammen mit RECH gab er heraus: „Rapport sur le choléra-morbus, qui a régné dans le midi de la France en 1835" (Montpellier 1836). Eigene Schriften von ihm sind folgende, darunter die letzte die bedeutendste: „Observations et réflexions sur les anévrysmes de la portion ascendente et de la crosse de l'aorte" (Montpellier 1841, mit 6 Taf.) — „Observation d'une rupture du coeur, ... Réflexions sur les ruptures du coeur considérées en général" (Montpellier 1842, mit 1 Taf.) — „Des anomalies artérielles considérées dans leurs rapports avec la pathologie et les opérations chirurgicales" (Paris 1847, mit Atlas, 17 Taf., 4.). Er starb am 19. November 1852.

Buisson in Journ. de méd., chir. et pharm. de Toulouse. N. S. V, pag. 64 (nicht zugänglich). — Berger et Rey, pag. 79.   G.

*Dubrueil, Alphonse D., Professor der chirurgischen Klinik zu Montpellier, wurde 1864 zu Paris Doctor mit der These „Des indications que présentent les luxations de l'astragale" und hat seitdem u. A. folgende chirurgische und ophthalmologische Arbeiten verfasst: „De l'iridectomie" (Paris 1866) — „De l'amputation intra-deltoïdienne" (1866) — „Manuel d'opérations chirurgicales" (1867) — „Des diverses méthodes de traitement des plaies" (1869) — „Manuel opératoire des résections" (1871) — „Éléments de médecine opératoire" (1874—78).

Index-Catalogue III, pag. 927.   G.

Ducamp, Théodore-Joseph D., zu Bordeaux am 10. April 1792 geboren, wurde 1811 Militär-Chirurg zuerst in Strassburg, dann beim Val-de-Grâce in Paris. 1815 wurde er Med. Dr. und schlug sogleich den Weg ein, dessen weitere Verfolgung ihn zu einem der Reformatoren der französischen Chirurgie am Anfange dieses Jahrhunderts machen sollte. Er schrieb nämlich — nach einigen wenig bedeutenden Sachen — den „Traité des rétentions d'urine caussées par les rétrécissemens de l'urètre et des moyens à l'aide desquels on peut détruire complétement les obstructions de ce canal" (Paris 1822, mit Tafeln, auch 1823). Zahlreiche Artikel im Journal général de méd. (T. LXIX—LXXIV), fleissige Uebersetzungen aus dem Englischen, die er theils in demselben, theils als Monographien (Paris 1819) veröffentlichte, schienen neben dem Aufsehen, welches die glückliche Behandlung der Harnröhrenstricturen erregt hatte, ihm eine glänzende Zukunft zu sichern, als D. bereits am 1. April 1823, erst 30 Jahre alt, starb.

Dict. hist. II.   Red.

Ducasse, Jean-Marie-Augustin D., zu Toulouse, war daselbst am 27. April 1786 als Sohn eines Magisters der Chirurgie geboren, besuchte die Hospitäler seiner Vaterstadt und genoss den durch die Revolution unterbrochenen,

1803 aber wieder hergestellten medicinischen Unterricht daselbst, ging darauf für 2 Jahre nach Paris, wurde dort 1807 Doctor der Chirurgie und kehrte nach Toulouse zurück. Daselbst wurde er 1808 zum Professeur adjoint an der 1806 errichteten École impér. de médecine ernannt und blieb 22 Jahre in dieser Stellung, in welcher er Chirurgie und Geburtshilfe vorzutragen hatte. Er gab heraus: *„Mémoires et observations de médecine et de chirurgie"* (Toulouse 1821) — *„Discours sur les qualités et les devoirs de l'opérateur"* (Daselbst 1829), ausser mehreren Journal-Aufsätzen und etwa 45 Mittheilungen, die er von 1812—1850 an die Académie des sciences, inscriptions et belles-lettres zu Toulouse, deren immerwährender Secretär er seit 1841 war, gemacht hat. 1830 erhielt er den Lehrstuhl der gerichtlichen Medicin und Hygiene, den er 1839 mit dem der Geburts-hilfe vertauschte, während er zugleich Director der Schule wurde, die einige Jahre später, 1841, den Titel „École préparatoire de médecine et de pharmacie" erhielt. Ebenso wie er regen Antheil an der Verwaltung der Stadt nahm, so war er auch für das Journal de Toulouse ein fleissiger Mitarbeiter auf dem Felde der literarischen Kritik. In Folge zunehmender Taubheit legte er seine verschiedenen Aemter in der Zeit von 1851—55 nieder und starb, in hohem Ansehen stehend, am 7. Mai 1859.

J.-B. Noulet in Mémoires de l'Acad. impér. des sciences, inscriptions et belles-lettres de Toulouse, 5. Série, T. IV, 1860, pag. 364. — Callisen, T. V, pag. 347.   G.

Duccini, Joseph D., italienischer Arzt und Professor der Medicin in Pisa zu Beginn des 18. Jahrhunderts, ist der Verfasser von *„De bagni di Lucca"* (Lucca 1711).   Unger.

Duchanoy, Cl.-Fr. D., französischer Arzt, geboren 1742 in Vauvilliers bei Vesoul, gestorben 1827 in Paris, studirte in Paris und wurde Prosector bei A. Petit, der ihm grosses Wohlwollen bezeugte. Bedeutendes Aufsehen machte in jener Zeit ein in Form einer Brochüre verfasster und gegen Portal gerichteter Brief D.'s, in welchem Portal's Kritik der anatomischen Arbeiten Petit's in sehr scharfer Weise zurückgewiesen worden. Die heute sehr seltene Brochüre ist abge-druckt in A. Petit's Geschichte der Anatomie und Chirurgie und führt den Titel: *„Lettre à Mr. Portal sur la critique, qu'il a faite des ouvrages anatomiques de Mr. A. Petit".* D. wurde 1799 zum Administrator der Pariser Hospitäler ernannt und später zum Doyen der Facultät gewählt; in beiden Stellungen erwarb er sich grosse Verdienste. Ausser zahlreichen Abhandlungen, die D. in verschie-denen Fachjournalen veröffentlichte, sind hier zu nennen: *„Mémoire sur l'usage des narcotiques dans les fièvres intermittentes"* (Paris 1780) — *„Du mal certébral"* (Daselbst 1785).   Unger.

Duchatel, s. Castellan.

Duchek, Adalbert D., zu Wien, war am 1. December 1824 zu Prag als Sohn eines Arztes geboren, wurde 1848 daselbst Doctor mit der Diss.: *„Ueber die Wirbeltuberculose"*, darauf Secundärarzt in der dortigen Irrenanstalt, später Assistent bei Hamernik, beschäftigte sich viel mit pathologischer Anatomie und Chemie und kam 1855 als Professor an die damalige medic.-chirurgische Schule zu Lemberg. Er erhielt ein Jahr später einen Ruf nach Heidelberg und wurde 1858, bei der Wiederaufrichtung der Josephs-Akademie, an diese nach Wien als Professor der medicinischen Klinik berufen. Als 1871 Skoda in den Ruhestand trat, wurde D. an seiner Stelle Mitglied der medicinischen Facultät, der er bis zu seinem am 2. März 1882 erfolgten Tode angehört hat. Als Kliniker war er sehr exact und für seine Schüler klar und verständlich, als Diagnostiker vortrefflich und als Therapeut wählte er die goldene Mittelstrasse zwischen Nihilismus und Pharmacie. Als Arzt erfreute er sich einer grossen Beliebtheit. Von seinen grösseren literarischen Leistungen führen wir an: *„Die Krankheiten der Kreislaufs-, Athmungs-, Ver-dauungs-, der Geschlechts- und Harnorgane"* (im Handb. der spec. Pathologie und Therapie, Bd. I, Erlangen 1862) und *„Scorbut (Scharbock), scorbutus"*

226   DUCHEK. — DUCHENNE.

(in v. Pitha und Billroth, Handb. der allgem. und spec. Chirurgie, I, 2. Abth. A,
Erlangen 1876). Auch war er von 1861—70 Mitherausgeber der Wiener medicinischen Jahrbücher und des Wochenblattes der Zeitschrift der k. k. Gesellschaft
der Aerzte zu Wien.

Wiener med. Wochenschr. 1882, pag. 255.   G.

Duchenne, G.-B. D. (D. DE BOULOGNE), geboren am 17. September 1806 zu
Boulogne sur mer, woselbst seine Familie seit der ersten Hälfte des vorigen Jahrhunderts ansässig war, der Sohn eines Schiffscapitäns Jean D., mit 19 Jahren
Baccalaureus in Douai, machte seine medicinischen Studien in Paris, von wo er
1831 nach seiner Vaterstadt zurückkehrte, um daselbst zu practiciren. Die zufällige
Anwendung der damals durch SARLANDIÈRES und MAGENDIE in Aufnahme gekom-
menen Elektropunctur bei einem Kranken scheint hier, gegen 1835, seinem Leben
die entscheidende Richtung gegeben zu haben, indem sie ihn zur Beschäftigung
mit den Heilwirkungen der Elektricität und den sich daran knüpfenden Fragen
der Localisation dieses therapeutischen Agens veranlasste. Um ein besseres Arbeitsfeld für diese Studien zu gewinnen, siedelte D. im Jahre 1842 nach Paris über. Er
lebte hier, bis an seinen Tod, ohne jede officielle Stellung als Lehrer oder Hospitalarzt, auch ohne eine solche zu suchen, sie vielmehr ängstlich vermeidend, weil er
darin nur eine Einschränkung und Hemmung seiner freigewählten Thätigkeit erblickte, welche darin bestand, das Krankenmaterial aller Pariser Hospitäler als
überall willkommenen oder wenigstens geduldeter Mitbeobachter für seine Special-
zwecke zu verwerthen. Jeden Morgen pflegte er ein oder zwei Hospitäler zu
besuchen, unter den vorhandenen Fällen die interessantesten und belehrendsten
auszusuchen, um dieselben dann zum Objecte seiner pathologischen und elektrotherapeutischen Detailstudien zu machen. So erlangte er ein ungemein reichhaltiges
und exquisites Beobachtungsmaterial, wie es dem einzelnen Kliniker und Hospitalarzt nicht zu Gebote stehen konnte; allerdings auch nicht ohne Kämpfe und
Reibungen aller Art, zu deren Vermeidung es ihm, wie es scheint, an der
erforderlichen Geschmeidigkeit fehlte, während seine ausdauernde Beharrlichkeit
über alle Hindernisse doch schliesslich triumphirte. Aus dieser Art der Gewinnung
seines Beobachtungsmaterials erklären sich, beiläufig gesagt, auch die zahlreichen
Prioritätsstreitigkeiten, in welche er bei Gelegenheit der von ihm entdeckten oder
zuerst beschriebenen neuen Krankheitsformen (s. u.) verwickelt wurde. So wenig
ambitiös D. auch war, so fehlte es ihm offenbar doch niemals an Feinden und
Gegnern; seine Leistungen wurden vielfach von Solchen, die in ihm nur den
therapeutischen Specialisten erblicken wollten, ignorirt oder verkleinert; es gelang
ihm niemals, in den herrschenden officiellen Zunftkreisen als völlig gleichberechtigt
anerkannt und seiner vollen Bedeutung nach gewürdigt zu werden. Sein Leben,
nur einer grossen weitgesteckten Aufgabe gewidmet und von dieser gänzlich ausgefüllt, verfloss im Uebrigen still und gleichförmig; er starb, nachdem er seit
vier Jahren gekränkelt, in Folge einer Gehirnblutung am 15. September 1875.
Die medicinischen Journale von Paris brachten über seinen Tod zum Theil nur
ganz kurze und kalte Notizen! — D. ist, um sein Hauptverdienst und seine Hauptleistung in ein Wort zu fassen, als der Schöpfer der modernen Elektro-
diagnostik und Elektrotherapie zu betrachten. Er wurde dies, indem
er den älteren, ungeeigneten oder unzulänglichen Methoden der Elektricitäts-
anwendung gegenüber, wozu auch das oben erwähnte Verfahren der Elektropunctur
gehörte, von vornherein eine auf gewisse Organe (Haut, Muskeln u. s. w.) localisirte Einwirkung — Électrisation localisée — in's Auge fasste und durch einfache, bequeme, am Lebenden ohne Hautverletzung durchführbare Methoden diesen
Zweck in sehr vollendeter Weise erreichte. Er lehrte vorzugsweise, durch Application gut angefeuchteter und auf die ebenfalls feuchte Haut angedrückter Strom-
geber auf die unter der Haut liegenden Gebilde (Muskeln, Nerven) zu wirken,
während er dagegen die faradische Reizung der Haut (Faradisation cutanée) mit

trockenen und zum Zwecke intensiverer Erregung mit eigens dazu geformten Stromgebern — Hautpinsel — vornahm. Hieran knüpften sich weiter die für Krankheitszustände des Nerven- und Muskelapparates so fundamental wichtig gewordenen, diagnostisch-prognostischen Bestimmungen der „elektromuskulären Contractilität" (faradische Nerven- und Muskelreizbarkeit) und der elektrocutanen Sensibilität, Untersuchungsmethoden, deren Bedeutung gar nicht hoch genug angeschlagen werden kann und etwa der Percussion und Auscultation an die Seite zu stellen ist, da durch sie zuerst überhaupt die Anwendung exacter, quantitativer Bestimmungen auf jene bisher einer physikalischen Untersuchungsmethodik entbehrenden Gebiete der Pathologie möglich gemacht wurde. Selbstverständlich hat D. hier nur die Grundlagen geschaffen, auf denen nachmals von REMAK, ZIEMSSEN und namentlich seit 1857 unter Zuhilfenahme des constanten Stromes in Deutschland fortgebaut wurde; D., wie überhaupt die französische Schule, verhielt sich diesen in Deutschland gemachten Fortschritten gegenüber im Ganzen spröde ablehnend; er kam dadurch in eine sehr unerquickliche Polemik mit REMAK. — Ein weiteres ganz enormes Verdienst erwarb sich D. um die Muskelphysiologie, resp. die myologische Functionslehre, indem er die von ihm ausgebildete Methode isolirter elektrischer Erregung der einzelnen Skeletmuskeln zur functionellen Prüfung derselben und zu genauer Bestimmung ihrer vereinzelten oder combinirten Wirkung unter bestimmten Verhältnissen, Stellungen u. s. w. benutzte. Wie sehr er selbst überhaupt immer bestrebt war, seine Methodik und Technik in den Dienst physiologischer sowohl wie pathologischer Untersuchungsaufgaben zu stellen, geht aus seinen eigenen Worten (I. Auflage seines Hauptwerkes) hervor: „Die elektrische Kraft auf die (einzelnen) Organe richten und beschränken heisst der Beobachtung ein noch unerforschtes weites Feld öffnen. Die Localisation dieser Kraft gestattet in der That, gewisse physiologische Eigenschaften der Organe ebenso wohl zu erforschen wie ihre pathologischen Störungen" — und mit besonderer Bezugnahme auf seine Muskelexplorationen: „Ich habe eine Art von Anatomie an Lebenden (anatomie vivante) zu schaffen gesucht; ich habe die isolirte und individuelle Action jedes Muskels nach genauen Methoden präcisirt. Es kommt mir selbst nicht zu, über das Verdienst dieser Untersuchungen zu urtheilen; doch darf ich behaupten, dass, wenn die von mir aufgefundenen Thatsachen sich bestätigen, die Muskelphysiologie ein ganz neues Aussehen wird annehmen müssen." — Späterhin wandte D. sein Interesse und seine Forschungen wesentlich der Pathologie und schliesslich der pathologischen Anatomie des Nervensystems zu und er gelangte auch auf diesen ihm ursprünglich fremderen Gebieten zu höchst wichtigen und bedeutsamen Resultaten. Vor Allem verdanken wir ihm hier die Auffindung, die klinische und zum Theil auch die pathologisch-anatomische Beschreibung einer Reihe typischer Krankheitszustände des Nervenapparates, die für immer an seinen Namen geknüpft sein werden. Ganz unbestreitbar gehören dahin die eigentliche, classische progressive Muskelatrophie (sog. „Typus DUCHENNE-ARAN"), die „Paralysie glossolabiolaryngée" (Glossopharyngolabialparalyse, progressive Bulbärparalyse, DUCHENNE'sche Lähmung) und die von ihm sogenannte „Paralysie pseudohypertrophique" oder „myoseléro-sique" (in Deutschland häufiger als Pseudohypertrophie der Muskeln bezeichnet). Die in Frankreich ihm gewöhnlich vindicirten Entdeckungen der „Paralysie atrophique graisseuse de l'enfance" und der „Ataxie locomotrice progressive" bedürfen dagegen insofern einer Einschränkung, als die in Rede stehenden Krankheiten beide schon früher in Deutschland, jene als essentielle Kinderlähmung (HEINE), diese als Tabes dorsualis (ROMBERG u. A.), beschrieben wurden; doch hat D. namentlich bei der letztgenannten Krankheit um Feststellung des entscheidenden Symptoms „Ataxie" immerhin wesentliche Verdienste. Die von ihm ferner noch aufgestellte Krankheitsgruppe der „Paralysie générale spinale" oder „Paralysie générale spinale antérieure subaigue" erwies sich weiterhin als ein fruchtbares Feld für Aufdeckung und Differenzirung

15*

neuer klinischer Krankheitsbilder, wohin namentlich die „subcutane und chronische atrophische Spinallähmung der Erwachsenen" und die „amyotrophische Lateralsklerose" CHARCOT'S gehören. — D.'s sämmtliche in Journalen 'zerstreute Aufsätze namhaft zu machen, würde Seiten erfordern; dieselben finden sich namentlich in den Archives générales de méd. von 1850 an, in der Union médicale, Gaz. hebdomadaire und im Bulletin gén. de thérapeutique. Sie sind überdies fast insgesammt aufgenommen und vereinigt in seinem ·grossen Hauptwerke „De l'électrisation localisée et de son application à la pathologie et à la thérapeutique" (Paris, Baillière et fils; 1. Auflage 1855; 2. Auflage 1861; 3. Auflage 1872; in deutscher Bearbeitung von ERDMANN 1856). Für die specielle Muskelphysiologie ist nächstdem von besonderer Wichtigkeit seine „Physiologie des mouvements, démontrée à l'aide de l'expérimentation électrique et de l'observation clinique" (Paris 1867) und das den mimischen Antlitzbewegungen gewidmete Einzelwerk: „Mécanisme de la physionomie humaine ou analyse électrophysiologique de l'expression des passions, applicable à la pratique des arts plastiques." (Album, 72 fig. photograph. Paris 1862).

Eine gute biographische Darstellung D.'s gaben Lasègue und Straus („Duchenne de Boulogne. Sa vie scientifique et ses oeuvres") in den Archives générales, 1875, pag. 687—715.   A. Eulenburg.

Der gewöhnlich als „DUCHENNE FILS" bezeichnete Sohn des Vorigen, Duchenne, Emile-Guillaume-Maurice D., geboren zu Boulogne — Geburtstag unbekannt — doctorirte am 20. Mai 1864 zu Montpellier mit der These „De la paralysie atrophique graisseuse de l'enfance", nahm auch in der Folge an den diese und verwandte Gegenstände betreffenden Arbeiten des Vaters thätigen Antheil, starb jedoch schon vor 1870, erst etwa dreissigjährig, in einem Irrenhause.

A. Eulenburg.

Duchesne (QUERCETANUS), s. du Chesne.

Duclos, S.-C. D., französischer Arzt, in Paris geboren, Arzt des Königs und eines der zwölf Mitglieder der französischen Akademie der Wissenschaften, machte sich durch eine Reihe chemisch-analytischer Untersuchungen einen geachteten Namen. Vgl. „Observations sur les eaux minérales de plusieurs provinces de France" (Paris 1675) — „Dissertation sur les principes des mixtes naturels" (Amsterdam 1680). D. starb 1685 oder 1715, nachdem er Kapuziner geworden.   Unger.

Ducros, Andreas D., französischer Arzt, geboren im 16. Jahrhundert in St. Bonnet le chatel en Forez, Verfasser des „Discours en vers sur les misères du temps" (Bergesac 1569).   Unger.

Dudith von Horekovicz, geb. 1533 in Ungarn, wurde, berühmt durch seine vielseitige Gelehrsamkeit, Bischof von Pina in Dalmatien, dann Abgeordneter zum Trientiner Concil und Bischof von Fünfkirchen. Er verlor diese geistliche Würde, nachdem er sich verheiratet hatte und starb dann im Jahre 1589 zu Breslau. Es sind von ihm namentlich zu erwähnen: „Epistolae medicinales" (Frankfurt 1598) und „Orationes in concilio Tridentino halitae" (Offenbach 1610) [vorgedruckt ist hier seine Lebensgeschichte von REUTER]. Im sechsten Buch der Epistolae des CRATO v. CRAFTHEIM sind die meisten seiner Briefe enthalten. — D. muss als ein äusserst vorurtheilsfreier und aufgeklärter Mann auf dem medicinisch-naturwissenschaftlichen Gebiete gelten; er bekämpfte alles dogmatisch Ueberlieferte und empfiehlt namentlich in der Arzneimittellehre und Therapie die eigene Prüfung. Er tritt nicht blos gegen den crassen Aberglauben in der Heilkunde, Gebrauch von Amuletten u. dgl. auf, sondern bekämpft auch die von GALENOS stammende, wie wir heute sagen würden, allgemeine und specielle Pathologie; er tadelt auch an dem Pergamener, dass er der Theorie und Einbildungskraft einen zu weiten Spielraum auf Kosten der unbefangenen Naturbeobachtung eingeräumt habe.

Falk.

Dudon (DUDES) wird in den älteren Quellen als Arzt Ludwig's des Heiligen hervorgehoben, den er auf seinen Reisen begleitete und dessén Tode in Afrika er (am 25. August 1270) beiwohnte, um mit dem König Philipp sodann nach Europa zurückzukehren.

Eloy, II.   Red.

*Düben, Gustav Wilhelm Johann v. D., Stockholm, geboren in Lijsta, Hvargarn in Sudermanland am 25. Mai 1822, ausgebildet in Lund für den philosophischen, in Stockholm (dem Carolin. medico-chirurg. Institut) für den medicinischen Grad, Doctor der Medicin in Upsala 1855; seit 1852 Professor der pathologischen, seit 1861 Professor der normalen Anatomie am Carolinischen Institute in Stockholm. — Monographische Arbeiten: „Mikroskopisk Diagnostik" (Stockholm 1855) — „Föreläsningar i patologisk anatomi" (Stockholm 1859) — „Kurs i anatomi, fysiologi, helsolära och fysisk uppfostran vid lärarinne-seminariet" (Stockholm 1864) — „Medevi helsobrunn och bad" (Daselbst 1867) — „Lappland och Lapparne" (Daselbst 1872).   Hedenius.

Dührssen, Heinrich Christian D., zu Meldorf in den Ditmarschen, war am 19. Juni 1799 zu Eddelack in derselben Landschaft geboren, studirte von 1819 zu Kiel und Berlin Medicin, wurde 1823 in Kiel Doctor und liess sich dann in Meldorf nieder, wo er eine ausgebreitete Praxis erlangte. Als Schriftsteller hat er sich durch einige Arbeiten, wie: „Nachrichten und Bemerkungen über die ... 1826 und ... 1827 in der Landschaft Süderditmarschen herrschend gewesene Epidemie" (Schlesw.-Holst.-Lauenb. Provinzialbericht von 1827) und „Beiträge zur Kenntniss der sogen. Marsch- oder Ditmarscher Krankheit, morbus pseudosyphiliticus" (PFAFF'S Mittheilungen, Bd. I, 1832) — „Ueber die Scharlachepidemie im Süderditmarschen" und andere Aufsätze bekannt gemacht. Ein gastrisch-nervöses Fieber raffte ihn, erst 39 Jahre alt, am 4. Oct. 1838 dahin.

H. Schröder im Neuen Nekrolog der Deutschen. Jahrg. 16, 1838, II, pag. 842. — Lübker und Schröder, I, pag. 128. — Alberti, I, pag. 176. — Callisen, IV, pag. 362: XXVII, pag. 351.   G.

Düller, Johann D., zu Luzern in der Schweiz im Jahre 1599 geboren, studirte zu Freiburg im Breisgau Philosophie und dann 5 Jahre zu Paris Medicin, in welcher er den Doctorgrad zu Pont-à-Mousson in Lothringen erlangte. Hiernach war er 3 Jahre lang zu Rom in dem Spital San Spirito als Arzt thätig. In sein Vaterland zurückgekehrt, übte er 2 Jahre in Luzern und 6 Jahre in Freiburg, wo er die Stellung als Physicus erhalten hatte, ärztliche Praxis aus. Im Jahre 1639 ward er nach Ingolstadt berufen, wo er bis zu seinem im Jahre 1656 erfolgten Tode Anatomie mit vielem Erfolge lehrte. Ausser seiner Fachgelehrsamkeit wird ihm grosse Kenntniss der Sprachen, besonders der griechischen, nachgerühmt. Er schrieb: „Assertiones medicae de humani foetus formatione ac illius in utero matern. animatione" (1652).

Mederer J. N., Annales Ingolstadiensis Academiae. P. II, pag. 343, Ingolstadt 1782. — Kobolt-Baier, Gelehrtenlexikon. pag. 165.   F. Seitz.

*Duffey, George Frederick D., lebt in Dublin, wo er — bis 1863 — auch seine medicinische Ausbildung erhielt. M. D. Dub. wurde er 1871, F. K. Q.-C. P. Irel. 1873. Ueber Physiologie, Materia medica und innere Klinik an den verschiedenen Lehrinstituten Dublins vortragend, gab er 1879 GRIFFITH'S „Materia medica and pharmacy" mit heraus. Ausserdem stammen von ihm Abhandlungen, sowohl mit diesem Gebiete in Verbindung stehend, wie: „Jodic purpura" (Dubl. Journ. of med. scienc. 1880) u. Aehnl., wie auch über „Rheumatic orchitis as a sequel to fever" (Ebenda 1872) — „Cystic degeneration of the kidneys causing dystocia" (Med. times and gaz. 1866) und weitere Journalbeiträge.   Red.

*Duffin, Alfred Baynard D., zu Edinburg bis 1857, dem Jahre seiner Promotion, ausgebildet, wurde F. R. C. S. Eng. 1859, F. R. C. P. Lond. 1873.

Er machte die üblichen Assistenten- und höheren Stellen am King's College Hospital durch und wirkt zur Zeit an demselben als Professor der pathologischen Anatomie. Seine vornehmlichsten wissenschaftlichen Leistungen sind: „*Cellular pathology*" (BEALE'S Archiv, Bd. II) — „*Perforation of peritoneum*" (Ebenda) — „*Colotomy*" — „*Temperature in syphilis*" — „*Early diagnosis of smallpox*" — „*Treatment of hydatids of the liver*" (in Transact. of the path. resp. of the clin. soc.), sowie „*Perinephric abscess*" (in Med. times and gaz. 1870).   Red.

Duffour, J o s e p h D., französischer Arzt, geboren 1761 in Bourganeuf bei Limoges, studirte und promovirte in Poitiers, kam nach Paris und wurde 1790 zum Leibarzte der Gräfin von der Provence ernannt. Während der Revolution wurde D. in mehreren Militär-Hospitälern beschäftigt und von B a r r a s zum Arzt des Directoriums ernannt. D. war ein sehr gesuchter Praktiker, der dem Fortschritte in der Wissenschaft huldigte, die Verbreitung der Vaccination förderte und auch literarisch thätig war. Er starb 1820 als Mitglied der Akademie der Medicin.
Unger.

Dufieu, J.-F. D., französischer Arzt, geboren in Teuce (Valey), war Chefchirurg am Hôtel-Dieu zu Lyon und zeichnete sich sowohl als Chirurg, wie als Mann der Wissenschaft in dieser Stellung aus. Er starb 1769 im Alter von kaum 32 Jahren. Schriften: „*Manuel physique pour expliquer les phénomènes de la nature*" (Lyon 1758) — „*Traité de physiologie*" (Lyon 1763), letzteres Werk erhielt den Beifall HALLER'S.
Unger.

Dufot, A.-A.-A. D., s. AUGIER-DUFOT.

Dufouart, P i e r r e D., berühmter französischer Militär-Chirurg, geboren in Castelnau-Rivière-Basse 1737, studirte er in Paris Chirurgie und wurde, erst 22 Jahre alt, als Major-Chirurg zur Armee nach Deutschland geschickt. Er wurde später General-Inspecteur der Hospitäler in Paris und Chefchirurg der Pariser Truppen, endlich Professor der Chirurgie am Militär-Hospital. Sein bestes Werk und eines der besten überhaupt über diesen Gegenstand ist: „*Analyse des blessures d'armes à feu et de leur traitement*" (Paris 1801). D. starb 1813 in Paris.
Unger.

Dufour, L é o n D., französischer Militärarzt, war am 11. April 1780 zu Saint-Sever (Cap de Gascogne) geboren, als Sohn und Enkel eines Arztes, wurde 1806 zu Paris Doctor, trat in demselben Jahre in die Armee ein, machte die Feldzüge in Spanien von 1808—1814 mit und widmete seine Aufmerksamkeit besonders den Naturwissenschaften. Ausser einer Arbeit: „*Observations sur un fongus hématode du cou*" (1821) hat er fast nur sehr zahlreiche naturwissenschaftliche Arbeiten (etwa 258 Nummern), namentlich aus der Insectenwelt, hinterlassen. Auch war er, abgesehen von seiner Mitgliedschaft der Akademie der Medicin, Ehren-Präsident der entomologischen Gesellschaft. Er starb im Jahre 1865.

G r e l l o i s im Rec. de mém. de méd. etc. militaires. 3. Série, T. XIII, pag. 505. — Catalogue of Scientific Papers. II, pag. 363; VII, pag. 567.
G.

Dufour, C h a r l e s D., zu Paris, war am 11. Januar 1826 geboren, wurde 1854 Doctor mit einer vortrefflichen These: „*Étude sur la tuberculisation des organes génito-urinaires*", gehörte in Frankreich zu den Ersten, welche sich mit mikroskopischen Untersuchungen beschäftigten und war in dieser Richtung seinen Collegen, den Mitgliedern der Société anatomique, in deren Bulletins er eine grosse Menge interessanter Beobachtungen veröffentlicht hat, sehr nützlich. Er starb am 14. Februar 1861.

É d. L a b b é in Bulletins de la Soc. anat. de Paris. T. XXXVII, 1862, pag. 596.
G.

***Dufour**, G u i l l a u m e - T h é d o r e D., Director des Gesundheitsdienstes bei der französischen Marine, ist aus Toulouse gebürtig, wurde 1833 zu Montpellier Doctor, verfasste mehrere Aufsätze in den Mém. de la Soc. des sc. nat. de

Cherbourg (1854, 1866), wie: „*Quelques remarques pratiques sur la pathologie et la thérapeutique chirurgicale des tumeurs*" — „*Voyage d'Alger à Smyrne en 1830*", und in den Arch. de méd. navale (1864, 1865, 1866, 1867): „*Relation chirurgicale du combat naval entre le Kearsage et l'Alabama (19 juin 1864)*, hôpital de Cherbourg" — „*Souvenirs de quinze années de clinique chirurgicale (hôpital de Cherbourg)* . . . *1850 au* . . . *1864*" — „*Remarques sur la pathologie et la médecine opératoire des tumeurs*".

Berger et Rey, pag. 80. G.

*Dufour, Eugène D., Chefarzt der Irrenanstalt von Saint-Robert, Gemeinde Saint-Egrève (Grenoble), wurde 1866 zu Montpellier Doctor mit der These: „*Étude sur le ramollissement du cerveau*", verfasste eine von der medicinischen Gesellschaft zu Gent (1869) mit dem ersten Preise gekrönte Schrift: „*De l'encombrement des asiles d'aliénés, etc.*" (Paris 1870) und schrieb in den Annales méd.-psych. (1876, 80) mehrere Aufsätze, wie: „*Note sur les altérations du coeur, du foie, des reins etc., chez les aliénés*" — „*Note à propos de certaines lésions viscérales secondaires aiguës chez les aliénés*" u. s. w.

Index-Catalogue. III, pag. 937. G.

Dufresnoy, André-Ignace-Joseph D., aus Valenciennes, wurde am 16. Juni 1733 geboren, zu Montpellier promovirt, dann Militärarzt in seiner Vaterstadt, Médecin-consultant des armées 1785 und Chefarzt der Nordarmee 1793. Wegen einer rein wissenschaftlichen Correspondenz mit einem Arzte in Cambrai über Pflanzen der Gattung „Rhus", wurde D. eines geheimen Einverständnisses mit den „Russen" angeklagt und schwebte in Gefahr, sein Leben zu verlieren. Er erhielt durch die Ereignisse des 9. Thermidor seine Freiheit wieder, zog sich in's Privatleben zurück und starb am 14. April 1801. Ueber Giftpilze, über Rhus radicans, die Narcissenarten hat D. eine Reihe guter Untersuchungen im pharmakologischen Sinne gemacht. Eigentlich medicinischen Inhaltes ist nur seine Schrift: „*Des caractères, du traitement et de la cure des dartres, de la paralysie, des convulsions*" (Paris 1794).

Biogr. méd. III. Red.

Dufton, William D., zu Birmingham, Ohrenarzt, war zu Brigham in Cumberland geboren, studirte in den Borough Hospitals zu London und im Jervis-Street Hospital zu Dublin, wo er ein Lieblingsschüler von KIRBY war. Er liess sich 1831 in Birmingham nieder und widmete sich vorzugsweise der Ohrenheilkunde. Er publicirte ein Werk: „*The nature and treatment of deafness and diseases of the ear*" (1844; Philadelphia 1848), errichtete die Institution for the Relief of Deafness und war der bedeutendste in dem Midland District consultirte Ohrenarzt. Er starb im Jahre 1859.

Lancet. 1859, II. pag. 524. G.

Duftschmid, Johann D., Arzt in Linz, 1804—1866, Sohn des ausgezeichneten Entomologen und Protomedicus D. in Linz, betrieb namentlich Botanik und erwarb sich als Bearbeiter der Flora von Oberösterreich einen hervorragenden wissenschaftlichen Ruf.

Allgem. Deutsche Biogr. V. Red.

Dugès. Unter den 4—6 Aerzten des Namens D. hat hervorragende Bedeutung nur Antoine D., der Neffe der Hebamme LACHAPELLE (s. diese), welche eine geborene D. war. Er wurde 1798 geboren, empfing 1821 zu Paris (auf eine These über Krankheiten der Neugeborenen) sein Doctordiplom, war eine Zeit lang Prosector der medicinischen Facultät zu Paris und von 1825 ab Professor der Geburtshilfe in Montpellier. 1838 starb er mit Hinterlassung einer nicht geringen Menge schriftstellerischer Leistungen und nachdem er von 1836 Decan dieser medicinischen Schule gewesen war. Es seien genannt: „*Essai physiologico-*

pathologique sur la nature de la fièvre" (Paris 1823, 2 Bde., preisgekrönt) — *„Manual d'obstétrique"* (45 Abbildungen, Daselbst 1826, posthum Montpellier und Paris 1840) — *„Mémoire sur la conformité organique dans l'échelle animal"* (6 Taf., Daselbst 1832) — *„Recherches sur l'ostéologie et la myologie des batrachiens à leur différents âges"* (20 Kupfertaf., 1835, preisgekrönt vom Institut de France) — *„Traité de physiologie comparée de l'homme et des animaux"* (3 Bde., Montpellier 1838); ausserdem viele Vorlesungen, Aufsätze, besonders über geburtshilfliche Instrumente, MARIE LOUISE LACHAPELLE'S *„Pratique des accouchemens"* (in 3 Bänden, Paris 1821—1825). Die „Ephémérides méd. de Montpellier" gab er 1826—1828 mit heraus.

Callisen, V, XXVII. — Index-Catalogue.   Red.

*****Duggan**, Joseph D., in Woodville, genoss seine medicinische Erziehung in Glasgow bis 1857. L. K. O. C. P. Irel. und L. M. wurde er 1870. Er wirkte später an verschiedenen Instituten der irischen Hauptstadt und schrieb ausser einem Werk über Prophylaxe und Behandlung der Cholera (1871) und Aufsätzen in der Dublin. med. press (1863—1867, resp. 1869 und 1880) auch ein Buch über Thierkrankheiten.
                                                            Red.

Duhamel, Jean-Baptiste D. (DU HAMEL), geboren 1624 zu Vire in der Normandie, studirte zu Caen und Paris Theologie, daneben aber auch Naturwissenschaften und insbesondere Mathematik. Schon mit 18 Jahren gab er eine Bearbeitung der Sphaera des Theodosius heraus unter Trigonometrie, die durch Klarheit und Kürze sich auszeichnete. Im Jahre 1643 trat er in das Oratorium ein, in dem er zehn Jahre verblieb, und wurde dann Pfarrer zu Neuilly-sur-Marne, allwo sein Andenken als treuer Seelsorger noch viele Jahre nach seinem Scheiden fortlebte. Hier legte er sich trotz seiner vielfach abhaltenden Berufsgeschäfte mit grossem Eifer auf das Studium der verschiedensten Wissenschaften, namentlich aber der Physik, die ihn ganz besonders anzog. Im Jahre 1660 veröffentliche er zwei einschlägige Werke, die *„Astronomia physica"* und *„De meteoris et fossilibus"* und lenkte damit die Augen der ganzen wissenschaftlichen Welt auf sich. Im Jahre 1656 wurde D. durch Ernennung zum Almosenier des Königs an den Hof gezogen und 1663 zum Kanzler der Kirche von Bayeux befördert, was auf seinen Einfluss nicht ohne Bedeutung war. Bei der Gründung der Académie des sciences wurde er zum ständigen Secretär derselben ernannt und ein halbes Jahrhundert hat er diese Stellung voll und ganz ausgefüllt. Im Jahre 1668 wurde er mit Rücksicht auf seine Vielseitigkeit, namentlich seine ausserordentlichen Sprachkenntnisse, dem Gesandten von Croissi als Begleiter zu dem Congress von Aachen mitgegeben und später hatte er ihm nach England zu folgen, als er dahin geschickt worden war. Längere Zeit dort geblieben, kehrte er über Holland und Belgien nach Frankreich zurück, wo er von 1670—1673 seine reichen Erfahrungen und mannigfaltigen Beobachtungen nach und nach veröffentlichte. Danach vertrat er eine Professur der Philosophie am Collège de Bourgogne, hielt theologische Vorlesungen und widmete der Académie und ihren Arbeiten seine Zeit und seinen Fleiss. Mitten in diesen Arbeiten starb er 1706 in einem Alter von 82 Jahren. Trotz seiner Stellung als Theologe, praktisch thätiger Geistlicher und Seelsorger vertrat D. in der Wissenschaft den streng empirischen Standpunkt, wie ihn BACO gelehrt hatte, und wurde so einer der heftigsten Gegner von CARTESIUS und der Cartesianischen Philosophie. Hierin liegt auch bei der Bedeutung, welche die letztere für die Entwicklung der Medicin gewonnen hat, die Hauptbedeutung D.'s in Bezug auf dieselbe. Sonst ist er für sie auch dadurch wichtig geworden, dass die Jesuiten bei ihren Missionen sich gerade seiner philosophisch-naturwissenschaftlichen Werke gern bedienen, von denen wir insbesondere noch *„De mente humana libri quatuor"* (Paris 1672) und *„De corpore animato libri quatuor"* (Paris 1673) als hier besonders interessirend hervorheben.
                                                            Arndt.

*Duhmberg, Otto Karl Georg Reinhold D., geboren auf Schloss Bersohn (Livland) am 16./28. Januar 1821, absolvirte das Gymnasium in Dorpat, studirte Medicin und Naturwissenschaften, vorzüglich Botanik, Dr. med. in Dorpat 1856 („*De effectu magnesiae sulfuricae*"). Nacheinander Arzt auf der Privat-goldwäsche im Gouv. Tomsk (Sibirien), 1858 in Barnabl als Arzt am Haupt-hospital des altaischen Bergwerksbezirkes, 1865 Medicinal-Inspector der altaischen Bezirke, 1881 pensionirt, privatisirt in Dorpat, Conservator des vaterländischen Museums der gel. esthn. Gesellschaft. D. hat eine Reihe kleiner und grosser Auf-sätze in verschiedenen russischen und deutschen Journalen veröffentlicht, darunter „*Ueber Klimakrankheiten im Altaischen Bergwerksbezirk*" (Tomsker Zeitung 1871) — „*Ueber die Kutschinzen*" (Mittheilungen des Vereines für Erdkunde in Leipzig 1875).

L. Stieda.

*Duhring, Louis A. D., Arzt in Philadelphia, hat sich durch eine Reihe von Arbeiten, vorwiegend auf dermatologischem Gebiet, bemerbar gemacht, deren umfangreichste der „*Practical treatise on diseases of the skin*" (Phila-delphia 1877) ist. Ihm ging ein Werk „*On the study of dermatology*" (wovon 6 Lieferungen in New-Orleans 1871 erschienen) und ein „*Atlas of skin diseases*" (27 Lief., Philadelphia 1876—1880) voran. Eine grössere Reihe casuistischer Mittheilungen folgten. 1870—1872 war D. Mitherausgeber der „Photographic review of med. and surgery", die in Philadelphia erschien.

Red.

Dujardin, französischer Chirurg, geboren 1738 in Neuilly-St.-Front, gestorben 1773 in Paris, ist Verfasser der „*Histoire de la chirurgie depuis son origine jusqu' à nos jours*". (Er vollendete indessen nur den 1. Band [gedruckt 1774], der 2. und 3. erschien, von PEYRILHE verfasst, im Jahre 1780.)

Unger.

*Dujardin-Beaumetz, Georges D.-B., zu Paris, ist am 27. November 1833 zu Barcelona geboren, studirte in Paris, wurde 1862 Doctor, 1865 Chef de clinique bei der Facultät, 1870 Hospitalarzt und that sich als Arzt während der Belagerung von Paris hervor. Er ist auch Arzt mehrerer Staats-Institute und schrieb: „*Les troubles de l'appareil oculaire dans les maladies de la moëlle*" — „*L'emploi du phosphore en médecine*", sowie zusammen mit AUDIGÉ: „*Recherches expérimentales sur la puissance toxique des alcools*" (Paris 1879). Auch gab er heraus: „*Leçons de clinique thérapeutique, professés à l'hôpital Saint-Antoine, recueillies par Eug. Carpentier-Méricourt etc.*" (1878—81) und ein „*Dictionnaire de thérapeutique, de matière médicale etc.*" (Paris 1882 ff.).

Bitard, pag. 103.

G.

*Duigan, Daniel John D., erlangte am King's College zu Aberdeen 1857 seine Promotion, nachdem er bereits 1845 F. R. C. S. J. geworden war. M. R. C. P. Lond. wurde er 1860. Er diente lange auf verschiedenen Schiffen der Flotte, machte den Krimkrieg, sowie die Expedition nach Mexico mit und publicirte speciell Arbeiten über die Verwundeten vor Sebastopol im Sanitary Report und in Med. times and gaz.

Red.

Duising, Justin-Gerhard D. (DUYSING), geboren am 4. Mai 1705 in Berleburg, studirte seit 1724 zu Jena, Dr. med. daselbst 1728, studirte 1729 bis 1730 in Strassburg Chirurgie und Geburtshilfe, wurde 1730 ausserordentlicher, 1732 ordentlicher Professor der Medicin in Marburg, seit 1748 Professor der Naturwissen-schaften, 1759 Primarius der Facultät und starb am 13. Februar 1761. Er gab 1753 16 Dissertationen zusammen heraus unter dem Titel: „*Commentatio physica de salubritate aëris Marburgensis*" (4.).

Börner, Nachrichten Wolfenb. 1749, 5. Zehend., pag. 844. — Stricker.

W. Stricker.

*Duke, Clement D., in Sunnyside (Rugby, Warwickshire), am St. Thomas' Hospital bis 1867 ausgebildet, wurde M. R. C. P. Lond. 1875 und daselbst 1876

Dr. med. Er war eine Zeit lang Militärarzt, dann als klinischer Assistent an verschiedenen Londoner Anstalten thätig, auch House-surgeon am St. Thomas-Hospital und Kinderhospital in Ormondstreet (1867—1869). Seine Publicationen betreffen klinische Gegenstände: „*Acute general herpes*" (Lancet 1876) — „*Albuminuria of adolescents*" (Brit. med. Journ. 1878); auch „*Diastasis*" (Ebenda 1874) und hygienische Beiträge.   Red.

Dulaurens, Joseph-Michel D., war geboren zu Douai (Nord) am 29. Januar 1726, wurde Chefarzt bei der französischen Marine und hat folgende Schriften verfasst: „*Requestes au Roi pour le deséchement de vingt mille arpents de marais*" (2 Bde., Paris 1778, 4.) — „*Mém. historique sur divers objets d'administration*" (London und Paris 1778) — „*Essai sur les établissements nécessaires et les moins dispendieux pour rendre le service des malades dans les hôpitaux vraiment utile à l'humanité*" (Paris 1787, mit 2 Taf.) — „*Essai sur l'établissement des hôpitaux dans les grandes villes*" (Paris 1787) u. s. w. Er starb zu Paris am 3. Mai 1789.

Berger et Rey, pag. 81.   G.

Du Laurens, Andreas du L., s. LAURENTIUS, Andreas L.

Dumas, grössere Anzahl französischer (resp. schweizerischer) Mediciner, von denen der Hervorhebung bedürfen: Charles Louis D., Sohn eines Lyoner Chirurgen, am 8. Februar 1765 geboren, seinerzeit hochberühmter Physiologe in Montpellier, gestorben am 28. März 1813. Schon im Jahre 1787 hatte D., soeben von der Soc. r. de méd. zu Paris preisgekrönt, mit FOUQUET um den durch SABATIER'S Tod freigewordenen Lehrstuhl concurrirt, wurde zunächst Arzt an der Charité, 1791 Vice-Professor für Pathologie zu Montpellier, dann Arzt des Hôtel-Dieu zu Lyon und 1795 Professor der Physiologie in Montpellier bis zu seinem Tode. D. galt durch seine Auflösung der Lebenskraft in die „Réaction vitale", die „Assimilation vitale" und die „Résistance vitale" für einen bedeutenden Theoretiker und war praktisch von nicht geringem Einflusse auf die Vereinfachung der Therapie. Seine Schriften haben einen nachhaltigen Einfluss nicht gehabt, so dass es genügt hervorzuheben: „*Principes de physiologie ou l'introduction à la science expéri-mentale*" (Paris 1800—1803; Montpellier 1806; auch mehrfach übersetzt) — „*Doctrine générale des maladies chroniques*" (Paris 1812; Florenz 1813) — „*Con-sultations et observations de méd.*" (Paris 1824). — Neben vielen im Journ. d'instruction médicale, sowie im Journ. gén. de méd. enthaltenen Abhandlungen übersetzte D. noch TH. REID'S Essay über die Lungenschwindsucht (Lyon 18 . .?)

Biogr. méd. III.   Unger. — Red.

Dumas, Jean-Baptiste-André D., zu Alais geboren, kam früh als Pharmaceut nach Genf, lernte hier J.-L. PREVOST kennen, unter dessen Leitung er Blutuntersuchungen (1821—1823) anstellte und mehrere Jahre verwandte zu eingehenden, auf die Muskelcontraction bezüglichen Experimenten (1823); auch publicirte er gleichzeitig eine Arbeit: „*Sur l'emploi de la pile dans le traite-ment des calculs de la vessie*" und 1824 eine solche „*Sur la génération*". Später widmete er sich ganz der Chemie. Das Doctorat erlangte er erst 1832. In der Folgezeit veröffentlichte er dann seine (auch für die Medicin) höchst beachtenswerthen Werke: „*Précis de chimie physiologique et médicale*" (Paris 1837) — „*Leçons de philosophie chimique*" (Daselbst gleichzeitig) und „*Essai de statique chimique des êtres organisés*" (Paris 1841). Im Jahre 1843 wurde er zum Mitgliede der Akademie der Medicin ernannt und widmete sich bis 1849 (wo er seine Entlassung einreichte) ganz dem Lehrfache. Als beständiger Secretär der Akademie der Wissenschaften spielte er eine bedeutende Rolle in Gelehrtenkreisen (daneben auch noch eine politische) bis zu seinem Tode, der am 11. April 1884 erfolgte.

Gaz. hebd. de méd. et de chir. 1884, Nr. 16.   Red.

Dumas, F.-M.-P. Isidor D., Chirurg in Montpellier, der 1833 in Paris doctorirte (Sohn Charles Louis D.'s?), ist im Uebrigen seinen Lebensdaten nach unbekannt. Von ihm besitzen wir neben einem Aufsatze „De la transfusion" (Journ. de chimie méd. 1833), noch: „Coup d'oeil général sur les abscès" (Montpellier 1837) — „Rapports de la méd. légale avec la législation" (Strassburg 1840) — „Pathologie et thérapeutiques générales des enfants nouveau-nés" (Montpellier 1848) und „De l'importance des études physiologiques générales appliquées à la méd. pratique" (Daselbst gleichzeitig).

Callisen, XXVII. — Index-Catalogue. III.   Red.

Duméril, André-Marie-Constant D., ist geboren zu Amiens am 1. Januar 1774. Zum Prévot der Anatomie in Rouen wurde er bereits 1793, zum Prosector der École de méd. de Paris 1794 ernannt. Durch einen dritten Concurs, in welchen er 1798 eintrat, glückte es ihm, die Stellung eines Chefs der anatomischen Arbeiten zu erlangen und 1800 erhielt er die ordentliche Professur für Anatomie und Physiologie. Achtzehn Jahre lang bekleidete er in ehrenvollster Weise diese Stellung, bis er 1818 den Lehrstuhl für interne Pathologie übernahm. Dazwischen vertrat er CUVIER 4 Jahre lang als Professor der Naturgeschichte an der École centrale du Panthéon und supplirte LACÉPÈDE eine Reihe von Jahren in dessen Stellung als Zoologe am Jardin du Roi. Seine Reise zur Beobachtung des Gelbfiebers nach Spanien fiel in das Jahr 1805. Im zweiten Decennium dieses Jahrhunderts fielen ihm sämmtliche Ehrenstellen der Pariser gelehrten Institute zu. D.'s Schriften sind grösstentheils naturwissenschaftlichen Inhaltes und, so bedeutend sie ihrerzeit waren, doch für die medicinische Wissenschaft von nur secundärem Einflusse gewesen. Am ehesten stehen derselben die folgenden näher: „Essai sur les moyens de perfectionner et d'entendre l'art de l'anatomiste" (Paris 1802) — der „Recueil de 450 formules proposées dans les jurys de médecine de 1811 à 1813" (Paris 1813) — der „Projet d'une nomenclature anatomique" (Magaz. encyclop. 1793) — die „Dissertation sur la génération des vers intestinaux etc." (Ebenda) — „Sur quelques nouveaux procédés propres à l'injection des vaisseaux lymphatiques" (Ebenda) — „Considérations sur les rapports de structure qu'on peut observer entre les os et les muscles du tronc chez tous les animaux" (Gelesen im „Institut" 1808) — „Rapport sur les établissemens d'eaux minérales factices existans à Paris" (Nouv. Journ. de méd. 1818).

Biogr. méd. — Callisen, V.   Red.

*Dumesnil, Édouard-Jean-Baptiste D., Director der Irrenanstalt von Quatre-Mares bei Rouen, ist am 1. December 1812 zu Coutances (Manche) geboren, studirte in Paris, wurde 1843 daselbst Doctor, war nacheinander Chefarzt und Director der Irrenanstalten der Haute-Marne 1847, Côte-d'Or 1850, Seine-Inférieure 1852 und befindet sich seit mehr als 25 Jahren in seiner jetzigen Stellung. Er hat sich durch eine „Étude médico-légale sur les aliénés" sowie durch zahlreiche Aufsätze in den Annales médico-psychol. bekannt gemacht und hat ferner Monographien über den Blasenstein, die Vorderarmbrüche, die Ioduration der Milch mittelst der Verdauung, die Ohrblutgeschwulst, das prodromale Delirium bei gewissen acuten Affectionen, über Trunksucht u. s. w. verfasst.

Glaeser, pag. 213.   G.

*Dumont, Henry-Joseph D., französischer Arzt zu Puerto Rico, wurde 1869 zu Paris Doctor, verfasste 1862 zu Strassburg die These: „Des amputations primitives ou retardées à la suite de coups de feu" und die Concurs-These: „Des maladies virulentes et miasmatiques en général". Ausser Untersuchungen über die Alterthümer der Insel Puerto Rico und ihre Ureinwohner (1876) gab er heraus: „Ensayo de una historia médico-quirúrgica de la isla de Puerto Rico" (2 Bde., Habana 1876).

Index-Catalogue. III, pag. 945.   G.

Dumpf, Georg Friedrich D., geboren zu Ohlershof (in Livland) am 29. November 1777, wurde seit 1792 im Friedrichs-Collegium zu Königsberg erzogen, studirte von 1794 an verschiedenen Universitäten Deutschlands, erwarb sich in Göttingen 1798 den Doctorgrad (Diss.: „De febre nervosa exanthematica") und war dann Hauslehrer in Livland. Nachdem er 1800 in Petersburg examinirt worden war, versah er bis 1803 den Dienst als Hospitalarzt in Petersburg, wurde dann Landarzt auf Eisesküll (Livland) und 1813 Kreisarzt des Fellin'schen Kreises. Seit 1823 lebte er in Fellin, woselbst er am 17. April 1849 starb. D. verfasste und veröffentlichte ausser seiner Dissertation verschiedene Aufsätze medicinischen und chemischen Inhaltes in Zeitschriften; er beschäftigte sich mit thierischem Magnetismus, schrieb: „De consensu magnetica" (Petersburg 1818); ausserdem lieferte er zu dem Tagebuche über eine zweite magnetische Cur der Frau v. U. (Pernon 1818) eine Anzahl Anmerkungen und zwei Berichte. Ausserdem sammelte er viel Material zu der Biographie des ärztlichen Dichters LENZ und gab heraus: „Pandaemonium germanicum". (Eine Skizze von J. R. M. LENZ. Aus dem handschriftlichen Nachlasse des verstorbenen Dichters, Nürnberg 1819.) Nach D.'s Tode erschien „Das Klima von Fellin" (nach D.'s Beobachtungen berechnet von NEESE, Petersburg 1850).

Recke-Napiersky, I, 460. — Beise, I, 155. — Inland, 1849, Nr. 23. Zur Erinnerung an Dumpf.

L. Stieda.

Dumreicher, Johann v. D. (in den Freiherrnstand 1866 erhoben als D. v. OESTERREICHER), wurde am 15. Januar 1815 in Triest geboren. In Wien ausgebildet und 1838' promovirt, wurde er bei .WATTMANN Assistent und 1846 Primarchirurg. Als SCHUH für WATTMANN eintrat, übernahm D. die zweite chirurgische Klinik. Ganz hingegeben der Lehraufgabe, hat D. nur wenige grössere Arbeiten veröffentlicht, so die über Hüftgelenkluxation, über einen Eisenbahnapparat zur Verwendung bei Knochenbrüchen, über Wundbehandlung (letztere in der Wiener med. Wochenschr.). Nach dem Kriege von 1866, in welchem er sich die volle Zufriedenheit der österreichischen Behörden erwarb, trat er gegen v. LANGEN-BECK polemisch auf- und schrieb 1877 gegen das moderne Unterrichtswesen. Lange herzleidend, starb er am 16. November 1880 auf seinem Landgute bei Agram. Seine Richtung in der Chirurgie war eine im Wesentlichen conservative; mit seinem Specialcollegen SCHUH, resp. später BILLROTH harmonirte er wenig und opponirte sich hartnäckig der LISTER'schen Antisepsis.

Red.

Dun, Sir Patrick D., zu Dublin, war im Januar 1642 zu Aberdeen geboren. Ueber seine Studien ist nichts ·bekannt, nur weiss man, dass er frühzeitig in Dublin als Arzt zu Ansehen gelangte und wahrscheinlich 1677 zum Fellow des dortigen College of Physicians gewählt wurde, dessen Präsident er 1681 zum ersten Male und später noch öfter war. Die einzige bekannte literarische Arbeit von ihm ist ein Aufsatz: „On the analysis of mineral waters", vorgetragen 1683 in der Dubliner philosophischen Gesellschaft. Zur Zeit der Revolution von 1688 wurde er Physician to the Army in Ireland, 1692 Mitglied des Irish House of Commons und erhielt 1696 die Ritterwürde. Vor seinem am 24. Mai 1713 erfolgten Tode hatte er durch sein Testament eine Professur der Medicin beim College of Physicians gestiftet, die 1717 zum ersten Male besetzt wurde. Im Jahre 1800 gründete dasselbe College ein Hospital, das noch heute Sir Patrick Dun's Namen führt.

T. W. Belcher in Dublin quart. Journ. of med. sc. Vol. 42, 1866, pag. 231. — Ibid. Vol. II, 1846, pag. 288.

G.

Duncan, Daniel D., Sprosse einer ausgewanderten schottischen Familie und Sohn des Arztes Peter D. zu Montauleau, daselbst 1649 geboren. Er studirte zuerst in Toulouse unter BAYLE Philosophie, dann in Montpellier Medicin und empfing hier 1673 den Doctorhut. Von Paris kehrte er dann nach Montauleau zurück, wandte sich aber in Folge des Edicts von Nantes nach Genf. Auch hier nach 9jähriger Ruhe neuen religiösen Verfolgungen ausgesetzt, ging er nach Berlin, wurde hier freundlich aufgenommen und zum Professor befördert. 1707 begab er sich nach dem Haag, hielt es hier 12 Jahre aus und siedelte endlich nach London über, wo er 1735 starb. Wir haben von ihm: *„Explication nouvelle et métho-dique des actions animales"* (Paris 1678) — *„La chimie naturelle etc."* (I. Th., Montauleau 1680; II. und III. Th., Paris 1687; im Haag 1707; lateinisch Amster-dam 1707) — *„L'histoire de l'animal etc."* (Paris 1682, 1687; lateinisch Amsterdam 1683). — Seine Rathschläge gegen den Missbrauch von Thee, Kaffee, Chocolade (zuerst Rotterdam 1705) wurden in's Deutsche (Leipzig 1707) und Englische (London 1716) übersetzt.　　　Red.

Duncan. Der Zeitfolge nach ist von den sonstigen verstorbenen schottischen Aerzten des Namens D. zuerst A n d r e w 1. D. zu nennen, 1744—1828. Er wurde zu Edinburg in St. Andrews ausgebildet, wo er mit einer Dissertation über die Pur-gantien 1769 promovirt wurde und publicirte dort eine grosse Reihe von Schriften, von denen die meisten jedoch kürzere Antrittsreden, Gelegenheitspamphlets etc. sind. *„Medical cases selected from the records of the public dispensary at Edinburg"* (Daselbst 1778; lat. Leyden 1783) ist sein Hauptwerk. — A n d r e w 2. D., zu Edinburg 1794 promovirt, hat eine Reihe kleinerer Schriften verfasst, unter denen der Hervorhebung bedürfen: *„Reports of the practice in the clinical wards of the R. Infirmary of Edinburg 1817—1818"* (Daselbst 1818) — *„Catalogue of medicinal plants"* (Daselbst 1826) und *„Physiological classification of the materia medica"*. Auch war er Mitherausgeber der „Annals of medicine" von 1796—1804. — Noch hier zu nennen J a m e s D., der in den Zwanziger-bis Vierziger-Jahren in Edinburg prakticirte, dort mit einer Dissertation, *„De filaria medinensi etc."* 1821 doctorirte und literarisch ein reichliches chirurgisches Material in casuistischen Mittheilungen verwerthete. Grösseren Umfanges ist nur *„On foreign bodies in the air-passages"* (Edinburg 1835).　　　Red.

*Duncan, J a m e s M a t h e w s D., zu Aberdeen am Mar. College 1846 promovirt, F. R. C. P. Edin. 1851, siedelte vor einigen Jahren nach London über und wurde hier 1882 als F. R. C. P. recipirt. D., der die üblichen Vorbereitungs-und Assistentenstellen am Bartholomäus-Hospital durchgemacht hatte, war über 20 Jahre als Arzt und klinischer Lehrer der Gynäkologie und Pädiatrie an den Hauptinstituten Edinburgs in Wirksamkeit und wurde wegen seiner sehr geschätzten und allgemein bekannt gewordenen Arbeiten auf diesen Gebieten zum correspon-direnden, resp. Ehrenmitgliede der meisten gynäkologischen Gesellschaften Gross-britanniens, sowie des Continents und Amerikas ernannt. Die Hauptwerke sind folgende: *„Fecundity, fertility and sterility"* (1866) — *„Researches in obste-trics"* (1868) — *„Perimetritis and parametritis"* (1869) — *„On sterility in women"* (Gulstonian lect. 1883). Aelteren Datums sind: *„Uterine displacements"* (1853) — *„Statics on pregnancy"* (1855).　　　Red.

*Duncan, E b e n e z e r D., zu Glasgow, beendigte seine medicinischen Studien auf der dortigen Universität 1867 und wurde daselbst promovirt 1870. Er trug dann zunächst an der Glasg. med. school öffentliche Gesundheitspflege vor und wirkte später an dem Tauben- und Blindeninstitut daselbst. Seine Schriften sind grösstentheils im Glasg. med. Journ. veröffentlicht, so: *„Renal epilepsy occurring in parturient women"* (1880) — *„Sanitary legislation"* (1882). Separat erschienen: *„Typhoid fever its cause and prevention"* (1875) und *„Sins against the laws of health"* (1880).　　　Red.

Dunglison. Zwei amerikanische Aerzte, wahrscheinlich Vater und Sohn. Der Aeltere ist R o b l e y D., 1798—1869, der eine ganz beträchtliche Reihe fleissiger Arbeiten geschaffen hat. Die früheste, *„Commentaries on diseases of the stomach and bowels of children"*, erschien in London 1824. Dann folgte (University of Virginia 1827) *„Syllabus of the lectures on medical jurisprudence"*. D.'s Hauptwerk war wohl die *„Human physiology"* (2 Bde., Philadelphia 1832,

1836, 1844, 1856). Ebenfalls in einer Reihe von Ausgaben erschien „*A new dictionary on med. science and literature*" (Boston 1833; Philadelphia, in 4. Aufl. 1844; in 7. — als Medical lexicon — 1848; dann noch daselbst 1851, 1860, 1866; revidirt durch Richard D. 1874). Weitere grössere Werke von Robley D. sind: „*On the influence of atmosphere and locality etc.*" (Philadelphia 1835) — „*General therapeutics etc.*" (Daselbst 1836) — „*The medical student etc.*" (Daselbst 1837, 1844) — „*New remedies etc.*" (Daselbst 1839, 1841, 1846; in 7. Aufl. 1856) — „*The practice of medicine*" (2 Bde., Daselbst 1842; in 3. Aufl. 1848) — „*General therapeutics and materia medica*" (2 Bde., Daselbst 1843, 1846); endlich „*History of medicine etc.*" (von Richard D., Philadelphia 1872, herausgegeben). Ausser vielen Antrittsreden, Studienprogrammen etc. ist endlich Robley D. noch als Mitherausgeber des „London Med. Repository" und als Herausgeber des in Philadelphia 1837—1842 erschienenen „American Med. Intelligencer" zu erwähnen. — Richard J. D., der Jüngere. 1858 zu Philadelphia promovirt, hat, abgesehen von den Ausgaben und Revisionen, denen er sich, wie oben ausgeführt, unterzog, mit mehreren kleineren Arbeiten: Irrenstatistik (Philadelphia 1860), medicinisches Bibliothekwesen (1871) und Aehnlichem debütirt und gab 1880—1881 die Zeitschrift „College and Clinical Record" in Philadelphia mit heraus.

(Nicht zugängliche) Biogr. Robley D.'s von Peale, Philadelphia 1869.   Red.

*Dunin, Theodor D., geboren am 1. April 1854 in Wyganowo bei Kielce, studirte in Warschau bis 1876, wurde nach glänzend bestandenem Examen Assistent der therapeutischen Klinik, 1878 Hausarzt und 1880 Primararzt am Hospital zum Kindlein Jesus in Warschau; durch seine vortreffliche Beobachtungsgabe, scharfes, kritisches Denken, neben gründlichem Wissen, nimmt D. eine dominirende Stellung unter den jüngeren polnischen Klinikern ein. Seine werthvollen Arbeiten sind meist seit 1878 in der Gazeta lekarska in Warschau gedruckt worden.   K. & P.

Dunker, Friedrich Jakob D., geboren zu Pyrmont, woselbst sein Vater Brunnenarzt war, studirte Medicin in Göttingen (*„Diss. inaug. de typo morborum")*, woselbst er 1789 Dr. med. wurde, kam 1794 mit dem Freiherrn von Marsch als dessen Hausarzt nach Russland, ging dann nach Deutschland zurück und starb 1805.

Recke-Napiersky, I, 461.   L. Stieda.

/Duno, Thaddäus D. (DUNUS), geboren zu Lucarno 1523, fand, als im Jahre 1555 die Verbannung über ihn verhängt wurde, eine Zuflucht in Zürich und wurde ein vertrauter Freund C. GESSNER'S. Er prakticirte und trieb eine umfangreiche Schriftstellerei, die jedoch einer grossen Reihe aussermedicinischer Arbeiten gewidmet war, so unter Anderem biblischen Fragen, der Kalenderkunst, der Sprachforschung. Von medicinischen Schriften hinterliess er bei seinem 1613 erfolgten Tode: „*Muliebrium morborum omnis genesis remedia etc.*" (Strassburg 1565) — „*Epistolae medicinales etc.*" (Zürich 1592; handeln über die Oxymele, Therapie der Pleuritiden, der Gelenkleiden, Semitertianfieber u. A.).

Biogr. méd. III.   Red.

Duparque, F. D., Lebensdaten nicht überliefert, ist der Verfasser von „*Histoire complète des ruptures et des déchirures de l'utérus, du vagin et du périné*" (Paris 1837, 1839; englisch von JOS. WARINGTON, Philadelphia 1837; deutsch von NEVERMANN, Quedlinburg und Leipzig 1838) und kleinerer casuistischer Mittheilungen.   Red.

Dupasquier, G.-A. D., französischer Chemiker und Arzt, geboren 1793 in Cherry (Rhône), gestorben 1848 in Lyon, studirte Naturwissenschaften und Medicin unter FOURCROY, GAY-LUSSAC, CORVISART, GEOFFROY ST. HILAIRE und CUVIER. Seine ärztliche Laufbahn war nicht vom Erfolg begleitet, und er widmete sich deshalb ganz der Chemie, für die er grosse Begabung und Vorliebe zeigte. 1834 wurde er Professor an der École de la Martinière in Lyon und erwarb sich bald als Lehrer einen geachteten Namen; er ist Verfasser einer grossen Menge von chemischen Abhandlungen, von denen sich die bekanntesten auf die Untersuchung der Schwefelwässer und Schwefelthermen beziehen. Unger.

Duplanil, J.-D. D., französischer Arzt, hervorgegangen aus der Facultät von Montpellier, geboren in Argenteuil 1740, gestorben daselbst 1802, war Arzt des Herzogs von Artois, übersetzte einige englische Werke und verfasste „Médecin du voyageur" (Paris 1801). Unger.

*Duplay, Simon-Emmanuel D., zu Paris, ist daselbst am 10. September 1836 als der Sohn des 1872 verstorbenen Hospitalarztes August e D. geboren, studirte bei der Pariser med. Facultät, bei welcher er 1862 Aide d'anatomie und 1866 mit der These „Des collections séreuses et hydatiques de l'aine", für die er den Preis Barbier erhielt, Doctor und in demselben Jahre Prosector wurde. 1866 wurde er Professeur agrégé für die Chirurgie mit der These „De la hernie ombilicale", 1867 Chirurg des Bureau central, 1871 des Hôp. de Lourcine, 1872 des Hôp. Saint-Antoine. Von 1862—67 hielt er Vorträge über Anatomie und operative Chirurgie und vertrat 1872 LAUGIER in der chirurgischen Klinik der Pitié. Seine zahlreichen Arbeiten sind in den Bulletins de la Soc. anat., der Union médicale, dem Dict. encyclop. des sc. méd., den Bulletins de la Soc. de chir. enthalten, namentlich aber auch in den Archives générales de médec., deren Director für den chirurgischen Theil er seit 1867 ist. Sein noch im Erscheinen begriffenes Hauptwerk aber ist die Fortsetzung (von T. III, 1874 an) des von FOLLIN begonnenen, aber durch dessen Tod unterbrochenen: „Traité élémentaire de pathologie externe". Ausserdem ist von ihm noch anzuführen: „De l'hypospadias périnéoscrotal et de son traitement chirurgical" (Paris 1874, av. 2 pl.) und seine: „Conférences de clinique chirurgicale faites à hôpital Saint-Louis et Saint-Antoine" (Theil 1 und 2, Paris 1877—79). Auch gab er zusammen mit J.-P. MORAT heraus: „Recherches sur la nature et la pathogénie de l'ulcère perforant du pied (mal plantaire perforant)" (Paris 1873).

Glaeser, pag. 215. G.

*Duplouy, Charles-Jean D., Professor der chirurgischen Klinik an der Schule für Schiffsmedicin zu Rochefort, ist zu Angoulème (Charente) geboren, wurde zu Montpellier 1857 Doctor mit der These: „De l'amputation de Chopart, considérée surtout au point de vue des suites". Von seinen Arbeiten sind zu erwähnen: „Nouveau cas d'asphyxie par l'introduction d'un poisson vivant dans le larynx" (Gaz. des hôpit. 1863) — „Luxation latérale complète de la 5. vertèbre cervicale en avant, etc." (Arch. de méd. navale 1864) — „Lésions traumatiques du globe oculaire" (Ebenda) — „De l'uréthrotomie interne" (Ebenda 1866) — „Lettre à M. le prof. Fonssagrives sur l'aspiration sous-cutanée appliquée à la pneumatose intestinale et à la hernie étranglée" (Gaz. hebdomad. 1871) — „Mém. sur une tumeur adénoïde occupant la totalité du sein gauche, d'un volume énorme; ablation" (Travaux de la Soc. d'agric., belles-lettres etc. de Rochefort, 1863—64) — „Mém. sur l'ophthalmoscopie" (Ebenda 1864). Ausserdem eine Reihe von Recensionen in den Arch. de méd. navale (1864—72).

Berger et Rey, pag. 82, 256. G.

Dupont, Ch.-P. D., französischer Naturforscher und Arzt, stammte von armen Eltern, studirte in der freien Zeit, die ihm sein Amt als Finanzbeamter übrig liess, Naturwissenschaften und Medicin und legte eine interessante Sammlung von Vögeln, Amphibien und Insecten an, die er auf einer Reise nach Egypten gesammelt, und von denen er Präparate in Wachs anfertigte. Er war 1795 in Bayeux geboren und starb in Paris 1828. Schriften hinterliess er nicht. Unger.

Duport, François D., französischer Arzt, geboren 1540 in Paris, gestorben daselbst 1617, machte sich durch folgende Publicationen bekannt: „*De signis morborum libri IV cum annotationibus*" (Paris 1584) und „*Medica decas ejusdem commentariis illustrata*" (Daselbst 1613; französisch von DUFOUR, 1694).

Unger.

*Dupré, Germain D., geboren zu Argelès (Hautes-Pyrénées), wurde in Montpellier Dr. med. (CORDAT) und zu Paris Doctor der Chirurgie (VELPEAU und LISFRANC). In Montpellier wurde er 1852 Professor der klinischen Medicin und später Médecin en chef am l'hôpital St. Eloi. D., welcher Akademiemitglied, Senator etc. ist, hat die Literatur der klinischen Medicin im engeren Sinne durch zahlreiche Specialartikel bereichert.

Red.

Dupré-de-Lisle, aus der Provence, war in der zweiten Hälfte des vorigen Jahrhunderts Marinearzt und bei dem Hôtel du Roi angestellt und verewigte seinen Namen durch den „*Traité des maladies de la poitrine, connues sous le nom de phthisie pulmonaire*" (Paris 1769). Auch schrieb er einen „*Traité des lésions de la tête par contrecoup*" (Daselbst 1770), einen „*Traité sur le vice cancéreux*" (Daselbst gleichzeitig) und eine Admissionsthese zur Zulassung in die Faculté de médecine über das Miliarfieber bei Wöchnerinnen, welche 1779 in Paris gedruckt wurde.

Dict. hist. II.   Red.

Dupuy, J.-C. D., französischer Marinearzt, geboren in Niort 1674, gestorben 1757 in Rochefort, publicirte ausser mehreren Abhandlungen in der Pariser Akademie der Wissenschaften ein „*Manuel des opérations de chirurgie*" (Toulon 1726).

Unger.

Dupuy. Von den weiteren sehr zahlreichen Trägern dieses Namens bedürfen der Erwähnung: *S.-P. Paul D., der 1857 mit einer Abhandlung über Perubalsam promovirt wurde und weiterhin ausser kleinen Schriften philosophischen Inhaltes zwei Arbeiten über Muskelarbeit und Muskelermüdung (Paris 1869) publicirte; und *Eugène D., Verfasser von „*Examen de quelques points de la physiologie du cerveau*" (Paris 1873) und kleinerer Arbeiten aus dem Gebiete der Neurologie.

Red.

Dupuytren, Guillaume Baron D., der berühmteste französische Chirurg im ersten Drittel des 19. Jahrhunderts, war am 5. October 1778*) zu Pierre-Buffière, einer sehr kleinen Stadt der Haute-Vienne, bei Limoges, geboren, kam im Alter von 12 Jahren nach Paris, begann sehr jung das Studium der Anatomie und Chirurgie, wurde bereits 1794 Prosector und hielt sehr besuchte Vorlesungen. 1801 zum Chef des travaux anatomiques ernannt, beschäftigte er sich viel mit pathologischer Anatomie, wobei BAYLE sein Gehilfe war, las über dieselbe und schrieb die These „*Propositions sur quelques points d'anatomie, de physiologie et d'anatomie pathologique*" (1803). 1802 war er bereits durch Concurs Chirurgien en second am Hôtel-Dieu geworden, bei welchem er 1808 zum Chirurgien en chef adjoint und 1815 zum Chirurgien en chef, an PELLETAN'S Stelle, ernannt wurde, nachdem er durch einen sehr glänzenden Concurs auch den durch SABATIER'S Tod erledigten Lehrstuhl der operativen Chirurgie im Jahre 1812 erlangt hatte. Seine These bei diesem Concurse war „*Sur la lithotomie*". Er hatte bis zu dieser Zeit, von 1801 an, bereits eine ganze Reihe von anatomischen, physiologischen und pathologisch-anatomischen Arbeiten der verschiedensten Art veröffentlicht; ferner solche über die mephitischen Ausdünstungen der Senkgruben und die dadurch bei den Cloakenarbeitern herbeigeführten Asphyxien, über Diabetes mellitus u. s. w. Auch war er, als bei der feindlichen Invasion 1814 unter den Mauern von Paris noch

---

*) Diese Jahreszahl giebt die Biogr. méd. und Larrey an, während die Notice histor. an der Spitze von D.'s Leçons orales, ebenso wie Parise t das Jahr 1777 als Geburtsjahr bezeichnen.

gekämpft wurde, mit seinen Schülern den Verwundeten zu Hilfe geeilt. Nachdem er einmal an die Spitze des Hôtel-Dieu gestellt war, hat er es verstanden, seine Klinik zu einer der berühmtesten in der Welt zu machen. Seine Pflichttreue, seine Arbeitskraft und die übrigen glänzenden Eigenschaften, die er dabei entwickelte, waren aber auch bewundernswerth. Jeden Tag von 6—9 Uhr Morgens machte er seine erste Visite und von 6—7 Uhr Abends die zweite; auf die Morgen-Visite, bei der er alle Verbände selbst anlegte, folgte ein einstündiger klinischer Vortrag, dann kamen die Operationen, die auszuführen waren, an die Reihe, ferner die ambulanten Kranken, die Sectionen u. s. w., so dass er wenigstens 5 Stunden jeden Morgen im Hospital zubrachte, in welcher Zeit er sich ganz und gar den Hospital- und in Menge zuströmenden poliklinischen Kranken und dem Unterricht mit einem Eifer und einer Strenge widmete, die er auch von Untergebenen und Schülern verlangte. Sein diagnostischer Scharfblick hatte bisweilen etwas Divinatorisches; gleichwohl berücksichtigte er mit grösster Sorgfalt alle aus der Anamnese oder aus der objectiven Untersuchung zu entnehmenden einzelnen Umstände, welche ihn auf die richtige Diagnose führen oder dieselbe sichern konnten und suchte sich durch sehr präcise an den Kranken gerichtete und von diesem ebenso bestimmt zu beantwortende Fragen weitere Aufklärung zu verschaffen. Sein grösstes Talent aber war das des Vortrages, der durch seine Klarheit, die tiefe Kenntniss des Gegenstandes und die Methodik seiner Anordnung die Zuhörer hinriss. Sein operatives Talent kam erst an zweiter Stelle. Er unternahm keine Operation, die er nicht für dringend oder unumgänglich hielt, und erst nachdem alle anderen Eventualitäten der Heilung erschöpft waren. Hatte er aber die Operation beschlossen, so traf er alle Vorbereitungen zu derselben mit der grössten Sorgfalt, Ruhe und Voraussicht und bewahrte bei derselben, allen unvorhergesehenen Vorkommnissen gegenüber, die unerschütterlichste Kaltblütigkeit. Die Ausführung der Operation selbst geschah mit mehr Sicherheit als Eleganz, auch legte er auf erstere mehr Werth als auf Schnelligkeit. Während er in seinem Hospital die ausführliche Registrirung der vorgekommenen Beobachtungen überwachte, widmete er auch sonst noch einen grossen Theil seiner Zeit seinem Amte, nämlich den Sitzungen in den Akademien, den Berathungen in der Universität, so dass für seine Privatpraxis blos seine Consultationsstunde und die Pausen zwischen seinen verschiedenen officiellen Geschäften übrig blieben; die armen und die Hospital-Kranken genossen bei ihm einen entschiedenen Vorzug vor den Privat-Patienten. — Sehen wir jetzt, welche Förderung die Anatomie, Physiologie, Pathologie, namentlich aber die Chirurgie ihm zu danken hat, so ist zunächst anzuführen, dass sehr Viel davon nicht durch ihn selbst, sondern durch seine Schüler publicirt worden ist. Dahin gehören für die frühere Zeit: MARANDEL'S „Essai sur les irritations" (Paris 1807, 4.) und JEAN CRUVEILHIER'S „Essai sur l'anatomie pathologie en général" (Paris 1816, 4.), sowie für die darauf folgende Zeit: L. J. SANSON und L. J. BÉGIN „De la médecine opératoire par R. B. SABATIER" (4 Bde., Paris 1822—24), G. GUÉRIN in seiner Uebersetzung von J. THOMSON'S „De la taille latérale suivant W. CHESELDEN" (Paris 1818) [Beschreibung von D.'s Steinschnittmethode], dann BRESCHET'S „Répertoire général d'anatomie et de physiologie pathologiques et de clinique chirurgicale" (1826 — 29), vor Allem aber die „Leçons orales de clinique chirurgicale faites à l'Hôtel-Dieu de Paris; rec. et publ. par une société de médecins" (4 Bde., Paris 1830—34; zwei belgische Nachdrücke Brüssel 1834; deutsche Uebersetzung von EM. BECH und RUD. LEONHARDI, Leipzig 1832—35 und G. WEYLAND, Paris 1832, 34; englische Uebersetzungen von A. SIDNEY DOANE, New York 1833 und Boston 1833; italien. Uebers. Venedig 1834, 35; dänische Uebers. von J. RÖRBYE, Kopenhagen 1835); davon: „Deuxième édition entièrement refondue par Brierre de Boismont et Marx" (6 Bde., Paris 1839; deutsche Uebers. von H. E. FLIES, Quedlinburg 1840—46); endlich der „Traité théorique et pratique des blessures par armes de guerre. Rédigé . . . . et publié sous sa direction par A. Paillard et Marx" (Paris 1834;

deutsche Uebers. von M. KALISCH, Berlin 1836), sowie in Betreff seiner Operationsmethoden: ROCHE et SANSON „Nouveaux élémens de pathologie médico-chirurgicale"
(4 Bde., Paris 1825—28). Die hauptsächlichsten seiner e i g e n e n Abhandlungen
aus der Chirurgie waren, ausser den schon genannten, über die Fracturen bei
Kindern (1811), über die Amputation des Unterkiefers (1814), über die Arterien-
Ligatur an Stelle der Amputation bei mit Aneurysmen complicirten Fracturen (1815),
über die Ligatur der Haupt-Arterienstämme (1816), über die Fractur der Fibula
(1819), Bericht über die Ermordung des Herzogs von B e r r y (1820), über eine
neue Methode des Steinschnittes (1824), über eine neue Behandlungsweise des
künstlichen Afters (1825), über die angeborenen Oberschenkel-Luxationen (1827),
über den Vaginalkatarrh junger Mädchen (1827), über Erweiterung der Harnröhre
(1827), über Arterien-Ligatur nach ANEL bei gewissen Schussverletzungen der
Arterien (1828), über die varicösen Aneurysmen (1829). Vor Allem sind es die
„Leçons orales" in ihrer 2. Ausgabe, denen (als Tome VI) auch die „Blessures
par armes de guerre" angeschlossen sind, welche eine Fundgrube für DUPUYTREN's
Doctrinen enthalten, unter denen wir die hauptsächlichsten andeutungsweise
hervorheben wollen. Was zunächst die Schusswunden anlangt, so hatte D., ausser
1814, auch während der Juli-Revolution 1830 eine reiche Gelegenheit gehabt,
neue Erfahrungen über dieselben zu sammeln. Die von ihm herrührende Eintheilung der Verbrennungen ist vielfach auch von Anderen angenommen worden.
Seine Behandlung der Narben hatte zu einer Polemik zwischen ihm und DELPECH
Anlass gegeben. Die Gangraena senilis beschrieb er unter dem Namen „gangrène
symptomatique de l'artérite". Unter den Geschwülsten hat er auf die im Knochen
vorkommenden Echinococcuscysten aufmerksam gemacht und die Entstehung der
Reiskörper in den ausgedehnten Sehnenschleimbeuteln zu deuten gesucht, auch mit
den gefässreichen Krebsgeschwülsten unter dem Namen Fungus haematodes sich
näher beschäftigt, sowie den Carbunkel genau von der Pustula maligna des Milz-
brandes unterschieden. Er war in Frankreich einer der Ersten, welcher Ligaturen
der grossen Arterien (Subclavia, Carotis, Iliaca ext.) ausführte und seine Aufmerksamkeit den traumatischen Aneurysmen, besonders dem falschen Aneurysma
der Ellenbeuge und dem Aneurysma varicosum zuwendete, auch den Mechanismus des Lufteintrittes in die Venen zu erforschen suchte und sich die Behandlung der Erkrankungen der Venen, wie der Varicocele und der Hämorrhoiden
besonders angelegen sein liess. Das Delirium nervosum unterschied er zuerst
vom Delirium tremens. Bei der Lehre von den Fracturen sind seine Untersuchungen über die Callusbildung bekannt, ferner die Specialarbeiten über die
Fracturen des unteren Radius- und Fibulaendes, sowie über die differentielle
Diagnose der Fracturen und Luxationen des Humerus; auch war er einer der
Ersten, die sich mit der Einrenkung veralteter Luxationen beschäftigten. Nicht
minder sind mit seinem Namen verknüpft die Verkrümmungen der Finger, die
Exostose der grossen Zehe, der eingewachsene Nagel an derselben. Auch mit
den Augenkrankheiten hat er sich vielfach beschäftigt, namentlich der Behandlung
der Thränenfistel; er gab ferner die beste Beschreibung von der blennorrhoischen
Ophthalmie. Ueber die Herzverletzungen sich auszulassen bot ihm der Tod des
Herzogs von Berry Anlass; dazu kamen die Betrachtungen über das traumatische
Emphysem. Auch die Wirbel-Caries und die von derselben abhängigen Abscesse
beschäftigten ihn; ebenso die Incarceratio interna. Bei den Hernien zeigte er das
häufige Vorkommen der Einklemmung im Bruchsackhalse; bekannt ist seine Behandlungsweise des künstlichen Afters mit dem von ihm erfundenen Enterotom.
Auch bei den Erkrankungen der männlichen und weiblichen Genitalien und Harnorgane ist ihm manches zu besserer Erkenntniss und zweckmässigerer Behandlung
Beitragende zu danken. — Unter den von D. ausgeführten Operationen sind die
Resectionen am Unterkiefer (seit 1812) von ihm als einem der Ersten gemacht
worden, auch interessirte er sich für den vorzugsweise von ihm ausgeführten
bilateralen Steinschnitt so, dass er, da er am Ende seines Lebens eine über

denselben von ihm begonnene Schrift nicht mehr zu Ende zu führen vermochte, testamentarisch deren Vollendung seinen Schülern und Freunden SANSON und BÉGIN übertrug, die denn auch das „Mém. sur une manière nouvelle de pratiquer l'opération de la pierre" (Paris 1836, fol.; 2 Nachdrücke, Brüssel 1836; deutsche Uebersetzungen von F. REICHMEISTER, Leipzig 1837 und Weimar 1837) nach seinem Tode herausgaben. — Fügen wir hinzu, um D.'s Vielseitigkeit anzudeuten, dass er früher Éloges de CORVISART, de RICHARD (1821), de PINEL (1826), einen „Rapport sur la fièvre jaune" (1826) und später „Lettre et leçons sur le siége, la nature et le traitement du choléra-morbus; rec. et publ. par A. Paillard et Marx" (1832) hatte erscheinen lassen, so ist damit nur eine schwache Andeutung von seiner Thätigkeit auf dem Gebiete der Gesammt-Medicin gegeben. — Der rastlos thätige Mann, welcher die höchste Staffel des Ruhmes erklommen hatte, der neben seinem Lehramte Leibchirurg der Könige L u d w i g XVIII. und Karl X., Baron, Mitglied des Conseil de salubrité, Inspecteur général der Universität geworden war, wurde im November 1833 von einem leichten Schlaganfalle getroffen, suchte noch einige Monate dagegen anzukämpfen, musste aber im Frühjahr 1834, nach mehr als 30jähriger ununterbrochener Thätigkeit im Hôtel-Dieu, diese zum ersten Male unterbrechen. Er machte eine Reise nach Italien, die einem fortgesetzten Triumphzuge glich, kehrte von dort nach nicht langer Zeit zurück, nahm seine Lehrthätigkeit wieder auf, aber es ging bald mehr und mehr mit seiner Gesundheit abwärts und am 8. Februar 1835 erfolgte sein Tod, nachdem er (neben·den 4 Millionen Franken, die er seiner Tochter hinterliess, und neben anderen Legaten) testamentarisch der medicinischen Facultät 200.000 Franken zur Gründung eines Lehrstuhles der pathologischen Anatomie vermacht hatte. Da indessen der Staat diese Pflicht übernahm, konnte die genannte Summe zur Gründung des Musée Dupuytren verwendet werden. — 34 Jahre später (im October 1869) wurde eine ihm in seinem Geburtsorte errichtete Statue eingeweiht.

E. Pariset, Éloge du baron G. Dupuytren. Paris 1836 und Histoire des membres etc. T. II. pag. 103. — Notice historique sur Dupuytren. Leçons orales etc. 2. édit. 1839, T. I, pag. V. — Baron Larrey, Discours . . . . à l'inauguration de la statue de Guill. Dupuytren . . . . Paris 1869, 4. — Callisen, V, pag. 448—51; XXVII, pag. 373—92. Gurlt.

*Durand-Fardel, Ch.-L.-Maxime D.-F., Inspecteur der Quellen von Haute-Rive in Vichy, lebt zu Paris, wo er am 13. August 1840 nach dort vollendetem Studium seine Wirksamkeit begann. Die früheste Serie seiner Schriften (1839 bis 1848) war der Physiologie und Pathologie des Gehirns gewidmet; seine späteren Arbeiten beschäftigen sich hauptsächlich mit der Wirkung der Thermalwässer von Vichy und erschienen unter entsprechenden Titeln 1849 bis 1872. Hervorzuheben sind unter diesen „Des eaux de Vichy etc." (Paris 1851) und „Traité therapeutique des eaux minérales de France et de l'étranger etc." (Daselbst 1857, mit colorirter Karte). Daneben war D.-F. jedoch auch im klinischen Fache hervorragend schriftstellerisch thätig: „Traité pratique des maladies chroniques" (Paris 1868) — „Traité pratiques des maladies des vieillards" (Daselbst 1873), hatte Gelegenheit, „Une mission médicale en Chine" (Bericht an den Handels- und Ackerbauminister mit einer Darstellung der ostasiatischen Quarantänen, Paris 1877) zu schreiben und gab mit LE BRET, LEFORT und FRANÇOIS 1860 das „Dictionnaire général des eaux minérales et d'hydrologie médicale" heraus. Red.

Durande, Jean-François D., aus Dijon, welcher (bei unbekanntem Geburtsjahre) am 23. Januar 1794 starb, verdient Erwähnung als Erfinder des nach ihm benannten Mittels, niedergelegt in der Schrift: „Observations sur l'efficacité du mélange d'éther sulfurique et d'huile volatile de thérébinthine dans les coliques hépatiques produites par des pierres biliaires" (Paris 1770). Im Uebrigen war D. Botaniker und zeichnete sich, seit 1774 Mitglied der Akademie in Dijon, auf diesem Gebiete und dem der Chemie aus. Von hygienischem Interesse ist seine Monographie: „Mémoire sur l'abus de l'ensevelissement des morts" (Strassburg 1789).

Biogr. méd. III. Red.
16*

Durante, Castor D., aus Goaldo (Umbrien), war Dichter und Arzt und studirte in der zweiten Hälfte des 16. Jahrhunderts an der Sapienza in Rom. Die Ueberlieferung, dass er Arzt des Papstes Sixtus V. gewesen sei, wird durch keine authentische Notiz beglaubigt. Wegen seines botanischen Werkes *„Herbario nuovo"* widmete ihm PLUMIER die Pflanzengattung „Castorea" (von LINNÉ aus demselben Grunde „Duranta" benannt). Mehr mit der Medicin hat sich D., der 1590 in Viterbo starb, durch folgende Schriften in Berührung gebracht: *„De bonitate et vitio alimentorum centuria"* (Pesaro 1565, 1594; Rom 1585; ital. als *„Tesoro della sanitote"* [Venedig 1586, 1629; Rom 1632]) und *„De usu radicis et foliorum mechoacanae"* (Antwerpen 1587). Auf den Tabak hatte er ein lateinisches Epigramma gedichtet (posthum Utrecht 1644).

Biogr. méd. III.   Red.

Duret. Zwei französische Aerzte, Vater und Sohn. Der Erstere, Louis D., in Baugé-la-Ville 1527 geboren, hatte bereits gründliche Sprachstudien gemacht und war Licentiat der Philosophie, als er 1552 in Paris das Studium der Medicin mit vollem Eifer ergriff. Er wurde Leibarzt bei Karl IX., sowie bei Heinrich III., Professor am Collège de France 1568—1586 und starb in dieser Stellung am 22. Januar des letztgenannten Jahres. D. galt als ein eminentes Sprachtalent, soll den HIPPOKRATES vollständig auswendig gewusst haben und ein Arabist ersten Ranges gewesen sein. Er hat daneben allerdings auch den Ruf, in die Alten manche Feinheit erst hineininterpretirt zu haben, ein Bestreben, welches die Sympathie seines Zeitalters für sich hatte. Seine Arbeitsrichtung wird durch die folgenden Schriften gekennzeichnet: *„Commentaire sur les six premières sections des aphorismes d'Hippocrate"* und *„Traité des maladies des femmes"* (diese beiden wurden nicht in Druck gegeben) — *„Adversarie in Jac. Hallerii libr. de morbis internis"* — *„Interpretationes et enarrationes in magni Hippocratis Coacas praenotiones"* — *„In magni Hippocratis librum de humoribus purgandis etc. commentarii"* (diese erschienen sämmtlich posthum, das erste Paris 1587; die Interpretationes daselbst 1588 und später in Strassburg 1633, Genf 1665, Leyden 1737, Lyon 1784; die Commentarien Paris 1631, Leipzig 1745). Glaubhaft wird erzählt, dass D., der Vater, an seinen HIPPOKRATES-Ausgaben 30 Jahre gearbeitet habe. — Die Besorgung der Ausgaben fiel dem Sohne, Jean D., zu, der in Paris 1563 geboren wurde und seinem Vater auf den Lehrstuhl am Collège de France 1586 folgte. 1600 resignirte er zu Gunsten P. SÉGUIN'S, wurde 1610 zum Leibarzt der Königin Maria von Medicis ernannt und starb am 31. August 1629. An eigenen Arbeiten publicirte er: *„Commentaire sur les 58 dernières prénotions coaques"* (Ergänzung des obengenannten väterlichen Werkes, Heinrich III. gewidmet) und *„Advis sur la maladie regnante"* (Pestschrift, Paris 1619, 1623).

Dict. hist. II.   Red.

*Durham, Arthur Edward D., studirte von 1853 bis 1857, bildete sich speciell am Guy's Hospital praktisch aus und wurde F. R. C. S. Eng. 1860. Er lehrte dann am Guy's Hospital zunächst Anatomie und Mikroskopie, später auch Chirurgie, gab eine Zeit lang die Guy's Hospital Reports heraus und wirkt gegenwärtig als Consulting surgeon am St. Alban's Hospital. Seine zahlreichen Publicationen erschienen zum Theil in den Guy's Hosp. Reports und betrafen zuerst physiologische Themata. Später folgten ebenda: *„Cases of operations on the larynx"* (1866) — *„Mollities ossium and osteoporosis"* (1864); dann verschiedene Hauptartikel in HOLMES' „System of surgery"; endlich casuistische Mittheilungen chirurgischen Inhaltes in den Transact. of the R. med.-chir. soc. (1872) und im Brit. med. Journ. (1878).

Red

Duroi, Joh. Phil. D. (DU ROI), geboren am 2. Juni 1741 zu Braunschweig, studirte zu Helmstadt Medicin, promovirte 1764, wurde 1765 Aufseher der Veltheim'schen Baumschulen zu Harbke bei Helmstadt, 1777 Arzt in

Braunschweig, dann Garnisonsarzt, Stadtphysicus, Hofmedicus, Assessor beim Ober-sanitäts-Collegium und starb am 8. December 1785. Er gab heraus: *„Observationes botanicae"* (1771) — *„Die Harbke'sche wilde Baumzucht"* (1771, 1772, 2 Bde., 2. Aufl. 1795, 1800).

Biogr. univ. — Deutsche Biogr.   W. Stricker.

Dursy, Emil D., zu Tübingen, war am 5. April 1828 zu Grünstadt in der Rheinpfalz geboren, erlangte 1852 zu Heidelberg, wo er in der Anatomie HENLE'S Schüler gewesen war, mit der Dissert. *„Beiträge zur Kenntniss der Muskeln, Bänder und Fascien der Hand"* die Doctorwürde, wurde 1854 zu Tübingen Prosector unter LUSCHKA und Privatdocent, 1861 Prof. e. o. Seine Arbeiten betrafen an erster Stelle das Gebiet der menschlichen Anatomie und Ent-wicklungsgeschichte, wie: *„Ueber die Fascien und Schleimbeutel der Fusssohle"* (HENLE'S Zeitschr. 1855) — *„Die Muskellehre in Abbildungen, zum Gebrauche bei Präparirübungen u. s. w."* (Tübingen 1860, 4., 60 Taff.) — *„Ueber den Wolff'schen Körper und seinen Ausführungsgang"* (Naturforscher-Versamml. 1864) — *„Ueber das genetische Verhältniss der Harnleiter zur Harnblase"* (Ebendas.) — *„Messungen an Hühnerembryonen u. s. w."* (Zeitschr. für rat. Med. 1867) — *„Der Primitivstreif des Hühnchens"* (Lahr 1867, m. 3 Taff.) — *„Abweichungen in der Musculatur der oberen Extremität des Zwerchfells und des Nackens"* (Daselbst 1868) — *„Zur Entwicklungsgeschichte des Kopfes des Menschen und der höheren Wirbelthiere"* (Tübingen 1869, mit Atlas von 9 Taff., 4.) — *„Gypsmodelle des menschlichen Gehirns nach Abgüssen frischer oder erhärteter Präparate, nebst lithogr. Zeichnungen und erläuterndem Texte"* (Daselbst 1878, mit 2 Taff.) Auch eine zoologische Arbeit: *„Naturgeschichte der deutschen Schlangen"* (1853) hat er verfasst. Er starb am 16. März 1878.

                                                                                G.

*Dusch, Theodor Freih. v. D., geboren in Karlsruhe am 17. September 1824, studirte auf der Universität Heidelberg, später in Paris; seine Lehrer waren vorzugsweise HENLE, PFEUFFER, CHELIUS. 1847 promovirt, begann v. D. seine Thätigkeit im Frühjahr 1854 in Heidelberg; daselbst habilitirt im Sommersemester 1854, wurde er Extraordinarius für Pathologie im October 1856 und Director der medicinischen Poliklinik und ordentlicher Professor seit October 1870. Seine wesentlichsten Arbeiten sind: *„Ueber die Filtration der Luft durch Baumwolle"*, mit SCHRÖDER (LIEBIG's Ann. 1852) — *„Beiträge zur Pathogenese des Icterus"* (Habilitationsschrift 1854) — *„Ueber Hirnsinusthrombose"* (Zeitschr. für rat. Medicin) — *„Lehrbuch der Herzkrankheiten"* (Leipzig 1868) — *„Die Krank-heiten des Endo- und Myocardium"* (in GERHARDT's Handb. der Kinderkrank-heiten 1870). Ausserdem eine Anzahl von kleinen Journalaufsätzen über Diabetes mellitus, Ovariotomie, Störungen des Kreislaufs bei Herzkrankheiten, plötzlichen Tod bei Ausspülungen des Thorax nach der Operation von Empyema etc.   Red.

Dussé. Die Geschichte der Zange nennt den Namen dieses Pariser Geburts-helfers aus dem 18. Jahrhunderte deshalb, weil er derjenige war, der die PALFYN'sche Zange erst zu einem brauchbaren geburtshülflichen Extractionsinstrumente schuf. Die PALFYN'sche Zange hatte bekanntlich kurze, parallel laufende Löffel, deren Griffe mittelst eines Kettchens und umschlungenen Tuches aneinander fixirt wurden. In dieser Form konnte das Instrument seinen Zweck, den Kopf zu fassen und zu extrahiren, nicht gehörig erfüllen. D. verlängerte die Löffel, wodurch das Schloss weiter von den Genitalien entfernt wurde. Ferner kreuzte er die Löffel und höhlte sie an ihren Enden aus, damit sie den Kopf besser fassten. Zur Befestigung beider Arme aufeinander diente ein Schraubenstift. Durch diese Verbesserungen, welche D. um das Jahr 1734 an der PALFYN'schen Zange vornahm, wurde der Geheimniss-krämerei mit der CHAMBERLEN'schen Zange naturgemäss ein Ende gemacht, da sich nun beide Zangen nicht mehr wesentlich von einander unterschieden. Auf-fallend ist es, dass die Beschreibung und Abbildung und dadurch die Verbreitung

dieser Zange nicht von Frankreich, sondern von England ausging, indem
ALEXANDER BUTTER in Edinburg in den Medical Essays seines Wohnortes 1735
die erste Mittheilung darüber veröffentlichte. Kurze Zeit danach veröffentlichte
CHAPMAN das CHAMBERLEN'sche Geheimniss. (S. den Artikel CHAPMAN.) ALEXANDER
BUTTER's Mittheilung erschien unter dem Titel: „The description of a forceps for
extracting children by the head, when lodged low in the pelvis of the mother"
(in Medic. Essays and Observat. by the Society in Edinb. Vol. VII, Edinb. 1735,
8., pag. 320). D. selbst publicirte nichts über seine verbesserte Zange. Er legte
der Akademie eine Arbeit vor, in welcher er bei heftigen Blutflüssen aus der
Gebärmutter nach der Geburt die kreisförmigen Reibungen des Uterus durch die
Bauchdecken auf das Wärmste als blutstillendes Mittel empfahl. Er starb am
Ende des Jahres 1734.

Vergl. Siebold's Gesch. der Geburish. Bd. II, pag. 289.   Kleinwächter.

*Dutrieux, ein Arzt belgischer Abstammung, dessen Lebensschicksale —
sonst unbekannt — durch folgende Arbeiten einigermassen gekennzeichnet werden,
ist der Verfasser von „Considérations générales sur l'ophthalmie communement
appellée ophthalmie d'Égypte suivie d'une note sur les opérations pratiquées à
l'école khédiviale des aveugles an Caire avec une préface en forme de lettre
à Riaz-Pascha" (Cairo 1878) und „Contribution à l'étude des maladies et de
l'acclimatement des Européens dans l'Afrique intertropicale" (Gent 1880).
(Ob identisch mit Léon D., welcher über Urethralstricturen 1866 in Paris
disserirte, war nicht festzustellen.)   Red.

Dutrochet, René-Joachim-Henri D., 1776 zu Renaud bei Vendôme
geboren, wurde 1806 zu Paris promovirt, wirkte zunächst als Militärarzt und
lebte später privatisirend, aber Correspondent des Instityt de France und Membre
associé der Académie de méd. zu Chareau bei Chateau-Regnault, wo er 1847
starb. An seinen Namen knüpfen sich viele, für seine Zeit hochbedeutende physiologische Arbeiten, aus deren Reihe vielleicht die in „Recherches anatomiques et
physiologiques etc." (Paris 1824, 1837) niedergelegten Untersuchungen über die
Leberzellen die nachhaltigste Bedeutung gehabt haben dürften. Nächstdem seien
genannt: „L'agent immédiat du mouvement vital dévoilé dans sa nature et dans
son mode d'action chez les végétaux et chez les animaux" (Daselbst 1828) —
„Nouvelles recherches sur l'endosmose et l'exosmose" (Daselbst gleichzeitig) —
„Recherches sur la formation de la fibre musculaire" (Daselbst 1831) und
viele vergleichend zootomische Aufsätze, besonders in der Mém. de la soc. d'emu-
lation, LEHOUX's Journ. de méd., Mém. du mus. d'hist. nat., auch Arch. gén. de
méd., deren vollständiges Verzeichniss die sogleich zu nennende Quelle bringt.

Callisen, V, XXVII.   Red.

Dutroulau, Auguste-Frédéric D., Chefarzt der französischen Marine
im Hafen zu Brest, war zu Brest am 31. März 1808 geboren, trat mit 19 Jahren
in die Marine ein, wurde 1839 Arzt 1. Cl., erlangte 1842 zu Paris die Doctorwürde, wurde 1848 zweiter Chefarzt auf Martinique und 1851 erster Chefarzt auf
Guadeloupe. Er hat sich durch seine zahlreichen Arbeiten über die Krankheiten
der heissen Länder einen berühmten Namen gemacht. Es befinden sich darunter die
„Études sur les maladies maritimes" (Gaz. méd. de Paris 1850) — „Spécificité
étiologique et symptomatique de la fièvre jaune" (Arch. génér. de méd. 1853) —
„Mém. sur l'hépatite des pays chauds et les abcès du foie" (Mém. de l'Acad.
de méd. 1856) — „Topographie médicale des climats intertropicaux" (Annales
d'hyg. publ. 1858) — „Mém. sur la fièvre bilieuse grave des pays chauds"
(Arch. génér. de méd. 1858); vor Allem aber ist sein mit Preisen, sowohl der
Akademie der Wissenschaften, als der Akademie der Medicin gekröntes Werk:
„Traité des maladies des Européens dans les pays chauds, régions tropicales;
climatologie, maladies endémiques" (Paris 1861; 2. Aufl. 1868) anzuführen.

Nachdem er den Dienst der Marine verlassen, wurde er 1857 Médecin-inspecteur der Seebäder von Dieppe und schrieb nunmehr auch wiederholt über Seebäder, wie: „Note sur les bains de mer de Dieppe, saison de 1857" (Annales de la Soc. de méd. d'hydrologie de Paris 1857) — „Séjour des plages maritimes, etc." (Revue méd. franç. et étrang. 1859) — „De l'hygiène au bord de la mer" und „Hydrothérapie à l'eau de mer" (Gaz. hebdomad. 1862, 63). Eine bedeutende Arbeit aus dieser Zeit ist noch der Aufsatz: „Des modifications introduites dans l'hygiène navale par l'application de la vapeur à la navigation" (Bullet. de l'Acad. de méd. 1863—64; Gaz. hebdomad. 1864). Von 1866 an aber erkrankte er und hat in der folgenden Zeit bis zu seinem am 28. Januar 1872 in seiner Heimat erfolgten Tode nur noch einige Artikel für das Dict. encyclop. des sc. méd. geliefert.

Archives de méd. navale. T. XVII, 1872, pag. 230. — Berger et Rey, pag. 84.

G.

Duval. Unter den vier älteren französischen Aerzten des Namens D. ist der älteste, J a q u e s D., aus Evreux, der in Rouen Anfangs des 17. Jahrhunderts prakticirte, nicht unbedeutend, da er in seiner „Méthode nouvelle de guérir les catarrhes" (Rouen 1611) Grundsätze niedergelegt, die seiner Zeit entschieden voraus waren. Eine gewisse Berühmtheit erlangte wegen der darin niedergelegten Behauptung: „Adam sei Hermaphrodit gewesen" und der Ehrenrettung eines zum Tode verurtheilten Hermaphroditen seine Schrift: „Les hermaphrodites etc." (Daselbst 1612, später — 1615 — eine Vertheidigung derselben gegen RIOLAN). Auch beschrieb D. die in der Nähe von Rouen gelegenen Heilquellen. — Eben erwähnenswerth sind: Jean D., der, in Paris wirkend, WECKER'S Antidotaire in französischer Sprache (Genf 1609) edirte und selbständig verschiedene medicinische Zeitfragen behandelte und Henri-Auguste D. zu Alençon, 1777—1814, der neben botanischen Studien eine Arbeit: „Sur le pyrosis ou fer chaud" (Paris 1809) veröffentlichte. — Der in der älteren Literatur am bedeutendsten dastehende D. ist Guillaume D., ein Vetter des berühmten Theologen André D., der in Paris Theologie, Jurisprudenz, Philosophie und Medicin studirte und 1606 Professor der Philosophie wurde, von 1613 ab zwei Lehrstühle derselben gleichzeitig inne hatte. Daneben wusste er sein Doctorat der Medicin so geltend zu machen, dass man ihn 1640 zum Decan dieser Facultät ernannte. Von seinen der Medicin angehörigen Werken genügt es, die Lobreden auf Pariser Aerzte (Paris 1612) und das medicinische Geschichtswerk „Historia monogramma" (Daselbst 1643) zu erwähnen.

Red.

Duval, J a c q u e s - R e n é D., zu Paris, war am 12. November 1758 zu Argentan geboren, studirte Chirurgie zu Paris, wurde Magister derselben 1786 und Mitglied der Académie de chirurgie. Er widmete sich darauf der Zahnheilkunde, über die, sowie über einige geschichtlich-medicinische Gegenstände er eine sehr grosse Zahl von Schriften und Aufsätzen verfasst hat. Die hauptsächlichsten Schriften über Zahnheilkunde sind: „Recherches historiques sur l'art du dentiste chez les anciens" (1791; 1808) — „Des accidens de l'extraction des dents" (Paris 1802; 1808) — „Réflexions sur l'odontalgie, etc." (Paris 1803; deutsche Uebers., Hannover 1805) — „Le dentiste de la jeunesse, ou moyens d'avoir les dents belles et bonnes" (Paris 1804; neue Ausgabe 1817; engl. Uebers. 1820; translat. and supplied with notes by J. ATKINSON, Baltimore 1848) — „Conseils des poètes anciens sur la conservation des dents" (1805) — „Propositions sur les fistules dentaires; etc." (1812) — „Observations sur quelques affections douloureuses de la face etc." (1814) — „De l'arrangement des secondes dents" (1820). Ausserdem eine sehr grosse Anzahl von Aufsätzen im Recueil périodique, Journal général u. s. w. (von 1800 an). Zu seinen historischen Arbeiten gehören, abgesehen von den schon genannten, u. A.: „Sur la médecine eispnoïque des anciens" (1800) — „Notice sur les Français qui se sont occupés à perfectionner l'opération de la cataracte" (1806) — „Notice historique sur la vie *et les ouvrages de M.* J o u r d a i n, *dentiste"* (Paris 1816) — „*Serment d'Hippo-crate; etc."* (1818) — „*Notice historico-médicale sur les Normands"* (1835). Er war ein hochgeehrtes Mitglied der Acad. de médecine und starb in sehr hohem Alter 1854.

       L e b r e t o n, 1, pag. 537. — C a l l i s e n, V, pag. 465; XXVII, pag. 397.   G.

    Duval, F r a n ç o i s - L o u i s D., zu Rennes, war am 21. September 1790 zu La Teurtrais, Gemeinde Saint-Germain-en-Coglais bei Fougères, geboren, begann 1782 zu Rennes das Studium der Chirurgie, ging 1784 nach Paris, wurde daselbst 1788 Magister der Chirurgie und 1789, nach Rennes zurückgekehrt, bei dem dortigen Collegium der Chirurgie als Docent der Anatomie und Chirurgie angestellt. 1803 gründete er mit einigen Collegen, unter dem Namen Société libre d'enseignement médical, eine medicinische Schule, bei welcher ·er der Vertreter der Chirurgie bis zu seinem Tode war. Als Hospital-Chirurg durch seine operative Geschicklichkeit ausgezeichnet, wurde er in der Revolutionszeit Chef-Chirurg der Avant-Garde der republikanischen Armee, welche die Vendéer bekämpfte, war seit 1794 auch Chef-Chirurg der Gefängnisse und des Hospitals de l'Unité zu Rennes. Er hat keine Schriften hinterlassen, aber durch seinen 36 Jahre lang ertheilten Unterricht eine Menge vorzüglicher Schüler, die sich namentlich in der Militär-Chirurgie ausgezeichnet haben, gebildet. Er starb am 11. Juli 1825.

       L e v o t, I, pag. 655.   G.

    Duval, V i n c e n t D., zu Paris, Orthopäde, war zu Saint-Maclou bei Pont-Audemer (Eure) 1796 geboren, machte seine Studien in Paris, wo er 1820 Doctor wurde und sehr bald sich der Orthopädie unter den Auspicien und in der Anstalt seines Schwiegervaters JALADE-LAFOND zu widmen begann. Von Beiden zusammen wurde ein „*Aperçu des principales difformités du corps humain"* (Paris 1833) herausgegeben. Während aber das von ihnen verfolgte System, bei den Streckbetten statt der permanenten Extension die intermittirende oder oscillirende anzuwenden, keine bedeutenderen Erfolge erzielte, als jene, erlangte D. bei der Behandlung der Klumpfüsse, auf die er sich nunmehr mit ganzem Eifer warf, sehr viel bessere Resultate, namentlich seitdem er, von 1835 an, als der Erste in Frankreich, die von STROMEYER erfundene subcutane Tenotomie der Achillessehne ausführte. Er veröffentlichte einen „*Traité du pied-bot"* (1839), der in den folgenden Auflagen den Titel „*Traité pratique du pied-bot, de la fausse ankylose du genou et du torticollis"* (2. Ausg. 1843 ; 3. Ausg. 1859) führte und für welchen er von der Akademie der Wissenschaften 1839 den MONTHYON-Preis von 3000 Frcs. erhielt. In der zweiten Auflage konnte er bereits über mehr als 1000 von ihm ausgeführte Klumpfussoperationen, über 150 von ihm behandelte Knieankylosen und über 60 Fälle von Torticollis berichten. Er hatte 1830 die Anstalt seines Schwiegervaters übernommen und wurde 1831 bei dem Central-Aufnahme-Bureau der Hospitäler und dem Waisenhause angestellt, mit dem Titel eines Directors der orthopädischen Behandlung in den Hospitälern. Seit 1839 gab er auch eine Monatschrift unter dem Titel: „*Revue des spécialités et des innovations médicales et chirurgicales"* heraus. Mehrere seiner späteren Schriften (1849, 50) beziehen sich auf die Bäder von Plombières, auch betheiligte er sich an einer Polemik, die sich unter den dortigen Aerzten entsponnen hatte. Er schrieb ferner noch einen „*Traité théorique et pratique de la maladie scrofuleuse"* (1852) und starb am 29. April 1876.

       S a c h a i l e, pag. 273. — V a p e r e a u, 5. édit., pag. 644.   G.

    Duval, M a r c e l l i n D., zu Quimper (Finistère) geboren, wurde 1806 zu Paris Doctor mit der These: „*Essai sur la toxicologie, suivi d'observations et d'expériences sur l'emploi du sucre dans les empoisonnements par quelques oxides minéraux"*, war später Professor an der Schule für Schiffsmedicin in Antwerpen und starb zu Brest im Jahre 1824. Es rühren von ihm einige Aufsätze her, wie: „*Observation d'une aphonie catarrhale"* (Bull. de la Soc. méd. émulat. 1807) —

„*Observations et réflexions sur le croup*" (Ebenda 1808) — „*Notice sur les moyens de produire le croup artificiel, d'après des expériences faites à Brest en 1808*" (Ebenda 1809) — „*Observations sur quelques cas de fièvres intermittentes* .... *avec des considérations sur les maladies de ce genre qui ont régné à Anvers, en 1812 et 1813*" (Journ. de CORVISART, 1813) u. s. w.

Berger et Rey, pag. 87.   G.

*Duval, Jean-Charles-Marcellin D., Director des Gesundheitsdienstes der französischen Marine, ist zu Brest geboren, wahrscheinlich als Sohn des Vorigen, wurde 1836 zu Montpellier Doctor. Von seinen Arbeiten sind anzuführen: „*Mém. sur le choléra-morbus asiatique, description du bagne de Brest* .... *relation d'une épidémie de choléra qui a régné en 1849 dans cet établissement; comparaison avec d'autres épidémies* .... *en France soit en 1832, soit en 1849* ...." (Brest 1853) — „*Atlas général d'anatomie descriptive de médecine opératoire, etc.*" (Paris 1853—60, Atlas de 28 pl. 4.) — „*Des amputations. De la conservation des membres,* .... *à la suite des fractures* .... *par des coups de feu*" (Gaz. de hôp. 1861) — „*Physiologie des appareils digestif, circulatoire et respiratoire, etc. Expériences faites sur des suppliciés en 1850, 1851 et 1866 à l'École de médecine navale de Brest*" (Congrès international de méd. 1868). Als langjähriger Professor der Medicin an der Schule für Schiffsmedicin in Brest, erfand und beschrieb er eine Anzahl von Apparaten und Vorrichtungen, z. B. für den Bruch des Vorderarms, ein Planum inclinatum für Fracturen des Oberschenkels, Arterien-Compressorien, Zangen zur Wundvereinigung, lieferte Abhandlungen über die Durchsichtigkeit der Hydrocele (1862), die Behandlung der Epiplocele (1863) und erfand ein elliptisches Amputationsverfahren, das für die einzelnen Gliedmassen mehrfach (1869—72) von Anderen beschrieben worden ist.

Berger et Rey, pag. 86.   G.

Duval, Ange-Eugène D., Chefarzt der französischen Marine zu Brest, war am 23. September 1816 daselbst geboren, trat mit 18 Jahren in den Dienst der Marine, wurde 1841 zu Montpellier Doctor, war von 1848 an Professor bei den Schulen für See-Medicin und diente nacheinander in Toulon, Lorient, Brest. Eine selbstständige Schrift ist von ihm nicht bekannt; er hat blos eine Anzahl von Aufsätzen in Zeitschriften verfasst, wie: „*Mém. sur la statistique chirurgicale de l'hôpital maritime de Brest*" (Bullet. de la Soc. de chirurg. 1863) — „*Notice sur un cas de phocomélie pelvienne unique, observé sur un adulte* ... *appareil prothétique*" (Ebenda) — „*Observations d'aphémie pour servir à la détermination du siége de la faculté du langage*" (Ebenda 1865; Gaz. des hôpit. 1864) u. s. w. Er starb am 20. December 1867.

Archives de méd. nav. T. IX. 1868, pag. 69. — Berger et Rey, pag. 85.   G.

*Duval, Mathias D., zu Paris, Professeur agrégé der dortigen medicinischen Facultät, wurde 1869, Doctor, verfasste für einen Concurs in der Anatomie und Physiologie 1872 die These: „*Structure et usages de la rétine*", gab zusammen mit LÉON LEREBOULLET heraus ein „*Manuel du microscope dans ses applications au diagnostic et à la clinique*" (Paris 1873; 2. Aufl. 1876) und allein einen „*Précis de technique microscopique et histologique, ou introduction pratique à l'anatomie générale; etc.*" (Paris 1878), veröffentlichte Untersuchungen über die „Spermatogénèse" bei verschiedenen Amphibien (1879, 80), eine Biographie von CLAUDE BERNARD (1878) u. s. w.

Index-Catalogue. III, pag. 974.   G.

Du Verney, Guichard Joseph du V., geboren am 5. August 1648, gestorben am 10. September 1730, hervorragender Anatom, Otologe und wegen seiner ungewöhnlichen Beredtsamkeit weit berühmter Lehrer der Anatomie, studirte in Avignon Medicin und ging als junger Doctor 1667 nach Paris, wo er mit

DENYS, dem Leibarzte von Louis XIV., bekannt wurde und durch seine Vorträge über Anatomie schnell einen grossen Ruf erlangte. Bereits im Jahre 1674 in die Académie royale des sciences aufgenommen, wurde er von derselben dem Dauphin als Lehrer in den Naturwissenschaften empfohlen und im Jahre 1679 zum Professor der Anatomie am Jardin royal ernannt, wo er viele Jahre wirkte und zahlreiche fremde Zuhörer an sich zog. Eine besondere Vorliebe hegte er für das Gehörorgan, über das er sein erstes selbständiges Werk veröffentlichte: „Traité de l'organe de l'ouie, contenant la structure, les usages et les maladies de toutes les parties de l'oreille" (Paris 1683, 1718; Leyden 1731), welches in verschiedene Sprachen übersetzt wurde. Klein, aber inhaltreich, ist dieses Buch überhaupt als erster Versuch einer wissenschaftlichen Abhandlung über die gesammte Ohrenheilkunde anzusehen. Was den anatomischen Theil betrifft, so zeichnete Du V. sich vor allen Anatomen, die sich im 17. Jahrhundert mit dem Ohre beschäftigten, dadurch aus, dass er durch neue und sorgfältige Untersuchungen die Angaben seiner Vorgänger berichtigte und auch manches Neue hinzufügte. Er war der Erste, der den Zusammenhang der Warzenzellen mit der Trommelhöhle nachwies, der von den Ohrenschmalzdrüsen, der Tuba Eustachii und den Bogengängen mit ihren fünf Oeffnungen in dem Vorhofe genaue Abbildungen gab. Der physiologische Theil erhält dadurch ein ganz besonderes Interesse, dass er in Gemeinschaft mit dem berühmten Physiker Mariotte bearbeitet ist. Besonders hervorzuheben ist hier die Ansicht über die Function der Schnecke, deren Lamina spiralis je nach der Breite der einzelnen Abschnitte auf verschieden hohe Töne resoniren soll, eine Theorie, die als ein würdiger Vorläufer der von v. HELMHOLTZ aufgestellten berühmten Lehre zu betrachten ist. Von geringerer Bedeutung ist der pathologische Theil, obwohl auch hier manches Originelle zu verzeichnen ist. Bei den Fremdkörpern empfiehlt er bei Einkeilung derselben einen Einschnitt hinter dem Ohre in den Gehörgang zu machen, jedoch am oberen Theile, weil hier die kleinsten Gefässe verlaufen. Bei den Krankheiten des inneren Ohres erwähnt er bereits die Entzündung und fand in einigen Leichen das Labyrinth voll Eiter und von Caries angegriffen. Er schliesst mit einer guten Abhandlung über die subjectiven Gehörsempfindungen, die er als keine selbständige Krankheit, sondern nur als Symptom von Gehirn- und Ohrenkrankheiten auffasst. Ausser zahlreichen Arbeiten anatomischen, vergleichend anatomischen, physiologischen und pathologischen Inhalts, welche du V. besonders in den Mémoires d'académie royale des sciences veröffentlichte, erschienen nach seinem Tode: „Traité des maladies des os" (2 Bde., Paris 1751) und „Oeuvres anatomiques" (2 Bde., Daselbst 1761).

Lincke's Handb. der Ohrenheilk. — Rattel, Sur la vie, l'époque et les travaux de nos vieux maitres en otologie. Annal. des malad. de l'oreille etc. Tom. IX, pag. 18.

A. Lucae.

Duvernoy, Johann D., berühmter Anatom, geboren in Mümpelgard 1691, studirte in Paris und in Tübingen, woselbst er 1716 Dr. med. wurde (Diss.: „De colenda cito, tuto et jucunde Lucinia in puerpero"). In der Folge wurde er Professor der Anatomie in Tübingen, als solcher der Lehrer HALLER'S; er hatte in Tübingen mit Armuth und Missgeschick zu kämpfen; aus Mangel an menschlichen Leichen machte er seine anatomischen Studien an Hunden. 1725 ging er nach Petersburg an die Akademie der Wissenschaften für das Fach der Anatomie und Physiologie. Hier bot sich ihm ein reiches Beobachtungsmaterial dar: die Leichen aller auf der Strasse plötzlich verstorbenen, oder durch Trunk, Kohlendunst umgekommenen Menschen konnte er seciren. Ausserdem secirte er seltene Thiere, Elephanten, Löwen, Leoparden. D. stellte fest, dass die bisher den Elephanten zugeschriebenen sibirischen Knochen dem Mammuth zugehörten. D. kehrte 1741 nach Tübingen zurück und wandte sich später an die württembergische Stadt Amstadt, woselbst er als praktischer Arzt 1759 starb. D. war ein sehr fleissiger und befähigter Anatom, der eine grosse Reihe wissenschaftlicher Beobachtungen angestellt und veröffentlicht hat. Der grösste Theil seiner Abhandlungen ist lateinisch in den

Commentarien der Petersburger Akademie Bd. I—XIV gedruckt; ein kleiner Theil deutsch in den 3 Bänden der physikalischen und medicinischen Abhandlungen der Akademie der Wissenschaften in St. Petersburg (Riga 1782, 1783, 1785).

Pekarsky P., Geschichte der Akad. der Wissensch. zu Petersburg. Tbl. I, Petersb. 1870, pag. 174—180; daselbst ein vollständiges Verzeichniss aller Abhandlungen D.'s. — Tschistowitsch, CLXIII. — Allgem. Deutsche Biogr. V, pag. 501.
L. Stieda.

Duvivier, P.-H.-N. D., wurde zu Paris im 10. Jahre der Republik (1802) mit einer These über die Syphilis promovirt und wirkt daselbst als Arzt. An schriftstellerischen Leistungen sind noch von ihm bekannt: *„De la médecine considérée comme science et comme art"* (Paris 1826) und *„Traité philosophique des maladies épidémiques"* (Daselbst 1836). Red.

*Dwight, Thomas D., zu Cambridge ausgebildet und 1867 daselbst mit einer These über die intracranielle Circulation promovirt, hat nach seiner Uebersiedlung nach Amerika die Literatur mit kleineren und grösseren anatomischen Arbeiten bereichert. Die ersteren handeln über die Muskeln, Skeleteigenthümlichkeiten etc.; unter den letzteren sind zu erwähnen: *„The anatomy of the head with plates representing frozen sections"* (4 Taf., Boston 1876) und *„Frozen sections of a child"* (15 Zeichnungen, New-York 1881). D. ist Mitherausgeber des „Boston med. and surg. Journ." und liess selbständig halbjährige Berichte über Anatomie in Boston (1871—1875) erscheinen. Red.

Dwigubski, Johann D., geboren am 24. Februar 1772, erzogen im Charkower Seminar, woselbst er eine kurze Zeit Lehrer der Rhetorik war; 1794 bezog er die Universität Moskau, studirte Medicin und wurde am 16. Juni 1802 Dr. med. Dann reiste er nach Göttingen, Wien, Paris, um seine Studien fortzusetzen. Nach seiner Rückkehr las er als ausserordentlicher Professor an der Universität über Technologie seit 1804; 1808 wurde er ordentlicher Professor der Technologie, Physik und Botanik. 1830 erhielt er den Titel eines Prof. emerit., wurde 1833 verabschiedet und starb 1839. Er war ein fleissiger Schriftsteller, gab 1820—1829 ein Journal heraus: *„Neues Magazin für Naturgeschichte, Physik, Chemie und Oekonomie"* und verfasste eine grosse Anzahl von medicinischen, botanischen, technologischen und zoologischen Werken, ausserdem übersetzte er viel aus anderen Sprachen in's Russische.

Richter, Gesch. der Med. III, 389; daselbst ein Verzeichniss der Schriften D.'s. — Berestin, Russ Encyclopädie, II. Abth., Bd. I, 146 (russisch) giebt ebenfalls ein ausführliches Verzeichniss.
L. Stieda.

Dybek. Der Vater, Andreas Franz D., geboren am 30. November 1783 in Posen, woselbst sein Vater Arzt beim 7. polnischen Infanterie-Regiment war, studirte in der Berliner Pepinière und wurde 1803 Unterarzt beim 3. preussischen Fussartillerie-Regiment. In der Schlacht bei Jena gefangen genommen, erhielt er bald die Erlaubniss, nach der Heimat zurückzukehren, trat als Oberchirurg beim 3. polnischen Uhlanen-Regiment in Dienst und machte als solcher die Feldzüge von 1807 und 1809 mit. Am 28. Januar 1811 wurde er zu Frankfurt an der Oder zum Dr. med. und am 5. März zu Wittenberg zum Dr. philos. promovirt. 1812 wurde er Divisionsarzt und nach Gefangennahme Lafontaine's oberster Generalarzt der polnischen Armee, als solcher nahm er an den Feldzügen von 1813 und 1814 Theil; im Jahre 1817 wurde er in Warschau Professor der Chirurgie und Director der chirurgischen Klinik, im Jahre 1820 war er einer der Stifter der Warschauer ärztlichen Gesellschaft; er starb am 5. Februar 1826. — Wlodzimierz Alexander D., der Sohn, welcher zu Warschau im December 1824 geboren wurde, studirte in Berlin bis zur Promotion 1847. Nach der Heimat zurückgekehrt, practicirte er in Warschau und wurde 1858 zum Professor der allgemeinen Pathologie und Therapie daselbst berufen. 1864 wurde er jedoch nach dem östlichen Russland verbannt. Zurückgekehrt im Jahre 1870, lebte er in

252 DYBEK. — DYCKMAN.

der Zurückgezogenheit auf seinem Gute Topola bei Łęczyca, wo er 1883 starb.
Er schrieb: „*Terapia ogólna*" (Warschau 1876, 8., 205 S.); ausserdem verschiedene Aufsätze im Pamiętnik Tow. lek. warszawskiego. K. & P.

*Dybowski, Benedict D., geboren am 29. April 1835 zu Adamczyn
im Gouvernement Mińsk, studirte seit 1853 Medicin und Naturwissenschaften in
Dorpat, 1857 bezog er die Universität Breslau und 1858 Berlin, wo er am
18. Januar 1860 promovirt wurde. 1862 wurde er zum ausserordentlichen Professor für Zoologie und Paläontologie an der Warschauer Hochschule ernannt, wo
er sich bald die grösste Liebe und Achtung seiner Schüler zu erwerben verstand:
1864 wurde er seiner patriotischen Gesinnung wegen verhaftet und, zu 15 Jahren
Zwangsarbeit verurtheilt, nach Sibirien verbannt. In Daurien, wo er internirt war.
gewann er sich die Gunst der dortigen Behörden, so dass ihm gestattet wurde.
sich seinen Studien hinzugeben; er durchforschte den Bajkalsee und das Amurgebiet und bereicherte die Zoologie durch viele neue Entdeckungen. 1877 gestattete
man ihm, nach der Heimat zurückzukehren, wo er jedoch nur kurze Zeit verblieb.
Da er noch Kamtschatka erforschen wollte, nahm er die Stelle eines Kreisphysicus
in Petropawlowsk an und reiste im December 1878 dorthin ab; im Jahre 1882
wurde ihm der Lehrstuhl der Zoologie in Lemberg angetragen, den er auch im
laufenden Jahre angetreten hat. Seine zoologischen Monographien sind in polnischen,
russischen und deutschen Archiven und Journalen veröffentlicht worden. Einen
Theil seiner überaus reichen Sammlung, welcher einen möglichst vollständigen
Ueberblick der Fauna Sibiriens darbietet, schenkte D. dem zoologischen Museum
der Warschauer Universität. K. & P.

Dybvad, Christopher Jörgensen D., dänischer Arzt, namentlich
berühmt als Mathematiker und übrigens bekannt durch sein unglückliches Schicksal,
ist geboren 1577 zu Kopenhagen, wo sein Vater Professor an der Universität
war. Er zeigte frühzeitig hervorragende Begabung, wurde 1598 als Magister
creirt und erhielt ein königliches Stipendium, mittelst welchem er eine mehrjährige
Studienreise, zunächst nach den Niederlanden, unternahm. In Leyden scheint er
in der Medicin doctorirt zu haben, während er gleichzeitig mathematische Werke
publicirte. Seine in den Niederlanden erworbenen liberalen und demokratischen
Ideen, die mit der extrem aristokratischen Verfassung Dänemarks schlecht passten,
nebst seiner Neigung für die arminianische Lehre, machten nach seiner Rückkehr
seine Stellung in Dänemark prekär und der mächtige Kanzler Chr. Friis verfolgte ihn ununterbrochen. Vergebens suchte er eine Professur, musste wiederum
nach dem Auslande ziehen, erwarb sich hier grossen wissenschaftlichen Ruhm als
Mathematiker, suchte wiederum vergebens eine Professur in Kopenhagen — Caspar
Bartholin wurde ihm diesmal vorgezogen —, lebte doch wieder einige Jahre in
Kopenhagen, wahrscheinlich als praktischer Arzt, wurde ·endlich 1618 zum „königlichen Mathematicus" ernannt und erhielt in Verbindung damit ein Canonicat zu
Lund. Die veralteten astrologischen Künste und Nativitätsberechnungen, die von
dem königlichen Mathematicus erfordert wurden, waren indessen Gegenstand der
tiefsten Verachtung und Unwillens des scharfsinnigen und geistesüberlegenen
Gelehrten, und als er zudem bald in heftigen Streit mit den adeligen Mitgliedern
des Capitels zu Lund gerieth, verliess er sein Amt, ging nach Norwegen, wo er
mit ungezügelter Heftigkeit gegen die religiösen und politischen Verhältnisse
Dänemarks auftrat und seine Hoffnung auf eine gewaltsame Staatsumwälzung setzte.
Nach Dänemark zurückgekehrt, wurde er 1620 verhaftet, nach einer weitschweifigen
Procedur zu lebenslänglicher Gefängnissstrafe verurtheilt und seiner akademischen
Rechte beraubt. Im strengen Gefängniss auf dem Schlosse zu Kallundborg starb
der revolutionäre Gelehrte 1622, von Kohlendampf erstickt.

Ausführliche Biographie und Literaturverzeichniss in Ingerslev. Petersen.

Dyckman, Jakob D., zu New York, war am 1. December 1788 zu
Yonkers, Westchester County, New York, geboren, studirte Medicin unter Dr. Hosack

und erlangte 1813 die Doctorwürde mit der später (1822) von Neuem herausgegebenen Dissert.: „*On the pathology of the human fluids*". Er wurde darauf
Arzt am City Dispensary, 1819 Surgeon des New York Alms House und erhielt
in demselben Jahre von dem Board of Health den Auftrag, sich nach Philadelphia
zu begeben und über die dort herrschende pestartige Krankheit zu berichten.
1821 wurde ihm das Amt eines Health Commissioner übertragen und 1822 wurde
er zum Trustee des College of Physicians and Surgeons gewählt. Während der
Gelbfieberepidemie in New York 1822, die ihn als Mitglied des Board of Health
in hohem Grade in Anspruch nahm, erkrankt, starb er phthisisch am 5. December
1822. Abgesehen von einigen Aufsätzen in Zeitschriften, darunter einer über
Adipocire (Transact. of the New York Lyceum of Natural History), gab er 1818
eine verbesserte Ausgabe von DUNCAN'S Dispensatory heraus, veröffentlichte monat-
liche Berichte über die im City Dispensary vorgekommenen Erkrankungen (Monthly
Magazine, später im Literary Journal), auch war er einer der Herausgeber des
New York Medical and Physical Journal.

Thacher, I, pag. 257.   G.

*Dyke, Thomas Jones D., erhielt seine medicinische Ausbildung Ende
der Dreissiger-Jahre, wurde F. R. C. S. Eng. aber erst 1866 und wirkt als Medical
officer zu Merthyr-Tydvil. Ueber diese Thätigkeit in Form von „*Sanitary-
Reports etc. 1865—1882*" handeln seine umfangreichsten Veröffentlichungen.
Ausser diesen sind jedoch zu nennen: „*The downward intermittent filtration of
sewage*" (1872) — „*Missing links in the sanitary administration service*"
(Leamington congress 1877) — „*On treatment of cholera and diarrhoea*" (Med.
times and gaz. zuerst 1832, dann 1849 und 1854), sowie formale Verbesserungen
im Rapportwesen etc. des öffentlichen Gesundheitswesens (Brit. med. journ. 1872
und monographisch gleichzeitig).   Red.

Dyrsen. Zwei Aerzte aus Riga. Der Vater, Johann Heinrich D.,
geboren am 29. September 1770 als Sohn eines Kaufmannes, studirte seit 1788
in Berlin, seit 1790 in Göttingen und wurde am 12. September 1791 zum Dr.
med. creirt (*„Diss. inaug. medica, exhibens primas linea systematis morborum
aetiologia*", 60 pp., 8.), durchreiste Deutschland, Frankreich und Italien, wurde
am 23. Mai 1793 in Petersburg examinirt und prakticirte in Riga bis zu seinem
Tode am 6. April 1804. Er verfasste: „*Noth- und Hilfstafeln, enthaltend die
Rettungsmittel in plötzlicher Lebensgefahr*" (Abhandl. der biol.-gen. und ökon.
Societät, II, 161—177); ferner gemeinschaftlich mit GRINDEL: „*Bemerkungen
über das Schwefelwasserstoff-Ammoniak*" (Russ. Jahrb. der Pharm. 1803). —
Der Sohn, Ludwig D., ebenfalls in Riga, am 24. August 1797 geboren, studirte
seit 1814 in Dorpat, dann in Göttingen, Würzburg und Wien, wurde 1821 in
Moskau Dr. med. (*„De scabie imprimis vero de ejus curatione*"), prakticirte in Riga
seit 1821 und wurde 1830 Chef der Medicinalverwaltung des Gouvernement Liv-
land (Med.-Inspector). Er starb am 15. Mai 1835 und hinterliess eine Anzahl
Abhandlungen über die Cholera und ausserdem eine Reihe populär-medicinischer
Aufsätze in den Riga'schen Tagesblättern.

Ein genaues Verzeichniss derselben bei Recke-Napiersky, I, 467. — Beise,
I, 167. — Vergl. auch Riga'sche Biogr. II, Riga 1883, pag. 50—51.   L. Stieda.

*Dyte, David Hyman D., studirte Ende der Fünfziger-Jahre, wurde
M. R. C. S. Eng. 1861, L. M. 1862, L. R. C. P. Lond. 1875. Er hielt Vorlesungen
über Anatomie und Physiologie am Ladies med. college, wirkt an der St. Pancras'
Infirmary und ist zur Zeit an verschiedenen jüdischen Stiftungen und Hospitälern
zu London als Arzt thätig. Seine Publicationen beziehen sich auf chirurgische
Beobachtungen, speciell aus dem Gebiete der Verletzungen und sind in der Lancet
und in Med. times and gaz. publicirt.   Red.

Dzondi, Karl Heinrich D., aus Oberwinkel bei Waldenberg, wurde am 25. September 1770 geboren. Von 1790 ab studirte er in Wittenberg Theologie, abdicirte sich jedoch von derselben bereits durch die Erlangung des Doctorats der Philosophie 1799. Später wandte er sich mit aller Entschiedenheit den Naturwissenschaften und der Medicin zu und wurde als Doctor der letzteren promovirt zu Würzburg 1806. Zunächst in den französischen Feldspitälern chirurgisch thätig, erhielt er 1811 eine Berufung als Chirurgie-Professor und Director der Klinik nach Halle, wurde jedoch dieser Stelle wegen seiner französischen Sympathien 1817 entsetzt und lebte nun der Leitung eines von ihm eingerichteten Privathospitals (einen 1820 an ihn von Greifswald ergangenen Ruf lehnte er ab) und seinen wissenschaftlichen Neigungen. Diese letzteren — wenn hier von seiner Schrift über Ossian abgesehen wird — waren auch in der Medicin ziemlich variabel, wie die Titel folgender Schriften zeigen: *„Supplementa ad anatomiam potissimum comparatum"* (Leipzig 1806) — *„De vi corporum organica"* (Daselbst 1808) — *„Ueber die Verbrennungen"* (Halle 1816) — *„Anfänge zur Vervollkommnung der Heilkunde"* (Daselbst gleichzeitig) — *„Die Dampfmaschinen, ein neues Heilmittel"* (Leipzig 1821) — *„Die Hautschlacke oder der skorische Entzündungsreiz, Quell der meisten Störungen des Organismus"* (Daselbst 1821) — *„Neue zuverlässige Heilart der Lustseuche"* (1816, 1832) — *„Lehrbuch der Chirurgie"* (Halle 1821). Ausserdem Schriften über die Temperamente, über die Entzündung etc. D. begründete die Zeitschrift „Aesculap" (Leipzig 1821) und war Mitredacteur des Pierer'schen Realwörterbuches. Er starb am 1. Juni 1835 an Apoplexie.

Biogr. méd. III. — Allgem. Deutsche Biogr. V. Red.

E.

Bei allen mit „d'E“ und „de l'E“ anhebenden Namen, die auf Grund grösserer Correctheit unter „De“ eingereiht wurden, ist hierauf zurückverwiesen worden. — Der Collectiv-Artikel „Egyptische Aerzte“ bot zur Hervorhebung der in ihm vorkommenden Namen unter besonderen Spitzmarken keinen Anlass. Mit * sind die Namen der im Herbst 1884 noch Lebenden markirt.

*Eales, Henri E., zu Birmingham, am dortigen University College ausgebildet und M. R. C. S. Eng. 1873, widmete sich der Augenheilkunde und wirkt als Hon. Surgeon an mehreren Augenabtheilungen zu Birmingham. Ausser seiner ersten grösseren Arbeit: *„State of the retina in 100 cases of granular kidney“* hat er über Netzhauthämorrhagien, Strabismus in den verschiedenen Wochenschriften, besonders aber über acutes Glaucom (Birmingham med. Rev. 1880, Lancet 1881) Mehreres geschrieben.　　　　　　　　　　　　　　　　　　Red.

*Eames, James Alexander E., welcher gegenwärtig zu Cork am Dist. Lunatic Asyl in Thätigkeit ist, wurde Dr. med. St. And. 1856, F. R. C. S. J. 1865 und genoss seine medicinische Ausbildung wesentlich am Rot.-Hospital zu Dublin. Er machte als Militärarzt den Krimmfeldzug mit und widmete sich neben seiner oben gekennzeichneten Thätigkeit hauptsächlich der Chirurgie. Glückliche Operationsresultate sind von ihm in Dub. Med. Press 1861, 1869, Brit. Med. Journ. 1871 und anderweitig publicirt.　　　　　　　　　　　　　　　　　Red.

Earle, Sir James E., 1755 geboren und unter den Auspicien seines Verwandten P. Pott (s. diesen) medicinisch speciell für Chirurgie vorgebildet, fungirte 25 Jahre als ausserordentlicher königlicher Leibchirurg und Doyen der Chirurgen des St. Bartholomäus-Hospitals, sowie als Director des Collegiums der Londoner Chirurgen und starb 1817. — Unter seinen Schriften war die weitaus bekannteste und nachhaltigste der *„Treatise on hydrocele etc.“* (Rothweininjection; London 1791, Anhang 1793; 3. Aufl. 1805). Weniger genannt, aber nicht unwichtig waren noch: *„Practical observations on the operation for the stone“* (London 1793, 1796) — *„Observations on the cure of the curved spine etc.“* (London 1799) — *„Observations on haemorrhoidal excrescences“* (London 1807 und später). — Auch eine Methode der Katarakt-Operation (1801), eine Zusammenstellung von Unterschenkelbrüchen, eine besonders merkwürdige Steinoperation (Philos. Transact. 1809) veröffentlichte E. des Weiteren und gab (1790 und 1808) zwei Auflagen der chirurgischen Werke P. Pott's heraus.

Dict. hist. II.　　　　　　　　　　　　　　　　　　　　　　　　Red.

256   EARLE.

Earle, Henry E., zu London, am 28. Juni 1789 als dritter Sohn von
Sir James E. geboren, war seit dem 16. Jahre Schüler seines Vaters, wurde
1808 House Surgeon im Bartholomäus-Hospital, begann 1811 selbständig zu
prakticiren, erhielt 1812 von der Society of Arts für die Erfindung eines Fractur-
bettes eine Belohnung und 1821 einen grösseren Preis, auch 1813 den JACKSON-
schen Preis vom College of Surgeons für eine Abhandlung über die Krankheiten und
Verletzungen der Nerven. Er wurde darauf Surgeon am Foundling Hospital,
war von 1815—27 Assistant Surgeon und wurde dann (nach ABERNETHY's Resignation) Surgeon am Bartholomäus-Hospital, wo er die ersten klinischen Vorträge hielt und sie mit grossem Erfolge bis zu seinem Tode fortsetzte. Die Zahl
seiner literarischen Arbeiten ist ziemlich beträchtlich, wenn sich darunter auch
nur wenige selbständige Schriften befinden, wie: *„Practical observations in surgery"* (London 1823; deutsche Uebers. in der Chirurg. Handbibliothek, Bd. VII,
1824) — *„Two lectures on the primary and secondary treatment of burns"* (London
1832). Die verschiedenen Aufsätze sind namentlich in den Medico-Chirurg. Transact.
(1812, 14, 15, 16, 19, 22, 23, 24) veröffentlicht und betreffen die Contraction von
Brandnarben, die Anwendung des Nicotins bei Harnverhaltung, das Zerbrechen
grosser, nicht durch die Wunde bei Steinschnitt auszuziehender Steine, Nierensteine, die Behandlung von Pseudarthrosen, den Schornsteinfegerkrebs, sind aber
zum Theil auch in den Philosoph. Transact. (1821) enthalten (Wiederherstellung des
Canals der Harnröhre an einer Stelle, wo letztere verloren gegangen war), sowie
im London Medical Repository, im London Med. and Phys. Journal u. s. w.
und sind fast durchweg chirurgischen Inhalts der verschiedensten Art. — 1833
hielt er beim College of Surgeons als dessen Professor der Anatomie und
Chirurgie Vorlesungen, war auch mehrere Jahre Präsident der Med. and Chir.
Society. Er war einer der bedeutendsten Londoner Chirurgen seiner Zeit und starb
am 18. Januar 1838.

British and Foreign Med. Review. Vol. V, 1838, pag. 627. — Callisen. V.
pag. 491; XXVII, pag. 405.   Gurlt.

Earle, James Lumley E, zu Birmingham, erhielt seine medicinische
Erziehung im King's College zu London, war Resident Physician Accoucheur-
Assistant am King's College Hospital und Resident Surgeon-Accoucheur beim
Birmingham General Dispensary, indem er sich seit Beginn seiner ärztlichen Laufbahn der Geburtshilfe zugewandt hatte. Auch war er einige Zeit Surgeon-Accoucheur am Queen's Hospital und einer der Acting Physicians am Kinder-Hospital
daselbst; er gehörte ferner zum Council der Obstetrical Society in London. —
E. war der Verfasser verschiedener werthvoller geburtshilflicher Monographien und
der Erfinder einiger geburtshilflicher Instrumente, wie eines neuen Beckenmessers
und einer Uterussonde mit beweglichem Kopfe. Seine literarischen Leistungen, die
ihm die erwähnte angesehene Stellung im Schosse der Obstetrical Society verschafft
hatten, waren seine Schriften: *„The mammary signs of pregnancy and of
recent delivery"* (London 1862) — *„On flooding after delivery and its scientific
treatment, etc."* (London 1865) — *„A new method of inducing premature labour"* und andere Aufsätze. Er starb am 23. November 1870, erst 30 Jahre alt,
an Schwindsucht.

British Medical Journal. 1870, II, pag. 645.   G.

*Earle, Pliny E., amerikanischer Irrenarzt, ist 1809 geboren, hat eine
beträchtliche Anzahl von Schriften über Gegenstände aus der Psychiatrie verfasst,
darunter namentlich mehrere Berichte über europäische Irren-Anstalten, die er
besuchte; so: *„A visit to thirteen asylums for the insane, in Europe, with
statistics"* (Philadelphia 1839) und noch zwei Schriften mit demselben Titel (1841,
1845); ferner: *„Institutions for the insane, in Prussia, Austria and Germany"*
(Utica 1853). Ausserdem: *„History, description and statistics of the Blooming-
ton Asylum for the insane"* (New York 1848) — *„An examination of the

practice of blood-letting in mental disorders" (New York 1854), mehrere Ge-legenheitsschriften und Aufsätze im American Journal of Insanity u. s. w.

Index-Catalogue. IV, pag. 37. G.

Easley, Tandy Edward E., zu Little Rock, Pulaski County, Arkansas, war am 29. October 1842 in Perry County, Alabama, geboren als Sohn eines Arztes, machte den amerikanischen Krieg als Freiwilliger mit, studirte später im Louisville Medical College, wo er 1874 Doctor wurde, liess sich 1875 in Little Rock nieder und wurde in den Jahren 1875—78 zum Secretär der chirurgischen Section der American Medical Association erwählt. Als 1878 in Memphis, Tennessee, das Gelbfieber ausbrach, bot er freiwillig seine Dienste zur Behandlung der Kranken an, wurde aber selbst davon ergriffen und starb daran am 29. October 1878. Er hat eine beträchtliche Reihe von Aufsätzen, meist chirurgischen Inhalts, hinterlassen, die namentlich im Richmond and Louisville Medical Journal erschienen waren, z. B.: *„Circumstances modifying the mortality of amputations"* — *„Four cases of abscess of the penis"* — *„Sanitary condition of the negro"* — *„Aspiration of the bladder"* — *„Septicaemia from purulent vaginal dis-charges"* — *„Successful abdominal section for the removal of extra-uterine foetus"* — *„Tumors of the external ear"* — *„Surgery of the hand"* — *„The study of shock"* u. s. w.

R. G. Jennings im Transact. of the American Medic. Association. Vol. 30, 1879, pag. 813. G.

Easton, J. A. E., zu Glasgow, war um 1807 in Indien geboren, erhielt seine Erziehung in Glasgow, studirte daselbst auch Medicin, begann 1828 ebenda zu prakticiren, wurde District-Chirurg, 1836 Doctor, 1840 Polizei-Chirurg. Er war einige Jahre Docent der Materia medica an der Andersonian Institution gewesen, als er die Professur derselben an der Universität 1855 erhielt. Seine Arbeiten bewegen sich auf dem Gebiete der klinischen und gerichtlichen Medicin und der Materia medica, bestehen aber, ausser einigen „Introductory Lectures" und „Ad-dresses", nur in Journalaufsätzen, die namentlich im Lond. and Edinb. Monthly Journ. of Med. sc. (1849—51) und im Glasgow Medical Journal (1858 u. s. w.) publicirt sind. Es befindet sich darunter ein eigenthümlicher Fall von Darmver-schliessung, verschiedene *„Contributions to legal medicine"*; ferner *„General observations on the elimination, catalysis and counter-action of poisons, etc."* (1858) — *„On the use of the so-called expectorants in diseases of the mucous membrane of the lungs, etc."* (1863); endlich: *„Hints on medical ethics an address"* (Glasgow 1862) u. s. w. Er starb am 12. November 1865.

Lancet 1865, II, pag. 609. — Med. Times and Gaz. 1865, II, pag. 588. G.

*Eastwood, J. William E., zu Darlington, M. D. Edin. 1851, M. R. C. P. Lond. 1871, hat sich besonders durch seine Schriften gegen den Alkoholismus einen Namen erworben. 1863 veröffentlichte er in Journ. of ment. sc. eine Arbeit *„On private asylums"*; 1869 daselbst eine solche: *„On medico-legal uncertain-ties"*. Von der Jahresversammlung der Brit. med. soc. wurde er 1872 mit der Adresse: *„The use of alcohol in health and disease"*, 1881 mit der *„On public health, intemperance and insanity"* beauftragt. Red.

Ebel, Johann Gottfried E., geboren am 6. October 1764 zu Züllichau, gestorben am 8. October 1830 zu Zürich, promovirte als Dr. med. zu Frankfurt an der Oder 1789, hielt sich bis Frühjahr 1790 in Wien auf, reiste dann in die Schweiz mit zweijährigem Aufenthalte in Zürich und Fussreisen durch die Alpen und siedelte im September 1792 nach Frankfurt am Main über, wo er prakticirte und seine *„Anleitung, die Schweiz zu bereisen"* verfasste. Er kam dort in Verbindung mit S. T. Sömmerring und Oelsner, verfasste seine *„Schilderung der Gebirgs-völker"* und übersetzte die Schriften von Sieyès. Vom September 1796 bis Frühjahr 1801 lebte E. unter dem Namen eines Angestellten bei der Frankfurter Deputation in Paris im Hause des Abgeordneten der Stadt Frankfurt (Dettmar Bosse). Er war politisch thätig und wirkte für Frankfurt und die Schweiz, beschäftigte sich aber auch mit Naturwissenschaften, besonders mit physiologischen Forschungen. 1801 erhielt er das helvetische Bürgerrecht und reiste nach der Schweiz, kehrte auf kurze Zeit nach Paris zurück und nahm 1802 zum zweiten Mal seinen Aufenthalt in Frankfurt am Main. Dort lebte er bis 1810, machte mehrere Reisen in die Schweiz, arbeitete an seinem Werke: *„Ueber den Bau der Erde im Alpengebirge"* (1808) und an der zweiten und dritten Auflage seiner *„Anleitung etc."* (1805, 1809). Charakteristisch für jene Zeit ist, dass 1803 Goethe sich zur Wiederbesetzung von LODER'S Professur der Anatomie und Chirurgie in Jena auf SÖMMERRING'S Empfehlung an E. wenden konnte, der nie praktische Chirurgie geübt hatte. Im Frühjahr 1810 siedelte E. nach Zürich über und lebte dort in unabhängiger Stellung seinen Studien über die allseitigen Verhältnisse seines geliebten Adoptivvaterlandes, auch über den Cretinismus, rastlos sammelnd für die vierte Auflage der *„Anleitung"*, durch seine Verbindung auch wirksam für das politische Wohl der Schweiz.

Ebel, geschildert von Dr. H. Escher, Trogen 1835. — Nekrolog in den Verhandl. der Schweizer naturf. Gesellsch. 1834. — Briefe von Sömmerring an Ebel 1813 in R. Wagner, S.'s Leben und Verkehr mit seinen Zeitgenossen. Leipzig 1844, II.

W. Stricker.

Ebeling, Johann Dietrich Philipp Christian E., geboren zu Lüneburg am 31. December 1753, studirte seit 1773 in Göttingen, 1774—76 zu Strassburg, seit 1777 zu Edinburg, promovirte 1779 zu Glasgow, wurde 1779. Arzt in Hamburg, 1780 Stadtphysicus in Parchim, 1782 Kreisphysicus und starb am 12. Januar 1795. Er übersetzte viele englische Werke medicinischen, historischen und geographischen Inhalts.

Blanck.   W. Stricker.

Ebelsfeld (oder auch ERLSFELD), s. LÖW V. ERLSFELD.

Eberhard, Johann Peter E., zu Altona am 2. December 1727 geboren, studirte als einer der namhaftesten Schüler FR. HOFFMANN'S in Halle und wurde daselbst 1753 Extraordinarius, 1766 ordentlicher Professor der Medicin, 1769 der Physik, 1776 der Mathematik. E. war bestrebt, der Medicin seiner Zeit in gewissen Dogmen angeblich mathematisch begründete Wahrheiten zu sichern, brachte es jedoch nur zu Sammlungen ziemlich kritikloser Speculationen, die er in einer grossen Reihe Dissertationen über alle möglichen Themata niederzulegen beflissen war. Neben seiner Ausgabe einiger Commentare HALLER'S und der BOERHAAVE'schen Physiologie, verdienen noch am ehesten Erwähnung: *„Conspectus physiologiae et diaeteticae etc."* (Halle 1753) — *„Conspectus medicinae theoreticae"* (Daselbst 1757—61) — *„Dissert. de nucis vomicae et corticis hypocostani virtute medica"* (Daselbst 1770) — *„Abhandlungen vom physikalischen Aberglauben und der Magie"* (Daselbst 1778). Er starb am 17. December 1779.

Dict. hist. II.   Red.

Eberle, John B., amerikanischer Arzt, war im Januar 1788 in Lancaster County, Pennsylvania, geboren, von deutscher Abkunft, wurde 1809 Doctor bei der Universität von Pennsylvanien, beschäftigte sich anfänglich mehr mit Politik und politischer Schriftstellerei, als mit Medicin, gründete 1818 aber den *„American Medical Recorder"*, den er bis 1823 herausgab und seit 1824 in Gemeinschaft mit G. M. CLELLAN *„The Medical Review and Analectic Journal"*. Bald darauf erschien sein bestes Werk: *„A treatise of the materia medica and therapeutics"* (2 Bde., Philadelphia 1822, 23; 5. Ausg. 1841), das ausserordentlichen Beifall fand. Es folgte, nicht minder gut aufgenommen, *„A treatise on the practice of medicine"* (2 Bde., Philadelphia 1830; 3. Ausg. 1835) und ein unter dem Titel *„Eberle's Notes"* bekanntes Vademecum für Studenten: *„Notes on the lectures on the theory and practice of medicine, delivered in the Jefferson Med. College, at*

Philadelphia" (2. Ausg. 1834; 3. Ausg. 1840). 1830 wurde er veranlasst, seine Stellung am genannten College, an welchem er bis dahin gelehrt hatte, aufzugeben und einen Lehrstuhl in Cincinnati am Ohio Medical College anzunehmen. Daselbst erschien von ihm: *„A treatise on the diseases and physical education of children"* (Cincinnati 1833; 3. Ausg. 1845) und gründete er zusammen mit STOUGHTON und MITCHELL die *„Western Medical Gazette"*, die er von 1832—35 herausgab; derselben folgte 1837 das *„Western Quarterly Journal of Practical Medicine"*. 1837 wechselte er von Neuem seine Lehrstellung, indem er zum Professor der theoretischen und praktischen Medicin an der medicinischen Schule von Levington, Kentucky, ernannt wurde; er starb jedoch bereits am 2. Februar 1838 mit einem durch unmässigen Gebrauch narcotischer Mittel gänzlich zerrütteten Nervensystem.

Thom. D. Mitchell bei Gross, pag. 460. — Callisen, V, pag. 502; XXVII, pag. 409. G.

Ebermaier, Vater und Sohn, zu Düsseldorf. Der Vater, Johann Erdwin Christoph E., war zu Melle im Osnabrück'schen am 19. April 1769 geboren und wurde, als Sohn eines Apothekers, für denselben Beruf bestimmt. Nachdem er bereits Provisor geworden, begann er jedoch in Göttingen Medicin zu studiren, gab ein *„Herbarium vivum plantarum officinalium etc."* (Heft I—XIV, Brunsvigae 1790—92) und eine *„Vergleichende Beschreibung derjenigen Pflanzen, welche in den Apotheken leicht mit einander verwechselt werden, u. s. w. Mit Vorrede von J. P. Pott"* (Braunschweig 1794) heraus, ging 1794 als Chirurg mit den hannoverischen Truppen nach Brabant, lebte sodann einige Zeit in Leyden, wo er sich namentlich des Unterrichtes von BRUGMANS zu erfreuen hatte, nahm, in die Heimat zurückgekehrt, seine medicinischen Studien in Göttingen wieder auf und wurde daselbst 1797 Doctor, nachdem er mehrere Preisschriften verfasst hatte, darunter eine *„Commentatio de lucis in corpus humanum praeter visum efficacia"* (Göttingen 1797, 4., auch dentsch u. d. T.: *„Physikal.-chemische Geschichte des Lichtes und dessen Einfluss auf den menschlichen Körper"* Osnabrück 1799; 2. Aufl. Leipzig 1819). Er liess sich 1797 in Rheda und darauf in Osnabrück nieder und gab ausser einigen botanischen (1802) und pharmakologischen Schriften (1804—1819) zusammen mit G. WILH. CHR. CONSBRUCH ein grosses Werk *„Allgemeine Encyclopädie für praktische Aerzte und Wundärzte"* (9 Thl., 1802—1819, einzelne Theile bis zu 6 Aufl. erlebend und theilweise in's Polnische und Französische übersetzt) heraus; ferner: *„Museum für Aerzte und Wundärzte, u. s. w."* (Leipzig 1805) — *„Pharmaceutische Bibliothek für Aerzte und Apotheker"* (2 Bde., Lemgo 1805—10). 1805 wurde er zum Tecklenburg'schen Hof- und Medicinalrath ernannt, 1810 zum Physicus des Ruhr-Departements nach Dortmund berufen, 1816 zum Regierungs- und Medicinalrath in Cleve ernannt und 1821 nach Düsseldorf versetzt, wo er am 21. Februar 1825 starb.

Neuer Nekrolog der Deutschen. Jahrg. 3, 1825, II, pag. 1349. G.

Ebermaier, Karl Heinrich E., der Sohn, war am 4. Februar 1802 zu Cleve geboren, wurde 1824 zu Berlin Doctor mit einer botanischen Dissertation, war später Kreisphysicus des Land- und Stadtkreises und darauf Regierungs- und Medicinalrath bei der Regierung zu Düsseldorf. Als solcher, mit dem Charakter als Geh. Medicinalrath, starb er (in der Zeit vom October 1869 bis ebendahin 1870). Von seinen Arbeiten führen wir an: *„Ueber den Schwamm der Schädelknochen und die schwammartigen Auswüchse der harten Hirnhaut"* (Düsseldorf 1829, m. 10 Taff., 4.); ein Nachtrag dazu ist in RUST'S Magazin (1831); ferner: *„Erfahrungen und Ansichten über die Erkenntniss und Behandlung des asiatischen Brechdurchfalles"* (Düsseldorf 1832) — *„Klinisches Taschenbuch für angehende Aerzte und Wundärzte"* (2 Bde., 1838). Ausserdem eine Anzahl von Aufsätzen in den Heidelberg. klin. Annalen, in RUST'S Magazin, RUST'S Handb. der Chirurgie, CASPER'S Repertor. CASPER'S Wochenschrift u. s. w. Auch

17 *

hatte er zusammen mit NEES v. ESENBECK ein „Handbuch der medio-pharma-
ceutischen Botanik" (Bd. I, 1829) herausgegeben.

Callisen, V, pag. 503; XXVII, pag. 142. G

*Ebermann, Alexander E., geboren im Dorf Bakaldy (Gouv. Nishni
Nowgorod am 15. (27.) August 1830, studirte theils in Kasan, theils an der
medico-chirurgischen Akademie zu St. Petersburg als Schüler von ZDEKAUER und
PIROGOFF; beendigte die Curse der Medicin im März 1857, Dr. med. (Diss. „De
cancro pulmonum"). — Director des philanthropischen Ambulatoriums, Specialist
in St. Petersburg für Krankheiten der Harnwerkzeuge und für Chirurgie ist E. Verfasser einer grossen Anzahl kleinerer Abhandlungen, welche die Krankheiten der
Harnröhre betreffen, und zwar: „Handbuch der mechanischen und physikalischen
Diagnostik der Harnröhrenkrankheiten" (St. Petersburg 1864) — „Beobachtungen
über den Gebrauch der prolongirten warmen Bäder in der Chirurgie" (Militär-
medic. Journ. Bd. LXXXIII, 1862, pag. 225, russisch) — „Ueber Echynococcus-
cysten" (Daselbst Bd. LXXXVI, 1863, russisch) — „Statistik der Steinoperationen
in Russland für 1856—1859" (St. Petersburger med. Zeitschr. 1863, Bd. III,
pag. 35) — „Extraction von Fremdkörpern aus der Blase eines Mannes"
(Verhandl. der Deutschen Gesellsch. für Chir. II. Congr. 1873). Red.

Ebers, Johann Jakob Heinrich E., zu Breslau, war am 18. April 1781
zu Flensburg im Herzogthume Schleswig geboren, erhielt seine Erziehung in den
Anstalten der evangelischen Brudergemeinde zu Christiansfeld und Niesky, studirte
in Berlin auf der medico-chirurgischen Akademie, war 1803—4 Arzt in Kleincelle
bei Bautzen, wurde 1806 zu Frankfurt a. O. Doctor, liess sich darauf in Breslau
als Arzt nieder, war 1807 und 1808 Arzt der daselbst etablirten französischen
Feldspitäler, sowie 1813, 1814 dirigirender Arzt in den dortigen preussischen
Lazarethen, nachdem er bereits 1810 dirigirender Arzt des städtischen Hospitals
zu Allerheiligen geworden war. In dieser Zeit schrieb er Verschiedenes über
Hospitäler und deren Leitung, z. B.: „Ueber die Erfordernisse einer zweckmässigen Hospitalverfassung" (1810); ferner die fast sein ganzes Leben lang
fortgesetzten Jahresberichte über die von ihm geleitete Anstalt und die denselben
beigegebenen Programme: „Darstellung aller bei der neuen Organisation der
Anstalt unternommenen Verbesserungen" (1811) — „Einiges über die Sterblichkeit in den Hospitälern" (1812) — „Von der Krankendiät in den
Hospitälern" (1818) — „Ueber Vorbauungs- und Verhaltungsregeln bei ansteckenden Fiebern" (1814) — „Ideen über den Zweck und die Abfassung
einer Armenpharmacopoe" (1815) — „Einige Gedanken über die Seelsorge in
öffentlichen Krankenhäusern" (1816) — „Ueber Frauenvereine für die öffentliche Krankenpflege u. s. w." (1818). In dieselbe Zeit (1814) fällt ein Bericht
von ihm über die Leistungen des Frauenvereins zur Verpflegung verwundeter und
kranker Krieger. Obgleich er fast jedem wohlthätigen und gemeinnützigen Institute
in Breslau angehörte, so widmete er seine Hauptkraft doch dem Allerheiligen-
Hospital, in welchem er auch eine Abtheilung für Geisteskranke gründete, und
nachdem er 1828 Mitglied des Medicinal-Collegiums und Medicinalrath geworden,
auch diesem, indem er eine Reihe von General-Sanitätsberichten von Schlesien
(1830—36) und meistentheils die Superarbitrien über zweifelhafte Gemüthszustände
verfasste. Ausser einer Reihe von Aufsätzen in medicinischen Zeitschriften, wie
HUFELAND's Journal (1813, 19, 28, 29), MARCUS' Ephemeriden (1813), Neuen
Breslauer Sammlungen (Bd. I), CASPER'S Wochenschr. (1833, 35), Preuss. Vereins-
Zeitung (1834, 35) u. s. w. über Arsenik bei Wechselfieber, die Mineralquellen
von Ober Salzbrunn, Behandlung des Bandwurms mit Extr. Filicis und des Ileus
mit Mercur vivus, ferner über Variola und Variolois, Delirium tremens, Anwendung des Veratrins u. s. w., verfasste er noch folgende Schriften: „Armenwesen"
(Breslau 1830) — „Die Ehe und die Ehegesetze, vom naturwissenschaftlichen
und ärztlichen Standpunkte beleuchtet und beurtheilt" (Erlangen 1844) — „Die

Haematidrosis oder der blutige Schweiss u. s. w." (Breslau 1856); ausserdem zahlreiche nichtmedicinische Aufsätze, namentlich naturwissenschaftliche, da er auch ein grosser Kunstliebhaber und Kunstkenner war; 1846 erhielt er den Titel als Geh. Medicinalrath, beging 1856 unter mancherlei Ehrenbezeugungen sein 50jähriges Doctor-Jubiläum und starb am 22. December 1858. Nach seinem Tode erschien noch: *„Die Zurechnung. Für Aerzte und Juristen, erläutert durch Mittheilung einer Reihe wichtiger Fälle u. s. w."* (Glogau 1860).

Nowack, 1. Hft., pag. 37. — Callisen, V, pag. 504; XXVII, pag. 411.   G.

Ebert, H. F. L. E., zu Berlin am 1. Juni 1814 geboren, daselbst 1838 promovirt, am 5. Februar 1844 habilitirt, leitete die Abtheilung für Kinder an der Charité und starb in Ragatz auf einer Erholungsreise 1872 als ausserordentlicher Professor und Geh. Medicinalrath. Seine wenig bedeutenden vorwiegend pädiatrischen Arbeiten sind in den Charité-Annalen (ältere Folge) erschienen. Red.

*Eberth, Karl J. E., zu Würzburg am 21. September 1836 geboren, studirte daselbst unter KÖLLIKER, VIRCHOW, LEYDIG, HEINR. MÜLLER und wurde am 5. August 1859 promovirt. Bereits 1865 wurde er Professor der pathologischen Anatomie in Zürich und war 1874—1881 ausserdem Professor für Pathologie, Histologie und Entwicklungsgeschichte an der Thierarzneischule in Zürich. Seit 1881 wirkt er als Professor der Histologie und vergleichenden Anatomie in Halle a. S. Unter seinen (meistens in VIRCHOW'S Archiv publicirten) Schriften hebt E. selbst hervor: *„Ueber den Peitschenwurm"* — *„Ueber das Lungenepithel"* — *„Ueber Nematoden"* — *Ueber die Froschhaut"* — *„Zur Kenntniss der bacteritischen Mycosen".* Ferner *„Untersuchungen aus dem pathologischen Institut in Zürich"* (2 Bände) — *„Untersuchungen über verschiedene Mycosen"* — *„Ueber den Typhuspilz"* — *„Kretinismus beim Kalbe".* Red.

Eble, Burkard E., geboren am 6. November 1799 zu Weil der Stadt (Würtemberg), gestorben am 3. August 1839 zu Wien, österreichischer Militärarzt, ist bekannt durch die von ihm herausgegebene Fortsetzung von SPRENGEL'S *„Geschichte der Medicin",* eine Arbeit, welche wegen ihrer Vollständigkeit und Zuverlässigkeit der des grossen Halle'schen Historikers durchaus ebenbürtig ist. — Ferner: Fortsetzung von K. SPRENGEL'S *„Versuch einer pragmatischen Geschichte der Heilkunde"* (Wien 1837, 8., 2 Bde.). — Ausserdem gab E., dessen unermüdlicher Fleiss um so grössere Bewunderung verdient, als er bei fortwährender Kränklichkeit nur das Alter von 40 Jahren erreichte, mehrere Schriften über die ägyptische Ophthalmie, über Gastein, ein grosses Werk *„Ueber die Haare"* (Wien 1831, 8., 2 Bde. mit zahlreichen Abbildungen) und eine Reihe hodegetischer Schriften heraus.

Eine Biographie E.'s verfasste B. Stotz, Tübingen 1841, 8. (46 S.)

H. Haeser.

Ebn-Beitar, falsch für Ibn-Beitar, s. Araber (XXIII).

*Ebner, Victor E. (Ritter von ROSENSTEIN), geboren zu Bregenz am 4. Februar 1842, studirte in Innsbruck, Göttingen, Wien, Graz, hauptsächlich unter BRÜCKE und A. ROLLETT und wurde zu Wien 1866 promovirt. 1868—70 Assistent am physiologischen Laboratorium zu Graz, 1870—73 Privatdocent der Histologie und Entwicklungsgeschichte in Innsbruck, wirkte E. seit 1873 als Professor derselben Fächer an der Universität Graz. Seine wesentlichsten Publicationen sind: *„Untersuchungen über den Bau der Samencanälchen und die Entwicklung der Spermatozoiden"* (Leipzig 1871) — *„Die acinösen Drüsen der Zunge"* (Graz 1873) — *„Ueber den feineren Bau der Knochensubstanz"* (Sitzungsber. der k. Akademie 1875) — *„Mikroskopische Studien über Wachsthum und Wechsel der Haare"* (Daselbst 1876) — *„Untersuchungen über die Ursachen der Anisotropie organisirter Substanzen"* (Leipzig 1882). Ausserdem eine Reihe kleinerer Abhandlungen theils zoologischen, theils histologischen Inhaltes in verschiedenen Zeitschriften. Red.

*Ebstein, Wilhelm E., am 27. November 1836 in Jauer (Schlesien) geboren, studirte in Breslau und Berlin (FRERICHS, VIRCHOW) bis zum 11. Juli 1859, dem Datum seiner Promotion, und übernahm in Breslau zunächst eine Stelle am Allerheiligen-Hospital (9 Jahre), dann die des dirigirenden Arztes des städtischen Armenhauses. Seit 1874 wirkte E. als o. ö. Professor der Medicin und Director der medicinischen Poliklinik, seit 1877 als Director der medicinischen Klinik und Poliklinik an der Universität Göttingen und verfasste folgende grössere Schriften: „Recidive des Typhus" (Breslau 1869) — „Nierenkrankheiten" (in v. ZIEMSSEN'S Sammelwerk, IX. Bd., 2. Hälfte; 2. Auflage Leipzig 1878) — „Die Fettleibigkeit (Corpulenz) und ihre Behandlung" (4. Aufl. Wiesbaden 1883) — „Die Natur und Behandlung der Gicht" (Wiesbaden 1882) — „Ueber den Magenkrebs" (VOLKMANN'S Sammlung klin. Vorträge) — „Ueber die Nichtschlussfähigkeit (Insufficienz) des Pylorus" (Ebenda). Ausserdem zahlreiche Aufsätze (in REICHERT'S und DU BOIS' Archiv, VIRCHOW'S Archiv, Deutsches Archiv f. klin. Medicin, Zeitschrift f. klin. Medicin, Archiv für experimentelle Pathologie, Berl. klin. Wochenschr., Deutsche med. Wochenschr., Wiener med. Presse etc.), unter denen noch hervorzuheben: „Ueber Pylorusdrüsen" (zum Theil in Gemeinschaft mit v. BRAUN und P. GRÜTZNER) in M. SCHULTZE'S und in PFLÜGER'S Archiv; ferner: „Die Entdeckung des Brenzkatechins im menschlichen Harn" (VIRCHOW'S Archiv, Bd. LXII, gemeinsam mit J. MÜLLER) — „Ueber Diabetes" (im deutsch. Archiv f. klin. Medicin). Red.

*Echeverria, Manuel Gonzalez E., hat in Paris 1860 seine Studien beendet (Dissert.: „Sur la nature des affections dites tubercules des vertèbres"), siedelte dann nach Amerika über und publicirte: „Reflex paralysis" (New-York 1866), „On epilepsy etc." (Daselbst 1876) und „Criminal responsibility of epileptics" (Amer. Journ. Insan. 1873). Die Schrift: „De la trépanation dans l'épilepsie par traumatisme du crâne" erschien wiederum (1878) in Paris, ohne dass jedoch E. unter den Pariser Aerzten aufgeführt wäre. Red.

ᴵEcht, Johann E. (ECHTIUS), aus den Niederlanden gebürtig (1515?), lebte Mitte des 16. Jahrhunderts, studirte in Wittenberg und Italien, war Arzt in Köln, gab mit DESSEN (s. diesen) das „Dispensatorium coloniense" heraus und schrieb ausserdem „De scorbuto vel scorbutico passione epitome" (Wittenberg 1624, zusammen mit SENNERT'S gleichnamigem Werke). Er war Botaniker, legte auf eigene Kosten einen Kräutergarten an und soll gegen gewisse Gerüche eine derartige Idiosyncrasie gehabt haben, dass er in Folge einer solchen in eine tödtliche Krankheit fiel.
'Jöcher.   van den Corput. — W. Stricker.
Der Annahme, dass E. mit Dessenius v. Kroonenburg (s. diesen) an dem „Dispensatorium coloniense" mitgearbeitet haben soll, fehlt jede vertrauenswürdige Begründung.
C. E. Daniëls.

*Ecker, Alexander E., geboren zu Freiburg am 10. Juli 1816, studirte zunächst daselbst unter F. S. LEUCKART, BUCHEGGER, BAUMGÄRTNER, BECK, dann in Heidelberg, wo ihn TIEDEMANN, BISCHOFF, CHELIUS, PUCHELT, NÄGELE besonders anregten. Promovirt in Freiburg 1837, bewirkte er bald daselbst seine Habilitation (1839), wurde Prosector und Privatdocent in Heidelberg 1841, dann 1844 ordentlicher Professor der Anatomie und Physiologie in Basel und 1850 in Freiburg, wo er zur Zeit noch in voller Thätigkeit ist. Seine zahlreichen kleineren Abhandlungen im Archiv für phys. Heilkunde (II. und folgende Jahrg.), in der Zeitschr. für rat. Med. (Bd. III, VI und spätere), in MÜLLER'S Archiv (1845 ff.), in den Berichten der naturforschenden Gesellschaften in Basel, resp. in Freiburg, übergehend, heben wir als monographische Arbeiten von nachhaltiger Bedeutung hervor: „Beschreibung einiger Fälle von anomaler Communication der Herzvorhöfe etc." (Freiburg 1839, mit 2 Tafeln) — „Physiologische Untersuchungen über die Bewegungen des Gehirns und Rückenmarks" (Stuttgart 1843) — „Ueber die unter dem Namen *Lippenkrebs zusammengefassten Geschwülste*" (Archiv für phys. Heilkunde 1844) — „*Der feinere Bau der Nebennieren*" (Braunschweig 1846, mit 2 Tafeln) — „*Zur Lehre vom Bau und Leben der contractilen Substanz der niedersten Thiere*" (Basel 1848) — „*Blutgefässdrüsen*" (für L. WAGNER's Handwörterbuch der Physiologie 1849 verfasst) — „*Icones physiologicae*" (Erläuterungstafeln zur Physiologie und Entwicklungsgeschichte, Leipzig 1851—59) — „*Die Anatomie des Frosches, ein Handbuch für Physiologen, Aerzte und Studirende*" (Braunschweig 1864—83) — „*Crania Germaniae meridional. occid.*" (Freiburg 1865, 4., mit 38 Tafeln) — „*Die Hirnwindungen des Menschen*" (Braunschweig 1869; 2. Aufl. 1883) — „*Lorenz Oken, eine biogr. Skizze*" (Stuttgart 1880; englisch 1883). Von 1865 ab war E. Redacteur des „*Archivs für Anthropologie*", für dessen 15 Bände er zahlreiche Aufsätze selbst geliefert hat.

Ein vollständiges Verzeichniss von E.'s Schriften ist bei C. A. W a g n e r , Freiburg i. B. 1883, erschienen.

W e r n i c h.

*Eckhard, K a r l E., Professor der Anatomie und Physiologie in Giessen, habilitirte sich daselbst 1850 mit der Habilitationsschrift: „*Ueber die Einwirkung der Temperaturen des Wassers auf die motorischen Nerven des Frosches*" (Heidelberg 1850). Seine Lebensdaten waren nicht zu erlangen. Unter seinen Schriften (in denen er besonders fruchtbringend die Themata der Gehirn-, Nerven-, und Muskelreizung, die Physiologie der Speichelabsonderung und die Erection behandelte) sind zu nennen: „*Beiträge zur Anatomie und Physiologie*" (Giessen 1858—1881; 9 Bände) — „*Lehrbuch der Anatomie des Menschen*" (Daselbst 1862) — „*Experimentalphysiologie des Nervensystems*" (1867) — „*Die Bildung und Prüfung des Arztes*" (1869).

L a n d o i s , Physiologie. — Ind.-Cat.

R e d.

Eckhoff, Vater und Sohn. J o h. H e i n r i c h v. E., geboren in Goldingen (Kurland) am 3. November 1750 als Sohn eines Apothekers, bezog, 18 Jahre alt, die Universität Halle, später Berlin und wurde 1773 in Halle zum Dr. med. promovirt („*Diss. de causis sterilitatis non absolutis in utroque sexu*"). E. practicirte zuerst in Goldingen, dann in Mitau, woselbst er Stadt- und Landphysicus und Leibarzt des Herzogs P e t e r von Kurland wurde, zuletzt bekleidete er ein Amt bei der kurländischen Medicinalbehörde. Ausser seiner Dissertation hat E. eine Beschreibung des Baldohn'schen und Barbern'schen Mineralwassers nebst einer Anweisung zum innerlichen und äusserlichen Gebrauch desselben (Mitau 1795, 64 S., 8.) drucken lassen, daneben noch einige kleine in die medicinische Polizei schlagende Aufsätze in der Mitau'schen Zeitung. Der V a t e r , starb am 21. Juli 1810. — J o h a n n O t t o E., der S o h n, zu Mitau am 10. October 1793 geboren, begann 1807 das Studium der Medicin in Moskau, ging dann 1809 nach Petersburg und 1811 nach Dorpat. Mit Rücksicht auf die damaligen kriegerischen Verhältnisse trat er 1813 in die russische Armee (Grodno'sche Husaren), machte die Feldzüge in Deutschland und Frankreich mit und wurde 1817 als Rittmeister verabschiedet. Er setzte dann seine medicinischen Studien 1817—1821 in Berlin fort und wurde 1822 in Dorpat zum Dr. med. creirt (Diss. „*Ileus symptoma*", 39 S., 8.). Er practicirte anfangs in Mitau, später im Innern des russischen Reiches, wurde 1824 Badearzt in Baldohn und starb am 4. November 1826.

Recke-Napiersky, I, 474, 476. — Beise, I, 159.

L. S t i e d a.

Eckmann, P e t e r J o h a n n E., geboren zu Rodenpois (Livland) am 19. April 1747, wurde in Dorpat erzogen, trat 1770 als Chirurg in die russische Armee, war 1771 Stabschirurg und wurde 1785 in Königsberg Dr. med. („*Schediasma de inflammatione uteri post partum*", 8 S., 4.).

Recke-Napiersky, I, 477.

L. S t i e d a.

Eckner, K a r l C h r i s t o p h E., 1743 geboren, Schwarzburg-Rudolstädt'scher Leibarzt und Garnisonarzt in Rudolstadt, starb daselbst am 13. Mai 1807.

Er ist zu nennen als Autor des Beitrages „*Zur Geschichte epidemischer Gallen-fieber*" (Leipzig 1790), eines Beitrages „*Zur Geschichte der Ruhr im Jahre 1800 etc.*" (Gotha 1801) und einer Abhandlung über die Melancholie (in den Acten der Akademie der Naturforscher, T. VIII).

Dict. hist. II.   Red.

Eckoldt, J o h a n n G o t t l i e b E., 1746—1809, erfand als renommirter Chirurg zu Leipzig mehrere Instrumente zur Polypen- und Hasenschartenoperation und schrieb: „*Ueber das Ausziehen fremder Körper aus dem Speisecanal und der Luftröhre*" (Leipzig 1799), eine Monographie, der wegen der darin publicirten Methode der Oesophagotomie viele Anerkennung zu Theil wurde.

Dict. hist. II.   R ed.

Eckoldt von Eckoldtstein, C h r i s t i a n G o t t l o b Baron E., war am 29. April 1774 zu Leipzig als S o h n von J o h a n n G o t t l i e b E. geboren, studirte daselbst von 1790 an Medicin, wurde 1800 Doctor und in demselben Jahre Leib-arzt der Herzogin D o r o t h e a von Kurland, ging 1801 nach Schweden, wurde vom König G u s t a v I V. zum Hofrath ernannt, errichtete 1806 zu Mitau ein Spital, wurde vom Kaiser A l e x a n d e r I. in den Freiherrnstand erhoben, liess sich 1812, ohne die Dienste der Herzogin von Kurland zu verlassen, in Leipzig nieder, machte sich 1813 um die Behandlung französischer Verwundeter verdient, war von 1816—28 wieder in Kurland und starb, nach Leipzig zurückgekehrt, am 21. Juli 1828. Er soll die unter dem Namen seines Vaters 1799 herau-gekommene Abhandlung „*Ueber das Ausziehen fremder Körper aus dem Speise-canal und der Luftröhre*" verfasst haben.

Neuer Nekrolog der Deutschen. Jahrg. 6, 1828, II, pag. 579.   G.

*Edgrén, P e t e r A d o l p h E., zu Åmål, am 7. Februar 1802 geboren, wurde zu Upsala 1835 Dr. med., nachdem er eine Zeit lang Privatlehrer gewesen und von 1823 ab studirt hatte (THUNBERG). Nach einer 40jährigen militärärztlichen Carrière liess er sich in Skaraborg nieder. Er schrieb ausser der Dissertation „*Piper nigrum*" eine Reihe für seine Zeit werthvoller Aufsätze in Sv. Läk. Sällsk. Årsberätt. und in der Tidsskr. för Läk. och Pharmaceuter.

Wistrand, B r u x e l i u s, E d l i n g, Neue Folge, I, pag. 178.   Hedenius.

*Edholm, E d w a r d M a r t i n E., wurde geboren in Frascati (bei Stockholm) am 19. Juli 1831. Er besuchte die Universität in Upsala und das medicinisch-chirurgische Karolinische Institut in Stockholm (HUASSER, HUSS, MALMSTEN, SANTESSON); 1859 erfolgte in Upsala seine Promotion. Nach Wahrnehmung der erforderlichen Zwischenstellungen und Reisen in Deutschland, Frankreich, Oester-reich, Italien wurde E. 1874 Oberfeldarzt der schwedischen Armee und Marine-Director des militär-ärztlichen Cursus, Präses des Comité für Militär-Gesundheitspflege. Schon früher war er als Redacteur der „Hygiea" (1863—71) eingetreten und fungirte als Secretär der Schwed. ärztl. Gesellschaft 1864—73, als Redacteur der Zeitschr. für Militär-Gesundheitspflege seit 1876. Ausser einer Reihe von Aufsätzen und Monographien in militär-medicinischen Zeitschriften nennen wir: „*Helso-och förbandslära för Underbefälsskoler*" (Stockholm 1875) — „*Handbok i militär helsovård och Sjukvård för arméns befäl*" (Daselbst 1878) — „*Svenska härens helsovård och de militärs etablissementen*" (Daselbst 1880).   Red.

*Edlefsen, G u s t a v E., aus Friedrichstadt (Schlesien), geboren am 24. Februar 1842, studirte in Kiel und Berlin (K. BARTELS, TH. JÜRGENSEN). 1868 am 10. August erfolgte seine Promotion. Seit 1873 als ausserordentlicher Professor und Director der medicinischen Poliklinik in Kiel wirkend, bearbeitete er eine Reihe klinischer Themata vorwiegend im Deutschen Archiv für klinische Medicin.

Red.

*Edmunds, J a m e s E., genoss seine medicinische Ausbildung bis 1860 in Edinburg, wurde M. D. St. And. 1862, M. R. C. P. Lond. 1874. Als Polizeiarzt in London wirkte er zunächst 7 Jahre, war von 1876—1879 Präsident der englischen Temperenz-Gesellschaften und verfasste mehrere Schriften gerichtlich-medicinischen Inhalts und den Alkoholismus betreffend. Auch machte er sich durch den Artikel „*On a paraboloid illuminator for high power objectives*" (Microsc. Journ. 1877) bemerkbar.   Red.

Edwards. Unter einer stattlichen Anzahl britischer und belgischer Gelehrten dieses Namens benöthigen an dieser Stelle der Hervorhebung: W. F r e d e r i c E., welcher 1777 auf Jamaica geboren wurde, mit seinen Eltern während der Revolution nach Paris kam und hier 1815 doctorirte, und zwar mit einer These über Irisentzündung, wie er denn auch 1813 bereits der Akademie ein Memoire über die Anatomie des Auges eingereicht hatte.   1824 schrieb er „*De l'influence des agens physiques sur la vie*" (Paris) — 1829 „*Des caractères physiologiques des races humaines etc.*" Mit DUMAS beschrieb er das Eisen als Gegengift gegen Kupfersalze und gab die Mém. de la soc. d'hist. de Paris mit heraus. — H e n r i M i l n e E., geboren am 23. October 1800 zu Brügge, studirte Medicin in Paris, wurde zuerst Professor der Naturgeschichte am Lycée Henri IV., 1841 am Museum, 1862 Professor der Zoologie an dieser Anstalt und 1864 Vicedirector. In seinen: „*Recherches anatomiques sur les crustacés*" (Paris 1828) — „*Histoire naturelle des corallaires*" (Daselbst 1858—60, 3 Bde.) — „*Leçons sur·la physiologie et l'anatomie comparée de l'homme et des animaux*" (Daselbst 1857—1868, 10 Bde.) lieferte er zahlreiche (besonders auch für die menschliche Physiologie wichtige) Untersuchungen. — Ferner bedürfen der Erwähnung sein mit P. VACLASSEUR verfasstes „*Manuel de matière médicale*" (2. Ausg. 1828, auch deutsch und englisch) — das „*Manuel d'anatomie chirurgicale etc.*" (Paris 1826—1827, auch englisch) — die Arbeiten über den Einfluss des Nervensystems auf die Magenverdauung, über die Action des Vagus, die Exhalation, den Einfluss der Temperatur auf die Neugeborenen (theils mit BRESCHET, theils mit AUDOIN, meistens in den Arch. gén de méd. publicirt. — W i l l i a m F r e d e r i c E. ist zu nennen wegen seiner (vielfach übersetzten) Werke: „*Influence sur la vie*" und „*Les Races humaines*" ; — von den jüngeren E.: A l e x a n d e r M i l n e E., der, in Edinburg lebend, mehrere kleinere, aber nicht unbedeutende chirurgische Arbeiten 1856—1862 erscheinen liess und *A l p h o n s e M i l n e E., 1835 geboren, 1856 mit einer These über die Kalkphosphate promovirt und Verfasser von „*Etudes chimiques et physiologiques sur les os*" (Paris 1860).   Red.

*van der Eem, Nicolaas van der E., in s'Hage 1757 geboren, studirte in Leyden bis 1783, liess sich in Amsterdam nieder und starb 1796. Seine unter ED. SANDIFORT vertheidigte Dissertation: „*De artis obstetriciae hodiernorum prae veterum praestantia ratione partus naturalis*" war eine so vortreffliche Arbeit, dass E. C. J. v. SIEBOLD ihr (und der gleichzeitig in Leyden vertheidigten „*De artis obstetriciae hodiernorum prae veterum praestantia ratione partus difficilis et praeternaturalis*") einen eigenen Paraphen (§. 194) in seiner „Geschichte der Geburtshilfe" gewidmet hat und unter Anderem sagt: „Diese Schriften, auf echte Untersuchungen der Quellen gegründet, verdienen mit vollem Rechte die Bezeichnung von classischen ..., so dass sie beide als leuchtende Vorbilder gelten können und für hoher Werth für alle kommende Zeiten ein durchaus gesicherter ist." Eine deutsche Uebersetzung erschien in TRAUGOTT SCHLEGEL'S „Sylloge operum minorum praestantiorum ad rem obstetriciam spectantium" (Vol. I). Später hat van der E. mit seinem Freunde L. v. LEEUWEN den Preis erworben für die Beantwortung der Preisfrage: „*Wat is voor het menschelyk lichaam vergif? En welke vergiften kunnen in der Geneeskunde zoo uit- als inwendig onder de vereischte voorzorgen, een nuttig gebruik hebben?*", welche in den Verhandlungen der gelehrten Gesellschaft „Servandis civibus" (Amsterdam 1785) publicirt ist. Näheres über sein Leben und Wirken war nicht zu ermitteln.   C. E. D a n i ë l s.

Egbertszoon, Sebastiaan E., Sohn des reichen, im Jahre 1568 um des Glaubens willen zur Enthauptung verurtheilten, Amsterdamer Kaufmannes Egbert Meindertszoon, wurde 1581 als Student in Leyden eingeschrieben. Nachdem er die Doctorwürde bekommen hatte, übte er die ärztliche Praxis in seinem Geburtsorte aus. Im November 1595 wurde er, auf die Bitte der Glieder der „Chirurgyns Gilde" zum „Professor vel Praelector chirurgiae" ernannt; wahrscheinlich hat er schon früher, als MAARTEN JANSZ. KOSTER, der erste Lector anatomiae in Amsterdam, seine Vorlesungen eingestellt hatte, auch Anatomie docirt. Im Jahre 1606 zum Bürgermeister erwählt, legte er im Jahre 1612 seine Professur nieder, doch wurde er bald darauf auf's Neue ernannt und functionirte darnach bis zu seinem Tode im Jahre 1621. Er soll ein tüchtiger Gelehrter gewesen sein, „vir profundae eruditionis" sagt TULP, und VAN DER LINDEN erzählt, dass er „Medicus erat tantae eruditionis, ut nesciam an parem urbs Amstelaedamensis habuerit". Er publicirte im Jahre 1616 unter dem Titel: „Remberti Dodonaei Mechliniensis, praxis medica", die durch diesen, seinen Lehrer, in Leyden gehaltenen Vorlesungen und fügte sehr interessante Anmerkungen, vorzüglich über die damals in Amsterdam epidemisch herrschenden Krankheiten, in denen er speciell die Scarlatina sehr deutlich beschreibt, hinzu. (Holl. Uebersetzung durch NIC. VAN WASSENAER, Amsterdam 1624; lateinische Ausgabe „cum auctorio annotationum NIC. FONTANI", Daselbst 1640.)

C. E. Daniëls.

*Egeling, Lucas Jacob E., geboren am 11. August 1824, studirte zu Leyden (G. SANDIFORT, C. PRUYS VAN DER HOEVEN, G. C. B. SURINGAR). Von 1850—1863 war er praktischer Arzt in Haarlem, von 1863—1865 Chef der Abtheilung für Medicinal-Polizei im Ministerium des Innern; seit 1865 fungirt er als Medicinal-Inspector für die Provinz Süd-Holland und wohnt im Haag. E. ist Mitredacteur der „Nederl. Tijdschrift voor geneeskunde" und war Redacteur einer hygienischen Zeitschrift: „Schat der gezondheid", die 1858—1864 erschien.

C. E. Daniëls.

Eggert. Unter sechs theils deutschen, theils amerikanischen Aerzten, welche ihr Andenken nur durch Dissertationen oder kleine Schriften erhalten haben, ragt hervor Franz Friedrich Gottlob E., zu Eisleben am 15. August 1778 geboren und am 23. August 1836 gestorben, welcher von 1798 ab in Jena studirte, von 1802 zu Querfurt praktisch in Thätigkeit trat und 1805 Physicus der Kreise Querfurt und Dittchenbach wurde. Neben seiner Dissertation: „De variis variolas inserendi modis" (Leipzig 1802) schrieb er ein umfangreiches Werk „Natur des Menschen" (Daselbst 1828—1829); auch „Ueber die Wassersucht" (Daselbst 1817), ein gerichtsärztliches Handbuch: „Der gewaltsame Tod ohne Verletzung" (Berlin 1832) und zahlreiche casuistische Aufsätze in HECKER'S Annalen der Heilkunde, GRAEFE und WALTHER'S Journ. d. Chir. u. A.

Callisen, XXVII. — Ind.-Cat.   Red.

Egyptische Aerzte, Egyptische Medicin. — So anregend und unterhaltend die von mehreren Seiten (s. auch die unten zuerst genannte Quelle) sorgfältig zusammengetragenen Notizen griechischer und römischer Schriftsteller über das medicinische Wissen der alten Egypter sind, so unfruchtbar erweist sich ihr Studium für die Zwecke eines geschichtlichen Werkes, welches sich lediglich an bestimmte Persönlichkeiten und deren durch die historische Kritik im strengeren Sinne beglaubigte Hinterlassenschaften zu halten hat. Die wenigen, durch das Hieroglyphenstudium einigermassen beglaubigten Bezeichnungen der Aerztegötter, der Einführer der Künste und Wissenschaften, der medicinischen Hierophanten, die Namen eines IMHOTEP, MISRAIM, CHUMSA, MENES sind für biographische Zwecke absolut unergiebig, und selbst die Aeusserungen, welche dem angeblich um 304 a. Chr. n. thätigen Arzt und Priester MANETHON in den Mund gelegt werden, klingen mythenhaft und erreichen den hippokratischen Standpunkt bei weitem nicht. Die griechischen Aerzte, welche unter der Herrschaft der Ptolemäer ihrer heimischen Kunst in Egypten eine Stätte gründeten, hatten leichte Arbeit mit der Beisetzung der traditionellen autochthonen Heilkunde, und GALENOS, welchem man unwidersprochen eine genaue Bekanntschaft mit der heiligen Literatur der egyptischen Priesterärzte nachgerühmt hat, ging so weit zu erklären: „πάσαι λήρχι εἰσιν". Ob sich der abfällige Ausspruch auch auf die 16 über Heilkunde speciell handelnden Theile des 42bändigen, dem MENES zugeschriebenen Werkes „Embre" bezieht, oder welche Fächer der egyptischen Medicin GALENOS speciell als „eitel Possen" bezeichnete, geht aus der betreffenden Stelle allerdings nicht hervor.

Jedenfalls sind nicht selten von Aelteren und Neueren Versuche gemacht worden, jenes Urtheil abzuschwächen. Man hat darauf hingewiesen, dass das Ausnehmen der Eingeweide zum Zweck des Einbalsamirens nothwendig den Egyptern einen richtigeren Begriff von der Lage und dem Zusammenhang menschlicher Organe und Organtheile geben musste, als ein solcher bei Völkern erdenklich war, die nur Thiere schlachteten, dass also eine Kenntniss der Anatomie sich den Ersteren nothwendig aufdrängen musste. Man hat (auf das Zeugniss des MANETHON hin) die physiologischen Auffassungen der Priesterärzte als sehr nahe verwandt mit denen des Seneca erklärt; die greifbaren Erfolge des Einbalsamirens selbst mussten in erster Linie die Meinung stützen, dass eine nicht zu verachtende Kenntniss der Einwirkung gewisser Droguen auf thierische Gewebe den Einbalsamirern eigen war. Aufsehen erregend musste ferner gerade bezüglich des Theilgebietes der Materia medica, der Pharmacologie oder Pharmacognosie der Papyrus Ebers wirken. Zur Zeit des Re-ser-ka (Amenophis), also um 3500 entstanden (und zwar nicht als Original, sondern damals bereits von einer älteren Schrift copirt), enthält es als „Buch von der Zubereitung der Arzneien etc." nicht nur Recepte gegen Behinderung der Ausleerungen, gegen Eingeweidewürmer, Krankheiten des Kopfes, der Adern etc., sondern auch jene so berühmt gewordene Stelle, welche EBERS als auf das Verfahren der Staaroperationen bezüglich gedeutet hat. Von egyptischen Augenärzten am persischen Hofe berichtet ausserdem HERODOT, von der Pflege der Thierheilkunde zeugen alte bildliche Darstellungen, und dass gewisse Nachbildungen auf Obelisken und Tempelbildern, dass ganz besonders eine Reihe von Lancetten, Pincetten, katheterförmigen Röhren, Scheidenspeculis, Brenneisen etc. nicht anders, denn als mit den entsprechenden Operationen in Beziehung zu denken sind, dafür tritt die Mehrzahl auch der vorurtheilsfreiesten Egyptologen ein. Schliesslich seien als wohl schlechterdings nicht angreifbare Quellen die vor dem EBERS'schen entzifferten Papyrus des Berliner Museums genannt, welche hinsichtlich der Beschreibung der Arzneien und inneren Krankheiten jenem nahestehen, ausserdem aber noch über Beförderung der Conception, Erkenntniss der Schwangerschaft, Krankheiten der Frauen etc. Bemerkungen enthalten.

Eloy, II. — Haeser, Gesch. d. Med. Th. I.   Red.

Ehrenberg, Christian Gottfried E., wurde am 19. April 1795 zu Delitzsch geboren und starb am 27. Juni 1876 zu Berlin als Geheimer Medicinal-Rath und ordentlicher Professor der dortigen medicinischen Facultät. Er ist den bedeutendsten Naturforschern unseres Jahrhunderts zuzurechnen, wenn auch noch bei seinen Lebzeiten so manche seiner Forschungen theils angegriffen, theils überholt worden sind. Gerade in unserer Zeit, wo, Dank der Vervollkommnung der Instrumente, die für den Mediciner hochbedeutsame Untersuchung „des kleinsten Lebens" unschätzbare Errungenschaften erzielt, ist es wichtig hervorzuheben, dass stets die Geschichte derartiger Forschungen, wenn auch nicht von E. zu datiren, doch bei seinem Namen längere Zeit zu verweilen haben wird; hat er doch zahlreiche Bausteine zur Fundirung der mikroskopischen Zoologie und Botanik herbeigetragen. Sein besonderes Interesse hat er den Infusorien zugewandt, denen eines seiner Hauptwerke bereits im Jahre 1838 gewidmet ist. („Die Infusionsthierchen als vollkommene Organismen", mit 64 Kupfertafeln). Er bewies dann, dass so manche der jüngeren Erdschichten aus Panzern von Infusorien bestehen, er fand sie später auch im Torfmoor; er deckte mikroskopisches Leben im Meere (*„Das Leuchten des Meeres"*, Berlin 1835) und in der Luft (Passat-, Staub- und Gluthregen) auf. Es ist dann hier sein anderes Hauptwerk: *„Mikrogeologie"* (Leipzig 1854), hervorzuheben, in welchem er eine übersichtliche geographische Zusammenfassung der kleinen Lebensformen zur Darstellung brachte. Daneben sind, wesentlich dem nämlichen Gegenstande gewidmet, zahlreiche kleinere Monographien und mannigfaltige Abhandlungen in den Schriften der Berliner Akademie der Wissenschaft zu nennen, in welcher Körperschaft er seit 1827 Mitglied und dann lange Jahre hindurch ständiger Secretär gewesen ist. — E. hatte das Gymnasium von Schulpforta besucht, darnach von 1815—1818 in Leipzig erst Zoologie, dann hier und in Berlin Medicin und Naturwissenschaft studirt. Auf Kosten der Berliner Akademie machte er darauf eine sechsjährige Reise nach Egypten und den Nachbarländern, im Jahre 1829 mit AL. v. HUMBOLDT eine Reise nach Asien. Nachdem er 1826 zum ausserordentlichen Professor ernannt wurde, erhielt er im Jahre 1847 das Ordinariat der Geschichte der Heilkunde. In diesem seinem nominellen Lehrfache hat er weder als Forscher, noch als Lehrer gewirkt, wie er übrigens auch auf seinem eigentlichen Arbeits-Gebiete didactisch wenig leistete. Hingegen hat er in akademischen Reden auch mehrfache allgemeinere Fragen geistvoll behandelt.

Falk.

*Ehrenhaus, Salomon E., aus Friedrichswille (Oberschlesien), geboren am 8. Januar 1835, studirte in Berlin bis 1860. Als praktischer Arzt und später als Assistent an der pädiatrischen Poliklinik in der Charité (bis zum 1. Juli 1879) thätig, publicirte er (mit A. EULENBURG): *„Einwirkung der Metallsalzlösungen auf den N. ischiadicus des Frosches:* — eine deutsche Ausgabe von D'ESPINE und PICOT's Handbuch der Kinderkrankheiten und verschiedene Artikel aus der Pädiatrik in EULENBURG's Real-Encyclopädie.

Red.

Ehrhart, Vater und Sohn, Aerzte in Memmingen. Der Erstere, Balthasar E., gestorben 1757, war fürstlicher Leibarzt, schrieb indess nur Botanisches, ferner über Belemniten, Versteinerungen u. dgl.; — der Sohn, Jodocus E., 1740—1808, Stadtarzt von Memmingen, publicirte eine *„Sammlung von Beobachtungen zur Geburtshilfe"* (Frankfurt und Leipzig 1773) und wurde 1800 nebst seiner ganzen Descendenz geadelt.

Red.

von Ehrhart, Gottlieb von E., des Jodocus E. Sohn, 1763 (1764?) geboren (dem einige Quellen einen Bruder mit gleichem Vornamen — aber wahrscheinlich irrthümlich — an die Seite stellen), wirkte als ausserordentlicher Physicus und geschworener Geburtshelfer in Memmingen (seit 1805), nachdem er 1785 zu Erlangen promovirt worden war. Er schriftstellerte mit grossem Fleiss, besonders über die Schutzimpfung (Memmingen 1789, 1801), über Asphyxie der Neugebornen (Erlangen 1785; Memmingen 1789) und über Standesangelegenheiten (Daselbst 1800, 1810). Seine *„Sammlung von Beobachtungen etc."* erschien 1803 — eine *„Physikalisch-topographische Topographie von Memmingen"* 1813 — der *„Entwurf eines physikal.-medic. Polizeigesetzes"* (4 Bde. und Tafeln) zu Nürnberg 1816. Auch gab von E. — Ulm 1805 — das *„Magazin für technische Heilkunde"* heraus.

Biogr. méd. IV. — Callisen V.

Red.

Ehrhart, Friedrich E., wurde 1742 im Canton Bern geboren, erweckte durch seine Lust zu botanischen Studien die Aufmerksamkeit HALLER'S, fing an 1765 die Pharmacie in Nürnberg zu studiren, diente nachher als Apotheker in Erlangen, Hannover und Stockholm, woselbst er auch Botanik unter BERGIUS studirte. In Upsala 1773 angelangt, wurde er einer der ausgezeichnetsten Jünger LINNÉ's. Er studirte hier Naturgeschichte, Oekonomie, Chemie und Medicin unter LINNÉ dem Vater und LINNÉ dem Sohne, welche ihn zu ihrem vertraulicheren Umgang rechneten, und unter dem berühmten Chemiker Thorbern Bergman, dessen

Vorlesungen er fleissig besuchte. Durch fleissige Excursionen in die Umgegend Upsalas bereicherte er nicht blos die schwedische Flora, sondern auch die Wissenschaft mit vielen neuen Gewächsarten. Nachdem er 1776 nach Hannover wieder zurück-gekommen war und sich dort theils mit dem Ordnen botanischer Sammlungen, theils mit Schriftstellerei beschäftigt hatte, wurde ihm 1780 von der Regierung in Hannover aufgetragen, während drei Jahren das Churfürstenthum Braunschweig-Lüneburg botanisch zu bereisen und die Flora dieses Landes zu beschreiben; auch die Stelle eines Directors des botanischen Gartens in Heuenhausen bei Hannover wurde ihm angetragen. Um hier seine dürftigen ökonomischen Verhältnisse etwas zu verbessern, gab er mehrere nützliche und sehr gesuchte Exsiccatwerke heraus und starb 1795.

Nekrolog in Hoppe's bot. Taschenbuch f. d. Jahr 1796, pag. 219; Selbstbiographische Nachrichten in Annalen der Botanik von Usteri, 19. Stück, Leipzig 1796. Ein vollständiges Verzeichniss seiner Arbeiten, unter welchen: „Beiträge zur Naturkunde und den damit ver-wandten Wissenschaften", Bd. I—VII, Hannover und Osnabrück 1787—92 das hervorragendste ist, findet sich bei J. E. Wikström: „Conspectus litteraturas botanicae in Svecia". Holmiae 1831.   Hedenius.

Ehrlich. Drei ältere Aerzte dieses Namens sind hervorzuheben: J o h a n n Martin E., der in der zweiten Hälfte des 17. Jahrhunderts zu Jena in Thätigkeit, daselbst eine Schrift über eine merkwürdige Hernie (1684) und eine über Ischurie erscheinen liess (1686). — J o h a n n C h r i s t i a n u s E., der Verfasser von „De noxis ex sepultura in templis facta oriundis" (Halle und Magdeburg 1728) — „Mors ex sepulchris etc." (Daselbst 1729) — „De damnis ex empiria medica oriundis" (Daselbst 1728) — und J o h a n n A u g u s t E., 1760—1733, Sohn eines Dorfchirurgen, in Leipzig und später auf Reisen, besonders in England, aus-gebildet, Wundarzt der Spitäler St. Georg und St. Johann in Leipzig, beschrieb in einem zweibändigen Werke (Leipzig, Th. I, 1795; Th. II, 1805) die chirurgischen und operativen Beobachtungen, die er in Londoner Hospitälern gemacht hatte.

Biogr. méd. IV. — C a l l i s e n, XXVII.   Red.

Ehrmann, J o h a n n C h r i s t i a n E., geboren 1710 zu Strassburg, promovirte daselbst 1732; 1749 Arzt des Arbeitshauses daselbst, gestorben 1797. Er gab 1742 des MAPPUS „Histoire des plantes de l'Alsace" heraus.

Börner, Nachrichten, I, pag. 765. — Biogr. univ.   W. Stricker.

Ehrmann, Joh. C h r i s t i a n E., geboren 1749 zu Strassburg, promovirte am 8. December 1772 zu Basel („Diss. de colchico autumnali") und wurde 1779 in Folge seiner Verheiratung mit einer Frankfurter Bürgerstochter, Schwester des Grammatikers B u t t m a n n, als Arzt aufgenommen. 1796 wurde er Garnisonsarzt und 1804 Arzt am Rochushospital für Unreine (Krätzige, Syphilitische, Blattern-kranke). Unter der fürstlichen Regierung wurde er 1808 als Medicinalrath emeritirt, zog 1821 nach Speier und starb daselbst am 31. August 1827. — E. hat drei kleine thierärztliche Schriften über Darmgicht, Maulsperre und Dampf der Pferde (1778, 1779) herausgegeben. Was sein Specialfach betrifft, so schrieb er 1780 und 1808 über den Tripper und erklärte sich 1802 in drei Heften „Ueber den Kuhpocken-schwindel" gegen die Einführung der Vaccination durch SÖMMERRING und LEHR. Ausserdem veröffentlichte er „Psychologische Fragmente zur Makrobiotik" (1794) und (mit JOH. VAL. MÜLLER 1756—1813) „Rhapsodien in Bezug auf technische Heilkunde etc." (Frankfurt 1805) — Wichtiger denn als Verfasser dieser ziemlich unbedeutenden Schriften ist E. als S a t i r i k e r. Seine Schriften, welche die Stellung des ärztlichen und wundärztlichen Standes zeichnen, sind von culturhistorischer Bedeutung und gehören zu den gelungensten Leistungen, zumal, da sie der Seele des Witzes, der K ü r z e, nicht entbehren. Die vortrefflichste dieser Schriften: „Geheime Instruction für Wundärzte bei Leichen, Leichenöffnungen, Sterb-fällen etc." (1799), welche äusserst selten geworden war, habe ich in meinen „Beiträgen zur ärztlichen Culturgeschichte" (Frankfurt, Auffarth 1865) wieder abdrucken lassen. Eben da habe ich eine Analyse gegeben von einer Satire E.'s auf die Aerzte seiner Zeit unter dem Titel: „*Die Nachtmenschen*" und von der angeblichen Gegenschrift: „*Die entlarvten Nachtmenschen*", beides 1795. Aller Wahrscheinlichkeit nach ist E. auch Verfasser der beiden Schriften: „*Briefe über die Galanterien von Frankfurt a. M.*" (Leipzig, Wienbrack 1791, 1798), über welche ich im LXXX. Bande von VIRCHOW's Archiv berichtet habe (8. 188). Endlich ist er bekannt durch seine Beziehungen zu Goethe, mit dem er gleichalterig war, und durch die Stiftung des „Ordens der verrückten Hofräthe". Das Archiv dieses Ordens, sowie der übrige literarische Nachlass von E. befindet sich in der Frankfurter Stadtbibliothek. — Wahrscheinlich ist er auch Verfasser der Schrift: „*Medicinische Böcke, pragmatisch dargestellt*" für angehende Aerzte (Frankfurt 1801).

W. Stricker.

*Eichbaum, Karl Friedrich E., am 4. October 1851 zu Schwetz (West-Preussen) geboren, auf der Thierarzneischule und Universität Berlin ausgebildet, 1874 promovirt, wirkt seit Mai 1879 als ausserordentlicher Professor für Veterinär-Anatomie und Histologie an der Universität Giessen. Schriften: „*Topographische Anatomie der Brusthöhle des Pferdes*" (1872) — „*Untersuchungen über den Bau der vesiculae seminales der Hausthiere*" (1877) — „*Ueber die Ampullen der vasa deferentia*" (1878) — „*Craniometrische Untersuchungen am Pferdeschädel*" (1882) und Aehnliches.

Red.

Eichheimer, G. Friedrich E., deutscher Militärarzt, geboren am 18. August 1764 zu Bensheim' in Baden, trat am 21. August 1786 in das bayerische Heer als Feldscheer ein und begleitete dasselbe in allen Feldzügen gegen Frankreich, Oesterreich, Preussen und Russland. Nach den Kriegsjahren widmete er sich mit nachhaltigem Erfolge dem Ausbaue der bayerischen Militärsanitätsverfassung. Im Jahr 1826 wurde er zum bayerischen Generalstabsarzt befördert, in welcher Stellung er bis zu seinem Ausscheiden (1847) verblieb. Er starb am 13. October 1854 zu München. Literarisch machte sich E. bekannt zunächst durch seine treffliche Dissertation „*De utilitate methodi medendi secundum incitationis principia in nosocomiis castrensibus*" (Würzburg 1804) und besonders durch seine „*Umfassende Darstellung des Militär-Med.-Wesens etc. dermaligen Armeeverfassungen etc.*" (I. Bd. Augsburg 1824, 8.; II. Bd. München 1825, 8.).

Mittheilungen auf Grund amtlicher etc. Unterlagen.   H. Frölich.

Eichhorn, Heinrich E., zu Nürnberg im letzten Jahrzehnt des vorigen Jahrhunderts geboren und 1832 in Göttingen, wo er Privatdocent war, gestorben. Schon seine Dissertation „*Von der Zurückbeugung der nicht schwangeren und schwangeren Gebärmutter*" (Nürnberg 1822) galt als eine originelle Monographie. und noch mehr erwarb sich E. den Ruf eines scharfsinnigen, eigenartigen Denkers durch seine Schriften: „*Ueber das primäre Fieber .... bei den Kuhpocken*" (HORN's Archiv 1826) — „*Ueber medicinische Erfahrung und über praktische Medicin im Allgemeinen*" (Daselbst 1827) — „*Neue Entdeckung über die praktische Verhütung der Menschenblattern etc.*" (Leipzig 1829; dazu praktische Vorschläge an die Regierungen Berlin, gleichzeitig) — „*Handbuch über die Behandlung und Verhütung der contagiös-fieberhaften Exantheme*" (Berlin 1831) — „*Ueber die Aussonderungen durch die Haut etc.*" (MECKEL's Archiv 1826; dazu Anatomisches und Physiologisches ebenda 1827).

Dict. hist. II.   Red.

*Eichhorst, Hermann E., geboren am 3. März 1849 zu Königsberg in Preussen, studirte dort und in Berlin (als Assistent von LEYDEN, NAUNYN, FRERICHS). Promovirt 1873, erlangte er die Anstellung als Professor e. o. an der Universität Jena 1876; 1877 die gleiche in Göttingen; 1884 wurde E. ord. Professor in Zürich und Director der dortigen med. Klinik. — Er bearbeitete monographisch: „*Perniciöse Anämie*" (Leipzig 1878) — „*Trophische Beziehungen der Nn. vagi zum Herzmuskel*" (Berlin 1879) — „*Lehrbuch der physikalischen*

Untersuchungsmethoden innerer Krankheiten" (2 Bde., Braunschweig 1881) — *„Handbuch der speciellen Pathologie"* (2 Bde., Wien 1883) neben mehreren, klinische Gegenstände behandelnden Einzelartikeln.

Red.

'Eichmann, Johann E. (bekannter als JOHANN DRYANDER), gegen Ende des 15. Jahrhunderts in der Wetterau geboren, hatte in Deutschland Mathematik studirt, wandte sich dann aber in Paris der Medicin zu und erlangte die Doctor-würde in Mainz. Nach Marburg 1536 auf den Lehrstuhl für Mathematik berufen, wirkte er hier bis zu seinem am 20. December 1560 erfolgten Tode. Obwohl die Zahl der von E. zergliederten Leichname sich nur auf zwei beläuft, griff er in seiner *„Anatomiae pars prior, in qua membra ad caput spectantia recensentur et delineantur"* (viele Tafeln, Marburg 1537, 4.) den vorher mit ihm befreundeten VESAL heftig an und wurde von diesem in der „Epistola de china" (s. VESAL) zurückgewiesen. Doch bleibt E. ein gewisses Verdienst um die praktische Anatomie, speciell auch noch durch die Herausgabe der Anatomie MONDINI's und verschiedener anatomischer Schriften.

Vollständiges Verzeichniss dieser, sowie der unbedeutenden praktisch-medicinischen Elaborate E.'s siehe bei Haller, Bibl. anat. I, 174, resp. Bibl. med.-pract. II, 33. — Biogr. méd. III. — Allgem. Deutsche Biogr. V.

Red.

*Eichstedt, Karl Ferdinand E., in Greifswald am 17. September 1816 geboren, studirte daselbst und in Berlin. Nachdem er am 19. December 1839 promovirt worden war, begann er seine Thätigkeit als praktischer Arzt (seit 1841) und Prof. extraord. (seit 1852) in Greifswald. Er schrieb: *„Ueber Krätzmilben etc."* (FRORIEP's Notizen 1846) — *„Pityriasis versicolor"* (Ebenda 1846) — *„Ueber Durchfall der Kinder"* (1852) — *„Zeugung und Geburtsmechanismus etc."* (1859).

Red.

Eichwald, Karl Eduard E., wurde geboren in Mitau (Kurland) am 4./16. Juli 1795, absolvirte das Gymnasium in Mitau und studirte Naturwissenschaften und Medicin von 1814—1817 in Berlin, dann machte er Reisen durch die Schweiz, Deutschland, England, Frankreich und hielt sich längere Zeit in Paris auf. Hierauf kehrte er nach Russland zurück, bestand an der damals noch blühenden Universität zu Wilna das Doctorexamen und wurde am 18./30. Mai 1819 zum Dr. med. promovirt (Diss.: *„De Selachis Aristotelis"*). Nachdem er kurze Zeit in Mitau und Tuckum prakticirt und Landarzt in Schrunden gewesen war, begab er sich 1821 nach Dorpat; als Hauslehrer in der Familie Liphardt-Raths-hof fungirend, habilitirte er sich an der Universität für Zoologie am 4./16. October 1821 (Habilitationsschrift: *„De regni animalis limitibus atque evolutionis gradibus"*) und las über Zoologie, Mineralogie, fossile Thiere. Im Jahre 1823 folgte er einem Rufe nach Kasan als Professor der vergleichenden Anatomie und Geburtshilfe; von Kasan aus machte er 1826 und 1827 eine Reise nach dem Kaspischen Meere und Kaukasien, wobei er viel Material zu späteren Veröffentlichungen sammelte. Nach der Rückkehr von dieser denkwürdigen Reise zog E. als Nachfolger von BOJANUS nach Wilna in der Eigenschaft eines Professors der Zoologie, vergleichenden Anatomie und Geburtshilfe. Als die Universität zu Wilna 1831 aufgehoben wurde, übernahm E. an der in Wilna errichteten medico-chirurgischen Akademie die Stelle eines Conferenz-Secretärs und las zugleich über Mineralogie, Zoologie und vergleichende Anatomie. Von Wilna aus machte er 1829 eine Reise durch das westliche und südwestliche Russland, später unternahm er Reisen nach Schweden, Deutschland und in's Innere des russischen Reiches. Im Jahre 1838 vertauschte E. seine bisherige Stellung in Wilna mit der eines Secretärs und Professors an der medico-chirurgischen Akademie in St. Petersburg, gleichzeitig wurde er Professor der Paläontologie am Berginstitut und hielt Vorträge in den Officiers-classen der Hauptingenieurschule. Im Jahre 1851 erbat er sich seine Entlassung aus dem Staatsdienst, feierte am 18./30. Mai 1869 sein 50jähriges Doctor-Jubiläum und starb 1876. E. war ein überaus fleissiger und thätiger Forscher und hat eine sehr bedeutende literarische Thätigkeit entwickelt. Sein Name ist durch die Arbeiten, welche in Folge der kaukasischen und kaspischen Reisen erschienen, in sehr weiten Kreisen bekannt geworden; das wissenschaftliche Verdienst E.'s besteht in dem Ausbau und der Pflege der Paläontologie in Russland. Hierher gehören: „*Lethaea Rossica ou Palaeontologie de la Russie*" (Stuttgart 1853—1868, 5 Bde.) — „*Die Urwelt Russlands*" (Mit Kupfertafeln, 4. Aufl., St. Petersburg und Moskau 1846—1847) — „*Zoologia specialis*" (3 Bde., Wilna 1829—1831 u. s. w.). Als Resultat seiner Reise: „*Reise nach dem Kaspischen Meere und in den Kaukasus*" (Stuttgart 1834—1837) — „*Alte Geographie des Kaspischen Meeres, des Kaukasus und Süd-Russlands*" (Berlin 1838).

Ein ziemlich vollständiges Verzeichniss von E.'s Schriften bringt R e c k e - N a p i e r s k y und B e i s e, I, 160. — R e c k e - N a p i e r s k y, I, 483. — B e i s e, I, 160. — Verhandl. der k. russ. mineral. Ges. Bd. V, pag. 278—358, St. Petersburg 1870: Das 50jährige Doctor-Jubiläum, geschildert von L i n d e m a n n. — Russ. Encycl. Beresin, Bd. XVI, pag. 324.

                                                        L. S t i e d a.

*Eigenbrodt, K a r l E., in Darmstadt am 7. Februar 1826 geboren, studirte in Giessen, Heidelberg und Würzburg bis 1849, dem Jahre seiner Promotion. Seit Januar 1849 ist er als praktischer Arzt, seit 1877 als grossherzogl. Leibarzt, seit 1879 mit dem Titel Geh. Medicinalrath in Darmstadt thätig und publicirte: „*Ueber die Leitungsgesetze im Rückenmark*" (Giessen 1849) — „*Ueber die Diagnose der partiellen Empfindungslähmung, insbesondere der Tastsinnlähmung (Apselaphesie)*" (VIRCHOW'S Archiv, Bd. XXIII) — „*Die apoplectische Destruction der Uterinschleimhaut*" (in Gemeinschaft mit A. HEGAR, Monatschr. für Geburtsk. 1863) — „*Die Städtereinigung, die wichtigste Aufgabe der Sanitätspolizei*" (Darmstadt und Leipzig 1868) — „*Beiträge zur näheren Kenntniss der Typhusepidemie in Friedberg im Sommer 1867*, insbesondere in ätiologischer Beziehung" (Zeitschr. für Epidemiologie und öffentl. Gesundheitspflege von PFEIFFER und SCHUCHARDT, 1869) — „*Report of the medical history of the attack of diphtheria in the Grand Ducal family of Hesse*" (British Med. Journ. 1879).   R e d.

*Eimer, G u s t a v H e i n r i c h T h e o d o r E., geboren am 22. Februar 1843 zu Stäfa bei Zürich. Als Flüchtlingskind (väterl. Heimat: Deutschland) studirte er in Tübingen, Freiburg, Heidelberg, Berlin (Schüler LEYDIG'S, VIRCHOW'S, WEISMANN'S). Promovirt zum Dr. med. 1867 in Berlin, zum Dr. phil. 1870 in Würzburg, ist er seit 1875 als Professor der Zoologie und vergleichenden Anatomie an der Universität Tübingen thätig und verfasste folgende Arbeiten: „*Ueber die ei- oder kugelförmigen Psorospermien der Wirbelthiere*" (Würzburg 1870) — „*Ueber Beroë ovatus, ein Beitrag zur Anatomie der Rippenquallen*" (Leipzig 1873) — „*Lacerta muralis coerulea, ein Beitrag zur Darwin'schen Lehre*" (Daselbst 1874) — „*Die Medusen, anatomisch und physiologisch auf ihr Nervensystem untersucht*" (Tübingen 1878) — „*Untersuchungen über das Variiren der Mauereidechse etc.*" (Berlin 1881); Abhandlungen in VIRCHOW's Archiv, Archiv für mikroskopische Anatomie, Zoolog. Anzeiger, Biolog. Centralblatt, Württemb. naturw. Jahreshefte.   R e d.

Eisenmann, G e o r g H e i n r i c h E., geboren zu Strassburg 1693, gestorben daselbst 1768; Arzt in Strassburg und seit 1733 Professor der Physik daselbst, 1756 Professor der Pathologie, vielseitig gebildeter Gelehrter, gab heraus: „*Tabulae anatomicae IV uteri duplicis*" (Strassburg 1752, gr. Fol.; auch französisch).
    Biogr. univ.   W. S t r i c k e r.

Eisenmann, G o t t f r i e d E., als Sohn eines Handwerkers in sehr dürftigen Umständen zu Würzburg am 20. Mai 1795 geboren, studirte von 1810 ab Jura, machte 1813—1815 den Befreiungskrieg mit, wandte sich alsdann der Medicin zu, wurde 1819 promovirt und begann 1822 in seiner Vaterstadt zu practiciren. Seine im Jahre 1818 sehr lebhaft gewesene Betheiligung an der Stiftung der

Würzburger Burschenschaft mit den weiteren Folgen eines deutlich an den Tag gelegten politischen Enthusiasmus führten 1823 zu seiner Verhaftung und einer Anklage auf Hochverrath. 1825 freigesprochen widmete sich E. nunmehr einer energischen publicistischen Thätigkeit auf politischem Gebiet, die 1832 zu seiner abermaligen Verhaftung, zu einer Zuchthausverurtheilung auf unbestimmte Zeit; von 1841 ab zu einer milderen Festungshaft auf der Veste Rosenberg den Anlass gab. Erst 1847 — nach fünfzehnjähriger Gefangenhaltung — erlangte E. durch Begnadigung die Freiheit. Das Jahr 1848 brachte ihm Entschädigungen aller Art für die erlittene Unbill; unter Anderem wählten ihn sechs fränkische Wahlbezirke in das Frankfurter Parlament; die Stadt Nürnberg, in welcher er sich niedergelassen, und deren Mandat er auch annahm, verlieh ihm das Ehrenbürgerrecht. Bei aller Thätigkeit, die er im Parlament an den Tag legte, konnte es E. jedoch zu grösserer Bedeutung nicht bringen, — wohl weil er sich zu sehr auf eigenen Fuss stellte und sich keiner Partei einzuordnen verstand. — Nach der Rückkehr von Frankfurt nahm E. in Würzburg wieder seinen Wohnsitz und setzte die in seiner Festungszeit begonnene medicinische Schriftstellerei fort. Wir heben weiter unten diejenigen Erzeugnisse derselben hervor, welche weniger der systematisirenden Richtung der naturhistorischen Schule eignen und eine gewisse praktische Bedeutung haben; in den übrigen hat E. eine monographische Bearbeitung verschiedener Familien des von ihm aufgestellten natürlichen Systems der Krankheiten („*Die vegetativen Krankheiten und die entgiftende Heilmethode*", 1835) monographisch zu bearbeiten versucht, so das Kindbettfieber (1834), die Krankheitsfamilien: Pyra (gleichzeitig), Typhus (1835), Cholosis (1836), Typosis (1839), Rheuma (1841). — Weniger theoretisirend waren: „*Der Tripper in allen seinen Formen und Folgen*" (Erlangen 1830) — „*Sichere und gefahrlose Methode, die Syphilis zu heilen*" (Med.-chir. Zeitschr. 1829) — „*Behandlung der Harnröhrenverengerungen durch innerliche Mittel etc.*" (Ebenda 1830) — „*Die Heilquellen des Kissinger Saalthales*" (1857) — „*Die Prüfung der Homöopathie*" (Erlangen 1836) — eine Abhandlung über Hirnerweichung (1842); — und hervorzuheben sind endlich auch seine Uebersetzungen der Werke von Ricord, Becquerel, Rodier und Durand-Fardel. — Im letzten Jahrzehnt vor seinem Tode trat E. noch mit den Monographien „*Pathologie und Therapie der Rheumatosen*" (1861) — *Die Bewegungsataxie*" (1863) und über das Friedrichshaller Bitterwasser hervor. Sein bleibendstes Verdienst beruht jedoch in der Redaction des von Canstatt gegründeten (jetzt noch als Virchow-Hirsch'schen fortexistirenden) „Jahresberichts über die Leistungen und Fortschritte der Medicin", den er zuerst mit Jenem, dann von 1851 ab mit Virchow, Scherer und den namhaftesten Fachgelehrten herausgab.

Nach Husemann in Allg. Deutsche Biographie. V. — Verzeichniss der Schriften E.'s bei Engelmann, Bibl. chir. 44 und Jahresber. f. d. ges. Med 1865 (Anhang); sehr unvollständig bei Callisen VI und XXVII. Red.

Eisfeld, Johann Friedrich August E., aus Heldrungen, 1767—1822, war zuerst Theologe, dann ausserordentlicher Professor der Medicin und hatte letztere in Wittenberg und Leipzig (Kapp) studirt. Schriften: „*Specimen physico-medicum meletamata quaedam ad historiam naturalem typhi acuti Lipsiae aestivo tempore a. 1799 grassantis, pertinentia*" (Leipzig 1800) — „*Beytrag zur Geschichte des Gallensteins*" (bei Isenflamm und Rosenmüller, 1800) — „*Platner's Leben*" (1819).

Dict. hist. II. Red.

Eissen, Édouard-Fréderic E., geboren 1805, gestorben 1876, promovirte zu Strassburg (1828) mit der These: „*La contagion considérée sous quelques-uns de ses rapports*". Er machte sich durch eine ziemlich umfangreiche Schrift „*La doctrine réaliste et la doctrine fantaisiste du choléra indien*" (Strassburg 1868) bekannt und gab die Gaz. méd. de Strassbourg von 1841—1869 heraus.

(Nicht zugängliche) Biographie in Gaz. méd. de Strassbourg 1876. Red.

Biogr. Lexikon. II. 18

Ekelund, D a n i e l E., 1793—1879, wurde 1817 in Upsala Doctor der Medicin, Adjunct der Medicin am Carolinischen Institute 1823, im selben Jahre Oberarzt am allgemeinen Garnisonskrankenhause und 1841 Medicinalrath. Von seinen Schriften sind folgende zu merken. In den Jahresberichten des schwedischen ärztlichen Vereins: *„Erfarenhet om Porla brunns verksamhet emot åtskilliga sjukdomar"* (1822) — *„Öfversigt af en pericarditis, gängse bland Stockholms garnison"* (1826); in den Verhandlungen desselben Vereins: *„Anteckningar rörande nasaloperation"* (T. VII) — *„Beskrifning på den å Garnisonssjukhuset gångbara akuta bröstinflammationen"* (T. IX); in der Hygiea: *„Om revaccination"* (T. XI) — *„Om kopporna och vaccinationen i Sverige 1850"* (T. XIV). W i s t r a n d, pag. 93. H e d e n i u s.

Ekl, A n t o n E., zu Landshut in Bayern, war 1781 in Freising geboren. studirte in Landshut, wo er 1809 Doctor wurde, ging auf Reisen, wurde dann Gerichtsarzt in Pfarrkirchen. 1824 wurde er zum Professor an der Universität zu Landshut ernannt, blieb aber bei der Verlegung derselben nach München in Landshut als Professor an der dortigen chirurgischen Schule. Er gab heraus zusammen mit J. A. SCHULTES: *„Ratio medendi in schola clinica Landishuthana"* (Sulzbach 1826, 4. deutsch: *„Jahresbericht über die chir.-klinische Schule der Univ. zu Landshut, vom . . . 1824 bis . . . 1825"* in TEXTOR's Neuer Chiron 1827), ferner: *„Bericht über die Ergebnisse in dem chirurg. Clinicum der kgl. Ludwig-Maximilians- Universität zu Landshut während . . . 1825 bis . . . 1826"* (Landshut 1827, 4.). Er starb am 13. September 1830. — Von einem jüngeren M a x A u g u s t E. ist nur die Schrift *„ Von der Thränensackfistel"* (München 1852) bekannt. P r a n t l, II, pag. 522, Nr. 275. — C a l l i s e n, VI, pag. 21. G.

*Ekström, F r e d r i k A u g u s t E., geboren in Linköping 1816, wurde Med. Doctor in Upsala 1841, Districtsarzt in Motala und Intendent zu Medvi 1847—60; 1857 siedelte er nach Gothenburg über, woselbst er als Augenarzt eine weitverbreitete Praxis gewann. Schriften: *„Om bruket och missbruket af glasögon jemte några ord om ögats vård"* (Linköping 1855) — *„Praktiska skizzer synnerligen med afseende på användningen af ögonspegeln i oftalmiatriken"* (Göteborg 1857) und in der Zeitschrift „Hygiea" verschiedene ophthalmiatrische und praktisch-medicinische Aufsätze. W i s t r a n d, B r u z e l i u s, E d l i n g, Neue Folge. I, pag. 202. H e d e n i u s.

Ekströmer, K a r l J o h a n n E., geboren in Dalsland 1793, nahm als Arzt an den Feldzügen in Deutschland 1813—14 Theil und wurde 1817 Med. Doctor in Upsala. Nachdem er sich theils in Paris unter DUPUYTREN und LAREY, theils in London unter ASTLEY COOPER noch mehr als Chirurge ausgebildet hatte, wurde er 1821 Oberchirurg des Serafimerlazarethes und 1836 Professor der Chirurgie am Karolinischen Institut in Stockholm. Im letztgenannten Jahre wurde er in den Adelsstand erhoben. E. war nicht nur ein hervorragender Chirurge, sondern machte sich auch als Chef der schwedischen Medicinalverwaltung von 1849 an sehr verdient um das Medicinalwesen Schwedens bis zu seinem Tode 1860. Er gab die „Medicinsk tidning" (1818—19) heraus und ist der Verfasser verschiedener Aufsätze in den Verhandlungen und Jahresberichten des schwedischen ärztlichen Vereines. H e d e n i u s.

Elam, C h a r l e s E., zu London, gewann bereits 1846 eine erste goldene Medaille, wurde 1850 zu London Med. Dr. und F. R. C. P. London 1870. Nachdem er längere Zeit am Nat. Hospital für Epileptische thätig gewesen war, fungirte er später als Hon. Physician an der Sheffield General Infirmary und der gleichnamigen Medicinschule. Neben mehr allgemeineren Gegenständen („ Civilization"* — *„Moral and criminal epidemics"* — *„Degenerations in man"* — *„Man and science")* behandelte er besonders psychologische und psychiatrische Themen in den Schriften: *„Essai on natural heritage"* (London 1860) — *„On illusions and hallucinations"*

(1861) — „*On cerebria and other diseases of the brain*" (1872) und die Epilepsie, die Monomanie, das Puerperalfieber im Journ. of psych. med. 1855—1859. Red.

Elben, Ernst E., aus Stuttgart, Dr. Berol. 1821, wurde russischer Militärarzt und beschäftigte sich eifrigst mit Peststudien, als ihn in Silistria ein Typhus dahinraffte und die Hoffnungen zerstörte, die seine vorzügliche Dissertation allgemein erweckt hatte. Dieses Werk führt den Titel: „*De acephalis sive monstris corde carentibus*" (mit 22 Tafeln in besonderer Lieferung; Berlin 1821, 4.; 62 gesammelte und 10 eigenbeobachtete Fälle). Red.

Eldik, Cornelis van E., zu Nymwegen, war daselbst am 5. März 1791 geboren, studirte in Harderwijk und Leyden, wurde 1812 an letztgenanntem Orte Doctor und 1821 Stadtarzt in seinem Geburtsorte, welche Stelle er 1853 wegen Kränklichkeit aufgab. Besondere Verdienste hatte er sich 1832 während der Cholera-Epidemie erworben. 1822 begann er mit A. MOLL die Herausgabe der „*Practisch Tijdschrift voor de Geneeskunde in al haren omrang*", die er nach des Letzteren Tode von 1844—49 allein redigirte. 1825 wurde er zum Provinzial-lehrer der Geburtshilfe in Gelderland ernannt und behielt dieses Amt bis 1852; er war auch Mitglied mehrerer Medicinalbehörden. Ausser einer grossen Zahl von Uebersetzungen aus dem Deutschen gab er heraus: „*Verhandeling over de Verloskundige tang; etc.*" (Amsterdam 1824) — „*Receptboek voor Genees- en Heelkundigen, etc.*" (Nimwegen 1825) — „*Verloskundige Verhandelingen, grootendeels met betrekking tot het werk van Dr. J. H. Wiegand, de geboorte van den mensch*" (3 Theile, Amsterdam 1832) — „*Behandeling van den Aziatischen Braakloop in de ziekenhuizen te Berlijn*" (Nimwegen 1832). Er starb am 29. October 1857.

Van der Aa, V, pag. 82. G.

Elfinger, Anton E., zu Wien, war daselbst im Jahre 1822 geboren, wurde dort auch Doctor und war als praktischer Arzt und als Zeichner thätig. Zum grössten Ruhme gereicht ihm der einzig in seiner Art dastehende „*Atlas der Hautkrankheiten*" von FERD. HEBRA (Wien 1856—66, fol.), für welchen er die seit einer Reihe von Jahren im Allgemeinen Krankenhause zu Wien vorgekommenen charakteristischsten Fälle von Hautkrankheiten mit staunenswerther Treue in Aquarell abgebildet hatte, welche Blätter dann mit ebensolcher Treue in der Staatsdruckerei vervielfältigt wurden. Er gab ferner zum Behufe des Zeichnen-Unterrichts heraus: „*Anatomie des Menschen die Knochen-, Muskel- und Bänderlehre enthaltend*" (Wien, 2. Aufl. 1854, 27 Taff., fol.). Er modellirte er anatomische Objecte sehr geschickt in Wachs und hat unter dem Pseudonym „Cajetan" eine beträchtliche Menge von Caricaturen, Rebus und Tausende von Illustrationen für Zeitungen, Kalender und andere Schriften gezeichnet. Er starb im schönsten Mannesalter am 12. Januar 1864.

v. Wurzbach, XI, pag. 401. G.

Elfving, Peter E., Professor der Medicin in Åbo (Finnland), geboren den 12. April 1677. Er studirte in Upsala unter Leitung von Prof. OL. RUDBECK d. J. und wurde Doctor der Medicin in Utrecht 1702. Provinzialarzt in Westmanland 1704, zugleich Brunnenarzt (1705—1719) in Sätra. Professor der Medicin 1722 in Åbo, wie die Universität nach dem grossen und langwierigen Kriege Karl's XII. mit Peter I. wieder eröffnet wurde. Gestorben den 20. Juni 1726, liess E. eine „*Anleitung für Landwirthe bei Krankheitsfällen*" (Stockholm 1716, schwedisch) und Abhandlungen „*Ueber Trifolium aquaticum*" (Aboe 1724) — „*De vulnere ventriculi lethali*" (1725) und „*De Panacea boreali*" (1725) zurück. O. Hjelt.

Elie de la Poterie, Jean-Antoine E. de la P., Docteur-Regent der Facultät von Paris, geboren 1732, gestorben 1794 in Brest als erster Arzt der Marine, zeichnete sich durch vielseitige Kenntnisse in allen Zweigen der Natur-wissenschaften und der Medicin aus und publicirte eine Menge von Abhandlungen

18*

über medicinische und chemische Fragen. Eines sein
„L'examen de la doctrine d'Hippocrate sur la nai
les principes des mouvemens et de la vie, sur les ,
pour servir à l'histoire du magnetisme animal" (B
welches eine sehr wohlwollende Anerkennung seitens
das System MERUVIN auf seinen wahren Werth zurü

Elisio, J. E. (ELYSIUS), italienischer Arzt,
15. Jahrhunderts im Neapolitanischen, beschäftigte sicl
und war Arzt des Königs Ferdinand von Aragon
pendium de balneis totius Campaniae" (Neapel 1!
MAZELLA) — „De curatione morbi gallici contra barl
Beide Werke sind selten.

Eller, Johann Theodor E., geboren a
Plötzkau im Herzogthum Anhalt, studirte in Quedli
und in Halle, Leyden, Amsterdam und Paris Medic
1721 wurde er anhalt-bernburgischer Leibarzt und
einen Ruf nach Preussen, wo er Feldmedicus und Pro
deten Collegium medico-chirurgicum wurde. Das Medi
1725, welches den Ausgangspunkt der jetzigen Sa
bildet, ist das Werk E.'s und des hallischen Professo
chirurgiae und Regiments-Feldscheer GABRIEL SENFF
des 1727 eröffneten Charité-Krankenhauses. Diese le
legenheit, sich neben seinen tüchtigen chemischeu
medicinisch-literarisch zu beschäftigen. So schri
auserlesene medicinische und chirurgische Anmerku
als auch äusserlichen Krankheiten, und etc. Welche
zu Berlin vorgefallen".— Er starb am 13. Se
und Director des Collegium medico-chirurgicum etc.

Eloge de M. Eller, précédé d'un discours pronoi
l'Academie le 29. Janv. 1761 par le secrétaire perpétuel.
deutsche Biographie.

/ Ellinger, Andreas E., aus Thüringen gehl
Er wurde Dr. med. zu Leipzig 1557 und wurde auf
1569 nach Jena berufen, wo er dreimal das Rect
„Consilia medica" (1604 in Leipzig von WITTICH
von E.: „Hippocratis aphorismorum .... paraphras
und „Hippocratis prognosticorum paraphrasis poi
Hippocratis prognosticorum versione latina" (Dasell

Eloy II. — Dict. T. II.

Elliot, Josef E., 1799—1855, studirte in
der Philosophie 1821 und Doctor der Medicin 1827, A
krankenhause in Stockholm 1830, darauf Provinzialel
1838 Adjunct der Entbindungskunst am Carolinischer
1849 Professor am Hebammen-Institute daselbst. Von
führen (ausser mehreren Jahresberichten über das all|
haus in Stockholm): „Om puerperalfeberepidemier å i
och medlen att dem förekomma" (Stockholm 184
polypernas kännedom" (Daselbst 1846) — „Aterlli
holmis allmänna barnbördshus under de senare 13 á
komparativt och kritiskt behandladt" (Daselbst 1848
Arbeiten aus einer grossen Anzahl obstetrischer und pr
in folgenden medicinischen schwedischen Zeitschriften; J:
ärztlichen Vereins (1830, 32, 38—41), Zeitschrift f

(T. I—VII); Neue Verhandlungen des schwedischen ärztlichen Vereins (T. III, VIII) und Hygiea (T. III—V, VII, VIII, X—XIV).

Wistrand, pag. 105. Hedenius.

Elliot. Aus der grossen Zahl von jüngeren Aerzten dieses Namens sind besonders hervorzuheben: Robert E., der sich um die sanitären Einrichtungen in seinem Wohnorte Carlisle vielfach verdient gemacht hat. Er trat 1864 mit einem „*Appeal to the public in behalf of the Carlisle fever hospital or house of recovery*" auf, schrieb mehrere Schriften über die Wasserversorgung der Stadt, sowie „*On the sewage question*", wurde Medical officer in Carlisle und veröffentlichte als solcher die „*Reports on health*" von 1875 ab (Carlisle 1876—1881). Auch im engeren Sinne medicinische Publicationen, jedoch nur casuistischen Inhalts, rühren von ihm her. — George Thomson E., amerikanischer Arzt, auf geburtshilflichem Gebiet thätig, edirte neben kleinen Schriften — über eine neue Zange, über Beschädigungen des Kindskopfes (Neu-York 1854) — ein grösseres Werk: „*Obstetric clinic etc.*" (Daselbst 1868). Sein Geburtsjahr ist nicht bekannt. 1871 starb er.

(Nicht zugängliche) Biogr. G. Th. E.'s N. Y. Med. Rec. 1871. Red.

Elliotson, John E. (fälschlich ganz vereinzelt auch ELLIOSTON), 1788 geboren, 1868 gestorben, doctorirte zu Edinburg am 25. Juni 1810 (Diss.: „*De inflammatione communi etc.*"), wurde Arzt am St. Thomas-Hospital und wirkte ausserdem als Lector der Medicin am University Coll. med. school und Arzt am Univ. Coll. Hosp., sowie als Professor der Medicin an der Londoner Universität bis zu seiner durch Mesmeristische Schriften und die praktische Anwendung des Mesmerismus bedingten Resignation am 28. December 1838. Seine Publicationen waren fast ausnahmslos von Aufsehen begleitet und beanspruchen eine etwas ausführlichere Erwähnung: „*Numerous cases illustrative of the efficacy of the hydrocyanic or prussic acid in affections of the stomach*" (Anhang über den Gebrauch des Opiums bei Diabetes, London 1820) — „*On the recent improvements in the art of distinguishing the various diseases of the heart*" (Daselbst 1838) — „*Human physiology*" (sehr voluminös, Daselbst 1840) — „*Numerous cases of surgical operations without pain in the mesmeric state*" (London und gleichzeitig auch Philadelphia 1843) — „*The principles and practice of medecine*" (von N. ROGERS und A. COOPER LEE, London 1846, herausgegeben) Die Schrift: „*Mesmerism in India*", in welcher E. den mit „*Voyage of Miss Brackett with Colonel Stone*" (betreffend die segensreichen Phänomene des Hypnotismus und Mesmerismus) begonnenen Kampf gegen die medicinische Journalistik auf's Aeusserste trieb, erschien in London 1850 und wurde in demselben Jahre noch einmal aufgelegt. Sehr viel Casuistisches hatte E. in den Jahren 1820—38 publicirt.

Lond. med. circ. 1854. — Med. times and gaz. 1868. — Ind.-Cat. — Callisen, VI, XXVII. Red.

Elliott, John E. (ELLIOT), zu Chard (Somerset) 1747 geboren, bildete sich zuerst zum Apotheker aus und hielt seit 1777 eine eigene Apotheke, verschaffte sich aber — ermuthigt durch Heilerfolge, die er mit einem besonders zubereiteten Magnesiasalz hatte — selbst ein Doctordiplom und trieb neben seiner Praxis Schriftstellerei. Er machte in unerwiderter Liebe 1787 einen Mordversuch auf die betreffende Frauensperson und tödtete sich im Gefängniss selbst durch Nahrungsenthaltung. Von seinen zahlreichen Schriften verdienen Erwähnung: „*Essays on physiological subjects*" (London 1780) — „*Observations on the treatment of fever*" (Daselbst 1782) — „*Experiments and observations on light and colours etc.*" — „*Observations on the affinities of substances in spirit of wine*" (Philos. transact. 1786). — Auch edirte E. FOTHERGILL'S Werke mit dessen Biographie, schrieb Taschenbücher und mehr allgemein-philosophirende Abhandlungen und ist endlich der Verfasser eines grösseren Buches über die englischen Mineralwässer (London 1781), zu welchem PRIESTLEY eine Vorrede über die Bereitung künstlich moussirender Wässer geschrieben hat.

Dict. hist. II. Red.

Elliott. Aus der Reihe der nur durch einz
cationen bekannten Aerzte dieses Namens sind ferner n
der als Militärarzt zu Barbadoes verschiedene interes
Erkrankungen des Kniegelenks, Gicht etc.) 1822 fl
Brown E., amerikanischer Arzt, medicinischer Statis
from Prussian vital statistics" einen vorläufigen Be
Vereinigten Staaten speciell mit Bezug auf Morbidit
1862) herausgab und vor dem internationalen sta
auftrat mit: „*On the military statistics of the*
(Berlin 1863) und *Thomas E., Arzt zu Tunbridge
und daselbst M. D. 1877, früher Demonstrator an d
House Surgeon am dortigen Gen. Hosp. und Sur
Dist. Hosp., Verfasser eines „*Essay on alkohol*" u
theilungen in der Lancet 1874 und 1876.

Ellis, William E., englischer Chirurg, Schü
begleitete als Marinechirurg Capitän Cook auf seine
dieselbe ausführlich. — Von Kaiser Josef II. auf
lichen Schiffe eine Expeditions- und Entdeckungsreise n
starb aber, im Begriffe, sich nach Wien zu begeben
unglücklichen Sturzes 1785. — E. war der erste Fo
lationsversuche erwies, dass das Secret der Gonorrh
äusseren Haut übertragen, keinen Schanker hervorbr
Hautabschürfung (minutest excoriation, thouched wit
mit dem syphilitischen Gifte, solche erzeuge. Auch
nahmen sind für seine Zeit und seinen Stand gerade
keine Geschichte der Medicin, der Chirurgie, ja ni
gelegentlich des Contagienstreites wird sein Name an
Worte citirt, welche GIRTANNER (III, pag. 570) von ihn
*on the cure of the venereal gonorrhoea, in a new me
on gleets*" (London 1771, 8., pag. 35).

Vgl. J. K. Proksch, Lehre von den vener. Contagi
jahrschr. f. Dermat. u. Syph. Wien 1883, X, pag. 63—86.

Ellis. Vier etwas ältere englische, respe
Benjamin E., der 1822 zu Philadelphia Dr. M
erhielt seinen Namen durch „*The medical formula
der Pharmacie an genannter Universität erscheinen li
Buch erlebte bis zum Jahre 1864 nicht weniger a
bis zu seinem Tode gab E. auch das „*Journ. of* i
heraus. — Daniel E., zu Edinburg Mitglied der 1
daselbst in den ersten Jahrzehnten des gegenwärtig
werth sind: „*An inquiry into the charges induced
germination of seeds, the vegetation of plants and
(Edinburg 1807; hierzu eine Fortsetzung 1811) —
writings of John Gordon*" (Daselbst 1823) —
nuisance in coal gas works etc." (Daselbst 1828). —
begann seine öffentliche Laufbahn mit einem Brief
Umgestaltung der bisherigen Tollhäuser, speciell die U
kranken in besonderen Asylen (London 1815), wirkt
field, dann als Resident med. superintendent am Pat
county of Middlesex. Sein Hauptwerk ist: „*On the* i
of insanity" (mit besonderer Rücksicht auf die in M
weise: London 1838). — George Viner E., Ans
wegen seiner „*Demonstrations of anatomy etc.*", we
London 1869, 8. Aufl. 1879) erschienen und de

gegebenen „*Illustrations of dissections etc.*" (2 Bde., 58 Tafeln, London 1867; New-York 1882). Red.

***Ellis**, Robert E., aus London, genoss seine Ausbildung auf der London University und wurde 1844 M. R. C. S. Eng. Er wirkte früher als Surgeon an der Chelsea, Bromp. und Belgr. Dispensary und verfasste zunächst mehrere auf Kinder- und Frauenkrankheiten bezügliche Werke, so: „*Disease in childhood*" (London 1852) — „*A new method of treating diseases of the cervix uteri*" (Daselbst gleichzeitig) — „*Safe abolition of pain in labour*" (1866). Von Einzelaufsätzen erschienen mehrere allgemein-naturwissenschaftlichen Inhalts, ausserdem noch gynäkologische in Obstet. transact., Bd. III—IV, Lancet 1861, 1862, 1864, 1869. Red.

***Ellis**, Edward E., abwechselnd in Tavistock (Devonshire) und in Rom prakticirend, Dr. med. And. 1862, M. R. C. S. Eng. 1863, war längere Zeit am Samariter-Hospital für Frauen und Kinder, sowie am Victoria-Kinderhospital thätig und wirkt z. Z. als Arzt am Londoner Hospital für Schwindsüchtige. Sein „*Practical manual of the diseases of children*" erschien (London 1881) bereits in 4. Auflage, gleichzeitig „*A manual of what every mother should know*" vorher und nachher Einzelaufsätze über die einzelnen Wirkungskreise in verschiedenen medicinischen Journalen. Red.

Ellissen, Friedrich Wilhelm E., geboren 1778, gestorben 1838, wirkte zu Gartow bei Lenzen an der Elbe als Landphysicus der Aemter Dannenberg, Hitzacker und Schnackenburg und hatte den Charakter Hofmedicus seit 1820. Seine Schriften sind: „*Ueber die heutige Praxis der Aerzte*" (Hannöv. Magaz. 1821) und „*Die Anwendung des Brechweinsteins in Kinderkrankheiten*" (HUFELAND'S Journ. der Heilk. 1823).

(Nicht zugängliche) Biogr. in Hannöv. Ann. der ges. Heilk. 1838. Red.

Eloy, Nicolas-Francois-Joseph E., ist zu Mons am 20. September 1741 geboren und studirte zu Löwen Philosophie und Medicin. 1736 wurde er Licentiat der Medicin, ging dann zur weiteren Ausbildung nach Paris und wurde, nach Mons zurückgekehrt, 1752 dort Stadtarzt, 1754 auch consultirender Arzt bei der herzoglich lothringischen Familie. Sein Tod erfolgte 1788. — E. hat neben mehreren kleinen Schriften — so über den Gebrauch des Thees (Mons 1750 und Zusatz 1751), 40 Vorlesungen über Geburtshilfe (Daselbst 1753), über Ruhr (Daselbst 1780) und über Kaffee (1781) — die beiden biographischen Lexika verfasst, deren vollständige Titel die Nummern 149 und 150 unseres Quellenverzeichnisses angeben, und welche seinen Namen eigentlich erhalten haben.

Dict. hist. II. Red.

- **Elpidius** war der Leibarzt des Ostgothenkönigs Theodorich (493 bis 526 n. Chr.). Helmreich.

Elsässer, Johann Adam E., der Vater, zu Vaihingen 1784 geboren, Dr. med. zu Tübingen 1809, wurde 1827 am Katharinen-Hospital zu Stuttgart als Geburtshelfer angestellt, später auch an demselben Director; vorher Unteramtsarzt zu Möhringen. Er hat sich durch epidemiologische und gynäkologische fleissige Mittheilungen ein Verdienst erworben; besondere Nennung verdienen indessen nur: „*Beschreibung der Menschenpockenseuche . . . . . 1814—1817 im Königreich Württemberg*" (Stuttgart 1820) — „*Bemerkungen über ein bösartiges Scharlachfieber . . . . 1812*". Ferner: „*Geschichte einer Familie von Blutern*" (HUFELAND'S Journ. 1824). — Carl Ludwig v. E., der Sohn, 1808—1874, ist bekannt durch seine im Auftrage der württembergischen Regierung in Wien und Brünn ausgeführten Choleranuntersuchungen (Stuttgart 1832) und „*Theorie der Lebenserscheinungen in comprimirter Luft*" (Stuttgart 1866).

Württemb. Correspondenzbl. 1874. Red

*Elsberg, Louis E., amerikanischer Specials veröffentlichte „*Laryngoscopical medication*" (New-? *scopical surgery*" (mit 4 Tafeln, Philadelphia 1866) – Beziehung der Brustkrankheiten zu anderen, syphil Kehlkopf, über Pneumatometrie, Auscultation des Oei 1870—1875. — 1880—1882 gab er das New-York mit heraus.

Else, Joseph E., 1780 zu London gesto: Stellung des dirigirenden Chirurgen am dortigen St. ' Schriften sind: „*Essay on the cure of the hydrocei* „*Of tumours formed by ruptured veins sometime* (Med. observ. 1767) — „*An account of a successful n* (Ebenda 1768) und noch mehreres Casuistische. Gesa zu London 1782 heraus.

Dict. hist. II.

Elsholtz, Johann Sigismund E., gebor der Oder, studirte hier, in Wittenberg und in Köni{ nach Holland, Frankreich und Italien unternommen hatt er 1653 zu Padua, nahm seinen Wohnsitz in Berlin, w Kurfürsten angestellt wurde und 1688 starb. Sein Schriften sind folgende: „*Anthropometria etc.*" (Padi 1663; Stade 1672) — „*Clysmatica nova*" [Injectior Venen] (Berlin 1667; vorher Daselbst deutsch 1665) — (Daselbst 1674) — „*Historia steatomatis resecti et* 1666) — „*De phosphoris observationes quatuor*" (Dase das ist *Neues Tischbuch etc.*" (in 6 Büchern, Dasel „*Flora Marchica*" (Berlin 1663) und Mehreres über

Dict. hist. II.

Elsner, Christoph Friedrich E., aus Dr. med. Daselbst 1773, Professor der Medicin 1785. über die Prüfung von Medicamenten (1774), eine „*A bräune*" (Königsberg 1778) — „*Beiträge zur Fiebe* „*Medicinisch-gerichtliche Bibliothek*" (Daselbst 17 *academica*" (Daselbst 1800), einen „*Bericht über di königlichen Provinz Ostpreussen im Jahre 1801*" (1 Dissertationen und Gelegenheitsschriften.

Dict. hist. II.

Elwert, Vater und Sohn. — Der Erstere, Joh ebenfalls als Sohn eines Arztes zu Speyer am 5. Nove 1777 Stadtphysicus in Bokenem im Hildesheimischen u Wohlenberg und Bilderlahe, nachdem er 1786 zu Erlai 1790 zog er nach Hildesheim, wurde hier 1815 Le Von seinen Schriften sind die meisten Jubiläums-, Denk doch verdient er als Autor eines noch jetzt benutz (s. Nr. 152 unseres Quellenverzeichnisses), sowie als für Apotheker etc.", welches Nürnberg 1785—1787 Chemie, Pharmacie und Arzneimittelkunde", welches H Erwähnung. — Der Sohn, Wilhelm E., zu Hildes geboren, seit 1832 Landphysicus daselbst und von 1 medicus, schrieb die „*Geschichte einer merkwürdigen Ki* Braunschweig und Hannover 1818) — „*Die Blausät* *mittel in Lungenbeschwerden*" (Hildesheim 1821) – *tangen etc.*" (Daselbst 1828). Mehreres über Scharlac

nach Populäres; zu erwähnen sind noch „*Medicinisch-chirurgische Beobachtungen*" (Rust's Magazin 1829, 1830) und „*Das Blutlassen*" (Hildesheim 1838).
Red.

Emangard, F.-P. E. (oder E.-P. E.), Arzt zu L'Aigle, Med. Dr. zu Paris 1815 mit einer These über den Aderlass, hat schriftstellerischen Ruf durch seinen „*Traité pratique du croup etc.*" (Paris 1827; Zusätze dazu Daselbst 1828) und das kurze „*Mémoire sur l'angine épidémique ou diphthérique*" (Daselbst 1829). In späteren Jahren beschrieb er die Pest nach eigenen Beobachtungen in Damiette 1836 (Paris 1837; 100 Pestkranke, sämmtlich geheilt) und publicirte einen „*Cours de nosologie clinique*" (Daselbst 1843; in's Arabische übersetzt). Ausserdem schrieb er viele Aufsätze im Journ. hebd. des progrès des sc. méd. Red.

Emden, **Jakob E.**, geboren 1796 zu Frankfurt a. M., promovirte 1818 zu Göttingen mit der Dissertation „*De raphiarcistro, novo instrumento ad coremorphoseos methodum perficiendam*" (das Instrument ist abgebildet bei BLASIUS, Akiurgische Abbildungen, Berlin 1833, Tafel 17, Fig. 72—77). E. wurde 1823 unter die Frankfurter Aerzte aufgenommen, war Arzt an dem jüdischen Hospital und den jüdischen Krankencassen und starb am 13. April 1860. W. Stricker.

Emerson. Unter den zahlreichen Amerikanern dieses Namens, welche naturwissenschaftliche Schriften hinterliessen, kommt an dieser Stelle in Betracht: **Gouverneur E.**, der „*Medical statistics*" (die Mortalität Philadelphias betreffend, Daselbst 1827 und 1831), sowie R. CARMICHAEL'S „*An essay on venereal diseases*" (Philadelphia 1825) herausgab. Red.

Emery. Nur **Edouard-Félix-Etienne E.** ist hervorragend. 1788 zu Lemps (Isère) geboren, doctorirte er zu Paris 1810 mit einem „*Essai sur les différentes espèces de phthisie pulmonaire*". Er wirkte als Arzt am Hospice de St. Louis und als Professor der Anatomie an der École R. des beaux arts, nachdem er vorher Chirurgien-aide-major der Kaisergarden gewesen war. Seine selbstständige schriftstellerische Thätigkeit begann mit „*Réflexions sur la fièvre jaune*" (Paris 1828). Später folgte eine Reihe kleinerer Schriften über verschiedene Hautkrankheiten (1840, Eczem 1842, Finne gleichzeitig, Lupus 1848, Psoriasis 1849); Arbeiten über Vaccination und Vaccine (Arch. gén. de méd. 1829 und Transact. méd. 1830). Dazwischen chirurgische und casuistische Mittheilungen in den genannten Zeitschriften, in LEROUX' Journ. de méd., BROUSSAIS' Ann. de méd., Revue méd. u. A.
Red.

Emiliano, J. E., italienischer Arzt aus dem 16. Jahrhundert, gebürtig aus Ferrara. Verfasser von: „*Naturalis de ruminantibus historia*" (Venedig 1584).
Unger.

Emmerez, Vater und Sohn, welche beide die Stelle eines Prévôt de la communité des chirurgiens de Paris inne hatten. Der **Vater**, **Paul E.**, stammte aus St. Quentin und starb am 7. September 1690. Sein Ruhm gründete sich ausser auf den vorzüglichen Unterricht, den er ertheilte, auf das ungewöhnliche Aufsehen, welches die von ihm ausgeübte Bluttransfusion hervorrief. Er galt lange als einer der besten Chirurgen Frankreichs. — Der **Sohn**, **Antoine-François**, sowie zwei spätere Aerzte des Namens, von denen **Guy Erasmus E.** Doyen der genannten Körperschaft 1720—1721 war, und **Louis-Simon E.** 1720 den Doctorhut empfing, sind nur der Unterscheidung wegen zu erwähnen.
Eloy, II. — Dict. hist. II. Red.

Emmerich, **Georg E.**, geboren am 5. Mai 1672 zu Königsberg in Preussen, gestorben daselbst am 10. Mai 1727, wurde Dr. med. 1692 zu Leyden, im selben Jahre ausserord. Professor zu Königsberg, 1710 ordentl. Professor, 1724 Bürgermeister von Königsberg.
Jöcher. W. Stricker.

*Emmerich, Rudolf E., 1852 geboren, unt
Hygiene ausgebildet, war von 1880—1883 Assistent
Institut bei F. HOFFMANN und unternahm im letztgens
reise nach Spanien etc. Unter seinen meistens in der
der aus derselben abgezweigten hygienischen Zeitschr
die „Zur Münchener Canalisationsfrage" (Münche
reinigungen der Zwischendecken unserer Wohnung
Jahrg. 1883) besonders hervorzuheben. — Neuerdin
Diphtherie.

Emmert. Familie, aus welcher eine Reihe
ist, die in der Schweiz, wie in Süd-Deutschland meh
in der Praxis erfolgreich wirkten. Von den vorstor
in Betracht: August Gottfried Ferdinand E.,
Tübingen den Doctorgrad erhielt (Diss.: „De incon
in aërem athmophaericum etc."), als Giftforscher, wi
sich sehr bekannt machte und als Professor der Phy
Eine ausführliche Analyse seiner nicht sehr volun
Schriften über die Eigenschaften der Gifte enthält d
welches gleichwohl ihn mit Carl Friedrich E. vol
von diesen toxikologischen Schriften vor Allem zu er
einem Briefe" (Med.-chir. Zeitung 1813); demnächs
Wirkungsart und chemische Zusammensetzung der
Archiv für Physiologie, Th. 1 und Tübinger Blätter,
Resultate der Experimentalforschungen E.'s mehrfach
für Physiologie (Bd. V, IX), sowie in HUFELAND'S J
über die Angosturarinde 1815, über andere Gifte 1
lichte E. in MECKEL's Archiv (Bd. IV) Experimente til
die Veränderungen, welche einige Stoffe in dem K
als erleiden, wenn sie in die Bauchhöhle lebender
Bereits im folgenden Jahre — 1819 — starb er. —
Carl Friedrich E., zu Göttingen geboren, Dr. med.
Dissertation: „De venenatis acidi borussici in anim
fessor der Chirurgie und Geburtshilfe an der Akade
Thierarzneischule daselbst 1812. Seine Arbeiten frü
zunächst auf physiologische und entwicklungsgeschich
Entwicklung der Eidechsen in ihren Eiern" (mit I
Bd. X [1807 ?]) — „Beobachtungen über einige a
Vögel" (Ebenda). Dann folgten: „Ueber die Unterbi
(Ebenda, Bd. XII) und später eine Reihe in seine Lehrfil
Mittheilungen, meistens in der Medicinisch-chirurgische
Annalen, HUFELAND's Journ. und MECKEL's Archiv.
14. Mai 1834 und hinterliess zwei dem ärztlichen Standi
diesen war der ältere, Wilhelm E., im November 18
in Berlin (gleichzeitig mit seinem jüngeren Bruder,
promovirt (Diss.: „De inflammatione, turgore et er(
Vorstand einer chirurgischen Abtheilung des Cantonspit
als Docent an der Universität Bern. Er edirte eine „Pr
zwei Auflagen erlebte, ein gleichsinniges „Repetitoriu
Anleitung zur Krankenpflege" (1872) und starb an

*Emmert, zwei lebende Schweizer Aerzte, ¹
jüngerer Bruder des eben besprochenen Wilhelm I
rich E.'s: *Carl E., o. ö. Professor der Staatsmedi
ist geboren am 18. April 1813 in Bern. Daselbst,
ausgebildet und (gleichzeitig mit Wilhelm E.)

15. September 1835 (Diss.: „*Observationes quaedam microscopicae in partibus animalium pellucidis institutae de inflammatione*"), machte er sich in Bern ansässig und wirkt als ordentlicher Professor der dortigen Universität seit 1863. Seine bekannteste Leistung ist das „*Lehrbuch der Chirurgie*" (Mit in den Text gedruckten Holzschnitten, I. Bd., Stuttgart 1850; 2. Aufl., 4 Bde., Daselbst 1859; 3. Aufl.: „*Lehrbuch der speciellen Chirurgie*" [2 Bde., Leipzig 1870]) — „*Beiträge zur Pathologie und Therapie mit besonderer Berücksichtigung der Chirurgie*" (1. Hft. Bern 1842; 2. Hft. Daselbst 1846) — „*Die Unterleibsbrüche. Mit einem Anhange über die Lageveränderungen der Eingeweide in der Bauchhöhle*" (Stuttgart 1857). Aufsätze aus dem Gebiete der Chirurgie, gerichtlichen Medicin und Hygiene in verschiedenen Zeitschriften, darunter separat erschienen: „*Der Criminal-Process Demme-Trümpy, vom gerichtsärztlichen Standpunkte aus dargestellt*" (Wien 1866). — Der **Sohn**, *Emil E., geboren zu Bern am 1. December 1844 und daselbst medicinisch ausgebildet, machte das Promotions- und Staatsexamen 1868, trat darauf Reisen nach Berlin, Wien, London, Utrecht an, um sich bei A. v. Graefe, Arlt, Bader, Critchett und Bowman, sowie beziehungsweise bei Donders und Snellen auszubilden und wirkt seit 1870 als Augenarzt und Docent der Ophthalmologie in seiner Vaterstadt. Schriften: „*Refractions- und Accommodationsverhältnisse des menschlichen Auges*" — „*Schuluntersuchungen und Schulhygiene*" — „*Auge und Schädel*". Ausserdem circa 35 Aufsätze, Vorträge, Jahresberichte seiner Privatpoliklinik.   Red.

Emmet. Der älteste, bibliographisch verzeichnete E. ist T h o m a s A d d i s o n 1 E., geboren 1764 (?), der mit der Diss. „*De aëre fixo seu acido aëreo*" zu Edinburg 1784 Doctor wurde, im gleichen Jahre dort vor der physikalischen Gesellschaft eine Antrittsrede hielt und — unbekannt nach welchen weiteren Leistungen und Thätigkeiten — 1827 starb. — . Von einem J o h n Petter E., dessen Diss. „*On the chemistry of animated matter*" (New-York 1822) ihrerzeit eine gewisse Aufmerksamkeit erregte, ist gleichwohl des Weiteren nur constatirt, dass er zu Charlottesville lebte und Professor der Chemie und Materia medica an der Universität von Virginien war. — Im verwandtschaftlichen Verhältniss (als E n k e l?) zu dem oben zuerst Genannten steht wohl *Thomas A d d i s o n 2 E., hervorragender Gynäkologe zu New-York, der zu Philadelphia („*Oedema glottidis resulting from typhus fever*") 1856 promovirt wurde. Seine gynäkologische Wirksamkeit fand ihren publicistischen Ausdruck nicht nur in einer Reihe casuistischer und therapeutischer kleinerer Abhandlungen: „*Dysmenorrhoe und Sterilität nach Anteflexionen*" (1865) — , „*Uteruschirurgie*" (1869) — „*Gebärmuttervorfall*" (1871) — „*Zerreissung des Gebärmutterhalses*" (1874, 1877) — „*The philosophy of uterine disease*" (gleichzeitig) — „*A radical operation of procidentia*" (1865) — „*Reduction of inverted uteri by a new method*" und „*Accidental and congenital atresia of the vagina*" (Beide 1866), welche grösstentheils in New-York erschienen, sondern auch in zwei umfangreichen Monographien: „*Vesico-vaginal fistula from parturition and other causes etc.*" (New-York 1868) und „*The principles and practice of gynaecology*" (Philadelphia 1879 und in 2. Aufl. bereits 1880; deutsch nach der 2. Aufl. von Rothe, Leipzig 1881).   Red.

***Emminghaus**, H e r m a n n E., zu Weimar am 20. Mai 1845 geboren, studirte in Göttingen, Jena, Wien, Leipzig (F. Siebert, C. Gerhardt, O. Leube, C. Ludwig) und gelangte am 7. Juni 1870 zur Promotion. Seit April 1880 wirkt er als ordentlicher Professor der Psychiatrie und Director der psychiatrischen Klinik zu Dorpat und gab neben zahlreichen, auf das Fach bezüglichen casuistischen Mittheilungen eine „*Allgemeine Psychopathologie zur Einführung in das Studium der Geistesstörungen*" (Leipzig 1878) heraus.   Red.

Emonnot, J. B. E., französischer Arzt, geboren 1761 in St. Loup de la Salle, gestorben 1823 in Paris, studirte und promovirte in Caën, kam nach Paris

und trat hier in nähere Beziehungen zu VICQ-D'AZYR, der ihn vielfach unterstützt
er wurde 1800 Präsident der Freien Gesellschaft der Medicin in Paris und M
glied der königlichen Akademie der Wissenschaften, publicirte zwei Abhandlung
über Vaccine in SEDILLOT'S Journal und übersetzte GUARINI'S Buch „De febrib
et inflammationibus" (Paris 1800).
                                                                    Unger.

Empedokles, aus Agrigent, um 490—430 v. Chr., der als Philosop
Arzt, Sühnpriester und Wunderthäter ein ungewöhnliches Ansehen genoss, l
ausser seinem Hauptgedicht „περὶ φύσεως", das dem Arzte PAUSANIAS gewidn
war, und den „καθαρμοί" (asketisch-diätetischen Inhalts) auch ein ärztliches Leh
gedicht („ἰατρικὸς λόγος;") in 600 Versen geschrieben. Von diesen drei Gedicht
sind nur Fragmente (gesammelt von KARSTEN, Empedoclis fragm., Amst. 183
auf uns gekommen. Von seiner hervorragenden Wirksamkeit als Arzt zeugt ɪ
Sage, er habe ein schon 30 Tage scheintodtes Weib (ἄπνουν) wiedererweckt od
eine von den Aerzten aufgegebene Kranke geheilt. Er ist der Entdecker d
Labyrinthes (κοχλιώδης γόνδρος) im Ohre; wird der trompetenartige Gehörgang v
den Luftwellen erschüttert, so entstehen nach ihm die Töne (GAL. XIX, 30:
Die Sinneswahrnehmungen überhaupt sind ermöglicht durch die Gleichartigkeit d
wahrgenommenen Objecte mit den Sinneswerkzeugen und durch die von den Ding
ausgehenden und in die πόροι des wahrnehmenden Subjectes eindringenden „A
flüsse" (ἀπόρροιαι). Der Fötus entsteht aus dem männlichen und weiblichen Sam
und das Geschlecht desselben wird durch die grössere oder geringere Wärme d
Gebärmutter oder des Samens bestimmt (ARIST., De gen. anim. IV, 1; GA:
XIX, 324). Aus Mangel oder Ueberfülle von Samen entstehen Missgeburten, a
der Theilung desselben Zwillinge und Drillinge (GAL., XIX, 325, 326). Die d
Embryo umgebende Haut nannte er ἀμνίον. Den Athmungsprocess erklärte
durch die Annahme, dass beim Einathmen das Blut in den Venen nach Inn
zurücktrete und die Luft nachfolge; beim Ausathmen das Blut, nach oben gedrän;
die Luft wieder zurücktreibe (ARIST., De respir. 7; GAL., XIX, 317).

Diog., L. VIII, 2. — Arist., De sensu. 2.   Helmreich.

*Empis. Georges-Simonis E., Agrégé libre der Facultät zu Par
Mitglied der Akademie der Medicin, wurde zu Paris 1850 mit „Considératio
sur la paralysie du membre supérieur à la suite de la luxation du bra
promovirt, wirkte eine Zeit lang am Hôpital de la pitié, worüber er einen Berie
speciell hinsichtlich der gegen das Puerperalfieber ergriffenen Massregeln erschein
liess (Paris 1867) und publicirte neben einigen kleineren Sachen (über Kranke
examen, Incubation etc.) noch ein grösseres Werk über granulöse Meningitis u
Hydrocephalus acutus (Daselbst 1865).
                                                                    Red.

Enaux, Joseph E., französischer Chirurg, geboren 1726 in Dijon, gestorb
daselbst 1798, bildete sich nach Vollendung seiner Studien in Paris unter WINSLO
und an der Charité aus und übte nachher Praxis in seiner Vaterstadt, wo
Chefchirurg am Hôtel-Dieu wurde und sich grossen Ruf erwarb. In den Memoir
der Akademie von Dijon, deren Mitglied er gewesen, finden sich mehrere Abhan
lungen E.'s aus verschiedenen Capiteln der Chirurgie. Ausserdem publicirte
auf die directe Aufforderung seiner Wähler: „Méthode de traiter les morsures d
animaux enragés et de la vipère, suivie d'un précis sur la pustule maligne
(Dijon 1785), eine Abhandlung, die zu den besten auf diesem Gebiete gehöi
                                                                    Unger.

Endlicher. Von den zwei Aerzten dieses Namens wirkte Ignaz E. :
Pressburg als erster Stadtphysicus. Er wurde Ehrenbürger dieser Stadt und sta:
1838. Von Schriften ist nur eine „Efficacia del calamo aromatico nelle af
zione gottose croniche" (Giorn. della soc. med. chir. di Parma, Bd. VII) bekannt. -
Stephan E., 1804—1849 (aller Wahrscheinlichkeit nach der Sohn), wirk
zu Wien, schrieb jedoch ausser „Die Medicinalpflanzen der österreichisch

Pharmacopoe" (Wien 1842) nur Botanisches: *"Grundzüge einer neuen Theorie der Pflanzenzeugung"* (Wien 1822) u. Aehnl.

Red.

Endter, Christian Ernst E., zu Altona, wahrscheinlich aus Nürnberg gebürtig, war anfänglich Arzt in Hamburg (um das Jahr 1733), siedelte später nach Altona über, wo er 1783 starb. Er bezeichnet sich 1753 als „Prakticus der Medicin", 1756 als „Senior der wahren innerlichen und äusserlichen Heilkunst Beflissener". Seine Schriften sind: *„Ausführlicher Bericht von den schmerzlichen Gliederkrankheiten, Podagra, Chiraga, Malo ischiatico etc."* (Frankfurt a. M. 1741; mehrere Auflagen; 1753 in's Schwedische übersetzt) — *„Sammlung vom verborgenen und offenen Krebs, Noli me tangere, Wolf, Fisteln, u. s. w."* (Hamburg 1745; 2. Aufl. 1754) — *„Kurzer Begriff von der uralten und allerneuesten innerlichen und äusserlichen wahren Heilkunst u. s w."* (Hamburg 1753) — *„Die hellsehende Brille für diejenigen, welche solche bei gesunden und kranken Tagen nöthig haben, sonderlich durch dieselbe die wahren Aerzte, ... zu erkennen"* (Hamburg 1756) — *„Die längstgewünschte Cur des so fürchterlichen und von Vielen für unheilbar gehaltenen Scharbocks, u. s. w."* (1764) — *„Das hundertjährige Alter, welches etliche Männer und Frauen, die noch am Leben sind, glücklich zurückgelegt haben"* (Hamburg 1764) — *„Die hohe Würde wahrer Aerzte"* (1768) — *„Nachklang in die Arzneischule wegen giftiger Mittel"* (1770).

Meusel, III, pag. 117. — Hans Schröder, II, pag. 183.

G.

Engberg. Erland Gabriel E., geboren in Stockholm 1794, gestorben daselbst nach 50jähriger verdienstvoller Wirksamkeit 1871, studirte zuerst die Chirurgie als Eleve am Carolinischen Institute, wurde nachher Student und darauf Med. Dr. in Upsala 1822. 1823 wurde er zum Regimentsarzt ernannt, 1844 zum Feldarzt, 1848 zum Medicinalrath im Sanitätscollegium und wurde 1863 pensionirt. Unter seinen Schriften sind zu nennen Aufsätze in den Jahresberichten des schwedischen ärztlichen Vereins: *„Jaktiagelse angående frossan"* (1816) — *„Angående ympning med vaccin"* (1826); in der Zeitschrift für Aerzte und Pharmaceuten: *„Berättelse om komparativa ympningsförsök till utrönandet af företrädet mellan olika metoder af vaccinmateriens förvarande"* (Taf. VI) und *„Upplysningar om sjukligheten inom en armé på fältfot"* (Stockholm 1854).

Wistrand, pag. 109.

Hedenius.

Engel, Heinr. Gottlieb E., erhielt seine medicinische Bildung im Petersburger Landhospital und wurde 1743 als Chirurg zum Astrachan'schen Regiment entlassen, 1753 dem Kronstädter Seehospital zucommandirt, um daselbst den Unterricht in der Anatomie und Chirurgie zu leiten. Am 12. Juli 1781 meldete er dem medicinischen Collegium, dass er bei der Section einer weiblichen Leiche weder äussere, noch innere Geschlechtsorgane gefunden habe. E. liess darüber eine Schrift drucken und sandte sie an die medicinische Facultät der Universität Königsberg, welche ihm den Doctortitel ertheilte. Das medicinische Collegium in Petersburg gestattete ihm, sich in der Folge Dr. med. zu nennen. Er starb am 11. Februar 1785 in Moskau.

Tschistowitsch, CCCLIV.

L. Stieda.

*Engel, Josef E., pathologischer und topographischer Anatom, 1816 zu Wien geboren, vollendete daselbst seine Studien, ward 1840 Assistent an der Wiener pathologisch-anatomischen Lehrkanzel, 1844 Professor der Anatomie in Zürich, 1849 Professor der pathologischen Anatomie in Prag, 1854 Professor an der medicinisch-chirurgischen Josefs-Akademie in Wien und trat bei deren Auflösung 1874 in den Ruhestand. Ausser zahlreichen Aufsätzen in Fachblättern, Arbeiten über die Entwicklung von Knochen, Haaren, Federn, schrieb er folgende Werke: *„Entwurf einer pathologisch-anatomischen Propädeutik"* (Wien 1845) — *„Anleitung* zur *Beurtheilung des Leichenbefundes"* (Daselbst 1846) — *„Das Knochen* des *menschlichen Antlitzes"* (Daselbst 1850) — *„Die Leichenerschein* (Daselbst 1854) — *„Specielle pathologische Anatomie"* (Daselbst 18 *„Compendium der topographischen Anatomie"* (Daselbst 1860) — *„Se beschreibungen"* (Daselbst 1861) — *„Lehrbuch der pathologischen Ana* (Wien 1865, I. Bd.). — Sein Compendium der topographischen Anatomie den tüchtigen Anatomen, es war für jene Zeit eines der besten Lehrbücher Faches. Für sein geistreichstes Werk möchten wir das „Knochengerüste des m lichen Antlitzes" halten, denn obwohl nicht ohne Paradoxien und ei Uebertreibungen, ist doch der Grundgedanke desselben, dass die Knoch Antlitzes durch den Entwicklungsgrad der Kaumuskeln in ihrer Form bee werden, ein glücklicher zu nennen. E.'s Leistungen in der pathologischen An sind weniger schöpferischer als didaktischer und rationalistisch-kritischer Er hat durch seinen eleganten und anregenden Vortrag viel zur Verb der pathologischen Anatomie beigetragen, ihre Ergebnisse mit Glück a gerichtliche Medicin übertragen, und viele Behauptungen ROKITANSKY'S, ihrer zu positiven, zu allgemeinen oder zu wenig präcisen Fassung wenig den Fachleuten als vom Gros der Aerzte missdeutet werden konnten, auf richtigen Werth zurückgeführt, freilich dabei manches Berechtigte klügelnd griffen und Irriges aufgestellt (man denke an seine Theorie der Entwicklu: Haare aus Blutcapillaren und Aehnliches); er ward, nachdem er Anfan Crasenlehre noch weit über ROKITANSKY hinaus im naturphilosophischen ausgesponnen, nach VIRCHOW'S Vorgange deren eifrigster Bekämpfer und hat s lieb, wenn auch manchmal das Ziel überschiessend, eine grössere Genauigke pathologisch-anatomischen Beschreibung mit Erfolg angestrebt. Scheutha

Engelhardt, A n d r e a s E., geboren in Aschersleben als Sohn des d Stadtarztes Dr. M a t h i a s E., studirte Medicin in Leyden, Königsberg und Fr und erhielt an letzter Universität den Doctorgrad (Diss.: *„De epilepsia"* [Fr 1644]). Eine Zeit lang war E. Stadtarzt von Aschersleben, bis er dur Lübecker Kaufmann J a k o b H o r n die Einladung erhielt, nach Moskau zu ko Im December 1657 traf E. mit seinem Begleiter H o r n in Moskau ein und als Leibarzt des Zaren A l e x e i M i c h a i l o w i t s c h angestellt. E. war ei von ungewöhnlich gelehrter Bildung und grossen Sprachkenntnissen. Im 1664 wurde ihm der Befehl zu Theil, im astrologischen Kalender nachzufo ob nicht etwa — mit Rücksicht auf einen Kometen — für Russland ein bevorstehe. E. antwortete am 23. December 1664 in zwei lateinischen Sch welche bei RICHTER, Geschichte der Medicin, abgedruckt sind; dem ungü Stande etlicher Gestirne und den ungewöhnlichen Witterungsverhältnissen des entnahm er die Anzeichen einer Pest für den künftigen Herbst, indessen andere Länder mehr als Russland bedroht. Die Prophezeiung traf ein, im 1665 wüthete die Pest aufs Fürchterlichste in London. In Folge eines Sch des Churfürsten F r i e d r i c h W i l h e l m von Brandenburg kehrte E. 166(Deutschland zurück. Allein sein Andenken in Moskau war ein so gutes, da Zar F e d o r A l e x e j e w i t s c h durch den Apotheker G a n z l a n d ihn wiede suchen und zur Rückkehr nach Moskau überreden liess. Im Jahre 1676 kam Familie abermals nach Moskau, starb jedoch schon am 12. Februar 1682.

R i c h ' e r, Gesch. der Med. II, pag. 265—275 und Beilage, pag. 98—121.

L. S t i

Engelhardt, J o h a n n H e n r i k E., Universitätslehrer, Arzt und P geboren in Gothenburg 1759, wurde Phil. Doctor in Lund 1778 und Med. 1780. Während seiner Studien im Auslande war er drei Jahre bei CULI Edinburg und auch lange in Paris; er wurde nachher zum Anatomie-Prosecte 1788 zum Professor der praktischen Medicin in Lund ernannt. E. war ei seitig begabter Mann und ein hervorragender Lehrer, und war sehr eifrig be den priesterlichen und ärztlichen Beruf zu vereinigen. Nach Herausgabe einer theologischen Abhandlung wurde er 1815 zum Priester geweiht und starb als Probst auf dem Lande 1832. Seine Schriften bestehen zum grössten Theil aus akademischen Dissertationen.

Hedenius.

Engelken, mehrere Psychiater, die in der Nähe von Bremen ihre Thätigkeit ausübten. Der älteste ist Hermann 1 E., am 13. Februar 1771 geboren, der 1793 zu Rinteln promovirte und zu Rockwinkel ärztliche Praxis ausübte. Er überlebte seinen jüngeren Bruder Friedrich 1 E., den Begründer der Privat-Irrenanstalt Hodenberg, welcher 1777 geboren war, seine Anstalt 1829 eröffnete, ausser seiner Dissertation (über Rheumatismus, Göttingen 1799) nur auf seine Anstalt Bezügliches schrieb und am 11. October 1829 starb. — Friedrich 2 E., des Letzteren Sohn, übernahm die Anstalt Hodenberg 1829. Er beschrieb die Privat-Irrenanstalt zu Oberneuland bei Bremen und übersetzte P. STADE'S Ursachen, Symptome und Behandlung des Irreseins (Cöln 1829). — Noch gegenwärtig besteht die Anstalt zu Rockwinkel unter *Johann Ludwig Hermann E., Verfasser von „Beitrag zur Pathologie der acuten Myelitis" (Zürich 1867) und einer ausführlichen Schrift über seine Anstalt (Bremen 1875). — Endlich lebt ein 1879 promovirter, wahrscheinlich verwandter *Ludwig E. zu Gettorf (im Regierungs-Bezirk Schleswig).

Callisen, VI, XXVII. — Ind.-Catal. Red.

Engellert, Nikolaus Friedrich E. aus Russland, studirte in Halle, woselbst er Dr. med. wurde (Dissert.: „Observationes luculentae medicae" [1713]). Er kehrte nach Russland zurück, war 1720 in Astrachan als Militärarzt, bereiste das caspische Meer und Dagestan, wurde 1724 wegen Krankheit nach Petersburg versetzt und daselbst am Landhospital angestellt. Er genoss den Ruf eines sehr tüchtigen Arztes und wurde am 13. Februar 1731 nach Moskau zur Behandlung der erkrankten Zarewna Proskowja Iwanowna berufen. Im Jahre 1742 wurde er wegen Alters aus dem Dienst entlassen und starb in Petersburg am 15. November 1755.

Richter, G. d. Med. III, 146 — Tschistowitsch, CCCLIII. L. Stieda.

Engelmann. Zwei ältere, dem vorigen Jahrhundert noch angehörende Aerzte, von denen Friedrich Gottlob E. zu Hainichen bei Meissen am 13. Juni 1763 als Sohn eines gleichnamigen Arztes geboren wurde. Er studirte von 1783 ab in Leipzig Philosophie und Medicin, promovirte als Dr. med. daselbst 1787 (mit einer These über Wiederbelebung Ertrunkener und Erhängter) und erhielt eine besondere Biographie bei GEHLER. — Siegmund Raphael Johann E., aus Posen, 1791 geboren, entfaltete nach der Promotion in Berlin 1818 (Diss.: „Hydropis ovarii adumbratio") seine ärztliche Wirksamkeit in Königsberg in Preussen. Er machte sich später noch bekannt durch die Schrift: „Ueber die Wirkungsweise und den diätetischen Werth der .... russischen Dampfbäder" (Königsberg 1825). Red.

Engelmann, Georg E., geboren 1809 zu Frankfurt a. M., promovirte 1832 zu Würzburg mit der Dissertation: „De antholysi" (mit 93 Figuren auf 5 Tafeln), welche Schrift Goethe's höchstes Lob davontrug (Didascalia 1832, Nr. 116). E. wurde 1832 unter die Aerzte seiner Vaterstadt aufgenommen, siedelte aber bald nach Nordamerika über, wo er 1837 Mitherausgeber der nordamerikanischen Zeitschrift für Deutschland „Das Westland" war. Er erlangte eine hervorragende Stellung als Arzt in St. Louis und wurde Präsident der dortigen Akademie der Wissenschaften. Nach einer fruchtbaren schriftstellerischen Thätigkeit („Flora der Vereinigten Staaten etc.") starb E. am 4. Februar 1884.

W. Stricker.

***Engelmann**, George J. E., des Vorigen Sohn, genoss seine medicinische Ausbildung in Europa, speciell in Berlin, wo er 1871 eine Beschreibung eines

„*Alveolären Tumors*", und in Wien, wo er 1873 mit
Untersuchungen publicirte. Nach Amerika zurückgekehrt,
Gynäkologie und liess (bis 1875 in New-York, von
grössere Reihe Untersuchungen über Structurverhältnisse
operative Gegenstände aus diesem Fachgebiete erscheinen.
among primitive peoples" (St. Louis 1882), wovon C.
deutsche Uebersetzung veranstaltete.

*Engelmann, Theodor Wilhelm E., zu
1843 geboren, studirte von 1861 bis 1863 in Jena, da¡
Göttingen je ein Jahr, um 1866 nach Leipzig zurü
3. Januar 1867 promovirt zu werden (*„Ueber die H*
Unmittelbar darnach siedelte E. nach Utrecht über,
physiologischen Laboratorium zu werden; seit dem 20. 1
Lehrkörper der Utrechter Universität an. Von seine
v. Bezold und Gegenbaur als für ihn am massgeb
selbstständigen Titeln hat er publicirt: *„Zur Naturgesch*
(4 Taff., Leipzig 1862; Weiteres über dasselbe Thema
den Zusammenhang von *Nerv und Muskelfaser*" (4
„Ueber die Flimmerbewegung" (Daselbst 1868) — *„Ee*
der *leer van den bouw en het leven der organism*
„Onderzoekingen gedaan in het physiologisch labor
Hoogeschool" (Derde Reeks. Deel I—IX, 1872—18
Donders [s. diesen]), Aufsätze und Einzelarbeiten besonde
Archiv, der Jenaischen Zeitschrift für Medic. u. Natu
wiss. Zoologie von Bd. 9 ab, im Morphol. Jahrbuch vo
Botanischen Zeitung von A. de Bary (Jahrg. 1879
Handbuch der Lehre von den Geweben bearbeitete E. das
organe"; in Hermann's Handbuch der Physiologie, Bd
Protoplasma- und der Flimmerbewegung".

Engelmann. Neben den Obigen sind — der Un¡
Namen hervorzuheben: Karl E., 1807—1861, der·
Mehreres, aber nur auf dortige Thermen Bezügliches schri
der Herausgeber, resp. Mitbearbeiter der unter Nr. 1¡
Quellenverzeichnisses aufgeführten bibliographischen W¡
Arzt, sondern Buchhändler (in Leipzig) war.

*Engelsted, Karl Sophus Marius Neer¡
hagen am 8. März 1823 geboren, studirte an der 1
absolvirte das Staatsexamen 1847, promovirte 1854. Rese
Hospital, fungirte er als Cholera-Arzt während der gr¡
die Krankheit eben im genannten grossen Spital und ¡
grossen Armenanstalt besonders mörderisch auftrat, widme
phthisiologischen Studien und publicirte 1853 *„Om ᴶ*
Tuberculosens Helbredelighed" (Dissertation). 1856 v
arzt der von Hassing dirigirten, neu errichteten Abt
Hautkrankheiten am Almindelig Hospital und widmete
seine Kräfte. Als Hassing sich wegen zunehmender K
ziehen musste, wurde E. sein Nachfolger, und bei der
nach dem neuen Commune-Hospital im Jahre 1863 setz
umfassendes klinisches Wirken fort, von 1872 zugleich
Universitätsdocentur in der Specialität. Er schrieb „C
(1877) — *„Om Hudens Sygdomme*" (1879). Von 18¡
königlichen Gesundheits-Collegiums. Durch seine Bestreb
spital für scrophulöse Kinder am Refsnäs (Seeland) erric

Smith und C. Bladt, pag. 22.

*Engesser, Hermann E., geboren in Karlsruhe am 19. April 1846, bildete sich in Freiburg i. B. besonders als KUSSMAUL'S Schüler aus und gelangte zur Promotion 1870. Seit diesem Jahre, resp. nach Ueberstehung des Feldzuges gegen Frankreich, wirkt er als Assistent der medicinischen Klinik, sowie als Arzt und Privatdocent in Freiburg i. B. und publicirte: *„Das Pankreas als diätetisches Heilmittel"* (Stuttgart 1877) — *„Beiträge zur therapeutischen Verwendung des Pankreas"* (Deutsches Archiv für klin. Med. XXIV, 1879) — *„Beitrag zur Casuistik der multiplen Sklerose des Gehirns und Rückenmarks"* (Ebenda XVII). E. lehrt speciell Elektrotherapie und physikalische Diagnostik. Red.

*Englisch, Josef E., am 11. Jänner 1835 zu Wien geboren, studirte dort als Schüler DUMREICHER'S und DITTEL'S bis zum 22. März 1863, dem Datum seiner Promotion. Er wirkt als Primararzt der chirurgischen Abtheilung am Rudolfspital seit 1876, als Privatdocent der Chirurgie an der Universität seit Februar 1871 und publicirte an grösseren Arbeiten: *„Ueber Hemmnisse der Harnentleerung bei Kindern"* — *„Ueber multiple recidivirende Knochenentzündung und ihre Beziehung zur Arteria nutriens"* (1870) — *„Ueber Ovarialhernien"* (1873) — *„Ueber Retentionscysten der weiblichen Harnröhre bei Neugeborenen"* (1873) — *„Ueber Cysten an der hinteren Blasenwand bei Männern"* (1873) — *„Ueber das bösartige Geschwür der Fusssohle (Mal perforant du pied)"* (1877) — *„Ueber primäre Hydronephrose"* (1878) — *„Von dem Mastdarmbruch"* (1882) — *„Ueber angeborene Verengerungen und Erweiterungen der männlichen Harnröhre"* (1881) — *„Ueber Obliteration und Erweiterungen der Ausführungsgänge der Cowper'schen Drüsen"* (1883) — *„Ueber Albuminurie bei eingeklemmten Eingeweidebrüchen"* (1883). Ausserdem die Artikel: Brüche, Blasensteine, Catheterismus, Hoden, Mastdarm, Prostata, Varicocele u. s. w. in EULENBURG'S Encyclopädie. Red.

Ennemoser, Joseph E., Arzt und philosophischer Schriftsteller, geboren zu Schönau im Bezirke Passeyr in Tirol am 15. November 1787, Sohn eines Bauern, studirte von 1808 an in Innsbruck, betheiligte sich 1809 an dem Aufstande in Tirol, studirte weiter in Erlangen und Wien, später in Berlin, trat 1813 in das Lützow'sche Freicorps und führte in demselben mit Auszeichnung 1813/14 eine Compagnie Tiroler Jäger, setzte nach dem Kriege in Berlin seine Studien fort und wurde daselbst 1816 mit der Diss. *„De montium influxu in valetudinem hominum, vitae genus et morbos"* Doctor, legte den Grund zu seinen späteren Studien über den Magnetismus unter Prof. WOLFART in Berlin und gab heraus: *„Der Magnetismus, nach der allgemeinen Beziehung seines Wesens . . . dargestellt"* (Leipzig 1819); später in 2. ganz umgearbeiteter Auflage als *„Geschichte des thierischen Magnetismus"*, der 1. Theil auch u. d. T.: *„Geschichte der Magie"* (Leipzig 1844). 1819 wurde er Prof. e. o. zu Bonn, 1828 Prof. ord., trug daselbst Anthropologie, physische Heilkunde und Pathologie vor und verfasste während seiner dortigen 17jährigen Thätigkeit folgende Schriften: *„Historisch-psychologische Untersuchungen über den Ursprung und das Wesen der menschlichen Seele überhaupt und über die Beseelung des Kindes insbesondere"* (Bonn 1824; 2. Aufl. Stuttgart 1852, mit einem Anhange über die Unsterblichkeit vermehrt, davon eine italienische Uebersetzung u. d. T.: *„Disquisizioni storico-psicologiche intorno l'origine ed essenza dell' anima umana etc."* [Venezia 1853]) — *„Ueber die nähere Wechselwirkung des Leibes und der Seele, mit anthropologischen Untersuchungen über den Mörder Ad. Moll"* (Bonn 1825) — *„Anthropologische Ansichten, oder Beiträge zur bessern Kenntniss des Menschen"* (1. Thl. Bonn 1828); ausserdem Aufsätze in WOLFART'S Jahrb. für Lebensmagnetismus (1818), NASSE'S Zeitschr. für psych. Aerzte (1820, 21, 24), FRIEDREICH'S Magazin (1829) u. s. w. — 1837, nachdem er seine Entlassung genommen, kehrte er in sein Vaterland zurück, liess sich in Innsbruck nieder, siedelte aber 1841 nach München über, wo er als praktischer Arzt das

System des Magnetismus weiter ausbildete und danach Kranke behandelte. S
in diese Zeit fallenden medicinisch-philosophischen Schriften sind: *„Der Ma
tismus im Verhältniss zur Natur und Religion"* (Stuttgart und Tübingen 18
2. Aufl. 1853) — *„Was ist die Cholera und wie kann man sich vor ihr
sichersten verwahren?"* (Stuttgart 1848; holländ. Uebers. Utrecht 1848; its
Uebers. Neapel 1854) — *„Der Geist des Menschen in der Natur oder
Psychologie in Uebereinstimmung mit der Naturkunde"* (Stuttgart 1849)
„Anleitung zur Mesmerischen Praxis" (Ebenda 1852). 1848 und 1849 redi
er die von ihm in's Leben gerufene „Innsbrucker Zeitung", welche aber bal
erscheinen aufhörte. Zur Zeit seines am 19. September 1854 zu Egern bei Teg
see erfolgten Todes hatte er die Herausgabe von „Erinnerungen aus se
Leben" begonnen. Er war einer der extremsten Anhänger jener mystischen Rich
in den Naturwissenschaften, die in der praktischen Medicin unter dem Namen
Mesmerismus oder thierischen Magnetismus sich Geltung zu verschaffen bestrebt '
selbst das „Tischrücken" hat er als Anhang in einer 1863 erschienenen Se
wissenschaftlich zu erklären versucht.

    v. Wurzbach, IV, pag. 51. — A. Hirsch in der Allgem. Deutschen Biogra
VI. pag. 150. — Callisen, VI. pag. 84; XXVII. pag. 463.

Ennius Meccius, s. AELIANUS MECCIUS.

Ens. Abram E., Sohn eines gleichnamigen Arztes, geboren in Russl
studirte in Utrecht und wurde dort Dr. med. Im November 1747 trat er in russ
Dienste, nachdem er in Königsberg 1745 eine Abhandlung hatte drucken las
*„Disquisitio anatomico-pathologica de morbo boum osterviensium pro j
non habendo"* (mit 2 Kupfertafeln, 1764 in 3. Aufl. erschienen). E. star
August 1770.

    Tschistowitsch. CCCLV.   L. Stie

Ensholm, Elias Gustav E., geboren in Norrköping (Schweden), stu
in Upsala und wurde am 8. Januar 1786 in Petersburg examinirt und als
angestellt. Am 13. November 1788 schickte man ihn zur finnländischen Ar
1789 war er in Petersburg an einem Hospital thätig; später war er Chef
Medicinalbehörde des Gouvernements Wilna und zuletzt Inspector der medicin
chirurgischen Akademie. E. starb 182 ...

    Tschistowitsch. CCCXV.   L. Stie

Ent. George E., dessen Vater vor dem Herzog Alba aus Flan
nach England geflüchtet war, wurde zu Sandwich (Kent) 1603 geboren, stu
in Cambridge, dann in Padua, wo er Doctor wurde und wirkte dann in Lor
Er war 6 Jahre Präsident des College of physicians, Chevalier Karl's II.
Verfasser der Schriften: *„Apologia pro circuitione sanguinis etc."* (London 1
1685) *„Antidiatribe sive animadversiones in Malachiae Trustoni ...
tribam"* (London 1670, 1679, 1682; Leyden 1671), welche zusammen
„Georgii Entii opera omnia" zu Leyden 1687 erschienen. E., welcher w
aber nicht ganz eindeutig für HARVEY'S Entdeckungen eingetreten war, star
13. October 1689.

    Dict. hist. II.   Re

Ephorinus, Anselm E., geboren zu Freiburg in Schlesien, bezog
früh die Universität Krakau, wo er in den Jahren 1522 und 1527 die phi
phischen Grade erlangte. 22 Jahre alt, übernahm er daselbst den Lehrstuhl
Dialectik und Logik, verliess ihn aber bald, da ihm der Castellan Seve
Bonar die Erziehung seiner Söhne anvertraute. Mit diesen unternahm er
lange Reise nach Italien und Deutschland, wo er unter Anderen auch mit ERAS
ein freundschaftliches Verhältniss anknüpfte. Er wurde in Padua zum Dr.
promovirt und von Kaiser Karl V. in den Adelstand erhoben. Von seinen Re

zurückgekehrt, lebte er in Krakau als Stadtphysicus und Rathsherr. Er gab heraus: „*C. Plinii secundi naturalis historiae lib. VII*" (Krakau 1526, 4.) — „*C. Plinii secundi in libros historiae naturalis praefatio, quae primum librum occupat diligenter doctissimorum virorum judicio recognita et in veram ac plane plinianam lectionem restituta*" (Daselbst 1527, 4.) — „*C. Plinii secundi naturalis historiae librum XXIX medico suo commentario distinctum et illustratum ed . . . .*" (Daselbst 1530, 4.) — „*De utilitate artis medicae s. l. et a.*" (1538) — „*Medicinale compendium ad amplissimum ac prudentissimum Senatum Regiae urbis Cracoviensis*" (Krakau 1542, 8.). In Basel soll sich noch ein von ihm verfasstes Werk: „*Remedium contra pestem*" befinden. K. & P.

Epicharmus von Kos, Sohn des HELOTHALES, pythagoreischer Philosoph und Arzt, von welchem PLINIUS unter Anderem eine (echte?) Schrift über den Kohl, den er als Universalmittel gegen verschiedene Krankheiten empfahl, kannte. Nach COLUMELLA (VII, 3) hat er auch über Thierheilkunde geschrieben.

Diog. Laert. VIII, 3. — Plin., XX, § 89, 94. Helmreich.

de l'Épine, G. J. de l'É., französischer Arzt, promovirte 1724 in Paris und ist hauptsächlich bekannt durch die Opposition, die er der Einführung der Vaccination machte. Seine diesbezüglichen Ansichten sind niedergelegt in „*Rapport sur le faite de l'inoculation de la petite vérole*" (Paris 1765) und „*Supplément au rapport*" (Daselbst 1767). A. PETIT war es, der ihn speciell in dieser Sache bekämpfte. Unzer.

*****Eppinger**, Hans E., geboren zu Karolinenthal bei Prag am 17. Februar 1846, studirte in Prag (TREITZ, KLEBS) und wurde 1868 promovirt. Zuerst thätig als Assistent der pathologischen Anatomie in Prag 1867—1872, vom October 1872 als Privatdocent, vom Mai 1875 als ausserordentlicher Professor der pathologischen Anatomie in Prag, vom October 1882 als o. ö. Professor der pathologischen Anatomie in Graz, schrieb er eine Reihe pathologisch-anatomischer Arbeiten, und zwar in der Prager Vierteljahrschrift, Bd. CVIII, CXII, CXIII, CIV, CXV, CXVI, CXVII, CXVIII, CXIX, CXX, CXXV, CXXVI, CXXXII (Emphysema pulmon.); Zeitschr. für prakt. Heilk., 1880, 81, 82 (Beitrag zur pathologischen Anatomie der menschlichen Vagina, 1. und 2. Heft) Pathologische Anatomie des Larynx und der Trachea, (für KLEBS' Handbuch, VII. Abtheilung, 1881); sowie endlich in der Prager med. Wochenschr. 1876 - 82. Red.

*****Epstein**, Alois E., geboren in Kamenitz an der Linde (Böhmen) am 1. Januar 1849, bezog er die Universität Prag, studirte hier als Schüler v. RITTER's und STEINER's und gelangte am 17. Mai 1873 zur Promotion. Seit 1880 ist er Privatdocent für Kinderheilkunde an der Universität und Primarius der königlichen böhmischen Landes-Findelanstalt in Prag und verfasste neben Abhandlungen aus dem Gebiete der Kinderheilkunde in verschiedenen Zeitschriften folgende Monographien: „*Beitrag zur Kenntniss des systolischen Schädelgeräusches der Kinder*" (Prag 1879) — „*Ueber die Gelbsucht bei neugeborenen Kindern*" (Leipzig 1880) — „*Studien zur Frage der Findelanstalten*" (Prag 1883). Von den grösseren Aufsätzen seien genannt: „*Ueber Blutungen im frühesten Kindesalter*" (Oesterr. Jahrb. für Päd. 1875) — „*Ueber septische Erkrankungen der Schleimhäute bei Kindern*" (Archiv für Kinderheilk. Bd. I) — „*Ueber Epithelperlen in der Mundhöhle neugeborener Kinder*" (Zeitschr. für Heilk. Bd. 1) — „*Ueber Tuberculose im Säuglingsalter*" (Zeitschr. für prakt. Heilk. 1879). Red.

Erasistratus aus Julis auf Keos, Sohn des Kleombrotus und der Kretoxena, der Schwester des Arztes MEDIUS, Schüler des METRODORUS, nimmt unter den griechischen Aerzten nach HIPPOKRATES als Stifter einer zahlreichen medicinischen Secte eine hervorragende Stelle ein. Er lebte eine Zeit lang am Hofe des Seleukos Nikator (gestorben 280), dessen Sohn Antiochos er

19*

von einer Abzehrung heilte, indem er als Grund des Leidens eine ung
Liebe zu seiner Stiefmutter Stratonike erkannte und den Vater bew
dieselbe zur Gemahlin zu geben. Er schrieb folgende Werke: 1. „Κzϑ' ὅλι
(mindestens 2 Bücher, scheinen das ganze Gebiet der Medicin umfasst zu h:
2. „Περὶ πυρετῶν“ (mindestens 3 Bücher), Fieberlehre — 3. „Περὶ τῶν δι:
(Anatomica, CAEL. AUREL.), enthielt auch Krankengeschichten — 4. „
(salutaria praecepta, mindestens 2 Bücher) — 5. „Περὶ τῶν κατὰ τὴ
πzϑῶν“ (mindestens 3 Bücher) — 6. „Περὶ αἵματος ἀναγωγῆς“ (mehrere Bü
7. „Περὶ τῶν παρέσεων“ (über Lähmungen) — 8. „Περὶ ποδάγρας“ — :
δυνάμεων κzi ϑανzσίμων“ (über Arzneimittel und Gifte) — 10. „Οὐzị
(Kochbuch) — 11. „De hydrope“. Die meisten Krankheiten entstehen
aus einem Uebermass von Nahrung, die nicht verdaut wird und deshalb
niss übergeht (GAL., XIX, 344). Die „Plethora“ bewirkt, dass das Blut
Venen in die Arterien, die das Pneuma enthalten, durch die „Synanast
übergeht und Entzündung und Fieber hervorruft (GAL., VIII, 537; X
XIV, 728). Gegen die Plethora wird aber nicht der Aderlass, sondern Fa:
das schon von CHRYSIPPUS geübte Binden der Extremitäten empfohlen (G
230). Die Anatomie hat E. durch selbstständige Untersuchungen geförd:
Gehirn, dessen Höhlen und Windungen er sorgfältig beschrieb, ist ihm
der Seele und der Ausgangspunkt der Nerven, die er in Bewegungs- und
dungsnerven eintheilt. Die Klappen des Herzens, das der Ursprung der
und Arterien ist, beschrieb er genauer als HEROPHILUS (GAL., V, 60
206, 552). Er entdeckte ferner die Chylusgefässe im Gekröse junge
(GAL., IV, 718). Gegen PLATO u. A. bewies er, dass die Epiglottis das Ei
von Getränken in die Lunge verhindere (GELL., XVII, 11). Die Verdat
Speisen wird nach ihm durch eine mechanische Zerreibung derselben in
bewirkt (GAL., XIX, 372, Cels. praef.). In der Therapie verwarf er die zu
gesetzten Arzneien; gymnastische Uebungen, Diät und Bäder hielt er für wi

Suid. s. h. v. Sext. Emp. adv. Math. I, §. 258. — Plut. Demetr., 38.
XI, 192 u. a. a. O.
Helm

Erasmus, Johann Heinrich E., geboren in Strassburg, studirte
in Strassburg und Jena, woselbst er 1747 Dr. med. wurde (Diss.: „L
difficili ex capiti infantis praevio“); er wurde dann nach Pernau (
berufen, in Riga und später in Petersburg examinirt. Im August 175(
er das Recht zur ärztlichen Praxis und ging als Professor der Hebamm
nach Moskau am 25. Juli 1757. Im Jahre 1765 wurde er zum Profe
Anatomie, Chirurgie und Geburtshilfe an der Universität zu Moskau
E. starb in Moskau am 1. Juni 1777. Ueber E.'s literarische Leistungen
nichts bekannt.

Richter, Gesch. der Med. III, 344. — Tschistowitsch, CCCLVI—L
L. S

/Erastus, Thomas E. (unter seinem eigentlichen Namen „LIEBE
unbekannt), aus Badenweiler, 1525—1583, wurde in seinem Studium
durch einen schweren Anfall von Pest unterbrochen. Er verdarb fast aus
als ein edler Beschützer ihn nach Bologna sandte, wo er bald Doctor soi
Medicin als der Philosophie wurde. Den ihm zugewandten Lehrstuhl der
in Basel hatte er nur zwei Jahre, von 1581—1583, inne. Von ihm si
„Disputationum de medicina nova Philippi Paracelsi“ (I. Thl. Base
II. und III. Thl. Daselbst 1572; IV. Thl. Daselbst 1573; gegen PARACEI
„De causa morborum continente“ (Basel 1572) — „De occultis pharn
potestatibus“ (Daselbst 1574, Frankfurt 1611) — „De putredine liber'
1580, Leipzig 1590, 4.; dazu Duplik Basel 1583) — „De pinguea
animalibus generatione et concretione“ (Heidelberg 1580, 8.) — „
Montani. Vicentini.... V librorum de morbis nuper editorum viva a:
(Basel 1581, 4.) — „Varia opuscula medica“ (posthum Frankfurt 1£

„Disputationum et epistolarum medicinalium volumen doctissimum" (ebenfalls posthum, Zürich 1595). Ausserdem mehreres Astrologische, Schriften über den Theriak und die „Universae medicinae synopsis" (Venedig, Fol.), die später von G. CUNEUS beendigt wurde.

Eloy, II. — Dict. hist. II.   Red.

*Erb, Wilhelm Heinrich E., geboren am 30. November 1840 in Winnweiler (bayerische Pfalz), studirte in Heidelberg, Erlangen, München unter BUHL, resp. FRIEDREICH. Im October 1864 erfolgte zu München seine Promotion. 1865—1880 wirkte E. als Docent und Prof. extraord. zu Heidelberg, 1880 bis 1883 als Prof. ord. und Director der medicinischen Poliklinik in Leipzig, seit Ostern 1883 in Heidelberg in gleicher Stellung. Von ihm rühren her: „Handbuch der Krankheiten der cerebrospinalen Nerven" (1. und 2. Aufl. 1874, 1876) — „Handbuch der Krankheiten des Rückenmarks und verlängerten Marks" (1. und 2 Aufl. 1876—78) — „Handbuch der Elektrotherapie" (1882/83). Zahlreiche Aufsätze elektrotherapeutischen und neuropathologischen Inhalts im Deutschen Archiv für klin. Medicin, VIRCHOW'S Archiv, Archiv für Psych. und Nervenkrankheiten, Archiv für Augen- und Ohrenheilk., Berliner klin. Wochenschr., Neurolog. Centralblatt, Centralbl. für Nervenheilkunde, Brain etc. Ausserdem ist noch die Habilitationsschrift: „Zur Entwicklungsgeschichte der rothen Blutkörperchen" (1865) zu nennen.   Red.

Ercolani, Giovanni E., s. unter ARCOLANI.

Ercolani, Conte Giovanni Battista E., geboren in Bologna am 27. December 1817, gestorben ebendaselbst am 16. November 1883, zeigte früh ausserordentliche Zuneigung für die Naturwissenschaften; im Alter von 13 Jahren besuchte er bereits Vorlesungen RANZONI'S, mit 17 Jahren begann er seine Universitätsstudien in Bologna, 1840 wurde er promovirt. Die Gunst ALESSANDRINI'S erlaubte ihm, im anatomischen Museum von Bologna ausgedehnte Studien über comparative Anatomie und Pathologie zu machen, worauf er bald Prosector an der Lehrkanzel für comparative Anatomie und dann Supplent auf der Klinik für Thierkrankheiten wurde. In dieser Stellung verbliebe er bis 1848, in welchem Jahre er zunächst, als von Jugend auf liberal erzogen, die ersten freiheitlichen Reformen Pius IX. mit grossem Enthusiasmus begrüsste, sich der liberalen Politik widmete, Mitarbeiter des von MARCO MINGHETTI gegründeten liberalen Journals „Felsineo" und im December Mitglied des obersten Sanitätsrathes in Rom wurde. Im Jahre 1849 wurde er Mitglied der Costituente Romana, war aber einer der Wenigen, die gegen die Proclamation der Republik stimmten. Obwohl deshalb vom Pöbel bedroht und seiner Gesinnung treu bleibend, verliess er doch nicht Rom und beschränkte sich darauf, als Arzt in der republikanischen Vertheidigungsarmee durch die ganze Zeit der Belagerung Roms zu dienen. Bei der Restauration der päpstlichen Herrschaft war er einer Derjenigen, die von der Amnestie ausgeschlossen, von der Polizei verfolgt wurden. Er floh in die Bologneser Appenninen und nach längerem Umherirren gelang es ihm, mit Frau und Tochter Toscana zu erreichen, wo er früher in Pistoja, dann in Florenz lebte und seine Zeit mit Forschungen in den Bibliotheken, bezüglich der Geschichte der Thierarzneikunde, zubrachte, oft mit Noth kämpfend, bis er von der grossherzoglichen Regierung, welche im Februar 1851 auf Oesterreichs Drängen alle emigrirten Romagnolen aus Toscana binnen 24 Stunden verbannte, vertrieben, nach Piemont flüchtete. Hier wurde er nach wenigen Monaten zum supplirenden Professor an der Veterinärschule in Turin ernannt. Nun folgte eine Periode der Ruhe, welche für E.'s Studien sehr fruchtbar ward. Er wurde inzwischen zum ordentlichen Professor an der Turiner Thierarzneischule, 1859 zum Director derselben ernannt und gründete die dortigen veterinärischen, anatomischen und pathologischen Museen. Aber die politischen Umwälzungen dieses Jahres trieben ihn wieder in die politische Laufbahn. Nach

der Befreiung Italiens wurde er für Bologna zum De
eben, da der Traum seiner Jugend, die Einheit Ital
glücklich und zufrieden zu leben, als ihn kurz darau
einzigen, seit kurzem verheirateten Tochter in die gr
seine Demission und zog sich nach Bologna zu seine
Ministers M a m i a n i dringendes Ersuchen veranlass
Lehrkanzel der Thierarzneikunde an der Universität
er die Veterinärschule von Grund aus reorganisirte
einischen Facultät, auch Rector der Universität wurde
delle Science Bologna fungirte. Er war ein unermüd
Wissenschaft als Schriftsteller und Lehrer, wie auc
Deputirter und in der Administration Bolognas als G
rath der Provinz. Gegen das Ende des Jahres 188
Symptomen des Kehlkopfkrebses zu leiden, welcher K
Jahre erlag, noch während der Krankheit wissenscha
historisch wichtigen und werthvollen Werken reiche B
Vaterstadt. — Von seinen äusserst zahlreichen Schri
trasmissione del cimurro dai bruti all' uomo" (
Scienze 1842) — *„Ricerche storico-analitiche su*
(Turin. 2 Bde., bei Ferrero e Franco, 1851—18.
spinoptero megastoma del cavallo" (Mit Abbild.,
della scuola di Torino 1852) — *„Storia genetica*
gillo armato del cavallo" (Mit Taf., Ebenda 1852
sull' innesto dei morbi contagiosi" (Ebenda 185:
medico-zoologiche sull' echinococco" (Ebenda 1854)
sull'o strongylus trigono-cephalus Rud. e l'anchi
(Mailand 1854) — *„Nouvelles observations sur le*
nematodes" (Compte rend. de l'Acad. des sciences, P
genie et la propagation des vers intestinaux" (Eb
e dei morbi parasitarii degli animali domestici" (
residui del corpo di Wolf nel testicolo dei solipe
1860) — *„Delle malattie degli uuelli domestici*
„Osservazioni anatomo-fisiol. intorno all' organo che
domestici" (Ebenda 1861) — *„Ricerche storiche*
veterinario del XIV secolo" (Ebenda 1862) —
salicino nella cura delle affezioni tifoidee negli
1864) — *„Osservazioni sulle giovani larve appe*
Acstrus equi L." (Memorie dell' Acad. dell' Istituto de
„Sulla trasformazione degli elementi istologue ne
(Ebenda 1865) — *„Delle glandole otricolari di*
Ebenda 1867; englisch von HENRY O. MEREY, Bo
e degli organi erettili" (10 Tafeln, Ebenda 1868)
nutrizione dei feti nell' utero" (1 Tafel, Ebenda 18
tivo della porzione glandulare o materna della plac
1869) — *„Delle malattie della placenta"* (mit 7
zösisch von ANDRKINI, Paris 1876) — *„Sulla parte*
colari dell' utero nella formazione ecc. della plac
1873) — *„Sulla dimorfobiosi ecc."* (Memorie dell'
struttura anat. della caduca uterino nei casi di q
donna" (1 Tafel, Ebenda 1874) — *„Osservazioni*
(Ebenda 1875) — *„Della placenta nei mostri ec*
mehrere Arbeiten über die Placenta, unter denen noc
:ione pathol. portate dalla sifilide nella placenta
Bologna 1883). Sämmtliche Arbeiten über die Pla
(Boston 1884) als „The reproductiv process etc." i

Erdl, Michael E., zu München am 5 Mai 1815 geboren, widmete sich an der Hochschule daselbst dem Studium der Medicin. Im Jahre 18.. daselbst zum Dr. promovirt, bildete er sich vorzüglich unter DOELLINGER für vergleichende Anatomie und Entwicklungsgeschichte aus. Nach seines Lehrers Tod gab er dessen hinterlassenes Manuscript seiner Vorlesungen über Physiologie heraus.' Wie DOELLINGER'S, war er auch SCHUBERT'S Lieblingsschüler, mit dem er im Jahre 1836/37 eine Reise nach dem Oriente unternahm. Bei reicher geistiger Begabung und Fertigkeit im Zeichnen und der Darstellung des von ihm Beobachteten that er sich schon früh durch selbstständige Leistungen, so eine Schrift „*Ueber die Entwicklung des Hummereies*" (München 1843, 4.) und „*Ueber die Entwicklung des Menschen und des Hühnchens im Ei*" (Leipzig 1845, 4.) hervor. Im nämlichen Jahre erschien von ihm OESTREICHER'S „Anatomischer Atlas" in neuer Ausgabe. 1840 habilitirte er sich als Docent und ward schon ein Jahr später, 1841, zum ausserordentlichen und 1844 zum ordentlichen Professor ernannt. Er erlag im 32. Lebensjahre, am 25. November 1848, einem langwierigen Lungenleiden.

Neuer Nekrolog der Deutschen. 26. Jahrg. 1848, I. Thl., pag. 1028.   F. Seitz.

Erdmann, Johann Friedrich v. E., geboren zu Wittenberg 1778, studirte seit 1795 ebenda zuerst Theologie, dann Medicin, wurde 1802 zum Dr. med. promovirt (*„Utrum aqua per electricitatem columnae a cel. Volta inventae in elementa sua dissolvatur?"* [Mit Kupfern, Wittenberg 1802, 4.]). Nach weiteren medicinischen Studien in Wien wurde E. 1804 ausserordentlicher und 1808 ordentlicher Professor der Pathologie und Therapie in Wittenberg, zugleich Kreisamts- und Landphysicus. 1809 unternahm er eine Reise nach Frankreich, Oberitalien und die Schweiz. Im Jahre 1810 folgte er einem Ruf als Professor der Therapie und Klinik nach Kasan, bekleidete hier zugleich die Stelle eines Arztes am Gymnasium und bereiste als Schulvisitator die Gouvernements Saratow, Simbirsk, Astrachan, Perm und Tobolsk. Im Juli 1817 zum Professor der Therapie und Klinik in Dorpat gewählt, siedelte er 1818 nach Dorpat über. Aber schon 1822 gab er das Dorpater Amt auf und zog als Hof- und Medicinalrath und als königl. sächsischer Leibarzt nach Dresden. Kasan ehrte ihn, indem die Universität ihn zum Ehrenmitglied ernannte; Dorpat ertheilte ihm das Diplom eines „Corre-spondenten"; die Dorpater Studenten liessen E.'s Bild unten in einem Saal der medicinischen Klinik aufhängen. Schon im August 1826 erging auf's Neue von Dorpat aus der Ruf an E., er möge nach Dorpat zurückkehren als Professor der Physiologie und Pathologie. E. lehnte ab. Nachdem der nun Gewählte (K. E. BAER) ebenfalls ablehnte, fragte die Universität Dorpat abermals bei E. an. Unterdessen war der bisherige König von Sachsen gestorben und E. zog nun im Herbst 1827, dem wiederholten Rufe folgend, nach Dorpat zurück als Professor der Physiologie, Semiotik und Pathologie. Im nächsten Jahre 1828 vertauschte er den Lehrstuhl der Physiologie mit dem Lehrstuhl der Arzneimittellehre, Diätetik und Geschichte der Medicin und behielt diesen bis zu seiner Entlassung aus dem russischen Staatsdienst am 14. Juli 1843. Er verliess Dorpat und starb in Wiesbaden am 16./28. Januar 1846. In Dorpat hat E. eine segensreiche und umfassende Thätigkeit als Lehrer, als Mitglied des Schulrathes, als Decan, als Censor entwickelt; daneben war er überaus fleissig als Schriftsteller, nicht allein auf medicinischem Gebiet. Eine ausführliche Aufzählung aller seiner Schriften gibt die unten angeführte Quelle. Wir führen folgende hier an: „*Annales scholae clinicae Dorpatensis annorum 1818—1820*" (Dorpat 1821); ferner: „*Beiträge zur Kenntniss des Innern von Russland, I. Thl.: Med. Topographie des Gouvernements und der Stadt Kasan*" (Riga und Dorpat 1822); „*II. Thl.: Reise in's Innere Russlands*" (Leipzig 1825). Bemerkenswerth ist die „Schreibekunst in ihrer höchsten Vereinfachung", DINGLER'S Polytechnisches Journ., Bd. XXI, St. 3, in welchem, um Zeit und Raum zu sparen, statt der Buchstaben Punkte und Striche empfohlen werden.

Recke-Napiersky, I, 510—513. — Beise, I, 169—172.   L. Stieda.

Erdmann, Vincenz E., ordentlicher Profe:
vorher Prosector zu Heidelberg, machte sich durch se
Untersuchungen über die Verbindung der Saugader:
„Das Saugadersystem der Wirbelthiere" rühmlich bek
tember 1837 im 44. Lebensjahre.
Neuer Nekrolog der Deutschen. Jahrg. XV, 1837.

Erdmann, Johann Julius Friedric
(Livland) als Sohn des dortigen Predigers am 20. Ju
nasium in Dorpat bis 1828, studirte daselbst Medici
am 6. October 1833 zum Dr. med. promovirt (Dis:
medica extracti filicis maris resinosi od taenias exp:
Nachdem er den Winter 1833/34 in Berlin verbracht
als Stadtarzt angestellt; 1835—1836 war er aberma
LEIN'sche Klinik zu besuchen und pathologisch-ana
Am 10. April 1847 wurde er zum ordentlichen Profes
der medicinischen Klinik an der Universität Dorpat g
1847 das Amt an. Er starb am 29. August 1858.
einsichtsvoller und gewandter Praktiker, ein Schü
angenehmer und witziger Gesellschafter. Seine liters
deutend; es ist nur zu nennen: *„Aus der ärztlichen*
Ansichten etc." (Halle 1847).

Erhard, Johann Benjamin E., zu Nü
einer guten Schulbildung in seiner Jugend Drahtzieher
begann mit 21 Jahren in Würzburg Mathematik, S|
und Medicin zu studiren und interessirte sich besonde
deren Studium er 1790—1791 in Jena fortsetzte. Au1
lernte er Kant in Königsberg persönlich kennen un
Briefwechsel. Ueber Wien und Oberitalien zurückkel
Altorf und fing in Nürnberg an zu practiciren. Do
schriftstellerischem Gebiet. Ausser · mehreren politis
Arbeiten publicirte er: *„Versuch einer systematisch:*
kräfte" — *„Ueber Narrheit und ihre ersten Anfänge'*
(WAGNER'S Beitr. zur phil. Anthropologie, Wien 179
in SCHILLER'S Horen und monographisch *„Ueber da:*
Revolution" (Jena 1794). 1797 durch Hardenbei
Berlin gezogen, schuf er sich hier eine glänzende Pr
der Gesetze, die sich auf das körperliche Wohl d
1800) — *„Benutzung der Heilkunde zum Dienst (*
„Ueber Einrichtung und Zweck der höheren L
1817 Mitglied der Oberexaminations-Commission, 182
am 28. November 1827.
Allg. Deutsche Biogr. VI.

Erhard, Julius E., Berliner Ohrenarzt, |
4. März 1873, habilitirte sich als Docent für Ohr
Universität im Jahre 1861. Selbst ohrenleidend, en
YEARSLEY in London, an seinem eigenen Ohre die
bis zum Trommelfell vorgeschobenen angefeuchteten '
des sogenannten künstlichen Trommelfells. Er berichtete
„De auditu quodam difficili, nondum observato"
einer besonderen Schrift: *„Ueber Schwerhörigkeit, he*
1856). Von seinen grösseren Werken sind zu erwä
(Berlin 1863) und die nach seinem Tode erschienenen
heiten des Öhres, gehalten an der Friedrich Wilh:
(Leipzig 1875).

*Erhardt, Wolfgang E., geboren zu Freiburg im Breisgau am 14. Februar 1819, machte seine Studien in Heidelberg (CHELIUS, PUCHELT, NAEGELE) und wurde 1841 promovirt. Seit 1845 wirkt er als Arzt des deutschen Spitals in Rom und Arzt der preussischen Gesandtschaft (später, seit 1871, der deutschen Botschaft) und schrieb über „*Winterklima in Rom*" (Berl. med. Wochenschr. 1877) — „*Die Krankheiten in Rom etc.*" (D. med. Wochenschr. 1883). Ein Verdunstungsmesser (Atmometer) wurde von ihm angegeben 1875 und auf den Naturforscher-Versammlungen demonstrirt.   Red.

Erhardt, Erhart — Andere fälschlich so geschriebene, s. unter EHRHART.

*Erichsen, John Erie E., F. R. C. T. Eng. 1845, zu London lebend, berühmter Chirurg und ausserordentlicher Leibarzt der Königin, war früher als Professor am University College, sowie als Vorsitzender des R. C. S. in Thätigkeit und hat schriftstellerischen Ruf besonders als Verfasser der „*Science and art of surgery*" (8 Aufl.). Die goldene Fothergill-Medaille erhielt er für die (in 2. Aufl. erschienene) „*Pathology and treatment of asphyxia*". Neben anderen Arbeiten über chirurgische Krankheiten des Schädels und der Wirbelsäule (letztere in 2. Aufl. 1882), verdienen dann noch besondere Erwähnung: „*Railway injuries of the nervous system*" (London 1866) und „*Hospitalism, and the causes of death after operations and surgical injuries*" (Daselbst 1874). Seine kleineren und casuistischen Arbeiten brachten die Med.-chir. Transact., das Edinb. Med. and Surg. Journ., die Med. Gaz. und Lancet.   Red.

Erikson, Gustav E., geboren in Marstrand 1789, gestorben in Norrköping 1865; studirte zuerst in Åbo, nachher in Upsala, woselbst er Doctor der Philosophie 1812 und der Medicin 1817 wurde. 1819 wurde er zum Stadtarzt in Norrköping ernannt und erhielt 1824 die Würde eines Professors. E. hat sich auch als fleissiger, conservativ politischer Schriftsteller einen Namen gemacht. Unter seinen Schriften sind zu nennen: „*Om bränvinet och dess missbruk*" (Norrköping 1831) — „*Läkemedlens igenkännande och pröfning vid apoteksvisitationer*" (Wexiö 1838) — „*Anmärkningar rörande det medicinska studiet i Sverige*" (Norrköping 1841) — „*Om kallt vattens dietetiska användande och den Priessnitz'ska kurmetoden*" (Daselbst 1842) — „*Idéer i allmän politik rörande statsstyrelse, representation och lagstiftning*" (Daselbst 1844) — „*Om menniskan betraktad i sitt förhållande till Gud*" (Örebro 1861). E. war selbst Zeitungsherausgeber und ausserdem ein fleissiger Schriftsteller in anderen politischen Zeitungen; auch übersetzte er mehrere Werke: FRIEDLÄNDER'S Geschichte der Medicin, NEANDER'S Kirchengeschichte u. a.

Wistrand, pag. 115. — Wistrand, Bruzelius, Edling, N. F. I, pag. 230.
Hedenius.

*Erismann, Friedrich E., doctorirte mit einer These „*Ueber Intoxications-Amblyopien*" zu Zürich im Jahre 1867. In München, wo er eine Reihe von Jahren hindurch unter PETTENKOFER sich speciell mit Hygiene beschäftigte, schrieb er verschiedene Arbeiten experimentellen Inhalts für die Zeitschrift für Biologie: „*Untersuchungen über die Verunreinigungen der Luft durch Abtrittsgruben etc.*" (Bd. XI) — „*Zur Physiologie der Wasserverdunstung von der Haut*" (Ebenda) — „*Untersuchungen über die Verunreinigungen der Luft durch künstliche Releuchtung etc.*" (Bd. XII), sowie für die Vierteljahrschrift f. öffentl. Gesundheitspflege: „*Das Project eines Musterschulzimmers*" (Bd. VIII). Auch gab er eine „*Gesundheitslehre für Gebildete aller Stände*" (München 1878) heraus, welche bereits im folgenden Jahre (besorgt durch SCHUSTER) in 2. Auflage erschien. Während der Jahre 1877—1878 wirkte E. als Mitglied der russischen Commission zur Assainirung der von der Donauarmee besetzt gewesenen Theile der europäischen Türkei und hat über diese Thätigkeit in der Schrift „*Die Desinfectionsarbeiten auf dem Kriegsschauplatze etc.*" (München 1879) Bericht erstattet.   Red.

Erlenmeyer, Adolf Albrecht E., der Vater, ¡
am 11. Juli 1822, gestorben zu Bendorf bei Coblenz am 9.
in Marburg, Bonn und Berlin. In Bonn wandte er sich von
cultivirten Chirurgie (WUTZER) ab und trat als Assistent in
anstalt (JACOBI) ein. Hier schrieb er die Diss.: „*De urin*«
dann behufs weiterer Ausbildung nach Prag (RIEDEL) und gi
Rückkehr seine zuerst kleine Privat-Irrenanstalt in Bendorf
durch eine Abtheilung für Nervenkranke, 1867 durch di
Colonie Albrechtshöhe etc. erweiterte. Neben dieser Thätigkeit v
sehr fruchtbar: „*Die Gehirnatrophie der Erwachsenen*" ei
sind Seelenstörungen in ihrem Beginne zu behandeln?"
7 Sprachen übersetzt) in 5 — „*Die Embolie der Hirnart*
subcutanen Injectionen" in 3 — „*Die luetischen Psycho*
Mehrfach aufgelegt wurden auch seine Uebersichten der deut
resp. schweizerischen Irrenanstalten. — Die Leitung des 1
EULENBERG, MANNSFELD gegründeten „Correspondenzblatt u
für Psych. und ger. Psychologie" fiel in den letzten Jahren
fast allein zu.

Erlenmeyer, Friedrich Albrecht, wurde a
am 9. März 1849 zu Bendorf bei Coblenz geboren, studirte
Würzburg (RIENECKER), Greifswald, Wien und Berlin un
Promotion. Seit 1873 wirkt er als dirigirender Arzt der ERLEN
Bendorf und schrieb ausser der Dissertation (*„Ueber das c*
noch: „*Die Koprophagie der Irren*" (Corr. für Psych. 187
schwindel aus bisher nicht beschriebener Ursache" (Deuts
1878, 44, 45) — „*Ueber Tabes dorsalis incipiens*" (Cori
1879) — „*Die Schrift, Grundzüge ihrer Physiologie und*.
Bonz & Cie. 1879) — „*Die Morphiumsucht und ihre B*
1883, im gleichen Jahre in 2. Auflage) und über eine
Beobachtungen (paradoxe Muskelcontraction, Schwangerscha
matische Brachiallähmung, Paralysis agitans etc.) im „Ce
heilkunde, Psychiatrie und ger. Psychopathologie", welch«
und dessen Herausgabe er seitdem leitet.

Erlsfeld (auch EHELSFELD), s. LÖW V. ERLSFELD.

✓ **Ermengaud** (ARMEGAUDUS, auch ARMINGAUDUS Bi
Philipp's des Schönen und lebte in Montpellier um
13. und im Anfange des 14. Jahrhunderts. Er war berühmt we
in der Diagnostik, vertraut mit der Sprache der Araber u
setzte in's Lateinische den Tractat über den Theriak des
Werk des MOSES MAIMONIDES: „*De regimine sanitatis ad S*

Ermerins, Jan Willem E., 1798 in Zierikzee
1816 in Leyden und promovirte da zum Dr. med. (Diss
formam ossium aliarumque partium corporis humani") ι
philos. natur. (Diss.: „*De refractione astronomica*"). Er e
tischer Arzt in s'Hage, doch wurde er bald Prof. math. et pl
(Antrittsrede: „*Oratio de studio matheseos ad plurimor*«
accomodata"). Nachdem er 10 Jahre diese Professur warge
er nach Groningen gerufen (Antrittsrede: „*Oratio de math*«
reri sensum"), wo er bis zum Jahre 1860 thätig war. Er

Ermerins, Franz Zacharias E., 1808 in Midde
in Leyden unter SANDIFORT, MACQUELYN, BROERS und PRI
und promovirte 1832 zum Dr. med. (Dissertation: „*De*

a prognostice oriunda"). Er übte die ärztliche Praxis in seinem Geburtsorte aus, doch beschäftigte er sich ausserdem stets mit dem Studium der Geschichte der älteren Medicin, so dass er im Jahre 1840 *„Anecdota medica graeca"* und im folgenden Jahre, nach einer Reise nach Paris, eine ausgezeichnete Abhandlung über *„Hippocratis liber de victus ratione in morbis acutis, una cum observationibus criticis in Soranum Ephesium de morbis mulierum et arte obstetricia"* veröffentlichte. 1844 als Prof. med. nach Groningen gerufen, trat er dieses Amt an mit einer *„Oratio de veterum medicorum interpretis munere a medicis non recusando"*. E. lehrte ausser Klinik, Pathologie und allgemeiner Therapie noch pathologische Anatomie und Histologie. Obgleich er Geschichte der Medicin (weil damals nicht auf dem Unterrichtsprogramme) nicht lehrte, publicirte er 1847 *„Aretaei Capadocis quae supersunt (graeca et latina) recens. et illustrata"* und später (1859—65) *„Hippocratis et aliorum medicorum veterum reliquiae"* (3 Theile, eine sehr geschätzte kritische Arbeit). Er starb im Mai 1871 am Typhus.

C. E. Daniëls.

Erndl, Christian Heinrich E. (ERNDTEL), aus Dresden, gestorben daselbst am 17. März 1734 als Leibarzt des Kurfürsten von Sachsen und Königs von Polen, Botaniker; schrieb 1700: *„De usu historiae naturalis exotico-geographicae in medicina"*. Ueber seine Reisen berichtete er 1710: *„De itinere suo Anglico et Batavo 1706—7"*. E. schrieb 1723 über die Pflanzen bei Sedlitz und 1733 über die bei Teplitz, 1730 *„Varsavia physice illustrata sive de aëre, aquis, locis et incolis V. ac cum catalogo plantarum circa Varsaviam crescentum"*.

Biogr. univ. W. Stricker

Ernsting, Arthur Konrad E., geboren 1709 in Sachsenhagen (Schaumburg), gestorben am 11. September 1768; Arzt in Braunschweig, dann in Sachsenhagen, schrieb: *„Phellandrologia"* (Braunschweig 1739) — *„Anfangsgründe der Botanik"* (Wolfenbüttel 1749) — *„Der vollkommene Apotheker"* (Helmstädt 1741) — *„Beschreibung der Geschlechter der Pflanzen"* (Lemgo 1762).

Biogr. univ. W. Stricker.

Erotianus (Ἐρωτιχνός), ein Grammatiker aus der zweiten Hälfte des ersten Jahrhunderts, schrieb ein Lexikon zur Erklärung veralteter Ausdrücke (γλῶσσαι) bei HIPPOKRATES, das für die Geschichte der Medicin wegen seiner vielen Citate aus den Werken älterer Aerzte von Bedeutung ist. Es ist dem Archiater ANDROMACHUS gewidmet. (Neueste Ausgabe von JOS. KLEIN, Leipzig 1865.)

Helmreich.

Erxleben, Mutter und Sohn. Die Erstere, Dorothea Christine E. geborene LEPORIN, stammte aus Quedlinburg, kam am 13. November 1715 zur Welt, zeigte schon früh den ausgesprochensten Sinn für ernste Studien und bildete sich in der Philosophie und Medicin aus. 1742 heiratete sie den Geistlichen Johann Christian E., liess 12 Jahre vom Studium ab, erlangte aber dann — 1754 — das Doctorat in Halle unter J. JUNKER (Diss.: *„Quod nimis cito ac jucunde curare saepius fiat causa minus tutae curationis"*). Ausserdem schrieb sie noch eine *„Untersuchung der Ursachen, die das weibliche Geschlecht vom Studiren abhalten"* (Berlin 1742), hatte eine grosse Praxis in Quedlinburg und starb am 13. Juni 1762. — Der Sohn, Johann Christian Polycarpus E., am 22. Juni 1744 geboren, bezog 1763 die Universität Göttingen, wurde dort Dr. phil. 1767, schrieb mehrere Werke über Thierheilkunde — 1769, 1771 — und widmete sich später ganz der Chemie und Physik. Als Mitglied der Göttinger Akademie starb er am 18. August 1777.

Dict. hist. II. Red.

Erythropel, August Christian E., zu Stade, war am 28. April 1774 als Sohn des Regiments-Chirurgus JOH. FRIEDR. JAKOB E. zu Barbeck im Herzogthum Bremen geboren, ging schon als Knabe seinem Vater vielfach bei chirurgischen Verrichtungen zur Hand, kam nach vollendetem 15. Jahre auf die chirurgische

Lehranstalt zu Celle, kehrte 1791 zu seinem Vater zurück, wurde aber schon folgenden Jahre als Assistenzwundarzt bei der Hannoverischen Armee angestel mit der er 1794/95 die Feldzüge in den Niederlanden mitmachte. 1802 verliess den Militärdienst, studirte noch drei Jahre in Berlin und Göttingen, wo er 18(Doctor wurde. Er liess sich 1806 in Drochtersen in der Kehdinger Marsch Arzt nieder, erlangte als solcher einen bedeutenden Ruf, kam im Winter 1813/ nach Stade, wo er 1814 Landphysikus und Garnisonsmedicus wurde, 1820 al den Titel Hofmedicus, 1833 den als Medicinalrath erhielt. Er erfreute sich in seir sehr ausgebreiteten Praxis des ungetheiltesten Vertrauens, erwarb sich Verdien um seine Collegen im Herzogthum Bremen durch Begründung einer medicinischen Le gesellschaft (1819), deren beständiger Director er war, ferner um die Allgemeinh durch Errichtung eines Badehauses auf Actien, Anschaffung eines Rettungsboo für auf dem Eise Verunglückte u. s. w. Ausser einer Schrift: *„Bemerkungen üi das endemische Sommerfieber in besonderer Beziehung auf die Nordsee-Küst Endemie d. J. 1826"* (Stade 1828) schrieb er noch Aufsätze für das Hannover'se Magazin. In Folge eines Sturzes mit dem Pferde starb er am 17. September 18:

Hannover'sche Annalen für die ges. Heilkunde. 1838, III. pag. 184, Heft 1. — Nei Nekrolog der Deutschen. Jahrg. 15. 1837, II, pag. 832. — S a c h s , Medic. Almanach 1839, pag. 12.

G.

Eschenbach, C h r i s t i a n E h r e n f r i e d E., am 21. August 1712 Rostock geboren, daselbst ausgebildet und in absentia (während er sich auf ei Reise in Russland befand) 1735 zu Dr. med. promovirt, practicirte in Dorpat 1737, in Rostock bis 1740, bildete sich dann in Paris für Chirurgie aus u wurde 1742 Professor dieses und noch einiger anderer Fächer in Rostock. 17 übertrug man ihm auch den Lehrstuhl der Mathematik daselbst und 1766 Stelle eines Stadtarztes. Bei seinem Tode am 23. Mai 1788 hinterliess er ei Reihe von Schriften, aus welchen hervorzuheben sind: *„Anfangsgründe o Chirurgie"* (Rostock 1745) — *„Medicina legalis etc."* (Daselbst 1746, 1775) eine Preisarbeit: *„De suppuratione et pus moventibus"* (mit französischer Ueb setzung, an die Acad. roy. de chir. 1744 gesandt) — *„Commentatio vulneri ut plurimum lethalium dictorum nullitatem demonstrans"* (Rostock 1748) *„Anatomische Beschreibung des menschlichen Körpers"* (Daselbst 1750) *„Chirurgie, mit Kupfern"* (78 Blätter, 1754) — *„Novae pathologiae delineati* (1755); ausserdem eine Schrift über TAYLOR'S Augenoperation, ein Hebamm buch, gemeinnützige Aufsätze über Mutterkorn, die Behandlung der Ertrunkenen e Eine Sammlung vermischter Schriften erschien Rostock 1779, Chirurgische Curio aus E.'s Praxis *„Observata quaedam anatomico-chirurgico-medico variora"* herc 1753, Fortsetzungen dazu 1769.

Dict. hist. II.   Red.

Eschenbach, C h r i s t i a n G o t t h o l d E., geboren am 14. November 17: zu Leipzig, erwarb daselbst 1783 die medicinische Doctorwürde und wurde 17(zum ordentlichen Professor der Chemie ernannt, welche Stelle er bis zu seinem 10. November 1831 erfolgten Tode behielt, obschon er gegen Ende seines Leb von der regelmässigen Verwaltung seiner Professur entbunden wurde. Zum M gliede der medicinischen Facultät war er 1797 ernannt worden und hat sich dur eine Stiftung für Studirende der Medicin ein ehrendes Andenken bewahrt. E sehr ausgedehnte schriftstellerische Thätigkeit war zum grossen Theile der Uebe setzung ausländischer (namentlich englischer) Werke gewidmet, unter denen PRIES LEY'S Versuche über verschiedene Theile der Naturlehre, PUSTA'S Untersuchung über das Blut, FOURCROY'S System der Chemie, DUNCAN'S Neues Apothekerbu genannt zu werden verdienen. Seine eigenen Arbeiten betreffen namentlich Gege stände aus dem Gebiete der Anatomie, der pharmaceutischen Chemie und der Diabeti

Neuer Nekrolog der Deutschen. 9. Jahrg., II, pag. 956. — Leipziger Tageblatt v 11. November 1831.

Winter.

Eschenmayer, Karl August von E., Arzt und Philosoph, war in der Württembergischen Oberamtsstadt Neuenburg am 4. Juli 1768 geboren, kam in die Karls-Akademie zu Stuttgart, begann daselbst das Studium der Medicin, das er, nach Aufhebung der Akademie, in Tübingen fortsetzte, wo er 1794 Doctor wurde. Er liess sich nach der Rückkehr von einer wissenschaftlichen Reise zu Kirchheim u. T. als Arzt nieder, wurde Oberamtsarzt in Sulz, 1800 in Kirchheim, 1811 in Tübingen Prof. e. o. der Medicin und Philosophie und 1818 Professor ordinarius der praktischen Philosophie. In dieser Zeit hatte er bereits folgende Schriften verfasst: *„Ueber die Enthauptung, gegen die Soemmering'sche Meinung"* (Tübingen 1797) — *„Sätze aus der Naturmetaphysik auf chemische und medicinische Gegenstände angewandt"* (Ebenda 1797) — *„Versuch, die Gesetze magnetischer Erscheinungen aus Sätzen der Naturmetaphysik, mithin a priori zu entwickeln"* (Ebenda 1797; 2. Aufl. 1798) — *„Die Epidemie des Croups zu Kirchheim . . . 1807—1810"* (Stuttgart 1812; 2. Aufl. 1815) — *„Versuch, die scheinbare Magie des thierischen Magnetismus aus physiologischen und psychischen Gesetzen zu erklären"* (Stuttgart und Tübingen 1816) — *„Psychologie, in drei Theilen, als empirische, reine und angewandte"* (Ebenda 1817). Er war auch Mitherausgeber des „Archiv für den thierischen Magnetismus" (1817 bis 1822) und schrieb in dieser Zeitschrift, wie in anderen, verschiedene Aufsätze über thierischen Magnetismus, Somnambulismus, aber auch (Tübinger Blätter für Naturw. u. Arzneik. 1815) über ein monströses 10jähr. Fettmädchen von 5 Fuss 3 Zoll Höhe und 219 Pfd. Gewicht. Als akademischer Lehrer wirkte er anregend, ja begeisternd, dabei war er ein scharfblickender, tüchtiger Arzt, fasste die magnetischen Erscheinungen auch in ärztlicher Hinsicht auf und begründete zusammen mit KIESER und NEES VON ESENBECK das genannte Archiv, welches über dieses dunkle Gebiet der Natur Licht verbreiten sollte. Mit grossem Eifer nahm er sich der Erscheinungen bei den Somnambulen, besonders der Seherin von Prevorst, an und schrieb darüber: *„Mysterien des inneren Lebens. Erläutert aus der Geschichte der Seherin von Prevorst u. s. w."* (Tübingen 1830); ferner verfasste er: *„Grundriss der Naturphilosophie"* (1832) — *„Die Allöopathie und Homöopathie. verglichen in ihren Principien"* (1834) — *„Conflict zwischen Himmel und Hölle, an dem Dämon eines besessenen Mädchens beobachtet"* (1837). — Seine zahlreichen philosophischen Schriften übergehen wir und auf seine heftige Polemik gegen die HEGEL'sche Philosophie und gegen STRAUSS' „Leben Jesu" und seine in späteren Zeiten immer mehr hervortretende Hinneigung zu religiösem und naturphilosophischem Mysticismus wollen wir nur hindeuten. — 1836 wurde er mit auszeichnender Anerkennung, seinem Wunsche gemäss, in den Ruhestand versetzt und lebte noch friedlich 16 Jahre bis zu seinem am 17. November 1852 erfolgten Tode in Kirchheim u. T. Noch in demselben Jahre hatte er *„Betrachtungen über den physischen Weltbau"* herausgegeben. — Er war einer der Ersten, die Vorlesungen über Psychiatrie hielten, und in NASSE'S Jahrbüchern der Anthropologie (1830) findet von ihm ein *„Grundriss der Psychiatrie in ihrem theoretischen und praktischen Theil"*.

Neuer Nekrolog der Deutschen. Jahrg. XXX, 1852, II, pag. 785. — Roller in Allgem. Zeitschr. für Psychiatrie, Bd. X, 1853, pag. 142. — Alberti in der Allgem. Deutschen Biographie, VI, pag. 349. — Callisen, VI, pag. 111; XXVII, pag. 474.   G.

Eschricht, Daniel Frederik E., physiologischer Professor an der Kopenhagener Universität von 1829—1863, ist am 18. März 1798 zu Kopenhagen geboren, wurde 1817 an der Universität immatriculirt, absolvirte chirurgische und medicinische Examen 1822, war bis 1825 Landphysicus auf Bornholm, doctorirte 1825 (*„De functionibus nervorum faciei et olfactus organi"*), studirte einige Jahre im Auslande, besonders bei MAGENDIE, wurde ein persönlicher Freund JOHANNES MÜLLER'S, wie auch v. BAER'S, welchen beiden genialen Männern er sich überhaupt in seinen Forschungen anschloss. Während er die neue stringent chemisch-physische Entwicklung der Physiologie sich anzueignen nicht recht vermochte, was er übrigens selbst in späteren Jahren bedauerte, war er ein genialer und sehr verdienter comparativer Anatom. Die Entwicklungslehre, die genetische Aufbauung der Morphologie war der Centralpunkt in seinen Forschungen. In dieser Beziehung wichtige Schriften sind: „Zoologisch-anatomisch-physiologische Untersuchungen über die nordischen Walthiere" (Leipzig 1849); über die Relationen dieses Werkes zu den analogen Untersuchungen v. BAER'S siehe Nachrichten über Leben und Schriften des Herrn Geheimrathes Dr. K. E. v. BAER, St. Petersburg 1865, pag. 389—90) — „Anatomisch-physiologische Untersuchungen über die Bothryocephalen" (Berlin 1840) — „Om haarenes Retning paa det menneskelige Legeme" (über die Richtung der Haare auf dem menschlichen Körper), deutsch in JOH. MÜLLER'S Archiv, 1837. Diese interessante Abhandlung ist besonders von Seite der neuen Evolutionstheorie (DARWIN, Descent of man) beachtet worden. „Ueber die arteriösen und venösen Wundernetze an der Leber des Thunfisches und einen merkwürdigen Bau dieses Organes" von Dr. F. ESCHRICHT und JOH. MÜLLER (Berlin 1836). Sein „Haandbog i Physiologien" erschien Kopenhagen 1834—41. Vollständiges Verzeichniss seiner zahlreichen Schriften (die grösstentheils unter „Videnskabernes Selskabs naturvidenskabelige Afhandlinger" gedruckt sind), findet sich in ERSLEW und ERSLEW'S Supplement. Seine zootomisch-physiologischen Sammlungen, die er 1841 der Universität übergab, sind ausserordentlich umfassend und von besonderem Werth. E. besass eine eigenthümlich fesselnde und spielende Beredtsamkeit, mittelst welcher sein ideeller Vitalismus, seine innige Begeisterung für die Wunder des Organismus immer einen schwungvollen Ausdruck fand und die seine Zuhörer einnahm. Besonders in popularisirenden physiologischen Vorträgen war er ein unübertroffener Meister und riss Alle hin, auch in Deutschland, wo er, namentlich in Hamburg und Berlin, wiederholt dergleichen Vorträge hielt. Er starb plötzlich am 22. Februar 1863.   Petersen.

Eschscholtz, Johann Friedrich E., geboren als Sohn eines Notars in Dorpat am 1. November alten Styls 1793, studirte ebendaselbst Medicin von 1812—1815 und wurde am 7. Juli 1815 zum Dr. med. promovirt. (Seine Dissertation „De hydropum differentiis", 24 pp., 8. wurde erst 1817 gedruckt.) Unmittelbar nach seiner Promotion trat er als Schiffsarzt der Brigg „Rurik" unter Kotzebue eine Reise um die Welt an, von welcher er im Jahre 1818 heimkehrte: diese Reise machte auch Chamisso mit. Nach der Rückkehr wurde E. im December 1819 als Prosector und ausserordentlicher Professor in Dorpat angestellt, 1822 übernahm er ausserdem die Direction des zoologischen Cabinets und hielt zoologische Vorlesungen. Vom Juli 1823 bis zum August 1824 war er beurlaubt, um als erster Schiffsarzt eine zweite Reise mit Kotzebue auf dem Schiffe „Predprijatel" um die Welt zu machen. Seit 1828 ordentlicher Professor der Anatomie, war er als Lehrer und Schriftsteller eifrig thätig, bis am 7.'19. Mai 1831 ein Nervenfieber seinem Leben ein frühes Ende setzte. Aus der grossen Menge seiner schriftstellerischen Arbeiten, welche in den unten citirten Quellen ausführlich angegeben sind, seien hier genannt: „Ideen zu Aneinanderreihung der rückgratigen Thiere auf vergleichende Anatomie gegründet" (Dorpat 1819, 8.) — „System de Acalephen" (mit 16 Taf., Berlin 1829, 4.) — „Zoologischer Atlas, Abbildungen und Beschreibungen neuer Thierarten, während des Flottencapitäns v. Kotzebue zweiter Reise beobachtet, Heft 1—4" (Berlin 1829—1831, Fol.) u. s. w. — Kotzebue benannte E. zu Ehren eine Bai an der amerikanischen Seite des Behringshafen Eschscholtzbai; ebenso erhielt bei Gelegenheit der zweiten Reise eine in der Nähe der Peskadoren entdeckte Koralleninsel seinen Namen: A. Chamisso benannte nach ihm eine neue Pflanzengattung Eschscholtzia californica.

Recke-Napiersky. I. 523—528. — Beise, I, 173.   L. Stieda.

de l'Escluse, Charles de l'E. (CAROLUS CLUSIUS, mehrfach auch DE L'ECLUSE und im Dict. hist. als FRANÇOIS DE L'ÉCLUSE aufgeführt, richtig jedoch wie oben, weil seine Familie aus Sluis in Flandern stammt), wurde am 18. Februar 1526 zu Arras geboren, studirte in Löwen Jurisprudenz und reiste nach Deutschland; dort studirte er Philosophie an der Universität Marburg und kam dann im Jahre 1550 nach Montpellier. Hier machte er die Bekanntschaft von G. RONDELET und fing an Medicin, jedoch hauptsächlich Botanik zu studiren. Nach einem dreijährigen Aufenthalte in Montpellier, wo er die Doctorwürde erhielt, reiste er in die Heimat zurück und kam 1554 nach Antwerpen. Im Jahre 1560 reiste er wieder nach Frankreich, Spanien, Portugal und England ab, kam dann 1571 wieder nach Arras und wurde 1573 durch Kaiser Maximilian II. als Director des botanischen Gartens nach Wien gerufen. Dieses Amt bekleidete er bis 1587, in welchem Jahre er nach Frankfurt a. M. ging, wo er 6 Jahre lang fast ganz vergessen lebte. Im Jahre 1592 wurde er, weil BERNARDUS PALUDANUS das ihm angebotene Professorat nicht angenommen hatte, durch das Curatorium der Universität Leyden dorthin gerufen, um unter dem Titel eines Professor honorarius die Verwaltung des botanischen Gartens zu führen, ohne jedoch Botanik zu dociren. Da man ihn schon früher für dieses Amt bestimmt hatte (wie aus seinem Briefe an LIPSIUS, ddo. 25. Juli 1587, erhellt), nahm de l'E. diesen Auftrag an und kam noch im selben Jahre nach Leyden. 6 Jahre lang widmete er sich seinem Amte und liess viele bisher unbekannte Pflanzen, besonders Siliaceen, nach Holland importiren. Dies war eigentlich auch der Fall mit der Kartoffelpflanze, welche er in seine „Rariorum plantarum historia" (ein bis jetzt unübertroffenes Muster gründlicher, bündiger Beschreibungen und vortrefflicher wohlfeiler Abbildungen, wie K. SPRENGEL sagt) abgebildet und beschrieben hat und als eine Radix esculenta empfahl, obgleich man sie erst ein Jahrhundert später in Holland als solche zu achten angefangen hat. Da de l'E. bei seiner Ankunft in Leyden schon 67 Jahre alt und sehr kränklich war (er ging nach einer in Frankfurt erlittenen Fractura colli femoris stets mit Krücken), legte er 1599 sein Amt nieder und starb 1609 im Alter von 83 Jahren. De l'E. war ein sehr grosser, vielseitig gebildeter Gelehrter und wird von BOERHAAVE der grösste Botaniker seines Jahrhunderts genannt. WILDENOWS sagte im Jahre 1810 von ihm: „Er war das grösste Genie seiner Zeit und trieb wie keiner seiner Vorgänger mit einem Enthusiasmus und einer Beharrlichkeit das botanische Studium, wie weder vor noch nach ihm seines Gleichen gehabt hat." VORSTIUS hielt nach seinem Tode eine Leichenrede auf ihn und preist darin die grosse Genauigkeit und Selbstständigkeit, welche aus seinen vielen Schriften hervorleuchten. Ausser seinen eigenen verdienstvollen Arbeiten gab er auch einige Uebersetzungen der Werke von DODONEUS, GARCIA AB HORTO, MONARDES, BELON u. A. heraus.

C. E. Daniëls.

Esculapius, „De morborum, infirmitatum passionumque corporis humani causis, descriptionibus et cura" ist der Titel einer Schrift aus dem Mittelalter über chronische Krankheiten, gleichsam eine Fortsetzung des AURELIUS, der die acuten behandelt. Es ist keine selbstständige Arbeit, sondern eine Compilation aus methodischer und dogmatischer Quelle von einem christlichen Arzte, etwa des 7. Jahrhunderts. Am meisten hat der Compilator die verlorenen medicinales responsiones des CAELIUS AURELIANUS ausgebeutet; vgl. V. ROSE, Anecdota II, pag. 175 ff. Gedruckt ist diese Schrift in der Physica S. HILDEGARDIS, Argent. apud. Joann. Schottum 1533, Fol. und im Experimentarius medicinae, Argent. 1544, Fol.

Helmreich.

d'Ealon, s. DESLON.

***Esmarch,** Johann Friedrich August E., Professor der Chirurgie, Geh. Medicinalrath, Generalarzt I. Cl., geboren am 9. Januar 1823 in Tönning (Schleswig-Holstein), genoss seine medicinische Ausbildung zu Kiel und Göttingen, wo er sich besonders an v. LANGENBECK, resp. STROMEYER anschloss und wurde am 7. October 1848 promovirt. Seit 1854 als Director der chirurgischen Klinik in Kiel in Wirksamkeit, veröffentlichte er von grösseren Arbeiten folgende: „Ueber

Resectionen nach Schusswunden" — *„Beiträge zur*
Die Anwendung der Kälte in der Chirurgie" — ,
entzündungen" — *„Verbandplatz und Feldlazareth'*
der Humanität gegen die Schrecken des Krieges" —
dem Schlachtfelde" — *„Ueber Vorbereitung von Rese*
Gelenkneurosen" — *„Die Krankheiten des Mastde*
„Ueber künstliche Blutleere bei Operationen" — ,
letzungen" — *Die antiseptische Wundbehandlung ii*
„Aphorismen über Krebs" — *„Handbuch der kriegs*
„Die erste Hilfe bei plötzlichen Unglücksfällen".
Jahre gab E. die Anregung zur Verbreitung des „8:
land, welche er seitdem durch Wort und Schrift eifrig

*Espagne, Adolphe E., zu Montpellier al
1857 daselbst mit der These: *„De l'hypertrophie d*
weiteren Arbeiten sind: *„Comparer l'état de la méa*
siècle dernier et pendant l'époque actuelle" ·Montpel
diphthérité etc." (Daselbst 1860); Casuistisches über
fells (Montp. méd. 1861) und Aehnliches an gleicher

Espenberg, Karl von E., geboren am 15.
Höbbet (Estland), erzogen auf dem Gymnasium zu Re
Universitäten, nach TSCHISTOWITSCH 3¹, Jahre in I
nach RECKE-NAPIERSKY in Erlangen, woselbst er Dr. me
mercurialis efficacia in sananda lue venerea dubia"
Russland zurückgekehrt, erhielt er am 4. Mai 179°
Praxis und machte mit Krusenstern auf der „Nadesh
um die Welt 1802—1806; dann liess er sich als prak
Er starb auf dem Gute Hukas in Estland am 19. Juli 1
benannte nach ihm ein Vorgebirge in der Bai der gut
164° 45' w. L. von Greenwich) Cap Espenberg. 1
über den Gesundheitszustand der Mannschaften auf
der Reise 1802—1806" (in Krusenstern's Reise)
seinem Aufenthalte auf der Insel Nukahiva" (im ,
Recke-Napiersky, I, 525. — Reise, I. 174. —

D'Espine. Die sich durchgehends oder häufig
Autoren sind dort aufgeführt. — Unter der obigen
Jacob-Marc D'E., zu Genf, war daselbst 1806 geb
protestantischen Familie, die aus Savoyen um 1780
Er ging 1810 nach Odessa mit seinem Vater, der i
gründete, kehrte aber nach sechs Jahren zurück, beg
zu studiren, gehörte zu den bevorzugten Schülern
LOUIS, veröffentlichte bereits als Student einige Al
während der Cholera-Epidemie von 1832 besonders h
London, wurde 1833 in Paris Doctor und in Genf Agr
widmete sich der Armen-Praxis und wurde nacheinand
der Taubstummen-Anstalt und zum Mitgliede des Cons
ersten Arbeiten sind in den Archives générales (1831, 1i
trafen die Diagnose der Herzkrankheiten, den Eintritt d
ferner die Orchitis blennorrhagica (Mém. de la Soc.
Seine Neigung für die exacten Wissenschaften führt
Arbeiten, die seinen Ruhm begründet haben. Dieselber
sur la mortalité générale et nosologique du canton
d'hygiène publique 1840) eröffnet; auch nahm er 18
im Jahre 1841 den Canton Genf bewegenden politisc

obgleich seine Hauptthätigkeit der Statistik in ihrer Anwendung auf medicinische Dinge gewidmet war. Er richtete in dem Canton eine organisirte Todtenschau ein und veröffentlichte über die Todes-Statistik 1843 und 1844 ein *„Tableau général des décès du canton de Genève pour 1842, pour 1843"* — *„Annuaire de la mortalité gnévoise en 1844 et 1845"* (Genève 1846) — *„Recherches sur l'influence de l'aisance et de la misère sur la mortalité"* (Ann. d'hyg. publ. 1847), sowie eine *„Notice statistique sur la loi de mortalité et de survivance, la vie moyenne et la vie probable à Genève"* (Annuaire d'hygiène 1848). Gleiche oder ähnliche Gegenstände betrafen von seinen späteren Publicationen: *„Circulaire relative à une enquête sur les causes immédiates de la mort (avec tableau)"* (Genève 1857, 4.) — *„Essai analytique et critique de statistique mortuaire comparée etc."* (Genève 1858) — *„Essai analytique et critique de statistique mortuaire et comparée"* (Paris 1858) — *„De la mortalité relative des âges de 20 à 25 ans et de 25 à 30 ans en France"* (Paris 1859). Er beschäftigte sich ausserdem vielfach mit Untersuchungen über die Verbreitung epidemischer Krankheiten, namentlich der Cholera, und schrieb darüber Folgendes: *„Parallèle entre les deux invasions du choléra en Europe; influence préservatrice des Alpes sur la Suisse et les contrées environnantes"* (Journ. de Genève, 1849) — *„Parallèle entre le typhus et l'affection typhoïde"* (Mém. de la 8oc. médic. de Genève, 1858) — *„Notice statistique sur la première invasion du choléra en Suisse"* (Journ. de Genève 1855) — *„Esquisse géographique des invasions du choléra en Europe"* (Genève 1857) — *„Étude sur la variole, la vaccine et les revaccinations"* (Neuchâtel 1859). Von seinen Arbeiten auf anderen Gebieten nennen wir noch: *„Recherches pratiques sur le traitement de la surdité"* (Arch. génér. de méd. 1846) und *„Nouvelles recherches pratiques sur les causes, le pronostic et le traitement de la surdité"* (Ibid. 1852), ferner *„Rapport à la Société médicale de Genève sur la fissure de Groux"* (Écho médical 1859), sowie anderwärtige Berichte an dieselbe Gesellschaft u. s. w. Auf der Höhe seines Ruhmes als medicinischer Statistiker stehend, wurde er am 15. März 1860 eine Beute des Todes.

A. Dureau bei Dechambre, 1. Serie, T. XXVIII, pag. 425. G.

*D'Espine, Jean-Henri-Adolphe D'E., zu Genf, wurde 1872 zu Paris Doctor mit der These *„Contributions à l'étude de la septicémie puerpérale"*. Er gab heraus zusammen mit C. Picot: *„Manuel pratique des maladies de l'enfance"* (Paris 1877; 2. édit. 1880; deutsche Uebers. von S. Ehrenhaus, Leipzig 1878).

Index-Catalogue, III, pag. 705. G.

Esquirol, Jean-Étienne-Dominique E., geboren zu Toulouse am 3. Februar 1772, wo sein Vater Präsident eines Handelsgerichts war, wollte sich anfangs dem geistlichen Stande widmen und studirte Zwecks dessen zu Paris Theologie. Er war gerade auf dem Séminaire St. Sulpice, als dasselbe von der Revolution mit allen ähnlichen Anstalten geschlossen wurde, und so der Möglichkeit beraubt, sein Studium fortsetzen zu können, kehrte er zunächst nach Toulouse in das Vaterhaus zurück. In Anbetracht der gesammten Verhältnisse musste ein anderer Beruf erwählt werden. E. entschied sich für die Medicin und, um dem Studium derselben obzuliegen, kehrte er nach Paris zurück. — Nach glücklich beendigtem Studium wurde er von der Regierung als Arzt zur Armee der Ost-Pyrenäen geschickt. Er kam nach Narbonne und hatte von dort aus Gelegenheit, sich dem bekannten Naturforscher Lapeyrouse und dem gefeierten Mediciner Barthez enger anzuschliessen. Vielleicht in Folge davon wurde er nach Verlauf zweier Jahre als Elève du gouvernement zu seiner weiteren Ausbildung nach Montpellier gesandt, wo er vier Jahre verblieb und in diesen neben seinen ärztlichen Studien sich der Naturwissenschaften so befleissigte, dass er zweimal sich an die Bearbeitung entsprechender Preisaufgaben machen konnte und den ausgesetzten Preis auch wirklich errang. Von Montpellier kehrte er nach Paris zurück, einmal, um seinen Studien

311

erst noch eine gewisse Vollendung zu geben, sodann
die Praxis seinen Lebensunterhalt zu erwerben, da
mehr dazu ausreichte. Hier lernte er PINEL kennen u
Liebling, so dass ihm derselbe nicht nur die Redactic
übertrug, sondern auch mit seinem ganzen reichen u
Seite stand. PINEL war es auch, der ihn mit der Psy
in sie einführte, in der er selbst später so Vieles u
die wissenschaftliche als auch die praktische Seite der
Um das Jahr 1800 errichtete er die erste Privatirren
die bald eines bedeutenden Rufes sich zu erfreuen h
breitung seines Namens im Publicum beitrug. Scho
bekannt, war er doch noch nicht promovirt und hatt
lichkeiten zu bestehen. Im Jahre 1805 suchte er de
mit der Dissertation „Des passions considérées comme
curatifs de l'aliénation mentale" (Paris 1805). Das k
und zwar nicht blos in Fachkreisen, sondern in der g
Von einer für die Psychiatrie begeisterten englische
das Englische übersetzt; einige Zeit nachher erschien
blos bekannte E. war eine Berühmtheit geworden. I
der bisherigen Stellung PINEL'S betraut. 1814 wan
Thätigkeit der Armee zu, die in den letzten Feldzüg
leiden gehabt hatte und den Flecktyphus nebst dem
wüthen sah. Von 1810—1814 erschienen auch nach se
insbesondere psychiatrische Gegenstände behandelnden
des sciences médicales, die er später gesammelt und
„Maladies mentales" von Neuem herausgab. 1817 erri
Geisteskranke und hielt Vorlesungen und Curse in der
Wissenschaft aus allen Nationen reich besucht wurden. U
noch mehr zu fördern, stiftete er einen Preis von 30(
beste Arbeit aus dem Gebiete der Geisteskrankheite
sollte. Im Jahre 1823 wurde E. Inspecteur de l'uni
nicht leichte Amt bis 1830, wo er, nach der Julirev
Art so weit gebracht, desselben enthoben wurde, doch
gerade mit viel Schmerzen erfüllt hätte. 1825 oder 2
lassen das im Zweifel — war er nach dem Tode von I
grossen öffentlichen Irrenanstalt Charenton bei Paris g
seinem Amtsantritte seine reformirende Hand an di
widmete er ihr alle seine Kräfte und erhob sie gerad
die ganze übrige Welt. Dazu machte er grosse Reise
der Schweiz, Italien, sorgte für Verbesserung des Irre
sich dazu bot, natürlich besonders in seinem Heimath
Errichtung der Irrenanstalten zu Marseille, Montpelli
bewirkte, und war schriftstellerisch in hohem Masse
schon früher erschienenen Werken, der genannten Di
im Dictionnaire des sciences médicales, den Schriften „I
en France et des moyens d'améliorer le sort de ces
au ministre de l'intérieur en Septembre 1818" (Pa
monomanie homicide" (Paris 1827) entstanden in
kleinen Arbeiten die beiden Hauptwerke: „Aliéna
chez aliénés. Question médico-légale sur isolemen
und „Des maladies mentales considérées sous le r
et médico-légal" (Paris 1838), die wohl in die Zu
übersetzt worden sind.

Ist PINEL der Schöpfer und Begründer des
haupt, das auf Wissenschaft und Erfahrung in Verbi

uht, so ist E. der Schöpfer und Begründer der eigentlichen Irrenheilkunde. ist deshalb nicht nur der würdige Nachfolger seines grossen Lehrers PINEL, dern, wie PARISET in seinem Éloge auf ihn sich ausdrückt, gewissermassen Fortsetzung desselben. E. ist nicht frei von Irrthümern und Verirrungen icher Art, wie sie bei Jedwedem vorkommen und vorkommen müssen, der es ;t, ein fremdes, unerschlossenes Gebiet zu betreten und der allgemeinen Erintniss näher zu führen. Seine Lehre von den Monomanien kann dafür als guiss dienen. Aber wenn man bedenkt, was unter seiner Führung seit seinem treten aus der Psychiatrie geworden, und was sie noch zu werden verspricht, sind dieselben doch nur als geringfügige, für das Ganze höchst unwesentliche usehen. Für E. waren die Geisteskrankheiten wirkliche Krankheiten, nicht ·alische Verkommenheiten in Folge von Sünde und der Herrschaft böser Leideniften oder unheimlich wirkender Kräfte. Die Erkrankung der Sinne und daher Sinnestäuschungen, die er als Halucinationen und Illusionen unterscheiden lehrt, en nach ihm einen wesentlichen Bestandtheil derselben, und so schlagend und rzeugend weiss er das darzuthun, dass die weitere Erforschung dieser Vorgänge Lieblingsthema der französischen Irrenärzte wird, und überhaupt noch heutige Viele glauben, dass Sinnestäuschungen das Cardinalsymptom geistiger rankung seien. Einer rationellen Behandlung redet er allenthalben das Wort sucht dem Unfuge zu steuern, der noch aus der Nacht des Mittelalters überimen, von animistischen und vitalistischen Rhapsoden in geistvoller und geistr Weise besungen und empfohlen ward. Er schafft die DARWIN-COX'sche Schaukel er schafft die Drehstühle ab, schafft die ganze grobe Einschüchterungsmethode Die massenhaften Blutentziehungen, die man in der Idee vornahm, die überischliche Kraft insbesondere der Tobsüchtigen zu brechen, werden von ihm vorfen; aber eine richtige Hygiene, allerdings den Anschauungen der Zeit prechend, wird warm empfohlen. Alles in Allem: E. arbeitet einer durchaus onellen Auffassung, Beurtheilung und Behandlung der Geisteskrankheiten entgegen damit auch dem sogenannten No-restraint vor, das freilich in seiner ganzen Beiung zu erkennen und durchzuführen erst CONOLLY beschieden war. — Ende der issiger-Jahre fing E. an zu kränkeln. Eine schliesslich zu seiner Wiederherstellung ı Italien unternommene Reise und ein längerer Aufenthalt daselbst hatten nicht gewünschte und erhoffte Erholung zur Folge. Das Leben neigte sich zu Ende. ig sah er den Tod langsam näher kommen, sein Tagewerk, so lange er ute, treu wie immer bestellend. Er starb am 12. December 1840 in beinahe endetem 69. Lebensjahre, einer der bedeutendsten Aerzte, die je der Menschbeschieden waren. — Im Jahre 1862 liess ihm das dankbare Vaterland am : seiner hauptsächlichsten Thätigkeit, in Charenton, ein Denkmal errichten, wo im Vorhofe der Anstalt, am Fusse der grossen Treppe, die in das Innere elben führt, in einfacher doch höchst würdiger Weise als Standbild sich erhebt.

Arndt.

Van Essen, Theodorus van E., 1657 in Meurs bei Cleve geboren, de 1678 in Leyden als Medicinae Studiosus eingeschrieben; wo und wann promovirte, ist jedoch unbekannt. Er war praktischer Arzt in Colham ıv. Groningen), als er im Jahre 1695 zum Prof. med. pract. in Groningen innt wurde. Dieses Amt trat er im Februar 1696 an, hatte es aber nur ein r inne, da er 1697 starb.

C. E. Daniëls.

Essich, Johann Gottfried E., aus Augsburg, 1744—1806 dort tend und schreibend, hat populäre Handbücher, Anleitungen, Lexica, Taschenier etc. in grosser Zahl herausgegeben und eine grosse Anzahl fremdsprachiger ber in's Deutsche übersetzt. Alles ist lediglich Compilation, so dass er eben noch nennen ist, bezüglich der Titel seiner Bücher jedoch auf die älteren Quellen riesen werden muss.

Dict. hist. II.

Red.
20*

Esterle, Carlo E., zu Novara, war 1818 ;
geboren, studirte in Padua, war daselbst zwei Jahre
Klinik, vertrat ein Jahr lang, nach dem Tode von
der operativen Chirurgie, machte darauf eine wissensc
Frankreich, Deutschland und England, liess sich als A1
und wurde von dieser 1848 in das deutsche Parla
woselbst er mit seinen Landsleuten für die Abtrennung (
jedoch erfolglos, zu wirken suchte. In die Heimath zur(
mit Luigi Pastorello die „*Gazzetta medica del Trenti*
von zwei Jahren hatte, heraus und wirkte als vielbesc
1857 wurde er Professor der Geburtshilfe an dem Hel
bei Trient, aus welcher Zeit eine Reihe von medicir
Berichten u. s. w., namentlich in den Annali univer
Nach dem Frieden von Villafranca 1859 ging er nach
nieder, wurde Mitglied des Provinzial-Sanitätsrathes,
der Geburtshilfe am dortigen Ospedale Maggiore.
Infection, die er sich daselbst zugezogen, verstarb (
erst 44 Jahre alt.

B, Griffini in Annali universali di medicina. V(

/ **Estève**, P. J. E., spanischer Arzt, gebürtig
in Valencia und hatte grossen Ruf. Er lebte um die
übersetzte das Werk des Hippokrates über die Epic
commentirte es sehr ausführlich. Dieses Werk galt w
lange Zeit hindurch (durch mehrere Jahrhunderte) f

Estève, Louis E., französischer Arzt, gebore
hundert und praktischer Arzt daselbst. Seine Schrifte

Esth, Vater und Sohn (Esthius); Beide trag
Der Erstere, aus Geldern stammend, prakticirte in Str;
Der Sohn, 1569—1606, reiste viel, studirte Medic
trieb Praxis zuerst in Kreuznach, dann in Heidelb
botanischen und anatomischen Kenntnisse 1598 Profe
wurde. An Schriften ist nichts von ihm bekannt als „*D
formularum tractatio*" (Hanau 1604).

Eloy, II. — Dict. T. II.

/ **Estienne**, Charles E. (Stephanus), wurd
hunderts in Paris geboren und stammt aus der berüh
die früh zum Lutherismus übergetreten war. 1542 D
E., als seine Brüder verfolgt wurden und ausser Lan
Buchdruckergeschäft zu übernehmen (1551), wurde i
starb 1564 nach mehrjähriger Kerkerhaft. Unter de
sind viele literarhistorischen, botanischen, horticulturist
Inhalts. Unter den medicinischen Disciplinen scheint
schriftstellerisch cultivirt zu haben, so in den „*De a
humani libri III*" (Paris 1545, Fol., Holzschnitte;
viele überraschend treffende Beschreibungen abweichen
rungsmittel wählte E. zum Gegenstande in dem W
Baglium, libri III" (Paris 1550).

Dict. hist. II.

Estlander, Jakob August E., Professor d
geboren am 24. December 1831, studirte in Helsin
Medicin 1858 und promovirte als Doctor der Me

Er besuchte Paris und London 1858—1859 und erhielt eine Berufung als Professor der Chirurgie in Helsingfors am 22. Februar 1860. Ausser sonstigen Reisen in's Ausland nahm er an dem internationalen medicinischen Congresse in Paris 1867 und Philadelphia 1876 Theil. In Messina, wohin er sich seiner Gesundheit wegen begeben hatte, starb er am 4. März 1881. E. hat mehrere Aufsätze chirurgischen Inhalts in Finska Läkare Söllskapets Handlingar (1869—1880) und Nordiskt Medicinskt Arkiv (1870—1879), wie auch in einigen ausländischen Zeitschriften veröffentlicht, unter welchen hier erwähnt seien: „*Ueber Chorioiditis nach febris typhosa recurrens*" (v. GRAEFE'S Archiv, XV, 1869) — „*Ueber Brand in den unteren Extremitäten bei exanthematischem Typhus*" (LANGENBECK'S Archiv für klin. Chirurgie, XII, 1870) — „*Méthode d'autoplastic de la joue ou d'une lèvre par un lambeau emprunté à l'autre lèvre*" (Revue de méd. et de chir. 1877) — „*Étude clinique sur les tumeurs malignes du sein chez la femme*" (Ebenda 1880) und „*Resection des cotes dans l'empyème chronique*" (Ebenda 1879).

O. Hjelt.

Estor, zwei Aerzte in Montpellier. Der Aeltere (der Vater?), J.-L.-Eugène E., 1796—1856, hinterliess einen Plan zu einer „*Traumatologie méthodique*" (Montpellier 1823). Seine unten angegebene Biographie war nicht zugänglich. — Der Jüngere, *Alfred E.*, ist Professor an der Universität in Montpellier und leitete sein öffentliches Auftreten durch eine These über die modernen Principien in der Chirurgie (Montpellier 1850) ein. Später publicirte er: „*De la simplification en chirurgie*" (Daselbst 1854) — „*De la chirurgie expectante*" (1856) — „*Des causes, des symptomes et du traitement des déviations de l'utérus*" (1857) — „*De la valeur respective des divers moyens de diérèse*" (1860) — „*Physiologie de l'inflammation diffuse et de l'infection purulente*" (1863) — „*Des lésions diffuses*" (1862) und mit BÉCHAMP und SAINTPIERRE „*Du rôle des organismes microscopiques de la bouche*" (1867).

Biogr. von J.-L-Eugène E. in den Ann. clin. de Moutp. 1856—57.   Red.

Estrejcher, Aloysius Raphael E., ist geboren zu Krakau am 21. Juni 1786, woselbst er auch studirte und 1807 promovirt wurde; doch befasste er sich nicht mit Medicin, sondern widmete sich ganz den Naturwissenschaften. Von 1809 bis 1843 lebte er als Professor der Zoologie, Botanik und Mineralogie in Krakau. Im Jahre 1826 wurde er zum Mitgliede des regierenden Senates der freien Stadt Krakau erwählt, von 1831—33 war er Universitätsrector und Präsident der Gesellschaft der Wissenschaften und starb am 1. August 1852. Er unternahm sehr viele wissenschaftliche Reisen im In- und Auslande und war ein unermüdlicher Sammler. Im Jahre 1850 erwarb von ihm das Naturaliencabinet in Warschau eine Collection von über 31.000 Insecten, 5000 Mineralien und 8000 Pflanzen, die er alle selbst gesammelt hatte. Eine zweite Sammlung, aus 15.000 Insecten bestehend, erbte nach seinem Tode die Universität Krakau. Als medicinischer Schriftsteller war er nicht thätig; seine Schriften naturgeschichtlichen Inhalts wurden in verschiedenen polnischen Fachblättern publicirt; ausserdem lieferte er ausführliche Berichte über die Flora Polens an BRIGNOTTI in Modena, MEJER in Königsberg, DE CANDOLLE in Genf; in WIELOGLOWSKI'S „Historisch-topogr. Beschreibung der Wojwodschaft Krakau" bearbeitete er den botanischen Theil; in H. KOLLĄTAJ'S „Badania o początkach rodu ludzkiego" 1842 (Untersuchungen über den Ursprung des Menschengeschlechtes) finden sich auch zahlreiche Anmerkungen E.'s.   K. & P.

/ **Etheridge**, George E., zu Oxford, war 1518 zu Thame in Oxfordshire geboren, studirte in Oxford, wurde 1553 daselbst Regius professor der griechischen Sprache, wurde jedoch, weil er am katholischen Glauben festhielt, seiner Stelle entsetzt und prakticirte als Arzt in Oxford und Umgegend. Ausser Medicin trieb er auch Mathematik, Hebräisch, Musik, Poesie und schrieb, abgesehen von verschiedenen Uebersetzungen und poetischen Werken: „*Hypomnemata quaedam in aliquot libros Pauli Aeginetae, seu observationes medicamentorum quae hac*

aetate in usu sunt" (London 1588). Auch besprach er c
die zur Zeit Eduard's II. herrschte (sudor anglicus), u
einige Personen starben. Die Zeit seines Todes ist unb
Aikin, pag. 158.

Etlinger, Johann Leonhard E., zu Culmbac
zu Fürth bei Nürnberg geboren, studirte in Jena, wurd
machte eine wissenschaftliche Reise nach Holland und
aber in Culmbach zum Stadtphysikus ernannt. In den
techn. med. (1738, 40, 41, 43, 45) finden sich von i
über verschiedene Gegenstände aus der praktischen Medi
„Bericht von dem Gehalt, Wirkung und Nutzen des L
(1756). Er starb am 12. October 1756.
Will, I, pag. 362; Will-Nopitsch, V, pag. 208.

Etoc-Demazy, Gustave-François E., zu 1
30. Juli 1806 geboren, wurde zu Paris 1833 mit de
considérée chez les aliénés, recherches faites à Bic
Doctor und war später Arzt des Irrenhauses des Dép.
er mehrere statistische Mittheilungen (1839, 40) macht
von ihm Aufsätze in der Gaz. des hôpitaux (1831) *„C*
der Gaz. médic. de Paris (1833) *„Observations pou*
maladies du sinus veineux de la dure-mère", den Annal
über Brandstiftungs- und Mord-Monomanie, auch in an
eine grössere Schrift: *„Recherches statistiques sur*
l'hygiène publique et à la médecine légale" (Le Man
Desportes, Bibliographie du Maine, pag. 295.

Ettmüller, Michael E., geboren am 26. Mai
daselbst und zu Wittenberg Medicin, machte dann eine g
Frankreich, England und die Niederlande und erwarb si
Er habilitirte sich 1676 als Privatdocent an der medicinisc
zum Professor der Botanik, bald darauf zum a. o. Profe
starb aber schon am 9. März 1683 an einem chronischen I
Angaben in Folge eines von ihm unternommenen chem
einigte mit einer umfassenden Gelehrsamkeit eine gro
und wurde ein eifriger Vertreter der durch SYLVIUS
Chemiatrie, deren Grundsätze er mit grosser Gewan
Pathologie anzuwenden verstand, so dass sein Ruf al
von Studirenden nach Leipzig zog. Er selbst hat wen
Theil der unter seinem Namen erschienenen Schriften ist
sein Zuthun veröffentlicht worden. Als besonders ber
zuheben die *„Dissertatio de chirurgia infusoria"* (Lip
das Ergebniss seiner Versuche mit Infusion verschiedener
von Thieren mittheilt, und die *„Chemia experimentalis*
(1684 herausgegeben von AUSSFELD), welche lange Zeit
Chemie und Pharmacie sehr beliebt gewesen ist. Die be
Namen erschienenen Schriften, besorgt durch E.'s Sohn
zu Frankfurt a. M. erschienen. — Ernst Michael E.,
geboren am 26. August 1673 zu Leipzig, erwarb nach
einischen Studien zu Leipzig, sowie in Holland und E
würde in Leipzig. Bereits 1702 zum a. o. Professor in
ernannt, wurde er 1709 zum ordentlichen Professor der
übernahm 1724 die ordentliche Professur der Pathologie.
am 25. September 1732 erfolgten Tode mit grossem Bei
von der Herausgabe der Werke seines Vaters, beschrär

hätigkeit auf Abfassung einer grossen Anzahl akademischer Gelegenheitsschriften, h. zum grossen Theile unter seiner Leitung geschriebener Inaugural-Dissertationen. Verzeichnisse der Arbeiten beider E. finden sich in Haller's Bibl. med. pract. I, pag. 173; IV. pag. 183. — Allgem. Deutsche Biographie. VI, pag. 400.

Winter.

Ettmüller, Gustav E., geboren am 7. April 1808 zu Gerosdorf in der ichsischen Oberlausitz, studirte zu Leipzig Medicin und erwarb daselbst am 4. November 1831 die Doctorwürde nach Vertheidigung seiner Dissertation „*De utroque rure per sphacelum a corpore ultro sejuncto*". Er war darauf bei der gegen ie Cholera in der Umgebung von Leipzig errichteten Contumazanstalt angestellt, ing 1833 als Gerichtsarzt nach Oberwiesenthal, wo er gleichfalls gegen die von öhmen aus einbrechende Cholera eine sehr erfolgreiche Thätigkeit entwickelte, nd wurde 1838 zum Bezirksarzt in Freiburg befördert, in welcher Stellung er, 879 zum Medicinal-Rath ernannt, verblieben ist. Er starb am 14. November 881, nachdem er kurz zuvor sein goldenes Doctorjubiläum gefeiert hatte. E. ar ein feingebildeter, sehr gesuchter Arzt und hat sich um die hygienischen erhältnisse der Bergarbeiter vielfache Verdienste erworben, ausserdem auch lebaften Antheil an der Neugestaltung der Standesverhältnisse der Aerzte Sachsens enommen. In früherer Zeit hatte er ferner vielfache Journalartikel aus dem Gebiete er inneren Medicin verfasst, die jedoch von keiner Bedeutung sind, während seine rbeiten „*Ueber die Anlegung von Flammenöfen zu Halsbrücke*" (N. D. Ztschr. Staatsarzneik. 1850) und „*Ueber die Krankheiten der Silberhüttenarbeiter in en Freiberger Hüttenwerken*" (Arch. d. deutschen Med.-Gesetzg. 1858) von leibendem Werthe sind.

Winter.

Ettner (E. von Eiteritz [Eutritzsch bei Leipzig?]), ein culturhistorisch :br interessanter ärztlicher Schriftsteller, über dessen Lebensumstände wir wenig issen. Er war aus Glogau gebürtig und nennt sich Römisch Kaiserlicher und önigl. Polnischer Rath und Leibmedicus. Er war Verfasser folgender medicinischer omane, welche im GRIMM'schen deutschen Wörterbuch für den Wortvorrath ausezogen sind: „*Des getreuen Eckhart's medicinischer Maulaffe, oder der entirrte Marktschreier*" (Frankfurt und Leipzig 1694; Neue Ausgabe 1719) — *Des getr. Eckh.'s unwürdiger Doctor*" (Augsburg und Leipzig 1697) — „*Des etr. Eckh.'s entlaufener Chymicus*" (1697) — „*Des getr. Eckh.'s verwogener 'hirurgus*" (Augsburg und Leipzig 1698) — „*Des getr. Eckh.'s ungewissenafter Apotheker*" (1700) — „*Des getr. Eckh.'s unvorsichtige Hebamme*" Leipzig 1715) — „*Des getr. Eckh.'s eröffnete Patientenstube*". Diese dickleibigen tücher, welche zu ihrer Zeit sehr beliebt gewesen sein müssen, geben in Form ines Reiscromanes eine noch heute interessante Darstellung des Zustandes aller weige der Medicin in verschiedenen Ländern. Ausser den oben angeführten chriften hat E. noch verfasst: „*Rosetum chymicum*" — „*Höllisches Ekron*" — Vorsichtiger und schneller Feld-Medicus" — „*Gründliche Beschreibung des 'gerschen Sauerbrunnens*" (Eger 1699).

Jöcher. — W. Stricker in Virchow's Archiv. Bd. XXXVII, pag. 131.

W. Stricker.

Eudemus. Mehrere Aerzte des Alterthums. — 1. E., der Zeitgenosse es HEROPHILUS, hat wie dieser als Anatom Bedeutendes geleistet. Gerühmt erden seine Verdienste um die Nerven-, Knochen- und Drüsenlehre. — 2. Der lethodiker E. war Leibarzt der Livia, der Gemahlin des Drusus, zu der er i unerlaubten Beziehungen stand. Nach den Anführungen des CAEL. AUREL. hat er ber die Wasserscheu geschrieben.

Galen, II, 890; IV, 646; VIII, 212. — Plin. nat. hist. XIX, §. 20. — Tacit. an. IV, 3, 11. — Cael. Aur. acut. III, 11, 105.

Helmreich.

Eudoxus von Knidus, Astronom, Mathematiker, Gesetzgeber und Arzt. ı der Medicin war er ein Schüler des PHILISTION VON LOKRI, in der Mathematik

des Archytas, in der Philosophie des Plato. Mit dem Arzte CHRYSIPP
bereiste er Egypten, wo er in die Lehren der Priester eingeweiht wurde. Sei
Schriften bezogen sich auf Politik, Astronomie und Mathemathik, die Medicin schei
er nur als Nebensache betrieben zu haben.

Diog. Laert., VIII, 8.   Helmreich.

Euelpides war der hervorragendste Augenarzt in Rom zur Zeit des CELSL
der fünf Collyrien von ihm mittheilt.

Cels., VI, 6, 8, 17, 20, 25.   Helmreich.

Euelpistus war ein bedeutender Chirurg in Rom zur Zeit des CELSC
Auch Scribonius Largus c. 215 erwähnt ihn.

Cels., VII praef.   Helmreich.

Euenor, ein Arzt aus Argos, war um 388 v. Chr. in Athen thätig, '
man ihn für seine Verdienste mit einem Ehrenkranz und dem Bürgerrechte belohn
Nach CAEL. AUREL. chron. III, 8, schrieb er ein Werk über Pathologie, „Curationi
libri", das mindestens 5 Bücher umfasste.

Rangabé, Antiq. hellén. vol. JI. Inscr. 377, 378.   Helmreich.

/Eugalenus, Severinus E., wahrscheinlich im Jahre 1535 in Dokkt
(Friesland) aus einer reichen Familie geboren, studirte in Italien und Frankrei
(in Paris unter FERNELIUS) und muss 1560 (wo ist unbekannt) zum Dr. M(
promovirt sein. Nach langen Reisen durch England und Deutschland begann
1570 in seinem Geburtsorte die Praxis auszuüben, ging später nach Hamburg u
wohnte darnach in Emden (1586). Er schrieb eine Abhandlung: „De scorbi
liber cum observationibus, quo omnia quae de signis ejus diagnosticis d
possunt continentur animadversa" (Bremen 1588, Leipzig 1604, Jena 1624, 16;
Haag 1658, Leipzig 1662, Amsterdam 1720), durch HALLER ausführlich erwäh
durch VAN SWIETEN („E. optime de scorbuto scripsit") gelobt und auch no
in unserem Jahrhundert durch DOLLEMAN („Disquit. histor. de morbis endemi
opud Belgas" [Amsterdam 1824]) als verdienstliche Arbeit geschätzt, weil dar
hervorgeht, dass der Verfasser ein besserer Diagnostiker war und weit einfacl
in der Therapie vorging als die meisten seiner Zeitgenossen, und dass er den M(
hatte, die damals herrschenden galenischen Lehrsätze offen zu bestreiten.

                                                          C. E. Daniëls
d'Eugenianus, s. BAIER, Johann Jakob B.

d'Eugenio, s. AUGENIO.

Eugubinus, Geronimo E., und Felix E., s. unter ACCORAMBONI, '
der Nebenname „Eugubinus" versehentlich weggeblieben ist.

*Eulenberg, Hermann E., geboren am 20. Juli 1814 zu Mülheim :
Rhein, studirte in Bonn und Berlin, später durch längeren Aufenthalt in Wi
London und Paris. In Berlin hat E. unter JOHANNES MÜLLER und THEOD. SCHWA
gearbeitet und die Monographie „Ueber Tela elastica" geliefert, welche als Dissert
anatomica 1836 in Berlin erschienen ist. Seine Promotion erfolgte am 20. Aug
1836. Später wirkte er 10 Jahre in Lennep als praktischer Arzt und wurde 18
nach Bonn als Kreisphysicus versetzt. Gleichzeitig war er als Privatdocent (
gerichtlichen Medicin und Arzneimittellehre an der Universität Bonn thätig. 18
übernahm er in Koblenz die Stelle des Kreisphysicus und eines Medicinal-Ratl
am rheinischen Provinzial-Medicinal-Collegium, 1860 wurde er in Cöln Regierun
Medicinal-Rath und 1870 vortragender Rath im Cultus-Ministerium, wo er n(
jetzt in Thätigkeit ist. Im Jahre 1853 begründete E. im Vereine mit A. ERLI
MEYER sen., MANNSFELD und BERGMANN (s. diese) das „Correspondenzblatt
Psychiatrie und gerichtliche Psychologie", welches später mit dem „Archiv
Psychiatrie und gerichtliche Psychologie" verbunden wurde. — Schriften: „A1
romisch-pathologische Untersuchungen über die Schilddrüse" (Göttingen 1856)

„*Zur pathologischen Anatomie des Cretinismus*" (Wetzlar 1857), gleichzeitig „*Die Heilung des Gebärmuttervorfalls nebst Beschreibung eines neuen Hystero-phors*" (Wetzlar 1857) — „*Lehre von den schädlichen und giftigen Gasen*" (mit V o h l, Braunschweig 1865) — „*Das Medicinalwesen in Preussen*" (Berlin 1874) — „*Handbuch der Gewerbe-Hygiene auf experimenteller Grundlage*" (Daselbst 1876) — „*Handbuch des öffentlichen Gesundheitswesens im Vereine mit Fachmännern bearbeitet*" (Daselbst 1881). Seit 1871 ist er Redacteur der von CASPER (s. diesen) begründeten und von v. HORN fortgesetzten „Viertel-jahrsschrift für gerichtliche Medicin und öffentliches Sanitätswesen". Für dieses Organ, wie für die Zeitschrift vom ärztlichen Verein in Preussen und für die Berliner klinische Wochenschrift hat er zahlreiche Abhandlungen geliefert. R e d.

*Eulenburg, zwei Mediciner in Berlin. *Moritz Michael E., der Vater, ist geboren am 15. Juli 1811 zu Letschin, studirte in Berlin von 1828 bis 1832 und promovirte daselbst am 24. Juli 1832, nachdem er bereits zuvor bei der ersten Cholera-Epidemie 1831 in Schwedt und Angermünde seitens der Regierung commissarisch als Arzt angestellt worden war; seit 1833 prakticirte er in München und seit 1840 in Berlin. Hier begründete er im Jahre 1851, nachdem er sich durch einen längeren Reiseaufenthalt in Stockholm mit den Prin-cipien und der Technik °der LING'schen sog. schwedischen Gymnastik vertraut gemacht hatte, das seinen Namen tragende Institut für Orthopädie und Heil-gymnastik, in welchem die Heilgymnastik und Massage auf deutschem Boden zuerst zu wissenschaftlicher Geltung gebracht wurden. 1879 zog er sich, nachdem er 1869 mit dem Titel Geh. Sanitätsrath ausgezeichnet worden war, von dieser Thätigkeit zurück und lebt seitdem meist auf Reisen im Auslande. — Unter E.'s zahlreichen Schriften ist ein älteres, seiner Zeit sehr geschätztes „*Kurzgefasstes Handbuch der Akiurgie*" (1834) zu erwähnen; die späteren beziehen sich meist auf mechanische und operative Orthopädie und Heilgymnastik und erschienen sämmt-lich in Berlin. Es seien genannt die Monographien: „*Die schwedische Heilgymnastik, Versuch einer wissenschaftlichen Begründung derselben*" (1853) — „*Die Be-handlung der chronischen Unterleibsbeschwerden durch schwedische Heilgym-nastik*" (1856) — *Klinische Mittheilungen aus dem Gebiete der Orthopädie*" (1860) — „*Die seitlichen Rückgratsverkrümmungen*" (1876). Ausserdem zahlreiche kleinere Journalaufsätze in der Deutschen Klinik, in VIRCHOW'S Archiv und in der Berliner klinischen Wochenschrift. — *Albert E., der Sohn, zu Berlin am 10. August 1840 geboren, vollendete seine medicinische Ausbildung in Berlin, Bern, Zürich und wurde am 31. Mai 1861 promovirt. Bis 1874 war er als Privatdocent in Berlin, bis 1882 als ordentlicher Professor in Greifswald thätig; gab diese Stellung jedoch 1882 auf und lebt seitdem wieder in Berlin, wo er eine Poliklinik für Nervenkrankheiten errichtete. Wir verdanken ihm folgende (grössere) Arbeiten: „*Die hypodermatische Injection der Arzneimittel*" (gekrönte Preisschrift, Berlin, 1. Aufl. 1864; 3. Aufl. 1875) — „*Lehrbuch der Nervenkrankheiten*" (Berlin 1. Aufl. 1871; 2. Aufl. 1878) — „*Pathologie des Sympathicus*" (Preisschrift, zusammen mit P. GUTTMANN [s. diesen], Berlin 1873) — „*Die hydro-elektrischen Bäder*" (Wien 1883). E. hat seine schriftstellerische Thätigkeit besonders der physiologischen Richtung auf dem Gebiete der Nervenkrankheiten dienstbar gemacht und dieselbe auch durch eigene Versuche, z. B. über die thermischen (vasomotorischen) Centren der Grosshirnrinde, gefördert. — Ein hervorragendes Verdienst erwarb er sich ausserdem durch die Herausgabe der „*Real-Encyclopädie der gesammten Heil-kunde*", die er mit den Wiener Verlegern U r b a n und S c h w a r z e n b e r g plante, 1880 begann und 1883 in erster Auflage zum Abschluss brachte. R e d.

Euphorbus, der Bruder .des ANTONIUS MUSA, war Leibarzt des numi-dischen Königs J u b a· II., der eine von ihm gefundene und beschriebene Pflanze seinem Arzte zu Ehren Euphorbia genannt haben soll.

Plin. nat. hist. XXV, §. 77. H e l m r e i c h.

Euryphon, einer der berühmtesten von de
gegangenen Aerzte des Alterthums, wahrscheinlich
des HIPPOKRATES. E. war vielleicht Verfasser mehr
Sammlung befindlichen Schriften, z. B. von „περὶ διαίτης
vielleicht auch Bearbeiter von der zweiten Ausgabe
Hervorzuheben ist, dass E. Blutungen aus Arterien ι
dass er die Phthisis mit der Milch von Frauen, E
eisen behandelte.

/

Eustachi, Bartolommeo E., wurde gegen
geboren. Ueber das Leben des grossen Anatomen ist
dass er in San Severino das Licht der Welt erblickt
ob es das San Severino in Calabrien oder das in der
Leibarzt beim Herzog von Urbino, ging dann mit Ca
Rom und ward hier Stadtarzt und Professor der Anatoi
Nach langer Lehrthätigkeit legte er bei herannahende
lichkeit (er litt an gichtischen Beschwerden) bewogen
im August 1574 auf einer Reise nach Fossombrone, ν
heit des Cardinals della Rovere gerufen war. N
Schriften muss er in dürftigen Verhältnissen gelebt h;
Anhänger des GALENOS und suchte diesen gegen die
Anatomen, besonders VESAL'S, in Schutz zu nehmen. ,
SYLVIUS, der in seiner Erregtheit alles Neuere oft mi
zu widerlegen suchte, waren es bei E. die eingehe
suchungen, auf deren Basis er nicht allein GALEN'S Ver
auch im Allgemeinen VESAL'S Ungenauigkeiten zu verl
auch ihn sein galenischer Eifer zu weit, und im Alter g
de multitudine" [Leyden 1746]), jetzt von manche
zeugt zu sein. Dies nimmt ihm aber nichts von dem
Anatomen gewesen zu sein, die je gelebt haben. Dieser R
mit minutiöser Sorgfalt vorgenommenen Zergliederunge
stellungen und Entdeckungen, gebührt ihm als erste
Denn in den kleineren Abhandlungen über die Nier
nicht allein entwicklungsgeschichtliche Forschungen üb
alter vom Fötus an, sondern zieht auch, als der Erst
nisse im Thierreiche zum Vergleiche und zur Erläut
Sectionen gefundenen pathologischen Veränderungen ι
keit zu. Bei Lebzeiten E.'s erschienen nur einige kl
renibus" (Venedig 1563, 4.) — „Libellus de dentib
„Opuscula anotomica" (Daselbst 1564, 4.), wori
genannten Abhandlungen, die Libelli „De motu capitis'
„De vena communi profunda brachii" und „De
sind. Hervorzuheben ist, dass E. in der Schrift ü
gebracht hat, was BELLINI in seiner gerade 100 Jahre
lung als seine Entdeckungen ankündigte. Dieser ents
damit, ihm sei das schon damals seltene EUSTACHI'scl
Den „Opusc. anatom." hatte E. acht vortrefflich
gefügt. Sie bilden nur einen kleinen Theil einer g
grosses anatomisches Werk, das den Titel: „De di
anatomicis" führen sollte, zu illustriren bestimmt wa
Angabe (De renibus cap. XVI) schon 1552 vollendet
Absicht ward E. vom Tode überrascht und die Kupferp
war, in den Besitz eines Verwandten, Pier Matteo
blieben verschollen bis zum Anfange des 18. Jahrhund
arzt LANCISI sie bei Pini's Erben, der Familie Ro

chon veröffentlichten Tafeln und eigenen Commentaren herausgab (*„Tabulae ae Barth. Eustachii, quas e tenebris tandem vindicatas praefatione illustravit ac publici juris fecit J. M. Lancisi"* [Rom 1714, Fol.]). Der ır des E. wurde nicht aufgefunden und ist auch bis jetzt verschwunden. n Tafeln sind eine Anzahl Ausgaben erschienen, deren beste von BERNH. LBIN (s. diesen) herrührt.   Max Salomon.

Eustathius, der Sohn des ORIBASIUS, ist vielleicht identisch mit dem an welchem der heil. Basilius zwei Briefe (80, 81) richtete.
Helmreich.

Eutropius, ein Arzt aus Burdigala (Bordeaux), dessen Schriften sein ın MARCELLUS benützte.
Marcell., Empir. de medicam. praef.   Helmreich.

***Evans**, Thomas W. E., amerikanischer, in Paris lebender Zahnarzt, esonders dadurch verdient gemacht, dass er die während des amerikanischen ieges geübte Sanitätspflege theils durch Schriften, noch mehr aber durch rend der Weltausstellung von 1867 zu Paris von ihm veranstaltete Special-g von Sanitätsmaterial in Europa bekannt werden liess. Zu den erst-ı gehören: *„La commission sanitaire des États-Unis, son origine, son *ion, etc."* (Paris 1865; 5. édit. 1867) — *„Essais d'hygiène et de ique militaires présentés à la commission sanitaire des États-Unis etc."* 65). Nach eigenen Anschauungen gab er über den deutsch-österreichischen 66 einen mit der Beschreibung eines Ambulanzwagens und dem Katalog sstellung im J. 1867 verbundenen Bericht in französischer und englischer ıeraus: *„Les institutions sanitaires pendant le conflit austro-prussien-uivi etc."* (Paris 1867) — *„Sanitary institutions during the Austro-Italian conflicts; etc."* (3. edit. 1868) — ferner: *„History and description nbulance-wagon constructed in accordance with plans furnished by the* Paris 1868) — *„Report on instruments and apparatus of medicine and hygiene, ... and sanitary institutions in Europe"* (Washington - *„Dental surgery and the material which it employs, forming part* ort on class XI, group II, Paris Exposition 1867, prepared for the commission"* (Paris 1868). Endlich erschien von ihm nach der Belagerung : *„History of the American ambulance established in Paris during of 1870—71 etc."* (London 1873).
ıdex-Catalogue, IV, pag. 389.   G.

Evatt, Georg Joseph Hamilton E., Surgeon-major in der eng-rmee, studirte in Dublin, wurde M. D. Qu. Univ. Irel. (hon.) 1863 und umfangreiche schriftstellerische Thätigkeit auf dem Gebiete des Militär-sens entfaltet; so erschienen von ihm: *„On the intellectual development* *ritish soldier"* (1872) — *„The medico-military topography of the* ıulf etc."* (Blaubuch der Armee, 1874) — *„The cause and cure of* ınkenness"* (Preisarbeit, 1876) — *„On the interior economy of army in India"* (Ind. med. gaz. 1877) u. Aehnl.   Red.

Eve, Paul Fitzsimmons E., zu Nashville, Tenn., war in Richmond ei Augusta, Ga., am 26. Juni 1806 geboren, studirte Medicin in Philadelphia ARLES D. MEIGS, wurde 1828 daselbst Doctor, hielt sich von 1829—31 ritannien und Frankreich auf, leistete 1831 Dienste in den Spitälern zu ı während der polnischen Revolution und wurde, in sein Vaterland zurück-1832 Professor der Chirurgie in dem zu Augusta eben errichteten Medical f Georgia. 1850 wurde er zum Nachfolger von Professor GROSS an der .t von Lousville, Ky., ernannt, nahm aber bereits 1851 den neu errichteten der Chirurgie bei der Universität von Nashville an, woselbst er dauernd,

mit Ausnahme der Zeit des Krieges, bis zu seinem
Reihe anderweitiger Berufungen ausschlug. Er stand
schen Krieges an der Spitze der in die Unions-Armee be
war 1859 während des italienischen Feldzuges das
Surgeon General von Tennessee und verlor bei der
sein Eigenthum. — Als Lehrer hatte er ausserord
konnte er der American Medical Association 1870 zu
and analysis of 100 cases of lithotomy, chiefly b
legen und war auch anderweitig ein sehr glücklicher
nützlich ist seine *„Collection of remarkable cases in*
eine Sammlung von sehr bemerkenswerthen chirurgisch
namentlich der amerikanischen, geworden. Die Zahl
1827—1877 veröffentlichten medicinischen Aufsätze 1
als 625, darunter mehr als 200 Biographien hervorra
für JOHNSON'S Encyclopedia. Bei dem hundertjährigen
Congress 1876 wurde ihm die Ehre zu Theil, die Ad
Er war eine Reihe von Jahren (1845—53) Mitheraus
and Surgical Journal", später (1851—58, 1866—6
Journal of Medicine and Surgery" und war einer
der American Medical Association. Am 3. November
eines Kranken.

T. Chalmers Dow in Transactions of the Americ
1878, pag. 641.

Everaerts. Ausser dem Naturphilosophen A
aber auch gleichzeitig Arzt und Anatom war und 1
Syphilis schrieb, sind zu nennen: Aegidius E., in
Buches über den Tabak als Panacee (Antwerpen 1£
der von ihm begründeten *„Ephemeridae meteorologic*
in Antwerpen, dann in Heidelberg, und zwar bis 16

Evers, Otto Justus E., aus der Gegend
war Militär- und Hospitalarzt zu Hannover und besu
Kriege ausländische Hospitäler, hielt sich dabei 7 Ja
sich unter LECAT mit Eifer der pathologischen An
Anzahl von Beobachtungen, die er in den chi
publicirte, gab er monographisch heraus: *„Zur Be*
kunst und Arzneigelehrsamkeit" (Göttingen 1787),
in Fällen criminaler Verletzungen (Stendal 1791) 1
(Daselbst 1794).

Dict. hist. II.

*Evers, Johannes Christian Gottlol
studirte 1836—40 in Leyden und promovirte mit ein
conspectum norborum hoc anno in clinico Cl. C.
observatorum". Darnach studirte er in Paris unter A
und VELPEAU, hörte in Wien SKODA und ROKITANS
und SIMON. Im Haag als praktischer Arzt bis 1864
J. M. SCHRANT in Leyden als Prof. med. clin. thätig
wo er einer Magenkrankheit wegen seine Entlassun
Haag als consultirender Arzt niederliess. Er war 18
Zeitschriften „Boerhaave" und „Journal médical", welcl
lieferte eine statistische Arbeit: *„De sterfte der k:*
en thans" (1864) und publicirte (1882) eine sehr a
tot de bevolkingsleer in Nederland".

ι r E., aus Haspe in Westphalen, am 26. Mai 1853
ınd München (KOESTER, V. ROTHMUND, SAEMISCH);
ın. Seit 1882 ist er als Docent der Augenheilkunde
irte: „*Beiträge zur Genese der serösen Iriscysten*" —
ınd *Teratologie des Glaskörpers*" — „*Bemerkungen
Antiseptica*" (sämmtlich in den Mittheilungen der
‹linik, Bd. I). Auch in der von BERLIN (s. diesen)
itschrift für vergleichende Augenheilkunde" (Jahrg. I)
n mehrere Arbeiten. Die jüngste ist eine Monographie
:n *der Plica semilunaris*" (München 1883). Red.

ғ d E., geboren 1794 in Berlin, wurde 1814 in Halle
reien Künste, kam dann nach Russland, woselbst sein
›rik Slatoust am Ural war. Nach abgelegtem Examen
)16 in Dorpat zum Dr. med. promovirt (Diss.: „*De
·ebrali*"), dann erhielt er eine Anstellung als Arzt in
Theil an einer russischen Gesandtschaft nach Buchara.
Orenburg als praktischer Arzt gelehrt hatte, betheiligte
r kriegerischen Expedition auf dem Kaspischen Meere
‹entlicher Professor der Zoologie und Botanik an der
te von hier aus wiederholt Reisen nach Orenburg,
en, war einige Male in Deutschland, Frankreich und
emerit. 1860. E. hat sich stets nur mit Zoologie
Anzahl zoologischer Abhandlungen verfasst, welche
ıuer Naturforscher-Gesellschaft abgedruckt sind. Be-
„*Fauna lepidopterologica Volga-Uralensis*" (Casan
burg nach Buchara" (Berlin 1823).

I, 534. — Be i s e, I, 176 (woselbst die einzelnen Abhand-
ıd). — Russ. Encycl. von Be re si n. Bd. XVI, pag. 309.
L. S t i e d a.

ıs Henricus E., 1810 in Arnhem geboren, studirte
Deventer, darnach an der Leydener Universität, wo
aematosi"). Er etablirte sich als Arzt in Deventer
Arzt an der Irrenanstalt. Da er zum Primararzt der
talt Meerenberg, bei Haarlem, ernannt wurde, machte
h Europa, bis er im Juni 1849 dieses Amt antrat.
war nicht der Art, dass E. das no-restraint-System
᾿. Als jedoch 1852 die Anstalt vergrössert werden
geeigneten Pläne und so wurde durch seine eifrigen
erste Anstalt auf dem Festlande Europas, in welcher
achgelassen wurden, ein Vorbild für viele Irrenhäuser
:h. Bis 1874 war E. in dieser Richtung auf Meeren-
or (mehr denn als Arzt) wirksam, da er, obgleich
, dass ihm eine Professur in Amsterdam angeboten
Kranken grösstentheils seinen Assistenten überliess.
: 1865 aufgetragene Organisation des Irrenwesens in
te er ab, übte vielmehr von 1874 bis zu seinem
ınsultative Praxis in Arnhem aus. Ausser den drei
die Anstalt Meerenberg und einigen kleineren Artikeln
ert. C. E. Daniëls.

n E., geboren am 28. October 1674 zu Danzig,
g, Erfurt und Halle, wo er unter STAHL 1697 pro·
tia virili") und liess sich 1701 in Königsberg als
7 ward er daselbst zum ausserordentlichen und 1718
der medicinischen Facultät ernannt, starb aber schon

am 24. October 1719. Er hat eine Menge kleinerer Abhandlungen geschrieb die von geringem Werthe sind und die man vollständig in HALLER'S Biblioth medicinae practicae und Bibl. anatomica verzeichnet findet.   Max Salomor

*Ewald, zwei lebende Mediciner, Brüder. — Der Aeltere, *Karl Anton geboren zu Berlin am 30. October 1845, studirte hier, dann in Heidelberg 1 Bonn unter PFLÜGER, FRERICHS, VIRCHOW. Am 25. März 1870 erfolgte se Promotion („Zur Histiologie der Speicheldrüsen"). Nach einer mehrjähri; Thätigkeit als Assistent der FRERICHS'schen Klinik habilitirte er sich als Doc 1874, wurde 1882 ausserordentlicher Professor und übernahm im gleichen Ja die Redaction der „Berliner klinischen Wochenschrift". Von ihm rühren zahlrei; Arbeiten, theils physiologischen, theils klinischen Inhaltes her. In ersteren wesentlich die physiologisch-chemische Richtung, in letzteren sind die Krankbei der Brust- und Verdauungsorgane vertreten. Von grösseren Publicationen sind nennen die Abhandlung: „Ueber die operative Behandlung pleuritischer Ex date" — „Die Lehre von der Verdauung" (12 Vorlesungen, Berlin 1880) „Zur Gasometrie der Transsudate" (2 Abhandlungen) — „Zur Transpirat des Blutes" — „Ueber das Verhalten der Gefässe bei Morbus Brightii" „Die Arzneiverordnungslehre" (nach der neuen Pharmacopoe herausgegeben, Bei 1883) und kleinere Arbeiten zur Physiologie der Verdauung und über Kra; heiten des Verdauungssystems. — Der jüngere Bruder, *Julius Richard geboren zu Berlin am 14. Februar 1856, studirte in Heidelberg, Leipzig und Stra burg. Seit 1881 Assistent des physiologischen Laboratoriums, seit 1883 Docent der Universität zu Strassburg, hat er sich besonders mit der physikalisch-mechanisel Seite der Physiologie beschäftigt: „Der normale Athmungsdruck und se Curven" — „Eine neue Methode, den Druck in den Lungen zu messen" „Ist die Lunge luftdicht?" (mit R. KOBERT) — „Ueber das Verhalten 1 Säugethierherzens, wenn Luft in dasselbe geblasen wird" etc.   Red

*Ewart, Joseph E., in Brighton, wurde M. D. St. And. 1853, war Assistent vornehmlich am Guy's Hospital thätig und erlangte die Mitgliedsch des Royal Coll. of Phys. zu London 1881. Er war längere Zeit in der Bengalisel Armee wirksam und fungirte als Professor der Physiologie am medicinischen Collegi zu Calcutta; daselbst auch als Präsident der dortigen medicinischen Vereinigu als consultirender Arzt an den namhaftesten Hospitälern und als Herausgeber u Eigenthümer der „Indian annals of med. sc." In diesen publicirte er seine st: stischen Armee- und Gefängnissberichte, den Katalog der medicinischen Sammlun; zu Calcutta, die Revuen über die Krankheiten in Indien, die Giftschlangen 1 die durch sie verursachten Todesfälle, die Phthisis in der indischen Armee 1 In die gelesensten englischen Wochenjournale der Jahre 1879—1883 gingen se zahlreichen Aufsätze über den Typhus in Indien über. Noch neuerdings erschiei Arbeiten: „On the excessive mortality among women and children on European army et India" (Trans. of the epid. soc. 1883).   Red

*Ewart, J. Cossar E., Professor und Director der schottischen zoologisel Station zu Edinburg, daselbst C. M. (hon.) 1874, reiste auf dem Continent 1 hielt sich besonders in Strassburg auf. Er bereicherte die Medicin durch Arbeit „The minute structure of the retina and vitreous humor" (Journ. anat. and phys. 1874) und „Life history of bacillus anthracis" (Quart. Jou microsc. sc. 1878). Seine sonstigen Schriften sind vergleichend-zootomischen Inha   Red

Ewich, Johann von E., in Bremen, war 1525 zu Cleve gebor bereiste Deutschland und Frankreich, studirte Medicin in Venedig und Padua 1 wurde 1559 an letztgenannter Universität Doctor. In jener Zeit der Religic zwiste liess er sich in Bremen als Arzt nieder, beschäftigte sich aber ai mit theologischen Forschungen, als deren Frucht mehrere Schriften erschien

adtphysicus, wirkte mit Eifer während der 1564—1566
itepidemie, schrieb später ein seiner Zeit classisches
polizeilicher Beziehung: *„De officio fidelis et pru-
pestilentiae rempublicam a contagio praeservandi*
itad 1582; Bremen 1656; deutsche Uebersetzung
hausen 1584) und gab eine andere auf die Pest
*tilenz, ob sie eine anfällige Seuche sei, und in-
:r weichen möge"* (Basel 1582) heraus. 1582 begann
liche Lehrvorträge zu halten und machte sich durch
rocesse gerichtete Schrift: *„De sagarum quas vulgo
etc."* (Bremen 1583), die nicht ohne nachhaltige
1584 das Gymnasium illustre in Bremen gegründet
r der Medicin; er starb aber bereits am 7. Februar
as wissenschaftliche Leben und Studium in Bremen
itte.

36.   G.

I E., geboren am 5. April 1846 zu Wien, studirte
(E, HELMHOLTZ). Promovirt am 23. December 1870,
d seit 1875 als Prof. extraord. am physiologischen
Wien in Thätigkeit. Ausser der grösseren Arbeit:
ionen in der Grosshirnrinde des Menschen" (Wien
lungen, insbesondere auf nervenphysiologischem und
a, von ihm veröffentlicht.   Red.

ILL'S und fleissiger Compilator, aus Kaiserheim in
b die unter STOLL'S Leitung gesammelten „Obser-
Leipzig 1786), sowie *„Commentaria in Maximi-
en 1788—1793*), die nach Vorlesungen desselben
lbst 1788 und 1792), einen *„Commentar zu Stoll's
'94*), eine *„Medicinische Chronik"* (Daselbst gleich-
der Arzneikunst" (Breslau und Leipzig 1801) und
a nach SWEDIAUR (Wien 1802) heraus.
                                                       Red.

ebürtig aus Russland, lebte im 17. Jahrhundert in
deckte eine Asphaltmine und beschäftigte sich mit
.ng eines aus Asphalt dargestellten Oeles in ver-
laut, vgl. Diss.: *„Sur l'Asphalt ou ciment naturel
'er et les utilités de l'huile qu'on en tire"* (Paris
:re deutsche Abhandlungen über denselben Gegenstand.
                                                       Unger.

Johann Philipp E. (EYSSEL), geboren zu Erfurt
1717, studirte zu Erfurt und Jena, promovirte 1680
auch Poëta laureatus; er war Physicus in Borken
in Erfurt, 1687 Prof. extraord. der Medicin daselbst,
thologie, 1694 der Anatomie, Chirurgie und Botanik,
:lichen Akademie der Naturforscher. — Andreas E.,
Dr. med. zu Erfurt 1693.
                                          W. Stricker.

, geboren zu Castell in Unterfranken am 13. November
Erlangen, Tübingen, Leipzig und Wien, wurde 1871
, approbirt und wirkt seit 1876 in Blankenburg am
nstalt für Nervenleidende. Neben kleineren Schriften
*tion der öffentlichen Gesundheitspflege im Herzog-
880) — „Tisch für Nervenkranke"* (Karlsbad 1883),

hygienische und statistische Aufsätze im Monatsblatt
pflege für Braunschweig, desgleichen medic. Aufsätze
„*Ueber Nervosität*" (Vortrag. 1884) — „*Ueber Erin*
für Psychiatrie).

Eyssonius, Vater und Sohn. — Der Erster
Groningen geboren, studirte daselbst 1639—1649 (w
und promovirte unter A. DEUSING zum Dr. med. mi
plexia". Er wurde dann praktischer Arzt in Gronin
den anatomischen Unterricht völlig vernachlässigte, zu
ernannt. 1665 wurde er Prof. med., nachdem ihm
der Philosophie honoris causa verliehen ward. Dass
erhellt unter Anderem aus einer streng wissenschaftlich
anatomicus et medicus de ossibus infantis cognoscendi
(Groningen 1659) und aus seinem „*Collegium anatom*
corporis partium historia". Welche Unterrichtsmethod
legt sein „*Syntagma medicum minus, solidiora medi*
exhibens" (Groningen 1672) dar, eine sehr lesenswürd
R u d o l p h E., der S o h n, wurde im Jahre 1655
promovirte daselbst im März 1679 (Diss.: „*De fe*
gute literarische Studien gemacht hatte, wurde er bal
Schule, 1695 Prof. bot. an der Universität, 1696 Pr
auch Prof. ord. med., welches letztere Amt er jedo
füllte, da er schon im November 1705 starb. Er scl
lungen, wovon „*Sylvae virgilianae prodromus, sive sp*
de arboribus glandiferis" (Groningen 1695) und zw
und „*De castaneis*" die am meisten bekannten sind.

Ezler, A u g u s t E., Arzt zu Wittenberg am A
verdient Nennung als Vertreter der iatro-mathematis
seinem „*Introductorium iatro-mathematicum*" (Halle
magico-medica" (Strassburg 1631) niedergelegt ist.
laut einer gleichsinnigen Dissertation — zu Halle 1
Biogr. méd. IV.

F.

denjenigen Namen, welche bald mit F. bald mit Ph oder mit V geschrieben werden, ist
dies ausdrücklich vermerkt.

Die Namen der Ende 1884 noch Lebenden sind durch * markirt.

Fabbra, Arztfamilie in Ferrara, deren ältestes Mitglied, F r a n c c s c o
l a F., Schriften nicht hinterlassen hat. L u i g i d e l l a F., des Vorgenannten
ı n, am 25. November 1655 geboren, wurde 1678 durch H. NIGRISOLɪ pro-
irt, wirkte 6 Jahre als Leibarzt eines Marquis von B e n t i v o g l i o und nahm
ı einen Lehrstuhl in Ferrara an. Mit Erfolg lehrend, hat er nur „*Dissertt.
rico-medicae*" (Ferrara 1712) hinterlassen. — Ein späterer Träger dieses
ıens ist A n g e d e l l a F., Anhänger BELLINI'S und Verfasser von: „*Lettera
rno alle febri in generale*" (Ferrara 1752). R e d.

Faber. Aus älterer Zeit sind schriftstellerisch bekannt folgende F.:
ı e r t F., ein 1515 geborener Niederländer, der nach Paris und später nach
ging, um hier am „*Dispensatorium Coloniense*" m i t z u a r b e i t e n; —
n d i u s F., Verfasser einer „*Paraphrasis in Claudii Galeni librum etc.*"
ın 1550) und eines „*De peste curanda liber*" (Paris 1568). — G e o r g e F.
. mehrmals in den Werken des FABRICIUS HILDANUS erwähnt, dessen Freundschaft
ich in jungen Jahren erworben hatte; er studirte als Schüler von CASSERIO
'adua. Von seinen Briefen über medicinische Fragen finden sich einige in
lORNUNG'S Sammlung (Nürnberg 1625) abgedruckt. R e d.

Faber, J o h a n n 1. F., wurde 1566 in Nürnberg geboren und studirte
icin in Basel. 1597 in seine Vaterstadt zurückgekehrt, practicirte er dort und
ı am 7. Februar 1619. Literarisch ist er wenig hervorgetreten; ausser einer
ıstola de calculis in corporis humani partibus inventis* (abgedruckt in
Observationes mediciuales von G. HORST [Ulm 1628, 4.]) schreibt man ihm
„*Oratio funebris de Andro Planero*" (Tübingen 1607, 4.) zu.
M a x S a l o m o n.

Faber, J o h a n n 2. F., ward 1570 zu Bamberg geboren, liess sich dort
ı als Arzt nieder und beschäftigte sich mit Vorliebe mit Botanik und Anatomie.
ıt Urban VIII. berief ihn als Professor der Medicin und Botanik nach Rom,
F. 1640 starb. Er war ein kenntnissreicher und gelehrter Arzt. Er schrieb:
mmentarius in imagines illustrium virorum Fulvii Ursini" (Antwerpen
ᴃ, 4.) — „*Disputatio de nardo et epithymo adversus Josephum Scalégerum*"
ı 1606, 4.) — „*Annotationes in Hernandez thesaurum rerum medicarum*

ioer. Lexikon. II. 21

327

Novae Hispaniae" (Rom 1648—1651, fol.) — „*
Mexicum" (Rom 1628, fol.).

Faber, A l b e r t O t t o F., geboren in der erst
zu Lübeck, prakticirte zuerst in seiner Vaterstadt, s
er darauf kürzere Zeit Leibarzt des Fürsten von S u
einem Rufe König K a r l's II. von England als Arme
dort im Jahre 1666. Man hat von ihm folgende W
gallico" (Altona 1660, 4.) und „*Practica recensitio*
ejusque virtute" (Amsterdam 1672, 8.).

Faber, J o h a n n M a t t h i a s F., geboren
des Herzogs von Württemberg, Stadtarzt zu Heilbronn
1702. Ausser einer „*Beschreibung des Wild- ode*
(Frankfurt 1669, 4.) haben wir von ihm noch einig

Faberi. s. A r a b e r VIII.

Fabre. P i e r r e - J e a n F., Ende des 1(
Montpellier ausgebildet, übte seine Kunst in seiner
Er sorgte durch Prahlerei mit allerlei mystischen Mi
Zeitgenossen berühmt zu machen und schrieb viele. ı
Werke unter ähnlichen Titeln, wie das „*Palladium s*
Strassburg 1632) — „*Chirurgia spagyrica, in qua*
methodice agitur etc." (Toulouse 1626; Strassburg :
gyricum" (Toulouse 1628, 1646; Leipzig 1632) —
(Toulouse 1634) — „*Repugnaculum alchimine"* (1
potabili medicinali" (Frankfurt 1628) und ähnlic
medico-chymica" (2 Bde., Frankfurt 1652, 1656; d
die meisten seiner Schriften vereinigt.

Fabre, P i e r r e F., aus Tarascon. unbeka
in Paris und war 8 Jahre lang Specialschüler J.-L.
in den Jahren 1746—1747 die Aufmerksamkeit der
auf sich gelenkt hatte, erregte er durch seinen 175:
„*Essai sur les maladies vénériennes où l'on expos*
der in der Folge viele Ergänzungen, Zusätze, Stre
1780, 1782, 1786) hervorrief, allgemeines Aufseher
Chirurgen, 1770 Professor am Collège royale de
als ein erfahrener Syphilidolog, sondern auch als ein h
Kopf bezeichnet werden. Weitere bemerkenswerthe Se
sur différents points de physiologie, de pathol gie
1770, 1783) — „*Réflexions sur la chaleur a*
„*Recherches sur la nature de l'homme etc."* (Da
des vrais principes de l'art de guérir" Daselbst
oben genannten Akademie finden sich ausserdem v
schmerzstillende und andere Mittel, über Geschwürsh
Dict. hist. II.

Fabrice, C h r i s t i a n E r i c h v o n F., zu
am 13. August 1773 zu Wien geboren, studirte ;
und erhielt daselbst 1796 die Doctorwürde mit der Dis
anterioris, ejusque curatione ope trepani etc.".
Professor der Anatomie, Chirurgie und Geburtshilfe
war seit 1801 auch Director des klinischen Institute:
fort: C. G. HOFMANN'S und C. G. ACKERMANN'S „N.
arme Kranke zu Altdorf für die Jahr 1800—,

de cystocele vaginali" (Norimb. 1802, 4.). Nach
n Universität wurde er 1809 königlich bayerischer
verfasste noch : „Medic.-chirurgische Bemerkungen
:g 1816). Er starb am 9. September 1833.
. pag. 129. — Callisen, Bd. VI, pag. 152; XXVIII, pag. 3.
                                                    G.

n y m u s F., nach seiner Geburtsstadt gewöhnlich
int, oder GIROLAMO FABRIZI (FABRIZI, FABRIZIO),
Acquapendente (Aquila Tuscia) bei Orvieto in den
nin als Sohn armer Eltern geboren. Seine humanistische
nd Philosophie) erhielt F. in Padua. Gerühmt wird
was bekanntlich selten, mit einem ausgezeichneten
Auf der Universität Padua wurde F. Schüler des
?PIO, mit dem er auch bald in innige persönliche
te des häuslichen familiären Verkehrs mit FALLOPPIO
esammelt haben, die uns verloren gegangen zu sein
rte er seinem Lehrer bei chirurgischen Opera-
isch-medicinischen Hilfeleistungen, . vor Allem aber
vorkommenden anatomischen Sectionen. Nachdem F.
orben, practicirte er einige Jahre dort als Arzt und
hielt aber sein Hauptaugenmerk auf die Anatomie
:ines Lehrers FALLOPPIO (1565) wurde er, zunächst
ger im anatomischen Lehramte, während anfangs
ls Lector fungirte. Später erbaute F. auf seine Kosten
ter, in dem er unter gewaltigem Zulauf von Studirenden
:, besonders aus Deutschland, seine Sectionen anstellte.
ublik Venedig ausser dem Lehrstuhl der Anatomie
zie übertragen, welche beiden Aemter er, gleichzeitig
it grossem Erfolge thätig, lange Jahre verwaltete.
\SSERIO auf des Ersteren Wunsch sein Nachfolger im
is zu seinem Tode noch praktisch und literarisch thätig
im 20. Mai 1619. — Besonders gegen Ende seines
16. Jahrhunderts an, hat F. eine grosse Anzahl von
en, physiologischen und chirurgischen Arbeiten ver-
:ise Entdeckungen ersten Ranges mitgetheilt wurden.
hm meist zugeschriebene und merkwürdigerweise von
imene Entdeckung der Venenklappen ist allerdings,
:hforschung der älteren Anatomen aus der Mitte des
: h t sein Verdienst. Sehen wir ganz von ERASISTRATOS
ppen vor F.: CHARLES ESTIENNES in der Azygos,
an derselben und einigen anderen Venen. Ferner
F. noch gesehen und zum Theile beschrieben: SYLVIUS,
.TUS LUSITANUS und PAULUS CARPI (CERPA, PAULUS
F. vielleicht die erneute und gründliche Untersuchung
egen soll F. das Verdienst ungeschmälert bleiben, die
raphisch behandelt und vor Allem ziemlich richtig
r trotzdem das Blut in den Venen nach der Peripherie
:e sonderbar. HARVEY war ein Schüler F.'s. — Die
: liegen auf dem Gebiete der Entwicklungs-
:te gewesen, der hier vergleichend-anatomisch resp.
:rfuhr. In seinem auffallenderweise wenig im Original
1, oft auch mit einem anderen Werke verwechselten
vgl. unten) hat F. die Entwicklung des Embryo und
ssen Reihe von Säugethieren (Mensch, Kaninchen,
l, Katze, Schaf, Schwein, Pferd, Rind, Ziege, Hirsch,
                                                 21 *

Reh u. a.), bei Vögeln, Schlangen und Haien (Gai
grossentheils abgebildet. Von höchstem Interesse i
uterina beim Weibe abbildet (l. c. Tab. II, Fig.
sagt: „Membranosa placentae substantia quaedam, ‹
quae utero annectitur, lacerata; ut chorion et a
die Umschlingung des Halses mit der Nabelschnur (
Fig. XII) bildet F. ab. Die Beschreibungen und Abbi
des Haies, der Schlange und der Vögel sind, soweit d
ihrer Art. Allen sieht man die Naturtreue an. Fern
die Verschiedenheiten der Form und des sonstigen Vc
verschiedenen Thierclassen hingewiesen. Sehr genau
Eies und seine weitere Entwicklung beim Huhne in se
ovi pennatorum pennati uterorum historia“, gewöh
pulli“ genannt, oft auch mit dem oben citirten ve
welche F. sonst noch vom anatomischen und physioi
bearbeitet hat, sind die höheren Sinnesorgane, Kehl
Eingeweide, Bauchfell, Haut, Muskeln, Gelenke, M
Ortsbewegung (Gehen, Fliegen, Schwimmen, Kriechen).
langen Leben theoretisch und praktisch die descriptive i
gefördert, so muss er gleichzeitig als einer der Begri
vergleichenden Methode für die Anatomie und die En
werden. Scharfe Beobachtung der Details und geistvo
sind ihm gleich eigen. Die Werke von F. sind
chirurgicum publicis in academia l'atavina lectionibu
lucique datum opera Joh. Hartm. Beyeri.“ (Fra
pag. 554; 1608, 8.). — „Opera chirurgica, quorun
chirurgiae sub nomine Pentateuchi chirurgici cos
chirurgicas“ (Paris 1613 f.; Frankfurt 1620, 8.; 1
Padua 1641 f.; 1647 f.; deutsch von SCULTETUS
1672, 8.) — „De visione, voce et auditu“ (Venedig
Besteht aus folgenden Theilen: a) „De oculo, v
historia“ (P. I, 4 Taf.) — „De actione oculorum“
et praestantia oculorum“ (P. III) — „De utilitat
partium ipsius“ (mit vielen Holzschnitten im Text);
instrumento“ (P. II, 6 Taf.) — „De laryngis actioni
utilitatibus“: — c) „De aure, auditus organo, de c
1 Taf.) — „De actione auris, h. e. de auditu“ (P. II) —
auris, tum partium illius“ (P. III) — „De venarum ost
— „De locutione et ejus instrumentis“ (Venedig 16
— „De brutorum loquela“ (Daselbst 1603 f.) — „I
1604 f.; Venedig 1620 f.; P. I, 33 Taf.) — „De ›
fortus“ (P. II) — „De respiratione et ejus instru
1615, 4.) — „De musculi artificio, de ossium articuli
Enthält: A. „De musculis.“ I. „De musculi fabrica.‘
III. „De musculi utilitatibus.“ — B. „De articulis.“ I.
II. „De articulorum actione.“ III. „De articuli partium
locali animalium secundum totum (de gressu, de vola
(Padua 1618, 4.) — „De ventriculo, intestinis et gu
gula, de ventriculo, de omento, de varietate ventriculo
terio“) — „De totius animalis integumentis“ (Das
DOUGLAS ist F. ferner Verfasser des unter dem fingi
NENIS erschienenen Werkes: „De cuticula, nec no
membrana carnosa.“ — Einige der oben genannten
vereinigt, später nochmals, theilweise wiederholt herau
wichtig ist die Gesammtausgabe aller (ausser der psu

chen Abhandlungen: „*Opera omnia anatomica et*
; Leipzig 1657 f., 1687 f., 452 pag. (ed. JOH. BOHN);
ALBINUS).
, Il merito anatomico di Girolamo Fabrizi d'Acquapendente.
Karl Bardeleben.

, Wilhelm F., aus Hilden bei Düsseldorf (eigent-
at) gebürtig, erblickte das Licht der Welt als Kind
Juni 1560. Seinen ersten Unterricht genoss er an
sgt, „Akademie") zu Cöln. Der frühzeitige Tod seines
's, der damals in den Niederlanden wüthende Bürger-
leben seines Stiefvaters nöthigten ihn, die Schule zu
re zu verlassen und seinen Wunsch, sich die medici-
versität anzueignen, aufzugeben. Ueber die nächsten
it ein unerhelltes Dunkel. Er scheint diese Zeit sich
u sein. Die Kenntniss der Sprachen des classischen
gewöhnliche Grad von classischer Bildung, die F.
s er diese Zeit zu seiner Ausbildung benützte. Schliess-
e seiner Familie, dem niederländischen Dichter Karl
der es ihm ermöglichte, sich im 16. Lebensjahre der
. Er kam zum Wundarzte DUMGENS in Neuss in die
bis 1580, verblieb. Darnach trat er als Gehilfe bei
MOS SLOTANUS (SLOT), Leibbarbier und Leibwundarzt
lich-Cleve-Berg, zu Düsseldorf ein. Bei diesem
. Nach einem kurzen Aufenthalte in Metz wechselte
ei dem berühmten Chirurgen JEAN GRIFFON zu Genf.
—1588) und verehelichte sich während der Zeit mit
etia. Theoretisch und praktisch in der Chirurgie
nischen Disciplinen gehörig ausgebildet, machte F.
ankreich und liess sich dann in seinem Heimatsorte
ihn jedoch nur drei Jahre, worauf er nach Cöln
:genheit zu haben, sich an der dortigen Hochschule
In Cöln beschäftigte er sich auf dem anatomischen
ngen des berühmten Professor MANLIUS und verfasste
ingraena et sphacelo", die ihn rasch bekannt machte.
flagen und wurde in das Lateinische sowie in das
tzdem sich ihm dort die besten Aussichten in der
dennoch Cöln nach 5jährigem Aufenthalte (1596) und
en Besuche seines Lehrers und Freunde GRIFFON in
auch in Lausanne hielt er es nicht lange aus. Nach-
icten zur Uebersiedlung nach Polen ausgeschlagen,
i Cöln, wo er zwei Jahre practicirte und dann aber-
wei Jahre später übersiedelte er 1602 nach Payerne
lt), wohin ihn der Rath der Stadt zum Stadtarzte
. 9 Jahre. 1611 kam er zum dritten Male nach
h Bern, wohin ihn der Rath der Republik als Stadt-
i diesen Ruf an und wurde im folgenden Jahre zum
zenommen. Am 6. April 1617 wurde F. als „Meister"
:nommen. Er starb, von Gicht und Asthma geplagt,
so häufige Wechsel seines Berufsortes darf weniger
narakters erklärt werden, als mehr aus der Gepflogen-
sowie Lehrer der Hochschulen der damaligen Zeit,
jetzt der Fall ist, ihren Aufenthaltsort wechselten.
und Chirurg, durch seine Publicationen noch erhöht,
er nach allen Richtungen hin zu Consultationen und

Operationen berufen wurde, er daher fast stets auf ärztlichen Wanderungen begri war. Selbst als Berner Stadtarzt gab er seine Wanderungen nicht auf und gese dies erst vom Jahre 1628 an, nachdem schwere Unglücksfälle in der Familie tief gebeugt hatten. F. war unbestritten der Erste unter den deutschen Chirur des 17. Jahrhunderts und der grosse Ruhm, den er bei Lebzeiten genoss, vollkommen gerechtfertigter. Er war es zuerst, der die deutsche Chirurgie Ehren gebracht und wird er daher mit Recht der deutsche Paré genannt. Er vere die Eigenschaften eines gründlich gebildeten Chirurgen mit jenen eines ebe tüchtigen Arztes bei gleichzeitiger allgemeiner Bildung und humanem Sinne. beanstrebte die Heranbildung von in allen Disciplinen gleichmässig unterrichte Aerzten, um dem grossen Schaden, welchen die damaligen Medicaster und (pfuscher bereiteten, ein Ende zu machen. Leider war die damalige Zeit noch n reif für die Durchführung eines so schönen Planes, ganz abgesehen davon, d die zu seiner Zeit aufblühende Cultur des deutschen Volkes bald darauf durch so furchtbaren dreissigjährigen Krieg wieder um Jahrhunderte zurückgeworfen wu Grosse Verdienste erwarb er sich um die Erfindung und Verbesserung so man chirurgischer Operationen. Er war es, der in seiner Erstlingsschrift „De g graena et sphacelo" zuerst anempfahl, die Amputation, statt wie bis dahin Kranken, innerhalb des Gesunden auszuführen. Ausgezeichnet sind seine We über die Schusswunden, „De vulnere quodam gravissimo et periculoso sclopeti inflicto observatio et curatio singularis" (Oppenheim). Nicht min bemerkenswerth ist sein Werk „De combustionibus etc." (Basel 1607, 4.; Opp heim 1614, 8.; deutsche Uebersetzung Basel 1607, 8.), in dem er die versc denen Grade der Verbrennung scharf trennt und besonders auch die Fol zustände der Verbrennung, die Narben und Contractionen auseinanderhält. V trefflich ist seine kleine Schrift: „Kurze Beschreibung der Fuertrefflichk Nutz und Nothwendigkeit der Ana'omey" (Bern 1624, 8.), in welchem er grosse Reihe von Krankengeschichten anführt, deren Verlauf nur deshalb ein häugnissvoller wurde, weil die behandelnden Chirurgen keine anatomischen Ke nisse besassen. In der „Lithotomia vesicae" (Basel 1626, 8.; in das Lateinis übersetzt, Basel 1628, 8.) legt er seine einschlägige 40jährige Erfahrung t den Steinschnitt nieder. Dass er auch in der Geburtshilfe erfahren war, da geben viele geburtshilfliche Fälle, die er mittheilt, Beweis und ebenso die Schr „Epistola de nova cara et admiranda herniae uterinae historia" von DOEB mit F.'s Antwort: „Responsio epistolica" (abgedruckt in seinen Centurien, III, Lon 1641, 4., pag. 521). Wie hoch er diesen Zweig der Medicin schätzte, lässt daraus entnehmen, dass er sich nicht nur selbst mit der Ausübung der Gebu hilfe beschäftigte, sondern seine eigene Frau in der Hebammenkunst unterricht deren Geschicklichkeit er an verschiedenen Stellen seines Werkes rühmt. S vorzüglichstes Werk, von dauerndem Werthe, ist die Sammlung seiner Beobachtung die er in 6 Centurien herausgab — zumeist chirurgischen Inhaltes — „Ob vationum et curationum chirurgicarum centuriae" (I. Basel 1606, 8.; II. (1611, 8.; III. Basel 1614, 8.; IV. Basel 1619, 4.; V. Frankfurt 1627, VI. London 1641, 4.). Die Zahl der F.'schen Publicationen ist eine sehr grosse. Berner Stadtbibliothek soll, nach HALLER'S Mittheilungen, noch drei Bände F.'se Manuscripte medicinischen Inhaltes besitzen. F.'s Leben und Wirken beschrieb LEPORIN, „Leben W. Fabricii von Hilden" (Quedlinburg 1722; schwa BENEDICT, „Commentatio de Guilelmo Fabricio Hildano" (Breslau 18 deutsch und erweitert in „Janus" (Zeitschr. für Geschichte und Literatur der Medi 1848, III, pag. 225); MEYER-AHRENS, Archiv für klin. Chir. 1864, VI, pa und pag. 233; P. MÜLLER, „Des Berner Stadtarztes W. F. H. Leben und Wirk Rede etc. (Deutsches Archiv für Geschichte der Medicin, 1883, Bd. III, pag sehr gründlich).

Vgl. auch Biogr. univ. Bd. XIV, pag. 41, 1614, 8. und „Tractatus sclopetariae tionis etc." Biogr. méd. Bd. IV, pag. 90. — Allgem. Deutsche Biogr. Bd. VI, pag. 526.

ien vorgenannten berühmtesten Trägern des Namens F.
n ✗Franz F., 1510—1572, geboren in Ruhrmund
hen, über dessen Thermen er eine Beschreibung ver-
1564). Er übersetzte neugriechische Tragödien und
kfurt posthum 1592). — Heinrich F., 1547—1612,
ı Hornbach, Wittenberg und Strassburg ausgebildet,
chte sich als Arzt, Dichter und Philosoph bekannt. —
sburgischer Arzt, 1567—1631, hatte in Padua, Bologna
letzterem Orte das Doctorat erlangt (1595). Er trat
m, resp. Neustadt in den Dienst Christian's von
aubniss desselben eine Apotheke etabliren, starb aber
ın zu hinterlassen. — Jakob F., in Rostock am
hatte sich neben der Medicin noch besonders in der
: zwar unter Tycho de Brahe. Nach langen Reisen
England doctorirte er in Jena, wurde Professor der
Rostock, dann Leibarzt Friedrich's III. von Däne-
terliess er zahlreiche Schriften, darunter: „Periculum
— „Uroscopia etc." (Rostock 1605) — „De cephal-
1607) — „Institutio medici practicam ingredientis"
e Reden und Dissertationen.   Red.

ger Arztfamilie, Vater und zwei Söhne. — Der Erstere,
ł. September 1593 geboren, war lahm vom 9. Lebens-
Fleiss studirte er in Altdorf, Wittenberg, Jena und
osophische Facultät ein. Später jedoch begab er sich
Dr. med. 1620. In sein Vaterland heimgekehrt, mit
aiser Leopold sogar zum Pfalzgrafen gemacht, starb
ıden) Schriften sind in Biogr. méd. IV angegeben. —
öhne, Wolfgang Ambrosius F., unbekannten
.ch seiner Promotion und Rückkehr aus Strassburg,
lua (1653) gestorben, hinterliess „De lucernis veterum"
um", Schriften, welche beide durch seinen Vater —
geben wurden. — Bedeutend jünger war der andere
eas F., zu Nürnberg am 4. December 1641 geboren.
ldet und promovirt, begab er sich später nach Italien,
te, um der Praxis ganz zu leben. Denn sowohl seine
lis hydrophoborum" (Padua 1665), als „De medicina
) und der „Discursus medicus de termino vitae
:) fallen in seine Jugendzeit.   Red.

erzte aus dem Anfange des 17. Jahrhunderts, deren
eise an Hamburg geknüpft sind. Von Ernst Fried-
s er zuerst in Wien ärztlich thätig gewesen sei und
egeben habe. Eine „Medicinae utriusque galenicae
osophica" (Frankfurt 1633) trägt seinen Namen. —
burg am 25. September 1612 geboren, studirte bis zu
Leyden, widmete sich dann dem Jus und wurde vom
urn Rath ernannt. Später wurde er in Danzig, wohin
ıs und zum Bürgermeister erwählt, oft nach Warschau
n gesandt, wo er 1667 plötzlich starb. Neben seinen
ftstellerischen Leistungen sind die „Positiones medicae
ł) sehr unbedeutend. — Der Unterscheidung wegen
sogleich näher zu erwähnenden berühmtesten F. des
ınn Christian F. der Nennung, welcher indess die
:tzte, um als Entomolog sich einen Namen zu machen.

Seine Leistungen auf diesem Gebiete finden sich neb
cinischen Arbeiten specificirt wiedergegeben in Biogr.

Fabricius, Philipp Conrad F., wurde a
bach geboren als Sohn des dortigen Stadtarztes. E
dann von 1733 ab in Strassburg. Nachdem er inzw
Jahre assistirt hatte, kehrte er 1737 nochmals na
Dissertation über Epilepsie ist jedoch Giessen 1737 (
Butzbach angestellt. Im Jahre 1748 erhielt er Seite
einen Ruf als Professor der Anatomie, Physiologie u
später vom Herzog von Braunschweig zum Rath ern
sehr fruchtbaren schriftstellerischen Thätigkeit am 1
Arbeiten betreffen mehrere (in Wetzlar 1743, 1746 ers
Verhältnisse seines Heimatsortes; andere sind Reden,
dem damaligen Zeitgeschmack, ohne bleibenden Werth.
bedürfen: *„Idea anatomicae practicae exhibens mo*
secanda" (Wetzlar 1741, Halle 1774; deutsch von SCHI
„Singularia quaedam in tribus cadaveribus inf
(Helmstädt 1749) — *„Sammlung einiger medicinische*
berichte" (Helmstädt 1754—1760; Halle und Helms
Biogr. méd. IV.

Fabricius, Friedrich Wilhelm F., geb
12. December 1810, studirte Medicin in Heidelberg u
Göttingen im December 1831, wurde unter die Fran
1832, Mitstifter der Armenklinik 1834, Wundarzt am
Geist" am 1. Jänner 1845 und starb am 4. December 1
de luxatione femoris in ramum descendentem ossis
„Zur Behandlung der Contracturen und Anchyl
HAESER's Archiv, II.

Fabritius, s. SCHMIDT.

Fabrizio, s. FABRICIUS AB AQUAPENDENTE.

Fabroni (FABBRONI), Giovanni Valenti
war daselbst am 13. Februar 1752 geboren, wurde
des Cabinets für Physik und Naturwissenschaften ern
trag, die Bergwerke des Grossherzogthums Toscana
Landes zu untersuchen, nahm 1798 zu Paris an der (
der Maasse und Gewichte Theil, erhielt 1805 den A
den Charakter einer in Livorno ausgebrochenen Krankl
mannigfacher anderer Verdienste 1811 zum Baron
zum Honorar-Professor der Universität Pisa ernannt
1822. Abgesehen von seinen sehr zahlreichen Arb
Agricultur, Botanik, National-Oekonomie, Technologi
Physik, Archaeologie u. s. w., liegen von ihm auch folgen
„Tributo d'amicizia a Pierce Smith ossia letter
logiche, e specialmente sugli usi ed efficacia del s
1796, 1798) — *„Lettera di Giov. Warm so*
giche etc." — *„Osservazioni circa un nuovo specifi*
1800) — *„Rapporto all' Accademia dei Georgofi*
contro il morso della vipera e del cane rabbioso"
de Tipaldo, I, pag. 337.

Facchini, Francesco F., hervorragender I
Vigo di Fassa (Südtirol); geboren in Forno im Fleimse
Sein botanisches Hauptwerk, die *„Flora Tiroliae C*

chien nach seinem Tode. Eine medicinische Studie: „*Il tifo contagioso*" (Triest (8) veröffentlichte er in Reimen und in Prosa.

Ambrosi Francesco, Scrittori ed Artisti trent. Trient 1883. Loebisch.

*Facieu, Hippolyte-Eugène F., zu Gaillac, ist zu Montans (Tarn) 3. October 1826 geboren, wurde 1851 in Paris mit der „*Dissert. sur le rome suivie de deux observations recueillies dans les hôpitaux de Paris*" dor. liess sich zuerst in Montans, später in Gaillac nieder, wo er Arzt des p. Saint-André und 1860 Cantonalarzt wurde und 5 Jahre lang, bis 1874, ire war. Ausser einer Anzahl von Artikeln in der Gaz. des hôpitaux, z. B. r Neurome, penetrirende Wunden der Sinus frontales, über die Februar-Verdeten, über die Lithotripsie bei Kindern u. s. w., schrieb er einige Broschüren: *des vaccinations et de leur opportunité durant les épidémies de variole*" 570 - „*Hydropisie de l'amnios*" (1865), eine biographische Notiz über RIGAL Gaillac, mehrere Mittheilungen an die Soc. de chirurgie zu Paris über cavidtumoren der Mamma, penetrirende Kniegelenkswunden, multiple Fracturen der torextremitäten, Continuitäts-Resection am Femur mit Heilung ohne Hinken u. s. w. ch gab er eine Uebersetzung der Werke von SILVIO PELLICO (1869) heraus.

Glaeser. pag. 234. G.

Faes. Anton F., aus Trient, wo er als Arzt und Schriftsteller bis zu em Tode 1880 wirkte. Von seinen medicinischen Schriften erwähnen wir: *considerazioni topografiche e mediche sul Trentino*" (Trient 1851) — „*Guida lica alla fonte semitermale di Comano*" (Trient 1862).

Ambrosi F., Scrittori ed Artisti trentini. Trient 1883. Loebisch.

*Faget, Jean-Charles F., zu New Orleans, wurde 1844 zu Paris ctor mit der These: „*Quelques faits anatomiques en faveur de la cystotomie pubienne chez les très-jeunes enfants; etc.*". Er schrieb weiter: „*Études sur bases de la science médicale et exposition sommaire de la doctrine traditionelle*" Paris 1856). Nach seiner Uebersiedlung nach New Orleans verfasste mehrfach Schriften über das gelbe Fieber und verwandte Krankheiten, so: *tud. médicale de quelques questions importantes pour la Louisiane, et use succinct d'une endémie paludéenne de forme catarrhale qui a sévi à la urelle-Orléans, particulièrement sur les enfants, pendant l'épidémie de fièvre no de 1858* (New Orleans 1859) — „*Mémoires et lettres sur la fièvre jaune la fièvre paludéenne*" (Daselbst 1864) — „*Monographie sur le type et la spécifité de la fièvre jaune établie avec l'aide de la montre et du thermomètre*" (Daselbst 1875; auch eine englische Ausgabe). Seine Schriften veranlassten irere Gegenschriften, namentlich von S. MARTIN, CH. FRANÇ. DELÉRY und PIERRE ILL. Später schrieb er noch: „*L'art d'apaiser les douleurs de l'enfantement*" ris 1880.

Index Catalogue. IV, pag. 581. G.

Fagge. Charles Hilton F., zu London, war am 30. Juni 1838 zu the in Kent geboren, wo sein Vater und Grossvater als Aerzte practicirt hatten, 1856 als Student in das Guy's Hospital, woselbst sein Oheim, JOHN HILTON, Chirurg thätig war, erwarb die verschiedenen Grade der Londoner Universität Auszeichnung, darunter den Doctorgrad 1862, beschäftigte sich darauf mit wissenschaftlichen Arbeiten, und zwar zunächst auf dem Gebiete der gerichtlichen liem, indem er veranlasst durch den Giftmordprocess gegen den französischen Arzt LA POMERAYE, zusammen mit seinem Freunde, THOMAS STEVENSON experimentelle Untersuchungen über die Entdeckung organischer Gifte anstellte und diese der Abhandlung „*On the application of physiological tests for certain organic sons, and especially digitaline*" (Guy's Hospital Reports 1866) veröffentlichte, nachdem er drei Jahre Prosector gewesen, wurde er 1866 Medical Registrar,

im folgenden Jahre Assistant Physician in jenem Hosp
„On diseases of the skin" (2 voll., London 1866—68
und trat 1867 in die Redaction der Guy's Hospi
angehörte. Für dieselben schrieb er (1868): „On certt
„On keloid, scleriasis, morphoea and some alliec
1875 die Klinik für Hautkrankheiten abhielt. Es
Guy's Hosp. Reports (1868, 1870): „Intestinal obst
dant on mitral contraction". Von 1870—74 hielt
später auch über pathologische Anatomie und wur
folgten einige pathologisch-anatomische und ander
Zeitschrift, wie: „Acute dilatation of the stomach'
within the upper part of the abdomen" (1874)
points connected with diseases of the liver or o;
„The different modes of dying" (1879) — „
accompanying the growth of multiple sarcomata'
von hervorragender Bedeutung. Ausserdem verfasst
medicine den Artikel: „Diseases of the valves of t,
in den Medico-Chirurg. Transact. einige Aufsätze t
über Bleivergiftung u. s. w. Ausser seiner Stellun
sich des klinischen Unterrichtes sehr warm annahr
schiedene Anstellungen bei einigen Frauen- und Kine
letzten 10 Jahren seines Lebens arbeitete er an ein
aber unvollendet geblieben ist. Trotz eines fortsc
letzten Tage thätig, starb er plötzlich in der Nacht vor

Lancet 1883, II, pag 973. — Medical Times an

Fagon, Guy-Crescent F., dessen Mutte
(Arztes Louis XIII. und Begründer des Jardin des
am 11. März 1638 geboren. Promovirt 1664, wid
sammelte auf Reisen Material für seinen Arbeitstheil ℓ
„Hortus regius"; 1668 von Ludwig XIV. zum T
des in Ungnade gefallenen DOQUIN zum persönlich
er sich gleichzeitig aller Ehren Seitens der Pariser
theils kleinere — Arbeiten über therapeutische u
über Schädlichkeiten des Tabaks (1699), über Er;
11. April 1717.

Chereau bei Dechambre.

Faguer. Zwei Brüder, von denen der älter
geboren, 1752 an der Salpétrière zu Paris seine Stu
Collège de chirurgie zugelassen wurde. Er bearbei
Steinschnittmethode (Paris 1769), die Operation des
de l'acad. de chir. T. IV), die Wirkungen des Tal
1787. — Der jüngere Bruder. Réné-Alexan
Jenem nach Paris 1765, bildete sich ebenfalls zuer;
Bicètre ans, trat 1782 in das Collège de chirurgie
auf die Behandlung der Syphilis an Schwangeren un
material ist nicht publicirt worden.

Hahn bei Dechambre.

Fahner, Johann Christoph F., zu Bu
geboren und in Ilfeld am 7. Januar 1802 gestorben,
studirt, war aus Vorliebe zur Medicin übergangen
geworden. Er wirkte als Amtsarzt in verschiedenen
Weimar und hinterliess neben kleineren Schriften ei
gerichtlichen Arzneikunde" (Th. I, Stendal 1795;

ie zur praktischen und gerichtlichen Arzneikunde"
rbeitete er P. FRANK'S „Sanitätspolizei" (Berlin 1792),
ıdesarten" (Leipzig 1791, II. Th. 1792) und gab in
ür die gesammte Popular-Arzneikunde" (Hausmittel,
7; Erfurt 1785—1786) heraus.
Dict. hist. II.   R ed.

liam M. F., zu Philadelphia, wurde 1828 daselbst
ı myrica" und verfasste eine Reihe von Aufsätzen,
medica, sämmtlich im American Journ. of the med. sc.
ʃicinal properties of the Myrica pennsylvanica" —
. intermittent fevers" — „On the use of iodine in
the Rhus glabrum as a remedy for ptyalism" —
ıe of poisoning with laudanum" — „Datura stra-
rine"; ausserdem noch: „Case of deformed pelvis, in
sfully effected, embryulcia having been performed in
ıs" u. s. w. Wie anzunehmen ist, ist er der Erfinder
modificirten guillotineartigen Tonsillotoms, jedoch sind
e sonstigen Lebensumstände nichts Näheres aufzufinden

160.   G.

ıxander F., 1780—1836, Physicus in Insterburg,
ı Journal, HENKE'S Zeitschrift, RUST'S Magazin eine
ıssanter Themata. Seine ausführlichste Arbeit über die
ıitats findet sich in erstgenannter Zeitschrift, Bd. LXII.
ambre.   R ed.

ob Baart de la F., am 25. Juni 1795 in Groningen,
t hist. natur. war, geboren, studirte daselbst, promovirte
ıssert. in qua Hutschesonii germana sententia de
und 1817 zum Dr. med. („Dissert. de asphyxia in
ıhdem er einige Jahre die Praxis in seinem Geburtsorte
.832 als Prof. med. an die Universität Groningen berufen
ıuae recentiori praesertim tempore varia systemata
wirkte hier bis 1866. Er starb am 19. Mai 1867.
n Tode eine goldene Ehrenmedaille überreicht wurde,
en Zeitschriftartikeln, meist über Hygiene und Diätetik,
ıine, doch sehr epochemachende Abhandlung: „Eenige
ʃe Rapporten over de geneeskundige Staatsregeling,
ısie ad hoc" (Groningen 1842), worin er die geplante
niversität am kräftigsten bekämpfte. — Sein Bruder,
le la F., im Jahre 1800 in Groningen geboren, studirte
G. BAKKER und THOMASSEN à THUESSINK und promo-
animalibus phosphorescentibus") und 1823 auf eine
ethodi qq. nostris temporibus calculus vesicae secari
ıit Gold gekrönt wurde. Von 1824 bis wenige Jahre
1882, übte er die ärztliche Praxis in Leeuwarden aus,
chnete wissenschaftliche Bildung und grosse Humanität
iesland sehr gesucht. Eine Abhandlung: „De myelitide"
n rühren ausser der oben genannten von ihm her.
                                                     C. E. Daniëls.

ıcob Baart de la F., Sohn des oben genannten
rouingen geboren und seit seiner Promotion (December
ıh wirksam, hat sich hauptsächlich mit Geburtshilfe und
ıd schrieb verschiedene Abhandlungen: „Ueber das

verengte Becken" — *„Collapsus post partum"* — *„Tetanus post abortum"*
„Anomalien im letzten Stadium des Partus" — *„Phlebothrombosis puerperalis"*
„Graviditas tubo-uterina" — *„Febris puerperalis"* — *„Eclampsia parturientiu*
und einen tetrologischen Beitrag *„Ueber den Epignathus"*.   C. E. Daniël

Fairbairn, Peter F., zu Edinburg, war am 8. Juni 1792 zu Galasch
in Schottland geboren, studirte in Edinburg, trat 1812 in die Marine, machte
derselben mehrere Kriegszüge mit, wurde 1819 in Edinburg Doctor, trat aus (
Dienste aus, liess sich daselbst nieder, wurde Arzt des House of Refuge und 1i
Fellow des Royal College of Physicians. Er beschrieb: *„Case of purpura haen
rhagica terminating fatally, with the appearences on dissection"* (Edinb. M
Chir. Transact. 1826) — *„Case of extra-uterine conception"* (Edinb. Med.
Surg. Journ. 1842) — *„Case of hydrocephalus"* (JOHNSTON's Journal) u. s.
Er starb am 16. October 1862.

Edinburgh Med. Journ. Vol. VIII. 1863, pag. 486.

Falck, Johann Petter F., Professor der Medicin und Botanik
St. Petersburg, geboren 1733 in Westergöthland (Schweden), Student in Up
1751, wo er sich mit Naturgeschichte beschäftigte und wurde Lehrer des Sol
von LINNÉ. 1763 reiste er nach St. Petersburg, wo er zum Professor der Bot
und Medicin und Director des botanischen Gartens 1765 ernannt wurde. Zusam
mit PALLAS, GEORGII, GMELIN u. A. nahm er 1768 Theil an der Expedition
Erforschung des russischen Reiches, die auf Kosten der Kaiserin Katharina
stattfand. Promovirt wurde er in Upsala 1772. Nach seinem am 21. März 1
erfolgten Tode gab sein Freund, Prof. GEORGII F.'s hinterlassene Beobachtun
heraus unter dem Titel: *„Joh. Pet. Falcks Beyträge zur Kenntniss des russisc
Reiches"* (St. Petersburg 1786, 3 Vol., 4.).   O. Hjel

Falck, N. D. F., Londoner Arzt aus der zweiten Hälfte des vor
Jahrhunderts, über welchen sonstige Lebensdaten nicht überliefert sind, erwarb
besonders durch einige Publicationen aus dem Gebiete des Marinewesens e
Namen: *„The seemans medical instructor etc."* (London 1774) — *„The re
observator"* (London 1771). Originellen Inhaltes ist *„Treatise on the vene.
disease"* (3 Thle., London 1772). Nächstdem gab er den WILKE'schen *„Histor
essay on dropsy"* (London 1777) und zuletzt einen *„Guardian of health"* (Das
1779) heraus.

Dict. hist. II.   Re

Falck, Vater und Sohn; der Erstere, Karl Philipp F., zu Marb
war daselbst am 2. März 1816 geboren, studirte auch dort, wurde 1843 mit
Diss. *„De thyreophymate endemico per Nassoviam atque Hassiam electoral*
Doctor und 1845 Privat Docent. Er las über Arzneimittellehre Diätetik, Enc;
pädie der Medicin, allgemeine Therapie, pathologische Chemie (1846—
medicinische Polizei, Staatsarzneikunde und gerichtliche Medicin (1847—61) u. s
und war auch eine Reihe von Jahren in praktischer Thätigkeit, die er aber n
und mehr einschränkte, je mehr ihn seine wissenschaftliche Thätigkeit, nach
er 1856 zum Professor e. o. und 1863 zum Professor ord. der Pharmakol
ernannt worden war, in Anspruch nahm; jedoch gelang es ihm erst 1867,
eigenes Institut für seine Arbeiten zu erhalten. Seine zahlreichen Publicatio
deren an der untenstehenden Quelle angeführtes Verzeichniss 54 Nummern umf;
nebst noch 46 Arbeiten seiner Schüler, meistens Marburger Dissertationen, bew
sich vorzugsweise auf dem Gebiete der pathologischen Chemie, Physiologie.
experimentellen Pharmakologie und Toxikologie, jedoch gehören zu denselben a
einige endemiologische Untersuchungen, namentlich über die Verbreitung des Kro
in einigen Ländern Europas. Wir führen von seinen Arbeiten nur die selbstäti

chienenen Schriften an: „*Handbuch der diätetischen Heilmittellehre*" (Marburg 48—50 - „*Handbuch der klinischen Toxikologie* (Erlangen 1854, Separatdruck aus VIRCHOW's Handbuch der spec. Path. und Ther.) — „*Pharmakopoe das Kurfürstenthum Hessen*" (Marburg 1862) — „*Compendiöses Wörterk der speciellen Arznei-Verordnungslehre*" (Erlangen 1864) — „*Uebersicht Normalgaben der Arzneimittel u. s. w.*" (Marburg 1875) — „*Das Fleisch, meinverständliches Handbuch der wissenschaftlichen und praktischen Fleischlehre*" (Marburg 1880, mit 12 Taff.). Zusammen mit seinem Sohne F e r d i n a n d gust F., gab er heraus: „*Beiträge zur Physiologie, Hygiene, Pharmakologie (Toxikologie*" (Bd. I, Stuttgart 1875); ausserdem referirte er über die Fortritte der Pharmakologie und Toxikologie in FROBIEP's Tagesberichten (1851, 52) in CANSTATT's Jahresbericht (1853—57). Dieser unermüdlich thätige Forscher b am 30. Juni 1880.

R o s - b a c h in Berliner klinische Wochenschrift. 1880, pag. 590. G.

Falck. F e r d i n a n d A u g u s t F., wurde als S o h n des Vorgenannten oren in Marburg am 28. Mai 1848. Nach Vollendung seiner Studien in burg und Berlin wurde er am ersteren Orte 1872 promovirt. Seit Sommer 2 Assistent am pharmakologischen Institut in Marburg, seit 1874 Privatdocent Pharmakologie in Marburg, arbeitete F. 1875 in Leipzig (LUDWIG). 1875 ihtirte er sich als Privatdocent für Pharmakologie in Kiel und Assistent des siologischen Instituts; 1878 wurde er zum Prof. extraord. für Pharmakologie dst ernannt. Schriften: „*Pharmakologisch-toxikologische Arbeiten über Metallr*" VIRCHOW's Archiv, LI) — „*Hydrocotarnin, Strychnin, Bruzin*" (Viertelschr. für gerichtl. Med. etc. 18, 20, 21, 23) — „*Phosphor*" (Archiv für rim. Path. VII) — „*Laudanosin*" (Archiv des physiol. Inst. Leipzig, XI) etc. — *physiologisch-Chemisches über Inanition*" (FALCK'S Beiträge zur Physiologie etc. 875 *Chlor- und Harnstoffbestimmung*". Monographisch: „*Uebersicht speciellen Drogenkunde*" (Kiel 1877; 2. Aufl. Berlin 1883) — „*Lehrbuch praktischen Toxikologie*" (Stuttgart 1880). Red.

Falckenthal, T o b i a s F r i e d r i c h F., war in Schnabach (Pommern) 4 geboren, kam, 18 Jahre alt, nach Kopenhagen und studirte hier durch Hilfe LISEN'S Anatomie und Chirurgie, absolvirte 1780 Examen anatomico-chirurgicum Amphitheater und erhielt 1882 dänisches Indigenat. Wurde 1784 an der Unität immatriculirt, absolvirte F. 1785 das Examen medicum und wurde 1795 'rimarchirurg in der Marine angestellt. 1805 wurde er Mitglied des Gesundheitsgiums und Dr. med. honor. in Kiel. Er war ein tüchtiger Organisator des icinalwesens zur See, ein sehr angesehener Arzt und habiler praktischer Chirurge, mete sich besonders als solcher in der Schlacht auf der Kopenhagener Rhede 2. April 1801 aus. Seine literarische Production ist unbedeutend. Er starb . Ausführliche Biographie in INGERSLEW. Petersen.

Falcoburgus, s. v. VALKENBURG.

Falconer, W i l l i a m F., unbekannten Geburtsjahres, zu Edinburg 1766 med., dann in Bath Director des dortigen General-Hospital, hat diese Stellung ahre inne gehabt. Seine Schriftstellerei erstreckte sich auf viele Gebiete. Neben ften über Bath (1770, 1772, 1775, 1776, 1777, 1790, 1795, alle in London rienen) und einer Reihe von Streit- und Gelegenheitsschriften sind zu nennen: *marks on the influence of climate etc.*" (London 1781) — „*Account of the emical catarrhal fever ... at Bath 1782*" (Influenza, Daselbst 1782, 1803) — *rvations respecting the pulse etc.*" (Daselbst 1796) — „*An essay on the ue etc.*" Bath 1801). — Mehrere seiner kleineren Arbeiten sind in den . of the London med. soc. von 1789—1805 veröffentlicht.

Dict. hist. II. Red.

Falconet. Französische Arztfamilie in vieler
in den biographischen Werken hervorgehobenes Mit,
Rouane, seiner Vaterstadt in Bas-Forez, verzog er 16
rethe von Valois zu werden. Bei seinem 1641
den Sohn André F., der am 12. November 1612
pellier ausgebildet, sowie — 1634 — promovirt wurd
1663 bei dessen Tochter Christine Leibarzt gewo
nach Turin gerufen und erhielt vom Herzog Karl
die Bäder von Aix zu restituiren. Von Lyon, sowie
mit Ehrenbezeugungen überhäuft, starb er 1691 mit
schrift (Lyon 1642, 1684). — Sein Sohn, Noël
geboren, wurde früh nach Paris geschickt und an G
eng befreundet war, empfohlen. Er wurde 1660 Dr.
Mediciner und als solcher zu Montpellier 1663 p
wurde er 1666 in das dortige Collegium der Aerzte
beim königlichen Hofstaat in Paris angestellt. Hie
mit Hinterlassung eines „*Système de fièvres et des*
Doctrinen, etwas modernisirt, Paris 1723) und einiger S
Sohn des soeben Abgehandelten, am 1. (nicht
geboren, genoss, als er in Paris Medicin studirte,
und CHIRAC'S, doctorirte jedoch in Avignon und lies
1709 gab er dem Drängen seiner Eltern, in Pari
siedelte dorthin über, entfremdete sich jedoch dann
gebiete hinüberspielende Schriftstellerei mehr und, m
starb, hinterliess er eine sehr grosse Bibliothek und
in Paris erschienene medicinische Schriften, von d
haltiges Interesse zukommt.

Biogr. méd. IV.

de Falconiis Nicolo, s. FALCUCCI.

Falcucci, Nicolo F., (FALCUTIUS, auch unt
bekannt), ist in Florenz geboren; er lebte zu Zei
Ruprecht und ist im Jahre 1412 gestorben. F.
medicinischen Compendien des Mittelalters, das unt
cinales VII" eine sehr ausführliche Darstellung de
zumeist nach arabischen Quellen bearbeitet, aber
Beobachtungen des Verfassers ausgestattet. Die Schr
im Druck erschienen; spätere Auflagen 1491, 1507 u
werth ist die Sermo II de febribus (in der Collecti
pag. 285, abgedruckt) und die Mittheilungen über g
liche Gegenstände in Sermo III und VI, eine der
über diese Gebiete aus jener Zeit (vgl. hiezu DAVIDS
kunde, 1864, XXII, 338). Ausserdem hat F. „*Cor*
Hippocratis" verfasst, welche vervollständigt von J
herausgegeben sind. Das ihm fälschlich zugeschrie!
Strassburg (s. l. e. a. Fol. per Jo Prijs) gedruckt ers
erweiterte Ausgabe der gleichnamigen Schrift des Salern

Falger, Franz F., zu Münster, war dasell
studirte in Bonn und Berlin von 1832—1836, w
darauf als Arzt in Münster nieder, wurde 1849 Medicin:
Rath beim dortigen Provinzial-Medicinal-Collegium un
Seine Arbeiten betreffen vorzugsweise die Gebiete d
und Diätetik, so die populäre Belehrung: „*Die sic*
Ansteckung" (Münster 1865; 3. Aufl. 1867) —

... Anstalten" — *„Ueber die Kost der Gefangenen"* — *„Ueber ... CASPER'S* Vierteljahresschrift 1864) — *„Der Ansteckungs-Process ... Pilze mittelst der Luft in's Klare gestellt u. s. w."* (Münster 1867) — *... am Krankenbette. Eine fassliche Belehrung über die wichtigsten ... u. s. w."* (Daselbst 1867; 3. Aufl. 1873) — *„Die künstliche Er-der Kinder mit pilzfreier Milch u. s. w."* (mit Abbild., Daselbst 1867). n kleinere Aufsätze in VIRCHOW'S Archiv (1865).

Ernst Rassmann, 1866, pag. 107; Neue Folge 1881, pag. 64.   G.

Falimierz, Stephan F. (auch PHALIMIRUS und PHALINURUS genannt), zu Posen, wahrscheinlich gegen Ende des XV. Jahrhunderts, war Leibarzt ... Hans von Krakau J. Tarnowski und Herausgeber des ältesten in · Sprache gedruckten Kräuterbuches; es ist dies zum grossen Theil eine ... aug. resp. Umarbeitung des „Ortus sanitatis" von JOANNES CUBA (Mainz ... diesen und erschien 1534 bei Unglerius in Krakau in 4. Das Werk ... den grössten bibliographischen Seltenheiten.   K. & P.

Falke. Friedrich August F., geboren zu Magdeburg 177*, woselbst r Kaufmann war; nachdem er in Magdeburg die Schule besucht hatte, er sich in Braunschweig der Chirurgie, bestand daselbst ein Examen und e. 1804 zog er nach Helmstädt und später nach Erfurt, woselbst er ... Doctortitel erwarb. In demselben Jahre kam er nach Russland, absolvirte ... 6. August das Examen, um das Recht der ärztlichen Praxis zu er-... wurde in Petersburg am Kalinkin-Hospital angestellt. Später war er in Kalasin und wurde von der Universität Dorpat auf Grundlage einer ... hydrope" (62 pp., 8., Dorpat 1818) in absentia zum Doctor med. ... storben?

Recke-Napiersky, 550.   L Stieda.

*Falk. Friedrich F., geboren zu Berlin am 8. Juli 1840, theils ... theils in Leipzig und Würzburg ausgebildet, wurde 1862 promovirt t seither als Arzt, seit 1876 als Kreis-Physicus, und als Docent in Berlin. ... iftstellerischen Arbeiten bewegen sich auf dem Gebiete der gerichtlichen öffentlichen Gesundheitspflege und Geschichte der Heilkunde.   Red.

Falkner, Thomas F., Arzt in Süd-Amerika, war 1710 als Sohn eines ... zu Manchester geboren, machte seine Studien in London, besuchte Afrika ... erkrankte in Buenos-Ayres und wurde daselbst von Jesuiten-Missionären die ihn veranlassten, in ihren Orden einzutreten. Als geschickter Arzt und r leistete er sehr gute Dienste auf den ihm anvertrauten Missionen. ... zerstreuten Aufsätzen liess er eine sehr vollständige Monographie ... und dessen Bewohner erscheinen, die in verschiedene europäische übersetzt worden ist: *„A descripton of Patagonia and the adjoining ... America"* (Hereford und London 1774, 4.; deutsche Uebersetzung 1. EWALD, Gotha 1775 in HIRSFELD'S Geschichte der Menschheit, Bd. III). früher hatte er: *„De anatome corporis humani"* (2 voll., London 1754) ... Auch um die Klimatologie hat er sich Verdienste erworben und Arbeiten über Krankheitsverhältnisse in Amerika veröffentlicht, darunter: *... American distempers cured by American drugs"* (London 1775). 1780 gestorben sein.

Dechambre, 4. Serie, I, pag. 167.   G.

Falloppio, Gabriele F., aus Modena, 1523 bis 9. October 1562, einer ... und vielseitigsten Aerzte des sechzehnten Jahrhunderts, unter ... sten die um die Anatomie in erster Linie stehen, hatte während ... zeit mit dem bittersten Mangel zu kämpfen. Im Jahre 1548 erhielt ... ssur der Anatomie zu Ferrara, gleich darauf die zu Pisa; im Jahre

1551 die der Anatomie und Botanik zu Padua. . Ii
sich wissenschaftliche Vorzüge mit seltener Bescheidenhe
gegen seine Vorgänger, hauptsächlich gegen VESALIUS
F.'s betreffen alle Theile des menschlichen Körpers
Genauigkeit ausgezeichnet. Am werthvollsten sind die
systems, der Entwicklung der Knochen und die d
den übrigen sind die, welche die Chirurgie, namen
hervorzuheben, in denen sich eine reiche Erfahrunç
offenbaren. F. selbst veröffentlichte nur eine einzige £
tomicae“ (Venedig 1561, 8.; zuletzt Daselbst 1606 i
1725 f.) — Die „Lectionei de partibus similaribus —
(Nürnberg 1575 f.) wurden von KOYTER herausgegebe
nungen herrühren. — „Opeia omnia“ (Venedig 158‹
Abhandlungen über praktische Medicin nach den Aufz

Fallot, Salomon-Louis F., zu Brüssel,
1783 geboren, stammte aus einer französischen Emigr
Enkel eines Arztes, machte als französischer Militärai
ländischen Lazarethen thätig gewesen, von 1809—14
Portugal, Deutschland und Frankreich mit, war späte
Trennung Belgiens von Holland, belgischer Militärarzt
und verliess 1848 den Dienst mit dem Titel als Méı
lebte darauf in Brüssel und beschäftigte sich mit Erfı
Von seinen überaus zahlreichen Arbeiten aus allen T
sind die ersten von 1821—29 im Journal complément.
cales, die folgenden in der Gaz. médicale belge (18
(1835, 1837, 1838), den Annales d'oculistique (1841
Bulletin de l'Acad. roy. de médecine de Belgique (
Mémoires derselben (1848), dem Journ. de médecine
u. s. w. publicirt. Auch übersetzte er aus dem Holländis
sur quelques sujets intéressants d'anatomie et de physio
An besonderen Schriften rühren von ihm her: „Essai
cine“ (Liége 1828) — mit L. J. VARLEZ: „Recl
l'ophthalmie qui régne dans quelques garnisons de
(Brüssel 1829) — „Coup d'oeil sur le choléra“ (1‹
et de la dissimulation des maladies dans leurs rappo
(Brüssel 1836) — „Mémorial de l'expert dans la ı
de guerre, etc.“ (Daselbst 1837) — „Études clin
„Aperçu de la médecine dans ses rapports avec les n
1854) — „Coup d'oeil sur la situation des offiı
(Daselbst 1856). Im Alter von fast 90 Jahren starl

Bulletin de l'Acad. roy. de médecine de Belgique. 187
Dechambre, 4. Serie, T. VI, pag. 168. — Callisen,

Falot, Aimé-Michel F., französischer 1
29. September 1835 zu Montpellier geboren, wurde dı
„Relation médicale d'une campagne en Chine, ‹
verfasste noch folgende Arbeiten: „Relation d'une eı
observée sur la rade du Gabon, etc.“ (Montpellier
névralgie du nerf phrénique“ (Daselbst 1866) — „L
maladies saturnines; quelle est sa valeur pathognoı
nav. 1868) und starb am 18. Juni 1869 zu Plessis-
Berger et Rey, pag. 91.

Falret, Vater und zwei Söhne. Der Erste, Jo
Marsillac im Departement Lot den 26. April 1794, widm

em er seit 1811 zu Paris oblag. Durch PINEL und
:r mit besonderer Vorliebe die Irrenheilkunde, deren
reter er im Laufe der Zeit wurde. Im Jahre 1819
: „Observations et propositions médico-chirurgicales"
.822 gründete er mit VOISIN die noch bestehende und
fortgeführte Privatirrenanstalt zu Vanvres bei Paris,
ihrzehnte die berühmteste des europäischen Continents
it, obgleich seitdem manche ebenfalls ganz vorzügliche
.tten gestellt ist. Nachdem er schon im Jahre 1822
't de l'hypochondrie; considérations sur ces mala-
tomes et les moyens d'en arrêter les progrès" verachtung gefunden hatte, wurde ihm sowohl mit für
.ne folgenden „Recherches statistiques sur les aliénés,
rubites" — „Mémoir présenté à l'académie des
n dieser der krönende Preis und von der Académie
it zu Theil. Im Jahre 1831 wurde er Chef de l'hospice
:ete dies Amt bis 1867, wo er es aus Altersrücksichten
/on 36 Jahren entstanden seine Hauptarbeiten, von
tale" (1838) — „Du délire" (1839) — „De la
de maladie mentale caracterisée par alternative
: la mélancholie" (1851) — „De la non-existance
— „Du traitement général des aliénés (1854) die
, und die er 1864 in einem grösseren Werke unter
tales et des asiles d'aliénés. Leçons cliniques et
:c un plan de l'asile d'Illenau" zusammenfasste.
er, ist F. doch stark mystisch angehaucht. Er ist
Natur des Menschen und erklärt aus der Zusammen-
Seele zwar sowohl die gesunden als auch die kranken
aber nichts miteinander gemein. Aus der Zusammen-
kranken Leibes entstehe etwas ganz Besonderes, ein
usserungen dieses Novum organon seien die Seelen-
isteskrankheiten. Dieselben seien demgemäss auch nicht
deln, wie von mancher Seite verlangt werde, sondern
wodurch der hochwichtige Traitement moral bedingt
zog F. sich von Paris nach seinem Geburtsorte
are vorher das Licht erblickt hatte, zurück, und am
starb er daselbst fern von den Seinen. — Von F.'s
'. der ältere. Er wurde ebenfalls Arzt, hat aber
issertation: „De la construction et de l'organisation
(Paris 1852) bekannt gemacht. — Der Jüngere,
zu Vanvres bei Paris den 17. April 1824, einer der
Gegenwart, lebt an seinem Geburtsorte zu Vanvres,
egründete Irrenanstalt fortführt. Ausserdem ist er Arzt
er lange als solcher am Bicêtre thätig gewesen war.
mit der These: „Recherches sur la folie paralytique
'nérales" und verfasste seitdem eine grössere Anzahl
lie „De l'état mental des épileptiques" (1862) —
t de la mémoire des mots dans les affections céré-
Alalie, Amnésie verbale) (1864) — „De la con-
:s aliénés dangéreux et des asils speciaux pour les
) wohl die meiste Verbreitung gefunden haben.

Arndt.

F., welcher 1873—82 das „Journal d'oculistique
wurde 1851 zu Paris mit der These: „Recherches
" promovirt und hat neben einer Reihe pathologisch-

22

anatomischer Beschreibungen und Zusammenstellungen noch geliefert: „*Tr pratique des maladies des yeux*" (Paris 1866) und den sehr umfangreic „*Traité élementiare de 'chirurgie*" (2 Bde., Daselbst 1869—72). Im jüng Almanach de médecin ist er als „Agrégé à la faculté" aufgeführt.

Index-Catalogue.   Re

Fantonetti, Giovanni Battista Bernardo F., geboren zu P am 13. März 1791, Doctor der Facultäten von Turin und Pavia 1802, war Leiter der medicinischen Klinik und an den Zeitschriften „Giornalo per sei ai progressi della patologia" und „Effemeride delle sc. med.", welches letzten begründet hatte, thätig. Als er am 13. Juni 1861 starb, hinterliess er zahlre Abhandlungen über interessante Fälle und therapeutische Fragen (Chinin-, Anwendung), auch eine Monographie „*Del cholera vagante nella Liguria* (Mailand 1835).

Hahn bei Dechambre.   Re

Fantoni, Giovanni F., wurde am 22. März 1675 in Turin gebo wo sein Vater GIOVANNI BATTISTA Professor und Leibarzt des Herzogs Den ersten Unterricht empfing er von seinem Vater und bereits in seinem 22. Leb jahr wurde er zum Professor der Anatomie ernannt. Im Jahre 1717 erfolgte i Ernennung zum Leibarzt des Herzogs Carl Emanuel, und als im Jahre 1720 Restauration der Universität Turin erfolgte, wurde F. zum ersten Professor Medicin und 1727 zum Präsidenten der medicinischen Facultät ernannt. S literarische Thätigkeit war eine grosse und von besonderer Bedeutung auf Gebiete der Anatomie.

Man vgl. Biografia medica piemontese. Bd. 2, Torino 1825, pag. 83. Magni

Fanzago, Francesco Luigi F., 1770—1832, aus Padua, wi daselbst als Professor der Pathologie und Hygiene und beschäftigte sich beson mit Erforschung der Pellagra (Padua 1789, 1792, 1815, 1816). „*Saggio i differenze essenziali delle malattie universali*" (Padua 1809) und „*Instituti pathologicae*" (Leipzig 1815) sind seine umfangreichsten Monographien.

Dureau bei Dechambre.   Re

*Farabeuf, L.-H. F., Agrégé à la faculté de méd. de Paris, trat zi mit einer Schrift: „*De la confection des moignons et de quelques moignon. particulier*" (Paris 1871) hervor und verfasste später theils anatomische U suchungen: „*Réformes à apporter dans l'enseignement pratique de l'anaton* (Daselbst 1876) — „*De l'épiderme et des épithéliums*" (1872) — „*Le sys séreux*" (Concursthese 1876), — theils einen „*Précis de manuel opérato* (getrennte Theile, 1872, resp. 1881).   Re

Fario, Leovigildo Paolo F., zu Brescia, war am 16. November 1 zu Asola im Mantuanischen geboren, studirte in Padua, Pisa, Florenz, Pi Bologna, leitete in Venedig ein Cholera-Hospital und schrieb zusammen mit As CORTESI und PANCRAZIO: „*Intorno alla prima invasione del cholera-morbu Venezia*" (Mailand 1836). Er widmete sich mit Vorliebe der Augenheilku die von ihm begonnene „*Annali ottalmologici*" bestanden jedoch nur ein (1835). Von 1838 an gab er zusammen mit BENVENUTI das „*Memoriale c medicina contemporanea*" heraus. Es finden sich in diesem, sowie in Annali universali di medicina verschiedene Arbeiten von ihm. Er starb 186

Cantù, pag. 201. — Giorn. veneto di sc. med. 1863, 2. Ser., Vol. 22, pag. (nicht zugänglich).

Farnesi, Tómmaso F. (FARNESE), aus der Familie Ascoli in Per stammend, wurde am 7. October 1780 geboren und starb in Moskau 1829. studirte von 1802 ab in Florenz, erlangte 1807 das Diplom der Chirurgie, w 1810 Prosector zu Bologna, wirkte von 1823 ab in Mailand und begab

eh Wien, dann nach Russland, um einen Lehrstuhl für Anatomie und
zu übernehmen. Ausser seiner (hervorzuhebenden) These „*Sur l'organi-
les fonctions du foetus etc.*" (Florenz 1808) schrieb er über Blasen-
820) und gab MASCAGNI's Anatomie (Mailand 1821—1824) und SCARPA'S
er den Steinschnitt (Daselbst 1823, 1826) heraus.

Hahn bei Dechambre.   Red.

Farquharson, William F., zu Edinburg, war daselbst 1760 geboren,
auch dort und wurde Fellow des College of Surgeons. Er schrieb:
of a singular case in midwifery" (DUNCAN'S Medic. Comment. 1788) —
scirrhous oesophagus" (Memoirs of the Medical Soc. of London, 1789) —
f abscess of the breast successfully treated" (Daselbst 1792). Er that
h seinen Eifer für die Verbreitung der Vaccine hervor und starb 1822.

Dechambre, 4. Serie, I, pag. 254.   G.

Farquharson, Robert F., wurde, nachdem er sich in Edinburg, Paris,
id Wien ausgebildet hatte, Med. Dr. zu Edinburg 1858; nach einer
Thätigkeit in der Hauptstadt F. R. C. P. Lond. 1877. Er las am Mary's
wo er auch als Arzt thätig war, über Materia medica, war Arzt an der
general und später an der Bromp. und Belgr. Dispensary. Seine Schriften
I guide to therapeutics*" (kürzlich in 2. Aufl.) — „*On the past, present
are of therapeutics*" (London 1874) und neben einigen klinischen Arbeiten
meet 1870; „*The various forms of skin eruption produced by drugs*"
d. Journ. 1879).   Red.

Farr. Samuel F., zu Taunton 1741 geboren, studirte Medicin in
und in Leyden, wo er 1765 promovirt wurde. In seiner Vaterstadt
erwarb er sich grossen Ruf als Praktiker und hinterliess ausserdem bei
795 erfolgten Tode viele Schriften, unter denen einige von nachhaltigerem
sich finden. so: „*An essay on the medical virtues of acids*" (London
— *Aphorismi de marasmo*" (Daselbst 1772) — „*The elements of
jurisprudence*" (Daselbst 1788, 1812). — Auseinanderzuhalten von Samuel
eits Richard F., der Verfasser meteorologischer Arbeiten in den Philos.
1767—1779) und andererseits William 1. F., Beschreiber von Fällen
chirurgischen Praxis (so Opisthotonus durch Opium geheilt [Med. observ.
A.

Biot. hist. II   Red.

Farr. William 2. F. (auch FARE und FARRE), über den nähere Lebens-
fehlen. machte sich schon in einer frühen Zeit seines Wirkens berühmt
Arbeit: „*A treatise on the nature of scrofula*" (London 1818, 1820;
von BECKER, Leipzig 1820). — Bald darauf erschien „*Essay on the
f the fucus helminthochorton upon cancer*" (London 1822; unter ver-
Titel 1825; Ergänzungen dazu 1829). — Späteres Werk: „*On the
of English lunatic asylums*" (Daselbst 1838). Von 1837 ab redigirte
Brit. med. Almanach, von 1839 die Med. annals.

Index-Catalogue.   Red.

Farr. William 3. F., geboren 1807, gestorben im April 1883, hatte
its in der medicinischen Journalistik einen Namen gemacht, als er 1833
gistrar General's Office eintrat, um nunmehr über 40 Jahre seines fleissigen
er Statistik zu widmen. Seine Berichte und erläuternden Briefe in den
ten „Reports" der genannten Behörde gelten als Arbeiten von epoche-
r Bedeutung. Die Schemata und Fragebogen, welche er für alle Gebiete
und Sterbestatistik aufstellte, wurden vielfach nachgeahmt. Sein Leben
her Hingabe an diese Arbeiten entsprechend, sehr still; doch wurden ihm
tischen Congressen etc. auch äussere Auszeichnungen zu Theil. Wir nennen

                                                                   22*

neben einem älteren „*Medical guide to Nice*" (London 1841): „*Report on mortality of Cholera in England 1848—1849*" (Daselbst 1852) und „*Eng life-table* ..... *with on introduction*" (Daselbst 1864).

Brit. med. Journ. 1883, Nr. 1164, 1165. — Index-Catalogue.   R ϵ

Farradesche-Chaurasse, Jean-Baptiste F.-Ch., fraglichen Geb jahres, promovirt zu Montpellier 1809, und vorher dort an verschiedenen klinis Abtheilungen thätig, prakticirte in seiner Vaterstadt Allanches und veröffentli gute Beobachtungen über chronischen Rheumatismus, über Herzkrankheiten, Heilung von Flechten, Epispadie etc. Er starb 1850.

Hahn bei Dechambre.   R ϵ

Farradsch ben Salem, s. FERRAGUTH.

Farraguth, s. FERRAGUTH.

Farre, John Richard F., als Sohn eines Arztes 1774 auf Barba geboren, studirte in London am Guy's und St. Thomas-Hospital. Durch A. Co schon damals ausgezeichnet, begab er sich noch einmal nach den Antillen zur um dann sich in Grossbritannien ganz anzusiedeln. Er übte Praxis in Glas, Aberdeen und London aus, hier von 1804 ab, gründete mit J. C. SAUNDERS London ophthalmic Hospital, wurde Arzt der London Dispensary und zog von der praktischen Thätigkeit nicht vor 1850, aus dem Royal London ophth: Hospital sogar erst 1856 zurück. Er starb am 7. Mai 1862, 88 Jahre alt Ein Hauptantheil von F.'s unermüdlicher Thätigkeit war dem Zusammenbri der grossen pathologisch-anatomischen Sammlung gewidmet, welche später an St. Bartholomäus-Hospital überging. Von Schriften sind besonders hervorzuhe „*The morbid anatomy of liver etc.*" (I. Th.: Tumoren, mit 4 Taf., Lo 1812—1815) — „*Pathological researches in medicine*" (I. Th.: Herz, 5 Taf., London 1814) — „*Journal of morbid anatomy, or researches phy: pathol. and therapeutical*" (1828). Bemerkenswerth ist auch seine Ausgabe J. C. SAUNDERS' Augenkrankheiten (London 1811, 1812).

Hahn bei Dechambre.   R ϵ

*****Fasbender,** Heinrich F., geboren am 29. März 1843 zu Capellen Kreise Grevenbroich, Regierungsbezirk Düsseldorf) studirte von 1861 ab Me in Bonn, Würzburg und Berlin und promovirte 1865. 1866 als Arzt appr fungirte er als Assistenzarzt an der geburtshilflichen Universitäts-Klinik zu B von 1867 — 1869. Seine Habilitation als Privatdocent für Geburtshilfe Gynäkologie an der Universität zu Berlin vollzog sich 1871, seine Ernen zum ausserordentlichen Professor 1878. Publicationen: „*Beobachtungen über S und Positionswechsel der Kinder*" (Beiträge zur Geb. u. Gyn., Berlin I, 1 „*Ueber Gesichtslagen*" (Ebenda) — „*Ueber eine bimanuelle Compressi methode zur Stillung von Metrorrhagien aus Atonie des Uterus bei . entbundenen*" (Ebenda) — „*Wendung nach der Braxton Hicks'schen Meth* (Ebenda) — „*Zur Aetiologie der Gesichtslagen*" (Ebenda, Bd. II) — „ *Becken des lebenden Neugeborenen*" (Zeitschr. für Geb. u. Gyn. III, 2) — *einseitige erworbene Oberschenkel-Luxation nach hinten und oben in* i *Einwirkung auf das Becken*" (Charité-Annalen 1876) — „*Ueber Verle und Schutz des Dammes*" (Zeitschr. für Geb. und Gyn. II.)   R ϵ

Fasch, Augustin Heinrich F., am 19. Februar 1639 zu Ar geboren, schloss sich in Jena, wo er studirte, hauptsächlich an ROLFINK an. ihn 1667 auch promovirte. Vier Jahre später erhielt er den Lehrstuhl der Bot bald darauf auch den für Chirurgie und Anatomie. Diese vielseitige Fun neben dem Amt eines kurfürstlich sächsischen Leibarztes mag verhindert b: dass eine grössere zusammenhängende Schrift von ihm verfasst wurde. G 50 Dissertationen über alle möglichen klinischen Fragen tragen seinen Name

Biogr. méd. IV.   R

iedrich F. (FASELIUS), aus einem weimarischen
1—1767, von 1758—1761 zu Jena Extraordinarius,
wa 20 Dissertationen und Programme über klinische
:ung verdient hier lediglich die posthum (Jena 1767)
inae forensis", von denen später Auflagen deutsch
(1770) herauskamen.

. méd. IV.   Red.

ιo F., zu Venedig, war daselbst am 30. December
lahre in Padua, ein Jahr in Wien, bereiste Nord-
: in Pavia ein Schüler von SCARPA, PANIZZA, HILDEN-
330 Doctor. Er trat in das Civil- und Provinzial-
inglich als Secundararzt, dann als Directions-Secretär
Irrenabtheilung von 1835—1843 und darauf der
it (1831) die Cholera in Europa erschien, wurde er
Polen geschickt und berichtete über seine Mission
"Estratto dei rapporti inviati al governo di Venezia"
836 war er dirigirender und Primararzt des Central-
Er hatte Gelegenheit, die meisten Sanitäts-Anstalten
ır zweimal (1836, 1840) Provinzialarzt von Venedig.
verfassten Journal-Aufsätzen hat er sich besonders
Anmerkungen herausgegebenen Uebersetzungen aus
verdient gemacht, namentlich von J. F. C. HECKER'S
reste nel sesto secolo" (Venedig 1834) — *"Eccita-*
nie e Cenni sul sudore inglese del 1485" (1835) —
ιolari" (1837) — *"La danzimania etc."* (Florenz
diatesi-morbose che successivamente dominarono i
— *"La peste antoniana"* (1839) — *"Il sudore*

G.

Professor in Pavia, von welchem nur das Todesjahr
uerndes Verdienst als Verfasser folgender anatomischer
ura dei nervi" (Pavia 1791) — *"Guido allo studio*
ιselbst 1807, 1812).

Red.

F., berühmter Pariser Zahnarzt, der 1761 starb, hat
:hirurgien dentiste" (2 Bde., Paris 1728, 1746;
1.

r. méd. IV.   Red.

zu Lorgues (Var), hat daselbst eine lange Reihe
ıe beträchtliche Menge von Arbeiten geliefert, unter
rorhebcn: Die Preisschrift *"Des indications de la*
ıntpellier 1810), mit der ein von der Gesellschaft
rforscher ausgesetzter Preis gewonnen wurde; ferner :
SÉDILLOT, Journ. gén. de médic. 1803) — *"Mém.*
x-nés" (Daselbst 1805) — *"Observations sur la*
:lbst 1808) — *"Histoire des fièvres aigues graves*
ifs etc." (Daselbst 1813) — *"Hist. d'un abcès au*
ons sur la coutume barbare d'étouffer les hydro-
- *"Obs. d'un rhumatisme aigu, terminé par la*
') — *"Essai sur les modifications que l'état puer-*
et le traitement des fièvres idiopathiques et sympto-
T. VII) — *"Mém. sur la vaccine et son inoculation"*
rat. de Montpellier, An 1804) — *"Mém. sur le*

croup etc." (Annales de la Soc. de méd. de Montp,
composition . . . de la poudre antimoniale connu
J a m e s" (Daselbst 1806) — *„Obs. sur l'usage du*
lepsie etc." (Daselbst) — *„Hist. de la maladie*
et à Taradeau (Var) pendant . . . 1807" (Da*
maladie rare et non décrite qui attaque les enfa
1810) — „Hist. d'excroissances verruqueuses, .
aucun symptôme de syphilis, etc." (Daselbst 1811)
dépendantes de toute autre cause que de l'atonie
de LEROUX 1812) — *„Hist. de l'épidémie de sca;*
casteaux en 1809" (Daselbst 1812) u. s. w. Die Z
Callisen, VI, pag. 187. — Dechambre, 4.

/**Faucon,** J e a n F. (J o a n n e s F a l c o), zu
im Königreich Arragonien geburtig, studirte gegen 1
Montpellier, promovirte daselbst, wurde 1502 Profe
1532. Er hat zwei Werke hinterlassen, einen Con
ANTONIO GUAINERI, Professors in Padua 1430:
Antonii Guaineri" (Pavia 1518, 4.; Lyon 1525
Tode von seiner Witwe herausgegebenes Werk: *„\
scripta, aucta, recognita etc.*" (Lyon 1559, 4.) tl
lateinisch, halb französisch geschrieben.

Astruc, Mémoires etc. pag. 232.

Fauconneau-Dufresne, V i c t o r - A l b a n s F.
geboren, wurde 1824 zu Paris Doctor mit der These
sur quelques points de médecine et de chirurgie", v
Bureaus und eines Dispensaire. Er verfasste folgend
Krankheiten der Leber und der Galle: *„La bil*
couronné par l'Acad. roy. de médec.)" (Paris 184
calculeuse du foie et du pancréas" (Paris 1851)
foie et du pancréas" (Paris 1856). Ausserdem lieg
von ihm vor, darunter: *„Mém. sur les calculs bil*
mém. sur l'inflammation du système veineux abdor
étrang. 1841) — *„Considérations physiologiques, p<*
sur le foie et ses dépendances etc." (Daselbst 1£
système nerveux dans la production du diabète;
1860) — *„Nouvelles observations sur la coliq*
„Considérations thérapeutiques sur les préparations <
„De l'emploi de l'apiol dans le traitement de
ménorrhée" (Paris 1876) u. s. w.

Sachaile, pag. 286. — Index-Catalogue, IV, 1

Faudacq, C h a r l e s F., aus Namur geburt
18. Jahrhunderts als Schüler PETIT'S und MORAUD'*
seiner Geburtsstadt zurück und zeichnete sich als (
„Réflexions sur les plaies ou méthode de procé
1735) — *„Traité sur les plaies d'armes à feu*"

Fauken, J o h a n n P e t e r F r a n z X a v<
und Findelhausarzt in Wien, erhielt seinen Namen
Essay (Wien 1772), in dem er eine Epidemie von 1
fallenden epidemisch verbreiteten Faulfieber" in Verk
rühren von ihm her *„Reformvorschläge*" (Wien 17
„Lebensart der Einwohner in grossen Städten" (1
Biogr. méd. IV.

Faulkner. Unter den drei grossbritannischen Aerzten dieses Namens, die in den Quellen aufgeführt werden, ragt nur Sir Arthur Brooke F., Irländer, hervor, der 1803 zu Edinburg promovirt wurde, 1814 als Militärarzt Pesthospitale auf Malta fungirte und über diese Thätigkeit auch sein grösstes Schriftwerk: „A treatise on the plague etc." (London 1820) verfasste, welchem Observations on the plague" (Edinb. med. Journ. 1814) voraufgegangen waren. Die sonstigen Schriften sind unbedeutend.

Callisen, VI, XXVIII. Red.

Faure. Jean-François F., zu Lyon, war in den letzten Tagen des Jahr 1701 zu Avignon geboren, kam mit 16 Jahren bei einem Chirurgen in die Lehre, hielt sich dann 4 Jahre lang in Nîmes und 3 Jahre lang in Montpellier , wo er den Unterricht von SOULIER in der Anatomie und Chirurgie genoss, ging 1725 nach Lyon zurück, wurde daselbst 1733 Magister der Chirurgie gehörte bald zu den angesehensten Chirurgen der Stadt. Für eine von ihm auf der Acad. de chirurgie eingereichte Denkschrift: „Sur le caractère des tumeurs scrofuleuses, leurs espèces, leurs signes et leur cure" erhielt er den Preis zusammen mit DE BORDEU. Er schickte in demselben Jahre der Akademie noch eine Abhandlungen über sublinguale Tumoren u. s. w. Nachdem er sich vom Jahre 54 an der ausschliesslichen Sorge für die Armen gewidmet hatte, kehrte er 1769 seine Vaterstadt Avignon zurück, wo er seine Werke der Barmherzigkeit und Öffentliche fortsetzte. Noch als Greis betheiligte er sich an einer im Jahre 1 zum 5. Male erfolgten, bisher nur ungenügend beantworteten Preisausschreibung der Acad. de chir.: „Quels sont les inconvénients qui résultent de l'abus onguents et des emplâtres, et de quelle réforme la pratique vulgaire est-susceptible à cet égard dans le traitement des ulcères?" (Mém. de l'Acad. chir. T. V., indem er in dieser preisgekrönten Arbeit gänzlich die Anwendung Salben und Pflastern bei Geschwüren verwarf und dafür dieselben künstlich erwärmen empfahl. Er starb am 13. December 1785.

Louis, pag. 357. Gurlt.

Faure-Villar, Anselme-Claude-Nicolas F., französischer Militärarzt, am 17. December 1801 zu Marseille geboren; seine Mutter war die Tochter Arztes und Botanikers DOMINIQUE VILLAR zu Strassburg. Er trat mit 17 Jahren den Militär-Sanitätsdienst im Militär-Hospital zu Strassburg, beendigte seine lien in den Instructions-Hospitälern Val-de-Grâce und Gros-Caillou zu Paris und de 1823 in Strassburg Doctor. F.-V. befand sich darauf in verschiedenen militärischen Stellungen und schrieb über eine derselben einen „Compte rendu des indes observés au camp de Glomel" (Rec. de mém. de médec. etc. milit. 1830), 1830 nach Algerien, wo er 2 Jahre blieb, um dann als Lehrer im Strassburger tär-Hospital die Hygiene vorzutragen. Er war darauf Chefarzt in den Hospitälern la Rochelle und Versailles (1836), wo er ein „Mém. pour servir à l'histoire complications de la rougeole" (Rec. de mém. de méd. milit. T. XLVI, 1839; XLVIII, 1840; nouv. édit. Lons-le-Saunier 1844) verfasste, sowie eine zweite lohnt gewordene Arbeit: „Histoire de l'épidémie de méningite cérébro-spinale reçie à l'hôp. militaire de Versailles" (Daselbst, T. XLVIII). 1843 ging er lerum nach Afrika als Chefarzt des Hospitals zu Oran, wurde, nachdem er als ein principal de 2. classe mehrere Stellungen bekleidet hatte, zum Chefarzt Expeditions-Corps des Mittelmeeres (1849) ernannt, hielt sich als solcher ein es Jahr in Rom auf und wurde darauf Chefarzt des Hôtel des Invalides zu s., in welcher Stellung er bis zu seiner Verabschiedung 1863 verblieb. Er öffentlichte in dieser Zeit noch: „Recherches de statistique médicale sur l'hôtel Invalides" (Rec. de mém. de méd. milit. 1853). Er starb am 17. April 1870.

Lereboullet in Rec. de mémoires de médec. etc. militaires. 3. Série, T. XXV, pag. 175. Dechambre, 4. Série, I, pag. 266. G.

Faust, Bernhard Christoph F., zu Bückeburg, war am 23. 1755 zu Rotenburg in Hessen als Sohn des Arztes Otto Christoph F. gebor studirte in Göttingen und Rinteln und wurde daselbst 1777 Doctor mit der D *„Descriptionem anat. duorum vitulorum bicipitum et conjecturae de cai monstrorum exhibens"* (4.), die er in vermehrter Uebersetzung als *„Anatomie Beschreibung zweier Missgeburten, u. s. w."* (Gotha 1780) später noch ein herausgab. Er practicirte seit 1777 in Rotenburg, seit 1785 in Alt-Morschen, ei Dorf im hessischen Amte Spangenberg, wurde 1787 Landphysicus über Stadt Amt Vach und Umgegend und ging 1788, als Leibarzt nach Bückeburg beru dorthin, wo er bis zu seinem Tode gewirkt hat. Seine ersten Arbeiten w: geburtshilflichen Inhalts: *„Untersuchung des Werthes der Trennung der Scho beine bei schweren Geburten"* (Gotha 1780) — *„Ueber die Tödtlichkeit Fussgeburten und ihre Verminderung"* (Frankfurter med. Wochenbl. 1780) *„Gedanken über Hebammen und Hebammenanstalten auf dem Lande u. s.*: (Frankfurt a. M. 1784). Ganz besonders aber begann er seine Aufmerksam: hygienischen und diätetischen Dingen, die ihn Lebenslang interessirt hat zuzuwenden und so schrieb er gegen die nicht durch Hosenträger, sond nur um die Taille festgehaltenen Beinkleider, welche nicht nur den Geschlee trieb frühzeitig erregen, sondern auch die Entstehung von Brüchen begünsti sollen, eine Schrift: *„Wie der Geschlechtstrieb der Menschen in Ordnung bringen und wie die Menschen besser und glücklicher zu machen"* (Br: schweig 1791), die er in zwei französischen Bearbeitungen *„Sur un vêten libre, uniforme et national à l'usage des enfans"* (Strassburg 1792) der f zösischen National-Versammlung überreichte und die auch in's Englische (Lon 1792) und Holländische (Amsterdam 1793) übersetzt wurde. Ganz besondere 1 breitung aber fanden zwei populär-medicinische Schriften: *„Entwurf zu ei Gesundheits-Katechismus, u. s. w."* (Bückeburg 1792; 4. Aufl. 1794; übers in's Holländische von G. VAN BOSWELD, Utrecht 1793; zwei dänische Uebersetzen Kopenhagen 1794 und Flensburg 1794) und *„Der Gesundheits-Katechismus : Gebrauche in den Schulen und beim häuslichen Unterricht"* (Bückeburg Leipzig 1794; 11. Aufl. 1830; Uebersetzungen in's Englische von J. H. Bo: London 1794, neue Ausg. 1832; in's Dänische von J. C. TODE, Kopenhagen 17 neue Aufl. 1803; in's Böhmische von F. J. TOMSA, Prag 1794; in's Lateinis von CONR. MEINER, Leipzig 1796; in's Slavonische von G. RIBAY, Pest 17 zweimal in's Ungarische, Oedenburg 1796, Klausenburg 1797; in's Isländia Kopenhagen 1803; ausserdem in's Mährische, Polnische, Lettische), welche Scl in mehr als 150.000 Exemplaren verkauft sein soll. Nach mehreren Schri über die Rinderpest und deren Verhütung (1797, 99) verfasste er wei Schriften, welche die Ausrottung der Blatternkrankheit bezweckten, wie: „ *Perioden des menschlichen Lebens"* (Berlin 1794) — *„Versuch über die Pf der Menschen, jeden Blatternkranken von der Gemeinschaft der Gesun abzusondern, und dadurch . . . die Ausrottung der Blatternpest zu bewirk* (Bückeburg 1794) — *„Gesundheitsregeln für junge Leute, nebst der Geschie der Blatternpest u. s. w."* (Nürnberg 1795) — *„An den Congress zu Rastadt ü die Ausrottung der Blattern"* (Bückeburg und Leipzig 1798, Fol.; 6. Aufl. 18(Nach der Einführung der Kuhpockenimpfung war er einer der Ersten, die dies seit 1801 ausübte, und schrieb er darüber: *„Ueber die Kuhpocken und de Impfung"* (Bückeburg 1801) — *„An den Herrn Dr. Eduard Jenner, i einige Versuche zur weiteren Untersuchung der Wirkungen, . . . der Kuhpock materie"* (Hannover 1802) — *„Oeffentliche Anstalten, die Blattern durch I impfung der Kuhpocken auszurotten: u. s. w."* (Daselbst 1804). Auch (Feld-Sanitätswesen wandte er in jener Epoche der Kriege seine Aufmerksam und sein Nachdenken zu und verfasste in viel gelesenen Tagesblättern (z. B. (Reichsanzeiger 1805, 1806) mehrere auch heute noch lesens- und beachtenswe: Aufsätze: *„Ueber die Anwendung und den Nutzen des Oels bei chirurgisc*

lie *Heiligkeit der Feldlazarethe"* — *„Beschreibung*
— *„Wie das Lebendig-Begrabenwerden auf Wahl-*
ie Aufsätze erschienen, herausgegeben von ihm und
einer Schrift, Leipzig 1806) — *„Das Gesetz der*
' — *„Ueber den Branntwein in der Schlacht"* u. s. w.
emnächst den Gebärenden gewidmet und belehrte er
iften: *„Guter Rath an Frauen über die beste Art*
len *besten Gebrauch der Geburtsbetten u. s. w."*
iter *Rath an Frauen über das Gebären, nebst Be-*
es *Geburtsbettes und der Wiege für Säuglinge u. s. w."*
ebon (Salzburger med.-chir. Ztg. 1803) hatte er über
Erfindungen: Das Geburtslager, die Wiege, die Bein-
lschwebe) und das Krankenbett berichtet. Seine philan-
)er beschränkten sich nicht auf das Angeführte, er
r und Kornpapier", „über den heiligen Frieden" u. s. w.
die Ausführung des Häuserbaues in rationeller Weise.
zahlreicher Freunde auf dem durch ihn zu Stande
1 Doctor-Jubiläum, erlebte ein fröhliches, durch keine
ienalter und starb am 25. Januar 1842.

- Neuer Nekrolog der Deutschen. Jahrg. 20, 1842, pag. 117. —
III, pag. 14.   G u r l t.

1 F., geboren am 16. Januar 1786 in Fürth im Oden-
Joseph Adam F., Rector der öffentlichen Schule
ehen Unterricht, dann kam er nach Mainz zu seinem
Philosophie, und besuchte das Gymnasium in Mainz bis
tudirte Medicin in Heidelberg, Würzburg, später in
FRANK hörte, kam 1811 nach Dorpat und wurde
Dr. med. promovirt *(„Diss. inaug. med. de indole*
differt ab hypochondriaco malo, ratione"). Er trat
ir 1815 Arzt des Murom'schen Infanterie-Regimentes,
und starb 1846 in Morschansk.

, 550.   L. Stieda.

Antoine F., zu Paris, war daselbst 1813 geboren,
ctor mit der These: *„Recherches sur la bronchite*
udo-membraneuse (catarrhe suffocant, croup bron-
verfasste mehrere Aufsätze, wie: *„Sur les signes*
ment *auriculo-ventriculaire gauche"* und *„Mém. sur*
lpêtrière *en 1847 et sur la composition du sang*
. génér. 1847), sowie einige Concurs-Thesen: *„De*
ance *des causes sur le traitement des maladies"*
tre *dans la pratique une maladie particulière sous*
?" (1847). Er erhielt darauf die Stelle eines Chef de
urde bald danach Arzt des Bureau central. In Folge der
des Instituts der Sanitätsbeamten in der Levante, wurde
Posten in Constantinopel berufen. 1848 zum Mitgliede
Reichs-Sanitätsrathes ernannt, führte er 1854, während
tion über die Militärlazarethe in Bulgarien und wurde,
lischen Armee ausbrach, zu dieser nach Varna geschickt.
inschaft mit Militärärzten der verbündeten Armeen, die
ellschaft in Constantinopel, deren Präsident er bald
iazette *médicale d'Orient"*, in welcher wichtige Discus-
era von ihm enthalten sind, in's Leben rief. Inzwischen
Arbeit über die Endemicität der Pest im Orient publicirt,
tionalen Sanitäts-Conferenz 1851 zu einer Reform des

europäischen Quarantainewesens führte. 1852—53 wa
sanitäts-polizeilichen Verwaltungsarbeiten beschäftigt,
zur Annahme der Beschlüsse der Conferenz geneigt zu r
öffentlichte er einen Bericht über seine Mission nach F
die Krankheiten in den von den kriegführenden Arme
medicinische Geschichte des Orientkrieges, eine Arbeit ü
über den Scorbut in der französischen Armee, einen E
beobachtete Pestepidemie, während er zugleich zahl
Soc. médicale des hôpitaux zu Paris über die medicini:
nopel machte. 1866 ernannte ihn die französische R
bei der neuen internationalen Sanitäts-Conferenz zu Co
bei dieser Gelegenheit zwei neue wichtige Arbeiten : De
die Frage des Programmes bezüglich des Ursprunge
Verbreitung der Cholera und den „Rapport sur les 1
pour prévenir de nouvelles invasions du choléra
1866, 4.). — Nach 19jährigem Aufenthalt in Constan
Paris zurück und wurde, als Nachfolger von MÈLIER,
services sanitaires de France, einer Stellung, für we
ärztlichen Stande als der Würdigste erachtet wurde,
seit jenem Jahre Mitglied des Comité consultatif d'hygi
nahm als eines der bedeutendsten Mitglieder der Ak
Wiener Conferenz von 1874 Theil, von welcher die
Allgemeinsten angenommenen Doctrinen über die Chol
in Kraft befindlichen Sanitätsreglements datiren. Fü
zahlreiche Berichte und Mittheilungen und nahm lebh
sionen daselbst, nicht nur über die grossen epidemisch
Pest, Gelbfieber und Typhus, sondern auch über 1
Gesundheitspflege, wie das Impfen, die Ernährung ¿
krankheit u. s. w. — Seine Hauptarbeiten, namentlich
sich vereinigt in dem Werke: „Le choléra; étiologie
und die über Cholera, Gelbfieber und Pest in den
consultatif herausgegebenen „Rapports sur l'organisa.
taines en Turquie etc." (1873) und dem „Règlement
maritime" (1876). Dieser um die Epidemiologie h¢
Vicepräsident der Akademie der Medicin am 5. Nove

Sachaile, pag. 286. — Gaz. des hôpitanx, 1884.

Favart, Jean-Pierre F., 1777—1842, a1
Montpellier 1798, gestorben 1842, verdient Erwähl
„Déterminer, d'après l'observation, si les fièvres
essentiellement des fièvres rémittentes" (Annal. clin. ¿
Daselbst 1814). Auch beschrieb er Epidemien in M¿
vation des Vaccinestoffes (Ann. de la soc. de méd.
Aehnliches.

Dureau bei Dechambre.

Favelet, Jean-Fl. F., am 18. April 1674
werpen geboren, absolvirte seine Studien in Löwen (V1
arzt in Malines, dann in Löwen Professor der Botan:
folger VERHEYEN's bei dessen Tode als Professor der
auch den Lehrstuhl der Medicin und eine praktisc
Hospital. Seine Doctorpromotion fand erst 1718 stat
lag auf praktischem Gebiet und wurde besonders auc
Leibarzt der Erzherzogin Marie Elisabeth anerk:
in denen er den Theorien VAN HELMONT's huldigte,
apologiae fermentationis in animantibus" (gegen H

na a paucis omnis repullularunt, Hypotheseon Lydius
van den Corput. — Red.

ιellus F., um 1530, ist zu nennen wegen seiner oft
aegritudinibus infantium tractatus, opera Georgii
adt 1544) und „*Practica medicinalis*" (Daselbst 1545).
ambre. Red.

ιmas F., 1795—1843, zuerst als Arzt in Manchester,
in Marden-Street, am dortigen Lying-in-Hospital, sowie
ig, siedelte 1836 als Chirurg von Ruf und M. R. C. S.
ιterliess neben dem Katalog seiner sehr reichhaltigen
ammlung folgende Schriften: „*A case of melanosis*"
— „*Cure of subcutaneous naevus by the seton*"
ιilungen glücklich geheilter schwieriger Fälle in London

bre. Red.

bedeutender norwegischer Arzt, wurde 1841 mit der
ιeminalibus" promovirt. Er widmete sich dann zunächst
auf Reisen — dem Studium der Hospitaleinrichtungen,
ilkunde, zog aber auch andere Themata in sein Gebiet
epidemiologischer und praktisch- hygienischer Fragen
ιte in seinen mehrfachen Stellungen als Hospitaldirigent
ιer den Abhandlungen in Norsk. Mag. f. Laegevidensk.
Sclsk. Forh. (1869—1871), im Nord. med. Ark (1871)
inger angående Sygdomme, der kunne udbrede sig
ιuerperalfieber; Stockholm 1872) und „*Om Forholdene*
ospitals-Indretninger etc." (Christiania 1850). — (Ein
ιittel [Christiania 1874] ist von einem jüngeren A. L. F.)
Red.

ιrges de la F., zu Paris, war daselbst im Faubourg
irurg war, am 10. October 1699 geboren, wurde nach
ιr von 15—16 Jahren, von einem Oheim, der Chirurgien-
on Berg-Saint-Vinox war, unter die Zahl seiner Schüler
ιt 3 Jahre, kam nach Paris zurück, wurde ein Schüler
ιharité, trat darauf in das Hôtel-Dieu, wo er 10 Jahre
ne blieb und wurde 1731 Magister der Chirurgie. Er
ls Aide-major in der Armee, wohnte als solcher 1733
bei und erfand bei dieser Gelegenheit einen Apparat
ιetterten Gliedmassen beim Transport (Mém. de l'Acad.
ι Paris zurückgekehrt, kam er als Schwiegersohn eines
dessen Praxis und publicirte DIONIS' „*Cours d'opérations*
ιqmenté" (Paris 1736; 1740; 1751; 1757; 1765),
ιehrbuch auf die Höhe der Zeit gebracht wurde. Es
: „*Observations sur les becs de lièvre de naissance*"
ιir., T. I, 1748) und „*Principes de chirurgie*" (Paris
1761; Berlin 1758; Paris 1811; deutsche Uebersetzung
1751; in's Italienische, Venedig 1751; in's Spanische,
ische, Stockholm 1763), ein elementares Handbuch der
lich für seine Schüler, die seine Privat-Curse besuchten,
mehrere Abhandlungen (Mém. de l'Acad. roy. de chir.,
ier Instrumente zur Extraction der Cataract, über ein
ιiculation des Armes im Schultergelenk und die Geschichte
ch VERDUIN (Amsterdam) und SABOURIN (Genf). Auch
ιoy. des sciences finden sich von ihm einige Mittheilungen,

z. B. über Herzpalpationen, überzählige Muskeln an eine
Das Ansehen, welches er bei seinen Collegen genoss, b
Démonstrateur royal für die Operationen, als Substitut
und 1757 dessen Nachfolger wurde. 1751 hatte ihn di
zu ihrem Vice-Director erwählt. Mehrere Jahre vor se
erfolgten Tode zog er sich vollständig von den Geschä
lungen von Instrumenten, Apparaten u. s. w., für
Vorliebe gehabt hatte, vermachte er der Akademie.
Biogr. méd. IV, pag. 121. — Louis, pag. 319.

*Fayrer, Sir Joseph F., zu London, ist se
Fellow des Royal College of Surgeons, wurde 1859 in
der Royal Societies von London und Edinburg, Hon.
des Prinzen von Wales u. s. w., war lange Zeit in
Med. Board India Office, Surgeon-General des Bengal
Medical College und Senior Surgeon des Hospitals des
Ausser zahlreichen Aufsätzen in Zeitschriften, wie Med
Edinb. Med. Journ., Indian Annals, Indian Med. Gaz. et
verfasst: „Clinical surgery in India" (London 186(
of India, being a description of the venomous snak
with an account of the influence of their poison
experiments" (Daselbst 1872, mit 31 Taf., Fol.; 2.
and pathological observations in India" (Daselbst 1:
life in Bengal" (Daselbst 1873) — „Malarial spi
„The royal tiger of Bengal, his life and death" (Dase
of life by wild animals and venomous snakes in I
relation of filaria sanguinis hominis to the endemic di
„On preservation of health in India" (1880) —
chronic diarrhoea; liver abscess; malarial cachexia
„On insolation or sunstroke" (1881). Zusammen mit
„On the physiological action of the poison of N
venomous snakes" und mit D'ARCY POWER: „Elephar
Medical Directory. — Index-Catalogue. IV, pag. 60§

Fearn, Richard-Lee F., amerikanischer /
delphia ausgebildet und 1827 promovirt, später in Mo
zuheben wegen seiner Untersuchungen über die Sehne
die örtliche Anwendung des Chinins (New-Orleans me
und der Schrift „On removing athmospheric pressu
parations" (North Americ. med. and. Surg. Journ. 1:
Hahn bei Dechambre.

Fearn, Samuel Wright F., Neffe JOHN W
sich daselbst, nachdem er seine Ausbildung in Lor
empfangen hatte. Er fungirte später als Nachfolger von
chirurg an der Derbyshire general Infirmary bis 1870
seinen berühmt gewordenen Operationen „Case of
innominata and of the origin of the subclavia arter
of the common carotid" (Lancet 1836, resp. 1838)
Arterienunterbindung und Aneurysmen (1841, resp. 1
über Chloroformanwendung und noch sonstige chirurg
Hahn bei Dechambre.

*Fechner, Gustav Theodor F., geboren a
Lärchen, studirte in Leipzig Medicin und habilitirte
medicinischen Facultät. Er widmete sich jedoch von

ebenen Schriften („*Repertorium der Experimental-*
n Chemie“ — „Uebersetzung des Lehrbuches der
buches der Chemie von THÉNARD u. s. w. sprechen,
r Physik und Chemie. Im Jahre 1835 wurde er zum
Physik in der philosophischen Facultät ernannt, in
Jahre 1843 verblieb, wo er durch Krankheit genöthigt
stellen. Nach seiner Genesung hat er vom Jahre 1846
ɔ er von der Regierung seiner akademischen Thätig-
rlesungen über verschiedene Gegenstände der Natur-
ɛehalten. Er ist Doctor der Philosophie und Ehrendoctor
ichen von ihm verfassten Schriften aus dem genannten
des Wortes sind jedoch vom medicinischen Standpunkte
:n auf dem Gebiete der Anthropologie und vor Allem
:n über Psychophysik namhaft zu machen. Winter.

Ferard F., dem Vater, sind Schriften nicht bekannt.
trat mit vielen nichtmedicinischen Schriften und mit
i“ (Ristoja 1627) auf und prakticirte in genannter Stadt
g trieb zu Bologna sein Bruder Reguier F. Praxis
:*hiridion pharmaceuticum · etc.*“ (Bologna 1617).
Red.

ichel F., 1610—1688, nach seiner Ausbildung in
ı und Altdorf Doctor Paduensis 1641, Arzt in Schwein-
esonders als Präsident der naturforschenden Akademie
eine Schriften „*Anchora sacro vel scorzonera*“ (Jena
. de absynthio analecta“ (Leipzig 1667) etc. bedürfen
Red.

Martin F., Privatdocent, zu Lahr am 15. Juni 1837
rg und liess sich 1863 als Privatdocent und praktischer
ften behandeln: „*Die Ovariotomie*“ — „*Die Schuss-*
u des Knochens und sein Leben im gesunden und
ie Resection im Kniegelenk“ — „*Ueber das Wesen*
l der Lyssa.“ Red.

Theodor Anton F., zu Würzburg, war 1804 zu
geboren, besuchte die medic.-chirurg. Lehranstalt in
die Universität Würzburg, wo er 1829 Doctor, 1830
las er bis zu seinem Tode innehatte. Obgleich er ein
verlor er mehr und mehr die Lust an der verglei-
er Ueberwachung der Präparirübungen der Studirenden,
ier Neigung für die Zeichenkunst, für welche er ein
ıs, hin, indem er Präparate auf Stein zu verschiedenen
ten, Programmen, Dissertationen u. s. w. zeichnete,
te u. s. w. Demnächst gab er heraus ein: „*Vollstän-*
nie auf ihrem jetzigen Standpunkte und umfassende
Nebst Anhang enthaltend die Erklärung der Abbil-
mit Atlas von 56 Taff., theilweise colorirt, fol.), in
ım auf Stein gezeichnet waren, ebenso wie in seinen
ldungen aus der Geburtshilfe mit erklärendem Texte“
Taff., fol.) und „*Chirurgische Bilder. XII Collec-*
6 mit 60 Taff.; 2. unveränderte Aufl. unter dem Titel:
nstrumenten- und Operationslehre auf 83 Steintafeln
nde vollendet von Textor d. J.“ (Würzburg 1853).
lers interessant für die Geschichte des HEINE'schen

Osteotoms, indem alle Phasen, welche dasselbe durchlief, dargestellt sind, ebe wie die von HEINE bei seinen Experimenten über Knochen-Regeneration gewonnen Präparate. F. starb am 26. November 1848 an Tuberculose.

K. Textor d. J., Vorrede zu letztgenanntem Werke, pag. III   Gurl

Feiler, Johann Nepomuk F., zu Landshut in Bayern. war 1765 Passau geboren, studirte in Altdorf, war auch Docent daselbst, wurde nach Aufhebt der dortigen Universität 1809 Professor der Geburtshilfe und Pathologie so Director der Entbindungs-Anstalt in Landshut. Bereits früher hatte er FR. Hn. BRANDT'S „*Grundriss der allgemeinen Krankheitslehre u. s. w.*" Nürnberg 17 aus dem Lateinischen übersetzt und ein Archiv über die Verordnungen gegen Rinderpest (1797) herausgegeben. Er erliess ferner einen „*Aufruf an die säm lichen Regierungen, Polizeibehörden und Aerzte Teutschlands, in Hins auf die gelbe Pest zu treffenden Vorkehrungen, u. s. w.*" Nürnberg 18 und gab eine „*Kurz gefasste Belehrung für Bruchkranke über den richti Gebrauch der Bruchbänder u. s. w.*" (Altdorf 1808, mit 1 Kpft.) heraus schrieb noch: „*De spinae dorsi incurvationibus earumque curatione*" Nori 1807, c. tab.) — „*Ueber den Bruch des Olekranums nebst einer neuen Meth denselben zu heilen*" (Sulzbach 1811, mit 2 Kpft.) — „*Pädiatrik oder Anleit .... Kinderkrankheiten*" (Sulzbach 1814, mit 1 Kpft.) — „*Ueber angebe menschliche Missbildungen im Allgemeinen und Hermaphroditen insbesond* (Landshut 1820, mit 2 Kpft.) — „*Handbuch der Diätetik*" Daselbst 18 Ausserdem Aufsätze im Reichsanzeiger (1804, 1805). Er starb am 21. März 18

Meusel, IX, pag. 330; XIII, 366; XVII, pag. 556; XXII, pag. 119.

Feldmann, Bernhard F., zu Cölln an der Spree am 11. Novem 1701 geboren, studirte in Halle und machte eine Ausbildungsreise nach Holl wo er SEBA und VILHOORN in Amsterdam, BOERHAAVE und GAUBIUS in Ley hörte. Zurückgekehrt und in Berlin approbirt, wurde er Stadtarzt in Neu-Kup bis 1733. Ein Anerbieten, in die preussische Armee einzutreten, schlug er 1 ab, gab sich neben seiner Praxis ganz den naturforschenden Studien hin und st im Januar 1777. Seine Schriften im Commercium litterarium Norimbergiense im Berliner Magazin haben medicinisch wenig Interesse.

Biogr. méd. IV.   R.

Felice, Giuseppe M. di F. (FELICI), Professor in Padua und Conserv. des dortigen Museums für pathologische und vergleichende Anatomie, gab 1 und 1805 dort gesammelte pathologische und klinisch-therapeutische Beobachtun heraus, sowie: „*Osservazioni fisiologiche sopra le funzioni della milze, d vena porta etc.*" (3. Aug., Mailand 1818). Eine neue Theorie über die Bedeut des Bindegewebes erschien von ihm in den Ann. univ. di med. T. III 1817

Hahn bei Dechambre.   K.

Felix, zwei ältere französische Mediciner, Vater und Sohn. Der Erst François F. de Tassy, war erster Chirurg Ludwig's XIV. und unterrich in seiner Kunst den Sohn Charles-François F., der um die Mitte 17. Jahrhunderts in Paris geboren ward. Dieser hat seine Berühmtheit ledig durch die glückliche Fisteloperation, welche er (als Nachfolger seines Vater Ludwig XIV. ausführte (1687). Am 25. Mai 1703 starb er.

Biogr. méd. IV.   B.

*Felix, J. F., geboren am 6. Januar 1832, studirte in Wien u ROKITANSKY, OPPOLZER, SKODA, HEBRA. 1858 promovirt, erhielt er den Ruf Professor in Bukarest 1861, wurde 1863 Mitglied des Obermedicinal-Rathes Rumänien, 1865 Vorstand des Gesundheitsamtes der Stadt Bukarest und le während des Krieges von 1877—78 die Militärspitäler an der Donau und Verwundeten-Transporte im Inlande. Zum grösseren Theile sind seine hygienisc icinisch-statistischen Arbeiten in rumänischer Sprache erschienen. So 1861 Ernährung des Bauern, 1862 über Pellagra, 1864 über das Trinkwasser arrst, 1870 Handbuch der Hygiene und Sanitätspolizei, 1880 hygienische über die Bewegung der Bevölkerung von Rumänien, 1868—82 amtliche richte des Sanitätsamtes von Bukarest. — In deutscher Sprache hat er ahresberichte des Gesundheitsamtes von Bukarest und kleinere Arbeiten rbut und über die Wirkung der flüchtigen Bestandtheile des Petroleums ch in der Deutschen Vierteljahrschrift für öffentliche Gesundheitspflege), in eher Sprache: Auszüge aus den amtlichen Jahresberichten des Gesundheits- in Bukarest in der Revue d'hygiène und im Journal d'hygiène publicirt. phisch den *„Rapport sur l'étiologie et prophylaxie de la Pellagre"* 882i.   Red.

Fellowes, Sir James F., englischer Militärarzt, war zu Edinburg als es lange Zeit mit Auszeichnung in Lincoln und Bath practicirenden Arztes besuchte, nachdem er in Cambridge erzogen, in London die Vorlesungen GGE FORDYCE und ANDREW MARSHALL, brachte einige Zeit in Edinburg e 1797 in Cambridge Doctor und 1803 Mitglied des College of Physicians in. Vorher schon war er als Hospital-Assistent in die Armee eingetreten 1 in den Hospitälern in Flandern thätig gewesen. Nach Beendigung dieses s ging er als Physician to the Forces mit der Flotte nach St. Domingo de 1804, nach Ausbruch der Pest in Gibraltar, dorthin geschickt. Als ung seiner Thätigkeit erhielt er 1809 von Georg III. die Ritterwürde de bald darauf Chef des Medicinalwesens der britischen Armee in Cadiz. er als Inspector-General of Military Hospitals 1815 den Dienst ver- itte. publicirte er die folgende Schrift: *„Reports of the pestilential dis- Andalusia . . . 1800, 1804, 1810 and 1813; with a detailed account fatal epidemic . . . . at Gibraltar . . . 1804; also observations on the and intermitting fever, made . . . after the return of the troops from lition to Zealand in 1809"* (London 1815). Er starb am 30. December Langstone Cottage bei Havant, der Besitzung seines Sohnes. Munk. III, pag. 24.   G.

Feltz. Victor-Thimothée F., 1860 mit der These *„Des grossesses s"* zu Strassburg promovirt und in den Folgejahren bis 1870 Mitglied gen Facultät, siedelte nach dem deutsch-französischen Kriege nach Nancy er z. Z. die Professur für Anatomie und pathologische Physiologie Ausser kleineren Schriften über primäre und secundäre Amputation, rgenphthise, über Diathesen und Cachexien (Strassburg 1863—1865), geformtes Typhusferment (1878?), besitzen wir von ihm: *„Étude clinique inntule des embolies capillaires"* (Paris 1868), ferner (mit RITTER): *inie expérimentale"* (Daselbst 1881) und mit COZE (s. diesen): „Die ungen über Infusorien im Blute" (Strassburg 1869) und „Ueber Infections- en" (Paris 1872).   Red.

Fend. Melchior F. (bekannter als FENDIUS), zu Nördlingen 1486 geboren Wittenberg 1564 gestorben, wurde Dr. med. zu Leipzig 1543 und lehrte in Wittenberg. Sein *„De dignitate et utilitate artis medicae"* und *Hationii us panum"* (in MELANCHTHON'S Declamationen, Wittenberg 1548) n kaum seine Weiterführung in biographischen Werken. Biogr. méd. IV.   Red.

Fenger, Christian F., geboren zu Kopenhagen 1773, deponirte 1791, Examen chirurgicum 1798, wurde 1810 ausserordentlicher Professor an lemie nebst königlicher Leibchirurge, 1813 Professor ordinarius und Mit- Gesundheits-Collegiums, 1826 Etatsrath, 1830 General-Director der und erster Professor ordinarius an der Akademie. Gestorben 1845.

352   FENGER.

Einzelne Abhandlungen aus seiner Feder in Acta Reg. soc. med. Hafn.,
ohne grössere Bedeutung; dieselben sind specificirt in ERSLEW.   P e t e r s e

Fenger, Carl Emil F. (Neffe Christian F.'s), ist am 9. Februar 1
zu Kopenhagen geboren, studirte zuerst hier, wo er ein glänzendes chirurgis
Examen absolvirte, dann in mehreren Jahren im Auslande, besonders in P
Seine umfassenden Studien bezogen sich nicht allein auf die eigentliche Chiru
und Medicin, sondern auch auf medicinische Statistik (die eben in GAVAR
„Numerischer Methode" in exacter Weise aufgetreten war), Statistik in weit
Sinne, National-Oekonomie und Finanzwesen — ein Anzeichen seines späteren
seitigen und eingreifenden Wirkens. Nach Dänemark zurückgekehrt, beschäfl
er sich fortwährend mit Chirurgie, habilitirte sich jedoch zugleich in medicinis
Richtung durch seine auch vom Auslande beachtete Licentiat-Dissertation: „(
*faciant aetas annique tempus ad frequentiam et diuturnitatem morbo
hominis adulti?"* 1842 promovirte er mit der Abhandlung „De erysip
ambulante". Nach einer siegreichen Concurrenz mit dem schon damals berühr
Histologen HANNOVER erhielt er 1843 das neu errichtete Lectorat in pathologis
Anatomie und allgemeiner Pathologie an der Facultät und inaugurirte durch s
epochemachende Concurrenz-Abhandlung: „Plan til en Forelæsnings-Cyclus
almindelig Pathologie", sowie durch seine meisterhaften Vorlesungen die
pathologisch-anatomische und physiologische Aera an der Kopenhagener Univer
die Emancipation der Medicin von der bisherigen, von O. BANG vertret
wesentlich dogmatisch humoralen Pathologie. Zu gleicher Zeit publicirte er in
Schriften der königlich medicinischen Gesellschaft mehrere bahnbrechende r
cinisch-statistische Arbeiten, besonders die Mortalitätsstatistik betreffend (
dödelighedsforholdene i Danmark" — „Om koldfeberepidemiernes indflyg
paa dödeligheds- og befolkningsforholdene" — „Om influenzaepidemie
paa dödelighedsforholdene").* Seine Bedeutung für die Förderung der me
nischen Ausbildung wurde noch grösser, als er 1852 den klinischen Unter
als Obermedicus an einer für diesen Zweck errichteten Abtheilung des Fried:
Hospital übernahm. Die seltenen Eigenschaften, die den grossen, den classis
Kliniker hervorbringen, besass er im vorzüglichen Grade, und er schuf eine
seinem echt naturwissenschaftlichen Geiste, seinem streng exacten Streben de
drungene Schule, dessen erstes literarisches Monument ein umfassender F
„Hospitalsmeddelelser" ist. Der Inhalt dieses Werkes bildet eine Reihe w
voller Abhandlungen, theils von seinen Schülern, theils von F. selbst, unter wel
letzteren besonders zu nennen ist die stethoskopische, auch in fremde Spra
übersetzte Abhandlung: „Om gjenlydene (Ecchogeräusche) i det mennesk
bryst". Besonders wichtig in allgemein-therapeutischer Beziehung, wie überb
für eine rationellere Praktik ist seine umfassende, in „Hospitalstidende" 1
gedruckte Abhandlung: „Bidrag til oplysning om vor tids therapeutiske
vägelse" (Beitrag zur Beleuchtung der therapeutischen Bewegung unserer Z
Diese Abhandlung, die übrigens gelegentlich eines Angriffes A. BUNTZEN's auf
Skepsis der von F. vertretenen neuen naturwissenschaftlichen Medicin zum
schein kam, ist in PETERSEN'S „Hauptmomente in der geschichtlichen Entwick
der medicinischen Therapie", Kopenhagen 1877, pag. 320—37, ausführ
besprochen. In demselben Jahre schloss F. leider sein glänzendes klinisches
ärztliches Wirken ab, indem er als Finanzminister in das Ministerium Hall ei
und fernerhin seine beste Kraft in die Politik einsetzte. Unter seinen vielen
vorragenden öffentlichen Stellungen in der Folgezeit sind doch mehrere,
wesentliche Berührungspunkte mit der Medicin abgeben — er war eine lange
Mitglied des königlichen Gesundheits-Collegiums, Director der dänischen Veteri
schule (dessen Erweiterung und bessere Organisation auch hauptsächlich sein
dienst ist), communaler Rath und Bürgermeister in Kopenhagen und als solcher
Vorstand der Communal Spitäler. Auch literarisch beschäftigte er sich fortwähl

mit der Medicin und publicirte 1867 in HORNEMANN'S „Hygieiniske meddelelser" eine umfassende und gründliche Uebersichtsabhandlung: „*Om qjäring, foraadnelse og visse arter af sygdomssmitte*" (über Gährung, Fäulniss und Krankheitsinfection). Nach langdauernder Kränklichkeit starb er am 21. September 1884.

Petersen.

Fenner. Zwei amerikanische Aerzte, von welchen der ältere, E r a s m u s D a r w i n F., 1807—1866 in New-Orleans wirkte und eine Reihe dortiger Zeitschriften theils begründen half, theils mitherausgab (1844—1866). Seine eigenen Arbeiten waren zum Theil statistischen Inhalts, so: „*Southern medical reports*" (New-Orleans 1850—1851), theils auf dem Gebiete der Epidemiologie sich bewegend: zwei Gelbfieberschriften (New-Orleans 1853, 1855; New-York 1854); „*Report on the epidemics of Louisiana, Missisippi, Arcansas etc.*" (Philadelphia 1856).

(Nicht zugängliche) Biographie in South. J. M. Sc. New-Orleans 1866.　　Red.

Christopher Smith F., 1823—1879, war Augenarzt in Louisville und schrieb über Refraction und Accommodation (Daselbst 1873); Glaucom (1874), sowie als umfangreichstes seiner Werke: „*Vision, its optical defects etc.*" (Philadelphia 1875).

(Nicht zugängliche) Biographie in Am. M. Bi-weekly. Louisville 1879.　　Red.

Fenner von Fenneberg, J o h a n n H e i n r i c h C h r i s t o p h M a t t h ä u s F., zu Schwalbach, war am 25. December 1774 zu Kirchhain bei Marburg in Hessen geboren, studirte auf letztgenannter Universität und wurde 1791 daselbst Doctor, liess sich dann in dem damals kurhessischen Badeorte Schwalbach nieder, wurde darauf Physicus in Nastätten, aber bald nach Schwalbach zurückversetzt, mit dem er im Laufe der Jahre fast verwuchs, indem er dasselbe durch geistige und materielle Mittel auf eine beträchtliche Höhe zu heben verstand. Unter seinen früheren Arbeiten nennen wir: Zusammen mit VETTER „*Zwo Abhandlungen aus der Geburtshilfe über die Wehen vor und nach der Geburt*" (Leipzig 1796) — „*Gemeinnütziges Journal über die Bäder und Gesundbrunnen in Deutschland*" (2 Hefte, Darmstadt 1799, 1801) — „*Taschenbuch für Gesundbrunnen und Bäder auf das Jahr 1816; für 1817; für 1818*" (Daselbst). Ausserdem eine Reihe von Schriften über die Heilquellen von Schwalbach, aber auch von Schlangenbad und Selters aus der Zeit von 1800—1834 und einige Aufsätze über Kinderkrankheiten (HARLESS, Neue Jahrbb. 1822). Nachdem 1845 sein 50jähriges Dienstjubiläum mit grosser Feierlichkeit begangen worden, verstarb er als herzogl. nassauischer Geh. Rath, Badearzt zu Schwalbach und Schlangenbad, am 16. December 1849.

Allgem. Medicinische Central-Zeitung. 1849, pag. 54. — Neuer Nekrolog der Deutschen. Jahrg. 27, 1849, II, pag. 1019. — Callisen. VI, pag. 227, XXVIII, pag. 23.　　G.

Fenoglio, G i u s e p p e - C e s a r e F., 1790 in Rivoli geboren, promovirt 1820, wirkte als Chirurg an den bedeutendsten Spitälern in Turin. Er war mit ROSSI sehr befreundet und cultivirte als Schüler desselben die venerischen Krankheiten: „*Trattato completo sulle ulceri sifilitiche e veneree etc.*" (Turin 1834), seine Hauptarbeit, neben welcher er in den Jahren 1821—1835 eine zahlreiche Casuistik, ein philosophisches Gedicht: „*De febbri*" (Florenz 1822) und therapeutische Beobachtungen über Kalisalze, Crotonöl, Digitalis etc. publicirt hat.

Hahn bei Dechambre.　　Red.

Fenwick. Aus der Zahl der verstorbenen F. ist hervorzuheben: G e o r g e E. F., der — zu Montreal wirkend — mehrere canadische Zeitschriften begründen und herausgeben half, auch schriftstellerisch selbstthätig auftrat mit „*Medical statistics of the city of Montreal*" (Daselbst 1862) und mit chirurgischer Casuistik. — *S a m u e l F., M. D. St. And. 1846, M. D. Durh. 1859, F. R. C. P. Lond. 1870, war als Arzt an verschiedenen Londoner Hospitälern, später als Lecturer der pathologischen Anatomie auch an der Newcastle-on-Tyne-Medicinalschule thätig. Unter seinen Büchern erlebten einige mehrere Auflagen, so: „*The students guide*

to medical diagnosis" (1880 die 5.) — *"Outlines*
zeitig die 2. Aufl.). Ausserdem rührte von ihm her:
(London gleichzeitig) und eine Reihe von Aufsätzen ii
(1864—1866) und in der Lancet 1877.

*Féréol, F. F., Hospitalarzt in Paris, hat
mehrere nicht sehr umfangreiche Arbeiten verfasst, so
über Gicht und Rheumatismus (1869), tuberculose Ne
Wasserscheu (1878).
Index-Catalogue.

*Fergus, Andrew F., studirte Anfangs der
nachdem er bereits 1845 M. R. C. S. Eng. geworden wai
Doctordiplom 1866. Er wurde dann an dieser I
beschäftigte sich wissenschaftlich speciell mit Infec
Arbeiten: *"The curable stage of Cholera"* (1866,
(Glasgow med. Journ. 1866) und eine Reihe von
bezeugen. In der *"Sewage Question"* (1866) nimmt
wässerungsbestrebungen widerstrebenden Standpunkt e

Fergusson, William F., englischer Militära
wurde Principal Medical Officier auf den Leeward and W
*"On the mercurial plan of treatment in dysentery
same practice as applied to yellow fever, and to r
occur in Europe, as well as in the East and West*
Transact. Vol. II, 1811). Er war dann während des I
of Hospitals zu Lissabon und Evora (1810—12) un
*on the malignant venereal disease in Portugal, as
British soldiers and natives"* (Daselbst 1813) — *"*
and nature of the yellow fever, as it has lately op
(Daselbst 1817) — *"On the nature and history*
(Transact. of the Roy. Soc. of Edinb. 1823). Von 1
der afrikanischen Küste in Sierra Leone, anfänglich al
Colonial Corps, seit 1839 als Staff Surgeon I. Cl., se
und Gouverneur der Colonie, nachdem er nur 1830 i
enthält in Europa genommen. Er schrieb noch: *"Rep*
nation, on small-pox" (London Med. and Phys. Journ.
Gesundheit musste er nach England zurückkehren und
1846. — (L. HAHN (bei DECHAMBRE, s. unten) hat
gleichen Namens angeführt, von denen der eine
2. Januar 1846 zu Windsor gestorben sein soll. Ob wir
sind, war uns zu ermitteln nicht möglich.)
Dechambre, 4. Serie, 1, pag. 541. — Callisen,

Fergusson, Robert F., in London, war am 1
als Sohn eines Arztes im indischen Civildienst gebore
London, indem er Vorlesungen in der Hunterian Scho
hörte, hielt sich einige Zeit in Heidelberg auf und er
Doctorgrad. Nach London zurückgekehrt, wurde er
der Marylebone Infirmary, 1824 Mitglied des College o
am Westminster Lying-in Hospital und 1831, bei 1
Abtheilung des King's College, zum Professor der
ernannt. Nachdem er 1825 *"A letter to Sir Henr*
posing a method of inoculating the small-pox, wh
danger" veröffentlicht hatte, gab er heraus: *"Ess*
diseases of women. P. I. Puerperal fever" (London

Kolb, Stuttgart 1840), wurde 1840 zum Physician accoucheur der Königin ernannt und theilte sich einige Jahre lang mit Sir Charles Locock in die Londoner geburts-hilfliche Praxis. 1857 zog er sich aus derselben zurück, wurde zum Physician extraordinary der Königin ernannt und starb am 25. Juni 1865 auf seinem Land-sitze Ascot Cottage, Winkfield, bei Windsor. Er soll die ,London Medical Gazette (1828) in's Leben gerufen haben, schrieb einige treffliche Artikel über die Krank-heiten des Uterus in der Library of Medicine, gab Dr. Robert Gooch's Werke für die New-Sydenham Society (1859) heraus, verfasste im Laufe von 20 Jahren eine Reihe von Artikeln und Recensionen für die Quarterly Review und war der Ver-fasser der Geschichte der Insecten in der Family Library.

Munk, III, pag. 295.

G.

Fergusson, Sir William F., Baronet, zu London, sehr berühmter Chirurg, war am 20. März 1808 zu Preston Pans, East Lothian in Schottland geboren, studirte in Edinburg, war besonders fleissig und geschickt in der Anatomie unter Robert Knox, wurde 1826 Assistent von John Turner, des Professors der Chirurgie am Royal College of Surgeons, dessen Fellow er bereits 1829 wurde, während er in demselben Jahre „A probationary essay on the arch of the aorta, and great blood vessels arising from it" verfasste. 1831 wurde er Surgeon an der Royal Dispensary zu Edinburg und begann damit seine Lehrthätigkeit in der Anatomie und Chirurgie. Auch that er sich bereits als Operateur hervor, unterband z. B. die Art. subclavia, die erst zweimal vor ihm in Schottland unterbunden worden war. Er machte darüber folgende Mittheilung: „Case of axillary aneurism cured by tying the subclavian artery" (Edinb. Med. and Surg. Journ. 1831) und publicirte ausserdem: „Case of imperforate anus, where the child was saved by an opening made into the bladder" (Daselbst). 1839 wurde er zum Surgeon der Royal Infirmary ernannt, aber bereits 1840 wurde ihm eine ehrenvolle Berufung nach London, als Professor der Chirurgie am King's College und an dessen neu errichtetem Hospital zu Theil. Man sah ihn nur ungern aus Edinburg scheiden, wo er sich bereits einen grossen Ruf als Chirurg und viele Anhänglichkeit bei Collegen und Schülern erworben hatte. Er verstand es jedoch, sich auch in London bald Geltung zu verschaffen, wurde zum Fellow des Royal College of Surgeons und der Royal Society erwählt, wurde nach dem Tode Aston Key's Surgeon-in-Ordinary des Prinzen Albert und 1855 Surgeon-Extraordinary der Königin. 1866 erhielt er die Baronetwürde und 1867, nach dem Tode von Sir W. Lawrence, wurde er dessen Nachfolger als Sergeant-Surgeon der Königin. Bald nach seiner Uebersiedlung von Edinburg nach London publicirte er (London and Edinb. Monthly Journ. of Med. Sc. 1841) die nach-stehenden zwei Arbeiten: „Case of aneurism of the innominata, treated by ligature of the right carotic artery; with observations" — „Account of the dissection of a patient in whom the subclavian artery had been tied for axillary aneurism", welchen bald darauf „A system of pratical surgery" (London 1842; 5. Aufl. 1870; 2. amerik. Ausg. mit Anmerkungen etc. von G. W. Norris, Philad. 1845; deutsche Bearbeitung von Sigm. Frankenberg, 2 Bde., Leipzig 1845, 46) folgte, eine Schrift, die, wie angeführt, eine Anzahl von Auflagen erlebte. Die Theile der Chirurgie und die Operationen, um welche er sich besondere Verdienste erwarb, sind die Hasenscharte, die Staphylorrhaphie (1845), bei welcher er, ausser der Vereinigung der Spalte, auch noch eine Durchschneidung gewisser Muskeln, die jene erleichtern sollten, vornahm; ferner die Resectionen, von denen er die fast in Vergessenheit gerathenen Resectionen des Hüftgelenkes (1845, 46) und Kniegelenkes (1850) wieder in Aufnahme brachte, während er 1847 die ganze Scapula exstirpirte; ausserdem die Steinoperationen, bei denen er verschiedene Verbesserungen z. B. 1834 die Anwendung von Instrumenten, die mit Zahn und Trieb versehen sind, bei der Lithotripsie) einführte; endlich eine besondere Behandlungsweise einzelner Aneu-rysmen, bei denen eine centrale Unterbindung nicht möglich ist, indem er durch Manipulationen an denselben eine künstliche Embolie und Thrombose des peripherisch

23*

gelegenen Arterienstammes herbeizuführen suchte (1857).
von denen die früheren sich im Edinburgh Med. and Surg.
Medico-Chirurg. Transact. veröffentlicht finden, konnte e
als Professor der Anatomie und Chirurgie am Royal Coll
Vorlesungen „Lectures on the progress of anatomy
present century" (London 1867) Näheres berichten. 1
Oration. Als ein Operateur von ausnehmender Geschicl
der einfachsten Instrumente und hat er daher nur wel
chirurgischen Arsenals, von welchem jedoch seine „Bulld
in den Händen Aller sich befindet, beigetragen. In s
tischer Chirurg und Operateur lag übrigens seine Hau
ihm gesagt wurde, er habe „the eagle's eye, the lion's l
gehabt. Weder als Lehrer, noch als Schriftsteller besa
schaften, wenigstens so weit es sich nicht um rein pra
dass er sich bei einigen Gelegenheiten nicht zu verk
jedoch bei seinem liebenswürdigen, humanen und rech
bei dem Ansehen, das er überall genoss, ihm nachgese
10. Februar 1877.

Medical Times and Gaz. 1877, I, pag. 186. — L
pag. 525. — British Medical Journ. 1877, II, pag. 240.

Fermin, Philipp F., zu Berlin 1730 gebore
ging in ärztlicher Thätigkeit nach Surinam und liess sic
Seine „Histoire naturelle de la Hollande équinoctial
seine drei Schriften über Surinam (Amsterdam 1769,
aber der „Traité des maladies les plus fréquentes à
Amsterdam 1765) sind weitaus inhaltsvoller als einige spl
Dict. hist. II.

Fernandez. Aus der sehr grossen Reihe von
Namens bedürfen der Hervorhebung: Thomas F, Le
über Antimon und eine „Defensa de la china-china eti
— Francisco Bruno E., Anfangs des 18. Jahrh
de Henares Medicin und Theologie studirend. Er bili
in Deutschland, Italien und England ans, kehrte nach :
in den Städten Pozuelo del Rey und Valdacaracete
Titular-Amtsarzt. Nach seiner Uebersiedlung nach M:
Directorat des königlichen Hospitals und andere Ehren,
seines Lebens in ein Kloster zurück. Die Armeekran
Schiffshygiene bildeten sein Hauptarbeitsgebiet: „Tratadc
y enfermedades particulares de los ejércitos etc."
„El juicio de Paris, verdadero desengaño del agua
„Instruccion para el bien publico y comun de la c
las problaciones etc." (Daselbst 1769). Ein letztes W
erschien von ihm 1783. Sein Todesjahr ist nicht beka
ist unterschieden Andres F., der zu Karthagena lebi
über die Ansteckungsfähigkeit der Pest (Murcia 1676)

Hahn bei Dechambre,

Fernandez-Bejarano, Francisco Mateo F
gegen Ende des 16. Jahrhunderts in Granada, wirkte
berühmt durch die in drei Tractate getheilten „De facul
tationes medicae et philosophicae" (Granada 1610—
pädisches Werk über alle Künste und Wissenschaften (
in libros quatuor Aristotelis de meteoris" (London 164
zugeschrieben.

Hahn bei Dechambre,

Fernel, J e a n F., wurde 1497 in der Picardie geboren und kam im 19. Lebensjahre nach Paris, wo er zuerst Philosophie und alte Sprachen studirte. Seine Studien betrieb er mit solchem Erfolg, dass man ihm in Paris eine Professur der Logik antrug, welche er aber ausschlug, um Medicin und Mathematik zu studiren. Er promovirte in Paris, woselbst er auch 1534 an der medicinischen Schule Professor wurde. Er gewann schnell eine sehr ausgedehnte Praxis und wurde auch Leibarzt des Königs H e i n r i c h II., dessen Gemahlin Katharina von Medicis er von ihrer Sterilität befreit haben soll. Diese ihm zugeschriebene Leistung gewann ihm das Vertrauen des Königs in so hohem Grade, dass er denselben auf allen seinen Reisen begleiten musste. Auf einer dieser Reisen, die bei heftiger Winterkälte ausgeführt wurde, verlor F. seine Frau durch den Tod, ein Ereigniss, welches ihn so erschütterte, dass er am 26. April 1558, wenige Wochen nach ihrem Tode, ihr nachfolgte. Seine wissenschaftlichen Arbeiten haben eine sehr getheilte Beurtheilung gefunden; die Nouvelle Biographie générale giebt ein Verzeichniss, sowie eine Analyse derselben.

Grosses Universal-Lexikon. Bd. IX, Halle und Leipzig 1735.   M a g n u s.

Ferraguth (eigentlich FARRADSCH BEN SALEM, latinisirt FERRAGIUS — auch FARRAGUTH), den unsichere Ueberlieferungen theils zum Arzt K a r l's d e s G r o s s e n, theils zum Angehörigen der Salernitanischen Schule machten, hat sicher nicht zu Anfang des neunten, sondern um die Mitte des 13. Jahrhunderts gelebt. Der C a r o l u s, welcher auf dem Titel des *„Takuin aegritudinum et morborum"* erwähnt ist, war K a r l v o n F r a n k r e i c h, der 1266 den sicilianischen Thron bestieg. Jedenfalls lebte BUHUALYHA (BENGEZLA, s. Araber, Bd. I, S. 175), der Originalautor, dessen Werk F. übersetzte, selbst erst um die Mitte des 11. Jahrhunderts. Zur Veröffentlichung gelangte das Werk erst 1533.

Biogr. méd. IV.   R e d.

Ferrand, J e a n - B a p t i s t e - G u i l l a u m e F., zu Paris, war zu Bolbec in der Normandie am 13. August 1733, geboren als Sohn eines Chirurgen, studirte die Anatomie zu Paris, im Hospitale der Invaliden, widmete sich auch der praktischen Medicin und wurde 1768 Doctor derselben. In demselben Jahre zum Adjoint und dann zum Conseiller im Comité der Académie de chirurgie ernannt, wurde er auf den Vorschlag von MORRAU, des ersten Chirurgen des Hôtel-Dieu, 1771 zu dessen Nachfolger berufen. Ausser verschiedenen Thesen, wie: *„De variis haemorrhagiae sistendae methodis"* — *„De labro leporina"* — *„De labiorum cancero"*, rühren von ihm her ein *„Mém. sur l'encéphalocèle"* — *„Lettre à M. L u m y, sur la sensibilité du corps animal"* (1760) — *„Essai sur les contre-coups de tête"* — *„Les abcès du foie après les lésions de la tête"* und mehrere Aufsätze in den Abhandlungen der Académie de chirurgie. Zusammen mit SUE übersetzte er auch den 6. und 7. Band von BOERHAAVE's chirurgischen Aphorismen. Er starb am 10. Februar 1785.

Lebreton, II, pag. 41.   G.

Ferrara, G a b r i e l e (eigentlich Camillo) F., Chirurg des 16. Jahrhunderts in Mailand, hatte nach dem Eintritt in ein Kloster die obige Namensveränderung vorgenommen. Er hat folgendes Werk verfasst: *„Nuova selva di cirurgia"* (Venedig 1596; 1627; lateinische Uebersetzung von PETER UFFENBACH, Frankfurt 1625; 1629; 1644).

Biogr. méd. IV, pag. 135.   G.

Ferrara, P a s q u a l e F., zu Neapel, seinem Leben nach sonst unbekannt, hat folgendes Werk hinterlassen: *„Delle morti e malattie subitanee ove spezialmente de polipi del cuore e del male terribile dell' apoplessia etc. etc."* (2. Aufl. Neapel 1767, 4.); es enthält einige interessante Beobachtungen von Gefässrupturen u. s. w.

Dict. hist. II, pag. 296.   G.

Ferrara, F r a n c e s c o F., italienischer Arz
erster Professor der Naturgeschichte und Physik an
und Intendant der sicilianischen Alterthümer. Ausser e
historischen Arbeiten, z. B. über den Honig des Berg
Hybla Megara (1805), sowie über den sicilianische
noch folgende Abhandlungen geschrieben: „Mestru
(Osservatore medico di Napoli 1830) — „Dell' us
epilessia" (Daselbst 1831). Nachdem er lange in P
Neapel und starb daselbst um 1840.

Callisen, VI, pag. 242; XXVIII, pag. 27. — De

Ferrario, G i u s e p p e F., zu Mailand, war d
geboren, studirte in Pavia, wo er 1825 Doctor wurde
fisiologica e patologica del suono, del canto, e della
Er trat als Chirurg beim Ospedale maggiore ein, w
Santa Corona und Medico-Chirurg der Akademie der
Zeit begann er seine Publicationen mit einer PA
„Nuovo metodo d'operare con sicurezza la cistotomi
schichte einer Frauensperson, die aus ihrem Körper N
degli aghi" (1829), schrieb beim Herannahen der
gelegtes „Avvertimento al popolo sui mezzi sicuri
nozioni e cura del cholera - morbus" (1831), gab
BATT. PALLETTA heraus: „Nota ed estratti delle op
(1838) und in Folge einer Aufforderung des Lombard
delle morti improvoise e particolarmente delle mort
. . . . di Milano dal 1750 al 1834" (1834), ein W
nomico (1837) fortgesetzt wurde. Es folgte nun „St
del cholera-morbus asiatico di Milano e del regno Lo
in den Effemeridi mediche (1838) publicirt, dann als „
dal secolo XV fino ai giorni nostri", das 1844 be
der 330. Tabelle gediehen war. Ueber den Nutzen
schrieb er: „Ragionamento sull' utilità e necessità
terapeutica e clinica, etc." (Mailand 1839) — „St
tistica clinica, uniforne, pubblica degli spedali Ital
prof. B u f a l i n i etc." (Daselbst 1842) — „Risposte
bubonica orientale, etc." (Daselbst 1843).

Cantù, pag. 205.

Ferrarius, G i o v a n n i M a t t e o F., von s
Mailändischen auch mit dem Beinamen DE GRADIBUS
des 15. Jahrhunderts Professor der Medicin in Pavia
B l a n c a M a r i a v o n M a i l a n d. Sein Tod erfolgt

Ein Verzeichniss seiner Arbeiten findet man: Gros
Halle und Leipzig 1735, pag. 623.

Ferrarius. Die sämmtlichen übrigen F. sind i
Wissensgebieten thätig gewesen, so G i o v a n n i F
Botaniker, 1584—1655; — O m n a b o n u s F., Verfas
medicinae ex Hippocrate etc." — „De arte medica
et morbis" (sämmtlich Brescia 1566, 1577, resp. 1598
der ein Manuscript des FLAMINIUS EVOLUS „Idea theri
1606) publicirte; — sowie endlich G i a c o m o F.,
einer Petechialfieber - Epidemie (Mantua 1622), — w
aufzuführen waren.

Chereau bei Dechambre.

Ferrein, Antoine F., wurde am 25. October 1692 zu Frespech in Argenois geboren und starb am 28. Februar 1769 in Paris. Er begann seine Studien bei den Jesuiten in Agen, woselbst er Theologie, Mathematik und Jura trieb. Doch wurde er durch die Lectüre von BORRELLI'S Werk „De mortu animalium" diesen seinen Bestrebungen untreu gemacht und der Medicin zugeführt, deren ausschliesslichem Studium er in Montpellier sich widmete. 1716 wurde er Baccalaureus und nachdem er in Marseille noch eingehend Chirurgie studirt hatte, machte er in Montpellier das Doctorexamen. Im Jahre 1732 wurde er zum Professor der Anatomie in Montpellier vorgeschlagen, da er von der Regierung aber nicht gewählt wurde, so ging er nach Paris, wo er die Stelle des Ober-Feldmedicus der nach Italien ziehenden französischen Armee übernahm. Bis zum Jahre 1735 bekleidete er diesen ärztlichen Posten in dem Heere, um dann nach Paris zurückzukehren. Da aber gerade in Vexin eine heftige Epidemie ausbrach, so verliess er bald wieder Paris, um gegen die Seuche an Ort und Stelle zu wirken. Nach Erlöschen der Epidemie ging er nach Paris zurück, woselbst er 1738 Licentiat der medicinischen Facultät und 1741 Anatom bei der Akademie der Wissenschaften wurde. 1742 wurde er zum Professor der Medicin und Chirurgie an dem königlichen Collegium in Paris ernannt. Von seinen Arbeiten ist besonders ein Handbuch der praktischen Chirurgie und der praktischen Medicin zu nennen. In der Augenheilkunde machte er sich besonders bekannt durch einen Aufsatz über Anatomie und Therapie der Thränenorgane, eine Arbeit, welche auch von HALLER in seinen Dissert. chirurg. IV veröffentlicht wurde.

Man vergleiche Nouvelle Biographie générale und Adelung Fortsetzung und Ergänzungen zu Christ. Gottl. Jöcher's Allg. Gelehrten-Lexikon, Bd. II, pag. 1063.

Magnus.

Ferreira, zwei Portugiesen. Von dem Jüngeren, Josephus F., besitzen wir lediglich eine „Chirurgia medico-pharmaceutica etc." (Lissabon 1740). — Der Aeltere, Antonius F., war Hofchirurg des Königs Johann IV., begleitete dessen Tochter (Braut Karl's II.) Katharina nach England und starb 1677 mit Hinterlassung von „Luz verdadera e recupelada, examen de toda a cirurgia" (Lissabon 1670).

Biogr. méd. IV.

Red.

Ferrer y Garcès, Ramon F. y G., 1800—1872, ist zu nennen als Verfasser der Werke: „Clinica quirúrjca" (Barcelona 1839) und „Tratado de medicina legal etc." (Daselbst 1867).

(Nicht zugängliche) Biographie in Independ. méd. Barcelona 1871—1872.

Red.

Ferret, Laurent F., aus Paris, Dr. med. daselbst 1738, wurde 1743 Professor der Chirurgie an den dortigen Facultätsschulen und sicherte sich, nachdem ihn Krankheit genöthigt hatte, von dem praktischen Wirken zurückzutreten, einen Nachruhm durch die Schriften: „An senium a fibrarum rigiditate" (Paris 1739) — „An dolor a soluta unitate morbus?" (1741) — „An in acutis diaeta e solis vegetantibus?" (1751), besonders aber durch das historische Werk: „An chirurgia recens instrumentalis antiqua perfectior?" (1764).

Hahn bei Dechambre.

Red.

Ferri, Alfonso F., aus Neapel oder Faenza, geboren um 1500, Leibarzt Papst Paul III., ist bekannt als Verfasser einer Schrift über Schusswunden, in welcher er dieselben im Sinne der Galenischen Theorie als verbrannte und vergiftete Wunden bezeichnet und demgemäss behandelt. Ein von ihm angegebener, einer Schieber-Pincette ähnlicher Kugelzieher: „Alphonsinum" gelangte zu grosser Verbreitung. F. ist auch der Erste, welcher Verletzungen durch grobes Geschütz und Luftstreifschüsse erwähnt, deren Wirkungen er gleichfalls von dem den Verletzten treffenden „giftigen Spiritus" ableitet. Bemerkenswerth ist auch die beigefügte Abhandlung über Harnröhren-Verengerungen („De caruncula sive

callo quae cervici vesicae innascitur"). Eine früh
den Heilkräften des Guajak.: „*De ligni sancti m
exhibitione*" (libri IV, Basel 1538, 8.; zuletzt in
Luisinus L. B. 1728, f.) — „*De sclopetorum sive ar
tres etc.*" (Rom 1552, 4.) — „*Opera*" (Venedig 156

Ferriar, J o h n F., aus Chester, 1763—18
war Irrenarzt und Vorstand poliklinischer Institute zu 1
Ruf beruht hauptsächlich auf seinen „*Medical histories*
London 1792—1798; 2. Aufl. in 4 Bdn., Daselbst
noch der „*Essay on the medical properties of digit*
1799) hervorzuheben.

Dict. hist. II.

Ferrier, A u g e r F., als Sohn eines Chirurgen
studirte in Montpellier und gelangte hier 1540 zur Pi
sehr bald darnach Leibarzt der Königin K a t h a r i n a
Expedition nach Rom mit und liess sich nach der R
Die Schriften, welche er bei seinem 1538 erfolgten
Theile astrologischen und mystischen Inhalts; am ehestel
„*De pudendagra lue hispanica libr. duo*" (Toulouse 1!
1577) und „*Vera methodus medendi*" (2 Bde., Toulou:

Biogr. méd. IV.

***Ferrier**, D a v i d F., der seine Studien
Edinburg (Med. Dr. 1870), London und Heidelberg ab(
College, Lecturer der Physiologie am Middlesex-Hospit
Specialrichtung bereits klar aussprechenden These: ,
of the corpora quadrigemina" (1870) die goldene M
seinen Ruf hauptsächlich durch die „*Experimental resea:
and pathology*" (W. R. Asyl. med. reports 1873; auc
sowie sonstige experimentelle Gehirnarbeiten (Croon.
1875), welche besonders die Localisation zum Thema h
of the brain" (1876), sowie die Gulstonian Lecture „¡
diseases" (1878) wurden in's Deutsche und Französis
des „*Brain*" hat F. als Mitherausgeber zahlreiche Bei

Ferro, P a s c a l - J o s e p h de F., wurde in B
einige 20 Jahre alt nach Wien, liess sich hier nied(
Carrière, so dass er 1793 Staatsrath für medicinalpoli:
1800 erster Stadtphysikus von Wien wurde. 1805 g
Director des medicinischen höheren Unterrichtswesens
Hinterlassung der Schriften: „*Von der Ansteckung
heiten und besonders der Pest*" (Leipzig 1782) — ,
Bäder" (Wien 1781, 1790) — „*Einrichtung der
Wien*" (Daselbst 1785) — „*Nähere Untersuchung*
(1787) — „*Anzeige der Mittel, die Ungesundheit d(
Wohnungen zu vermindern*" (Gleichzeitig) — „*Ephen
„Sammlungen aller Sanitätsverordnungen etc.*" (I.
1806) — „*Ueber den Nutzen der Kuhpockenimpfu*

Dict. hist. II.

Ferrus, G u i l l a u m e - M a r i e - A n d r é F., z(
war zu Château - Queyras bei Briançon (Hautes - Alp(
geboren, begann bereits mit 14 Jahren unter Leitun;
chirurg des Hospitals zu Briançon war, medicinische S(
fortsetzte, wo er einer der Prosectoren von B O Y E R w(

er den Doctorgrad mit der These „*Essai sur l'emploi de la suture*". Als Militär-
Chirurg machte er die Feldzüge des ersten Kaiserreiches mit, trat nach dem Sturze
desselben definitiv in den Civildienst über, gewann eine Neigung für die Behandlung
der Geisteskranken und wurde, nachdem er PINEL in der Salpêtrière vertreten,
an die Spitze der Abtheilung für Geisteskranke im Bicêtre gestellt, wo er klinische
Vorträge über dieselben mit grossem Erfolge hielt, während er gleichzeitig eine
wichtige Verbesserung in der Behandlung derselben einführte, indem er sie dadurch,
dass er sie zur Arbeit anhielt, von ihren Wahnvorstellungen abzuziehen versuchte.
So erzielte er auf der von ihm errichteten Ferme Sainte-Anne durch die Verwendung
der Geisteskranken bei landwirthschaftlichen Arbeiten die schönsten Erfolge. Seine
Arbeiten aus der ersten Zeit seines Wirkens waren: „*Notice sur P.-J.-B.
Esparron*" (Nouv. Journ. de médec. 1818) — „*Notice historique sur J.-N.
Corvisart*" (Paris 1821) — „*Obs. de perforation de l'origine de l'aorte,
avec épanchement de sang dans le péricarde*" (Arch. génér. 1823) — „*Obs.
sur une asphyxie produite par le développement d'une tumeur dans le larynx*"
(Daselbst 1824) — „*Blessure du coeur, avec séjour du corps vulnérant dans
cet organe*" (Répert. génér. d'anat. et de phys. 1826); zusammen mit ESQUIROL:
„*Rapport sur deux homicides commis par un homme atteint de monomanie
avec hallucinations*" (Ann. d'hyg. publ. 1829) — „*Fhlebite chez un aliéné*"
(Journ. des progrès des sc., méd. 1830) — „*Rapport médico-légal sur quelques
cas douteux de folie*" (Gaz. méd. 1831) — „*Des aliénés. Considérations:
1. Sur l'état des maisons qui leur sont destinées, tant en France qu'en Angleterre; sur la nécessité de créer de nouvelles en France et sur le mode de
construction à préférer pour ces maisons. 2. Sur le régime hygiénique et
moral, auquel ces malades doivent être soumis. 3. Sur quelques questions de
médecine légale ou de législation relatives à leur état civil*" (Paris 1834; mit
2 Tafeln und 5 Tabellen) — „*Rapport sur la police sanitaire des maisons de
force et de correction*" (Arch. gén. 1834). 1830 war er zum Médecin consultant des
Königs ernannt worden, erhielt 1835 die Functionen eines Inspecteur général der
Irrenhäuser und wurde, in Folge der bei seinen Inspectionen gemachten Beobachtungen
und Bemerkungen, 1838 ein Gesetz erlassen, von welchem in Frankreich eine neue
Aera für die Geisteskranken datirte. 1840 wurde er auch Inspecteur des Gesundheits-
dienstes in den Gefängnissen; auch war er Mitglied des Conseil supérieur de santé.
Zu seinen späteren Arbeiten gehören: In Gemeinschaft mit LIONET und PETIT:
„*Histoire d'une épidémie de méningite cérébro-spinale*" (Ann. méd.-psych.
1850) — „*Des prisonniers, de l'emprisonnement et des prisons*" (Paris 1850) —
„*Mém. sur le goître et le crétinisme*" (Bullet. de l'Acad. de médec. 1851) —
„*De l'expatriation pénitentiaire pour faire suite à l'ouvrage des prisonniers,
de l'emprisonnement et des prisons*" (Paris 1853). Ausserdem eine Reihe von
Artikeln im Dict. de médec. Der um das Irren- und Gefangenenwesen hochver-
diente Mann starb am 23. März 1861.

Dubois (d'Amiens) im Bulletin de l'Acad. imp. de médec. T. 26, 1860—1861,
pag. 493. — Motet in Annales médico-psychologiques. 5. Série, T. 20, 1878, pag. 240. —
Dechambre, 4. Série, I, pag. 727. — Callisen, VI, pag. 246; XXVIII, pag. 29.

G.

Festler, Francesco Saverio F., aus Friaul, erhielt den Paduensischen
Doctorhut 1825. Nach achtjähriger Thätigkeit als Communalarzt in Albignasego
und Maserà, übernahm er in Padua die Leitung des Civilspitals und schriftstellerte
sehr fleissig bis zum Jahre 1836. Ob er dann starb, ist nicht bekannt. Seine
Publicationen erschienen theils in den Omodei Ann. univ. di med., T. 55, 56,
theils monographisch in Padua und behandelten klinische und geburtshilfliche Fragen.
Eine Choleraarbeit findet sich in obigen Annalen, T. 78 (1836).

Hahn bei Dechambre. Red.

Feuchtersleben, Ernst Freiherr von F., zu Wien, medicinischer und philosophischer Schriftsteller, Dichter und Kritiker, war daselbst am 29. April 1806

geboren, aus einer thüringischen Familie stammend, e:
Doctorwürde, gab neben „Gedichten" (1836) heraus:
cratische Buch von der Diät" (Wien 1835) — „*Beitr*,
und Lebenstheorie" (Daselbst 1837) — „*Zur Diätetik d*
1858) — „*Die Gewissheit und Würde der Heilkunst*"
„*Aerzte und Publicum*" 1848). Als im Jahre 1840
Aerzte in Wien sich bildete, fiel die Wahl eines Sec:
ihn und gab er die „Verhandlungen" derselben von 184
er in den medicinischen Jahrbüchern des österreichische
lungen: „*Die Richtungen der jetzigen Medicin*" (184
Frage über den Irrsinn" (1845) veröffentlicht und
„Geschichte der Arzneikunde von 1800—1825" herau
herrschende realistische Richtung in der Medicin anzuk!
in der Universität Vorträge über ärztliche Seelenkunde
ärztlichen Seelenkunde" (Wien 1845; englische Ueberse
medical psychology" von H. EVANS LLOYD, London
der Sydenham Society) erschienen. 1847 wurde er zun
chirurg. Studiums, 1848 aber, nach der Revolution, z
das Unterrichts-Ministerium berufen; er gab jedoch ber
jene Stellung auf, zog sich ganz in das Privatleben zu:
3. September 1849. Seine poëtischen, kritischen und ph:
in einer Gesammtausgabe (7. Bde., Wien 1851—53) e
wir. Er war nicht nur ein gebildeter denkender Ar:
lebensfrischem Humor begabter Dichter. Seine Bemühu:
öffentlichen Unterrichts in Oesterreich zu werden, woftt
sondern auch befähigt war, sind leider nicht von Erfolg
     v. W u r z b a c h, IV, pag. 210. — J. F r a n c k in der ,
Bd. VI, pag. 730. — C a l l i s e n, XXVIII, pag. 31.

*Feuer, N a t h a n i e l F., geboren am 18. August:
studirte an der Wiener Universität als Schüler ARLT'S
Promotion. Von 1873 bis 1875 war er als Docent un:
Universitäts-Augenklinik in Klausenburg, dann als Doce
aber 1882 wegen starker Ausbreitung des Trachoms in de
zur Uebernahme eines Augenspitales als Regimentsarzt
entsendet. Unter seinen grösstentheils ophthalmologische
zu erwähnen: „*Ueber seröse Iriscysten*" (Klin. Monat:
und Wiener med. Presse 1875) — „*Untersuchungen*
Trigeminusdurchschneidung" (Sitzungsber. der Akad.
1876) — „*Ueber die klinische Bedeutung der Kerat:*
Presse 1877).

Feuerlein, G e o r g C h r i s t o p h F., aus Nürn!
1694, zuerst Theologe, dann Mediciner in Halle, wo
begeisterte, practicirte von 1722 in Nördlingen; spät:
Anspach, dann in Heilbronn. Nach Anspach zurückber:
des Markgrafen und Hofarzt 1756. Neben nicht nen:
schrieb er Mehreres zu Gunsten der Heilbronner Wässe:
     Biogr. méd. IV.

/Feyens, J o h a n n e s F., der V a t e r (mehr bei
im Anfange des 16. Jahrhunderts in Antwerpen (wie An:
bosch) geboren und übte daselbst (Antwerpen) längere :
Praxis aus, bis er im Jahre 1584 nach Dortrecht übersi:
Jahre starb. FOPPENS nennt ihn auch „Musicus insignis".
humanum corpus molestantibus commentarius novus ac sin

g 1589, Frankfurt 1592, 1642, Hamburg 1644; holländisch Amsterdam
— Thomas F. (FIENUS), der Sohn, 1567 in Antwerpen geboren,
n Italien, wurde Leibarzt des Herzogs Maximilian von Bayern und
)f. med. an der Universität Löwen. Einige Jahre später wurde er Leib-
Erzherzogs Albert von Oesterreich und starb 1631. Er schrieb unter
einige Abhandlungen über die Formation des Fötus, ein Handbuch der
, welches nach seinem Tode durch H. CONRING unter dem Titel: „Libri
i XII de praecipuis artis chirurgicae controversiis" (Frankfurt 1649,
733) veröffentlicht ist und „Semiotice sive de signis medicis tractatus"
1664).

G. A. Mercklin, „Lindenius renovatus" etc., pag. 1017.   C. E. Daniëls.

Feyjoo y Montenegro, Fr. Benito Geronimo F. y M., in Cosdemiro,
tober 1676 geboren, lehrte eigentlich Theologie an der Universität von
nd hat seine medicinische Berühmtheit nur durch die imponirend rück-
Kritik erlangt, die er an den Aerzten und der Medicin seiner Zeit, aber
HIPPOKRATES ausübte (derselbe habe den Tod von über 100 Millionen
verschuldet). Gleichzeitig ging er aber in ähnlicher Weise auch gegen
hswesen, die lächerlichen Privilegien des Clerus, den Wunderunfug, die
en etc. vor. Die in Betracht kommenden Schriften des muthigen Mannes,
.eibarzt Ferdinand's VI. starb, sind: „Teatro critico universal etc."
l726—1739, später daselbst 1765; französisch Paris 1742) — „Cartas
y curiosas etc." (Madrid 1742—1760) und zum ersteren Werk mehrere
l, Repliken etc., die 1730, 1740, 1749, 1765 erschienen.

Hahn bei Dechambre.   Red.

Feynes, aus Béziers, Doctor in Montpellier 1556, verdient Erwähnung
folger J. SCHYRON'S, dessen Lehrstuhl in Montpellier er 1558 erhielt und
; ausfüllte. Seine längere Zeit nur als Manuscript vorhanden gewesene
la practica in quatuor libros digesta" gab erst R. MOREAU (Lyon
raus.

Biogr. méd. IV.   Red.

Fialkowski, Stepan F., erhielt die erste medicinische Bildung am Haupt-
Petersburg, von wo er 1761 als Chirurgus entlassen wurde; er zog nach
und Strassburg und kehrte als Dr. med. 1766 nach Russland zurück.
meldet, er sei in Leyden auf Grund einer „Diss. de methodo studii
zum Dr. med. promovirt worden. TSCHISTOWITSCH nennt die „Diss. de
:entriculi in ingesta", giebt aber nicht an, wo dieselbe gedruckt worden
rurde am 27. Februar 1766 in St. Petersburg examinirt.

Richter, Geschichte der Med. III, 485. — Tschistowitsch, CCCXV.
                                                       L. Stieda.

Fiard, Thomas-Maria-Louis F., 1793—1853, zu erwähnen als
impfarzt, dessen Abhandlungen über die Degenerescenz der Vaccine, über
ation und die nächstliegenden Themata (Paris 1828, 1831, 1835, 1838)
preisgekrönt wurden und noch jetzt Beachtung verdienen.

Chereau bei Dechambre.   Red.

Ficinus, Heinrich Robert F., zu Dresden, war am 3. Juli 1809
erwarb sich durch das Studium auf mehreren Universitäten, durch mehr-
teisen und einen damit verbundenen längeren Aufenthalt in Wien, Rom
i nicht nur ausgedehnte Sprachkenntnisse, sondern auch einen Schatz von
t und naturwissenschaftlichen Kenntnissen und Geschicklichkeiten, wie man
a bei einem Arzte vereinigt findet. Er war unausgesetzt, bis zu seinem
t selbstständigen Untersuchungen über verschiedene naturwissenschaftliche
icinische Gegenstände beschäftigt. Seine wenigen Publicationen sichern

ihm den Ruhm eines zuverlässigen und exacten Beobachters, so seine Diss.: „*L fibrae muscularis forma et structura*" (Leipzig 1836) — „*Die Hämospasi Geschichte, Beschreibung, Anwendung und Wirkungen der grossen Ventouse Junod's oder des Schröpfstiefels u. s. w.*" (Leipzig 1848, mit 1 Taf.) ur seine Abhandlung „*Ueber das Ausfallen der Zähne und das Wesen der Zahi caries*" (v. WALTHER'S und v. AMMON'S Journ. 1846, mit 1 Taf.). Das dar beschriebene Zahninfusorium ist von H. E. RICHTER mit dem Namen „Dentico Ficini" belegt worden. Er starb am 10. September 1852.

H. Eberh. Richter im Neuen Nekrolog der Deutschen. Jahrg. 30, 1852, pag. 63
G.

Fick. Zwei ältere F., von denen Johann Jakob F., 1662—173(promovirt 1689 zu Jena, daselbst 1715 ausserordentlicher Professor für Botani Chirurgie und Anatomie und 1721 Ordinarius für theoretische Medicin wurde. Seit Schriften bestehen in einer grossen Reihe gebräuchlicher Dissertationen über ph; siologische und klinische Fragen. — Christian Heinrich v. F., geboren i Reval am 18. März 1771, lernte zuerst im chirurgischen Institut des Kalinki Hospitals in Petersburg von 1789—1781, ging dann nach Jena, woselbst er a 29. August 1794 zum Dr. med. creirt wurde („*Diss. med. de lienteria*", 30 pp., 8. Er war nacheinander Divisionsarzt in Grodno, Mitglied der Medicinalverwaltu von Pleskau und Reval und starb daselbst am 6. Februar 1845.

Recke-Napiersky, I, 558. — Tschistowitsch, CCCXV. L. Stieds.

Fick, Franz Ludwig F., geboren zu Erlangen am 18. März 181: studirte in Göttingen, vorher in Marburg, wo er 1835 auch promovirt ward Privatdocent daselbst wurde er 1837, ordin. Professor der Anatomie 1843. Na hervorragenden und verdienstvollen Leistungen auf diesem Gebiete und dem d Physiologie, starb er am 31. December 1858. Sein „*Abriss der pathologisch Anatomie*" (Cassel 1839) — „*Physiologische Anatomie des Menschen*" - (Leipzig 1842—1845) — „*Phantom des Menschenhirns*" (3. Aufl. Marbu 1857) — „*Ueber die Ursachen der Knochenformen*" (Göttingen 1857) sind erster Reihe, daneben viele Abhandlungen in MÜLLER'S Archiv zu nennen.

Hahn bei Dechambre. Red.

***Fick, Adolf F.**, geboren am 3. September 1824 zu Cassel, studirte Marburg und Berlin, wurde 1851 in Marburg promovirt und erhielt die Profess der Physiologie in Erlangen und Würzburg, wo er jetzt noch thätig ist, 187
Red.

Ficker, Wilhelm Anton F., zu Paderborn am 28. October 176 geboren, fing 1788 zu Osnabrück an, Medicin zu studiren. In Münster, Götting und Erfurt wurde er weiter ausgebildet und an letzterer Universität 1792 prom virt. Nach einem bewegten Leben als Militärarzt liess er sich in Paderborn nied(fungirte zugleich als Badearzt in Driburg und starb, nachdem er sich durch Gründu eines Hospitals in Paderborn und durch einige Schriften ein Andenken geschaffen hat 1822. Von den letzteren verdienen erwähnt zu werden: „*Diss. de tracheotom et laryngotomia*" (Erfurt 1792) — „*Unterricht für die Hebammen des Hoc stiftes Paderborn*" (Paderborn 1796, 4. Ausg. 1806) — „*Beiträge zur Arzn wissenschaft*" (Münster 1796) und eine recht reiche Casuistik in den dam gelesensten medicinischen Journalen (LODER, HUFELAND, GRAEFE etc.).

Dict. hist. II. Red.

***Fieber, Karl F.**, wurde geboren zu Prag am 10. Mai 1837. In Pr und Wien speciell durch SCHUH und DITTEL medicinisch ausgebildet, wurde 1861 zu Wien promovirt. Seit Januar 1872 ist er als Privatdocent der Chirurg an der Wiener Universität thätig und verfasste: „*Beiträge zur Pathologie u Therapie der incarcerirten Hernien*" (Wiener med. Wochenschr. 1868) — „*Ueb den sogenannten schnellenden Finger*" (Wiener med. Blätter 1880). Sei kleineren Schriften beziehen sich auf chirurgische Casuistik und sind theils in Wiener Wochenjournalen, theils in der Deutschen Zeitschrift für Chirurgie, theils im medicinisch-chirurgischen Centralblatt zur Publication gelangt. Red.

Fiedler, Kaspar F., geboren zu Königsberg 1555, Sohn des Stadtphysicus Valerian F., Doctor der Medicin, diente dem deutschen Kaiser und der Königin von Frankreich (in welcher Stellung?), war 6 Jahre lang Hofarzt des Herzogs von Preussen und 4 Jahre Arzt des Herzogs Friedrich von Kurland; prakticirte dann eine Zeit lang in Riga, damals der beliebteste und vorzüglichste Arzt Rigas. Als solcher wurde er durch REINHOLD BECKMANN dem Zaren von Russland empfohlen und trat 1601 als Hofarzt in die Dienste des Zaren Boris Godunow, später war er Leibarzt des Zaren Wassily Schuisky. Seine ferneren Schicksale sind unbekannt; er soll nach Sibirien verbannt worden sein. (Warum?)

Recke-Napiersky, I, 558. — Richter, Geschichte der Med. I, 377. — Russ. Encycl. von Beresin. Bd. XV, pag. 197.
L. Stieda.

Fielitz, Gottfried Heinrich F. (FIELIZ), zu Barby 1749 geboren, zu Luckau 1820 gestorben, wurde zuerst von seinem Vater, der Chirurg des Herzog Albrecht war, in der Chirurgie unterrichtet, bezog dann aber die Universitäten Dresden und Wittenberg. Stadtchirurg und Armenarzt in Luckau wurde er 1773 und verfasste als solcher eine sehr grosse Reihe von Schriften, hauptsächlich Verbesserungsvorschläge auf dem Gebiete des Aerzte- und Hebammenwesens (Leipzig 1786) der Kinderaufziehung (Daselbst 1798, resp. 1799 und 1800), des Obductionswesens (Wittenberg 1811). Zu nennen ist ausserdem sein „Archiv der gerichtlichen Arzneiwissenschaft für Rechtsgelehrte und Aerzte" (Leipzig 1811, das indess beim 1. Heft stehen blieb). In RICHTER'S chirurgischer Bibliothek, in STARK'S Archiv, in BALDINGER'S Neuem Magazin veröffentlichte er ausserdem eine grosse Zahl gleichsinniger Aufsätze.

Dict. hist. II.
Red.

Fienus, s. FEYENS, Vater und Sohn.

Fiévée de Jeumont, Fulgence F., zu Paris, war 1794 zu Givry in Belgien geboren, wurde 1816 in Leyden Doctor und erhielt 1820 in Frankreich die Erlaubniss zur Praxis. Er war Arzt der National-Garde, der niederländischen Gesandtschaft, der königlichen Theater, namentlich der Oper und schrieb: „Pharmacologie magistrale, etc." (Paris 1822) — „Considérations sur la rage" (1824) — „Mémoires de médecine pratique" (1845) — „Traitement du choléra" (1854) — „Des altérations de la luette et de l'angine couenneuse" (1855), sowie verschiedene Artikel in der Gazette de santé. Er starb im Januar 1858.

Vapereau, 2. édit., pag. 651; 5. édit., II, pag. XXV.
G.

Fife, John F., renommirter Chirurg, aus einer englischen Arztfamilie F. der Hervorragendste, wurde 1795 geboren, studirte in Durham und liess sich zu Newcastle-on-Tyne nieder. Er gründete dort ein „College of medecine", die später mit der Durhamer Universität in Verbindung gesetzt wurde und lehrte hier Chirurgie bis 1865. Als sehr kühner Chirurge und Freund FERGUSSON'S wurde er öffentlich ausgezeichnet, starb aber 1871, ohne irgendwie erwähnenswerthe Schriften hinterlassen zu haben.

Hahn bei Dechambre.
Red.

*Filehne, Wilhelm F., zu Posen am 12. Februar 1844 geboren, besuchte die Universitäten Berlin und Heidelberg, wo er DU BOIS-REYMOND, H. MUNK, FRERICHS, TRAUBE, FRIEDREICH, VIRCHOW vorzugsweise hörte. 1866 promovirt, begann er seine Thätigkeit als Arzt in Berlin und siedelte 1874 als poliklinischer Assistent nach Erlangen über, wo er gleichzeitig Privatdocent und 1876 ausserordentlicher Professor der Arzneimittellehre wurde. Von ihm rührt eine

Reihe theoretisch-elektrotherapeutischer, experimentell-pa
und pharmakologischer Arbeiten her.

Filippi, Joseph de F., 1781 in einem St
1856 gestorben, bildete sich in Pavia aus und wurde
in den napoleonischen Feldzügen 1814 Chefarzt der
1848 ab functionirte er als Präsident des Gesundheits
zurück. Erwähnung verdient er nicht nur wegen seiner
(Mailand 1821), die Lebenskraft (1830), Praktische No
als Vater des hervorragenden naturwissenschaftlichen Sc
            Chereau bei Dechambre.

Fincke, Thomas F., war am 6. Januar 1l
studirte mehrere Jahre an der Strassburger Universität
Padua, wo er „Procurator" und nachher „Consiliarius d
und sich durch seine Gelehrsamkeit (besonders in Math
einem Aufenthalt an den meisten Universitäten Italiens k
und wurde hier 1587 creirt. Nach Dänemark zurück;
des Herzogs Philipp in Schleswig und 1591 Professol
hagener Universität. Als solcher war er ein wichtiges
Beurtheilung des Wirkens Tycho Brahe's in Uranienbo
hier leider ein kurzsichtiges, verdammendes. 1603 e
medicinische Professur und wurde gleichzeitig Decanı
65 Jahre wirkte er als Professor an der Universität un
am 24. April 1656. Seine Schwiegersöhne waren di
Professoren Ole Worm und Caspar Bartholin. Er w
und berühmt auch als Mathematiker. Verzeichniss seine
und mathematischen Schriften findet sich nebst ausführlich
sein Porträt in Müller's Pinacotbeca danica.

Finckenan, Jakob F., 1674—1717, aus Mai
1706, Professor der Medicin in Königsberg 1713, s
tationen, darunter auch eine „De fonticulorum usı
berg 1710).
            Hahn bei Dechambre.

*Finkelnburg, Karl Maria F., geboren z
bezirk Köln) am 16. Juni 1832, bildete sich zu Boı
Virchow) und Berlin (Schönlein, Busch, Langenbec
1853 zu Berlin promovirt und wirkte als Irrenarzt (Sel
zu Siegburg) 1857—1861, seit 1863 als Docent, seit
Professor an der Universität zu Bonn. Von 1876—1
kaiserlichen Gesundheitsamtes zu Berlin, kehrte jedoc
Stellung in Bonn (Godesberg) zurück. Schriften: „Uı
Intelligenzstörung" (gekrönte Preisschrift, 1862) —
Nachahmungstriebes auf die Entstehung des Irreseınt
über Kaltbadekuren bei Seelengestörten" (1864) -
der Volkserziehung auf die Volksgesundheit" (18
Gesundheitspflege Englands" (1874) — „Ueber d
Unterrichtsgrundsätze auf die Gesundheit des hera
(1878) — „Zur Naturgeschichte der städtischen Bruı
(1873) — „Ueber den Schutz der geistigen Gesunc
den hygienischen Gegensatz von Stadt und Land"
ausserdem 1879 den Gesetzentwurf, betreffend den Ve
wozu (von ihm und Meyer, Berlin 1880) ein Commı
und gründete mit Dr. Lent 1882 das Centralblatt fı
pflege (Bonn).

*Finkler, Dittmar F., geboren zu Wiesbaden am 25. Juli 1852, wurde ausgebildet zu Bonn, speciell als Schüler von PFLÜGER (dessen Assistent er 1875 bis 1879) und von RÜHLE (dessen klinischer Assistent er von 1879—1882 war). 1875 promovirt, liess er sich in Bonn nieder, wirkte als Privatdocent 1877—1881 und als Prof. extr. der Medicin von 1881 ab. Er bearbeitete folgende Themata: „Einfluss der Energie des Kreislaufes auf die Grösse der Verbrennungsprocesse" — „Einfluss der Lungenventilation auf die Verbrennung" (mit OERTMANN) — „Ueber Wärmeregulation" — „Oxydationsprocesse während des Heizens" — „Pepsinwirkungen" — „Casuistische Mittheilungen über Melanin und Tuberculose" — „Diabetes" — „Färbbarkeit der Tuberkelbacillen" — „Ueber das Fieber" und wurde Mitredacteur des Centralblattes für klin. Medicin. — 1884 machte er Aufsehen durch einen (mit PRIOR im Verein erhobenen) Protest gegen die Bedeutung der Kommabacillen (R. KOCH) bei Cholera asiatica. Red.

Fine, Pierre F., zu Genf im Jahre 1760 geboren, wurde während seiner Studienzeit zu Paris (1778) ein bevorzugter Schüler DESAULT'S. Bei seiner Rückkehr nach Genf 1782 wurde ihm eine Stelle als Regimentsarzt bei einem neu zu formirenden Truppenkörper, wie auch die Direction des Allgemeinen Hospitals anvertraut. Bis zu seinem Tode, der bereits 1814 in Folge von Flecktyphus eintrat, hatte er diese Functionen inne und publicirte — unter vielem sonstigen casuistischen Material aus seiner Operationserfahrung — besonders einige damals Aufsehen erregende Fälle von Enterotomie (Annales de la soc. de méd. pratique de Montpellier, T. VI, resp. VII). Auch seine Erfolge auf dem Gebiete der Blasen- und Rectalchirurgie wurden viel bewundert. Monographie: „De la submersion ou recherches sur l'asphyxie des noyés" (Paris 1800).
Dict. hist. II. Red.

*Finlay, David W. F., vorwiegend in Glasgow medicinisch ausgebildet, M. D. 1864, M. R. C. P. Lond. 1876, Assistent und Lecturer am Middlesex-Hospital, redigirte dessen Berichte in den Jahren 1877, 1878, 1879. Seine Publicationen, die er in den Transactions of the clinical, resp. of the med.-chir. und path. soc., sowie in der Lancet erscheinen liess, betreffen grösstentheils Fälle. Doch ist die Salicylbehandlung des Rheumatismus (Lancet 1879) und „Pneumonia treated by cold bath" (Brit. med. Journ. 1882) hervorzuheben. Red.

*Finlayson, James F., zu Glasgow, L. R. C. S. Edinb. 1867, M. D. Glasgow 1869, hat sich besonders mit Kinderheilkunde beschäftigt und ist an den betreffenden Anstalten seines Wohnortes in Thätigkeit. Bezügliche Schriften sind: „On the temperature of children in health, in phthisis, in pleurisy" (Glasg. med. journ. 1869—1870) — „Dangers of dentition" (Obst. Journ. 1873). Ausserdem klinische Mittheilungen, sowie ein „Clinical manual for the study of medical cases" (1878) und „Daily periodicity in the vital functions of man" (Proc. of the phil. soc. Glasgow 1873—1874). Red.

*Finny, John Magee F., welcher in Dublin Anfangs der Sechziger-Jahre ausgebildet wurde und als Arzt dort wirkt, wurde F. K. Q. C. P. Irel. 1868, M. D. Dub. 1873. Eine ausgiebige Lehrthätigkeit entfaltet F. besonders an Sir P. DUN's Hospital, aber auch an der Med. schol of Physicians. Er veröffentlichte sehr detaillirte klinische Berichte, speciell über Hautkrankheiten im Dubl. Journ. of med. sc. 1875—1883; ausserdem die grösseren Arbeiten „Lymphadenoma" — „Cirrhosis of the lung" — „Moniliform hairs" in den Transact. Acad. med. Irel. (Bd. I u. ff.) und viele Journalbeiträge. Red.

*Finsen, Jon Constant F., ist am 24. November 1826 in Reykjavik (Island) geboren, studirte in Kopenhagen, wurde 1856 Districtsarzt in Island, 1867 in Jütland, 1875 Stiftsphysicus für Lolland-Falster. 1874 wurde er promovirt. Er hat sich mit nosologischen Untersuchungen Islands und ganz besonders

mit der dort endemischen Echinococcenkrankheit und der Behandlung der Leb
cysten sehr beschäftigt und seine Erfahrungen in mehrere grössere und kleine
zum Theil auch in fremde Sprachen übersetzte Abhandlungen niedergelegt („*l*
drag til kjendskab om de i Island endemiske echinokokker" [1867] — „*Ia*
tagelser angaaende sygdomsforholdene i Island" [1874, Dissertation] — „*Åtmir*
methodens värd, kritisk undersögelse af nogle af de vigtigste methoder
operativ behandling af echinokokksvulster i underlivet" [1880]). Petersen

Fiocchetto, Gianfrancesco F., zu Turin, war zu Vigone in i
Provinz Pinerolo geboren, studirte in Paris und wurde 1590 zu Turin Dr. phil
et med., später Professor an der dortigen Universität, 1598 Leibarzt des Herz
Karl Emanuel, 1613 Protomedicus. Er beschrieb die Pestepidemie, die 16
in Turin geherrscht hatte, in einem „*Trattato della peste, e pestifero conta*
di Torino" (Turin 1631) und starb am 2. October 1642, 78 Jahre alt.

Biografia medica Piemontese. I, pag. 372.   6

Fioravanti, Leonardo F., aus Bologna, ein in der Mitte des 16. Ja
hunderts lebender Arzt und einer von den wenigen Anhängern des PARACELI
in Italien, hat das meiste Interesse durch seinen auf unmittelbarer Anschaur
beruhenden Bericht über die plastischen Operationen, welche im Jahre 1549 ·
Mitgliedern der Familie VIANEO (wahrscheinlich den Brüdern PAOLO und PIETRO
in Calabrien ausgeführt wurden. Das von ihnen angewendete Verfahren war n
der Beschreibung F.'s im Wesentlichen das fast hundert Jahre früher von PF
SPEUNDT geschilderte (vergl. den Artikel PFOLSPEUNDT).   H. Haese

Fiorentini, Francesco Maria F., aus Lucca, um 1610 gebor
1673 gestorben, schrieb ihrerzeit sehr geschätzte historische Bücher und zeichn
sich medicinisch durch seine Beschreibung „*De genuino puerorum lacte, mamillar*
usu et in viro lactifero structura" (Lucca 1653), die sehr originelle Fragepua
vorbringt, aus.

Hahn bei Dechambre.   Re

*Fischel, Jakob F., zu Lochowitz in Böhmen am 19. April 1813 gebor
wurde in Prag bis zu seiner 1841 erfolgten Promotion ausgebildet und wirkte
Privatdocent seit 1848, als Professor extraordinarius seit 1874 und als Direc
der Prager Irrenanstalt seit 1869. Er gab heraus: „*Die Prager Irrenanste*
(Erlangen 1853).   Re·

*Fischel, Wilhelm F., geboren zu Prag am 24. September 1852, ä
auch (speciell unter KLEBS und BREISKY) ausgebildet, 1876 promovirt und
1883 in verschiedenen Assistentenstellen thätig, ist seit 1883 als Docent
Geburtshilfe in Prag habilitirt und schrieb: „*Ueber die Beziehungen zwischen Cr*
und Pneumonie" (Prager med. Woch. 1877) — „*Ueber das Vorkommen*
Micrococcen in einigen Organen bei Typhus abdominalis "(Daselbst 1878)
„*Ein Beitrag zur Histologie der Erosionen der Portio vaginalis uteri*" (Ar
Gyn., XV) — „*Ueber den Bau und die pathologische Bedeutung der Erosio*
der Portio vaginalis uteri" (Zeitschrift f. Heilkunde 1881) — „*Beiträge*
Morphologie der Portio vaginalis uteri" (Archiv f. Gyn., XVI und XVIII)
„*Ueber das Vorkommen von Hyphomyceten bei einem Falle von Enteromyc*
haemorrhagica" (Archiv f. exp. Pathologie und Pharmakologie, XVI) — „
Therapie der puerperalen S-psis" (Archiv f. Gyn., XX) und mehrere casuisti
Mittheilungen pathologisch-anatomischen und geburtshilflichen Inhaltes in der Pr
med. Wochenschrift.   Re

Fischer, Benjamin F., geboren zu Lübeck am 3. October 1653, stud
seit 1673 zu Leipzig, Altdorf und Leyden, woselbst er 1680 Dr. med. w
(„*Lemma med. in. de scorbuto*"), war Arzt in Lübeck, dann Garnisonsan

ga, legte daselbst eine Apotheke an, war Provinzialarzt des lettischen Kreises
vlands und starb in Riga am 30. October 1695.

Recke-Napiersky, I, pag. 564.   L. Stieda.

Fischer, Johann Andreas F., zu Erfurt, war daselbst am 28. November
i67 als Sohn eines Apothekers geboren, studirte anfänglich drei Jahre lang Juris-
udenz, von 1687 an aber Medicin in Erfurt und Leipzig, woselbst er 1691
)ctor und bald darauf auch Landphysicus in Eisenach wurde. 1695 wurde er
ch Erfurt als Professor e. o. der Medicin berufen, wurde 1715 Assessor der Facultät,
19 Senior derselben, kurmainzischer Rath und Leibmedicus. 1717 hatte er VESTI's
:hrstuhl der Pathologie und praktischen Medicin übernommen. Er starb am
. Februar 1729. Von seinen Schriften nennen wir: *„Principia philosophiae*
turalis genio sacrae scripturae et experimentis neotericorum accommodata
:.“ (Frankfurt a. M. 1702) — *„Consilia medica, quae in usum practicum et*
rensem pro scopo curandi et renuntiandi adornata sunt“ (Frankfurt a. M.
04) — *„Consilia medica continuata etc.“* (Daselbst 1707) — *„Consilia medica*
rum continuata etc.“ (Daselbst 1712) — *„L. M. Crügneri materia perlata,*
s ist, edle und bewehrte Artzney wieder malum hypochondriacum, Miltz-
·ankheit oder windige Melancholey genannt“ (Daselbst 1712) — *„Responsa*
actica et forensia selecta ab a. 1706 usque ad a. 1719, quibus . . . . .
:essit Crügnerus redivivus, etc.“ (Frankfurt und Leipzig 1719); ausserdem
ra 75 Erfurter Dissertationen über die verschiedensten Gegenstände, aus den
iren 1716—28.

Jöcher, II, pag. 624.   G.

Fischer, Johann Bernard von F., Sohn des Vorhergehenden, berühmter
·sischer Leibarzt und Archiater, wurde geboren in Lübeck am 28. Juli 1685, kam
87 mit seinem Vater nach Riga, wurde bis 1703 von seinem Stiefvater HERZ,
em Chirurgen in Riga, erzogen, studirte seit 1704 in Halle, Jena, Amsterdam
i Leyden, machte Reisen und wurde 1709 Doctor (*„Diss. med. de mania trajecti*
Rhenum 1769“, 20 S., 8.). Nach Riga kehrte F. im Jahre 1710 zurück,
ihäftigte sich mit der freien Praxis, wurde 1733 zweiter Stadtphysicus und am
Juli 1734 Leibarzt der Kaiserin von Russland ANNA IWANOWA, am 1..December
35 Archiater, dann Chef des Medicinalwesens in Russland. Als Archiater entfaltete
— ein energischer Administrator — eine grossartige Thätigkeit; richtete neue
dicinische Schulen in Russland ein, verbesserte die alten Schulen, liess Hand-
:her zum Unterricht schreiben u. s. w. 1740 wurde er Leibarzt IWAN III., legte
och schon 1742 sein Amt nieder und wurde von Karl VI. in den Adelstand
ioben. F. zog sich dann nach Riga zurück, woselbst er auf einem Gütchen Hinter-
gen noch 30 Jahre lebte und hochbetagt, 86 Jahre alt, am 8. Juli 1772
rb. — F. war ein sehr fleissiger Schriftsteller, hat ausser rein medicinischen
handlungen noch manche andere, z. B. ein livländisches Landwirthschaftsbuch,
fasst. Ein vollständiges Verzeichniss seiner Schriften findet sich bei Recke-
ipiersky, I, pag. 578. Es seien hier genannt: *„De febre miliari“* (Riga 1767,
7 S., 8). Ferner eine Anzahl kleinerer Mittheilungen in den Acta physico-med.
idemiae Naturae Curiosor., Vol. IX—XIV (*„Observatio de scorbuto, de karakatiza,*
munere Archiatri a Russia, de rhabarbaro, de thea, de melancholia,
vagitu uterino“) u. A.

Recke-Napiersky, I, pag. 576. — Beise, I, pag. 150. — Richter, Geschichte
Med. III, pag. 270—279. — Tschistowitsch, CCCXV.
                                                       L. Stieda.

Fischer, Daniel F., zu Käsmark in Ungarn, war daselbst am 9. November
}5 geboren, wurde 1718 zu Wittenberg Doctor, war dann Physicus in seiner
terstadt, später aber des Liptauer Comitats und Arzt des Bischofs von Gross-
rdein. Er starb 1745 an der von den Ungarn csömör genannten Krankheit,
er Art von Typhus. Er erfand eine Menge von Pulvern und Elixiren unter

pomphaften Namen und schrieb, ausser einer grossen
Ephemerides Acad. Nat. Curios. und den Breslauer Sam
„*Tentamen pneumatologico-physicum de mancipiis*
berg 1716, 4.) — „*Commentationes physicae de c
sole, sed a pyrite fervente deducendo*" (Bautzen
*medicinali Tokajiensi, a chymicis quibusdam pro i
1732, 4.) — „De remedio rusticano, variolas per b,
post vero seri lactis, feliciter curandi in comitat
optimo successu adhibito etc.*" (Erfurt, 4.) u. s. w.

Jöcher-Adelung, II, pag. 1112.

Fischer, Johann Benjamin F. (Sohn des
geboren in Riga 1720, besuchte Anfangs das Lyceui
Petersburg zu seinem Vater und wurde daselbst mit
erzogen, studirte dann Medicin in Halle, Strassbur
sich in Leyden den Doctorgrad 1743 (*„Diss. ostei
de vicinis accomodant partibus"*), kehrte 1746 n
Medicin auf und wurde Secretär des Hofgerichts. E
(oder 1760).

Recke-Napiersky, I, pag. 576. — Richter
pag. 279. — Tschistowitsch, CCCXXI.

Fischer, Philipp F., wurde im Jahre I
Niederbayern geboren. Er studirte die Philosophie ι
kunde zu Ingolstadt. Zur weiteren Ausbildung in de
in der Chirurgie, ging er nach Strassburg, Paris, Lond
im Jahre 1777, nachdem er in Ingolstadt zum Do
Leibarzt des Kurfürsten.Maximilian III. und Medicina
lich begabt und reich an Kenntnissen, genoss er in he
Landesherrn, der ihn zum Mitglied seiner neuerricht
schaften und im Jahre 1782 zum Professor der Cl
Ingolstadt ernannte. Er starb dort am 2. August
Er war mehr als praktischer Arzt und Chirurg als
Ausser einer „*Dissertatio medico-forensis*", die er
fasste, schrieb er nur einige Abhandlungen: „*Von de
in natürlichen Dingen*" (München 1788) — „*Vo
menschlichen Verstandes*" (Daselbst 1790, 4.) — „*E
naphtha zu bereiten*" in den neuen philosophischen Al
Akademie der Wissenschaften, Bd. I, pag. 389. Sei
HUBER, hielt ihm die Leichenrede, welche 1800 zu L

Baders, Das gelehrte Bayern. Bd. I, pag. 330. —
Ingolstadadensis. Pars V, pag. 28, 112, 207.

Fischer, Johann Heinrich v. F., Geburl
am 11. Juli 1759, gestorben zu München am 2. Ma
er in Würzburg, Erlangen und Göttingen studirt und ι
movirt, Schüler STEIN'S in Cassel und erhielt auf einei
Reise nach Holland und Frankreich eine ausserordent
welche er jedoch erst 1785 antrat. Er übernahm hier
schule und wurde 1796 ordentlicher Professor, gab j
legenheit der Entbindung der Fürstin von Nassau-Weil
ernannt wurde, die akademische und literarische Thät
Leibarzt und Geburtshelfer zu München und 1808 R
verdienstordens und geheimer Rath.

Verzeichniss seiner wenig zahlreichen Schriften
Saalfeld, Allg. Deutsche Biographie. VII, pag. 74.

Fischer, Johann Melchior F., Sohn des General-Superintendenten in Livland, Johann F. (eines Bruders Benjamin F.), wurde geboren zu Riga, studirte Medicin in Harderwyk, woselbst er 1785 Dr. med. wurde *("Diss. inaug. continens varias ex singulis medicinae partibus desumptas positiones")*, lebte eine Zeit lang in Libau und starb bereits 1710 an der Pest.

Recke-Napiersky, I, pag. 580. L. Stieda.

Fischer, Gotthelf F. (später nach Aufnahme in den russischen Adelsstand FISCHER v. WALDHEIM), geboren am 15. October 1771 zu Waldheim in Hessen, besuchte die Schule zu Mainz und bezog 1792 die Universität Leipzig, um Medicin zu studiren, wurde am 20. September 1794 Baccalaureus med. und absolvirte im Februar 1797 das Examen rigororum; 1798 wurde er Dr. med. (*"Diss. inaug. de respiratione animalium"*). Nachdem F. zu Ende August des Jahres 1797 sich mit den Gebrüdern HUMBOLDT über Basel nach Paris begeben hatte, woselbst er eingehend naturhistorische Studien trieb, wurde er am 30. November 1799 als Professor der Naturgeschichte und Bibliothekar an der Centralschule nach Mainz berufen und von hier 1803 als ordentlicher Professor nach Moskau. Von 1804 an wirkte er bis zu seinem am 6./18. October 1853 erfolgten Tode in Moskau als Universitätslehrer und als Professor. Er entwickelte eine äusserst energische und erfolgreiche Thätigkeit, ordnete und vermehrte das Naturaliencabinet, und als dasselbe beim grossen Brande von 1812 verloren ging, machte er sich zum zweiten Male an die Arbeit des Sammelns. F. gründete die Moskauer naturforschende Gesellschaft. Er war ein vielseitig gebildeter Mann, der über sehr verschiedene Gegenstände gearbeitet und geschrieben hat: über Galvanismus, Ernährung der Pflanzen, über einen Wurm in der Schwimmblase der Fische, über die Anatomie der Maki und der ihnen verwandten Thiere (Frankfurt a. M. 1804). Auch über seltene Druckwerke, über Polyautographie und Steindruckerei hat F. geschrieben. Am verdientesten aber hat sich F. als geologischer Forscher um die Geologie Russlands gemacht. Hierher gehört das folgende Werk: *"Oryctographie du Gouv. de Moscou 1830—1837"*, eine geognostische Karte, zahlreiche Profile und gute Abbildungen und Versteinerungen; ausserdem verfasste er eine grosse Anzahl von Abhandlungen über fossile Thiere und 212 gelehrte Abhandlungen. Ein Theil seiner Schriften bis 1817 finden sich bei RICHTER, Geschichte der Med. Bd. III. HERMANN benannte nach F. ein Mineral Fischerit.

Richter, Geschichte der Med. III, 375 u. s. f. — Allgem. Deutsche Biographie. Bd. VII, pag. 84. L. Stieda.

Fischer, Christian Ernst F., wurde zu Lüneburg 1772 geboren, studirte in Göttingen, wo er auch 1793 promovirte und machte dann eine längere Studienreise nach England. Nach seiner Rückkehr prakticirte er zuerst in Braunschweig, dann in Lüneburg, ward 1804 zum ordentlichen Professor der Medicin in Jena ernannt, gab aber nach zwei Jahren die Stellung auf und ging wieder nach Lüneburg als praktischer Arzt, wo er noch 1840 thätig war. Sein Todesjahr ist unbekannt. Von seinen selbstständigen Schriften sind von Interesse: *"Medicinische und chirurgische Bemerkungen über London und die englische Heilkunde überhaupt"* (Göttingen 1796, kl. 8.) und *"Bemerkungen über die englische Geburtshilfe"* (mit einer Kupfertafel, Göttingen 1797, kl. 8.). Ausserdem veröffentlichte F. eine grosse Anzahl von Artikeln in HUFELAND'S Journal der Heilkunde. Max Salomon.

Fischer, Johann Friedrich Christoph F., zu Erfurt, war daselbst am 9. April 1772 geboren, lernte die Apothekerkunst seit 1785 in Dresden, hielt sich als Apotheker in Wetzlar, Mainz, Blankenhain und Erfurt auf, studirte darauf dort und in Jena Medicin, promovirte in Erfurt, setzte in Würzburg unter SIEBOLD seine Studien fort, wurde auf dessen Empfehlung 1800 zum Bataillonsarzt des damals bei Augsburg errichteten, im englischen Solde stehenden Schweizer-Corps

24*

ernannt, trat jedoch nach dem Frieden von Lunevil
besuchte Wien, um dessen medicinische Anstalten l
nach dem 1802 erfolgten Tode seines Vaters die b
Redaction des Erfurter Wochenblattes übernehmen.
er, zusammen mit einem Prediger, ein Institut für
blindete, welchem er bis wenige Jahre vor seinem
Treue vorstand. Er war besonders geschickt und gl
hatte bis zu seinem 66. Jahre bereits über 400 sole
denen ⁵/₆ als gelungen zu bezeichnen waren. 1805
und benutzte er diese Stellung auch dazu, um der Sel
verschaffen. 1806, nach der Schlacht bei Jena, leitet
preussischen Militär-Lazarethe, wirkte später 3 Jahre
Spitälern und übernahm, nach der Einnahme Erfur
als Dirigent die von diesen errichteten Lazarethe. :
der Landesbehörden, wurde er zum Regierungs-Med
auch in diesem Amte mit dem lebendigsten Eifer h
Entlassung mit dem Charakter als Geh. Medicinalrat
mitgliedes der königlichen Regierung. Von seiner
angeführt: „Beobachtung und Heilung einer Ges
med. Annalen 1811) — „Einige Bemerkungen üb
traction des grauen Staares zur Keratonyxis hin
dieser Operation u. s. w." (LANGENBECK'S Neue B
HUFELAND'S Journal (1827, 28), HENKE'S Zeitschrif
Preuss. Vereins-Zeitung u. s. w. Ausser den kleinen
tafel, welche lehrt, was vor Ankunft eines Ärzte
vorzunehmen sey; u. s. w." (Erfurt 1831, Fol.) und
veredelten Form, als nothwendiges Bedürfniss des
Erfurt dargestellt" (Erfurt 1834) schrieb er eine e
die sich über das homöopathische Heilverfahren, das
in Preussen, über Quacksalberei, über die kosmisch
krankheiten (1841), über die Sterblichkeit der Sol
die Anlegung von Wasserheilanstalten durch Nichtärz
wesens und der Medicinal-Verfassung und zahlreiche a
Art ausliessen. Am 14. September 1849 erreichte sein

Neuer Nekrolog der Deutschen. Jahrg. 27, 1849,
pag. 300; XXVIII, pag. 52.

Fischer, Johann Leonhard F., zu Ki
Culmbach im Bayreutbischen geboren, wurde 1785 z
der anatomischen Anstalt, 1789 Dr. med. mit der
in plexu choroideo nuper inventae historia" (mit
nachdem er vorher bereits einige zoologisch-veteri
„P. C. F. Werneri vermium intestinalium b
secunda etc." (Leizzig 1786, mit Taff.) — „Continuat
„Observationes de oestro ovino atque bovino factae a
4 Taff.) — „Ueber die Finnen im Schweinefleisci
Magazin. 1788) herausgegeben hatte. Er verfasste :
Schriften: „Anweisung zur praktischen Zerglied.
des Thom. Pole Anatomical Instructor" (Leipzig 1
Die Zubereitung der Sinneswerkzeuge und Ein(
„Neurologiae generalis tractatus, descriptio anatomi
(Leipzig 1791, Fol., mit Taff.). 1793 wurde er als
Chirurgie nach Kiel berufen, wurde 1802 Archiat
mischen Krankenhauses, war Mitglied des Schleswig-Ho
seit dessen Errichtung 1804 und der Direction der l

Etatsrath. In Kiel verfasste er noch eine *„Praefatio ad I. F. Seidel index musei anatomici Kiliensis"* (1818) und mehrere Aufsätze in verschiedenen Journalen. Sein Vortrag war lebhaft und anziehend, sein Haus der Sammelplatz für die Schätze mehrerer Reiche der Natur. Nach längerer Kränklichkeit starb er am 8. März 1833.

Neuer Nekrolog der Deutschen. Jahrg. 11, 1833, I, pag. 167. — Callisen, VI, pag. 295; XXVIII, pag. 53.

G.

Fischer, Johann Nepomuk F., wurde geboren zu Rumburg am 29. Mai 1777 (nicht 1787, wie von einigen Autoren irrthümlich angegeben wird) und starb am 17. October 1847 als ordentlicher Professor der Augenheilkunde an der Universität zu Prag. Er ist als der Begründer der modernen Augenheilkunde in Böhmen anzusehen, insofern er als erster Leiter der in Prag im Jahre 1814 errichteten Augenheilanstalt fungirte. Als im Jahre 1830 alsdann an der Prager Universität ein ordentlicher Lehrstuhl für Ophthalmologie errichtet wurde, erhielt F. denselben. Von seinen wissenschaftlichen Arbeiten ist besonders sein *„Lehrbuch der gesammten Entzündungen und organischen Krankheiten des menschlichen Auges, seiner Schutz- und Hilfsorgane"* (Prag 1846) hervorzuheben. Eine Zusammenstellung seiner Arbeiten findet man in:

v. Wurzbach, Biographisches Lexikon des Kaiserthums Oesterreichs. Theil IV, Wien 1858, pag. 239. — Libussa, Almanach auf das Jahr 1846 und auf das Jahr 1851, herausgegeben von Alois Klar.

Magnus.

Fischer, Anton Friedrich F., zu Dresden, war daselbst am 12. Mai 1778 geboren, wurde 1802 in Wittenberg Doctor und war in Dresden Arzt am königl. Josephinen-Stifte. Ausser einer Anzahl von wissenschaftlichen Arbeiten rührt von ihm eine wahre Fluth populär-medicinischer Schriften über die allerverschiedensten, das grosse Publikum interessirenden und zur Belehrung desselben dienenden Gegenstände her, die von ihm in der Zeit von 1829—1838 herausgegeben wurden und deren blosse Erwähnung hier wegbleiben muss. Von seinen wissenschaftlichen Arbeiten führen wir an: *„Darstellung der Medicinal-Verfassung Sachsens, nebst Vorschlägen zu ihrer Verbesserung"* (Leipzig 1814) — *„Gerechte Besorgnisse wegen eines wahrnehmbaren Rückschreitens der neueren Heilkunde in Deutschland"* (Leipzig 1828) — *„Ueber den Vortheil und Nachtheil, welche Blutentziehungen in Krankheiten gewähren"* (Daselbst 1828). Ausserdem Aufsätze in HUFELAND'S Journal (1804, 1824, 25, 27, 28), den Allgem. medicin. Annalen (1814, 15), RUST'S Magazin (1820—24), darunter namentlich *„Aerztliche Beobachtungen"* (1823, 24), GRAEFE'S und WALTHER'S Journal (1823). Er starb am 15. Februar 1839.

Neuer Nekrolog der Deutschen. Jahrg. XVII, 1839, II, pag. 1124. — Callisen, VI, pag. 277; XXVIII, pag. 48.

G.

Fischer von Waldheim, Alexander F. v. W., Sohn des ebenso beibenannten älteren F., wurde geboren zu Mainz 1803, kam einjährig mit seinem Vater nach Moskau und wurde hier erzogen. Mit 14 Jahren trat er bereits in die physico-mathematische Facultät der Universität zu Moskau und betrieb zunächst das Studium der Botanik, erhielt auch eine goldene Medaille für eine gelöste Preisfrage (*„De interna plantarum fabrica"*), später ging er zum Studium der Medicin über und wurde am 3./15. October 1826 med. (*„Tractatus de auditu hominis"*). Im Jahre 1826 wurde F. Professorsadjunct für Botanik an der medicinischen Akademie zu Moskau, 1830 ordentlicher Professor der Botanik daselbst, eine Zeit lang hielt er interimistisch Vorlesungen über allgemeine Therapie und Arzneimittellehre; am 3./15. October 1875 feierte er sein 50jähriges Doctor-Jubiläum. Er war Secretär und später Präsident der von seinem Vater gegründeten Moskauer Naturforscher-Gesellschaft. F. beschäftigte sich vorherrschend mit botanischen Arbeiten. Besonders genannt zu werden verdient sein Werk:

374 FISCHER. — FISCHL.

„*Le microscopique Pancratique Moscou*" (1841, 8., 228 pp. mit 2 Taff.; a1
deutsch von MERZ).

Theod. Weschniakoff im Bulletin de la Société imp. des naturalistes
Moscou. Ann. 1875, T. XLIX, 24, pag. 275—285, mit einem Porträt F.'e   L. Stiede

Fischer, F r a n z F., zu Pforzheim, Psychiater, war am 26. August 18
zu Singen als Sohn eines Arztes geboren, studirte in Freiburg und Heidelbe
prakticirte von 1841 an in Singen, wurde 1842 Assistenzarzt von ROLLER in
Irrenanstalt zu Heidelberg und siedelte mit demselben in die neuerrichtete Aus
zu Illenau über. 1844 erwarb er in Freiburg den Doctorgrad, schrieb 18
(Allgem. Zeitschr. f. Psychiatrie) eine werthvolle Abhandlung: „*Die Ohrbl
geschwulst der Seelengestörten*", erhielt 1858 den Titel eines Medicinalrathes 1
wurde 1859 zum Director der Heil- und Pflegeanstalt in Pforzheim ernannt.
günstig die äusseren Verhältnisse in Illenau, wo sich alle Mittel der Wissensc
vereinigt fanden, für die Beobachtung der Geisteskranken für ihn gewesen wa
so ungünstig fand er Alles in Pforzheim und musste er seine ganze Kraft 1
sein ganzes Wissen einsetzen, um eine praktische Lösung der dortigen Missstä
herbeizuführen, was ihm aber bis an sein Lebensende nicht gelungen ist, trotz
unzähligen Verbesserungen, welche die Anstalt durch ihn erfuhr. Es war daher
ihn, der 1864 den Titel als Geh. Hofrath erhalten hatte, die Feier des 550jähri
Bestehens der Anstalt 1872 kein freudiges Ereigniss. Eine von ihm hierfür bearbei
Festschrift erschien in der Allgem. Zeitschr. für Psychiatrie in zwei Abhandlung
„*Die Anstalt zu Pforzheim bis zum Jahre 1804*" und „*Zur Geschichte
Heil- und Pflege-Anstalt zu Pforzheim vom Jahre 1803 bis jetzt*". Durch
Gründung eines Hilfsvereines für arme, aus den Anstalten Illenau und Pforzh
Entlassene erwarb er sich ein weiteres grosses Verdienst. Er starb am 1. Juni 18
Allgem. Zeitschrift für Psychiatrie. Bd. XXXIX, 1883, pag. 332.   (

*Fischer, H e r r m a n n F., geboren am 14. October 1831, studirte
Berlin als v. LANGENBECK'S Schüler, wurde 1855 promovirt und wirkte seit (
1. October 1868 als Professor der Chirurgie und Director der chirurgischen Kl
in Breslau. — S c h r i f t e n: „*Zur Theorie des Wundfiebers*" (Berliner klinis
Wochenschr. 1866) — „*Allgemeine Kriegschirurgie*" (1. Auflage Erlangen 18
2. Auflage Stuttgart 1882) — „*Die septische Nephritis*" (Breslau 1868, Ha
tationsschrift) — „*Ueber den heutigen Stand der Pyämieforschung*" (Erlan
1866) — „*Ueber den Einfluss der Rückenmarksläsionen auf die Körperwär*
(Akad. der med. Wissensch. 1869) — „*Trophische Störungen nach Nerven
letzungen*" (Berl. klin. Wochenschr. 1871) — „*Kriegschirurgische Erfahrung*
(Erlangen 1872) und mehrere Vorträge in VOLKMANN'S Sammlung, darunter besond
„*Ueber den Shock*" (Nr. 10) — „*Ueber die Commotio cerebri*" (Nr. 27)
Re

*Fischer, F r i e d r i c h E r n s t F., geboren am 31. October 1848
Euskirchen (Reg. Bezirk Cöln a. R.), genoss seine medicinische Ausbildung
den Universitäten Bonn und Würzburg. In der Chirurgie bildete er sich spe
aus in Strassburg als Schüler von LÜCKE. Wirkt seit 1873—1875 als Assistenz
am Bürgerhospital zu Cöln a. R., seit 1875 als Assistent der chirurgischen Klinil
Strassburg, als Privatdocent der Chirurgie daselbst seit 1877 ; seit 1883 als auc
ordentlicher Professor thätig, schrieb er verschiedene Aufsätze in der deutschen Z
schrift für Chirurgie, in der Berliner klinischen Wochenschrift, in dem Archiv f. 1
Chirurgie von LANGENBECK. Ferner die „*Verbandlehre*" in dem PITHA-BILLROTH'sc
Werke der allgem. und spec. Chirurgie (1878, 2. Aufl. 1884) und über „
Naphthalin in der Heilkunde und in der Landwirthschaft" (Strassburg 18
Re

*Fischl, J o s e p h F., aus Netolic (Böhmen), 1829 geboren, studirt
Prag unter HALLA, JAKSCH, PITHA und wurde 1858 promovirt. Seit 1875
Privatdocent, seit 1883 als ausserordentlicher Professor in Prag thätig, hat er folg

Arbeiten publicirt: „*Beiträge zur Pathologie des Morbus Brightii*" — „*Ueber einige Ursachen transitorischer Albuminurie*" — „*Ein Beitrag zur Aetiologie der Milzschwellung*" — „*Zur Harnuntersuchung bei Katarrh des Darmcanals*" — „*Complication des Puerperium mit acuter Pleuritis*" — „*Zur Diagnose der Lungenphthise*" — „*Ueber Allorhythmie*" — „*Zur Auscultation der Crural- gefässe*" — „*Studien über verschiedene Formen von Nephritis*" — „*Zur Histo- logie der Scharlachniere*" — „*Zur Persistenz der Albuminurie nach acuter Nephritis*" und Aehnliches. Red.

Fitz-Gérald, Gérard F.-G., aus Lemerick in Irland, wurde 1719 Doctor med. in Montpellier, wurde zur Unterstützung P. CHIRAC'S 1726 zum Professor ernannt und erhielt dessen Lehrstuhl ganz im Jahre 1748. Ausser mehreren Disser- tationen (Montpellier 1731, 1741, 1742) rührt aus seiner Feder ein „*Traité des maladies des femmes*" (posthum Avignon 1758) her, dessen Werth jedoch von ASTRUC scharf bestritten wurde.

Biogr. méd. IV. Red.

Fizeau, Louis-Aimé F., kam bei dem grossen Professorenschub zu Paris 1825 plötzlich zu der Ehre, in die Pariser Facultät berufen, oder vielmehr durch königliche Ordre hineinversetzt zu werden. 1775 geboren, 1864 gestorben, hat er ausser Denkreden auf PINEL und BICHAT nur seine These über Intermittenten (Paris 1803) zur Publication gebracht.

Chéreau bei Dechambre. Red.

Fizes, Antoine F., zu Montpellier 1690 geboren, schloss sich bei seinen Studien zuerst an BARBEYRAC und DEIDIER, später in Paris an DUVERNEY, LEMERY und JUSSIEU an. Er concurrirte, nach Montpellier zurückgekehrt, um den Lehrstuhl DEIDIER'S mit keinem Geringeren als FERREIN (s. diesen) und gewann. Während seine Theorien vielfach fehlgriffen, erwarb er sich den Ruf eines eminenten Beobachters und eines urtheilsvollen und erfolgreichen Heilkünstlers mit Recht. Seine leicht errungene Stellung als Leibarzt des Herzogs von Orleans gab er bald wieder auf und siedelte nach einem kurzen Aufenthalt in Montpellier nach Paris über. Eine Gesammtausgabe seiner Schriften wurde in Montpellier 1742 veranstaltet; hervorgehoben seien: „*De hominis liene sano*" (Montpellier 1716) — „*De naturali secretione bilis in jecore*" (Daselbst gleichzeitig) — „*Corporis humani partium solidarum conspectus anatomico-medicus*" (Daselbst 1729) und als besonders geschätzt: „*De cataracta*" (1731) — „*De tumoribus in genere*" wurde zweimal (Montpellier 1738 und Paris 1751) aufgelegt.

Biogr. méd. IV. Red.

Flacius, Mathias F. (eigentlich FRANKOWITZ), wurde in Braunschweig geboren und studirte in Strassburg und Rostock, wo er auch 1581 promovirte. Er erhielt bald darauf an der Universität Rostock den Lehrstuhl der Physik, den er 1590 mit dem der praktischen Medicin vertauschte. F. war ein gelehrter Mann, der aber, allerdings nach der Mode seines Zeitalters, seine Gelehrsamkeit nur verwandte, um in weitschweifig gehaltenen Abhandlungen in sophistischer, unklarer und compilatorischer Weise ebenso unbestimmt gehaltene, von der Sophistik auf- gestellte, metaphysische Fragen zu beantworten. Wir haben folgende Schriften von ihm: „*Commentariorum de vita et morte libri quatuor*" (Frankfurt 1584, 4.; Lübeck 1616, 8.) — „*Disputationes XVIII, partim physicae, partim medicae, in Academia Rostochiana propositae*" (Rostock 1594, 8. und öfter) — „*Themata de concoctione et cruditate*" (Rostock 1594, 8.) — „*Compendium logicae ex Ari- stotele*" (Rostock 1596, 12.). Max Salomon.

Flachsland, Jakob Konrad F., zu Karlsruhe, war am 31. Juli 1758 zu Pforzheim geboren, studirte von 1770 an zu Strassburg Medicin, wurde daselbst 1780 Doctor, machte eine wissenschaftliche Reise nach Wien, Paris, London,

prakticirte von 1779 an anfänglich in Pforzheim, s
Kirchberg in der vorderen, seit 1785 zu Birkenfeld i
Sponheim, wurde 1790 als Assistenzarzt nach Karlsruh
Landphysicus beim dortigen Oberamte ernannt. 1807 v
bei der damaligen grossherzoglichen Provinzial-Regierun
General-Sanitäts-Commission mit dem Charakter eines (
und erhielt 1810, bei der neuen Kreiseintheilung des
Medicinalreferenten im Ministerium des Innern, die er bis
Auch blieb er Mitglied der Sanitäts-Commission, wurd
und besorgte grösstentheils die Redaction der von der
einal-Verordnungen. Es rühren von ihm ferner her mel
geschriebene Abhandlungen: „*Ueber eine gallicht faule* .
1792) — „*Observationes pathologico-anatomicae*" (Ra
„*Fragmente über einige Ansteckungsstoffe, vorzüglici*
(Karlsruhe 1806) — „*Ueber die Behandlung der Schein*
„*Ueber Kopfverletzungen und deren Folgen*" (SIEBOI
auch der Redacteur der von der gedachten Sanitäts - Cc
„*Annalen*". Hochgeachtet starb er am 16. März 182i

Maler in Grossherzoglich Badischen Annalen für ·
1826, pag. 145. — Salzburger med.-chir. Zeitung, 1827. Bd. II

Flajana, Joseph F., wurde 1741 in der Na
welcher Stadt er auch seine erste Erziehung erhielt. I
in Rom, woselbst er auch den Grad eines Doctor de
erwarb. Am Hospital San Spirito in Rom begann F.
Thätigkeit. Von besonderer Vorliebe für die Anatomi
Rom ein anatomisches Cabinet, dessen Direction er ül
fand ihn als Operateur en chef des Heilige-Geist-Hospitals
arzt des Papstes Pius VI. Er starb mit Hinterlassung
Medicin studirten und von denen der eine sein Nachfolger
Die wissenschaftliche Bedeutung F.'s liegt vornehmlich au
seine „*Collezioni di osservazioni e riflessioni di chiru*
haben seinen Namen hauptsächlich bekannt gemacht. Auel
Chirurgie hat er sich durch seine Arbeit über Pupilli
lung der Thränensackentzündungen versucht.

Man vergleiche Biographie universelle, Supplement-B

Flamant, R.-P. F., unbekannten Geburtsjahres
Militärchirurg, dann Professor der Geburtshilfe in Na
Faches und der chirurgischen Klinik in Strassburg, co
um den Lehrstuhl BAUDELOCQUE'S. Er war Schüler
galt als ein scharfer Denker und kecker Geist. Seine
ihm verfassten Thesen, von denen die ECKARD'S und l
sind, nicht immer treu wiedergegeben. Er selbst behielt zu
doch sind zu nennen: „*Mémoire pratique sur le forci*
„*Mémoire sur la version du foetus*" (1827) und mel
Journ. compl. du dict. des sc. méd. (1827).

Dict. hist. II.

Flandrin, Pierre F., als Neffe CHABBRT'S zu
1752 geboren, that sich auf dem Gebiete der Veterinär
mittlung BOURGELAT'S schon früh auf den Lehrstuhl de
d'Alfort berufen, bereicherte er das Museum der Anst
trat 1786 als supplirender Generaldirector des Thierar:
machte wissenschaftliche Reisen in Spanien und Engl
bereits 1796. Aus seinen Schriften ragen zwei Arbeiten

(Paris 1787), ein „*Précis splanchnologique*" (Daselbst gleichzeitig) und
in dem von ihm mitredigirten Almanach vétérinaire (Paris 1783—1793)
te Instructionen hervor.

Biogr. méd. IV.   R e d.

Flarer, F r a n c e s c o F., ein Vertreter der ophthalmologischen Schule
wirkte im Anfang dieses Jahrhunderts und zwar in Pavia, woselbst er seit 1819
)r der Augenheilkunde und Director der *ersten dort eingerichteten ophthal-
hen Klinik war. Einen hervorragenden und unter den modernen augen-
en Operateuren noch jetzt bekannten Namen hat er sich durch seine
)usmethode der Abtragung des Cilienbodens gemacht. Er verbesserte das
:H-JÄGER'sche Verfahren erheblich durch seine „*Riflessioni sulla trichiasi*
listichiasi e sull' entropio, acuto particolare riguardo ai metodi di
e di Vacca" (Mailand 1828).

Man vergleiche C a l l i s e n, Medicinisches Schriftsteller-Lexikon, Bd. VI, pag. 313.
            M a g n u s.

Flaubert, A c h i l l e - C l é o p h a n e F., zu Rouen, berühmter Chirurg, war
November 1784 zu Mézières (Aube) geboren, studirte in Paris mit grossem
, wurde 1810 daselbst Doctor mit der „*Diss. sur la manière de conduire*
'adies avant et après les opérations chirurgicales" (4.), ging darauf nach
hielt chirurgische und geburtshilfliche Vorlesungen und wurde bald darauf,
MONIER'S Stelle, Chirurg des dortigen Hôtel-Dieu, Professor der chirurgischen
und Director der medicinischen Schule. Durch seine Kenntnisse, seine
klichkeit, seine vorzüglichen Eigenschaften des Geistes und Herzens ver-
er sich ein solches Ansehen und einen solchen Ruf, weit über die Grenzen
rmandie hinaus, dass er der DUPUYTREN der Provinz genannt werden
, ohne dass er die übeln Eigenschaften besass, die man Diesem vorwarf.
sehr wenig geschrieben. Man findet von ihm nur „*Observation sur un*
mal-conformé" (Nouv. Journ. de méd. 1818); sehr bekannt aber und
.ie Aufrichtigkeit, mit der die ihm zugestossenen Unglücksfälle erzählt werden,
lerkennenswerth ist der folgende Aufsatz geworden: „*Mém. sur plusieurs*
luxation, dans lesquels les efforts pour la réduction ont été suivis
ens graves" (Réport. gén. d'anat. et de physiol. pathologiques 1827). Sein
st in der Chirurgie auch noch bekannt durch ein besonderes Verfahren bei
eration der Nasen-Rachenpolypen, indem er sich durch Resection des ganzen
fers einen freien Zugang zum Operationsfelde verschaffte, ferner durch die
lung der Knochennaht, z. B. bei Pseudarthrosen. Hochverehrt und innig
von allen Klassen der Gesellschaft starb er am 15. Januar 1846.

V é d i e, Notice biographique sur... Rouen, 1847 (nicht zugänglich). — D e c h a m b r e,
T. II, pag. 374. — C a l l i s e n, VI, pag. 316.   G u r l t.

Flecchia, G i u s e p p e M a r i a F., zu Vercelli, war in Ponderano, Provinz
1793 geboren, studirte in Turin, wurde daselbst 1819 Doctor, nachdem
Abhandlung „*Saggio sull' estrazione della placenta ed osservazioni d'una*
puerperale" (Biella 1817) geschrieben. Er liess sich in Vercelli nieder,
lter daselbst Chirurgo aggiunto ordinario des Spedale maggiore und schrieb
erschiedene Abhandlungen, z. B. über Nekrose u. s. w. (OMODEI Annali
821), über einen ungewöhnlichen Tumor des Oberschenkels, über Tetanus
., ein grosses Kniekehlen-Aneurysma (Repertorio medico-chirurgico di Torino
1824, 1828), ferner einen Nekrolog auf GIUS. ISNARD (Biografia medica
cse).

Cantù, pag. 212. — C a l l i s e n, VI, pag. 319.   G.

*Flechsig, R o b e r t F e r d i n a n d F., der V a t e r, geboren am 8. Januar
u Oelsnitz im Schönburgischen, studirte in Würzburg Medicin, promovirte
im August 1839 und ist, nachdem er längere Zeit an verschiedenen

Orten die Praxis ausgeübt hatte, seit 1847 als königl. Brunnenarzt und Badear
zu Elster im königl. sächs. Voigtlande thätig. 1860 wurde er zum Hofrath, 187
zum Geb. Hofrath ernannt. F.'s literarische Thätigkeit ist fast ausschliesslich d
Balneologie gewidmet gewesen. Er hat seit 1853 zahlreiche Abhandlungen üb
Bad Elster veröffentlicht, seit 1855 den balneologischen Bericht für SCHMIDT
Jahrbücher der Medicin geliefert und ein Bäderlexikon: Darstellung der bekannte
Bäder, Heilquellen, Wasserheilanstalten und klimatische Curorte Europas und d
nördlichen Afrikas für Aerzte und Curbedürftige (Leipzig 1883) herausgegebe
Ausserdem hat F. eine Abhandlung unter dem Titel: „Die Frauenkrankheite
ihre Erkennung und Heilung" (2. Aufl. Leipzig 1878) verfasst. — *Pal
Emil F., der Sohn, geboren am 7. September 1847 zu Zwickau, studirte v
Ostern 1865 ab zu Leipzig Medicin. Er promovirte daselbst im Mai 1870, wur
nach der Rückkehr aus dem Kriege 1872 zu Ostern Assistent am pathologische
1873 aber zu Michaelis Assistent für Histologie am physiologischen Institute. I
Jahre 1877 wurde er zum ausserordentlichen Professor für Psychiatrie ernann
leitete, nachdem er die Einrichtungen der wichtigsten Irrenanstalten in und auss
halb Deutschlands studirt hatte, die Einrichtung der neubegründeten Universitä
Irrenanstalt zu Leipzig und ist seit Eröffnung derselben im Jahre 1882 als Vorsta
der Irrenklinik thätig. Im Sommer 1884 wurde er zum ordentlichen Professor d
Psychiatrie ernannt. Von F.'s literarischen Arbeiten sind ausser seiner Inaugur
Dissertation „De Meningitide luëtica" zu erwähnen das unter dem Titel: D
Leitungsbahnen im Gehirn und Rückenmark des Menschen auf Grund en
wicklungsgeschichtlicher Untersuchungen dargestellt" (Leipzig 1876) veröffe
lichte Werk, ferner die bei Antritt des Amtes als Director der Irrenklinik gehalte
Rede über „Die körperlichen Grundlagen der Geistesstörungen" (Leipzig 188
und ein „Plan des menschlichen Gehirns" (Daselbst 1883).
                                                                    Winter.

Fleck, Johann Christoph F., zu Rudolstadt, war am 27. April 178
in Erfurt geboren, studirte von 1801 an auf der dortigen Universität und se
1803 in Jena Medicin, musste aber aus Mangel an Mitteln eine Hauslehrerstel
annehmen, wurde 1807 zu Erfurt Dr. philos. und sah sich noch einmal genöthig
seine in Jena wieder begonnenen Studien zu unterbrechen, indem er 1810 Page
hofmeister am fürstlich schwarzenburgischen Hofe zu Rudolstadt wurde. 181
konnte er in Jena den Doctorgrad erwerben und wirkte von da an als Arzt
Rudolstadt, namentlich mit grosser Aufopferung während der schweren Typhu
epidemien von 1813, 14 in den Heilanstalten des Fürstenthums. Seine Neigur
zu wissenschaftlicher Beschäftigung, neben der Praxis, führte ihn dahin, eine gan:
Reihe von französischen Werken in's Deutsche zu übersetzen, so von Dorss
DUBREUIL, „Verrichtungen der Haut und . . . Krankheiten. Nebst einem A
hange über Dampfbäder. Mit Zusätzen und Anmerkungen" (Ilmenau 1828) -
M. BEAUMONT, „Abhandlung über die Brüche . . . . sicher und ohne Operatio
zu heilen" (Daselbst 1828; 3. Aufl. 1839) — BROUSSAIS, „Vorlesungen übe
die gastrischen Entzündungen, nach der 2. Ausgabe" (Rudolstadt 1829) -
M. P. MARTIN, „Abhandlung über die Migräne u. s. w." (Daselbst 1830) -
L. FALLOT, „Untersuchung und Enthüllung der simulirten Krankheiten
(Weimar 1841) — PIORRY, „Ueber die Erblichkeit der Krankheiten" (Daselbs
1841) — PIGEAIRE, „Ueber den Nutzen der Hydrotherapie u. s. w." (Daselbs
1848). An eigenen Schriften sind von ihm zu nennen: „Die Verirrung de
Geschlechtstriebes u. s. w." (Ilmenau 1829) — „Spiegel für Aerzte, oder Lich
und Schattenseiten des ärztlichen Berufes u. s. w." (Rudolstadt 1831) -
„Kurzgefasstes pathologisch-therapeutisches Taschenbuch für angehende prak
tische Aerzte" (Neustadt a. O. 1833) — „Der Croup und die ihm ähnliche
Krankheitsformen u. s. w." (Daselbst 1838) — „Der Arzt für Wurmkrank
jeden Alters, u. s. w." (Weimar 1840) und andere halb und halb oder ganz i
das Gebiet der populären Medicin schlagende Schriften. Derselbe war auch ein

1835, 36 von ihm herausgegebene Vierteljahrschrift „*Der Gesundheitstempel der Deutschen*" gewidmet. Nachdem er 1831 zum Bataillonsarzt des schwarzburg-rudolstädtischen Militärs bestellt worden war, wurde er 1848 zum fürstl. Hofrath und Leibarzt ernannt, verstarb jedoch bereits am 14. Juli 1849.

Neuer Nekrolog der Deutschen. Jahrg. 27, 1849, pag. 533, — Callisen, VI. pag. 319; XXVIII, pag. 60.
G.

Fleckles, Vater und Sohn, zu Karlsbad in Böhmen. — Leopold F., der Vater, war in Wien am 14. October 1802 geboren, studirte daselbst und erlangte 1831 die medicinische Doctorwürde, nachdem er bereits einige schön-wissenschaftliche Schriften (1826, 28, 29) und Poësien herausgegeben hatte. Seine sehr zahlreichen fachwissenschaftlichen Schriften waren: „*Der Schlaf in seiner Beziehung auf die geistige und physische Gesundheit des Menschen*" (Pest 1831) — „*Die Schlaflosigkeit, ihre Ursachen und Folgen u. s. w.*" (Wien 1831) — „*Die herrschenden Krankheiten des schönen Geschlechts in der Blüthe des Lebens in grossen Städten u. s. w.*" (Daselbst 1832) — „*Die Kunst, Krank-heiten vorzubeugen u. s. w.*" (Daselbst 1833) — „*Der ärztliche Rathgeber u. s. w.*" (Daselbst 1834) — „*Die Krankheiten der Reichen*" (Daselbst 1834) — „*Die Krämpfe in allen ihren Formen u. s. w.*" (Daselbst 1834) — „*Der ärztliche Wegweiser nach den vorzüglichsten Heilquellen und Gesundbrunnen des österr. Kaiserstaates*" (Daselbst 1834) — „*Prüfende Blicke auf die vorzüglichsten Krankheitsanlagen zu langwierigen Leiden, u. s. w.*" (Stuttgart 1835) — „*Karls-bad, seine Gesundbrunnen und Mineralbäder u. s. w.*" (Daselbst 1838) — „*Die Gesundbrunnen und Mineralbäder. Allgemeine und besondere Vorschriften beim Gebrauche derselben für das weibliche Geschlecht*" (Daselbst 1841; 2. Aufl. 1876). Von dieser Zeit an verfasste er noch eine Reihe von balneologischen Schriften über den Curort Karlsbad, in welchem er bis an sein Lebensende als Brunnenarzt mit grossem Erfolge thätig war. Es ist indessen noch einiger anderen Schriften, und namentlich solcher über Krankheiten zu gedenken, über die er in seinem Wirkungs-kreise besondere Erfahrungen zu machen Gelegenheit hatte: „*Zur Balneotherapie chronischer Krankheiten*" (Leipzig 1857) und „*Neue Beiträge*" dazu (Daselbst 1859) — „*Ueber Diabetes mellitus u. s. w.*" (Prag 1865) — „*Balneothera-peutische Mittheilungen über . . . . chronische Leiden der Harnorgane*" (Daselbst 1867) — „*Die chronische Diarrhoe*" (Daselbst 1868) — „*Zur Pathogenese . . . des Diabetes mellitus*" (Daselbst 1871). Er starb am 31. November 1879.

v. Wurzbach, IV., pag. 265. — Dechambre, 4. Série, T. VI, pag. 405. — Callisen, VI, pag. 319; XXVII, pag. 61.
G.

*Ferdinand F., der Sohn, ist der Verfasser folgender Schriften: „*Karlsbad. Histor.-topogr.-naturhistor.-medic. Handbuch u. s. w.*" (Dresden 1864) — „*Diätetik für Trink-, Bade- und Molken-, Trauben- und klimatische Curen u. s. w.*" (Erlangen 1865) — „*Die Trichinen und die Trichinenkrank-heit. Populär dargestellt*" (Prag 1866), u. s. w.

Engelmann, Supplement-Heft, pag. 66.
G.

Fleisch, Karl Bernhard F., in Cassel am 20. Januar 1778 geboren, Dr. med. zu Marburg 1799, siedelte sich zuerst ·in seiner Geburtsstadt an, wurde dann aber Amtsarzt zu Nenterhausen. Obgleich bereits 1814 gestorben, hatte er eine Reihe von nützlichen Schriften verfasst, die besonders die Prüfung der Arzneimittel und Apotheken-Visitation zum Gegenstande hatten (Marburg 1801, Leipzig 1803). Auch rührt ein casuistisches Mittheilungen noch ein sehr gross angelegtes „*Handbuch über die Krankheiten der Kinder*" (Leipzig 1803—1812, 4 Bde.) von ihm her. Der vierte Band erschien unter Mithilfe Jos. SCHNEIDER'S.

Dict. hist. II.
Red.

Fleischer, Johann Gottlieb F., bekannt durch seine die deutsch-russischen Ostseeprovinzen betreffenden botanischen Arbeiten, geboren zu

Mitau am 15. October 1797, besuchte daselbst das Gymnasium, studirte Medicin in Dorpat von 1817—1822, Dr. med. (*„Diss. aneurysmatis varicosi complicati historia"*, 44 pp., 8.), praktischer Arzt in Mitau, gestorben am 22. April 1838. Verfasste: *„Systematisches Verzeichniss der in den Ostseeprovinzen bekannt gewordenen Phanerogamen, mit Angabe der gebräuchlichsten deutschen, lettischen und estnischen Benennungen"* (Mitau).

Recke-Napiersky, I, 581. — Beise, I, 289.   L. Stieda.

*Fleischer, Richard F., geboren zu Cleve am 29. September 1848, studirte in Berlin, Jena und Würzburg. Er schloss sich zuerst an GERHARDT, später als klinischer Assistent und Schüler an LEUBE an und wurde 1872 promovirt. 1874—1876 war er Assistenzarzt am städtischen Krankenhause, dann Assistent von FRIEDREICH in Heidelberg und habilitirte sich 1877 als Docent für innere Medicin in Erlangen. Schriften: *„Ueber das Resorptionsvermögen der normalen menschlichen Haut"* (Erlangen). Ferner Journalartikel auf anatomisch-pathologisch und physiologisch-chemischem Gebiet, den Gebieten der inneren Medicin und der Stoffwechsellehre.

Red.

*Fleischl von Marxow, Ernst F. v. M., zu Wien am 5. August 1846 geboren, betrieb seine Studien in Wien und Leipzig als Schüler von BRÜCKE, ROKITANSKY und C. LUDWIG. 1870 promovirt, trat er 1871 als Prosector bei ROKITANSKY, 1873 als Assistent der physiologischen Lehrkanzel in Wien ein. Er verfasste Abhandlungen über normale und pathologische Histologie, allgemeine Venenphysiologie und physiologische Optik, grösstentheils in den Wiener akademischen Berichten; eine Uebersetzung von C. MAXWELL'S: *„Matter and Motion"*, *„Ausstellungsbericht aus Philadelphia"*.

Red.

Fleischmann, Gottfried F., zu Erlangen, war daselbst am 23. Februar 1777 geboren, studirte auch daselbst und wurde 1800 Doctor mit der Diss.: *„Historia pestis bovillae"* (deutsche Uebers. von J. A. SCHMIDTMÜLLER u. d. T.: *„Geschichte der Rindviehpest u. s. w."* Nürnberg 1801). Er widmete sich darauf der ärztlichen Praxis, die er auch nicht völlig aufgab, als er 1804 Vice-Prosector, dann Prosector und Privatdocent wurde. 1818 wurde er zum Prof. e. o. und 1824 zum Prof. ord. ernannt und ihm der Lehrstuhl der Anatomie übertragen, den er bis an sein Lebensende innegehabt hat. Von seinen grösstentheils der normalen und pathologischen Anatomie gewidmeten Arbeiten führen wir an: *„Anatomische Wahrnehmungen"* (Abhandl. der phys.-med. Societät zu Erlangen, 1810, 1812) — *„De vitiis congenitis circa thoracem et abdomen"* (Erlangen 1810, 4., mit 5 Taff.) — *„Anweisung zur Zergliederung der Muskeln des menschlichen Körpers"* (Daselbst 1810) — *„Anleitung zur forensischen und polizeilichen Untersuchung der Menschen- und Thierleichname u. s. w."* (Daselbst 1811) — *„Leichenöffnungen"* (Daselbst 1815), sein Hauptwerk, 67 einzelne Beobachtungen enthaltend — *„De chondrogenesi asperae arteriae et de situ oesophagi abnormi nonnulla"* (Daselbst 1820, 4., mit 2 Taff.) — *„Geschichtlicher Ueberblick der anatomischen Anstalt zu Erlangen, von Errichtung der Universität bis auf gegenwärtige Zeit"* (Gratulationsschrift für F. H. LOSCHGE, Erlangen 1830, 4., m. 2 Kpft.). Ausserdem liegen von ihm mehrere Aufsätze in Zeitschriften vor, z. B. in HORN'S Archiv (1817, 18), praktische Erfahrungen aus der Medicin, die Formverschiedenheiten des Körpers mit Beziehung auf die Chirurgie; in HUFELAND'S Journal (1818) über Somnambulismus; in HENKE'S Zeitschrift (1822, 23) die verschiedenen Todesarten der Strangulirten, die Lebensfähigkeit vorzeitig geborener Kinder; ferner in MECKEL'S Archiv (1823), dessen Mitredacteur er war. Er starb am 22. August 1850.

Neuer Nekrolog der Deutschen. Jahrg. 28, 1850, pag. 1. — Callisen, VI, pag. 323; XXVIII, pag. 63.

G.

*Fleischmann, Friedrich Ludwig F., zu Dillingen, Pflegesohn des
vorigen, war zu Nürnberg geboren, wurde 1832 in Erlangen Dr. med. et philos.
Mit der Diss. „Dalmatiae novae serpentum genera", gab heraus: „Bildungshemmungen der Menschen und Thiere" (Nürnberg 1833, m. 2 Taff.) — „De
systematis vasorum sanguiferorum varietatibus congenitis nonnullis" (Erlangen
1834, 4., mit 2 Taff.) — „Scenographia arteriarum corporis humani usui aca-
lemico adcommodata" (Daselbst 1837, Fol.) — „Scenographia nervorum c. h. etc."
Daselbst) — „Leitfaden für Curgäste in Wasserheilanstalten" (Nürnberg 1840) —
Gratulationsschrift an GOTTFRIED FLEISCHMANN: „Munus natalicium anatomicum
le novis sub lingua bursis, in hominibus et mammalibus nuperrime observatis,
quae ad ranulas et lyssas pertinere videntur" (Daselbst 1841, 4., mit Taff.) —
Der Fötus im Fötus, eine anatomisch-pathologische Mittheilung" (Daselbst
1845, Kl.-Fol., m. 1 Taf.). Er lebt als Medicinalrath und Bezirksarzt I. Classe
in Dillingen (Reg.-Bez. Schwaben) in Bayern.

Callisen, XXVIII, pag. 63.   ·G.

Fleischmann, Ludwig F., zu Wien, war 1841 daselbst geboren, nach
Erlangung des Doctorgrades daselbst vier Jahre lang Secundararzt des St. Joseph-
kinderspitales und machte sich schon in dieser Stellung durch zahlreiche kleinere
nd grössere Arbeiten auf dem Gebiete der Pädiatrik bekannt. Er wurde auch
Mitherausgeber des Oesterreich. Jahrbuch für Pädiatrik, in dessen Redaction er 1874
intrat. Nachdem er das Hospital verlassen, habilitirte er sich bei der Wiener
Universität als Docent der Kinderheilkunde und trat zugleich als Abtheilungs-
vorstand in den Verband der von einer Reihe medicinischer Docenten begründeten
allgemeinen Poliklinik, wo es ihm weder an reichlichem Zuspruch von Hilfesuchenden,
och an Schülern fehlte. Seine bis zum 2. Heft gediehene „Klinik der Pädiatrik"
Wien 1875—77, m. Taff.) enthält zum Theil sehr wichtige Arbeiten, z. B. die
von scharfer Beobachtungsgabe zeugenden Forschungen über die Formveränderungen
es Ober- und Unterkiefers durch Rachitis. Sein Tod erfolgte am 9. Januar 1878.

Prager med. Wochenschr. 1878, pag. 30.   G.

Fleming, Paul F., (auch FLEMMING oder FLÄMING), berühmter Dichter,
geboren zu Hartenstein a. d. Mulde am 5. October 1609, besuchte die Thomas-
chule in Leipzig, studirte von 1628 an Medicin, beschäftigte sich aber mit anderen
studien, wozu vor Allem der Verein schlesischer Studirender Anlass bot. Am
0. März 1632 wurde F. Baccalaureus der freien Künste, am 2. Mai 1633
Magister der freien Künste (Dr. phil.?). Durch einen Stud. med. J. KRETZSCH-
MAR erfuhr F. von einer bevorstehenden Gesandtschaft nach Persien, meldete
sich bei einem Mitglied der Gesandtschaft OLEARIUS und wurde als „Hofjunker
und Truchsess" angenommen. OLEARIUS hat bekanntlich ein ausgezeichnetes Buch
über diese Gesandtschaft, welche Herzog Friedrich von Schleswig-Holstein aus-
rüstete, verfasst. Am 6. November 1633 verliessen die Mitglieder und Theilnehmer
er Expedition Lübeck, um zu Schiff zunächst nach Riga zu reisen; nach mannig-
achen Schicksalen in Moskau und Astrachan, kehrte F. endlich im April 1639 nach
Reval zurück und sollte Stadtphysicus von Reval werden. Deshalb begab sich F.
noch einmal in seine Heimat, vorher aber zog er nach Rotterdam und Leyden,
voselbst er am 23. Januar 1640 zum Dr. med. creirt wurde (Diss. „De luë venerea"
Leyden 1670]). Von hier reiste F. nach Hamburg, traf am 20. März hier ein,
rkrankte am 27. März und starb am 2. April 1640. Eine Aufzählung der Ge-
ichte F.'s, sowie eine Würdigung F.'s als deutscher Dichter gehört nicht hierher.

Biographisches: Tillmann J., Gedichte von Paul F. Leipzig 1870, V—XXX. —
appenberg, F.'s deutsche Gedichte. Stuttgart 1865, Bd. II, pag. 851—900. — Allgem.
eutsche Biogr. VII, pag. 115.   L. Stieda.

Fleming, John Gibson F., zu Glasgow, war daselbst am 2. December
809 geboren, studirte auf der dortigen Universität, wo er 1830 Doctor wurde.
r hielt sich ein halbes Jahr in Paris auf und besuchte die hauptsächlichsten

Städte des Continents. 1833 wurde er Fellow der Faculty of Physicians and Surgeons zu Glasgow, und war 1865 sowie noch einige weitere Male Präsident derselben. Er hatte „The pathology and treatment of ramollissement of the brain. A probationary essay" (Glasgow 1833) verfasst. 1862 wurde er zum Vertreter der Facultät im General Medical Council ernannt und blieb in dieser Stellung 15 Jahre. Er schrieb noch, ausser Artikeln in verschiedenen medicinischen Journalen: „Medical statistic of life assurance; being an inquiry into the causes of death among the member. of the Scottish Amicable Life Assurance Society, from 1826 till 1860" (Glasgow 1862). Als Mitglied des Verwaltungsrathes der Royal Infirmary machte er sich um deren bessere Einrichtung und um den daselbst ertheilten klinischen Unterrich verdient, den er als Professor der Chirurgie auf der chirurgischen Abtheilung leitete. Gleiche Verdienste erwarb er sich als Director der Old Man's Institution der Eye Infirmary und des Maternity Hospital um diese Institute. Er starb am 2. October 1879.

Glasgow Medical Journ. Vol. XII, 1879, pag. 369. — Lancet. 1879, II, pag. 595 — Medical Times and Gaz. 1879, II, pag. 462. G.

Fleming, Christopher F., ein renommirter irischer Chirurg, war zu Dublin 1838 zum Doctor med. promovirt und hatte später die Stellung eine Chirurgen am Richmond-Hospital erlangt. Nachdem er hier eine Reihe von Jahre gewirkt hatte, wurde er dirigirender Arzt des Dr. STEEVEN'S Hospital und star am 31. December 1880. Den Krankheiten des Urogenitalapparates hatte er gan besonders seine Aufmerksamkeit zugewendet und seine Erfahrungen in dem 187' erschienenen Buche: „Clinical records of injuries and diseases of the genito urinary organs" niedergelegt. Von seinen anderen Schriften nennen wir folgende „Remarks on the application of chloroform to surgical purposes" — „Abscesse occurring between the pharynx on child, adult and infantile life" — „Affection of septum of the nose, of the throat, and of the tongue".

Red.

Fleming, Alexander F., zu Birmingham, war 1824 in Edinburg geboren, machte seine Studien daselbst und wurde 1844 Doctor, besuchte die hauptsächlichsten Hospitäler des Continents und gab nach seiner Rückkehr nach Edinburg, einige Jahre lang, in Verbindung mit DAY und W. T. GAIRDNER das Edinburgh Monthly Journal of Medical Sciences heraus. Es erschien von ihm eine pharmakologische Arbeit, die ihm grossen Ruf verschafft hat, eine erweitert Bearbeitung seiner Inaugural-Dissertation: „An inquiry into the physiological anc medical properties of Aconitum Napellus, to which are added observations on several other species of Aconitum" (London 1845). Er wurde darauf als Professor der Materia medica an das Queen's College zu Cork berufen und wurde bald daran Decan und Examinator der Queen's University of Ireland. Er schrieb ferner: „On the classification of medicines according to their action on the healthy body" (Dublin Quart. Journ. 1852) und „On the measle of the pig, and on the wholesomenes as food for man of measly porc" (Daselbst). Er hatte früher auch „Clinical note in therapeutics, taken in the hospitals of Vienna, Paris and Prague" — „Treatmen of the habit of opium-eating" — „Lead-poisoning and its treatment" verfasst. 1858 verliess er Cork, um zu Birmingham dieselbe Professur am Queen's College und die Stellung eines Physician am Queen's Hospital zu übernehmen. Er was längere Zeit auch Consulting Physician am Women's Hospital und der Ear and Throat Infirmary. Seine Hospitalstellung gab er wegen geschwächter Gesundheit 1873 auf, blieb noch einige Zeit Consulting Physician und starb am 21. August 1875 zu Brixton.

British Medical Journal. 1875, II, pag. 286. G.

*****Fleming**, William James F., zu Glasgow, studirte daselbst bis 1872, Dr. med. 1879, las später an der R. Infirmary School Physiologie und wirkte theils an der mit jener verbundenen Dispensary, theils am dortigen Kinderhospital. Seine

ı Arbeiten sind: „*The motions of the brain*" (mit Bildern; Glasg. med.
877) — „*Physiology of the turkish bath*" (Journ. of anat. and phys.,
.) — „*Pulse dicrotisme*" (Daselbst, Bd. XV) und experimentelle Beiträge
ırmung der Inspirationsluft mit Bezug zur Tracheotomiefrage (Glasg. med.
882). Red.

Flemming, Johann Gottfried F., war am 23. September 1750 zu
ingen bei Sangerhausen geboren, studirte in Leipzig, liess sich in Artern
rafschaft Mansfeld als Arzt nieder und practicirte später nach einander in
ı, Schwerin und Jena. Von Schriften desselben sind zu nennen: „*Unterricht
:hende Hebammen, in Frage und Antwort, nebst einem Anhang* ....
üen und üble Zufälle der Schwangeren, Gebärenden und Kindbetterinnen"
ıipzig 1778) — „*Ideen zu einer künftigen Beurtheilung der Gall'schen
:ungen über die Verrichtungen des Gehirns u. s. w.*" (Berlin 1805).
Dechambre, 4. Série, II, pag. 395. G.

Flemming, Karl August F., war am 17. December 1775 zu Kötzschen-
i Dresden geboren, wurde 1798 zu Wittenberg Doctor mit der Diss.:
:ulatione variolarum epidemico contagio varioloso longe praeferenda",
r Stabsmedicus und schrieb noch: „*Einige Beobachtungen und Erfahrungen
schützende Kraft der Kuhpocken gegen die Menschenpocken*" (Dresdener
iger 1802) — „*Eine kurze Beschreibung des Verlaufes der sogenannten
Spitzpocken u. s. w.*" (Daselbst 1805) u. s. w. Ferner eine kleine Schrift:
ıtrag zur genaueren Diagnose grösserer in den Gallengängen einge-
Gallensteine u. s. w.*" (Leipzig 1832). Er starb am 16. September 1832. .
Callisen, VI, pag. 328; XXVIII, pag. 64. G.

Flemming, Karl Friedrich F., zu Schwerin, war am 27. December
Jüterbog (Prov. Brandenburg) als Sohn des Arztes und Apothekers Karl
ch Wilhelm F. geboren, erlernte die Apothekerkunst im elterlichen
ıudirte seit 1818 in Berlin Medicin und wurde daselbst 1821 Doctor mit
„*De noctis circa morbus efficacia*". Nach einjährigem Aufenthalt als
.rzt in der Irrenheilanstalt auf dem Sonnenstein bei Pirna 1823—24
nach Schwerin, war Arzt bei der dortigen Irrenanstalt seit 1825 und
·igirender Arzt der Irrenheilanstalt Sachsenberg bei Schwerin seit deren
im Jahre 1830, Obermedicinalrath 1831. Nachdem er bereits eine
ßeiträge zur Philosophie der Seele*" (2 Thle., Berlin 1830) verfasst,
raus: „*Die Irrenheilanstalt Sachsenberg bei Schwerin*" (Schwerin 1833,
ff.; neue, durch einen Nachtrag vervollständigte Ausgabe mit 5 Taff.,
1851). Von anderen in diese Zeit fallenden Arbeiten erwähnen wir
.rchiv 1830): „*Die Gelüste der Schwangeren in Bezug auf die Frage
:chnungsfähigkeit*" — „*Ueber die Existenz eines Brandstiftungs-
s. w.*" — „*Erörterungen über die Frage der Zurechnungsfähigkeit*" ;
ed. Ztg. des Vereins f. Heilk. in Preussen): „*Ueber die Mittel zur
ıy der Lehre von den Seelenstörungen*" (1833) — „*Von der Analgesie
tom der Krankheiten mit Irresein*" (1833) — „*Einige Bemerkungen
muthmasslichen Antheil des Ganglien-Systems an der Erzeugung
ins*" (1838); sodann (SCHMIDT'S Jahrbb. d. ges. Med., Bd. 34, 1834):
:se klinischer Beobachtungen über Hydrocephalus chronicus adultorum*"
über die Irrenheilanstalt Sachsenberg von den Jahren 1830—39*"
vKEMANN'S Beiträge mecklenb. Aerzte, Bd. II): „*Ueber einige in Bezug
ıstörungen herrschende Vorurtheile*". Er war ferner Mit-Redacteur der
für die Beurtheilung und Heilung der krankhaften Seelenzustände seit
acteur des Medicin. Conversationsblattes des wissenschaftlichen Vereines für
ı Apotheker Mecklenburgs von 1840—43, Mit-Herausgeber der Allgem.
für Psychiatrie und psychisch-gerichtliche Medicin seit 1844. Zu seinen

späteren Arbeiten gehört eine Schrift: *„Pathologie und Therapie der Psychosen*" (Berlin 1859) und ein Aufsatz: *„Ueber Geistesstörungen und Geisteskranke*" (VIRCHOW's und V. HOLTZENDORFF's Sammlung wissenschaftlicher Vorträge, Nr. 151 1872). Ausserdem ist er der Verfasser von vier Dramen (1859, 1865) und ein humoristischen Schrift: „Luftblasen von Veratrinus Leuchtkäfer" (I, II, 1851 1853). Er lebte, nachdem er 1846 Geh. Med.-Rath geworden und 1854 d nachgesuchte Entlassung erhalten hatte, in Schwerin und starb am 27. Januar 188 zu Wiesbaden. — Zu seinen Ehrentiteln gehört, dass er den ersten Neubau ein Irrenanstalt in Deutschland ausgeführt, die erwähnte Zeitschrift und den Vere deutscher Irrenärzte, dessen langjähriger Präsident er war, mitbegründet hat u dass er durch die Vielseitigkeit seiner Geistesgaben, seinen unermüdlichen Schaffen drang wohl am hervorragendsten zum Ausbau der deutschen Psychiatrie in ihr Eigenart mitgewirkt hat und als der letzte Pionnier des deutschen Irrenwesens in Grab gesenkt wurde. — 1883 wurde ihm am Eingange der von ihm gegründet und so viele Jahre geleiteten Anstalt ein Denkmal gesetzt.

Blanck, pag. 149. — Allgem. Zeitschr. f. Psychiatrie. Bd. XXXVI, 1880, pag. 77 G.

Flemming, Ludwig Ferdinand Fürchtegott F., zu Dresden, w aus Lausigk gebürtig, wurde 1820 in Leipzig Doctor mit der Diss. *„De signoru graviditatis et morborum quorundam graviditatem mentientium, differentia*" (4 Eine seinem Schwiegervater CH. GOTTH. PIENITZ gewidmete Gratulationsschr war: *„De vita et meritis beati Joh. Gottf. Leonhardii*" (Dresden 1823). | war in Dresden öffentlich angestellter Geburtshelfer und schrieb: *„Der Accoucheur, a rathender und warnender Freund. Ein Versuch*" (Dresden 1830; 2. Aufl. 1839

Callisen, VI, pag. 329; XXVIII, pag. 65. G.

*Flemming, Walter F., geboren am 21. April 1843 in Schweri in Tübingen, Rostock und Berlin medicinisch ausgebildet unter F. E. SCHULZ W. HENKE, W. KÜHNE, C. SEMPER. Assistent der drei Letzteren war er währe der Jahre 1868 (in welchem seine Promotion stattfand) bis 1872. Von 1871 w er als Privatdocent der Anatomie und Entwicklungsgeschichte in Rostock und 187 als Privatdocent in Prag habilitirt; 1873 wurde er dort Prof. extraord; 187 Prof. ord. für Anatomie in Kiel, Habilitations-Schrift (Rostock 1871): *„Bindesubsta der Mollusken*". Zum Jahresbericht, Schwalbe-Hoffmann, 1873—1876, zu Archiv f. mikr. Anatomie, Band V bis XX, zur Zeitschr. f. wissensch. Zoolog zum Archiv f. Anat. und Entwickl. u. A. lieferte er mehrfach Beiträge. Monographis beschrieb er: *„Studien in der Entwicklungsgeschichte der Najaden*" (Wien 1875) - *„Zellsubstanz, Kern- und Zelltheilung*" (Leipzig 1882). Red.

Flemyng, Malcolm F., ein geistvoller Physiolog, verfasste ausser eine Gedichte *„Neuropathia*" unter Anderem: *„The nature of animal spirits demo strated*" (Millar? 1751). Er lässt die „Lebensgeister" aus einer feinen Mischu von Wasser, Oel, thierischen Salzen und Erde bestehen. Wichtiger ist, dass die Geschwindigkeit der Bewegung des Nervensaftes für ungefähr 300mal langsam erklärt, als die des Schalles. H. Haeser.

*Fles, Joseph Alexander F., im Jahre 1819 zu Breda gebore studirte in Utrecht an der Militärärztlichen Schule bis 1841, wo er zum Militä arzt ernannt wurde. 1843 promovirte er zum Doctor med. an der Universit Utrecht. 1851 wurde er Docent für beschreibende und pathologische Anatomie : der genannten Schule und veröffentlichte zu diesem Zwecke eine *„Handleidi tot de stelselmatige beschrijvende ontleedkunde van den Mensch*" (Utrecht 1851 1862 wurde ihm der Unterricht in der Ophthalmologie aufgetragen, welchen bis zur Aufhebung der Militärärztlichen Schule (1868) ertheilte. Er quittirte dann d Militärdienst und übt seitdem die ophthalmologische Praxis in Utrecht aus; eine ib 1863 angebotene Professur in der Anatomie an das damalige Athenaeum illust zu Amsterdam schlug er aus. C. E. Daniёls.

*Flesch, Jacob Gustav Adam F., geboren zu Frankfurt am Main den 2. Juni 1819, studirte seit 1836 in Heidelberg und Berlin, promovirte in Berlin am 3. August 1839 mit der Dissertation „*De glaucomate*", bestand das Frankfurter Staatsexamen am 2. Januar 1841 und wurde Arzt in Frankfurt. Schriften (mit FRIEDLEBEN): „*Beitrag zu der pathologischen Anatomie der Darmschleimhaut im Säuglingsalter*" (in Zeitschr. f. ration. Medicin, V, 1844). — Im Archiv für physiologische Heilkunde 1850 (anknüpfend an REID'S Arbeit über Laryngismus) eine Abhandlung „*Ueber Stimmritzenkrampf*". Dasselbe Thema in den Verhandlungen der Versammlung deutscher Naturforscher und Aerzte zu Innsbruck (1868). In GERHARDT'S Handbuch der Kinderkrankheiten bearbeitete er den Spasmus glottidis.

W. Stricker.

Flesselle, Philippe de F., 1528 Dr. Paris, gestorben 1562, war Leibarzt der Könige Franz I., Heinrich II., Franz II. und Karl IX., soll aber ein gewissenloser Streber und nichtsnutziger Intriguant gewesen sein. Ob sein Buch zuerst als „*Introduction pour parvenir à la vraye cognoissance de la chirurgie rationelle*" (Paris 1547) oder als „*De chirurgia*" (wie es daselbst 1553 erschien) geschrieben wurde, scheint nicht festgestellt.

Biogr. méd. IV.   Red.

Fletcher. Unter der sehr bedeutenden Zahl englischer Aerzte dieses Namens ragen hervor: In erster Linie John F., zu London 1792 geboren, Schüler CH. BELL'S und ABERNETHY's. 1816 promovirt, hielt er zuerst Curse in Edinburg, und hier war es, wo er die von Geist sprühenden „*Rubi Epistolae Edinburgenses*" herausgab; ihnen folgte 1822 die „*Horae subsecivae*". 1828 wurde er. als Lehrer der Physiologie an die Medicinschule zu Argyle-Square berufen und inaugirte noch in seinem Todesjahre 1836 populäre Vorlesungen über diesen Wissenszweig. — Unter seinen medicinischen Publicationen sind ausser mehreren geistreichen Gelegenheitsschriften zu erwähnen: „*Rudiments of physiologie*" (Edinburg 1835—1836) — „*Course of study*" (Edinb. surg. Journ. 1836—1837). — James Ogden F., der die Vornamen von seinem Onkel OGDEN erhielt, war 1824 in Prestwich (Lancashire) geboren, beschäftigte sich vorwiegend mit Chemie und Botanik, war dann als Arzt bei einer grossen Typhus-Epidemie in Manchester thätig und übernahm, selbst vom Typhus genesen, mit seinem Bruder Shepherd F. in Manchester den Unterricht in der Anatomie. Später wurde er consultirender Eisenbahnchirurg, schrieb über mehrere klinische Themata und starb 1874. — Frederick Dicker F., 1827—1866, studirte in London und bildete sich dann an der Royal Infirmary zu Liverpool weiter aus. Später trat er in mehrere consultirende Stellungen ein und schrieb eine „*Medical history of Liverpool*" (um 1849). — 1864 unternahm er eine Reise nach Australien, über die er in der Med. Times and Gaz. 1866 berichtete.

Hahn bei Dechambre.   Red.

Fleury, Louis-Joseph-Désiré F., zu Paris, war in St. Petersburg von französischen Eltern geboren, veröffentlichte bereits, ehe er 1839 Doctor wurde, eine Reihe von geschätzten Arbeiten: „*Mémoires et observations sur les affections cutanées, décrites par Willan sous les noms de psoriasis et de lepra vulgaris*" (Arch. génér. de médec. 1836) — „*Mém. sur la suture intestinale*" (Ebenda 1837) — „*De l'hydrosudopathie*" (Ebenda) — „*Obs. de grossesse tubaire*" (Ebenda 1838) — „*De l'emploi des mèches dans le traitement de la constipation*" (Ebenda 1838). In der Akademie der Medicin wurden folgende Abhandlungen gelesen: „*Mém. sur un cas de torticolis permanent*" (1838) — „*Obs. et réflexions sur l'opération de l'empyème*" (1838) — „*Obs. sur une tumeur anévrysmale du pied*" (1839) — „*Des tumeurs enkystées du cou, désignées sous le nom de struma aquosa*" (1839); auch erschien die Schrift: „*L'homoeopathie dévoilée, ou Examen théorique et pratique d'une prétendue doctrine médicale*" (Paris 1839). Er wurde zum Médecin des hôpitaux und des Bureau central

Biogr. Lexikon. II.   25

ernannt, hielt in der École pratique Curse über Hygiene, allgemeine und speci
Pathologie und medicinische Klinik und wurde 1844 mit der These „*De l'infect
purulente sous le rapport de la pathologie et de la thérapeutique*" zum Agr
ernannt. In dem von ihm gegründeten und redigirten „*Journal de médeci
erschienen von ihm: „Réflexions pour servir au diagnostic des néoralg
viscérales*" (1843) — „*Des causes, de la nature et du traitement de l'ang
laryngée oedémateuse*" (1844) — „*Quelle place doit occuper dans les cad
nosologiques l'altération décrite sous les noms d'apoplexie capillaire?*" (184
sowie eine Schrift: „*Quelques mots sur l'organisation de la médecine en Fran
(Paris 1844). Auch gab er in Gemeinschaft mit MONNERET und DELABERGE
„*Compendium de médecine pratique*" heraus, das sich grossen Beifalles erfre
Seine folgenden Arbeiten sind grösstentheils der Hydrotherapie, mit der er
eingehend beschäftigte, gewidmet. Es erschienen zunächst: „*Mémoires sur l'hyd
thérapie*" (2 Bde., Paris 1848—55), ferner „*Mém. sur les douches froides . .
appliquées au traitement des engorgements et des déplacements de la matri
(Daselbst 1849) — „*Des douches froides et de la sudation appliquées au traitem
des rhumatismes musculaires*" (Daselbst 1850) — „*De l'emploi des douches fro
excitantes contre le tempérament lymphatique, la chlorose et l'anémie*" (P
1851) — „*Traité pratique et raisonné de l'hydrothérapie*" (Daselbst 1852; 18
1866; 1875) — „*Recherches expérimentales sur la sudation*" (Daselbst 1854)
„*Clinique hydrothérapeutique de Bellevue*" (Daselbst 1855) — „*Du traitem
hydrothérapeutique des fièvres intermittentes*" (Daselbst 1858) — „*L'hydrothéra
justifiée et vulgarisée*" (Rennes 1863) — „*Clinique hydrothérapeutique de Ples
Lalande*" (Paris 1867). Von anderweitigen Arbeiten sind noch zu erwähnen: „
fièvre puerpérale à l'académie de médecine*" (Daselbst 1858) — „*Étude sur les éc
de médecine modernes*" (Daselbst 1860) — „*Cours d'hygiène fait à la Faculté
médecine de Paris*" (3 Bde., 1861—72) — „*Conférences sur les fièvres inter
tentes et leur traitement*" (Brüssel 1865) u. s. w. Das vorstehende Verzeich
ist nur ein geringer Theil der Arbeiten F.'s. Er starb am 15. December 18

Sachaile, pag. 295. — Dechambre, 4. Série, II, pag. 406.

Fleury, Jean-André F., Chefarzt der Marine zu Toulon, war
30. November 1758 zu Cherbourg geboren, wurde 1803 zu Paris Doctor mit
These: „*Essai sur la dysenterie, avec quelques considérations générales su
fréquence à bord des navires*". Er schrieb später: „*Obs. sur deux anévry
aux artères fémorales d'un même sujet, guéries l'un spontanément et l'a
par l'opération*" (SÉDILLOT, Journ. génér. 1807) — „*Observations génér
sur les maladies qui ont régné dans les hôpitaux militaires de la marine e
la ville d'Anvers, pendant . . . . 1814 . . . . à l'époque du blocus de
place*" (CORVISART, Journ. de méd. 1814) — „*Obs. sur une pneumonie i
mittente tierce, fait recueilli à l'hôpital du bagne de Rochefort*" (Lan
française 1829; Journ. univ des sc. méd. 1829) — „*Des effets de la compres
dans le traitement de plusieurs maladies externes, et surtout dans les fract
et les fausses articulations etc.*" (Mémorial du midi et de la clinique de Montpe
1830) — „*Exemple de méningo-céphalite etc.*" (Annales de la médec. physiol. 1
— „*Histoire médicale de la maladie qui a régné parmi les condamnés
bagne de Toulon, pendant . . . . 1829 . . . . 1830*" (Mém. de l'Acad. de
1833). Er war anfänglich Professor der Anatomie und Physiologie an der medicinis
Schule zu Toulon, später Chefarzt daselbst und starb am 10. Juli 1835 an der Cho

Graal in Annales marit. et colon. 1835, T. LVIII, pag. 816. — Obet. Das
T. LXIII, 1837, pag. 154. — Berger et Rey, pag. 93. — Callisen, VI, pag.
XXVIII, pag 67.

Fleury, Joseph F., Médecin principal der französischen Marine,
Querqueville (Manche) gebürtig, schrieb einen „*Rapport au Conseil de santé
port de Brest sur l'héméralopie, maladie commune sous les tropiques*" (An

marit. et colon. 1839) und „*Note sur l'héméralopie etc.*" (Annales d'oculist. 1839 ; Gaz. méd. de Paris 1840) — „*Observation d'un cas médico-chirurgical dans le combat de Mogador*" (Clinique de Montpellier 1845) — „*Mém. sur les fièvres intermittentes, avec quelques mots sur l'étiologie du typhus épidémique*" (Toulon 1847) — „*Quelques observations et considérations d'hygiène et de médecine navales*" (Thèse de Montpellier 1847) — „*Maladies spéciales aux pêcheurs de Saint-Pierre et Miquelon*" (Gaz. méd. de Montpell. 1854, 1855) — „*Quelques souvenirs médicaux et courtes observations faites de 1848 à 1859 à Saint-Pierre et Miquelon. Résumé d'un manuscrit sur l'épidémie cholérique de Toulon, en 1865. Traitement rationnel du choléra morbus*" (Toulon 1866) — „*Quelques-unes de nos conversations médicales*" (Toulon 1869) — „*Unité médicale*" (Toulon 1873) u. s. w.

    Berger et Rey, pag. 94.   G.

    *Fleury, Charles-Alfred F., zu Constantinopel, Médecin principal und Professor der Chemie und Geologie an der kaiserlich ottomanischen Schule für Militärmedicin, ist geboren zu Senlis (Oise), wurde 1840 zu Paris Doctor, schrieb über „*Amputation du bras dans l'articulation scapulo-humérale, d'après la méthode ovalaire modifiée*" (Bulletin de la Soc. de chirurgie, 1851) — „*Corps étranger (morceau de verre) dans l'épaisseur de la main. Amputation du bras dans l'articulation scapulo-humérale. Calcul salivaire*" (Daselbst 1852) und „*Nouveau procédé pour la disarticulation scapulo-humérale*" (MALGAIGNE, Journal de chirurgie. 1856). In türkischer Sprache verfasste er für die Eleven der oben genannten Schule Lehrbücher der anorganischen und organischen Chemie und Geologie. Später erschien noch von ihm: „*Un voyage au Caucase et le „Traité des airs, des eaux et des lieux*"" (Courrier médical. 1873).

    Berger et Rey, pag. 93, 257.   G.

    *Flindt, Nicolai F., ist am 3. Mai 1843 in Norre-Sundby (Jütland) geboren, studirte in Kopenhagen, ist seit 1871 thätig als praktischer Arzt und Districtsarzt zuerst auf der Insel Samsöe und jetzt in Holbäk (Seeland). Er promovirte 1878 mit der Dissertation: „*Den congenite syphilis med särligt hensyn til det supponerede hereditetsforhold.*" Ausserdem schrieb er: „*Den almindelige croupöse pneumonie stilling blandt Infectionssygdommene*" (1882) und mehrere Journalartikel.

                                           Petersen.

    *Flint, Austin F., Vater und Sohn zu New York. — Der Vater ist zu Petersham, Massachusetts, am 20. October 1812 geboren, studirte auf der Harward Universität, wurde 1833 Doctor und liess sich zu Buffalo, New York, als Arzt nieder, woselbst er sich einen sehr grossen Ruf erwarb und einer der Gründer des Buffalo Medical College wurde. 1861 wurde er Professor der theoretischen und praktischen Medicin bei der medicinischen Schule des Bellevue Hospital zu New York, später bei derselben Anstalt des Long Island Hospitals zu Brooklyn. Er hat eine grosse Menge von Arbeiten publicirt, darunter: „*Prize Essay. On the variations of pitch in percussion and respiratory sounds, etc.*" (Buffalo 1852) — „*Clinical report on chronic pleuresy, etc.*" (Daselbst 1853) — „*Clinical report on continued fever, etc.*" (Buffalo 1852; Philadelphia 1855) — „*Clinical report on dysentery, etc.*" (Buffalo 1853) — „*Physical exploration and diagnosis of diseases affecting the respiratory organs*" (Philadelphia 1856) — „*Compendium of percussion and auscultation etc.*" (New York, 4. Ausg. 1869). Diese Abhandlungen erschienen auch französisch u. d. T.: „*Résumé de recherches cliniques sur la fièvre continue, la dysenterie, etc.*" (Paris 1854). Auf Veranlassung der Sanitäts-Commission der Vereinigten Staaten gab er heraus: „*Contributions relating to the causation and prevention of disease, and to camp-diseases; etc.*" (New York 1867). Seine Hauptwerke jedoch sind: „*A practical treatise on the diagnosis pathology, and treatment of diseases of the heart*" (Philadelphia 1859; 2. Ausg.

                                           25*

1879) — „A treatise on principles and practice
1866; 5. Ausg. 1881), ein in Amerika klassisch g
neueren Schriften gehören: „Essays on conservative n
(Philadelphia 1874) — „Phthisis; its morbid anato
1875) — „Clinical medicine; a systematic treatise on
of diseases" (Daselbst 1879) — „Medical ethics (
ethics adopted by the American Medical Associati
Er ist auch Mitarbeiter an der „American Cyclopa(
Präsidenten der New Yorker Akademie der Medicin

*Austin F. jun. wurde am 28. März 18
chusetts, geboren, wurde Professor der Physiologie
York, machte eine Studienreise nach Europa und
Physiologie der medicinischen Schule des Bellevue H
der französischen Akademie den Monthyon-Preis voi
Arbeiten, wie: „Experimental researches into a ne
liver" (American Journal 1862; französisch Paris 186
effects of severe and protracted muscular exercise
Journal 1871), hat er ein grosses Werk über die Ph;
physiology of man etc." (5 Bde., New York 186
„A text-book of human physiology" (Daselbst 1876
ist er Mitarbeiter an der American Cyclopaedia.

Bitard, pag. 473.

Flór, Franz F., zu Pest, war 1809 zu G
Medicin in Pest, wurde daselbst 1833 Professor der }
1840 war er ärztlicher Sectionschef im Kriegs-Ministeri
benen) Werke sind: Lehre über die Belebung der
Ueber die namhafteren chirurgischen Operationen. Nac
mit PAUL BUGÁT (1835) — Schematismus der Doctore
war er, in Gemeinschaft mit BUGÁT, Redacteur de
cinisches Magazin. Er sammelte auch medicinische K
CHOULANT'S Specielle Pathologie und Therapie in's 1

v. Wurzbach, IV, pag. 267.

Flores. Zwei spanische Aerzte. Salvador
17. Jahrhunderts in Sevilla studirte, hat Ruf durch
„Desempeño al método vacional en la cura de la (
MOREJON; Chinin neben Brechmitteln und Purgantien).
wurde später Professor an dieser Universität und erwa
nicht nur durch die Popularisirung der Vaccination
reiche Bekämpfung mörderischer Pockenepidemien, son
klinische Arbeiten. Eine Schrift von ihm über die Beh
(Madrid 1782) wurde in's Französische (Lausanne 1
Paris 1785); Italienische (Turin 1784); Holländis(
Deutsche (Magdeburg 1787; Leipzig 1788) übersetzt
Hahn bei Dechambre.

Flourens, Marie Jean Pierre F., aus I
Hérault), geboren am 24. April 1794, gestorben am
der vergleichenden Anatomie an der Universität Pari
der Akademie der Wissenschaften und Pair von Frai
1848 als Privatmann. F. nimmt unter den fran:
neueren Zeit, durch seine Arbeiten über die Entwicklu
der Knochen, das Gehirn und das von ihm im Jahre 1
Centrum, den „Point vital", eine sehr ehrenvolle Stell(
für einen hervorragenden Redner und Stylisten. Sein

„*Cours sur la génération, l'ovologie et l'embryologie fait en 1836, publié par Deschamps*" (Paris 1836, 8.; deutsch: Leipzig 1838, 8.) — „*Recherches expérimentales sur les propriétés et les fonctions du système nerveux dans les animaux vertébrés*" (2. Ausg., Paris 1842, 8.) — „*Théorie expérimentale de la formation des os*" (Paris 1847, 8.). — Am bekanntesten wurde F. durch seine Schriften: „*Histoire de la découverte de la circulation du sang.*" (2. Ausg., Paris 1857, 8.) und „*De la longévité humaine*" (Paris 1855, 12., 4. Ausg. 1860). H. Haeser.

*Flower, William Henry F., begann seine Studien in Dublin, siedelte dann nach London über, wurde F. R. C. S. Eng. 1857 und bildete sich im Universitäts-College und Middlesex-Hospital weiter aus. Am letzteren wirkte er als Demonstrator der Anatomie und publicirte „*Diagrams of the nerves of the human body*" (London 1861) — „*Introduction to the osteology mannualia*" (1870) — „*Fashion in deformity*" (1881). Ausserdem zootomische Untersuchungen, die sich besonders auf die Beutelthiere beziehen und viele Artikel in Encyklopädien und Journalen. Red.

Floyer, Sir John F., zu Hintes (Staffordshire) 1649 geboren, philosophisch wie medicinisch zu Oxford ausgebildet, hier auch 1680 promovirt, wirkte als Arzt zu Lichfield bis zu seinem Tode: 1734. — HALLER hielt seine Schriften für werth, bekannter zu werden, als sie es waren; die strengeren Sinnes medicinischen mögen daher hier vollständig aufgeführt sein: „*Pharmacobasanos*" (mit chemischen Analysen und physiologischen Versuchen, London 1687) — „*Praeternatural state of animal bodies*" (Daselbst 1696) — „*An inquiry into the right use of the hot, cold and temperate baths in England*" (Daselbst 1697, 1702, 1706, 1709, 1715, 1722; lateinisch Leyden 1699) — „*A treatise of the asthma*" (London 1698, 1717, 1726; Paris 1761, 1785) — „*The physicians pulse-watch*" (London 1707, 1710) — „*A letter concerning the rupture of the lungs*" (Daselbst 1710) — „*Tractatus de aquis medicatis*" (Amsterdam 1718). Dict. hist. II. Red.

Fludd, Robert F. (DE FLUCTIBUS), Theosoph, Mystiker, Rosenkreuzer, Dr. med. wahrscheinlich zu Oxford, später in London auch ärztlich thätig und 1637 gestorben, war ein langweiliger Vielschreiber, dessen Bücher nach Titeln in der unten angegebenen Quelle genannt sind. Auch die nach medicinischen Beziehungen aussehenden Titel, wie: „*De anatomia triplici*" (Frankfurt 1623) — „*Medicina catholica*" (Daselbst 1629) — „*Integrum morborum mysterium*" (Daselbst 1631) enthalten lediglich abstruses Zeug. Dict. hist. II. Red.

Fluegauss, Georg, Wundarzt in Strassburg, dem 16. Jahrhunderte angehörend, ist Verfasser eines chirurgischen Lehrbuches, das als Anhang zu der von OTTO BRUNFELS besorgten deutschen Uebersetzung der chirurgischen Schrift von LANFRANCHI unter dem Titel „*Von chirurgischen Experimenten und Salben*" (zuerst Strassburg 1518, später Erfurt 1529 u. A.) erschienen ist. A. Hirsch.

*Flügge, Karl F., dessen Lebensdaten nicht zu erlangen waren, absolvirte seine Staatsprüfung 1870 und trat bald darauf bei F. HOFMANN in Leipzig als Assistent ein. Er beschäftigte sich bald ausschliesslich mit experimenteller Hygiene, zog durch mehrere werthvolle Arbeiten in der PETTENKOFER-VOIT'schen Zeitschrift für Biologie (Trinkwasser-Untersuchungen u. a.) die Aufmerksamkeit auf sich und siedelte 1878 nach Berlin über. Hier lehrte er in einem Privatlaboratorium sein Fach und verfasste — neben anderen Publicationen experimentellen Inhaltes — sein „*Handbuch der hygienischen Untersuchungsmethoden*" (Leipzig 1881). In demselben Jahre ging er nach Göttingen, wo ihm von MEISSNER eine Abtheilung des physiologischen Laboratoriums für chemische und hygienische Zwecke eingerichtet wurde, und 1883 wurde er, indem diese Abtheilung selbstständig wurde,

zum Prof. extraord. der Hygiene ernannt. — In der jüngsten Zeit hat F. si
besonders auch mit Bakteriologie mehrfach beschäftigt.   Red.

Flurant, Claude F., zu Lyon, war daselbst am 18. Juli 1721 gebore
begann mit 16 Jahren in dem Hospital der Charité unter der Leitung von CHARMETTI
die Chirurgie zu erlernen, ging mit 20 Jahren nach Paris und wurde Schüler v
FOUBERT, 1743 diente er in Savoyen ein Jahr lang in der Armee, wurde da
in Lyon zum Chirurgien ordinaire des grossen Hôtel-Dieu und bald darauf zo
Chirurgien en chef des Hôpital général de la Charité ernannt. 1748 wurde
Maître ès arts bei der Universität in Valence, erhielt 1749 von der Académie
chirurgie einen Preis für seinen „Traité des médicaments détersifs" (Rec. d
pièces qui ont concouru pour le prix de l'Acad. roy. de chir., T. II, 1757) u
publicirte einige Jahre später ein Werk: „Splanchnologie raisonnée etc." (2 Bd
Paris 1752). Auch weiterhin (1757) veröffentlichte er noch einige Abhandlung
über den Blasenstich, den Steinschnitt, die Nephrotomie u. s. w. in den „Mélang
de chirurgie" von POUTEAU (Lyon 1760). Er beschäftigte sich mit besondere
Glücke mit der Geburtshilfe, wurde auch 1768 zum Professor derselben ernam
kam aber in Folge von Intriguen, denen er mehrfach ausgesetzt war, nicht da
dieselbe zu lehren und starb am 16. Januar 1779. Sein Name knüpft sich in d
Chirurgie an den von ihm angegebenen gebogenen Trokar zur Punctio vesica

Dict. hist. II, pag. 331. — Louis, pag. 283.   Gurlt

Fock, Karl F., zu Magdeburg, war zu Schwarbe auf der Insel Rüg
am 20. October 1828 geboren, studirte von 1848 an in Bonn, Würzburg u
Berlin, wo er 1852 Doctor wurde. Er besuchte hierauf Prag und Wien, war soda
vier Jahre lang Assistent in VON LANGENBECK's Klinik und schrieb in dieser Z
eine Reihe von nicht unwichtigen Aufsätzen, und zwar in der Deutschen Klin
(1855—56): „Zur Diagnose der schmerzhaften Geschwülste" — „Exstirpat
et resectio scapulae u. s. w." — „Zur Anwendung des permanenten warm
Wasserbades" — „Ueber das Écrasement linéaire u. s. w." — „Ueber d
Resection von Knochengeschwülsten mit Hülfe des von Langenbeck z
subcutanen Osteotomie angegebenen Knochenbohrers" — „Zur Aetiologie d
Hospitalbrandes": ferner in der Monatschrift für Geburtskunde (1856) „Ueber d
operative Behandlung der Ovariencysten, insbesondere über den Nutzen d
Jodinjectionen u. s w." — 1856 wurde er nach Magdeburg als Arzt der äusser
Station des städtischen Krankenhauses berufen und verfasste hier noch ein
„Bericht über 24 im letzten Stadium des Croups ausgeführte Luftröhrenschnitt
(Deutsche Klinik 1859) und im Archiv für klinische Chirurgie (Bd. I, II
„Bemerkungen und Erfahrungen über die Resection im Hüftgelenke" ·
„Bemerkungen über Entstehung und Operation der Gelenkkörper". Erst 35 Jah
alt, ging dieser zu grossen Erwartungen berechtigende Chirurg am 22. October 18
an einem Leberechinococcus zu Grunde.

Andreae, pag 62. — Th. Billroth im Archiv f. klin. Chir. Bd. VI, pag. 2
                                                                  Gurlt

Fodéra, Michele F., aus Sicilien, promovirt zu Catania, siedelte
jungen Jahren nach Paris über und machte sich durch seine Kritik der BROUSSAIS'sch
Schriften (Paris 1822), sowie durch physiologische Untersuchungen einen Namen; sei
„Recherches expérimentales sur l'absorption et exhalation" (Paris 1824) wurd
von der Akademie preisgekrönt. F.'s Geburts- und Todesjahr giebt die Quelle nie
an. Von seinen sonstigen Schriften bedürfen der Hervorhebung: „Discours sur
biologie" (Paris 1826; mehrere Arbeiten im Arch. gén. de méd. 1823) ·
„Recherches expérimentales sur le système nerveux" (Journ. complém. du di
des sc. méd. 1823, 1824), zahlreiche experimentelle Resultate in den physiologisch
Journalen von MAGENDIE, LAMÉTHERIE u. A.

Hahn bei Dechambre.   Red.

\-Emanuel F., ist am 8. Januar 1764 in Saint-Jean-
erhältnissen geboren. Mit ungewöhnlichen Geistesgaben
nseifer erfüllt, erfreute er sich auf der Schule von
wissenschaftlichen Vorbildung und bezog sodann, um
icin zu widmen, die Universität zu Turin, wo ihm
}önners des Chevalier de Saint-Réal, Intendanten
e verschafft worden war. Hier zeichnete er sich durch
ien wissenschaftlichen Eifer aus, der ihn selbst die der
nen Schranken vergessen liess. Ein besonderes Interesse
retinismus zugewendet, und von dem Wunsche beseelt,
über diese Krankheit anzustellen, veranlasste er, da
i daselbst noch als eine Profanation angesehen wurde,
!er Leiche eines Cretins, welche er für seinen Zweck
iner Studien über diesen Gegenstand hat er in seiner
ibenden Schrift: „*Traité du goître et du crétinisme,
l'influence de l'air humide sur l'entendement humain*"
ich erst einige Jahre (1790) nach seiner am 12. April
ition veröffentlicht hat und die in 2. Auflage, Paris
tzung, Berlin 1796) erschienen ist. — Die glänzenden
·end seiner akademischen Studien ertheilt worden waren,
des Königs Victor Amadeus III. auf ihn gelenkt;
Stipendium zu seiner weiteren Ausbildung auf wissen-
Jahre, welche er theils in Paris, theils in London
ückgekehrt, wandte er seine Aufmerksamkeit dem damals
:hlässigten Gebiete der gerichtlichen Arzneikunde zu
bald zum vereidigten Gerichtsarzte des Herzogthums
wei Jahre später erfolgten Occupation Savoyens durch
\rzt in die französische Armee und machte als solcher
; einen Theil der in dieser Campagne gemachten Er-
iinen, interessanten Schrift „*Mémoire sur une affection
ies, endémique à l'armée des Alpes*" (Embrun 1795)
in dem später erschienenen Sammelwerke: „*Mémoires
le clima et les maladies du Mantouan; sur le quin-
nte des diarrhées chroniques des jeunes soldats, et sur
ce*" (Paris 1800) niedergelegt. Im Jahre 1793 mit
i zurückgekehrt, wurde er für kurze Zeit zur Alpen-
aber in Marseille zum Arzte in dem Hospice d'humanité
ernannt. Hier nahm er seine Arbeiten auf dem Gebiete
ler öffentlichen Gesundheitspflege von Neuem auf, indem
über diese Materie schwebte, Licht und Klarheit zu
n 1795 hatte er eine Schrift über diesen Gegenstand
r von dem Comité des öffentlichen Unterrichtes der
istitut de France, denen er die Arbeit vorgelegt hatte,
t wurde; er liess sich dadurch jedoch nicht entmuthigen,
ich einmal vollständig um und veröffentlichte sein Werk
i *éclairées par les sciences physiques, ou Traité de
iène publique*" (Paris 1798, in drei Bänden) alsdann
e (Bourges 1812) und endlich in dritter Bearbeitung in
)iese bedeutende Arbeit wurde von den französischen
eifall aufgenommen und hat ihm den Titel des „Nestor
a Frankreich" verschafft. Neben seiner amtlichen und
lmete er sich mit Eifer der ärztlichen Praxis und dem
der Professur für Physik und Chemie an der Central-
worden war. Nach Aufhebung dieses Instituts wurde
or der Philosophie an der daselbst begründeten Secundär-

schule und zum Arzte an dem dortigen Civil- und Militär-Hospital ernannt, wo et
Vorlesungen über Anatomie und Physiologie eröffnete. Im Jahre 1803 wurde F
von der Regierung mit der Bearbeitung einer Statistik des Departement des Alpe
maritimes beauftragt, welcher schwierigen Arbeit er sich mit grosser Selbstver
leugnung und bedeutenden Opfern unterzog, im Jahre darauf zum Mitgliede de
Jury für das öffentliche Unterrichtswesen und des Medicinal-Collegiums des genanntel
Departements und bald darnach zum Arzte am Hôtel-Dieu und an der Irrenheil
anstalt in Marseille ernannt. Diese Aemter hat er zehn Jahre lang bekleidet uni
gleichzeitig ist er als Secretär der medicinischen Gesellschaft daselbst thätij
gewesen. Im Jahre 1814 erhielt er, nach glänzend bestandenem Concurs, einei
Ruf als Professor der Medicina forensis an die Facultät in Strassburg, bald dar
nach wurde er durch die Ernennung zum Präsidenten der medicinischen Jury de
Arrondissements, zum Vicepräsidenten des Conseil de salubrité publique und zun
Arzte am königlichen Collegium ausgezeichnet und 1819, nach Erledigung de
betreffenden Lehrstuhles, mit den Vorlesungen über Seuchengeschichte (epidemisch
Krankheiten und Hygiene) betraut, welche er in dem noch heute hochgeschätzten
an interessanten Mittheilungen reichen Werke „Leçons sur les épidémies e
l'hygiène publique, faites à la Faculté de médecine de Strasbourg" (Strassbor;
1822—24, in 4 Bdn.) veröffentlicht hat. Bei treuer Pflichterfüllung in allen diese
ihm übertragenen amtlichen Geschäften, hat F. innerhalb der 20 Jahre, welch
ihm noch zu leben vergönnt waren, nicht nur eine Thätigkeit als praktischer Ar
entfaltet, sondern sich auch mit literarischen Arbeiten auf verschiedenen Gebiete
der Medicin und des Volkswohles (darunter eine Schrift „Essai historique e
moral sur la pauvreté des nations, la population, la mendicité, les hopitaux e
les enfants trouvés" (Paris 1825) beschäftigt und in der Ernennung zum Mitglied
zahlreicher französischer und ausländischer wissenschaftlichen Gesellschaften di
vollste Anerkennung seiner Bestrebungen und Leistungen erhalten. — In de
letzten Jahren seines Lebens war er durch ein schweres Augenleiden am Lese
und Schreiben behindert, trotzdem gab er seine Thätigkeit nicht auf; seine Tochte
schrieb nach seinem Dictat; die Söhne, von welchen der ältere später als Canton
arzt im Departement du Haut-Rhin, der jüngere als praktischer Arzt in Par
lebten, gaben seine Vorleser ab. In den letzten Monaten seines Lebens trate
Erscheinungen eines schweren Leidens ein, über deren Bedeutung er selbst sic
nicht täuschte und am 4. Februar 1835 erfolgte sein Tod. Von seinen Schrifte
verdienen ausser den obengenannten und mehreren Artikeln in wissenschaftliche
Zeitschriften und im Dictionnaire des sciences médicales (in 66 Bdn.) besonder
„Essai de physiologie positive, appliquée spécialement à la médecine pratique
(Avignon 1806, 3 Bde.) — „Traité du délire appliqué à la médecine, à l
morale et à la legislation" (Paris 1817, 2 Bde.) — „Voyage aux Alpes mari
times, ou histoire naturelle, agraire, civile et médicale du comte de Nice e
pays limitrophes etc." (Daselbst 1822, 2 Bde.) — „Recherches historiques e
critiques sur le choléra-morbus etc." (Daselbst 1831); ferner „Recherches et obser
vations critiques sur l'éruption et la fièvre connues sous le nom de miliaires etc.
(Daselbst 1828, eine der besten Schriften über diesen Gegenstand) und „Essa
médico-legal sur les diverses espèces de folie vrai, simulée et raisonnée etc.
(Strassburg 1832) genannt zu werden. In seinem Nachlasse fanden sich noc
zwei seiner Arbeiten in Manuscript: „Traité des maladies nerveuses" (2 Bde
und „Philosophie sociale, ou du principe de vie de l'homme en société" (4 Bde.

Ueber F.'s Leben und Schriften vergleiche eine Mittheilung in Archives médical
de Strasbourg, 1835, Tom. I, Nr. 1 und eine Biographie von Ducros Notice historique si
la vie et les travaux etc. Paris 1845 (im Auszuge in Annal. méd.-psycholog. 1846, VII, 304

A. Hirsch.

*Fodór, Josef von F., geboren 1843 zu Lakocsa (Ungarn), ausgebilde
auf den Universitäten Budapest, Wien, München, wurde 1865 promovirt und tra
die Professur für Hygiene an der Universität zu Budapest an. Seine umfangreichst

itsche Monographie in diesem Fache sind die „*Hygienischen Untersuchungen über ft, Boden und Wasser*" (Braunschweig 1881); daneben hat von F. an den icussionen über alle Fragen der Epidemiologie und öffentlichen Gesundheitspflege haft Antheil genommen und seine (deutschen) Arbeiten besonders in der Viertel-rsebrift für öffentliche Gesundheitspflege publicirt. Red.

Förg, Anton F., war geboren am 25. März 1809 zu Söflingen ürttemberg). 1827 bezog er die Universität in München, an welcher er 1834 zum . med. promovirt wurde. Er hatte sich auf ihr mit Vorliebe dem Studium der losophie, der Naturwissenschaft und Anatomie zugewendet. J. DÖLLINGER chnete ihn vor allen seinen Schülern aus und veranlasste ihn, nachdem er kurze t als praktischer Arzt sein Glück zu Hiltpoltstein in Mittelfranken versucht hatte, ι an seiner Seite ganz der Anatomie und Physiologie zu widmen. Vom Jahre 1835 zum Jahre 1844 beschäftigte er sich zuerst hier und dann während eines geren Aufenthaltes zu Paris mit anatomischen Arbeiten, die hauptsächlich die tersuchung des Gehirns und Rückenmarks betrafen. Im Jahre 1844 wurde er n ausserordentlichen Professor und Prosector an der Münchener anatomischen stalt ernannt. Er las hier nun abwechselnd Physiologie, vergleichende und hologische Anatomie und Entwicklungsgeschichte. Im Jahre 1848 wurde er zum entlichen Professor befördert, 1854 quiescirt. Am 26. December 1859 ereilte ι auf der Rückreise aus Tirol in Oberaudorf nach kurzer Krankheit der Tod. ι Lehrer fand er wegen seines klaren Vortrages vielen Beifall. Als Frucht seiner atomischen Untersuchungen veröffentlichte er: „*Grundlinien zu einer morpho-*ischen *Betrachtung des Gehirns*" (8., München 1839) — „*Das Rückenmark* ι *Menschen mit den Ursprüngen seiner Nerven*" (mit Holzschnitten, 8., Daselbst 39) — „*Beiträge zur Kenntniss vom inneren Bau des menschlichen* ·*hirns*" (mit 3 Tafeln, Stuttgart 1844) — „*Die Bedeutung des Balkens im* nschlichen *Hirn in anatomischer und pathologischer Beziehung*" (mit 6 lith. feln Abbildungen, Fol., München 1855).

Dr. Fr. Seitz, Rectoratsrede zum Universitäts-Stiftungstage am 26. Juni 1861, pag. 29.
F. Seitz.

Foerster, August F., Professor der pathologischen Anatomie, geboren Weimar am 8. Juli 1822, gestorben zu Würzburg am 10. März 1865. Von ıem Vater, welcher Geschäftsführer des weimarischen Landesindustrie-Comptoirs r, wegen des sich frühzeitig entwickelnden Zeichentalents ursprünglich zum pferstecher bestimmt, bezog F., der schon auf der Schule in Weimar sich viel Naturwissenschaft, besonders Entomologie und Botanik, beschäftigt hatte, 1841 ı Studium der Medicin die Universität Jena, wo er 1845 promovirte, nach ːm halbjährigen Aufenthalte in Halle Assistent der medicinischen Klinik wurde ι sich 1849 als Privatdocent habilitirte. Von dort ging er 1852 als ausserordent-er Professor der pathologischen Anatomie nach Göttingen, von hier als Ordinarius h Würzburg, wo er den bis dahin von VIRCHOW bekleideten Lehrstuhl bis zu ıem in der Reconvalescenz von einer Pleuritis erfolgten Tode innehatte. F. besitzt sse Verdienste um die Entwicklung der pathologischen Anatomie und in specie Histologie und hat durch selbstständige Untersuchungen und Arbeiten zur ıbildung dieser wesentlich beigetragen. Seine zahlreichen, meist im Archiv für hologische Anatomie, in der Wiener med. Wochenschrift und in der Würzburger l. Zeitung veröffentlichten Einzeluntersuchungen betreffen vor Allem die Ge-wülste (z. B. Beiträge zur Entwicklung und Histologie der Geschwülste in den rgängen 1852 und 1853 der Illustrirten med. Zeitung; Bau und secundäre breitung der Enchondrome in Nr. 22 und 27 der Wiener med. Wochenschr. 1857; die weichen Warzen und molluskenartigen Geschwülste der Haut, elbst 1858, Nr. 8 und 9); aber auch viele andere zu der Zeit seiner Wirk-keit viel ventilirte Fragen der normalen und pathologischen Histologie und ıtomie, z. B. über Bindegewebe (Ueber die Bildung von Fett und Pigment in

den Bindegewebszellen im Archiv f. pathol. Anat. XII
(daselbst XII, 353), Peritonitis in Folge purulenter Ent:
med. Wochenschr. 1859, Nr. 44, 45), congenitale Sy]
gischen Anatomie der congenitalen Syphilis in der Wür
1863) u. v. A. F. vertritt im Wesentlichen die Richtung
artigkeit der Bestrebungen des von ihm völlig unabhäng
bei der Besprechung des ersten grösseren Werkes von !
Kreisen bekannt machte, in dem 1855 in F.'s Hände t
die Leistungen in der pathologischen Anatomie in CANSTA:
Dieses Werk, das „Lehrbuch der pathologischen .
Lieblingsbuch der deutschen Mediciner, das bis 186
Auflagen erlebte, bereitete sein wissenschaftlich weit
Beherrschung der Literatur und reiche eigene Erfahru
buch der pathologischen Anatomie" (in zwei Bände
zweite Auflage vollständig erst nach F.'s Tode im Bu
Zu dem nach dem speciellen erschienenen allgemeinen '
ein auf F.'s eigenen Zeichnungen beruhender „Atlas
logischen Anatomie" (Leipzig 1854—1859) eine v
bleibendem Werthe ist auch die von ausgedehnten ter
ablegende Schrift: „Die Missbildungen des Mensche:
(Leipzig 1871) — Ein „Grundriss der Encyclopä
Medicin" (1857) bildet eine weitere Ausführung ?
Gegenstand gehaltenen Vorlesungen. Das in F.'s Nachla
Werk über Geschichte der Medicin (vergl. die Gedächtn
in den Verhandlungen der medicinisch-physikalischen Ges
ist nicht gedruckt worden.

*Förster, Richard F., geboren am 15. Nove
Medicin in Breslau, Heidelberg, Berlin, und zwar s]
VIRCHOW, JOH. MÜLLER. 1849 promovirt, habilitirte e
heilkunde im Jahre 1857. Seine wesentlichsten Arbeit
theils als Prof. ordin. — seit 1873 — publicirte,
Beiträge" (Berlin 1862) — „Beziehungen der Allgemein
des Sehorgans" (in GRÄFE-SÄMISCH' Handbuch der Oph
„Künstliche Reifung des Cataracts" (KNAPP'S Archi
Die Einführung des Photometers in die Ophthalmolo
Arbeiten: „Ueber Hemeralopie" (Breslau 1857 und
ZEHENDER 1871). Die Einführung des Perimeters
d'oculistique (1868, Bd. LIX) und ZEHENDER'S klinisc
Neben einigen Publicationen auf anderem Gebiete, ?
Cholera durch die Brunnen" (Daselbst 1873) und „?
Choleragiftes" (KÜCHENMEISTER'S Zeitschrift für Epidem
der wichtige Aufsatz: „Einfluss der Concavgläser
der Myopie" (KNAPP'S Archiv für Augenheilk. Bd. XI

Foes, Anuce F. (ANUTIUS FOËSIUS) aus
beschäftigter Arzt in seiner Vaterstadt, gehört zu de
Umgestaltung der Heilkunde, welche sich im 16. Jah:
wichtigsten Ursachen dieser Umgestaltung war die Wi
Studien, namentlich der Werke des HIPPOKRATES. U:
jener Zeit, welche der Herausgabe, Uebersetzung und
grossen Koërs ihr Leben widmeten, nimmt F. die erste
kritische, von einer lateinischen Uebersetzung begleitet:
die Frucht einer vierzigjährigen Arbeit, erschien Franl
Beste Ausgabe: Genf 1657 f. Vorher erschien: „Oecon
serie distincta" (Frankfurt a. M. 1588 f., Genf 166

Foglia, Giovanni Antonio F., Anfangs des 17. Jahrhunderts Professor der theoretischen Medicin zu Neapel, beschrieb dieselbe Diphtherie-Epidemie daselbst wie TH. BARTHOLIN und M.-A. SEVERINO unter dem Titel : *„De anginosa passione crustosis malignisque tonsillarum et faucium ulceribus, per inclytam Neapolitanam civitatem, multaque regni loca vagantibus"* (Neapel 1620).

Dict. hist. II.   Red.

Fohmann, Vincent F., geboren 1794 zu Assmannstedt und zu Heidelberg ausgebildet als Schüler TIEDEMANN'S, wurde Professor am anatomischen Theater daselbst, übernahm jedoch 1827 eine ordentliche Professur der Anatomie in Lüttich, die er bis zu seinem 1837 erfolgten Tode inne hatte. Erwähnung verdienen von seinen Arbeiten in erster Reihe: *„Anatomische Untersuchungen über die Verbindung der Saugadern mit den Venen"* (Heidelberg 1821) — *„Das Saugadersystem der Wirbelthiere; der Fische"* (Heidelberg und Leipzig 1826, 1827) und wichtige Ergänzungen zu dem Thema des Lymphgefässsystems, die von Lüttich aus unter verschiedenen französischen Titeln (1832, 1833), auch im Journ. compl. du dict. des sc. méd. 1820, 1827 veröffentlicht wurden.

Hahn bei Dechambre.   Red.

Fokker, Adriaan Abraham F., der Vater, 1810 in Middelburg geboren, studirte in Leyden und promovirte daselbst October 1833 mit einer Dissertation *„De morbis endemicis patriae".* Er war einige Jahre praktisch wirksam in Rotterdam, darnach 1837—1865 in Middelburg. 1854 wurde er Lector therapiae an der klinischen Schule und functionirte als solcher bis 1865, wo er zum Inspector der „Geneeskundig Staatstoezicht" für Zeeland ernannt wurde. Er starb im December 1878. F. war ein sehr gewissenhafter, objectiver Mann und tüchtiger Historiker. Er publicirte hauptsächlich : *„Geschiedenis der syphilis in de Nederlanden"* (1860—61) — *„Onderzoek naar den aard van de epidemische en contagieuse ziekten, die vroeger in Zeeland geheerscht hebben"* (Middelburg 1860) — *„De leekenbehandeling der angina"* (1862) — *„Philippus Lansbergen en zyne zonen Pieter en Jacob"* (1864) — *„Louis de Bils en zyn tyd"* (1865) — *„De scherpregter-ledenzetter"* (1870) — *„Losse bladen uit de geschiedenis van het chirurgyns-gild te Middelburg"* (1877) und auch (mit DE MAN und VAN BERLEKOM) eine *„Natuurkundige plaatsbeschryving van Zeeland".* — *Abraham Pieter F., Sohn des Vorigen, geboren 1844, studirte in Leyden unter SCHRANT, KRIEGER, SIMON THOMAS und promovirte 1863 mit einer Diss.: „Over de temperatuur van den mensch in zieken en gezonden toestand".* Darauf ging er nach Wien, hörte BRÜCKE, HEBRA, OPPOLZER, war später Assistenzarzt im Krankenhaus zu Amsterdam und etablirte sich in Goes (Zeeland), wo er wirksam war bis zur Ernennung zum Professor der Hygiene in Groningen, welche Professur er im December 1877 antrat mit einer Rede: *„De experimentele opvatting eene levensquaestie voor de hygieine".* Er liefert eine grössere Anzahl kleinerer Beiträge in VIRCHOW'S Archiv, PFLÜGER'S Archiv und Nederl. Tijdschrift voor Geneeskunde und schrieb, da er die gesetzliche Ordnung der Prostitution sehr eifrig betreibt, *„De prostitutie-kwestie"* (Haarlem 1879) — *„Open brief aan Ds. H. Pierson"* (IV) — *„De prostitutie-kwestie in de Tweede Komer en voor de openbare meening"* (Haarlem 1880). — Neuerdings veröffentlichte er auch einige mikrobiologische Beiträge, speciell über Milzbrandbacillen (Centralbl. für die med. Wissensch. 1881).   C. E. Daniëls.

Folinea. Beide F., Francesco wie Raphaele F., waren Professoren der Physiologie am medicinisch-chirurgischen Collegium zu Neapel; der Erstere, geboren 1774, von 1824 bis 1833, hinterliess Schriften nicht. — Rafaele F., der neben der obigen Stellung noch die eines Arztes am Ospedale degli Incurabili innehatte, veröffentlichte in Omod. ann. univ. di med. T. LXXIV, LXXVIII, LXXXVII interessante Fälle und starb 1849.

Hahn bei Dechambre.   Red.

Folius, s. FOLLI.

Folkersma, W i g e r u s F., zu Leeuwarden, w
zu Veenwouden in Friesland geboren, war anfänglich /
Groningen Medicin, wurde 1783 daselbst Doctor und li
Arzt nieder, wo er am 18. Juli 1837 starb. Seine Arb
over de vraag: *In hoeverre zou men bij gebrek van
en keuken de vereischte geneesmiddelen, ... kunnen
van het Genootschap*: Servandis Civibus, 1788) — „
verhandeling van de hedera arborea of klimop, etc.“ (I
verslag der ziekten, welke in Julij . . : *en October* :
gewoed hebben“ (Daselbst 1827) — „*Iets over de gem
rigting van jonge genees- en heelmeesters*, *alsmede*
selbst 1830).

van der Aa, VI, pag. 152. — Callisen, VI, pag.

Follet, A r m a n d - N i c o l a s F., Chefchirurg
war am 15. März 1789 zu Saintes (Charente-Inférieure)
Paris mit der These „*Recherches sur l'ichthyose corn
„Observations sur les fractures de la colonne ver
crâne“* (Journ. univers. des sc. méd. 1823) — „*Abs*
(Acad. de méd. 1828) — „*Rapport sur le traitement* ‹
par les médecins anglais de l'île Maurice“ (Ebenda
*fièvre épidémique qui a régné à Saint-Denis (île B‹
„Sur un cas d'anévrysme de l'aorte descendante obser*
(Ebenda 1841—42) — „*Rapport sur l'épidémie p
St.-Denis . . . . 1828“* (Journ. des connaiss. méd.-chi‹
10. October 1861 zu Rochefort.

Berger et Rey, pag. 95.

Follet, L.-A.-H. F., zu Canton d'Estrées-Saint-
die folgenden Arbeiten bekannt: „*Obs. sur une affec‹
l'usage de la teinture thébaïque“* (LEROUX'S Journ.
d'une rétention d'urine“ (Ebenda 1804) — „*Obs. su
1807) — „Obs. sur une péricardite aigue, terminée*
1809) — „*Obs. sur une luxation de l'humérus“* (Eb‹
la fièvre ataxique qui a régné à Estrées-Saint-Denis, d
(Ebenda 1812). Andere Aufsätze in den Arch. générale
Callisen, VI, pag. 364: XXVIII, pag. 80.

Folli, zwei fast gleichalterige italienische Ae‹
Ce cilio F. (FOLIUS), wurde 1615 in Modena gebore
wohin er auch, nachdem er sein Medicinstudium in Pa‹
kehrte und erlangte in Venedig einen Lehrstuhl der
1650 erfolgten Tode hinterliess er neben einem (Ve‹
Syntagma anatomicum des VESALIUS, 1641, abgedruck
lauf, die berühmt gewordene „*Nova auris internae de*
1645, 1647; Frankfurt 1641). — F r a n c e s c o F., ‹
Toscana am 3. Mai 1624 geboren, war acht Jahre P
ihn an ihren Hof in Florenz zogen. Er konnte sich
nicht schicken, nahm seinen Abschied und zog sich
Citernal, ausserhalb des Herzogthums Toscana zurück,
der „*Recreatio physica in qua de sanguinis et omn‹
analogica circulatione disseritur“* (Florenz 1665), er
„*Stadera medica“* (Daselbst 1680), in welchem F. si‹
1654 vor F e r d i n a n d II. zuerst die Bluttransfusion

Biogr. méd. IV.

Follin, François - Anthime - Eugène F., zu Paris, war am 25. November 1823 zu Harfleur geboren, machte von 1842 an seine Studien in Paris mit Auszeichnung, so dass er mittelst des Concurses die verschiedenen Stadien in der medicinischen Laufbahn schnell erreichte und durchlief, 1845 Interne, 1847 Aide d'anatomie, 1850 Prosector der Facultät, 1853 Chirurg des Bureau central (später der Hospitäler Salpêtrière, du Midi, Cochin) und in demselben Jahre mit der These: „*Des rétrécissements de l'oesophage*" auch Agrégé der Facultät für das Fach der Chirurgie wurde. — Nachdem er von 1847 an schon Verschiedenes in den Bulletins de la Soc. anat. (1847, 49), der Gaz. médic. (1849), Gaz. des hôpit. (1849), den Comptes rendus de la Soc. de biologie (1849, 50), den Mém. de la Soc. de chir. (T. II), den Bulletins de l'Acad. de médec. (1850) veröffentlicht hatte, z. B. über Erkrankungen der grossen Gefässstämme, Uebergang der Farbstoffe in die Lymphdrüsen nach dem Tätowiren, Vegetationen auf Narben und Geschwüren, mikroskopische Untersuchung des Blutes und der Ausleerungen von Cholerakranken, Communication von Arterie und Venen in der Ellenbeuge, Fall von Ectopie des Herzens, über Hämatozoen, Untersuchung eines Auges, an dem vor 14 Jahren eine Katarakt extrahirt worden war, wurde er 1850 Doctor mit der These: „*Études sur les corps de Wolf*". Seine demnächst folgenden Untersuchungen, hauptsächlich der pathologischen Anatomie und vergleichenden Pathologie gewidmet, finden sich vorzugsweise in den Bulletins de la Soc. anat. 1850, 51) und den Comptes rendus de la Soc. de biol. (1850, 51) und betrafen hauptsächlich die abnorme Lagerung des Hodens und sonstige Veränderungen des Hodens und Nebenhodens, zusammengefasst in einer in Gemeinschaft mit ARMAND GOUBAUX herausgegebenen Arbeit: „*De la cryptorchidie chez l'homme et les principaux animaux domestiques*" (Mém. de la Soc. de biologie, 1855). Auch weiterhin veröffentlichte er zwar noch einige ähnliche Aufsätze (über Hermaphroditismus, angeborenen Mangel von drei Extremitäten), aber seine Arbeiten waren jetzt im Ganzen mehr auf Gegenstände aus der praktischen Chirurgie gerichtet, zu deren Publication er theils die Archives générales de médec. (1851, 52, 53), deren Leitung für den chirurgischen Theil er 1852 übernommen hatte, theils die Bulletins de la Soc. de chir. (T. III, IV, VI) benutzte. Es befinden sich darunter einige von ihm gegebene Revuen und Kritiken der Leistungen des Auslandes, z. B. über die Behandlung der Aneurysmen mittelst Compression, über die äussere Urethrotomie nach SYME, ferner über Tod durch Chloroform, die Classification bösartiger Geschwülste, die Injection von Eisenchlorid in die Varices, die Extraction von Gelenkkörpern, die Operation der Varicocele. In derselben Zeit begann er eine besondere Aufmerksamkeit der Ophthalmologie und den neuen in dieselbe eingeführten Explorationsmethoden, die er als einer der Ersten in Frankreich anwandte, zu widmen. Es wurde ihm auch der bei der Facultät errichtete Ergänzungsvortrag über klinische Augenheilkunde übertragen, den er drei Jahre lang (1862—65) behielt. Ausser einigen entsprechenden Aufsätzen veröffentlichte er darüber seine *Leçons sur l'application de l'ophthalmoscope au diagnostic des maladies de oeil*" (Paris 1859; deutsche Uebers. Weimar 1859, mit 3 Taff.), daneben aber uch, ausser einigen ophthalmologischen Arbeiten über das Glaucom und seine Behandlung, über Beleuchtung, die Accommodationsfähigkeit des Auges, Hämorrhagien der Retina, Iridectomie, die Behandlung der Krankheiten der Thränenwege, namentlich in den Archives génér. (1854—1864), den Bulletins de la Soc. de chir. u. s. w., eine Reihe von Aufsätzen über den Krebs, Epithelial-Cancroid u. s. w., die Therapie derselben durch Caustica, die locale Anästhesie mittelst Kohlensäure, über uterine Pathologie in England, über Ausschläge bei den mit Schweinfurter Grün arbeitenden, über Kniegelenks-Resectionen, die Beschälseuche der Pferde, die Behandlung der Aneurysmen mit Digitalcompression, Anwendung des Curare bei Tetanus, die amerikanische Behandlungsweise der Blasenscheidenfisteln, Mercurialismus und Syphilis, Operation der Epispadie nach NÉLATON u. s. w. Alle seine Arbeiten zeichnen sich durch Klarheit, Unabhängigkeit, Unparteilichkeit und Gelehrsamkeit

aus. Es gilt dies sowohl von seinen Original-Aufsätzen
seinen Artikeln in DECHAMBRE'S Dictionnaire encyc
domen", „Amaurose"), wie von dem durch ihn b
„Traité élémentaire de pathologie externe" (1862), \
Bände zu vollenden im Stande war und das von sein
fortgesetzt wird (T. VI, 1883; T. VII, Fasc. 1. 1884).
gehört eine „Conférence sur Guy de Chauliac" (:
gehaltenen historischen Vorlesungen mehrerer Facultäts-
Er war einer der unterrichtetsten und arbeitsamsten
encyclopädischem Wissen, erfreute er sich der allgemeine
bei Collegen und Schülern. Erst 44 Jahre alt, musste
dem Leben scheiden.

Ch. Lasègue in Archives générales de médecine.
ein 66 Nummern umfassendes Verzeichniss von Follin's :
Ar. Verneuil in Gaz. hebdomad. de méd. et de chir. 1868, pag.]
4. Série, T. III, pag. 353.

Follinus, Hermanus Janszoon F., am
in Stavoren (Friesland) geboren, studirte in Leyden,
zum Dr. med. et phil. befördert zu sein scheint. E
s'Hertogenbosch und wurde von da als Prof. med. na
der Pest gestorben sein muss, wann ist mir unbekannt
Anderem: „Simonides ofte die memoriconst" (Haarlei
ofte menschenkenner" (Daselbst 1613) — „Amulet
pestiferae fuga" (Antwerpen 1618) — „De cauteriis
(Daselbst 1618) — „Orationes de natura febris pet
deque studiis chemicis conjungendis cum Hippocrat
Sohn, Johannes F., der auch Arzt in s'Hertogen
wahrscheinlich nach dem Tode seines Vaters und ex :
versum dessen „Speculum naturae humanae, sice
hominum" (Cöln 1649).

Foltz, Jean-Charles-Eugène F., gebore
1822, studirte zuerst auf der Strassburger École mil
Val de Grâce und liess sich darauf in Lyon nieder, w(
Anatomieprofessor an der École de méd. war. 1854
Professor der Anatomie und Physiologie daselbst berufe
seines Onkels designirt. Er machte sich besonders durc
der anatomischen Sammlungen einen Namen und hinte:
Tode (18. November 1876) zahlreiche Studien und Ur
die: „Études sur le liquide cephalo-rachidien" (Gaz
„Expériences sur la physiologie du coeur" (Ann. d(
Gleichzeitig) — „Sur le traitement méchanique de la ?
„Anatomie et physiologie des conduits lacrymaux"
ausgeführt Daselbst 1862 und im Journ. de physiol. 18
de la rate" (Ann. de la soc. de méd. de Lyon 1861) .
Seine letzte in derselben Zeitschrift (1874) veröffentli
Anwendung der kalten Klystiere im Abdominaltyphus.
Hahn bei Dechambre.

Folwarczny, Karl F., studirte in Wien und wa
dortigen Krankenanstalten bis 1858, wo er eine aus
physiologischen Chemie in Graz erhielt. Später über:
Heilanstalt in Gries und starb hier 1875, erst 44 :
„Handbuch der physiologischen Chemie etc." (Wien 18
suchung des leukämischen Blutes" (Zeitschr. d. Wiener
zur acuten Leberatrophie" (mit FLEISCHL; Daselbst

rie des Icterus" (Daselbst 1859) und mehrere auf einzelne Fälle bezügliche
ungen in derselben Zeitschrift.
Bei D e c h a m b r e.   R o d.

Fonseca, A n t o n i o d e F., portugiesischer Arzt, zu Lissabon in der
Hälfte des 16. Jahrhunderts geboren, über dessen Lebensschicksale nichts
bekannt ist, hat einen Bericht über eine Heeresseuche während des
n Krieges veröffentlicht, der aber fast ausschliesslich theoretische Er-
n enthält: *„De epidemia febrili grassante in exercitu regis catholici
ori palatinatu anno 1620 et 1621"* (Mecheln 1623, 4.).
                                                            M a x S a l o m o n.
Fonseca, G a b r i e l d e F., aus Portugal gebürtig, docirte in Pisa Philo-
rhielt dann einen Ruf nach Rom als Professor der Medicin, ward Leibarzt
tes I n n o c e n z X. und starb 1668. Er schrieb: *„Medici Oeconomia"*
).   M a x S a l o m o n.
Fonseca, R o d e r i g o d e F., wurde zu Lissabon in der Mitte des
underts geboren, prakticirte daselbst anfangs und erhielt darauf einen Ruf
ssor der Medicin nach Pisa, wo er bis zum Jahre 1615 lehrte. Alsdann
m der erste Lehrstuhl für Medicin an der Universität Padua übertragen,
is zu seinem Tode, 1622, inne hatte. F. gehörte zu jenen tüchtigeren
n, welche in der zweiten Hälfte des 16. Jahrhunderts an dem wieder-
a Studium der medicinischen Classiker des Alterthums, besonders des
ATES, sich herangebildet hatten und statt auf scholastische Spitzfindigkeiten
uf selbstständige Beobachtungen Gewicht legten. Ein Beweis hierfür sind
msultationen", in denen sich manche überraschend richtige Bemerkungen,
i und Erfahrungen finden. Sein Commentar zu den Aphorismen des H i p p o-
ist ein gelehrtes Werk. Auch als Epidemieschriftsteller ist er durch seine
De tuenda valetudine et producenda vita" (Florenz 1602, 4.; Frankfurt
), welche sich hauptsächlich mit der Pest beschäftigt, nicht ohne Werth.
ne Menge Schriften hinterlassen, von denen wir, ausser der eben genannten,
führen: *„In septem libros aphorismorum Hippocratis commentaria"*
1591, 4.; Venedig 1594, 4.; 1596, 4.; 1608, 4.; 1621, 4.; 1628, 4.;
678, 4.; 1708, 4.) — *„In Hippocratis prognostica commentaria"*
597, 4.) — *„Consultationes medicae singularibus remediis refertae"*
1618, fol.; 1619, fol.; 1620, fol.; 1622, fol.; 1628, fol.; Frankfurt
) — *„Tractatus de febrium acutarum et pestilentium remediis diaeteticis,
is et pharmaceuticis"* (Venedig 1621, 4.).   M a x S a l o m o n.

*Fonssagrives, J e a n - B a p t i s t e F., zu Montpellier, ist am 12. März
Limoges geboren, trat 1839 in die Schule für Schiffsmedicin zu Rochefort,
841 zum Chirurgen 3., 1844 2. Cl. ernannt, machte weite Seereisen und
1852 zu Paris die Doctorwürde mit der These: *„Histoire médicale de
ite à vapeur l'Eldorado. (Station des côtes occidentales d'Afrique
51)"*. Er wurde darauf Professor der Materia medica und Therapie an
cinischen Schule zu Brest, leitete von 1856 an als zweiter Chefarzt der
lie medicinische Abtheilung und Klinik im Marine-Hospital zu Cherbourg,
860 nach Brest zurück, um den Lehrstuhl der inneren und exotischen
zu übernehmen und wurde 1864 zum Professor der Hygiene bei der
chen Facultät in Montpellier und zugleich zum ersten Chefarzt der Marine
lre) ernannt. 1876 wurde ihm auf seinem Wunsch der Lehrstuhl der
und Materia medica übertragen. Von seinen überaus zahlreichen Arbeiten,
tändigsten von B e r g e r e t R e y (s. unten) verzeichnet, führen wir zunächst
selbstständige Schriften an: *„Traité d'hygiène navale, ... Ouvrage
f par l'Institut, et adopté par ... le ministre de la marine et des
pour les bibliothèques des navires et des ports"* (Paris 1856) — *„De*

la nature et du traitement de la colique nerveuse des pays chauds" (1857)
„Hygiène alimentaire des malades, des convalescents et des valétudinaires et
(Paris 1861; 2. Ausg. 1867) — *„Thérapeutique de la phthisie pulmona
basée sur les indications etc."* (1866) — *„Entretiens familiers sur l'hygiè*
(1866) — *„De la régénération physique de l'espèce humaine par l'hygiène
la famille etc."* (Montpellier 1867) — *„Du rôle des mères dans les malad
des enfants etc."* (Paris 1868) — *„Éducation physique des jeunes filles et*
(Daselbst 1869) — *„Livret maternel pour prendre des notes sur la santé c
enfants (sexe féminin et sexe masculin)"* (Daselbst 1869) — *„L'éducati
physique des garçons etc."* (Montpellier 1870) — *„La maison. Étude d'hygü
et de bien-être domestiques"* (Paris 1871) — *„Hygiène et assainissement c
villes"* (Paris 1874). Ausserdem zahlreiche Artikel in fast allen französischen Zi
schriften über die allerverschiedensten Gegenstände, namentlich vom Jahre 1856
eine grosse Menge Artikel im Dictionnaire encyclopédique des sc. méd., hauptsächli
pharmakologischen Inhalts, eine Uebersetzung von WALTER H. WALSHE'S *„Tra
clinique des maladies de la poitrine"* (Paris 1870) und mehrere Arbeit
die zusammen mit GOBLEY, BESNOU, LE ROY DE MÉRICOURT, AD. VINCE
publicirt wurden.

Bitard, pag. 475. — Glaeser, pag. 254. — Berger et Rey, pag. 96, 257.

G

Fontaine, zwei französische Aerzte, deren älterer Jacques F., (
Vater, aus der Provence stammte, sich zuerst in Avignon, dann in Aix aufhie
später Leibarzt und Professor an der Pariser Facultät wurde. Seine Schriften si
ausser einem *„Discours problématique de la nature, usage et action du diaphragm
(Aix 1611) nicht nennenswerth. — Der Sohn, Gabriel F., erwarb sich
Paris grossen Ruf. Ausser einem *„Tractatus de febribus"* (Lyon 1657) rührt v
ihm her: *„De veritate medicinae Hippocraticae firmissimis rationis et expe
mentorum momentis stabilita, seu medicina antihermetica"* (Daselbst gleichzeiti
ein Werk, das F.'s widerstrebende Gesinnungen gegen die chemischen Neuel
klar darlegt.

Dict. hist. II.   Red.

Fontan, Jean-Pierre-André F., aus Izaourt (Hautes-Pyrénné
unbekannten Geburtsjahres, Dr. med. zu Paris 1838, gestorben am 17. April 186
hat sich in verschiedenen Wissenschaften bewegt und neben seiner Stellung :
consultirender Arzt zu Bagnières-de-Suchon verschiedene Wirkungskreise ausgefül
Unter seinen zahlreichen Schriften sind die über Suchon und die Pyrenäenbäd
(1837—1843) am meisten bekannt geworden.

Chereau bei Dechambre.   Red.

Fontana, Felice F., berühmter Naturforscher und Physiologe, gebor
zu Pomarolo bei Rovereto, den 15. April 1720, machte seine Studien zu Padu
Bologna und Rom. Er hatte anfangs das Lehrfach der Philosophie in Pisa inne u
erhielt später vom Grossherzog von Toscana den Auftrag, in Florenz ein natu
historisches Cabinet einzurichten, schaffte die Wachspräparate an, welche noch derz
die Hauptzierde jenes naturhistorischen Museums bilden. — F. schrieb zahlreic
Abhandlungen physikalischen, chemischen und physiologischen Inhaltes, veröffer
lichte eine Methode, die Salubrität der Luft mittelst salpetriger Säure zu messe
Von seinen zahlreichen Schriften seien erwähnt: *„Sui moti dell' iride"* (Luc
1765) — *„Ricerche sopra la fisica animale"* (Florenz 1775) — *„Sopra
veleno della viper"* (Lucca 1777) — *„Experiences chimiques sur la bile ·
boeuf"* (Florenz 1781). Ferner *„Memoire intorno ai globetti rossi del sangu
(Daselbst 1776). Er starb zu Florenz den 9. März 1805, wo seine Leiche in d
Kirche Santa Croce ruht.

Ambrosi F. Scrittorie ed artisti trentini. Trento 1883.   Loebisch.

p e F. (Bruder F e l i c e's F. ?), wurde 1729 zu Pomarolo
rte in Bologna Medicin und liess sich in Roveredo als
Zeit mit dem grössten Erfolge prakticirte. Uebrigens
schaftliche Thätigkeit keineswegs nur auf die Medicin,
ebr viel auch mit anderen Zweigen der Naturwissen-
llichen Arbeiten legte er vornehmlich nieder in dem
ɔ. Er starb am 29. März 1788.   Magnus.

nçois-Philibert F., geboren zu Milhau (Aveyron)
)octor zu Montpellier 1799, wirkte als chirurgischer
oi daselbst, ging dann nach Paris, um für Vaccination,
en und sehr fleissig zu schriftstellern. Ausser einer
ilicirte er: „Description de la varicelle, qui a regne
(Montpellier 1818) — „Mémoire sur les bons effets
“ (Nouveau journ. de méd. 1822) — „Réflexions
méthode ectrotique“ (Revue méd. 1826) — „Brulûres
u coton écru“ (Journ. des progrès des sc. méd. 1830) —
'chiale de Gênes“ (nach RASORI, Paris 1822).
ambre.   Red.

ɔ F., Professor in Montpellier, wo er auch doctorirt
J. GARCIN und dictirte einen „Traité de médecine“,
a“ J. REINIER nach F.'s Tode zu Lyon 1550 erscheinen
lbst 1556, 1605, 1607, 1658; Frankfurt 1600, 1601).
t Streit, richtiger als 1538 (ASTRUC) dürfte 1544 sein.
                                                Red.

a. F. (D'EUGUBIO), welcher Ausgangs des 16. und
rts in Rom und Venedig prakticirte, hat seinen Ruf
ı Werk: „Consultationes medicinales etc.“ (Venedig

                                                Red.

d e F., zu Narbonne am 20. October 1790 geboren,
(Diss.: „Sur l'air atmosphérique etc.“), wo er sich
t), widmete seine Thätigkeit der Popularisirung der
Weise, dass die von ihm bearbeiteten Bibliotheken,
Menschenalter in hohem Ansehen standen. Medicinischen
Recherches sur l'antisepticité de quelques végétaux“
echerches médico-légales sur l'incertitude des signes
— „Recherches chimiques et médicules sur les com-
'es“ (Daselbst 1828) und einige Handbücher.
ambre.   Red.

es F., der Vater (meist FONTANUS genannt), wurde
lam geboren, übte in seiner Vaterstadt die ärztliche
rossen Ruf, dass Prinz Maurits von Oranien ihn
les R. BONTIUS, zum Leibarzt erwählte. Als 1621
war, wurde F. an dessen Stelle zum Praelector ana-
hirurgijnsgilde“ mit dem Titel von Professer ernannt,
ɔm Tode 1628 innegehabt hat. Er soll nach HALLER
essen betreffende de konst der chirurgie“, posthum
entlicht (Amsterdam 1641). Mir sind sie jedoch nie zu
h nicht befremdet, da ULHOORN (der den Inhalt theil-
kt) sie schon im Jahre 1732 als sehr selten anführt. —
ı des Joh. F., 1603 in Amsterdam geboren, studirte
urde 1625 in Padua promovirt. Darnach lebte er als
                                                26

praktischer Arzt in Amsterdam, hat sich jedoch viel ɪ
dem Theater beschäftigt als mit der Medicin und vɛ
gute Theaterstücke. Er starb 1645.
Dr. Bernard Fonteyn door Dr. J. A. Worp.

Fonteyn, Nicolaas F. (FONTANUS), jüngerɛ
Amsterdam geboren, wurde September 1622 in Leydɛ
und 1631 zu Reims zum Doctor promovirt. In Amster
er 1640 zum Inspector collegii medici ernannt und 1
Ferdinand, Erzbischof von Cöln. (Anatomiae Profeɛ
ist er gewiss nicht gewesen, doch hat er sich ebenso
Dichtkunst beschäftigt und einige Theaterstücke verfɪ
von ihm her: „Institutiones pharmaceuticae" (Amster
„De extractione foetus mortui per uncam". In ein
gabe der Aphorismen des HIPPOKRATES findet sich eiɪ
puerovum" (1642); ferner: „Fons sive origo febriɪ
„Syntagma medicum de morbis mulierum" (164
„Praxis medica DODONAEII" und VESALIUS' „Epitome
mit Anmerkungen (in welche er SYLVIUS' Recht auf d
lenticulare gegen MORGAGNI'S Meinung vertheidigt). W

Foot. Zwei ältere englische Aerzte. Der ˈ
1750 geboren und 1820 gestorben, suchte seinen Ruhɪɪ
und offenbar nach Auffälligkeit strebenden Polemik ɡ
jedoch mit der ganzen Fluth von Schriften, die er in
etwas Bleibendes zu leisten. In der unten genannɪ
Publicationen aufgezählt; grösseres Aufsehen macʜ
inquiry into the accient and modern manners oˌ
urethra etc." (London 1744; 3. Aufl. 1785) — „
origin, theory and cure of the lues venerea etc." (
posthum 1821, 1823, 1829; deutsch von REICHE
„Life of John Hunter" (London 1794, 1797
observations on the diseases of the prostate gland" (Dɪ
der Sohn, ebenfalls als Chirurg in der englischen
Westminster Ophthalmic-Hospital, edirte seines Vatɛ
Medical Pocket book. Ausserdem veröffentlichte er nebɛ
(London 1838) ophthalmiatrisch-casuistische Beobacht
Hahn bei Dechambre.

Foot. Von den beiden Genannten ist der Aɪɪ
zu New-York, Verfasser von „Observations on the func
med. Repository, 1803) — „Inquiry into the caɪ
of the human teeth in America" (Daselbst 1804)
publicirten Aufsatzes über Fascination zu unterscheidɛ
Hahn bei Dechambre.

*Foot, Arthur Wynne F., wirkt in Dɪɪ
und 1866 F. K. O. C. P. Irel. wurde. Neben einer äɪ
Hospital, lehrte er als Professor am R. Med. Colleɡ
graphie: „Diseases of testis", die er während seiɪ
strator an der anatomischen Schule des soeben gen
einen Preis und publicirte noch — vorwiegend iɪ
mehrere Arbeiten, unter denen „On Chromidrosis" (
idrosis" (1866) — „On Xanthelasma" (1876) zu ɪ
Autor der „Select clinical reports" im Dublin moɪɪ

1873, 1874, 1875, 1881) und einer Arbeit über antiseptische Behandlung der Pocken und über Wandermiere (Daselbst 1872, resp. 1881). Red.

Forbes, E s q. J o h n F., war im zweiten Decennium dieses Jahrhunderts als Schiffsarzt in der englischen Marine thätig, 1815 war er auf dem Schiffe Venerable angestellt. Bekannt gemacht hat er sich durch eine Arbeit: „*Observations on tropical nyctalopia*" (Edinburgh med. and surg. journ. 1811). Magnus.

*Forbes, A r t h u r L i t t o n A r m i t a g e F., in Oxford, Dublin, London und Paris ausgebildet, L. R. C. P. Edin. 1870, Specialist für Otiatrie und Ophthalmologie, hat längere Zeit im Auslande und auf Expeditionen zugebracht, sich unter Anderem in türkischen Diensten an dem serbischen Feldzuge 1876—1877 betheiligt und fungirt zur Zeit am Westminster Hospital und am R. ophthalm. Hosp. Moorfields. Seine wesentlichsten Schriften sind: „*Ocular therapeutics*" — „*On the therapeutic value of myrisdectomy in certain diseases of deafness etc.*" — „*Keratoscopy*" und Einzelaufsätze im London med. Reports und Brit. med. Journ. Als Ausbeute seiner Reisen publicirte er: „*Two years in Fidji*" — „*The Navigator Islands*". Red.

Ford, E d w a r d F., wirkte als chirurgischer Consulent an der Westminster Dispensary zu London im letzten Drittel des vorigen und behält in den Anfangsjahren des gegenwärtigen Säculums. Ausser zwei grösseren Schriften: „*Observations on the spontaneous cures of aneurisme with remarks*" (Lond. med. Journ. 1788) und „*Observations on the diseases of the hipjoint; to which are added some remarks on white swellings of the knee*" (London 1794, posthum von COPELAND, daselbst 1810), hat F. noch eine Reihe interessanter Fälle publicirt.

Dict. hist. II. Red.

Fordyce, W i l l i a m F. (welcher beiweitem an den Ruf seines Bruders, des D a v i d F., Philosophie-Professors zu Aberdeen, und auch an den des Neffen G e o r g e F. nicht heranreicht), wurde zu Aberdeen 1724 geboren, war eine Zeit lang Militärarzt, wirkte dann in London als geschickter Praktiker und wurde vom König zum Chevalier erhoben. Als er 1794 starb, hinterliess er eine Lobschrift auf die Sarsaparilla (London 1757), „*A review of the venereal diseases and its remedies*" (Daselbst 1767, 1772, 1777, 1785); eine Schrift über die putriden und entzündlichen Fieber (Daselbst 1773, 1777) und „*Fragmenta chirurgica et medica*" (Daselbst 1784). Red.

Fordyce, G e o r g e F., wurde am 18. November 1736 zu Aberdeen als Sohn des Professors der Philosophie D a v i d F. geboren. Seine hervorragenden geistigen Anlagen erhielten so sorgsame Ausbildung, dass er schon mit 14 Jahren sich den Titel eines Magister artium erwerben konnte. Er studirte später Medicin in Edinburg, wo er sich die besondere Zuneigung des berühmten CULLEN erwarb, machte 1758 seinen Doctor (Diss. „*De catarrho*") und reiste dann nach Holland, um auf der Universität Leyden seine Ausbildung zu vervollkommnen. 1759 kehrte r. zurück, liess sich in London als Arzt nieder und hielt hier Vorlesungen und Curse über Chemie, Materia medica, Therapie und pathologische Anatomie, die trotz der Ungewandtheit des Vortrages wegen ihrer Klarheit, wegen der Präcision des Ausdruckes allmälig steigenden Beifall fanden und ihm ein grosses Auditorium zuführten. Damit zugleich wuchs auch sein Ruf als Praktiker; 1770 wurde er Arzt am St. Thomas-Hospital, 1776 Mitglied der Royal Society, 1787 F. R. C. P. Er starb am 25. Mai 1802. F.'s Bedeutung beruht auf seinen physiologischen Arbeiten, besonders derjenigen über die Verdauung, in der er nach Zurückweisung der rein mechanischen und chemischen Theorien mit Zuhilfenahme neuerer Experimente eine unstreitig richtigere, den Gesetzen des Lebensprocesses besser entsprechende Theorie aufstellte. Vortrefflich sind auch die schönen Beobachtungen über die Temperatur des Menschen und der Thiere, worin er

26*

experimentell nachweist, dass die organisirten Körper das Vermögen besitzen, ihre Eigentemperatur so zu reguliren, dass dieselbe stets ungefähr auf derselben Höhe bleibt. „*Elements of agriculture and vegetation*" (Edinburg 1765, 8.; London 1771, 8.) — „*Elements of the pratice of physic*" (London 1768, 8. und häufiger) — „*A dissertation on fever*" (Daselbst 1795, 8. und noch vier Dissertationen über denselben Gegenstand bis 1802) — „*A treatise on the digestion of food*" (London 1791, 8.). Alle vier Arbeiten sind auch in's Deutsche übersetzt worden. Noch sind zu nennen: „*The croonian lecture on muscular motion*" (Philos. transact. T. XVI) — „*Observations on the small-pox and the course of fever*" (Transact. med. and chir. 1792) — „*An attempt to approve the evidence in medicine*" (Daselbst) — „*On simple fever or on fever consisting of one paroxysm only*" (London 1794, 1800). Max Salomon.

Foreest, Pieter van F. (fast ausschliesslich als PETRUS FORESTUS wissenschaftlich bekannt), wurde 1522 in Alkmaar geboren. Er studirte 1539—1542 in Löwen, später in Bologna, wo er den Doctorshut bekam, in Rom, Padua und Paris. Zuerst etablirte er sich in Bordeaux, nach Anderen in Pluviers, kehrte jedoch 1545 schon nach Alkmaar zurück, wo er 12 Jahre praktisch thätig war und ging darnach (auf Bitte der Stadtregierung) nach Delft, wo die Pest sehr heftig ausgebrochen war. Hier bekam er bald einen so grossen Ruf, dass man ihn den holländischen Hippokrates nannte und bei der Stiftung der Leydener Universität (1575) die medicinische Professur anbot. Er lehnte dieselbe jedoch aus Liebe zur Praxis ab, hielt aber bei der feierlichen Eröffnung der Universität „Primam in medicina lectionem et orationem pro laude ejus", wie MEURSIUS erzählt. Nach einer 40jährigen Thätigkeit in Delft kehrte er nach Alkmaar zurück, wo er 1597 starb und die Grabschrift erhielt: Evictus fato cubat hoc sub mole Forestus Hyppokrates Batavus si fuit, ille fuit. Er schrieb hauptsächlich: „*De incerto fallaci urinarum judicio*" (Antwerpen 1583, Leyden 1589) — „*Observationum et curationum medicinalium libri XXXII*" (Leyden 1587—1610, durch KURT SPRENGEL als „nicht blos für sein Jahrhundert, sondern für alle folgende Zeitalter classisch" genannt) — „*Observationum et curationum chirurgicorum, libri XI*" (Daselbst 1610, Frankfurt 1611). Seine „*Opera omnia*" wurden Francofurti 1623 1660—1661, Rothomagi 1654 herausgegeben. C. E. Daniels.

*Forel, Auguste F., geboren in Morges (Canton Waadt), Schweiz, au 1. September 1848, studirte in Lausanne, Zürich und München und war als Irrenarzt Schüler von GUDDEN. 1872 promovirt, wirkt er seit 1879 als Director der Irrenheilanstalt und ordentl. Professor der Psychiatrie in Zürich. Wie der Onkel Alexis F. und der Vetter F. A. F. hat sich auch August F. mehrfach mi zootomischen Untersuchungen beschäftigt. Seine Schriften: „*Les fourmis de la suisse*" (1874) — „*Untersuchungen über die Haubenregion etc. im Gehirn des Menschen und einiger Säuger*" (1877) — „*Der Giftapparat und die Analdrüsen der Ameisen*" (1878) mögen nicht wenig dazu beigetragen haben, dass er zuweilen mit beiden renommirten Zoologen confundirt wird. Red.

Forestier, Claude-Vital-Apollinaire F., Sohn eines Arztes in Langogne (Cozère), 1755—1812, unter BRUNYER besonders für pathologische Anatomie ausgebildet, ging mit der Armee Rochambeau's nach Amerika, wurde Arzt des Herzogs von Artois und begleitete denselben in's Exil. Unter den Kaiserreich zurückgekehrt, übernahm er das Directorat der Militärschule vor St. Cyr und der Lycéen zu Versailles. Hahn bei Dechambre. Red.

Forget, Charles-Polydore F., zu Strassburg, war am 17. Juli 1800 zu Saintes (Charente-Inférieure) geboren, wurde Chirurg der Marine im Hafen von Rochefort, 1828 zu Paris Doctor mit der These: „*Précis des influences de la*

ue et le moral de l'homme". 1829 concurrirte er in
ı Agrégé der Facultät mit der These: „*An hepatis
? An post morbum laesiones propriae?"* wurde jedoch
ncurse (1832), bei welchem er die These „*De l'influence
sur la chaleur animale"* zu verfassen hatte, zu jener
in demselben Jahre heraus: „*Médecine navale, ou
ne, de pathologie et de thérapeutique médico-chirurgicale
santé de la marine de l'état et du commerce"* (Paris
ır Transactions médicales seit 1832 und Mit-Redacteur
grès des sc. méd. seit 1824, für welches er in demselben
des anciens comparé à l'humorisme des modernes"
mehrere Fortsetzungen unter verschiedenen Titeln hatte.
ıncurs mit der These „*Des indications thérapeutiques
es exhalations"* den durch LOBSTEIN's Tod erledigten
n Klinik in Strassburg und war jetzt in der Lage, seine
ıbweichenden Ideen nach allen Richtungen geltend zu
:ahlreichen Arbeiten auf dem Gebiete der philosophischen
ınd speciellen Pathologie und Therapie führen wir nach-
digen Schriften an: „*Influence de la médecine sur le
être de l'humanité"* (Paris 1836, 4.) — „*Recherches
:ertitude du diagnostic dans les maladies de l'appareil
39)* — „*De la réalité de la médecine et de ses dogmes
·g 1839)* — „*Statistique médicale de Strasbourg"
é de l'entérite folliculeuse"* (Paris 1840) — „*Prodrome
ıssburg 1841)* — „*Relation de l'épidémie de méningite
ırvée à la clinique médicale de la Faculté de Strasbourg
43)* — „*Des obstacles aux progrès de la thérapeutique
)* — „*Clinique médicale de la Faculté de Strasbourg,
1842"* (Paris 1843) — „*Examen de la doctrine des
·* (Daselbst 1843) — „*Études cliniques des maladies du
Du mouvement médical au 19. siècle"* (Strassburg 1847)
·ratique des maladies du coeur etc."* (Daselbst 1851)
t" (Paris 1852) — „*Doctrine des éléments, basée sur
?ue"* (Daselbst 1852) — „*Une épidémie de pneumonie"
s letzte und Hauptwerk seines Lebens: „*Principes de
spéciale, ou Nouveaux éléments de l'art de guérir"*
ıtze in Zeitschriften, deren Zahl auf 198 angegeben
dem letztgenannten Werke (pag. 7—16), theils in dem
Schriftchen von FLEURY näher verzeichnet und sind
ı Journalen enthalten: Archives génér. (1828, 1834),
ı—32), Journ. hebd. de méd. (1834—36), Bullet. de
z. méd. de Paris (1837—59), Gaz. des hôpit. (1843—59),
1841—60), Union médic. (1847—60), Gaz. hebdomad.
arb am 19. März 1861. — Er war ein sehr geschickter
er; jedoch da seine Lehren, wie bei der Schule von
riele Aehnlichkeit haben, mehr auf Speculation als auf
:ruhen, konnte er auf den Fortschritt der Medicin von
sein.

c), Notice biographique sur le prof. Forget. Saintes. 1858. —
ur la vie et les ouvrages de .... St. Étienne 1863 (beide
Ed. Cruveilhier in Bulletins de la Soc. anat. de Paris. 1860,
:. Série, T. III, pag. 619. — Berger et Rey, pag. 102.
G.

Ŀe F., zu Paris, war am 28. Mai 1811 zu Chartres
ıdirte in Paris, war fünf Jahre bei LISFRANC Chef de
'itié, ertheilte in dieser Zeit Curse in der operativen

Chirurgie, trat in die Redaction der Gazette des hôpitaux und des Bulletin général de thérapeutique und wurde 1845 Mitarbeiter der Union médicale, 1849 Doctor. Er war der Verfasser zahlreicher chirurgischer Arbeiten, namentlich von: „*Le galactocèle mammaire et son traitement*" — „*Remarques sur les polypes de l'urèthre chez la femme*" — „*Des corps fibreux de l'utérus avant, pendant et après la grossesse*" — „*Recherches sur les kystes des os maxillaires etc.*" (Thèse, 1840) — „*De l'amputation de la mâchoire*" — „*De lois générales des amputations*" — „*De la nature et du siége de la grenouillette; de son traitement par autoplastie*" — „*Des résections sous-périostées et de leur valeur chirurgicale*" — „*De la trépanation de l'apophyse mastoïde*" — „*De l'emploi du chloroforme et de l'éther en chirurgie*" (1853) — „*Des tumeurs fibroplastiques*" — „*Des anomalies dentaires et de leur influence sur la production des maladies des os maxillaires*" (Paris 1859, 4., mit 9 Tafeln; engl. Uebers. Philadelphia 1860) — „*Étude histologique d'une tumeur fibreuse non décrite de la mâchoire inférieure etc.*" (Paris 1861, mit Tafeln). 1859 hatte er vom Institut den Monthyon-Preis erhalten. Er starb am 14. Mai 1869.

Glaeser, pag. 256.   G.

Forlenze, Joseph-Nicolas-Blaise F., zu Ricerno 1769 geboren. besuchte die vornehmsten Städte Italiens und Griechenlands und bildete sich speciell auch unter DESAULT und LOUIS in Paris, sowie auch unter J. HUNTER in London aus. Sein Ruf als Oculist trug ihm nach seiner Rückkehr nach Frankreich bald die entsprechenden consultativen Stellungen an den vornehmsten Hospitälern ein. Viel consultirt hinterliess er bei seinem Tode — 1833 — nur: „*Considérations sur l'opération de la pupille artificielle*" (Strassburg und Paris 1804) — „*Observations et réflexions sur plusieurs cataractes etc.*" (Annuaire de la soc. de méd. du departement de l'Eure 1809) und einen Bericht über Operationen (Daselbst 1810).

Dureau bei Dechambre.   Red.

Formey, Johann Ludwig F., geboren zu Berlin 1766, medicinisch ausgebildet in Halle und Göttingen, zu Halle 1788 promovirt und später auf Reisen in Strassburg, Paris und Wien, trat als Militärarzt ein und machte 1794 den Feldzug nach Polen mit. 1796 wurde er königlicher Leibarzt in Potsdam. 1798 Professor am Berliner Collegium med.-chir., 1809 an der neugebildeten medicinisch-chirurgischen Akademie. Geh. Med.-Rath seit 1801, trat er 1817 in das Ministerium des Innern als vortragender Rath der Medicinalabtheilung ein. Am 23. Juni 1823 starb er. Sein „*Versuch einer medicinischen Topographie Berlins*" (Daselbst 1796) — „*Medicinische Ephemeriden von Berlin*" (4 Hefte, 1799, 1800) — sowie die Arbeit über „*Wassersucht der Hirnhöhlen*" (Sep.-Abdr. aus HORN's Archiv 1810) und die mit KLAPROTH geleisteten Bearbeitungen der Pharmacopoea Borussica sind seine hervorragendsten Arbeiten, die sämmtlich mehr administratives Talent als wissenschaftliche Leistungsfähigkeit bekunden.

Schriften-Verzeichniss bei Engelmann. — Allg. deutsche Biographie. VII.
          Red.

Formi, Pierre F., zu Nimes, daselbst zu Anfang des 17. Jahrhunderts geboren, studirte in Montpellier und prakticirte mit solchem Erfolge in Nimes, dass Gustav Adolph, König von Schweden, als er Süd-Frankreich besuchte, ihn zum Begleiter nach den Bädern de la Mausson wählte und ihn mit nach Schweden nehmen wollte, was er aber ablehnte. Er schrieb: „*De l'adianton ou cheveu de Vénus, contenant la description, les utilités et les diverses préparations galéniques et spagyriques de cette plante*" (Montpellier 1644) — „*Idée de la fièvre épidémique qui depuis le commencement de cette année a paru et continue à paraître à Nimes et aux lieux circonvoisins*" (Nimes 1666). Er cultivirte ausser der Medicin auch die Poesie, Literatur, Rhetorik und hat über dieselben verschiedene Schriften verfasst. Er starb am 5. Juli 1679.

Dechambre, 4. Série, III, pag. 632.   G.

F., zu Montpellier, diente als Chirurg in den Kriegen
Ligue und wohnte seiner Belagerung von Paris 1590
nmelte er seine in etwa 60jähriger Praxis gemachten
51 in des berühmten LAZARE RIVIÈRE „Observationes
ıes, quibus accesserunt observationes ab aliis communi-
ch finden. Ausserdem gab er heraus einen: „Traité
s, emplâtres, attelles et bandages" (Montpellier 1651),
ıgen über die Chirurgie seiner Zeit enthält, in welchem
d complicirten Bandagen ein ungebührlicher Vorzug

ıirurgica. I, pag. 345, 352. — Biogr. méd. IV, pag. 193. —
                                                        G.

, aus Hostalrich (Spanien), zu Barcelona ausgebildet,
Gouvernement zwecks Erforschung der. 1720er Pest
I lieferte hierüber den „Tractatus de peste praecipue
ica grassanti, in quinque partes divisus" (Barcelona
ırere kleine — nicht gedruckte — Arbeiten über Fieber.
bre.   Red.

h F., 1751 zu Wildervank (Prov. Groningen) geboren,
bestimmt, verliess diese jedoch bald, um in Groningen
DOËVEREN Medicin zu studiren. Als der Letztere nach
. auch dahin und vertheidigte dort 1774 eine „Disser-
·ctas physiologicas exhibens" (worin er schon die durch
ıeffäss-Anastomose zwischen Placenta und Uterus gravidus
ıre eine „Dissertatio cantharidum historiam naturalem,
bens", wofür er „honorificentissime" zum Doctor medic.
uf als Prof. anatom., medic.-et chirurg. nach Harderwyk
Antrittsrede: „De Belgarum meritis in oeconomia
·". 1783 trug man ihn auch den Unterricht in der gericht-
wurde er Prof. primarius medicinae und Archiater Gelriae.
ıusser einer „Oratio pro legum providentia in homine
ıcta matre, servando" (Harderwyk 1788), haben wir
F.: „De veepest onderzogt en eene geneeswyze tegen
ł „Kort verslag nopens den uitslag. der ingëente
yke Kinderziekte".   C. E. Daniëls.

sche Arzt Thomas F., geboren 1790, gestorben 1845,
ner Parteigängerschaft für GALL'S System, als wegen
ł zu werden: „Physiological reflexions on the destructive
nd fermented liquors etc." (London 1812) — „Obser-
d periodical influence of particular states of the
łth and diseases etc." (Daselbst 1813, 1815, 1817;
·2) — „Observations on the phenomena of insanity"
łlpox" (Lond. med. Repository 1820) — „Illustrations
of epidemic disorders" (London 1829) und im gleichen
ıe Untersuchungen über Cholera (1832) und andere
ne Schriften über GALL erschienen London 1814, 1815.
.mbre.   Red.

h F., wurde April 1844 zu Nonnenhorn am Bodensee
en und Leipzig, besonders unter v. PETTENKOFER und
ł7. Juli 1868 zum Doctor medic. zu München, wo er
für Hygiene habilitirte. Seit Ende 1878. wirkt er als
Director des neuerrichteten hygienischen Institutes in
grössere Anzahl von experimentellen Abhandlungen,

besonders aus dem Gebiete der Ernährung des Mensc[
u. s. w. geschrieben, die hauptsächlich in der von
herausgegebenen „Zeitschrift für Biologie" publicirt wur[
Arbeiten nennen wir seine Habilitationsschrift: „Ver
der Aschenbestandtheile in der Nahrung" (München
nährung und Nahrungsmittel" (I. Bd. des von v. F
herausgegebenen „Handbuches der Hygiene", Leipzig
im Vereine mit VON PETTENKOFER und F. HOFMANN
heraus, worin bereits auch mehrere Arbeiten von ib:
öffentlicht sind.

      Forsten-Verschuir, Wolter F.-V., 1739 :
studirte 1752—66 in Groningen, machte grosse R[
England, studirte in Edinburg unter CULLEN, und etabli
1780 als Prof. medic. nach Groningen gerufen, trat
„Oratio de recentiorum medicorum, inprimis Belgan
et effectibus principii, quod vitam animalem con
statum corporis humani sanum et morbosum applican
bis an seinen Tod 1793. Ausser zwei rectoralen Reden ti
maligna und über den Nutzen der Experimente und Wal
haben wir von ihm keine Schriften als eine Abhandlu
Blattern und eine holländische Uebersetzung von WAT:
Gegenstand (Amsterdam 1769).

      *Le Fort, Leon le F., am 5. December
hauptsächlich in Paris unter MALGAIGNE, LAUGIER etc.
zur Promotion. Seit dem nämlichen Jahre ist er
opératoire an der Pariser Facultät und als Chirurgie[
Schriften: „De la résection de genou" (1859) — „D
(1861) — „Des vices de conformation de l'utérus (
d'remédier" (1863) — „Des anevrysmes en général"
du trépan dans les fractures du crâne" (1867) —
des poumons chez l'homme" (1858) — „Note sur l'hy[
et en Angleterre" (1862) — „Des maternités" (1866)
et les sociétés de leçons en France et l'étranger" (187:
opératoire" (8. édition du manuel de MALGAIGNE 18:

      Forti, Raimondo Giovanni F. („ZANFO:
durch einen reichen Protector zum Studium und zum
liess sich in Venedig nieder, wo man ihm 1658 den (
übertrug. Nach Consultationen durch höchste Person
von Ehrenbezeugungen durch die Behörden Venedigs
Padua zurück, um dort 1678 im 75. Lebensjahre
febribus et morbis mulierum" (Padua 1668) und „
sionum medicinalium centuriae quatuor" (Daselbst 1
Titel seiner Schriften.

    Dict. hist. II.

      Fossati, Giovanni Antonio Lorenzo F.,
1786 zu Novara in der Lombardei geboren, studirte
in seinem Geburtsorte, ging 1804 nach Pavia und v
der Chirurgie, 1809 der Medicin. Er war später Assi
wurde 1812 Assistent von RASORI und allmälig dess[
1820 ging er nach Paris, wo er den RASORI'schen
schaffen und als Mit-Redacteur der Revue encyclopédi
niss der italienischen Literatur in Frankreich zu vermi
treffen mit GALL führte aber ein so inniges Verhältni:

erbei, dass er ein begeisterter Anhänger von Jenem wurde und seine Lehren owohl in Italien während einer durch dasselbe gemachten Reise, namentlich ber, nachdem er sich 1825 dauernd in Paris niedergelassen hatte, auch in 'rankreich auf das Eifrigste zu verbreiten bestrebt war. Es geschah dies durch ιehrere Artikel in COURTIN'S Encyclopédie moderne, im Dictionnaire de la onversation und besonders im Journal de la Société phrénologique, zu deren iründung es wesentlich beigetragen hatte und deren Vorsitzender er mehrere ahre lang war; ferner durch folgende Schriften: *„De la nécessité d'étudier ne nouvelle doctrine avant de la juger; application de ce principe à la hysiologie intellectuelle"* (Paris 1827) — *„De l'influence de la physiologie ntellectuelle sur les sciences, la littérature et les arts"* (Daselbst 1828) — *„De ι mission du philosophe au XIX° siècle et du caractère qui lui est nécessaire"* Daselbst 1828) — *„Précis analytique du système de M. le Dr. Gall sur les acultés de l'homme et sur les fonctions du cerveau, vulgairement cranioscopie"* 2. Ausg. 1828; deutsche Uebersetzung Leipzig 1830) — *„Manuel pratique de hrénologie, ou physiologie du cerveau d'après les doctrines de Gall, de ipurzheim, de Combe et des autres phrénologistes"* (Paris 1845, mit 36 Por- äts und 6 anatomischen Zeichnungen). Bereits früher hatte er GEORGE COMBE'S hrenologisches Werk u. d. T.: *„Nouveau manuel de phrénologie etc."* (Paris 1835) 1s dem Englischen übersetzt, viel früher auch noch eine Arbeit *„Dell' epilepsia"* Collezione di opuscoli scientifici di Bologna, 1826) herausgegeben. Er blieb auch en politischen Bewegungen seines Vaterlandes nicht fremd, bildete namentlich die ociété des patriotes italiens 1830, jedoch beschränkte er sich von 1831 an ganz uf seine wissenschaftliche und praktische Thätigkeit. Seine zahlreichen, in ver- :hiedenen Zeitschriften zerstreuten Aufsätze gab er gesammelt u. d. T.: *„Questions hilosophiques, sociales et politiques, traitées d'après les principes de la physio- ιgie du cerveau"* (Paris 1869) heraus. Er starb am 20. December 1874.

v. Wurzbach, IV. pag. 307. — Dechambre, 4. Serie, III, pag. 672. — allisen, VI, pag. 397; XXVIII, pag. 89.			G.

Fossion, Nicolas-Gisbert F., zu Brüssel, war am 29. November 1811 a Hannut geboren, studirte in Lüttich, wurde 1836 daselbst Doctor, ging 1837 ach Paris und beschäftigte sich, nach Lüttich zurückgekehrt, neben der Praxis, iit Studien über menschliche und vergleichende Physiologie. 1845 wurde er zum grégé bei dieser Universität und zum Conservator des Cabinets für vergleichende natomie ernannt, zwei Jahre später aber ihm der Lehrstuhl der menschlichen nd vergleichenden Physiologie übertragen. In der belgischen Akademie der ledicin, in die er 1841 aufgenommen war, wurde er 1863 zweiter, 1864 erster ice-Präsident und war bis zu seinem am 27. Februar 1879 erfolgten Tode räsident derselben. Von 1842—1849 waren er und die Akademie eng iteinander verschmolzen. Er war der Verfasser zahlreicher Berichte und nahm a allen die Akademie beschäftigenden wichtigen Fragen den lebhaftesten Antheil. eine Arbeiten lassen sich in zwei Abtheilungen scheiden, von denen die erste lejenigen auf dem Gebiete der Physiologie, Hygiene und klinischen Medicin, die reite die Arbeiten über die Pathologie der Steinkohlenarbeiter betrifft, mit elcher Industrie er sich in den letzten 15 Jahren so eingehend beschäftigt hatte, ιss er für mehrere Gesellschaften deren Verwaltung übernehmen konnte. Zu :n ersteren gehören, sämmtlich der Akademie vorgelegt, seine *„Recherches ιr les mouvements du coeur"* (1848) — *„Du rôle de l'innervation dans la ιngrène spontanée"* (1852) — *„Sur les causes et la nature de la phthisie ulmonaire"* (1856) — *„De la dérivation du sang"* (1867) — *„Pathogénie prophylaxie du choléra"* (1871) — *„Oblitération complète du canal ystique; etc."* (1877) — *„Note sur les fonctions du pancréas"* (1877). ur zweiten Abtheilung seiner Arbeiten gehört der 1845 erstattete *„Rapport sur ι condition des ouvriers et sur le travail des enfants dans les manufactures, iines et usines de la province de Liège"* und noch zwei weitere Berichte an

die Akademie über die Erkrankungen der Steinkohlens
sichern ihm ein ehrenvolles Andenken.

Barella im Bulletin de l'Acad. royale de méde(
T. XII, pag. 276.

Foster. Der Unterscheidung wegen ist E d w a
der Geburtshilfe zu Dublin, der eine von JAMES SIMS 1
„The principle and practice of widwifery etc." in F
liess. — M i c h a e l F., 1810—1880), war in London
am University-College ausgebildet (RICH, QUAIN, C
später am Hospital zu Huntingdon zu fungiren. Sei
ausser casuistischen Mittheilungen über Arsenikvergif
Hautaffection (Association Journ. 1852), auf die Heilkrs
so dass er hauptsächlich nur als V a t e r des folgender
D u r e a u, resp. H a h n bei D e c h a m b r e.

*__Foster__, B a l t h a z a r F., zu Birmingham,
Studienaufenthalt in Deutschland zu Erlangen 1864 das
Lond. wurde er 1873, M. K. Q. C. P. Irel. 1880. E
Lehrer am Queen's College und als Hospitalarzt am G(
Kidderminster Dispensary, sowie an der Poliklinik fl
heiten. Hauptsächliche Schriften: *„On the use of the
„Method and medicine"* (1870) — *„Digitalis and
therapeutics of diabetes mellitus"* (Beide 1872) — *„(
and essays"* (1874) — *„On the comparative morta
other large towns"* (1875) — *„On the political pow
profession"* (1883). Ausserdem klinische Beiträge in
times and gaz. (1866—1868), Birmingham med. Revi

Fothergill, J o h n F., geboren am 8. März 171
in Yorkshire, erlangte 1736 die Doctorwürde in Edi
einer wissenschaftlichen Reise durch Holland, Deuts(
London nieder. Er erwarb daselbst während einer sch\
diphtheritica 1746—48 dadurch sehr grossen Ruf, das
Aderlässen, Abführmitteln und anderer Entziehungscui
waren, die Krankheit nach einem Vorschlag von LEA
dünnten Mineralsäuren und Brechmitteln in mässigen D
der gesuchteste Arzt Londons geworden, verwandte er i
zu Wohlthätigkeitszwecken und zur Förderung der
letzterem Zwecke kaufte er 1762 eine grosse Besitzu
Herstellung eines Gartens, in welchem exotische, bes(
Pflanzen cultivirt wurden. Er konnte so die Natur\
aufklären, wie Gummi Kino, Scammonium, Katechu. D
halb ihm zu Ehren einen in Carolina wachsenden Str
Familie der Hamamelideen angehört, „Fothergillia" ge(
Katalog der Pflanzen von F.'s Garten unter dem Ti
Uptonensis, or a catalogue of the plants in the Dr. F(
at the time of his decease anno 1780". Weniger seine g
werke, als seine sehr geschätzten Journalartikel haben il
verschafft. Dauernd verknüpft die Wissenschaft nur seine
schmerz (Prosopalgie, Neuralgia Quinti). Bedenkt man j(
abgesehen, bei dem sich schon Andeutungen über die S(
zustandes vorfinden, WEPFER 1727 ihn beschrieben un
douloureux bezeichnet hat und liest man nun den F.'sch(
affection of the face (eine schmerzhafte Krankheit des
erstaunt man doch, dass diese Krankheit nach F. gena

llerdings diesen Schmerz vom Zahnschmerz und vom „periodischen rheumatischen ehmerz im Gesichte, einer so schmerzhaften als häufigen Krankheit", aber im ebrigen vermisst. man doch jede klarere Anschauung. Kein Wort davon, dass er Schmerz im Nerven seinen Sitz hat, sondern rege Zweifel darüber, ob nicht eine krebsartige Schärfe die Ursache der hartnäckigen Schmerzen im Gesichte ewesen". F. war ein Mann von vielseitigen Interessen und veröffentlichte auch über en nordamerikanischen Unabhängigkeitskampf Aufsätze, die in seinen gesammelten chriften Aufnahme gefunden haben. Er starb, an Ehren reich, am 26. September 780. — Schriften: „An account of the shore-throat attended with ulcers" (London 748, 1754) — „Rules for the preservation of health" (London 1762). Eine vollständige Sammlung seiner Schriften, inclusive seiner in den Edinburgh med. Essays, 'hilosophical transactions, Medical observations and Inquiries veröffentlichten Aufätze wurden von LETTSOM 1783—84 in 3 Bänden (London) veranstaltet. Deutsch: . F.'s sämmliche medicinische und philosophische Schriften nach der neuesten ausgabe aus dem Englischen und Lateinischen übersetzt (Altenburg 1785, 2 Bde.).
Samuel.

*Fothergill, John Milner F., welcher zu Edinburg 1865 promovirt nd 1872 M. R. C. P. Lond. wurde, hatte seine Ausbildung ausser in Edinburg, esonders auch in Berlin und Wien genossen. Zuerst assistirender Arzt am Western ondon Hospital, trat er später in das Spital für Brustkranke ein und erwarb ährend dieser Zeit mit einer Arbeit über Digitalis den Hastings-Preis (1870). on seinen späteren Schriften sind zu nennen: „The heart and its diseases" 2. Aufl. 1879) — „The practitioner's handbook of treatment" (2. Aufl. 1880) — The antagonism of therapeutic agents" (Preisgekrönt 1878) und neben mehr llgemein gehaltenen Abhandlungen über Themata der Therapie, eine Monographie ber chronische Bronchitis 1882 und eine „Animal physiologie" (1881). Red.

Foubert, Pierre F., zu Paris, war am 14. Juni 1696 zu Gien-sur-Loire, ls Sohn eines geschätzten Chirurgen, François F., geboren, setzte, nachdem r mit 18 Jahren seinen Vater verloren, im Hôtel-Dieu zu Orléans, unter der eitung von NOËL, seine Studien fort, wurde darauf Assistent und später chwiegersohn von MALAVEL, einem berühmten Pariser Chirurgen, und 1725 lagister der Chirurgie. In der Wissenschaft machte er sich durch eine zuerst 727 versuchte neue Methode des Seitensteinschnittes bekannt und publicirte 1736) darüber: „Nouvelle méthode de tirer la pierre de la vessie" (Mém. de Acad. de chir. T. I, 1743, av. pl.), ausführlich auch von einem seiner Schüler, em preussischen Chirurgen KESSELRING, in einer Baseler Dissertation (1738) eschrieben. 1735 wurde er vom König zum Substituten des Chef-Chirurgen der harité und 1740 zu dieser letzteren Stellung selbst ernannt, die er bis 1745 ehielt, indem er mit bestem Erfolge bei der Schule des Hospitals Vorlesungen nd Demonstrationen über die Anatomie und Chirurgie hielt und klinischen Interricht ertheilte. In den Mémoires de l'Acad. de chir. finden sich von ihm och folgende weitere Arbeiten: „Observation d'un abcès au poumon" (T. I) — Sur diverses espèces d'anévrismes faux" (T. II) — „Mém. sur les grands bcès du fondement" (T. III); in demselben Bande, der erst nach seinem 'ode publicirt wurde, findet sich von ihm die Beschreibung eines besonderen erfahrens der Tonsillen-Exstirpation. Als Nachfolger seines Schwiegervaters lALAVEL wurde er nach dessen Tode 1758 „Lieutenant de M. le premier hirurgien du Roi", mit welcher Stelle die eines Schatzmeisters der Akademie erbunden war. 1754, 55 war er Vice-Director, 1756, 57 Director der letzteren. r starb am 16. August 1766.

Louis, pag. 111. — Dechambre, 4. Série, III, pag. 712. Gurlt.

Foucart, Vater und Sohn. Jean-Baptiste F., 1768 geboren, Doctor a Paris 1804, zeichnete sich als Militärarzt aus und trat 1816 in den Ruheland. Er schrieb über Anusfisteln (Paris 1804), Milchdiät (1826), antiphlogistische

Wundbehandlung (1824 und 1830). — Der Sohn, Alfred-Marie F., 1817—186 zeichnete sich durch seine Dissert. „*Des effets des vésicants*" (1839 preisgekröi aber nicht gedruckt) aus. Neben einer zweiten These: „*De la bronchite capi laire chez l'adulte*" (Paris 1842), verfasste er noch ein Werk über Tripperrhe matismus (Bordeaux 1846) und als Frucht eines officiellen Auftrages: „*De suette miliaire et de son traitement; rélation d'une épidémie observée da plusieurs communes des départements de la Somme, de l'Aisne et de l'Oise mai, juin et juillet 1849*" (Acad. de méd. 1849; darüber später eine Mon graphie: Paris 1864).

Hahn bei Dechambre.   Red.

Foucher, Jean-Thimotbée-Emile F., 1823—1867, schlug si mühsam zum Prosector der Pariser Facultät durch, widmete sich dann uni VELPEAU und LAUGIER ganz der Chirurgie und erhielt seitens der Pariser Facuh den Auftrag zur Abhaltung der ophthalmologischen Supplementärcurse. 141 Arbeit von ihm zählt der unten genannte Bearbeiter dieser Biographie bei DECHAMBI auf; es handelt sich durchwegs bei der Mehrzahl um Mittheilungen interessant Fälle aus jedem Gebiet der speciellen Chirurgie. Grössere von F. bearbeit Themata waren: „*Études cliniques sur les maladies vénériennes chez la femm* (Paris 1849) — „*Notes sur les polypes du larynx*" (Union méd. 1849) „*De l'anus contre nature*" (Paris 1857) — „*Recherches expérimentales sur l anésthétiques*" (mit BONNET, Compt. rend. 1857) — „*Du glaucome, de sa natui de son traitement*" (Rev. thér. médico-chir.). Ausserdem übersetzte er WARTH(JONES, „Augenkrankheiten" (Paris 1866).

Dureau bei Dechambre.   Red.

Fougeroux de Bondaroy, Auguste-Denis F. de B., zum Paris s 10. October 1732 geboren, Neffe DUHAMEL'S, hat mehr über Geologie und Ag cultur als über Medicin geschrieben. Jedoch sind die „*Mémoires sur la form tion des os*" (Paris 1763) bemerkenswerth und mehrere physiologische Artik die er in der „Encyclopédie du XVIII. siècle" und in den „Recueils de l'Aca des sc." bearbeitete.

Hahn bei Dechambre.   Red.

Fouillioy, Louis-Mathurin F., französischer Marinearzt, war : Landerneau am 23. December 1790 geboren als Sohn eines Arztes, der später Paris lebte. 1808 trat er zu Brest in die École de santé, wurde 1813 mit d These „*De l'étranglement de l'intestin et de l'épiploon dans les hernies ingu nales*" Doctor und Chirurgien 2. Classe, machte mehrere Expeditionen mit, wur 1821 Professor an der Schule in Brest, bald darauf aber zur Leitung d Dienstes nach Lorient gesandt und 1826 zum zweiten Chef-Chirurgen in Br ernannt. Er leistete während der Cholera-Epidemie 1832 durch seine vortrefflich Anordnungen der Stadt ausserordentliche Dienste. Nicht minder war er als Chiru und Operateur ausgezeichnet. Es ist namentlich von ihm ein Verfahren d Amputation mit vorderer Lappenbildung (beschrieben in der These von J. M. HELL Paris 1829), ferner ein Verfahren der Hüftgelenks-Exarticulation und die Co struction eines prothesischen Apparates nach derselben bekannt. 1843 wurde als Adjunct des General-Inspecteurs des Marine-Sanitätswesens nach Paris beruf und er selbst 1845 zu dieser letzteren Stelle ernannt, in welcher er bis : seinem am 15. November 1848 erfolgten Tode verblieb. Es finden sich von ihm i Arbeiten, ausser einem Katalog der naturwissenschaftlichen Sammlungen zu Br (Annal. marit. et colon. 1819) und verschiedenen „Discours" eine der Akadem der Medicin (1828) gemachte Mittheilung: „*Ligature de l'artère carotide*" - „*Notice sur un procédé de ténotomie oculaire, démontré et pratiqué à l'hôpit de la marine de Brest*" (Annal. marit. et colon. 1841; Gaz. des hôpit. 1841) - „*Mém. sur l'amputation de la cuisse, présenté à l'Acad. des sciences en 1845*

und zusammen mit OLLIVIER (d'Angers) „*Consultation sur un cas de mort subité*"
'Annales d'hyg. publ. 1844).
Gallerand in Archives de médec. navale. T. XVIII, 1872, pag. 401. — Berger et
Rey, pag. 104.   G.

Fouquet, Henri F., zu Montpellier am 31. Juli 1727 geboren, hatte
für verschiedene andere Berufe Vorliebe empfunden, als er durch eine Beziehung
mit BORDEU sich angeregt fühlte, noch im Alter von 32 Jahren Medicin zu studiren.
Seine Promotion erfolgte 1760. Zuerst in Marseille praktisch thätig, concurrirte
er später mehrfach um Lehrstühle in Montpellier. Er galt als seinen Mitbewerbern
überlegen, erhielt jedoch nicht die Bestätigung der Regierung. Erst im Alter von
50 Jahren errang er den Lehrstuhl GRIMAUD's und lehrte nun Semiotik und Klinik,
bis er 1793 zum Chef der medicinischen Commission in den Ost-Pyrenäen ernannt
wurde, welche die hier grassirenden Epidemien aufklären sollte. In ähnlichem
Auftrage ging er 1800 nach Andalusien. 1804 trat er noch in den höheren
militärärztlichen Dienst ein, starb jedoch bereits am 10. October 1806 (als einer
der ersten Ritter der Ehrenlegion und vielfach anderweitig ausgezeichnet). —
Seine zahlreichen Schriften beschäftigen sich naturgemäss mit den vielfachen
Objecten, zu denen sein bewegtes Leben ihn in Beziehung gebracht hatte. Es
eien hervorgehoben: „*De fibrae natura*" (Montpellier 1759) — „*Essai sur le
pouls par rapport aux affections des principaux organes*" (Paris 1767; Montpellier 1768) — „*Traitement des petites-véroles des enfans*" (Amsterdam und
Montpellier 1772) — „*De corpore cribroso Hippocratis seu de textu mucoso
Bordevii*" (Montpellier 1774) — „*Praelectiones medicae decem etc.*" (Daselbst
777) — „*De nonnullis morbis convulsivis oesophagi*" (Daselbst 1778) —
Observations sur la constitution des six premiers mois de l'an V (1798). —
Incyklopädische Artikel und Uebersetzungen von J. LINDE'S „On fevers and con-
agion" und W. FORDYCE'S „Review of the venereal diseases" (s. diese).
    Dict. hist. 11.   Red.

Fouquier, Pierre-Eloi F., 1776—1850, aus der Nähe von St. Quentin
gebürtig, in Paris gestorben, war erster Leibarzt Louis-Philipp's und Professor an
der Pariser Facultät. Seine Verdienste liegen mehr auf praktischem Gebiete, da unter
einen meist casuistischen, im Uebrigen zuweilen stark paradoxen eigenen Schriften
ur ein „*Mémoire sur l'usage de la noix vomique dans la paralysie*" (Bull.
e la faculté de méd. 1816 und 1817) und „*Réflexions sur la matière médicale*"
Daselbst 1819) hervorzuheben sind. Als Uebersetzer trat er mit J. BROWN's
Elementa medicinae" (Paris 1804) hervor und veranstaltete eine Ausgabe von
RLSUS' „De re medica libr. VIII" (Paris 1823, 1824).
    Chéreau bei Dechambre.   Red.

Fourcroy, Antoine-François F., wurde zu Paris am 15. Juni 1755
eboren und erhielt seinen Unterricht im Collège d'Harcourt, wo er sich durch
ine Aufgewecktheit und sein vorzügliches Gedächtniss auszeichnete. Der berühmte
ICQ-D'AZYR, welcher mit F.'s Vater bekannt war, überredete ihn dazu, Medicin
t studiren, und F. folgte diesem Rathe, obgleich er während des Studiums mit
n grössten Entbehrungen zu kämpfen hatte und sich kärglich durch Stunden-
ben und Uebersetzungen sein Dasein fristete. Nach Beendigung der Universitäts-
hre suchte er 1780, da die Promotionskosten sich damals auf über 6000 Fres.
liefen, im Concurs eine Freipromotion zu gewinnen, die Dr. DIEST für arme
udirende gestiftet hatte. Allein, da die medicinische Facultät, welcher hierüber die
erfügung zustand, in heftiger Feindschaft mit der Société royale de médecine, deren
eretär VICQ-D'AZYR war, lebte, so erreichte F., der Günstling des Letzteren, sein
el nicht und hätte überhaupt auf die Promotion verzichten müssen, wenn nicht
e Société royale durch eine Collecte ihm die Mittel dazu verschafft hätte. —
beschäftigte sich nun anfangs mit zoologischen und anatomischen Arbeiten, und

seine „*Abrégé de l'Histoire des insectes*", wie die „*Description des bouru muqueuses des tendons*" erwarben ihm die Aufnahme in die anatomische Seeti der Académie des sciences. Allein mit Vorliebe fühlte F. sich zur Chemie hi gezogen, die damals in Paris einen so glänzenden Vertreter in BUCQUET bess Diesem schloss er sich auf's Engste an und wurde auch von ihm, der sei bedeutenden Anlagen erkannte, auf's Liebevollste aufgenommen und als Liebling schüler, als einstiger Nachfolger, in jeder Weise, durch Ueberlassung seines Lab ratoriums, durch Einrichtung von Cursen begünstigt. Als BUCQUET einst kran heitshalber sein Colleg nicht abhalten konnte, bestimmte er F., trotz dess Widerstreben, da er noch nie öffentlich vor grosser Corona gesprochen, dazu, i zu vertreten. Der Versuch gelang über Erwarten gut, denn F. sprach zwei Stund lang mit grosser Geläufigkeit, schönem Vortrage und in wohlgeordneter Rede n allgemeinem Beifalle. Dieser Beredtsamkeit verdankte er es, dass ihn BUFF 1784 zum Nachfolger für den verstorbenen MACQUER auf dem Lehrstuhle f Chemie am Jardin du roi ernannte, eine Ernennung, die BUFFON nicht zu bereu hatte, denn F. lehrte hier über 25 Jahre lang mit grösstem Ruhme, der von Fe her Schaaren von Schülern herbeirief. 1792 ward F. als stellvertretender Deputirt für Paris in den Nationalconvent gewählt, spielte jedoch in der Politik keine Rol 1799 ernannte ihn der erste Consul zum Mitgliede des Staatsrathes, 1801 wa er General-Director des öffentlichen Unterrichtes. Als solcher entwickelte er ei aufreibende, aber segensreiche Thätigkeit, besonders in Gründung zahlreich höherer und Communalschulen nach dem Plane N a p o l e o n's. So verdanken it die medicinischen Schulen von Paris, Montpellier und Strassburg, 12 Rechtsschuk 30 Gymnasien und mehr als 300 Communalschulen ihre Errichtung. Aber die Stellung untergrub auch seine Gesundheit. Von N a p o l e o n mit der Ausarbeitu der Decrete über die Universitäts-Organisation beauftragt, vermochte er es niel dem Gewaltigen, trotz 25maliger Umarbeitung, Genüge zu leisten. Er fiel Ungnade, nahm sich diese sehr zu Herzen, siechte dahin und starb am 16. Decemb 1809 in Folge eines Schlaganfalles. — Es kann hier nicht unsere Aufgabe sei die hohen Verdienste F.'s um die Chemie im Allgemeinen einer ausführlicher Betrachtung zu unterziehen. Die Bemerkung genüge, dass es kein Gebiet sein Wissenschaft giebt, dessen Kenntniss er nicht durch vorzügliche ingeniöse Arbeit gefördert hätte, mag es sich um Analysen zusammengesetzter Körper, um E deckung neuer Elemente, um Auffindung wichtiger Zusammensetzungen handel Wir müssen uns darauf beschränken, kurz auf diejenigen Beziehungen hinzuweise in welchen er mit der Medicin gestanden, und auf die Förderung, welche letzte seinen Forschungen verdankt. Und da muss vor Allem darauf hingewiesen werde dass F., so begeistert er auch die Entdeckungen der Chemie als höchst wicht für Erkennung und Behandlung der Krankeitsprocesse empfahl, in weiser B schränkung, ungleich manchen unkritischen, vom Enthusiasmus für das Neue ve führten Aerzten, die mit mehr weniger ausgebildeten chemischen Systemen an traten, eindringlich davor warnte, den Lebensprocess nunmehr auch nur einseit chemisch erklären zu wollen. Er stellte in manchen Krankheiten Versuche mit d Anwendung des Sauerstoffes an, beschränkte seine Empfehlung aber, nachdem ungünstige Erfolge bei Phthisikern erhalten, auf adynamische Krankheiten, w Scorbut und Chlorose. Von grösster Wichtigkeit für die Entwicklung der Medic sind seine Arbeiten in der organischen Chemie, die Analysen des Harns (En deckung des Harnstoffes), des Chylus, der Milch, der Galle, des Blutes, des Sperm seine Untersuchungen über das Albumin, das Fibrin. Er begründete durch au gedehnte Experimente die Lehre von den Blasensteinen, zu welchem Zwecke die Aerzte einlud, ihm solche zuzusenden. Er erhielt deren über 500, die sorgfältig analysirte und darnach 5 Hauptcombinationen aufstellte, die er auch na ihren äusseren Charakteren zu unterscheiden lehrte. Auch der Analyse der He quellen widmete F. seine Thätigkeit, und die Analyse der salinischen Schwefr quellen zu Enghien wird zu den Musterarbeiten dieser Gattung gerechnet. F. hat ei grosse Zahl seiner vorzüglichsten Monographien in den verschiedensten französischen Zeitschriften, wie den Mémoires de l'Académie des sciences, der Société de médecine et de l'Institut, den Annales de chemie u. s. w. veröffentlicht, von selbstständigen Werken führen wir folgende an: *„Système des connaissances chimiques, et de leur application aux phénomènes de la nature et de l'art"* (Paris 1801, 8., 8 voll.) — *„L'art de reconnaître et d'employer les médicamens dans les maladies qui attaquens le corps humain"* (Daselbst 1785, 8., 2 voll.) — *„Analyse de l'eau sulfureuse d'Enghien"* (Daselbst 1788, 8.) — *„Médecine eclairée par les sciences physiques"* (Paris 1791, 8., 4 voll.) — *„Philosophie chimique"* (Daselbst 1792, 8.; 1795, 8.; 1806, 8. Berühmtes Hauptwerk, in fast alle europäischen Sprachen übersetzt) — *„Mémoire sur l'application de la chimie à l'art de guérir"* (Daselbst 1798, 8.). Max Salomon.

Fouré, Jean F., um 1770 in Nantes geboren, ging nach hauptsächlich mathematischen Studien nach San Domingo, wurde dort Arzt der Admiralität und wandte sich der Bearbeitung der intermittirenden Fieber zu. Erst nach seiner Rückkehr machte er ein regelrechtes Studium in Paris bis zur Promotion (1802) durch, etablirte sich in Nantes, machte 1831—1835 als Epidemienarzt umfangreiche Studien über Cholera und starb bald nachdem man ihn in Nantes sehr ausgezeichnet hatte: 1855. Seine Dissertation handelt über intermittirende Fieber. Aus seinen hygienischen Berichten (1818, 1827) ist besonders einer über eine Ruhrepidemie in Nantes (1834) hervorzuheben.

Hahn bei Dechambre. Red.

Fournier, Denis F., zu Paris, war aus Lagny gebürtig. Er erfand einige Instrumente und vervollkommnete eine Anzahl anderer; auch schrieb er die folgenden, wenig bedeutenden Schriften: *„Explication des bandages etc."* (Paris 1668, 4., mit 9 Taf.) — *„Traité de la gangrène et particulièrement de celle qui survient en la peste"* (Daselbst 1670) — *„L'antiloimotechnie, ou l'art qui chasse la peste etc."* (Daselbst 1671, 4.) — *„L'oeconomie chirurgicale, pour le réhabillement des os du corps humain, contenant l'ostéologie, la nosostéologie et l'apocatastostéologie"* (Daselbst 1671, 4.), grossentheils Auszüge aus dem ORIBASIUS und PARÉ — *„L'oeconomie chirurgicale, pour le restablissement des parties molles du corps humain etc."* (Daselbst 1671, 4.) — *„Les principes de chirurgie"* (1671, 4.) — *„Traité méthodique des bandages"* (1671, 4.; 1678, 8.) — *„L'accoucheur méthodique, qui enseigne la manière d'opérer dans tous les accouchemens naturels et artificiels, tôt, sûrement et sans douleur"* (1677). — Es wird ihm eine besondere Geschicklichkeit bei Prothesen nachgerühmt. Er starb am 15. November 1683.

Index funer. chirurg. Paris. — Biogr. méd. IV, pag. 232. — Dechambre I. Série, III, pag. 767. G.

Fournier, Nicolas F., war Doctor der Facultät zu Montpellier und ange Zeit Arzt der Charité und des Hôtel-Dieu daselbst und gehörte zu denjenigen Aerzten, welche die Regierung 1720 nach Marseille schickte, als eine Pest-Epidemie daselbst herrschte. Es wurden ihm noch weitere Missionen in die Provinz Languedoc, wenn Epidemien daselbst vorhanden waren, übertragen. Er war später Stadtarzt in Dijon, Arzt der General-Staaten von Bourgogne und Inspecteur der Mineral- und Medicinalwässer in Frankreich und im Auslande. Noch 1781, als er fast ein Neunziger war, war er noch als Schriftsteller thätig. Seine Schriften sind: *„Diss. physiol.-mechanica de naturali catameniorum fluxu"* (Montpellier 1731) — *„Mém. sur les véritables symptômes de la petite-vérole"* (Paris 1757) — *„Histoire d'une péripneumonie putride qui a régné à Dijon en 1753"* — *„Hist. d'une fièvre maligne qui a régné à Mâcon en 1758"* — *„Observations sur la nature, les causes et le traitement de la maladie des chiens"* (Dijon 1764; 1775) — *„Observations et expériences sur le charbon malin etc."* (Daselbst 1769) —

„Observations sur les fièvres putrides et malignes etc." (Daselbst 1775) — *„Obse,
vations sur la nature, les causes et le traitement de la fièvre lente ou hectiqu*
(Daselbst 1781). Auch das Journal de médecine enthält mehrere Beobachtungen
von ihm, namentlich über Hemeralopie (IV, V).

Dict. hist. II, pag. 375.   G.

Fournier, François F., genannt de Lempdes, war an diesem Or
(Puy-de-Dôme) 1783 geboren, begann seine Studien in Clermont-Ferraud und setz
sie zu Paris und Montpellier fort, wo er 1806 mit der *„Diss. sur divers poin
de chirurgie, suivie d'une nouvelle théorie sur le mécanisme de la vision*
Doctor wurde. Er liess sich darauf in Clermont-Ferraud nieder und machte von 181
an Versuche über Lithotripsie, als deren Erfinder er betrachtet wurde. Er gi
1817 nach Paris, versuchte seine Instrumente im Hôp. Saint-Louis, machte e
aber erst 1826 durch ein in der Akademie der Wissenschaften gelesenes *„Mé
sur le broiement de la pierre dans la vessie, les sondes droites etc."* bekann
Er schrieb darauf: *„Lithotritie perfectionnée. Sondes droites et injections forcé
Exposé de nouveaux procédés et bandages pour le traitement et la guéris
des hernies"* (Paris 1829) — *„Mém. sur l'avortement"* (Annales de la Soc.
méd. prat. de Montpellier, T. XXVI). Er prakticirte später in Paris und beschäftig
sich hauptsächlich mit der Behandlung der Steinkrankheit und der Hernien, erfa
verschiedene Instrumente und starb nach 1845.

Sachaile, pag. 305. — Dechambre, 4. Série, III, pag. 768.   G.

***Fournier**, Alfred F., geboren zu Paris 1832, Dr. med. 1860, wir
als Professor der Pariser Facultät, als Arzt des Hôspital St. Louis und ist M
glied der Akademie der Medicin. Seine auch zum Theil in's Deutsche übersetzt
Schriften sind: *„De l'urémie"* — *„Leçons sur la syphilis"* — *„La syphilis e
cerveau"* — *„Syphilis et mariage"* — *„De l'ataxie locomotrice d'origine sypi
litique"* — *„Syphilis héréditaire tardive"*.

Red.

Fournier de Pescay, François F., zu Pau, war am 7. September 177
zu Bordeaux als Sohn von François de P., eines Pflanzers auf S. Doming
geboren, studirte Medicin in Paris, trat 1792 als Chirurgien aide-major in c
Armee, wurde 1794 Adjoint von SAUCEROTTE, dem Chefarzt der Nord-Armee, w
1796 bei der Armee der Sambre-et-Meuse, liess sich nach dem Frieden in Brüs,
nieder, wurde bei der dortigen Secundärschule Professor der Pathologie und M
gründer der Soc. de méd., chir. et pharm. und redigirte als ihr General-Secret
die vier ersten Bände der von derselben herausgegebenen Actes, in welchen si
auch einige Abhandlungen von ihm: *„Obs. méd.-chir. sur une maladie vénérien.
invétérée, ... guérie par ... rob... de L'affecteur"* (1798) und *„Obs. s
un placenta renfermé dans un kiste, adhérent à la matrice etc."* (Ebend
befinden. Auch gründete er in Brüssel eine literarische und wissenschaftlich
Zeitschrift, den „Nouvel esprit des journaux", die Fortsetzung des während d
Krieges eingegangenen „Esprit des journaux" und schrieb einen *„Essai historiq
et pratique sur l'inoculation de la vaccine"* (Brüssel 1801) — *„Du tétan
traumatique"* (Daselbst 1803) — *„Propositions médicales sur les scrofale
suivies de quelques observations sur les bons effets du muriate de baryte dar
les affections scrofuleuses"* (Thèse de Strasbourg 1803). Er wurde dara
Chirurgien-major des 1806 errichteten Corps der Gendarmes d'ordonnance, verlie
Brüssel und liess sich in Paris nieder. Der König von Spanien ernannte il
während seines Aufenthaltes in Valençay zum Leibarzt und verlieh ihm spät
eine Pension. 1813 wurde er zum Secretär des Conseil de santé des armée
ernannt und redigirte mit BIRON zusammen das Journ. de méd., chir. et phar
militaires seit 1815 und das Recueil de mém. de médec., de chir. et de phar
milit. seit dem 3. Bande und nach BIRON'S Tode allein bis zum 12. Bande. I
verfasste noch: *„Nouveau projet de réorganisation de la médecine, de l*

chirurgie,et de la pharmacie en France; etc." (Paris 1817); übersetzte, zusammen mit BÉGIN, SCARPA'S *„Traité des principales maladies des yeux"* (2 voll., Daselbst 1821), las im Institut einige Abhandlungen, z. B. über das Schnarchen, über den Einfluss der Musik auf gesunde und kranke Menschen, publicirte eine Anzahl von Aufsätzen in den Annal. de la Soc. de méd. de Montpellier, im Journ. univ. des sc. méd. und im Journ. complément. du Dict. des sc. méd. und verfasste eine sehr grosse Menge von Artikeln für das Dictionnaire des sciences médicales, für die Biographie universelle und für die meisten literarischen und wissenschaftlichen Zeitschriften von Paris. Ausserdem liegen einige schönwissenschaftliche Werke von ihm vor, darunter die Biographie seines Vaters (1822). Später war er noch zu Port-au-Prince Director des Lyceums für den Unterricht der Aerzte und Inspecteur général du service de santé der Republik Haïti, bis er nach Frankreich zurückkehrte und seinen Aufenthalt in Pau nahm. Die Zeit seines Todes ist nicht bekannt.

Biogr. méd. IV, pag. 230. — Quérard, III, pag. 186. — Callisen, VI, pag. 409; XXVIII, pag. 91.

G.

Fournier-Deschamps, Jean-Adrien F.-D., zu Paris, war 1796 zu Savignac (Dordogne) geboren, kam 1815 nach Paris und wurde 1819 daselbst Doctor mit der These: *„Recherches physiologiques et pathologiques sur l'influence des passions dans les divers systèmes ou appareils d'organes de l'économie animale"*. Er widmete sich der Praxis in Paris und hielt einige Jahre lang auch Curse über Anatomie und Geburtshilfe. Bemerkenswerth ist das folgende, zusammen mit ROGNETTA herausgegebene *„Mém. sur l'exstirpation de l'astragale"* (1843), in welchem er diese gegen die Ansicht der berühmtesten Pariser Chirurgen unternommene Operation beschreibt, die er bei einem bei der Eisenbahn-Katastrophe von Versailles 1842 schwer verletzten höheren Eisenbahnbeamten mit Erhaltung des Fusses ausgeführt hatte. Er starb 1866.

Sachaile, pag. 306. — Dechambre, 4. Série, III, pag. 768.

G.

Foville, Achille-Louis F., 1799 zu Pontoise (Seine-et-Oise) geboren, hatte PARISET, ROSTAN und ESQUIROL zu Lehrern. Schon vor seiner Promotion (1824) hatte er sich erfolgreich mit Gehirnphysiologie und Geisteskrankheiten beschäftigt und wurde bereits 1825 zum Chefarzt des Asyls Saint-Yon in Rouen ruannt. 1836—1837 unternahm er mit dem Prinzen von Joinville eine Reise nach Afrika und Amerika und wurde, zurückgekehrt, als ESQUIROL 1840 starb, dessen Nachfolger in Charenton. Seinen berühmten *„Traité complet de l'anatomie, de la physiologie et de la pathologie du système nerveux cérébro-spinal"* gab er 1844 (mit Atlas, Paris) heraus. Mit DELAYE hatte er seine Erstlingsarbeit *Sur les causes et le siège des maladies mentales"* (1820) mit PINEL-GRAND-HAMP die Untersuchungen über Hirnfunctionen (1822), ausserdem einschlägige Artikel im Dict. de méd. et de chir. (1829—1836) und viel Casuistisches publicirt.

Ritti bei Dechambre.

W.

Fowler, Thomas F., wurde am 22. Januar 1736 zu York geboren, erlernte die Pharmacie und stand 15 Jahre in seinem Heimathsorte einer Apotheke vor, begab sich dann 1774 nach Edinburg, um Medicin zu studiren. Nach vier Jahren promovirte er mit der Dissertation über die Behandlung der Pocken vermittelst des Quecksilbers, liess sich in Strafford als Arzt nieder, übernahm die Leitung des städtischen Hospitals und erwarb sich eine ausgedehnte Praxis. 1791 kehrte er nach York zurück, practicirte auch hier, nach Befreiung von einem Asthma convulsivum, mit grossem Erfolge und wurde zum Chefarzt des Quäkerhospitals ernannt, eine Stellung, die er bis zu seinem am 22. Juli 1801 erfolgten Tode inne hatte. F. war ein tüchtiger, gut beobachtender Arzt; in der Geschichte der Medicin wird sein Name stets um desswillen einen Platz behaupten, weil durch sein Wirken die Arsenik, der allerdings schon früher, besonders aber von Quacksalbern, angewandt war, das Bürgerrecht in dem Arzneischatze erhielt, trotz

Biogr. Lexikon. II.   27

der Warnungen hervorragender Aerzte, für die es A auch in kleinen Dosen gegeben, stets Siechthum und längerer Zeit, zur Folge habe. Die Solutio arsenicalis das am meisten angewandte Arsenikpräparat. Seine F *reports on the effects of tobacco, principally with r in the cure of dropsies and dysuries"* (London 17 *on the effects of arsenic in the cure of agues, re: headache"* (London 1786, 8.) — *„Medical reports on sudorifics and blistering in the cure of the acut* (London 1795; deutsch Breslau 1795).

*Fowler. Reihe von lebenden englischen A zuheben sind: *Robert F., M. R. C. S. Eng. 1850 Armen- und Feuerwehrarzt in London, Verfasser von (1875) — *„Extensive medical evidence House of C poor-law relief in England"* (1861—1862, in Po Casuistik. — *James Kington F., auf dem Ki gebildet und M. R. C. P. Lond. 1880, später im hat die pathologischen Berichte über dasselbe 188 fungirte vorher (1874—1876) am Kings College Hi Muskelhypertrophie (Clin. Soc. Transact. 1882—18 andere klinische Themata geschrieben. — *James wirkend, M. R. C. S. Eng. 1861, vorwiegend im L ausgebildet, später kurze Zeit Militärarzt, hat sich Fragen der Industrie und des Kunstgewerbes beschäf dem ersteren Gebiet zwei Arbeiten über Wunden der Gaz. 1867, resp. Brit. Med. Journ. 1880) und eine (Lancet 1873).

Fox, Tilbury F., wurde als Sohn des 1836 geboren, studirte 1853—1858 auf dem Unive gewann bereits während dieser Zeit die goldene M Surgeon beim Lying-in Hospital, später zum Physician-/ General Dispensary ernannt, widmete er sich später krankheiten und associirte sich alsdann in der I Thomas F. Von einer Reise nach Indien recht leid er 1867 die Stelle am University College Hospital Herausgabe der Lancet. Sein früher Tod im Jahre beachtenswerther Arbeiten, von welchen specielle Nen *masia dolens"* (in den Obst. Transact.) — *„Skin c* (London 1863) — *„Treatise on skin-diseases"* (Da und französisch) — *„On eczema"* (Lettsomian lectur seiner Rückkehr aus Indien eine Schrift über Chole 1875 eine Ausgabe von WILLAN'S Atlas der Hautki Brit. med. Journ. und die anderen Wochenschrifte

Fox, weitere grössere Anzahl englischer Aer: Erwähnung verdienen: Simeon F., 1568—1642, a auch in Padua medicinisch ausgebildet und hier pro in den irischen und niederländischen Kriegen, lehrte und war mehrere Jahre Präsident des Collegs der Aerzte Zahnarzt, schrieb über sein Fach ein zweibändiges V 1813) und mehrere Ergänzungen dazu (1806, 1814. James F., 1799—1874, Arzt in Margate und an versch war berühmt als consultirender Arzt, war der Sohn Cornwall geboren, der von der Pharmacie zur Medic

Hospital functionirte und später das seinerzeit berühmte „New medical ·y" (London, spätere Ausgabe 1808) herausgab. — Der Unterscheidung ʒi noch James F. namhaft gemacht, welcher als Arzt in Plymouth 820 mehrere meteorologische Arbeiten veröffentlicht hat.

Hahn bei Dechambre. W.

*Fox, Cornelius Benjamin F., in Ilfracombe (Devonshire), wurde irg als Ehrendoctor 1864 promovirt, besuchte neben den dortigen klinischen die zu Paris und das Kings College in London und wurde M. R. C. S. ʒits 1863, F. R. C. P. Lond. 1880. Seine anfänglich auf Laryngologie ungskrankheiten gerichtete schriftstellerische Thätigkeit wandte sich später ʒne zu. Er hat über Wasseranalysen, Flussverunreinigung, Typhusverbrei-·5), Krankheitsstatistik (1877), Nahrungsmitteluntersuchung (1878) Arbeiten unter denen noch „False diphtheria or spreading quinsy" (Brit. Med. 378) anzuführen ist. W.

Foy, François F., zu Paris, war 1793 zu Fontaine-sous-Montaiguillon Marne) geboren, wurde 1817 bei der Pariser Facultät Magister der ʒ und 1830 Doctor der Medicin. Er ging im Auftrage des polnischen n Warschau zum Studium der Cholera und zur Behandlung der Cholera-ʒach Polen und that sich daselbst durch sein muthiges Verhalten hervor. is zurückgekehrt, wurde er Ober-Apotheker des Hôp. du Midi und später Saint-Louis bis 1858; auch hielt er lange Zeit Vorträge über Materia ʒd Pharmakologie. Er veröffentlichte: „Cours de pharmacologie" (2 voll., „Histoire médicale du choléra-morbus de Paris etc." (1832) — „Du ʒorbus de Pologne etc." (1832), eine von der Akademie der Wissen-gekrönte Schrift; ferner, ausser einem Handbuch der Pharmacie (1838); ʒire du médecin praticien" (1843) — „Traité de matière médicale et ʒeutique" (2 voll., 1843) — „Manuel d'hygiène" (1845), sowie Artikel ur médical und anderen Zeitschriften. Er starb am 20. April 1867.

Sachaile, pag. 308. — Vapereau, 2. édit., pag. 675; 5. édit., pag. XXVI.
G.

Fracanzano, Antonio F. (FRACANTIANUS), aus Vicenza, in Padua aus-ʒnd dort von 1529 ab Professor der Logik, wurde 1539 Professor der ʒ1546 Ordinarius) und nahm 1562 einen Ruf nach Bologna an. Jedoch · bereits zwei Jahre später nach Padua zurück und starb 1569. Unter ʒchern ist nennenswerth nur „De morbo gallico liber" (Padua 1563; 1564).

Biogr. méd. IV. W.

Fracassati, Carlo F., Professor der Medicin, zuerst in seiner Vaterstadt dann in Pisa, trieb Anatomie und schrieb: „Dissert. epistolica respon-cerebro ad M. Malpighium" und „Exercitatio epistolica de lingua lorellium", welche beide mit Briefen MALPIGHI'S zusammen (Bologna rausgekommen sind. Ausserdem rührt eine „Praelectio medica in apho-ʒippocratis" (Bologna 1659) von ihm her.

Biogr. méd. IV. W.

Fracassini, Antonio F., zu Verona, war daselbst am 18. October 1709 war einer der Hauptvertreter der iatro-mechanischen Schule in Italien und folgende Schriften: „Tractatus theoretico-practicus de febribus" (Venedig ; Verona 1766, 4.) — „Naturae morbi hypochondriaci ejusque cura-ʒchanica investigatio" (Verona 1756, 4.) — „Opuscula physiologico-·ca, dissertationes tres exhibentia. I. De affectionibus infantiae et . II. De affectionibus senectutis. III. De visionis sensorio" (Daselbst). Er starb am 5. Juni 1777.

Dict. hist. II, pag. 379. — v. Wurzbach, IV, pag. 310.
G.

27*

Fracastori, Girolamo F., aus Verona
gleich berühmt als Physiker, Astronom und Dichter
letzteren Beziehungen hauptsächlich durch zwei Werk
die Syphilis und die Schrift über die ansteckende
schildert die Erscheinungen der Krankheit, welche F. v
herleitet und deren Behandlung in Versen, die ein
würdig wären. Die Schrift von den contagiösen Krai
Periode der Epidemiologie: die Trennung der typhö
des exanthematischen Typhus, von der bis dahin fa
in sich schliessenden „Pest", HIER. FRACASTORIUS, „·
(zuerst Venedig 1530, 4.; dann noch sehr häufig, 1
CHOULANT). Ferner mehrere italienische und französis
metrische Uebersetzung sämmtlicher poetischen We
Hamburg 1858, 8. (216 SS.). „De contagione et ·
curatione libri III" (Venedig 1546, 4.) — „Opera'
Leyden 1591, 8.).

Fraenkel (oder FRAENCKEL) Johann Ca
studirte Medicin in Basel, Dr. med., wurde examinirt
1778; Militärarzt in Nishni-Nowgorod und anderei
und sprachkundig, konnte russisch, französisch, deuts
chaldäisch und hebräisch; wurde am 23. Septemb·
Dienst entlassen.
Tschistowitsch, CCCXXV.

Fränkel, Ludwig F., geboren am 23. M
daselbst und promovirte am 8. April 1830 (Diss. ina·
externo in morbis internis" Berlin 1830). Das ·
lebte er, mit der praktischen Ausübung seines Ber
Arbeiten beschäftigt (theilweise Uebersetzungen medic·
zösischen und Englischen, z. B. MAGENDIE, „Vorl·
Physik" — LATHAM, „Vorlesungen über die Sympt
selbstständige Werke, wie: „Die specielle Phy·
mehrere Auflagen)" — „Aerztliche Bemerkungen
kalten Wassers in chronischen Krankheiten" Berlin
mit Vorliebe das therapeutische Gebiet cultivirend,
gegolten, die Wasserheilkunde. 1840 nahm F. ·
Reuss als Director der Wasserheilanstalt zu Eben
Magdeburg zur Wahrnehmung der hydropathischen
dortigen zahlreichen Anhänger dieses Kurverfahrens
renden Arzte an der Heilanstalt des Vereins der Was
Hier entwickelte er nun fast zwei Jahrzehnte hindur·
Anstalt, wie in der Pflege einer ausgedehnten Stadt
eine höchst intensive Thätigkeit, war überhaupt s·
Energie, wie durch hervorragende geistige Befähig
Vertreter der Hydropathie. Als solcher ward er auch
Ladenberg zu der behufs einer Reorganisation de·
des preussischen Staates veranstalteten Conferenz hervor
Die Anträge, welche er hier stellte, und welche unte
Hydropathie zu einem Lehrgegenstande der Universi
hydropathischer Kliniken betrafen, fanden eine alls·
aber freilich, wie die Berathungen der Conferenz über
Ergebniss. 1867 zog er sich kränklichkeitshalber au·
heilanstalt zurück, widmete sich ausschliesslich de
6. Juli 1872. Seine wissenschaftliche Thätigkeit w·
selbstständigen Werken verfasste F. ausser oben g

ndrie" (Berlin 1842) — *„Arznei oder Wasser?"* *handlung der Fieber, fieberhaften Hautausschläge lis mit Wasser"* (Berlin 1853), schrieb zahlreiche *em* vom Juli 1856 bis Ende 1857 von ihm redigirten *? Gesundheitspflege und Heilkunde. Mit besonderer kunde"* (Berlin), sowie in den Jahresberichten des zu Berlin und in der „Medicinischen Centralzeitung" rend und propagandirend durch öffentliche Vorträge. klar blickender Arzt, der die Grenzen seiner Specialität irer Vorzüge sich voll bewusst und diese an's Licht torischer Kraft bestrebt. Vieles, wofür er wirkte, ist s Gemeingut der Medicin geworden. Max Salomon.

a r d F., zu Elberfeld am 17. November 1836 geboren, Berlin bis 1859, dem Jahre seiner Promotion. Als docent (seit 1872) in Berlin thätig, erhielt er 1884 eröffentlichte eine Reihe von Mittheilungen laryngo- wie Mittheilungen über Tuberculose, darunter „*Tuber-* *hrb.* für Kinderheilk. N. F., II. und Berliner klinische auch Arbeiten über Milzbrand beim Menschen, erbliche *;*venlähmung in der Berliner klin. Wochenschrift. Sein *.*esangelegenheiten bekundete sich in einer Reihe von *;*gründung des Deutschen Aerzte-Vereinsverbandes. In ar F. Redacteur der Zeitschrift für praktische Medicin. W.

F., zu Breslau am 5. Mai 1844 geboren und daselbst, *tu*agebildet, hatte in der Geburtshilfe und Gynäkologie . Lehrer. 1866 promovirt, liess er sich in Breslau *t* 1868 als praktischer Arzt, speciell Frauenarzt und *s* Privatdocent. Schriften: „*Ueber Placentarsyphilis"* *i* 1873) — „*Diagnose und operative Behandlung chaft"* (VOLKMANN's Sammlung klin. Vorträge, 1882). *t*ufsätze geburtshilflichen und gynäkologischen Inhalts eitschriften. W.

·t F., geboren am 10. März 1848 in Frankfurt an der *i*ovirte daselbst 1870, war speciell Schüler seines Onkels *i*t von KUSSMAUL; seit 1876 ist er Assistent der zweiten harité zu Berlin (LEYDEN). 1877 als Docent an der *i*rt, erhielt F. 1884 den Titel Professor. Seine ende: „*Ueber den Einfluss der verminderten Sauer·* *auf den Eiweisszerfall im Thierkörper"* (VIRCHOW's *i* Verbindung mit LEYDEN: „*Ueber die Grösse der Fieber"* (Daselbst Bd. LXXVI) — in Verbindung mit *'*irkungen der verdünnten Luft auf den Organismus, *hung"* (Berlin 1883, monographisch); verschiedene *i*er die Pathologie des Stoffwechsels, sowie klinische *;*te der Krankheiten des Circulationsapparates, publicirt enschrift, Zeitschrift für klin. Medicin und Charité- ode gab F. den vierten Band von dessen „Gesammelte l Physiologie" (Berlin 1878) heraus. W.

r F., zu Meseritz am 4. März 1838 geboren, wurde t als Zögling des Friedrich-Wilhelms-Instituts medi- *i*entlich Schüler von TRAUBE und dessen Assistent von 15. März 1860, fungirte F. vom Jahre 1861—1865 als

422   FRAENTZEL. — FRANCHIMONT.

Militärarzt am Rhein, an der russisch-polnischen Grenze und im F
Dänemark 1864. Seit 1865 war er in Berlin als Stabsarzt und pi
thätig. Von 1869—1873 war er dirigirender Arzt am Augusta-Hosp
bis jetzt dirigirender Arzt einer inneren Abtheilung an der Charité. Sei
docent, wurde er 1875 ausserordentlicher Professor (für Auscultation, I
Laryngoskopie, Lungenkrankheiten). Gleichzeitig ist er Ober-Stabsarzt
arzt. Von ihm erschienen: „Die Krankheiten der Pleura" (in zwe
„Structur der spinalen und sympathischen Ganglienzellen" (Entde
Ganglien umkleidenden Endothelien). Verschiedene Aufsätze über
Herzvergrösserungen. In der letzten Zeit umfangreiche klinische
über das Vorkommen der Tuberkelbacillen im Auswurf und ihre
Bedeutung (1883).

Fragoso, Juan F., zu Toledo, übte mit solchem Erfolg
und Chirürgie aus, dass er vom Könige Philipp II. den Titel
Arztes und ersten Chirurgen erhielt. Seine Schriften sind: „De la
las evacuaciones; antidotario" (Madrid 1581, fol.) — „Chirur
emendada y añadida" (Alcala de Henares 1601, fol.; italienische
von BALD. GRASSO, Palermo 1639, fol.) — „Erotemas chirurgic
enseña lo mas principal de la chirurgia, con su glosa" (Mai
„De succedaneis medicamentis; . . . . . quorum est usus in hispi
(Daselbst 1575; 1583) — „De medicamentorum compositione" (Daselt
„Discursos de las cosas aromaticas, arboles, frutas . . . . . . qu
la India oriental, y serven al uso de medicina" (Daselbst 157
Uebersetzung von ISR. SPACHIUS, Strassburg 1601) u. s. w.

            Dict. hist. II, pag. 381.

Framboisière, Nicolas-Abraham de la F. (bekann
BESARIUS), erhielt in Paris eine Professur am Collège royal und v
Ludwig's XIII. Er gilt als grosser Ignorant, besonders bezüglich
und soll A. PARÉ in servilster Weise copirt haben. Unter Anderem w
Schriften von ihm aufgeführt: „Canonum et consultationum libr. I
1595, 1619; französisch Lyon 1669) — „Opera medica" (Fr
französisch Rouen 1631; Lyon 1664; 1669) und Einiges über
Arzneien (Paris 1613, resp. 1622).

            Biogr. méd. IV.

Francesco de Piedimonte, aus San Germano (Terra di
Anderen aus Verona, wahrscheinlich in der Schule von Salerno geb
Leibarzt des Königs Robert und Professor an der medicinische
Neapel, wo er am 1. Juni 1319 (?) gestorben ist. — Bekannt is
sehr umfangreiches, zumeist nach HIPPOKRATES, GALEN und SERAPI(
Werk über die gesammte Heilkunde, welches als „Complementum" zi
Arabers MESUE im Anhange dieses Werkes (Venedig 1562; 1576; 1!
ist und nächst den Sermones medicinales (Bd. III und VI) von FAL
Practica von SAVONAROLA eine der vollständigsten Darstellungen voi
der Gynäkologie und Geburtshilfe zur Zeit der zweiten Hälfte (
giebt. — Das in diesem Werke enthaltene Capitel über Bäder ist
de balneis" in der Collectio de balneis (Venedig 1553, pag. 427)

      Franchimont de Frankenfeld, Nicolas F. de F., unbeke
jahres, Professor in Prag, 1684 gestorben, wurde Leibarzt Ferdin:
Leopold's I. und Inhaber vieler Ehrentitel, hat aber um die Wie
durch seine Schriften „Nexus galeno-hippocraticus de passione hy
(Prag 1675) und „Lithotomia medica" (Daselbst 1683) nur sehr mäs
            Biogr. méd. IV.

Francia, Alphonsus F., soll seiner Abstammung nach ein Schwede (?) gewesen sein, studirte in Bonn 1761—1767, Dr. med., erhielt am 20. Februar 1769 nach bestandenem Examen das Recht zur ärztlichen Praxis in Russland; war Militärarzt in Charkow, machte den Feldzug in der Krim mit, war später General-stabsdoctor und Divisionsarzt, den 20. Mai 1790 Stadtphysikus in Moskau und älterer Arzt des Generalhospitals daselbst; er starb am 8. Januar 1797.

Tschistowitsch, CCCXXIII. Stieda.

Francis. Von älteren Aerzten dieses Namens wurde Thomas F. zu Chester geboren, zu Oxford ausgebildet und erlangte hier 1554 den Doctorgrad. Er functionirte von 1561 ab als Professor in Oxford, wurde nach Hugh Hodson Prevost des Queens College und endlich auch Leibarzt der Königin Elisabeth. — John William F., aus New York, 1782—1840, wurde daselbst 1811 Doctor und 1833 Professor der Materia medica, später noch — als Nachfolger Rutger's — Professor der Geburtshilfe und gerichtlichen Medicin. Schon seine Dissertation „*On mercury, embracing his medical history*" (New York 1811) erregte Aufsehen und wurde 1816 nochmals aufgelegt. Viele Fälle interessanter pathologisch-anatomischer Funde publicirte er in den Transact. of the Litt. and Phil. Soc. of New York (1820), sowie im Med. Recorder (1821).

Hahn, resp. Dureau bei Dechambre. W.

Francis, Charles Richard F., M. B. Lond. 1843 und gleichzeitig M. R. C. S. Eng., wurde M. R. C. P. London 1878. Er war längere Zeit Militär-arzt, auch in Bengalen als solcher und als Mitglied der Universität in Calcutta thätig (Ende der Sechsziger-Jahre), wo er speciell die Lehrfächer der inneren Klinik und der Geburtshilfe vertrat. Auch gab er die Indian Med. Gazette mehrere Jahre heraus. Neben Instructionen für die Aerzte in Indien und mehr populär gehaltenen Skizzen veröffentlichte F.: „*Endemic plague in India*" — „*Enteric fever in India*" — „*Medical women for India*" in der obgenannten Zeitschrift. Ausserdem brachte die Lancet von ihm Aufsätze über Hitzschlag, Neuralgie u. A.

W.

/ **Francisci,** Johann F., zu Ripen (Jütland) 1532 geboren, studirte in Kopenhagen, Frankfurt a. d. Oder, Rostock und Heidelberg, erwarb in Frankreich den Doctortitel und, nach Kopenhagen zurückgekehrt, eine Professur der Medicin 1551. Später wurde er Generalinspecteur des öffentlichen Unterrichts und starb 1584. Abgesehen von einigen Uebersetzungen des Hippokrates und Galenus, gipfelt seine medicinisch - schriftstellerische Thätigkeit in dem „*De oculorum fabrica et coloribus carmen*" (Wittenberg 1551), einem seiner zahlreichen lateinischen Gedichte.

Biogr. méd. IV. W.

Franciscus de Accoltis, Fr. de Arezzo, Franciscus Aretinus, s. Accolti.

Franck, Johann Ludwig F., geboren am 7. März 1834 im Herzog-thum Meiningen, siedelte mit seinen Eltern nach Bayern über, absolvirte die Münchener Thierarzneischule und wurde nach verschiedenen Civil- und Militär-anstellungen als Thierarzt 1864 als Professor an die eben genannte Anstalt berufen, an welcher er bis zu seinem am 4. April 1884 erfolgten Tode thätig war. Rufe nach Giessen (1868), nach Proskau (1873), nach Halle (1876) hatte er abgelehnt. Ausser seinem in's Russische, Italienische und Französische übersetzten „*Handbuch der Anatomie der Hausthiere*" (Stuttgart 1871; 1883) hat er besonders in der „Wochen-schrift für Thierheilkunde" und in der „Deutschen Zeitschrift für Thiermedicin" (die er mit Bollinger 1874 begründete) eine grosse Anzahl Arbeiten zur Anatomie, Pathologie und pathologischen Anatomie der Hausthiere geliefert. Als Specialgebiet gab er durch sein „*Handbuch der thierärztlichen Geburtshilfe*" dieser Disciplin eine ganz neue Begründung und cultivirte auf's Eifrigste auch die Lehre von den Thierseuchen vom Standpunkte der Mikrobiologie aus.

Bollinger in der Deutsch. Zeitschr. f. Thiermed., Bd. X., 1884 W.

424   FRANCK. — .FRANCO.

Franck de Franckenau, Vater und Sohn, Georg F., der Vater, wurde z Naumburg am 3. Mai 1643 geboren, studirte in Leipzig Philosophie und die schöne Wissenschaften, begab sich 1661 nach Jena und ward dort als Poet gekrönt ff seine bedeutenden dichterischen Fähigkeiten in der deutschen, lateinischen, griechische und hebräischen Sprache. Er wandte sich nun dem Studium der Medicin zu un machte in kurzer Zeit darin so rapide Fortschritte, dass seine Lehrer ihm bald de Unterricht in der Anatomie, Chemie und Botanik anvertrauten. In Strassburg, wo I sein Studium beendigte, ward er 1666 zum Doctor promovirt und folgte 1671 eine Rufe als Professor nach Heidelberg; bald darauf wurde er zum Leibarzt des Chu fürsten ernannt. Die Kriegsunruhen veranlassten ihn, 1688 Heidelberg zu verlassen un nach Frankfurt a. M. zu gehen, von wo ihn der Churfürst von Sachsen als Professe an die Universität Wittenberg zog. Doch verliess er nach einigen Jahren auc diesen Aufenthaltsort, um, den glänzenden Anerbietungen des Königs von Dänemar folgend, als dessen Leibarzt in Kopenhagen seinen Wohnsitz zu nehmen und sta dort, inzwischen vom Kaiser geadelt, am 16. Juni 1704. F. war ein Mann vc vielseitigem Wissen und grosser Belesenheit, aber ohne bedeutendes Urtheil. Dies Kriterien kennzeichnen auch seine medicinischen Schriften, deren er eine gross Menge, besonders in Form von Dissertationen, hinterlassen hat, die in der Biograph médicale verzeichnet sind. Sie haben wenig wissenschaftlichen Werth.

Max Salomon.

Georg Friedrich Franck de F., der Sohn, war 1669 zu Strassbur geboren, studirte in Heidelberg, wo sein Vater damals eine Professur bekleidet Nach einem Aufenthalte in Holland und England doctorirte er 1692 in Jena un war nachher eine kurze Zeit Prof. extraord. in Wittenberg, bis er 1695 zusamme mit seinem Vater, der als königlicher Leibarzt angestellt wurde, nach Kopenhage kam und hier 1701 eine medicinische Professur erhielt. Er war ein fleissig Universitätslehrer. Seine Biographie und Verzeichniss seiner nicht zahlreiche und auch nicht besonders wichtigen Schriften in INGERSLEV. Er starb 1732.

Petersen.

Francke, Karl Gottlob F., geboren am 10. Mai 1807 zu Leipzi studirte vom October 1826 ab daselbst Medicin und ging 1831 als Arzt zu d polnischen Armee nach Warschau, nach dessen Erstürmung durch die Russen noch längere Zeit in den dortigen Hospitälern thätig war. Er liess sich später i Leipzig nieder, wo er als praktischer Arzt, namentlich im Gebiete der Chirurgi schnell in weitesten Kreisen gesucht und geschätzt wurde. Seine akademisch Thätigkeit begann F. als Docent für Chirurgie im Jahre 1840, zum Professe wurde er 1847 ernannt, nachdem er schon seit 1845 die Leitung der chirurgische Poliklinik übernommen hatte, in welcher Stellung er bis zu seinem am 22. Decemb 1861 an chronischer Pneumonie erfolgten Tode verblieben ist. F. hat in Folge sein ausgedehnten praktischen Thätigkeit, ausser seiner Inaugural-Dissertation („Histori femoris exarticulati", Leipzig 1835) und mehreren chirurgischen Artikeln in Enc klopädien keine Arbeiten veröffentlicht, er war aber wegen seines klaren, namentli ausserordentlich praktischen Vortrages ein vortrefflicher und sehr geschätzter Lehrer.

Winter.

Francke, Johann F., geboren 1648, war berühmter Arzt in Ulm, v er auch 1728 starb. Er beschäftigte sich mit Vorliebe mit der Materia medic welcher auch seine mit Gelehrsamkeit, aber geringem Judicium gearbeiteten Schrift gewidmet sind, deren Titel die Biographie médicale verzeichnet. Max Salomon.

Franco, Pierre F. Ueber dieses berühmten französischen Chirurg Lebenslauf weiss man nur so viel, als sich aus seinen beiden Traités entnehm lässt. Sein Geburtsort war Turriers bei Sisteron in der Provence. Wie ALBE wahrscheinlich richtig vermuthet, dürfte F.'s Geburt in die Zeit um das Jahr 15C fallen. Er ging aus dem Stande der herumziehenden Bruch- und Steinschneid hervor, denn er zählte sich zu diesem, wie sich aus zahlreichen Stellen sein

430

Schriften entnehmen lässt. Eine Zeit lang zog er auch als Operateur herum, denn er erwähnt, dass er in der Provence, in Burgund und in der Schweiz operirt habe. Eine geraume Zeit seines Lebens brachte er in fixer Stellung zu, denn er nennt sich auf dem Titel des Petit Traité „Chirurgien de Lausanne". Er war damals (1561), wie dies auch FABRICIUS HILDANUS in seiner „Anatomiae prae-stantia et utilitas etc." sagt, bei der hohen Schule zu Lausanne bestellter Chirurgus. Er soll auch den Städten Lausanne und Freiburg Skelete, die er mit kunstreicher Hand verfertigt, geschenkt und überhaupt in der Anatomie vortrefflichen Unterricht gegeben haben. Da Lausanne um die Zeit, als F. dort wirkte, den Berner Herren unterthänig war, so ist sein Petit Traité auch diesen dedicirt. Späterhin lebte er in seinem Heimatlande in Orenge, denn in seinem grossen Traité, der 1561 in Lyon erschien, führt er sich an als „PIERRO FRANCO de Turriers en Provence, demeurant a present à Orenge". Wie schon MALGAIGNE vermuthet und auch ALBERT annimmt, war F. Protestant. Sein Todesjahr ist unbekannt. Ohne Zweifel starb er im letzten Drittel des 16. Jahrhunderts. — Gehörte auch F. nur der Gilde der ihrer Zeit nicht hochgeachteten herumwandernden Bruch- und Steinschneider an, war demzufolge, wie sich dies aus der Schreibweise und dem Inhalte seiner Schriften entnehmen lässt, seine allgemeine wissenschaftliche Bildung auch nur eine mangelhafte, so zählt er dennoch zu den ingeniösesten Chirurgen des 16. Jahrhunderts. Er ist der Erste, der über die Herniotomie bei incarcerirten Brüchen spricht und der den hohen Steinschnitt, den „Apparatus altus", erfand. Seine Schriften, die von einer ungewöhnlich praktischen Bildung sprechen, haben längst in den Annalen der Chirurgie ihre hohe Würdigung gefunden. Sie verdanken ihren Ursprung der Absicht, der Charlatanerie seiner Zeit einen Damm entgegen-zusetzen und angehenden Wundärzten die wichtigsten Heilmethoden auf eine leicht fassliche Weise vorzuführen. Dabei schlägt F. den lobenswerthen Weg ein, jedem einzelnen Abschnitte das Anatomische der betreffenden Theile vorauszuschicken und in der Darstellung des Heilverfahrens selbst nur auf Dasjenige hinzuweisen, was er selbst in seiner 33jährigen Erfahrung bewährt kennen gelernt hatte. Während sein kleiner, 1561 erschienener Traité nur chirurgischen Inhaltes ist und hauptsächlichst blos die operative Behandlung der Hernien und des Blasensteines umfasst, stellt sein grosser Traité von 1561 gleichsam ein Hand- und Lehrbuch vor, das die ganze Chirurgie, Geburtshilfe und Augenheilkunde im Umfange der damaligen Zeit bespricht. F. war, wie sich aus diesem Werke entnehmen lässt, der Erfindung der Geburtszange nicht ferne, denn im 86. Capitel erwähnt er einen dreiblätterigen Spiegel (abgebildet auf pag. 399), in den der Kopf der Frucht hineingeleitet werden soll, um dann durch Anziehen des Speculums den Kopf und damit die ganze Frucht zu extrahiren. Welchen Werth seine zwei Schriften (mehr als diese verfasste er nicht) ihrer Zeit besassen, lässt sich daraus entnehmen, dass selbst der hochangesehene, berühmte AMBROSIUS PARÉ sich nicht scheute, hier und da aus F. zu schöpfen, allerdings ohne den tiefstehenden, gering geachteten Stein-und Bruchschneider zu nennen. F.'s Werke sind heutzutage sehr selten, namentlich gilt dies vom „Petit Traité" und erwarb sich ALBERT durch die Wiederherausgabe dieses Werkes (Deutsches Archiv für Geschichte der Medicin, Bd. IV und V, 1881, 1882) grosse Verdienste um die Geschichte der Medicin. Welchen hohen wissenschaftlichen und historischen Werth die F.'schen Werke besitzen, erhellt daraus, dass sie schon von ROUSSET, PAUL PORTAL, später von HALLER, in neuer und neuester Zeit von MALGAIGNE, GYERGYAI (Deutsches Archiv für Geschichte der Medicin, Bd. III, 1880) und ALBERT entsprechend gewürdigt werden. (Die Biographien in der Biogr. univers. und Biogr. méd., Bd. XV, pag. 449, und Bd. IV, pag. 242, sind sehr oberflächlich gearbeitet.)   Kleinwächter.

François, A n d r é F., zu Paris, war um 1775 geboren, wurde 1804 in Paris Doctor, nachdem er als Militärarzt sich 1802 und 1803 in San Domingo aufgehalten und daselbst sich mit dem gelben Fieber näher bekannt gemacht hatte.

426   FRANÇOIS. — FRANK.

Er schrieb über dasselbe *„Observations et réflexions sur la fièvre jaune"* (LEBGU:
Journ. de méd. 1803); ferner seine *„Diss. inaug. sur la fièvre jaune, observi
à Saint-Domingue pendant les années XI et XII"* (1804) und später noch ei
mal, nachdem er es 1821 in Barcelona von Neuem zu beobachten Gelegenbe
gehabt hatte, zusammen mit BALLY und PARISET: *„Histoire médicale de l
fièvre jaune etc."* (Paris 1823), wie er auch aus dem Spanischen die Meinung
einiger spanischen Behörden und hervorragenden Aerzte über die Contagiosit
desselben (Nouv. Journ. de méd. 1822) übersetzte. In Paris wurde er Arzt d
Hospice des Incurables und des Hôp. Saint-Louis. Von anderweitigen Schrift
und Arbeiten sind zu nennen: *„Observations sur l'emploi de l'extrait de lait
faites à l'hôpital de la Pitié etc."* (Paris 1825) — *„Notice sur l'épidémie ré
nante à Paris, depuis le mois de juin 1828"* (Daselbst 1828) — *„Observatio
de gangrène des extrémités inférieures, causée par l'usage du seigle ergot
(SÉDILLOT, Rec. périod. de la Soc. de méd. de Paris, T. LVIII) — *„De l
thridace"* (Mém. lu à l'Acad. roy. de méd. 1825) — mit CAVENTOU etc.: *„L'ea
de Selters"* (Paris 1826) — mit CAVENTOU und PELLETIER: *„Recherches s
les propriétés chimiques et médicales de la racine de cainca"* (Journ. de chim
méd. 1830). Ausserdem Artikel in den Arch. génér. de méd., Journ. de mé
prat. de Bordeaux, Journ. de pharm., Revue médic., den Transact. médic. u. s. 1
Er starb 1840.

Dechambre, 4. Sér., T. VI, pag. 8. — Callisen, VI, pag. 430; XXVIII, pag. 10
                                                                        G.

François, Victor-Joseph F., zu Mons in Belgien, war 1790 zu Lil
geboren, wurde 1813 zu Paris Doctor, prakticirte lange Zeit mit Auszeichnung :
dem angegebenen Ort und ist der Verfasser der folgenden classisch geworden
Preisschrift: *„Essai sur les gangrènes spontanées. Ouvrage couronné en 183
par la Société royale de médecine de Bordeaux"* (Paris et Mons 1832). Er h
sich auch als Dichter versucht.

Dechambre, 4. Sér. T. VI, pag. 8. — Callisen, XXVIII, pag. 100.   G.

François, Henri-Auguste F., zu Robertsau bei Strassburg, war 181
in Hannover von französischen Eltern geboren, erhielt seine Ausbildung i
Instructions-Militär-Hospital zu Strassburg, erlangte daselbst 1837 auch die Doct
würde mit der These *„Essai sur les fièvres intermittentes"* und wurde eini
Jahre später Communalarzt in dem genannten Orte, wo er durch seine Thätigk
und seine Rathschläge es dahin brachte, die Umgegend wesentlich gesunder
machen und den seit undenklichen Zeiten daselbst herrschenden endemisch
Cretinismus zu verringern. Er schrieb noch die folgende interessante und v
dienstliche Abhandlung über die Wirkung der comprimirten Luft auf den Organismu
*„Des effets de l'air comprimé sur les ouvriers travaillant dans les caisso
servant de base aux piles du pont du Grand-Rhin"* (Annal. d'hyg. publ. 186(
Er starb 1873.

Dechambre, 4. Sér., T. VI, pag. 9.   G.

Frank, Johann Peter F., wurde am 19. März 1745 zu Rotalben
`der Nähe von Zweibrücken geboren, besuchte die Schule in Rastatt und Bock
heim, studirte 1761 Philosophie in Metz, im nächsten Jahre in Pont-à-Mouss
und erhielt hier auch 1763 die Doctorwürde der Philosophie. Von seinen Elte
zum Theologen bestimmt, setzte er es doch durch, sich dem Studium der Medi
widmen zu dürfen und zum Ende die Universität Heidelberg. 1785 v
tauschte F. Heidelberg mit Strassburg, kehrte aber im nächsten Jahre nach Heid
berg zurück, machte seinen Doctor (Diss.: *„De cunis infantum"* [von Profes
GATTENHOF geschrieben]) und begab sich in seine Heimath, um sich der Praxis
widmen, ging aber bald nach Bitsch. Da diese Stadt französisch war, so sah
sich gezwungen, auf der französischen Universität Pont-à-Mousson sich noch einn
einem Examen zu unterwerfen. Nach Verlauf von zwei Jahren siedelte er n

Baden-Baden über, das ihm einen grösseren Wirkungskreis bot, und nach weiteren zwei Jahren, 1769, nach Rastatt, wohin er als Garnisons- und Stadtarzt versetzt war. 1772 folgte er einem Rufe des Fürstbischofs von Speier als Stadt- und Landphysicus nach Bruchsal und ward bald darauf zum Leibarzte des Fürstbischofs ernannt. In Bruchsal hielt F. anatomische und chirurgische Vorlesungen für Wund-ärzte und gründete ein Institut zur Bildung von Hebammen, an dem er neun Jahre als Lehrer fungirte. Im Jahre 1779 erschien der erste Band seiner „Medi-cinischen Polizei", das Hauptwerk seines Lebens, das er schon bald nach dem Examen in Angriff genommen hatte; 1780 folgte der zweite, 1783 der dritte Band. 1784 erhielt und nahm F. eine Berufung als Professor der medicinischen Klinik nach Göttingen an, konnte jedoch das Klima nicht vertragen und begab sich nach Pavia, wo er 1786 als Kliniker TISSOT ersetzte und zum Director des Hospitals, sowie zum General-Director des Medicinalwesens in der Lombardei und zum Protophysicus gewählt wurde. 1788 erhielt er die Aufsicht über sämmtliche Krankenhäuser in der Lombardei und dem Herzogthum Mantua, entwarf im Regierungsauftrage einen neuen Studienplan für die Universitäten, inspicirte, hielt Vorlesungen, gab den vierten Band der „Medicinischen Polizei" heraus, kurz entwickelte eine enorme Thätigkeit und erwarb sich einen Ruf, der zahlreiche Schüler nach Pavia zog. Im Jahre 1792 erschien der erste Band seiner „Epitome", jenes berühmten, das ganze damalige klinische Wissen umfassenden, mit Kritik und Gelehrtheit abgefassten Buches. 1795 wurde F. nach Wien zur Regelung des Militär-Sanitätsdienstes berufen und zum Director des allgemeinen Krankenhauses und klinischen Professor mit dem für jene Zeit ausserordentlich hohen Gehalte von 5000 Gulden ernannt. Seine Wirksamkeit ward eine fruchtbare, segensreiche. Er sorgte für Verbesserung der ganz unzulänglichen klinischen Anstalten, traf in Betreff der Verwaltung des allgemeinen Krankenhauses die vortheilhaftesten Ver-änderungen, gründete ein pathologisch-anatomisches Museum und setzte die Er-nennung eines pathologischen Prosectors am Krankenhause (VETTER) durch, führte somit die pathologische Anatomie an der Universität ein. Daneben wirkte er mit Hingabe und grossem Erfolge als Lehrer. Sein unterhaltender, lichtvoller und lehrreicher Vortrag, seine ausgezeichnete Lehrmethode führten nicht allein zahl-reiche Studenten, sondern auch viele junge Aerzte des Auslandes nach Wien, um hier ihr Wissen und Können unter F.'s Leitung heranreifen zu lassen. Schliesslich ist noch seiner unermüdlichen Thätigkeit als Arzt zu gedenken, die von der mit dem grössten Vertrauen auf ihn blickenden Bevölkerung Wiens in ausgedehntestem Maasse in Anspruch genommen wurde. All' die grossen Verdienste verhinderten jedoch nicht, dass F. offen und geheim angefeindet wurde, theils von der Geist-lichkeit, die ihn verfolgte, weil er in der „Medicinischen Polizei" gegen das Priester-Cölibat aufgetreten war, theils (selbstverständlich) von neidischen Collegen. Kam es doch sogar so weit, dass man ihn anklagte, durch Duldung der BROWN'schen Heilmethode den Procentsatz der Sterblichkeit im allgemeinen Krankenhause erheb-lich vermehrt zu haben. F. sehnte sich daher fort von Wien und folgte 1804 gerne einem Rufe als Professor der Klinik nach Wilna, zugleich mit seinem Sohne Joseph, der dort die Professur für Pathologie erhielt. Ob übrigens die Anfein-dungen das allein Bewegende zum Fortgange von Wien waren, möchte vielleicht nicht so apodiktisch zu behaupten sein. Durch das ganze Leben F.'s geht ein Zug von Veränderungslust, von Unstätheit und Unruhe. Nirgends hält er es lange aus; bald ist der Grund des Wegzuges da, bald jener. Es scheint uns, dass man diesen Charakterzug F.'s bei Betrachtung seines Lebensweges durchaus nicht ausser Acht lassen darf. Zehn Monate nach seiner Installirung in Wilna zog F. schon fort nach St. Petersburg, wohin er vom Kaiser Alexander als Leibarzt und Professor an der medicinisch-chirurgischen Akademie berufen wurde. Doch Kränklichkeit bewog ihn, 2½ Jahre später, seinen Abschied zu nehmen und 1808 mit einer russischen Pension von 3000 Rubeln nach Wien zurückzukehren, wo ihn im folgenden Jahre Napoleon consultirte. Die von diesem intendirte

Berufung F.'s nach Paris als Leibarzt scheiterte an Intriguen, an den politische
Ereignissen und vielleicht auch an dem Widerstreben F.'s. Letzterer begab sich nac
Freiburg, wohin sich seine Tochter verheirathet hatte, vertauschte aber bereit
1811 diesen Aufenthalt mit Wien, bewogen wohl durch den Tod der Tochter und di
seinem praktischen Thätigkeitsdrange keinen Spielraum bietende Kleinstadt. In Wie
widmete F. sich seinen literarischen Werken, der *„Medicinischen Polizei"* un
der *„Epitome"* und vor Allem einer ausgedehnten, die höchsten Gesellschaftsclasse
umfassenden consultativen Praxis. Er starb am 24. April 1821, tief betrauert vo
der ganzen Bevölkerung. — F. gehört unstreitig zu den hervorragendsten Aerzte
aller Zeiten. Er war ein mit bedeutender Geisteskraft, Kritik und glücklichste
Beobachtungsgabe ausgerüsteter Forscher, durchaus vertraut mit dem Wissen seine
Zeit, erfüllt von Liebe zu seiner Wissenschaft und Kunst, von Liebe zu seine
Mitmenschen; daher auch ein Verkündiger der erhabenen Grösse der Medicin, de
ethischen Medicin. F. war der Mann der Praxis, der wissenschaftlichen Empiri
die, mit allen Hilfsmitteln der Kunst vertraut, das Verderbliche der theoretische
Einseitigkeit der Schulsysteme erkannt hat und mehr Werth auf das Heilen eine
Krankheit als auf sophistische Hypothesen über das Wesen der Krankheiten i
Allgemeinen legt. Alle diese seine Vorzüge finden sich in seinem medicinische
Hauptwerke, der *„Epitome"* vereinigt, die, ein unstreitig classisches Werk nac
Inhalt und Form, noch jetzt die Aufmerksamkeit der Aerzte in Anspruch z
nehmen berechtigt ist. Nur in einem Falle ward er, der nüchterne Beobachte
der Verächter aller Dogmenmedicin, seinem Principe, freilich auch nur theoretisc
ungetreu, nämlich dem Brownianismus gegenüber. In der Vorrede nämlich, die
zu dem Buche seines dem Brownianismus ergebenen Sohnes J o s e p h *„Rati*
instituti clinici Ticinensis" schrieb, urtheilt er sehr milde und nicht gerad
ablehnend über diese Schule. Eine Erklärung findet diese Thatsache darin, da
F. als Eklektiker das Gute nahm, wo er es fand, es auch nicht verschmäht
wenn es in sophistischer Einkleidung ihm geboten wurde. Wenn sein Urthe
über den Brownianismus vielleicht etwas günstiger ausfiel, als ein unbefangen
Abwägen ihm wohl dictirt hätte, so möge man bedenken, dass die Liebe
seinem Sohne ihn etwas befangen gemacht hatte, wie J o s e p h F. in seiner Pra
medica selbst zugiebt (*„amore paterno ergo nos ducto"*). Dass er aber auch pra
tisch in seiner Klinik sich gänzlich dem Brown'schen Systeme unterworfen hätt
ist eine Verleumdung seiner Widersacher. Um die öffentliche Gesundheitspfleg
von ihm „medicinische Polizei" genannt, hat F. sich unvergängliche Verdienst
erworben. Während dieselbe bisher stets mit der gerichtlichen Medicin vereini
gewesen und abgehandelt war, suchte er zuerst sie als selbstständige Disciplin dav
zu trennen und ihre Grenzen festzustellen. Sein „System der medicinischen Polizei
gehört an Umfang und Inhalt zu den bedeutendsten derartigen Werken, die
erschienen; es ist die Grundlage für alle künftigen Arbeiten auf diesem Gebie
geworden. Freilich muss man auch zugeben, dass selbstverständlich noch manc
Mängel ihm anhaften, so z. B. die unvollkommene Trennung der beiden Sparte
die ungenügende Unterscheidung zwischen privater und öffentlicher Hygiene, se
bureaukratischer, absoluter Standpunkt, welcher der Polizei eine fast unumschränk
Macht einräumte. Aus der grossen Zahl der Schriften F.'s heben wir die wic
tigsten hervor: *„System einer vollständigen medicinischen Polizey"* (Bd. I—I
Mannheim 1779—1788; 2. Aufl. 1783—1804; Bd. V, Stuttgart 1813; Bd.
in 3 Abtheilungen, Wien 1817—1819, 8.) — *„De curandis hominum morb*
epitome, praelectionibus academicis dicata" (Mannheim, Stuttgart und Wi
1792—1821, 8., 6 Bde.; daneben deutsche, französische, italienische Uebe
setzungen und mehrfache Auflagen) — *„Delectus opusculorum medicoru*
antehac in Germaniae diversis academiis editorum" (Pavia 1785—1793,
12 Bde.) — *„Opuscula medici argumenti antehac seorsim edita, nunc collecta*
(Leipzig 1790, 8.) — *„Interpretationes clinicae observationum selectarum*
(Tübingen und Stuttgart 1812, 8.) — *„Opuscula posthuma, a Josepho fil*

nunc primum edita" (Wien 1824, 8.) — *„Biographie"*, von ihm selbst geschrieben
(Wien 1802, 8.).

Max Salomon, Geschichte der Glycosurie von Hippokrates bis zum Anfange des
19. Jahrhunderts. Leipzig 1871, 8., pag. 85 ff. — Heinrich Rohlfs, Geschichte der
deutschen Medicin. 2. Abthl., Stuttgart 1880, 8., pag. 127 ff. Max Salomon.

Frank, Joseph F., Sohn des Johann Peter F., geboren zu Rastatt
am 23. December 1771, studirte in Pavia und Mailand Medicin und machte 1791
seinen Doctor in Pavia. 1794 ward er als Repetitor und Assistent seines Vaters
an der medicinischen Klinik zu Pavia angestellt und leitete dieselbe, als 1795
Jener einen Ruf nach Wien erhielt, ungefähr ein Jahr, worauf er (1796) seinem
Vater nach Wien folgte und dort als Primararzt in das allgemeine Krankenhaus
eintrat. Im Jahre 1803 machte F. eine Studienreise durch Frankreich, England
und Schottland, worüber er später einen gehaltvollen Bericht veröffentlichte, und
erhielt im folgenden Jahre die Professur für Pathologie an der medicinisch-chirurgischen Schule zu Wilna, die er im nächsten Jahre, nach dem Fortgange seines
Vaters nach St. Petersburg, mit der klinischen Professur und Direction des Krankenhauses vertauschte. In dieser Stellung wirkte er 18 Jahre, bis zum Jahre 1824,
wo Kränklichkeit, besonders auch eine grosse Augenschwäche, ihn seine Pensionirung
nachsuchen liessen. Den Rest seiner Tage verlebte er in seiner Villa am Como-
See, nach Kräftigung seiner Gesundheit mit medicinischen und allgemein wissenschaftlichen Arbeiten beschäftigt und starb am 18. December 1842. — Ungleich
seinem durch nüchternste Beobachtung sich auszeichnenden Vater, war Joseph F.,
besonders im Beginne seiner Laufbahn, ein mehr excentrischer, sich dem ersten
Enthusiasmus überlassender Charakter. Es ist daher nicht zu verwundern, dass
er, nachdem er die verführerische, vornehmlich die jüngere medicinische Welt durch
ihre scheinbare logische Entwicklung und wahrheitsähnliche Einfachheit umstrickende
Lehre Brown's kennen gelernt, auch sofort zu ihrer Fahne schwur und literarisch
für sie kämpfte; und nicht ohne Erfolg, denn der grosse, allgemein verehrte
Name seines Vaters war ihm die beste Empfehlung. Noch nicht 23 Jahre alt,
veröffentlichte er 1794 einen Brief im Giorn. fisico-med. di Brugnatelli, Vol. IV:
„Lettera sulla dottrina die Brown al Sign. Brugnatelli", worin er als
schwärmerischer Vertheidiger des Brownianismus auftritt; 1795 folgte die Uebersetzung von R. Jones' *„An inquiry into the state of medecine"* (Ricerche sullo
stato della medicina etc., Pavia 1795) und 1796: *„Lettera ad un amico sopra
diversi punti di medicina, interessanti anche i non medici"* (Daselbst 1796),
aus diesem letzteren Briefe spricht allerdings nicht mehr der frühere **unbedingte**
Lobredner; es kommen doch auch Einwendungen zur Geltung. Das grösste Aufsehen und die hauptsächlichste Propaganda für das Brown'sche System machte
aber seine *„Ratio instituti clinici Ticinensis an. 1795, praefatus est J. Peter
Frank"* (Wien 1797, 8.; Venedig 1799. Deutsch: *„Heilart der klinischen
Lehranstalt zu Pavia"* Wien 1797), und zwar vornehmlich wegen der Vorrede seines Vaters. Dieser, augenscheinlich verführt durch übergrosse Liebe zu
seinem Sohne, die sich auch in den Lobpreisungen auf denselben offenbart, trat
in der Vorrede, freilich mit einer gewissen Reserve und Zweideutigkeit im Aus-
drucke, zu Gunsten des Brown'schen Systems in die Schranken und erregte
dadurch einen grossen Jubel unter den Brownianern. Solche Parteinahme kam denn
auch dem Inhalte des Buches von Joseph F. zu Gute und verlieh ihm Autorität.
In dieser Arbeit finden sich aber ebenfalls manche Abweichungen vom Meister, wie
denn offenbar mit der zunehmenden Erfahrung auch die medicinische Einsicht des F.
wuchs. Das zeigt sich in den im folgenden Jahre erschienenen *„Erläuterungen
der Brownischen Arzneylehre"* (Wien 1798), in dem *„Handbuche der Toxikologie"* (Wien 1800, 1803, 1816; in's Französische und Italienische übersetzt) und vor Allem in der zweiten, vollständig umgearbeiteten Auflage der
„Erläuterungen" unter dem Titel: *„Erläuterungen der Erregungstheorie"* (Heilbronn 1803), in der er sich auf Röschlaub's „Pathogenie" stützt, in nicht

wenigen Sätzen aber wieder einen Schritt mehr sich
nähert und frühere Irrthümer offen eingesteht. Die
England im Jahre 1803 führte ihn weiter auf den ri
und offen gesteht er in dem Berichte über dieselbe (
*und einem grossen Theile des übrigen Englands un
auf Spitäler, Versorgungshäuser u. s. w.*" [Wien
2. Aufl. 1816), „wahrlich nichts ist schädlicher, s
immer für einen Schlendrian fällt, und, indem mai
treu befolgt, nicht besser thun zu können wähnet‘
„die Meinung, der Typhus habe seinen Ursprung
schaffenheit des Körpers zu verdanken, muss denn do
betrachtet werden" (ebd.). Nichts konnte überhaup
Gesundung F.'s fördernder sein, als eine Reise in d:
achtenden, den sophistischen Systemen abholden Engli
der eigene Landsmann BROWN nie erheblich Einfl
so fördernder musste die Reise sein, da sie im Geg⟨
sogenannten wissenschaftlichen Touren, die sich meiste
und deren Ergebnisse somit nur auf einen der Erf
fallen, da sie, sage ich, in diesem Falle von einem
wie literarisch wirkenden Manne unternommen wurde.
schloss F. endlich völlig ab in seinen „*Acta institut⟨
ritati⟨ Vilnensis*" (Leipzig 1808—1812; deutsch :
liebenswürdigster Offenheit eingesteht, dass er sich
als er das ewige Licht der Natur erblickt, der Fess⟨
doch nicht unauflöslich, die Liebe zum System ge⟨
cmpfahl er, völlig bekehrt, das Studium des HIPPO⟨
F.'s Hauptwerk, schon 1811 begonnen und bis zu ⟨
letzte Band 1843 von PUCHELT gearbeitet) sind seine
praecepta" (Leipzig 1811—1843, 11 Bde.; deutsch
setzung). Es wird durch die Fülle des kritisch ge
bibliographischen Angaben stets seinen Werth behalten
als ein liebenswürdiger, humaner geschildert. Seinem
verdankt Wilna die Gründung mehrerer poliklinischer
und die Stiftung von Stipendien für arme Studiren
hinterliess er den grössten Theil seines Vermögens.

Bernhard Hirschel, Geschichte des Brown'sch
theorie. Dresden und Leipzig 1846, 8.

Franke, Friedrich F., zu Landsberg in Ol
in Schlesien geboren, wurde 1812 zu Berlin Doctor
encephali anatome". Er war später Stadt- und Kreis-
Orte und verfasste folgende Abhandlungen: „*Eine ⟨*
folge (beim offenen Krebs), obgleich mit endlich
(KAUSCH, Memorabilien der Heilk. 1819) — „*Hun.*
Verhärtung des Uterus und bei veralteten syphilitis
(RUST'S Magazin 1824) — „*Zweijährige Lähmun⟨*
Phosphor geheilt" (HUFELAND'S Journal 1824) — „.
Extremitäten" (FRORIEP'S Notizen 1823) u. s. w. Er ⟨
Callisen, VI, pag. 444; XXVIII, pag. 105.

Frankenau, Rasmus F., in Slagelse auf S
1767 zu Kopenhagen geboren, studirte auch daselbs⟨
Reise nach Deutschland und Oesterreich mit einem Stip
darauf Districtsarzt in Kopenhagen und 1798 Landp
wegen, kehrte 1801 nach Kopenhagen zurück, er]
und wurde Secretär der in Kopenhagen eingesetzten C

1810 wurde er zum Hospitalarzt in Slagelse ernannt und am 12. October 1814 erfolgte sein Tod. An literarischen Arbeiten sind von ihm vorhanden: *„Det offentlige Sundhedspoliti, isaer med Hensyn paa de danske Stater og Hovedstaden"* (Kopenhagen 1801; in's Deutsche übersetzt von B. FANGEL, 1804) — *„Om Pesten, Bidrag til denne Sygdoms naermere Skildring"* (Iris og Hebe 1800) — *„Om den kjoebenhavnske Pest 1711—12"* (Daselbst 1801) — *„Gall's Physiognomiktheorie"* (Daselbst). Ausserdem gab er heraus: *„Sundheds- og Morskabstidende"* (1808—1809), übersetzte eine Anzahl medicinischer Werke und war der Verfasser einer Menge von Reisebeschreibungen, Gedichten, Schauspielen u. s. w.

Ingerslev, II, pag. 602. — Kiner, pag. 126. G.

Frankenius, Johann F., 1590—1661, kam aus der Provinz Westermannland nach Upsala, wo er sich auf eifrigste mit Naturwissenschaften beschäftigte und als Professor der Physik auch eine Menge medicinischer Dissertationen im Sinne paracelsistischer Speculation schrieb: *„De cerebro"* (1625) — *„De corde"* (1638) — *„De febribus"* (1643) — *„De scorbuto"* (1643) — *„De oculo* (1651). — Eine Pflanzengattung aus der Familie der Caryophylleen heisst nach ihm „Frankenia".

Biogr. méd. IV. W.

Frankowitz, s. FLACIUS.

*****Franks,** Kendal F., zu Dublin ausgebildet, dortselbst (nach einem Aufenthalte in Leipzig) 1876 promovirt und F. R. C. S. I. 1878, wirkt als Surgeon am Hospital für Brust- und Ohrenkrankheiten, früher als Clinical Clerk am Meath Hospital (1873—1874). Für die Arbeit: *„Injuries and diseases of articular cartilage"* (1875) erhielt er die Goldmedaille der Dubl. Pathological Soc. Des Weiteren publicirte er laryngologische und chirurgische Casuistik in Dubl. Med. Journ. (1879), Med. Press and Circ. (1882), in der Transact. Acad. Med. Irel. (1883) und in den Berichten der Pathological Society). W.

Frantz, Johan Godfried F., wurde am 20. November 1833 in Amsterdam, wo sein Vater praktischer Arzt war, geboren. Er studirte in Amsterdam und auch in Utrecht, wo er 1858 promovirte mit einer ausgezeichneten historisch-kritischen Dissertation *„Exhibens notiones anatomicas et physiologicas de vasorum systemate apud veteres. ad Galenum usque"*, worin, ausser einer ausführlichen historischen und genetischen Uebersicht der ganzen Lehre vom Pulse, auch das folgende merkwürdige, mittelst mathematischer Abbildungen erläuterte *„Schema mechanismorum motus sanguinis apud veteres"* gegeben wird:

Mechanis- mus	homogeneus	linearis {	parallelus radialis	Homerus Plato, Aristoteles	900 A. C. 370—350
		circularis		Liu de ossium nat.	350
		bilinearis {	parallelus radialis	Empedocles, Polybus Alcmaeon, Diogenes,	444—375
	allogeneus	lineari-circul.		Erasistratus Galenus	525, 429, 310 160 P. C.
		bicircularis {	circul. secant. circul. tangent.	Lib. de locis in hom. Harvaeus	500 A. C. 1628 P. C.

welches wirklich Zeugniss ablegt von der genialen Schöpfungskraft des Verfassers. Als praktischer Arzt in Nieuwer-Amstel (bei Amsterdam) wirksam, schrieb er unter dem Motto: „Ἰητρὸς φιλόσοφος ἰσόθεος" ein tiefsinniges philosophisches Buch *„De opvoeding van den geneesheer als mensch en als geleerde"* (Amsterdam 1861), worin er sich als ein sehr gebildeter Gelehrter zeigte. Danach etablirte r sich als Specialarzt für Elektrotherapie in Amsterdam und publicirte *„Een Woord aan Neerlands geneeskundigen by myne vestiging als Electrotherapeut"* Amsterdam 1862). Später (1863) ging er als solcher nach Batavia (Insel Java), wo er viel Success hatte. 1873 erkrankt, kehrte er nach der Heimath zurück und starb bald nach seiner Rückkehr in Amsterdam am 29. October dieses Jahres.

C. E. Daniëls.

Frantzius, Alexander von F., zu Danzig im Juni 1821 gebor bildete sich zuerst hier unter C. TH. VON SIEBOLD (damals Director der Hebamm schule) aus und begab sich 1842 nach Heidelberg, dann nach Berlin, um hi 1846, promovirt zu werden. 1847 arbeitete er mit V. SIEBOLD und ECK zoologisch in Triest, 1848—1850 war er viel durch die politischen Verhältnis besonders aber auch durch Krankheiten behindert. Erst 1851 habilitirte er si in Breslau, begab sich indess 1853 nach Paris, wo er prakticirte und Nati wissenschaften trieb, und liess sich bei seiner Rückkehr, 1868, zuerst Heidelberg, dann 1875 zu Freiburg i. B. nieder. Von 1871 bis zu seinem i 18. Juli 1877 erfolgten Tode fungirte er als Generalsecretär der deutschen anthi pologischen Gesellschaft. Seine zoologischen, zootomischen und rein anthropologisch Publicationen finden sich aufgezählt in der unten genannten Quelle. Die „*Beiträge z Entwicklungsgeschichte des peripherischen Nervensystems*" (Zeitschr. f. wissensc Zool., Bd. III) und „*Ueber die Eingeborenen Costa-Ricas*" (Arch. f. Anthrop Bd. IV) seien hier hervorgehoben.

Hahn bei Dechambre.   W.

Franz. Drei deutsche Aerzte. **Johann Georg Friedrich F.**, Leipzig am 8. Mai 1737 geboren, studirte dort zuerst Theologie, dann Medic wurde in letzterer 1778 Doctor, nachdem er bereits 1761 Dr. philos. geworden w Er brachte es zum Extraordinarius 1781 und lehrte als solcher bis zu sein Tode, 14. April 1789. Er schrieb als Polyhistor, der er auch blieb während sein medicinischen Carrière, viel, jedoch nichts von nachhaltiger Bedeutung (s. Quell Erwähnung verdient er hauptsächlich als Nachfolger LESKE's in der Redaction d „Commentarii de rebus in scientia naturali et medicina gestis" (vom XXIX. F ab) und als Uebersetzer einiger TISSOT'scher Schriften. — Nur der Unterscheidu wegen sei als einer der ersten Schüler HAHNEMANN's **Carl Gottlob F.** erwäh — **John Charles Augustus F.** endlich, in Leipzig medicinisch ausgebild ging früh nach England, war in Brighton thätig von Mitte der Dreissiger-Jah ab und schrieb ausser casuistischen und Badeschriften: „*The eye, a treatise the art of preserving this organ etc.*" (London 1839).

Hahn bei Dechambre.   W.

Frapolli, Francesco F., zu Mailand, wurde in Pavia Doctor u 1769, zwölf Jahre nach seiner Promotion, zusammen mit FRANCESCO BIU ordinirender Arzt am Ospitale maggiore. Seine Berühmtheit verdankt er ein einem Schriftchen: „*Animadversiones in morbum, vulgo pelagram*" (Mailand 177 das zum ersten Male in ernstlicher Weise diese Krankheit abhandelte und d Vorläufer der Arbeiten von GHERARDINI und STRAMBIO gewesen ist. Einige Jah später, 1773, starb er bereits.

Andrea Verga in Gazz. medica italiana-Lombardia 1871, pag. 361.   G.

Fraser. Unter den zahlreichen verstorbenen englischen Aerzten dies Namens verdienen hier Aufnahme: **Henry F.**, als Verfasser geschätzter Schrift über die Inoculation (London 1805) und eines „*Treatise on epilepsy*". · **William Wemyss F.**, Militärarzt, von 1825 ab Superintendent der Milit hospitäler in Gibraltar, später in Liverpool, wo er 1832 starb. — **James F** 1820—1870, der mehrere Jahre Professor der medicinischen Klinik in Glasgo war und später als medicinischer Inspecteur der Clydehäfen fungirte.

Hahn bei Dechambre.   W.

*Fraser, Thomas Richard F., renommirter Pharmakolog in Edinbur wurde daselbst mit einer goldgekrönten Dissertation 1862 Doctor, F. R. C. l Edin. 1869, dann Professor der Materia medica an der Universität zu Edinbu und Mitglied amerikanischer und continentaler Gesellschaften. Sowohl seine Arbe „*On the physiological action of the Calabar-bean, Physostigma venenosum*" (Transact. of the R. Soc. Edin., Bd. XXIV), als die „*On the connexion betwee*

constitution and physiological action" (Daselbst, Bd. XXV) erhielten Preise
r und Macdougall-Brisbane). Besonders hervorzuheben ist aus den
en Fachaufsätzen, welche er in den Zeitschriften erscheinen liess, noch
*estigation' into some previously undescribed tetanic symptoms produced
in in cold-blooded animals"* (Daselbst). W.

Frauendoerffer, Philipp F., aus Königswiesen in Oberösterreich gebürtig,
re Provinzialarzt in Brünn, wo er auch 1702 starb, schrieb viel, besonders
enkwürdigkeiten der Akademie der Naturforscher, der er als Herodicus
, jedoch ausser *„Spolia Hippocratica"* (Brünn 1699) und *„Opusculum
s mulierum"* (Nürnberg 1696) nichts Nennenswerthes.
Biogr. méd. IV. W.

Frébault, J.-F. F., zu Nevers, wurde 1806 zu Paris Doctor mit der
Sur les hernies abdominales", über welch' letztere er, wie er darin
langer Zeit als Chirurg eines bedeutenden Hospitals und Hospizes
Erfahrungen zu sammeln Gelegenheit gehabt hatte. Er publicirte
noch folgende Beobachtungen: *„Observation sur un cristallin qui a
r la pupille dans la chambre antérieure de l'oeil droit, à la suite de
jies violentes et chroniques etc."* (Journ. génér. de médec. 1817) —
coup de feu extrêmement grave à la région iliaque droite"* (Daselbst)
tion d'un squirrhe volumineux de l'estomac etc." (Daselbst 1819) —
*d'une observation sur la sortie spontanée d'un calcul urinaire, chez
t par la plaie faite au périnée trois mois auparavent"* (Daselbst).
Dechambre, 4. Série, T. VI, pag. 37. — Callisen, VI, pag. 453. G.

Freilas, Alonso de F., gegen Ende des 16. Jahrhunderts zu Granada
, bekämpfte in Andalusien von 1603 ab die Pest und stand in solchem
ss sein Werk: *„Conocimiento, curacion y preservacion de la peste"*
n Philipp's III. (Jaen 1606) herausgegeben wurde.
Hahn bei Dechambre. W.

Freind, John F., wurde 1675 zu Croton in der Grafschaft Northampton
wo sein Vater ein angesehener Geistlicher war. Er besuchte das West-
ollege und von 1740 an die Universität Oxford, wo er sich mit grösstem
Studium der schönen Wissenschaften widmete. Für seine grossen geistigen
und seine erlangten sprachlichen Kenntnisse zeugen die Uebersetzungen
iechischen Reden (*„Aeschini contra Ctesiphontem et Demosthenis de
rationes"* Oxford 1696; 1715) und die unter seiner Aufsicht heraus-
t Metamorphosen des Ovid (*„Ovidii metamorphoseon libri XV"* Daselbst
lrosses Aufsehen erregte 1700 auch eine lateinische Ode auf den Tod
ogs von Glocester. Inzwischen hatte F. sich dem Studium der Medicin
t und 1699 eine Abhandlung über einen Fall von Hydrocephalus,
r eine eigenthümliche Krampfkrankheit in Form von Briefen an den
1 SLOANE verfasst, die beide in den Philos. Transact. veröffentlicht
1701 erhielt er das Baccalaureat und 1703 erschien ein grösseres Werk:
*ologia, in qua fluxus muliebris menstrui phaenomena, periodi, vitia,
endi methodo, ad rationes mechanicas exiguntur"* (Oxford 1703, 4.;
1711, 8. und öfter; französisch, Paris 1730, 12.). Diese Schrift
im Geiste der Iatromechanik geschrieben und eine scharfe Verurtheilung
iatrie. F. hält die Structur und Zahl der Blutgefässe, die nach ihm
en grössere Weite der Bauchaorta für die Ursache der periodischen
Im folgenden Jahre ernannte ihn die Universität Oxford zum Lehrer der
r verliess aber schon nach einem Jahre, 1705, diese Stellung, obgleich
lesungen grossen Beifall fanden, um den Grafen Peterborough als
t nach Spanien zu begleiten. Hier diente er zwei Jahre, folgte seinem
1 nach Italien, wo er mit BAGLIVI und LANCISI in nähere Verbindung

axikon. II. 28

trat, und kehrte hierauf nach England zurück, wo er zur Vertheidigung sei
Gönners, des Grafen Peterborough, dem das Misslingen des Feldzuges
Königreich Valencia Schuld gegeben wurde, einen Bericht über den Feldzug
öffentlichte (1706). F. wurde nun Doctor und liess seine Vorlesungen t
Chemie auf Wunsch seiner ehemaligen Zuhörer im Druck erscheinen: *„Prae
tiones chymicae, in quibus omnes fere operationes chymicae ad vera principii
ipsius natui ae leges rediguntur"* (London 1709, 8.; Amsterdam 1710, 8., 1718.
Paris 1727, 12. und öfter). 1712 wurde er Mitglied der Royal Society und beglei
bald darnach den Herzog von Ormond als Leibarzt in's Feld nach Flandern. N
geschlossenem Frieden suchte F. im nächsten Jahre wieder London auf und widn
sich der Praxis, und zwar mit solchem Erfolge, dass er bald zu den angesehen
und beschäftigtsten Aerzten zählte. 1716 ward er Mitglied des Royal College
Physicians, 1718 dessen Vorsitzender und hielt als solcher 1720 die Harvey-Re
*„Oratio anniversaria . . . . in eorum commemoratione, qui sua in hoc colleg
beneficientia claruerunt"* (London 1720, 4.), oratorisch und vom historise
Standpunkte aus ein Meisterwerk. F. hatte nämlich inzwischen, besonders befä
dazu durch seine gediegenen philologischen Kenntnisse, der Geschichte se
Wissenschaft und deren Hauptvertreter, dem HIPPOKRATES, seine Studien zu
wandt, denen so herrliche Früchte noch erwachsen sollten. Als erstes Resu
derselben veröffentlichte er: *„Hippocratis de morbis popularibus liber pri
et tertius, graeco-latinus. His accommodavit novem de febribus commentar*
(London 1717, 4.). Beweise seiner vortrefflichen Beobachtungsgabe sind s
beiden Schriften über die Blattern: *„De purgantibus in secunda variolarum i
fluentium febri adhibendis epistola"* (London 1719, 4.; Amsterdam 1720,
und *„De quibusdam variolarum generibus epistola"* (London 1723, 4.), b
an seinen wissenschaftlichen Freund MEAD gerichtet. Das Ansehen, das F.
in der wissenschaftlichen Welt durch seine Werke und sein praktisches Wirl
in der politischen und gesellschaftlichen durch seinen unantastbaren, selbstständi
Charakter erworben, veranlasste den Flecken Launceston, ihn 1722 in's Parlan
zu wählen. Hier schloss F. sich der Opposition an und ward am 15. März 1
wegen seiner energischen Gegnerschaft auf Betreiben des Ministers Rob
Walpole in den Tower geworfen, aber durch Vermittlung seines politise
Gegners, wenn auch wissenschaftlichen Freundes RICHARD MEAD, der dem Mini
Walpole nur unter der Bedingung der Freilassung F.'s in einer schw
Krankheit seinen Beistand zugesagt haben soll und auch Caution für F. leis
am 28. November desselben Jahres aus dem Kerker wieder befreit. Seine Gefan
schaft benutzte F., um den obengenannten zweiten Brief über die Pocken zu
fassen und den Plan seiner Geschichte der Medicin zu entwerfen und mit Abfass
derselben zu beginnen. Letzteres Werk erschien zwei Jahre später: *„The his
of physic from the time of Galen to the beginning of the 16. century"* (Lor
2 voll. 1725—1726, und öfter in's Lateinische und Französische übers
eine classische, auf gründlichen Quellenstudien beruhende Arbeit, in pragmatis
Art, d. h. immer im Hinblick auf den Nutzen, welchen die Geschichte der Wi
schaft leisten soll, geschrieben, eine Fortsetzung des LE CLERC'schen Werkes
F. ist unstreitig der grösste, leider auch der letzte medicinische Historiker.
Englands Boden erzeugt. Gefeiert als Politiker und Arzt, 1727 zum Leibarzte
Königin Karoline ernannt, verlebte F. seine letzten Lebensjahre und starl
26. Juli 1728. Seine *„Opera medica omnia"* erschienen, von WIGAN gesam
und in's Lateinische übersetzt (London 1733, Fol.; Venedig 1733, 4.; Amste
1734, 4., 3. Ausg.; Paris 1735, 4.) mit einer Biographie F.'s von WIGAND verf

Biogr. méd. IV, pag. 263. — Dict. hist. II, pag. 394.! ℃.

Max Salome

Freitag, Johann 1. F., am 30. October 1581 zu Niederwesel (bei C
geboren, wurde in seiner Jugendausbildung durch die vielen Umzüge seiner
testantischen) Eltern sehr gehemmt, studirte zuerst Philosophie in Rostock, da

· durch MEIBOM angeregt — Medicin. Bereits im Alter
»in Extraordinariat, wurde dann Leibarzt bei P h i l i p p
weig und bei dessen Neffen F r i e d r i c h U l r i c h (1623).
thigten ihn jedoch 1631, nach Groningen überzusiedeln,
zu seinem Tode, 1641, ausfüllte. Seine Arbeiten bewegen
atrochemischen Schule, so: *„Noctes medicae"* (Frankfurt
edica de morbis substantiae" (Groningen 1632) —
ngen 1632; Leipzig 1633) und die ebenfalls zweimal
olida refutatio novae sectae Sennerto - Paracelsicae"
ʒen 1637). — J o h a n n 2. F., am 25. März 1587 zu
, in Frankfurt, Wittenberg, Wien, Basel und Padua, wo
irkte mit grossem Rufe in Regensburg. Weniger seiner
er Unterscheidung wegen ist er hier zu nennen und
· *„Catalogi testium veritatis chymiatricae prodromus"*
weder er, noch J o h a n n 1. F. verfasst hat, sondern
nsdaten ganz unbekannter J o h a n n H e i n r i c h F.
méd IV, pag. 267. — Dict. hist. IV, pag. 397. W.

ı C o n r a d F. (Vater), wurde in Höngg, einem unweit
eboren. Das Jahr seiner Geburt, sowie seine früheren
ant, nur so viel scheint sicher zu sein, dass er schon
ürich eine ausgedehnte Praxis betrieben hat, da ihm
ɔ das Bürgerrecht schenkte. Einen wie bedeutenden
ʰhätigkeit gehabt haben muss, beweist folgende That-
rde die Stelle des Züricher Stadtschnittarztes frei und
raten auf Dr. STEINFELS, welcher bereits seit 34 Jahren
0 Jahre lang auch schon stellvertretender Stadtschnittarzt
i der Wahl erhielt nun Dr. STEINFELS nur eine einzige
»ewerber F. Diese Niederlage mit einer einzigen Stimme
nerkennung, welcher sich F. erfreute, das beredteste
stellvertretender und 1708 wirklicher Stadtschnittarzt.
re 1738. Eine hervorragende Rolle spielt F. in der
ıll in der Operation des grauen Staares. Allerdings ist
nung von der Natur des Staares noch vollständig die
z des Staares nicht in der Linse suchte; aber die von
eration zeigt einen entschiedenen Fortschritt. Mit einer
ɑ Nadel übte er nämlich die Depression und versuchte
r Kapsel, und zwar immer durch die Sclerotica, nie-
Eine Beschreibung dieser Methode giebt der Sohn F.'s
)e cataracta" (Strassburg 1721) und VON MURALT in
l-Arztney" (Basel 1711). Uebrigens machte F. unter
sgiebigen Hornhautschnitt. So entfernte er z. B. einem
aus der vorderen Kammer, welches drei Jahre daselbst
ıe, dass er die Cornea am Rande der Iris dreist ein-
ohne Zweifel in F. einen Vorläufer DAVIEL'S erblicken.
c h F. (der Sohn); sein Geburtsjahr ist uns nicht bekannt
Bildungsgrad nur so viel, dass er bei seinem Vater J. C. F.
ε völlige Ausbildung zum Chirurgen erhielt. In Strass-
tudien und promovirte daselbst auch; er publicirte bei
ben genannten Dissert. *„De cataracta"* und *„De oscheo-,*
tiae incolis frequentibus" (Strassburg 1721). Die erstere
ʰeibung der Staarextractionsmethode seines Vaters und
nicht unbedeutenden historischen Werth. Er starb schon
, so dass sein Vater ihn um 13 Jahre überlebte.
Joh. Conrad F. und sein Sohn Joh. Heinr. F. von Zürich. —
ir klin. Chirurgie. III. Heft 1 u. 2, pag. 57. Ein Porträt F.,
28*

sowie eine Abbildung seiner Staarnadel findet man in „Di
zum Besten des Waisenhauses in Zürich für 1871. Stück 34.

de **Fremery**, N i c o l a a s C o r n e l i s F., de
Overschie geboren, studirte in Leyden, wo er 1790
fulmine") und 1793 zum Dr. med. (Diss.: „*De i
praesertim iis, quae ex ossium emollitione oriuni*
war bis 1795 in Haarlem praktisch wirksam, al
wurde als Prof. chem., pharm. et histor. naturalis.
Prof. med. ernannt. Nach 45jähriger Amtserfüllung
lassung und starb 1844. Ausser zwei Abhandlung
*van de nieuwere scheikundige theorie ook op de l
en eene daarop gegronde geneeswyze van den dial
neming van eene zeer aanmerkelyke ontaarding van*
nur naturhistorische Schriften nachgelassen, meist übe
Gegenstände. — P e t r u s J o h a n n e s I s a a c de
Utrecht geboren, wurde daselbst nach beendigtem
Doctor promovirt mit einer „*Dissert. de hydrope*
1829 in Utrecht als Prof. extraord. chemiae angestell
qua chemia artibus adhibita in commune patriae emo
übte er doch seine sehr ausgedehnte ärztliche Praxis
Er schrieb: „*Archief voor den aziatischen brakloop i
heeft"* (Utrecht 1832—1834) und einige chemische und

* **Frémineau**, H e n r i - F o r t u n é F., zu Pa
1828 geboren, studirte von 1848 an, wurde nacht
(1856), der Chirurgie (1862), der Naturwissenschaft
I. Cl. (1868) und hielt in der École pratique von
mikroskopische Anatomie, Therapie und Pathologie. I
über die Anwendung des Chloroforms bei Augenor
These unter dem Titel: „*Propositions médicales"* (
schiedene Abhandlungen, ferner einige Abhandlungc
Mastdarm-Pessarium, über Amaurose, die Anwendung
Beleuchtung des Mikroskops, über den Kaiserschnitt
devoirs et des qualités du médecin" (1855) —
nouveaux appareils" (1860) — „*Déplacements de l
la méthode diorthosténosique"* (1860) — „*Chûtes
„Traitement curatif des maladies des voies respirat
monaire en particulier, par le phosphate acide de*
naturwissenschaftliche Arbeiten, wie Färbung der Vog
der Liliaceen und ihrer Producte in der Pharmacie (
europäischen Gefäss-Kryptogamen (1868).

G l a e s e r, pag. 266.

Frenzel. Der älteste deutsche Arzt dieses Na
Kamenz, 1611—1669. Er studirte in Francker, rei
Zöglingen in Frankreich und beendete seine Studien c
zu Padua. Er erhielt den anatomischen Lehrstuhl
gleichnamigen der Leydener Universität und schrieb:
in historiam" (Francker 1660). — D a n i e l G o t t
J o h a n n S a m u e l T r a u g o t t F. und J o h a n n T h e
von Jenem und untereinander unterschieden werden.
durch seine Arbeiten über Veterinärkunde, die er als
Leipzig, erscheinen liess, so: „*Praktisches Hand
Oekonomen"* (Leipzig, 3 Thle. in den Jahren 1794—1
1800—1801) — „*Ueber die Franzosenkrankheit des
Dureau bei Dechambre.*

Frère Côme, Frère Jean de Saint-Côme, s. BASEILHAC, JEAN B., Bd. I, 320.

Frère Jacques, s. BAULOT, JACQUES B., Bd. I, pag. 331.

*Frerichs, Friedrich Theodor F. (seit 1884 v. FRERICHS), wurde am Irz 1819 zu Aurich geboren, studirte in Göttingen, wo er 1841 promovirt und liess sich zunächst auf kurze Zeit in seiner Vaterstadt als Arzt nieder. jedoch kehrte er nach Göttingen zurück, wo er sich habilitirte und Extra- ırius wurde, auch mehrfach wissenschaftliche Ausbildungsreisen unternahm. erfolgte seine Berufung nach Kiel als Director der inneren Klinik, 1851 eine ıng in gleicher Eigenschaft nach Breslau. Hier trat er in vieler Beziehung ılrend auf, verwerthete die pathologische Anatomie in ganz origineller Weise, er 600—700 Sectionen pr. a. selbst anstellte und brachte die Breslauer Klinik ıer vorher ungekannten Blüthe. Seine Berufung als Nachfolger SCHOENLEIN'S Berlin erfolgte 1859, so dass er daselbst 1884 sein fünfundzwanzigjähriges um als Kliniker feiern konnte. F. war lange Jahre Mitglied der preussischen ıschaftlichen Deputation für das Medicinalwesen und fungirt noch jetzt als ,gender Rath im Cultusministerium. — Schriften: „De polyporum structura ori“ (Göttingen 1843) — „Untersuchungen über Galle in physiologischer pathologischer Beziehung“ (Daselbst 1845) — „Commentatio de natura ıatis palustris“ (Habilitationsschrift, Daselbst 1846) — „Ueber Gallert- und ldgeschwülste“ (1847) — „Ueber das Mass des Stoffwechsels, sowie die Verwendung der stickstoffhaltigen und stickstofffreien Nahrungsstoffe“ ιRE'S Archiv 1849) — „Die Bright'sche Nierenkrankheit und deren Be- ʼung“ (Braunschweig 1851) — „Klinik der Leberkrankheiten“ (Daselbst ı — „Ueber den Diabetes“ (Berlin 1884). W.

Freschi, Francesco F., über dessen Lebensdaten unsere Quelle schweigt, ə als Arzt in Piacenza (Parma) und hat seinen Namen erhalten als Weiter- siter von SPRENGEL'S pragmatischer Geschichte, sowie als Schüler RASORI'S ʋarmer Vertheidiger von dessen Lehren. Die zweite Ausgabe von SPRENGEL en Florenz 1840—1846; die Titel der in zweitgenannter Richtung von ihm irten Schriften, welche theils zu Mailand (1836—1846), theils in den i universali und anderen Journalen erschienen, zählt HAHN auf. W.
Hahn bei Dechambre.

Frese, Heinrich von F., geboren am 2. März 1748 zu Reval, Sohn des ʼrmeisters daselbst, besuchte das Gymnasium seiner Vaterstadt und studirte in in Berlin, Leipzig, Paris und Leyden am letzten Orte am uni 1772 Dr. med. („Spec. inaug. obstetricio-med. de capite in partu ʼrnaturali excutiendo“, VIII u. 32 pp. 4.). Nach einer Reise durch Frank- und längerem Aufenthalte in Paris, kehrte er nach Russland zurück und in Petersburg am 26. Februar 1774 examinirt. F. war zuerst Militärarzt, praktischer Arzt in Mohilew, später Lehrarzt am Moskauer Hospital; ınterrichtete er in Physiologie, Pathologie, Therapie und Materia medica. ndte dem medicinischen Collegium zwei gelehrte Abhandlungen ein: „De e cystico notabilis magnitudinis cum successu exstirpato“ und „De lae inferioris fractura alia, quam a plerisque chirurgiae scriptoribus end. methodo sanata“) und erbat sich den Titel ein Professors, welchen August 1783 erhielt. Im Jahre 1797 schickte er an das medicinische ium das Project zur genauen Feststellung der Geburten und Sterbefälle in u (Plan zu einem statistischen Institut). Das Collegium billigte das Project und ıte den Verfasser zum Ehrenmitgliede am 20. August 1797. Er starb in u am 14. Januar 1809. — Sein Bruder Jakob F., geboren in Reval (?) war Chirurg in St. Petersburg, dann Chef der Medicinalverwaltung des Gouver- ts Wologda, beschäftigte sich wie sein Bruder mit medicinischer Statistik ʼurde am 22. October 1797 zum Ehrenmitgliede des medicinischen Collegiums

438 FRESE. — FREUND.

in Moskau ernannt. Er übersandte im November 1799 dem medicinischen Collegii eine statistische Arbeit und 1800 Tabellen, die Bevölkerung des Gouvernemei Wologda betreffend, nebst Angaben über mittlere Jahrestemperatur, Aufgehen (
Flüsse u. s. w. Das medicinische Collegium sprach dem Verfasser seinen Dank i und beförderte Copien der Tabellen zur Nachahmung an die Medicinalverwaltung der anderen Gouvernements. Im September 1808 überreichte F. dem medicinisch Collegium eine medicinisch-physikalische Karte des Gouvernements Wologda.

Recke-Napiersky, I, 601. — Tschistowitsch, CCCXXIV.

L. Stieda

Fresenius, Johann Baptist Georg Wolfgang F., geboren Frankfurt a. M. am 25. September 1808, studirte seit 1826 Medicin in Heidelbe und Giessen, promovirte 1829 zu Giessen und wurde 1829 unter die Frankfur Aerzte aufgenommen. Er war Armenarzt und praktischer Arzt zu Frankfurt, wur 1831 Lehrer der Botanik am Senckenbergischen medicinischen Institut, dasell seit 1863 (gelegentlich der 100jährigen Jubelfeier der Senckenbergischen Stiftu mit dem Titel Professor. Er starb am 1. December 1866. Ausser seiner Dissertatio *„Ueber die traumatische Amblyopie und Amaurose"* sind seine sämmtlich Schriften botanischen Inhalts.

Nekrolog von seinem Schüler Prof. Anton de Bary in der Botanischen Zeitu 1867, Nr. 1.

W. Stricker.

Fréteau, Jean-Marie-Nicolas F., zu Nantes, war zu Messai in (Diöcese Rennes 1755 geboren, machte seine ersten medicinischen Studien in Renn darauf in Paris, von 1788 an. 1793 wurde er zum Chirurgien-major bei d ambulanten Hospitälern der Küsten-Armee von Brest ernannt und, nachdem er si im Jahre XI in Nantes niedergelassen hatte, zum Chirurgien-major der Freiwillig der Loire-Inférieure erwählt. Er verfasste ein *„Mém. sur les moyens de guér facilement et sans danger les vieux ulcères des jambes, même chez les vieillard* (Paris 1803) und wurde im folgenden Jahre zu Paris Doctor mit der Thes *„Essai sur l'asphyxie de l'enfant nouveau-né"* (Paris, An XII, 1804). Spä gab er noch heraus: *„Considérations pratiques sur le traitement de la gonorrh virulente, et sur celui de la vérole; etc."* (Paris 1813) — *„Considératio sur l'asphyxie de l'enfant nouveau-né"* (1816) — *„Traité élémentaire s l'emploi légitime et méthodique des émissions sanguines dans l'art de guérir, de* (Paris 1816). Ausserdem hatte er in verschiedenen Zeitschriften eine Reihe v Aufsätzen veröffentlicht, z. B. über die Durchschneidung des Nabelstranges asphyktischen Neugeborenen (Recueil période. de la Soc. de médec. 1799), fer über Hydrothorax, eine Empyem-Operation mit Entleerung von Hydatiden, kün liche Ernährung der Kinder, Exstirpation eines grossen Tumors der Genital bei einem jungen Mädchen, Ligatur eines Uterus-Polypen, über Necrose, über e bedeutende Zungenanschwellung u. s. w. (Journal général de méd. T. XLII, XL XLIV, XLVII, XLVIII, LI, LIII, LVII). 1819 wurde er Präsident der Soci royale académique zu Nantes, auch Mitglied des Conseil général des Dép. Lo Inférieure und liess sich als solches mit sehr grossem Eifer die Verbreitung (Elementar-Unterrichtes angelegen sein. Er starb am 9. August 1823.

Dict. hist. II, pag. 400. — Levot, I, pag. 744.

G

*Freund, Wilhelm Alexander F., geboren in Krappitz (Ober-Schlesi am 26. August 1833, studirte in Breslau, wo ihn MIDDELDORPF, FRERIC BETSCHLER besonders interessirten. 1855 promovirt, wirkte er lange als Priv docent und Frauenarzt in Breslau, seit Ostern 1879 als ordentlicher Profes und Director der geburtshilflich-gynäkologischen Klinik zu Strassburg i. E. V ihm rühren her: *„Beiträge zur Histologie der Rippenknorpel etc."* (Bres 1858) — *„Der Zusammenhang gewisser Lungenkrankheiten mit primä Rippenknorpelanomalien"* (Erlangen 1859) — Die *„Klinischen Beiträge : Gynäkologie"* (1862—1865 mit B. BETSCHLER und M. B. FREUND herausgegeb enthalten mehrere Arbeiten von F. — Sein Bruder, *Maximilian Bernhard F., ebenfalls in Krappitz geboren am 27. April 1835, besuchte gleichfalls die Universität Breslau und hörte die gleichen Lehrer. Promovirt 1857, begann er seine praktische Thätigkeit als Assistent an der gynäkologischen Klinik zu Breslau zu Ostern 1858. In Breslau als Gynäkologe prakticirend, gab er die schon erwähnten Beiträge mit heraus, in welchen er publicirte: *„Ein Schwangerschaftsabscess in der Scheide der geraden Bauchmuskeln"* — *„Die Lageentwicklung der Beckenorgane"* (auch selbstständig erschienen) — *„Drei Fälle von Hydrocephalus internus congenitus"* (letztere Arbeit mit L. JOSEPH). Im Jahre 1880 habilitirte er sich als Privatdocent in Breslau (Habilitationsschrift: *„Zur Prophylaxe der Impfsyphilis und des Impferysipels"*).   W.

*Frey, Heinrich F., geboren zu Frankfurt a. M. am 15. Juni 1822 begann sein medicinisches Studium in Bonn, war dann in Berlin SCHOENLEIN'S, in Göttingen R. WAGNER'S Schüler, und wurde 1845 in Göttingen promovirt. Zuerst entfaltete er seine Thätigkeit als Privatdocent vorher und mit ersterer Stellung 1¹⁄₂ Jahre als Assistent am Göttinger physiologischen Institute. Im Herbst 1848 wurde er als Professor an die medicinische Facultät Zürich berufen. Seine vornehmlichsten Arbeiten sind: *„Vergleichende Anatomie der wirbellosen Thiere"* (in WAGNER'S Handbuch der Zootomie, mit LEUCKART, 1847) — *„Beiträge zur Kenntniss wirbelloser Thiere"* (mit LEUCKART, 1846) — *„Studien aus Helgoland"*. Sein *„Lehrbuch der Histologie und Histochemie"* erschien zuerst 1859 Leipzig), seither in 5 Auflagen; auch englisch, französisch und russisch. — *„Das Mikroskop und die mikroskopische Technik"* (Daselbst 7 Auflagen, mehrere Uebersetzungen) — *„Grundzüge der Histologie"* (Leipzig, 2 Auflagen, englisch, französisch und spanisch). Ausserdem zahlreiche Aufsätze, Dissertationen, mehrere Bücher und viele Monographien über Lepidopteren. — Zoologie, vergleichende Anatomie, Embryologie und Histologie, dabei histologisches Laboratorium sind die Lehrfächer, welche F. in Zürich mit voller Kraft ausfüllt.   W.

Freyer, Johannes Bogumil Jerzyslaw F., geboren am 8. Februar 1778 in Siedlce, wo sein Vater Apotheker war; er studirte in Königsberg und in Göttingen, wo er 1802 promovirt wurde. Im Jahre 1807 wurde er Leibarzt des Fürsten Constantin Czartoryski auf Międzyrzecz, seit 1809 lebte er in Warschau, wo er seit dem Jahre 1811 als Professor zuerst Materia medica, dann specielle Pathologie lehrte; 1825 übernahm er die Leitung der inneren Klinik und den Lehrstuhl der speciellen Therapie, ausserdem war er Präsident des Medicinal-Conseils. Er starb am 18. November 1828. Seine Schriften sind: *„Formularz czyli nauka o sztuczném przepisywaniu lekarstw"* (Arzneiverordnungslehre, Warschau 1816; 2. Aufl. 1829) — *„Materyja medyczna czyli nauka o sposobie kutkowania srzodków lekarskich"* (Pharmakologie, Warschau 1817, 2 Bände).   K. & P.

*Freymuth, Isidor Johannes F., in Labiau am 1. April 1844 geboren, medicinisch ausgebildet in Königsberg und Tübingen (LEYDEN und NIEMEYER, ohne Assistent gewesen zu sein), promovirte 1867, war praktischer Arzt in Hehlauken und wirkt seit 1877 als Kreis-Physicus, seit 1879 als Oberarzt der inneren Station und der Irren-Abtheilung des städtischen Krankenhauses in Danzig. Schriften: *„Giebt es ein sicheres Schutzmittel gegen Cholera? Versuch zur Rettung der Haus-zu-Haus-Besuche"* (Berlin 1875) — *„Die Milch als Gegenstand der öffentlichen Gesundheitspflege"* (Schriften der Naturforschenden Gesellschaft u Danzig 1878). Ferner erschienen in der Deutschen med. Wochenschrift die Journal-Artikel: *„Die Stellung des Gerichtsarztes in der Zurechnungsfrage"* 1881) — *„Kaïrin und Recurrens"* (1883, mit POELCHEN).   W.

Freytag, Adam F., geboren 1608, war Doctor der Medicin und Philosophie, er nahm in seiner Jugend an den Kriegen, welche in den Niederlanden

in der ersten Hälfte des 17. Jahrhunderts wütheten, als Ingenieur persönlich
Antheil, später war er Professor der Mathematik in Kiejdany (Samogitien) u
Leibarzt des Fürsten J a n u s z R a d z i w i l l, den er auch auf allen seinen Reis
begleitete; er starb 1650 zu Kiejdany. Er schrieb das zu seiner Zeit sehr geschätz
Werk: „Architectura militaris nova et aucta, oder Neue vermehrte Fortificatic
von Regular-Vestungen etc." (Leyden, 1631, Fol., mit 35 Taff.; Leyden 163:
1642; Amsterdam 1654 und 1665; in französischer Uebersetzung Leyden 163:
Paris 1640; 1668) — „Prognosticon astrologicum abo rozsqdekgwiazd niehi
kich na rok pański 1635" (in 16 s. l. et a.).   K. & P.

Frick, M e l c h i o r F. (FRICCIUS), dessen sonstige Lebensdaten nirgen
überliefert sind, war Arzt zu Ulm, seinen Werken nach ein feiner Kopf, der viel A
regung gegeben hat. Die neue Richtung, welcher er in der Medicin Verbreitung
geben suchte, spricht sich aus in seinem „Tractatus medicus de virtute venenon
medica" (Ulm 1693, 1701; Wien 1710). Daneben ist nennenswerth eine: „Disse
med. de peste" (Ulm 1684) — „De colica scorbutica" (Daselbst 1696) -
„Paradoxa medica" (1699) und einige Schriften über Podagra (1684, resp. 169:
          Biogr. méd. IV, pag. 271.   W.

Frick, G e o r g e F., zu Baltimore, ein geborener Deutscher, war daselb
Augenarzt am General Dispensary und verfasste: „A treatise on the diseases of the ey
including the doctrine and practice .... and particularly those of Prof. B ee
(Baltimore 1823, mit Taff.; neu herausgegeben mit Anmerkungen von RICHAI
WELBANK, London 1826, mit Taff.). Auch findet sich von ihm in der Med.-chir. Z
(1822) ein Auszug aus einem Schreiben: „Menschenblattern in Baltimore".
          Callisen, VI, pag. 465; XXVIII, pag. 113.   G.

Frick, C h a r l e s F., zu Baltimore, war daselbst am 8. August 18!
geboren, begann 1843 das Studium der Medicin auf der Universität von Marylar
wurde Assistent in City and County Almshouse zu Baltimore, welches er zu ei
reichen Quelle des Lernens und Wissens für sich zu machen verstand, erlan;
1845 bei der genannten Universität den Doctorgrad und bald darauf erschien
von ihm (American Journ. of the Med. Sc. 1846) Berichte über das remittiren
Fieber. Er errichtete zusammen mit drei Freunden 1847 das Maryland Medi
Institute, eine medicinische Vorbereitungsschule, in welcher er das Fach i
praktischen Medicin übernahm. Er wendete sein Interresse besonders der Thi
chemie zu und publicirte 1848 (American Journal) sehr sorgfältige Blut-Analy:
und einige Fälle von Oxalurie. 1849 wurde er zum Attending Physician i
Maryland Penitentiary erwählt, blieb in dieser Stellung sieben Jahre und benut
dieselbe zu Untersuchungen über Zu- oder Abnahme des Gewichtes der Sträflinge 1
verschiedenen Rassen (weisse und schwarze) bei verschiedener Kost und Beschäftigu
ebenso wie er dem hygienischen Zustande des Gefängnisses seine vollste Aufmerksamk
zuwandte. Als die Frucht seiner Studien über die Pathologie des Harns erschier
ein Werk von ihm über „Renal affections; their diagnosis and patholog
(Philadelphia 1850), ein Aufsatz über einige Fälle von Diabetes (American Joun
1852), ferner 1855 und später (Virginia Medical Journal, American Medi
Monthly) Studien über die BRIGHT'sche Krankheit. 1856 erhielt er bei dem 1
errichteten Maryland College of Pharmacy den Lehrstuhl der Materia medica 1
1858 den der Materia medica und Therapie bei der Universität von Marylas
zugleich mit der Stellung als Visiting Physician bei der Baltimore Infirmary.
dieser Zeit erschien eine seiner hervorragendsten Arbeiten über die „Formation
urinary calculi" (American Medical Monthly 1858), in welcher er sich zu 1
schiedenen Irrthümern in seinen früheren Arbeiten bekannte. Erst 37 Jahre alt, 1
starb dieser wissenschaftlich hochgebildete Arzt am 25. März 1860 an Diphthe:
die er sich bei einer Tracheotomie zugezogen hatte.
          F. D o n a l d s o n bei G r o s s, pag. 815.   G

Karl Georg F., zu Hamburg, war am 28. Januar
Sohn des Arztes und Professors der Chemie und Physik
r. Joh. Heinr. Gottfr. F. geboren, besuchte bereits
atomische Lehranstalt in Braunschweig und begann mit
r Medicin in Göttingen, wo er 1810 von HIMLY zum
m folgenden Jahre begab er sich nach Berlin, um die
gen, neu begründeten Universität zu hören und verdankt
ateur vorzugsweise K. F. GRAEFE. Daselbst erschien
*eschichte einer durch den Lebensmagnetismus geheilten
n von C. Wolfart"* (Asklepieion 1812). Als Bataillonsarzt
nachte er mit dieser den Feldzug von 1813—14 mit,
:t in braunschweigischen Diensten, liess sich aber schon
s Arzt nieder, wo er zunächst in den dort befindlichen
Chirurg thätig war. Bald aber erhielt er eine Reihe
gen, indem er 1815 zum Wundarzt an den Freimaurer-
ı Arzt bei der allgemeinen Armenanstalt und zum Armen-
chen Gemeinde, 1818 zum chirurgischen Mitgliede des
rathes, 1823 aber zum zweiten Arzte und dirigirenden
ı Krankenhause ernannt wurde. Nach langer Pause
folgende literarische Arbeiten: *„In memoriam defuncti*
. *Relatio de sectione, iisque vitiis, quae in obducto*
nunt" (Hamburg, 4., m. Taff.) — zusammen mit JOH.
er das allg. Krankenhaus in Hamburg 1825". Als
der Behörden, zusammen mit BEHRE, nach Holland
lort ausgebrochener Krankheiten unternommenen Reise
rgischen Gesundheitsrathe herausgegeben, sein: *„Bericht*
and und den angrenzenden Gegenden zur Erforschung
ankheiten" (Hamburg 1826; holländische Uebers. von
m 1827; französische Uebers. von J. B. MONFALCON,
weiter Bericht . . . . nebst Dr. N. L. Hachmann's
Indemie im Amte Ritzebüttel . . . . 1826" (Daselbst
er waren die: *„Annalen der chirurgischen Abtheilung*
n Hamburg" (Bd. I, 1828; Bd. II, 1833), in welchen
hst bedeutungsvoller casuistischer Mittheilungen, sowie
rgabe von wichtigen Arbeiten befindet, welche F. in
riften oder anderweitig hatte erscheinen lassen; so:
nlider (Blepharoplastik), nach Zerstörungen u. s. w."
— *„Versuche, die Syphilis ohne Mercur zu behandeln"*
d v. WALTHER's Journal 1826) — *„Ueber die Torsion"*
· *„Die Krankheiten der Schleimbeutel der Mutter-*
Begründung der Diagnose zwischen venerischen und
`ren" (Daselbst). — Weitere Publicationen von ihm in
n ihm zusammen mit J. H. BARTELS herausgegebener
`ie Versammlung deutscher Naturforscher und Aerzte
`ber 1830" (Hamburg 1831), seine *„Geschichtliche*
hes der asiatischen Cholera in Hamburg" (1831)
htung einer anatomisch-chirurgischen Lehranstalt in
nen und einiger seiner Collegen Bemühungen zu danken
ch mit DIEFFENBACH und OPPENHEIM zur Herausgabe
esammte Medicin", von der er zwar nur nomineller
von ihm mehrere höchst werthvolle Arbeiten, wie die
che Abtheilung des allgem. Krankenhauses, den Aufsatz
dens bei Orchitis u. s. w. enthält. Seine seit Jahren durch
ate Gesundheit veranlasste ihn, Anfangs Sommer 1841
ı Süden, zu Neapel, erfolgte am 4. December 1841

sein Tod. — Die deutsche Chirurgie hat F. Viel zu danken. Abgesehen v(
den ihm eigenen Erfindungen, wie seinem Verfahren der Blepharoplastik, d
Episiorrhaphie, der Behandlung der Orchitis, der Behandlung der Verbrennungen u
Höllenstein (CASPER'S Wochenschrift 1834) u. s. w., hat er sich durch die Bekann
machung der nicht-mercuriellen Behandlung der Syphilis und der Arterien-Torsi(
in Deutschland verdient gemacht und manche von ihm in die Praxis eingeführ
Instrumente (z. B. Speculum vaginae, Torsions-Pincette) haben die weiteste V(
breitung gefunden. Als Arzt besass er das unbedingteste Vertrauen seiner Patient
und galt als erste Autorität. Die grössten Verdienste aber hat er sich um d
Hamburger allgem. Krankenhaus erworben, dessen ärztliche Einrichtungen, seit d
Uebersiedelung aus dem alten in das neue Krankenhaus (1823), sämmtlich v
ihm herführen.

D. R. Warburg in Neuer Nekrolog der Deutschen. Jahrg. XIX, 1841, II, pag. 11%
— Callisen, VI, pag. 467; XVIII, pag. 113. Gurlt.

Fried, Johann Jakob F., wurde 1689 zu Strassburg geboren u
studirte daselbst die Medicin. Im Jahre 1710 promovirte er an seiner heimatlich
Universität, nach Vorlegung seiner Dissertation „De cordis palpitatione". Als d
Prätor von Strassburg, FRANZ JOSEF VON KLINGLIN (1725—1752) im Jah
1728 eine Gebäranstalt begründete, die nicht nur für den Hebammenunterric
bestimmt war, sondern an der auch die Studirenden der Medicin Zutritt hatt
wurde F. zum ersten Lehrer dieser Anstalt ernannt. Gleichzeitig bekleidete F. (
Stelle eines geschworenen Hebammenmeisters der Stadt Strassburg. Nach vieljährig
fruchtbarer Thätigkeit starb F., 80 Jahre alt, Anfangs September 1769 in sein
Vaterstadt. F. führte den Titel eines Hochfürstl. Hessen-Darmstädtischen Rath
und Leibarztes und war Mitglied der kaiserl. Naturforschenden Gesellsch
Literarisch war er wenig thätig, denn ausser seiner Inaugural-Dissertation veröffe
lichte er nur einen kleinen Aufsatz über „Harnbeschwerden bei Schwangere
(Act. Acad. Leopold. 1742, VI, pag. 422) und einen Artikel über seine Lehrmetho
(in Commerc. litter. Norimb. 1731, pag. 321). Desto thätiger war er als klinisch
Lehrer. Durch seine ausgezeichneten Vorträge zog er zahlreiche Studenten aus all
Gauen Deutschlands heran und begründete den Glanz, den die Strassburger gebur
hilfliche Schule im 18. Jahrhunderte besass. Wie fruchtbar er nach dieser Richtu
wirkte, lässt sich daraus entnehmen, dass in den Jahren 1711—1749 in Strassbu
85 geburtshilfliche Dissertationen erschienen (die fast ausschliesslich von deutsch
Verfassern herrührten). Er bildete eine Reihe ausgezeichneter Schüler. Die von
so ausgezeichnet geleitete Anstalt wirkte als aufmunterndes Beispiel und veranlas
die Errichtung gleicher Anstalten in den benachbarten deutschen Ländern. F
Anstalt, die sich im städtischen Hospitale befand, stand in keiner Verbindung n
der Universität. Sie blieb auch nach der im Jahre 1789 erfolgten Aufhebung d
Universität bestehen und wurde erst im Jahre 1847 mit der medicinischen Facul
in Verbindung gesetzt. — Georg Albrecht F., der Sohn, geboren zu Stra
burg um das Jahr 1736, wurde im Jahre 1760 an der Universität seiner Vatersta
zum Doctor promovirt. Nächst RÖDERER und THEBESIUS war er der bedeutend
Schüler seines Vaters, obwohl er nie dessen Bedeutung erreichte. Als sein Vat
im Jahre 1769 starb, folgte Letzterem als Lehrer der bisherige zweite Lehr
WEIZEN und Georg Albrecht F. erhielt die frei gewordene zweite Lehrerste
an der Strassburger Gebäranstalt. Ein langes Wirken war ihm leider nicht bestimm
denn er starb bereits im October 1773. Die Verdienste, die er sich um die Gebur
hilfe erwarb, bestehen darin, dass er die Vorträge seines Vaters sammelte, sov
ordnete und sie als „Anfangsgründe der Geburtshilfe, ein Lehrbuch" (mit Kup
Strassburg 1769; neuer Abdruck Strassburg 1787) herausgab. Da THEBESI
bereits früher, im Jahre 1756, die geburtshilflichen Collegienhefte seiner Stra
burger Studienzeit unter dem Titel „Hebammenkunst" (Hirschberg und Liegni
veröffentlicht hatte, so war der eigentliche Zweck des G. A. F.'schen Buch
bereits vor dessen Veröffentlichung erfüllt. Das Buch hatte aber insoferne Wer

als es das THEBESIUS'sche nach mehreren Richtungen hin ergänzte. Beide Bücher waren ihrer Zeit die besten geburtshilflichen Lehrbücher. Ausser dem genannten Werke veröffentlichte G. A. F. nur noch zwei Dissertationen.

v. Siebold's Geschichte der Geburtshilfe. Bd. II, pag. 423, und Allgem. Deutsche Biographie. Bd. VII, pag. 387. Kleinwächter.

Friedberg, Hermann F., geboren zu Rosenberg (Schlesien) am 5. Juli 1817, studirte in Breslau, Berlin, Prag, Wien und Paris. 1840 in Breslau promovirt, war er von 1849 bis 1852 Assistent der chirurgischen Universitätsklinik in Berlin unter B. v. LANGENBECK, habilitirte sich 1852 an der Berliner Universität für Chirurgie und Staatsarzneikunde und leitete eine chirurgische und augenärztliche Privatklinik in Berlin. Seit 1866 war er in Breslau als Professor der Staatsarznei-kunde und Kreisphysicus thätig. — F. hat auf dem Gebiete der chirurgischen Klinik eine grosse Fruchtbarkeit entfaltet, ohne durchzudringen, obwohl einige seiner Bücher, wie die „Pathologie und Therapie der Muskellähmung" (Wien 1858, m. 4 Taff.; 2. Aufl. Leipzig 1862), sehr fleissig gearbeitet waren. Noch zahlreicher wurden seine Publicationen, nachdem er sich der gerichtlichen Medicin zugewandt hatte. Monographisch erschienen: „Die Vergiftung durch Kohlendunst" (Berlin 1866) — „Gerichtsärztliches Gutachten; erste Reihe" (Braunschweig 1875) — „Gerichts-ärztliche Praxis; vierzig Gutachten" (Wien und Leipzig 1881). — Bezüglich seiner Publicationen in Zeitschriften sei auf VIRCHOW'S Archiv (Bd. XXX, LXIX, LXXIV, LXXIX, LXXXIII, XC) und auf die Vierteljahrsschr. für gerichtl. Med. und öffentl. Sanitätswesen verwiesen. Auch an EULENBERG'S Handbuch des öffentl. Sanitätswesens arbeitete F. mit. Er starb am 2. März 1884. W.

*Friedel, Carl G. A. F., geboren am 13. December 1833 in Berlin, studirte daselbst auf der Medic.-chirurg. Akademie. Im April 1856 wurde er promovirt, nachdem er bereits seit dem 1. October 1853 in den Staatsdienst getreten war. Von 1857—1872 machte F. als Marinearzt die preussische Expedition nach Ostasien unter dem Grafen Eulenburg mit; zur Zeit steht er als Ob.-Stabsarzt 1. Cl. und Regimentsarzt des I. Garde-Reg. in Potsdam. Seine Schriften beziehen sich auf jene Thätigkeit, so: „Klima und Krankheiten Ostasiens" (Berlin 1863) — „Krankheiten in der Marine" (Daselbst 1866) — „Studien über den Aussatz" (VIRCHOW'S Archiv 1861 und 1863). — In Neumayer's „Anleitung zu wissensch. Beobachtungen auf Reisen" (Berlin 1875) bearbeitete er den medicinischen Theil. W.

*Friedenreich, Alexander F., ist am 5. Juni 1849 zu Kopenhagen geboren, absolvirte das Staatsexamen 1874, promovirte 1879, war 1878—81 erster Assistenzarzt an der Abtheilung für psychische und Nervenkrankheiten am Kopen-hagener Communehospital, ist seitdem thätig als Specialarzt für Nervenkrankheiten, als Privatdocent und Mitglied der Redaction der „Hospitalstidende". Ausser verschiedenen neurologischen Journalartikeln publicirte er: „Bidrag til den nosologiske Opfattelse af Athetosen" (Dissertation) und „Kliniske Foredrag over Nerve-sygdomme" (1882). Petersen.

*Friederich, Adolf Sigismund Christian F., zu Wernigerode, ist daselbst am 12. Januar 1812 geboren, studirte in Göttingen und Berlin, war hier ein Jahr lang Assistent bei JOHANNES MÜLLER und wurde daselbst 1837 mit der Diss.: „De tetano traumatico" Doctor; über denselben Gegenstand: „Zur Lehre vom Wundstarrkrampf", erschien später in CASPER's Wochenschrift (1838) von ihm ein Aufsatz. Er liess sich zunächst in Derenburg und 1841 in seiner Vater-stadt nieder, wo er Stadt- und 1858 Kreisphysikus und Sanitätsrath wurde. Ausser mehreren auf die Localgeschichte bezüglichen Schriften verfasste er folgende zwei Gratulationsschriften an die DDr. SIEGERT (Halberstadt) und LUDW. GOTTL. HILDEBRAND: „Morbi historia pueri a vipera commorsi" (1855, 4.) — „Comment. de lipomate icone illustrata" (1856, 4.).

Andreae, II, pag. 41. G.

Friedlaender. Unter den bedeutenderen F. m
wie vielfach geschehen, D. J o a c h i m F.
und M i c h e l
Letzterer, unzweifelhaft der bedeutendere beider Zeitgenoi
berg in Preussen 1761 geboren, doctorirte in Halle 17!
April 1824. Er lebte in Berlin, ging 1804 jedoch nach
nieder, um vornehmlich seinea Landsleuten nützlich zu
Reisen in England und Holland etc. war es ihm möglich,
in den Mélanges de littérature française, im Neuen Joi
medicinisch-chirurgischen Literatur etc. zu publiciren. Me
über die thierische Wärme. — Von D. J o a c h i m F., de
und 1840 noch lebte, besitzen wir neben speculativen Schri
bleme die „*Versuche in der Arzneikunde*" (2 Bde., Leipzig
eine „*Medicinische Topographie der Stadt Brody*".(Beob.
Der Unterscheidung wegen sei noch B e r n h a r d N a t
erwähnt, in Berlin 1823 promovirt und später Arzt in g
H a h n bei D e c h a m b r e.

Friedlaender, L u d w i g H e r m a n n F., den 20. A
in Preussen geboren, hatte an der Universität seiner V
und war nach erlangter Doctorwürde 1812 nach Berlin
seine Studien fortzusetzen. Im Jahre darauf trat er als
machte den Feldzug nach Frankreich mit. Im Herbst
Abschied, ging für einige Zeit nach Karlsruhe, wo er n
J u n g - S t i l l i n g u. A. pietistisch-katholisirenden Mystikern
Wien und Italien und kehrte von hier 1817 zurück. In
er sich, unter Einreichung einer kleinen Denkschrift über
griechischen Aerzte (*„De medicina oculorum apud Cel*
Privatdocent der Medicin in Halle; 1819 wurde er dase
und 1823 zum Prof. ord. der theoretischen Medicin
gestorben. — Ausser der oben genannten Habilitationss
seiner Ernennung zum Prof. ord. eine medicinische Hode
ad medicinam libri II.", 1823), später „*Fundamenta doc*
(1818), sodann seine „*Vorlesungen über Geschichte der*
„*Historiae ordinis medicorum Halensis ante hos centum*
(deutsch in H ä s e r's Archiv für die ges. Med., III, pag
bedeutendste seiner literarischen Leistungen, die Vorlesun
Medicin, charakterisirt die Richtung ihres Verfassers; in
derselbe den Entwickelungsgang, den die Medicin genom
führen, dass das Heil dieser Wissenschaft lediglich auf i
mit der idealistischen Naturphilosophie und der Religion l

*Friedlaender, C a r l F., ist in Brieg am 19.
fungirte 1874—1879 als Assistent von v. R E C K L I N G H A U S
liess er sich als pathologischer Anatom am städtischen K
hain) und Privatdocent in Berlin nieder. Von ihm rüh
Untersuchungen über den Uterus" (1870) — „*Ueber locale*
„*Anatomische Untersuchungen über Lupus*" (1874) —
Krebs" (1877) — „*Ueber Herzhypertrophie*" (1881) -
Technik zum Gebrauche bei pathologisch-anatomischen U:
1884) — „*Die Mikrococcen der Pneumonie*" (1883). -
Herausgeber der „Fortschritte der Medicin" (seit 1883).

Friedleben, A l e x a n d e r E n g e l h a r d t T h e
19. März 1819 zu Frankfurt a. M., studirte Medicin s
Würzburg, promovirte zu Würzburg 1842 mit der Dissert
biologiae explicatio nova". Er gab ferner heraus eine Ueb

r Kinder in der ersten Lebenszeit" (Frankfurt 1842
lem er die unter FLESCH verzeichnete Arbeit mit dem-
ehrere Untersuchungen über pathologische Anatomie der
he Beobachtungsresultate über Pneumonie der Kinder"
Heilkunde, 1847) — *„Ueber Atelectasis pulmonum*
t) — *„Beiträge zur Lehre vom Typhus der Kinder"*
r Lehre vom sogenannten Wackelkopf" (Daselbst) —
den Krankheiten der Leber im Fötus" (1849). Sein
logie der Thymusdrüse in Gesundheit und Krankheit"
hre 1870 trat er in den Vorstand des Vereins zur Pflege
Krieger; er veröffentlichte für denselben: *„Aufgabe und
Deutschen Vereine zur Pflege im Felde verwundeter
?rankfurt 1872).* F. starb am 11. April 1878.

W. Stricker.

m a s F., zu Oldensworth (Schleswig) am 21. März 1778
romovirt und als Arzt und Amtsarzt in Husum, wo er
mehrere verdienstvolle epidemiologische Schriften über
1811), über Hundswuth (Husum 1813), Typhusepidemie
, 1832), Cholera (Daselbst 1833) verfasst. Auch strebte
chten und Vorschlägen zur Wasserverbesserung bereits
ıt ohne Glück, nach.

m b r e.   .   W.

der Vererbung der Neigung und des Talents zur Medicin
familie F. Sie haben sich durch drei Generationen der-
olaus Anton F. war am 24. Februar 1761 zu Würz-
rte sich dort nach erlangter Doctorwürde als Privatdocent
iltät und wurde in derselben im Jahre 1795 zum Prof.
ı Therapie und 1796 zum Prof. ord. der praktischen
Jahre 1798 trat er als Generalstabsarzt der fürstlich
in die Armee ein und fungirte kurze Zeit als Director
ıchen. Nach seiner Rückkehr nach Würzburg erhielt er
zweiten Arztes und Professors der medicinischen Klinik
rtdauernder Kränklichkeit ward er 1824 in Ruhestand
ıre 1836. Seine literarische Thätigkeit beschränkte sich
'on Abhandlungen, welche gesammelt als *„Medicinische*
:hienen sind und wovon zwei den Typhus zum Gegen-
züglich der Behandlung desselben der Lehre des älteren
eine Hirnentzündung sah, entgegen.

Allgem. Deutschen Biogr. Bd. VII.   ,   Seitz.

a n n e s Baptist F., des Vorigen S o h n, Professor der
rde im Jahre 1796 dort geboren. Seine wissenschaftliche
on während der akademischen Jahre durch Lösung von
ıhe Tüchtigkeit bewies er im Jahre 1825 bei Gelegenheit
nen Seuche. So geschah es, dass er im 24. Lebensjahre
und 10 Jahre später ordentlicher Lehrer der Heilkunde
· Vaterstadt wurde. Auch ihn hat die Strömung jener
ssen. Der junge, bei den Studenten sehr beliebte Lehrer
n zu ·gefährliches Ferment für die gährenden Massen der
· wurde 1832, mit Belassung seines bisherigen Ranges,
senburg ernannt. In den Jahren 1838 und 1843 erhielt
g und Ansbach. Vom Jahre 1850—1855 wirkte er als
or conorarius zu Erlangen, wo seine Vorträge über
:ten und Medicinern mit grösstem Beifall aufgenommen
hs Jahre seines Lebens verbrachte er in fortwährender

literarischer Thätigkeit in Würzburg, woselbst er auch am 29. Januar 1862 starb.
Von den 35 Schriften, welche er veröffentlicht hat, gehört der grösste Theil in
das Gebiet der Psychologie und gerichtlichen Medicin, darunter sind zu nennen:
*„Versuch einer Literaturgeschichte der Pathologie und Therapie der psychischen
Krankheiten"* (Würzburg 1830) — *„Handbuch der allgemeinen Pathologie der
psychischen Krankheiten"* (Erlangen 1839) und *„System der gerichtlichen
Psychologie"* (Regenburg 1835; 3. Aufl. 1852). Er war Redacteur mehrerer
Zeitschriften, so der *„Blätter für gerichtliche Anthropologie"*, welche nach seinem
Tode als F.'s Blätter für gerichtliche Medicin von ERNST BUCHNER in München
fortgesetzt worden sind. Im Jahre 1843 gab F. ein *„Handbuch der gericht-
ärztlichen Praxis"* (Regensburg, in zwei Bänden) heraus. 1851 erschien von ihm
in zweiter Auflage zu Ansbach sein *„Handbuch der Gesundheitspolizei der
Speisen, Getränke und der zu ihrer Bereitung gebräuchlichen Ingredienzen"*.
In den Schriften über Psychiatrie hat F. der somatischen Richtung sich zugewendet.
in denen über gerichtliche Medicin seine reiche praktische Erfahrung als langjähriger Gerichtsarzt verwerthet.

Bayerisches ärztliches Intelligenzblatt. Jahrg. 1862, pag. 229. Seitz.

Friedreich, N i k o l a u s F., zu Heidelberg, berühmter medicinischer Kliniker,
war am 31. Juli 1825 zu Würzburg als Sohn des Vorigen geboren, studirte von
1844 an daselbst und 1847 ein halbes Jahr auch in Heidelberg, absolvirte 1849
und 1850 seine Examina und die Promotion, wurde Assistent des erblindeten
Klinikers MARCUS und habilitirte sich 1853 als Privatdocent für specielle Pathologie und Therapie mit der Schrift: *„Beiträge zur Lehre von den Geschwülsten
innerhalb der Schädelhöhle"*. Ehe VIRCHOW 1849 nach Würzburg kam, war er
ein sehr eifriger Schüler von KÖLLIKER gewesen und hatte unter Anderem in
Gemeinschaft mit seinem Freunde KARL GEGENBAUR eine Abhandlung über den
Schädel des Axolotl verfasst. Von jener Zeit ab wurde er ein ebenso eifriger
Zuhörer und Arbeiter in VIRCHOW'S Vorlesungen und Cursen, und obgleich er
gleichzeitig klinischer Assistent war, dachte er eine Zeit lang daran, sich ganz
der pathologischen Anatomie zu widmen. So erklärt es sich, dass auch seine
späteren Arbeiten als Kliniker sich grossentheils auf dem Gebiete der pathologisch-anatomischen Diagnostik bewegt haben. Als VIRCHOW 1857 einem Rufe
nach Berlin folgte, wurde F. zum Prof. e. o. der pathologischen Anatomie
ernannt, indessen schon 1858 erfolgte seine Berufung als Prof. ord. der Pathologie
und Therapie und Director der medicinischen Klinik in Heidelberg, welcher er
24 Jahre lang, bis zu seinem Tode, vorgestanden hat. — Von seinen zahlreichen
(8 grössere Werke und 51 grössere und kleinere Abhandlungen umfassenden)
literarischen Leistungen fallen einige kleinere Abhandlungen klinischen und pathologisch-anatomischen Inhalts noch in seine Würzburger Docentenzeit, z. B. über
33 Fälle von Abdominaltyphus, über die diagnostische Bedeutung der Höhlen-
symptome, über Corpora amylacea, Leukämie u. s. w., sämmtlich theils in den
Würzburger Verhandlungen, theils in VIRCHOW'S Archiv publicirte. Von Heidelberg aus veröffentlichte er in VIRCHOW'S Handbuch der spec. Pathol. und Therapie
die Monographie über *„Die Krankheiten der Nase, des Kehlkopfes, der Trachea,
der Schild- und Thymusdrüse"* (1858) und die seinen Ruf als Diagnostiker
begründende Arbeit *„Die Krankheiten des Herzens"* (1861; 2. Aufl. 1867).
Mit besonderer Vorliebe bearbeitete er Fragen aus dem Gebiete der Diagnostik; so
finden sich von ihm, ausser der schon angeführten, Abhandlungen über den Venenpuls,
die Diagnose der Herzbeutelverwachsungen, den Doppelton an der Crural-Arterie.
die Percussion des Kehlkopfes und der Trachea, die physikalische Untersuchung
der Blutgefässe (1881) u. s. w., veröffentlicht in verschiedenen Zeitschriften (VIRCHOW'S
Archiv, Deutsches Archiv für klin. Med., Deutsche Zeitschr. für prakt. Med..
Morphol. Jahrbücher). Zu seinen bedeutendsten Arbeiten gehören auch die auf dem
Gebiete der Nervenkrankheiten, nämlich: *„Ueber degenerative Atrophie der*

spinalen Hinterstränge" (VIRCHOW'S Archiv, 1863) — *"Ueber Ataxie mit beson-derer Berücksichtigung der hereditären Formen"* (Ebenda) und seine umfang-reiche Monographie *"Ueber progressive Muskelatrophie, über wahre ·und falsche Muskelatrophie"* (Berlin 1873). Daran schliesst sich eine beträchtliche Anzahl von Aufsätzen pathologisch-anatomisch-diagnostischen Inhalts (in VIRCHOW'S Archiv und im Deutschen Archiv für klin. Medicin), sowie einige kleinere Schriften: *"Die Heidelberger Baracken für Kriegsepidemien während des Feldzuges 1870 und 1871"* (Heidelberg 1871, 4., m. 7 Taff.) — *"Der acute Milztumor und seine Beziehungen zu den acuten Infectionskrankheiten"* (VOLKMANN'S Sammlung klin. Vorträge, 1874). — Der Schwerpunkt bei allen Arbeiten F.'s, grossen und kleinen, liegt in der fleissigsten Sammlung des vorhandenen Materials, der klinischen Sichtung und Verwerthung desselben durch eigene klinische und pathologisch-anatomische Beobachtungen und der scharfsinnigen und gedankenreichen Beurtheilung des oft den schwierigsten Gebieten der Physiologie und Pathologie angehörenden abgehandelten Gegenstandes. Alle seine Arbeiten legen beredtes Zeugniss von seiner auf der festen Grundlage der pathologischen Anatomie ruhenden allseitigen medicinischen Durchbildung und seiner vollständigen Beherrschung des Stoffes ab; sie sind alle durch Gründlichkeit und Klarheit der Darstellung ausgezeichnet. — Als klinischer Lehrer war er hervorragend durch die minutiöse Sorgfalt, mit welcher er die Anamnesen erhob und die objective Untersuchung, namentlich mittelst der physikalischen Methoden vornahm, die Klarheit und Präcison, mit welcher er die Diagnose festzustellen suchte und durch seine Bemühungen, diese Grundsätze auch seinen Schülern einzuimpfen. Er gehörte daher zu den vorzüg-lichsten medicinischen Klinikern der Neuzeit und genoss in Folge dessen und bei seiner liebenswürdigen Persönlichkeit als Arzt des ausgedehntesten Rufes und des unbeschränktesten Vertrauens, welches ihm eine enorme consultative Praxis zuführte. Sein rastloser Drang zur Arbeit erlitt kaum eine Einschränkung, als sich ein qual-volles und unheilbares Leiden (Aneurysma der Brust-Aorta) bei ihm einzustellen begann; er ertrug dasselbe heldenmüthig drei Jahre lang, bis zu seinem am 6. Juli 1882 erfolgten Tode.

A. Weil, Berliner klin. Wochenschr. 1882, pag. 454. — R. Virchow in dessen Archiv. Bd. XC, pag. 213. — A. Kussmaul, Deutsches Archiv für klin. Med. Bd. XXXII, pag. 191.　　　　　　　　　　　　　　　　　　　　　　　　　　　　　　　　　G.

Fries, Philipp Adolf F., in Nassau-Siegen geboren am 22. October 1741, starb am 12. November 1790 zu Münster, wo er Professor der Anatomie, Chirurgie und Geburtshilfe gewesen war. Seine Dissertation: *"De genesi materiarum febres . . . . excitantium"* (Harderwyk 1779) wurde in den *"Opuscula latina"* C. L. HOFFMANN'S nochmals abgedruckt. Daneben figuriren zwei in Münster 1780 erschienene Pockenschriften.

Biogr. méd. IV, pag. 273.　　　　　　　　　　　　　　　　　　　　　　　　W.

Friese, Friedrich Gotthilf F., geboren in Münsterberg 1763, später Arzt zu Breslau, sehr fruchtbarer medicinischer Schriftsteller, daneben auch mit ökonomisch-technischen Studien beschäftigt, verdient Erwähnung als Herausgeber des *"Archivs der praktischen Heilkunde für Schlesien und Südpreussen"* (Breslau 1799—1800, mit KLOSE und ZADIG) und der *"Annalen der neuesten britischen Arzneykunde etc."* (Daselbst 1801—1802). Auch schrieb er eine *"Antisyphilitische Pharmakologie"* (Daselbst 1791) und gab eine sehr grosse Anzahl englischer und französischer Werke in deutschen Uebersetzungen heraus. Er starb 1827.

Biogr. méd. IV, pag. 274.　　　　　　　　　　　　　　　　　　　　　　　　W.

Frigimelica. Familie, die viele Aerzte hervorgebracht, unter denen zwei genannt zu werden pflegen: Francesco F., 1491—1559, war in Padua geboren, wurde dort Professor und lehrte 40 Jahre, nur unterbrochen durch einen Ruf des Papstes Julius III., den er in Behandlung nahm (Julius III. starb 1555). Sein grosser Ruf erscheint durch seine wenig bedeutenden Schriften: *"De balneis metallicis"*

(Padua 1659; Nürnberg 1679) — *„Pathologia parva"* (Jena 1640; Paris 1647; Nürnberg 1679) wenig aufgeklärt. — Jeronimo F., 1611—1683, wurde Dr. med. mit 19, Professor in Padua mit 22 Jahren. Er füllte seinen Lehrstuhl — vom Kaiser Leopold mit Ehren überschüttet — nahezu 50 Jahre aus.

Biogr. med. IV, pag. 274—75.   W.

Friis, Christian Lodberg F., geboren 1699 in Virby (Jütland), deponirte 1716 an der Kopenhagener Universität, studirte in Medicin hier und später im Auslande, doctorirte 1725 in Kopenhagen *(„De morbis infantum"),* war einige Jahre praktischer Arzt und wurde 1746 Prof. med. ord. Er starb 1773.

Ingeralev, II, pag. 311.   Petersen.

'Frisius, Lorenz F. (auch PHRISIUS), aus Strassburg gebürtig, eine Zeit lang Stadtarzt von Metz, siedelte nach Deutschland über, um kräftiger die Vertheidigung der von ihm hochverehrten Araber den deutschen Angriffen gegenüber führen zu können: *„Defensio Avicennae, medicorum principis, ad Germaniae medicos"* (Strassburg 1530; Lyon 1533). Ausser einer Schrift über den englischen Schweiss (Strassburg 1529) und über die Heilung der Syphilis (Basel 1532) stammt demnächst noch von ihm ein *„Speculum medicinae"* (Strassburg 1535).

Biogr. med. IV, pag. 276.   W.

*Fristedt, Robert Fredrick F., geboren in Stockholm am 19. Juni 1832, wurde in den philosophischen und medicinischen Facultäten Upsalas ausgebildet und zum Dr. phil. 1857, zum Dr. med. 1862 promovirt. Seit 1862 wirkte er als Adjunct an der medicinischen Facultät Upsalas, seit November 1877 als Prof. extraord. für Pharmakologie und medicinische Naturgeschichte. Hauptschrift: *„Lärobok i organisk pharmakologi"* (mit Karte, Upsala 1872—1873). Monographien: *„Joannis Franckenii Botanologia"* (Jubelschrift 1877) — *„Sveriges pharmaceutiska väkter"* (I—VIII, Upsala 1863—1872). Ausserdem verschiedene kleinere, theoretisch pharmakologische und botanische Abhandlungen in schwedischen Zeitschriften. — Seit 1865 redigirt F. die Zeitschrift: *„Upsala Läkareforenings Förhandlingar"* (I—VIII, IX—XVIII).   W.

*Fritsch, Gustav Theodor F., zu Cottbus am 5. März 1838 geboren und in Berlin, Breslau, Heidelberg durch v. HELMHOLTZ, ARNOLD, NUHN, BARKOW, PETERS, TRAUBE, v. FRERICHS und v. LANGENBECK medicinisch ausgebildet, gelangte F. 1862 zur Promotion. Er machte grosse Reisen und habilitirte sich bei seiner Rückkehr 1869 als Docent an der Universität Berlin. 1874 wurde er Extraordinarius. Seine Schriften sind, wie: *„Drei Jahre in Süd-Afrika"* — *„Die Eingeborenen Süd-Afrikas"* zum Theil ethnologischen, zum anderen Theil, wie: *„Der anatomische Bau des Fischgehirns"* — *„Zur vergleichenden Anatomie der Amphibienherzen"* — *„Die elektrische Erregbarkeit des Grosshirns"* (mit HITZIG) — *„Verschiedene Abhandlungen über elektrische Fische"* (theils in Dr. SACHS' Untersuchungen am Zitteraal, theils in den Berichten der Akademie) anatomischen und physiologischen Inhalts. Auch arbeitete er über Mikrophotographie und hat eine Reihe anthropologischer Abhandlungen veröffentlicht.   W.

*Fritsch, Heinrich F., zu Halle a. d. Saale am 5. December 1844 geboren, in Tübingen, Würzburg, Halle, hier speciell als Schüler OLSHAUSEN'S, ausgebildet, wurde er 1868 promovirt und liess sich in Halle nieder, um sich demnächst auch an der dortigen Facultät auch zu habilitiren. 1882 wurde er als Prof. ord. und Director der geburtshilflichen Klinik nach Breslau berufen und hat herausgegeben: *„Klinik der geburtshilflichen Operationen"* (3. Aufl.) — *„Die Krankheiten der Frauen"* — *„Die Lageveränderungen der Gebärmutter"* (BILLROTH'S Sammelwerk) — *„Ueber das Puerperalfieber und seine locale Behandlung"*. Im Medicinal-Collegium der Provinz Schlesien fungirt er als Medicinalrath.   W.

*Fritsch, Johann F., zu Tepl (Böhmen) am 2. October 1849 geboren, bildete sich auf der Universität Wien besonders als Schüler MEYNERT'S aus, 1874 promovirt, 1876—1880 Assistent der psychiatrischen Klinik, seither Privatdocent für Psychiatrie an der Wiener Universität und Landesgerichtsarzt. Mitredacteur der Jahrbücher für Psychiatrie, hat er grösstentheils psychiatrische Casuistik publicirt, aber auch wie „Ueber primäre Verrücktheit" — „Aphasie mit Beziehung zu den Geistesstörungen" — „Die Verwirrtheit" — „Allgemeine Diagnostik des Irreseins" — „Ueber den Einfluss fieberhafter Krankheiten auf die Heilung von Psychosen" umfangreichere Themen seines Faches bearbeitet und zumeist in den Jahrbüchern für Psychiatrie (Wien), aber auch in der Wiener medicinischen Presse veröffentlicht.   W.

*Fritsche, Gustav von F., geboren 1838 in Warschau, war in Heidelberg Schüler von CHELIUS und FRIEDREICH; 1869 promovirt und praktisch ärztlich thätig, übernahm er später die Redaction der polnischen medicinischen Wochenschrift „Medycyna" und wirkt als dirigirender Arzt des Reserve-Hospitals in Warschau. Seine Publicationen sind vorwiegend casuistischen Inhalts, so: „Situs viscerum inversus" (Berl. klin. Wochenschr. 1876) — „Pachydermatocele" (Medycyna 1873, Nr. 38) — „Angioma lipomatodes faciei" (Medycyna, „Two cases of dermatolysis" und 1875, Nr. 2) — „On a case of fibroma weighing 35 ℔ successfully removed" (Transactions of the Clinical Society of London, Bd. VI, resp. VIII etc.). Ausserdem sehr viele Monographien und Schriften hygienischen und kritischen Inhalts in polnischer Sprache, gedruckt in den letzten 13 Jahren, in polnischen medicinischen Zeitschriften.   W.

Fritz, Ignaz Franz F., war zu Carlstadt in Croatien 1778 geboren, war in Wien ein Schüler von P. FRANK und KERN und Assistent des Letzteren. 1808 wurde er als Primar-Wundarzt im Allgemeinen Krankenhause und Professor der Chirurgie nach Prag berufen. Er war ein trefflicher Operateur und ausgezeichneter Lehrer und that sich auch in den Jahren 1813—1814 bei der Behandlung der in Prag befindlichen verwundeten Krieger besonders hervor. Er gründete für die Prager chirurgische Klinik eine namhafte Bibliothek. Seine Arbeiten publicirte er grösstentheils in der „Medicinisch-chirurgischen Zeitung" von 1811—1829. Zwei Fälle von Kaiserschnitt, von ihm ausgeführt, finden sich im London Med. and Surg. Journ. 1827 veröffentlicht. Er starb am 22. Februar 1841.

Sachs, Medicinischer Almanach für 1842, pag. 653. — Callisen, VI, pag. 490; XXVIII, pag. 124.   W.

Fritz, Wilhelm Ernst F., aus Schiltigheim, geboren am 19. Juli 1833, gestorben (an Cholera) am 19. August 1866, hat sich trotz seiner kurzen Lebensdauer ein schriftstellerisches Andenken gesichert und erwarb 1855 zu Strassburg, 1862 zu Paris goldene Medaillen. Schon seine These „Étude clinique sur divers symptomes spinaux observés dans la fièvre typhoïde" (Paris 1863) förderte dieses Thema, noch mehr erregten die Aufmerksamkeit seine Forschungen über den Zusammenhang der Hirnerweichung mit Arterien-Obliteration, über Icterus gravis, über Asystolie bei Larynx-Suffocation, über Muskelhypertrophie, Diabetes, Wanderniere, Hämophilie, welche theils in den Archives générales de méd. (1858—1863), theils in der Gazette hebdomadaire (1856—1865) zur Publication gelangten.
                                                                     Wernich.

Fritze, Johann Friedrich F., zu Berlin, war am 3. October 1735 zu Magdeburg geboren, studirte in Halle und wurde 1756 daselbst Doctor. Er erhielt die Professur der Therapie am Collegium medico-chirurgicum in Berlin, wurde Arzt der Charité und zum Geheimen Rath ernannt. Er verfasste: „Nachricht von einem neu errichteten klinischen Institut beim königl. Collegio medico-chirurgico zu Berlin" (Berlin 1789) — „Handbuch über die venerischen Krankheiten" (Berlin 1790; umgearbeitet von F. W. FRITZE 1797; italienische

450 FRITZE.

Uebersetzung von MONTEGGIA, Paris 1792). Ferner liess er erscheinen: „Annalen
des klinischen Institutes zu Berlin" (Berlin 1791—95). Nach seinem am
9. April 1807 erfolgten Tode erschienen noch aus seinem Nachlasse: „Klinische
Miscellen" (HORN'S Archiv 1808).

Andreae, pag. 66. G.

Fritze, Aerzte in drei Generationen. — Johann Gottlieb F., zu
Halberstadt, war am 9. Januar 1740 zu Magdeburg geboren, studirte seit 1760
in Halle zuerst Theologie, dann Medicin, wurde daselbst 1764 Doctor, machte
einige Reisen, liess sich darauf in Magdeburg, 1771 aber in Halberstadt nieder,
wo er 1776 zum Hofrath ernannt wurde. Er gab heraus: „Eine geheime Hand-
schrift des Herrn Sutton's und räsonnirende Erläuterung der Mittel, welcher
man sich bei der Einimpfung der Blattern bedient, von Villiers. Aus dem
Französischen übersetzt und mit einem Anhange .... von den Einimpfungs-
versuchen ...., welche an 24 Kindern in dem grossen Friedrichshospital zu
Berlin sind angestellt worden" (Frankfurt und Leipzig 1776). — 1778 wurde
er zum Regimentsarzt ernannt und leistete als solcher während des bayerischen
Erbfolgekrieges theils in den Magdeburger Militärlazarethen, theils bei der Armee des
Prinzen Heinrich in Böhmen, Sachsen und besonders in Dresden gute Dienste.
Nach Beendigung des Krieges 1779 kehrte er nach Halberstadt zurück und wurde
daselbst adjungirter, sodann 1785 wirklicher Physicus des Domcapitels und
Garnisonarzt. Eine von ihm anonym herausgegebene Schrift: „Das königlich
preussische Feldlazareth, nach seiner Medicinal- und ökonomischen Verfassung der
zweiten Armee im Kriege von 1778 und 1779, und dessen Mängel aus Documenten
bewiesen. Nebst dem Dispensatorio u. s. w." (Leipzig 1780), in welcher er mit
schonungsloser Freimüthigkeit und in eindringlichen Worten die in jenem Kriege
zu Tage getretenen grossen Mängel des preussischen Feldlazarethwesens, sowie die
bei der Verwaltung desselben stattgehabten groben Missbräuche aufdeckte, welchem
Allem er die, trotz der geringen Zahl von Verwundungen, vorgekommene enorme
Menge von Todesfällen zuschrieb, hatte die Aufmerksamkeit des Königs Friedrich II.
auf ihn gelenkt, der ihn, noch kurz vor seinem Tode, zum Dirigenten sämmtlicher
preussischen Feldlazarethe ernannte. Er verblieb jedoch nur kurze Zeit in dieser
Stellung, war von 1787—89 Leibarzt in Wernigerode, kehrte dann aber nach
Halberstadt zurück, wo er, neben dem Amte des Physicus, auch das eines Hebammen-
lehrers und Mitgliedes des Medicinal-Collegiums bekleidete. Er gab in dieser Zeit
noch heraus: „Medicinische Annalen für Aerzte und Gesundheitsliebende" (Bd. I.
Leipzig 1781) und gegen einen sich breit machenden Charlatan, Namens LEHNHARDT
in Quedlinburg, der es nicht an Gegenschriften fehlen liess: „Charlataneric und
Menschenopfer; Beitrag zur Geschichte der Todtschläge in den medicinischen
Annalen auf das Jahr 1780" (Leipzig 1782). Der vielseitig gebildete Mann,
dessen reger Sinn für schöne Wissenschaften in dem bekannten damaligen Halberstädter Kreise von Dichtern und Gelehrten die erwünschte Nahrung fand und der
mehrfach auch populär-medicinische Aufsätze (Halberstädter gemeinnützige Blätter
1785—86) und bibliographische Artikel für die Allgem. Literatur-Zeitung verfasst
hatte, erblindete 1791 und starb am 11. August 1793.

Friedrich August Ferdinand F., zu Magdeburg, war als Sohn
des Vorigen in Halberstadt am 26. Mai 1776 geboren, lernte zuerst die Apotheker-
kunst in seiner Vaterstadt, studirte darauf in Halle Medicin und wurde 1806
daselbst Doctor, liess sich in Magdeburg nieder, wurde 1814, während der
westfälischen Zwischenherrschaft, Stadt-, 1817 Kreisphysicus, 1823 Medicinalrath
und Mitglied des Medicinal-Collegiums der Provinz, 1827 Lehrer der Materia
medica an der med.-chir. Lehranstalt. Er schrieb für die Programme dieser
Anstalt: „Ueber die Anwendung der alkalischen Schwefelleber beim Croup
(Angina polyposa)" (1829) — „Ueber die Schwierigkeiten und Annehmlichkeiten
des med.-chirurg. Studiums" (1833, 4.) Er starb 1846.

Hermann Eduard F., zu Neustadt-Eberswalde, war als Sohn des Vorigen in Magdeburg im Februar 1811 geboren, studirte von 1831 in Heidelberg und Berlin, wo er 1835 mit der Dissertation *„De conditura s. de balsamatione mortuorum"* Doctor wurde. Er practicirte zuerst in Berlin, und in Folge seiner freundschaftlichen Verbindungen mit dortigen chirurgischen Celebritäten (DIEFFENBACH, KLUGE) und mit Unterstützung durch Dieselben erschienen von ihm die nachstehenden chirurgischen Schriften und Abbildungswerke: *„Miniatur-Armamentarium oder Abbildungen der wichtigsten akiurgischen Instrumente. Mit Vorrede von J. F. Dieffenbach"* (Berlin 1836, 16.; 2. Aufl. 1843) — *„Miniatur-Abbildungen der wichtigsten akiurgischen Operationen . . . .; eingeführt von J. F. Dieffenbach. Mit 30 zum Theil illum. Taff."* (Daselbst 1838, 16.) — *„Lehre von den wichtigsten in der Chirurgie und Medicin gebräuchlichsten Bandagen und Maschinen, nebst Beschreibung . . . . besonders der Fracturen und Luxationen"* (Daselbst 1839; 2. Aufl. 1846; 3. Aufl. 1854, mit 34. Kpft.) — *„Arthroplastik oder die sämmtlichen bisher bekannt gewordenen künstlichen Hände und Füsse u. s. w. nach Manuscripten von C. A. F. Kluge. Mit 26 Steintaff."* (Lemgo 1842, 4.) — zusammen mit O. F. G. REICH: *„Die plastische Chirurgie in ihrem weitesten Umfange dargestellt. Mit 48 Kpft."* (Berlin 1845, 4.). Er siedelte später nach Neustadt-Eberswalde über, wo er Vorsteher einer Privat-Irrenanstalt war. Einige Zeit vor seinem am 29. April 1866 erfolgten Tode hatte er das Unglück, wie sein Grossvater, zu erblinden.

Andreae, pag. 67—70. — Dechambre, VI, pag. 119, 120. Gurlt.

Fritze, Friedrich August F., zu Herborn in Nassau, war am 27. Februar 1754 zu Mengeringhausen geboren, wurde 1779 zu Strassburg Doctor mit der Diss.: *„Observat. de conceptione tubaria, cum epicrisi conceptionis tubariae in genere et hujus casus in specie"*, abgedruckt in: Sylloge op. ad art. obstetr. Vol. I, 1795; deutsch in: N. Samml. für Wundärzte, 1789, St. 23 und in: Beitr. für Entbindungsk., 1789, St. 2. In SCHMUCKER'S Vermischten chirurgischen Schriften (Thl. 3, 1782) findet sich von ihm die Beschreibung eines durch das Horn eines Ochsen gemachten Kaiserschnittes: *„Geschichte der Heilung einer von einem Ochsen verwundeten schwangeren Frau"*. 1785 wurde er Prof. ord. der Medicin an der Universität zu Herborn und dem von ihm 1788 herausgegebenen Prorectorats-Programm ist angeschlossen: *„Descriptio instituti obstetricii atquae anatomici Herbornae florentis"*. 1798 wurde er zum Hofrath ernannt, war später Obermedicinalrath und Landphysicus, schrieb noch eine populäre Schrift über das Verhalten bei der Rinderpest (1796) und in LODER'S Journal (1798) *„Zwei Beobachtungen glücklich ausgerotteter Nasenpolypen"*.

Callisen, XXVIII, pag. 124. G.

*Froebelius, Wilhelm F., zu St. Petersburg am 5. Februar 1812 geboren, suchte die Universität Dorpat auf, um besonders PIROGOFF zu hören und begab sich von 1838 an auf Studienreisen nach Paris, Zürich, Wien, Prag, Berlin. Seit dem 17. April 1842 ist er als Augen- und Kinderarzt in St. Petersburger Augenspital und später im Findelhause thätig, seit 1863 Oberarzt. Ausserdem berathendes Mitglied des letzteren, auch Mitglied des Medicinalrathes, sowie anderer gelehrter und administrativer Körperschaften, hat F. viele Aufsätze, Mittheilungen und Berichte in verschiedenen Journalen des In- und Auslandes veröffentlicht. Unter denselben möge Erwähnung finden die erste Mittheilung über die zuerst in Russland 1857 vom Verfasser ausgeübte glückliche Glaucomoperation, über die ersten ophthalmoskopischen Beobachtungen in Russland 1851, auch die Mittheilung über die Eröffnung des ersten Institutes für die Kälberimpfung im St. Petersburger Findelhause durch ihn 1868. W.

Fröhlich, J. B. F., zu Weilheim, practicirte anfänglich zu Schöngau, war später Landgerichtsarzt zu Weilheim. Er publicirte: *„Einiges über Hunds- (Toll-)*

29*

Wuth und eine derselben analoge Krankheit der Füchse, Katzen . . . . mit Hinsicht auf eine Hornvieh-Epizootie vom Jahre 1819" (HENKE'S Zeitschr., 1825) — *„Erfahrungen aus dem Gesammtgebiet der Arzneikunde, mit besonderer Beziehung auf praktische und gerichtliche Medicin"* (Ebenda 1826) — *„Ueber Varioloiden und deren Verhältniss zu den übrigen Blatternarten u. s. w."* (Ebenda 1829) — *„Ueber Begriff und Eintheilung der psychischen Krankheitszustände u. s. w."* (Ebenda, Ergänzungsband X) — *„Noch Einiges über den Werth der Kuhpockenimpfung u. s. w."* (Ebenda, Ergänzungsband XIII, 1830) Callisen, VI, pag, 493; XXVIII, pag. 126. G.

Fröhlich, Edler von Fröhlichsthal, Anton F., zu Wien, war am 16. Februar 1760 in Graz geboren, studirte in Wien, wurde 1783 daselbst Doctor, war später Leibarzt des Erzherzogs Karl Ambrosius, Primas von Ungarn, seit 1803 Decan der Wiener medicinischen Facultät und nahm in demselben Jahre die ihm von der Hofcommission in Wohlthätigkeitssachen übertragene Stelle eines Armenvaters ein. Seine ersten Schriften waren: *„Aufmunterung zur Blattern-Inoculation für alle Stände geschrieben"* (Wien 1799) — *„Lehre über die erste Grundlage des menschlichen Glücks durch physische Erziehung und Bildung"* (Ebenda 1802) — *„Darstellung der Wesenheit der Arzneiwissenschaft und der Eigenschaft wahrer Aerzte"* (Ebenda 1811). 1818 erhielt er die Ernennung als Hofarzt und 1824 wurde er mit dem oben erwähnten Prädicat geadelt. Besondere Verdienste erwarb er sich um die Einführung der Kaltwasserbehandlung bei acuten Krankheiten, die er mehr als 30 Jahre praktisch ausgeübt hat. Er schrieb darüber: *„Abhandlung von dem auffallenden Nutzen des kalten und lauen Wassers in einigen Fieberkrankheiten und dem Scharlach u. s. w."* (Wien 1818) — *„Abhandlung über die kräftige, sichere und schnelle Wirkung der Uebergiessungen und Bäder von kaltem und lauwarmem Wasser in Faul-, Nerven-, Gallen-, Brenn- und Scharlachfiebern, den Masern u. s. w."* (Ebenda 1820; 2. Aufl. 1842) — *„Gründliche Darstellung des Heilverfahrens . . . . mittelst der Anwendung des . . . . Wassers u. s. w."* (Ebenda 1824) — *„Merkwürdiges Fortschreiten der Heilwissenschaft . . . . des kalten Wassers als Heilmittel in vielen Krankheitsformen"* (Ebenda 1845). Ueber dasselbe Verfahren erschienen von ihm auch Mittheilungen in HUFELAND'S Journal (1822), in den Beobachtungen und Abhandlungen Oesterr. Aerzte (1828), den Oesterr. medic. Jahrbüchern (1830). Anderweitige Schriften von ihm sind noch: *„Berichtigung der Meinungen über die Verdienste der ordinirenden Heilärzte und der Consulenten an Krankenbetten"* (Wien 1827) — *„Skizzirtes Gemälde des Medicinalwesens in wohlgeordneten Staaten u. s. w."* (Ebenda 1833). Er starb am 27. Januar 1846 als Senior der medicinischen Facultät.

v. Wurzbach, IV, pag. 374. — Callisen, VI, pag. 495; XXVIII, pag. 126.
G.

*****Frölich**, F. Hermann F., zu Nossen (Königreich Sachsen), am 21. April 1839 geboren, besuchte die chirurgisch-medicinische Akademie in Dresden von 1858—1862, dann die Universität Leipzig von 1862—1865. Seit 1862 Militärarzt, wurde er 1867 zum Stabsarzt, 1876 zum Oberstabsarzt II. Classe, 1883 zum Oberstabsarzt I. Classe ernannt und wohnt in Möckern bei Leipzig. Seine bis 1883 erschienenen literarischen Arbeiten finden sich in der Wiener Medicinischen Presse 1884, Nr. 31, 33 und 34 zusammengestellt und behandeln vorwiegend Literatur, Geschichte, amtliche Verfassung etc. der Militärmedicin. Für die Recrutirungskunde hat F. jahrelange Untersuchungen zur Auffindung des zweckmässigsten Brustmessungsverfahrens unternommen; das von ihm dann in VIRCHOW'S Archiv 1872, 3. Heft vorgeschlagene ist in der Dienstanweisung vom 8. April 1877 abgedruckt und allgemein vorgeschrieben. W.

Frohbeen, Eduard Friedrich F., geboren in Mitau am 16. Mai 1796, absolvirte das Gymnasium zu Mitau 1811, studirte Medicin in Dorpat von 1814 an und wurde 1819 Dr. med. *(„Generalia quaedam de climatis vi in organismum humanum exserta")*. F. machte Reisen in Deutschland, Frankreich, Italien und der Schweiz, kam 1821 nach Dorpat und liess sich daselbst als praktischer Arzt nieder. 1823 wurde er Kreisarzt, zog aber bald nach St. Petersburg, woselbst er Oberarzt im Seecadetencorps wurde. Er verfasste: *„Ueber die Ursachen der grossen Sterblichkeit der Kinder in ihrem ersten Lebensjahre und die Mittel, derselben vorzubeugen"* (Dorpat 1827), eine gekrönte Preisschrift.

Recke-Napiersky, I, 618. — Beise, I, 203.   L. Stieda.

Frohbeen, Leonhard F., studirte Medicin in Dorpat von 1832—1839, wurde Dr. med. 1843 *(„Diss. nonnulla de syphilide")*, war nacheinander Assistent an der Dorpater Universitätsklinik, Arzt des finnländ. Leibgarde-Regiments, Oberarzt am Institut des Corps der Bergingenieure, Oberarzt des Marien-Hospitals in Petersburg, zuletzt Chef des Medicinalwesens der Anstalten der Kaiserin Marie, und starb am 26. November 1883. Er war ein bekannter und beliebter Arzt in Petersburg, ausgezeichnet durch Eifer, Pflichttreue und humane Gesinnung.

L. Stieda.

Fromann, Conrad F., 1616 zu Nordhausen geboren, studirte Medicin zu Jena, Helmstädt und Strassburg. 1651 erhielt er, durch den Markgrafen Friedrich von Baden die Stelle als Cantonalarzt in Hochberg, Sausenberg, Roeteln und Badenweiler. Erst ein Jahr später erwarb er in Basel den Doctorhut, wurde der dortigen Facultät aggregirt und erlangte 1655 das Stadtphysicat in Nordhausen, wo er später nicht nur als Bürgermeister, sondern auch als Director des Hospitals fungirte. Bei seinem Tode (1706) hinterliess er einen *„Tractatus medico-chirurgicus de gangraena et sphacelo"* (Strassburg 1654) und *„Medicinalisches Bedenken von der Pest"* (Nordhausen 1681).

Biogr. méd. IV, pag. 279.   W.

Frommann, Stephan Samuel Benno F., geboren in Koburg, studirte in Jena, wurde 1779 Dr. med., erhielt nach bestandenem Examen das Recht zur ärztlichen Praxis in Russland 1780 und war von 1797 an Arzt in der Stadt Duchowschina (Gouvernement Smolensk).

Tschistowitsch, CCCXXV.   L. Stieda.

***Frommann**, Carl F., geboren zu Jena am 22. Mai 1831, genoss seine medicinische Ausbildung in Jena, Göttingen, Prag und Wien und wurde 1854 promovirt. Von 1856—1858 war er Assistent an der medicinischen Klinik zu Jena, 1858—1860 Hausarzt am deutschen Hospital zu London, 1861—1870 Arzt in Weimar. Von 1870—1872 war er Privatdocent in Heidelberg, von 1872—1875 in Jena und wurde 1875 daselbst Professor. Von ihm rühren her: *„Untersuchungen über die normale und pathologische Anatomie des Rückenmarks"* (Jena, I. Thl. 1864, II. Thl. 1867) — *„Untersuchungen über die normale und pathologische Histologie des centralen Nervensystems"* (Daselbst 1876) — *„Untersuchungen über die Gewebsveränderungen bei der multiplen Sclerose"* (Daselbst 1878) — *„Beobachtungen über Structur und Bewegungserscheinungen des Protoplasma der Pflanzenzellen"* (Daselbst 1880) — *„Färbung der Binde- und Nervensubstanz durch Hydrarg. nitric. und Structur der Nervenzellen"* (VIRCHOW'S Archiv, Bd. XXXI u. XXXII) — *„Fall von Hydrargyria"* (Daselbst, Bd. XVII) — *„Ueber Zellstructuren"* (Sitzungsber. der Jenaischen Gesellsch. für Medicin und Naturw. 1876—1883) — *„Untersuchungen über Structur, Lebenserscheinungen und Reactionen thierischer und pflanzlicher Zellen"* (Jenaische Zeitschr. für Naturw. Bd. XVII).   W.

Froriep, Aerzte in drei Generationen. — Ludwig Friedrich F. (später VON FRORIEP), geboren zu Erfurt am 15. Januar 1779, war der Sohn des wegen Religionsstreitigkeiten seines Amtes entsetzten Erfurter Professors der Theologie und Orientalisten, Justus Friedrich F. (geboren 1745, gestorben

1800) und der schriftstellerisch thätigen Amelie Henriette Sophie F. (geboren 1752, gestorben 1784). Er studirte zu Jena, wo er schon damals durch seinen älteren Freund, den Privatdocenten und Unteraufseher der Entbindungsanstalt, Dr. v. ECKHART (gestorben 1800), in das Studium der Geburtshilfe eingeführt wurde. Am 6. April 1799 erlangte er in Jena den Doctorgrad nach Vorlegung seiner Dissertation „De recto emeticorum usu" (Jena, 4.). Darauf begab er sich zur weiteren Ausbildung in der Geburtshilfe nach Wien. Nach seiner Rückkehr wurde er nach v. ECKHART's Tode im Jahre 1800 Sub-Director der Entbindungsanstalt, nachdem er sich zum Docenten habilitirt hatte. Im Jahre 1801 wurde er zum Extraordinarius ernannt, wirkte 1804—1806 zu Halle als Ordinarius der Geburtshilfe, ging aber dann zur Anatomie und Chirurgie über, indem er 1808—1814 Professor dieser beiden Fächer in Tübingen war. 1814 folgte er einem Rufe als Leibarzt des Königs von Württemberg, welche Stelle er nahezu zwei Jahre inne hatte. Im Frühjahre 1816 siedelte er nach Weimar über, wo er die Leitung des Landes-Industrie-Comptoirs seines Schwiegervaters BERTUCH übernahm, ohne sich aber ganz der literarischen Thätigkeit zu entziehen. Er starb am 28. Juli 1847 als Director des Weimarischen Medicinalwesens. F. war der Verfasser eines seiner Zeit sehr verbreiteten Lehrbuches der Geburtshilfe: „Theoretisch-praktisches Handbuch der Geburtshilfe zum Gebrauche bei akademischen Vorlesungen und für angehende Geburtshelfer" (Weimar 1802; 2. Aufl. 1804; 3. Aufl. 1806; 4. Aufl. 1810; 5. Aufl. 1814; 6. Aufl. 1818; 7. Aufl. 1822; 8. Aufl. 1827; 9. Aufl. 1832). Als geburtshilflicher Schriftsteller war F. ein geschickter Compilator, der das für den praktischen Arzt Nothwendige in kurzer und fasslicher Weise zu bieten im Stande war. Diesem Umstande ist auch die Beliebtheit, die sich sein Lehrbuch so viele Jahre hindurch zu erhalten wusste, zuzuschreiben, wenn er auch in den späteren Auflagen, als er seine geburtshilfliche Kanzel aufgegeben, mit den Fortschritten des Faches nicht mehr gleichen Schritt halten konnte. Als selbstständiger geburtshilflicher Forscher trat F. nicht auf. Den gleichen Charakter, wie sein Lehrbuch, trägt seine Sammlung von geburtshilflichen Abbildungen, meist nach ausländischen Werken: „Geburtshilfliche Demonstrationen" (XI Hefte, Weimar 1824—1832, Fol.). Auch seine anatomischen und chirurgischen Publicationen sind analog seinen geburtshilflichen. F. schrieb auch über populäre Medicin und Zoologie. Die Zahl seiner Publicationen ist eine beträchtliche.

v. Siebold's Geschichte der Geburtshilfe. Bd. IV, pag. 654 — Biogr. méd. IV, pag. 280. — Allgemeine deutsche Biographie. Bd. II, pag. 552.   Kleinwächter.

Froriep, Robert F., war als Sohn des Vorigen zu Weimar am 21. Februar geboren, wurde 1828 in Bonn Doctor mit der Diss.: „De lingua anatomica quaedam et semiotica" (4.; französ. Uebers. Brüssel 1836, av. 8 pl.), hielt sich im folgenden Winter in Paris auf, gab heraus: TH. BATEMAN'S „Abbildungen der Hautkronkheiten u. s. w." (Lief. 1—4, Weimar 1829, 30, 4.), ging dann nach Jena, wo er sich mit der Diss. „De corneitide scrofulosa" (1830, c. tab.) nostrificirte, eine Schrift: „Chirurgische Anatomie der Ligaturstellen", auch u. d. T. „Anatomia chirurgica locorum c. h. ligandis arteriis peridoneorum" (Weimar 1830, Fol.) herausgab und 1832 zum Prof. e. o. ernannt wurde. In demselben Jahre jedoch noch habilitirte er sich mit der Comment. anat. „De funiculi umbilicalis defectu" (c. tab.) bei der medicinischen Facultät der Berliner Universität, wurde daselbst 1833 zum Professor e. o. für chirurgische Anatomie, zum Prosector und Conservator des pathologischen Museums des Charité-Krankenhauses, zum Lehrer der Anatomie bei der Akademie der Künste und 1836 auch zum Medicinalrath und Mitglied des Medicinal-Collegiums der Provinz Brandenburg ernannt. Sein vorzügliches Zeichnen- und Maltalent, das er schon bei seinen bisher publicirten Arbeiten bewährt hatte, hatte vorzugsweise auf ihn die Wahl bei der Berufung an die Akademie der Künste gelenkt und kam weiterhin auch noch bei allen seinen nachfolgenden Publicationen, die fast sämmtlich mit Abbildungen versehen sind, zur Geltung, indem er zu jenen Werken theils Originalzeichnungen lieferte, theils bei der Einführung ausländischer kostbarer Kupferwerke in die deutsche Literatur für die angemessene Reproduction ihrer Abbildungen Sorge trug. Seine anderweitigen Schriften waren: *„Die Symptome der asiatischen Cholera, im Nov. und Dec. 1831 zu Berlin abgebildet und beschrieben"* (Weimar 1832, m. 8 Taff.) — *„De ossis metatarsi primi exostosi"* (Berlin 1834, 4., Gratulations-Commentatiuncula zu J. v. WIEBEL'S Jubiläum) — *„Pathologisch-anatomische Abbildungen aus der Sammlung der kgl. Charité-Heilanstalt zu Berlin"* (Lief. 1, 2, Weimar 1836, 4.). Die Abbildungen aus allen diesen Schriften erschienen auch in den von seinem Vater begonnenen *„Klinischen Kupfertafeln"* (1820—1837, 4.) oder den *„Chirurgischen Kupfertafeln"* (1820—1848, 487 Taff., 4.), deren Leitung er von 1833 an selbst übernahm, ebenso wie er auch seit 1830 Mitredacteur und Hauptmitarbeiter der gleichfalls von seinem Vater in's Leben gerufenen *„Notizen aus der Natur- und Heilkunde"* wurde. Es erschienen ferner von ihm Uebersetzungen von Sir ASTLEY COOPER'S *„Unterleibsbrüchen"* (Weimar 1833) und *„Krankheiten der weiblichen Brust"* (Ebenda 1836), sowie von DUPUYTREN'S Abhandlung über den Steinschnitt, herausg. von SANSON und BÉGIN (Ebenda 1837). Als weitere Arbeiten von ihm sind anzuführen: *„Bemerkungen über den Einfluss der Schulen auf die Gesundheit"* (Berlin 1836, m. 1 Taf.) — *„Atlas der Hautkrankheiten oder Sammlung sorgfältig col. Abbildungen . . . . nach Th. Bateman, P. Rayer, M. N. Devergie. Durch viele Originalzeichnungen ergänzt u. s. w."* (Weimar 1837, 4., m. 68 col. Taff.). Nachdem er eine Reihe von Aufsätzen in verschiedenen Zeitschriften, wie FRORIEP'S Notizen, CASPER'S Wochenschr., KLEINERT'S Repertorium, der Preuss. Vereins-Zeitung, SCHMIDT'S Jahrbb., sowie in dem Encyclopäd. Wörterbuch der Berliner med. Facultät u. s. w. veröffentlicht hatte, erschienen später von ihm noch: *„Beobachtungen über die Heilwirkung der Elektricität u. s. w."*, 1. Heft. A. u. d. T.: *„Die rheumatische Schwiele u. s. w."* (Berlin 1843) — *„Die Charakteristik des Kopfes nach dem Entwicklungsgesetze desselben"* (Daselbst 1845, 4., m. 1 Taf.). — 1846 schied er aus seinen Stellungen an der Berliner Universität und Akademie aus und ging nach Weimar, um von seinem Vater die Leitung des Landes-Industrie-Comptoirs zu übernehmen und gab die folgenden anatomischen Werke heraus: *„Icon synoptica arteriarum c. h. in uno sceleto conjunctim descriptorum"* (Jena 1850, Fol.) — *„Icon synoptica nervorum etc."* (Ibid.) — *„Memoranda der speciellen Anatomie des Menschen"* (2. Aufl., Weimar 1854, m. 12 Taff.) — *„Atlas anatomicus partium c. h. per strata dispositorum imagines in tabulis XXX . . . . exhibens"* (Weimar 1850, Fol.; 1852; 1856; 1861; 5. Ausg. Leipzig 1865). Von 1851 an hatte er sich wieder der ärztlichen Praxis zugewandt und schrieb noch: *„Die Rettung der Cretinen"* (Bern 1857, mit 1 Taf.). Nach Beendigung des 100. Bandes der „Notizen aus dem Gebiete der Natur- und Heilkunde" hatte er diesen den Titel *„Tagesberichte über die Fortschritte der Natur- und Heilkunde"* gegeben (1850—52); dieselben erschienen später jedoch wieder (1856—61) unter dem ursprünglichen Titel. Seit 1857 gab er auch eine populäre Zeitschrift *„Der ärztliche Hausfreund"* heraus; endlich war von ihm auch eine Schrift *„Die Pferderacen"* (4. Aufl. 1857) erschienen. Sein Tod erfolgte in Weimar am 14. Juni 1861. — Obgleich er in den von ihm besonders cultivirten Wissenschaften, der beschreibenden und pathologischen Anatomie, keine hervorragenden Entdeckungen gemacht hat, hat er durch seine zahlreichen Unternehmungen, welche den Zweck hatten, die Kenntniss der Leistungen des Auslandes auch in Deutschland zu verbreiten, die Wissenschaft wesentlich gefördert und namentlich zur Popularisirung von kostspieligen ausländischen Abbildungswerken, die ohne ihn daselbst nur wenig bekannt geworden wären, wesentlich beigetragen.

Callisen, XXVIII, pag. 130. — Engelmann, pag. 181; Nachtrag, pag. 75.

G u r l t.

*Froriep, August F., Sohn des Vorigen, geboren in Weimar am 10. September 1849, genoss in Göttingen, Tübingen und speciell in Leipzig den Unterricht HENLE'S, C. LUDWIG'S, BRAUNE'S, HIS'. 1874 promovirt, habilitirte er sich bald in Tübingen, wo er seit October 1878 als Prosector und Privatdocent in Thätigkeit ist und im Februar 1884 zum Extraordinarius ernannt wurde. Schriften: „Ueber den Hautmuskel des Halses und seine Beziehungen zu den untern Gesichtsmuskeln" (Archiv für Anat. und Phys. 1877) — „Ueber das Sarcolemm und die Muskelkerne" (Daselbst 1878) — „Anatomie für Künstler" (Leipzig 1880) — „Zwei Typen des normalen Beckens" (Festschrift für CREDÉ, 1881) — „Kopftheil der chorda dorsalis" (Festschrift für HENLE, 1882) — „Ueber ein Ganglion des Hypoglossus etc." (Archiv für Anat. und Phys. 1882) — „Zur Entwicklungsgeschichte der Wirbelsäule etc." (Daselbst 1883).

W.

Frotscher, Georg Christian F., zu Culmbach, war zu Melkendorf am 4. Januar 1765 geboren, studirte in Erlangen und wurde 1788 mit der Diss. „De medulla spinali, ejusque nervis" (Fol., 8 pl.) Doctor. Diese Abhandlung erschien noch besonders u. d. T.: „Descriptio medullae spinalis ejusque nervorum iconibus illustratae" (Erlangen 1788, Fol.; abgedruckt auch in C. F. LUDWIG'S „Scriptores neurologici minores selecti s. opera minora ad anatomiam . . . . . nervorum spectantia" Vol. IV, 1795). Er wurde darauf in Melkendorf und bald danach in Culmbach Arzt, 1793 Stadtphysicus, starb aber schon am 26. October 1796.

Fikenscher, I, pag. 252.

G.

Frundeck, Johann Ludwig von F., geboren in Ostfriesland, wurde Dr. med. mit der Diss. „De elixirio arboris vitae, seu medicina mea universali" (Haag 1660), machte viele Reisen, war in Neustadt an der Weser und in Norden Physicus, dann Leibarzt des Herzogs Jacob von Kurland, practicirte in Mitau, nahm in Folge einer unangenehmen Angelegenheit seinen Abschied, ging nach Holland und practicirte in Amsterdam und im Haag. Im Jahre 1665 liess F. sich bewegen, als Leibarzt des Czaren Alexis Michailowitsch nach Moskau zu ziehen; 1666 gelangte er unter vielen Beschwerden nach Moskau. Er glaubte, eine Universalmedicin erfunden zu haben. Ueber seine ferneren Lebensschicksale ist nichts bekannt.

Recke-Napiersky, I, 619. — Richter, Geschichte der Medicin. II. 285.

L. Stieda.

*Fubini, Simone F., 1841 im Piemontesischen geboren, studirte in Turin und Paris. Nach der Promotion, 1862, assistirte er zunächst auf der elektrotherapeutischen Klinik HIFFELSHEIM'S in Paris, dann im Laboratorium MOLESCHOTT'S in Turin und wurde als Professor der Physiologie (seine gegenwärtige Stellung) nach Palermo berufen. Mit MOLESCHOTT gab er die Monographie „Sulla condrina" (Turin 1872) heraus. Seine darauf folgenden Arbeiten, theils histochemischen und histogenetischen, theils physiologischen und pharmakologischen Inhalts publicirte F. grösstentheils in MOLESCHOTT'S Untersuchungen (Bd. XI—XIII). Noch sind besonders zu erwähnen: „Gemelli xiphoide juncti" (mit MOSSO, Turin 1878) — „Passaggio del chloroformio per le urine" (Daselbst 1881) — „Influenza della luce sulla respirazione del tessuto nervoso" (Daselbst 1879) — „Esperienze comparative fra il grado di velenosità dell' acido fenico, del timol, del resorcina" (Daselbst 1882) etc.

W.

Fuchs, Leonhard F., wurde am 17. Januar 1501 zu Membdingen in Bayern geboren. Im Jahre 1519 bezog er die Universität Ingolstadt, beschäftigte sich hier besonders mit den schönen Wissenschaften, der Philosophie, der griechischen Sprache, erhielt 1521 die Würde des Magister artium, wandte sich jetzt dem Studium der Medicin zu und ward 1524 zum Doctor promovirt. Er liess sich in München als praktischer Arzt nieder, folgte aber schon nach zwei Jahren, 1526, einem Rufe als Professor der Medicin nach Ingolstadt, eine Stellung, die er nach wieder zwei Jahren, 1528, mit derjenigen eines Leibarztes des Markgrafen G e o r g von Brandenburg in Anspach vertauschte. Hier blieb er fünf Jahre, erwarb sich durch glückliche Behandlung in der 1529 Deutschland überziehenden Epidemie des englischen Schweisses grossen Ruf und begann seine literarische Thätigkeit mit dem Werke: *„Errata recentiorum medicorum LX numero, adjectis eorum confutationibus"* (Hagenau 1530, 4.; später umgearbeitet unter dem Titel: *„Paradoxorum medicorum libri tres, in quibus multa e nemine hactenus prodita, Arabum, aetatis nostrae medicorum errata non tandem indicantur, sed et probatissimorum authorum scriptis, firmissimisque rationibus ac argumentis confutantur"* Basel 1533, fol.; Zürich 1540, 8.; Paris 1555, 8.; Frankfurt 1567, fol.). Es folgte *„Cornarius furens"* (Basel 1533, 8.). Beide Schriften sind kennzeichnend für F.'s medicinische Richtung und für seinen Charakter. In der ersteren zeigt er sich als glühender Verehrer der Griechen, als Verächter der Araber, deren Autorität er auf's eifrigste und gewandteste bekämpft, die zweite ist eine heftige Streitschrift, der Ausfluss seiner sehr grossen Zanksucht und höchsten Selbstgefälligkeit. 1533 ging F. in Folge eines Rufes wiederum als Professor nach Ingolstadt, musste aber, nachdem er kaum seine Functionen übernommen, den Machinationen der in ihm den Protestanten verfolgenden Jesuiten weichen und ward nochmals von dem Markgrafen G e o r g mit Freuden aufgenommen. Seine Unruhe liess ihn aber hier nur kaum zwei Jahre verweilen, denn 1535 folgte er einem Rufe des Herzogs A l b r e c h t von Württemberg zur Uebernahme einer medicinischen Professur nach der jungen Universität Tübingen, der er bis zu seinem am 10. Mai 1566 erfolgten Tode treu blieb. Kaiser K a r l V. erhob ihn in den Adelstand. F., der durch den Glanz seines wissenschaftlichen, weit über Deutschland hinaus bekannten Namens, durch eleganten und präcisen Vortrag viel zur Blüthe Tübingen's beitrug, hat besonders auf zwei Gebieten grosse Verdienste sich erworben, nämlich als Verfechter der griechischen Medicin und als Botaniker, während seine literarischen Leistungen in der praktischen Medicin sich nicht über das Niveau seiner Zeit erheben, ja auch in der Praxis selbst ihm das Glück nicht besonders hold gewesen sein soll. — F. war durch seine classische Bildung so recht geeignet zum Vorkämpfer für die medicinischen, besonders die griechischen Classiker des Alterthums. Mit dem 16. Jahrhundert, der Zeit des höchsten Aufschwunges der humanistischen Bestrebungen, der eifrigsten Pflege der griechischen Literatur, vollzog sich auch in der Medicin ein gewaltiger Umschwung. Zu denjenigen Aerzten nun, die mit Enthusiasmus zur Fahne des HIPPOKRATES schworen, gehört in erster Reihe L e o n h a r d F u c h s. Er wirkte sowohl durch allgemeine Anregungen, wie in den oben angeführten Abhandlungen, als auch durch concretes Beispiel in seinen Uebersetzungen und Commentarien. Hierher gehören: *„Hippocratis epidemion liber sextus latinitate donatus et luculentissima commentatione illustratus"* (Basel 1537, fol.) — *„Hippocratis aphorismorum sectiones septem latinitate donotae etc."* (Basel 1544, 4. und mehrfach) — *„Claudii Galeni aliquot opera"* (Paris 1549—1554, fol., 3 voll.). — Ausserdem besorgte F. zusammen mit CAMERARIUS und GEMUSAEUS die Ausgabe des GALEN (Basel 1538, fol., 5 voll.) und eine gute Uebersetzung mit Commentar des MYREPSUS (Basel 1549, fol.). Diese literarische Thätigkeit verwickelte F. in heftige Fehden mit verschiedenen Mitarbeitern auf gleichem Gebiete, die von ihm in nicht gerade sehr urbanem Tone ausgefochten wurden. Auch muss man dem AMATUS LUSITANUS recht geben, der darüber klagt, dass F. in seiner Verachtung und Verwerfung der Araber denn doch zu weit geht. — Von seinen, die praktische Medicin betreffenden Schriften ist das bekannteste Werk: *„Institutiones medicinae"* (Venedig 1556; Lyon 1558 und öfter); es bietet nichts irgendwie Hervorragendes. Die *„Opera"* (medica) erschienen gesammelt Frankfurt 1566, fol. Am unbestrittensten sind F.'s Verdienste um die Pflanzenkunde. Schon 1531 veröffentlichte er im 2. Theil der BRUNFELS'schen *„Novum herbarium"* (Strassburg 1531, fol.) unter dem Titel: *„Annotationes aliquot herbarum et simplicium a medicis hactenus non recte intellectarum"* eine Reihe scharfsinniger und gelehrten kritischen Abhandlungen über zweifelhafte Pflanzen, und 11 Jahre später erschien sein, schon 1538 beendigtes, grosses und berühmtes botanisches Werk: „*De historia stirpium commentarii insignes*" (Basel 1542, fol.; 1545, ausserdem eine Reihe Nachdrücke, sowie Uebersetzungen derselben in's Niederländische, Französische und Spanische, die an verschiedenen Orten herauskamen, ohne dass F. Antheil daran nahm); deutsche, von F. besorgte Ausgabe: „*New Kreuterbuch etc.*" (Basel 1543, fol.). Später beschäftigte F. sich mit der Umarbeitung und Erweiterung dieses Werkes, starb aber das Jahr darauf.

Ernst H. F. Meyer, Geschichte der Botanik. Königsberg 1857, 8., IV. Bd., pag. 309 flgd.   Max Salomon.

Fuchs, zwei Brüder. — Gilbert F., auch GILBERT DE LIMBORCH, GILBERT PHILARETUS genannt, war 1504 zu Limburg geboren und übte die Medicin in Lüttich aus, wo er Arzt von drei Fürstbischöfen war und Canonicus des Stiftes St. Paul wurde. Er hat einige unbedeutende Werke veröffentlicht: „*Conciliatio Avicennae cum Hippocrate et Galeno*" (Lyon 1541, 4.) — „*Gerocomia, hoc est senes rite educandi modus et ratio*" (Cöln 1545; 1551) — „*De acidis fontibus sylvae Ardennae et praesertim eo qui in Spa visitur libellus*" (Antwerpen 1559, 4.; französ. Uebers. Antwerpen 1559, 4.). Ausserdem eine lateinische, mit Commentaren versehene Uebersetzung einer angeblichen Schrift des POLYBUS von Cos (Antwerpen 1543). Er starb am 8. Februar 1567.

Remacle F. (FUCHSIUS, REMACLE DE LIMBOURG) war als Bruder des Vorigen um 1510 in Limburg geboren, studirte in Lüttich, machte Reisen in Deutschland, widmete sich daselbst sowohl der Medicin, als den Naturwissenschaften, kehrte 1533 nach Lüttich zurück, wo sein Bruder ihm sein Canonicat abtrat und starb daselbst am 21. December 1587. Seine Schriften, die zum Theil der Botanik und Pharmakologie, aber auch der Biographie, der Lehre von der Syphilis angehören, sind folgende: „*Illustrium medicorum qui superiori saeculo floruerunt ac scripserunt, vitae etc.*" (Paris 1541) — „*Morbi hispanici, quem alii gallicam, alii neapolitanam, appellant, curandi, per ligni indici quod guaiacum vulgo dicitur, decoctum, exquisitissima methodus*" (Daselbst 1541, 4.) — „*Nomenclatura plantarum omnium, quarum hodie apud pharmacopolas usus est magis frequens . . . . . ordine alphabetico*" (Daselbst 1541; Venedig 1542; Antwerpen 1544) — „*De herbarum notitia, natura atque viribus etc.*" (Antwerpen 1544) — „*Historia omnium aquarum quae in communi hodie practicantium sunt usu etc.*" (Venedig 1542) — „*Pharmacorum omnium, quae in communi sunt practicantium usu tabulae decem*", zusammen mit BERNARD GORDON „*Lilium medicinae*" (Paris 1569; Lyon 1574; Venedig 1598, Fol.).

Biogr. méd. IV, pag. 285. — Dict. hist. II, pag. 413.   G.

Fuchs, Georg Friedrich Christian F., zu Jena, war daselbst am 9. August 1760 geboren, studirte dort, in Leipzig und in Wittenberg und wurde 1781 in Jena Doctor. Er wurde in demselben Jahre Arzt in Capellendorf, 1782 in Bürgel, erhielt bereits 1783 eine Professur der Medicin in Jena und wurde später zum Director des dortigen Kranken- und Irrenhauses ernannt. Ausser einer Reihe von chemischen Arbeiten, über das Ricinusöl, den Borax, Spiessglanz, Zink, Braunstein, Quecksilber, über bleifreie Glasuren u. s. w., sowie ein Repertorium der chemischen Literatur von 494 v. Chr. an bis 1806, sowie abgesehen von seinen Aufsätzen in chemischen Journalen, die hier sämmtlich unerwähnt bleiben, führen wir von medicinischen Arbeiten nur folgende an: „*Comment. historicomed. de dracunculo Persarum sive vena medinensi Arabum*" (Jena 1781, 4.) — „*Comment. hist.-med. sistens quaedam de doctrina atrae bilis ex monumentis veterum eruta*" (Ebenda 1784) — „*Skizze einer populären Gesundheitslehre, für Juristen und Gottesgelehrte entworfen*" (Weimar 1785) — „*Systematische*

Beschreibung aller Gesundbrunnen und Bäder der bekannten Länder, vorzüglich Deutschlands" (2 Bde., Jena 1797—1801). Er starb am 22. August 1813.
Elwert, pag. 159. — Biogr. méd. IV, pag. 281. — Dict. hist. II, pag. 414.

G.

Fuchs, Johann Friedrich F., zu Jena, war 1774 zu Themar in der gefürsteten Grafschaft Henneberg geboren, war Rath des Herzogs von Sachsen-Weimar und wurde 1804 Prof. ord. der Anatomie in Jena, woselbst er am 8. August 1828 starb. Er hat nur einige kleine anatomisch-chirurgische Schriften veröffentlicht: *„Diss. anat.-chirur. disquisitiones de perforatione membranae tympani, praecipue vera hujus operationis indicatione, exhibens"* (Jena 1809, 4.), worin ein besonderes Instrument zur Perforation des Trommelfells vorgeschlagen wird; ferner: *„Programma de strumae exstirpatione per ligaturam"* (Jena 1810, 4.) — *„Progr. historiae anat. prolapsus nativi vesicae urinariae inversione in corpore femineo observata"*, Partic. I—VII (Ebenda 1810—24, 4.).
Dict. hist. II, pag. 416.

G.

Fuchs, Conrad Heinrich F., aus Bamberg (1803—1855), Professor zu Würzburg und Göttingen, ist einer der namhaftesten Schüler SCHÖNLEIN'S aus dessen erster Periode. Das umfangreiche Werk von F. über die Hautkrankheiten steht mit seiner Eintheilung in „Familien, Gattungen und Arten" durchaus unter dem Einflusse des Schematismus der „naturhistorischen" Schule. Diese Einseitigkeit hat bewirkt, dass dem Werke nicht die Beachtung zu Theil geworden ist, welche es nach dem Urtheile competenter Dermatologen wegen der Fülle der in ihm niedergelegten Thatsachen verdient. Auch das klinische Lehrbuch von F. gelangte nur zu geringer Verbreitung. Von bleibendem Werthe sind die von F. gelieferten Beiträge zur historischen Pathologie, ein Fach, um dessen Wiederbelebung sich SCHÖNLEIN und mehrere seiner Schüler grosse Verdienste erwarben. *„Die krankhaften Veränderungen der Haut und ihrer Anhänge in nosologischer und therapeutischer Beziehung"* (Göttingen 1840, 1841, 8. 2 Bde.) — *„Lehrbuch der speciellen Pathologie und Therapie"* (Daselbst 1845—1848, 8., 2 Bde.) — *„Diss. de Lepra Arabum in maris mediterranei litore septentrionali observata"* (Würzb. 1831, 8.) — *„Das heilige Feuer im Mittelalter"* (HECKER'S Annalen, Bd. XXVIII, pag. 1 ff.) — *„Die ältesten Schriftsteller über die Lustseuche in Deutschland von 1495—1510 u. s. w."* (Göttingen 1853, 8.) — *„Theodorici Ulsenii Phrisii Vaticinium in epidemicam scabiem, quae passim toto orbe grassatur; nebst einigen anderen Nachträgen zur Sammlung der ältesten Schriftsteller über die Lustseuche"* (herausgegeben von C. H. FUCHS, Daselbst 1850, 8.).

H. Haeser.

Fuchs, Christian Joseph F., auch um die Menschenheilkunde verdienter Thierarzt, war 1801 in der preussischen Rheinprovinz geboren, studirte 1821, 22 in Bonn Medicin und später Thierarzneikunde in Berlin, war nacheinander Thierarzt in Zülpich, Kreis-Thierarzt in Schleiden, 1843 Departements-Thierarzt in Bromberg und wurde noch in demselben Jahre als Lehrer an die Thierarzneischule in Karlsruhe berufen. Abgesehen von seinen auf die eigentliche Thierarzneikunde bezüglichen Arbeiten, die wir übergehen, führen wir von ihm an: *„Der Chlor als desinficirendes Mittel . . . . . zur Zerstörung von Ansteckungsstoffen u. s. w."* (Cöln 1831) — *„Ueber das Fehler der Milch"* (GURLT und HERTWIG'S Magaz. für die ges. Thierheilk.) — *„Religion und Phrenologie"* (Karlsruhe 1855) — *Das Pferdefleischessen u. s. w."* (Leipzig 1859). — Nach Aufhebung der Karlsruher Thierarzneischule wurde er pensionirt, liess sich in Heidelberg nieder und veröffentlichte, auf Veranlassung des badischen Handels-Ministeriums, einen *„Bericht über die Trichinenfrage betreffende Untersuchungen"* (Heidelberg 1865) und gab zusammen mit H. ALEX. PAGENSTECHER eine Schrift heraus: *„Die Trichinen. Nach Versuchen im Auftrage . . . . ausgeführt am zoolog. Institut zu Heidel-*

berg" (Leipzig 1865; 2. Aufl. 1866, m. 2 Kpft.). Er starb am 10. November 1871 zu Karlsruhe.

Schrader-Hering, pag. 141. — Engelmann, pag. 181; Suppl.-Heft, pag. 70.
                                                                                    G.

Fuchs, Caspar Friedrich F., zu Schmalkalden in Thüringen, war 1803 zu Brotterode geboren und gab folgende Schriften heraus, unter denen namentlich die epidemiologischen und geographisch-medicinischen hervorzuheben sind: *„Abhandlung über das Emphysem der Lunge"* (Leipzig 1845, m. 1 Taf.) — *„Die Bronchitis der Kinder u. s. w."* (Leipzig 1849) — *„Medicinische Geographie"* (Berlin 1853, m. 11 Taf.) — *„Lebensverkürzungen. Eine Aufzählung .... derjenigen Laster und Gewohnheiten, welche Gesundheit und Leben gefährden und zerstören u. s. w."* (Weimar 1854) — *„Ueber den Einfluss der eiweissartigen, stärkemehlhaltigen und fetten Nahrungsmittel auf den menschlichen Körper"* (Neuhaldensleben 1855) — *„Die epidemischen Krankheiten in Europa in ihrem Zusammenhange mit . . . des Erdmagnetismus u. s. w."* (Weimar 1860). — Zusammen mit C. F. DANZ hatte er eine Preisschrift *„Physisch-medicinische Topographie des Kreises Schmalkalden"* (Schriften der Marburger Gesellsch. zur Beförd. u. s. w. 1848) verfasst. Er starb am 2. Juli 1866.

Engelmann, Supplem., pag. 75.   G.

*Fuchs. Fritz F., am 10. Februar 1840 geboren, studirte in Heidelberg, Berlin, Greifswald, Göttingen, Bonn, Paris, Florenz und wurde 1864 in der philosophischen Facultät in Heidelberg, 1867 in der medicinischen Facultät in Bonn promovirt. Seit 1877 Docent für Iatrophysik in Bonn, hat er eine Reihe klinischer und physiologischer Arbeiten veröffentlicht, darunter: *„Ueber die Regel der Muskelzuckungen in der offenen galvanischen Kette"* (Zeitschr. für Biologie 1872) — *„Ueber die Gleichgewichtsbedingung für den erregten und den unerregten Muskel"* (PFLÜGER'S Archiv für Physiol., Bd. VII) — *„Ueber ein Verfahren zur Nachweisung der Extraströme auf elektroskopischem Wege"* (POGGENDORFF'S Annalen, Bd. CLV) — *„Ueber die Nachweisung von Alternationen der Elektricität mittelst der Flamme"* (Daselbst, Bd. CLV) — *„Ueber das Leben und die Werke Galilei's"* (Bonn, 1878) — *„Ueber die Anwendung der mechanischen Wärmetheorie auf den Muskel"* (PFLÜGER'S Archiv, Bd. XV) — *„Vorschlag zur Construction eines Augenspiegels mit neuer Reflexions- und Polarisationsvorrichtung"* (Zeitschr. für Instrumentenk . 1882) — *„Ueber die günstigsten physikalischen Bedingungen bei der Beobachtung der Netzhaut im umgekehrten Bilde"* (Verhandl. des naturhistor. Vereines für Rheinl. und Westph., 40. Jahrg.).   W.

Fudakowski, Bolesław Hermann F., geboren am 25. October 1834 zu Swietynie auf der Ukraine, studirte in Dorpat und wurde dort 1859 zum Doctor promovirt. Zwei Jahre hindurch arbeitete er nachträglich unter Leitung von BRÜCKE, MOLESCHOTT, CL. BERNARD und KÜHNE, im Jahre 1864 wurde ihm von der Warschauer Hochschule der Lehrstuhl der physiologischen Chemie angeboten mit dem Auftrage, das dazu nöthige Laboratorium einzurichten. F. nahm diese Stellung an und verblieb auf ihr bis zu seinem Tode, welcher am 10. November 1878 erfolgte. F. war nicht nur ein tüchtiger und beliebter Lehrer, sondern auch ein fleissiger und gründlicher Forscher; er veröffentlichte 56 grössere und kleinere Arbeiten in polnischen, russischen und deutschen Fachblättern, seine acht in deutscher Sprache geschriebenen Aufsätze sind im Centralblatt für die medic. Wissenschaft, in HOPPE-SEYLER'S Med.-chem. Untersuchungen und in den Berichten der Deutschen chem. Gesellsch. abgedruckt worden; sein Hauptwerk ist: *„Chemia zastosowana do fizyologii i patologii czyli chemia lekarska"* (Warschau 1878).
                                                                                    K & P.

Führer, Friedrich Theodor F., zu Hamburg, daselbst am 7. Mai 1821 geboren, kam mit B. v. LANGENBECK bei dessen Uebersiedlung von Kiel nach Berlin 1849 dorthin und war in dessen Klinik thätig, ohne die Stelle eines Assistenten zu bekleiden. Er beschäftigte sich namentlich mit pathologischen Untersuchungen, die er in der Deutschen Klinik publicirte, so: *„Zur Diagnose der Geschwülste und zur Morphologie der Hautdrüsen"* (1850) — *„Umrisse und Bemerkungen zur pathologischen Anatomie der Geschwülste"* (1852). Auch gab er heraus: *„Beiträge zur chirurgischen Myologie"* (Berlin 1850). 1852 habilitirte er sich in Jena als Privatdocent der pathologischen Anatomie und erstattete über die von ihm in den ersten zwei Jahren gemachten Leichenöffnungen 1854 in der Deutschen Klinik Bericht. Er verliess aber Jena, ging für längere Zeit nach Paris, mit den Vorarbeiten für das folgende Werk, nämlich sein *„Handbuch der chirurgischen Anatomie, 2 Abtheilungen"* (Berlin 1857. Nebst 1 Atlas von 22 Kpft.), beschäftigt. Er nahm seine Lehrthätigkeit jedoch nicht wieder auf, war praktischer Arzt in Hamburg, wählte wegen zunehmender Kränklichkeit aber Cannstadt bei Stuttgart zu seinem Wohnort, wo er an Phthisis pulmonum am 27. Mai 1870 starb.

Deutsche Klinik 1870, pag. 308. G.

*Fürbringer, Max F., am 30. Januar 1846 zu Wittenberg geboren, studirte in Jena und Berlin unter GEGENBAUR, HÄCKEL und PETERS, promovirte 1869 als Dr. phil. und 1874 zum Dr. med. 1879 nach Amsterdam gerufen als Prof. ord. der menschlichen Anatomie, Entwicklungsgeschichte und vergleichenden Morphologie der Vertebraten, publicirte er in dieser Stellung: *„Extremitäten der schlangenähnlichen Saurier"* (1869) — *„Vergleichende Anatomie der Schultermuskeln"* (1871—1875) — *„Kehlkopfmuskulatur"* (1871) — *„Entwicklungsgeschichte der Amphibienniere"* (1877) — *„Vergleichende Anatomie und Entwicklungsgeschichte der Vertebraten"* (1878) — *„Variirungen des Nervenplexus"* (1879). C. E. Daniëls.

*Fürbringer, Paul F., zu Delitzsch am 7. August 1849 geboren, absolvirte sein Medicinstudium in Jena und Heidelberg, wo er speciell FRIEDREICH'S Schüler war. 1874 promovirt und mehrfach Assistent gewesen, ist er Professor e. o. in Jena und fungirt seit 1879 als Vorstand der Klinik für Kinder-, Hautkrankheiten und Syphilis, seit 1881 ausserdem als Amtsphysicus ebendaselbst. Seine klinischen und experimentellen Publicationen beziehen sich besonders auf Krankheiten des Urogenitalsystems und Quecksilberwirkung. W.

Fürst, Ludwig F., starb, 37 Jahre alt, als Brunnenarzt in Franzensbad am 21. August 1871. Er war neben der obenerwähnten Thätigkeit geschätzt als Gynäkologe wegen mehrerer Arbeiten, die er im *„Archiv für Gynäkologie"* und anderweitig (*„Wirkung des Glycerin in der gynäkologischen Praxis"* in der Wiener med. Presse 1868 etc.) publicirt hatte. W.

*Fürst, Livius F., geboren am 27. Mai 1840 zu Leipzig, zu Jena und Leipzig, später zu Prag und Wien als specieller Schüler von CREDÉ, HENNIG, STEINER, WIDERHOFER ausgebildet, wurde 1864 promovirt und wirkte seit Januar 1871 als Privatdocent zu Leipzig und seit October 1868 als Director der pädiatrischen Poliklinik daselbst. Wir haben von ihm: *„Die Bildungshemmungen des Utero-Vaginalcanals"* (Berlin) — *„Das Kind und seine Pflege"* (Leipzig) und zahlreiche Einzelarbeiten gynäkologischen, pädiatrischen und teratologischen Inhalts. 1877 begründete F. die „Anstalt für animale Impfung" zu Leipzig. W.

Fürstenau, Johann Hermann F., wurde am 1. Juni 1688 zu Herford in Westphalen als Sohn eines Geistlichen geboren. Nach sorgsamer Vorbildung bezog er 1706 die Universität Wittenberg, um Medicin zu studiren, ging 1707 nach Jena und 1708 nach Halle, damals durch die beiden berühmten Lehrer FRIEDRICH HOFFMANN und GEORG ERNST STAHL die erste medicinische Facultät

Deutschlands. Hier promovirte er 1709 mit der *„Dissertatio sistens desiderata anatomico-physiologica"* (Halle 1709, 4.), welche die erste einer ganzen Reihe von ähnlichen Schriften war, worin die *„Desiderata medica"*, das, woran es in den einzelnen Sparten der Medicin noch fehlt, auseinandergesetzt waren. Gesammelt erschienen sie unter dem Titel: *„Desiderata medica, variis in locis et varia forma, tandem junctim edita"* (Leipzig 1727, 8.). F. liess sich nun in Herford als Arzt nieder, machte 1711 und 1716 grössere wissenschaftliche Reisen durch Deutschland, Holland und England, auf welchen er mit den bedeutendsten ärztlichen Autoritäten in Verbindung trat, und ward 1720 vom Landgrafen zu Hessen-Cassel zum Professor der Medicin an der Universität Rinteln ernannt, wozu ihm 1730 noch der neuerrichtete Lehrstuhl für Oekonomie übertragen wurde. Im Jahre 1752 erhielt er von der Universität Göttingen den Ehrendoctor der Philosophie und starb am 7. April 1756. Seine zahlreichen Schriften (s. Biogr. médic.) sind fleissige Compilationen.   Max Salomon.

Fürstenau, Johann Friedrich F., Sohn von Johann Hermann F., geboren zu Rinteln am 31. October 1724, zeigte auf der Schule so ausserordentliche geistige Anlagen, dass er schon mit 14 Jahren sich dem Universitätsstudium zuwenden konnte und mit 16 Jahren zweimal medicinische Thesen öffentlich vertheidigte. 1744 machte er eine wissenschaftliche Reise durch Deutschland und Holland, auf der er sämmtliche berühmteren Universitäten besuchte und kehrte 1745 nach Rinteln zurück, wo er unter seinem Vater im selben Jahre promovirte. Mit 23 Jahren, 1747, erhielt er in Rinteln die Professur für Anatomie und Chirurgie, doch entriss ihn ein frühzeitiger Tod am 22. März 1751 dieser unter so glänzenden Auspicien begonnenen Carrière. Er hat einige Dissertationen ohne Bedeutung geschrieben.   Max Salomon.

Fürstenberg, Moritz F., zu Eldena bei Greifswald, sehr hervorragender, um die Pathologie der Menschen und Thiere verdienter Thierarzt, war 1818 in Berlin geboren, trat 1840 in die dortige Thierarzneischule, war von 1843—48 Kreis-Thierarzt in Soldin, 1848 Repetitor an der Thierarzneischule, 1850 Departements-Thierarzt in Liegnitz, wurde 1853 an die landwirthschaftliche Akademie zu Eldena berufen, der er 19 Jahre lang, bis zu seinem am 15. September 1872 erfolgten Tode, als Lehrer, seit 1867 mit dem Titel Professor, angehörte, nachdem ihn die Greifswalder medicinische Facultät 1865 zum Dr. med. honoris causa ernannt hatte. Abgesehen von zahlreichen Arbeiten auf dem Gebiete der Thierheilkunde und seinen, zusammen mit LEISERING, gelieferten Referaten über Thierheilkunde in VIRCHOW-HIRSCH's Jahresbericht, sind von ihm hier folgende wichtige Aufsätze und Monographien anzuführen, von denen die an dritter Stelle genannte geradezu als klassisch bezeichnet werden muss: *„Ueber die Steine und Concremente im Körper der Thiere"* (GURLT und HERTWIG'S Magazin für die gesammte Thierheilk., Bd. X, XII, XIII, XXI) — *„Ueber Fettgeschwülste"* (Ebendaselbst Bd. XVII) — *„Die Krätzmilben der Menschen und Thiere"* (Leipzig 1861, Kl.-Fol., mit 15 Taff., 10 Umriss-Figg., 3 Holzschn.) — *„Die Milchdrüsen der Kuh"* (Daselbst 1868) — *„Die Anatomie und Physiologie des Rindes"* (Berlin 1868).
Virchow's Archiv. Bd. LVI, pag. 279.   G.

*Fürstenheim, Ernst F., aus Cöthen in Anhalt, am 18. August 1836 geboren und medicinisch ausgebildet in Berlin, Würzburg, Paris, London (B. von LANGENBECK, CIVIALE, CAUDMONT), wurde 1861 promovirt, liess sich 1863 in Berlin nieder und ist hier als Arzt für Krankheiten der Harnwege thätig. Seine literarische Thätigkeit umfasst verschiedene Aufsätze über Krankheiten der männlichen Geschlechtsorgane und der Harnwege, besonders über Endoskopie der Harnwege (zumeist nach Vorträgen in ärztlichen Gesellschaften).   w.

*Fürstner, Karl F., geboren am 7. Juni 1848 zu Strassburg a. M., hat in Würzburg und Berlin bis 1872, dem Jahre seiner Promotion, studirt.

Demnächst als Assistent bei Westphal thätig, erhielt er 1878 einen Ruf als Prof. ord. der Psychiatrie und Director der Universitäts-Irrenklinik nach Heidelberg und hat diese Stellung zur Zeit inne. Schriften: *„Zur Streitfrage über das Othämatom"* — *„Ueber Puerperalpsychosen"* — *„Zur elektrischen Reizung der Hirnrinde"* — *„Ueber Pachymeningitis haemorrhagica"* — *„Ueber eine eigenthümliche Seh-störung bei der Paralyse"* — *„Zur Behandlung der Alkoholisten"* — *„Weitere Mittheilung über Sehstörung der Paralytiker"*. Sonstige Aufsätze finden sich im Archiv für Psychiatrie, Virchow's Archiv, Archiv für klin. Medicin und Berliner klin. Wochenschr. **W.**

Füsslin, Julius F., welcher, kaum 50 Jahre alt, zu Baden im Mai 1866 starb, verdient Erwähnung wegen der grossen Verdienste, die er sich als ärzt-licher Director des grossen Zellengefängnisses zu Bruchsal von 1858 ab erwarb. Er wirkte ausserdem als Amtsarzt des Districts und hat die von ihm gewählte Materie im Württemb. Correspondenzblatt fleissig bearbeitet.

Hahn bei Dechambre. **W.**

*Fürth, Ludwig F., zu Amschelberg in Böhmen am 25. Juli 1835 geboren, besuchte die Universität Wien und gelangte dort 1863 zur Promotion; seit 1863 ist er in Wien als Secundärarzt der niederösterreichischen Findelanstalt, von 1867 als praktischer Arzt in Wien thätig, wurde 1866 Docent der Kinder-heilkunde an der Universität und Vorstand der Abtheilung für Kinderkrankheiten an der allgemeinen Poliklinik daselbst und publicirte: *„Pathologie und Therapie der hereditären Syphilis"* (1879) — *„Pathologie und Therapie der Rachitis"* (1882), auch zahlreiche Artikel aus dem Gebiete der Kinderkrankheiten in der Wiener medicinischen Presse und im Jahrbuch für Kinderheilkunde. **W.**

Fuhrmann, Johann F, geboren zu Riga am 12. October 1628, studirte Medicin in Leyden, bereiste dann Holland, England, Frankreich und Italien und erwarb sich in Padua den Doctorgrad. Im Jahre 1658 war F. wieder in Riga, wurde 1682 zweiter und 1689 erster Stadtphysicus und starb am 23. April 1704. Er verfasste eine Diss.: *„De tribus obtinendi in affectibus et actionibus humanis medii mediis ex l. II Ethic. Nicom. c. ult."* (Riga 1651).

v. Recke-Napiersky, I, 624. **L. Stieda.**

Fuiren, Georg F., geboren am 31. Mai 1581 zu Kopenhagen, studirte in seiner Vaterstadt, in Wittenberg und Rostock Mathematik und Philosophie, wandte sich dann der Medicin zu, besuchte die Universitäten Leyden, Padua und Basel und wurde hier 1606 zum Doctor promovirt. Nach weiteren vierjährigen . Reisen kehrte er 1610 nach Kopenhagen zurück, wo er sich als praktischer Arzt niederliess, folgte dann aber einem Auftrage König Christian's V., Dänemark und Norwegen zu bereisen, um eine Sammlung der wildwachsenden heimischen Pflanzen zu veranstalten. Ein Bericht hierüber findet sich in Thomas Bartholin's *„Cista medica"*. Er starb am 25. November 1628, erst 47 Jahre alt.

Max Salomon.

Fuiren, Heinrich F., Sohn des Georg F., wurde zu Kopenhagen am 28. Mai 1614 geboren und hatte von seinem Vater, den er schon im Alter von 14 Jahren verloren, die Liebe zur Medicin und den Naturwissenschaften, aber auch die Lust zum Reisen geerbt. Mit 18 Jahren begab er sich nach Leyden, um Medicin zu studiren, ging von da nach Italien! von vier Jahren über Paris und Montpellier nach Padua, wo er einen sechsjährigen Aufenthalt nahm, durchreiste die Schweiz, promovirte am 14. October 1645 nach dreitägigen Vorlesungen (*„Praelectiones medicae de ascite"* Basel 1645) in Basel und kehrte über Frankreich nach 13jähriger Abwesenheit in sein Vaterland zurück. Hier lebte er in stiller Zurückgezogenheit, da seine schwächliche Gesundheit ihm eine ausgedehnte Praxis und selbst ernstere literarische Thätigkeit verbot, beschäftigt mit seiner reichhaltigen Bibliothek und seinen schönen naturhistorischen Sammlungen, die er auf seinen Reisen erworben und welche er testamentarisch der Universität Kopenhagen vermachte. Er starb am 8. Januar 1659, nachdem er längere Zeit an schweren asthmatischen Beschwerden gelitten. Sein Bruder Thomas gab sowohl von der Bibliothek, wie vom naturhistorischen Museum Kataloge heraus: „*Catalogus bibliothecae Henrici Fuiren, Hafniensi academiae donatae*" (Kopenhagen 1660, 4.) und „*Rariora musaei Henrici Fuiren quae academiae Hafniensi legavit*" (Kopenhagen 1663, 4.).

Henning Witten, Memoriae medicorum nostri seculi clarissimorum renovatae. Decas II. Frankfurt 1676 8.

Max Salomon.

Fuller. Oft miteinander confundirt, müssen die folgenden beiden älteren Aerzte dieses Namens auseinandergehalten werden: Francis F., der Verfasser der sehr beifällig aufgenommenen und viel aufgelegten „*Medicina gymnastica or treatise on the power of exercise with respect to the animal oeconomy*" (London 1704; 1718; 1740; deutsch Lemgo 1750), — und Thomas F., 1654—1734, Arzt zu Sevenoak (Kent), der eine Reihe von Pharmakopöen schrieb, unter denen die „*Pharmacopoea extemporanea*" 19 Auflagen erlebte, und zwar nicht blos in London, Amsterdam etc., sondern auch eine deutsche, Basel 1750.

Biogr. méd. IV.   W.

Funck, Johann Friedrich F., geboren am 19. Mai 1823 in Frankfurt am Main, studirte 1841—45 in Heidelberg Medicin, promovirte daselbst am 15. November 1845 mit der „*Diss. sistens casum morbi organici cordis ex rheumatismo acuto articulorum orti*" und wurde 1846 unter die Frankfurter Aerzte aufgenommen. Von 1849—51 lebte er in England und Schottland als Leibarzt des Lord Douglas. Ende 1851 kehrte er nach Frankfurt zurück und nahm Theil an der Armenklinik, vorwaltend als Chirurg. Er starb am 8. März 1867 in Karlsbad. — F. hat das Buch von Conquest übersetzt unter dem Titel: „Briefe an eine Mutter über Behandlung und Pflege der Kinder" (Frankfurt 1854).

W. Stricker.

Funk. Eine besondere Bedeutung hat von den vier verstorbenen F. keiner. Doch sind zu unterscheiden: Christlieb Benedict F., Professor der Physik in Leipzig, der von 1736—1786 lebte; von den Medicinern: Michael F., geboren 1790, Amtsarzt und Medicinal-Assessor in Bamberg, dessen „*Rückenmarksentzündung*" (Dissert. Bamberg 1819) noch zweimal (1825 und 1832) aufgelegt wurde; — Adolph Friedrich F., aus Minden in Westphalen, 1802—1830, Doctor zu Berlin 1826, später Regimentsarzt und Verfasser einiger Arbeiten in Hufeland's Journal (1825); — und endlich Richard F., bekannt durch seinen mehrfach aufgelegten „*Katechismus der Chirurgie*" (Leipzig 1824; vergrössert zum „*Systematischen Handbuch der gesammten Chirurgie*" durch W. A. Th. Richter, Daselbst 1834).

Hahn bei Dechambre.   W.

Funke, Otto F., geboren zu Chemnitz am 27. October 1828, studirte in Leipzig von 1846 ab Medicin, erwarb im Jahre 1851 durch seine Inaug.-Diss. „*De sanguine lienis*" die Doctorwürde, wurde 1853 zum a. o. Professor der Medicin an der Universität Leipzig ernannt, 1860 aber als ordentl. Professor der Physiologie an die Universität zu Freiburg berufen, in welcher Stellung er bis zu seinem am 16. August 1879 in Folge eines Krebsleidens erfolgten Tode verblieben ist. F. hat seine Studien namentlich unter der Leitung von E. H. Weber und C. G. Lehmann gemacht und, unterstützt durch eine seltene Begabung, auf dem Gebiete der Physiologie und physiologischen Chemie einen hochgeachteten Namen erworben, sowie er auch als Lehrer durch seinen klaren, anregenden Vortrag höchst vortheilhaft gewirkt hat. Unter den mehrfachen von ihm herausgegebenen Schriften sind namentlich zu erwähnen der „*Atlas der physiologischen Chemie*" (Leipzig 1853; 2. Aufl. 1858) und das „*Lehrbuch der Physiologie*", welches zuerst als neue Auflage des Lehrbuches der Physiologie von RUD. WAGNER, sodann aber unter F.'s eigenem Namen in vier Auflagen (Leipzig 1858—1863) erschienen ist.   Winter.

Furnari, Salvatore F., ein Sicilianer, 1830 zu Palermo promovirt, erlangte 1834 das Recht der Praxis in Frankreich und gründete (mit CARRON DU VILLARDS) eine Augenpoliklinik. Im Auftrage der französischen Regierung begab er sich 1841 nach Afrika, kehrte jedoch 1848 nach Palermo zurück, um als Professor der Ophthalmologie dort bis zu seinem Tode — 1866 — thätig zu sein. Unter seinen ophthalmologischen Arbeiten seien der *„Essai sur les causes, la nature et le traitement des ophthalmies en Afrique"* (Paris 1841), ausserdem die *„Nouvelles recherches sur la rage"* (Arch. génér. 1834) und die hygienischen Artikel über Gewerbekrankheiten (Dict. de méd. nouv. 1837) und gegen Kinderarbeit (l'Esculape 1839) hervorgehoben.

Hahn bei Dechambre.   W.

Fuster, Joseph-Jean-Nicolas F., war, aus einer Familie von Aerzten stammend, zu Perpignan am 19. Januar 1801 geboren, wurde 1826 in Montpellier Doctor, assistirte in den Kliniken daselbst unter Leitung von BROUSSONNET und CAIZERGUES, wurde 1828 Agrégé und begab sich im folgenden Jahre nach Paris, um als Mitarbeiter der Gazette méd. neben GUÉRIN, und des Bulletin de thérapeutique neben MIQUEL thätig zu sein. Daneben fungirte er seit 1832 an der Poliklinik, verliess jedoch diesen Wirkungskreis, um von 1848 ab in Montpellier als Nachfolger BROUSSONNET'S zu fungiren. Nach vielen Ehrenbezeugungen und nachdem er hier 1850 die Revue thérapeutique du midi gegründet und geleitet hatte, starb F., lange kränkelnd, am 17. October 1876 in Ogeu (seinem eigenen Landsitz im Departement Basses-Pyrénées). — In vielen seiner Schriften vertrat er mit Eifer die älteren Grundsätze der Schule zu Montpellier. Am bekanntesten ist wohl: *„Des antagonismes morbides"* (Thèse de concours, Montpellier 1848), sowie die zweite gleichzeitige These: *„Du pronostic médical"*. Durch Krönung mit dem Preise erkannte das Institut seine *„Maladies de la France"* (Paris 1840) an. Vorangegangen war die grössere Monographie: *„Anatomiae pathologicae philosophia explanatur etc"* (Montpellier 1829). *„Des changements dans le climat de la France"* (Paris 1845) verdient ebenfalls genannt zu werden.

Hahn bei Dechambre.   W.

Fyfe, Vater und Sohn, beide mit dem Vornamen Andrew. Der Erstere, Assistent von MONRO, später Professor der Anatomie in Edinburg, starb um 1825. Seine Compendien und Atlanten der Anatomie wurden sehr viel gebraucht und erlebten viele Auflagen (Edinburg 1786; 1787; Edinburg und London 1800; 1802; Edinburg 1813; London 1815; auch posthum Edinburg 1830; 1837). — Der Sohn, Andrew II. F., 1792—1861, wirkte ebenfalls in seiner Vaterstadt Edinburg, vornehmlich als Professor der Chemie; später für dieses Fach und für Medicin in Aberdeen. Seine bezüglichen Schriften giebt die unten genannte Quelle an; grösseren Umfanges sind: *„A manual of chemistry"* (Edinburg 1826) und *„Elements of chemistry"* (Daselbst 1827).

Hahn bei Dechambre.   W.

G.

Gaal, Gustav von G., war zu Eisenstadt in Ungarn 1818 oder 1819 geboren, studirte in Wien Medicin, wurde Assistent an der Klinik von LIPPICH und verfasste folgende Schriften: *„Das Nöthigste über Auscultation und Percussion und ihre Anwendung in der Medicin, Chirurgie und Geburtshilfe u. s. w.'* (Wien 1842) — *„Die Krankheiten des Ohres und deren Behandlung, nach den neuesten und bewährtesten Erfahrungen . . . mit Benützung eines englischen Aufsatzes von T. Wharton Jones systematisch dargestellt"* (Ebenda 1844) — *„Physikalische Diagnostik und deren Anwendung in der Medicin, Chirurgie, Oculistik, Otiatrik und Geburtshilfe u. s. w."* Anhang: *„Die mikroskopisch-chemisch-pathologische Untersuchung von Joh. Fl. Heller"* (Wien 1846, m. 2 Taff.; 2. Aufl. 1849). Im Jahre 1848 schloss er sich der politischen Bewegung in Wien an, flüchtete bei der Einnahme Wiens nach Ungarn, wurde daselbst Honved-Stabsarzt und flüchtete nach Beendigung der Revolution mit dem General BEM in die Türkei, trat dort zum Islam über, wurde türkischer Stabsarzt unter dem Namen VELI-BEY und war in Serajewo in Bosnien stationirt. Er gab von port her noch eine *„Taschenencyclopädie der praktischen Medicin ... Mit besonderer Berücksichtigung der Wiener Schule u. s. w."* (Wien 1861) heraus und starb in vollständiger geistiger und körperlicher Zerrüttung Anfangs der 1870er Jahre. R–d.

Gabelchover, Gabelkover, s. GAEBELKHOUER.

Gaber, Giovanni Battista G., zu Turin, war am 16. Juli 1730 zu Saorgio geboren, übte in Turin die Praxis aus, war Arzt am dortigen Hofe und hat in den Miscell. Taurin. (T. I, II, III, 1759—65) unter Anderem publicirt: *„Specimen experimentorum circa putrefactionem humorum animalium."* Er starb am 17. Juli 1781.

Dechambre, 4. Série, T. VI, pag. 409. G.

Gabillot, Joseph-Damien G., zu Lyon, war 1792 geboren, wurde 1815 in Paris Doctor und verfasste, ausser Aufsätzen in den Archives générales de méd., dem Compte rendu de Lyon u. s. w., die folgende grössere Schrift: *„Étude nouvelle des phénomènes généraux de la vie, ou recherches sur la vitalité, l'organisation, les races humaines et animales, ... pour servir à l'histoire du règne animal et de prolégomènes aux lois physiologiques qui le gouvernent* (Paris et Lyon 1841). Er starb 1847.

Gubian in Gaz. méd. de Lyon. 1849, I, pag. 173, 185 (nicht zugänglich). G.

472

Gabrielli, Pirro Maria G., zu Siena, war daselbst am 1. April 1643 geboren, wurde, nachdem er sich vorzugsweise mit anatomischen, botanischen, chemischen Studien beschäftigt hatte, Professor der Botanik und theoretischen Medicin in seiner Vaterstadt, woselbst er 1691 unter den Auspicien des Cardinals Fr. Medici, unter dem Namen Colonia arcadica fisiocritica eine Akademie für Physik begründete, die von dem Kaiser Franz I. später wieder hergestellt wurde. Ausser der Beschreibung einer Meridian-Linie, die er durch den Sitzungs-Saal jener Akademie gezogen hatte (Siena 1703, 4.) finden sich von ihm Veröffentlichungen in der Galeria di Minerva und Aufsätze medicinischen Inhalts in den Ephemerides Naturae Curlos., indem er unter dem Namen STRATON Mitglied der Leopold.-Carolin. Akademie war. Er starb am 19. December 1705.

Biogr. méd. IV, pag. 295.   G.

Gabrielli, Salvadore G., zu Siena, war am 25. December 1809 daselbst geboren, wurde 1829 Doctor, war 10 Jahre lang in ärztlichen Stellungen zu Palazzone und San Gemignano thätig, wurde 1844 zum Prosector und 1851 zum Professor der Materia medica und experimentellen Therapie an der Universität Siena ernannt. Ausser einigen in besonderen Brochuren veröffentlichten Krankheitsgeschichten (1853) schrieb er eine Biographie seines Collegen, des Professors der Anatomie GIOV. BATT. VASELLI (1861-62) und gab heraus: *„Prelezione al corso di materia medica e di terapeutica dell' anno 1861-1862"* — *„Studj microscopici, e sperimentali sulla circolazione, e sulla flussione sanguigna considerata :come elemento della flogosi"* (Florenz 1861). Ausserdem eine Universitäts-Inaugural-Rede für die Session 1866-67, Schriften über die Bäder Galleraie (1868) und Querciolaja (zusammen mit G. CAMPANA, 1875) und zahlreiche therapeutische Artikel im Dizionario italiano di scienze. Er starb am 24. Juni 1880.

Annal universali di med. Vol. 231, 1880, pag. 540.   G.

Gabuccini, Geronimo G., italienischer Arzt aus der Mitte des 16. Jahrhunderts, aus Frano gebürtig, schrieb *„De lubricis alvum occupantibus ac de ratione curandis eos, qui ab illis infestantur, commentarius"* (Venedig 1547). — *„De comitiali morbo libri tres"* (Ebenda 1561, 4.) u. a. Werke, die bemerkenswerth sind durch zahlreiche pathologisch-anatomische Beobachtungen. So theilt G. u. A. die ihm von seinem Lehrer A. THEODOSIO überkommene Beobachtung mit, dass die Drehkrankheit bei den Schafen durch Blasenwürmer im Gehirn hervorgerufen wird.

Dict. hist. II, pag. 424.   Pgl.

*Gad, Johannes G., am 30. Juni 1842 zu Posen geboren, trat in den preussischen Militärdienst ein und war Premier-Lieutenant in der Artillerie, als er (1869) das Studium der Medicin begann. Er beendete dasselbe, nachdem er in Berlin besonders Schüler E. DU BOIS-REYMOND'S, in Würzburg Schüler FICK'S gewesen war, wurde zunächst bei Ersterem Assistent und habilitirte sich dann später 1880 in Würzburg. Seine im Archiv f. Anat. u. Phys. zum grösseren Theil publicirten Arbeiten nahmen besonders die Athmungs-Physiologie zum Gegenstande. Zu Anfang des Jahres 1884 wurde er von Würzburg nach Berlin zur Leitung der experimentalen Abtheilung des dortigen physiologischen Institutes berufen.

Wernich.

Gadaldini, Agosto G., hervorragender italienischer Arzt im 16. Jahrhundert, stammte aus Modena und erwarb sich ein gewisses Verdienst durch Verbesserung der von anderen Aerzten herrührenden lateinischen Uebersetzungen der meisten Werke GALEN'S in den Venediger Ausgaben von 1559 und 1609. G. lebte in Venedig und schrieb noch: *„Stephani Atheniensis explanationes in Galeni librum therapeuticum primum ad Glauconem, latine cum scholiis"* (Venedig 1553).

Biogr. méd. IV, pag. 296.   Pgl.

30*

Gadaldini, B e l i s a r i o G., Sohn des Vorigen, geboren zu Modena und gleichfalls Arzt in Venedig, und zwar zu Ende des 16. Jahrhunderts, veröffentlichte: *„Praelectiones de ratione curandi particulares corporis humani affectus"*, sowie *„Explanationes in Galeni libros de differentiis febrium"* (Venedig 1575, Fol.).

Biogr. méd. IV, pag. 296.   Pgl.

Gaddesden, J o h n G., gewöhnlich unter dem Namen JOHANNES ANGLICUS bekannt, hat gegen Ende des 13. und Anfang des 14. Jahrhunderts gelebt. Er war Lehrer an dem Merton College in Oxford und später Leibarzt am Hofe in London, und zwar war er der erste Engländer, der diese Stelle bekleidet hat. Er ist Verfasser eines Compendiums der praktischen Medicin, welches zwischen 1305—1317 unter dem Titel: *„Rosa anglica s. Practicae medicinae a capite ad pedes"* (Pavia 1492 u. a. A., zuletzt Augsburg 1595) erschienen und seiner Zeit sehr beliebt gewesen ist. GUIDO V. CHAULIAC (in der Vorrede zu seiner Chirurgie) äussert sich über diese Schrift mit den Worten: „ultimo insurrexit una fatua rosa Anglicana, quae mihi mandata fuit, et visa: credidi in ea invenire odorem suavitatis, et inveni fabulas Hispani, Gilberti et Theodorici"; ein nicht weniger ungünstiges Urtheil wird auch über seinen Charakter gefällt, indem er als ein miserabler Empiriker und Charlatan bezeichnet wird, der den Hof und das Publicum in der gröbsten Weise getäuscht und sich durch den Verkauf kostbarer Geheimmittel ein grosses Vermögen erworben hat. Uebrigens stand die „Rosa anglica" zu jener Zeit in so hohem Ansehen, dass C h a u c e r ihren Verfasser unter den ausgezeichnetsten medicinischen Gelehrten gepriesen hat.

Freind, Historia medicinae. Lugd. Batav. 1734, pag. 359—369.

A. Hirsch.

Gaddi, P a o l o G., Professor an der Universität zu Modena, schrieb eine Reihe von histologischen, vergleichend-anatomischen und pathologisch-anatomischen Abhandlungen, von denen wir anführen: *„Sulle pareti dei vasi nell' uomo e specialmente sulla loro interna membrana"* (Modena 1842) — *„Cenno intorno all' istologia del fegato nell' uomo"* (1862) — *„Sulle injezioni piro-metalliche nelle cavità ossee dell' apparato uditivo nell' uomo ed in alcuni animali"* (1862) — *„Iperostosi scrofolosa cefalo-vertebrale e cefalo-sclerosi rachitica"* (1863) — *„Le sale anatomiche nei loro rapporti colla scienza e coll' igiene"* (1864). — In den Memorie della R. Accad. di Sc., Lett. ed Arti di Modena (T. VIII) erschienen: *„Dimostrazione anatomica intorno alla maggiore perfezione della mano dell' uomo confrontata con quella delle scimie"* (1866) — *„Cranio ed encefalo di un idiota"* (c. 6 tavv. 1867). Ausserdem gab er heraus: *„Il museo etnografico-antropologico della R. Università di Modena"* (1870). Er starb 1872.

A. Carruccio in Lo Spallanzani. 1872, pag. 413. — E. G i o v a n n a r d i, Ebenda 1873, pag. 247 (nicht zugänglich). — Index-Catalogue. V, pag. 235.   G.

Gadelius, E r i c G., zu Stockholm, war daselbst 1778 geboren, studirte von 1795 an in Upsala und von 1798 an in Åbo. 1801 wurde er zum Arzte der Kriegs-Akademie in Carlberg ernannt, wurde 1805 Prosector in Stockholm und erhielt den Titel als Professor der Medicin. 1823 wurde er zum Präsidenten der Akademie der Wissenschaften ernannt. Ausser einer Anzahl von Abhandlungen publicirt in den K. Vetenskaps-Akademiens Handlingar (1815), den Svenska Läkare-Sällspakets Handlingar (Bd. I, IV, V), den Års-Berättelser derselben Gesellschaft, verfasste er: *„Handbok i Medicinal-Lagfarenheten"* (Stockholm 1804) und gab in Gemeinschaft mit BERZELIUS von 1806—1810 heraus das *„Journal für Läkare och Fältskärer"*. Er starb am 2. Februar 1827.

Sacklén, I, pag. 753; IV, pag. 138. — Wistrand, pag. 133.   G.

Gaden (Haden?), S t e p h a n oder D a n i e l, von Geburt ein polnischer Jude, kam im Jahre 1657 aus Kiew nach Moskau, begann seine Laufbahn als Feldscherer, trat 1659 als Chirurg in den Dienst der sogenannten Apotheker-behörde und wurde am 25. März 1672 vom Czaren Alexei Michailowitsch zum Doctor der Medicin ernannt. Abgesehen davon, dass G. ursprünglich Jude, zuerst zur katholischen, dann zur lutherischen und schliesslich zur griechischen Kirche übertrat, genoss er am czarischen Hofe wegen seiner ärztlichen Kunst ein grosses Ansehen und übte grossen Einfluss. Nach dem Tode des Czaren Feodor Alexejewitsch (27. April 1682) fand ein Strelitzen-Aufruhr statt; hierbei wurden sowohl G. als ein anderer deutscher Arzt GUTMENSCH und dessen Sohn durch Strelitzen ermordet, weil man sie verdächtigt hatte, den Tod des Czaren herbei-geführt zu haben.

   Richter, Gesch. d. Med. in Russland, II, pag. 322.   L. Stieda.

   Gadermann, Joseph G., war am 22. Februar 1796 in Passau geboren, wurde 1818 in Landshut Doctor, 1819 Prosector, 1822 Privat-Docent an der dortigen Universität. Er schrieb: *„Ueber den Bruch durch das Hüftbeinloch, nebst einem seltenen Falle hierüber"* (Landshut 1823), ferner in den Bayerischen Annalen (Bd. I): *„Einige Ideen über die Art Geburtshilfe zu lehren"*. 1825 wurde er Gerichtsarzt in Lauenstein und 1827 zu Tischenreuth im Ober-Mainkreise und verfasste eine Anzahl von gerichtlich-medicinischen Aufsätzen und Schriften; darunter in v. GRAEFE'S und v. WALTHER'S Journal (1833, 1837): *„Zwei Fälle von glücklich geheilten Gehirnwunden"* — *„Ueber Gehirnerschütterungen"*; ferner in HENKE'S Zeitschrift (1833, 41, 43, 46, 49): *„Medic. Gutachten über eine unzeitige Geburt"* — *„Ueber die Zurechnungsfähigkeit einer schwangeren Brandstifterin"* — *„Ein Fall von verheimlichter Schwangerschaft"* — *„Prüfung der Mittel . . . um vorsätzliche Fruchtabtreibung zu verhüten"* — *„Prüfung der strafrechtlichen Bestimmungen, welche in Betreff verheimlichter Schwangerschaft gelten"* u. s. w. Eine besondere Schrift von ihm war noch: *„Prakt. Anweisung zu solchen gerichtl.-med. Untersuchungen, welche lebende Personen betreffen"* (Erlangen 1840; 2. Aufl. 1849). Er starb am 2. Mai 1857.

   Prantl, II, pag. 522.   G.

   Gaebelkhouer (GABELCHOVER, GABELKOVER, GABELKHOUER), Oswald G., geboren zu Tübingen im Jahre 1538, bekleidete 37 Jahre lang hintereinander bei vier Herzögen von Württemberg in Stuttgart die Stellung eines Leibarztes und ist ausserdem als Geschichtsschreiber berühmt. G. starb am 31. December 1616. Er schrieb ein in vielen Auflagen erschienenes, auch in's Englische und Holländische übersetztes, nach HALLER's Urtheil übrigens nur mittelmässiges, populär-medicinisches Buch: *„Nützlich Artzneybuch für alle das menschlichen Leibes Anliegen und Gebrechen"* (Tübingen 1589, 4., viele weitere Auflagen bis 1680). Ein von G. im Auftrage Herzogs Friedrich begonnenes grösseres Geschichtswerk: *„Allgemeine Geschichte Württembergs"* blieb unvollendet.

   Biogr. méd. IV, pag. 294. — A. Moll, Württemberg. Corresp.-Bl. 1856, XXVI, pag. 97—103.   Pgl.

   Gaebelkhouer, Wolfgang G., Sohn des Vorigen, geboren zu Stuttgart um's Jahr 1570, studirte Medicin in Tübingen, machte dann eine Reise nach Italien und verblieb einige Jahre in Padua. Nach seiner Rückkehr wurde er in Calw in Württemberg zum Stadtarzt und später zum Hofarzt von Württemberg ernannt. Sein Todesjahr ist unbekannt. Er schrieb: *„Curationum et observationum medicinalium centuriae sex"* (Frankfurt und Tübingen 1611—1627).

   Biogr. méd. IV, pag. 294.   Pgl.

   * **Gaedeken**, Karl Georg G., ist am 10. October 1832 zu Kopen-hagen geboren, studirte daselbst, absolvirte das Staatsexamen 1856, promovirte 1863, wirkt seit 1869 als Professor der Medicina forensis, Hygiene und Psychiatrie an der Kopenhagener Universität, seit 1873 auch als dirigirender Arzt der Nervenabtheilung an dem Commune-Hospital. Er schrieb: *„Om Öreblodsvulster hos Sindsyge*

(Haematoma auris)" (Dissertation, 1863) — *„Hvilken Indflydelse har Physiologiens Fremskridt havt paa den medico-forensiske Bedoemmelse af Dödsmaaderne?"*. (Concurrenz-Abhandlung 1868. Ausserdem mehrere Abhandlungen in der Zeitschrift „Hygieiniske Meddelelser", deren Mitredacteur er seit 1873 ist. Petersen.

* **Gaehtgens, Karl G.**, zu Giessen, ist in Livland am 22. April 1839 geboren, studirte in Dorpat, Berlin, Tübingen, München unter BIDDER, C. SCHMIDT, R. BUCHHEIM, HOPPE-SEYLER, wurde 1866 Doctor, 1868 Privatdocent in der medicinischen Facultät zu Dorpat, 1870 etatmässiger Docent daselbst, 1874 ausserordentlicher Professor für Pharmakologie und physiologische Chemie in Rostock, 1875 ordentlicher Professor daselbst, 1880 ordentlicher Professor der Pharmakologie und Pharmakognosie, Director des pharmakologischen Institutes in Giessen. — Schriften: *„Ueber den Stoffwechsel eines Diabetikers verglichen mit dem eines Gesunden"* (Inaug.-Diss. 1866) — *„Zur Lehre der Blausäure-Vergiftung"* (1868) — *„Ueber die physiologischen Wirkungen des salzsauren Neurins"* (1870) — *„Zur Kenntniss der Arsenwirkungen"* (1875) — *„Zur Kenntniss der Antimonwirkungen"* (1876) — *„Zur Kenntniss der Zersetzungsproducte des Leims"* (1878). Red.

Gaertner, Vater und Sohn, zwei Doctoren der Medicin, die ihre Bedeutung nur auf dem Gebiete der Botanik haben. — Der Vater, **Joseph G.**, war am 12. März 1732 zu Calw bei Stuttgart geboren, studirte Medicin in Tübingen und Göttingen, wurde auf der erstgenannten Universität Dr. med., besuchte Frankreich und England, wurde 1768 Professor der Botanik, Director des botanischen Gartens und des naturhistorischen Museums, kehrte aber bereits 1770 in seinen Geburtsort zurück und starb, als der bedeutendste Carpologe seiner Zeit, zu Tübingen am 14. Juli 1791.

Sein Sohn, **Karl Friedrich von G.** (nicht zu verwechseln mit dem gleichnamigen Folgenden) war am 1. Mai 1772 in Calw geboren, studirte in Jena, Göttingen und Tübingen Medicin und wurde am letztgenannten Ort 1796 Dr. med. mit der Dissertation *„Observata quaedam circa urinae naturam"*. Er war bis zu seinem am 1. September 1850 erfolgten Tode Arzt in Calw. Von nicht-botanischen Arbeiten sind nur anzuführen: *„Bemerkungen und Versuche über den menschlichen Urin, besonders in Rücksicht auf seinen Gehalt an Phosphorsäure"* (Denkwürdigkeiten der Naturforscher Schwabens, Bd. I) — *„Ueber die Urinniederschläge"* (SCHERER's Allgem. Journal der Chemie, 1799).

Pritzel, pag. 116. — Callisen, VII, pag. 6. G.

Gaertner, Karl Friedrich von G., zu Tübingen, war am 16. November 1786 zu Backnang in Württemberg geboren, widmete sich der Chirurgie bei einem Barbier, trat dann als Unterarzt in das Militär und machte von 1806 bis 1814 alle Feldzüge mit den württembergischen Truppen mit, rückte während dieser Zeit bis zum Regiments-Chirurgus auf, machte nach dem Kriege von Neuem in Tübingen medicinische Studien, wurde 1816 Universitäts-Operateur, 1817 Dr. chir. honoris causa und Lehrer an der wundärztlichen und Hebeammenschule, 1818 Professor e. o. Zum Antritt seines Lehramtes schrieb er: *„De respicienda primaria causa in morbis chirurgicis, observationibus illustrata"* (Tübingen 1819, 4.) und darauf verschiedene Aufsätze in GRAEFE' und WALTHER's Journal (1821, 1822, u. s. w.) über Kopfverletzungen, Hasenscharten, Milzbrandinfection, Starrkrampf u. s. w. Es wird von ihm angeführt, dass er 500 Staarkranke mit Erfolg operirt haben soll. Er starb am 17. October 1833. Lange nach seinem Tode erschien eine: *„Tabellarische Darstellung der theoret.-prakt. Geburtshilfe, nach dem Tode des Verfassers herausgegeben und . . . vermehrt von einem seiner Schüler"* (2 Blätter Fol., Rottenburg a. N. 1810).

Callisen, XXVIII, pag. 142. G.

Gagatkiewicz, V a l e n t i n G., geboren zu Warschau am 16. Februar 1750, wo sein Vater als Chirurg lebte, studirte in Paris und Reims, woselbst er promovirt wurde. Nach einer längeren Studienreise durch Frankreich, Deutschland und Italien nach der Heimat zurückgekehrt, erwarb er sich schnell den Ruf eines tüchtigen Arztes. Im Jahre 1784 ernannte ihn der König zu seinem Leibarzte, 1786 erhielt er die grosse Medaille „Bene merentibus" und 1788 wurde er in den erblichen Adelstand erhoben. Im Jahre 1789 war er einer der Stifter der Chirurgenschule in Warschau. Er starb am 10. Januar 1805.

K. & P.

Gagliardi. Von vier in der Literatur erwähnten Aerzten dieses Namens ist der bedeutendste D o m e n i c o G., der zu Ende des 17. und Anfang des 18. Jahrhunderts als Protomedicus des Kirchenstaates und Professor der Medicin am Collegio di Sapienza zu Rom lebte. Seine Schriften sind: „*Anatome ossium novis inventis illustrata*" (Rom 1689); ferner Geschichte der epidemischen Peripneumonie und einige populäre medicinische Schriften über die Mittel, sich ein langes Leben zu erhalten u. dergl.

Biogr. méd. IV, pag. 301. — Dict. hist. II, pag. 426. Pgl.

Gahn, H e n r i c G., zu Stockholm, war in Fahlun am 1. Januar 1747 geboren, studirte von 1762 an in Upsala, Göttingen und Leyden, besuchte auch London, wurde 1772 in Upsala Doctor, dann Stadtphysicus in Gefle, darauf erster Admiralitätsarzt in Stockholm, 1777 Assessor des Collegium medicum, 1793 Mitglied und 1794 Präsident der Akademie der Wissenschaften, 1808 Oberarzt der Kriegsmarine in Carlberg und starb am 6. Februar 1816 als einer der zu seiner Zeit berühmtesten Aerzte Schwedens. Seine Arbeiten, Aufsätze über den Wasserbruch, Arsenikvergiftung, pathologisch-anatomische Mittheilungen u. s. w. sind enthalten in Vet. Akad. Hand. (1778, 1800), in Läkar. och Naturf. (T. IV, V), in BERZELIUS' und GADELIUS' Journ. (Bd. I) und in den Sv. Läk. Sällskapets Handl. (Bd. II) u. s. w.

Sacklén, I, pag. 144. G.

Gahrliep van der Müllen, G u s t a v K a s i m i r G., geboren am 24. December 1630 in Grymsholm bei Stockholm, studirte Anfangs, auf Wunsch seines Vaters, Jurisprudenz in Frankfurt a. O., ging nach dessen Tode zur Medicin über und erwarb die Doctorwürde in Leyden im Jahre 1662. G. bekleidete dann vorübergehend eine eigens für ihn gebildete ausserordentliche Professur der Anatomie und praktischen Medicin an der Frankfurter Universität, ging im Jahre 1668 als Garnisonarzt nach Colberg und erwarb sich im Jahre 1680, nach Berlin übergesiedelt, das Vertrauen des Grossen Kurfürsten, der ihn bei der Gründung des Collegium medicorum im Jahre 1685 einen hervorragenden Antheil nehmen liess. G., der im Jahre 1717 in Alt-Landsberg bei Berlin starb, ist bekannt durch seine vorzüglichen Schilderungen der von ihm erlebten, mehrfachen grösseren Epidemien, namentlich von Friesel, Ruhr und verschiedenen Kinderkrankheiten in und bei Berlin. Der grössere Theil der werthvollen Berichte in den Acta medicor. Berolinens. rührt wahrscheinlich von ihm her. Erwähnenswerth ist, dass G. damals schon die vielen Misserfolge in der Behandlung der Ruhr mehr auf die verkehrte Therapie, namentlich den Missbrauch von Adstringentien und Opium, als auf die Stärke der Epidemie selbst zurückführt.

Biogr. méd. IV, pag. 302. — H a e s e r, Historisch-pathol. Untersuchungen. Theil II, pag. 273 und 284. Pgl.

Gaide, A r m a n d G., zu Paris, war 1802 zu Vassy (Haute-Marne) geboren, wurde 1829 in Paris mit der These: „*Propositions et observations sur quelques maladies de la peau*" Doctor, betheiligte sich in demselben Jahre an einem medicinischen Concurse mit der These: „*An a laesionibus organicis vesaniae*", nachdem er bereits als Interne aus der Abtheilung von RAYER im

Hôp. Saint-Antoine mehrere Veröffentlichungen über Extrauterin-Schwangerschaft, Elephantiasis der Araber, über Pemphigus und andere Hautkrankheiten u. s. w. (Archives générales 1828) gemacht hatte. Er liess sich in Paris als Arzt nieder, war 25 Jahre bei dem Bureau de bienfaisance und dem Dispensaire philanthropique thätig und war Mitglied mehrerer medicinischen Gesellschaften, für die er eine Anzahl von Rapports erstattete. Er starb am 13. September 1872.

Dechambre, 4. Sér., T. VI, pag. 428. —Callisen, VII, pag 10; XXVIII, pag 142.
G.

Gaillard, zwei Aerzte in Poitiers. — Der ältere derselben, L.-A. G., war Professor der Medicin am Hôtel des Incurables daselbst und ist bekannt durch eine von der Akademie zu Dijon 1804 gekrönte Preisschrift, welche u. d. T.: „Des causes qui ont modifié la constitution physique et médicale chez les peuples anciens et modernes; etc." (Paris et Poitiers 1807) erschien. Ausserdem schrieb er über die Wirksamkeit der verschiedenen Metalle beim Galvanismus (1800), über ein bösartiges Wechselfieber (1802) u. s. w.

Der Jüngere, François-Lucien G., war daselbst 1805 geboren, doctorirte 1829 in Paris mit der These: „Considérations sur l'utilité et l'abus des théories en médecine, suivies de propositions chirurgicales". Nachdem er sich in seiner Vaterstadt als Arzt niedergelassen hatte, wurde er einer der renommirtesten Aerzte der Provinz und stand viele Jahre mit Auszeichnung dem dortigen Hôtel-Dieu als Chirurgien en chef vor. Von seinen literarischen Arbeiten sind anzuführen: „Considérations sur l'épidémie de suette miliaire qui a régné à Poitiers" (Paris et Poitiers 1846) — „Un seul appareil pour toutes les fractures du membre inférieur" (Paris 1857) — „Dupuytren" (1865) — „Étude sur les coxalgies" (Bulletin de l'Acad. de méd. 1864—65) — „Formules et rubriques" (Poitiers 1866) — „Essai sur les familles pathologiques" (Paris 1868). Er starb im Januar 1869.

Dechambre, 4. Sér., T. VI, pag. 428 G.

*Gaillard, Edwin Samuel G., am 16. Januar 1837 in Charleston, S. C., geboren, war 1854 an der Universität von Süd-Carolina graduirt worden und practicirte zuerst als Arzt in Florida; 1857 machte er eine wissenschaftliche Reise nach Europa, dann lebte er einige Jahre in New York, siedelte 1861 nach Baltimore und 1865, nach Beendigung des Bürgerkrieges, an welchem er als Arzt in der Armee der Conföderirten sich betheiligt hatte, nach Richmond, Va., endlich 1868 nach Louisville, Ky., über, wo er jetzt lebt. — Im Jahre 1867 ist er zum Professor der allgemeinen Pathologie und pathologischen Anatomie an dem Medical College von Virginien, 1868 in gleicher Eigenschaft an der medicinischen Schule in Louisville und ein Jahr darauf zum Professor der praktischen Medicin an dem Louisville Med. College ernannt worden, an welchem er seit dem ersten Jahre der Begründung des Institutes die Decanatswürde bekleidet hat. Von seinen literarischen Leistungen sind „Essay on intermittent and bilious remittent fevers etc." (Charleston 1856), ferner zwei Preisschriften für den Fisky Fund „Ozone, its relations to health and disease" (1861; auch abgedr. in Boston Med. and Surg. Journ. 1864—65, Vol. LXXI) und „Diphtheria" (Richmond 1867; abgedr. im Richmond Med. Journ. 1866, Vol. II) zu nennen. — Im Jahre 1866 hat G. das „Richmond Medical Journal" begründet und dasselbe später, nach seiner Uebersiedlung nach Louisville, unter dem Titel „Richmond and Louisville Med. Journal" bis 1879 fortgeführt. Ausserdem redigirt er die noch jetzt erscheinenden Zeitschriften „Medical Weekly" (Louisville und New York seit 1874) und „Gaillard's Med. Journal", das seit 1879 in New York erscheint.

Atkinson, 271. — Index-Catal., V, 238. A...t.

Gaillardot, Claude-Antoine G., zu Lunéville, war daselbst 1774 geboren, wurde Militär-Chirurg, 1804 zu Paris Doctor, schrieb in Folge einer

Expedition nach San Domingo ein „*Mém. sur la fièvre jaune*", nahm 1810, nach 20jähriger Dienstzeit, seinen Abschied und liess sich in seiner Vaterstadt nieder, wo er bis zu seinem am 10. September 1833 erfolgten Tode mit naturwissenschaftlichen Studien, namentlich auf dem Gebiete der P a l a e o n t o l o g i e , über welche er zahlreiche, hier nicht anzuführende Publicationen gemacht hat, beschäftigt war.

Dechambre, 4 Sér., T. VI. pag. 429.   G.

Gaimard, J o s e p h - P a u l G., geboren zu Saint-Zacharie (Var) am 31. Januar 1796, war Marine-Chirurg I. Cl. und Naturforscher und publicirte als Frucht seiner weiten Seereisen unter Anderem ein „*Mém. sur une race d'hommes connus sous le nom de Papous, etc.*" (Bullet. scient. de la Soc. philom. 1823) und mehrere zoologische Abhandlungen. In die Heimat zurückgekehrt, erhielt er den Auftrag, sich über den Lauf der Cholera in Russland, Preussen und Oesterreich zu unterrichten und schrieb in Folge dessen mehrere Aufsätze über jene Krankheit in den Annales marit. et coloniales (1831): „*Extrait d'une lettre adressée de Berlin* . . . . à *M. K é r a u d r e n , au sujet du choléra*" — „*Signes auxquels on peut reconnaître si un individu est mort du choléra*" — „*Traitement du choléra-morbus*" und zusammen mit GÉRARDIN: „*Lettre sur le choléra morbus*" (Gaz. méd. de Paris 1831) und „*Du choléra-morbus en Russie, en Prusse et en Autriche, pendant les années 1831 et 1832*" (Paris 1832). Er wurde 1834 zum Präsidenten einer Commission zu wissenschaftlicher Erforschung des Nordens ernannt und besuchte als solcher auf zwei Reisen von 1835—1840 Island, Grönland einer- und Lappland, Spitzbergen und die Färör-Inseln anderseits. Er nahm darauf seinen Wohnsitz in Paris und beschäftigte sich mit der Herausgabe seiner Reisewerke und mit zoologischen Arbeiten, die hier nicht anzuführen sind. Er starb am 10. December 1858.

Dechambre, 4. Sér. T. VI. pag. 430. — Berger et Rey, pag. 107.   G.

Gairdner, mehrere schottische Aerzte. — J o h n G. war am 18. September 1790 zu Mount Charles in Ayrshire geboren, wurde 1811 in Edinburg Doctor, studirte dann noch in London unter CHARLES BELL und liess sich 1813 in Edinburg nieder, wo er 1830 und 1832 Präsident des Royal College of Surgeons war. Er veröffentlichte eine Reihe von Aufsätzen im Edinb. Med. and Surg. Journ. (1818, 1820, 23, 28 u. s. w.) über Anasarca nach Scharlach, die Durchschneidung von Trachea und Oesophagus ohne tödtlichen Verlauf, über einen Dämpfe-Inhalationsapparat u. s. w. und in den Edinb. Transact. of the Med.-Chir. Soc. (1824) über Perforation des Nahrungscanals bei Kindern u. s. w. Die letzte unter seinen zahlreichen, im Laufe von 60 Jahren veröffentlichten Arbeiten betraf die Verwüstungen, welche die Pocken vor Entdeckung der Vaccination in den europäischen Königshäusern angerichtet haben (Edinb. Med. Journ. 1871). Zur Geschichte der Medicin in Schottland hatte er geschrieben: „*A historical sketch of the Royal College of Surgeons of Edinburgh*" (Edinburg 1860) und „*A sketch of the early history of the medical profession of Edinburgh*" (Edinb. Med. Journ. 1864). Zusammen mit THOM. M. LEE veröffentlichte er: „*Cases and observations illustrating the history and pathological relations of two kinds of hydatids, hitherto undescribed, with microscopical observations by H. Goodsir*" (Edinb. Med. and Surg. Journ. 1844, w. 2 pl.). Er starb am 12. December 1876. Er gehörte zu den einflussreichsten und geachtetsten Männern in Edinburg, sein Biograph bezeichnet ihn als einen „justum ac tenacem propositi virum".

Lancet 1876, Vol. II, pag. 913. — Edinb. Med. Journ. 1877, Vol. XXII, pag. 670.
                                                                        G.

W i l l i a m G., zu London, war als Bruder des Vorigen am 11. November 1793 geboren, studirte von 1810 an in Edinburg, wurde 1813 daselbst Doctor, besuchte darauf die Londoner Hospitäler und den Continent, war von 1817 bis 1822 der Begleiter einer englischen Adelsfamilie, liess sich im letztgenannten Jahr in London nieder und practicirte in den folgenden 5—6 Jahren während der Bade-Saison in Spa. Er schrieb eine Abhandlung über den Gebrauch des damals noch sehr wenig bekannten Jods: *„Essay on the effects of iodine on the human constitutions; etc."* (London 1824) und später eine Monographie über die Gicht: *„On gout; its history, its causes and its cure"* (London 1849; 4. edit. 1860), die lange als ein Hauptwerk über dieselbe gegolten und ihm einen weitverbreiteten Ruf in der Behandlung dieser Krankheit verschafft hat. — Im Jahre 1867 auf dem Wege von Mentone nach Lausanne befindlich, erkrankte er in Avignon und starb daselbst.

Lancet 1867, I, pag. 555. — Callisen, VII, pag. 14.   G.

Ebenezer G., zu Edinburg, wurde 1819 daselbst Doctor, prakticirte 1820 zu Dunfermline und war der Verfasser einer Anzahl von Aufsätzen im Edinb. Med. and Surg. Journ. (1820, 28, 29) über Herzerweiterung, Paraplegie, einen Abdominaltumor, Fungus haematodes der Nieren und in den Edinb. Transact. of the Med.-Chir. Society (1824, 26) über Purpura haemorrhag., über Missbildung der Harn- und Genitalorgane bei einem männlichen Kinde. Zusammen mit ROB. ALLAN beschrieb er (Ebenda 1827) einen *„Case of hydrocephalus with arachnoid tumour"*. Auch in der London Med. Gaz. finden sich Aufsätze von ihm.

Callisen, VII, pag. 12; XXVIII, pag. 144.   G.

Meredith G. wurde 1830 in Edinburg Doctor, gab eine *„Analysis of Prof. Ehrenberg's researches on the infusoria"* (Edinb. New Philosoph. Journ. 1831-32) heraus und veröffentlichte einen *„Essay on the natural history, origin, composition and medicinal effects of mineral and thermal springs"* (Edinburg 1832). Er machte als Naturforscher und Arzt eine grosse Reise durch Nord-Amerika bis nach Fort Vancouver am Columbia River und beschrieb dieselbe (1834), ebenso wie das dortige Klima (1836) in der zuerst angeführten Zeitschrift. Auf einer Reise, die er angetreten hatte, um sich nach den Sandwich-Inseln zu begeben, starb er am 26. März 1837.

Callisen u. a. O.   G.

*William Tennant G., zu Glasgow, ist als Sohn von John G. (s. oben) in Edinburg am 8. November 1824 geboren, studirte daselbst von 1840 bis 1845, wurde 1845 Doctor, 1846 Resident Physician in der Infirmary, 1848 pathologischer Prosector und 1853 Physician derselben. Seine ersten Arbeiten, publicirt im Monthly Journ. of Med. Sc. (1847-48, 1850, 1852), waren: *„Contributions to the pathology of the kidney"* — *„On the pathological anatomy of bronchitis, and the diseases of the lung connected with bronchial obstruction"* — *„On the registration of causes of death in public institutions and in private pratice"*. Er prakticirte von 1848 in Edinburg, las über Medicin bei der extraakademischen Schule von 1853-1862, wo er als Professor der Medicin an die Universität Glasgow berufen wurde. Er publicirte in dieser Zeit: *„On medicine and medical education; three lectures etc."* (Edinburg 1858) — *„Clinical and pathological notes on pericarditis"* (Edinb. Med. Journ. 1859) — *„On infantile mortality, as illustrated by private practice; etc."* (Ebenda 1860) — *„Public health in relation to air and water"* (Ebenda 1862) — *„Clinical medicine. Observations recorded at the bedside, with commentaries"* (Ebenda 1862). Von 1863—1872 war er in Glasgow Officer of Health und veröffentlichte in dieser Eigenschaft eine Reihe von Berichten (1864, 67, 69, 71, 72) über den Gesundheitszustand, die Sterblichkeit u. s. w. in Glasgow, zum Theil auch im Vergleich mit denselben Zuständen in anderen Städten, sowie Aufsätze in verschiedenen Journalen, wie dem Glasgow Med. Journ., Brit. and Foreign Med.-Chir. Review, Lancet u. s. w. und einen in der philosophischen Gesellschaft zu Glasgow gehaltenen Vortrag: *„On the function of articulate speech, and on its connection with the mind and the bodily organs; etc."* (Glasgow 1866); ausserdem Vorlesungen (*„The Glasgow health lectures"*, 1877, 78, 81),

Festreden u. s. w., endlich: „*Medical education, character and conduct*" (Glasgow 1883). — Von 1848—49 war er in Edinburg Mit-Redacteur des „*Monthly Retrospect of Medical Sciences*" und von 1848—55 des „*Monthly Journ. of Med. Sc.*" — Nach dem Tode von LAYCOOK wurde er zum Physician in Ordinary der Königin, 1882 von der Universität Edinburg zum Ehren-Doctor der Rechte ernannt. In Glasgow ist er Physician der Western Infirmary und besitzt daselbst eine medicinische Klinik.

Red.

Gaitskell, zwei englische Aerzte. — William G., in London, prakticirte in Rotherhithe zu Ende des vorigen und im Anfange dieses Jahrhunderts und war ein fruchtbarer Schriftsteller. Von seinen Publicationen führen wir an: „*Observations on the pathology and mode of treatment of calculi in general, but more particularly of intestinal calculi; with a description and chemical analysis of the intestinal calculi of horses*" (SIMMONS, Med. Facts and Observations, 1793). Unter seinen sonstigen Mittheilungen, die aus allen Theilen der Gesammt-Medicin entnommen sind und anfänglich in den Memoirs of the Med. Soc. of London (1795, 99), später aber, während einer Reihe von Jahren, im London Medical Repository (1815—24) veröffentlicht wurden, sind die wichtigsten folgende: „*Observations and experiments on the external absorption of emetic tartar and arsenic*" (1795) — „*Small-pox cases, subsequent to vaccination*" (1819) — „*Case of luxated cervical vertebra*" (1821) — „*Description of an instrument for counteracting morbid contractions of the flexor muscles of the leg*" (1821) — „*Singular case of rupture of the uterus and intestinum rectum, followed by parturition through the anus*" (1823) — „*A case of laceration of the perinaeum, urinary bladder, and rectum; with observations on the use and abuse of the vectis*" (1823).

Joseph Ashley G. studirte in Edinburg und London (Guy's und St. Thomas' Hosp.), wurde 1805 Member des R. C. S. und 1813 in Aberdeen Doctor. Er war in Bath Arzt am Lock Hospital, prakticirte in Monmouth und schrieb unter Anderem: „*An essay on catarrhal fever and inflammation of the intestines from colds*" (Bath 1819) — „*On mental derangement, its causes, symptoms and treatment; with some observations relating to lunatic asylums*" (Ebenda 1835; deutsche Uebersetzung von WILHELM HARXISCH, Weimar 1837; 2. Aufl. 1841), eine Schrift, die sich, wie aus dem letztgenannten Umstande hervorgeht, einiger Anerkennung erfreute. Ausserdem Aufsätze im London Med. and Physiol. Journ., z. B. Heilung des Deliriums durch Opium in grossen Dosen (1830).

Callisen, VII, pag. 15; XXVIII, pag. 144.

G.

Gakenholz, Alexander Christian G., Professor der Anatomie in Helmstädt, erwarb in Utrecht den Doctorgrad und hinterliess nach seinem Tode, im Jahre 1717, der Universität zu Helmstädt ein Legat von 4000 Francs zur Einrichtung eines botanischen Gartens. G. veröffentlichte eine ganze Reihe, circa 18 Schriften, Dissertationen und Programme theils über Gegenstände der Anatomie, Botanik, praktischen Medicin in streng wissenschaftlicher, theils in populärer Darstellung.

Biogr. méd. IV, pag. 303.

Pgl.

*Galabin, Alfred Lewis G., zu London, studirte in Cambridge und in Guy's Hosp. zu London, war Assistant Physician am Kinder-Hospital in Great Ormond-Street und Herausgeber des „*Obstetrical Journal*". Er wurde 1873 in Cambridge Dr. med., 1878 Fellow des College of Physicians und ist zur Zeit Obstetric Physician und Docent der Geburtshilfe am Guy's Hospital. Er schrieb: „*On the connection of Bright's disease with changes in the vascular system*" (London 1873) — „*The student's guide to the diseases of women*" (2. edit. 1880) — „*Cause of secondary waves of pulse*" (Journ. of Anat. und Phys. 1873); ferner in den Guy's Hosp. Reports (1874, 75, 76): „*State of circulation* *in acute diseases"* — *„Causati<n of murmurs attendant upon mitral stenosis"* — *„Report for 12 years of Guy's Hospital Lying-in Charity"*; in den Obstetrical Transact. (1875, 76, 77): *„Lateral obliquity of foetal head"* — *„Cases of caesarian section"* — *„Choice of leg in version"*; in den Med.-Chir. Transact. (1876): *„Causation of water-hammer pulse"*; in den Transact. of the Roy. Med.-Chir. Soc. (1875): *„Construction and use of a new form of cardiograph"*; im Brit. Med. Journ. (1877, 80): *„Mechanical and operative treatment of prolapsus uteri"* — *„Ovariotomy performed during sixth month of pregnancy without interruption to gestation"* u. s. w.

Medical Directory. Red.

Galama, Sipke Jans G., am 24. Januar 1800 in Harderwijk geboren, studirte in Franeker und Groningen und promovirte daselbst 1821 mit einer *„Diss. medico-botanica de plantarum quarundum nostrarum usu medico et oeconomico"*. Er übte die ärztliche Praxis aus in Dokkum, Rinsumageest, Texel und von 1831 bis 1858, seinem Sterbensjahre, in Sneek. Er schrieb unter Anderem: *„Verhandeling over de eigenaardige kenmerken of verschynselen waardoor de koortsziekte, die in 1826 in Vriesland en Groningen geheerscht heeft, zich heeft onderscheiden"* (1830) — *„In welke verschillende graden en tydperken der koortsziekte van 1826 is het quinine-zout gebleken allgemeen nuttig te zyn geweest, in welke daarentegen overtollig"* (1830) — *„Verhandeling over het gebruik der Kina"* (gekrönte Preisschrift, 1832) — *„Verhandeling over de Levertraan"* (1832) — *„Geschiedkundige verhandeling over de griep of epidemische zinkingkoorts"* (1847). Auch besorgte er sehr geschätzte Uebersetzungen von v. SIEBOLD'S Bearbeitung von MAYGRIER'S „Abbildungen der theoretischen und praktischen Geburtshülfe" (1838), von RICHTER'S „Magazin der Anatomie" (1835—39) und von 1847—48 war er Redacteur des bekannten *„Praktisch Tydschrift voor Geneeskunde"*, nach ihm durch ALI COHEN (s. diesen) fortgesetzt.

C. E. Daniëls.

Galbiati, Gennaro G., zu Neapel, war 1776 geboren, wurde daselbst Doctor und Chirurg I. Cl. am Hospital der königlichen Marine, sowie des Hospitals der Unheilbaren. Er verfasste folgende Schriften: *„Operazione del taglio della sinfisi del pube"* (Neapel 1819) — *„Saggio sulle più pericolose perdite di sangue dall' utero delle donne gravide"* (Ebenda 1826) — *„Memorie chirurgiche"* (Ebenda 1835). Ausserdem Aufsätze im Filiatre Sebezio, dem Giorn. di chirurgia di Napoli und im Osservatore medico. Er starb 1844.

S. Sogliano im Rendiconto dell' Accad. med.-chir. di Napoli 1867 Vol. XXI. pag. 5 (nicht zugänglich'. — Callisen, VII, pag. 19; XXVIII, pag. 145 G.

f **Gale,** Thomas G., geboren 1507, Schüler von RICHARD FERRIS, dem ersten Wundarzt der Königin Elisabeth, diente als Wundarzt in der Armee Heinrich's VIII. in der Schlacht von Montreuil im Jahre 1544 und im Heere Philipp's in der Schlacht bei St. Quentin 1557. Später liess er sich in London nieder, wo er den Ruf eines geschickten Wundarztes genoss. Sein Todesjahr ist nicht genau bekannt, vielleicht um 1586. G. heisst nicht mit Unrecht der PARÉ Englands, insofern als er in seinen Werken, deren er eine ganze Reihe über verschiedene Abschnitte der Chirurgie, Wundverband, Fracturen etc. veröffentlicht hat, gegen die Ansicht der älteren Autoren BRUNSWICK, VIGO, FERRI u. A., dass die Schusswunden „vergiftete" Wunden seien, Front macht und für die Wundbehandlung im reformatorischen Sinne PARÉ'S plaidirt. Ausserdem betont G. in allen seinen Werken die Wichtigkeit wissenschaftlicher Studien für die Chirurgie, die durchaus in enger Verbindung mit allen übrigen Zweigen der Heilkunde stehe. Zugleich bekämpft G. energisch die crasse Empirie, wie die Ausübung der Kunst Seitens curpfuschender Laien. Seine hauptsächlichsten Schriften sind: *„An excellent treatise of wounds made with gun-shot, etc."* (London 1563) — *„An enchiridion of chirurgerie; etc."* (Ebenda 1563) — *„Certain works in chirurgerie* *newly compiled and published etc.*" (Ebenda 1563) — "*The office of a chirur-geon*" — "*Certain works of Galen, called methodus medendi; etc.*" (Ebenda 1586, 4.) — "*The whole works of that famous chirurgeon M. John Vigo; newly corrected . . . and published*" (Ebenda 1586).

Hutchinson, I, pag. 325. — Aikin, Biogr. memoirs. pag. 93—103. — Dict. hist. II, pag. 428. Pgl.

Gale, Benjamin G., weniger wichtig als der Vorhergehende, lebte von 1715—90; er war amerikanischer Arzt; es rühren von ihm nur casuistische Mit-theilungen her über Anwendung von Salz beim Schlangenbiss mit glücklichem Erfolge, über Aneurysma carotidis, über spontane Knochenfractur bei einer Frau.

Haller, Bibliotheca chirurg. und im Boston Med. and Surg. Journ. 1840, XXII, 125. Pgl.

Galeano, Giuseppe G., geboren zu Palermo 1605, prakticirte in seiner Vaterstadt 50 Jahre lang mit grossem Erfolge. Seine Landsleute hielten ihn für einen der grössten Männer, den Italien im 17. Jahrhundert hervorgebracht hat und glaubten in ihm einen zweiten GALEN zu sehen. Doch rechtfertigt der Inhalt der von G. hinterlassenen medicin schen Schriften, etwa 10 an der Zahl, keines-wegs die hohe Meinung von seinem Talent. G., der übrigens auch mit Philosophie, Mathematik, Poesie und theologischen Studien sich befasste, starb am 28. Juni 1675. Von seinen Schriften sind anzuführen: "*Politica medica pro leprosis etc.*" (Palermo 1637, 4.) — "*Hippocrates redivivus paraphrasibus illustratus*" (Ebenda 1650; 1663; 1701) — "*La lepra unita col mal francese, o altro contagioso male*" (Ebenda 1656) — "*Del conservar la sanità libri sei di Galeno*" (Ebenda 1650).

Biogr. méd. IV, pag. 427. — Pescetto, Biogr. med. Ligure. pag. 259. Pgl.

Galeazzi (GALEATI), Dom. Mar. Gusman G., Arzt in Bologna, lebte von 1686—1775. Ueber eine von ihm herrührende casuistische Mittheilung berichtete HALLER in Bibliotheca chirurg. "*De calculo in ureterem impacto; ren deletus, fistulosus, Ren in alio in saccum mutatus urina plenum*". Pgl.

Galeazzo di Santa Sofia, s. SANTA SOFIA.

Galenus, Claudius G., der grösste Arzt und gleichzeitig der literarisch fruchtbarste Schriftsteller des Alterthums, wurde in der durch ihre kunstsinnigen Fürsten wohlbekannten, durch ihn noch zu besonderem Ruhme gelangten Stadt Pergamus im Jahre 131 n. Chr. geboren. Ueber seine Lebensschicksale geben seine eigenen Schriften wichtige Aufschlüsse. Seine erste, von Beginn an sorg-fältige Erziehung und wissenschaftliche Vorbildung wurde von seinem Vater, dem Architekten Nikon, geleitet; schon im 15. Lebensjahre hörte er in seiner Heimat Philosophen verschiedener Schulen, pflegte aber gleichzeitig das Studium älterer Weltweiser, wie vor Allen des ARISTOTELES. Zwei Jahre hernach wandte er sich, angeblich in Folge eines Traumes seines Vaters, der Heilkunde zu; auch hierin wurde er zunächst durch Gelehrte seiner Vaterstadt, namentlich in der Anatomie und Materia medica, unterwiesen, setzte aber seine Studien hernach in Smyrna fort, wo er mit besonderer Vorliebe Anatomie trieb, um dann in Corinth und in Alexandrien weiter zu studiren. In seinem 28. Jahre kehrte er nach Pergamus zurück und wurde daselbst als Arzt an der Gladiatorenschule angestellt; er hatte hierdurch sofort Gelegenheit zu praktisch-ärztlicher Thätigkeit, natürlich besonders auf chirurgischem Gebiete. Nach weiteren sechs Jahren finden wir ihn in Rom, wo er bald ebenso als Lehrer wie als glücklicher Praktiker bedeutendes Ansehen gewinnt. Streitigkeiten mit den dortigen Aerzten bewogen ihn, zunächst sich von der Praxis zurückzuziehen, später aber auch, die Stadt zu verlassen und auf Umwegen, die ebenfalls wissenschaftlichen Forschungen dienten, geht er nach Pergamus zurück. Bald darauf wurde er in ehrenvollster Weise von dem Kaiser Marc Aurel nach Rom zurückberufen und blieb nun dort als Arzt des kaiser-lichen Sohnes und späteren Kaisers Commodus, nachdem er eine Berufung in

das Feldlager des Marc Aurel abgelehnt hatte. Er lebte noch unter dem
Nachfolger von Commodus und ist im Anfange des 3. Jahrhunderts gestorben.
Genaueres hierüber sowie über den Ort des Todes ist nicht bekannt. Bei
mässiger und geregelter Lebensweise war er von ernsten Krankheiten kaum heimgesucht worden. Als Charakter erscheint er vornehm, edel, menschenfreundlich, so
dass sein Bild auch durch seine Eitelkeit wenig getrübt wird. — Die schrift-
stellerische Thätigkeit G.'s war eine ganz erstaunliche. Die Gesammtzahl seiner
Werke übersteigt nach seiner eigenen Angabe weit 100, und obwohl eine grössere
Anzahl, namentlich seiner philosophischen Schriften, durch einen Tempel-Brand zu
Rom verloren gegangen ist, so ist doch noch immer seine literarische Hinter-
lassenschaft eine beträchtliche. Unter der Gesammtausgabe seiner medicinischen
Schriften ist die von KÜHN (Leipzig 1821—33 in 20 Bdn., mit einem von ASS-
MANN bearbeiteten Registerbande) besorgte am verbreitetsten. Zu seinen bedeutendsten
Schriften gehören: „Περὶ αἱρέσεων τοῖς εἰσαγομένοις" — „Περὶ ἀρίστης διδασκαλίας" —
„Τέχνη ἰατρική" — „Ὅτι ἄριστος ἰατρὸς καὶ φιλόσοφος" (Ethisch - hodogetische
Schriften) — „Περὶ ἀνατομικῶν ἐγχειρήσεων βιβλία" — „Περὶ νεύρων ἀνατομῆς" —
„Περὶ μυῶν ἀνατομῆς" (anatomische Hauptwerke) — „Περὶ χρείας τῶν ἐν ἀνθρώπου
σώματι μορίων λόγοι" — „Περὶ μυῶν κινήσεως βιβλία" — „Περὶ δυνάμεων φυσικῶν
βιβλία" (physiologische Hauptwerke) — „Περὶ τῶν πεπονθότων τόπων βιβλία" —
„Περὶ διαφορᾶς νοσημάτων" — „Περὶ συμπτωμάτων διαφορᾶς" (Hauptschriften zur
Pathologie) — „Περὶ συνθέσεως φαρμάκων τῶν κατὰ τόπους" — „Περὶ συνθέσεως
φαρμάκων τῶν κατὰ γένη" — „Περὶ κράσεως καὶ δυνάμεως τῶν ἁπλῶν φαρμάκων"
(wichtigste Schriften zur Pharmakologie) — „Θεραπευτικῆς μεθόδου" — „Περὶ
φλεβοτομίας θεραπευτικὸν βιβλίον" (Hauptschriften zur Therapie) — „Ὑγιεινῶν
λόγοι" (Gesundheitspflege). G.'s Bedeutung für die Geschichte der Heilkunde ist
eine ganz ausserordentliche gewesen; kein zweiter Arzt hat eine solche Autorität
und auf so lange Zeit hin auf die Gestaltung der Medicin ausgeübt. Diese seine
Herrschaft begann bald nach seinem Tode und gerieth in Wanken eigentlich erst,
als mit dem Aufblühen der Anatomie durch Untersuchungen menschlicher Leichen
Irrthümer in thatsächlichen Darstellungen G.'s auf dessen Hauptfelde aufgedeckt
worden und auch, unter dem Einflusse HARVEY'S grosser Entdeckungen, rüstige
Arbeiter auf dem experimentellen physiologischen Gebiete erstanden waren. Hatte
doch G. die werthvollen Kenntnisse, welche er fast ausschliesslich durch Sectionen
von Thieren, namentlich von menschenähnlichen Affen, erworben, ohne Weiteres
auf Bau und Functionen des menschlichen Organismus übertragen und zur Grundlage weitgehender Schlussfolgerungen genommen. G.'s Herrschaft über die Heilwissenschaft von Jahrhunderten wurzelte einerseits in der Hochachtung vor dem
Gesammtmaasse seiner Kenntnisse und der Emsigkeit seiner Forschungsweise, der
sein Wissen entsprossen, andererseits gerade auch in der Darstellung seiner Lehren,
indem er nämlich das vor ihm beobachtete und aus eigener Untersuchung und
Beobachtung gewonnene Material mit Scharfsinn und Gewandtheit vortrug, philosophisch zusammenfasste und es, durch Hypothesen, Theorien und Phantasie
ergänzend, im Tone vollster Sicherheit, „von keinen Scrupeln noch Zweifeln geplagt",
entwickelte. Dazu kam, dass die unleugbare Weitschweifigkeit seiner Schreibart
die kritische Sonderung des Thatsächlichen vom Speculativen den Epigonen
erschwerte. G. fand bei seinem Eintritt in die Praxis und namentlich bei seinem
Auftreten in Rom eine ganze Anzahl von „ärztlichen Schulen", da namentlich die
medicinischen Lehrer und Autoren damals ihr Augenmerk viel weniger der Erweiterung praktischen, positiven Wissens und Könnens, als einer dogmatischen
Ausbildung und systematisirenden Theorie zuwandten; es sind unter Anderen die
episynthetische Schule, dann die der Erasistrateer und namentlich die der Methodiker
zu nennen. G. nahm den Kampf mit ihnen allen auf und führte als siegreiche
Waffen: ausserordentlichen Fleiss, scharfsinnige Beobachtung, überlegene Dialektik,
erstaunliche Belesenheit. Er beherrschte gleichsam das gesammte medicinische
Wissen jener Zeit und hatte die Lehren grosser Meister so vollständig in sich

aufgenommen, dass es nicht immer leicht ist, zu erkennen, was von ihm selbst der Wissenschaft errungen und was ihm als geistiges Erbgut von seinen Lehrern, deren er unter Anderen den Anatomen MARINUS mit hoher Verehrung nennt, überkommen ist. G. wies nun mit Nachdruck die Aerzte wieder auf den Weg hin, welchen HIPPOKRATES als den allein aussichtsvollen in der Medicin gewandelt war: die Naturbeobachtung; mit Begeisterung war er dem Altmeister von Kos zugethan, zu dessen Werken er Commentarien verfasste; er erkannte aber auch die hohe Bedeutung des Experimentes für die Ergründung physiologischer Probleme und auch für die Klarstellung pathologischer Vorkommnisse. So ist er den bedeutendsten Vivisectoren zuzurechnen und es zeugen seine Experimente ebensowohl von der Schärfe seiner Fragestellung wie von technischer Geschicklichkeit. Anatom und Physiologe höchsten Ranges, hat er namentlich die Lehre vom Nervensystem in weitem Umfange ausgebildet. In diesem wie auf anderen Gebieten war er dann unablässig bestrebt, das durch anatomische und physiologische Forschungen für den normalen Organismus Festgestellte für die Pathologie und auch zu Schlussfolgerungen in Bezug auf pathologische Anatomie zu verwerthen, was für das letztgenannte Gebiet um so schätzbarer, als hier ein directes Naturerkennen durch Zergliederung menschlicher Leichen nicht ermöglicht war. Indessen, dem Zuge seiner Zeit konnte und mochte sich auch ein G. nicht entziehen und, wohl namentlich den grossen Stagyriten im Auge, unternahm er es, Naturwissenschaft und Philosophie zu verschmelzen, und zwar hat man seine Philosophie als eine Verknüpfung Aristotelischer und Platonischer Lehren bezeichnet und seinen teleologischen Standpunkt stets hervorgehoben. Was seine Leistungen in den einzelnen medicinischen Disciplinen anlangt, so war, wie erwähnt, die Anatomie sein Lieblingsfach. Die Osteologie erweiterte er zwar nicht erheblich, aber die Myologie hat er durch Beschreibung einer ganzen Reihe von Muskeln der verschiedensten Körper-Regionen bereichert; das Herz lässt er dabei nicht als Muskel gelten. Weniger Früchte trug seine Thätigkeit für Splanchnologie und Angiologie; die Venen lässt er von der Leber, die Arterien vom Herzen entspringen. Gehirn und periphere Nerven beschreibt er besonders genau, er unterscheidet (7) Cerebral- und Spinalnerven; im Chiasma nerv. optic. findet nur eine Anlagerung, keine Kreuzung der Nerven statt. Die Elementen- und Krasenlehre seines berühmten Vorgängers bildete er noch weiter aus; das πνεῦμα ist es, durch welches die im Organismus wirksamen Kräfte in Action treten. Im Speciellen wird πνεῦμα ψυχικὸν, ζωτικὸν und φυσικὸν unterschieden, wozu noch eine Reihe untergeordneter Kräfte hinzutritt. Vom Kreislaufe des Blutes hat er noch keine Vorahnung; seine Lehre von den Athmungsvorgängen ist leidlich übersichtlich. Natürlich spielt namentlich in der Pathologie die Krasenlehre eine besondere Rolle und es treten in seiner Pathologie die Verirrungen einseitigster Humoral-Pathologie auf vermeintlich physiologischem Grunde hervor. In der Krankheit wird die Disposition, διάθεσις, vom Leiden, πάθος, unterschieden. Mit besonderer Spitzfindigkeit wird die Pulslehre erörtert. Auf Prognostik legt G. hervorragenden Werth und will gerade hierin als Praktiker besonders reussirt haben. In der Therapie werden die Indicationen und Contra-Indicationen eingehend erwogen; dem HIPPOKRATES getreu will er im Wesentlichen den natürlichen Heilvorgang überwachen. Seine Therapie ist im Allgemeinen keine eingreifende; dem Aderlass gönnte er einen ziemlich weiten Spielraum; der diätetischen Behandlung misst er grosses Gewicht bei. Die Arzneimittellehre suchte er roher Empirie zu entrücken, wandte sich aber hier von Hippokratischen Principien am schroffsten ab und kam zu ganz wunderlichen Präparaten. Der Chirurgie hat er gleichfalls ein freundliches Antlitz zugewandt: er behandelte nicht bloss Wunden, sondern förderte auch die Lehre von den Luxationen und Fracturen, beschäftigte sich eingehend mit Theorie und Praxis der Blutstillung, der Behandlung der Aneurysmen, der phlegmonösen Entzündungen, der Lithothrypsie, der Cystotomie, den Amputationen, der Entfernung bösartiger Neubildungen. Das scharfe Auge und die geschickte Hand, die ihn bei seinen

Thierversuchen und Thierzergliederungen leiteten, liessen ihn auch das chirurgische
Messer zu rechter Zeit und mit Sicherheit des Meisters führen; indessen scheint er
dieser praktischen Thätigkeit am frühesten entsagt zu haben. Augenheilkunde und
Geburtshilfe kommen, namentlich letztere, welche er selbst wohl kaum ausgeübt
hat, am dürftigsten weg. Hingegen hat er auch der Hygiene ihr Recht zu Theil
werden lassen und es verdient namentlich der Werth hervorgehoben zu werden,
welchen er der gesundheitlichen Bedeutung der freien Künste, der Uebung und
mässigen Diät zuertheilte. Jedenfalls hat er eine Fülle von Bausteinen zusammengetragen, die als kostbarer wissenschaftlicher Besitz gelten müssen, auch wenn der
von ihm selbst daraus gefügte Bau verlassen und zu bewundernswerther Ruine
geworden ist.
                                                                              Falk.

Galeotti, Pio Urbano G., lebte als Geburtshelfer zu Neapel im letzten
Drittel des 18. Jahrhunderts. Er verfasste ein Lehrbuch „L'ostetricia practica etc."
(Neapel 1787), worin er sich im Wesentlichen als Anhänger der Lehren von
SMELLIE und LEVRET documentirt.

    Dict. hist. II. pag. 430.   Pgl.

Galès, Jean-Chrysanthe G., zu Paris, 1783 geboren, war ursprünglich Apotheker und beschäftigte sich als Ober-Apotheker im Hôp. Saint-Louis, in
welches sehr viele Hautkranke kommen, mit Untersuchungen über die Krätze und
fand angeblich auch die seit langer Zeit verloren gegangene Krätzmilbe wieder
auf, wofür er einen Akademie-Preis erhielt. Von den seiner Doctorats-These:
„Sur le diagnostic de la gale, sur ses causes, et sur les conséquences médicales pratiques à déduire des vraies notions de cette maladie" (1812, av. 1 pl.)
beigegebenen Abbildungen der Milbe behauptete jedoch später RASPAIL (1829),
sie stellten nicht die Krätz-, sondern die Käsemilbe dar. Zur Behandlung der Krätze
empfahl er einen Räucherkasten, den er in seinen „Mémoires, rapports et
observations sur les fumigations sulfureuses appliquées au traitement des
affections cutanées et de plusieurs autres maladies" (Paris 1816, av. 6 pl.;
2. édit. 1824; engl. Uebers. von REES PRICE, London 1817) beschrieb und
empfahl. Er starb 1854.

    Callisen, VII, pag. 21; XXVIII, pag. 145.   G.

Gałezowski, Severin G. (der Oheim), geboren am 25. Januar 1801
in Kniaża Krynica bei Lipowiec in der Ukraine, studirte in Wilna, wurde
am 30. Juli 1825 promovirt und bald darauf zum Professor der Chirurgie ernannt.
Im Jahre 1828 begab er sich auf Kosten der Universität auf eine zweijährige
Studienreise, auf welcher er die vornehmsten Kliniken Deutschlands, Frankreichs
und Englands besuchte. Im Jahre 1831 trat er als Militärarzt in die polnische
Armee und wurde auf dem Schlachtfelde mit dem goldenen Kreuze „virtuti
militari" decorirt. Nach dem unglücklichen Ende des Aufstandes musste er sein
Vaterland verlassen und hielt sich längere Zeit in Göttingen und Berlin auf, wo er
emsig seine Studien weiter fortsetzte. 1834 begab er sich nach Mexico, wo er schnell
zu hohem Rufe und zu bedeutender Praxis gelangte. 1848 nach Europa zurückgekehrt, nahm er seinen Wohnsitz zu Paris, wo er auch am 31. März 1878 starb.
Er war ein eifriger Protector der polnischen Schule zu Batignolles, für welche er
bedeutende Summen verwendete; der Akademie der Wissenschaften in Krakau
schenkte er 12.000 Fres., stiftete Stipendien und war ein wahrer Wohlthäter und
Beschützer seiner in der Fremde weilenden armen Landsleute. — In deutscher
Sprache veröffentlichte er einige Aufsätze chirurgischen Inhaltes in GRAEFE'S und
WALTHER'S Journal für Chirurgie in Band XII und XIII.

*Xaver G. (der Neffe), geboren zu Lipowiec 1832, studirte in Peters-
burg und wurde 1858 promovirt, wonach er nach Paris reiste und dort 1865
zum zweiten Male die Doctorwürde erlangte. In sehr kurzer Zeit gewann er den
Ruf eines Augenarztes ersten Ranges und gehört heute zu den gesuchtesten

Praktikern von Paris, ausserdem ist er auch als Schriftsteller sehr thätig. Seine zahlreichen, meistens französisch geschriebenen Aufsätze findet man in den Journalen: Archives générales de médecine, Gazette des hôpitaux, Le mouvement médical, Union médicale, Revue d'hygiène, Annales d'oculistique und in dem von ihm herausgegebenen Recueil d'ophthalmologie (seit 1871). K. & P.

Galinsoga, Mariano Martinez de G., spanischer Arzt, geboren zu Lorca im October 1766, studirte in Madrid, wurde 1789 zum Chirurgen der Provinz Valladolid ernannt und erlangte auch das Protomedicat daselbst. Nachdem er an dem Feldzuge von Gibraltar Theil genommen, wurde er zum Chefarzt der spanischen Armeen, auch zum Leibarzt der Königin, Director des botanischen Gartens und des chemischen Laboratoriums, sowie zum Inspecteur der Mineralquellen des Königreiches ernannt. Sein Hauptverdienst besteht in der Errichtung einer Schule für praktische Medicin in Madrid, der er mehrere Jahre lang vorstand. Das einzige von ihm bekannte Werk ist: „Demonstracion mecánica de las enfermedades que produce el uso de las cotillas" [Schnürbrüste] (Madrid 1784, 4.). Er starb noch sehr jung zu Toledo am 24. November 1797.

Dechambre, 4. Série, T. VI, pag. 515. G.

Gall, Franz Joseph G., wurde am 9. März 1758 zu Tiefenbronn in Baden geboren. Nachdem er den ersten Unterricht von einem Onkel, einem katholischen Pfarrer, den späteren in Bruchsal erhalten hatte, begab er sich mit 19 Jahren nach Strassburg, um Medicin zu studiren und beschäftigte sich unter HERMANN vorzugsweise mit Naturwissenschaften und Anatomie. 1781 verliess er Strassburg und setzte seine Studien in Wien, namentlich unter VAN SWIETEN, fort; dort erwarb er 1785 den Doctorgrad und liess sich als praktischer Arzt nieder. Nebenbei beschäftigte er sich mit anatomischen Untersuchungen und mit den Grundlagen und dem Ausbau der nach ihm genannten Schädellehre. Zu diesem Zwecke legte er eine Sammlung von Schädeln nebst Gypsabgüssen und Wachsabdrücken an, welche nach seinem Tode in den Besitz des Jardin des plantes in Paris überging. Die neue Lehre wurde allgemeiner bekannt durch Privatvorlesungen, welche G. von 1786 an darüber in Wien hielt, und durch „Des Herrn Dr. F. J. Gall Schreiben über seinen bereits geendigten Prodromus über die Verrichtungen des Gehirns der Menschen und Thiere an Herrn Jos. Fr. v. Retzer" (Neuer deutscher Mercur von WIELAND, 1798, Stück 12; eine französ. Uebersetzung davon erschien im Journal de la soc. phrenologique de Paris 1835). Die Vorlesungen wurden durch ein eigenes Handschreiben des Kaisers vom 24. December 1801 als religionsgefährlich verboten und trotz allseitig günstiger Berichte nur in beschränkter Weise wieder gestattet. Zum Theil in Folge dessen verliess G. im März 1805. Wien und bereiste mit seinem Schüler und Mitarbeiter SPURZHEIM Deutschland, Dänemark, Holland und die Schweiz, an zahlreichen Orten Vorlesungen über seine neue Lehre haltend, welche dadurch in die weitesten Kreise drang, aber neben zahlreichen Zeugnissen der Anerkennung (in Berlin z. B. HUFELAND; auch wurden hier zwei Medaillen auf ihn geschlagen) auch mancherlei Angriffe erfuhr (KOTZEBUE z. B. persiflirte die Schädellehre in einem Lustspiel). Ueber diese Reise veröffentlichte G.: „Meine Reise durch Deutschland, nebst pathognomischen Bemerkungen" (1806). Im November 1807 ging G. nach Paris, wo er sich als praktischer Arzt niederliess, mit der Einladungsschrift: „Discours d'ouverture lu par M. le docteur Gall à la première de concours public sur la physiologie du cerveau le 15 janvier 1808", auch m. d. Titel: „Introduction au cours de physiologie du cerveau" (Paris 1808) Vorlesungen im Athenäum eröffnete und mit SPURZHEIM zusammen durch die Schrift: „Recherches sur le système nerveux en général et sur celui du cerveau en particulier, mémoire présenté à l'Institut de France le 14 mars 1808, suivi d'observations sur le rapport qui en a été fait à cette compagnie par ses commissaires, avec planches" (Paris 1809; dasselbe auch deutsch, Paris

Biogr. Lexikon. II. 31

und Strassburg 1809) die französischen Gelehrten zu überzeugen suchte. Indessen blieben deren Ansichten im Allgemeinen G.'s Lehre abgeneigt, so dass, als er sich nach seiner 1819 erfolgten Naturalisation 1821 um einen Platz in der Akademie auf GEOFFROY SAINT-HILAIRE'S Rath bewarb, er dessen Stimme allein erhielt. Auch sah er sich genöthigt, durch einen Separatabdruck aus seinem Hauptwerke unter dem Titel: „*Des dispositions innées de l'âme et de l'esprit, du matéria-lisme, du fatalisme et de la liberté morale avec des réflexions sur l'éducation et sur la législation criminelle*" (Paris 1811) sich gegen den Vorwurf des Materialismus u. s. w. zu vertheidigen. Sein Hauptwerk hat den Titel: „*Anatomie et physiologie du système nerveux en général et du cerveau en particulier avec des observations sur la possibilité de reconnaître plusieurs dispositions intellectuelles et morales de l'homme et des animaux par la configuration de leur tête*" (Paris 1810—18, 4 Bde.); es erschien zugleich in 4. und Fol., der ersten Band und die erste Hälfte des zweiten gab er mit SPURZHEIM zusammen heraus, die übrigen unter seinem Namen allein. Vom ersten Bande erschien zugleich eine deutsche Uebersetzung (Paris 1810) und unter dem Titel: „*Sur les fonctions du cerveau et sur celles de chacune de ses parties*" (Tom. I—VI, Paris 1822—26) eine neue kürzere Ausgabe dieses Werkes, welche im sechsten Bande G.'s Erwiderungen auf die seiner Lehre gemachten Einwendungen enthält. 1823 machte G., aufgefordert von seinen zahlreichen englischen Anhängern, namentlich CROOK, noch eine Reise nach England, erzielte dort aber nur äusserst geringe Erfolge. Von 1826 an kränkelte er und starb am 22. August 1828 auf seinem Landsitze Montrouge bei Paris. Sein Schädel befindet sich in der oben erwähnten Sammlung. Ausser den bereits erwähnten Schriften existirt nur noch seine Erstlingsschrift: „*Philosophisch-medicinische Untersuchungen über Natur und Kunst im kranken und gesunden Zustande des Menschen*" (Bd. I, Wien 1791, das fertige Manuscript des zweiten Bandes wurde nie gedruckt), welche mit G.'s Schädellehre in gar keinem Zusammenhange steht. In seinem Hauptwerke giebt G. die Resultate seiner anatomischen Untersuchungen des Nervensystems, namentlich des Gehirns, indem er den Faserverlauf der weissen Nervensubstanz vom Rückenmark aus in's Gehirn verfolgte und die Punkte zu bezeichnen suchte, wo jeder Nerv im Gehirn verläuft. Die graue Substanz ist ihm die Matrix der weissen, sowohl des Gehirns, wie des Rückenmarks und der Ganglienzellen. Diese Untersuchungen bilden für seine Zeit einen bedeutenden Fortschritt und fanden die verdiente Anerkennung. Ausserdem aber, und darin besteht namentlich die sogenannte Schädellehre, statuirte er einen genauen Zusammenhang zwischen den einzelnen Geistesthätigkeiten und ihrem Sitz in bestimmten Theilen des Gehirns mit der äusseren Schädelform; er wandte daher seine besondere Aufmerksamkeit auf die äussere Gestaltung des Schädels und suchte rückwärts von dieser auf die Anlagen und Fähigkeiten des Objectes zu schliessen. Dieser Theil seiner Lehre bildet also eine völlige Parallele zu LAVATER'S Physiognomik; was dieser aus den beweglichen Zügen des Gesichtes herausehen wollte, das wollte jener aus den festeren Formen des Schädels herausfühlen. Es ist daher begreiflich, dass eine Lehre, welche der Wahrsagekunst nahe kam, das Interesse und die Neugierde des Publikums in hohem Grade auf sich zog und da sie durch G.'s Vorträge in populärer Form namentlich auch den Laien zugänglich gemacht wurde, so erklärt dies die allgemeine Verbreitung und die grosse Literatur, welche sie hervorrief. Daher aber theilte G.'s Lehre auch das gleiche Schicksal mit der LAVATER'S: sie wurde zum Theil direct als eine Art Wahrsagekunst gemissbraucht und aus gewinnsüchtiger Absicht auch von Solchen angepriesen, welche nicht an die Wahr-heit derselben glaubten. Grosses Unrecht aber thut man, wenn man G. selbst dieser Sorte von Charlatanen und Betrügern zuzählt; er glaubte bis zum letzten Augenblick an die Richtigkeit seiner Ansichten und vertheidigte dieselben in den 1826 erschienenen Objections noch mit Wärme und Ueberzeugung.

Fossati in Nouvelle biographie générale. — Ersch und Gruber.   V.

Gallandat, D a v i d H e n r y G., am 15. Juni 1732 in Yvonaud (Grau-
bündten) geboren, wurde durch seinen Oheim, den Chirurgen DE BRUAS, in
Vlissingen (Seeland) erzogen und 1751 als Schiffsarzt auf einem Kriegsschiff angestellt. So reiste er nach West-Indien und Afrika bis 1757, als er nach Paris
zog, wo er 1760 zum Doctor promovirte. Nach Vlissingen zurückgekehrt, übte
er da die ärztliche Praxis aus und stiftete 1761 eine Schule für Chirurgen und
Schiffsärzte, während er selbst durch die städtische Regierung dabei als Lector
der Anatomie, Chirurgie und Geburtshilfe ernannt wurde, welches Amt er bis
1770 wahrgenommen hat. 1772 durch die Provinzialregierung zum Steinoperateur
ernannt, wurde er 1771 unter dem Namen MEDEUS Mitglied der Acad. Caes.
Natur. Curios. und 1775 in Harderwyk honoris causa zum Dr. med. promovirt,
wobei er eine Dissertation „De sectione caesarea" vertheidigte. 1769 entstand
durch seine Bemühungen das „Zeeuwsch Genootschap der Wetenschappen te
Vlissingen", was später nach Middelburg übersiedelte und noch heute florirt.
G. starb 1782. Er schrieb u. A.: Korte Verhandeling genaamd vena medinensis of Vleeschworm en van het inwendig gebruik van den Merc. sublim.
corros. in deze ziekte" (Vlissingen 1760) — „Aanmerkingen over de genezing
van eenige langdurige kwaalen door eene onbekende heelkundige operatie by
sommige Guineesche Negers in gebruik" (1761) — „Grondbeginselen der
Vroedkunde volgens de bespiegeling, en oefening der hedendaagsche Vroed-
kundigen" (1764, 1772) — „Bericht omtrent het goed gevolg der operatie
van het Emphysema artificiale" (1767) — „Waarneming van een etterborst
(Empyema) door eene operatie genezen" (1768) und verschiedene sehr gute
geburtshilfliche Abhandlungen.

Mr. J. W i n c k e l m a n, Lofrede op D. H. G a l l a n d a t.   C. E. D a n i ë l s.

* **Gallard**. T., zu Paris, Arzt des Hôtel-Dieu und Chef-Arzt bei der
Orléans-Eisenbahn-Gesellschaft, wurde 1855 zu Paris Doctor mit der These: „De
l'inflammation du tissu cellulaire qui environne la matrice, ou du phlegmon
périutérin et de son traitement". Von seinen sonstigen zahlreichen Arbeiten auf
dem Gebiete der Gynäkologie, Medicin, Hygiene, gerichtlichen Medicin u. s. w.,
führen wir an: „Mém. sur les hématocèles péri-utérines spontanées" (Arch. génér.
1860) — „De l'influence exercée par les chemins de fer sur l'hygiène publique"
(Paris 1862) — „La pustule maligne, peut-elle se développer spontanément
dans l'espèce humaine?" (Rec. de méd. vétér. 1864) — „Chemin de fer d'Orléans.
Compte rendu du service médical, pendant l'exercice 1863, 4-5" (Paris
1864—6) — „Aération, ventilation et chauffage des salles de malades dans
les hôpitaux" (Ebenda 1865) — „De l'empoisonnement par la strychnine"
(1865) — „Applications hygiéniques des différents procédés de chauffage et
de ventilation" (1868) — „Mesures à prendre pour diminuer la mortalité parmi
les femmes en couches" (Union méd. 1870) — „Malades et blessés de l'armée
de la Loire. Services médicaux . . . rapport au ministre" (1871) — „Leçons
de clinique médicale" (Paris 1872) — „De l'aphasie etc." (Union méd. 1875) —
„Notes et observations de médecine légale et d'hygiène" (Paris 1875) —
„Clinique médicale de la Pitié" (1877) — „Deux faits de médecine légale,
relatifs à l'exercice de la médecine. Rapports" (1877) — „De l'avortement
au point de vue médico-légal" (1878) — „Leçons cliniques sur les maladies
des femmes" (2. édit. Paris 1879) — „La cuivre et les conserves de légumes"
(1883). Er ist Mit-Herausgeber der Annales de gynécologie seit 1874.

Index-Catalogue. V, pag. 248.   R e d.

Gallatin, J e a n L o u i s G., zu Genf 1751 geboren, Schüler des berühmten
TRONCHIN, studirte in Montpellier und war Arzt des Herzogs von O r l é a n s, wie
am Hospital Necker. Er schrieb „Diss. de aqua" (Montpellier 1770) und „Observations sur les fièvres aiguës" (Paris 1781) und starb zu Paris im Jahre 1783.

Biogr. méd. IV, pag. 329. — Dict. hist. II, pag. 475.   Pgl.

31*

Gallée, Vater und Sohn. — Pierre-François G., Militärarzt, war 1783 zu Angers Doctor geworden, hatte in Deutschland, Oesterreich, Spanien die Feldzüge mitgemacht, wurde 1810 von Madrid nach Paris zurückberufen, erwies sich 1815 als ein warmer Vertheidiger der Instructions-Militärhospitäler und starb am 14. März 1831 als Chirurgien inspecteur général und Mitglied des Conseil de santé des armées. — Der Sohn, Anne-François G., diente ebenfalls in der Armee, wurde 1817 Doctor mit der These: *„Essai sur l'épilepsie idiopathique"* und schrieb im folgenden Jahre noch eine *„Dissert. sur l'épistaxis ou hémorrhagie nasale"*. Es rührt von ihm auch her: *„Observation clinique; précédée et suivie de quelques réflexions sur la véritable situation de la médecine, ou nouvel examen des doctrines médicales"* (Paris 1826).

Dechambre, 4. Série, T. VI, pag. 523. — Callisen, VII, pag. 23.   G.

Galleen, Olof G., zu Eskilstuna, geboren am 21. December 1765 im Kirchspiel Färila in Helsingland, studirte von 1782 an in Upsala, wurde 1788 Chirurg auf der königlichen Flotte, später Regimentsarzt, 1793 Doctor, war von 1793—1808 Provinzialarzt und leitete in Eskilstuna ein Hospital. Er schrieb eine Dissertation: *„In vulnera sclopetaria observationes"* (Upsala 1791, 4.) — *Berättelse om Qvacksalvaren Magnus i Juleta Socken af Södermanland och Veneriska smittan* (Läk. och Naturforsk., T. XV) — *„Utdrag af Sjuk-Journalen ved Rekarne-Häraders Lasaret i Södermanland, för år 1813"* (Sv. Läk. Sälsk. Handl. 1813, 15, 16); ausserdem über eine Mineralquelle im Kirchspiel Gillberga. 1815 erhielt er den Titel Commercienrath und starb am 4. December 1838 zu Stockholm.

Sacklén, II, 1, pag. 615. — Wistrand, pag. 133. — Callisen, VII, pag. 24.
G.

Gallego, Benito Matamoros Vaquez G., war 1591 geboren, studirte in Salamanca, wurde daselbst 1610 Doctor und nahm sehr bald darauf nach einander den Lehrstuhl der Philosophie und die erste Professur der Medicin an der Universität zu Osuna ein. Er hinterliess: *„Selectorum medicinae disputationum tomus I, quae de febrium theoria, coctione et putredine et aliis ex professo disputantur; plura etiam alia difficillima ad utramque medicinae partium spectantia obiter disquiruntur"* (Osuna 1622, Fol.).

Dechambre, 4. Série, T. VI, pag. 523.   G.

Gallerati, Giuseppe G., zu Novara, lebte daselbst in der zweiten Hälfte des 17. Jahrhunderts und schrieb ein *„Systema renovatum physiologiae medicae juxta veterum philosophorum hypothesim"* (Novara 1676; 2. edit. Bologna 1684) — *„Accedit liber tertius de anima sensitiva"*, ferner in den Ephemer. Nat. Cur. (Dec. 2, Ann. VII) *„De alcali et acido dissertatio"*.

Dechambre, 4. Série, T. VI, pag. 524.   G.

Gallereux, Alex.-Cyr.-Ambroise-Martin G., zu Tonnerre, aus Chichée (Yonne) gebürtig, wurde 1812 in Paris Doctor und schrieb Folgendes: *„Mém. sur les soins à donner aux personnes qui ont été opérées de la cataracte"* (Paris 1816) — *„Avis au peuple sur la cataracte"* (1826). In SÉDILLOT's Rec. périod. de la Soc. de méd. de Paris (T. L, LIII, LV, LVII, LVIII) veröffentlichte er: *„Observations relatives à deux modes d'altération du nerf optique, et qui paraissent avoir été jusqu'à présent confondus avec l'amaurose ou goutte sereine"* — *„Observations relatives . . . . „„Peut-on avec Stoll admettre des péripneumonies bilieuses?"" etc."* — *„Observations de choléra-morbus etc."* — *„Sur l'application topique des dissolutions d'opium dans les ophthalmies"* u. s. w.

Callisen, VII, pag. 25.   G.

Gallesky, Johann Gottfried G., Stadt- und Regierungsarzt zu Tilsit in Ostprenssen, gestorben am 12. Juni 1776, hinterliess ausser einer veterinärmedicinischen Schrift noch eine *„Abhandlung vom Miserere oder der Darmgicht* *nebst einigen Bemerkungen von den heilsamen Kräften des Leinöls in dieser Krankheit"* (Mitau und Riga 1767).

Dict. hist. II, pag. 475.   Pgl.

Gallette, Jean-François G., zu Mainz, war zu Metz am 9. Mai 1774 geboren, wurde 1789 chirurgischer Eleve am dortigen Hôp. milit. d'instruction, trat als Unter-Chirurg 1791 bei der Mosel-Armee ein, studirte von 1797—99 noch in Strassburg und Paris, wurde 1800 Divisions-Chirurg zuerst bei der Rhein-, dann bei der Gallo-Batavischen Armee und 1801 Oberchirurg am Militär-hospital zu Mainz, nahm in demselben Jahre seinen Abschied aus dem Armee-verbande, um in Mainz zu prakticiren, war daselbst aber nochmals von 1805—09 Oberchirurg des Militärhospitals, wurde 1812 Zahnarzt des kaiserlichen Lyceums daselbst und fungirte 1813 unter der französischen Regierung noch als Secretär der Epidemien-Commission. Schon vor dieser Zeit hatte er Verschiedenes über Zahnheilkunde geschrieben: *„Sur l'art dentaire"* (Mainz 1803) — *„Blicke in das Gebiet der Zahnarzneikunde"* (Ebenda 1810) — *„Anatomische, physio-logische und chirurgische Betrachtungen über die Zähne"* (Ebenda 1813). Später verfasste er noch: *„Der Zahnarzt für das schöne Geschlecht"* (Ebenda 1816; 2. Aufl. 1834; Nachdruck 1837) — *„Zahnspiegel, besonders für das weibliche Geschlecht"* (1823; 2. Aufl. 1826) — *„Einige Betrachtungen über den Schmelz der Zähne und über den Gebrauch der Feile"* (1824) — *„Animadversiones quaedam de secunda dentitione seu de dentibus permanentibus"* (1827). Dazu einige Streitschriften gegen RINGELMANN in Würzburg (1828, 1829), den er als Plagiarius bezeichnete, eine *„Kurzgefasste Belehrung über das erste und zweite Zahnen u. s. w."* (1830), ferner *„Notizen aus dem Gebiet des Charlatanismus und medicinische Erklärung über die Natur des Zahnens und die Bedeutung der Amulette"* (2 Thle., Mainz 1835) und eine bereits viel früher erschienene französische Abhandlung: *„Notice sur une nouvelle manière de placer les dents artificiels"* (SÉDILLOT, Rec. périod. de la Soc. de méd. de Paris, T. XLVII). Von seinen Lebensschicksalen ist noch anzuführen, dass, nachdem er bereits seit 1805 zum Hofzahnarzt verschiedener Fürstlichkeiten ernannt worden war, er 1813 Stadt-zahnarzt in Mainz, 1818 Oberwundarzt der Escadron der grossherzoglich hessischen Ehrengarde, 1825 in Giessen Dr. chir. hon. und 1827 hessischer Hofrath wurde. Er starb am 30. Januar 1838.

Scriba, I, pag. 114; II, pag. 248. — Callisen, VII, pag. 27; XXVIII, pag. 147.
         G.

Galli, Leonardo G., zu Madrid, war 1751 zu Tarragona geboren, wurde Leibchirurg des Königs, Mitglied der Akademie der Medicin u. s. w. und starb 1830. Seine Schriften sind: *„Observ. de una niña que nació viva sin cerebro, cerebelo y médula oblongada. Illustrada con una memoria sobre los principios de la animalidad, etc."* (Barcelona 1786, 4.) — *„Nuevas indagaciones sobre las fracturas de la rótula y de las enfermedades que con ella tienen relacion, especialmente la transversal"* (Madrid 1795, 4.) — *„Contestacion . . ., o sea justa vindicacion de los autores del reglamento del estudio reunido de medicina y cirurjia"* (Madrid 1822, 4.).

Dechambre, 4. Série, T. VI, pag. 528.   G.

Galligo, Isaco G., zu Florenz, war 1822 in Pisa geboren, wo er auch den Doctorgrad erlangte. Er liess sich darauf in Florenz nieder und gründete 1861 die medicinische Zeitschrift *„L' Imparziale"*, die er bis zu seinem 1869 erfolgten Tode redigirte. Er gab auch den Anstoss zur Gründung des italienischen Aerzte-vereins. Unter seinen Schriften befindet sich eine theoretisch-praktische Abhandlung der syphilitischen Krankheiten (Florenz 1847 und folgende Auflagen), eine Ueber-setzung von RICORD'S Iconographie des maladies syphilitiques, eine Abhandlung: *„Su l'igiene e le malattie dei bambini; trattato elementare"* (Florenz 1856) u. s. w.

P. Sonsino im Imparziale, 1869, Vol. IX, pag. 385 (nicht zugänglich). —
Dechambre, 4. Série, T. VI, pag. 528.   G.

Gallini, Stefano G., zu Padua, war zu Venedig am 22. März 1756 geboren, studirte zu Padua, erhielt 1776 daselbst den Doctorgrad, bereiste Frankreich und England und wurde 1786 Professor der theoretischen Medicin in Padua. In Folge des Krieges musste er 1798 seinen Lehrstuhl verlassen, kehrte erst 1806 nach Padua zurück und übernahm die Professur der Physiologie und vergleichenden Anatomie. Auch in dieser Lehrthätigkeit trat eine drei Jahre dauernde Unterbrechung (1813—1816) ein und erst von da an blieb er im ungestörten Besitz seiner Professur. Seine Schriften betreffen fast ausschliesslich die Physiologie, zu deren bedeutendsten Vertretern er zu seiner Zeit gehörte. Er verfasste: „*Saggio d'osservazioni concernenti i nuovi progressi della fisica del corpo umano*" (Padua 1792; deutsche Uebersetzung von D. G. H. F., Berlin 1794) — „*Introduzione alla fisica del corpo umano sano e ammalato*" (Padua 1802) — „*Nuovo saggio di osservazioni fisiologiche*" (Ebenda 1807) — „*Sopra la legge dell' organismo animale*" (Mem. della Soc. Ital. 1813) — „*Nuovi elementi della fisica del corpo umano etc.*" (Ebenda 1818, 2 voll.; 2. ed. 1820; 3. ed. 1825) — „*Se e quan o il fluido elettrico o galvanico influisca nella produzione dei fenomeni della vita*" (Ebenda 1820) — „*Elementi di fisiologia del corpo umano*" (Ebenda 1817) — „*Summa observationum anatomicarum ac physicochymicarum quae usque ab anno 1792 expositae praecurrerunt Nova elementa physicae corporis humani*" (Ebenda 1824) — „*Compendium operis pro tertia vice editi, cui titulus Nova elementa physicae corporis humani*" (Ebenda 1827). Ausserdem eine weitere Reihe von Abhandlungen. Er starb am 26. Mai 1836.

de Tipaldo, III, pag. 183. — v. Wurzbach, V. pag. 72. — M. Asson. Di Stephano Gallini e della sua fisiologia in Giorn. veneto di sc. med. 1863. Vol. XXI, pag. 680 [nicht zugänglich]. — Callisen, VII, pag. 29; XXVIII, pag 148. G.

Gallo, Pietro Anselmo G., zu Turin, war 1743 zu Casanova bei Vercelli geboren, wurde 1771 zu Turin Doctor und starb daselbst 1813. Er war der Verfasser folgender Schriften: „*De stagnantium aquarum indole. De musculis abdominis. Musculorum abdominis functio etc.*" (Turin 1771) — „*Introduzione alla medicina pratica*" (Vercelli 1779) — „*Riflessioni teoricopratiche sopra le malattie veneree*" (1784) — „*Osservazioni sopra gli errori pratici della medicina*" (1800) — „*Osserv. sopra gli errori prat. nella cura delle febbri*" (1802).

Dechambre, 4. Série, T. VI, pag. 542. G.

Gallot, Jean Gabriel G., lebte gegen Ende des vorigen Jahrhunderts, erwarb die medicinische Doctorwürde in Montpellier und prakticirte in Saint-Maurice-le-Girard bei la Châtaigneraye (Bas-Poitou), war correspondirendes Mitglied der Société royale de médecine. In der Literatur werden von ihm angeführt 11 Arbeiten über balneologische, epidemiologische u. a. praktisch-medicinische Materien.

Dict. hist. II, pag. 476.' Pgl.

* **Galloupe**, Isaac Francis G., den 27. Juni 1823 in Beverly (Mass.) geboren, liess sich, nach seiner im Jahre 1849 am Harward Med. College erfolgten Graduation, als praktischer Arzt in Lynn, Essex Co., Mass., nieder, wo er mit Ausnahme der Zeit, in welcher er als Arzt in der Armee der Föderalisten den Bürgerkrieg mitgemacht, bis jetzt (1878) gelebt und sich namentlich als Chirurg eines besonderen Rufes erfreut hat. Er hat zahlreiche Artikel in dem Boston Med. and Surgical Journal, und in dem von dem Generalarzte der nordamerikanischen Armee herausgegebenen Circular Nr. 6 des Kriegsberichtes eine Mittheilung über primäre Amputation bei Schusswunden veröffentlicht.

Atkinson, 68. A . . . t.

* **Galton**, John Charles G., in London, ist daselbst am 26. Januar 1840 geboren, studirte in Oxford, im St. Bartholom. Hosp. in London und in

Wien, wurde 1866 Member des R. C. S. of Engl., war Assistent im Victoria Park Hospital für Brustkrankheiten und im West Riding Lunatic Asylum. Während des deutsch-französischen Krieges war er als Chirurg des englischen Hilfsvereins im Alice-Hospital zu Darmstadt, sodann als niederländischer Sanitäts-Officier 1. Cl. in Atchin (1873—74) und im türkisch-serbischen Kriege (1876) im Hospital zu Belgrad thätig. Er prakticirt seit 1877 in London. Er übersetzte W. ROSER'S Chirurgisch-anatomisches Vademecum (1873) und ECKER'S „Die Hirnwindungen des Menschen" in's Englische, schrieb einen Aufsatz: „The condition of the tympanic membrane in the insane" (West Riding Lunatic Asylum Reports 1873) und verschiedene vergleichend-anatomische und zoologische Aufsätze in folgenden Journalen: Transact. of the Linnean Soc. (Vol. XXVI), Annals and Magazine of Natural History (1869), Popular Science Review, Journal of Anat. and Phys., Nature, London Medical Record, Lancet u. s. w.   Red.

Gallus, Antonius G., s. LECOQ, Antoine.

Gallus, Paschalis G., s. LECOQ, Pascal.

Gallus, Andreas G., zu Trient, Leibarzt des Kaisers Ferdinand I., in der ersten Hälfte des 16. Jahrhunderts, schrieb u. A. die nach seinem Tode von seinem Sohne herausgegebene Schrift über die Pest: „Fasces de peste et peripneumonia pestilentiali" (Brescia 1564, Fol.).

    Dechambre, 4. Série, T. VI, pag. 543.   G.

*Galvagni, Ercole G., aus Bologna, geboren am 5. September 1836, besuchte die Universität daselbst, besonders als Schüler CONCATO'S, bis zum Jahre seiner Promotion 1860 und prakticirte dann in verschiedenen Städten, bis er 1875 zuerst Professor in Cagliari, 1880 Leiter der Klinik in Modena wurde. Unter seinen seit 1863 zahlreich erschienenen und in der Rivista clinica vorwiegend veröffentlichten Publicationen sind mehrere, welche seltenere Themata der Symptomatologie (Scapularkrachen, durch Auscultation der Mundhöhle wahrnehmbare Geräusche, localisirte Spasmen etc.) betreffen, hervorzuheben.   Wernich.

Galvani, Luigi (Aloysius) G., wurde am 9. September 1737 zu Bologna geboren. Er begann seine Studien, in der Absicht Geistlicher zu werden, mit dem der Theologie, doch wandte er sich bald, auf Wunsch seiner Familie, der Medicin zu. Er studirte in Bologna unter GALLI und GALEAZZI vorzugsweise Anatomie und Physiologie und wurde 1762 daselbst auf Grund der Schrift „Theses physico-medico-chirurgicae" (Bologna 1762) Professor der Anatomie. Nebenbei beschäftigte er sich auch eifrig mit Chirurgie und Geburtskunde. Als Resultat seiner anatomischen Studien erschien 1767 in den Comm. Acad. Bonon., Tom. V, Part. 2, eine für die vergleichende Anatomie sehr werthvolle Abhandlung „De renibus atque ureteribus volatilium"; ferner las er in der Akademie in den Jahren 1768, 1769, 1770 drei Abhandlungen „De volatilium aure", von denen jedoch in den Comm. Acad. Bonon., Tom. VI, 1783 nur ein kurzer Auszug erschien, da inzwischen SCARPA seine denselben Gegenstand behandelnden Arbeiten veröffentlicht hatte. Durch Zufall machte G. (6. Nov. 1789) seine bekannten elektrischen Beobachtungen an den Cruralnerven des Frosches; mit eingehendster Sorgfalt setzte er die Versuche darüber fort und publicirte seine Resultate in den Comm. Acad. Bonon. 1791 unter dem Titel: „De viribus electricitatis in motu musculari commentarius". Diese Abhandlung erschien zu gleicher Zeit separat; eine 2. Aufl. cum J. ALDINI „dissertatione et notis" nebst „Lettera a Galvani di Don Bassano Carminati" und „Lettera di risposta di Galvani" 1792 zu Bologna; eine deutsche Uebersetzung: „Abhandlung über die Kräfte der thierischen Elektricität auf die Bewegung der Muskeln, übers. von J. Mayer" (Prag 1793), welcher das Schreiben EUS. VALLI'S, BASS. CARMINATI'S an G. und VOLTA'S an BARONIO angefügt ist. 1841 gab die Akademie zu Bologna „*Opere edite ed inedite*" heraus, welche ausser den angeführten Schriften noch zwei bisher unedirte „*Disquisitiones anatomicae circa membranam pituitariam Acad. Bonon. 1767 traditae*" und „*De consensu et differentiis inter respirationem et flammam penicillumque electricum prodiens ex acuminato conductore Leydensis phialae de industria oneratae letta nell' Acad. 1783*" enthalten. Ferner ist in diesen Werken noch eine Abhandlung: „*Dell' uso dell' attività dell' arco conduttore nelle contrazioni dei muscoli*" abgedruckt, welche 1794 zu Bologna anonym erschien, doch bleibt es fraglich, ob dieselbe wirklich GALVANI oder nicht vielmehr ALDINI zuzuschreiben ist. — Nach Gründung der cisalpinischen Republik weigerte sich G., derselben den Beamteneid zu leisten; er wurde in Folge dessen seines Amtes enthoben und starb bald darauf, am 4. December 1798. — G.'s Untersuchungen betreffs der Zuckungen des Froschschenkels bezogen sich auf die Erklärung der Ursache dieser elektrischen Erscheinung; er glaubte sie im Frosch selbst suchen zu müssen. Jedes Thier besitze eine besondere Art von Elektricität in den Nerven, welche nach ihm kleine Röhren sind, die das Nervenfluidum enthalten; dieses entspricht der inneren Belegung einer Leydener Flasche, die Muskeln der äusseren und die Wandungen der Nervenröhren der trennenden Glasschicht. Jede Muskelcontraction entstehe nun durch den Ausgleich der Elektricität beim Entladen dieser Art Leydener Flasche durch den metallischen Bogen. Alle späteren Versuche G.'s hatten nur den Zweck, dies zu erweisen und seine Hypothese von einer den Thieren eigenthümlichen Elektricität zu stützen. G.'s Versuche erregten in der gesammten gebildeten Welt das grösste Aufsehen und alle bedeutenderen Physiker, wie A. v. HUMBOLDT, ALDINI, VOLTA, schlossen sich seiner Erklärung an. Erst allmälig kam Letzterer zu der Ueberzeugung, dass die Quelle der Elektricität bei G.'s Versuchen allein in dem Metallbogen liegt, eine Ansicht, welche, wie wir heute wissen, auch über's Ziel schiesst. G.'s Verdienst bleibt, trotz seiner falschen Erklärung, ungeschmälert, da er die Wichtigkeit der Beobachtung sogleich erkannte und sie zur Geltung brachte. VOLTA selbst hat dasselbe dadurch anerkannt, dass von ihm zuerst der Name „Galvanismus" für diese Art der Elektricitätsquelle gebraucht worden ist.

Medici, Elogio di L. Galvani. Bologna 1844. — Venturoli, Elogio di. L. Galvani. Bologna 18·2. — Alibert, Éloge de L. Galvani, Paris, An IX.   V.

Gama, Jean-Pierre G., französischer Militärarzt, war zu Fontoy (Moselle) 1775 oder 1776 geboren, wurde bei Beginn der Revolutionszeit Unter-Chirurg in der Mosel-Armee, machte später die Feldzüge in Preussen, Polen, Spanien mit, wo er Chef-Chirurg eines Armee-Corps in Andalusien war, wurde 1814 in Montpellier Doctor mit der These: „*De la dilatation des plaies d'armes à feu et de l'extraction des corps étrangers qu'elles peuvent contenir, considérées dans la nécessité de les pratiquer sur le champ de bataille*". Im Jahre 1816 wurde er von der Regierung berufen, eines der eben errichteten Instructions-Militär-Hospitäler zu leiten; 1822 war er Chef-Chirurg des Militär-Hospitals in Strassburg, kam dann an das Val-de-Grâce, dessen erster Professor er wurde. Von seinen Schriften sind anzuführen: „*Traité des plaies de tête et de l'encéphalite, principalement de celle qui leur est consécutive, etc.*" (Paris 1830; 2. édit. 1835) — „*Esquisse historique du service de santé militaire en général, et spécialement du service chirurgical depuis l'établissement des hôpitaux militaires en France*" (Daselbst 1841) — „*Proposition d'un projet de loi pour la création 1° d'un directoire des hôpitaux militaires . . . .; 2° d'un nouveau corps de médecins militaires*" (1846) — „*Service de santé dans l'armée. Mém. justificatif du décret du 3 mai 1848, réorganisant ce service etc.*" (1848) — „*De l'utilité des citernes dans les établissements militaires ou civils et les maisons particulières*" (1856; 2. édit. 1858) — „*Lettre sur le service de santé militaire*" (1859) — „*Seconde lettre etc.*" (1860). Ausser verschiedenen in den oben genannten Unterrichts-Hospitälern gehaltenen Festreden veröffentlichte er auch noch mehrere Aufsätze in dem Rec. de mém. de médec. milit., z. B. eine „*Observation* *relative à un anévrisme de l'artère poplitée, guérie par la ligaturee de la crurale"* (Vol. XVIII) u. s. w. 1836 nahm er seinen Abschied und wohnte bis zu seinem 1861 erfolgten Tode in Paris, indem er, wie aus seinen obigen Schriften zu ersehen ist, unablässig für die Verbesserung des Militär-Medicinalwesens und der Stellung der Militärärzte bemüht war, nachdem er bereits während seiner Dienstzeit wichtige Reformen im Hospitaldienst eingeführt hatte.

Bégin, II, pag. 215 — Callisen, VII, pag. 33; XXVIII, pag. 150. Gurlt.

Gambarini, Alessandro G., zu Mailand, war daselbst zu Anfang des 19. Jahrhunderts geboren, studirte in Pavia, wo er mit Enthusiasmus die RASORI'sche Lehre in sich aufnahm, wurde mit einer Diss. *„Observationes in nuperam myopiae aetiologiam dynamicam"* (wieder abgedruckt in: RADIUS, Script. ophthalm. minor. III, 1830) Doctor, liess sich dann in Mailand nieder, übte daselbst 37 Jahre lang die Praxis mit grossem Beifall aus und wurde Arzt des Istituto pio di Santa Corona und des Ospitale Maggiore. Von seinen in den Annali universali di medic. enthaltenen literarischen Arbeiten führen wir an: *„Osservazioni e riflessioni sul morbo varioliforme dominante nella provincia milanese"* (1832) — *„Di una fisica alterazione del cuore"* (1838) — *„Sull' ulceretta al frenulo della lingua"* (1854) — *„Sull' uso dell' olio di fegato di merluzzo nel rachitismo"* (1856) — *„Di alcuni usi terapeutici del clorato di potassa"* (1858), ferner: *„Azione vicaria al salasso spiegata dal fluido elettrico"* (Gazz. med. 1842) — *„Caso di paraplegia in un bambino"* (Ebenda 1861). — Er starb am 23. Januar 1866 im Alter von 64 Jahren.

Pl. Schivardi in Annali univers. di medic. Vol. CXCV, 1866, pag. 219. G.

* **Gamberini**, Pietro G., am 28. Juni 1815 zu Bologna geboren, studirte daselbst bis 1835, begann 1839 zu practiciren und war zunächst am Ursulinerinnen-spital, dann — seit 1860 — als Professor der Syphilidologie und Dermatologie thätig. G. dirigirte das Giorn. delle mal. ven. e della pelle di Milano und schrieb: *„Idrologia minerale medica"* (Bologna 1850) — *„Trattato delle malattie veneree"* (3. Aufl. Mailand 1870) — *„Manuale delle malattie cutanee"* (2. Aufl. Daselbst 1871) — *„Trattato delle malattie della lingua"* (Bologna 1879) — *„Trattato delle malattie dei pili e delle unghie"* (Daselbst 1882). Wernich.

* **Gamgee**, Joseph Sampson G., zu Birmingham, ist zu Livorno am 17. April 1828 geboren, studirte auf dem University College in London, in Paris, Brüssel, Wien, Florenz und Pavia, wurde 1854 Member des R. C. S. of Engl., war Assistant Surgeon am Royal Free Hosp. u. s. w., schrieb zunächst einige veterinär-medicinische Aufsätze (über den verkalkten Hoden eines Schafbockes — ein ossificirtes Enchondrom des Hodens eines Hengstes, 1850), dann: *„On pyaemia"* (London 1853) — *„On the advantages of the starched apparatus in the treatment of fractures and diseases of joints"* (Ebenda 1853) — *„Reflections on Petit's operation, and on purgatives after herniotomy"* (Ebenda 1854) — *„The cattle plague and diseased meat, in their relations with the public health etc."* (1857) — *„Osservazioni sul regime dietetico dei malati chirurgici"* (Gazz. med. ital. tosc. 1854) — *„Pensieri sulle cose medico-chirurgiche italiane"* (Turin 1856) — *„Researches in pathological anatomy and clinical surgery"* (London 1856) — *„History of a successful case of amputation at the hip-joint"* (Ebenda 1865, w. 4 phot.) — *„On the treatment of fractures of the limbs"* (Ebenda 1871, w. 7 pl.) — *„On the treatment of wounds and fractures; clinical lectures"* (Ebenda 1878; 2. edit. 1883) — *„The influence of vivisection on human surgery"* (Ebenda 1882; 2. edit.) — *„Sir Charles Bell and Sir James Simpson; a biographical study"* (Birmingham Med. Review 1875) — *„Harvey and Caesalpinus"* (Lancet 1877) und zahlreiche Aufsätze und Vorlesungen über vergleichende und pathologische Anatomie, Physiologie und klinische Chirurgie.

Medical Directory. — Index-Catalogue. V, pag. 260. Red.

490   GAMGEE. — GANDOLFI.

*Gamgee, Arthur G., zu Manchester, jüngerer Bruder des Vorigen, wurde 1862 zu Edinburg Doctor mit der preisgekrönten Diss. „Contributions to the chemistry and physiology of foetal nutrition; etc." (Brit. and For. Med.-Chir. Rev. 1864). Er ist gegenwärtig Brackenbury-Professor der Physiologie und Histologie und ' Decan des medicinischen Departements am Owens College zu Manchester und Physician des Royal Hosp. für kranke Kinder. Er schrieb u. A.: „On the characters of the expectoration in cases of foetid bronchitis and gangrene of the lung" (Edinb. 1865) — „Studies from the physiological laboratory of Owens College" (Journ. of Anat. and Phys. 1876-7) — „A text-book of the physiological chemistry of the animal body, etc. (London 1880). Er übersetzte L. HERMANN'S „Elements of human physiology" (London 1875-78). Dazu zahlreiche Aufsätze in verschiedenen Journalen und Transactions.

Medical Directory. — Index-Catalogue. V, pag. 260.   Red.

Ganderax, Charles-Marie-Joseph-Henri-Jerôme G., französischer Militärarzt, war geboren am 30. September 1810 zu Plaisance (Gers), als Sohn eines ehemaligen Militärarztes, der später Inspecteur der Quellen von Bagnères-de-Bigorre war und seiner Zeit darüber eine der bedeutendsten Schriften (1827) geschrieben hat. Der Sohn trat 1831 in das Instructions-Militär-Hospital des Val-de-Grâce zu Paris als Eleve ein, wurde 1832 Doctor mit der These: „Essai sur les eaux minérales de Bagnères-de-Bigorre, Climatologie etc.", war von 1845 an in den Feldlazarethen in Algier und 1855 im Krim-Feldzuge thätig, ebenso im italienischen Kriege 1859. 1861 erhielt er den lange von ihm erstrebten Posten eines Directors des Militär-Badehauses in Barèges, wurde daselbst 1865 Médecin principal 1. Cl., starb jedoch bereits Anfangs des Jahres 1866, als ein namentlich in allen Zweigen der Hydrologie sehr erfahrener Arzt.

E. Grellois in Rec. de mém. de méd. etc. militaires. 3. Sér., T. XVI, 1866, pag. 189.   G.

Gandini, Carlo G., lebte als Arzt in Genua in der zweiten Hälfte des 18. Jahrhunderts und trieb mit Vorliebe nebenbei physikalische Studien. Dem Ruf, den G. bei seinen Zeitgenossen hatte, entsprechen keinesweges die von ihm hinterlassenen Werke, unter denen seine „Osservazioni, riflessioni, nuove scoperte sulle leggi di movimenti animali" (Genua 1769, 4.) und ein Werk über die Semiotik des Pulses „Gli elementi dell' artes fygmica" (Ebenda 1769) ein gewisses Interesse beanspruchen dürften.

Dict. hist. II, pag. 478. — Annali universi di med Vol. CXXIX. 1849, pag. 224.
                    Pgl.

Gandoger de Foigny, Pierre-Louis G., geboren am 6. August 1732 in Lyon, studirte anfangs Mathematik, später in Paris Medicin, wo er bis 1763, zugleich mit chemischen Studien eifrig beschäftigt, verblieb. Dann bekleidete er in Nancy die Lehrstühle der Anatomie, Chirurgie und Botanik. Er starb am 5. August 1770 in Malzeville. Von seinen Werken ist bemerkenswerth eine Vertheidigung der Pockenimpfung: „Traité pratique de l'inoculation" (Nancy 1768).

Biogr. méd. IV, pag. 332. — Dict. hist. II, pag. 479.   Pgl.

Gandolfi, Giovanni G., zu Pavia, war am 26. März 1806 zu Modena geboren, studirte daselbst, in Florenz und Padua, wurde 1846 zum Professor der Anatomie bei der Akademie der Künste und 1848 der gerichtlichen Medicin bei der Universität in Modena ernannt, zu welchem Lehrstuhl er 1863 auch den der Hygiene übernahm. 1865 wurde er für dieselben Fächer an die Universität Pavia berufen. Von seinen zahlreichen Schriften führen wir folgende an: „Sul metodo degli studii medici, e sulla dottrina analitica delle idropi" (Florenz 1837) — „Ricerche analitiche teorico-pratiche intorno ai fondamenti filosofici della dottrina medica razionale empirica" (3 voll., Mailand 1841, 42) — „Sulla genesi e cura dello scirro e del cancro e relativa cura" (Mailand 1845) —

„*Sull'* *ordinamento filosofico della materia della medicina legale*" und „*Sulla monomania omicida, discussioni medico-legali*" (Beides im Bulletino delle sc. med. di Bologna 1849, 51) — „*Regolamento pratico sulla visita del coscritto*" (Modena 1852) — „*Fondomenti di medicina forense analitica ad uso del medico e del legale*" (2 voll., Bologna u. Modena 1851—4) — Dasselbe „*Colla comparazione delle principali legislazioni avuto speciale riguardo al nuovo codice penale italiano etc.*" (3 voll., Mailand 1862—65) — „*Intorno ad una causa del cholera e del relativo rimedio*" (Bologna 1855). — Ausserdem eine weitere Anzahl von kleinen Schriften und Aufsätzen. Er starb am 21. Juni 1875 zu Carlo in der Nähe von Modena.

Pavia, Università di, I, pag. 290. G.

Gannal, Jean-Nicolas G., zu Paris, Chemiker und Pharmaceut, geboren am 28. Juli 1791 zu Sarrelouis, gestorben 1852 zu Paris, ist hier nur wegen seiner Arbeiten auf dem Gebiete der Hygiene und der von ihm angegebenen Conservirungsmethoden animalischer Theile zu erwähnen. Auch empfahl er Chlor-Inhalationen gegen Phthisis in mehreren Arbeiten, von denen zwei durch WM. HORAZIO POTTER in's Englische übersetzt wurden, als: „*Two memoirs . . . on the successful inhalation of diluted chlorine, in the early stages of consumption etc.*" (London 1830); eine andere erschien u. d. T.: „*Du chlore employé comme remède contre la phthisie pulmonaire*" (Paris 1832). Ueber denselben Gegenstand waren auch Aufsätze im Journ. complément du Dict. de sc. méd. (1828) erschienen. In Betreff seiner Conservirungsmethoden schrieb er: „*Mém. sur la conservation des matières animales; suivi des rapports faits à l'Institut et à l'Acad. roy de méd.*" (Paris 1836) — „*Histoire des embaumements et de la préparation des pièces d'anatomie normale, d'anatomie pathologique et d'histoire naturelle; suivie de procédés nouveaux*" (Ebenda 1838; 2. éd. 1841; engl. Uebers. v. R. HARLAN, Philadelphia 1840). Er erhielt für die Erfindung seines Verfahres von der Akademie der Medicin eine National-Belohnung von 8000 fr. und vom Institut einen Monthyon-Preis und schrieb darüber, ausser mehreren offenen Briefen an berühmte Persönlichkeiten und an das Institut (1843, 44), auch eine: „*Lettre aux médecins sur la question des embaumements*" (Paris 1845), indem auf ärztlicher Seite seine Methode mehrfach Widerstand gefunden hatte. Auch bei der Ueberführung der Asche Napoleon's nach Paris (1840) machte er sich durch einen offenen Brief bemerklich. Endlich verfasste er noch ein „*Mém. adressé à M. le prefet de la Seine . . . pour l'application d'un nouveau système d'inhumation dans les cimetières de Paris*" (1842, 4.) und ein Schriftchen: „*Du rôle de l'azote atmosphérique dans l'alimentation*" (1842).

Dechambre, 4. Série, T. VI, pag. 699. — Callisen, VII, pag. 36; XXVIII, pag. 131. G.

*Gant, Frederick James G., in London, ist ein Zögling des University College, wurde 1849 Member, 1861 Fellow des R. C. S. Engl., diente als Civil Staff-Surgeon in den Militärhospitälern der Krim und in Scutari, ist zur Zeit Senior Surgeon des Royal Free Hospital. Er verfasste: „*The irritable bladder; its causes and curative treatment*" (London 1859; 2. edit. 1867) — „*The principles of surgery, clinical, medical and operative*" (1864) — „*The science and practice of surgery*" (1871; 2. edit. 1878, 2 voll.) — „*Modern surgery as a science and art. Oration etc.*" (1872) — „*Diseases of the bladder, prostate and urethra; etc.*" (4. edit.) — „*A guide to the examinations at the R. C. S. of Engl. for the diplomas of member and fellow*" (1874; 3. edit.). Ausserdem Aufsätze in der Med.-Chir. Transact. (Vol. LIII, LVI, LXIII): „*Excisions of the joints, especially knee, hip, and elbow; 20 typical cases and results*" — „*Excision of knee at 53 years of age, with successful result*" — „*Compound fracture of femur .20 years after excision of knee, one inch above bony union*"; in der Lancet (1871) die Lettsomian Lectures über „*Excisional*" *surgery of the joints"* ; im Brit. Med. Journ. (1879): *„Acupressure, ligature and torsion of arteries"* u. s. w. Ausserdem Aufsätze in verschiedenen anderen Londoner Zeitschriften.

Medical Directory.   Red.

Garate y Casabona. B a b i l d e G., spanischer Arzt des 18. Jahrhunderts, studirte in Saragossa, wurde Chirurg des königlichen Hospitals in Santiago in Galizien und später der Stadt Pamplona. Er schrieb das folgende gute Handbuch der Geburtshilfe: *„Libro nuevo, cuyo titulo: Nuevo y natural modo de ausiliar á las mugeres en los lames peligrosos de los partos, sin operacion de manos ni instrumentos"* (Panplona 1756, 4.).

Dechambre, 4. Série, T. VI, pag. 718.   G.

Garaye, C l a u d e - T o u s s a i n t - M a r o t, Comte de la G., bretagnischer Edelmann, geboren den 26. October 1675, studirte aus reiner Menschenliebe Medicin und hat sich durch Gründung zahlreicher Wohlthätigkeitsanstalten, Asyle für Greise, Kranke und Schwache aus eigenen Mitteln den Ruf eines grossen Philanthropen erworben. Als das Product seiner chemischen und pharmakologischen Studien sind zu nennen: die Darstellung eines zu seiner Zeit unter dem Namen Sal essentiale de la Garaye bekannten trockenen China-Extracts, ferner eine Methode zur schnelleren Bereitung des Ferrum oxydulatum nigr. (Aethiops martialis), endlich die Darstellung eines Sal ammoniaco-mercuriale, welches bei den Zeitgenossen als Tinctura mercurialis sich eines grossen Rufes als Heilmittel gegen Syphilis, Scrophulosis, Hautausschläge erfreute. G. starb am 2. Juli 1755.

Biogr. méd. IV, pag. 333.   Pgl.

Garbiglietti, A n t o n i o A n d r e a G., zu Turin, war zu Biella um 1808 geboren, wurde 1833 zu Turin Doctor, war Mitglied des Colleg. chirurg. der königlichen Universität, Leibarzt der Königin M a r i a C h r i s t i n a von Sardinien. Er verfasste folgende Arbeiten: *„In humanum diaphragma ejusque genesim illustrationes quaedam"* (Repertorio med.-chir. del Piemonte 1834) — *„Sulla natura contagiosa del colera orientale"* (Bulletino delle sc. med. di Bologna 1836) — *„Cenni fisiologici intorno ad alcune analogie* (Repert. med.-chir. 1831) — *„Cenni sull' ibridismo"* (Effemeridi fisico-med. del Piemonte 1836) — *„Osservazioni pratiche sull' efficacia dell' acido arsenicoso nella cura delle febbri intermittenti"* (Giorn. delle sc. med. di Torino 1843) und eine Reihe weiterer Aufsätze in den genannten und in anderen Zeitschriften. Seine späteren Arbeiten waren grösstentheils anthropologischer Natur; wir führen von ihnen an: *„Sopra alcuni scritti di craniologia, etnografia e di fisiologia sperimentale del Carlo Maggiorani"* (Turin 1862), ferner in dem Giornale della Reale Accademia di medic. di Torino (1862, 65, 66) u. s. w. eine Anzahl von Aufsätzen, darunter: *„Intorno all' opera del ... Carlo Gustavo Carus sulla simbologia comparata tra lo scheletro umano e quello delle scimie etc."* — *„Intorno all' opusculo del dott. G i u s. B e r n. D a v i s sul cranio umano subfossile di Neanderthal"* — *„Di una singolare e rara anomalia dell' osso jugale ossia zigomatico"* und zusammen mit A. MORIGGIA (Ebenda 1870): *„Descrizione di celosomo dirino con exencefalia idrocefalica"*.

Cantù, pag. 225. — Index-Catalogue. V, pag. 282.   G.

di Garbo ist der Name einer Florentiner Familie aus dem 14. Jahrhundert, aus welcher drei bedeutende Aerzte jener Zeit hervorgegangen sind.

B u o n o (oder B r u n o) di G a r b o, Schwager des Begründers der scholastischen Medicin, TADDEO ALDEROTTI, und Professor in Bologna, lebte später als hochgeschätzter Chirurg in Florenz.

Sein Sohn D̄ino (Abkürzung von A l d o b r a n d i n o, H i l d e b r a n d) di G a r b o, im letzten Drittel des 13. Jahrhunderts geboren, war unter seinen

Onkel T a d d e o in Bologna ärztlich gebildet worden, hatte hier 1300 den Doctorgrad erlangt, lehrte zuerst einige Jahre in Bologna, folgte später einem Rufe als Professor an die medicinische Schule von Siena, ging dann in gleicher Eigenschaft nach Padua und kehrte endlich nach seiner Vaterstadt zurück, wo er am 30. September 1327 gestorben ist. Als Arzt und Gelehrter nicht weniger, wie wegen seiner Leutseligkeit geschätzt, hat er sich allgemeiner Achtung und Liebe erfreut und ist namentlich vom König R o b e r t von Sicilien, dem Mäcen aller Gelehrten, mit Auszeichnung beehrt worden. Als Schriftsteller ist er am bekanntesten durch sein: „Dilucidarium Avicennae", zuerst 1429 in Ferrara, später in zahlreichen Auflagen gedruckt, und durch die „Expositio super canones generales de virtutibus medicamentorum simplicium Canon. II Avicennae" (Venedig 1514). Ausser einigen anderen, meist commentirenden Schriften hat er eine „Chirurgia cum tractatu de ponderibus et mensuris, nec non de emplastris et unguentis" (zuerst Ferrara 1425, zuletzt Florenz 1544 gedruckt) zumeist nach AVICENNA bearbeitet, und „Enarratio in Guidonem de cavalcantibus, de natura venerei amoris" (Venedig 1498) verfasst, in welcher er seinen Nebenbuhler CECCO DI ASCULO angriff und sich denselben zum Feinde machte; nicht ohne Grund wird DINO beschuldigt, dazu beigetragen zu haben, dass CECCO wegen seines „Tractatus de sphaera" als Häretiker zum Feuertode verurtheilt worden ist.

Er hinterliess einen Sohn, T o m m a s o d i G a r b o, der zuerst in Perugia, später in Bologna den Lehrstuhl der Medicin inne gehabt hat und hier (oder in Florenz) im Jahre 1370 gestorben ist. Er war ein Freund von P e t r a r c a, der mit der höchsten Anerkennung von ihm als Gesellschafter und Arzt spricht; wie V i l l a n i erzählt, hat er sich eines solchen Ruhmes erfreut, dass die Fürsten Italiens selbst in geringfügigen Erkrankungsfällen niemals unterliessen, seinen ärztlichen Rath einzuholen. Von seinen Schriften sind „Expositio super capitulo de generatione embryonis, tertii canonis, fen XXV Avicennae" (Venedig 1502) und die nicht beendete „Summa medicinalis" (mit einigen kleineren Schriften Venedig 1506; 1521; Lyon 1529) zu nennen.

v. d. L i n d e n - M e r c k l i n, pag. 245, 1018. — E l o y, Dict. hist. T. II, pag. 302. — Biogr. méd. IV, pag. 334. 335. — H e n s c h e l, Janus, N. F. II, pag. 396, 405.
A. Hirsch.

Garcia, mehrere spanische Aerzte. — M a r c o s G., im 17. Jahrhundert, schrieb das folgende Werk über Chirurgie in spanischer, statt in der sonst üblichen lateinischen Sprache: „Honor de la medecina y aplauso de la cirujia castellana" (Madrid 1638, 4.).

M a t i a s G. war in Villa de Agreda bei Tarragona geboren, studirte in Valencia, wurde später daselbst nacheinander Professor der theoretischen Medicin und der Anatomie, welche Lehrstühle er 31 Jahre lang inne hatte. Er war einer der berühmtesten Aerzte seiner Zeit und wurde aus allen Theilen des Landes consultirt. Seine Werke, in welchen er u. A. die HARVEY'sche Entdeckung des Kreislaufes zu bekämpfen versuchte, sind: „Disputationes medicae selectae: in duas partes distributae" (Lyon 1677, Fol.) — „Disput. apologetica adversus quosdam doctissimos medicos male sentientes de curatione vertiginis per consensum ventriculi etc." (Ebenda 1677, Fol.) — „Disputationes physiologicae antiquorum et neotericorum placita novo acumine exprimentes etc." (Valencia 1680, Fol.). Er starb in den ersten Tagen des Januar 1691.

M o r e j o n. — D e c h a m b r e, 4. Série, T. VI, pag. 720.
G.

Gardane, J o s e p h - J a c q u e s de G., geboren in la Ciotat (Provence), promovirte in Montpellier um 1760 und liess sich als Arzt in Paris nieder, wo er das Amt eines königlichen Censors bekleidete. Er war Mitglied der Akademien von Montpellier, Nancy, Marseille und Dijon. Die von G. hinterlassenen Schriften beziehen sich zum Theil auf die Behandlung von Syphilis, mit der er sich als

Arzt speciell beschäftigte, zum Theil auf die Behandlung von Scheintodten, durch Kohlendunst oder andere Ursachen asphyktisch gewordenen Personen.

Biogr. méd. IV, pag. 336. — Dict. hist. II, pag. 480. Pgl.

Gardane-Duport, Charles G.-D., geboren am 12. November 1746 in Toulouse, erhielt in Paris 1782-den Titel eines Maître en chirurgie und starb am 9. April 1815. Seine Schriften beziehen sich auf die Behandlung der Syphilis: *„Méthode sûre de guérir les maladies vénériennes par le traitement mixte"* (Paris 1787; 1803).

Biogr. méd. IV, pag. 336. Pgl.

Gardanne, Charles-Pierre-Louis de G., geboren in Paris am 12. November 1788, promovirte daselbst zum Dr. med. im Juli 1812. Er schrieb: *„Avis aux femmes qui entrent dans l'âge critique"* (Paris 1812) und *„De la ménespausie"* (Paris 1816).

Biogr. méd. IV, pag. 336. Pgl.

Gardanne, Joseph-Jacques de G., s. GARDANE.

Gardeil, Jean-Baptiste G., 1726 zu Toulouse geboren, ging nach Paris, beschäftigte sich dort Anfangs mit verschiedenen Studien und erlernte Latein, Griechisch, Hebräisch, Englisch, Italienisch und Spanisch. Mit DIDEROT und D'ALEMBERT befreundet, war er eine Zeit lang mit der Redaction der Gazette de France betraut und hatte dabei Musse genug, die Sammlung griechischer Manuscripte der königlichen Bibliothek zu durchforschen. Nachdem er dann im späteren Alter sich ausschliesslich der Medicin und den Naturwissenschaften zugewendet hatte und correspondirendes Mitglied der Académie royale des sciences für Botanik geworden war, machte er einige Reisen nach dem Süden Frankreichs und liess sich zuletzt in Toulouse nieder, wo er sich um die Lehrstühle für Mathematik und Medicin an der Universität erfolgreich bewarb. G. edirte als Product dreissigjähriger Studien eine französische Uebersetzung des HIPPOKRATES (nach der Ausgabe des FOESIUS), erschienen Toulouse 1801 und starb, 82 Jahre alt, am 19. April 1808.

Dict. hist. II, pag. 483. Pgl.

Gardien, Claude-Martin G., zu Paris, am 14. Juli 1767 zu Tarjet (Berry) geboren, war anfänglich Lehrer der Physik und Mathematik am Collège zu Bourges, studirte darauf Medicin im Hospital zu Clermont von 1791—93 und kam dann nach Paris, wo er 1799 mit der These: *„Examen des effets que produisent, sur l'économie animale, les qualités physiques de l'air etc."* Doctor wurde. Er beschäftigte sich vorzugsweise mit Geburtshilfe und hielt Vorlesungen über dieselbe, sowie über Frauen- und Kinderkrankheiten. Nachdem er eine Reihe von geburtshilflichen Arbeiten veröffentlicht hatte, namentlich in LEROUX' Journ. de méd. (1804, 5, 6), wie: *„Considération tendant à fixer les cas où le tampon peut être de quelqu'utilité dans les hémorrhagies utérines"* — *„Mém. sur la section de la symphyse des os pubis"* — *„Examen critique des préceptes donnés par les accoucheurs sur la rupture de la poche des eaux etc."* u. s. w., im Bulletin des sc. médic. (T. V): *„Opération de la symphyse, pratiquée avec succès pour la mère et pour l'enfant etc."*, betheiligte er sich 1811, nach dem Tode von BAUDELOCQUE, an dem Concurse wegen der Besetzung von dessen Stelle mit der These: *„Du toucher"* (4.), jedoch ohne Erfolg. Er gab in Folge dessen seine Lehrthätigkeit auf, widmete sich bloss der Praxis und verfasste u. A. folgende Schrift: *„Traité des accouchemens, des maladies des femmes, de l'éducation médicale des enfans, et des maladies propres à cet âge"* (4 voll. Paris 1807; 2. éd. 1816; 3. éd. 1824; italienische Uebersetzung, Mailand 1820). Dazu zahlreiche Artikel im Dict. des sciences médicales. Er starb im Juni 1838.

Dechambre, 4. Série, T. VI, pag. 728. — Callisen, VII, pag. 44; XXVIII, pag. 153. G.

Gardin, Louis du G. (GARDINIUS, HORTENSIUS), Arzt in der ersten Hälfte des 17. Jahrhunderts, stammte aus Valenciennes und war der Sohn von Jérome du G., der gleichfalls Arzt und Herausgeber eines Commentars zu HIPPOKRATES' de aquis, aëre et locis war. Er promovirte zu Douai, wo er an den Schulen der Universität 25 Jahre lang lehrte. Er starb etwa um's Jahr 1637. Er hatte einen wissenschaftlichen Streit mit THOMAS FYENS, dem Lehrer VAN HELMONT'S in Löwen über die Frage, zu welcher Zeit die Seele in den Körper des Fötus geht: „De animation efoetus, in qua ostenditur, quod anima rationalis ante organisationem non infundatur" (Douai 1623). Der letzte Theil der von G. geschriebenem „Institutionum medicinae liber III" ist 1638 nach seinem Tode von BRIFFAULT in Douai veröffentlicht worden.

Biogr. méd. IV, pag. 3.8.   Pgl.

Gardiner, John G., lebte als Arzt zu Edinburg gegen Ende des vorigen Jahrhunderts. Er war Mitglied des Royal College of Physicians und der Royal Society in Edinburg und verdient Erwähnung als einer derjenigen hervorragenden Aerzte, die sich mehr oder weniger dem neuropathologischen Systeme seines Landsmannes CULLEN anschlossen. Seine Hauptschriften sind: „Observations on the animal oeconomy and on the causes and cures of diseases" (Edinburg 1784; deutsch von E. B. G. HEBENSTREIT, Leipzig 1786) und „An inquiry into the nature, cause and cure of the gout and some of the diseases with which it is connected." (Edinburg 1792).

Dict. hist. II, pag. 483.   Pgl.

Gardini, Francisco Giuseppe G., in Vascagliana bei San Damiano (Asti) am 22. Januar 1740 geboren, studirte Philosophie, Physik und Medicin in Turin und prakticirte nach seiner Promotion (1762) in seiner Geburtsstadt, wo er nebenher auch physikalischen Studien oblag. Von 1783—1800 Professor der Philosophie in Alba, dann Professor in Asti fünf Jahre lang, dann wiederum Professor der Philosophie in Alba bis 1813, verbrachte er die letzten drei Lebensjahre bis 1816 in Damiano, wo er am 15. Mai starb. GARDINI nimmt als Vorläufer von GALVANI im Studium der thierischen Elektricität und als Verfasser verschiedener von vielen Akademien preisgekrönter Werke über medicinische Physik eine hervorragende Stellung unter den Aerzten Italiens ein. Uebrigens ist G. auch einer der eifrigsten Vertheidiger der Kuhpocken-Impfung. Von seinen Schriften führen wir an: „L'applicazione delle nuove scoperte del fluido ellettrico agli usi della ragionevole medicina" (Genua 1774) — „Esperimenti fatti nel mese di Marzo 1789 sopra l'elettricità spontanea degli uomini" (1789).

Dict. hist. II, pag. 484.   Pgl.

Garelli, Nicolo Pio de G., 1670 in Bologna geboren als Sohn des Arztes GIOVANNI BATTISTA DE G., studirte in seiner Vaterstadt als Schüler von SBARAGLIA und in Wien, wohin sein Vater vom Kaiser Leopold berufen war, und hatte, zum Reisebegleiter des Erzherzogs Karl 1705 ernannt, Gelegenheit den König von Portugal von einer schweren Krankheit zu heilen. Nach Deutschland zurückgekehrt, wurde er Leibarzt des Kaisers und starb am 21. Juli 1739. Er schrieb u. A.: „Hieronymi Sbaragli scepsis de vivipara generatione" (Wien 1696).

Biogr. méd. IV, pag. 338.   Pgl.

Garencières, Théophile de G., geboren 1615 zu Paris, wurde mit 20 Jahren Dr. med. in Caen, ging dann nach England, wo er sich später, etwa um 1657, nach kürzerem Aufenthalte in Oxford, zu London niederliess und Arzt der französischen Gesandtschaft war. Er starb hier um's Jahr 1670 in grosser Dürftigkeit. ·Von seinen Schriften sei genannt: „Angliae flagellum, sive tabes anglica numeris omnibus absoluta" (London 1647).

Biogr. méd. IV, pag. 339.   Pgl.

Garengeot, René-Jacques-Croissant de G., berühmter französischer Chirurg, war am 30. Juli 1688 zu Vitré in der Bretagne geboren, wo sein Vater Chirurg des dortigen Hospitals war. Nachdem er den ersten chirurgischen Unterricht von seinem Vater erhalten, war er 5 Jahre lang im Hospital zu Angers, darauf in den grossen Marinespitälern der Bretagne thätig, machte einige Seezüge mit und kam 1711 nach Paris. Er trat daselbst in den Dienst eines in der École de médecine wohnenden und von derselben beschäftigten Barbier-Chirurgen, besuchte zugleich die Vorlesungen in jener Schule; es waren der Anatom WINSLOW, im Hôtel-Dieu MÉRY und THIBAUT und ausserdem ARNAUD und J. L. PETIT seine Lehrer. Schon ehe er 1725 in die Genossenschaft der Chirurgen aufgenommen wurde, hatte er bedeutende Werke verfasst, nämlich: „Traité des opérations de chirurgie, fondé sur la mécanique des organes de l'homme, et sur la théorie et la pratique la plus autorisée" (2 voll. Paris 1720; 2. édit. 3 voll. 1731; dasselbe: „Enrichi de cures très singulières, et de figures en taille douce, représentant les attitudes des opérations" 2. édit. 1738—41; englische Uebers. London 1723), worin die Lehren der bedeutendsten Chirurgen jener Zeit enthalten sind, ferner: „Nouveau traité des instruments de chirurgie les plus utiles; et de plusieurs nouvelles machines propres pour les maladies des os. etc." (2 voll. Paris 1723; nouv. édit. 1725) — „Miotomie humaine et canine, ou la manière de disséquer les muscles de l'homme et des chiens" (Paris 1724; 2. édit. „suivi d'une miologie ou histoire abrégée des muscles" 1728; 3. édit. 1750; deutsche Uebers. von JOH. ALEX. MISCHEL, 1744). Zu der genannten Zeit hielt er mit grossem Beifall anatomische Vorlesungen in der École de médecine und wurde 1728 zum königlichen Demonstrator, anfänglich der Materia medica, dann der Operationen bei der École de chirurgie ernannt; auch wurde er Mitglied der Acad. de chirurgie und der Londoner Royal Society. Er gab in dieser Zeit noch heraus: „Splanchnologie, ou l'anatomie des viscères; avec des figures originales . . . . ; suivie d'une dissertation sur l'origine de la chirurgie" (Paris 1728; deutsche Uebers. von JOH. ALEX. MISCHEL, Berlin 1733) — „L'opération de la taille par l'appareil latéral, ou la méthode de frère Jacques, corrigée de tous ses défauts" (Paris 1730); ausserdem verschiedene Mémoires in den Mém. de l'Acad. des sciences und den Mém. de l'Acad. de chirurgie. — 1742 wurde er zum Chirurgien-major eines Infanterie-Regimentes ernannt, mit dem er mehrere Feldzüge mitmachte. Während eines derselben starb er am 10. December 1759 zu Cöln an Apoplexie. — Er gehörte zu den angesehensten Chirurgen seiner Zeit, wenn er auch mancherlei Angriffe erfuhr, um die er sich jedoch wenig kümmerte. Fremde Erfahrungen mit den seinigen vereinigend, hat er fast alle Theile der operativen Chirurgie gefördert. Ohne auf Details näher einzugehen, wollen wir nur anführen, dass bei der Operation der Thränenfistel, der Nasenpolypen, der Hasenscharte, des eingeklemmten Bruches, der Hydrocele u. s. w. Modificationen von ihm angegeben worden sind. Die von ihm herrührende Vervollkommnung des Zahnschlüssels ist noch heute unter seinem Namen bekannt. Er hat es ausserdem verstanden, dem ganzen Stande der Chirurgen, gegenüber den Aerzten, eine grössere Geltung zu verschaffen.

Morand, Opuscules de chirurgie. Paris 1768, I, pag. 69. — P. J. Cabaret im Journ. des connaiss. méd.-chir. 1846, pag. 217. Gurlt.

/**Garet**, Henri G., aus Löwen, studirte daselbst Medicin, promovirte in Padua und prakticirte einige Zeit in Brüssel, später als Leibarzt des Kurfürsten, resp. Erzbischofs in Mainz bis zu dessen Tode 1601, worauf er nach seiner Vaterstadt zurückkehrte. Hier starb er am 5. April 1602 unter Hinterlassung einer Schrift: „De arthritidis praeservatione et curatione, clarorum doctissimorumque nostrae aetatis medicorum consilia" (Frankfurt 1592).

Biogr. méd. IV, pag. 341. Pgl.

Gargilius Martialis, s. MARTIALIS.

Garin, mehrere Aerzte französischer Nationalität. — Einer derselben war zu Anfang des 19. Jahrhunderts Arzt zu Tournay in Belgien, daselbst auch Chirurg des Waisenhauses und Mitglied des Vaccine-Comités. Es rühren von ihm folgende, in LEROUX' Journ. de méd. (1801, 2, 3, 4, 8, 10) erschienene Aufsätze her: „*Obs. sur l'hydrocéphale interne*" — „*Obs. sur l'ossification contre nature de la face utérine d'un placenta*" — „*Réflexions sur les fausses douleurs de l'accouchement*" — „*Description d'un bec-de-lièvre naturel, mais d'une figure particulière*" — „*Obs. d'une hernie crurale étranglée par inflammation etc.*" — „*Obs. d'une plaie de tête, suivi d'un grand abcès dans l'un des ventricules du cerveau, etc.*" — „*Réflexions physiologiques sur le système sanguin du foetus*".

Callisen, VII, pag. 49. G.

Garin, J. G., zu Lyon, wurde 1844 mit der These „*Recherches historiques et critiques sur l'opportunité de la trachéotomie dans le croup*. *Procédés et instruments nouveaux d'opération*" in Paris Doctor und verfasste später: „*Le service sanitaire de Lyon, son organisation médicale et ses résultats pratiques*" (Paris 1878). Er war Herausgeber der „*Gaz. médicale de Lyon*" und publicirte eine zweite und vermehrte Auflage von AM. BONNET'S „Nouvelles méthodes de traitement des maladies articulaires" (1860).

P. Diday in Lyon médical. 1883, pag. 496, 533, 604 [nicht zugänglich]. G.

Gariopontus (auch unter dem von unwissenden Abschreibern entstellten Namen WARMIPOTUS, RAIMPOTUS, GARNIPOLUS u. A. bekannt) ist, einer der ältesten der namhaft bekannt gewordenen Meister und Schriftsteller der medicinischen Schule von Salerno. Er stammte wahrscheinlich aus der Lombardei, wie DE RENZI glaubt aus Neapel, und lebte zu Salerno gegen Ende des 10. und in der ersten Hälfte des 11. Jahrhunderts; jedenfalls ist er schon vor dem Jahre 1059 gestorben. Von seinen Schriften, deren er selbst mehrere erwähnt, sind nur der „*Passionarius*", ein Compendium der praktischen Heilkunde (zuerst als „*Galeni Pergameni Passionarius*" Lyon 1516; 1526; später unter dem Titel: „*Ad totius corporis aegritudines remediorum πραξεων libri V*" Basel 1531 im Druck erschienen) und ein „*Tractatus de febribus*" der, als lib. VI und VII der späteren Ausgabe des Passionarius angehängt, auch in der Collect. de febribus. Venedig 1576, pag. 187 abgedruckt ist) noch erhalten. Wahrscheinlich ist G. auch Verfasser mehrerer der Pseudo-Galenischen Schriften. Der Passionarius ist eine Compilation aus den Werken von HIPPOKRATES, GALEN, ALEXANDER, auch aus den Schriften der methodischen Aerzte, besonders des CAELIUS AURELIANUS; am meisten folgt er dem THEODORUS PRISCIANUS. Uebrigens werden von ihm wenige Autoren und dieselben nur selten citirt.

de Renzi, Collectio Salernitana. Napol. 1852, I, pag. 137. A. Hirsch.

Gariot, Jean-Baptiste G., berühmter Zahnarzt, lebte zu Ende des vorigen und Anfang dieses Jahrhunderts als Zahnarzt des Königs von Spanien in Madrid und ist Verfasser eines in der Geschichte der Zahnheilkunde einen wichtigen Abschnitt bildenden dentistischen Werkes: „*Traité des maladies de la bouche*" (Paris 1805).

Dict. hist. II, pag. 488. Pgl.

Garlich, Thomas G., englischer Chirurg des vorigen Jahrhunderts, ist erwähnenswerth als Verfasser zweier, übrigens in den zusammenfassenden Literaturangaben von ASTRUC und GIRTANNER vergessenen Abhandlungen über den virulenten Tripper (London 1719) und seine Behandlung mittelst Injectionen.

Dict. hist. II, pag. 489. Pgl.

Garmann, Christian Friedrich G., am 19. Januar 1640 in Merseburg geboren, hatte in Leipzig Medicin studirt und war daselbst nach Vertheidigung seiner Diss. „*De nutritione infantum ad vitam longam*" (1667) zum Licentiaten befördert worden. Er habilitirte sich als praktischer Arzt in Chemnitz, wurde später zum Stadtphysikus ernannt und ist hier am 15. Juli 1708 gestorben. — G. war ein Polyhistor nicht im besten Wortverstande. Die grosse Belesenheit, deren er sich rühmen durfte, hatte er nicht verdaut, es fehlte ihm an Urtheil und Geschmack und alle seine literarischen Arbeiten, besonders seine Schrift: „De miraculis mortuorum libri III quibus praemissa est dissertatio de cadavare et miraculis in genere" (Leipzig 1670), später in sehr erweitertem Umfange von seinem Sohne Emanuel Heinrich G. (Dresden 1709) herausgegeben, sowie eine „Epistolarum centuria", welche erst nach seinem Tode ebenfalls von seinem Sohne (Rostock 1714) veröffentlicht worden ist, tragen das Gepräge äusserster Leichtgläubigkeit. G. war Mitglied der Leopoldinischen Akademie, in deren Acten er mehrere Aufsätze veröffentlicht hat.

Vgl. die von Dan. Müller (Chemnitz 1719) verfasste Vita; ein Verzeichniss seiner Schriften findet sich in Haller's Bibl. anat. I, pag. 571, und Bibl. med.-pract. III, pag. 213.

A. H

Garn, Johann Andreas G., geboren unweit Magdeburg im Jahre 1755, erhielt 1778 in Leipzig die Doctorwürde und war Arzt in Dahme (Regierungsbez. Potsdam) und in Schlieben (Regierungsbez. Merseburg). Er starb 1829. G. hat 11 grössere Schriften und verschiedene kleinere Journal-Artikel verfasst, über Pflanzengifte, Hundswuth, casuistische Betrachtungen etc.

Dict. hist. II, pag. 489.
Pgl.

Garneri, Orazio G., zu Turin, Professor der Medicin daselbst, publicirte: „Rudimenta hygienes, pathologiae, therapeutices, epitome nosologiae ad instituendos chirurgiae studiosos in regio Taurinensi Ahenaeo" (Turin 1821), ferner ein „Mém. sur un cancer, guéri par la suite de gangrène" (Bullet. de sc. méd. T. VI) — „Obs. d'une tumeur stéatomateuse, d'un anévrisme enkisté etc." (Ebenda, T. VIII) — „Sur deux foetus nés d'un seul oeuf etc." (Mém. de Turin 1805—8) — „Obs. sur une espèce particulière d'entérocèle" (Leroux' Journ. de méd. 1813) u. s. w.

Callisen, VII, pag. 54.
G.

Garneri, Giovanni G., in Savigliano (Piemont), war am 10. September 1800 geboren, bezog 1817 die Universität Turin, wo er sich der Unterstützung seines vorstehend angeführten Verwandten zu erfreuen hatte und wurde daselbst mit der Diss. „De artium organicorum degeneratione; De ammoniaco etc." Doctor, darauf Repetent der Chemie an dem königl. Provinzial-Collegium und Assistenzarzt am Ospedale maggiore di San Giovanni zu Turin. Er wurde ein Mitarbeiter des Prof. Lorenzo Martini und betheiligte sich an der Publication der „Annali clinici", später der „Annali di medicina, chirurgia e farmacia", schrieb auch einige Monographien, darunter über die Cholera, als sie zuerst in Italien auftrat.

Cantù, pag. 226.
G.

Garnett, Thomas G., englischer Arzt, geboren 1766 in der Provinz Westmoreland, war auf der Universität zu Edinburg Schüler Brown's, dessen Lehren er mit Begeisterung anhing. Dr. med. im Jahre 1787 geworden, frequentirte er die Hospitäler in London, prakticirte in Bradford, analysirte die Quellen von Harrowgate, war 1796—1799 Professor in Glasgow, kurze Zeit Professor der Physik und Chemie in London und starb daselbst an einem typhoiden Fieber am 28. Juni 1802. Seine Abhandlungen beziehen sich meist auf Gegenstände der Chemie.

Biogr. méd. IV, pag. 344. — Dict. hist. II, pag. 490.
Pgl.

Garnier, Vater und Sohn, zu Lyon. — Pierre G. war daselbst gebürtig, studirte in Montpellier und wurde dort Doctor, kehrte nach Lyon zurück und wurde 1695 Arzt des Hôtel-Dieu, in welchem er bedeutende Verbesserungen einführte. Er hatte bereits früher geschrieben: „Formules nouvelles de médecine, latines et françaises, à l'usage de l'Hôtel-Dieu de Lyon" (Lyon 1693; 2. édit.

verbunden mit einem „*Traité de la vérole*" 1699; 1726; 1730). Weiter von ihm 1691—95 herausgegebene kleine Schriften sind von geringem Belang. 1710, bei einer pestartigen Epidemie im Beaujolais zu Hilfe gerufen, wurde er, nachdem er treffliche Dienste geleistet hatte, selbst von der Krankheit befallen und starb an derselben am 4. Juli 1719.

Biogr. méd. IV, pag. 345. — Dict. hist. II, pag. 493.   G.

L a u r e n t G., der Sohn, war am 27. November 1704 geboren, wurde 1722 in Montpellier Doctor und 1730 Arzt des Hôtel-Dieu in Lyon, musste jedoch 1735 wegen ungünstiger Gesundheit diese Stellung wieder niederlegen. Er gab heraus: „*Observations pratiques sur les fièvres intermittentes guéries par la graine de panais*" (Lyon 1744) und im Journal de médecine (1756, 1781): „*Observations sur une hydropisie-ascite compliquée avec une grossesse etc.*" — „*Lettre . . . relative au mémoire de M.* B a u m e s *sur le diabetes*", ausserdem eine sehr vermehrte Ausgabe des „*Formulaire*" seines Vaters (Paris 1764—1785). Er starb zu Paris am 7. August 1784.

Dict. hist. II, pag. 494. — B r e g h o t d u L u t et P e r i c a u d, pag. 121, 22.   G.

Garnet, P r o s p e r G., französischer Marinearzt, war am 13. Januar 1794 zu Brest geboren, machte zahlreiche Seereisen, bei welchen er auch als Naturforscher sehr thätig war, wurde 1822 zu Paris mit einem „*Essai sur le choléramorbus*" Doctor, später Chefarzt der Marine und gab eine beträchtliche Menge von Mittheilungen über seine Reisen, und Arbeiten zoologischen, ethnologischen, anthropologischen Inhaltes, die wir sämmtlich hier übergehen, heraus. Wir führen nur seine wenigen rein medicinischen Arbeiten an: „*Lettre sur les préparations anatomiques artificielles du docteur A u z o u x*" (Annales marit. et colon. 1827) — „*Leçons élémentaires sur l'art des accouchements, suivies d'un traité sur la saignée et sur la vaccine*" (Paris et Saint-Pierre-Martinique 1832; 2. édit. 1834) — „*De l'homme considéré sous le rapport de ses caractères physiques*" (Paris 1836) u. s. w. Er starb zu Paris am 8. August 1838.

Berger et Rey, pag. 109.   G.

* **Garrigou**, J o s e p h - L o u i s - F é l i x G., zu Toulouse, ist zu Tarascon (Ariège) am 16. September 1835 geboren, begann seine Studien 1854 in Toulouse und beendigte sie in Paris, wo er 1860 mit der These „*De l'entéro-mésentérite typhoïde*" Doctor wurde. Nachdem er sich in Toulouse niedergelassen, wurde er daselbst Cantonalarzt und Arzt des Wohlthätigkeits-Bureaus, auch Arzt bei den Quellen von Ax (Ariège) u. s. w. Von seinen Arbeiten, die sich über die Gebiete der Medicin, Geologie, Anthropologie, Balneologie u. s. w. erstrecken, gegen 70 an Zahl betragen und in den Comptes rendus de l'Acad. des sc., den Mém. de l'Acad. des sc. de Toulouse, der Union méd., Gaz. hebdomad., Gaz. des hôpit., Annales de la Soc. d'hydrologie de Paris u. s. w. veröffentlicht sind, führen wir nur folgende medicinische an: „*Piqûres anatomiques et leur traitement par l'eau chlorée*" (1859) — „*Monographie chimique et médicale des eaux d'Ax*" (1862) — „*La sulfhydrométrie et ses diverses applications; réponse à M. le prof.* E. F i l h o l" (1868) — „*Monographie médicale de Bagnères-de-Luchon*" (1870, av. pl.) — „*Étude sur l'eau des fontaines et sur les filtres naturels de Toulouse*" (1873) — „*Étude chimique sur la source sulfurée . . . . . de Challes (Savoie)*" (Chambéry 1875) — „*Le mercure dans l'eau minérale de Saint-Nectaire*" (Paris 1880). Eine Monographie über die Mineralquellen der Pyrenäen (6 voll.) war in der Publication begriffen.

Glaeser, pag. 280.   Red.

* **Garrod**, Vater und Sohn zu London. — Der Erstere, A l f r e d B a r i n g G., wurde 1843 Doctor bei der Londoner Universität, war Professor der Materia medica, Therapie und klinischen Medicin am King's College Hospital, zu dessen

32 *

Consulting Physicians er gegenwärtig gehört. Schriften: „*The essentials of materia medica and therapeutics*" (3. edit. London 1868) — „*The nature and treatment of gout and rheumatic gout*" (Ebenda 1859) und u. A. folgende Arbeiten: „*Condition of blood in cholera*" (London Journ. of Med.) — „*Scurvy*" (Edinb. Monthly Journ. 1848) — „*New and successful mode of treating acute rheumatism*" (Med.-Chir. Transact. 1855) — „*Researches on gout*" (Ebenda 1858) — „*On the influence of liquor potassae, and other caustic alkaline solutions, upon the therapeutic properties of henbane, belladonna and stramonium*" (Ebenda) u. s. w.

Medical Directory.   Red.

Alfred Henry G., der Sohn, der am 17. October 1879, erst 33 Jahre alt, starb, studirte von 1864 an im King's College, widmete sich in Cambridge der Zoologie und vergleichenden Anatomie und wurde 1874 Professor der letzteren am King's College in London und im folgenden Jahre Fullerian Professor der Physiologie an der Royal Institution. Mit Uebergehung seiner zahlreichen und bedeutenden zoologischen und vergleichend-anatomischen Arbeiten führen wir nur die folgenden, welche für die Physiologie des Menschen von Bedeutung sind, aus dem Journal of Anatomy and Physiol. (1872, 73) an: „*On sphygmography*" — „*On the source of nerve force*" — „*On the law which regulates the frequency of the pulse*".

Dechambre, 4. Série, T. VI, pag. 755.   G.

Garth, Samuel G., geboren 1661, studirte Medicin in Cambridge, wo er 1691 Dr. med. wurde. Seit 1692 in London, wirkte er mit allen Kräften im Vereine mit anderen Aerzten für die Gründung eines Dispensary und geisselte die Gegner des Instituts in einem, mit Enthusiasmus aufgenommenen komischen Gedicht („*The dispensary*"). G., der noch mehrere poetische Arbeiten lieferte, starb am 18. Januar 1718.

Biogr. méd. IV, pag. 346.   Pgl.

Gartner, Benjamin G., zu Kopenhagen, war am 5. December 1790 auf der dänischen Antillen-Insel St. Thomas geboren, studirte von 1808 an in Kopenhagen Medicin, machte 1813 sein Examen, prakticirte mehrere Jahre auf St. Thomas und schrieb: „*Broussais' System i Westindien*" (Otto's Nye Hygaea 1823) — „*Nogle praktiske Bemaerkninger om den saakaldte gule Feber*" (Bibl. for Laeger 1825) — „*Fractur af 11. og 12. Ryg- og 1. Laende-Hvirvelbeen etc.*" (Ebenda 1829) — „*Om Nytten af Anvendelsen af oleum ricini i Puerperal-Feberen*" (Ebenda). Seit 1831 war er in Kopenhagen Regiments-Chirurgus und Arzt und gab daselbst noch heraus: „*Practiske Jagttagelser*" (Bibl. for Laeger 1832). Er starb am 15. Januar 1834.

Callisen, VII, pag. 59; XXVIII, pag. 156.   G.

Gartshore, Maxwell G., geboren 1732, berühmter Geburtshelfer in London, schrieb werthvolle casuistische Abhandlungen über Retroversio uteri, Ruptura uteri, Erysipelas infant. etc. und starb 1812.

London Med. and Phys. Journal. 1812, Vol. XXVIII, pag. 42–49. — Dict. hist. II, pag. 494.   Pgl.

Gasc, Jean-Baptiste G., Magister chirurgiae, zuerst Hospitals-Chirurg in Cahors, dann Geburtshelfer in Tonneins, Mitglied mehrerer gelehrter Gesellschaften, war ein geschickter Practicus und gelehrter Schriftsteller. Es rühren von ihm her etwa 9 Abhandlungen: über abscedirte Hernie, über Exstirpation von Uteruspolypen, über Blutverluste bei Placenta praevia, über bösartiges Catarrhalfieber, über einen Fall von geheiltem Tetanus traumaticus u. A.

Dict. hist. II, pag. 495.   Pgl.

Gasc, Jean-Charles G., französischer Militärarzt, war am 31. August 1780 zu Cahors geboren, als Sohn eines Chirurgien-Lieutenant für die Provinz Quercy, und wurde 1802 in Paris Doctor mit der werthvollen Diss. „Sur la maladie des femmes à la suite des couches, connue sous le nom de fièvre puerpérale" (2. édit. 1804; abgedruckt in der Uebersetzung von G. W. STEIN'S „L'art d'accoucheur", 1804). Nachdem er sich anfänglich in Paris niedergelassen, trat er 1808 in den Dienst der Armee als Médecin-adjoint, machte die Feldzüge in Oesterreich (1809) und Russland (1812) mit, wo er als Kriegsgefangener in Wilna die Leitung der in einem fürchterlichen Zustande befindlichen Lazarethe der französischen Gefangenen übernahm. 1814 aus der Gefangenschaft zurückgekehrt, wurde er nach Waterloo verabschiedet, 1820 aber am Hôp. Gros-Caillou zu Paris in einer untergeordneten Situation wieder angestellt, in der er bis 1831 verblieb, um dann an das Val-de-Grâce überzugehen. Er wurde endlich Chefarzt des Gros-Caillou, Médecin principal und erster Professor am Val-de-Grâce 1836, sodann Médecin inspecteur und Mitglied des Conseil de santé 1839. 1847 nahm er seinen Abschied und starb im April 1848. — Ausser verschiedenen geburtshilflichen Arbeiten aus seiner früheren Lebenszeit, wie: „Observations d'une plaie faite aux parois de l'abdomen, pendant les douleurs de l'enfantement" (Rec. périod. de la Soc. de méd. 1800) — „Mémoires sur les pertes de sang du décollement du placenta, implanté à la circonférence de l'orifice interne de l'utérus" (Ann. de la Soc. de méd. de Montpell., T. VI) — „Recueil de plusieurs mémoires et observations sur divers points de doctrine, de l'art et science, des accouchemens" (Paris 1810) und mehreren anderen Arbeiten, unter denen wir nur anführen: „Fragment sur les diarrhées chroniques, observées dans les hôpitaux de Danzig . . . 1811" (SÉDILLOT'S Journ. gén. de méd., T. LVII), steht sein Name in inniger Verbindung mit den aus jener Kriegszeit stammenden Arbeiten über Heeres- und Volkskrankheiten, namentlich den exanthematischen Typhus, den er auf seinen Kriegszügen zur Genüge kennen gelernt hatte. Zunächst gab er eine Uebersetzung von VAL. V. HILDENBRAND'S Schrift „Du typhus contagieux etc." (Paris 1811), später, zusammen mit BRESLAU, eine eben solche von SCHNURRER'S „Matériaux pour servir à une doctrine générale sur les épidémis et les contagions" (Ebenda 1815) heraus, welcher Schrift seine eigenen in Wilna gemachten Erfahrungen beigefügt waren. — 1829 vom Kriegsminister mit der Leitung des Militärbadehauses in Barèges betraut, schrieb er über diese Quellen seine gediegenen „Nouvelles observations sur les propriétés médicinales des eaux minérales naturelles de Barèges etc." (Rec. de mém. de méd. milit. 1832). Dazu kommt noch eine Anzahl weiterer Artikel, theils im Dict. des sc. médic., theils in den Mém. de la Soc. de méd. de Paris (1847 u. s. w.), z. B. „Mém. sur la plique polonaise", oder im Journ. univ. des sc. méd. (1829): „Mém. sur une maladie observée à Vendôme sur les soldats du 1er rég. de dragons", sowie in anderen medicinischen Journalen. Auch war er seit 1820 Mit-Redacteur der Revue médicale.

F. Dubois et Bégin im Bullet. de l'Acad. de méd. T. XIII, 1847-48, pag. 917. — Bégin im Rec. de mém. de méd. milit. 2. Série, T. IV. 1848, pag. 340. — Larrey in Gaz. méd. de Paris. 1848, pag. 323. — Callisen, VII, pag. 60; XXVIII, pag. 156.

Gurlt.

Gąsiorowski, Ludwig G., geboren am 25. August 1807 zu Ruda bei Wieluń, studirte zu Breslau, wo er 1835 promovirt wurde. Seit 1836 lebte er als praktischer Arzt in Posen, 1837—1846 war er Lehrer an der dortigen Hebeammenschule und starb daselbst am 9. December 1863. G. war nicht nur ein geschätzter Arzt und Philanthrop, sondern auch ein gediegener und gelehrter Geschichtsforscher; seine Materialien zu einer Geschichte der Medicin in Polen besitzen einen sehr hohen Werth, der Titel dieses ausgezeichneten Werkes lautet: „Zbiór wiadomości do historyi sztuki lekarskiéj w Polsce od czasów naj-dawniejszych aż do najnowszych" (Posen, Bd. I, 1839; Bd. II, 1853; Bd. III, 1854; Bd. IV, 1855). K..& P.

Gaspard, Marie-Humbert-Bernard G., zu Saint-Étienne-en-Brisse, war zu Gigny (Jura) am 7. October 1788 geboren, wurde 1812 Doctor in Paris mit der „Diss. inaug. physiol. sur la gazéification vitale, ou dégagement de fluides aëriformes dans les êtres vivants etc.", nachdem er schon früher „Recherches physiol. et pathol. sur les pt thisies" (Châlons 1809) veröffentlicht hatte. Er war Cantonalarzt und von 1845—58 Friedensrichter des Cantons von Montret (Saône-et-Loire) und schrieb eine Reihe von Abhandlungen aus der Thier- und Pflanzen-Physiologie, der Meteorologie, Statistik, Naturgeschichte, Agricultur, Medicin, Chirurgie, Toxikologie u. s. w., von denen wir nur die nachstehenden wenigen, aus MAGENDIE, Journal de phys. expér. (1821 ff.), anführen: „Mém. physiol. sur le mercure" — „Effets des alimens végétaux herbacées sur l'économie humaine" — „Observ. sur la morsure de la vipère" — „Expériences physiol. et médic. sur l'acétate de plomb" — „Mém. physiol. sur les maladies purulentes et putrides, sur la vaccine etc." — „Expérience sur un homme hydrophobe" u. s. w. Er war einer der Ersten, der Experimente über Pyämie u. s. w. machte, indem er Thieren putride Flüssigkeiten in die Venen spritzte. Sein Tod erfolgte am 17. November 1871.

Dechambre, 4. Série, T. VI, pag. 762. — Callisen, VII, pag 63; XXVIII, pag. 157.   G.

Gassaud, Louis-Prosper-Gérard G., französischer Militärarzt, war am 14. October 1796 zu Toulouse geboren, machte seine Studien daselbst und war nach dem in der Nähe im April 1814 stattfindenden blutigen Treffen beim Verbinden der Verwundeten thätig. Er beendigte seine Studien in Paris und wurde daselbst 1819 mit der These: „Essai sur l'air atmosphérique, considéré comme cause de maladies" Doctor. Er nahm als Militärarzt Theil an den Feldzügen in Spanien, Morea und Algerien, war nacheinander Chefarzt der Militär-Hospitälern von Calvi, Cambrai und Bordeaux (1842—50), war dann Arzt des Succursal-Invalidenhauses in Avignon und kam darauf nach Perpignan, wo er Médecin principal wurde. Ausser einer Schrift: „Considérations médicales sur les corsets dont les femmes font usage" (Paris 1821) schrieb er eine Anzahl von Abhandlungen in der Nouv. biblioth. médic. (1826, 27), wie „Mém. et observations sur la myélive" — „Mém. sur les médications comitives" — „Mém. sur le carreau des enfants" — „Mém. sur les effets pernicieux de l'eau de laurier-cerise" — „Mém. sur les fièvres de la Corse et topographie de Calvi"; ferner im Rec. de mém. de méd. milit. (T. 35, 40): „Mém. et obs. sur les fièvres de Napoli, en Romanie, avec un aperçu topographique de cette ville" — „Mém. sur les fièvres pernicieuses observées à Bordeaux" u. s. w.

Dechambre, 4. Série, Tom. VI, pag. 763.   G.

Gassendus, Petrus, lebte von 1592—1655, ist als wichtigster Vertreter des epicurischen Atomismus im 17. Jahrhundert zu nennen, stammt aus der Provence und ist einer der bedeutendsten Physiker seiner Zeit; G. ist Gegner der Wirbeltheorie von DESCARTES. In seiner Schrift „De septo cordis pervio" bekannte er sich als Gegner HARVEY's; ebenso im dritten Theil seiner Philosophia epicurea, speciell in der Abhandlung „De nutritione animalium, de venis lacteis, de pulsu, de respiratione, de circulatione sanguinis". Eine Gesammt-ausgabe seiner Werke in 6 Bänden ist 1658 zu Leyden erschienen. HALLER rühmt von G.: Multae vir lectionis, potissimum in priscorum philosophorum scriptis.
                                                                                                                               Pgl.

Gasser, Achilles-Pirminius G., als Sohn von Ulrich G., dem Wundarzte des Kaisers Maximilian I., in Lindau am 3. November 1505 geboren, hörte 1522 Luther und Melanchthon in Wittenberg, ging dann nach Wien, darauf im Jahre 1527 nach Montpellier, wurde 1528 Dr. med. in Avignon und practicirte später in Feldkirchen bei Augsburg, wo er am 4. December 1577 starb. Von verschiedenen Fürsten wurde G. nicht nur in seiner Eigenschaft als Arzt, sondern auch in Fragen der Theologie und Politik zu Rathe gezogen. Von seinen zahlreichen Schriften beziehen sich etwa sechs speciell auf medicinische Gegenstände, darunter „Curationes et observationes medicae" (Augsburg 1668, 4.).

Biogr. méd. IV, pag. 348.! Pgl.

*Gasser, Emil G., zu Idstein (Nassau) am 8. December 1847 geboren und in Marburg unter WAGNER und LIEBERKÜHN ausgebildet, wurde bei Ersterem 1871 Assistent und promovirte 1873. 1874 habilitirte er sich für Anatomie und wurde 1884 Extraordinarius und Assistent des Marburger anatomischen Instituts. Aus einer Reihe entwicklungsgeschichtlicher Arbeiten in den Marburger Sitzungsberichten und verschiedenen Archiven seien „Der Primitivstreifen der Vogelembryonen", die „Entwicklung der Allantois, der Müller'schen Gänge" hervorgehoben.
Wernich.

Gastaldi, Geronimo G., Cardinal, geboren zu Beginn des 17. Jahrhunderts in Genua und gestorben in Bologna im Jahre 1685, ist erwähnenswerth durch seine berühmt gewordene Schrift über die Pest: „Tractatus de avertenda et profliganda peste politico-legalis" (Bologna 1684, Fol.). In dieser Schrift, dem Resultate zahlreicher Beobachtungen und eingehender Erfahrungen, documentirt sich G. als Hauptvertreter der Partei der Contagionisten.

Biogr. méd. IV, pag. 351. Pgl.

Gastaldy. Jean-Baptiste G., geboren 1674 zu Sisteron, war 40 Jahre lang Professor der Medicin in Avignon und starb daselbst 1747. Seine Schriften haben nur geringen Werth. In den „Institutiones medicinae physico-anatomicae" (Avignon 1713) bekennt er sich als Anhänger der Cartesianischen Philosophie.

Biogr. méd. IV, pag. 353. — Dict. hist. II, pag. 496. Pgl.

Gasté, Léonard-Fulcrand G., französischer Militärarzt, war am 3. Mai 1791 zu Tours geboren, machte seine Studien daselbst und trat mit 20 Jahren in die Armee, mit welcher er die Feldzüge in Spanien (1811—13), in Frankreich (1814) und in Belgien (1815) mitmachte. Nach dem Kriege wechselte er wiederholt die Hospitäler, war in Strassburg, Paris, 1819 in Calvi und Neu-Breisach, nahm Theil an dem Feldzuge in Spanien 1823, 24, war wiederum in Neu-Breisach, La Rochelle, Calais, Belle-Isle-en-Mer und Montpellier (1832) und schrieb, abgesehen von einer Reihe von Aufsätzen im Journal univ. des sc. méd. (1821, 22), einen „Essai sur les bains de Marie-Thérèse" (La Rochelle 1829) — „Abrégé de l'histoire de la médecine considérée comme science et comme art dans ses progrès et son exercice depuis son origine jusqu' au 19. siècle" (Paris 1835) und eine wichtige Arbeit: „Du calcul appliqué à la médecine comme complément de la théorie, des faits et des raisonnements sur lesquels doivent être fondées la pathologie, la thérapeutique et la clinique" (Paris 1838), sowie „Mélanges de médecine" (Metz 1841). 1839 war er zum Médecin principal, Chefarzt des Instructions-Hospitals zu Metz, und ersten Professor für den Unterricht in der inneren Medicin ernannt worden. 1845 wurde er als Chefarzt der afrikanischen Armee nach Algier versetzt und bald darauf mit der Inspection in allen französischen Besitzungen im Norden von Afrika beauftragt. Auf einer dieser sehr anstrengenden Reisen zog er sich die Krankheit zu, an welcher am 21. Juli 1846 sein Tod erfolgte. — Die von ihm zahlreich hinterlassenen Arbeiten finden sich in einer Reihe von Zeitschriften, wie den Arch. génér. de méd., den Annal. de la méd. physiol., dem Journ. complément., den Rec. de mém. de méd. milit. u. s. w. zerstreut; darunter auch eine „Notice historique sur le baron Larrey" (Metz 1845).

Malle im Rec. de mém. de méd. etc. milit. 1847, 2. Série, T. III, pag. 393. —
Callisen, VII, pag. 67; XXVIII, pag. 158. G

Gastellier, René-Georges G., geboren am 1. October 1741 zu Ferrières (Gatinais), bekleidete mehrere politische Aemter, wobei er in eine Anklage wegen Hochverraths verwickelt wurde. Der Verurtheilung entgangen, musste er sich zwei Jahre lang vor seinen Feinden verborgen halten. Er starb in Paris am 20. November 1821. G. war ein tüchtiger Praktiker und hat ausserdem eine ganze Reihe von zum Theil preisgekrönten Schriften hinterlassen: über acute Krankheiten im Wochenbett, über Specifica in der Medicin etc. Von denselben führen wir an: *„Traité de la fièvre miliaire épidémique"* (Paris 1784) — *„Traité de la fièvre miliaire chez les femmes en couches"* (Montargis 1779) — *„Des maladies aiguës des femmes en couches"* (Paris 1812) u. s. w.

> Biogr. méd. IV, pag. 353. — Dict. hist. II, pag. 498.   Pgl.

Gastler, André-François G., war zu Thoisey (Ain) 1787 geboren, wurde 1816 in Paris Doctor mit der These: *„Sur la doctrine des tempéramens"* und verfasste noch folgende weitere geschätzte Schriften: *„Essai sur la nature ou le caractère essentiel des maladies en général et sur le mode d'action des médicamens; etc."* (Paris 1816) — *„Précis de la méthode prophylactique, appliquée aux maladies chroniques et héréditaires"* (Lyon 1843; 2. édit. unter dem Titel: *„De la prophylaxie en général, de son application aux maladies épidémiques et aux affections chroniques héréditaires"* (Paris 1852). Er starb 1868.

> Dechambre, 4. Série, T, VII, pag. 1.   G.

Gataker, Thomas G., war Chirurg des Königs von England, sowie am St. George's Hospital in London. Geschickter Praktiker, starb er 1769 unter Hinterlassung der folgenden Schriften: *„Observations on venereal complaints and on the methods recommended for their cure"* (London 1754, 55) — *„Observations on internal use of the solanum, or nightshade"* (2. edit. London 1757) — *„An account of the structure of the eye; with occasional remarks on some disorders of that organ"* (Ebenda 1761) — *„Essay on medical subjects; originally printed separately etc."* (Ebenda 1764).

> Dict. hist. II, pag. 500.   Pgl.

Gatinaria, Marco G., einer der bekanntesten medicinischen Arabisten des 15. Jahrhunderts und Verfasser eines kleinen, seiner Zeit sehr geschätzten Compendiums der Heilkunde, das unter dem Titel *„De curis aegritudinum particularium"* einen Commentar zu dem 9. Buche des Liber medicinalis Almansoris des RHAZES bildet, lebte in Pavia. Ueber seine Heimath, sowie über sein Geburts- und Todesjahr ist nichts Sicheres bekannt, nur so viel steht fest, dass er die genannte Schrift im Jahre 1462 verfasst und noch im Jahre 1481 gelebt hat, da er in derselben einer von ihm in diesem Jahre ausgeführten Cur gedenkt. G. folgt vorzugsweise den arabischen Aerzten, als Praktiker aber tritt er mit einiger Selbstständigkeit auf. Beweis für die Beliebtheit, deren sich diese kleine Schrift erfreut hat, gibt der Umstand, dass sie vom Jahre 1506, in welchem sie zum ersten Male in Lyon gedruckt erschienen ist, bis zum Jahre 1575 acht Auflagen erlebt hat und auch noch im 17. Jahrhundert zwei Mal (Frankfurt 1604 und Lyon 1639) aufgelegt worden ist.   A. Hirsch.

Gattenhoff, Georg Matthias G., geboren 1722 zu Münnerstadt in Franken, studirte in Göttingen und Würzburg Medicin, wurde hier 1748 Dr. med., dann Physikus in Bruchsal und später in Gernsheim. Im Jahre 1750 zum Professor in Heidelberg ernannt, hatte er nacheinander die Lehrstühle der Anatomie, Physiologie, Pathologie, praktischen Medicin, Mat. med. und Botanik inne. Er war zugleich Vicekanzler, Comes palatinus und Archiater des Erzbischofs von Speyer. G. starb am 16. Januar 1788. Er hat eine grosse Zahl von Dissertationen und Programmen theils selbst verfasst, theils unter seinem Präsidium verfassen lassen. In gutem Latein geschrieben, betreffen diese zum grössten Theil Gegenstände aus der praktischen Medicin.

> Biogr. méd. IV, pag. 356. — Dict. hist. II, pag. 501. — Baader, Gelehrtes Bayern. Th. I, pag. 180.   Pgl.

Gatti, Angelo G., aus Mugello in Toscana, war um die Mitte des vorigen Jahrhunderts Professor der Medicin in Pisa, ging im Jahre 1761 nach Paris und hat das Verdienst, die Menschenpockenimpfung in Frankreich verbreitet und populär gemacht zu haben. Nachdem er die Kinder seines Freundes Baron von Holbach geimpft hatte, wurde er von mehreren anderen vornehmen Kreisen um denselben Dienst angegangen; er erhielt auch die Ermächtigung, die Schüler der École militaire zu impfen und so wurde die Pockenimpfung bald allgemein. Die Schriften G.'s handeln von dem Nutzen der Impfung.

Dict. hist. II, pag. 503. Pgl.

Gaubert, Pierre-Marcel G., zu Paris, war zu Blandainville (Calvados) am 2. November 1796 geboren, wurde 1824 in Paris Doctor und that sich besonders durch den Enthusiasmus hervor, mit welchem er die BROUSSAIS'schen Lehren aufnahm und für deren Verbreitung er in den von ihm geleiteten „Annales de la médecine physiologique" zu wirken suchte. Hierher gehört auch eine „Réponse à une lettre intitulée: L.-J. Bégin et F.-J.-V. Broussais" (Paris 1825). Auch war er es, der die von BROUSSAIS bei der medicinischen Facultät gehaltenen und stenographirten Vorlesungen: „Cours de pathologie et de thérapeutique générales, professé à la Fac. de méd. de Paris" (3 voll., Paris 1834—35) redigirte. Er starb am 21. Mai 1839.

Dechambre, 4. Série, T. VII, pag. 74. G.

Gaubert, Paul-Marie-Léon G., zu Paris, war zu Ermenonville (Eure-et-Loir) geboren, wurde 1828 in Paris Doctor, später Arzt des Ministeriums des Innern und des Gefängnisses Sainte-Pélagie. Seine vorzugsweise der Hygiene gewidmeten Arbeiten waren folgende, zusammen mit BARRIER: „La médecine des accidents. Manuel populaire" (Paris 1838) — „Analyse des lettres écrites du Val-de-Grâce, par M. le prof. Desruelles" (Ebenda 1842) — „Hygiène de la digestion" (1845) — „Nouveau dictionnaire des aliments" (Ebenda 1844). Ausserdem noch andere, nicht zur Medicin gehörige Schriften. Er starb am 24. Januar 1866.

Dechambre l. c. — Vapereau, 2. édit., pag. 712; 5 édit., pag. XXVIII. G.

Gaubius oder Gaub, Joan G., aus Heidelberg, studirte im Jahre 1695 in Amsterdam und später in Harderwyk, wo er am 10. September 1698 zum Dr. med. promovirt wurde. Darauf nach Amsterdam zurückgekehrt, übte er die ärztliche Praxis aus und wurde zum Stadtphysikus ernannt, functionirte wenigstens als solcher im Jahre 1720. Er schrieb als Student drei verdienstvolle „Epistolae problematicae ad Vir. Cl. Fred. Ruyschium" (über verschiedene anatomische Gegenstände), welche mit dessen Antworten (Amsterdam 1696) veröffentlicht sind. Wann er starb, ist mir unbekannt geblieben. C. E. Daniëls.

Gaubius, Hieronymus Davides G., am 24. Februar 1705 in Heidelberg geboren, empfing den ersten Unterricht in der berühmten Francke'schen Erziehungsanstalt zu Halle, doch wurde er von da aus Mangel an Anlagen zum Studium entfernt! Zu seinem Oheim Joan G. in Amsterdam gekommen, sandte dieser ihn im Juni 1722 nach der Universität in Harderwyk, wo er den Vorlesungen von B. DE MOOR folgte, und im folgenden Jahre nach Leyden, wo er im Jahre 1725, praes. H. BOERHAAVE, zum Dr. med. promovirte mit einer ausgezeichneten „Dissert. qua idea generalis solidarum corporis humani partium exhibetur", welche später in einer zweiten Ausgabe erschien. Darauf zog er nach Paris und etablirte sich 1726 in Deventer. Schon im folgenden Jahre kehrte er nach Amsterdam zurück und war da praktisch wirksam bis 1731, als er, auf BOERHAAVE's Verlangen, in Leyden zum Lector chemiae ernannt wurde (Antrittsrede: „Oratio qua ostenditur chemiam artibus academicis jure esse inserendam"). 1734 wurde er Prof. ord. med. („Oratio de vana vitae longae a chemicis promissa *exspectotione"),* welche Professur er bis 1775, dem zweiten Säcularfeste der Universität (wobei er als Rector eine sehr gelobte *„Oratio de admirandis divinae providentiae documentis in condenda, tuenda et amplificanda Acad. Lugd. Bat."* hielt), wahrgenommen hat. G. starb am 29. November 1780. — Obgleich G., ebenso wie sein grosser Lehrer und Freund BOERHAAVE, ohne Zweifel mehr Chemiker als Mediciner war und sich um die chemische Wissenschaft grosse Verdienste erworben hat der praktischen Richtung wegen, in welcher er diese docirte, so erhellt doch aus seiner grossen Vorliebe für die organische Chemie, dass er stets die Verwandtschaft zwischen Chemie und Medicin im Auge behalten hat. Einen zweiten Beweis dafür liefert sein 1739 veröffentlichter *„Libellus de methodo concinnandi formulas medicamentorum"* (vier holländ., eine deutsche und franzöa. Ausgabe), der stets als musterhaft classische Arbeit gelten soll. Nicht weniger berühmt machte G. sich durch seine *„Institutiones pathologiae medicinalis"* (Leyden 1750 und viele holl., deutsche und französ. Ausgaben), worin er sich sowohl als tüchtiger Physiolog wie als Mediciner zeigte, da er sich nicht auf den einseitigen Standpunkt seiner meistberühmten Vorgänger BOERHAAVE, HOFFMANN und STAHL stellte, doch alle Erscheinungen des kranken Lebens wirklich auf eine der physiologischen Kenntniss seines Zeitalters vollkommen entsprechende Weise zu erklären versucht hat. Dass G. übrigens ein vielseitig entwickelter Gelehrter war, beweist seine berühmte lateinische Uebersetzung von BOERHAAVE'S Ausgabe der vortrefflichen Biblia naturae von JAN SWAMMERDAM. Eine vollständige Angabe seiner Schriften findet man in der Biogr. méd., T. IV, pag. 357.

Suringar, 1866. C. E. Daniëls.

Gaudet, M.-A.-M. G., war zu Laignes 1800 geboren, studirte in Paris und wurde 1825 daselbst Doctor mit der These: *„Recherches sur l'endurcissement général de l'encéphale, considéré comme l'une des causes matérielles des fièvres dites ataxiques".* 1834 wurde er zum Médecin inspecteur der Seebäder in Dieppe ernannt und schrieb über dieselben: *„Recherches sur l'usage et les effets hygiéniques et thérapeutiques des bains de mer, comprenant l'histoire abrégée des faits principaux qui ont été observées à Dieppe pendant l'année 1834"* (Paris 1835; 2. édit. u. d. T.: *„Nouvelles recherches . . . . pendant les années 1834 et 1835"* Ebenda 1836). Seinen Bemühungen gelang es, in den 22 Jahren, während welcher er jene Stellung innehatte, den genannten Badeort ausserordentlich zu heben. Er zog sich darauf nach Laignes zurück und wurde, als 1859 die Aerzte des Arrondissements Châtillon-sur-Seine einen Unterstützungsverein bildeten, zum Vorsitzenden desselben von ihnen gewählt. Ausser obigen Schriften finden sich von ihm noch einige Aufsätze in der Gaz. médicale. Er starb am 6. October 1865.

Boutequoy in Union médicale. 1865, T. XXVIII, pag. 157. G.

*Ganjot, Gustave G., zu Paris, wurde daselbst 1856 Doctor mit der These: *„Du refoulement uni à l'élévation du bras, considéré comme méthode générale pour la réduction des luxations récentes de l'épaule".* Später schrieb er: *„De l'uréthrotomie interne; observations recueillies à la clinique du prof. Sédillot"* (Rec. de mém. de méd. etc. milit. 1860). Zusammen mit P.-H.-P.-E. SPILLMANN gab er heraus: *„Arsenal de la chirurgie contemporaine, description . . . des appareils et instruments en usage pour le diagnostic et le traitement etc.".* (2 voll., Paris 1867—72).

Index-Catalogue. V, pag. 308. Red.

Gaukes, Yves G., Arzt des vorigen Jahrhunderts zu Emden in Ost-Friesland, war Anhänger der Cartesischen Richtung und hat meist nur casuistische Mittheilungen hinterlassen, darunter: *„Praxis chirurgico-medica, experimentis propriis, iisque infinitis XXIII annorum spatio, et quod excurrit . . . collecta"* (Groningen 1700; Emden 1708; Amsterdam 1708; Neapel 1727) — *„Genees-en* *heelkonstige redenvoering van den Scheurbock"* (Utrecht 1701) — *„Introductio in praxim medicinae et chirurgiae universalem"* (Groningen 1721).

Biogr. méd. IV, pag. 360. — Dict. hist. II, pag. 506. — Banga, II, pag. 770. Pgl.

Gaultier de Claubry, Vater und zwei Söhne, zu Paris. — **Charles-Daniel** G. war 1757 in der Diöcese Blois geboren, widmete sich in Paris der Chirurgie und wurde 1782 Magister derselben mit der These: *„De maxillae inferioris luxatione"*. Es ist von ihm nur eine Anzahl von Artikeln in dem Journ. général de médecine (An VIII, IX, X, 1808, 9, 10) bekannt, darunter: *„Obs. sur l'usage des alcalis contre les accidents causés par le tonnerre"* — *„Obs. sur la gonorrhée causée par l'humeur arthritique"* — *„Obs. sur les effets de l'éther phosphoré dans la paralysie et l'atonie de la fièvre"* — *„Obs. sur une maladie de la colonne vertébrale"* — *„Obs. sur un os engagé dans l'oesophage pendant l'espace de 14 ans, et rendu ensuite par le vomissement"* — *„Obs. sur une tumeur squirrheuse dans le tissu caverneux de la matrice"* u. s. w. Er starb am 23. October 1821.

Charles-Emmanuel-Simon G., ältester Sohn des Vorigen, war zu Paris am 25. December 1785 geboren, diente als Chirurg in verschiedenen Regimentern, machte von 1808—14 die Feldzüge in Spanien, Deutschland, Frankreich mit und erwarb 1814 den Doctorgrad in Paris mit der These: *„Propositions de chirurgie et de médecine"*, indem er gleichzeitig den Militärdienst verliess. Er hat von da an reichliche Beiträge zur medicinischen Literatur geliefert. Von seinen zahlreichen Arbeiten, zunächst im Journ. général de médecine (1813—17), führen wir nur folgende an: *„Obs. d'une tumeur de nature inconnue située au-dessus de l'arcade crurale"* — *„Essai sur le stoïcisme avec lequel certains malades supportent la douleur des opérations chirurgicales"* — *„Relation d'un empoisonnement de 180 personnes, produit par les baies de l'atropa belladonna"* — *„Obs. d'une luxation de l'humérus produite, à trois fois différentes, sur le même individu par une violente rétraction du bras"* — *„Note sur une espèce rare d'hypospadias"* — *„Obs. d'une suppression totale de la sécrétion de l'urine dans les reins"* — *„De la préférence à accorder, dans quelques cas, à l'amputation des membres, sur leur conservation reconnue possible"*. In den Jahren 1828, 29 hatte er die Leitung einer Abtheilung im Hôtel-Dieu und in dem temporären Hospital Saint-Sulpice. Er schrieb ferner noch in den Archives générales (1827, 29, 30, 32, 39): *„Obs. de médecine pratique, relatives à des maladies du système nerveux cérébro-spinal"* — *„Obs. de rage communiquée"* — *„Les faits observés dans l'épidémie de choléra-morbus de Paris, en 1832, tendent-ils à faire croire que l'extension de la maladie ait eu lieu par contagion?"* — *„Quelques réflexions sur la question de la contagion de la fièvre typhoïde"*. Im Jahre 1831 betheiligte er sich an einem Concurse mit der These: *„Sur les généralités, le plan et la méthode du cours de clinique"* und veröffentlichte später in den Mém. de l'Acad. de méd. (1838) ein *„Mém. en réponse à cette question: Faire connaître les analogies et les différences qui existent entre le typhus et la fièvre typhoïde dans l'état actuel de la science"*; ferner: *„De l'altération du vin vaccin et de l'opportunité des revaccinations"* (Paris 1838). Nachdem er selbst 1839 Mitglied der Akademie der Medicin geworden war, erstattete er derselben eine Reihe von Jahren hindurch (Mém. de l'Acad. de méd. 1841—53) *„Rapports ... sur les épidémies qui ont régné en France"*. Sein Tod erfolgte am 22. December 1855.

Henri-François G., der Bruder des Vorigen, geboren am 21. Juli 1792 in Paris, wurde Chirurg der kaiserlichen Garde, widmete sich ganz der Chemie und Physik, war Professor der ersteren an der polytechnischen Schule und Professor der Toxikologie an der École de pharmacie. Er starb um das Jahr 1868.

Vapereau, 2. édit, pag. 714. — Dechambre, 4. Série, T. VII, pag. 80. Red.

Gaussail, Adrien-Joseph G., zu Toulouse, war 1808 zu Verdun-sur-Garonne geboren, wurde 1832 in Paris Doctor mit der These: „Considérations et propositions sur quelques sujets de médecine et de chirugie pratiques", nachdem er sich in der Cholera-Epidemie desselben Jahres verdient gemacht und eine von der Soc. de méd. in Toulouse gekrönte Schrift „De l'orchite blennorrhagique" (1831) verfasst hatte. Er liess sich zuerst in seiner Vaterstadt, 1840 aber in Toulouse nieder, nachdem er von derselben Gesellschaft einen neuen Preis erhalten hatte für ein „Mém. sur 40 cas de phlegmasie aiguë de l'organe pulmonaire" (1837), sowie von der dortigen Akademie einen weiteren Preis für seine Arbeit: „De la fièvre typhoïde, de sa nature et de son traitement" (1838), welcher noch eine gekrönte Arbeit: „Des progrès de l'anatomie pathologique, considérés dans leurs rapports avec ... le diagnostic, le prognostic et le traitement des maladies nerveuses" (1839) folgte. Von der Akademie der Medicin erhielt er in demselben Jahre den Preis CIVRIEUX für die Abhandlung: De l'influence de l'hérédité sur la production de la surexcitation nerveuse, sur les maladies qui en résultent et les moyens de les guérir". Seit 1844 Mitglied der Acad. des sciences in Toulouse, wurde er 1853 deren Director, 1854 Präsident, während er bereits 1852 zum Professor der inneren Medicin bei der medicinischen Schule daselbst ernannt worden war. Von seinen zahlreichen in den Compt. rend. de la Soc. de méd. de Toulouse, den Mém. de l'Acad. des sc. de Toulouse und dem Journal de médec. de Toulouse, dessen Redacteur er von 1842 bis 1866 war, veröffentlichten Arbeiten führen wir folgende an: „Résumé d'obs. clin., propres à démontrer l'efficacité du tartre stibié à dose vomitive dans la période d'invasion du croup" (1845) — „De l'influence de l'hérédité sur la production de la surexcitation nerveuse etc." (1845) — „Névralgie dorso-intercostale" (1846) — „Foetus humain monstrueux" (1847) — „Hémiplégie et cécité hystériques guéries spontanément" (1847) — „Fragment d'études sur l'hérédité pathologique" (1847) — „Études sur l'aliénation mentale" (1848, 50, 51) — „Quelques observations sur les névroses" (1852) — „De l'alalie, ou perte de parole" (1863) u. s. w.; ferner biographische Arbeiten über FRANÇ. DU PORT, FRANÇ. BAYLE und Aufsätze in den Archives génér., der Gaz. hebdomad. u. s. w. Er starb im Jahre 1876.

Dechambre, 4. Série, T. VII, pag. 82. G.

Gauteron, Antoine G., geboren 1660 in Montpellier, war daselbst Arzt und beständiger Secretär der Société royale des sciences bis zu seinem 1737 erfolgten Tode. In seiner letztgenannten Eigenschaft hat er eine grosse Anzahl Éloges historiques bedeutender Männer veröffentlicht; ferner rühren von ihm her: „Quaestiones medico-chymico-practicae duodecim" (Montpellier 1697).

Biogr. méd. IV, pag. 361. — Desgenettes, Éloges, pag. 56. Pgl.

Gauthier, Hugues G., geboren zu Riceys bei Langres in Burgund, studirte und wurde Dr. med. in Montpellier. Er ging dann nach Paris, wo er zuletzt Arzt des Königs war und 1778 starb. Er schrieb: „Catalogue des plantes usuelles de France" (Avignon und Paris 1760). — „Manuel des bandages de chirurgie" (Paris 1760) — „Élémens de chirurgie pratique" (Ebenda 1711). G. war mit dem berühmten FERREIN befreundet.

Biogr. méd. IV, pag. 362. — Dict. hist. II, pag. 507. Pgl.

Gauthier, Louis-Philibert-Auguste G., zu Lyon, war zu Saint-Amour (Jura) am 24. Mai 1792 geboren, studirte in Lyon und Paris, wo er 1819 Doctor wurde. In Lyon war er Arzt des Hôp. de l'Antiquaille. Er übersetzte v. HILDENBRAND'S Ratio medendi u. d. T. „Médecine pratique" (2 voll., Paris 1824) und HECKER'S Geschichte der Thierheilkunde im Alterthum (Paris 1835) und verfasste mehrere Schriften und Abhandlungen historisch-medicinischen Inhalts, wie: „Influence que la médecine a exercée sur'la médecine et les *progrès des sciences*" (Lyon 1835) — „*Recherches historiques sur l'origine de la médecine et sur les guérisons des maladies opérées par les prêtres d'Esculape dans les temples de ce dieu*" (Mém. de l'Académie des sc. etc. de Dijon 1836) — *Recherches nouvelles sur l'histoire de la syphilis*" (Lyon 1842) — „*Recherches historiques sur l'exercice de la médecine dans les temples chez les peuples de l'antiquité*"; ausserdem einige Schriften über Syphilis: „*Examen historique et critique des nouvelles doctrines médicales sur le traitement de la syphilis*" (Ebenda 1843) — „*Observations pratiques sur le traitement des maladies syphilitiques par l'iodure de potassium*" (Ebenda 1845). Er starb am 22. November 1850.

Diday in Gaz. méd. de Lyon. 1852, pag. 161; 1854, pag. 41 und in Ann. de la Soc de méd. de Lyon. 1854, 2. Série, II, pag. 1 [nicht zugänglich]. — Dechambre, 4. Série, T. VI, pag. 84. G.

Gautier d'Agoty, Jacques G., Maler und Kupferstecher, geboren in Marseille zu Anfang des vorigen Jahrhunderts, gestorben 1785 in Paris, verdient Erwähnung als selbstständiger Verfertiger, respective Herausgeber in vier Farben gedruckter anatomischer Abbildungen; so erschienen: „*Essai d'anatomie en tableaux imprimés*" (Paris 1745, Fol.) — „*Myologie complète etc.*" (Paris 1746, fol.) u. s. w.

Biogr. méd. IV, pag. 362. — Dict. hist. II, pag. 508. Pgl.

Gautier d'Agoty, Arnaud-Éloy G., Sohn des Vorigen, gestorben 1771, gab heraus: „*Planches d'histoire naturelle gravées en couleur*" (Paris 1757, 4.) — „*Observations périodiques sur l'histoire naturelle etc.*" (Ebenda 1771, 4.)

Biogr. méd. IV, pag. 364. Pgl.

Gautieri, Giuseppe G., war zu Novara am 5. Juli 1769 geboren, wurde 1791 in Pavia Doctor, bereiste Deutschland und Ungarn und beschäftigte sich daselbst mit Naturwissenschaften. Er kehrte erst 1800 nach Italien zurück, liess sich in Mailand nieder, wurde daselbst 1808 General-Inspector der Forste und starb am 23. Februar 1833. Er veröffentlichte eine Abhandlung über Struma (1794), mehrere Werke über Mineralogie, Oekonomie und eine Anzahl von botanischen Abhandlungen.

Biogr. méd. IV, pag. 364. — Dechambre, 4. Série, VI, pag. 85. Pgl.

Gavard, Hyacinthe G., berühmter Anatom, geboren 1753 in Montmélian, studirte in Paris unter DESAULT, von dem er wegen seines Fleisses und seiner Fähigkeiten ausgezeichnet und in den Stand gesetzt wurde, selbst Curse abzuhalten, die eines grossen Zulaufs sich erfreuten. Im Auftrage der Regierung unterrichtete er auch an der Kriegsschule; später wurde er Mitglied der Société de médecine. Er starb im Jahre 1802, in Folge seiner grossen Bescheidenheit in Armuth und fast in Vergessenheit gerathen. Das Verdienst G.'s besteht darin, zuerst eine klare Ordnung und genaue Methode in der Anatomie geschaffen zu haben. Er schrieb: „*Traité d'ostéologie*" (2 voll. Paris 1791; 1795) — „*Traité de myologie*" (1791; 1802) — „*Traité de splanchnologie*" (1800; 1802; 1809) u. s. w.

Biogr. méd. IV, pag. 364. — Dict. hist. II, pag. 509. Pgl.

*****Gavarret**, Jules G., zu Paris, Inspecteur général de la médecine, Professor der medicinischen Physik bei der dortigen Facultät, wurde 1843 Doctor mit der These: „*De l'emphysème des poumons, et de ses rapports avec les différentes maladies du coeur et des bronches*", nachdem er bereits früher eine grössere Arbeit „*Principes généraux de statistique médicale, ou développement des règles qui doivent présider à son emploi*" (Paris 1840) und zusammen mit G. ANDRAL und DELAFOND die berühmten Untersuchungen über die Zusammensetzung des Blutes (1842, 43) herausgegeben hatte. Von weiteren Arbeiten sind anzuführen: „*Physique médicale. De la chaleur produite par les êtres vivants*" (Paris 1855) — „*Des images par réflexion et par réfraction*" (Revue des cours scientif. 1866); zusammen mit ÉMILE JAVAL: „De l'astigmatisme" (Paris 1867); ferner: „Physique biologique. Les phénomènes physiques de la vie" (Ebenda 1869) — „Premier rapport sur l'organisation de la Faculté de médecine" (1871) — „Acoustique biologique. Phénomènes physiques de la phonation et de l'audition" (Paris 1877).

Index-Catalogus. V, pag. 312.   Red.

ꟻGavasseti, Michele G., geboren zu Novellara bei Parma, prakticirte gegen Ende des 16. Jahrhunderts in Padua und schrieb einen Auszug aus GALEN: „Exercitatio methodi anatomicae" (Padua 1584, 4.), worin er die Meinung ausspricht, dass man erst die Anatomie theoretisch kennen müsse, bevor man zum Studium am Cadaver übergehe. Weitere Schriften 1586, 87.

Biogr. méd. IV, pag. 365.   Pgl.

Gay, Jean-Antoine G., Arzt in Paris zu Ende des vorigen und Anfang dieses Jahrhunderts, hat sich durch seinen wissenschaftlichen Streit mit PORTAL über die Behandlung der Apoplexie einen Namen gemacht. G. war Gegner des Aderlasses bei derselben. Die betreffenden Schriften fallen in die Jahre 1807, 8.

Biogr. méd. IV, pag. 366.   Pgl.

*Gay, John G., zu London, studirte im St. Bartholom.-Hosp. daselbst, wurde 1834 Member, 1843 Fellow des R. C. S. of Engl., ist Surgeon am Great Northern Hosp. und Consulting Surgeon einer Anzahl von Instituten und Eisenbahnen. Er ist der Verfasser von folgenden Schriften und Aufsätzen: „On femoral rupture; its anatomy, pathology and surgery etc." (London 1848) — „Indolent ulcers" — „On varicose diseases of the lower extremities and its allied disorders: ... being the Lettsomian lectures" (Ebenda 1868) — „On haemorrhoidal disorder" (Ebenda 1882). Monographien: „On obstruction of intestine by a solitary band" — „Intussusception" — „On treatment of nasal lupus by excision (Proceedings of the Roy. Med.-Chir. Soc.) — „Excision of stricture of rectum" (Ebenda) — „Biliary fistula" — „Gangrene of penis" und „Blood cysts" in den Pathological Transact. In der Lancet (1876, 77) finden sich von ihm: „On fracture of spine" — „On the anatomy and physiology of the venous system in lower limb, in relation to some of its diseases u. s, w. u. s. w.

Medical Circular. 1853, II, pag. 149; 1864. IV, pag. 119 [nicht zugänglich]. — Medical Directory.   Red.

*Gay, Alexander Heinrich G., am 26. October 1842 zu Kasan geboren, studirte zunächst an dortiger Universität, wo er auch 1868 promovirte, begab sich aber alsdann nach Wien zu HEBRA und ZEISSL. 1873 in seine Geburtsstadt zurückgekehrt, habilitirte er sich an der Universität zu Kasan und schrieb, neben Aufsätzen über Syphilis: „Die Circumanaldrüsen des Menschen" (Sitzungsber. der Wiener Akad., 1871) — „Beiträge zur Anatomie der pruriginösen Haut" (Archiv für Dermat. und Syph., 1871) — „Zur Pathologie der Schweissdrüsen" (Ebenda) und ein „Lehrbuch der venerischen Krankheiten" (russisch; Kasan 1883, in 2. Aufl.).   Wernich.

Gayant, Louis G., aus Clermont, in der Nähe von Beauvais, galt für einen geschickten Anatomen bei seinen Zeitgenossen. Er assistirte PECQUET, dem Entdecker des Ductus thoracicus, bei seinen Untersuchungen und beschäftigte sich mit Experimenten über die Transfusion, worüber er in den Philosophical Transactions 1667 berichtete. Er starb am 19. October 1673 in Maestricht, wo er sich als Wundarzt bei der französischen Armee befand.

Biogr. méd. IV, pag. 366.   Pgl. •

ꟻGazio, Antonio G., 1469 in Padua geboren, hatte sich daselbst nach Erlangung der medicinischen Doctorwürde als praktischer Arzt habilitirt, diese

Stellung jedoch — wie es scheint, wegen ungenügender Beschäftigung — alsbald
aufgegeben und sich in der Folgezeit in mehreren Städten Italiens aufgehalten,
wo es ihm gelang, sich einen grossen Ruf als Arzt und Reichthümer zu erwerben.
In höherem Alter kehrte er in seine Heimath zurück, gab sich nun ausschliesslich
einer schriftstellerischen Thätigkeit hin und ist hier am 3. September 1530 gestorben.
Seine Schriften „*Florida corona, quae ad sanitatis hominum conservationem ac
longaevam vitam producendam sunt necessaria*" (Venedig 1491 u. v. a. Aufl.,
später auch unter dem Titel: „*Aerarium sanitatis*" Augsburg 1646 erschienen)
und „*De somno et vigilia libellus*" (Basel 1519, auch im Anhange zu den Opp.
Constantini Africani, Vol. II, Basel 1539 erschienen) tragen durchweg das Gepräge
der arabistischen Medicin des Mittelalters.

Vedova, Scritt. Padovani, I, 444.   A. Hirsch.

Gazola, Giuseppe G., 1661 in Verona geboren, hatte in Padua Medicin
studirt, 1623 den Doctorgrad erlangt, aber noch drei Jahre zu seiner weiteren
Ausbildung daselbst zugebracht. Nach seiner Vaterstadt zurückgekehrt, begründete
er eine wissenschaftliche Gesellschaft, welche den Namen „Academia degli ale-
tofili" führte, deren Aufgabe vorzugsweise in der Förderung der mathematischen
und physikalischen Wissenschaften bestehen sollte und die am 21. December 1686
eröffnet wurde. Bald darnach wurde G. auf Veranlassung des venetianischen Gesandten
am spanischen Hofe nach Madrid berufen, wo er sich das Wohlwollen der Königin
erwarb und auf ihre Empfehlung 1692 zum Leibarzte des Kaisers Leopold
ernannt wurde. Nach mehrjährigem Aufenthalte in Madrid machte G. eine grössere
wissenschaftliche Reise durch Frankreich und Italien und kehrte endlich 1697
nach Verona zurück, wo er die ärztliche Praxis von Neuem aufnahm und bis zu
seinem am 14. Februar 1715 erfolgten Tode gewirkt hat. Unter seinen literarischen
Arbeiten nimmt die unter dem Titel „*Il mondo ingannato da falsi medici*"
(Perugia 1716 u. v. a. Aufl., auch in französischer und spanischer Uebersetzung
erschienen) die erste Stelle ein. G. unterwirft in derselben das Studium der Heilkunde und die Thätigkeit der praktischen Aerzte einer scharfen Kritik, indem er
unter Anderem erklärt, dass ein gut gebildeter Arzt selten angetroffen wird und
fast ebenso viele Kranke an den Heilmitteln und Heilmethoden, wie an Krankheiten sterben; mit aller Entschiedenheit spricht er sich gegen jeden Dogmatismus
in der Heilkunde aus, namentlich bekämpft er den damals noch herrschenden
Galenismus, an dessen Stelle er die neuere (iatrophysische) Richtung gesetzt wissen
will u. s. f. Ausserdem hat er eine kleine, der Königin von Spanien gewidmete
Schrift, ebenfalls medicinisch-ethischen Inhaltes „*Entusiasmos medicos, politicos
y astronomicos*" (Madrid 1689) und einen Bericht über die 1711 in Italien epi-
zootisch herrschende Rinderpest „*Origine preservativo e rimedio del contagio
pestilenziale del bue*" (Verona 1712), eine in medicinisch-polizeilicher Beziehung
wichtige Arbeit, veröffentlicht.

Eloy, Dict. hist. Vol. II, pag. 319.   A. Hirsch.

Geach, Francis G., geboren 1724, Dr. med., Wundarzt, später Chefarzt am Hospital zu Plymouth, Mitglied der Royal Society, schrieb: „*Medical
and chirurgical observations on inflammations of the eyes; on venereal disease;
on ulcers, and gunshot wounds*" (London 1766, 68) — „*Some observations on
D. Baker's essay on the endemical colic of Devonshire etc.*" (Ebenda 1767) —
„*Some observations on the present epidemic dysentery*" (Ebenda 1781), über einen
Fall von Gallensteinen u. s. w. G. starb 1798.

Dict. hist. T. II, pag 511.   Pgl.

Gebauer, Christian Samuel G., geboren am 1. November 1716 zu
Goldberg in Schlesien, wo sein Vater Arzt war, studirte Medicin in Halle unter
HOFFMANN und JUNCKER. 1739 Dr. med. unter dem Präsidium von MICHEL
ALBERTI, war er bis 1743 Arzt in Liegnitz, folgte dann einem Rufe als Professor

nach Erlangen, wo er 1746 von der philosophischen Facultät zum Magister artium
ernannt wurde. 1749 ging er, als markgräflicher Leibarzt berufen, nach Bayreuth,
wo er am 18. September 1764 starb. Seine Arbeiten, zum Theil in den Erlanger
Gelehrten Anzeigen veröffentlicht, beziehen sich auf Wochenbetterkrankungen, Uterus-
blutung und verschiedene Capitel der inneren Medicin.

> Biogr. méd. IV, pag. 368.   Pgl.

Gebauer, Johann Christian Ehrenfried G., geboren am 11. April
1742 zu Probsthayn, war Mitglied des Collegium medicum zu Gr.-Glogau, Arzt
in Liegnitz, hat mehrere populäre Schriften hinterlassen: *„Von dem grossen Einflusse der Religion auf die Arzneygelahrtheit"* (Liegnitz 1778) — *„Von den
Einfluss einiger Leidenschaften auf das Vergnügen und Glück des ehelichen
Lebens"* (Ebenda 1790).

> Biogr. méd. IV, pag. 368. — Dict. hist. II, pag. 512.   Pgl.

Gebel, Joseph Bernhard August G., war am 19. März 1772 zu
Reichenbach in Schlesien geboren, wurde 1794 zu Frankfurt a. O. Doctor, war
seit 1797 Kreisphysicus, seit 1803 Medicinalrath, seit 1809 Landrath des Jauer'schen
Kreises und schrieb: *„Actenstücke, die Möglichkeit der gänzlichen Blattern-
Ausrottung und Verbesserung der Medicinal-Anstalten in den Preuss. Staaten
betreffend"* (Breslau 1802) — *„Bemerkungen über die Blatternepidemie zu
Frankenstein im Jahre 1799"* (ZADIG und FRIESE'S Archiv der Heilk. für Schlesien.
1801); ferner eine Anzahl von Aufsätzen in HUFELAND'S Journ. (1799, 1800, 1803)
über die Wirkung verschiedener Medicamente und in LODER'S Journal (1806):
„Lähmung der Urinblase, durch Galvanismus geheilt". 1814 war er Landes-
Director des dritten Elbe-Departements, wurde 1816 Regierungs-Director in Erfurt,
nahm aber 1826 seinen Abschied und lebte von da an auf seinem Gute Peterwitz
bei Jauer in Schlesien. Ausser anderen, nicht auf die Medicin bezüglichen Schriften,
verfasste er noch: *„Aphorismen über die Brechruhr; . . . . Vorbeugung und
sonstige polizeiliche Massregeln"* (Liegnitz 1831) — *„Ueber Theorie und
Praxis u. s. w."* (Breslau 1834).

> Callisen, VII, pag. 101; XXVIII, pag. 164.   G.

Geber. Unter diesem (aus Dschafer oder Dschabir corrumpirten) Namen
sind bis auf die neueste Zeit zwei arabische Gelehrte confundirt worden:

1. **Abu Abdallah Dschafer el-Sadik** (d. h. der Wahrhafte), im
Jahre 699 geboren, der sechste Imam (geistlicher Oberherr) der Aliden, 765 in
Medina gestorben, ist bei den Arabern wegen seiner Kenntnisse in der Alchemie,
Astrologie und Wahrsagekunst hoch berühmt gewesen. (Ein Verzeichniss seiner
meist astrologischen und die Wahrsagekunst behandelnden Schriften findet sich
bei WÜSTENFELD l. c.) Er war der Lehrer von

2. **Abu Musa Dschabir Ben Hajjan el-Tarsufi**; dieser ist im
Anfange des 8. Jahrhunderts zu Tarsus geboren, hat, wie es scheint, an verschiedenen Orten, vorzugsweise aber in Kufa gelebt und ist hier im letzten Drittel
des Jahrhunderts (wahrscheinlich 776) gestorben. Er gilt als der bedeutendste
Chemiker unter den Arabern und hat sich als solcher bis in's 17. Jahrhundert
eines hohen Rufes erfreut, so dass LEO AFRICANUS ihn unter den gelehrten Alchemisten als denjenigen bezeichnet, der die erste Stelle (potiorem locum) eingenommen
habe, die späteren Lateiner ihn „philosophum perspicacissimum" nannten, ROGER
BACO von ihm als dem „magister magistrorum" spricht. Ein Theil seiner chemischen
Schriften (vergl. das Verzeichniss derselben bei WÜSTENFELD l. c.), von denen
übrigens mehrere apokryphisch sind, ist in zahlreichen lateinischen und deutschen
Uebersetzungen (die letztere als *„Geberi curieuse vollständige chymische Schriften"*,
Frankfurt 1710; Wien 1751 erschienen) bekannt geworden. G.'s Arbeiten zeugen
von einem hohen Grade praktischer Kenntnisse, die er sich zu eigen gemacht
hat, wenn man auch über den Umfang seiner Entdeckungen in der Chemie im

Unklaren bleibt, da er dieselben in seinen Schriften von den von ihm aufgenommenen Leistungen früherer arabischer Alchemisten nicht trennt.

Wüstenfeld, Geschichte der arabischen Aerzte etc. Gött. 1840, pag. 12. — Kopp, Geschichte der Chemie. Braunschweig 1843, Bd. I, pag. 51—56. — Leclerc, Histoire de la médecine arabe, Paris 1876, T. I, pag. 69—77.

A. Hirsch.

*Geber, Eduard G., in Körmend (Ungarn) am 19. November 1841 geboren, war in Wien Schüler HEBRA'S, SIGMUND'S, ZEISSL'S und wurde 1866 promovirt. Er wirkte dann an den entsprechenden Kliniken im Wiener allgemeinen Krankenhause, habilitirte sich für Dermatologie und Syphilis 1873, erhielt ein Stipendium zu einer Reise nach dem Orient und wurde 1874 ausserordentlicher, 1879 ordentlicher Professor dieser Fächer zu Klausenburg. Im Archiv für Dermatologie und Syphilis publicirte er, ausser seinen Reiseerfahrungen, casuistische Mittheilungen (später auch im Archiv für klin. Med., in der Wiener Med. Presse, in der Vierteljahrschr. f. Dermat. und Syph. etc.) aus dem Gebiete der Hautkrankheiten.

Wernich.

Gebhard, Jacob Ludwig G., geboren zu Marienborn am 22. August 1752, studirte die Wundarzneikunde in Herrnhut, Zürich und Dresden, wurde Dr. med. et chir. zu Jena 1781 und practicirte dann in Ebersdorf im Voigtlande, wo er am 17. December 1793 starb. Er schrieb: „Ueber einen Fall von Osteosteatom des Kiefers mit Ausgang in Heilung" — „Allgemeine Gesundheitsregeln, eine Wochenschrift auf das Jahr 1790" und „Vom Gebrauche der spanischen Fliegen" (Leipzig 1793).

Biogr. méd. IV, pag. 370. — Dict. hist. II, pag. 513.　　　　Pgl.

Gebhard (GEBHARDT), Franz G., Professor der Anatomie und Geburtshilfe in Freiburg i. Br., lebte gegen Ende des 18. Jahrhunderts und ist erwähnenswerth wegen seiner Schrift über syphilitische Hyperostose, enthalten in den „Adversaria medica" (Basel 1777, c. tab.), in denen auch noch über mehrere andere casuistische Beobachtungen, so über das Vorhandensein nur einer Niere bei einem einjährigen Mädchen, berichtet wird.

Dict. hist. II, pag. 513.　　　　Pgl.

*Gebhardt, Ludwig G., in Budapest, Sohn des Pester Professors der inneren Klinik, Franz G., geboren in Pest am 28. Juli 1836, wurde 1860 Doctor der Medicin und Assistent an der inneren Klinik, 1861 Doctor der Chirurgie, besuchte 1862 ausser anderen hervorragenden Universitäten die Wiener, Pariser, Londoner, wurde 1863 Docent der Brustkrankheiten an der Pester Universität, 1864 Primararzt des Rochus-Spitals und stellvertretender Professor der inneren Klinik, 1867 der theoretischen Medicin, 1868 Prof. e. o. der Diagnostik und Therapie, 1874 Director des Rochus-Spitals. Von seinen ungarisch geschriebenen Werken erwähnen wir: „Ueber Endo- und Pericarditis" — „Bemerkungen über Aetiologie und Therapie des Wechselfiebers" — „Ueber Diagnostik und Therapie des Pneumothorax" — „Grundzüge der Biologie des Menschen" — „Beschreibung der Budapester Krankenhäuser und Heilanstalten".

G. Scheuthauer.

Gebler, Friedrich August von G., Entomolog, wurde geboren in Zeulenroda (Fürstenthum Reuss) am 4./15. December 1782, bezog 1799 die Universität Jena, wurde 1802 zum Dr. promovirt („Diss. de asthenia indirecta") und liess sich Anfangs in Zeulenroda, später in Greiz als praktischer Arzt nieder. Einem Aufrufe der russischen Regierung folgend, meldete er sich im Herbste 1808 bei der russischen Gesandtschaft in Dresden, reiste 1809 nach Petersburg, wurde als Arzt in den Bergwerken von Kolywan Wosskressensk (im Altai, Gouvernement Tomsk) angestellt und trat seinen Dienst 1809 in Barnaul an, welcher Ort von nun ab mit geringen Unterbrechungen ihm zum Aufenthalte dienen sollte. Im Juli 1820 wurde G. zum Chef des Medicinalwesens der Bergwerke von Kolywan

Wosskressensk ernannt und blieb in dieser Stellung bis zum 20. Juli (1. August) 1849. G. starb in Barnaul am 9./21. März 1850. Wie viel G. für die Entomologie, speciell Sibiriens, gethan hat, geht aus der grossen Menge der von ihm verfassten entomologischen Arbeiten, deren Aufzählung wir hier unterlassen müssen, indem wir auf die untenstehenden Quellen verweisen, hervor.

M. le Comte Mannerheim, Notice sur M. le Dr. F. Gebler, woselbst ein Theil seiner Schriften angegeben. — Bulletin der Moskauer Gesellsch. der Naturf. 1850. T. XXIII, Seconde Part, pag. 580—591.

L. Stieda.

Geddings, Ely G., 1799 im Newbury-District, S.-C., geboren, hatte sich nach Beendigung seiner medicinischen Studien in Charleston als Arzt niedergelassen und wurde hier bald nach seiner Habilitirung mit dem praktischen Unterrichte in der Anatomie an dem Medical College von Süd-Carolina betraut. Im Jahre 1831 erhielt er einen Ruf als Professor der Anatomie und Physiologie an die Universität in Baltimore, wo er bis zum Jahre 1837 verweilte und die Redaction der von ihm begründeten Zeitschrift „*Baltimore Medical and Surgical Journal and Review*, *1833—34*" und der sich daran schliessenden „*North American Archives of Medical and Surgical Science, 1834—35*" leitete. In dem genannten Jahre kehrte er auf dringenden Wunsch des Directoriums des Medical College in Charleston dahin zurück und übernahm hier die Professur für pathologische Anatomie und Medicina forensis, 1841 die der Chirurgie. Im Jahre 1849 folgte er einem Rufe als Professor der praktischen Medicin an dem Medical College von New York, ging aber schon drei Jahre später wieder nach seiner Vaterstadt als Professor der Chirurgie zurück und trat dann 1858, nach Erledigung des Lehrstuhles für praktische Medicin durch den Tod von GAILLARD, in diese Stellung ein. Im Beginne des Bürgerkrieges übernahm er die ärztlichen Functionen bei den in der Stadt stehenden Truppentheilen der Conföderirten, blieb aber nach Uebergabe von Charleston an die Armee der Staatstruppen daselbst zurück und trug wesentlich dazu bei, dass die Unterrichts-Institute des College und das Museum vor Zerstörung möglichst bewahrt blieben. Er selbst verlor im Kriege sein mühsam erworbenes Vermögen, sowie seine äusserst kostbare Bibliothek und seinen Instrumentenschatz, welche nach Columbia gerettet worden waren und hier, bei der Erstürmung der Stadt, durch Feuer zu Grunde gingen. Im Jahre 1871 trat er von seinem bis dahin gewissenhaft gepflegten Lehramte als Professor emeritus zurück, hielt aber noch, auf Wunsch der Unterrichtsbehörde, zwei Jahre lang klinische Vorlesungen an dem Krankenhause in Charleston. Dann zog er sich in das Privatleben zurück und ist, von seinen Mitbürgern und Collegen hochgeehrt, am 9. October 1878 gestorben. Mit seiner literarischen Thätigkeit hat sich G. lediglich auf die Veröffentlichung einer Reihe zum Theil werthvoller Arbeiten in den beiden obengenannten, von ihm redigirten Journalen und später in dem American Journal of Medical Sciences beschränkt. Seine Vorlesungen über Chirurgie sind mit seiner Zustimmung und unter seiner Aufsicht von den DDr. WARING und LOGAS unter dem Titel: „*Outlines of a course of lectures on the principles and practice of surgery*" (Charleston 1858) veröffentlicht worden.

(Anonym). In Memoriam of E. G., Charleston 1878, und Toner im Transact. of the American Med. Association. 1879, Vol. XXX, pag. 819.

A. Hirsch.

*Geddings, John Frederic G., Sohn von Ely G., ist am 14. September 1829 in Charleston, S.-C., geboren. Nach Beendigung seiner medicinischen Studien in seiner Heimat, sowie an den Universitäten zu Berlin, Paris und Wien, liess er sich 1852 in seiner Vaterstadt als praktischer Arzt nieder und bekleidet daselbst seitdem den Lehrstuhl für praktische Medicin an dem Medical College des Staates Süd-Carolina. Von seinen in verschiedenen medicinischen Zeitschriften veröffentlichten Arbeiten verdienen die Artikel über Urämie und über Morbus Brightii in den Transact. of the South Carolina State Med. Soc. (1871 und 1875), sowie über katarrhalische Pneumonie und über Rheumatismus gonorrhoicus im

Charleston Med. and Surg. Journal (1873—74 und 1876) besonders genannt
zu werden.
Atkinson, 360. A . . t.

*Gegenbaur, Karl G., zu Heidelberg, ist am 21. August 1826 in Würz-
burg geboren, studirte daselbst von 1845 an, besonders unter KÖLLIKER und VIRCHOW,
war von 1850 - 52 Assistent im Julius-Spital, hielt sich aber, da er sich gänzlich
der Anatomie und vergleichenden Anatomie zu widmen beabsichtigte, 1852 - 53 an
der sicilianischen Küste auf, um sich mit der Organisation der niederen Seethiere
des Mittelmeeres bekannt zu machen. 1854 habilitirte er sich in Würzburg als
Docent für Anatomie und Physiologie, wurde 1855 in Jena Prof. e. o., 1858
Prof. ord. der Anatomie und Director der anatomischen Anstalt. In derselben
Eigenschaft wurde er 1873 nach Heidelberg berufen, wo er die Anatomie des Menschen
und die vergleichende Anatomie vertritt. Von seinen Schriften sind anzuführen:
„Untersuchungen über Pteropoden und Heteropoden" (Leipzig 1855) — „Unter-
suchungen der vergleichenden Anatomie der Wirbelthiere" (Heft 1—3, 1864-72) —
„Grundzüge der vergleichenden Anatomie" (Leipzig 1870; 2. Aufl. 1878; engl.
Uebersetzung von F. JEFFRAY BELL, London 1878) — „Lehrbuch der Anatomie
des Menschen" (Ebenda 1883). Ausserdem giebt er seit 1875 das „Morpho-
logische Jahrbuch. Zeitschrift für Anatomie und Entwicklungsgeschichte" heraus.
Red.

Gehema, Janus Abraham von G., ein Arzt der letzten Decennien des
17. Jahrhunderts, von dessen persönlichen Verhältnissen nur bekannt ist, dass er
zuerst Rittmeister, dann polnischer und zuletzt brandenburgischer Leibarzt war.
Wichtiger als seine Parteinahme für die Lehren der iatrochemischen Schule, seine
Empfehlung einer einfachen Lebensweise und des ausgedehnten Genusses von
warmem Wasser und Thee, seine Angriffe auf den Missbrauch von Blutentziehungen,
Abführmitteln u. s. w., sind die unermüdlichen Bemühungen dieses Ehrenmannes um
die Verbesserung des brandenburgischen Militär-Sanitätswesens, dessen grosse Mängel
er in seiner früheren Soldatenlaufbahn sehr genau kennen gelernt hatte. Als die
Hauptquelle jener Uebelstände bezeichnet G. die schlechte Beschaffenheit der Feld-
ärzte und der „Feld-Arzneikasten", deren Inhalt von den Compagnie-Chefs geliefert
wurde, wofür sie von den Mannschaften den „Medicin-Groschen" erhoben. Aber
freilich hatten solche Mahnungen bei dem herrschenden Schlendrian und der tief
eingewurzelten Corruption der Militär-Beamten nur sehr geringen Erfolg. Von den
hierher gehörigen Schriften G.'s sind hervorzuheben: Diaetetica rationalis.
Wohlgegründete Lebensordnung (Bremen, 1690) — Wohlversehener Feld-Medicus
(Hamburg 1684; 1690); hauptsächlich Der kranke Soldat (1690).
H. Haeser.

Gehewe, Karl Wilfried G., geboren am 16. August 1826 zu Ringen
in Livland, studirte in Dorpat und nach absolvirtem Examen im Auslande, wurde er
zuerst Assistent an der geburtshilflichen Klinik in Dorpat, dann Arzt in St. Petersburg und erhielt hier eine Anstellung als Director einer Staats-Irrenanstalt. Die
Regierung entsetzte ihn (1872) derselben, nachdem er in einem Aufsatze (Allgem.
Zeitschr. für Psych., Bd. XXVIII) die Mängel der Einrichtung und Verwaltung der
Anstalt dargelegt hatte. G. übernahm dann die Leitung der Irrenanstalt Alexanders-
höhe bei Riga, der er in segensreichem Wirken bis zu seinem Tode am
26. November 1878 vorstand.
St. Petersb. med. Wochenschr. 1878, pag. 398. — Allgem. Zeitschr. für Psych.
Bd. XXXVI, pag. 127. Küssner.

Gehler, Johann Karl G., der Vater, geboren am 17. Mai 1732 zu
Görlitz, widmete sich in Leipzig dem Studium der Medicin und erwarb daselbst
die medicinische Doctorwürde. Nach Beendigung seiner Universitätsstudien ging G.
zur weiteren Ausbildung in der Mineralogie, für welche er eine grosse Neigung
besass, nach Freiberg, machte dann eine wissenschaftliche Reise durch Deutschland
33*

und die Schweiz und besuchte schliesslich Strassburg, wo er in der FRIED'schen
Klinik sich in der Geburtshilfe ausbildete. Nach Leipzig zurückgekehrt, habilitirte
er sich für Mineralogie, war aber daneben auch als praktischer Arzt, und zwar
mit besonders grossem Erfolge als Geburtshelfer thätig, so dass er 1759 zum
städtischen Geburtshelfer ernannt wurde. Er starb, 1762 zum Professor der Botanik,
1773 zu solchem der Physiologie ernannt und seit 1789 Professor der praktischen
Medicin, als Arzt und als Gelehrter in hohem Ansehen stehend, am 6. Mai 1796.
G. hat nur eine grosse Anzahl kleiner akademischer Schriften verfasst, von denen
ein Verzeichniss sich in Biogr. méd. IV, pag. 374 findet. Von grösserer Bedeutung sind unter denselben die auf die Geburtshilfe bezüglichen (1760—1792 veröffentlicht). Dieselben sind in's Deutsche übersetzt und unter dem Titel „Kleine
Schriften, die Entbindungskunst betreffend, von C. G. Kühn" (2 Bde., Leipzig
1798) herausgegeben worden. Seine geburtshilflichen Publicationen gehören mit
zu den besten dieses Faches, die das 18. Jahrhundert hervorbrachte. Grosse Verdienste erwarb er sich um die Geburtshilfe dadurch, dass er zu einer Zeit, da in
Leipzig noch keine Entbindungsanstalt bestand, Vorlesungen über Geburtshilfe
hielt und auf die Weise den Studirenden wenigstens theilweise Gelegenheit bot,
sich in diesem Fache auszubilden. Eine Zeit lang (von 1782—1784) betheiligte
sich G. auch an der Redaction der „Leipziger Gelehrte Zeitung".

Allgem. Deutsche Biogr. Bd. VIII, pag. 498. — v. Siebold, Geschichte der Geburtshilfe. II, pag. 464.

Winter. — Kleinwächter.

Gehler, Johann Karl G., der Sohn, geboren am 23. Februar 1783
zu Leipzig, studirte daselbst Medicin, erwarb sich 1807 durch eine Abhandlung
„De adsuetudine" die Würde eines Magister der Philosophie und in demselben
Jahre die medicinische Doctorwürde durch Vertheidigung einer Schrift unter dem
Titel: „Apparatus alti in extrahendis calculis virorum methodus emendatior"
(mit 2 Tafeln Abbildungen von Instrumenten). G. hat ausser den genannten keine
Schrift veröffentlicht, war aber als Docent für Chirurgie an der Universität thätig
und der Erste, welcher (seit 1810) als chirurgischer Demonstrator an dem
königl. klinischen Institute angestellt war. Er starb am 8. März 1813 am Typhus
und hat sich ein ehrenvolles Denkmal dadurch gestiftet, dass er seine reiche
Bibliothek der medicinischen Facultät vermachte, welche jetzt unter dem Namen der
„GEHLER'schen Bibliothek" einen werthvollen Theil der Universitätsbibliothek bildet.

Leipziger gelehrtes Tagebuch für 1805, pag. 14 und für 1807, pag. 46 und 53.

Winter.

*Geigel, Alois G., zu Würzburg, daselbst 1829 geboren, studirte in
München und Würzburg, war Assistenzarzt auf den Kliniken von v. MARCUS und
v. BAMBERGER, wurde 1855 Privat-Docent, 1863 Prof. e. o. und 1870 Prof.
ord. der Medicin für die Poliklinik, ambulante Kinderklinik und Hygiene. —
Schriften: „Beitrag zur physiologischen Diagnostik, mit besonderer Bezugnahme
auf die Formen und Bewegungen der Brust" (Würzburg 1855) — „Geschichte,
Pathologie und Therapie der Syphilis" (Ebenda 1867) — „Oeffentliche Gesundheitspflege" (in v. ZIEMSSEN'S Handb. 1874; 3. Aufl. 1882) zusammen mit
A. MAYR: „Das Schöpfradgebläse angewendet auf Pneumatotherapie" (Leipzig
1877). Er war Mit-Herausgeber der „Medicinisch-chirurgischen Monatshefte"
(Erlangen 1863) und Mitarbeiter an v. ZIEMSSEN'S Handb. der spec. Pathologie
(1874, I).

Red.

Geiger, Malachias G., Arzt in München am churbayerischen Hofe,
geboren zu Rosenheim am 7. Januar 1606, schrieb: „Kelegraphia sive descriptiv
herniarum cum eorundem curationibus tam medicis quam chirurgicis" (München
1631; deutsche Uebersetzung Stuttgart 1664) — „Fontigraphia, oder Brunnen-
Beschreibung des miraculosen Heilbronnens bey Benedictbeuren" (Ebenda 1636;
— „Margaritologia, ... in qua, ... demonstratur, margaritas bavaricas, in
usu medicinali, viribus et effectibus aequivalere orientalibus et occidentalibus etc."

(Ebenda 1637) — *„Kurzer Unterricht, wie man sich bey Sterbensläufen präserviren und die Inficirten sich kuriren sollen"* (Ebenda 1649, 4.) —. *„Microcosmus hypochondriacus, sive de melancholia hypochondriaca tractatus etc."* (Ebenda 1652, 4., c. fig.) u. s. w. 1656 war er noch am Leben.

Kobolt, pag. 259; Gandershofer, pag. 106, 108. G.

Geiger, Philipp Lorenz G., zu Heidelberg, war zu Freinsheim bei Frankenthal (Bayerische Pfalz) am 30. August 1785 geboren, erlernte die Pharmacie, war Apothekenbesitzer in Karlsruhe seit 1811 und in Heidelberg seit 1814, hielt daselbst von 1816 an Privatvorlesungen, wurde 1818 Privat-Docent und 1824 Prof. e. o. der Pharmacie, um die er durch überaus zahlreiche und gediegene Arbeiten grosse Verdienste sich erworben hat. Von denselben führen wir nur an sein: *„Handbuch der Pharmacie"* (Heidelberg 1824; 1827; 1830; 5. Aufl. bearb. von J. LIEBIG 1837; auch in's Holländische übersetzt) — *„Das Schwefelbad zu Langenbrücken"* (Karlsruhe 1827) — *„Die Stahlquellen zu Weinheim an der Bergstrasse"* (Ebenda 1827) — *„Pharmacopoea universalis"* (Heidelberg 1835). Er war auch Mit-Redacteur der Annalen der Pharmacie und starb am 19. Januar 1836.

Callisen, VII, pag. 109; XXVIII, pag. 166. G.

Geissel, Richard, geboren 1841 in Witten, studirte in Berlin und Würzburg, war kurze Zeit Assistent an der geburtshilflichen Klinik in Halle, liess sich dann als Arzt in Essen nieder. Er war wegen seiner vortrefflichen menschlichen Eigenschaften und wegen seiner hervorragenden ärztlichen Tüchtigkeit allgemein beliebt, besonders als Chirurg gesucht und wurde Oberarzt des evangelischen Spitals in Essen. Von seinen Aufsätzen chirurgischen Inhalts sind anzuführen, in der Deutschen Zeitschrift für Chirurgie (1872, 74): *„Zur chirurgischen Casuistik"* (Tracheotomien, Amputationen) — *„Kriegschirurgische Reminiscenzen von 1870 bis 1871"*; in der Deutschen med. Wochenschrift (1877) *„Operative Casuistik"* (Ovariotomie u. s. w.) — *„Chirurgische Krankheiten der männlichen Harn-. röhre"*; Verhandlungen der deutschen Gesellsch. f. Chir. 1877 u. s. w. Er starb am 31. August 1880.

Deutsche med. Wochenschr. 1880, pag. 165. Küssner.

Geist, Lorenz G., zu Nürnberg, war daselbst am 20. Januar 1807 geboren, studirte von 1826 an in Erlangen, Würzburg und München und wurde 1832 am letztgenannten Orte Doctor mit der Diss.: *„De luxatione processus odontoidei cum exemplis hujus luxationis duobus"*. Nachdem er seine Studien in Wien fortgesetzt hatte, liess er sich 1832 als Arzt in Nürnberg nieder, wurde 1834 Oberwundarzt des dortigen Kranken-Instituts, 1843 Hausarzt der Pfründner-Anstalt zum Heiligen Geist, 1855 aber Ordinarius der medicinischen Abtheilung des städtischen allgemeinen Krankenhauses. Er machte sich besonders um die Kenntniss einer neuen Krankheit, nämlich der Phosphor-Necrose, verdient, durch die zusammen mit dem Chemiker v. BIBRA bewirkte Herausgabe der Monographie: *„Die Krankheiten der Arbeiter in den Phosphorzündholzfabriken u. s. w."* (Erlangen 1847, m. 9 Taff.) und der kleinen Schrift *„Die Regeneration des Unterkiefers nach totaler Necrose durch Phosphordämpfe"* (Ebenda 1852, m. 2 Taff.). Eine weitere werthvolle Arbeit von ihm, für welche er das Material in der Pfründner-Anstalt, welche mehr als 300 alte Personen beherbergt, gesammelt hatte, war seine *„Klinik der Greisenkrankheiten"* (Ebenda 1857—60); er gab endlich noch heraus: *„Das allgemeine Krankenhaus der Stadt Nürnberg in den ersten 20 Jahren seines Bestehens 1845—6 mit 1864—5, vom statistischen Standpunkt"* (Nürnberg 1866). Er starb am 20. October 1867. Seinem ausserordentlich regen Antheil am ärztlichen Vereinsleben ist die Gründung des noch jetzt blühenden Localvereines in Nürnberg im Jahre 1848 zu danken. Red.

Gelée, Théophile G., geboren in Dieppe, studirte in Montpellier, wo er den Doctorgrad unter dem Präsidium von DU LAURENS erhielt, zu dessen

eifrigsten Anhängern er zählte.   Er schrieb ausser einer französischen Uebersetzung
der Werke seines Meisters: „Quelques opuscules recueillis des leçons de
Dulaurens en les années 1587 et 1588“ (Paris 1613, Fol.) ein in vielen
Auflagen erschienenes Compendium der französischen Anatomie: „L'anatomie
française en forme d'abrégé“ (Rouen 1635; Paris 1656; 1664; 1683; 1742).
     Biogr. méd IV, pag. 376.   Pgl.

     Geller, Karl Gottfried G., zu Wittenburg in Mecklenburg, war in
Danzig als Sohn des Stadtchirurgen und Lazareth-Inspectors Joh. Nicol. G.
geboren, wurde 1737 in Rostock Doctor und schrieb Folgendes: „Nachricht von
der Pretzir'schen Gesund-Quelle“ (Mecklenb.   „Pinaeani
manes sine dilucidationes uberiores circa signa virginitatis atque perspicua
hymenis illibati testimonia“ (Rostock 1763) — „Scrutinium physico-medicum
de tussi epidemica infantum convulsiva anno 1757 in ducatu Megalopolitano
furente, raris plane et singularibus observata symptomatibus“ (Ebenda 1763).
Er starb Ende Januar 1767.
     Blanck, pag. 71.   G.

     Gellerstedt, Pehr Erik G., zu Lund, war am 31. August 1815 zu
Hernösand geboren, studirte von 1832 an in Upsala, war anfänglich Arzt in der
Armee und Flotte, wurde 1841 in Upsala Doctor, war Arzt des Serafimer-Lasa-
reths und des allgemeinen Garnisonhospitals in Stockholm, wurde 1844 mit der
akademischen Disputation: „Bidrag til den tuberk. Lungsotens Nosografi och
Patologi“ (Stockholm) Docent in Upsala, 1845 Lehrer der gerichtlichen Medicin
am Karolinischen Institut zu Stockholm und 1848 Professor der praktischen Medicin
an der Universität Lund. Unter seinen Arbeiten befinden sich in der Hygiea
Berichte über die medicinische Abtheilung des Garnisonhospitals für 1842, 43,
und Aufsätze über die neuere Wiener Schule, über den Brandstiftungstrieb, über
·den klinischen Unterricht in Lund, ausserdem das akademische Programm: „Några
ord om masksjukdom“ (Lund 1857). Er starb 1881.
     Wistrand, pag. 135; Wistrand, Bruzelius, Edling, I, pag. 261, — Hygiea,
Vol. XLIII, 1881, pag. 161 (nicht zugänglich).   G.

     Gellhaus, Ferdinand G., zu Detmold, war zu Schöttmar im Fürstenthum
Lippe geboren, wurde 1817 in Würzburg Doctor mit der „Inauguralabhandlung
über den Nutzen der Milz“, war später fürstlich Lippe'scher Hofrath, Leibarzt
und Brunnenarzt zu Meinberg, über dessen Quellen er (von 1820 an) mehrere
Abhandlungen schrieb. Er übersetzte aus dem Französischen: „Instruction des
Gesundheitsconseil zu Paris über die Anfertigung öffentlicher Abtritte und über
die Gesunderhaltung der Abtritte und deren Gruben“ (Lemgo 1826, m. 5 Taff.).
Er starb auf einer Reise nach Italien zu Turin im August 1827.
     Callisen, VII, pag. 122; XXVIII, pag. 104.   G.

     Gellhorn, Arthur von G., geboren am 6. März 1835 in Neusalz a. O.,
studirte in Berlin und Halle, war unter Damerow Arzt an der Irrenanstalt Niet-
leben bei Halle, wurde 1875 Director der Irrenanstalt Ueckermünde in Pommern.
Ein namhafter Psychiater, vortrefflicher Mensch und College, schrieb er eine Reihe
von Aufsätzen psychiatrischen (meist therapeutischen) Inhalts in Lähr's Allg.
Ztschr. f. Psychiatr. (Bd. XXV, XXX, XXXVI): „Ueber Morphium-Injectionen
bei Chloroformirten“ — „Ueber Anwendung von Apomorphin bei Geisteskranken“ — „Ueber Ernährung Geisteskranker nach physiologischen Grundsätzen.“ Er starb am 6. November 1882 an Gumma cerebri, nachdem er 1876
das Unglück gehabt hatte, sich bei der Section eines syphilitischen Paralytikers
zu inficiren.
     Allg. Zeitschr. f. Psychiatrie, Bd. XXXIX, 1883, pag. 693.   Küssner.

     Gely, Jules-Aristide G., zu Nantes, war 1806 geboren, wurde 1831
zu Paris Doctor und verfasste folgende Arbeiten, von denen besonders die zweite

einige Aufmerksamkeit erregt hat: „*Essai sur les altérations anatomiques qui constituent spécialement l'état dyssentérique*" (Journ. de la sect. de méd. de la Soc. acad. de la Loire-Infér. 1838) — „*Recherches sur l'emploi d'un nouveau procédé de suture contre les divisions de l'intestin, et sur la possibilité de l'adossement de cet organe avec lui-même dans certaines blessures*" (Paris 1844) — „*Études sur le cathétérisme curviligne et sur l'emploi d'une nouvelle sonde dans le cathétérisme évacuatif*" (Paris 1861). Er starb im Jahre 1861.

Blanchet im Journ. de la section de médec. de la Soc. académ. de la Loire-Infér. Nouv. Série, T. XXXVI, 1861, pag. 19 (nicht zugänglich). G.

Gemma, Regnerus G., im Jahre 1508 in Dokkum (Friesland) geboren, war Prof. der Medicin in Löwen, wo er am 26. Mai 1555 starb. Er scheint sich weniger mit der Medicin als mit der Mathematik beschäftigt zu haben, wie aus seinen Schriften „*Methodus arithmetica*" — „*De usu aemuli astronomici*" — „*De astrolabio*" etc. hervorgeht.

Cornelis G., sein Sohn, 1535 in Löwen geboren, wurde auch Prof. der Medicin in seinem Geburtsorte und soll, wie FOPPENS sagt, „ad miraculum usque doctus" gewesen sein. Er scheint eben wie sein Vater neben der Medicin die mathematischen Wissenschaften studirt und docirt zu haben, und hat u. A. eine Arbeit in drei Theilen „*De arte cyclognomica*" geschrieben. Als Arzt hat er sich sehr verdienstlich gemacht durch eine genaue Beschreibung der Pest-Epidemie, in seiner „*Cosmocritice sive de naturae divinis characterismis*" (Antwerpen 1572). Am 12. October 1579 ist er selbst als Opfer der Pest gefallen.

C. E. Daniëls.

Gempak, Sugita G., japanesischer Arzt, zu Myako geboren in der ersten Hälfte des 18. Jahrhunderts, veranstaltete, nachdem er die holländische Sprache erlernt hatte, eine japanesische Uebersetzung von JOH. ADAM KULMUS' „*Anatomische Tabellen*" (Danzig 1725; auch in Leipzig, Augsburg, Nürnberg, Amsterdam, Utrecht von 1731—55 wiederholt gedruckt, in's Lateinische und Französische übersetzt, mit 28 Tafeln) unter dem Titel „*Kaï-teï-Sin-syo*" (1773, 5 Bde., 8., davon einer die Tafeln enthaltend) das erste in's Japanesische übertragene europäische anatomische Werk; auch verfasste er u. d. T.: „*Kaï-teï-Yak-dzou*" einen Auszug aus jenem Werke.

Nouvelle biographie universelle. T. XIX, pag. 855. G.

***Gendrin**, Augustin-Nicolas G., zu Paris, ist am 6. December 1796 zu Châteaudun (Eure-et-Loir) geboren, wurde 1821 zu Paris mit der These: „*Sur le traitement de la blennorrhagie*" Doctor. Er war 1828 Berichterstatter der Commission zur Reorganisation der Ausübung der medicinischen Praxis, war nacheinander Arzt des Hôtel-Dieu (1831), des Hôp. Cochin (1832), der Pitié (1836—1860) und Agrégé libre der medicinischen Facultät. Von seinen sehr zahlreichen Arbeiten führen wir nur die hauptsächlichsten an: „*Recherches physiologiques sur la motilité*" (Paris 1822) — „*Recherches sur les tubercules du cerveau et de la moëlle épinière*" (Ebenda 1823) — „*Recherches sur la nature et les causes prochaines des fièvres*" (1823) — „*Recherches historiques sur les épidémies de fièvre jaune qui ont régné à Malaga depuis le commencement de ce siècle*" (1824) — „*Histoire anatomique des inflammations*" (2 voll., 1826, 27; nouv. éd. 1829; deutsche Uebersetzung von JUST. RADIUS in der Biblioth. der ausländ. Litt. für prakt. Medic., Bd. VIII, IX, Leipzig 1828), mit der er vom Institut einen MONTHYON-Preis erhielt — „*Consultation médico-légale sur les circonstances et les causes de la mort violente du prince de Condé etc.*" (Transact. médicales 1831). Mit der Concurs-These: „*Considérations générales sur l'enseignement et l'étude de la médecine au lit des malades*" (1831) wurde er Médecin des hôpitaux und verfasste weiter eine: „*Monographie du choléra-morbus épidémique de Paris, rédigée spécialement sur les observations cliniques de l'auteur à l'Hôtel-Dieu de Paris*" (1832), mit einem Preise von der Akademie der Medicin gekrönt — „*Documents sur le choléra-morbus épidemique*" (1832) — „*Mém. sur les fièvres continues*", 1837 mit einem Preise von 1500 Frcs. gekrönt — „*Traité philosophique de médecine pratique*" (3 voll., 1838—41; deutsche Uebers. von KARL NEUBERT, 2 Bde., 1839, 40) — „*Leçons sur les maladies du coeur et des gros artères, faites à l'hôp. de la Pitié* . . . *1840-41. Rec. et publ. par E. Colson et Dubreuil-Hélion*" (1841, 42; deutsche Uebers. von G. KRUPP, Leipzig 1848) — „*Mém. sur le diagnostic des anévrysmes des grosses artères*" (Revue méd. franç. et étrang., 1844). Er war Mit-Redacteur der Revue méd. seit 1824 und redigirte von 1827—1830 das „*Journal général de médec., chir. et pharm.*" und von 1830—32 dasselbe u. d. T. „*Transactions médicales*". Ausserdem zahlreiche Aufsätze in den Arch. génér., Bullet. des sc. méd., Encyclop. des sc. méd., Journ. complément., Journ. de méd. prat., Journ. gén., Transact. méd., Gaz. méd. u. s. w. Auch übersetzte er aus dem Englischen ABERCROMBIE'S „*Des maladies de l'encéphale et de la moëlle épinière*" (1835). Seit längerer Zeit lebt er als Médecin honoraire der Hospitäler in Zurückgezogenheit als Nestor der Pariser Aerzte.

Vapereau, 5. édit. I, pag. 792. — Sachaile, pag. 318. — Callisen, VII, pag. 126; XXVIII, pag. 175.	G.

Gendron. Von den verschiedenen Aerzten dieses Namens sind nur folgende nennenswerth:

1. C l a u d e - D e s h a i s G., geboren in der Beauce, studirte in Montpellier, war Arzt des Bruders von L u d w i g XIV., später Arzt des Herzogs von Orléans, eine Stellung, der er nicht nur eine grosse Praxis, sondern auch freundschaftliche Beziehungen zu damaligen Gelehrten und hervorragenden Männern der Wissenschaft verdankte (BOILEAU u. A.). Im Alter verliess G. Paris und ging nach Auteuil, wo er sich mit Philosophie beschäftigte und 87 Jahre alt am 3. September 1750 starb. Er hinterliess: „*Recherches sur la nature et la guérison des cancers*" (Paris 1700). G. empfiehlt zur Heilung des Carcinoms einzig und allein die Exstirpation und kämpft gegen den Geheimmittelschwindel bei dieser Krankheit. Zur Beruhigung bei den Schmerzen empfiehlt er auch dem Vorgange seines Oheims, des Abbé G., die örtliche Anwendung der Belladonna.

Biogr. méd. IV, pag. 380. — Dict. hist. II, pag. 517.	Pgl.

2. L o u i s - F l o r e n t i n - D e s h a i s G., Neffe des Vorigen, geboren in Orléans, studirte in Montpellier und liess sich dann in Paris nieder, wo er später (von 1762 ab) an der École de chirurgie die Stelle eines Professors und Demonstrators der Augenheilkunde bekleidete. Seine Arbeiten beziehen sich hauptsächlich auf jenes Gebiet der Medicin. Sein: „*Traité des maladies des yeux*" (Paris 1770) war ein in vieler Beziehung mustergiltiges Buch und noch zu Anfang dieses Jahrhunderts galt es nicht als veraltet.

Biogr. méd. IV, pag. 380. — Dict. hist. II, pag. 73.

3. P i e r r e - A n d r é G., Grossneffe von 1., geboren 1765 zu Bueil in der Tourraine, studirte Anfangs seinem Vater zu Liebe Jura, später Medicin in Paris. Im Alter von 22 Jahren Dr. med., practicirte er später mit grossem Erfolge in La Chartre-sur-Loir (Sarthe), wo er am 17. April 1814 starb. Drei Söhne von ihm waren gleichfalls Aerzte. G. hat nur einige Memoiren geschrieben (in den Veröffentlichungen der Société de médecine de Paris und in den Annales cliniques de Montpellier).

Biogr. méd. IV, pag. 380.	Pgl.

*****Generich**, A n t o n G., in Klausenburg, geboren zu Tyrnau in Ungarn am 4. Februar 1842, absolvirte die medicinischen Studien in Budapest 1860 bis 1865, wurde daselbst 1865 zum Dr. med. und 1868 zum Dr. chir., Magister der Geburtshilfe und Augenheilkunde promovirt, war Assistent bei der Lehrstelle für pathologische Anatomie unter Professor Dr. L. v. ARÁNYI, 1865—1868, und zugleich städtischer Prosector im Rochusspital und im Kinderspital. Auf einer wissenschaftlichen Reise in Deutschland arbeitete er bei Prof. F. v. RECKLING-HAUSEN in Würzburg (1868—69), dann bei S. STRICKER und C. V. ROKITANSKY in Wien, bei LUDWIG HUPPERT und E. WAGNER in Leipzig, bei R. VIRCHOW in Berlin. Seit 1870 war er Professor der pathologischen Anatomie und gerichtlichen Medicin an der Chirurgenschule und ist seit 1872 Professor der pathologischen Anatomie an der k. ungarischen Universität in Klausenburg. Er war wiederholt gewählter Prodecan und Decan der medicinischen Facultät und 1877/78 Rector der k. Universität daselbst, Vicepräses und Präses des Vereins der Aerzte und Naturforscher in Klausenburg. Von seinen Arbeiten erschienen in deutscher Sprache: *„Multiple Neurome"* (VIRCHOW'S Archiv, XLIX) — *„Zur Lehre von den Saftcanälchen in der Cornea"* (Wien. Med. Jahrbücher, I, 1) — *„Die Aufnahme der Lymphe durch die Sehnen und Fascien"* (Berichte der sächsischen Akademie der Wissenschaften 1870) — *„Beitrag zur Anatomie und path. Anatomie der am sympath. Bauchgeflechte des Menschen befindlichen Pacini'schen Körperchen"* (Wien. Med. Jahrbücher 1876). In ungarischer Sprache: *„Ein Fall von Trichinosis beim Menschen mit Fütterungsversuchen"* (Orvosi hetilap 1868) — *„Antwort auf Prof. Scheuthauer's Kritik, (Sectionsmethode betreffend)"* (Orvosi hetilap 1874, 76, 77, 78) — *„Akephalus parakephalus"* (1880) — *„Beitrag zur Pathologie der amyloiden Degeneration* (Orvosi hetilap 1884) — *„Bericht über die auf dem Streckenbau Klausenburg-Kocsárd vorgekommenen Erkrankungen"* (Erdélyi Museum Kolozsvár 1875) — *„Die Lehr- und Lernfreiheit auf der Universität und die Rigorosen-Ordnung"* (Rectorsrede 1877) — *„Können Frauen Aerzte sein?"* (Klausenburg 1880) — *„Anatomische und path.-anotomische Demonstrationen und Beschreibungen"* (Orvosi hetilap 1866, 1867) — *„Herzkrankheit und Lungenschwindsucht, Uterus septus und Vagina duplex"* (1868) — *„Ein Fall von Leukämie. Beschreibung syphilitischer Gebilde. Geheilter Schuss durch den Brustkorb, necrotische Knochensplitter in einer Caverne und Knochentransplantation in das Lungengewebe"* (Kolozsvári orv. termész. társ. Értesitöje 1876) — *„Herstellung und Conservirung norm. und path. Schnitt-Präparate von gefrorenen Leichen"* (Ebenda 1876) — *„Cholesteatom bei Otitis interna mit Vaguspneumonie"* (Ebenda 1877) — *„Plötzlicher Tod durch Embolie der Lungenarterie"* (Ebenda 1877) — *„Cavernöses Lymphangiom in der kleinen Magencurvatur"* (Ebenda 1877) — *„Einfache Nieren und angeborene Lageveränderungen der Nieren"* (Ebenda 1878) — *„Ein uralter Schädel"* (Ebenda 1876) — *„Hirnloses Monstrum mit Gesichts- und Bauchspalte"* (Ebenda 1878) — *„Cavernöse Geschwulst der Leber nach Embolie der Pfortader"* (Ebenda 1880) — *„Gehirnabscess mit Lähmung der gegenseitigen Extremtäten"* (Ebenda 1880) — *„Diprosopus triotus"* (Ebenda 1881). — Medicinische Referate im Erdélyi Museum 1875, 76, 77 und im Orvosi szemle 1882.   G. Scheuthauer.

Genest, Jean-Louis G., zu Paris, war in Montrichard (Loir-et-Cher) geboren, wurde, nachdem er CHARLES BELL'S *„Exposition du système naturel des nerfs"* (Paris 1825) übersetzt hatte, 1827 zu Paris mit der These *„Tableau des maladies observées à la clinique de M. le prof. Récamier pendant le premier trimestre de 1826, avec des réflexions sur ces maladies"* Doctor. Als Chef de clinique im Hôtel-Dieu veröffentlichte er in den folgenden Jahren verschiedene klinische Mittheilungen, z. B. in den Arch. génér. de médec. 1829, 30, 31): *„Recherches sur l'affection épidémique qui régne maintenant à Paris"* — *„Anévrysme vrai de la sous-clavière droite opéré d'après la méthode de Wardrop, mort le 9. jour après l'opération"* par DUPUYTREN — *„Recherches sur le rhumatisme articulaire"* — *„Obs. d'un anévrysme du tronc brachiocéphalique"* — *„Aortite"* (Revue méd. und Journ. des progrès des sc. méd. 1829) u. s. w. Später gab er heraus: A. F. CHOMEL *„Leçons de clinique médicale, faites à l'Hôtel-Dieu de Paris"* (Paris und London 1834) — *„Recherches*

sur quelques points de l'étude de la gangrène pulmonaire" (Paris 1837). Von
1832-38 war er bei der Redaction der Gazette médicale de Paris betheiligt und verfasste noch eine Anzahl weiterer Aufsätze, theils in derselben, theils in den Arch.
génér. de méd. und der Encyclographie des sc. méd.

Callisen, VII, pag. 131; XXVIII, pag. 176.   G.

Genga, Bernardino G., geboren 1655 zu Mandolfi (Urbino), Dr. phil.
et med., war Professor der Anatomie und Chirurgie in Rom und Wundarzt am
Hospital Santo Spirito. Er starb 1734. In seinem Lehrbuch *„Anatomia chirurgica"*
(Rom 1672; 1675; Bologna 1687) betont er besonders die Bedeutung und Nothwendigkeit gediegener anatomischer Kenntnisse für die Chirurgie; auch lehrt G.
den Werth der Anatomie für Künstler schätzen in seiner Schrift: *„Anatomia per
uso ed intelligenza del disegno"* (Rom 1691). Uebrigens gehörte G. zu Denjenigen,
die die neue Lehre vom Kreislaufe des Blutes acceptirten; nur wollte er die Entdeckung desselben dem PAOLO SARPI zuschreiben, welcher bei FABRIZIO
HARVEY's Mitschüler war und die Venenklappen kannte.

Biogr. méd. IV, pag. 381. — Dict. hist. II, pag. 517.   Pgl.

Geniates, s. SIMON VON GENUA.

Gensel, Johann Adam G., geboren am 26. October 1677 in Oeden-
burg (Ungarn), studirte zuerst Theologie, später aus Gesundheitsrücksichten Medicin
in Jena, wo er unter dem Präsidium WEDEL's 1699 zum Dr. med. ernannt wurde.
G. reiste dann nach Italien, hielt sich zwei Jahre in Padua auf, kehrte dann nach
Ungarn zurück, wo er erst in Eisenburg, später in Oedenburg prakticirte und als
Arzt des Fürsten Esterhazy, Mitglied und von 1714 Präsident-Adjunct der
kais. königl. Akademie der Naturforscher am 31. August 1720 starb. Seine
Schriften *„Dissert. med. aegrum ischuria laborante exhibens"* (Jena 1699), sowie
„Theses philosophico-medicae" (1703, Fol.) sind nicht von Bedeutung.

Biogr. méd. IV. pag. 381.   Pgl.

Gensoul, Joseph G., zu Lyon, berühmter Chirurg, war daselbst am
8. Januar 1797 geboren, trat 1814 in das dortige Hôtel-Dieu unter BOUCHET und
JANSON, ging 1822 nach Paris, schloss sich besonders LISFRANC an und wurde
1824 daselbst Doctor mit der These: *„Sur la réunion immédiate des plaies après
l'amputation des membres"*. Nach Lyon zurückgekehrt, übernahm er 1826 eine
Hospital-Abtheilung, wurde später Chef-Chirurg des Hôtel-Dieu und führte daselbst
als der Erste (1826) die Totalresection einer Oberkieferhälfte aus. Als Mann der
That mehr als der Feder, 'machte er sich durch diese und andere kühne, zu jener
Zeit noch wenig oder kaum gemachte Operationen, wie die Exstirpation der
carcinomatösen Parotis (1827) u. s. w. bekannt. Die Verbesserungen, die von ihm in
die chirurgische Technik eingeführt wurden, betrafen insbesondere die Rhinoplastik,
eine Methode der Plastik im Gesicht, die Operation der doppelten Hasenscharte, den
Katheterismus des Nasencanals, des Thränensackes, die Cauterisation der Varices, die
Cauterisation der Cornea, die Einführung des Verfahrens par embrochement bei
der Exstirpation von Balggeschwülsten, Lipomen u. s. w. Ueber diese und andere
Operationen und Beobachtungen berichtete er in folgenden Mittheilungen in den
Archives générales de méd. (1829): *„Tumeur carcinomateuse très-volumineuse
située à la tête, enlevée avec succès par la ligature"* — *„Cancer de la langue,
ligature partielle de cet organe, suivie de guérison"*. Namentlich in dem von ihm
zusammen mit ALPHONSE DUPASQUIER von 1830 an herausgegebenen *„Journal
clinique des hôpitaux de Lyon"* finden sich in dem ersten Jahrgange zahlreiche
Publicationen von seiner Hand: *„Exposé de quelques opérations pratiquées dans
le but de corriger certaines difformités de la face"* — *„Inflammation des
muscles de la région supérieure du cou"* — *„Note sur une hémorrhagie épidémique"* — *„Nouveau procédé pour extraire les corps étrangers volumineux
introduits dans l'oesophage"* — *„Observations et réflexions sur les accouche-*

ments compliqués par la présence des tumeurs developpées dans les parties molles de l'appareil génital de la femme" — *„Quelques considérations sur la manière de corriger les difformités qui résultent des adhérences vicieuses"* — *„Tumeur fibreuse de la dure-mère"* — *„Obs. d'une tumeur cancéreuse s'élevant à la partie supérieure de l'humérus, et entourant l'épaule gauche"*. Von späteren Arbeiten sind anzuführen: *„Lettre chirurgicale sur quelques maladies graves du sinus maxillaire et de l'os maxillaire inférieur"* (Lyon 1833, av. atlas fol.) — *„Moyen à employer pour arrêter la propagation du choléra épidémique"* (Moniteur des hôpit. 1834) — *„Nouveau procédé pour opérer les polypes de la matrice"* (Lyon 1851) — *„Sur le mécanisme de la vision. Reponse à M. Serre (d'Uzès)"* (Gaz. des hôp. 1851) — *„Prophylaxie du choléra"* (Monit. des hôpit. 1854) u. s. w. Sein Tod erfolgte nach längerem Leiden am 5. November 1858. — Er war ein sehr glücklicher Operateur; seine Stein- und Bruchschnitte waren von unerhörtem Erfolge begleitet, seinem erfindungsreichen Geist hat die Chirurgie Manches zu danken, wenngleich seine chirurgischen Leistungen, da er in der Provinz lebte, weniger bekannt geworden sind, als wenn Paris der Schauplatz seiner Thätigkeit gewesen wäre.

Bonnet, Pétrequin, Desgranges, Potton in Gaz. méd. de Lyon. 1858, pag. 449; 1861, pag. 101, 132 (nicht zugänglich). — Deutsche Klinik. 1858, pag. 471 (Pétrequin). — Dechambre, 4. Série, T. VII, pag. 706. Gurlt.

Gentile da Fuligno (FULGINEUS, FULGINAS, DE GENTILIBUS), Sohn eines (später) in Bologna ansässigen Arztes, ist im letzten Drittel des 13. Jahrhunderts in Foligno geboren. Er hatte in Bologna unter TADDEO ALDEROTTI, dem Begründer der scholastischen Medicin, studirt und war hier zum Professor der Medicin ernannt worden. Im Jahre 1337 folgte er einem Rufe als Professor und Leibarzt des Grafen Ubertino von Carrara, Gebieters der Stadt Padua, dahin, 1345 siedelte er nach Perugia über und hier ist er am 12. Juni 1348 an der Pest (dem schwarzen Tode) gestorben; der Leichnam wurde nach Foligno gebracht und in der Eremitenkirche daselbst beigesetzt. G. war einer der berühmtesten Aerzte seiner Zeit und Verfasser zahlreicher Schriften, unter welchen seine *„Consilia peregregria ad quaevis morborum corporis humani genera"* (zuerst s. l. e. a., später Pavia 1492, Venedig 1503 fol. im Druck erschienen) — eines der frühsten derartigen casuistischen Sammelwerke — den ersten Platz einnimmt. Ausserdem hat er zahlreiche Commentare, namentlich *„Expositiones in Canonem Avicennae"* (Pavia 1477, Venedig 1520 gedruckt), eine wegen der dem Geschmacke jener Zeit besonders zusagenden subtilen Auslegungen mit dem Titel *„Anima Avicennae"* geehrte Schrift, ferner Commentare zu den Schriften des AEGIDIUS CORBOLIENSIS „De urinis et pulsibus" u. v. a. verfasst. — Er ist nicht mit GENTILE DA CINGULO (aus Cingoli, Prov. Maccrata) zu verwechseln, welcher 1295 als Doctor logices in Bologna gelebt hat.

Giuseppe Girolamo, Sopra Gentile da Fuligno, medico illustre del secolo 14. Napoli 1844, und Henschel, Janus, 1853, N. F., II, pag. 410 A. Hirsch.

Gentile, Francesco G., zu Neapel, war früher Arzt der preussischen Legation in Constantinopel und diente darauf bei der französischen Armee zu Nizza, wo er ein *„Description succincte historique, physique et pratique de la cure de quelques pestiférés"* (um 1800) veröffentlichte. In Neapel war er Oberarzt am Militär-Hospital della Cristalliera und Primararzt am Spéd. gen. della Trinità. Er gab daselbst heraus: *„Sul colera asiatico curato nello sped. milit. della Cristalliera di Napoli"* (Neapel 1837).

Callisen, VII, pag. 136; XXVIII, pag. 179. G.

* Genzmer, Alfred G., in Halle a. S., geboren zu Marienwerder in West-Preussen am 19. April 1851, studirte in Halle, Königsberg und Leipzig, wurde 1873 in Halle Doctor und war daselbst 6 Jahre Assistent in R. VOLKMANN'S Klinik. Er ist seit 1878 Docent der Chirurgie, seit 1884 Prof. extraord. in Halle und treibt daselbst chirurgische Praxis. Schriften: „Die Sinneswahrnehmungen des Neugeborenen" (Halle 1873) — „Die Hydrocele und ihre Behandlung durch den Schnitt bei antiseptischer Wundbehandlung" (in VOLKMANN'S Samml. klin. Vorträge, 1878) — „Ueber septisches und aseptisches Wundfieber" (mit R. VOLKMANN) — „Lehrbuch der speciellen Chirurgie" (Theil I, 1884).   Red.

Geoffroy, Étienne-François G., geboren in Paris am 13. Februar 1672 als Sohn eines Apothekers und mütterlicherseits als Enkel des berühmten Chirurgen DEVAUX, erhielt eine speciell naturwissenschaftliche Erziehung und wurde zuerst Apotheker. Nachdem er 1693 seine pharmaceutische Prüfung bestanden, ging er nach Montpellier, wo er nebenher eifrig Medicin studirte. Dann machte er verschiedene Reisen in Südfrankreich, nach England 1698 als ärztlicher Reisebegleiter des Grafen von TALLARD, nach Holland und nach Italien. 1700 entdeckte er seinem Vater seine ernstliche Absicht, sich ausschliesslich der Medicin zu widmen, studirte von Neuem in Paris, wo er am 26. August 1704 Dr. med. wurde. Später, 1709, wurde er zum Professor der Materia medica in Paris an TOURNEFORT'S Stelle ernannt, sowie zum Mitgliede der Akademie der Wissenschaften. Er starb am 6. Januar 1731 an der Phthisis, 59 Jahre alt. Sein Hauptwerk ist: „Tractatus de materia medica" nach seinem Tode von DE COURCELLES, (3 voll., Paris 1741; französ., Ebenda 1741—43; deutsch Leipzig 1760—65; englisch London 1736) herausgegeben.

Biogr. méd. IV, pag. 384. — Dict. hist. II, pag.]520.   Pgl.

Geoffroy, Etienne-Louis G., geboren zu Paris am 2. October 1725 als Sohn des Vorigen, zeigte schon früh einen Sinn für Naturwissenschaften und Medicin, welcher letzteren er sich widmete. Seit 1748 Dr. med., besuchte er Anfangs noch die Hospitäler unter BOURDELIN'S Leitung, fing dann später erst zu prakticiren an und beschäftigte sich in seinen Mussestunden hauptsächlich mit Zoologie und vergleichender Anatomie, wovon auch seine Werke handeln (Naturgeschichte der Insecten, über das Gehörorgan vom Menschen, Reptilien und Fischen). Nach 40jähriger Praxis in Paris zog er sich nach Chartreuve bei Soissons zurück, wo er, 85 Jahre alt, am 11. August 1810 starb. Seine medicinischen Schriften beschränken sich auf wenige kleinere Abhandlungen über den Aderlass, über den Nutzen tiefer Incisionen bei Quetschwunden, über Bruchbandagen etc.

Biogr. méd. IV, pag. 383. — Dict. hist. II, pag. 521.   Pgl.

Geoffroy Saint-Hilaire, Étienne G., geboren am 15. April 1771 in Etampes (Seine-et-Oise), studirte, obwohl von seinen Angehörigen für den geistlichen Stand bestimmt, Naturwissenschaften, Anfangs speciell Mineralogie, wurde im Jahre 1793 zum Demonstrator des naturwissenschaftlichen Cabinets und später zum Professor der Zoologie am Jardin des plantes in Paris ernannt. 1798 machte er die ägyptische Expedition mit und gründete in Cairo das Institut für Wissenschaften und Künste. Am 14. September 1807 wurde er Mitglied des Instituts und am 20. Juli 1809 Professor der Zoologie an der medicinischen Facultät. Im Jahre 1810 wurde er mit einer wissenschaftlichen Mission nach Portugal betraut. 1815 nahm er ein Mandat als Mitglied der Deputirtenkammer für seine Heimat an. Er starb am 19. Juni 1844. G. war ein Naturforscher ersten Ranges, besonders auf dem Gebiete der vergleichenden Anatomie. Das Studium der organischen Missbildungen und Missgeburten erhob er unter dem Namen Teratologie zum Range einer Wissenschaft („Traité de teratologie" Paris 1832). Berühmt geworden ist G. durch sein Werk „Philosophie zoologique" (Paris 1830) und den sich daran knüpfenden wissenschaftlichen Streit mit CUVIER, in dem G. als das Haupt der französischen Naturphilosophen die natürliche Entwicklungstheorie und monistische Naturauffassung vertrat, worüber auch G.'s Ansichten in seiner Schrift: „Sur le principe de l'unité de composition organique" (Paris 1828) nachzulesen sind. G. war darin ein Vorgänger von DARWIN. Bekanntlich blieb in dem Streite, für den sich auch Goethe lebhaft zu Gunsten G.'s interessirte, CUVIER Sieger. Von sonstigen Schriften G.'s, dessen Biographie sein Sohn Isidore 1847 veröffentlichte, sind zu nennen: „*Philosophie anatomique*" (Paris 1818) und „*Histoire naturelle des mammifères*".

Pgl.

Geoffroy Saint-Hilaire, Isidore G., als Sohn des Vorigen am 16. December 1805 zu Paris geboren, studirte Medicin, war erst Gehilfe am zoologischen Museum, ging dann als Professor der Zoologie nach Bordeaux, wurde 1841 nach dem Rücktritt seines Vaters an dessen Stelle zum Professor der Zoologie am Museum der Naturgeschichte, 1844 zum General-Director der Studien ernannt und starb am 10. November 1861. G.'s Schriften beziehen sich fast nur auf naturwissenschaftliche Gegenstände (Naturgeschichte der Insecten und Mollusken), resp. auf vergleichende Anatomie (über den Hermaphroditismus, allgemeine und besondere Geschichte der Anomalien in der Organisation beim Menschen und den Thieren u. s. w.).

Pgl.

Geoffroy de Villeneuve, René-Claude G., zu Paris, war als Sohn des Étienne Louis G. daselbst am 24. März 1767 geboren, wurde 1802 dort Doctor mit der „*Diss. sur l'emploi des exutoires dans les maladies des poumons*", nachdem er als Naturforscher sich von 1785 an zwei Jahre am Senegal aufgehalten und als Militärarzt in San Domingo gestanden hatte. Er wurde 1806 zum Arzt am Hôtel-Dieu in Paris ernannt, indem er sich bei der Bekämpfung mehrerer Epidemien, die unter den spanischen und deutschen Kriegsgefangenen ausgebrochen waren (in Autun 1805, Troyes 1807, Limoges, Bayonne) sehr bewährt hatte. Er blieb in jener Stellung 22 Jahre und verfasste eine beträchtliche Zahl von Artikeln für das Dict. des sciences médicales aus der medicinischen Naturgeschichte und der Pathologie, desgleichen für die Encyclopédie méthodique. Er starb zu Nauroy bei Neuilly-Saint-Front (Aisne) am 26. Juli 1831.

Mérat in Transactions médicales T. VI, 1831, pag. 139.   G.

Geoghegan, Edward G., zu Dublin, war Surgeon am General Dispensary und hat sich namentlich um die Lehre von der Syphilis und die von den Hernien verdient gemacht. Er schrieb über die erstere: „*Practical observations on the nature and treatment of some exasperated symptoms attending the venereal disease*" (London 1801) — „*Appendix containing thoughts on the nature and management of venereal bubo, particularly in its obstinate state*" (Ebenda 1803) — „*Commentaries of the treatment of the venereal disease . . . a second edition of a former publication on that subject etc. With an appendix on strictures of the urethra, and on morbid retention of urine*" (London 1814). In Betreff der Hernien finden sich von ihm: „*A commentary on the treatment of ruptures, particularly in a state of strangulation*" (Ebenda 1810) — „*Cases of strangulated hernia; with remarks and further reflexions on that disease*" (Edinb. Med. and Surg. Journ. 1811) — „*A letter to John Abernethy, Esq., on the subject of hernia*" (Ebenda 1824) — „*Further remarks on hernia, . . . and in defence of views and suggestions towards improvement of the treatment; in a letter to J. Abernethy*" (Dublin 1826) — „*On strangulated hernia*" (Lond. Med. Repository, 1826). Ausser einigen Aufsätzen in den Transact. of the Associat. of the King's and Queen's College of Physic. in Ireland (1817), wie: „*Case of abscess of the liver*" und „*Case of enormous distension of the colon*", gab er noch heraus: „*Succinct practical observations on the effect of bloodletting . . . . to which are added observations on visceral inflammation after parturition*" (London 1833).

Callisen, VII, pag. 151; XXVIII, pag. 183.   G.

Geoghegan, Thomas Grace G., zu Dublin, wurde 1830 Fellow des Royal College of Surgeons of Ireland, 1832 in Glasgow Doctor. Er war in Dublin Surgeon des City of Dublin Hospital und des Hospital for Incurables; auch war er 25 Jahre lang, bis zu seinem am 24. December 1869 erfolgten Tode, Professor der gerichtlichen Medicin bei dem College of Surgeons und war, als Autorität in jenem Zweige des Wissens, viele Jahre lang der Rathgeber der Regierung in gerichtlich-medicinischen Fällen. Ausser zahlreichen anderen Aufsätzen im Dublin Quart. Journ., Dublin Med. Press, London Med. Gazette, seien von seinen Arbeiten hier nur erwähnt aus der Dublin Med. Press (1847): „On amputation of the foot" — „On sudden death from obstruction of the windpipe" und aus dem Dublin Quart. Journ. (1851): „On arsenical poisoning"; ferner die kleine Schrift: „Clinical study, its means and method; a lecture" (Dublin 1862).

Lancet 1870, I, pag. 29.   G.

George, John Durance G., zu London, war 1815 geboren, studirte im University College, war House-Surgeon bei LISTON und veröffentlichte einige physiologische Abhandlungen über das Nervensystem: „Contribution to the history of the nervous system" (Lond. Med. Gaz. 1838) und „On the excito-motory functions". Er widmete sich später der Zahnheilkunde und wurde Surgeon-Dentist des University College Hospital und Lehrer der ersteren, die er, bei seiner gründlichen ärztlichen Bildung, auf eine gleiche Stufe mit der Medicin und Chirurgie zu bringen versuchte. Ein Lehrbuch derselben, zu welchem er bereits die Materialien gesammelt hatte, erschien, in Folge seines vorzeitig, am 28. November 1851, eingetretenen Todes nicht.

Lancet. 1851, II, pag. 570.   G.

Georget, Étienne-Jean G., geboren in Vernon bei Tours am 9. April 1795, studirte von 1812 ab in Paris Medicin. 1816 an der Abtheilung für Geisteskranke in der Salpêtrière beschäftigt, war dieser Umstand für die ganze künftige Richtung der Arbeiten G.'s entscheidend. Er widmete sich speciell der Psychiatrie und gewann noch als Schüler den ESQUIROL'schen Preis durch seine Arbeit: „Sur les altérations que l'on trouve dans les cadavres des aliénés". Bald erschienen auch seine Schriften: „De la folie" (Paris 1820) — „Considérations sur cette maladie" und „De la physiologie du système nerveux et spécialement du cerveau" (Paris 1821), die in der Geschichte der Psychiatrie eine gewisse Bedeutung erlangt haben. G., der im Alter von nur 33 Jahren im Mai 1828 an Lungenschwindsucht starb, ist Mitbegründer der Zeitschrift Archives générales de médecine und hat etwa 21, meist in sein Specialfach schlagende Artikel für das Dictionnaire de médecine verfasst. Ausserdem rührt von ihm ein Werk über die Psychiatrie in Beziehung zur forensischen Medicin her.

Dict. hist. II, pag. 523.   Pgl.

Georgi, Christoph Andreas G., geboren am 16. November 1768 in Cölleda, wo sein Vater Chirurgus war; dieser siedelte bald nach des Knaben Geburt als Leib-Chirurgus nach Weimar über. Er studirte in Jena (besonders bei LODER) und auf der medicinischen Militär-Akademie in Dresden, wurde nach Vollendung seiner Studienzeit Compagnie-Chirurgus in Naumburg, erwarb sich hier eine ausgedehnte Praxis und in .weiteren Kreisen einen Namen durch Einführung der Kuhpockenimpfung. 1804 wurde er nach Dresden versetzt, machte dann die Napoleonischen Kriege mit und leistete auf den Schlachtfeldern, namentlich bei Wagram, Vorzügliches. Er wurde Regiments-Chirurgus und dirigirender Arzt des Garnisonsspitales in Dresden und starb als solcher am 27. November 1834. Er verfasste eine Schrift: „Ueber weit um sich greifende und tief eindringende Verbrennungen; ein Beitrag zur Monographie dieser Verletzungen" (Dresden und Leipzig 1828).

Callisen, VII, pag. 153; XXVIII, pag. 184. — Neuer Nekrolog der Deutschen. Jahrg. 12, 1834, Thl. 2, pag. 1012. .   Küssner.

Georgiades, Anastasius G., griechischer Arzt, war zu Philippopel geboren, wurde 1797 in Jena Doctor mit der Diss.: „De morbis uteri secundum librum Hippocratis περὶ γυναικείης φύσεως" (4.). Er scheint sich in Wien, Paris u. s. w.

aufgehalten zu haben. Am erstgenannten Orte schrieb er: „*Antipanacea s. de causis quae morbos difficiles curatu vel insanabiles, licet per se non tales sint, plerumque reddunt*" (auch griechisch; Wien 1810; 1814). Ueber die Pest, zum Theil nach eigenen, von ihm in der Walachei gemachten Erfahrungen verfasste er folgende Schrift: „Πυρετοῦ πεμφιγώλους ἢ λοιμοῦ ἀφορισμοί" (Paris, London, Wien 1832) — „*Mém. sur la contagion des maladies exotiques, telles que la peste orientale, le choléra-morbus, la fièvre jaune, etc.*" (Paris 1832).

Callisen, VII, pag. 154; XXVIII, pag. 185.   G.

*Gepner, Boleslaw G., geboren zu Warschau am 1. November 1835, studirte in Petersburg und wurde 1859 zu Warschau promovirt. Von 1861—1864 war er Secundararzt am ophthalmologischen Institut zu Warschau, 1865—1867 widmete er sich in Berlin unter v. GRAEFE's Leitung seinem Fachstudium; seit 1878 ist er Primarius am Warschauer ophthalmologischen Institut, seit 1882 Vicepräses, seit 1885 Präses der ärztlichen Gesellschaft. Seine der Augenheilkunde gewidmeten Aufsätze finden sich seit 1867 in den polnischen Journalen: Gazeta lekarska und Medycyna.   K. & P.

Gérardin, Nicolas-Vincent-Auguste G., zu Paris, war am 13. Februar 1790 in Nancy geboren, wurde 1814 in Paris Doctor mit der These „*Recherches physiologiques sur les gaz intestinaux*", umsegelte mit PAUL GAIMARD zweimal die Erde und prakticirte eine Zeit lang in New Orleans, wo er das gelbe Fieber näher kennen lernte, über das er, indem er sich auf das Entschiedenste für dessen Contagiosität aussprach, folgende Schriften schrieb (mit ADRIEN-ARMAND GROS): „*Rapport fait à la Soc. méd. de la Nouvelle-Orléans, sur la fièvre jaune qui a régné épidémiquement dans cette ville, en 1817*" (New Orleans 1818) — „*Mémoires sur la fièvre jaune, considérée dans sa nature et dans ses rapports avec les gouvernemens*" (Paris 1820). 1824 wurde er mit der These: „*An morbi qui e fomite quodam nascuntur, et miasmata intoxicatione (gallice infection) disseminantur, a contagio legitime distinguendi?*" Agrégé der Facultät und Arzt am Hospice de la Maternité. Als Commissar der französischen Regierung wurde er 1831 zum Studium der Cholera nach Russland gesandt und berichtete darüber, zusammen mit P. GAIMARD, in folgenden Schriften: „*Lettres adressées à M. le comte d'Argout du choléra morbus en Russie, en Prusse et en Autriche, pendant les années 1831 et 1832*" (Paris 1832; 2. édit. 1833) — „*Documents officiels sur la marche du choléra et sur l'histoire des cordons sanitaires*" (Ebenda 1832). Auch in historischer Beziehung wurde von Beiden die für Europa neue Krankheit erörtert in dem „*Précis historique et médical de la peste de Moscou en 1771, comparée à l'épidémie de choléra qui a régné dans cette ville, en 1830 et en 1831*" (Ebenda 1832). Später gab er noch eine „*Notice sur la peste de Moscou*" (Mém. de l'Acad. de méd. 1836). Er war Mitherausgeber der Bibl. classique méd. und Mitarbeiter an der Revue méd. und starb am 17. April 1868.

Vapereau, 2. édit, pag. 727; 5. édit. II, pag. XXVII. — Dechambre, 4. Série, T. VIII, pag. 523. — Callisen, VII, pag. 157, 222; XXVIII, pag. 186.   G

Gerardus. Diesen Namen führen mehrere zu allgemeinerer Kenntniss gelangte Aerzte des Mittelalters, von welchen am bekanntesten sind:

1. Gerardus Cremonensis, 1114 in Cremona geboren, 1187 gestorben. Behufs des Studiums der arabischen Sprache hatte er sich nach Toledo begeben, wo er auch den grössten Theil seines Lebens zugebracht und (wie es heisst) auf Befehl des Kaisers Friedrich I. (Barbarossa) die meisten Schriften der arabischen Aerzte (RHAZES, SERAPION, ABUL-KASIM, AVICENNA u. A.), auch einige Schriften GALEN's in's Lateinische übersetzt hat.

Pipin in Muratori script. vir. Ital., IX, pag. 587. — Ejd. Antiqua Italia, III, pag. 937. — Buoncompagni, Della vita e delle opere di Gerardo Cremonese etc., Rom 1851. — Robolotti, Storia e stat. econ. e med. dell' Ospidale Maggiore di Cremona. Cremona 1851, I. Paste storica.

2. Gerardus Salernitanus lebte gegen Ende des 12. Jahrhunderts als berühmter Arzt in Salerno, wo er auch Gelegenheit hatte, den Kaiser Heinrich VI. zu behandeln. Er war ein eifriger Gäcist und Gegner des damals bereits in die Schule von Salerno eingedrungenen Arabismus, wahrscheinlich Verfasser einer oder der anderen der unter dem Namen des GERARDUS erschienenen medicinischen Schriften.

de Renzi, Collectio Salernitana. Napoli 1852, I, pag. 282.

3. Gerardus de Solo, wahrscheinlich im südlichen Frankreich geboren, lebte im Anfange des 14. Jahrhunderts (wie aus einem Citate in der Schrift von JOH. GADDESDEN hervorgeht) und war Professor und, wie behauptet wird, auch Kanzler an der medicinischen Facultät von Montpellier. Von seinen zahlreichen Schriften sind: „Commentarium super Viatico" (Constantini) — „Introductorium juvenum s. de regimine corporis humani in morbis", „Libellus de febribus" und „Tractatus de gradibus medicinae" (gesammelt Venedig 1505 und 1520 Fol.) im Druck erschienen. Wegen seines Commentars zum Viaticum und des (nicht gedruckten) Commentars zum IX. Buche Almansoris (von RHAZES), eines der beliebtesten Lehrbücher seiner Zeit, war ihm der Beiname „Doctor mansuetus" oder „Expositor" beigelegt worden.

Astruc, Mém. pour servir à l'histoire de la Faculté de Montpellier. Paris 1767, pag. 169.   A. Hirsch.

Gerber, Traugott, Botaniker, wurde in der Lausitz geboren, studirte in Leipzig Medicin und erhielt am 29. Juli 1735 unter dem Vorsitz JOH. ZACHARIAS PLATNER'S den Doctorgrad („Diss. inaug. de thoracibus von Schnürbrüsten" 4.). Er kam bald darauf nach Moskau und wurde 1735 als Aufseher des dortigen Apothekergartens angestellt. Als im Jahre 1738, zur Zeit des türkischen Krieges, die Pest herrschte und aus Moskau fast alle Aerzte zur Armee berufen waren, musste G. die Stelle eines Hospitalarztes versehen und sogar in der Hospitalschule in der Anatomie und Chirurgie unterrichten. G. unternahm später, um Pflanzen zu sammeln, eine Reise an die Wolga nach Simbirsk, Samara, Saratow, an den Don und das schwarze Meer; die Frucht dieser Reise sind zwei im Manuscript vorhandene Werke. 1742 wurde die Stelle eines Arztes bei dem Apothekergarten aufgehoben und G. aus dem Dienst entlassen; seine weiteren Schicksale sind unbekannt.

Richter, Gesch. d. Med. III, pag. 442—3. — Tschistowitsch, CXXXVI.
                                                                        L. Stieda.

Gerberon, Gabriel G., von dessen Lebensumständen fast nichts Näheres bekannt ist (er war wahrscheinlich aus Vendôme gebürtig), ist der Curiosität wegen anzuführen, dass er die Anatomie in Verse gebracht hat in der folgenden, aus 2 Büchern und 16 „Fleurons" (Vignetten) bestehenden Schrift: „Le bouquet anatomique, où sont dénommées toutes les parties du corps humain et le lieu de leur situation, soient os, veines, muscles, tendons, artères, nerfs, parties nobles, parties génitales, même le coït de l'homme et de la femme" (Paris 1629, 4.).

Chéreau, Parnasse médical, 1874, pag. 250. — Dechambre, 4. Série, T. VIII, pag. 525.   G.

Gerbesius (GERBEZIUS), Marcus G., Arzt zu Laibach in Krain, gestorben 1718, hat eine grosse Anzahl medicinischer Beobachtungen in den Ephemeriden der Akademie der Naturforscher veröffentlicht und ist Verfasser eines Werkes: „Chronologia medico-practica exactam temporum, aurae tempestatum etc. descriptionem continens" (Frankfurt 1713, 4.), worin er auf die Bedeutung meteorologischer Einflüsse für die Entstehung und den Gang von Krankheiten hinweist.

Biogr. méd. IV, pag. 392. — Dict. hist. II, pag 525.   P gl.

Gerdes, Johann G., geboren in Stockholm 1656, studirte in Wittenberg Medicin, practicirte Anfangs in Stettin, war seit 1687 Professor in Rostock und seit 1691 in Greifswald, starb am 6. Januar 1700 und hinterliess mehrere Dissertationen über die Pest, Ruhr, Krämpfe, Angina, Wasserscheu, über Krankheiten durch Einbildung etc.

Biogr. méd. II, pag. 393.   Pgl.

Gerdessen, Immanuel Gottlob G., zu Glogau, war zu Linda bei Görlitz am 2. Januar 1754 geboren, studirte in Leipzig und wurde daselbst 1778 Doctor mit der Diss.: *„De sanguinis ex parte siderata per venam eductione"* (4.), nachdem er bereits zwei andere Abhandlungen: *„Conjecturae quaedam de liquore amnii"* (Leipzig 1776, 4.) und *„Quaedam de animalium albidiore colore"* (1777) verfasst hatte. Er war anfänglich Arzt in Lauban, wurde 1791 in Glogau Professor der Geburtshilfe, Assessor des Collegium medicum et sanitatis und Stadtphysicus und schrieb: *„Pr. von den Ursachen der widernatürlichen Geburten"* (Glogau 1791, 4.) — *„Anleitung zur Geburtshilfe für Hebeammen und Geburtshelfer"* (Glogau 1798) u. s. w. Er starb am 20. April 1821.

Otto, Bd. I, Abth. 2, pag. 443; Supplem., pag. 113.   G.

Gerdessen, Immanuel Gottlieb August G., zu Seidenberg in der Ober-Lausitz, war als Neffe des Vorigen daselbst 1793 geboren, studirte von 1814 an in Leipzig und Berlin und wurde am letztgenannten Orte 1818 mit der Diss.: *De proctotoreusi"* (über Atresia ani mit Beschreibung eines Speculum von KOHLRAUSCH) Doctor. Er liess sich in seiner Vaterstadt als Arzt nieder, starb aber bereits am 26. December 1833. Es ist von ihm nur noch eine Abhandlung in HUFELAND's Journal (1833) *„Paralysis musculorum faciei hemiplectica"* bekannt.

Callisen, VII, pag. 160; XXVIII, pag. 187.   G.

Gerding, Johann Ulrich G. sen., wurde geboren am 5. Februar 1675 zu Todinghausen, einem Marktflecken des Herzogthums Bremen, besuchte die Schule in Braunschweig, studirte dann drei Jahre Rechtswissenschaft in Halle. Darauf war er Auditeur bei der kurbraunschweigischen Leibwache und später Geheimschreiber des Landgrafen Philipp von Hessen-Philippsthal, in dessen Dienste er fünf Jahre blieb. Dann widmete er sich dem Studium der Medicin zu Leyden und Utrecht und erwarb sich zu Harderwyk den Doctorgrad *(Diss. inaug. de vitriolo martis)*. Nachdem er 25 Jahre in Utrecht als praktischer Arzt gelebt, ging er 1732 als Arzt in den Dienst der russischen Krone, blieb acht Jahre in Russland und kehrte dann nach Holland zurück. Auf Veranlassung einiger livländischer Edelleute zog er schliesslich nach Riga, wurde Arzt der livländischen Ritterschaft und starb hochbetagt im Jahre 1764 in Riga. Er hat unter Anderem verfasst: *„Ovidii Briefe der Helden"* (Leipzig 1706) — *„Sinn- und lehrreiche Parabeln"* (Frankfurt 1711). In medicinischer Hinsicht ist G. bemerkenswerth wegen seiner *„Tinctura particularis, oder Chyl verbessernden Tinctur"* (Riga 1753; 5. Aufl. Königsberg 1762), worin die Kräfte und Wirkungen der Anfangs als Geheimmittel verkauften Tinctur geschildert werden. Im Jahre 1762 theilte G. die Zubereitung der Tinctur, sowie die seiner Essentia Castorei und seines naturstärkenden Elixirs dem Apotheker ROST in Riga mit, bei welchem von nun ab jene Mittel zu haben waren. G. soll der Besitzer einer Bernstein-Sammlung gewesen sein, in welcher sich ein besonderes Stück in Menschengestalt befand.

Gadebusch, Livl. Bibl. I, pag. 402—407. — Tschistowitsch, CXXXIV.
L. Stieda.

Gerdy, Pierre-Nicolas G., zu Paris, berühmter Anatom, Physiolog und Chirurg, war am 1. Mai 1797 zu Loches (Aube) als Sohn eines Bauers geboren, kam 1813 zuerst nach Paris, hatte daselbst mit der Noth des Lebens zu kämpfen, wurde jedoch 1817 Aide d'anatomie, 1821 Prosector, 1825 Chirurg des Bureau central und 1828 der Pitié. Mit kaum 20 Jahren hatte er bereits eine Lehrthätigkeit begonnen, die sich gleichmässig über die Anatomie, Physiologie, operative Chirurgie und Hygiene erstreckte und zu der später noch ein

Biogr. Lexikon. II.   34

Special-Unterricht für Maler und Bildhauer hinzutrat. Seine ersten literarischen Arbeiten und ein grosser Theil seiner späteren, überaus zahlreichen Arbeiten waren der Anatomie und Physiologie gewidmet. In dem Bullet. de la Fac. de méd. de Paris (1818) erschienen zunächst: „*Mém. sur l'organisation du coeur*" — „*Mém. sur la circulation veineuse et Mém. sur la circulation pulmonaire*" — „*Description anat. d'un foetus né à terme avec un spina bifida*", ferner: „*De la physiologie et de la manière de procéder à l'étude de cette science*" (Journ. complément. du Dict. des sc. méd. 1821). — „*Essai de classification naturelle et d'analyse des phénomènes de la vie*" (1823) — „*Examen des notes de M. Magendie sur les recherches physiol. de Bichat*" (1822). Mit der These: „*Recherches, discussions et propositions d'anatomie, de physiologie, de pathologie etc.*", welche mehrere seiner früheren Arbeiten resumirte, wurde er 1823 Doctor und nahm im folgenden Jahre an dem Concurse um die Stelle eines Agrégé Theil mit der These : „*Quid medicinae profuerunt vivorum animalium sectiones? Quid disquisitiones microscopii ope institutae? Quid chemica experimenta?*" Seine erste chirurgische Schrift war sein „*Traité des bandages et appareils de pansement*" (Paris 1826, av. atlas; 2. édit. 1837—39 ; deutsche Uebersetzung, Weimar 1828). Ausser verschiedenen kleineren Aufsätzen (z. B. über die Sprache, das Sehen, die Aponeurosen u. s. w.) schrieb er eine „*Analyse détaillée de l'histoire de la santé, des influences qui la modifient etc.*" (Paris 1827) — „*Mém. sur l'influence du froid sur l'économie animale*" (Arch. génér.) — „*Mém. sur le mécanisme de la marche de l'homme*" (MAGENDIE, Journ. de physiol. 1829). — „*Note sur le parallèle des os et des articulations*" (FÉRUSSAC, Bulletin 1829). Es folgte seine „*Anatomie des formes extérieures du corps humain, appliquée à la peinture, à la sculpture et à la chirurgie*" (1829, av. atlas; deutsche Uebers. Weimar 1831) und die „*Anatomie comparée des formes du corps humain*" (Journ. des artistes), mit denen er sich den Weg für die ihm von Rechtswegen zukommende Professur der Anatomie bei der Akademie der Künste zu bahnen hoffte, die ihm aber nicht zu Theil wurde. Er schrieb darüber „*Deux lettres sur l'élection du prof. d'anat. à l'école des beaux-arts*" (1830). Schon früher war er auch bezüglich der Hospitäler und der medicinischen Facultät als Reform-Schriftsteller aufgetreten mit einer „*Lettre à MM. les membres du conseil général des hôpitaux sur la question de savoir s'il convient ou non de conserver des chirurgiens en chef dans les hôpitaux civils*" (1829) und „*Réorganisation de la Faculté de médecine*". 1832 erschien seine „*Physiologie médicale didactique et critique*" und 1833 nahm er mit der These „*Des polypes et de leur traitement*" an einem von Erfolg gekrönten Concurse Theil, indem er danach zum Professor der Pathologie externe ernannt wurde. Es folgten jetzt vielfach untermischt, theils anatomisch-physiologische, theils chirurgische Arbeiten: „*De l'influence de la pesanteur sur la circulation et les phénomènes qui en dérivent*" (Arch. génér. 1833) — „*Détermination des leviers que forment la colonne vertébrale, les fémurs et les tibias dans l'attitude verticale*" (Revue méd. 1834) — „*Observations et réflexions sur le déplacement du fémur dans la fosse iliaque et l'échancrure sciatique*" (Arch. génér. 1884) — „*Mém. sur la structure des os*" (Bull. clin. 1835) — „*Mém. sur l'état matériel ou anatomique des os malades*" (Arch. génér. 1836). Im Jahre 1837 wurde er endlich auch zum Professor der chirurgischen Klinik und Mitglied der Akademie der Medicin ernannt, Stellungen, die er sich mühsam hatte erkämpfen müssen. Seine schriftstellerische Thätigkeit aber erlahmte nicht, vielmehr finden wir von ihm auch nach dieser Zeit noch zahlreiche Publicationen in verschiedenen Richtungen, u. A. : „*Recherches physiol. sur les sensations en général*" (Arch. génér. 1837) — „*Mém. sur quelques faits pratiques de chirurgie*" (Ebenda) — „*Discours sur l'introduction de l'air dans les veines*" (Bullet. de l'Acad. de méd. 1838) — „*Recherches sur l'anat. pathol. des tumeurs blanches*" (Arch. génér. 1840) — „*Expériences sur la vision*" (Expérience 1840) — „*Recherches sur l'unité de la perception visuelle"* (Ebenda) — *„Historique sur les travaux sur la vision"* (Bullet. de l'Acad. de méd. 1840) — *„Remarques sur la vision des somnambules"* (Expérience 1841; deutsche Uebers. Quedlinburg 1842) — *„Mém. sur les symptomes et la marche de l'inflammation des os"* (Ebenda 1843) — *„Expériences sur la réduction des luxations de l'épaule"* (MALGAIGNE, Journal de chir. 1843) — *„Retracture de tissus albuginés"* (Bullet. de l'Acad. de méd. 1844) — *„Sur la formation d'un canal artificiel dans les cas d'oblitération du canal nasal"* (Journ. des conn. méd.-chirurg. 1848) — *„De l'influence de la pesanteur et d'une situation basse sur la circulation et sur les maladies chirurgicales"* (Bullet. de l'Acad. de méd. 1847) — *„Nouveau procédé pour l'opération de la staphyloraphie"* (Ebenda 1848) — *„Pathologie générale médico-chirurgicale, etc."* (Paris 1851) — *„Chirurgie pratique complète"* (Paris 1852, 56, in verschiedenen Monographien; deutsche Uebers. von PAUL, ASCH, MEYER, Breslau 1851, 52) — *„De la périostite et de la médullite"* (Arch. génér. 1853) — *„Recherches sur la carie"* (Gaz. hebdom. 1854) — *„Recherches sur la nécrose"* (Ebenda) — *„Remarques sur la philosophie médicale"* (Bullet. de l'Acad. 1855) — *„De la cure radicale de la hernie inguinale"* (Arch. génér. 1855) — *„De la guérison des fistules profondes de l'anus"* (Bullet. de thérap. 1855) und viele andere Abhandlungen. Nach seinem am 19. März 1856 erfolgten Tode erschienen noch, von P. BROCA und E. BEAUGRAND herausgegeben: *„Mélanges d'anatomie, de physiologie et de chirurgie"* (2 voll. Paris 1875). — G. war einer der originellsten und dabei fleissigsten und wahrheitsliebendsten Schriftsteller seiner Zeit, der in der Anatomie, Physiologie, Chirurgie eine grosse Zahl der werthvollsten Arbeiten hinterlassen hat. Dabei war er einer der glänzendsten und gediegensten Redner, welche die Akademie der Medicin zu jener Zeit besass. Nimmt man dazu, wie schwer er hat ringen müssen, um sich Geltung zu verschaffen, wie ein grosser Theil seiner Zeit durch die Concurse, durch seine Thätigkeit in der Facultät und Akademie, durch Polemik, Politik, seine fortgesetzten Studien in der Geschichte, Literatur, den Künsten in Anspruch genommen war, wie häufig er mit seinem Brustleiden zu kämpfen hatte, so ist die Willenskraft und Energie, mit der er dies Alles geleistet hat, geradezu bewundernswerth, zumal er sehr wenig dem Glück, vielmehr Alles seinem Verdienste zu verdanken hatte und seine äussere Erscheinung für den Fernstehenden wenig Anziehung besass.

Béclard in Mém. de l'Acad. de méd. 1867-8, T. XXVIII, pag XVII. — Idem, Notice et portraits, pag. 107. — P. Broca in den obigen Mélanges d'anatomie etc, pag. I. — Dechambre, 4. Série, T. VIII, pag. 532. Gurlt.

Gerdy, Joseph-Vulfranc G., zu Uriage bei Grenoble (Isère), jüngerer Bruder des Vorigen, war zu Loches am 20. März 1809 geboren, machte seine Studien in Troyes und in Paris, unter den Auspicien seines Bruders, wurde 1837 mit der These: *„Recherches et propositions d'anatomie, de pathologie, de tocologie etc."* Doctor und bereits 1839 mit der These: *„Sur la question suivante: de la résection des extrémités articulaires des os"* Agrégé der Facultät für das Fach der Chirurgie. Indessen hatte er schon auf die Empfehlung von ALIBERT die Stelle eines Inspecteur-adjoint der Quellen von Uriage übernommen und wurde bald darauf, nach dem Tode seines Vorgängers, Inspecteur jenes Badeortes, für welchen er Lebenslang, bis zu seinem am 16. September 1873 erfolgten Tode, auf das Vortheilhafteste gewirkt hat. Seine weiteren Schriften beziehen sich daher nur auf balneologische Dinge: *„Recherches sur les eaux d'Uriage et sur l'influence physiologique et thérapeutique des diverses espèces de bains"* (Paris 1839) — *„Recherches expérimentales relatives à l'influence des bains sur l'organisme"* (Arch. génér. 1838) — *„Études sur les eaux minérales d'Uriage etc."* (Paris 1849) — *„De la liberté absolue donnée aux malades dans l'usage des eaux minérales, et de l'inspection établie près de ces eaux"* (Paris 1864).

E. Beaugrand in P.-N. Gerdy, Mélanges d'anatomie etc. Paris 1875. T. II, pag. V. — Dechambre, l. c. Gurlt.

34*

Gerhard, Johann G., Professor in Tübingen, lebte um die Mitte des
17. Jahrhunderts. Seine Werke beschäftigen sich mit der Alchemie. Er schrieb:
„*Panaceae hermeticae, sive medicinae universalis assertio ac defensio etc.*"
(Ulm 1640) — „*Commentatio* .... *in Apertorium Raymundi Lulli, de lapide
philosophorum; etc.*" (Tübingen 1644).

Biogr. méd. IV, pag 394.   . Pgl.

Gerhard (t), Karl Abraham G., in Lerchenborn (Kreis Lüben) in
Schlesien am 26. Februar 1738 geboren, 1779 zum Bergrath ernannt, seit 1786
preussischer Finanzrath, schrieb über Materia medica, über die Bärentraube, eine
„*Anweisung zur Heilung der vornehmsten inneren Krankheiten*" (Berlin 1765),
sowie eine Reihe von naturwissenschaftlichen, speciell mineralogischen Schriften.
Er starb 1821.

Biogr. méd. IV, pag. 393.   Pgl.

Gerhard, William W. G., zu Philadelphia, war 1809 geboren, war
ein Schüler von LOUIS, später klinischer Professor, Arzt des Blackley Hospital,
Mit-Herausgeber des „*Medical Examiner*". Von seinen Arbeiten sind anzuführen:
„*Observations on the endermic application of medicines*" (North American Med.
and Surg. Journ. 1830; zusammen mit C. W. PENNOCK: „*Observations on the.
cholera in Paris*" (Philadelphia 1832), ferner: „*On the diagnosis of diseases
of the chest; based upon the comparison of their physical and general signs*"
(Ebenda 1836; 2. edit. 1846; 1860) — „*Clinical guide, and syllabus of a course
of lectures on clinical medicine and pathology*" (Ebenda 1837) — „*A system
of practical medicine*" (Ebenda 1840—42). Er starb 1872.

T. Stewardson in Transact. of the College of Physicians of Philadelphia. 1863
bis 74. N. S., Vol. IV, pag. 473 (nicht zugänglich). — Index-Catalogue. V, pag. 382. G.

*Gerhardt, Karl Christian Adolph Jacob G., aus Speier, geboren am
5. Mai 1833, hatte in Würzburg BAMBERGER und RINECKER, sowie GRIESINGER zu
Lehrern und wurde 1856 promovirt. Im November 1861 wurde er als Professor
und Leiter der inneren Klinik nach Jena, im October 1872 in gleicher Eigenschaft nach Würzburg berufen, wo er jetzt noch wirkt. Schriften: „*Der Kehl-
kopfscroup*" (Tübingen 1859) — „*Der Stand des Diaphragmas*" (Ebenda 1860,
Habilitationsschrift) — „*Lehrbuch der Auscultation und Percussion*" (1876:
3. Aufl.) — „*Lehrbuch der Kinderkrankheiten*" (1880; 4. Aufl.) In dem von
ihm herausgegebenen „*Handbuch der Kinderkrankheiten*" verfasste G. viele Artikel
aus eigener Erfahrung. Auch im Archiv f. klin. Med. rührt eine Reihe klinischer
Aufsätze aus seiner Feder her.   Wernich.

Gerike, Peter, geboren am 4. April 1713 in Stendal, studirte Anfangs
Theologie in Jena, dann Medicin in Halle, Leipzig und Altdorf. Hier wurde er
1721 Doctor med. 1723 wurde er als Professor extr. der Medicin und Philosophie nach Halle berufen und 1730 als ordentlicher Professor der Anatomie.
Pharmacie und Chemie nach Helmstädt. Später wurde er Mitglied der Berliner
Akademie der Wissenschaften und Leibarzt des Herzogs von Braunschweig-Lüneburg. Er starb am 8. October 1750. Von hinterlassenen Schriften G.'s zählt
die Biogr. méd. etwa 49, theils Dissertationen, theils Programme, akademische
Reden und Abhandlungen über verschiedene Gebiete der Medicin auf; die meisten
davon sind in Helmstädt erschienen.

Biogr. méd. IV, pag. 394. — Dict. hist. II, pag. 526.   Pgl.

Gerlach, Andreas Christian G., ein auch um die menschliche Pathologie sehr verdienter Thierarzt, war am 15. Mai 1811 zu Wedderstädt bei Quedlinburg geboren, besuchte von 1830—33 die Berliner Thierarznei-Schule, war 3½,
Jahre lang Militär-Thierarzt, dann Thierarzt in Hettstädt, wurde 1845 Kreis-
Thierarzt in Halberstadt, 1846 Repetitor, 1848 Lehrer an der Thierarznei-Schule
in Berlin, 1859 zur Leitung der Thierarznei-Schule in Hannover mit dem

Titel Medicinalrath, 1870 aber in die gleiche Stellung nach Berlin mit dem Charakter als Geh. Medicinalrath berufen, starb aber bereits am 29. August 1877. Von seinen zahlreichen Arbeiten führen wir nur einige an, die sich nicht lediglich auf die Thierheilkunde beziehen: „Ueber das Hautathmen" (MÜLLER'S Archiv 1851) — „Die Flechte des Rindes" (GURLT und HERTWIG, Magazin f. d. ges. Thierheilk. 1857) — „Krätze und Räude etymologisch und klinisch bearbeitet" (Berlin 1857) — „Einige neue Parasiten bei Hausthieren" (VIRCHOW'S Archiv 1859) — „Die Seelenthätigkeit der Thiere an sich und im Vergleich zu denen der Menschen" (Berlin 1859) — „Die Trichinen. Eine allgemeine Belehrung zum Schutz gegen die Trichinenkrankheit" (Hannover 1866, m. Abbild.) — „Die Trichinen, eine wissenschaftliche Abhandlung u. s. w." (Ebenda 1866, m. 6 Taff.; 2. Ausg. 1873) — „Die Fleischkost des Menschen vom sanitären und marktpolizeilichen Standpunkte" (Berlin 1815). Er begründete mit LEISERING 1855 die „Mittheilungen aus der thierärztlichen Praxis" und gab von 1874 an bis zu seinem Tode das „Archiv für wissenschaftliche und praktische Thierheilkunde" heraus.

Leisering im Archiv f. wissensch. u. prakt. Thierheilkunde, Bd. IV., 1878, pag. 1.
G.

*Gerlach, Vater und Sohn. — Der Erstere, Joseph von G., zu Mainz am 3. April 1820 geboren, studirte von 1837—46 in Würzburg, München, Berlin, Wien, Paris, London, promovirte 1846 in München, wirkte von da bis 1850 als praktischer Arzt in Mainz und dann als Professor der Anatomie und Physiologie in Erlangen. (Die Physiologie trat er 1872 an ROSENTHAL ab.) Eine gleichzeitige Berufung nach Basel, sowie eine spätere nach Giessen hatte v. G. abgelehnt. — Schon im Jahre 1847 hatte er die Füllung der Capillaren mit der durchsichtigen Carmin-Ammonium-Gelatinmasse ausgeführt und verschaffte den färbenden Methoden 1855 auch in die Histologie Eingang. Seine grösseren Werke sind: „Handbuch der allgemeinen und speciellen Gewebelehre" (1. Aufl., Mainz 1848) — „Der Zottenkrebs und das Osteoïd" (Daselbst 1852) — „Mikroskopische Studien" (Erlangen 1852) — „Die Photographie als Hilfsmittel mikroskopischer Forschung" (Leipzig 1863) — „Das Verhältniss der Nerven zu den willkürlichen Muskeln der Wirbelthiere" (Daselbst 1874) — „Beiträge zur normalen Anatomie des menschlichen Auges" (Daselbst 1880).

Der Sohn *Leo G. wurde zu Mainz am 23. Januar 1851 geboren, studirte in Erlangen, Leipzig und Heidelberg (v. GERLACH, LUDWIG, SCHWALBE, KÜHNE, GEGENBAUR) bis 1873, dem Jahre, in welchem er zu Erlangen promovirt wurde. 1874 wurde er Assistent an dem von seinem Vater geleiteten anatomischen Institut, 1876 habilitirte er sich, wurde 1879 Prosector, 1882 Extraordinarius. — Schriften (ausser der über die Nerven des Froschherzens handelnden Dissertation): „Ueber das Verhalten des indigschwefelsauren Natrons im Knorpelgewebe lebender Thiere" (Erlangen 1876) — „Die Entstehungsweise der Doppelmissbildungen bei den höheren Wirbelthieren" (Stuttgart 1882). Wernich.

Germann, Gottfried Albert G., verdienter Naturforscher, geboren zu Riga am 8./19. December 1773 als Sohn des dortigen Subrectors, studirte von 1792 in Jena Naturwissenschaft und Medicin, stiftete daselbst die naturwissenschaftliche Gesellschaft, war 1795 in Würzburg und 1796 in Berlin, um BLOCH'S naturhistorisches Cabinet kennen zu lernen. In Kiel erlangte er den Grad eines Doctors der Medicin. (Diss. de influxu aëris frigidi et calidi in morbos et sanitatem hominum, 1796). Nach Livland zurückgekehrt, practicirte er zuerst auf dem Lande, ging dann nach Petersburg und war zuletzt zwei Jahre in Wolmar (Livland). Im Jahre 1802 wurde er als Professor der Naturgeschichte an die neu begründete Universität zu Dorpat berufen; hier beschäftigte er sich namentlich mit Botanik; sein Verdienst ist die Anlage eines botanischen Gartens. 1804 machte er in Begleitung einiger Mediciner eine naturwissenschaftliche Reise nach

534 GERMANN. — GEROLD.

Finnland. Er starb am 16./28. November 1809. Seine botanischen Schriften sind hier nicht anzuführen.

Rigaer Stadtblätter. 1820, pag. 314. — Becks-Napiersky, II, pag. 25—26; Beise, I, pag. 207. L. Stieda.

Germann, Heinrich Friedrich G., geboren am 1. April 1820 zu Wittgensdorf in Sachsen, bezog im Jahre 1840 die Universität Leipzig, wo er zwei Jahre hindurch Theologie und Philosophie studirte, dann aber zum Studium der Medicin überging, welches er, nachdem er inzwischen grosse Reisen nach Ungarn, Serbien, Illyrien, Böhmen, Dänemark und Schweden gemacht hatte, im Jahre 1848 vollendete und nach Abfassung einer Abhandlung unter dem Titel: „Commentarii de typhi aliorumque morborum in nosocomio divi Jacobi curatione" die Doctorwürde erwarb. Im Jahre 1849 habilitirte er sich als Docent für Geburtshilfe an der Universität, errichtete im Jahre 1852 eine Privat-Poliklinik für Geburtshilfe, welche im Jahre 1856 von der Universität übernommen wurde, und wurde im Jahre 1861 zum a. o. Professor ernannt. G.'s praktische Thätigkeit war von Anfang an vorwiegend den Frauenkrankheiten und der Geburtshilfe zugewendet, in welch' letzterer er ein mehr eingreifendes Verfahren anempfahl und namentlich in Bezug auf Einleitung der Frühgeburt in seiner Poliklinik zur Ausführung brachte, weshalb er von dem damaligen Professor der Geburtshilfe Jörg auf das Heftigste, aber in vielfacher Hinsicht Ungerechteste, angegriffen wurde. Trotzdem erfreute sich G. wegen seiner ebenso gewissenhaften, als geradezu aufopfernden Thätigkeit als Frauenarzt und Geburtshelfer in weiten Kreisen, namentlich aus den unteren Schichten der Bevölkerung, eines ausserordentlich grossen Zutrauens und hat sich auch als Lehrer durch die Einführung des poliklinischen Unterrichtes in der Geburtshilfe zu Leipzig ein unverkennbares Verdienst erworben. Wenig Beifall dagegen verdient die in späteren Jahren seines Lebens von G. mit der grössten, einer besseren Sache würdigen Consequenz und unter sehr erheblichen materiellen Opfern entfaltete Thätigkeit gegen die Vaccination, zu welcher er namentlich durch die Annahme veranlasst worden war, dass mittelst der Impfung die Syphilis übertragen werde, für welche er nach seiner ausgedehnten praktischen Erfahrung eine geradezu ungeheuerliche Verbreitung annehmen zu müssen glaubte. G. starb geistig und körperlich — zum Theil durch höchst unglückliche Familienverhältnisse — erschöpft zu Marienbad am 9. October 1878. Als von ihm verfasste Schriften sind anzuführen: „Die geburtshilfliche Poliklinik zu Leipzig in ihrem Vertheidigungskampfe gegen Hofr. Prof. Dr. Jörg" (Leipzig 1853)— „23 Fälle von künstlicher Erregung der Frühgeburt" (Ebenda 1859) — „Vorschläge zur Abwehr der Syphilis und zur Milderung ihrer Folgen" (3. Aufl., Ebenda 1873) — „Ein offenes Wort gegen Impfung und Impfzwang" (Ebenda 1873) — „Hist.-krit. Studien über den gegenwärtigen Stand der Impffrage" (3 Theile, Leipzig 1875). Winter.

Gerold (eigentlich Gerson), Jacob Hugo G., zu Aken an der Elbe, war am 3. August 1814 zu Inowraclaw geboren, wurde 1835 in Berlin mit der Diss. „De chymificatione artificiosa" Doctor, liess sich in Aken nieder, wurde 1849 Kreisphysicus in Delitzsch, gab dieses Amt 1852 aber auf und zog wieder nach Aken. Er schrieb: „Die Lehre vom schwarzen Staar und dessen Heilung" (Magdeburg 1846) — „Be- oder empfohlener Studienplan für Mediciner u. s. w." (Ebenda 1846) — „Grundlinien zu einem Lehrbuch der Nachbehandlung des grauen Staares u. s. w." auch u. d. T.: „Elementa photometri ad curam cataractae secundariam adhibendi etc." (Ebenda 1848, 4., m. 1 Taf.)— „De amblyopia nervosa ejusque cura propria et nova" — „Die nervöse Augenschwäche und ihre Behandlung u. s. w." (Halle 1860) — „Ophthalmologische Studien. Der Lichtmesser für Augenkrankenzimmer u. s. w." (Quedlinburg 1862) — „Ophthalmologisch-klinische Studien. Neue Folge. Zur therapeutischen Würdigung farbiger Diopter" (Giessen 1867) — „Dieselben. Dritte Folge.

Zur Behandlung der .... *Netzhaut* .... *durch farbiges Licht"* (Bernburg 1879) — *„Die ophthalmologische Physik und ihre Anwendung auf die Praxis"* (Wien 1869, 70). Ausserdem Schriften über die Klauenseuche der Schafe (1842), die Lungenseuche des Rindviehs (1848) und Aufsätze in BLASIUS' Klin. Zeitschr. (Bd. I): *„Ueber monströse Duplicität"* und CASPER'S Wochenschr. (1845): *„Ueber Periphakitis"*.

Andreae, I, pag. 76.   G.

Geromini, Felice Giuseppe G., in Cremona, war daselbst 1792 geboren, studirte von 1808—1812 in Pavia, liess sich in Cremona als Arzt nieder und wurde, nachdem er von 1820—1827 eine klinische Professur in Parma bekleidet hatte, Primararzt, später Director des Hospitals zu Cremona und blieb in dieser Stellung bis zu seinem Tode. Von seinen wissenschaftlichen Arbeiten sind anzuführen: *„Sulla genesi e cura dell' idrope"* (Cremona 1816; engl. Uebers. von EDW. L. SEYMOUR, London 1837) — *„Saggio d'una analisi de' fondamenti dell' odierna dottrina medica italiana e prolegomeni di patologia empirico-analitica"* (Annali di med. fisiolog. 1824) — *„Ragguagli clinici"* (1829). — Mit seiner Schrift: *„L'ontologismo medico, etc."* (Cremona 1835), in welcher er eigenthümliche pathologische Anschauungen vorbrachte, suchte er ein eigenes System zu begründen und führte dies in einer folgenden Schrift: *„L'ontologismo dominatore perpetuo della medicina, saggio di filosofia della storia medica"* (Mailand 1840) weiter aus. Es finden sich ferner von ihm: *„Saggi clinici riguardanti forme le piu frequenti dell' umano infermare, etc."* (Ebenda 1837). Auch gab er heraus: *„La medicina misontologica. Opera periodica. In appendice alle „Effemeridi mediche"* del dott. G. B. *Fantonetti"* (Mailand 1840); ferner: *„Dell' umano fabricitare. Nuovo saggio pratico della medicina misontologica"* (Ebenda 1841) — *„Dell' odierno quesito se il cholera-morbus pestilenziale è epidemico, o contagioso, etc."* (Ebenda 1850) — *„Del come formulare la nosostatistica delle infermerie etc."* (Annali universali 1852) u. s. w. Er starb am 20. April 1850.

Cantù, pag. 236. — v. Wurzbach, V, pag. 158.   G.

*Gerrish, Frederic Henry G., am 21. März 1845 in Portland, Me., geboren, hatte sich 1869 nach Beendigung seiner medicinischen Studien in seiner Vaterstadt als Arzt habilitirt. Im Jahre 1873 wurde er zum Professor der Pharmakologie und der Therapie an der medicinischen Schule von Maine, 1874 zum dirigirenden Arzt an dem Maine General Hospital ernannt und seit 1876 bekleidet er den Lehrstuhl für öffentliche Gesundheitspflege. Ausser mehreren wissenschaftlichen Mittheilungen in den Verhandlungen der Maine Medical Association (1874 bis 1879) hat er ein Lehrbuch der Receptirkunde *„Prescription writing"* (Portland 1877; 2. Aufl. 1880) und *„Cases treated by the Lister method"* (Ibid. 1880) veröffentlicht.

Atkinson, pag. 191. — Index-Catalogue. V, pag. 394.   A..t.

Gersdorf, Hans von G., nach seinen eigenen Worten „genannt SCHYLHANS", nimmt in der noch immer sehr lückenhaften Geschichte der deutschen Chirurgie des 15. Jahrhunderts nächst HEINRICH VON PFOLSPRUNDT und HIERONYMUS BRUNSCHWIG eine ehrenvolle Stelle ein. Von seinen Lebensschicksalen ist wenig bekannt. v. G. heisst er wahrscheinlich nach einem der besonders in Sachsen und der Lausitz mehrfach vorkommenden Orte dieses Namens. Seiner eigenen Angabe nach beruht das von ihm verfasste chirurgische Werk auf seinen in einer 40jährigen Thätigkeit, namentlich in den Feldzügen von 1476 und 1477 in der Schweiz, dem Elsass und Lothringen (in den Kämpfen der Schweizer mit Karl dem Kühnen) gesammelten Erfahrungen. Seine Lebenszeit fällt deshalb wahrscheinlich in die zweite Hälfte des 15. und in den Beginn des 16. Jahrhunderts. G. erscheint in seinem *Feldbuch der Wundarznei* als ein seinen bis jetzt bekannten deutschen Vorgängern an allgemeiner und ärztlicher Bildung bei Weitem überlegener Wundarzt. Dasselbe umfasst den ganzen Umfang

der Chirurgie, mit Einschluss der in den Bereich des Wundarztes fallenden Haut-
affectionen. Dennoch ist es, weil alles Theoretische ausgeschlossen bleibt, nur von
geringem Umfange. Aus dem Inhalte der Schrift ist besonders das Capitel von
den Schusswunden hervorzuheben. Von einer eigentlich giftigen Beschaffenheit derselben ist bei G. nicht mehr die Rede, demgemäss ist auch die Behandlung weit
einfacher als bei BRUNSCHWIG: Erweiterung des Schusskanals durch „Meissel",
Eingiessen warmen (nicht heissen) Oeles, Bedeckung der Wunde mit in Oel getränkter
Baumwolle. Ein wesentlicher Fortschritt gibt sich in dem Verfahren bei der
Amputation zu erkennen. Der Stumpf wird nicht cauterisirt, sondern mit einem
aus den Weichtheilen gebildeten Lappen bedeckt; über diesen wird die „Blut-
stillung" gelegt und das Ganze mit einer feuchten Thierblase bedeckt. — Die erste
Ausgabe des *Feldbuchs der Wundarznei* erschien Strassburg 1517, fol., bei Schott,
mit zahlreichen, grossentheils sehr guten, Holzschnitten, mit denen auch die ferneren
Ausgaben ausgestattet sind. Die letzte erschien Frankfurt 1551, Fol. Die Schrift
G.'s wurde auch in's Lateinische und Holländische übersetzt.   H. Haeser.

Gerson, Joseph G., im Juni 1751 in Hamburg geboren, hatte in Kopenhagen und später in Göttingen Medicin studirt und an der letztgenannten Universität, nach Vertheidigung seiner Dissertation *„Sylloge observationum de partu
laborioso"*, 1776 den Doctorgrad erlangt. Er lebte zuerst in Altona, wo er anatomische Vorlesungen hielt, siedelte 1779 nach Hamburg über und ist hier am
10. März 1801 gestorben. G. hat sich vorzugsweise mit der geburtshilflichen
Praxis beschäftigt und sich mit seiner literarischen Thätigkeit auch lediglich auf
dieses Gebiet beschränkt. Ausser der oben genannten akademischen Schrift, in
welcher über 15 interessante geburtshilfliche Fälle aus der SAXTORPH'schen Klinik
berichtet wird, und einigen in Collect. soc. med. Havn. (1775, II, 204) und in
TODE's med.-chir. Bibl. (Bd. II, 199 und Bd. III, 211) mitgetheilten geburtshilflichen Beobachtungen, hat G. *„Beobachtung bei einer Frau, die eine Frucht in
ihrer Muttertrompete drei Jahre und einige Monate getragen, welche durch den
Hintern entbunden worden etc."* (Hamb. 1784) veröffentlicht.

Schröder und Klose, Lexikon der Hamb. Schriftsteller. Bd. II.   A..t.

Gerson, Georg Hartog (Hirsch) G., zu Hamburg, wurde daselbst am
25. August 1788 als Sohn des Vorigen geboren und ist auch am 3. December 1844
daselbst gestorben. Den Beruf als Arzt hatten auch die beiden älteren Brüder unseres
G. ergriffen. Im Jahre 1801 fand er Aufnahme in dem akademischen Gymnasium
in Hamburg, doch verlor er noch in demselben Jahre seinen Vater. Eine zweite
Ehe, welche seine Mutter 1803 einging, führte dieselbe nach Stralsund und so
war G. jetzt auf sich selbst angewiesen. 1805 verliess er das Gymnasium, um
in Berlin das Collegium medico-chirurgicum zu besuchen. Hier in Berlin betrieb
er, neben dem Studium der Medicin, auch noch Philosophie und Naturwissenschaften.
1809 vertauschte er Berlin mit Göttingen, woselbst er im April 1810 promovirte.
Das Thema seiner Dissertation lautete: *„De forma corneae oculi humani deque
singularis visus phaenomeno"* und ist insofern bemerkenswerth, als es eine der
ersten wissenschaftlichen Bearbeitungen des Astigmatismus bildete. Uebrigens war
ein Theil der von G. veröffentlichten Beobachtungen ihm von seinem Lehrer in
Berlin, Professor Dr. FISCHER, mitgetheilt worden. Nach zurückgelegtem Examen
hielt er sich vorübergehend in Hamburg und Schweden auf, um im August 1811
in englische Dienste zu treten. Als Militärarzt der sogenannten Deutschen Legion
machte er nunmehr die Feldzüge von 1811—1813 auf der pyrenäischen Halbinsel
mit, betheiligte sich auch in den Jahren 1813 und 1814 an den Kämpfen in
Frankreich und nahm schliesslich noch Theil an der Schlacht von Waterloo. Im
Februar 1816 wurde er bei Auflösung der Deutschen Legion pensionirt und kehrte
nun im Alter von 28 Jahren nach Hamburg zurück. Da ihm seine sehr geringe
Praxis die zu wissenschaftlichen Arbeiten nöthige Zeit in reichlichem Masse gewährte,
so begann er schriftstellerisch thätig zu sein. Er verfasste 1817 eine Arbeit über

den Hospitalbrand und begann im Jahre 1819 mit der Herausgabe eines schnell Anerkennung findenden Journals: „*Hamburg'sches Magazin für die ausländische Literatur der gesammten Heilkunde*", an dessen Redaction er sich bis 1835 betheiligte. Ausserdem beschäftigte er sich viel mit Anatomie. 1822 verheiratete er sich und seine Praxis gewann jetzt ziemlich schnell so an Umfang, dass er schliesslich zu den bedeutendsten Aerzten Hamburgs gehörte. Als im Jahre 1833 die anatomisch-chirurgische Schule in Hamburg eingerichtet wurde, übernahm er das Lehramt der Anatomie. So hatten sich seine Verhältnisse in jeder Weise vortheilhaft gestaltet, als er 1833 seine Gattin verlor. Dieser Schlag scheint auf sein körperliches Befinden von der übelsten Wirkung gewesen zu sein, insofern er nämlich Anfälle von Angina pectoris bekam, die sich rasch an Intensität steigerten und 1843 am 3. December plötzlich seinem Leben ein Ende machten. Er starb unmittelbar nach Ausführung einer Enterotomie in einem heftigen Anfall von Angina.

Neuer Nekrolog der Deutschen. Jahrg. 22, Thl. 2. pag. 793.   **M a g n u s.**

Gerstner, K a r l A n t o n G., erster Professor der Medicin in Innsbruck, geboren in Treisheim bei Burgau in Schwaben am 11. November 1712, gestorben gegen 1790, hat mehrere Dissertationen: „*De podagra*" — „*De salubritate aquae fontanae*", sowie „*Commentaria theoretico-practica*" (2 voll., 1771—81, 4.) veröffentlicht.

Biogr. méd. IV, pag. 398.   **P g l.**

Gervais, P a u l G., zu Paris, berühmter Zoologe und Paläontologe, daselbst am 26. September 1816 geboren, wurde 1844 in Paris Docteur ès sciences, 1845 Professor der Zoologie in Montpellier, 1856 daselbst Dr. med. mit der These: „*Théorie du squelette humain, fondée sur la comparaison ostéologique de l'homme et des animaux vertébrés*", erhielt 1865 dieselbe Professur an der Sorbonne in Paris, übernahm 1868 den Lehrstuhl der vergleichenden Anatomie am naturhistorischen Museum und starb bereits am 10. Februar 1879. Ohne auf seine Verdienste um die genannten Wissenschaften und seine sehr zahlreichen Arbeiten in denselben auch nur oberflächlich einzugehen, wollen wir nur diejenigen unter ihnen anführen, die zu der Medicin in Beziehung stehen. Er war Mitherausgeber (1838-39) der „*Annales françaises et étrangères d'anatomie et de physiologie appliqués à la médecine et à l'histoire naturelle*" und liess, zusammen mit P.-J. VAN BENEDEN, erscheinen: „*Zoologie médicale. Exposé méthodique du règne animal, basé sur l'anatomie, l'embryogénie et la paléontologie; etc.*" (2 voll., Paris 1859). Mit ANT.-JEAN DESORMEAUX gab er die „*Description d'un foetus humain monstrueux*" (1860) heraus u. s. w.

France médicale. 1879, T. XXVI, pag. 109 (nicht zugänglich). — D e c h a m b r e, 4. Série, T. VIII, pag. 622.   **G.**

Gervaise, N i c o l a s G., geboren in Paris in der ersten Hälfte des 17. Jahrhunderts, Dr. med. in Montpellier und seit dem 1. April 1658 Baccalaureus der medicinischen Facultät in Paris, ist auch als Dichter bekannt. Er schrieb: „*De phlebotomia carmen heroicum*" (Paris 1658, 4.) — „*Hippopotamia, sive modus profligandi morbos per sanguinis missionem*" (1662, 4.) — „*Catharsis, sive ars purgandi etc.*" (1666, 4.). Er starb 1672.

Dict. hist. II, pag. 530.   **Pgl.**

Gescheidt, A n t o n G., in Dresden, wurde 1831 in Leipzig mit der Diss. „*De colobomate iridis*" Doctor; dieselbe erschien im folgenden Jahre als „*Comment. ophthalm.*" mit einem Vorwort von FR. A. V. AMMON in Dresden von Neuem. Er schrieb ferner: „*Beiträge zur Pathologie und Therapie der epidemischen Cholera, nach eigenen Beobachtungen und Untersuchungen*" (Dresden 1842) — „*Die Entozoen des Auges. Eine naturhistorisch-ophthalmo-nosologische Skizze*" (v. AMMON's Zeitschr. f. Ophthalm. 1833) — „*Die Irideremie, das Iridoschisma und die Corectopie, die drei wesentlichen Bildungsfehler der Iris*" (v. GRAEFE und v. WALTHER's Journ. 1835). Ausserdem Aufsätze in RADIUS' Cholerazeitung, FRORIEP's Notizen, v. AMMON's Zeitschr., PIERER's Med. Zeitung u. s. w.

Callisen, XXVIII, pag. 194.   **G.**

Gescher, David van G., 1736 in Amsterdam geboren, war später Lector chirurgiae in Amsterdam, wo er die chirurgische Praxis ausübte, obgleich er als Operateur weniger Verdienst hat, wie als Schriftsteller. Er war mit A. Bonn einer der Aufrichter (1790) der „Genootschap ter bevordering der Heelkunde" und war der Erfinder der Tabaks-Clystiere (1767). Ausser einer sehr grossen Anzahl Zeitschrift-Artikel über chirurgische Gegenstände, schrieb er hauptsächlich „Hedendaagsche oefenende Heelkunde" (Amst. 1781—1786, 3 Thle.) — „Heelkunde van Hippocrates" (Ebenda 1790—1792) — „Beginselen der algemeene oefenende Heelkunde" (1794) — „Schets der heelkundige Ziektekunde" (1803), der Heelmiddelen (1803), en der heelkundige Geneeswyze" (1807), wirklich sehr gute Bücher, welche Zeugniss ablegen von des Verfassers ausgedehnter theoretischen Entwicklung und tüchtigen chirurgischen Kenntniss. Obwohl er in verschiedenen Functionen wirksam und im Allgemeinen sehr geschätzt war, ist er im Mai 1810 sehr arm gestorben, nachdem er schon 3 Jahre früher das Gesicht völlig verloren hatte.

C. E. Daniëls.

Gesenius, Otto G., geboren 1729 in Zellerfeld, promovirte 1752 in Göttingen unter dem Präsidium HALLER'S, prakticirte dann in Hannover, wo er als Hofarzt am 11. November 1779 starb. Er schrieb: „Versuch einer allgemeinen Betrachtung der Wechselfieber u. s. w." (Helmstädt 1752); ferner über vegetabilische Heilmittel u. s. w.

Biogr. méd. IV, pag. 398.   Pgl.

Gesenius, Wilhelm G., Neffe des Vorigen, geboren 1760 in Schöningen (Braunschweig), studirte von 1780 an in Halle, war zuerst Arzt in Nordhausen, später in Walkenried (seit 1795) und starb am 1. April 1801. Er schrieb (ausser einer „Lepidopterologischen Encyclopädie" 1786): „Medicinisch-moralische Pathematologie u. s. w." (Erfurt 1786) — „Ueber das epidemische fäulichte Gallenfieber in den Jahren 1785 und 86" (Leipzig 1788) — „Tabellarisches Verzeichniss der einfachen Arzneimittel des Gewächsreichs" (Stendal 1790) — „Handbuch der praktischen Heilmittellehre" (Ebenda 1791) u. A.

Biogr. méd. IV, pag. 398. — Dict. hist. II, pag. 530.   Pgl.

Gesner, Conrad G., der Sohn eines unbemittelten Kürschners, wurde am 26. März 1516 zu Zürich geboren. Seine Erziehung leitete anfangs ein Vetter seiner Mutter, der Prediger Joh. Friccius, welcher ihm die erste Anregung und Liebe zu den Naturwissenschaften einflösste; später erfreute er sich auf der Schule des Unterrichtes ausgezeichneter Philologen, welche sich des ungewöhnlich begabten Schülers auf's Freundlichste annahmen. Als sein Vater in der Schlacht bei Cappel 1531 gefallen war, ging er, aller Mittel entblösst, als Famulus zu dem Theologen FABRICIUS CAPITO nach Strassburg, wo er seine freie Zeit mit dem Studium des Lateinischen und Griechischen, besonders aber des Hebräischen ausfüllte. Doch blieb er nicht lange dort; durch ein Stipendium der Akademie Zürich unterstützt, ging er 1533 nach Frankreich, und zwar zunächst nach Bourges, wo er Lateinisch und Griechisch trieb, dann nach Paris, wo er auf den Bibliotheken die Schriften der Alten, namentlich griechischer Mediciner und Botaniker emsig durchforschte. Im Jahre 1535 erhielt er in Zürich eine Anstellung als Elementarlehrer, da aber das Einkommen dieser Stelle ein äusserst geringes war, entschloss er sich, Medicin zu studiren und ein neues Stipendium ermöglichte ihm, sich in Basel diesem Studium zu widmen. Seine Studien wurden durch einen Ruf als Professor der griechischen Sprache nach Genf unterbrochen, dem er Folge leistete; doch vernachlässigte er während seines dreijährigen Aufenthaltes daselbst die Medicin so wenig, dass er, nach kurzem Studium in Montpellier, 1541 in Basel promovirte. Er liess sich darauf in Zürich als Arzt nieder, erhielt zu gleicher Zeit eine Professur der Philosophie, wurde 1554 Oberstadtarzt von Zürich und 1558 Canonicus; er ist am 13. December 1565 gestorben. Mit Unrecht hat man

G., um ihn zu ehren, den „deutschen Plinius" genannt, er war diesem Gelehrten
in allen Stücken, vor Allem in dem Umfange und in der Gründlichkeit seines Wissens,
weit überlegen. Er war zugleich Philolog, Mediciner, Botaniker und Zoolog und
in all' diesen Fächern hat er Bedeutendes geleistet. Einen Beweis seiner stupenden
philologischen Gelehrsamkeit hat er in seiner *„Bibliotheca universalis"* gegeben,
welche eine Bibliographie sämmtlicher Wissenschaften umfasst. Das 20. Heft des
zweiten Bandes sollte die Naturwissenschaften enthalten; dasselbe ist leider nie
erschienen, weil G. in diesen seinen Lieblingsfächern sich selbst nie genug thun
konnte. Als Botaniker und Zoolog war G. unermüdlich im Beobachten und Sammeln
und von den verschiedenen Reisen, welche er nach 1541 von Zürich aus nach
Augsburg, Wien, in die Alpen, nach Italien unternahm, brachte er ein reiches
botanisches und zoologisches Material zusammen. Durch seine *„Historia animalium"*
ist G. der eigentliche Begründer der wissenschaftlichen Zoologie geworden und
wenn ihm auch der richtige Artbegriff fehlte, so zeigt sich doch in seinem
Werke eine so durchdachte Gliederung des Thierreiches, dass Cuvier dasselbe
noch nach 250 Jahren als musterhaft hinstellen konnte. Uebertroffen werden die
in diesem Werke gelieferten naturgetreuen Abbildungen noch von den Pflanzen-
abbildungen, welche er theils selbst gezeichnet, theils von einem in seinem Dienste
stehenden Maler hatte zeichnen lassen, welche aber leider nur zum Theil auf uns
gekommen sind. G. sammelte dieselben für eine grosse Historia plantarum. Leider
schied er aus dem Leben, bevor es ihm gegönnt war, dieses grossartige Werk
selbst zu ediren. Sämmtliche 1500 Abbildungen gingen in den Besitz C. Wolf's
über; auch dieser konnte krankheitshalber sein Versprechen der Herausgabe des
Werkes nicht halten und verkaufte G.'s botanischen Nachlass an J. Camerarius,
welcher viele der Abbildungen für seine Ausgabe des Matthiolus benutzte. Erst
nachdem der Nachlass in den Besitz Chr. Jac. Trew's übergegangen war, edirte
C. Chr. Schmidel die *„Opera botanica"* mit dem Theile der noch vorhandenen
Abbildungen, welche die bis dahin naturgetreuesten und schönsten waren. G.'s
Hauptverdienst als Botaniker aber besteht darin, dass er zum ersten Male auch
die Blüthen und Früchte der Pflanzen einer näheren Analyse unterzog und den
Werth dieser Pflanzentheile für die Classificirung und die Verwandtschaft der
Pflanzen untereinander behauptete. G. war übrigens der Erste, welcher neue
Pflanzengattungen nach berühmten Botanikern benannte. — Als Arzt genoss G.
das Zutrauen seiner Mitbürger und der Behörden, welche bei ausbrechenden Epidemien ihn damit beauftragten, geeignete Massregeln zur Verhütung einer Verbreitung der Krankheit anzuordnen. G. war ein ausgezeichneter Kenner der
Arzneimittellehre der Alten und war bemüht, neben den durch Paracelsus
empfohlenen metallischen Arzneimitteln, deren Werth er übrigens nicht verkannt
und zu deren Empfehlung er eine kleine Schrift (*„Thesaurus Evonymi philiatri
de remediis secretis etc."* Zürich 1552; 1558, liber secundus von C. Wolf,
Zürich 1569; Frankfurt 1578 herausgegeben) verfasst hatte, die pflanzlichen wieder
mehr in Aufnahme zu bringen; auch nahm er keinen Anstand, die Wirkung neuer
Heilmittel, darunter auch giftiger, durch Versuche an sich selbst zu prüfen. Die
Behauptung, dass diese Versuche seinen Tod herbeigeführt hätten, ist irrthümlich;
er erkrankte am 9. December 1565 an der in Zürich herrschenden Pest und
erlag am 13. December dieser Krankheit, nachdem er, seinen Tod voraussehend,
in den letzten Tagen noch über seinen wissenschaftlichen Nachlass Bestimmungen
getroffen hatte. Dieser befindet sich jetzt auf der Erlanger Universitätsbibliothek.
G. hat sein ganzes Leben hindurch mit Armuth und Krankheit zu kämpfen gehabt;
seine Werke aber zeigen, wie Sprengel so trefflich sagt, „in glänzenden Bei-
spielen, was bei äusserem Drucke rastloser Eifer, beharrlicher Fleiss, redlicher
Sinn für Wahrheit und treffliche Naturanlagen vermögen, um nicht allein neue
Bahnen zu eröffnen, sondern auf denselben auch kommenden Geschlechtern als
Muster voranzugehen". Von seinen überaus zahlreichen philologischen, zoologischen,
botanischen und medicinischen Schriften (ein vollständiges Verzeichniss derselben

findet sich im Anhange zu seiner Vita von SIMMLER) sind besonders hervorzuheben: „*Bibliotheca universalis*" (Zürich 1545) — „*Historiae animalium libri V*" (Ebenda 1551—1587) — „*Opera botanica ed. Schmiedel*" (Ebenda 1751 bis 1771) — „*Physicae meditationes ed. Wolf*" (Zürich 1586). Die botanische Correspondenz G.'s mit CLUSIUS ist unter dem Titel: „*Cor. Clusii et Conr. Gesneri Epistolae ineditae*" von TREVIRANUS (Leipzig 1831) veröffentlicht worden. — Von seinen medicinischen Schriften verdienen „*Epistolarum medicinalium libri III, ed. C. Wolf*" (Zürich 1577, ein viertes Buch ib. 1584) als höchst interessanter Beitrag zu dem wissenschaftlichen Leben jener Zeit und zur Epidemiographie genannt zu werden. Sehr geschätzt ist die von G. besorgte „*Collectio chirurgica. De chirurgia scriptores optimi etc.*" (Ebenda 1555).

Ueber G.'s Leben vergl. die autobiographischen Mittheilungen in seiner Bibliotheca universalis und in Epistol. medicinales Ferner G.'s Vita von Jos. Simmler. Zürich 1566 und Schmiedel in Opp. botanica. Tom. I. — Joh. Haubardt, Leben Conr. G.'s. Winterthur 1824. — Lebert, Conr. G. als Arzt. Zürich 1854. — Maehly, Allg. Deutsche Biogr. IX. pag 107.

V...n.

Gesner, Johann Albrecht G., geboren am 17. September 1694 in Roth bei Ansbach, Anfangs Apotheker in Gunzenhausen, studirte nach dem Tode seiner Frau und Kinder Medicin in Altdorf, wurde hier 1723 Dr. med., practicirte dann bis 1728 in Gunzenhausen und erhielt einen Ruf an den Württembergischen Hof nach Stuttgart, wo er 1834 Leibarzt des Herzogs und ärztlicher Reisebegleiter seiner Söhne wurde. G. starb am 10. Juni 1760. Er verfasste unter Anderem eine „*Pharmacopoea Wirtembergica etc.*" (Stuttgart 1741, fol.; 1750), sowie eine Anzahl von Badeschriften.

Biogr. méd. IV, pag. 410.

Pgl.

Gesner, Karl Philipp G., geboren als Sohn des berühmten Humanisten Johann Mathias G. in Weimar am 6. September 1719, studirte in Leipzig und ging dann nach Holland, wo er BOERHAVE, ALBINUS, GAUB, S'GRAVESANDE hörte und mit LINNÉ und KRAMER befreundet wurde. 1737 ging er nach Göttingen, wohin sein Vater inzwischen einen Ruf erhalten hatte, zur feierlichen Inauguration der Universität und promovirte daselbst 1739. Dann machte er Studienreisen nach Stuttgart, durch ganz Württemberg, wo er speciell die Bergwerke besichtigte, über Tübingen, Basel und Strassburg nach Paris. 1741 ging er über Deutschland nach Polen und bekleidete bis 1754 die Stellung als Arzt des Grafen Sapiéha, Grosskanzlers von Litthauen. Von August III. nach Dresden berufen, blieb G. hier bis zu seinem Lebensende (23. Juli 1780). — G.'s Bedeutung liegt wesentlich in seiner praktischen Thätigkeit. Seine hinterlassenen Schriften sind nicht nennenswerth.

Biogr. méd. IV, pag. 399.

Pgl.

Gesner, Johann August Philipp G., geboren am 22. Februar 1738 zu Rothenburg a. T., studirte und promovirte in Erlangen, practicirte dann in seiner Vaterstadt, wo er am 28. Februar 1801 starb. G. war ein ziemlich fruchtbarer medicinischer Schriftsteller. Er schrieb: „*Versuch einer Erklärung der Krystallisation überhaupt*" (Erlangen 1759) — „*Sammlung von Beobachtungen aus der Arzneygelahrtheit und Naturkunde*" (Nördlingen 1769—76, 5 Bde.) — „*Die Entdeckungen der neuesten Zeit in der Arzneygelahrtheit. Bd. I—IV*" (Rothenburg 1777—1788) u. s. w.

Biogr. méd. IV, pag. 411. — Dict. hist. II, pag. 536.

Pgl.

Gessner, Johann G., Bruder des berühmten Numismatikers Joh. Jac. G., aus der Familie Conrad G's. abstammend, war am 18. März 1709 in Zürich geboren. Schon in frühester Jugend zeigte G. das lebhafteste Interesse für die Pflanzenkunde, welches von seinem Lehrer V. DIESSENHOFEN, einem Schüler SCHEUCHZER's, genährt wurde. Schon in einem Alter von 11 Jahren begleitete er denselben auf botanischen Excursionen und gerne willfahrte der Vater, der als Landgeistlicher in der Nähe von Zürich lebte, seinem Wunsche, sich dem Studium. der Natur-. wissenschaften und der Medicin zu widmen. Unter ESSLINGER, SCHEUCHZER, später auch unter V. MURALT studirte er Medicin, machte während seiner Studienzeit wiederholt botanische Ausflüge in die Schweizer Alpen, so dass schon im Jahre 1726 sein Herbarium gegen 3000 zum Theil seltene Pflanzen zählte: Sodann begab er sich in Begleitung seines Bruders Christoph, der sich ebenfalls dem Studium der Medicin gewidmet hatte, nach Leyden, um des Unterrichtes von BOERHAAVE theilhaftig zu werden. Bei diesem grossen Gelehrten, der die hervor- ragenden geistigen Talente des jungen Mannes vollkommen zu schätzen wusste, fand er die liebevollste Aufnahme und eben hier entwickelte sich zwischen ihm und seinem Studiengenossen HALLER die freundschaftliche Beziehung, welche sie während ihres ganzen späteren Lebens miteinander verbunden hat. Von Leyden ging er für einige Zeit zu RUYSCH nach Amsterdam, sodann nach Paris, wo er LEDRAN, JUSSIEU, D'ISNARD u. A. hörte, und endlich nach Basel, wo er mit seinem, inzwischen zum Doctor promovirten Freunde HALLER zusammentraf, gemeinschaft- lich mit ihm unter BERNOULLI die höhere Mathematik studirte, den erkrankten Professor MIEG für kurze Zeit in der Praxis vertrat und 1729, nach Vertheidigung seiner Dissertation „De exhalationum causis et effectibus" und einer öffentlichen Rede „De usu matheseos in medicina", die medicinische Doctorwürde erlangte. Nach Zürich zurückgekehrt, fand er in der medicinischen Praxis, die er auf- genommen hatte, nicht die gewünschte Befriedigung; er gab dieselbe ganz auf, widmete sich ausschliesslich den Naturwissenschaften und der Mathematik, machte in den folgenden Jahren wiederholte wissenschaftliche Reisen in die Alpen und wurde, nachdem er einen auf BOERHAAVE'S Empfehlung an ihn ergangenen Ruf als Professor der Botanik nach Petersburg ausgeschlagen hatte, im Jahre 1733 an Stelle des verstorbenen JOH. JAC. SCHEUCHZER zum Professor der Mathematik und 1738, nach dem Tode des jüngeren SCHEUCHZER, auch zum Professor der Physik ernannt und ihm das Canonicat am Münster-Stifte übertragen. Vierzig Jahre lang hat G. diese Aemter mit unermüdlichem Eifer bekleidet; ein schwerer Schlag traf ihn mit dem 1777 erfolgten Tode seines Freundes HALLER; im nächsten Jahre gab er seine amtliche Stellung auf und am 6. Mai 1790 ist er, von seinen Mitbürgern und der ganzen wissenschaftlichen Welt hochgeehrt, gestorben. Seine bedeutenden literarischen Arbeiten betreffen nur naturwissenschaftliche (besonders botanische) und mathe- matische Gegenstände; ein vollständiges Verzeichniss derselben sowie seine Lebens- geschichte findet sich bei RUD. WOLF, Biographien zur Culturgeschichte der Schweiz, Erster Cyklus, Zürich 1858.

Allgem. Deutsche Biogr. IX, pag. 103—106.   A. Hirsch.

Gestrich, Jonas G., schwedischer Arzt, war in Jemtland am 27. Juli 1756 geboren, erlernte von 1776 an die Pharmacie, später die Chirurgie, wurde 1782 Regimentsarzt, nahm 1822 seinen Abschied, nachdem er seit 1816 titulärer Oberfeldarzt gewesen war und starb am 7. Juni 1834 auf Flon bei Frösön in Jemtland. Er schrieb: „Rapport till Kgl. Collegium medicum, om Kgl. Jemt- lands Regemente" (Läk. och Naturf., T. X, XIV) — „Berättelse om en ifrån Norrige till Jemtland inkommen smittosam Feber" (Ebenda, T. XV) — „Om Get-osts nytta emot Maghosta" (Sv. Läk. Sällsk. Årsber. 1817). Ausserdem mehrere landwirthschaftliche Aufsätze.

Sacklén, II, 1, pag. 351; IV, pag. 240. — Callisen, VII, pag. 177; XXVIII, pag. 195.   G.

***Getchell,** Francis Horace G., am 8. December 1836 in Waterville, Me., geboren, hatte sich, nach Beendigung seiner medicinischen Studien am Dartmouth College, 1859 in Brooklyn als praktischer Arzt niedergelassen, war sodann nach Philadelphia übergesiedelt, um die medicinischen Studien am Jefferson Medical College von Neuem aufzunehmen und ist hier 1873 zum Doctor promovirt worden. Er ist jetzt vorzugsweise als Gynäkologe und Geburtshelfer thätig, fungirte als Arzt auf der gynäkologischen Abtheilung des Jefferson College Hospital und als klinischer Lehrer für Gynäkologie an diesem Unterrichts-Institute. Ausser zahlreichen Mittheilungen in medicinischen Zeitschriften hat er eine Schrift *„Maternal management of infancy"* (Philad. 1868) veröffentlicht, welche als „standard work" bezeichnet wird.

Atkinson, pag. 79. A...t.

Geuder, Melchior Friedrich G., geboren in Nördlingen, studirte in Altdorf und Tübingen Medicin, war dann Arzt in Stuttgart, wo er in der Blüthe seiner Jahre (gegen Ende des 17. Jahrhunderts) starb. G. übersetzte die Osteologie von Clopton Havers (1692) und die Anatomie von Daniel Tauvry (1694) in's Lateinische und schrieb ein seiner Zeit lesenswerthes Buch: *„Diatribe de fermentis variarum corporis animalis partium specificis et particularibus"* (Amsterdam 1689).

Biogr. méd. IV, pag. 412. Pgl.

Geuns, Matthias van G., am 2. September 1735 in Groningen, wo sein Vater Kaufmann war, geboren, studirte 1751—58 in Groningen unter Lambergen, van Doeveren und danach in Leyden unter van Royen, Gaubius, F. B. Albinus und Winter. 1759 zog er nach Paris, 1760 nach Amsterdam, um Camper zu hören, und promovirte am 14. Juni dieses Jahres mit einer *„Dissert. pathologica de morte corporea et causis moriendi"* (eine neue Bearbeitung der schon 1758 in Groningen vertheidigten *„Disquisitio physiol. de eo, quod vitam constituit in corpore animali")*, welche Sandifort beide in seinen „Thesaurus dissertationum" aufgenommen hat. — In Groningen praktisch wirksam, wurde er 1771 zum Stadtphysicus und Lehrer der Hebammen und 1772 zum Archiater von Groningen ernannt, als er sowohl die ihm angebotene, durch van Doeveren's Uebersiedlung nach Leyden vacirende Professur in Groningen, wie auch eine solche in Harderwyk ausgeschlagen hatte. 1776 jedoch wieder nach Harderwyk berufen und zum Archiater Gelriae ernannt, acceptirte er und trat sein Amt als Prof. medic., chemiae, botanices et art. obstet. im Juni an mit einer *„Oratio, qua an expediat rei publicae medicinam facientium, opera expenditur"*. Nach 15jähriger Wirksamkeit wurde er (1791) nach Utrecht gerufen als Prof. medic. theoret. et practicae (während sein Sohn Steven Jan [s. unten] neben ihm zum Prof. chemiae et botanices ernannt wurde), welches Amt er bis zum Jahre 1815, als er seine Entlassung nahm, wahrgenommen hat. Er starb am 1. December 1817. — v. G. war ein vortrefflicher Arzt („unser grösster Practicus nach Boerhaave", sagt einer seiner Biographen) und Geburtshelfer, ein ausgezeichneter Docent und sehr grosser Gelehrter. Er schrieb hauptsächlich: *„Eenige aanmerkingen over de borstbreuk der ingewanden of Hernia thoracica"* (1766) — *„Geneeskundige verhandeling over de belette neerzwelging"* (1769), gekrönte Preisschrift, eine Abhandlung *„De heerschende persloop, die in de laatste jaren vooral in 1783 de provincie Gelderland getroffen heeft"* (1704), (welche durch die Regierung von Gelderland gratis den Aerzten zugesandt wurde und auch in's Deutsche übersetzt wurde) — *„Eenige voorbehoedmiddelen, hoe zich staande de besmetting der persloop, te gedragen, om daartegen op de best mogelyke wyze beveiligd te worden"* — *„Brief over eene verbeterde toestel tot dampademing* (Inhalation) *en de nuttigheid daarvan in borst-en keel-ziekten"* (1781), worin er die Inhalationsmethode bei Lungenkrankheiten anempfahl — *„Vergelykende afbeeldingen en beschryving der voornaamste Roonhuysen'sche werktuigen of vroedkunstige hefboomen"* (1783) — *„Opgave van eenige inlandsche voortbrengselen des velds, welke zouden kunnen dienen ter vervulling van behoefte aan voedsel vooral voor minvermogenden"* (1796) — *„Oratio de morbi variolosi per operam insitionis exstirpandi studio recte aestimando et prudenter regendo"* (1796) — *„Aanwyzing aan de landlieden hoe zich by groote hitte best te gedragen"* (1798) — *„Over de staatkundige handhaving van der ingezetenen gezondheid en leven"* (1801) — *„Oratio de morbi variolosi* *pernicie per insitionem, quam dicimus vaccinam longe certius exstirpanda"* (1805) — *„Overweging van de waardy der koepokken byzonderlyk ter beveiliging voor de kinderpokken"* (1807) und *„Plantarum indigenarum, in usum sive medicum sive oeconomicum, selectarum index systematicus: cui accedit pro inductionibus institutio aliqua botanica"* (1816). C. E. Daniëls.

Geuns, Steven Jan van G., Sohn des Vorigen, am 18. November 1767 in Groningen geboren, studirte 1782—88 in Harderwyk, in welchem Zeitraum er eine Preisfrage *„Over de onderwerpen der natuurlyke historie, van welke de verdere nasporing ten nutte van het vaderland verstrekken konde"* beantwortete und sein *„Plantarum Belgii confoederati indigenarum spicilegium, quo Davidis Gorteri, viri cl., flora VII provinciarum locupletatur"* veröffentlichte. Hierauf zog er nach Leyden und im Mai 1789 promovirte er in Harderwyk zum Philos. Doctor *(Dissert. de corporum habitudine animae hujusque virium indice ac moderatrice")*. Nun ging er auf Reisen, studirte in Göttingen (wo er intime Freundschaft mit ALEX. VON HUMBOLDT schloss) unter BLUMENBACH, GMELIN und MURRAY, danach in Leipzig, Halle und Jena und promovirte nach seiner Rückkehr im Juni 1790 zum Med. Doctor mit *„Quaestiones academicae medici argumenti"*. Schon ein Jahr nachdem er sich als praktischer Arzt in Amsterdam etablirt hatte, wurde ihm eine Professur in Harderwyk angeboten, weil man dadurch auch seinen Vater für Harderwyk zu halten hoffte. Er verweigerte diese, nahm jedoch die darauf unmittelbar erfolgte Ernennung zum Prof. medic., physiologiae et botanices in Utrecht an, welches Amt er im September 1791 antrat mit einer: *„Oratio de instaurando inter Batavos studio botanico"*. Im folgenden Jahre wurde er Arzt am Provinzial-Krankenhause und akademischer Arzt, wodurch ihm auch für einen Theil der klinischen Unterricht übergetragen wurde. 1794, nach dem Tode des Prof. NAHUYS, auch mit dem Unterrichte der Chemie belastet, hielt er eine *„Oratio de physiologiae corporis humani cum chemia conjunctione utili ac pernecessaria"*, worin er sich als ein wahrer Gelehrter zeigt. Schon im Mai des folgenden Jahres (1795) starb er, nur 27 Jahre alt. C. E. Daniëls.

Geuns, Jan van G., Enkel des Matthias, wurde im Juli 1808 in Amsterdam, wo sein Vater, obwohl auch Med. Doctor, Director eines finanziellen Geschäftes war, geboren. 1825 Student am Athenaeum illustre geworden, genoss er den Unterricht von G. VROLIK, H. C. VAN DER BOON-MESCH u. A., zog 1827 nach Leyden, wo er REINWOERDT, SANDIFORT, MACQUELYN, PRUYS VAN DER HOEVEN und BROERS hörte, studirte 1832—33 wieder in Amsterdam unter J. C. B. SURINGAR und C. B. TILANUS und promovirte mit einer *„Dissert. de animi habitu, qualis in variis morbis chronicis observatur"*. Darauf reiste er zwei Jahre durch Deutschland, Frankreich, Italien und England, wo er die vornehmsten Universitäten besuchte. Zehn Jahre war er in Amsterdam als praktischer Arzt wirksam als er 1846 zum ausserordentl. Prof. pathologiae et medic. forensis am Athenaeum illustre ernannt wurde, (Antrittsrede: *„De geneeskunde als eene zelfstandige natuur-wetenschap beschouwd"*) und auch einen Theil des klinischen Unterrichts freiwillig auf sich nahm. 1857 ordentl. Professor geworden, functionirte er als solcher bis zum Jahre 1873, wo er seine Entlassung nahm. van G. war ein sehr allgemein gebildeter, wissenschaftlicher Mann, der erste Kliniker in Holland, welcher die physikalische Untersuchungsmethode, die mikroskopischen und chemischen Untersuchungen beim klinischen Unterricht benutzte, die pathologische Anatomie nach ihrem Werth zu schätzen lehrte, der Bahnbrecher für die naturwissenschaftliche Richtung in der Medicin, obgleich er als akademischer Lehrer sich seinen Schülern nicht so deutlich und begreiflich zu machen verstand, als man seiner grossen Gelehrsamkeit nach hätte vermuthen sollen. 1866 war er Mitglied der internationalen Cholera-Conferenz in Constantinopel und gab über diese Wirksamkeit eine sehr ausführliche und verdienstliche Uebersicht. Er starb im December 1880. Seine vornehmsten

Schriften sind „*Natuur- en genees-kundige beschouwingen, over moerassen en moeras-ziekten*" (1839), eine vortreffliche Arbeit — „*Verhandeling over den aard en den oorsprong der koepokstof en haar beveiligend vermogen tegen menschen-pokken*" — „*Over het begrip van ziekte als eenheid*", während er 1842—45 einer der vornehmsten Redacteure war der bekannten und damals viel Epoche machenden Zeitschrift „Bijdragen tot de geneeskundige staatsregeling in Nederland".

C. E. Daniëls.

/ **Gheeraerds**, Diederich G., Arzt des 16. Jahrhunderts, stammte aus Holland. Er gab lateinische Uebersetzungen zweier Werke des GALEN heraus: „*De simplicium medicamentorum facultatibus libri XI*" (Paris 1543) und „*De curandi ratione per sanguinis missionem liber*" (Paris 1530; 1539; 1543).

Biogr. méd. IV, pag. 394.   Pgl.

Gherardini, Michele G., hervorragender italienischer Arzt, lebte von 1752 bis etwa gegen 1810, war Arzt am grossen Hospital, sowie an Santa Corona in Mailand. Er schrieb: „*Storia della pellagra*" (Milano 1788; deutsche Uebers. von C. H. SPOHR, Lemgo 1792) und einen Journalaufsatz über die Cur der Tollwuth nach Beobachtungen am grossen Hospital in Mailand.

Dict. hist. II, pag. 542. — Andrea Verga, Gazz. med. ital. Lombardia. 1871.
Nr. 37—49. — Sangiorgio, pag. 645.   Pgl.

/ **Ghering** (GHERIN, GHEERIN, GHEERIS), Jacob G., praktischer Arzt in Antwerpen in der zweiten Hälfte des 16. Jahrhunderts, ist durch seine in vlämischer Mundart abgefasste Abhandlung über die im Jahre 1555 zu Gorkum, Workum und Utrecht herrschende Pest nebst Vorschlägen zur Verwahrung vor derselben und zu ihrer Heilung (Antwerpen 1597) bekannt.

Broeckx, Galerie méd. anversoise. 1. Partie, 1866.   Pgl.

* **Gherini**, Ambroglo G., zu Mailand, verfasste folgende Arbeiten: „*Applicazioni della galvano-caustica chimica nella cura dei tumori*" (Mailand 1866) — „*Vade mecum per la ferite d'arma da fucco*" (Ebenda 1866, mit 5 Taff.) — „*Della ferita dell' arteria vertebrale*" (Ebenda 1867); ferner in der Gazz. med. italiana, Lombardia (1873, 74): „*Frattura di gamba complicata . . . risecazioni dei due frammenti della tibia e successiva sutura metallica . . .; quarigione*" — „*Sopra un caso . . . . di varice aneurysmatica . . . . consecutiva a salassi del cubito etc.*" — „*Del tetano traumatico. Reminiscenze*" — „*Di una deformità congenita per accesso alle mani e ai piedi*"; ferner: „*Contri-buzioni alla chirurgia sui bambini*" (Mailand 1876).

Index-Catalogue. V, pag. 401.   Red.

Ghert, Johan Maria Eduard van G., am 28. Juni 1813 in Amsterdam geboren, trat im December 1830 in den Militärdienst, kam im folgenden Jahre in das Reichs-Spital in Utrecht (wo er auch den akademischen Vorlesungen folgte) als Zögling und genoss da den Unterricht von ALEXANDER, KERST, VAN WYK und WILLEUMIER. Im October 1836 wurde er zum Militärarzt ernannt und 1837 promovirte er in Utrecht zum Dr. med. Nachdem er in verschiedenen Militärspitälern wirksam gewesen war, bekam er 1853 Urlaub, an der Expedition der französischen Armee gegen die Kabylen in Afrika Theil zu nehmen. Nach zweijähriger Abwesenheit zurückgekehrt, nahm er seine Entlassung aus dem Militärdienste, doch ging er bald darnach in den russischen Militärdienst. Er starb schon kurz nach seiner Etablirung in Petersburg im Jahre 1858, wie Einige meinen, durch Gift. Er schrieb eine sehr gute Biographie seines vormaligen Chefs, des Colonel-Inspectors Dr. BECKERS (s. diesen).

C. E. Daniëls.

/ **Ghini**, Luca G., italienischer Arzt und Botaniker, geboren um 1500 auf Schloss Croara bei Imola, war der erste Professor des um's Jahr 1534 creirten Lehrstuhles für Botanik in Bologna. G. bekleidete diese Stelle bis zu seiner

Berufung nach Pisa (1544), wo er einen botanischen Garten gründete und der berühmte Gelehrte ULYSSES ALDROVANDUS eine Zeit lang sein Schüler und Freund war. G. starb um 1556. Seine Hauptschrift: *„Morbi neapolitani curandi ratio perbrevis"* (Speyer 1589) bezieht sich auf die Syphilis.

Biogr. méd. IV, pag. 414. — Angeli, pag. 115 — Fantuzzi. Pgl.

Ghisi, Martino G., zu Cremona, über dessen Leben sonst nicht Näheres bekannt ist, verdient eine Erwähnung deswegen, weil er einer der Ersten ist, die den Croup genau beobachtet und beschrieben haben, in einer Epidemie, die 1747 48 nicht nur Italien, sondern auch Frankreich, Deutschland, England heimgesucht hatte. Das Werk, welches nicht nur eine sehr genaue Symptomatologie der Krankheit, sondern auch den Leichenbefund beschreibt, heisst: *„Lettere mediche del . . . . la prima tratta di varii mali col mercurio crudo; la secunda contiene l'istoria delle angine epidemiche degl' anni 1747 e 1748"* (Cremona 1749, 4.)

Dechambre, 4. Série. T. VIII, pag. 265. G.

Giacomazzi, Stefano G., zu Brescia, war zu Bedizzole bei Brescia am 25. Mai 1790 geboren, studirte in Padua und Pavia, wurde 1813 Doctor, liess sich in Brescia nieder, wo er dirigirender Arzt in der Gemeinde von S. Alessandro wurde. Als Schriftsteller war er ein Verfechter der italienischen Lehre von RASORI und TOMMASINI. Er veröffentlichte sein Glaubensbekenntniss in den *„Cenni clinico-patologici sulle infiammazioni occulte del corpo umano etc."* und den *„Questioni mediche".* In der *„Bilancia medica sulla quale pesava le ragioni degli oppositori e dei propugnatori del rimedio e dell' opera"* erklärt er sich gegen das System des Empirikers LE ROY und gab ferner heraus: *„Descrizione di alcuni casi patologici di forma rarissima"* — *„Saggio di osservazioni mediche sopra il vestire delle donne"* und endlich seine medicinisch-literarhistorischen *„Dialoghi sopra gli amori, la prigionia, le malattie e il genio di Torquato Tasso".* Seit langer Zeit brustleidend, in der Sorge um die Existenz seiner Familie, zog er sich in sein väterliches Haus zu Bedizzole zurück und starb daselbst am 24. December 1830.

Schivardi in Annali univers. di med. Vol. 87, 1838, pag. 296. — Idem, Medici illustri Bresciani. I, pag. 155. — v. Wurzbach, V, pag. 172. G.

Giacomini, Giacomo Andrea G., zu Padua, war zu Mocasina (Provinz Brescia) am 16. April 1796 geboren, wurde in Padua 1821 Doctor, und nachdem er seine Studien in Wien fortgesetzt hatte, 1824 Professor der theoretischen Medicin, indem er gleichzeitig die medicinische Klinik für Chirurgen erhielt. Er war einer der glühendsten Vertheidiger der Lehren von RASORI und TOMMASINI und wurde seinem *„Trattato filosofico-sperimentale dei soccorsi terapeutici diviso in quattro parte: etc."* (4 voll., Padua 1833-38; andere Ausg. 1835-37; französ. Uebers. von MOJON und ROGNETTA in BAYLE'S Encyclop. des sc. méd. 1839) zu jener Zeit von seinen Landsleuten das übertriebenste Lob gezollt und noch lange Zeit bildete dieses Werk den populärsten und entschiedensten Ausdruck der „Dottrina medica italiana"; jedoch fand dieselbe auch einen gefährlichen Gegner in dem berühmten Kliniker BUFALINI. Indem er den Unterschied zwischen der mechanischen und dynamischen Wirkung festzustellen suchte, gerieth er mit dem berühmten Toxikologen ORFILA in eine literarische Fehde. G. schrieb ferner: *„Sulla condizione essenziale del cholera morbus"* (1836; 2. Ausg. 1836) — *„Dell' idealismo in medicina e dei segni tolti della ispezione della lingua etc."* (Nuovi saggi dell' I. R. Accad. di scienze, lett. ed arti di Padova, Vol. 4; 3. ediz. Novara 1837); zusammen mit G. B. MUGNA: *„La clinica medica pei chirurghi nell' I. R. Università di Padova etc."* (Padua 1836) — *„Sulla italiana riforma della medicina e sopra alcuni casi di avvelenamento"* (Ebenda 1839) — *„Sulla natura, sulla vita e sulle malattie del sangue"* (Annali univers. 1840) — *„Sui criterii per distinguere e giustamente interpretare le alterazioni anato-*

Biogr. Lexikon. II. 35

miche dei visceri digerenti nei veneficii" (Ebenda 1847). Dazu mehrere Eröffnungs-
und andere Reden bei Gelegenheit von Congressen u. s. w. Er starb am 29. December
1849. Nach seinem Tode erschienen seine *„Opere edite ed inedite di . . . . publicate
per cura di G. B. Mugna e F. Coletti"* (10 voll., Padua 1853-55).

Schivardi, II, pag. 63. — v. Wurzbach, V, pag. 173.   G.

*Giacomini, Carlo G., zu Turin, verfasste die folgenden Schriften:
*„Accidenti blennorragici, infiammazione ed ascessi dei follicoli mucipari dell'
uretra, della ghiandola del Cowper e della prostata"* (Turin 1869) — *„Sifilide cerebrale, afasia ed amnesia"* (1870) — *„Sopra di un' ampia commu-
nicazione tra la vena porta e le vene iliache destre"* (1873) — *„Una micro-
cefala"* (1876) — *„Annotazioni sopra l'anatomia del negro"* (1878) — *„Guida
allo studio delle circonvoluzioni cerebrali dell' uomo"* — *„Varietà delle
circonvoluzioni cerebrali dell' uomo"* (1881). Er ist seit 1873 Mitherausgeber
des Journals *„L'Osservatore"*.

Index-Catalogue. V, pag 402.   Red.

Gianella, Carlo, geboren in Legnano zu Anfang des 18. Jahrhunderts,
studirte und wurde Dr. med. et philos. in Padua. Nach 20jähriger ärztlicher
Thätigkeit in seiner Vaterstadt wurde G. 1752 Professor der theoretischen Medicin
an der Universität zu Padua. G. war Anhänger der damals, im Zeitalter MORGAGNI's,
in der italienischen Heilkunde vorherrschenden exacten Richtung. Er schrieb:
„Saggio di medicina teorico-pratica etc." (Venedig 1732) — *„De successione
morborum libri III"* (Padua 1742) — *„Trattato di medicina preservativa"*
(Verona 1751) u. A.

Dict. hist. II, pag. 543.   Pgl.

Gianelli, Giuseppe Luigi G., zu Padua, 1799 in Abano geboren,
war seit 1821 Arzt daselbst, dann beim Spital in Padua, von 1827—30
Delegationsarzt zu Belluno, wurde 1830 Professor der gerichtlichen Medicin und
Medicinal-Polizei an der Universität Padua, 1837 Protomedicus und Gubernialrath
bei dem Mailänder Gubernium. Er verfasste: *„Manuale per i bagni di mare"*
(Lucca 1833) — *„Dei soccorsi reclamati della scienza e dell' umanità a salva-
mento dei sommersi in Padova"* (Padua 1833, 4.) — *„Trattato di medicina
publica, diviso in tre parti, etc."* (Ebenda 1836). Ausserdem eine Anzahl von
Aufsätzen in den Annali universali (1841, 43, 49, 50, 55), Thier-Experimente
mit Arsenik, das erneute Erscheinen der Cholera, das Lehren der Medicin, die
Hundswuth u. s. w. betreffend; ferner *„Sulla libertà nello studio ed insegnamento
e sui professori pubblici e privati di medicina"* (Mailand 1862) — *„La vacci-
nazione e le sue leggi in Italia"* (Ebenda 1864, Fol.). Auch veröffentlichte er
Lobreden auf die Paduaner Professoren GIROL. MELANDRI (1833), CALDANI und
FANZAGO und machte viele Reisen in's Ausland. Er starb 1871.

Cantù, pag. 240. — L'Imparziale. 1872, pag. 275, 305, 463, 496, 558 (nicht
zugänglich).   G.

Giannini, Tommaso G., zu Ferrara, geboren etwa 1548, wurde bereits
im 17. Lebensjahre Dr. med. et philos. und begann nach weiterem fünfjährigen
studium die Philosophie unter so grossem Zudrang von Schülern zu lehren, dass
der Magistrat von Ferrara ihm ein öffentliches Gebäude für seine Vorlesungen
nebst einem beträchtlichen Gehalt überwiese. G. starb, 82 Jahre alt, um 1630.
Eigentlich medicinische Schriften hat er nicht hinterlassen.

Biogr. méd. IV, pag. 416. — v. Wurzbach, V, pag. 176. — Sangiorgio,
pag. 407.   Pgl.

Giannini, Giuseppe G., geboren 1773 zu Parabiego bei Mailand,
studirte Theologie, später Medicin in Pavia, wo J. P. FRANK, SCARPA, SPALLAN-
ZANI, VOLTA seine Lehrer waren. Nach seiner Promotion 1796 practicirte er
in Mailand, wo er zu grossem Ruf gelangte, Arzt am grossen Hospital und 1810

Hofarzt wurde. 45 Jahre alt, starb G. (1818) an der Lungenschwindsucht. In seiner Schrift „*Della natura delle febbri e del miglior metodo di curarle*" (Mailand 1805; 1809, 2 voll.; Neapel 1817; franz. Uebers. Paris 1808) plaidirt er lebhaft für die kalten Begiessungen bei verschiedenen fieberhaften Erkrankungen. Ausserdem schrieb G. „*Memorie di medicina*" (Mailand 1800—1802) und eine Abhandlung über Gicht und Rheumatismus.

Biogr. méd. IV, pag. 415. — Dict. hist. II, pag. 544. — v. Wurzbach V, pag. 176 Pgl.

Gibb, Sir George Duncan G., in London, war zu Montreal in Canada am 25. December 1821 geboren, studirte im Mac Gill College seiner Vaterstadt und wurde 1846 daselbst Doctor. Er setzte seine Studien in Dublin und in London fort und trat 1855 in die Redaction der „Lancet", für welche er bis 1866 den „Mirror" und die „Clinical Records" redigirte. Er war mehrere Jahre lang Physician an der St. Pancras Infirmary und Assistant Physician des Westminster-Hospital. Nachdem er in früheren Zeiten „*A treatise on whooping-cough, etc.*" (London 1854), sowie einige physiologische, naturhistorische und pharmaceutische Arbeiten, z. B. über Assimilation des Zuckers, über die von canadischen Insecten erzeugten Geräusche, über Sanguinaria canadensis (1855—61) herausgegeben hatte, machte er sich, bereits ehe das Laryngoskop erfunden war, um die Krankheiten des Kehlkopfes verdient und veröffentlichte über dieselben, sowie über Verwandtes das Folgende: „*On diseases of the throat, epiglottis and windpipe*" (London 1860; 2. edit. 1864, unter demselben Titel mit der Hinzufügung: „*as reflected by the laryngoscope; a complete manual etc.*" Er übersetzte für die New Sydenham Society: J. N. Czermak's „*On the laryngoscope and its employment in physiology and medicine*" (1862) und schrieb weiter: „*On the diseases and injuries of the hyoid or tongue bone*" (London 1862) — „*The laryngoscope; illustrations of its practical application, etc.*" (Ebenda 1863) — „*Report on the physiological effects of bromide of ammonium*" (Brit. Assoc. Rep. 1863) — „*The laryngoscope in diseases of de throat; with a chapter on rhinoscopy*" (London, 3. edit. 1868) — „*On the uses of the uvula*" (Brit. Assoc. Rep. 1871) u. s. w. Ausserdem anthropologische Arbeiten über verschiedene Formen der Glottis, den Larynx des Negers und dessen Verschiedenheit von dem des Weissen, extreme Hypertrophie des Schädels (Anthropol. Review 1864; Anthropol. Soc. Journal 1864; Anthropol. Soc. Memoirs 1866); ferner; „*On centenarian longevity*" (Brit. Assoc. Rep. 1871) und zahlreiche Artikel in der Lancet, den Transactions der Pathological und Obstetrical Society, den Archives of medicine etc. Dieser äusserst vielseitige Mann, der auch noch auf dem Felde der Geologie und Archäologie gearbeitet hat, nahm in der späteren Zeit seines Lebens einen seiner Familie zukommenden Adelstitel wieder an und starb am 16. Februar 1876.

Med. Times and Gaz. 1876, X, pag. 295. G.

Gibbes, Sir George Smith G., zu Weymouth, wurde in Oxford Doctor und darauf Arzt in Bath. Er schrieb: „*On the conversion of animal muscle into a substance much resembling spermaceti*" (Philos. Transact. 1794, 95) — „*A few observations on the component parts of animal matter, and their conversion into a substance resembling spermaceti*" (Bath 1796) — „*A treatise on the Bath waters*" (London 1800) — „*A second treatise on Bath waters, etc.*" (Ebenda 1808) — „*On life*" (Lond. Med. and Phys. Journ. 1827); ferner über die chemische Zusammensetzung der Quellen von Bath u. s. w.; auch Abhandlungen in der Lond. Med. Gaz., sowie in anderen Journalen.

Callisen, VII, pag. 183; XXVIII, pag. 199. G.

Gibbes, Robert Wilson G., zu Columbia, 1809 zu Charleston geboren, studirte auf der Universität von Süd-Carolina, wo er 1830 Doctor wurde, war später Professor der Chemie und Geologie zu Columbia und ist durch seine geologischen und paläontologischen Arbeiten, die hier nicht zu verzeichnen sind, bekannt.

35*

Von seinen der Medicin angehörigen Leistungen nennen wir: „*A lecture on the magnetismus of the human body*" (Columbia 1843) — „*Cuba for invalids*" (New York 1860). Ausserdem veröffentlichte er mikroskopische Untersuchungen über die Haare verschiedener ,Racen, schrieb über Malaria u. s. w. Während des Secessionskrieges war er Surgeon-General der Truppen von Süd-Carolina und ist ihm die Einführung des Wayside Hospital System zu danken; er war auch zweimal Mayor von Columbia, Redacteur eines bedeutenden politischen Journals und historischer Schriftsteller. Er starb am 15. October 1866.

American Journ. of the Med. Sc., Vol. LIII, 1866, pag. 286.   G.

*Gibbes, Heneage G., in London, studirte in Aberdeen und im St. Bartholom. Hosp. in London, wurde bei erstgenannter Universität 1881 Doctor, war Curator des Museums im King's College und ist zur Zeit Physician des Metropolitan Dispensary und Docent der Physiologie und Histologie am Westminster Hospital. Er schrieb: „*Practical histology and pathology*" (Philadelphia 1881; 2. edit. 1883); ferner im Quart. Journ. of Microse. Sc. (1879, 80): „*On the structure of the vertebrate spermatozoon*" — „*Structure of human spermatozoon*" — „*Use of binocular with high powers*"; ferner im Journ. of the Roy. Microse. Soc. (1880): „*Double and treble staining of animal tissues*"; in der Lancet (1882, 83): „*Simple method of detecting bacillus tuberculosus for diagnostic purpose*" — „*A rapid method of demonstrating the tubercle bacillus without the use of nitric acid.*"

Medical Directory.   Red.

Gibbons, Thomas G., Arzt in Hadleigh (Grafschaft Suffolk) zu Ende des vorigen und Anfang dieses Jahrhunderts, schrieb über Heilung von Icterus bei Gallensteinen durch Quecksilber (in DUNCAN, Annals of Medecine 1796, T. I, pag. 279), sowie „*Medical cases and remarks*" (Sudbury 1799; 2. edit. London 1801).

Dict hist. II, pag. 545.   Pgl.

Gibbs, Harry Leake G., zu St. Petersburg, war Member des R. C. S. of Engl., practicirte anfänglich in London und schrieb: „*Account of a case of axillary aneurism, in which the operation of tying the subclavian artery was successfully performed*" (London Med.-Chir. Transact. 1823, mitgetheilt von B. BRODIE) — „*Case in which the external iliac artery was tied under peculiar circumstances*" (London Med. and Phys. Journ. Vol. LVIII) — „*Case of tumour of the radial or spiral nerve of the right arm removed by him*" (Edinb. Med. and Surg. Journ., 1829). Andere Artikel in derselben Zeitschrift und in der London Med. Gazette. In St. Petersburg war er Chirurg am allgemeinen See-Hospital.

Callisen, VII, pag. 185; XXVIII, pag. 199.   G.

Gibert, Camille-Melchior G., zu Paris, bekannter Dermatologe, war daselbst 1797 geboren, promovirte 1822, war Arzt am Hospital Saint-Louis in Paris seit 1834, Mitglied der Akademie seit 1847, Generalsecretär der Société de prévoyance des médecins de Paris und starb am 2. August 1866. Sein Hauptwerk ist: „*Manuel des maladies spéciales de la peau*" (Paris 1834; 2. édit. 1839); ferner schrieb er: „*Manuel des maladies vénériennes*" (Paris 1836). Beide Werke erschienen vereinigt als „*Traité pratique des maladies de la peau et de la syphilis*" (Ebenda 1860). Weitere Schriften von G. sind: „*Mémoire sur les fièvres*" (1825) — „*Considérations sur l'hippocratisme*" (1833, — „*Remarques pratiques sur les ulcérations du col de la matrice*" (1837); endlich zahlreiche Artikel in der Revue médicale, im Dictionnaire de médecine usuelle, in der Gazette des hôpitaux, Encyclopédie des sciences médicales, sowie in den Mémoires de l'Acad. de médec.

Vapereau, pag. 761. — Hardy et Tardieu, Union méd. 1866, pag. 238, 263.
    Pgl.

Gibson, Thomas G., englischer Theologe und Arzt aus dem 16. Jahrhundert, geboren in Morpeth (Northumberland), gestorben 1562 in London, schrieb ein Buch über Prophylaxis und Behandlung der Pest (1536, 4.).

Aikin, pag. 87. — Hutchinson, I, pag. 354. — Biogr. méd. IV, pag. 417.
Pgl.

Gibson, John G., Dr. med. und Chirurg der englischen Marine, lebte im vorigen Jahrhundert und schrieb: „Treatise on continual .... fevers" (London 1769) — „A treatise on bilious diseases and indigestion" (Ebenda 1799) u. A.

Dict. hist. II, pag. 546. Pgl.

Gibson, Benjamin G., im September 1774 in Newcastle-upon-Tyne geboren, hatte zuerst bei einem in jener Stadt sehr beschäftigten Arzte INGHAM ärztlichen Unterricht genossen, ging später nach London, um namentlich des anatomischen Unterrichtes von BAILLIE theilhaftig zu werden, und sodann zur Vollendung seiner Studien nach Edinburg. Seit dem Jahre 1799 fungirte er acht Jahre lang als Assistent in der Praxis des Arztes WHITE in Manchester, habilitirte sich alsdann selbstständig und wurde als Chirurg an der dortigen Infirmary angestellt. Sehr bald erlangte er einen grossen Ruf als Chirurg und Ophthalmiater, gleichzeitig hielt er mit vielem Erfolge Vorlesungen über Anatomie, an welchen sich viele Studirende betheiligten. Sein Eifer für das Studium und die praktische Thätigkeit erschöpften frühzeitig seine Kräfte, es stellten sich Erscheinungen einer Lungenaffection ein und so erlag er schon in einem Alter von 37 Jahren, von seinen Collegen und Mitbürgern wegen seiner persönlichen Liebenswürdigkeit, der Offenheit seines Charakters, der Verachtung von Gemeinheit und Eigennutz, hoch geschätzt, am 3. Februar 1812 der Lungenschwindsucht. Von seinen Schriften sind namentlich die in den Memoiren der philosophischen Gesellschaft von Manchester veröffentlichten Arbeiten „Observations on the effect of madder-root on the bones of animals" und „On the use of the sutures in the bones of animals", vor Allem „Practical observations on the formation of an artificial pupil in several deranged states of the eye, to which are annexed remarks on the extraction of the soft cataract and those of the membranous kind, through a puncture in the cornea" (London 1811) hervorzuheben; in der letztgenannten Schrift giebt er eine Kritik der bisher gebräuchlichen Methoden der künstlichen Pupillenbildung und empfiehlt vor Allem die von BEER gelehrte Iridectomie.

Wardrop im Edinb. Med. and Surg. Journ. 1814, Jan. 1. A. Hirsch.

Gibson, William G., berühmter amerikanischer Chirurg zu Philadelphia, war 1788 zu Baltimore geboren, wurde 1809 in Edinburg Doctor, war später Professor der Chirurgie an der Universität von Pennsylvanien und Chirurg mehrerer Krankenanstalten. Er schrieb: „Strictures on Mr. Pattison's reply to certain oral and written criticisms" (Philad. 1820; 2. edit., 1820) nebst folgenden bedeutenden chirurgischen Beobachtungen: „Remarks on bronchocele or goitre" (CHAPMAN'S Philad. Journ. of Med. and Phys. Sc. 1820) — „The history and treatment of bony tumours" (Ebenda 1821) — „Reflexions on the treatment of fractures of the thigh; with an account of a new apparatus" (Ebenda 1822) — „Case of rupture of the axillary artery in a successful attempt to reduce an old luxation of the shoulder-joint" (Ebenda 1823); ferner beschrieb er einen Fall von Verwundung mit Unterbindung der Art. iliaca communis (Amer. Med. Record., Vol. III) und „Case of axillary aneurism (from the reduction of an old luxation of the shoulder-joint) in which the subclavian artery was tied" (Amer. Journ. of the Med. Sc. 1828). Am bekanntesten und verbreitetsten aber ist sein Lehrbuch geworden, welches eine Reihe von Auflagen erlebte: „The institutes and practice of surgery being the outlines of a course of lectures" (2 voll., Philadelphia 1824; 1827; 7. edit. 1845). Später erschienen von ihm noch u. A. „A sketch of lithotripsy, with cases" (Amer. Journ. of the Med. Sc. 1836) und als Frucht einer nach Europa unternommenen Reise folgende zwei Schriften: „Sketches of *prominent surgeons of London and Paris, introductory to a course of surgical lectures"* (Philad. 1839) und *„Rambles in Europe in 1839, with sketches of prominent surgeons, physicians, medical schools, hospitals, literary personages etc."* (Ebenda 1841). Zu seinen späteren Publicationen gehören noch einige *„Introductory lectures"* (1841, 43, 44), eine *„Valedictory address"* (1846), eine *„Lecture, correlative to a course, on surgery, in the University of Pennsylvania, embracing a short account of eminent Belgian surgeons, physicians etc."* (Ebenda 1848) und *„Three lectures preliminary to a course on the principles and practice of surgery"* (Ebenda 1850). Sein Tod erfolgte am 2. März 1868.

Boston Med. and Surg. Journ. Vol. XL. 1849, pag. 499. 518 und S. W. Francis im Philad. Med. and Surg. Report. Vol. XVIII, 1868, pag. 271 (Beides nicht zugänglich). — Callisen, VII, pag. 189; XXVIII, pag. 200. — Index-Catalogue V, pag. 406.
Gurlt.

Gierl, Matthias G., zu Lindau am Bodensee, erlangte 1817 zu Landshut die Doctorwürde, prakticirte anfänglich in Augsburg, wurde dann Stadt- und Landgerichtsphysicus in Lindau und verfasste: *„Das Hypopyon oder Eiterauge und seine Behandlung u. s. w."* (Augsburg 1825; ital. Uebers. von J. J. Alb. Schönberg, Neapel 1826, 4.) — *„Medicinisch-chirurgische Beobachtungen, gesammelt im Augsburger allgemeinen Krankenhause; u. s. w."* (Lindau 1827). In Textor's Neuem Chiron (1822, 27) schrieb er: *„Ueber den Fungus, die Struma testiculi u. s. w."* *„Merkwürdige Verletzung des rechten Hypochondriums und 14 Tage nach der Verletzung angestellte Gastrotomie"* — *„Einige Bemerkungen über die Resection und Exarticulation des Unterkiefers beim Carcinom dieses Theils; u. s. w."* — *„Ueber die Resorption der cataractösen Linse in der vorderen Augenkammer"* (Bayerische Annalen, Bd. 1); weitere Aufsätze von ihm befinden sich in Buchner's Repert. f. d. Pharm. (1823), Hufeland's Journal (1827), der Deutschen Zeitschr. für Geburtsk. (1829), der Salzburger med.-chirur. Zeitung (1829), v. Ammon's Monatsschr. (1833). 1832 wurde er temporär quiescirt.

Callisen, VII, pag. 193; XXVIII, pag. 201.
G.

Gierse, August G., zu Halle a. S., war aus Westfalen gebürtig. am 25. Januar 1817 geboren, studirte von 1837 an in Halle und wurde 1842, nachdem er sich bereits durch die glückliche Lösung philosophischer und theologischer Preisaufgaben hervorgethan hatte, mit einer Dissertation, welche die erweiterte Bearbeitung einer gekrönten medicinischen Preisaufgabe war, nämlich: *„Quaenam sit ratio caloris organici partium inflammatione laborantium febrium vaginae in feminis menstruis et non menstruis hominis dormientis et non dormientis et denique plantarum investigatur experimentis ab aliis et a memet ipso institutis"* (4.) Doctor. Er gehört mit dieser Arbeit zu Denjenigen, durch welche die Kranken-Thermometrie, welche später eine ungeahnte Bedeutung erlangte, eingeleitet wurde. In den letzten 1½ Jahren seines Lebens war er Assistent der geburtshilflichen Klinik in Halle und von seinen daselbst gemachten Beobachtungen wurde eine Arbeit *„Ueber die Krankheiten des Eies und der Placenta"* erst nach seinem am 11. Februar 1846 an Lungentuberculose erfolgten Tode durch Heinrich Meckel (Verhandlungen der Gesellschaft für Geburtshilfe in Berlin, 1847) veröffentlicht.

Neuer Nekrolog der Deutschen. Jahrg. 24, 1816, pag. 1037. — Verhandlungen der Gesellschaft für Geburtshilfe in Berlin, Jahrg. 2, 1847, pag. 4.
G.

Giese, Johann Rudolf G., geboren 1748 in Rheine bei Münster, war Arzt in Münster und schrieb: *„Untersuchung, warum eingeimpfte Pocken eine gelindere Krankheit verursachen, wie durch die natürliche Ansteckung erregten"* (Münster u. Osnabrück 1790). G. starb am 31. März 1819.

Biogr. méd. IV, pag. 417.
Pgl.

Giesler (Gieseler), Lorenz G., geboren in Braunschweig zu Anfang des 17. Jahrhunderts, gestorben daselbst 1685, war Mitglied der Akademie der

Naturforscher und ist bekannt durch sein Buch: „*Observationes medicae de peste Brunswicensi anni 1657*" (Braunschweig 1663; deutsch 1680), worin er eine Beschreibung der von ihm in Braunschweig beobachteten schweren Pestepidemie giebt.
Biogr. méd. IV, pag. 418.   Pgl.

*Gietl, Franz Xaver Ritter von G., zu Höchstädt an der Donau am 27. August 1803 geboren, in Landshut, Würzburg und München, hauptsächlich durch SCHOENLEIN, TEXTOR, v. GROSSI, WILHELM, v. WALTHER ausgebildet, 1827 promovirt, wurde 1834 zum Leibarzt des damaligen Kronprinzen Maximilian ausersehen und wirkte, abgesehen von dieser Stellung, noch seit 1838 als Professor der medicinischen Klinik in München. Von 1842 bis 1851 dirigirte er das städtische Krankenhaus l./I. Seine der Dissertation zunächst folgenden Schriften waren sechs Berichte über die Cholera, zu deren Beobachtung in Böhmen, Mähren und Schlesien v. G. 1831 Seitens seiner Regierung ausgesandt war. In den 50er Jahren, wie noch neuerdings (1875), ist er mehrfach auf diese Erfahrungen publicistisch zurückgekommen. Später, 1865 und 1875, veröffentlichte
, v. G. selbst Mehreres über den Typhus, 1849, 1857, 1870 speciell über Behandlung desselben und liess sowohl über diese Krankheit, als besonders auch über Erysipel Abhandlungen von seinen Schülern und Assistenten veröffentlichen (1852, 1862, 1872, 1879, 1880). In einer, München 1870, erschienenen Abhandlung sind die Grundzüge seiner Fieberlehre, 1860 Beobachtungen und statistische Mittheilungen aus der medicinischen Klinik des allgemeinen Krankenhauses publicirt.
            Wernich.

Giffard, William G., berühmter Chirurg und Geburtshelfer, lebte zu London gegen Ende des 17. und zu Anfang des 18. Jahrhunderts und hat sich besonders durch Einführung der Zange in England verdient gemacht, die er in seiner von ihm nachgelassenen und durch EDWARD HODY veröffentlichten Schrift „*Cases in midwifery*" (London 1734) beschrieb. In den Philosoph. Transact. (1726, 1730) finden sich von ihm noch einige bemerkenswerthe Mittheilungen: „*Of a preternatural substance, found in the cavity of the thorax*" — „*On the delivery of a foetus at the anus.*"
Dict. hist. II, pag. 546.   Pgl.

*Gigot-Suard, Jacques-Léon G.-S., zu Levroux (Indre), ist daselbst am 10. Februar 1826 geboren, wurde 1850 in Paris Doctor, liess sich in seinem Geburtsort nieder, wurde Conseiller d'arrondissement und Médecin-inspecteur der Seebäder von Royan 1860. Von seinen Schriften, welche theilweise die Balneologie und Dermatologie, aber auch andere Gebiete betreffen, führen wir an: „*Quelques réflexions sur le diagnostic des fractures de la base du crâne*" (1852) — „*Instruction sur le choléra-morbus*" (1854) — „*Secours aux malades pauvres des campagnes*" (1855) — „*Études cliniques sur le traitement de l'angine couenneuse et du croup*" (1857) — „*Recherches expérimentales sur la nature des émanations marécageuses etc.*" (1859) — „*De l'emploi de quelques eaux minérales naturelles pendant les bains de mer*" (1859) — „*Les mystères du magnétisme animal et de la magie dévoilés, ou la vérité sur le mesmerisme, le somnambulisme dit magnétique, ... démontrée par l'hypnotisme*" (1860) — „*Guide médical du baigneur à Royan*" (1860) — „*Des climats sous le rapport hygiénique et médical. Guide pratique dans les régions du globe les plus propices à la guérison des maladies chroniques: France, Suisse, Italie etc.*" (Paris 1862, av. 1 pl.) — „*Rapports réciproques de l'herpétisme et de la tuberculisation*" (1866) — „*Des affections cutanées constitutionelles et de leur traitement par les eaux sulfureuses*" (1868) — „*De la fièvre des phthisiques dans ses rapports avec la médication hydro-sulfureuse*" (1869) — „*Herpétisme, pathogénie, manifestation, traitement* (1870). Ausser mehreren Badeschriften über die Wirkungen des Curortes Cauterets (Hautes-Pyrénées), zu dessen Aerzten er gehört, auch bei Lungenschwindsucht (1864—74), schrieb er noch: „*Action* *pathogénique de l'acide urique"* (Ann. de la Soc. d'hydrol. méd. de Paris 1872 bis 1873) — *„Pathologie expérimentale. L'uricémie, affections de la peau, des muqueuses, du poumon, etc."* (Paris 1875) u. s. w.

Glaeser, pag. 293.   Red.

Gil, Francisco G., zu Madrid, Wundarzt des Klosters San Lorenzo del Escorial, schrieb die folgende, die Ausrottung der Pocken behandelnde *„Disertacion, en la qual se prescrive un metodo seguro para preservar á los pueblos de viruelas, hasta la completa extincion de ellas"* (Madrid 1784, 4.; italienische Uebers. von ANT. LABBER, Venedig 1789; deutsche Uebers. nach dem Italienischen von H. G. FÜRSTENAU: *„Anweisung zu einer sicheren Methode ....; nebst kritischen Betrachtungen, auf Befehl der Regierung zu Quito in Peru über diese Materie von Dr. Santa Cruz E. Espejo. Nebst einer Vorrede von B. Chr. Faust"* (Leipzig 1795).

Callisen, VII, pag. 197; XXVIII, pag. 203.   G.

Gilbert, William G., geboren 1540 in Colchester (Grafschaft Essex), studirte Medicin in Cambridge und liess sich nach mehreren Reisen im Auslande in London als Arzt nieder, wo er bald durch seine physikalischen und chemischen Arbeiten einen solchen Ruf erlangte, dass die Königin Elisabeth ihm zur Unterstützung seiner wissenschaftlichen kostspieligen Untersuchungen eine beträchtliche Pension zuwandte. G., der am 30. November 1603 starb, nimmt durch seine Arbeiten auf dem Gebiete des Magnetismus und der Elektricität einen hervorragenden Rang unter den Physikern ein. Er hat u. A. zuerst das Verzeichniss der elektrischen Körper vermehrt.

Biogr. méd. IV, pag. 420. — Aikin, pag. 175. — Hutchinson, I, pag. 356. — Munk, I, pag. 77—80.   Pgl.

Gilbert, Nicolas-Pierre G., geboren in Brest 1751, studirte daselbst zunächst Chirurgie, machte einen Feldzug in Ostindien 1770 mit, setzte dann seine medicinischen Studien in Paris und Angers fort und practicirte in mehreren kleinen Städten (Landernau, Morlaix, Rennes). 1796 wurde G. Chefarzt der Armee und Professor in Paris und machte als solcher die Feldzüge von 1806 bis 1812 mit. Von da bis zu seinem am chronischer Leberentzündung am 19. December 1814 erfolgten Tode war er Arzt am Hospital Val-de-Grâce. Seine Schriften geben hauptsächlich die Erfahrungen wieder, die G. als Militärarzt während der verschiedenen Feldzüge auf dem Gebiete des Sanitätswesens der Armee gemacht hatte. Am bemerkenswerthesten ist seine Abhandlung: *„Histoire médicale de l'armée française à Saint Domingue en l'an XI, ou mémoire sur la fièrre jaune avec un aperçu de la topographie médicale de cette colonie"* (Paris 1803, 8., pp. 103; deutsch Berlin 1806); ferner sein: *„Tableau historique des maladies internes de mauvais caractère qui ont affligé la grande armée dans la campagne de Prusse et de Pologne etc."* (Berlin 1808). Dazu verschiedene Aufsätze und Artikel in medicinischen Journalen und im Dict. encyclopédique.

Biogr. méd. IV, pag. 421. — Dict. hist. II, pag. 548.   Pgl.

Gilbertus, Anglicus G., der erste literarisch beschäftigt gewesene englische Arzt, lebte gegen Ende des 13. Jahrhunderts. Er nimmt unter seinen ärztlichen Zeitgenossen eine achtungswerthe Stellung ein, zeichnete sich vor vielen derselben durch gründlichere Bekanntschaft mit den Schriften der griechischen Aerzte, besonders des HIPPOKRATES und ALEXANDER VON TRALLES, aus, theilte übrigens als Kind seiner Zeit den damals allgemein verbreiteten Aberglauben und die Achtung vor der arabischen Medicin. Interessant ist in seinem *„Compendium medicinae tam morborum universalium quam particularium"*, zuerst (Leyden 1510), später unter dem Titel *„Laurea anglicana, s. compendium etc."* (Genf 1608) veröffentlicht, das Capitel über Lepra, das einigen Aufschluss über das Vorkommen von Syphilis in jener Zeit giebt.   A. Hirsch.

Gilchrist, Ebenezer G., geboren 1707 in Dumfries in Schottland, prakticirte in seiner Vaterstadt bis zu seinem Tode (15. Juni 1774). G. war Mitglied der Edinburgh Medical Society, zu deren Essays er verschiedene Beiträge geliefert hat, unter Anderem: *„An essay on nervous fever"* (1734), worin sich die frühesten Spuren der Kenntniss des Abdominaltyphus offenbaren. G. machte eine bestimmte Unterscheidung der „low fevers" oder „slow nervous fevres" von den putriden Fiebern in Betreff ihrer Symptome, ihres Verlaufs und ihrer Behandlung und hebt ausserdem das häufige Vorkommen jener Fieber bei Kindern hervor. Sonst veröffentlichte er unter Anderem noch: *„On the use of sea voyages in medicine"* (London 1756; französ. Uebers. London 1770).

Biogr. méd. IV, pag. 423. — Dict. hist. II, pag. 549. — Med. and Phil. Comment. 2. edit. London 1784, II, pag. 433.

Pgl.

Gilchrist, William G., zu Torquay, war als Sohn eines Arztes in Polmont geboren, wurde 1857 in Edinburg Doctor, ging zu weiteren Studien in der Physiologie auf Reisen und hielt sich längere Zeit in Berlin auf. Er war darauf kurze Zeit hindurch Assistent von BENNETT in Edinburg, sah sich jedoch in Folge eines Brustleidens genöthigt, den Süden von England aufzusuchen und liess sich in Torquay nieder. Er verfasste für verschiedene Journale Aufsätze und Besprechungen über physiologische Gegenstände und bearbeitete eine Zeit lang einen vierteljährlichen Bericht über Physiologie für das Edinb. Med. Journal. Seine hauptsächlichsten Original-Untersuchungen betrafen den Einfluss des N. vagus auf die Athmung und wurden in der Brit. and Foreign. Med.-Chir. Review (1858) veröffentlicht. Er war ein eifriger und enthusiastischer Forscher und starb am 12. Februar 1867.

Edinb. Med. Journ. Vol. XII, P. II, 1867, p. 864.

G.

*Gildemeester, Jean Paul G., am 15. Januar 1825 in Amsterdam geboren, studirte daselbst unter C. B. TILANUS, P. H. SURINGAR und J. VAN GEUNS und promovirte am 22. Juni 1848. Seitdem ist er als praktischer Arzt wirksam in Amsterdam, wo ihm 1868 eine Professur angeboten wurde, welche er jedoch ausschlug. Er war 1851—1857 Mitredacteur am „Nederlandsch Weekblad voor Geneeskundigen" und von 1857 ab ist er Mitarbeiter am „Nederlandsch Tijdschrift voor Geneeskunde", in welchen beiden Zeitschriften er eine grosse Anzahl Beiträge lieferte, wovon wir nur eine der gewichtigsten *„Rapport over de waarde van het microscopisch onderzoek voor de diagnose der gezwellen"* (1857) hervorheben.

C. E. Daniëls.

Gilewski, Karl G., geboren in Czerniowce 1832, studirte zu Wien, wo er unter HYRTL's Leitung sich sehr eifrig mit Anatomie befasste. 1856 promovirt, war er zwei Jahre hindurch Operationszögling und arbeitete unter Prof. SCHUH's Leitung. Nachträglich war er als Arzt im allgemeinen Krankenhause thätig und von 1859—1861 war er OPPOLZER'S Assistent. Im Jahre 1861 wurde er zu Krakau Professor der gerichtlichen Medicin und übernahm daselbst nach DIETL'S Abgang im Jahre 1865 die Leitung der therapeutischen Klinik. Er starb am 15. Juni 1871 an Flecktyphus. G. war ein gründlicher und gewissenhafter Beobachter und eifriger, von seinen Schülern hochgeschätzter Lehrer; durch die Offenheit und Entschiedenheit, mit der er seine Meinung gegen Andersdenkende zu vertreten pflegte, zog er sich manche Feindseligkeiten zu. Seine gründlichen Arbeiten sind theils im Krakauer Przegląd lekarski, theils auch deutsch in der Wiener Med. Wochenschr. abgedruckt (1861—1869). Ausserdem veröffentlichte er den literarischen Nachlass seines Schwiegervaters FR. SCHUH unter dem Titel: *„Abhandlungen aus dem Gebiete der Chirurgie und Operationslehre von Dr. Franz Schuh"* etc." (Wien 1867, 8.).

K. & P.

Gilibert, Jean-Emanuel G., am 21. Juni 1741 in Lyon geboren, hatte in Montpellier Medicin studirt und daselbst im Jahre 1763 die Doctorwürde erlangt. Als eifriger Anhänger der von SAUVAGES vertretenen hippokratisch-animistischen Richtung hatte er bei dieser Gelegenheit in einer These: „De natura medicatrice" die expectative Heilmethode gegen FIZES vertheidigt, worauf ihm dieser mit den Worten: „Juvenis, tua doctrina non promittit opes, plebs amat remedia" antwortete. Nach seiner Promotion habilitirte er sich in seiner Vaterstadt als Arzt, siedelte 1766 aber nach einem kleinen, in der Nähe von Lyon gelegenen Orte über, wo er sich mit der praktischen Medicin, daneben aber sehr eifrig mit botanischen Arbeiten beschäftigte. Auf HALLER'S Empfehlung wurde er 1775 als Professor der Botanik nach Grodno berufen; hier hielt er gleichzeitig Vorlesungen über verschiedene Gebiete der Heilkunde und setzte diese seine Thätigkeit, nach Verlegung der Universität von Grodno nach Wilna, auch hier fort, namentlich bekleidete er in Wilna den Lehrstuhl für Naturwissenschaften und Pharmakologie. Das ungünstige Klima in diesem Orte veranlasste ihn, besonders da in Folge anstrengender Arbeiten seine Gesundheit gelitten hatte, seine Stellung daselbst aufzugeben; er kehrte 1783 nach Lyon zurück und wurde hier zum dirigirenden Arzt am Hôtel-Dieu, zum Professor an dem medicinischen Colleg und zum Mitgliede der Akademie, 1793 auch durch das Vertrauen seiner Mitbürger zum Maire von Lyon ernannt. Durch seine Feinde politisch verdächtigt, wurde er inhaftirt, alsbald aber der Haft entlassen und während der Belagerung der Stadt zum Präsidenten der Departements-Commission erwählt. Nach Uebergabe der Stadt wurde er flüchtig, fand während der nächsten 18 Monate bald hier, bald dort ein Asyl, kehrte dann nach Lyon zurück, wurde hier in Anerkennung seiner Verdienste zum Professor der Naturgeschichte an der Centralschule ernannt und diese Stelle hat er bis zu seinem am 2. September 1814 erfolgten Tode bekleidet. Von seinen literarischen Arbeiten sind, ausser zahlreichen botanischen Schriften, zu nennen: „L'anarchie médicinale ou la médecine considérée comme nuisible à la société" (3 voll., Neufchatel 1772), eine gegen Unwissenheit, Habsucht und Charlatanerie der Aerzte gerichtete und Vorschläge für eine Reform des ärztlichen Standes enthaltende Schrift und: „Adversaria medico-practica prima, seu annotationes clinicae etc." (Lyon 1791; deutsch von HEBENSTREIT, Leipzig 1792) und daran sich schliessend: „Le médecin naturaliste, ou observations de médecine et d'histoire naturelle" (Lyon 1806; deutsch Nürnberg 1807), in beiden Schriften als lebhafter Verehrer der alten Aerzte, Anhänger der Lehren von der „vis medicatrix naturae" und Gegner der Polypharmacie auftretend. Ausserdem hat er eine Sammlung der kleinen akademischen Preis-Schriften von SAUVAGES (2 voll., Lyon 1770) und die Vorlesungen von DE HAEN (2 voll., Lyon 1784) herausgegeben.

Sainte-Marie, Éloge historique de J. E. G. Lyon 1814. — Pointe, Notice histor. sur les médecins du grand Hôtel-Dieu de Lyon. — Biogr. méd. IV, pag. 423.

A. Hirsch.

Gilles, s. AEGIDIUS CORBOLIENSIS, I, pag. 62.

*Gillespie, James Donaldson G., zu Edinburg, wurde daselbst 1845 Doctor, war 1869-71 Präsident des Royal College of Surgeons, auch der Royal Med.-Chir. Society daselbst, ist zur Zeit Consult. Surgeon der Royal Infirmary, Medical Officer des Town Dispensary, Surgeon von Gillespie's und Donaldson's Hospitals. Er schrieb u. A.: „Our aged poor, a plea for Gillespie's Hospital" — „Epidemic of scarlet fever at Donaldson's Hosp. during autumn and winter 1861" (Edinb. Med. Journ. 1862) — „On resection of the wrist-joint" (Ebenda 1870) — „Medical notes about Shakespeare and his times" (Ebenda 1875) u. s. w.

Medical Directory. Red.

**Gillette, Eugène-Mathieu G., zu Paris, war daselbst 1800 geboren und war bereits Professor der Rhetorik in Colmar und Familienvater, als er zur Medicin überging und zu deren Studium nach Paris sich begab. Er wurde daselbst 1831 Doctor mit der „Dissert. sur quelques points de pathologie générale", nachdem er aus BLANDIN'S Hospital-Abtheilung bereits mehrere Beobachtungen im

Journal hebdom. de méd. (1829): *„Tumeur cancéreuse occupant profondément la partie interne de l'orbite ulcérée* . . . . *Extirpation, l'oeil étant laissé intact"* — *„Carie du sternum"* — *„Adhérences accidentelles réunissant trois doigts entre eux et avec la paume de la main"* publicirt hatte. Er concurrirte 1838 vergeblich um die Stelle eines Agrégé mit der These: *„Des circonstances qui réclament les toniques, et des règles à suivre dans leur emploi"*, erhielt aber 1842 den klinischen Preis CORVISART, wurde 1844 Arzt des Bureau central und war nacheinander in den Hospitälern Bon-Secours, Salpêtrière (1849), Enfants-Malades (1852) und fast gleichzeitig beim Lyceum Saint-Louis, später beim Lyceum Louis-le-Grand, zu deren Arzt er gewählt worden war, thätig. Ausserdem war er Vorsitzender mehrerer ärztlicher Vereine. Er schrieb später noch: *„Vieillesse, maladies de la"* (Supplément au Dict. des Dictionnaires de méd. 1851) und *„Du sclérème simple"* (Arch. génér. 1854). Als Opfer einer Ansteckung durch Diphtherie starb er am 13. October 1859.

Dechambre, 4. Série, T. VIII, pag, 689. G.

*Gillette, Eugène-Paulin G., zu Paris, wurde 1867 mit der These *„Des abcès rétropharyngiens idiopathiques"* Doctor. Er ist zur Zeit Chirurg des Hôp. Tenon und des Collège Rollin. Er schrieb: *„Remarques sur les blessures par armes à feu observées pendant le siége de Metz (1870) et celui de Paris (1871)"* (Arch. génér. 1872) — *„Chirurgie journalière des hôpitaux de Paris; répertoire de thérapeutique chirurgicale"* (Revue de thérap. méd.-chir. 1874-76 und Paris 1876; das Gleiche, Ebenda 1878) — *„Clinique chirurgicale des hôpitaux de.Paris"* (1877) u. s. w.

Index-Catalogue. V, pag. 413. Red.

Gillot, Joseph-François-de-Paule G., zu Metz, war am 1. April 1792 zu Robécourt (Vosges) geboren, studirte von 1807 an in Paris, wurde 1809 Militär-Chirurg, machte 1810 den Kriegszug von Walcheren, 1812 den nach Russland mit, wurde gefangen, kehrte erst 1814 nach Frankreich zurück, nahm nach der Schlacht von Waterloo seinen Abschied, wurde 1817 Doctor und liess sich zuerst in Medonville, 1823 in Neufchâteau und 1825 in Metz nieder. Von 1829 an hielt er in der Soc. des sc. méd. de la Moselle eine Anzahl von erwähnenswerthen Vorträgen, unter denen besonders *„Sur le choléra"* (1832) — *„Sur l'hématocèle péri-utérine spontanée"*, einer der ersten über diese Krankheit publicirten Fälle — *„Sur les affections utérines"* — *„Sur les aveugles et les sourds-muets de la ville de Metz"* u. s. w. hervorzuheben sind. 1832 war er zum Epidemienarzt des Arrondissement Metz ernannt worden. Er starb am 18. August 1868

Eug. Maréchal in Exposé des travaux de la Soc. des sc. méd. du départ. de la Moselle. 1869, pag. 39 (nicht zugänglich). — Dechambre, 4. Série, T. VIII, pag. 690. G.

Gilpin, Sir Joseph Dacre Appleby G., Inspector General of Hospitals, war 1745 zu Carlisle geboren, studirte in Edinburg, prakticirte in Carlisle, trat mit 26 Jahren in den Dienst der Armee und kam nach West-Indien, wo er 1793 eine furchtbare Gelbfieber-Epidemie durchmachte, befand sich 1794 in Martinique, später in Gibraltar. Ueber die dort beobachteten Epidemieen schrieb er: *„Account of an epidemic fever, which occurred at Gibraltar, in the years 1804, 1810 and 1813, taken from official documents, military and medical"* (Lond. Med.-Chir. Transact. 1814); ferner: *„Copy of letter to Colin Chisholm, on the yellow fever"* (Edinb. Med. and Surg. Journ. 1814) — *„Remarks on the fever which occurred at Gibraltar in 1813; in a letter to Colin Chisholm"* (Ebenda). Nach England zurückgekehrt, erhielt er die Eingangs erwähnte militärische Charge, zog sich nach Carlisle zurück, wo er wiederholt die ersten städtischen Aemter bekleidete. Er starb zu Bath am 30. September 1834.

Dechambre, 4. Série, T. VIII, pag. 691. — Callisen, VII, pag. 207; XXVIII, pag. 205. G.

'Giltzheim, Rhembertus G., war aus Braunschweig gebürtig, wurde 1511 Professor der Medicin in Rostock, 1512 Leibarzt der Herzoge Heinrich und Albrecht von Mecklenburg, war gleichzeitig von 1515-21 Pfarrer, und entsagte in diesem Jahre dem geistlichen Stande, um sich zu verheiraten. Er schrieb: „Liber collectionum aphorismorum Hypocratis de unaquaque egritudine a capite usque ad volam pedis pertractans" (Rostock 1519) — „Tractatulus de vera ethymologia atque divina admirabilique Theriace compositione" (Ebenda 1519). 1524 finden wir ihn in Lüneburg, später war er Stadtarzt in Lüneburg, wo er um 1535 starb. Ein von ihm hinterlassener „Bericht über die Schweisssucht aus dem Jahre 1529" wurde von LISCH (Jahrbb. des Vereins für mecklenburgische Geschichte, Bd. III) publicirt.

Blanck, pag. 7.   G.

Gimbernat, Don Antonio de G., war von 1762—1774 Professor in Barcelona, kam dann nach Madrid, wurde Leibchirurg des Königs Karl III. und war der Gründer (1787) und Director des Collegiums der Wundärzte zu San Carlos. Er bereiste zusammen mit seinem Collegen MARIANO RIVOS die Schulen von Paris, London und Edinburg. Sein Name ist für alle Zeiten in Verbindung mit dem Lig. Gimbernati, das er in seiner „Nuevo metodo de operar en la hernia crural" (Madrid 1793; engl. Uebers. von THOM. BEDDOES, London 1795; deutsche Uebers. von B. N. G. SCHREGER, Nürnberg 1817; französ. Uebers. von G. BRESCHET im Journ. des progrès des sc. méd. 1827) beschrieben hatte. Es rührt auch noch eine „Disert. sobre el recto y abusu de las suturas" (Madrid 1801) von ihm her, in welcher er sich gegen den Missbrauch der Nähte erklärt. Er erörterte die Symptomatologie, Diagnose und Behandlung der Hornhautgeschwüre, wendete zuerst die graduirte Compression der Arterien oberhalb des Aneurysmas an u. s. w.

Morejon, VI, pag. 285. — F. Llagostera y Sala in Sentido catól. Barcelona 1881, III, pag. 240, 274 (nicht zugänglich). — Callisen, VII, pag. 20²; XXVIII, pag. 205.

Gurlt.

Gimbernat, Don Carlos de G., war am 17. September 1765 zu Barcelona geboren, machte von 1802—1804 auf Kosten des Königs von Spanien Reisen in verschiedenen Ländern Europa's, und übersetzte aus dem Englischen MENZIES' „Relacion de los experimentos hechos por .... en el puerto de Sherness a bordo de navio hospital la Union, para cortare el progresso di una calentura maligna y contagiosa" (Madrid 1800) und schrieb eine „Instruction sur les moyens propres à prévenir la contagion des fièvres épidémiques; publié par ordre du préfet du Dép. du Bas-Rhin" (Strassburg 1814; auch deutsch. Ebenda 1814; deutsche Uebers. von C. W. BÖCKMANN, Karlsruhe 1814). Nachdem er sich auch in der Schweiz und in Italien längere Zeit aufgehalten hatte, kehrte er nach Madrid zurück, wo er Sub-Director des königl. historischen Museums wurde, und starb zu Bagnères-de-Bigorre am 12. October 1834. Er hat noch eine Reihe von chemischen, physikalischen, archäologischen Arbeiten verfasst, die hier nicht anzuführen sind.

J. F. Terrats y Font in Sentido catól 1881, III, pag. 41, 58, 74, 87, 102, 112 (nicht zugänglich). — Dechambre, 4. Série, T. VIII, pag. 692. — Callisen, VII, pag. 208; XXVIII, pag. 205.

G.

Gimel, Guilermo G., zu Malaga, war in Barcelona geboren, als Sohn eines Professors der Chirurgie und wurde selbst Professor in Malaga. Er schrieb eine geschätzte Schrift über die Syphilis, die er mit Quecksilbereinreibungen behandelte. Der Titel derselben ist: „Tratado completo del morbo gálico, en que se trata de su origen, ... de las enfermedades mas frecuentes esternas y internas que produce y conserva; el método mas facil y seguro de curarlas y de administrar las fricciones mercuriales etc." (Tomo I, Malaga 1772); ferner „Querella del pueblo cristiano contra los médicos sobre la omision en mandar los sacramentos y respuesta de estos".

.   Dechambre, 4. Série, T. VIII, pag. 694.   G.

Gimelle, Pierre-Louis G., zu Paris, war am 6. November 1790 zu Saint-Bonnet-Alvert (Corrèze) geboren, machte seine ersten Studien in der Secundärschule zu Tulle, trat 1808 als Chirurgien sous-aide in die Armee, wurde 1812 Aide-major, ging nach der Schlacht von Waterloo als Chirurg eines Marine-Regimentes nach den Colonien von Martinique und Guadeloupe, wurde, 1817 nach Frankreich zurückgekehrt, 1818 in Paris Doctor mit der These: *„Considérations sur l'influence de l'air chaud et humide, et particulièrement du climat des Antilles, sur l'économie animale"*. Er war dann bis zum Ende seiner Carrière Chirurg beim Militär-Hospital Gros-Caillou. Von seinen nicht zahlreichen Arbeiten sind anzuführen aus dem Journ. univers. des sc. méd. (1818, 20, 22): *„Notice sur la nature et le traitement de l'iritis"* — *„Mém. sur les ossifications morbides"* — *„Mém. sur l'emploi de l'iode dans la leucorrhée"* — *„De l'emploi de l'iode contre le goître et les affections scrofuleuses"* (Mém. de la Soc. méd. d'émulat. 1821) — *„De l'emploi de l'émétique, à doses élevées et croissantes, contre les épanchements de synovie dans les articulations, ou hydarthroses"* (Bullet. de l'Acad. de méd. T. V). An die Akademie der Medicin, deren eifriges Mitglied er war, hat er in den Jahren 1839—1860 eine beträchtliche Reihe von Berichten erstattet. Er starb am 19. Juni 1865.

H. Larrey im Bullet. de l'Acad. de méd. 1864-65, T. XXX, pag. 927. — Callisen, VII pag. 210; XXVIII. pag. 205.　　　　　　　　　G.

Gimenez, Geronimo G., spanischer Arzt des 16. Jahrhunderts, dessen Geburtsort und Studienzeit unbekannt sind, war 10 Jahre lang ein berühmter Professor der medicinischen Institutionen an der Universität Saragossa und schrieb in sehr reinem Latein: *„Institutionum medicorum libri quatuor, nunc primum in lucem editi"* (Epila 1578; 1596, 4.; Toledo 1578, Fol.) und: *„Hippocratis de natura humana liber"* (Saragossa 1589). Er war dann 6 Jahre lang von Saragossa auf Reisen abwesend.

Dechambre, 4. Série, T. VIII, pag. 695.　　　　　　　　　G.

Gimeno (JIMENO), Pedro G., ein spanischer Arzt und Anatom des 16. Jahrhunderts, aus Valencia gebürtig, war ein Schüler des VESAL in Pavia und des SYLVIUS in Paris und war später mit seinem Freunde GEMMA FRISIUS in Löwen. Nach Valencia zurückgekehrt, wurde er Professor der Medicin an der dortigen Universität, dann Prosector an der Universität von Alcalá de Henares, wo er für seinen Freund FRANCISCO VALLES pathologisch-anatomische Präparate für dessen Commentar des Galenischen Buches: *„De locis affectis"* anfertigte. In seinem in Spanien sehr geschätzten Werke: *„Dialogus de re medica, compendiaria ratione, praeter quaedam alia, universam anatomen humani corporis perstringens, summe necessarius omnibus medicinae candidatis"* (Valencia 1549) erwähnt er auch unter den Gehörknöchelchen den **Steigbügel**, dessen Entdeckung ihm von spanischen Autoren zugeschrieben wird, obgleich, nach MORGAGNI, der italienische Anatom INGRASSIAS diesen Knochen schon 1546 gefunden haben soll.

Dechambre, 4. Série, T. VIII, pag. 695.　　　　　　　　　G.

***Giné y Partagás,** Juan G., zu Barcelona, Professor der Medicin an der dortigen Universität, schrieb: *„Lecciones sobre historia de la medicina"* (Barcelona 1869) — *„Compendio de anatomía médico-quirúrgica, ó sea extracto de las lecciones ... durante el verano de 1871"* (Ebenda 1873) — *„Curso elemental de higiene privada y pública"* (2., 3. ed. 1874—76) — *„Tratado teórico-práctico de freno-patología, ó estudio de las enfermedades mentales fundado en la clínica y en la fisiología de los centros nerviosos"* (Madrid 1876, 7 pl., 2 plans) — *„Tratado clínico iconográfico de dermatologia quirúrgica"* (Barcelona 1880, 20 pl.). Zusammen mit P. SERÉNANA Y PARTAGAS schrieb er: *„La prostitucion de la ciudad Barcelona, etc."* (Barcelona 1882). Er ist auch Herausgeber der *„Revista frenopática"*.

Index-Catalogue. V, pag. 414.　　　　　　　　　Red.

Giniez, Alexandre G., zu Paris, war 1802 zu Poussan (Hérault) geboren, studirte in Montpellier, wo er Chef de clinique und Secretär von DELPECH war. Er wurde 1828 in Paris Doctor mit der These: „*Sur la taille bilatérale*", indem er das damals noch nicht näher bekannte Verfahren von DUPUYTREN publicirte, und betheiligte sich 1830, jedoch ohne Erfolg, an einem chirurgischen Concurse mit der These: „*De lithotritia. De casibus in quibus celebranda, vel non*", ebenso wie 1839 mit der These: „*Du phlegmon*". Seine Misserfolge wurden der zwischen den Zöglingen der Schule von Montpellier und Paris herrschenden Rivalität zugeschrieben. Von 1840 an widmete er sich, als Schwiegersohn von CULLERIER Neffe, ganz der Praxis seines Schwiegervaters (syphilitische Krankheiten) und sammelte viele Jahre Material zu einem „*Traité des maladies vénériennes*", der aber nicht publicirt worden ist. Er schrieb mehrere Artikel für das Dictionnaire de conversation, wie: „*Garde-malade*", „*Gémissements*", „*Rhinoplastie*" etc. und starb am 19. April 1861.

Dechambre, 4. Série, T. VIII, pag. 703.   G.

Gintrac, Vater und Sohn, zu Bordeaux. — Élie G. war am 9. November 1791 daselbst geboren, zeichnete sich schon während seiner Studienzeit in Bordeaux und Paris aus und wurde 1814 am letztgenannten Orte Doctor mit der These: „*Recherches analytiques sur diverses affections dans lesquelles la peau présente une coloration bleue, et en particulier sur celle que l'on a désignées sous le nom de cyanose, ou maladie bleue.*" Zehn Jahre später erschien von ihm eine sehr vermehrte Schrift über denselben Gegenstand u. d. T.: „*Observations et recherches sur la cyanose ou maladie bleue*" (Paris 1824). In seine Vaterstadt zurückgekehrt, wurde er zum Professor der Anatomie an der dortigen Secundärschule ernannt und lehrte dieses Fach von 1813 bis 1838. Seine nächsten Arbeiten waren: „*Mém. sur le diagnostic des maladies aiguës et chroniques des organes thoraciques*" (Löwen 1826; von der dortigen Soc. de méd. mit einem Preise gekrönt) — „*Mémoires et observations de médecine clinique et d'anatomie pathologique*" (Bordeaux 1830, av. 2 pl.). Im Jahre 1834 trat er als Médecin adjoint in das Hôp. des Enfants-Trouvés und blieb in dieser Stellung bis 1838, wo er zum Médecin titulaire des Hôp. Saint-André ernannt wurde und den erledigten Lehrstuhl der medicinischen Klinik übernahm, den er bis 1863 behielt. Seine in diese Zeit fallenden Schriften waren: „*Observations sur les principales eaux sulfureuses des Pyrénées, faites dans le mois d'août 1841*" (Paris 1841) — „*Fragments de médecine clinique et d'anatomie pathologique*" (Bordeaux 1841, av. 2 pl.) — „*Revue des maladies observées dans les salles de clinique interne de l'hôpital Saint-André, de Bordeaux, pendant l'année 1843*" (Ebenda) — „*Clinique médicale de Bordeaux. Revue des maladies observées* ... *1841—42*" — „*Idem pour l'année 1845*" — „*De l'influence de l'hérédité sur la production de la surexcitation nerveuse, sur les maladies qui en résultent et des moyens de les guérir*" (Paris 1845, 4.). Mit dieser Schrift hatte er 1843 von der Akademie der Medicin den Preis CIVRIEUX erhalten. 1846 wurde er zum Director der medicinischen Schule ernannt und ist es ihm gelungen, durch seine langjährigen und unausgesetzten Bemühungen jene Anstalt aus ihrer sehr precären Stellung zu erheben und sie zu einer solchen Blüthe zu bringen, dass dieselbe unter seinem Sohne und Nachfolger in eine medicinische Facultät umgewandelt werden konnte. Er wurde Mitglied der Commissionen für Reform des medicinischen Unterrichts (1845, 1854, 1864), Mitglied verschiedener Akademien und Gesellschaften. Das Hauptwerk seines Lebens endlich war der umfangreiche „*Cours théorique et clinique de pathologie interne et de thérapie médicale*" (9 voll., Paris 1853—72). Nicht minder geschätzt war der von ihm ertheilte klinische Unterricht, der sich durch Sorgfalt, Klarheit und Einfachheit auszeichnete. Von den Schriften, die noch bis zu seinem in hohem Alter, in der Nacht vom 3. zum 4. December 1877, erfolgten Tode erschienen, führen wir nachstehende an: „*Recherches sur l'oblitération de la veine porte, et sur les rapports de cette lésion avec le volume du foie et la secrétion de la bile*" (Bordeaux 1856) — „*Note sur un monstre exencéphalien (Pleurencéphale)*" (Ebenda 1856) — „*Considérations sur la cyclocéphalie*" (Ebenda 1860) — „*Obs. d'absence congénitale de l'utérus*" (Journ. de méd. de Bord. 1861) — „*De la méningite rhumatismale*" (Ebenda 1865) — „*Rapport sur les travaux de l'école de médecine et de pharmacie pendant l'année scolaire 1866—67*" (Ebenda 1867) — „*Quelques faits relatifs à la coïncidence dans les mêmes lieux, des fièvres intermittentes et de la phthisie pulmonaire*" (Ebenda).

Gaz. médic. de Bordeaux. 1877, T. VI, pag. 615 (nicht zugänglich). — Dechambre, 4. Série, T. VIII, pag. 705.

G.

J.-M. Henri G., der Sohn, war 1820 geboren, wurde 1845 in Paris Doctor mit der These: „*Essai sur les tumeurs solides intra-thoraciques*", folgte den väterlichen Traditionen, wurde Lehrer an der medicinischen Schule zu Bordeaux und später Professor an der medicinischen Klinik daselbst. Er besass dieselbe unermüdliche Thätigkeit, wie sein Vater, war nicht nur ein trefflicher Kliniker, sondern leitete auch mit derselben Sorgfalt, wie Jener, die ihm anvertraute medicinische Schule. Von seinen ziemlich zahlreichen Schriften sind anzuführen: „*Études sur les effets thérapeutiques du tartre stibié à haute dose*" (Bordeaux 1851; Paris 1856) — „*Relation de l'épidémie cholérique qui a régné dans l'arrondissement de Bordeaux pendent l'année 1854*" (Bordeaux 1855) — „*Études cliniques sur les injections iodées dans le traitement de l'ascite*" (Ebenda 1855) — „*Épidémie de variole arrêtée dans sa marche par des vaccinations et des revaccinations générales*" (Ebenda 1857) — „*Tétanos traumatique traité sans succès par le curare*" (Journ. de méd. de Bord. 1859) — „*Compte rendu des services médicaux et chirurgicaux de l'hôpital Saint-André, pendant l'année 1859*" (Ebenda 1860) — „*Recherches sur les dimensions de la poitrine dans leurs rapports avec la tuberculisation pulmonaire*" (Ebenda 1862) — „*De la pellagre dans le département de la Gironde*" (Ebenda 1862; Paris 1864) — „*Rapport général sur les travaux du conseil d'hygiène publique et de salubrité du département de la Gironde, depuis ... 1859 jusqu'au .... 1861*" (Bordeaux 1864) — „*Recueil d'observations et de mémoires de clinique médicale et d'hygiène publique*" (Ebenda 1863)'— „*Physiologie pathologique du rhumatisme*" (Ebenda 1865) — „*Obs. de phthisie syphilitique*" (Ebenda 1867) — „*Des indications de thoracentèse*" (Ebenda 1868) u. s. w. Dazu verschiedene Artikel im „Nouveau Dict. de méd. et de chirurgie", „Ascite", „Cyanose" etc. Er war zum Decan der so lange angestrebten, neu errichteten „Faculté mixte de médecine et de pharmacie" erwählt worden, als am 1. December 1878 eine Gehirn-Hämorrhagie seinem Leben ein Ende machte.

C. Levieux im Journ. de médec. de Bordeaux, 1879-80, T. IX, pag. 142 (nicht zugänglich). — Dechambre, l. c.

Gioppi, Giannantonio G., zu Padua, Professor der Augenheilkunde an der dortigen Universität, schrieb: „*Storia di un' amaurosi*" (Padua 1853) — „*Resoconto ed osservazioni pratiche raccolte nella clinica oculistica dell' I. R. Università di Padova*" (Ebenda 1858) — „*Cenni nosologico-terapeutici sulle congiuntiviti contagiose*" (Ebenda 1863) u. s. w. Er starb im Januar 1872.

Oesterr. Zeitschr. f. prakt. Heilk. 1872, Nr. 4.

G.

Giorgi, Giuseppe de G., zu Imola, war Professor der Chirurgie und schrieb: „*Lettera al Dottore Vacca sopra due operazioni di pietra*" (Imola 1822) — „*Mem. sopra un nuovo istromento per operare le cattaratte e per formare la pupilla artificiale*" (Ebenda 1822) — „*Ragguaglio sulla preparazione, proprietà, virtù, prescrizione, uso medico e dose di diversi nuovi medicamenti chimico-farmaceutici*" (Turin 1822). Er beschrieb auch die Exstirpation eines bedeutenden Knochenauswuchses in der Kieferhöhle (OMODEI, Annali universali 1827), die Operation eines veralteten Mastdarmvorfalles (Antologia med. 1834) u. s. w. Er starb 1837.

Aless. Colla, Biografia del celebre prof. ... 18 8 (nicht zugänglich). — Callisen, VII, pag. 213; XXVIII, pag. 207.

G.

*Giovanni di Procida, aus einer vornehmen Familie in Salerno entsprossen, war im ersten Drittel des 13. Jahrhunderts (zwischen 1215 und 1220) daselbst geboren. Er hatte in der Schule von Salerno Medicin studirt und später eine hervorragende Stellung als Leibarzt am Hofe Friedrich's II. eingenommen. Am bekanntesten ist er als Politiker und Diplomat. Als treuer Anhänger des Hauses Hohenstaufen, verliess er 1268 nach dem Siege Karl's von Anjou Neapel, knüpfte weitreichende, gewichtige Verbindungen an, um den Sturz dieses seines Todfeindes herbeizuführen, beschaffte namentlich bedeutende Summen, um eine revolutionäre Bewegung gegen die Fremdherrschaft herbeizuführen, wiegelte auf zahlreichen Reisen, welche er durch die ganze Insel machte, den Adel und das Volk gegen den französischen Usurpator auf und hat so nicht wenig zu dem Ausbruche des Aufstandes bei der sogenannten „sicilianischen Vesper" beigetragen. Er trat dann in den Dienst Peter's III. von Aragonien und seiner Söhne Jakob und Friedrich, unter welchen er die hervorragendsten Staatsämter bekleidete. Sein Tod ist gegen Ende des 13. oder im Anfange des 14. Jahrhunderts (zwischen 1299 und 1302) erfolgt. Ueber seine literarische Thätigkeit ist wenig bekannt; er soll ein Compendium der Heilkunde „Utilissima practica brevis" verfasst haben, das jedoch schon lange verloren ist, auch wird er als Verfasser der „Placita philosophorum moralium antiquorum ex graeco in latinum translata" (abgedruckt in DE RENZI, Collect. Salernit., Neapel 1854, III, 69) genannt.

de Renzi, Collect. Salernit. I, pag. 311.   A. Hirsch.

*Giovanni, Achille de G., geboren am 29. September 1838 zu Sabioneta (Mantua) studirte einerseits in Pavia, Pisa, Bologna und Mantua bis zur Staatsprüfung 1862, als auch andererseits später einige Zeit in Berlin. Von 1862—1866 war er Assistent am Grossen Hospital zu Mailand, dann zu Pavia, wo er gleichzeitig propädeutische Klinik hielt, und von 1878 ab ordentlicher Professor zu Padua. G. vertritt in seiner Unterrichtsmethode und in seinen Schriften das Bestreben, die Constitution des Individuums für die Specialisirung der Krankheitsdiagnose mit zu verwerthen, etwa wie BENEKE und MAGGI (s. diese). Seine Hauptarbeiten handeln über Auscultation und Percussion, über die Pathologie des Sympathicus (nach eigenen Beobachtungen 1876), über die Gicht (ebenso 1878), cardiographische Studien (1878).   Wernich.

Giovani de Santa Sofia, s. SANTA SOFIA.

Giraldès, Joachim-Albin-Cardozo-Cazado G., Anatom und Chirurg zu Paris, war am 24. April 1808 zu Porto (Portugal) geboren, erhielt seine erste Erziehung auf Madeira, kam mit seinem zum Consul im Havre ernannten Vater frühzeitig nach Paris und wurde 1836 Doctor mit der These: *Études anatomiques, ou recherches sur l'organisation de l'oeil, considéré chez l'homme et dans quelques animaux"* (av. 7 pl., 4.) Schon früher (1834) zum Prosector der anatomischen Schule der Hospitäler ernannt, waren seine Arbeiten zunächst der Anatomie gewidmet; so sein: „Mém. sur la terminaison des bronches" (Bullet. de la Soc. anat. 1839) — „Rapport à la Société d'anatomie sur les injections du prof. Hyrtl" (Ebenda 1840) — „Recherches sur l'existence des glandes tégumentaires chargées de secréter la sueur" (Compt. rend. de l'Acad. des sc. 1841). Seine folgenden, sehr zahlreichen Arbeiten bezogen sich grösstentheils auf die chirurgische Pathologie. Wir führen von denselben zunächst seine Concurs-These für die Stelle eines Agrégé libre für Chirurgie, die er 1844 erhielt, an: „Des luxations de la mâchoire" (Paris 1844, av. 1 pl.) und „Du traitement des

anévrysmes poplités par la compression" (MALGAIGNE, Journ. de chir. 1845).
Es folgen wieder einige anatomische und vergleichend-anatomische Aufsätze: *„Rech.*
sur la disposition croisée des fibres de la rétine chez les céphalopodes, etc."
(Bull. de la Soc. philos. 1845) — *„Rech. sur la disposition des capillaires*
lymphatiques" (Ebenda 1847); ferner die für einen Concurs um eine Professur
der Anatomie verfasste These: *„Du degré d'utilité de l'anatomie comparée dans*
l'étude de l'anatomie humaine" (1846). 1848 wurde er Chirurg des Central-
Bureaus der Hospitäler und schrieb weiterhin: *„Quelques considérations sur*
l'anatomie chirurgicale de la région mammaire" (Mém. de la Soc. de chir. 1851) —
„Des maladies du sinus maxillaire" (1851, Concurs-These) — *„Recherches sur les*
kystes muqueux du sinus maxillaire" (Paris 1853, 4.; 2. édit. 1860), womit er
1853 einen MONTHYON-Preis erhielt; sodann zusammen mit GOUBAUX: *„Expériences*
sur les injections de perchlorure de fer dans les artères" (1854); weiter noch:
„Sur les abcès de la mamelle" (Monit. des hôp. 1854) — *„Obs. et description*
d'un anévrysme artério-veineux de l'artère carotide interne et de la veine jugulaire
interne" (Bullet. de la Soc. de chir. 1855). Ein Ereigniss, welches 1854 eintrat,
übte einen durchgreifenden Einfluss auf seine fernere Laufbahn aus. Indem er
bei einer Autopsie einen verkalkten Kehlkopf durchschneiden wollte, sprang ein
Scheerenblatt ab, fuhr ihm in ein Auge und zerstörte dasselbe. Trotz dieses Ver-
lustes, der ein langes Krankenlager zur Folge hatte, und trotzdem sein anderes
Auge mehr und mehr schwachsichtig wurde, entsagte er nicht der Ausübung der
praktischen Chirurgie und war er auch noch nach dieser Zeit, bei seiner grossen
anatomischen Kenntniss, im Stande, schwierigere Operationen zu Ende zu führen.
Freilich blieb ihm die Privatpraxis versagt und sah er sich mehr und mehr auf
bibliographische Arbeiten, auf die Rolle des Kritikers und Gelehrten, für welche
er durch seine umfassenden Kenntnisse, namentlich auch der ausländischen, besonders
der englischen und amerikanischen Literatur, durchaus geschaffen war, beschränkt.
Er war auf diese Weise in den verschiedenen gelehrten Gesellschaften, denen er
angehörte, bei allen Prioritätsfragen eine Autorität und seine Anführungen waren
stets von bewunderungswürdiger Genauigkeit. Ueber ein zuerst von ihm (Bullet.
de la Soc. anatom. 1857) als „Corps innominé" beschriebenes Anhangsgebilde des
Nebenhodens, welches KÖLLIKER nach ihm und HENLE „Parepididymis" benannt
hat, schrieb er weiterhin eine: *„Note sur un nouvel organe glanduleux, situé dans*
le cordon spermatique, et pouvant donner naissance à des kystes" (Mém. de la
Soc. de biol. 1859) und später noch: *„Recherches anatomiques sur le corps*
innominé" (Journ. de la physiol. de l'homme 1861, av. 5 pl.), womit er von der
Acad. des sc. einen neuen MONTHYON-Preis erhielt; ferner: *„Note sur les kystes*
congénitaux des organes de la génération" (Ebenda 1860) — *„Obs. et description*
anat.-pathol. des kystes congénitaux du cou" (Bullet. de la Soc. de chir. 1860) —
„Recherches cliniques sur l'amylène" (Bull. de l'Acad. de méd., T. XXII) —
„Obs. d'une inclusion de la région fessière chez une fille de 2 ans" (Bull. de
la Soc. de chir. 1861) — *„Obs. et description anat.-pathol. d'une tumeur*
kystique congénitale de la région coccygienne" (Ebenda 1862) — *„Des calculs*
urinaires chez les enfants" (Gaz. des hôp. 1862) — *„De la position de l' S iliaque*
chez les enfants nouveau-nés" (Bull. de la Soc. de chir. 1863) — *„Notice sur*
la vie et les travaux de Sir Benj. C. Brodie" (Paris 1863) — *„De la*
fève de Calabar" (Ebenda 1863) — *„Sur un cas de cataracte double chez*
une jeune fille de 15 ans" (Ebenda 1865) — *„Quelques mots sur la médecine*
opératoire du bec-de-lièvre, et en particulier sur un nouveau procédé, dit pro-
cédé de la mortaise" (Ebenda 1865) — *„Des tumeurs dermoïdes du crâne"*
(Mém. de la Soc. de biol. 1866) — *„Absence de dents chez un enfant âgé de*
16 mois" (Ebenda 1869). Sein letztes grösseres Werk, das er in Folge seiner
Stellung als Chirurg des Hôp. des Enfants-Assistés und des Hôp. des Enfants-
Malades herausgab, waren seine *„Leçons sur les maladies chirurgicales des enfants.*
Recueillies et publiées par Bourneville et E. Bourgeois" (Paris 1869).

Als Chirurgien honoraire der Hospitäler, Chef-Chirurg der Nord-Eisenbahn-Gesellschaft, starb dieser gelehrteste aller Pariser Chirurgen, nachdem er noch am Tage seines Todes einer Sitzung der Soc. anatomique beigewohnt und am Abend sich nach dem Lesesaal der Bibliothek der medicinischen Facultät begeben hatte, am 27. November 1875 im Wagen, in welchem ihn einer der Bibliothekare nach Hause begleiten wollte.

Félix Guyon in Bulletins et Mémoires de la Soc. de chirurgie, 1877, pag. 35. — Vapereau, 5. éd., I, pag. 808.   Gurlt.

Girard, Barthélemy G., geboren 1731 in Saint-Chely (Lozère), Dr. med. und consultirender Arzt des Königs in Paris, Intendant der Mineralquellen von Bagnols und Saint-Laurent, später Professor der Naturgeschichte an der Centralschule de la Lozère, schrieb: „Lupiologie ou Traité des tumeurs connues sous le nom de loupes" (London u. Paris 1775), ferner in Journalen zerstreute Aufsätze über verschiedene Gebiete der Medicin.

Dict. hist. II, pag. 554.   Pgl.

Girard, Gaspard G., zu Lyon, war daselbst am 3. October 1754 geboren. Er ist besonders bekannt durch seine sonderbaren Ansichten über die Hundswuth, indem er die Resorption des übertragenen Wuthgiftes in Abrede stellte und die ausgebrochene Wasserscheu für eine dem Wundstarrkrampfe vergleichbare, durch Entzündung der Wunde entstandene Affection erklärte. Seine Schriften darüber sind: „Essai sur le tétanos rabien, ou recherches et réflexions sur la cause des accidens..., par les animaux dits enragés; etc." (Lyon 1809) — „Réflexions sur la non-existence du virus rabique, ou objections adressées à M. le Dr. Ét. Plaindoux, etc." (Ebenda 1827) — „Sur le tétanos rabien; avec réflexions" (Sédillot, Journ. gén., T. XXXVIII) — „Observations critiques, adressées à Busnout etc." (Ebenda, T. LII) — „Aperçu sur les causes et le traitement des affections nerveuses chez les blessés" (Ebenda, T. LXIII) — „Réflexions sur la rage ou hydrophobie" (Journ. univ. des sc. méd. 1822). In seinen „Observations relatives à la ligature du cordon ombilical;... On y a joint quelques notes du même auteur, sur la rage etc." (Lyon 1812) erklärt er sich gegen das Unterbinden der Nabelschnur, ehe die Nabel-Arterien zu pulsiren aufgehört haben und will von einem gegentheiligen Verfahren die Entstehung verschiedener Krankheiten, z. B. der Gelbsucht, ableiten. Von seinen weiteren Arbeiten führen wir noch an: „Fausse grossesse nerveuse" (Leroux, Journ. de méd. 1801) — „Obs. sur une fracture à la jambe causée par la seule contraction des muscles" (Sédillot, Journ. gén. 1805) — „Mém. sur la hernie ombilicale des enfans etc." (Ebenda, T. XLI) — „Observations physiologiques et pratiques sur les accouchemens" (Ebenda, T. XLVIII) — „Observations sur des accidens, suites des couches, et réflexions à ce sujet" (Ebenda, T. LIV) — „Observations sur quelques maladies des voies urinaires" (Annales de la Soc. de méd. de Montpellier, T. V) u. s. w. Ausserdem: „Mémoires et observations de médecine et de chirurgie" (Lyon 1829). Er war 1821 Präsident der dortigen Soc. de méd. geworden und starb am 28. Januar 1830.

Callisen, VII, pag. 216; XXVIII, pag. 207.   G.

Girard, Vater und Sohn, zu Alfort bei Paris, berühmte französische Thierärzte. — Der Erstere, Jean G., geboren am 29. Mai 1770 zu Fobêt (Auvergne), gestorben zu Paris am 5. April 1852, war Professor der Anatomie und Director (seit 1814) der Thierarzneischule. Es gebührt ihm das Verdienst, in den Unterricht der Thierarzneischulen mit seinem „Tableau comparatif de l'anatomie des animaux domestiques les plus essentiels à l'agriculture, etc." (Paris 1799) und seiner „Anatomie des animaux domestiques" (Paris 1807; 1819-20; 4. édit. 1841; in's Deutsche, Italienische, Arabische übersetzt) die vergleichende Anatomie der Hausthiere eingeführt zu haben. Die von ihm angenommene Chaussier'sche Nomenclatur, welche in die menschliche Anatomie keinen Eingang fand, blieb in der französischen Veterinär-Medicin die herrschende. Seine übrigen veterinärwissenschaftlichen Arbeiten übergehen wir.

François-Narcisse G., der Sohn, geboren zu Paris am 29. März 1796, wurde, nachdem er, ausser thierärztlichen Studien, auch medicinische gemacht hatte, 1821 Professor der Anatomie in Alfort und führte in den Unterricht als neues Element die Entdeckungen von BICHAT, die Anatomie der Gewebe ein. 1824 wurde er Redacteur des „Journal de médecine vétérinaire", das seit einem Jahre ein Annex der „Nouvelle bibliothèque médicale" bildete. Bis zu seinem in Folge einer Leichen-Infection am 22. October 1825 erfolgten Tode hatte er bereits eine beträchtliche Reihe von wichtigen veterinärwissenschaftlichen Arbeiten verfasst und weitere projectirt, deren Aufzählung hier unterbleiben muss.

Schrader-Hering, pag. 158 ff. — Dechambre, 4. Série, T. VIII, pag. 716 ff.
G.

Girard, Pierre-Simon G., zu Paris, Ingenieur, geboren zu Caen am 4. November 1765, gestorben am 21. November 1826 als Director der Pariser Wasserwerke, ist wegen seiner Verdienste um die Städte-Hygiene hier kurz anzuführen. Es sei nur seiner Schriften über Wasserversorgung (1804—34), seiner Empfehlung der salzsaueren Räucherungen zur Zerstörung schädlicher Gase (1812), seiner Arbeiten über Senkgruben (1830) und öffentliche Bäder (1832) gedacht.

Dechambre, 4. Serie, T. VIII, pag. 719.   G.

*Girard de Cailleux, Jacques-Henri G., französischer Irrenarzt, ist zu Lyon am 9. März 1814 geboren, wurde 1836 zu Paris mit der These: „Sur une variété de l'amaurose" Doctor, war 1838 Chef de clinique in der medicinischen Schule zu Lyon, wurde 1840 zum Director der Irren-Anstalt in Auxerre ernannt, 1853 mit einer General-Inspection aller Irren-Anstalten Frankreichs betraut, 1860 zum General-Inspecteur des Irrenwesens im Seine-Departement ernannt, durch die Regierung vom 4. September 1870 jedoch dieser Stellung enthoben. Nach seinen Plänen wurden folgende Organisationen geschaffen: Die Muster-Irrenanstalt zu Auxerre (Yonne), das Central-Bureau für die Untersuchung, Aufnahme und Vertheilung der Geisteskranken des Seine-Departements, die Asyle Sainte-Anne, Ville-Evrard und Vaucluse. Seine Schriften sind: „Essai sur quelques points de physiologie et de pathologie de la moëlle épinière considérée dans ses rapports avec l'organisme" (1836) — „Considérations physiologiques et pathologiques sur les affections nerveuses, dites hystériques" (Paris 1841) — „De l'organisation et de l'administration des établissements d'aliénés" (1843) — „Départ, de l'Yonne. Compte administratif, statistique et moral sur le service des aliénés, pour l'exercice 1845, etc" (Ebenda 1846) — „De la construction et de la direction des asiles d'aliénés" (1848) — „Spécimen de budget d'un asile d'aliénés etc." (Ebenda 1855) — „Études pratiques sur les maladies nerveuses et mentales, accompagnées de tableaux statistiques … sur les aliénés, traités dans les asiles de Bicêtre et de la Salpêtrière, etc." (Ebenda 1863), vom Institut gekrönte Schrift — „Fonctionnement médical et administratif du service des aliénés de la Seine, pendant sa période d'installation, etc." (Ebenda 1878). Ausserdem eine Anzahl von Publicationen in den Annales médico-psychologiques und anderen Zeitschriften u. s. w.

Glaeser, pag. 295.   G.

Girardi, Michele G., aus Limone am Garda-See, geboren am 30. November 1731, hervorragender Anatom und Schüler MORGAGNI'S, studirte in Brescia und Padua Medicin, wurde nach Beendigung seiner Studien zum Professor der Anatomie in Padua neben MORGAGNI ernannt. Später nahm er einen Ruf in gleicher Eigenschaft nach Parma an, wo er am 17. Juni 1797 starb. G., der Mitglied mehrerer gelehrter Körperschaften war, gehört zu den tüchtigsten Aerzten seiner Zeit und war speciell als Anatom ausgezeichnet. Die Zahl seiner correct

36*

und elegant geschriebenen Arbeiten ist jedoch gering. Am wichtigsten ist die Herausgabe von SANTORINI'S unvollendet gebliebenem Hauptwerk, den anatomischen Tafeln: „Septemdecin tabulae, quos nunc primum edit etc. iisque alius addit de structura mammarum et de tunica testis vaginali" (Parma 1775). Ferner: „Prolusio de origine nervi intercostalis" (Florenz 1791); ferner eine Jugendarbeit: „De ura ursi" (Padua 1764), sowie mehrere zum Theil unvollendet gebliebene vergleichend - anatomische Arbeiten über das elektrische Organ des Torpedo u. A.

Biogr. méd. IV, pag. 426. — Dict. hist. II, pag. 555. — Schivardi, Annali univ. di med. Vol. LXXV, 1835, pag. 110—128.

Pgl.

Giraud, Claude-Marie G., geboren 1711 in Lons-le-Saulnier, Arzt in Paris, woselbst er 1780 starb, ist hauptsächlich erwähnenswerth als Verfasser einer Anzahl komisch-heroischer und satyrischer Gedichte über verschiedene, die damalige ärztliche Welt beschäftigende Fragen.

Biogr. méd. IV, pag. 429. — Dict. hist. II, pag. 557.

Pgl.

Giraud, Bruno G., bedeutender Arzt und Chirurg, Schüler DESAULT'S, geboren in Dompierre (Mayenne), studirte in Paris Chirurgie aus besonderer Neigung, leitete unter DESAULT den Unterricht in der Anatomie und Augenoperationen und vertrat nach DESAULT'S Tode diesen eine Zeit lang, ging 1806 als erster Chirurg des Königs Louis Napoléon nach Holland und las an der Akademie zu Amsterdam über Chirurgie und Anatomie. Nach der Abdankung des Königs von Holland kehrte er nach Paris zurück, nahm seine Stellung als Arzt am Hôtel-Dieu wieder ein und starb am 15. Januar 1811. Er hinterliess „Mon opinion sur les opérations césarienne et de la symphyse" (Paris 1790) — „Description d'un hermaphrodite" (Paris, an IV) — „Propositions de chirurgie clinique" (an XI).

Duméril, Bullet. de la Fac. de méd. de Paris. 1811, II, pag. 33. — Dict. hist. II, pag. 556.

Pgl.

*Giraud-Teulon, Marc-Antoine-Louis-Félix G.-T., zu Paris, ist am 30. Mai 1816 zu La Rochelle geboren, war Zögling der polytechnischen Schulen von Paris und Metz (1836-39), studirte dann Medicin und wurde 1848 in Paris Doctor derselben mit der These: „Mécanique humaine. Recherches analytiques sur le mécanisme de la respiration". Durch die Februar-Revolution in die Politik geworfen, wurde er im März zum Commissar der Republik im Ardèche-Departement ernannt, wurde im folgenden Monat Präfect des Departement des Hautes-Alpes und verblieb in dieser Stellung bis 1851. Er kehrte darauf zur Medicin zurück und schrieb, indem er sich nach und nach mehr der Augenheilkunde zuwendete, u. A.: „Mém. sur le mécanisme des battements du coeur" (1855) — „Traité de mécanique animale" (1856), von der Acad. des sciences mit einem Preise gekrönt — „Théorie de l'ophthalmoscope" (1857) — „Principes de mécanique animale, ou étude de la locomotion chez l'homme et les animaux vertébrés" (Paris 1858); sodann zusammen mit J.-N. DEMARQUAY: „Recherches sur l'hypnotisme" (1860); ferner: „De l'influence sur la fonction binoculaire des verres de lunettes etc. Mém. présenté à l'Acad. des sc." (1860) — „Physiologie et pathologie fonctionnelle de la vision binoculaire etc." (1861) — „Leçons sur le strabisme ou la diplopie, pathogénie et thérapeutique" (1863) — „La vision et ses anomalies. Cours théorique et pratique sur la physiologie et les affections fonctionnelles de l'appareil de la vue" (1881) u. s. w.

Vapereau, 5. édit., I, pag. 814.

Red.

Giraudeau, Jean G., genannt GIRAUDEAU-DE-SAINT-GERVAIS, war in letzterem Orte (Vienne) am 5. November 1802 geboren, studirte anfänglich die Rechte, dann Medicin, wurde 1825 in Paris mit der These „De la thérapeutique des affections syphilitiques sans l'emploi du mercure" Doctor der letzteren. Er wendete sich der Specialität der Behandlung der Syphilis um so mehr zu, als er

1828 das ausschliessliche Eigenthumsrecht an dem antisyphilitischen Rob Boyveau-Laffecteur erwarb und damit die denkbar colossalste Reclame machte. Ausser einer Schrift über Cholera: *„Choléra-morbus, son origine, sa marche etc."* (Paris 1831) hat er nur Schriften über die Behandlung der Syphilis und der Hautkrankheiten verfasst, darunter: *„Traité des maladies syphilitiques, ou étude de toutes les méthodes . . . . pour guérir les affections vénériennes, suivi de réflexions pratiques sur les dangers du mercure et sur l'insuffisance des anti-phlogistiques, terminé par des considérations . . . . sur la prostitution"* (Paris 1838; deutsche Uebers. nach der 2. Ausgabe, 2 Bde., Leipzig und Paris 1841) — *„Traité des maladies vénériennes, des affections de la peau et des maladies des organes génito-urinaires"* (2. édit. Paris 1841) — *„Étude et traitement des maladies de la peau, précédé d'une notice sur la méthode Boyveau-Laffecteur, du poëme de Barthélemy sur la syphilis, et terminé par un formulaire"* (Ebenda 1848) u. s. w. Dazu eine Anzahl von der Reclame dienenden, für das grosse Publicum bestimmten „Guides", „Conseils", „Manuels". Auch auf anderen Gebieten der Industrie war er ein sehr glücklicher Speculant. Er starb am 2. Juni 1861.

Vapereau, 1. édit., pag. 758; 5. édit, pag. XXVIII. — Sachaile, pag. 331.

G.

Giraudy, Charles-François-Simon G., zu Charenton, Irrenarzt, war zu Vaison (Grafschaft Venaissin) 1770 geboren, wurde 1800 in Paris Doctor mit der Diss. *„Le délire causé par la belladonne, a-t-il un caractère qui lui soit propre?"* und übersetzte FOTHERGILL'S *„Conseils aux femmes de 45 à 50 ans sur les moyens de prévenir ou d'arrêter les suites fâcheuses de leur temps critique"* (Paris 1802). Mit seinem Freunde JOSEPH GASTALDY auf der medicinischen Abtheilung des National-Irrenhauses zu Charenton bei Paris angestellt, schrieb er ein *„Mém. sur la maison nationale de Charenton, exclusivement destinée au traitement des aliénés"* (Ebenda 1804) — *„La morale religieuse ne doit-elle pas être employée dans certains cas comme moyen curatif de l'aliénation mentale?"* (Ebenda 1804) — *„Sur un moyen de contenir les aliénés furieux, employé à l'hospice national de Charenton"* (SÉDILLOT'S Journ. gén. de méd. 1804); ferner: *„Précis de thérapeutique des maladies chroniques etc."* (Paris 1805) — *„Manuel des phthisiques etc."* (1805) — *„Tableau des indications thérapeutiques, etc."* (1807; 1818; 1827 fol.) — *„De l'angine trachéale connue sous le nom de croup"* (1811) — *„Traité de thérapeutique générale ou des règles à suivre dans le traitement des maladies"* (1816) — *„De l'obstinence des aliments, du jeûne du carême et du mariage sous le rapport de la santé"* (1821) — *„De la fièvre"* (1826). Er redigirte von 1806—1803 das „Journal de médecine pratique", war auch von 1820 an ein Mitherausgeber der „Revue médicale" und schrieb in diesen, wie in anderen Zeitschriften eine grosse Zahl von Artikeln. Auch veranstaltete er eine neue, mit Anmerkungen versehene Ausgabe der 1757 zuerst erschienenen Schrift von DOMIN. RAYMOND: *„Traité des maladies qu'il est dangereux de guérir"* (Paris 1808; 1816). Er starb um 1848.

Dechambre, 4. Série, T. VIII, pag. 721. — Callisen, VII, pag. 226; XXVIII, pag. 210.

G.

Girault, Bénigne G., geboren 1725 in Auxonne, studirte in Montpellier und Paris, war Arzt in seiner Vaterstadt, zugleich an den dortigen Hospitälern angestellt und starb daselbst 1795. Er veröffentlichte im Journ. de méd., chir. et pharm. 1786 Beobachtungen über Febris intermittens.

Biogr. méd. IV, pag. 430. — Dict. hist. II, pag. 558. Pgl.

Girault, Jean G., lebte in den ersten Jahren dieses Jahrhunderts in Braunschweig als churhannövrischer und braunschweigischer Hofzahnarzt. Seinen Namen hat er bekannt gemacht durch ein Instrument, welches bei der Operation der Thränenfistel auf bequeme Weise einen Faden durch den Thränennasencanal leiten sollte. Beschrieben ist dasselbe in der Ophthalmologischen Bibliothek, Bd. II, Stück 2, pag. 208. Magnus.

*Girbal, Auguste G., Agrégé libre der medicinischen Facultät zu
Montpellier, wurde 1851 Doctor und schrieb: „*Étude anatomo-pathologique sur
les fièvres graves, dites typhoïdes, observées à l'Hôtel-Dieu St.-Éloi de Montpellier depuis* . . . . *1849 jusqu'au* . . . . *1851*“ (Montpellier 1851) — „*Études
thérapeutiques sur les eaux minérales gazeuses-salines-ferrugineuses d'Andabre
(Aveyron*“) (Ebenda 1858) — „*Coup d'oeil sur la pyrétologie*“ (Paris 1863) —
„*Considérations doctrinales et pratiques sur la fièvre en général, etc.*“ (Ebenda
1878; spanische Uebers. Madrid 1878).

Index-Catalogue. V, pag. 422.　　　　　　　　　　　　　Red.

Girdlestone, Thomas G., zu Yarmouth, war 1758 geboren, diente als
Militärarzt in Indien, wurde 1787 in Leyden Doctor mit der These: „*De hepa-
titide Indiae orientalis*“ (4.) und schrieb über dieselbe Krankheit: „*Essays on
the hepatitis and spasmodic affections in India; founded on observations made
whilst on service with His Majesty's troops in different parts of that country*“
(London 1787; ital. Uebers. Pavia 1793); ferner: „*A case of diabetes; with
an historical sketch of that disease*“ (Yarmouth 1799) — „*Answer to the que-
ries of the Medical Society of London on the late epidemical disorder
commonly termed the influenza*“ (Mem. of the Med. Soc. of London 1805) —
„*Observations on the effects of Dr. Fowler's mineral solution in lepra and
other diseases*“ (London Med. and Phys. Journ. 1807) u. s. w. Er starb 1822.

Callisen, VII, pag. 229; XXVIII, pag. 210.　　　　　　　　　　　　G.

Girelli, Giovanni Francesco G., zu Brescia, war im August 1798
zu Lonato (im Brescianischen) geboren, studirte in Padua, wo er 1821 Doctor
wurde und machte weitere Studien in Bologna, Florenz, Mailand, war dann
(1827 - 29) Assistent am Spedale maggiore zu Brescia, ferner 7 Jahre lang Arzt
der dortigen Vorstadt-Gemeinde Sant' Alessandro und von 1837-40 Primararzt,
Chirurg und Geburtshelfer der Spitäler. Nach Theilung der Stelle blieb er bis
1843 Arzt der Irren und wurde darauf Primararzt in der Infirmerie des Frauen-
Hospitals. Er verfasste: „*Memorie mediche*“ (Brescia 1893) und veröffentlichte
in den Annali universali di med. eine Abhandlung über den epidemischen Katarrh
oder Grippe (1837), über eine Aphthen-Epidemie im Jahre 1842 und einen
„*Prospetto medico scientifico degli spedali dei pazzi e pazze in Brescia per
gli anni 1838-41*“.

Cantù, pag. 244.　　　　　　　　　　　　　　　G.

Girgensohn, Otto Gottlieb Leonhard von G., praktischer Arzt und
fleissiger medicinischer Schriftsteller, wurde am 18./29. Juli 1784 auf dem Pastorat
Erlaa in Livland geboren, besuchte von 1800 ab die Domschule in Riga und
studirte von 1803—1806 in Dorpat Medicin. Als Student erhielt er eine goldene
Preismedaille. Im Jahre 1806 wurde er zum Dr. med. promovirt („*Diss. de
methodo specifica*“ Riga 1806) und liess sich 1807 als praktischer Arzt in
Wolmar (Livland) nieder; von 1809—1848 war er Kreisarzt, von 1848 an Stadtarzt;
er starb am 15./27. Juni 1851. Von seinen zahlreichen Schriften sind zu nennen:
„*Das Rückenmarkssystem, eine anatomische Abhandlung*“ (Riga 1828) —
„*Bildungsgeschichte des Rückenmarkssystems, mit Benutzung der allgemeinen
Bildungsgeschichte*“ (Riga und Leipzig 1837) — „*Anatomie und Physiologie
des Fischnervensystems*“ (Mémoires des savants étrangers, Petersburg, Tom. V.
1846) — „*Bemerkungen über die Deutung einiger Theile des Fötusgehirns*“
(MECKEL'S Archiv für Anatomie und Physiologie, 1827, mit 1 Taf.).

Beiträge zur Heilkunde, Bd. II, Riga 1852. Gedächtnissrede, geb. von Dr. Baerens.—
Recke-Napiersky, II, pag. 61. — Beise, I, pag. 215.　　　　　　　L. Stieda.

Girod, Jean-François-Xavier G., geboren 1735 in einem Dorfe
bei Salins (Jura), studirte und promovirte in Besançon. Nachdem er in einer
kleineren Stadt eine Zeit lang practicirt und den Ruf eines ebenso wissenschaft-

lichen, wie überaus humanen Arztes erlangt hatte, wurde er 1763 zum Chefarzt der Epidemien ernannt und bekleidete dies Amt bis zu seinem 1783 an perniciösem Febris intermittens erfolgten Tode. G. hat einige interessante Untersuchungen über Pockenimpfung, durch deren Einführung in Besançon er sich speciell verdient gemacht hat, sowie Memoiren über die von ihm beobachteten Epidemien hinterlassen.

Vicq d'Azyr, Éloges, II, pag. 295. — Biogr. méd. IV, pag. 430. Pgl.

Girola, Lorenzo G., zu Turin, wurde 1831 Professor der medicinischen Encyclopädie, später der allgemeinen Pathologie am K. Athenaeum; auch war er seit 1838 Mitredacteur des Giorn. delle scienze mediche. Er schrieb: *"Institutiones pathologiae generalis, nosologiae atque therapeuticae medicae, ... ad usum praelectionum academicarum. Pars I. Prolegomena medicinae atque historia, nec non pathologia generalis"* (Turin 1836).

Callisen, XXVIII, pag. 211. G.

Girou de Buzareingues, Vater und Sohn. — Louis-François-Charles G. de B., hervorragender Physiolog, war am 1. Mai 1773 zu Saint-Geniez geboren, gerieth während seiner Studienzeit in Paris in die Stürme der Revolution, war darauf Landwirth in Buzareingues und wurde bei seinen in der Landwirthschaft gemachten Versuchen auf das Studium der Anatomie und Physiologie sowohl des Menschen als der Thiere, sowie der Chemie, Physik, Botanik u. s. w. geführt. Von seinen zahlreichen Arbeiten auf den genannten Gebieten, in Folge deren er Mitglied vieler gelehrter Gesellschaften, auch des Instituts, wurde, heben wir nur die folgenden, auf die biologischen Wissenschaften sich beziehenden hervor: *"Mém. sur les poils"* (Rodez 1821 ; Répert. gén. d'anat. etc. 1828) — *"Mém. sur les attributions des principaux organes cérébraux"* (Annales des sc. natur. 1828) — *"De la génération"* (Paris 1828) — *"Mém. sur la distribution et les rapports des deux sexes en France"* (Ebenda 1828) — *"Observations sur l'origine et les circonvolutions du cerveau et du cervelet"* (MAGENDIE'S Journ. de physiol. 1829) — *"Essai sur l'enchaînement et les rapports des diverses modifications de la sensibilité"* (Ebenda 1831) — *"Distribution naturelle des mariages, des naissances et des sexes"* (Rev. encyclop. 1835) — *"Sur les rapports numériques des sexes dans les naissances"* (Revue méd. 1836, 37) — *"Mém. sur les changements qu'a éprouvés en France et dans quelques départements le rapport moyen des sexes dans les naissances provenant de mariages depuis 1834 jusqu'en 1843"* (Paris 1846). Seine letzte physiologische Schrift (1848), die er zusammen mit seinem Sohne herausgab, führen wir bei diesem an. Er starb 1856.

Dechambre, 4. Série, T. VIII, pag. 728. G.

*François-Louis-Édourd-Adrien G., der Sohn, zu Paris, geboren am 12. Februar 1805 zu Buzareingues (Aveyron), studirte in Montpellier und Paris und wurde 1832 an letztgenanntem Orte Doctor mit der These: *"Sur les maladies cutanées et sur l'emploi du goudron dans le traitement du prurigo"*. Schon früher hatte er *"Considérations sur l'anatomie comparée de l'os hyoïde"* (Annales des sc. natur. 1826) verfasst. Von 1835-38 lehrte er in der École pratique zu Paris allgemeine Anatomie und schrieb: *"Considérations sur la peau et en particulier sur le derme"* (Revue méd. 1834) — *"Quelques réflexions sur les méthodes naturelles appliqués à la pathologie cutanée"* (Ebenda 1838). — Als Mitglied des Conseil général für den Canton Requista wurde er 1852 zum Deputirten in den gesetzgebenden Körper, und 1863 und 1869 von Neuem gewählt. Er schrieb, zusammen mit seinem Vater: *"Essai sur le mécanisme des sensations, des idées et des sentiments"* (Paris 1848); ferner: *"Note sur l'usage des canules en ivoire ramolli dans le traitement des abcès sinueux ou profonds"* (Gaz. des hôpit. 1859) und Aufsätze in der Revue médicale, den Annales des sciences naturelles, der Revue d'agriculture u. s. w.

Sachaile, pag. 333. — Vapereau, I, pag. 816. — Glaeser, pag. 299. G.

Girsztowt, Polycarp G., geboren am 15. Februar 1827 zu Hrynkiszki
bei Rosienie in Lithauen, studirte in St. Petersburg, wo er 1852 promovirt wurde.
In den Jahren 1853—1856 war er während des Orientkrieges als Militärarzt in
der Krim thätig, nachher wurde er Assistent in der chirurgischen Klinik Professor
NEMMERT'S in St. Petersburg. Im Jahre 1857 wurde er · als ausserordentlicher
Professor der Chirurgie nach Warschau berufen, seit 1860 war er ordentlicher
Professor und seit 1871 Director der chirurgischen Klinik daselbst, er starb am
12. November 1877 in Folge einer schweren Wunde, welche ihm die Hand eines
Meuchelmörders einige Tage zuvor beigebracht hatte. Wenn auch G. als Operateur
nicht zu den ersten Grössen gezählt werden kann, so hat er sich doch als treff-
licher Lehrer die grössten Verdienste erworben, und durch seinen Tod hat die
Warschauer Universität einen sehr schweren, kaum zu ersetzenden Verlust erlitten.
G. war der beliebteste Lehrer der Hochschule, trotzdem er oft schroff und barsch
auftrat, aber durch seine Herzensgüte und durch sein eifriges Streben, seine
Wissenschaft den Schülern zugänglich und lieb zu machen, gewann er alle in der
kürzesten Zeit. Auch um die polnische medicinische Literatur hat sich G. unver-
gessliche Verdienste erworben, er schrieb ziemlich viel, ausschliesslich in polnischer
Sprache und veröffentlichte seine Aufsätze in der „Gazeta lekarska" und im
„Pamiętnik Towarzystwa lekarskiego". Im Jahre 1866 stiftete er ein ärztliches
Wochenblatt „Gazeta lekarska" und leitete es bis zu seinem Tode; er verstand
es, dafür die besten Kräfte zu gewinnen. Ein anderes grossartiges Unternehmen
war die Herausgabe seiner „Biblioteka umiejętności lekarskich" (Bibliothek der
ärztlichen Wissenschaften), einer Reihe von guten Handbüchern (theils Original-
arbeiten, theils Uebersetzungen), welche die gesammte Medicin umfassen sollten,
bereits waren 20 Bände erschienen, als ihn der Tod ereilte, und das nützliche
Unternehmen, welchem er viel Arbeit und Geld geopfert hatte, blieb unvollendet.

K. & P.

Girtanner, Christoph, den 7. November (oder December) 1760 in
St. Gallen geboren, hatte in Göttingen Medicin studirt, daselbst 1783 die Doctorwürde erlangt und sich darnach als praktischer Arzt in seiner Vaterstadt niedergelassen. Nach einer grösseren wissenschaftlichen Reise durch die Schweiz, Frankreich und England ging er nach Göttingen, wo er Privatvorlesungen hielt, ohne
jedoch in eine amtliche Beziehung zur Universität zu treten, in Anerkennung
seiner politischen Schriften vom Herzog von Coburg-Gotha zum Geheimen Hofrathe
ernannt wurde und daselbst am 17. Mai 1800 gestorben ist. G. hat sich fast nur
literarisch beschäftigt und dabei eine sehr umfassende, wenn auch wenig fruchtbare Thätigkeit, und zwar nicht bloss in verschiedenen medicinischen und anderen
wissenschaftlichen Gebieten, sondern auch als Politiker entwickelt. Dem grösseren
Publikum machte er sich durch seine zahlreichen Arbeiten über die französische
Revolution bekannt, in welchen er als Legitimist und Gegner der revolutionären
Bewegungen auftrat, in der medicinischen Welt debutirte er mit einem Plagiat,
welches seine Moralität in einem wenig günstigen Lichte erscheinen liess. Während
seines Aufenthaltes in Edinburg war er mit dem BROWN'schen System der Medicin
bekannt geworden, und unmittelbar nach seiner Rückkehr nach Deutschland trug
er diese Lehre (im Journal de physique, 1790, Vol. XXXVI, Tom. I, 422 und
Tom. II, 134), wenn auch einigermassen modificirt, als eigene Erfindung vor und
ohne BROWN's mit einem Worte zu gedenken; dass er damit die Absicht verband,
sich dem deutschen Publikum als Autor des Systems zu präsentiren, geht daraus
hervor, dass er in einer Notiz in den Göttinger Nachrichten erklärte, seine Lehre
hätte in Edinburg Aufsehen erregt und Beifall gefunden. Erst im Jahre 1795
wurde dieses Falsum durch WEIKARD aufgedeckt und durch die Polemik, welche
sich nun zwischen Beiden entwickelte, wurde das deutsche ärztliche Publikum zuerst
genauer mit dem Brownianismus bekannt. Nun trat G. mit seiner „Ausführlichen
Darstellung des Brown'schen Systems der praktischen Heilkunde u. s. w."
(2 Bde., Göttingen 1797, 1798) auf, in welchem er eine dasselbe vernichtende

Kritik giebt, die er mit den Worten schliesst: „Nunmehr, da ich meinen mächtigen Gegner durch die Waffen der Vernunft bekämpft und ihn so zu Boden geworfen habe, dass er nicht wieder aufstehen kann, trete ich mit dem angenehmen Gefühle des Siegers vom Kampfplatze ab und hänge gleich den Gladiatoren des alten Roms meine Waffenrüstung anf." In seiner ersten medicinischen Arbeit: *„Abhandlung über die venerischen Krankheiten"* (3 Bde., Göttingen 1783—89; 2. Aufl. 1793; 3. Aufl. nur der erste Band von CAPPEL mit Noten. Göttingen 1802 herausgegeben) vertritt er, auf fabelhafte Gerüchte gestützt, die Ansicht von dem amerikanischen Ursprunge der Krankheit und erlaubt sich dabei die unwürdigsten Ausfälle gegen HENSLER, wegen deren er sich in der 2. Auflage der Schrift entschuldigt. Später hat er *„Abhandlungen über die Krankheiten der Kinder"* (Göttingen 1794) und zuletzt *„Ausführliche Darstellung des Darwin'schen Systems der praktischen Heilkunde, nebst einer Kritik desselben"* (2 Bde., Göttingen 1799), demnächst auch einige Artikel in der von BLUMENBACH herausgegebenen medicinischen Bibliothek, in HUFELAND'S Journal und einigen anderen medicinischen und chemischen Zeitschriften veröffentlicht. — G. hatte sich eine, wenn auch nicht tiefgehende, doch viel umfassende Bildung angeeignet, auch zeichnete er sich durch ungewöhnlichen Fleiss aus, aber diese Eigenschaften wurden durch Eitelkeit, welche ihn wiederholt dazu verführte, sich fremde Leistungen anzueignen und fremde Verdienste für sich auszubeuten, durch Leichtsinn in der Forschung und in der Aufstellung mangelhaft begründeter Hypothesen und durch sein stürmisches, rücksichtsloses, zumeist ganz unberechtigtes Auftreten gegen seine wissenschaftlichen Gegner verdunkelt. „Noch nie," äussert sich ein Kritiker ironisirend über ihn, „hat ein Mensch, auch in der längsten Lebensperiode, so viel Neues gesagt, so viel erfunden und entdeckt als Herr Girtanner in wenigen Jahren." — Denselben Charakter, wie seine medicinischen, tragen auch seine chemischen Arbeiten, die ebenfalls reich an willkürlichen Behauptungen und Hypothesen sind. Das Verdienst kann ihm allerdings nicht abgesprochen werden, dass er nächst HERMBSTSTÄDT der Erste gewesen ist, der durch seine *„Anfangsgründe der antiphlogistischen Theorie"* (Göttingen 1792; 2. Aufl. Ebenda 1795) die deutschen Gelehrten mit dem Systeme LAVOISIER'S bekannt gemacht hat.

Allgemeine Deutsche Biographie, IX, pag. 190.   A. Hirsch.

Giseke, Paul Dietrich G., geboren 1745 in Hamburg, studirte und promovirte in Göttingen und war Arzt seiner Vaterstadt bis zu seinem Lebensende, am 26. April 1796. Seine zahlreich hinterlassenen Schriften betreffen fast nur Gegenstände aus dem Gebiete der Botanik, welche sein Lieblingsstudium war. Ausserdem gab er anonym heraus: *„Abhandlungen und Beobachtungen aus der Arzneygelahrtheit, von einer Gesellschaft von Aerzten in Hamburg"* (Hamburg 1776).

Biogr. méd. IV, pag. 434.   Pgl.

Gissler, Nils G., Lehrer der Naturgeschichte und Logik in Hernösand (Schweden), geboren den 22. Februar 1715, studirte in Upsala Chemie, Pharmacie und Medicin, wurde 1744 Doctor der Medicin und 1743 zum Lehrer am obengenaunten Gymnasium ernannt. Er starb den 19. November 1771. Bei dem damaligen Mangel an Aerzten in den nördlichen Theilen Schwedens, war er ein sehr beschäftigter und gesuchter Arzt. Er hat über die landwirthschaftlichen und naturgeschichtlichen Verhältnisse des nördlichen Schwedens zahlreiche werthvolle Mittheilungen in den Verhandlungen der schwedischen Akademie der Wissenschaften gemacht und hat genaue meteorologische Beobachtungen mehrere Jahre lang angestellt. Er hegte die Hoffnung, das Vorkommen und Auftreten gewisser Krankheiten in Verbindung mit meteorologischen Erscheinungen finden zu können. Zu Hernösand ($62^{1}/_{2}$ Grad n. Br.) hatte er einen botanischen Garten angelegt.   O. Hjelt.

Gistrén, Jonas Henric G., zu Stockholm, war am 7. Juni 1767 zu
Carlshamn als Sohn des dortigen Stadtphysicus Lars G. geboren, studirte von
1784 an in Lund, befand sich seit 1787 in verschiedenen ärztlichen Stellungen
in Stockholm, war namentlich von 1793—1805 ordentlicher Adjunct der Entbindungskunst, seit 1798 mit dem Titel Professor, nachdem er 1794 in Lund
Doctor geworden war. Von seinen Arbeiten führen wir folgende an: *„Berättelse
om en större hölsesvulst, som hängde ur moderslidan et quarter utom kroppen,
lyckligen afknuten"* (Kgl. Vetenskabs Akad. Nya Handl. 1792) — *„Berättelse
om den febris puerperalis, som år 1793 och 94 var gängse på Publika
Barnsängshuset i Stockholm"* (Läk. och Naturf., T. XI) — *„Polypi uteri"*
(Sv. Sällsk. Handl. 1813) — *„Anmärkningar i anledning af en händelse af
hernia cerebri hos ett nyfödt barn"* (Ebenda 1814) — *„Liköppning på ett
fullgånget Flickebarn, 14 dagar gammalt"* (Sv. Läk. Sällsk. Årsberätt. 1817) —
„Sjukdomshändelse, med pathologisk anatomi" (Ebenda) u. s. w. Ausserdem
zahlreiche Recensionen und Auszüge. Er hatte bis 10 Jahre vor seinem Tode
eine sehr ausgedehnte Praxis in Stockholm und starb am 21. Mai 1847.

Sacklén, I, pag. 298; IV, pag. 40; Wistrand, pag. 136. — Callisen, VII,
pag. 234; XXVIII, pag. 212.

Gitler, Balthasar G., zu Leipzig, aus Löwenberg in Schlesien gebürtig,
wurde 1569 in Leipzig Doctor, war daselbst Professor der Medicin und Decan
der medicinischen Facultät, 1566, 72, 88 auch Rector und starb, über 80 Jahre
alt, 1617. Er verfasste: *„Aphorismus Hippocratis 25. Sect. II resolutus in
theses"*. (Leipzig 1578, 4.) — *„De apoplexia"* (1584, 4.) — *„De definitione et
divisione morbi"* (1599, 4.) — *„Explicatio eorum quae in prooemio artis cura-
tivae ad Glauconem de quatuor in medendo scopis traduntur"* (1608, 4.) u. s. w.

Henschel, Iatrologia Silesiae, pag. 26.]   G.

Gittermann, Johann Wilhelm G., zu Emden, war geboren am 3. December 1792 in Resterhafe (Ostfriesland), studirte in Groningen und Berlin, wurde 1815
daselbst Doctor und darauf Arzt in Emden, erfreute sich eines ausgezeichneten,
weitverbreiteten Rufes als Praktiker, schrieb eine grosse Reihe von Arbeiten, die theils
einzeln, theils in medicinischen Journalen (v. SIEBOLD'S Journal 1816; HUFELAND'S
Journal 1816, 18, 20, 21, 26, 27; HARKLESS' Neue Jahrbb. 1821—23, 26 u. s. w.)
erschienen, zum Theil in holländischer Sprache. Von denselben führen wir nur an:
„Anleitung zur Erkenntniss des Croup u. s. w." (Emden 1819) — *„Verhandeling over de gewyzigde Kinderpokken; uitgeven door de Hollandsche Maatschappy de Wetenschappen"* (Harlem 1824), eine gekrönte Preisschrift; ferner
die Uebersetzungen aus dem Holländischen von E. J. THOMASSEN a. THUESSINK
„Ueber das gelbe Fieber" (Bremen und Emden 1823) und *„Beschreibung der
epidemischen Krankheiten zu Groningen im Jahre 1826"* (Bremen 1827). Er
starb am 12. März 1831.

Neuer Nekrolog der Deutschen, Jahrg. 9. 1831, Thl. 1, pag. 226. — Callisen,
VI, pag. 236; XXVIII, pag. 213.   Küssner.

Giuli, Giuseppe G., zu Siena, war Professor der Naturgeschichte an
der dortigen Universität, Arzt und Director der Bäder zu Montecatini, Mitglied
des Medicinal-Collegiums und der Akademie der Wissenschaften. Er schrieb eine:
*„Storia naturale di tutte le acque minerali di Toscana ed uso medico delle
medesime"* (6 voll., Florenz und Siena 1833—35).

Callisen, XXVIII, pag. 213.   G.

Giulio, Carlo Stefano Giovanni Niccolao G., zu Turin, war in
San Giorgio am 6. December 1757 geboren, wurde 1784 in Turin Doctor, 1789
Prof. e. o., 1791 Prof. ord. der Anatomie, 1794 Mitglied der dortigen Akademie
der Wissenschaften. Er beschäftigte sich mit gleichem Erfolge mit Physik, Medicin
und Literatur. Besonders zu erwähnen sind seine zusammen mit FRANC. ROSSI

mit Hilfe des Galvanismus unternommenen Experimente, um VOLTA'S Ansicht, dass die dem Willen entzogenen Organe, wie das Herz, die Gefässe, der Magen, die Därme, die Blase u. s. w. insensibel seien, zu widerlegen. Er und ROSSI waren auch die Ersten, welche die Elektricität und den Galvanismus zu therapeutischen Zwecken verwendeten. Von seinen Arbeiten führen wir an: *„Estratto di alcune esperienze le quali dimostrano essere i movimenti del cuore di sangue caldo e di sangue freddo, eccitabili, etc."* (Comentarj bibliograf. 1792); mit ROSSI: *„De excitabilitate contractionum in partibus muscularibus involuntariis ope animalis electricitatis"* (Mém. de l'Acad. roy. des sc. de Turin, 1801); mit ROSSI: *„Extrait des expériences sur les effets de quelques remèdes dissous par la salive ou le suc gastrique administrés extérieurement"* (Turin 1798); mit VASALLI-EANDI und ROSSI: *„Rapport . . . sur les expériences galvaniques faites . . . sur la tête et le tronc de trois hommes peu de temps après leur décapitation"* (1802) — *„Histoire d'un tétanos avec symptomes d'hydrophobie produit par le poison des cantharides, etc."* (Mém. de l'Acad. des sc. de Turin 1804); mit ROSSI: *„Description d'un monstre, avec des recherches physiologiques sur les monstres concernant particulièrement la question: s'il faut rapporter tous les monstres à des causes accidentelles"* (Ebenda) — *„Précis de quelques expériences sur les effets meurtriers du phosphore"* (Biblioth. ital. 1803); mit ROSSI: *„Précis de quelques expériences faites . . . dans le but de découvrir si le fluide galvanique se charge et entraîne avec lui des miasmes putrides"* (Ebenda). Als die französischen republikanischen Heere sich seines Landes bemächtigten, schloss er sich mit Enthusiasmus der freiheitlichen Bewegung an, musste aber dann vor Suwarow's Heer nach Nizza flüchten, wo er sich bei der Behandlung der jene Gegend heimsuchenden Epidemien auszeichnete. Er schrieb darüber: *„Hist. de la fièvre contagieuse qui désola la commune et les environs de Nice depuis l'an VII jusqu'à l'an VIII"* (Bibl. ital.). Bei seiner Rückkehr nach Piemont wurde er Mitglied der Regierungs-Commission und bei Gründung einer medicinischen Specialschule in Turin zum Professor der Physiologie ernannt. Napoleon machte ihn 1804 zum Präfecten des Sesia-Departements und 1809 zum Baron des Kaiserreiches. Er starb zu Mailand 1815.

Biografia med. Piemontese. II, pag. 572.   G.

Givre, Pierre le G., geboren 1618 in Château-Thierry, studirte Medicin in Paris und prakticirte zuletzt in Provins bis zu seinem Tode (1684). Er schrieb über die eisenhaltigen Quellen von Provins (1654, 1659).

Biogr. méd. IV, pag. 435.   Pgl.

*****Gjoer**, Herman Frederik Amberg G., zu Christiania, ist in Stavanger am 2. November 1828 geboren, studirte von 1846 an in Christiania, hatte später daselbst verschiedene Hospitalsanstellungen und ist seit 1861 Oberarzt am dortigen städtischen Krankenhause. Von seinen Arbeiten sind anzuführen im Norsk Magazin for Laegevid. (2. R., Bd. XI, XIII, XV, XVII, XX; 3. R., II), ausser Auszügen und Recensionen: *„Om Callusdannelsen"* (eine gekrönte Preisschrift) — *„Syphilisation"* — *„Bidrag til Kundskab om de Sygdomme i Nervesystemet, der kunne opstaa som Foelge af Syphilis"* — *„Beretning om en med Stipendium foretagen videnskabelig Reise"* — *„Aarsberetninger for Rigshospitalets medicinske Afdeling for 1859-61"* — *„Meddelelser fra Christiania Sygehus om den chroniske Lungetuberculose"* — *„Beretning fra Hovedafdelingen af Christiania Kommunesygehus for de sidste 5 Aar"*. Im Nord med. Arkiv finden sich Auszüge mehrerer von ihm in der Norwegischen medicinischen Gesellschaft gehaltenen Vorträge.

Kiaer, pag. 139, 488.   G.

*****Gjorgjevitj**, Vladan G., Ober-Bürgermeister der königl. serbischen Haupt- und Residenzstadt Belgrad, Sanitätsobrist in der Reserve, geboren am

21. November 1844 in Belgrad, studirte daselbst und in Wien, wo er Assistenzarzt
an der Klinik des Professor BILLROTH durch 2 Jahre war, wurde 1869 Doctor
und wirkt seit Juli 1871 in Belgrad, zuerst als Operateur und Militärarzt, im
ersten serbisch-türkischen Kriege (1876) als Chefarzt der Timok-Morava-Armee,
im zweiten Kriege (1877—1878) als Chefarzt der ganzen Armee, dann als Sectionschef im Ministerium des Innern für das Sanitätswesen (1879—1884). Ausser
200 Bogen verschiedener belletristischer und publicistischer Arbeiten schrieb er:
„Lymphorrhoe und Lymphangiome" (v. LANGENBECK'S Archiv, Bd. XI) — „Geschichte des serbischen Militär-Sanitätswesens" (2 Bde., 8., serbisch) — „Die
Entwicklung der öffentlichen Gesundheitpflege in Serbien seit dem 12. Jahrhundert" (Berlin 1883, deutsch) — „Militärhygiene" (serbisch) — „Die Volksmedicin der Serben" (serbisch) — „Militärärztliche Briefe" (serbisch) — „Handbuch für militärische Krankenwärter und Blessirtenträger" — „Die ersten Jahre
der Privatpraxis" — „Eine serbische Uebersetzung von Billroth's chirurgischer
Pathologie und Therapie" — „Eine serbische Uebersetzung von Landsberger's
kriegschirurgischer Technik" — „Das rothe Kreuz auf dem weissen Felde" —
(in Folge dieser Arbeit ist das serbische Rothe Kreuz gegründet) — „Instruction
für den Felddienst des serbischen Militär-Sanitätswesens" — „Eine serbische
Bearbeitung von Whewel's Geschichte der inductiven Wissenschaften" etc.
Er war 8 Jahre lang Leibarzt des Königs Milan von Serbien und war Redacteur
des „Serbischen Archivs für die gesammte Heilkunde" der königl. serbischen
Gesellschaft der Aerzte, welche auf seine Initiative gegründet wurde.   Red.

Glacan, Neil O' G., bekannt unter dem Namen NELLANUS GLACANUS
geboren in der Grafschaft Donegall in Irland, war der erste Professor an der
Universität zu Toulouse zur Zeit der heftigen Pestepidemie, die dort im Anfang
des 17. Jahrhunderts herrschte und während welcher G. sich als muthiger und
geschickter Arzt bewährte. Später war er Professor in Bologna, wo er um die
Mitte des 17. Jahrhunderts starb. In seinem „Tractatus de peste etc." (Toulouse
1629) berichtet er aus eigener Beobachtung unter Anderem über die Epidemie in
Spanien (Valencia und Salamanca). Auch schrieb er noch: „Cursus medicus, libris
tredecim propositus" (Bologna 1655, 4.).

Biogr. méd. IV, pag. 435. — Dict. hist. II, pag. 56⁰.   Pgl.

Gladbach, ärztliche Familie von sechs Mitgliedern: 1) Johann Bernhard G., geboren zu Trarbach, Arzt in Frankfurt a. M. 1697, gestorben 1728.
2) Dessen Bruder Johann Adolf G., ebenfalls aus Trarbach, Arzt in Frankfurt a. M. 1720, gestorben 1793. 3) Cornelius G., Sohn des Johann Bernhard, geboren 1706 in Frankfurt, Arzt daselbst 1731, Physicus primarius 1755,
gestorben 1781. 4) Johann Adolf der Jüngere, Bruder des Vorigen, geboren
1716 in Frankfurt, Arzt daselbst 1738, Landphysicus 1745, gestorben 1796.
5) Georg Jacob, Sohn des Cornelius, geboren 1735, Arzt in Frankfurt
1759, gestorben 1796 und 6) Georg Christoph Wilhelm G., Sohn des
Georg Jacob G., geboren 1766, Arzt in Frankfurt 1791, gestorben 1802.
     Von diesen sind als Schriftsteller aufgetreten: 1. Johann Bernhard G.,
Sohn eines Kreuznacher Arztes und 1692 zu Leyden promovirt; er verfasste eine
Schrift über das Bad Soden, welche 1701 zu Frankfurt erschien und 1725 neu aufgelegt wurde: „Neue Untersuchung des . . . . Soder warmen Gesundbrunnens, wie
derselbe in vielen Kranckheyten heylsam befunden worden etc." — 2. Johann
Adolf der Aeltere, promovirt 1704, schrieb 1735: „De mumiis in praxi medica
non facile adhibendis" (Helmstädt). — 3. Georg Jacob G., promovirt zu Jena
1759, gräflich Schönburg'scher Hofrath und Leibarzt, Verfasser von „Disquisitio de
medicamentorum absorbentium in febribus continuis acutis praestantia" (1759)
und „Tractatus de morbis a vestitu contra frigus insufficiente" (1761); er war
ausserdem entomologischer Schriftsteller (1777, 1778) und Händler.

     Stricker, Geschichte der Heilkunde in Frankfurt, 271, 272.   W. Stricker.

Glaedenstedt, Helmold G. (GLEDENSTAEDT, GLODENSTEDE, HELMOLDUS DE ZOLDWEDEL, HELMOLDUS DE GLEDENSTEDE DE SALTWEDEL), zu Leipzig, war aus Salzwedel gebürtig, war zuerst Lehrer der Philosophie in Prag, wo er 1386 Magister derselben, 1394 Decan der philosophischen Facultät, 1399 Rector der Universität wurde. Er gehörte einer in Angelegenheiten der Universität 1408 nach Rom geschickten Gesandtschaft an und machte 1409 den Auszug der 2000 deutschen Studenten aus Prag mit, der zur Gründung der Universität Leipzig führte, deren zweiter Rector (1410) und Vice-Kanzler er wurde. Um diese Zeit wurde er auch Dr. med., war 1416 zum zweiten Male Rector und unter seinem Decanate (1431) fanden die ersten 30 medicinischen Doctor-Promotionen statt. Er commentirte den AVICENNA, schrieb Regimen sanitatis, Practica medicinalis u. A., wovon aber, wie es scheint, nichts im Druck erschienen ist. Er starb 1441.

Andreae, I, pag. 77. G.

Glandorp, Matthias Ludwig G., geboren 1595 in Cöln, studirte in Padua unter FABRICIUS AB ACQUAPENDENTE und SPIGEL. Nach seiner Promotion 1618 liess er sich in Bremen nieder, wo er als Physicus und Stadtarzt, wie als Arzt des Erzbischofs 1640 starb. G. war ein ganz tüchtiger Chirurg und hat in seinem Hauptwerke: „*Speculum chirurgicum etc*" (Bremen 1619) eine höchst interessante chirurgische Casuistik veröffentlicht, die auch heute noch lesenswerth ist. Ferner veröffentlichte er eine gutes Werk: „*Tractatus de polypo narium*" (Bremen 1628, 4.) und „*Methodus medendae paronychiae*" (Bremen 1623) u. A. Eine Ausgabe seiner „*Opera omnia*" ist zu London 1729 (4.) erschienen.

Biogr. méd. IV, pag. 436. — Dict. hist. II, pag. 562. — Bremische Aerzte. pag. 80.
Pgl.

Paul G., Sohn des Vorigen, geboren in Bremen am 17. December 1626, ging 1647 nach Leyden, promovirte daselbst 1652, wurde 1655 ordentlicher Professor der Medicin in Rinteln, vertauschte aber diese Stellung 1665 mit der lucrativeren eines Stadtarztes in Bremen, wo er am 5. November 1696 starb. Medicinische Schriften, ausser seiner Dissertation, sind von ihm nicht bekannt.

Biogr. méd. IV, pag. 437. Pgl.

Glas, Olof G., zu Upsala, war am 14. November 1813 zu Umeå geboren, studirte von 1831 an in Upsala, schrieb: „*Om periodisk Nevralgi i hjertat*" (Upsala 1837), wurde 1838 Doctor und 1839 Adjunct der theoretischen und praktischen Medicin in Upsala, 1848 Prof. e. o. Von 1850 an versah er den erledigten Lehrstuhl der Chirurgie und Geburtshilfe und wurde 1856 zum Professor der theoretischen und praktischen Medicin, 1867 zum Oberarzt des neuen Krankenhauses ernannt, nachdem er von 1854 bis dahin Präfect des alten akademischen Krankenhauses gewesen war. Von seinen Arbeiten sind anzuführen: „*De tuberculosi pulmonum*" (Stockholm 1839), ferner eine Schrift über Reform des medicinischen Unterrichts (1863), Aufsätze in der Upsala Läkare-fören. förhandl. 1865-71. Er starb am 5. März 1880. *

Wistrand, pag. 137; Neue Folge, I, pag. 265. G.

Glaser, Johann Heinrich G., geboren in Basel am 6. October 1629, studirte in Genf, Heidelberg und Paris, wurde in seiner Vaterstadt nach der Promotion 1661 Arzt und von 1667 ab Professor der Anatomie und Botanik. Er starb am 5. Februar 1675. G. hat mehrere Dissertationen, unter Anderem auch einen Fall von Ohrenblutung als vicariirende Menstruation veröffentlicht.

Athenae Rauricae. pag. 235. — Biogr. méd. IV, pag. 440. Pgl.

Glaser, Johann Friedrich G., geboren am 3. September 1707 in Wasungen (in der Grafschaft Henneberg in Franken), studirte von 1725 ab Medicin in Erfurt, Altdorf, Wittenberg und promovirte 1736 in Harderwyk in Holland. Nach kurzer Praxis in seiner Vaterstadt liess er sich in Suhl nieder wo er 1781 vom Herzog von Sachsen-Gotha zum Bergrath ernannt wurde und am 7. December 1783 starb. Von den zahlreichen, von G. hinterlassenen Schriften sind die meisten populär geschrieben und beschäftigen sich mit Gegenständen der Sanitätspolizei, unter Anderem auch Abhandlungen über den besten Schutz gegen grosse Feuersbrünste, über Feuerlöschanstalten, ferner über Maul- und Klauenseuche beim Rinde etc.; die eigentlich medicinischen Artikel G.'s sind zerstreut in verschiedenen Zeitschriften veröffentlicht, in den Acten der Akademie von Mainz, in den Ephemeriden der Akademie der Naturforscher, im Hamburger Magazin u. s. w.

Weiz, pag. 76. — Biogr. méd. IV, pag. 438.   Pgl.

Glass, Thomas G., Arzt in Exeter, lebte um die Mitte des vorigen Jahrhunderts, hat mehrere gelehrte Schriften, wie: „*Commentarii duodecim de febribus ad Hippocratis disciplinam accommodati*" (Amsterdam 1743; editio nova curante E. G. BALDINGER, Jena 1771) — „*An account of the ancient baths, and their use in physic*" (London 1752), sowie eine Reihe von guten Beobachtungen veröffentlicht in „*A letter to Dr. B a k e r on the means of procuring a distinct and favourable kind of small-pox; and on the use of cold air and cold water in putrid fevers*" (London 1767) — „*Second letter etc.*" (Ebenda 1768) — „*Account of the influenza, as it appeared at Exeter in 1775*" (Med. Observ. and Inquir. Vol. VI).

Dict. hist. II, pag. 564.   Pgl.

Glatter, Eduard G., in Wien, Vorstand des statistischen Communal-Bureaus und Docent an der Universität, fungirte früher längere Zeit als Kreisphysicus in Galizien und wurde von da als Landes-Medicinalrath nach Ungarn berufen. Anfangs der Sechsziger-Jahre siedelte er nach Wien über und übernahm die Leitung des neu creirten statistischen Bureaus der Residenzstadt, habilitirte sich später auch als Privatdocent und wandte sich der Praxis auf dem Felde der Heilgymnastik zu, die er mit vieler Energie betrieb. Er war ein äusserst begabter, vielseitig gebildeter und wissenschaftlich eifriger Mann, auf dem Gebiete der medicinischen Statistik (ja der Statistik überhaupt) aber eine anerkannte Capacität und unermüdlich thätig. Er starb am 30. Mai 1876 nach längerem schmerzhaften Leiden im 63. Lebensjahre.

Prager medic. Wochenschr. 1867, pag. 465.   G.

Glauber, Johann Rudolf G., deutscher Arzt und Chemiker, geboren 1603 zu Karlsstadt in Franken, lebte in Salzburg, Wien, Frankfurt a. M., Cöln und etwa seit 1648 in Holland, wo er 1668 in Amsterdam starb. G. gehört zu denjenigen Alchemisten, welche sich allmälig von dem Bunde mit der Goldmacherkunst emancipirten und anfingen, sich um eine bessere Einsicht in die Bedingungen der bei den chemischen Processen beobachteten Vorgänge zu bekümmern. Man verdankt G. die Abkürzung mehrerer chemischer Arbeiten und die Entdeckung des schwefelsauren Natrons, das unter dem Namen Sal mirabile Glauberi s. polychrestum bekannt ist. Uebrigens hat sich G. durch eine bessere Einrichtung der Oefen verdient gemacht. Eine Gesammtausgabe seiner Werke erschien als „*Opera omnia*" (Amsterdam 1661, 7 voll.; 1651-56, 4 voll.; engl. Uebers. von PACKE, London 1689, fol.), ein Auszug daraus als „*Glauberus concentratus oder Kern der Glauberischen Schriften u. s. w.*" (Leipzig und Breslau 1715, 4.). Die Zeitgenossen haben G. wegen der grossen Zahl der von ihm veröffentlichten Abhandlungen mit einem gewissen Recht einen zweiten PARACELSUS genannt.

Biogr. méd. IV, pag. 440—446.   Pgl.

Glaukias aus Tarent, bekannt als einer der bedeutendsten Vertreter der von PHILINUS begründeten empirischen Schule, lebte in der Mitte des 3. Jahrhunderts v. Chr.; Weiteres über seine Lebensverhältnisse ist nicht bekannt. Seine von GALENOS mehrfach citirten Commentare zu den Schriften des HIPPOKRATES, besonders zu dem sechsten Buche der Seuchengeschichten, sind verloren gegangen.

Vielleicht ist er der Verfasser eines unter dem Namen GLAUKIAS erschienenen Werkes über die medicinischen Kräfte der Arzneimittel, das von PLINIUS vielfach benutzt worden ist.

A. Hirsch.

Glawnig, Ernst Gottlieb G., zu Brieg in Schlesien, war 1749 geboren, seit 1777 Arzt am dortigen Zucht- und Arbeitshause, errichtete 1784 eine Irrenanstalt und schrieb hierüber, sowie Verwandtes: *„Nachricht von dem neu erbauten Irrenhause zu Brieg"* (PYL, Magaz. für gerichtl. Arzneik. 1785) — *„Mord aus eingewurzeltem Wahnsinne"* (Ebenda 1786) — *„Ueber den Gemüths- zustand eines Soldaten, der aus religiöser Schwärmerei wahnsinnig und endlich Kindermörder ward"* (PYL, Aufsätze und Beobb. der gerichtl. Arzneiwissensch. 1793) — *„Der Arzt ist nicht fähig, alle Krankheiten zu heilen; durch einige Beispiele erwiesen"* (Brieg 1789, 4.) u. s. w. Er hielt unentgeltliche Vor- träge über Chirurgie, Physiologie und Diätetik, stiftete auch 1789 ein Institut für erkrankte Handwerksgesellen und 1793 eine Mädchenschule. Seit 1787 war er Hofrath, seit 1791 Magistratsrath, auch Kreis- und Stadtphysicus. Er starb am 19. August 1808.

Callisen, VII, pag. 244; XXVIII, pag. 215.

G.

*Glebow, Iwan G., geboren am 24. Juni 1806 im Dorf Glebow (Gouver- nement Rjäsan) als Sohn eines Geistlichen, wurde in einem geistlichen Seminar erzogen. Auf eine Forderung des Ministers der inneren Angelegenheiten, eine Anzahl Seminaristen in die Moskauer medico-chirurgische Akademie zu senden, musste G. sich 1826 dem Studium der Medicin widmen. Während des Studiums von 1826 bis 1830 zeichnete er sich durch Eifer, Fleiss und gute Anlagen aus, wurde als Arzt erster Abtheilung aus der Akademie entlassen und ging als Kreisarzt nach Simbirsk. 1832 wurde er Adjunct-Professor für Anatomie und Physiologie, 1833 für allgemeine Therapie und Klinik an der medico-chirur- gischen Akademie. 1834 erwarb er sich nach Vertheidigung seiner Diss. *„De pathematibus"* den Grad eines Dr. med. und erhielt 1836 die Stelle eines Adjuncten für Zootomie und Zoophysiologie. 1837 begab er sich auf eine Zeit lang in's Ausland, studirte in Halle, Berlin und an anderen Orten und kehrte erst 1840 nach Moskau zurück. 1841 zum ordentlichen Professor der Physiologie und allgemeinen Pathologie ernannt, wurde er nach Aufhebung der medico- chirurgischen Akademie zum Professor der Physiologie und vergleichenden Anatomie (in der physico-mathematischen Facultät) an der Universität ernannt und legte als solcher den Grund zum vergleichend-anatomischen Museum der Universität; schliesslich, 1849, wurde er zum Professor der Physiologie an der medicinischen Facultät erwählt, und musste so verschiedene Fächer in rasch wechselnder Folge dociren, dass ihm zu speciellen Facharbeiten wenig freie Zeit blieb. Er hat die Physiologie MAGENDIE's in's Russische übersetzt und später BUDGE's Physiologie des gesunden Menschen gleichfalls übertragen. Ferner hat er verfasst: *„Recherches microscopiques sur les parties molles de mammouth (Eleph. prim. Bl.)"* (Moscou 1846, av. 4 pl.) u. A. m.

Biogr. Lexikon der Professoren der Moskauer Univ. I, 209—225.

L. Stieda.

Gleditsch, Johann Gottlieb G., Arzt und bedeutender Botaniker, geboren am 5. Februar 1714 in Leipzig, studirte daselbst unter ETTMÜLLER und WALTHER Medicin und dabei fleissig Botanik unter HEBENSTREIT, den er von 1731 ab in der Direction des botanischen Gartens vertrat. Nach Beendigung seiner medicinischen Studien in Berlin promovirte er in Frankfurt a. O. und practicirte in Lebus und später in Berlin. Mit der Ueberwachung des botanischen Gartens betraut, hielt er auf besonderen Wunsch Friedrichs d. Gr. die ersten öffent- lichen Vorlesungen über Forstwissenschaft. Er war Mitglied der Akademie der Wissenschaften zu Berlin, in deren Verhandlungen ein grosser Theil seiner sich auf dem Gebiete der Botanik und Forstwissenschaften bewegenden Schriften und

Aufsätze zuerst veröffentlicht ist. Mit LINNÉ war er eng befreundet. Er starb am
5. October 1786. Von medicinischen Schriften sind zu nennen: *„Anweisung zum
Receptschreiben"* (Berlin 1757; 1761) — *„Anleitung zu einer vernunftmässigen
Erkenntniss der rohen Arzneymittel"* (Ebenda 1767) — *„Einleitung in die
Wissenschaft der rohen und einfachen Arzneymittel u. s. w."* (Ebenda 1778 bis
1781) — *„Botanica medica oder Lehre von den vorzüglich wirksamen einheimischen Arzneygewächsen"* (Ebenda 1788-1789, 2 Bde.). Ausserdem zahlreiche ökonomische und botanische Abhandlungen und Schriften. Eine Biographie
von G. schrieben WILLDENOW und USTERI (Zürich 1790).

Boerner, III, pag. 586, 649. — Baldinger, pag. 54. — Biogr. méd. IV,
pag. 446—450.
                                                                            Pgl.

Gleichen-Russwurm, Friedrich Wilhelm von G.-R., geboren in
Bayreuth am 14. Januar 1717, erhielt eine specifisch militärische Erziehung und
machte 1741 als markgräflich-bayreuthischer Major den ersten schlesischen Krieg
unter Friedrich d. Gr. mit. Nachdem er 1748 von seiner Grossmutter mütterlicherseits unter der Bedingung, ihren Familiennamen Russwurm zu adoptiren,
ein bedeutendes Vermögen geerbt, nahm er 1756 seine Entlassung und beschäftigte
sich bis zu seinem Tode am 16. Juni 1783 ausschliesslich mit den Naturwissenschaften, und zwar speciell mit mikroskopischen Untersuchungen. Er veröffentlichte:
*„Das Neueste aus dem Reiche der Pflanzen oder mikroskopische Vorstellungen
und Beobachtungen der geheimen Zeugungstheile der Pflanzen in ihren
Blüthen etc."* (2 Bde., Nürnberg 1762, 63 fol.; 1790; französ. Uebers. Ebenda
1770) — *„Geschichte der gemeinen Stubenfliege"* (Ebenda 1764; 1790, 4.;
französ. Uebers. 1766; 1790) — *„Versuch einer Geschichte der Blattläuse u. s. w."*
(Ebenda 1770; 1787, 4.) — *„Abhandlung über die Saamen- und Infusionsthierchen u. s. w."* (Ebenda 1778, 4.) — *„Abhandlung vom Sonnenmikro-
skop u. s. w."* (Ebenda 1781, 4.); ferner eine grosse Zahl von Aufsätzen in den
„Fränkischen Sammlungen", „Neuesten Mannigfaltigkeiten", „Beschäftigungen
naturforschender Freunde". Endlich hat er in einem Aufsatz im Archiv der
Natur und Physik (Dessau 1782) *„Von Entstehung, Bildung, Umbildung und
Bestimmung des Erdkörpers"* eine neue kosmologische Hypothese aufgestellt.

Biogr. méd. IV, pag. 450   Pgl.

Gleitsmann, Joseph G., zu Bamberg, war am 15. Juli 1810 zu Burg-
grub (Bezirksamt Ebermannstadt) in Bayern geboren, studirte in Würzburg von
1830-33, wurde daselbst mit der Inaug.-Abhandl.: *„Einige Untersuchungen
über den sogenannten Abdominaltyphus"* (Würzburg 1834) Doctor, prakticirte
darauf in Bamberg, machte 1836 mit einem Staats-Stipendium eine wissenschaftliche Reise nach Oesterreich und Sachsen, wurde in demselben Jahre zum Prosector
an der neu errichteten Baderschule in Bamberg, und nach Aufhebung derselben
1843 zum Gerichtsarzt in Monheim ernannt. 1857 wurde er zum dirigirenden
Arzt des Allgemeinen Krankenhauses in Bamberg berufen und verblieb in dieser
Stellung bis zu seiner im Jahre 1881 wegen Krankheit und Alter gewünschten
Quiescirung. Er verfasste mehrere gerichtlich-medicinische Aufsätze in Zeitschriften
und war langjähriger Referent in CANSTATT'S und EISENMANN'S Jahresberichten,
und zwar über Orthopädie. Er starb am 20. Juni 1882.

Jaeck, Zweites Pantheon. Bamberg. pag. 45, 151.   G.

Gleize, lebte im 18. Jahrhundert, war Magister der Chirurgie, Augenarzt am
Collége royal de chirurgie in Orléans, sowie beim Herzog von Orléans und Grafen
von Artois. Er gab heraus: *„Nouvelles observations sur les pratiques maladies de
l'oeil et leur traitement"* (Paris 1786; Orléans 1811) — *„Mém. sur l'ophthal-
mostate de M. Demours etc."* (Journ. de méd., chir. et pharm. 1788) —
„Mém. sur les avantages du seton à la nuque dans les ophthalmies humides

ou invétérées" (Ebenda 1789) — *„Des staphylomes etc."* (Ebenda) — *„Réglement de vie, ou comment doivent se gouverner ceux qui sont affligés de faiblesse de vue etc."* (Orléans 1787).

Dict. hist. II, pag. 564.   Pgl.

Glisson, Francis G. (1597—1677), Professor in Cambridge, später Arzt in London, gehört durch seine anatomischen und physiologischen sowohl, wie durch seine praktischen Leistungen zu den wichtigsten Vertretern der Heilkunde in der ersten Hälfte des 17. Jahrhunderts. Durch die grosse Entdeckung HARVEY's wurde die Aufmerksamkeit der Zergliederer naturgemäss zunächst auf das Centralorgan der Blutbewegung, das Herz, und auf das bis dahin als die Quelle des Blutes angesehene Organ, die Leber, hingelenkt. Wie LOWER u. A. das erstere, so machte G. die Leber und den Darmcanal zum Gegenstande seiner anatomischen Untersuchungen. Die von ihm zuerst beschriebene „Kapsel" am Eintritt der grossen Gefässe der Leber führt für alle Zeit seinen Namen. — Wichtiger noch sind G.'s Bemühungen um die Feststellung der Elementarvorgänge des thierischen Lebens, namentlich der Bewegung. Durch seine Lehre von der „Irritabilität" erscheint er als der Vorgänger HALLER's. In seiner berühmten Schrift *„Von der thätigen Substanz in der Natur"* schildert G. die „Irritabilität" (eine Bezeichnung, die bei ihm zuerst vorkommt), d. h. die Fähigkeit, durch „Reize" afficirt zu werden, als eine Grundeigenschaft aller Naturkörper. Die Abstufungen der Entwicklung, in denen sie sich in der Reihe der letzteren offenbart, bezeichnet er als die „natürliche, sensitive und animale". Bei den höheren Thieren ist dieselbe an ein besonderes anatomisches Substrat, die „Fibra" (das Grundgebilde der Muskeln, Nerven, Gefässe u. s. w.) gebunden. — Die Arbeiten G.'s über die „Irritabilität" werden von HALLER, der diese wichtige Lehre experimentell begründete und den Beweis führte, dass nur den Muskeln „Irritabilität" zukommt, nach Verdienst gewürdigt. (Bibl. anat. I, 425). (Vergl. H. MEYER, G.'s *„Irritabilitäts- und Sensibilitätslehre"* in H. HAESER's Archiv für die Med. V, 1.) — Auf dem Gebiete der praktischen Medicin hat sich G. ein bleibendes Denkmal gesetzt durch seine Schrift über die Rhachitis *„De rhachitide"* (London 1660 und öfter). Allerdings hatte schon vorher ARNOLD DE BOOT, ein in London lebender Arzt, eine sehr tüchtige Schrift über diesen Gegenstand veröffentlicht (London 1649, 12; Helmstädt, 1664. 4.), aber das Ansehen G.'s bewirkte, dass sich die Beachtung der Aerzte nunmehr nicht blos jener Krankheit, sondern den Erkrankungen des kindlichen Alters überhaupt in erhöhtem Masse zuwendete.   H. Haeser.

Glodenstede, s. GLAKDENSTETD, pag 573.

Glover, Robert Mortimer G., zu London, war 1816 geboren, prakticirte anfänglich in Newcastle-upon-Tyne, siedelte dann nach London über und war einer der Physicians des Royal Free Hospital. Abgesehen von einer philosophischen Arbeit: *„On certain modified forms assumed by the inductive process in different sciences; being an attempt to elucidate and extend some doctrine of the novum organum"* (Edinb. N. Phil. Journ. 1837) beziehen sich seine übrigen Arbeiten grösstentheils auf die Erforschung der Wirkung einzelner Medicamente, so: *„On the physiological and medicinal properties of bromine and its compounds; etc."* (Edinb. Med. and Surg. Journ. 1842) — *„On the physiological and medicinal properties of iodoform"* (Edinb. Monthly Journ. 1847 bis 48) — *„On the physiological properties of picrotoxin"* (Ebenda 1851). Von seinen anderweitigen Arbeiten und Schriften nennen wir: *„Substance of a lecture on the applications of chemistry to medicine"* (Provinc. Med. and Surg. Journ. 1841-42) — *„On the pathology and treatment of scrofula; being the Fothergillian prize essay for 1846"* (London 1846) — *„On the philosophy of medicine. On quackery etc."* (Lancet 1851) — *„Acute pneumonia not a fatal disease;*

Biogr. Lexikon. II.   37

its therapeutics" (London 1862). Er starb an Vergiftung durch Chloroform am
9. April 1859.

Lancet. 1859, I, pag. 405. — Index-Catalogue. V, pag. 457.   G.

Glüssing, Johann Melchior G., geboren in der Stadt Altenburg in
Sachsen, wurde 1692 in Utrecht Dr. med. (*„Diss. de dysenteria"*) und hielt sich
einige Zeit in Amsterdam und in Danzig auf. Mit dem Titel eines polnischen
Hofarztes kam er im November 1702 nach Russland, wurde in St. Petersburg
geprüft und als Arzt in der russischen Armee angestellt. Nach 8 Jahren aus dem
Dienste entlassen, kehrte er nach Deutschland zurück. Im Jahre 1719 schrieb er
von Hamburg aus ein Gesuch an Peter I. um erneute Anstellung, welche aber
nicht erfolgte. In dieser Bittschrift sagte er, er habe vortreffliche anatomische
und chirurgische Gegenstände in Imperial-Folio nach dem Leben abgebildet und
in Kupfer stechen lassen.

Richter, Geschichte der Medicin. III, pag. 78. — Tschistowitsch, CXLIII.
L. Stieda.

* **Gluge**, Gottlieb G., zu Brüssel, ist am 18. Juni 1812 zu Brakel
in Westfalen geboren, studirte von 1831 an in Berlin und wurde 1835 daselbst
mit der Diss. *„Observationes nonnullae microspicae fila (quae primitiva dicunt)
in inflammatione spectantes"* (c. tab.) Doctor, nachdem er bereits 1833 eine
von der Berliner medicinischen Facultät gekrönte Preisschrift: *„Die Influenza
oder Grippe, nach den Quellen historisch-pathologisch dargestellt"* (Minden 1837)
bearbeitet hatte. Er liess sich in Minden als Arzt nieder, begab sich dann aber
auf Reisen, war 1836 in Paris und wurde 1838 Professor an der Universität
Brüssel. Er gab heraus: *„Anatomisch-mikroskopische Untersuchungen zur allgemeinen und speciellen Pathologie"* (1. Heft, Minden und Leipzig 1839, m.
5 Taff.; 2. Heft, Jena 1841, m. 5 Taff.) — *„Abhandlungen zur Physiologie
und Pathologie"* (Jena 1841) — *„Atlas der pathologischen Anatomie u. s. w.",*
2 Bände, Jena 1843—50, 4.; daraus besonders: *„Pathologische Histologie"* (Jena
1850, m. 5 Taff., 4.; englische Uebers. von JOSEPH LEIDY, Philadelphia 1853) —
„Encyclopédie populaire. Physiologie" (Bruxelles 1850) — *„La nutrition, ou
la vie considérée dans ses rapports avec les aliments etc."* (Ebenda 1856);
zusammen mit J. D'UDEKEM: *„De quelques parasites végétaux développés sur
des animaux vivants"* (Bull. de l'Acad. roy. des sc. de Belg. 1856); ferner im
Bull. de l'Acad. roy. de médec. de Belgique: *„Sur la coagulation du sang après
la section du nerf grand sympathique"* (1856) — *„De l'influence des aca-
démies sur les progrès de la science"* (1857) — *„Abcès de la rate; guérison"*
(1870) — *„Note sur un kyste dermoïde et pileux évacué spontanément par
l'urèthre"* (1870) — *„Une remarque sur l'admission d'une force vitale en
physiologie"* (1870) — *„Une terminaison rare de la fièvre typhoïde"* (1871) —
„De l'enseignement de la biologie dans les écoles" (1874) u. s. w., u. s. w.

Callisen, XXVIII, pag. 217. — Index-Catalogue. V, pag. 458.   Red.

Gmeiner, Lorenz G., zu München, war daselbst am 4. August 1790
geboren, besuchte von 1809 an die Universität Landshut, erlangte 1814 daselbst
den Doctorgrad mit der Inaugural-Abhandlung: *„Vom Nervenfieber"*, wurde 1817
in München Armenarzt, 1823 Professor der physiologischen Anatomie an der
damaligen chirurgischen Schule und Mitglied des Medicinal-Comités. Im Jahre 1829
wurde er zum Professor der pathologischen Anatomie an der Ludwig-Maximilians-
Universität ernannt und fungirte seit 1833 als Regimentsarzt des Münchener
Landwehr-Regiments. Auf den Landtagen von 1831, 34, 37 war er Abgeordneter
der Haupt- und Residenzstadt und war 16 Jahre lang Mitglied, 13 Jahre lang
Vorstand des Collegiums der Gemeinde-Bevollmächtigten. Anderweitige literarische
Arbeiten als die obige Dissertation sind von ihm nicht bekannt. Er starb am
14. November 1839.

Neuer Nekrolog der Deutschen. Jahrg. 17, 1839, II, pag. 883.   G.

Gmelin, berühmte Familie von Aerzten und Naturforschern. Zur Orientirung über die verwandtschaftlichen Verhältnisse derselben geben wir zunächst folgende Stammtafel:

Johann Georg Gmelin, Apotheker in Tübingen (1674—1728)					
Johann Conrad G., Arzt u. Apotheker in Tübingen (1707—1759)		Johann Georg G. (1709—1755) s. nachstehend		Philipp Friedrich G. (1721—1788) s. nachstehend	
Sam. Gottl. G. (1743—1774) s. nachstehend	Christ. Gottl. G. Arzt u. Apoth. zu Tübingen (1749—1809)	Christian v. G., Jurist	Eberhard G. (1751—1808) s. nachstehend	Joh. Friedr. G. in Göttingen (1748—1804) s. nachstehend	Christ. Gottl. G., Jurist
Ferd. Gottl. v. G. (1782—1848) s. nachstehend	Herm. Aug. G., Jurist	Christ. Gottl. G. (1792—1860) s. nachstehend	Eduard G., Jurist	Leopold G. (1788 -1853) s. nachstehend	3 Söhne, Juristen

G.

Gmelin, Johann Georg G., Botaniker, geboren am 12. Juni 1709 als Sohn des Chemikers Johann Georg G. (geboren 1674, gestorben 1728) in Tübingen, studirte hier bereits im Alter von 14 Jahren Medicin unter Duvernoy und Cammerer, promovirte 1727 und ging dann nach Petersburg, wo er die Gunst des Präsidenten der Akademie Lorenz Blumentrost erwarb, Mitglied der Akademie der Wissenschaften und 1731 ordentlicher Professor der Chemie und Naturgeschichte wurde. Auf Veranlassung des Kaisers unternahm er 1733 in Begleitung des Geographen und Astronomen Delisle de la Croyère, des Historikers Gerhard Friedrich Müller, des Capitäns Behring und mehrerer Anderer eine naturwissenschaftliche Expedition nach Sibirien, von der er erst 1743, nachdem er die Wissenschaft mit wichtigen Beobachtungen bereichert, zurückkehrte. Er beschäftigte sich dann mit der Sichtung des gesammelten Materials, ging aber 1747 wieder nach Tübingen, wo er 1749 ordentlicher Professor der Botanik und Chemie wurde und am 20. Mai 1755 starb. Er schrieb mehrere medicinische Dissertationen (*„De rhabarbaro"* — *„De febre miliari"* — *„De tactu pulsus"* — *„De viis urinae"* — *„De corticis peruviani in febris intermittentibus usu)* und ausserdem *„Reisen durch Sibirien"* (4 Bde., Göttingen 1751—1752), sowie die botanisch wichtige *„Flora sibirica"* (4 Bde., Petersburg 1747—1769), durch welche die Kenntniss der sibirischen Pflanzen bedeutend bereichert wurde.

Boerner, II, pag. 211, 780; III, pag. 425, 650. — Baldinger, pag. 56. — Biogr. méd. IV, pag. 4 6 - 460. Pgl.

Gmelin, Philipp Friedrich G., geboren in Tübingen 1721, Bruder des Vorigen, studirte im Alter von 15 Jahren Medicin, unternahm Reisen nach Holland und England, wurde 1750 ausserordentlicher Professor, 1755 ordentlicher Professor der Botanik und Chemie in Tübingen. Er starb am 9. Mai 1768. Es rühren von ihm her eine Anzahl, etwa 20, Dissertationen, Reden, Programme, so: *„De lumbrico terete in ductu pancreatico"* — *„De hypopyo"* — *„De necessitate docendae in academiis botanices et chemiae, de cholelithis humanis"* und viele andere botanischen, chemischen und medicinischen Inhalts.

Biogr méd. IV, pag. 461. Pgl.

Gmelin, Samuel Gottlieb G., Neffe des Botanikers Johann Georg G., geboren den 23. Juni 1743 in Tübingen, studirte daselbst Medicin, promovirte 1763, ging dann nach Holland, wo er in Leyden mit Pallas befreundet wurde. 1766 folgte er einem Rufe als Professor der Botanik nach Petersburg und machte auf Veranlassung der Kaiserin Katharina II. von 1768—1773 in Begleitung von Güldenstaedt, Lapuchin und Pallas eine naturwissenschaftliche Reise durch Russland, auf der er speciell die Gegenden westlich vom Don und die um das Kaspische Meer belegenen persischen Provinzen besuchte. Auf der Rückreise

37 *

1774 wurde er vom Chan der Chaïtaken gefangen, erkrankte und starb am 27. Juni 1774 zu Achmetkend im Kaukasus. Er schrieb: *„Historia fucorum"* (Petersburg 1768, 4.), ferner: *„Reisen durch Russland zur Untersuchung der drei Naturreiche"* (Petersburg 1771—84 ff.).

Biogr. méd. IV, pag. 462.   Pgl.

Gmelin, Eberhard G., geboren in Tübingen am 1. Mai 1751, Arzt in Heilbronn, gestorben 1808, verdient Erwähnung, weil er zur Verpflanzung der MESMER'schen Lehre vom thierischen Magnetismus nach Deutschland, zugleich aber zur wissenschaftlichen Erklärung und Kritik derselben erheblich beigetragen durch seine Schriften: *„Ueber thierischen Magnetismus, in einem Brief an Herrn geheimen Rath Hoffmann in Mainz"* (Tübingen 1787) — *„Neue Untersuchungen über den thierischen Magnetismus"* (Ebenda 1789) — *„Materialien für die Anthropologie"* (Ebenda, 2 Bde., 1791—1793).

Biogr. méd. IV, pag. 454.   Pgl.

Gmelin, Johann Friedrich G., geboren zu Tübingen den 8. August 1748, gestorben zu Göttingen den 1. November 1804, ältester Sohn von Philipp Friedrich G., studirte von einem 15. Lebensjahr ab in Tübingen Medicin und die von seinem Vater vertretenen naturwissenschaftlichen Fächer und wurde daselbst 1769 Doctor der Medicin. Nach längerem Aufenthalte in Holland, England und an verschiedenen deutschen Universitäten kehrte er nach Tübingen zurück, wo er Vorlesungen über Naturgeschichte und Kräuterkunde hielt und 1772 ausserordentlicher Professor der Medicin und 1775 auch Ordinarius in der philosophischen Facultät wurde. 1780 kam er als ordentlicher Professor der Medicin nach Göttingen, wo er 1779 das Doctordiplom der philosophischen Facultät und 1790 den Hofrathstitel erhielt. Seine Verdienste um die Medicin sind zum grössten Theile indirecte, indem seine Specialstudien und Vorlesungen ausschliesslich naturhistorische, insbesondere chemische, botanische und mineralogische waren. Als Chemiker war er Anhänger der Phlogistontheorie und Gegner LAVOISIER's. Seine Arbeiten sind ausserordentlich zahlreich; die Abhandlungen der Göttinger Societät der Wissenschaften enthalten nicht weniger als 21 Untersuchungen G's.; ausserdem hat er eine grosse Anzahl von Lehr- und Handbüchern, unter denen die *„Grundsätze der technischen Chemie"* (Halle 1786; 2. Aufl. 1796) eines der besseren Lehrbücher aus jener Zeit darstellt, eine *„Onomatologia botanica"* u. s. m. geschrieben. Mehrere seiner Bücher dienten, wie z. B. seine Grundrisse der Pharmacie (1792), Mineralogie (1790), als Grundlage seiner Vorlesungen. Einen Beweis seiner grossen Gelehrsamkeit und seines Fleisses bilden besonders die 1797—1798 von ihm in 3 Bänden herausgegebene *„Geschichte der Chemie"* und seine für den Arzt noch wichtigere *„Geschichte der Gifte"*, 1776 und 1777 in drei Bänden erschienen, von denen der zweite, die *„Geschichte der Pflanzengifte"*, 1801 eine zweite Auflage erlebte. Von sonstigen Werken sind eine Ausgabe von LINNÉ's Systema naturae (Leipzig 1788—93) und mehrere von ihm besorgte Auflagen von LÖSECKE's Materia medica (1785—1800) zu nennen.

Pütter, II, pag. 146; Saalfeld, pag. 75. — Gradmann, pag. 178. — Hayne, Comment. Soc. Reg. Gotting., Vol. IV, pag. 631.   Th. Husemann.

Gmelin, Ferdinand Gottlieb von G., Neffe von Samuel Gottlieb G., zu Tübingen, war daselbst am 10. März 1782 geboren, wurde 1802 (praes. KIELMAYER) mit der *„Diss. inaug. sistens observationes physicas et chemicas de electricitate et galvanismo"* Doctor, bereiste sodann Deutschland, Ungarn, Italien und Frankreich, wurde 1805 zu Tübingen Professor e. o. der Medicin, 1806 Arzt am theologischen Seminar, 1810 Prof. ord. der Medicin und Naturgeschichte, erhielt 1823 durch den württembergischen Kronenorden den Adel und starb am 21. December 1848. Er schrieb: *„Allgemeine Pathologie des menschlichen Körpers"* (Stuttgart und Tübingen 1813; 2. Aufl. 1821) —

„*Allgemeine Therapie der Krankheiten des Menschen*" (Tübingen 1830). Er übersetzte mit Zusätzen JOHN MASON GOOD: „*Die ostindische Cholera des Menschen*" (Ebenda 1831; 2. Aufl. 1832) und schrieb: „*Die Behandlung der ostindischen Cholera nach ihren verschiedenen Graden, Formen und Stadien . . . Mit Zusätzen von K ö s t l i n u. s. w.*" (Ebenda 1832) — „*Kritik der Principien der Homöopathie*" (Ebenda 1835). Er übersetzte JOHN BARON: „*Bericht . . . des gegenwärtigen Zustandes der Vaccination u. s. w.*" (Ebenda 1840). Auch hatte er Antheil an einer Anzahl Dissertationen seiner Schüler und schrieb Vorreden zu G. CLESS's „Geschichte der Schleimfieber-Epidemien Stuttgarts" (1837) und zu C. A. WUNDERLICH: „Die Nosologie des Typhus" (1839).

Neuer Nekrolog der Deutschen. Jahrg. 26, 1848, II, pag. 1118. — Callisen, VII, pag. 250; XXVIII, pag. 219.

G.

Gmelin, C h r i s t i a n G o t t l o b G., zu Tübingen, war daselbst als Bruder des Vorigen am 12. October 1792 geboren, wurde dort auch 1814 (praes. FERD. GOTTL. GMELIN) mit der „*Diss. inaug. sistens analysin chemicam renum hominis, vaccae et felis*" Dr. med., bereiste sodann zusammen mit seinem Vetter L e o p o l d G m e l i n (s. nachstehend) Frankreich, England und Norwegen, war ein Schüler von BERZELIUS, wurde bei seiner Rückkehr 1817 zum Prof. ord. der Chemie und Pharmacie ernannt. Seine Arbeiten waren lediglich chemischer Natur und sind deshalb hier nicht anzuführen. Er starb am 13. Mai 1860.

v. M a r t i u s, pag. 441. — C a l l i s e n, VII, pag. 249; XXVIII, pag. 219. G.

Gmelin, L e o p o l d G., zu Heidelberg, war als Sohn von J o h a n n F r i e d r i c h G. (s. diesen) zu Göttingen am 2. August 1788 geboren, wurde daselbst 1812 mit der „*Diss. inaug. chem.-physiol. sistens indagationem chemicam pigmenti nigri oculorum taurinorum et vitulinorum, adnexis quibusdam in id animadversionibus physiologicis*" (Edit. nova, Heidelberg 1814; deutsch in TROMMSDORFF's Journ. der Pharm. 1814) Doctor, 1813 in Heidelberg Privatdocent, 1814 Prof. e. o., 1817 Prof. ord. der Medicin und Chemie. Ausser seinen höchst bedeutenden, rein chemischen Werken und Arbeiten, die wir nicht anführen, sind besonders seine zusammen mit FR. TIEDEMANN unternommenen berühmten Untersuchungen hervorzuheben, nämlich: „*Versuche über die Wege, auf welchen Substanzen aus dem Magen und Darmcanale in's Blut gelangen, über die Verrichtung der Milz und die geheimen Harnwege*" (Heidelberg 1820) — „*Die Verdauung nach Versuchen*" (Ebenda 1826) — „*Einige neue Bestandtheile der Galle des Ochsen*" (POGGENDORFF'S Annalen 1827). Anderweitige medicinisch-chemische, allein von ihm ausgeführte Arbeiten waren: „*Ueber einige im Gehirn der Menschen und Thiere vorkommende Fettarten*" (Zeitschr. f. Physiol. 1824) — „*Bemerkungen über Wiesbaden's Heilquellen*" (POGGENDORFF'S Annalen 1826) u. s. w. Zu TH. L. W. BISCHOFF's Comment. de respiratione (1837) schrieb er ein Vorwort. 1851 legte er seine Professur nieder und starb am 13. April 1853.

Allgem. medic. Central-Zeitung. 1853, pag. 404.

G.

Gnuschke, J o h a n n E d u a r d G., zu Danzig, war daselbst am 11. November 1804 geboren, studirte von 1823 an in Göttingen, anfänglich Jurisprudenz, später Medicin, auch in Berlin, wo er 1827 mit der Diss.: „*De hydrargyri in sanguinem receptione*" Doctor wurde. Nach einer wissenschaftlichen Reise versah er einige Monate lang den Dienst des Oberarztes im städtischen Lazareth zu Danzig, diente während des polnischen Krieges in der russischen Armee, erkrankte aber, kehrte 1831 nach Danzig zurück und schrieb: „*Die Cholera in Polen. auf einer Reise durch einen Theil dieses Landes beobachtet*" (Berlin 1831). Er fungirte während der Badezeit in dem Seebade Zoppot als Arzt und schrieb einen Aufsatz: „*Zur Vertheidigung des Seebades Zoppot bei Danzig*" (HUFELAND's Journal 1833), starb aber bereits am 24. October 1834.

Callisen, VII, pag. 254; XXVIII, pag. 221. G.

Gobée, Carl G., 1804 in Bruchsal (Baden) geboren, studirte 1822—26 in Heidelberg und bekam im November des letzteren Jahres in Carlsruhe das Diplom als praktischer Arzt. Darauf ging er nach Holland und trat 1827 in militärärztlichen Dienst; 1828—30 zur Marine detachirt, machte er eine Reise nach dem Mittelländischen Meere und Klein-Asien. Im November 1831 promovirte er in Bonn zum Med. und Chir. Doctor und October 1832 in Leyden zum Doctor medicinae. Abwechselnd in verschiedenen Garnisonen wirksam, u. A. 1844—51 in Leyden, wo er für die Studenten ein sehr besuchtes Privatissimum über Mikroskopie gab, bekam er schliesslich eine Stelle am Militärspitale in Amsterdam, wo seine consultative Praxis solche Dimensionen annahm, dass er 1859 als Oberstlieutenant seine Entlassung aus dem Militärdienste nahm, um sich in Amsterdam als praktischer Arzt zu etabliren. In demselben Jahre ernannte ihn die Universität Groningen honoris causa zum Doctor der Chirurgie. Bis 1867 in Amsterdam wirksam, war er durch Krankheit genöthigt, sich nach Brummen zurückzuziehen, von wo er zwei Jahre später nach Arnheim übersiedelte, wo er bis zu seinem am 20. Juni 1875 erfolgten Tode als consultirender Arzt wirksam war. G. war ein scharfsinniger Gelehrter, der verschiedene vortreffliche Schriften hinterlassen hat. In seiner ersten Arbeit: *„Klinische Bydragen tot de theorie en praktyk der Genees- en Heelkunde"* (Utrecht 1839) lehrt er den Einfluss der kosmisch-tellurischen Verhältnisse auf den kranken Organismus nach ihrem Werthe schätzen, warnt gegen einseitige Auffassung der medicinischen Praxis und stellt HUFELAND zum Vorbild zwischen SYDENHAM und BOERHAAVE einerseits und die neueste französische Richtung (CHOMEL, LOUIS, BOUILLAUD) auf der anderen Seite. 1852—55 veröffentlichte er 2 Theile *„Brieven over Geneeskunde"*, worin er auf sehr scharfe, oft humoristische Weise die neuen Forderungen der Wissenschaft kritisirte, die Uebertreibung der jungen Aerzte tadelte, und bewies, dass er die ganze Wissenschaft mit einem Meisterblick übersah. *„Pathologische Studien"* (Utrecht 1843—44), wobei er stets auf die Nothwendigkeit für die praktische Medicin, sich genau an die Physiologie anzuschliessen, hinweist — *„Klinische Aanteekeningen en Verhandelingen"* (Amsterdam 1853). Er besorgte holländische Uebersetzungen von RICHTER'S *„Handb. der physiol. Therapie"* (1851) und von ROMBERG'S *„Klinische Wahrnehmungen"* (1853). — Als einziger Redacteur gab er 1844—1849 heraus: *„Kliniek, Tydschrift voor wetenschappelyke geneeskunde"*, von 1847—54 war er Mitarbeiter am „Repertorium, Tydschrift voor de Geneeskunde in al haren omvang" und von 1857—75 der „Nederl. Tydschrift voor Geneeskunde", worin er eine grosse Zahl sehr geschätzter Beiträge, Recensionen und vortrefflich redigirter Analecta aus ausländischen Zeitschriften geliefert hat.

C. E. Daniëls.

Gockel, Eberhard G., geboren in Ulm am 13. Juni 1636, Dr. med., praktischer Arzt und Physicus zu Geisslingen und Giengen, von 1675 ab Stadtphysicus zu Ulm und Arzt des Herzogs von Württemberg, war Mitglied der kaiserlich Leopoldinischen Akademie der Naturforscher; starb zu Ulm am 14. Februar 1703. G. war Chemiatriker und schrieb, ausser einer chemischen Arbeit: *„De vini acidi per acetum lithargyrii dulcificatione"* (Miscell. Acad. Nat. Cur. 1697) noch mehrere medicinische Abhandlungen, darunter: *„Enchiridion medico-practicum de peste, ejusque origine, causis etc."* (Wien 1669; 1682); *„De venenis eorumque causis et antidotis libri II"*, als Anhang zum vorigen; ferner: *„Epitome theoriae pract. de odontalgia"* (Nördlingen 1668) — *„Consiliorum et observationum medicinalium decades IV"* (Wien 1682) — *„Gallicinium medico-practicum etc."* (Ulm 1702; 1722).

Biogr. méd. IV, pag. 464. — Dict. hist. II, pag. 769.   Pgl.

Goclenius, Rudolf G., Sohn des gleichnamigen Professors der Rhetorik in Marburg und zum Unterschied von diesem gewöhnlich „der Jüngere" genannt, war am 22. August 1572 in Wittenberg geboren, studirte in Marburg Medicin

und promovirte daselbst 1601. Im Jahre 1608 erhielt er daselbst den Lehrstuhl
der Physik; 1611 wurde er Professor der Medicin und 1612 der Mathematik an
der Universität zu Marburg, in welcher Stellung er bis zu seinem Tode (1621
den 2. März) verblieb. G. war Anhänger des PARACELSUS; seine sehr zahlreichen
Schriften, zum Theil von einer guten Beobachtungsgabe des Verfassers zeugend,
sind meistens mystischen Inhalts. Unter Anderem ist G. Verfasser eines Tractats
über die magnetische Behandlung der Wunden, der zu Streitigkeiten führte, in
welche auch HELMONT verwickelt wurde (s. HAESER, Gesch. d. Med., Bd. II,
pag. 346). G. schrieb ferner: „De peste, febrisque pestilentialis causis, subjecto,
differentiis, signis" (Marburg 1607) — „Loemographia et quid in specie in
peste Marpurgensi anno 1611 evenerit" (Frankfurt 1613) — „De vita proro-
ganda etc." (Frankfurt und Mainz 1608) — „Tractatus physicus et medicus
de sanorum diaeta" (Frankfurt 1621; 1645) u. A.

Biogr. méd. IV, pag. 465. — Dict. hist. II, pag. 570.   Pgl.

Godard, Guillaume-Lambert G., Arzt in der zweiten Hälfte des
vorigen Jahrhunderts, Dr. med. zu Verviers, Mitglied der Akademien von Dijon
und Brüssel, ist Verfasser mehrerer preisgekrönter Memoiren und zahlreicher
kleinerer Aufsätze im Journal de médecine, so z. B.: „Observation sur une
fièvre urticaire ou érysipélateuse de la rare espèce" (Journal de médec.,
chir. et pharm. 1759, X), ferner: „Marque singulière de la grossesse du sexe"
(Ebenda XI) — „Obs. sur une excroissance à la racine de la langue, extirpée
par la ligature" (Ebenda 1760, XIII) — „Guérison d'une epilepsie" (Ebenda)
„Dissert. sur les antiseptiques" (Dijon 1769) u. a.

Dict. hist. II, pag. 572.   Pgl.

Godard, Jean-Ernest G., zu Paris, war am 18. August 1827 zu
Cognac geboren, studirte in Paris, beschäftigte sich fast ausschliesslich mit Anatomie
und Physiologie und machte bereits ehe er Doctor wurde, der dortigen Société
anatomique in deren Bulletins (1854, 1855 veröffentlichte) nicht unwichtige Mittheilungen, wie: „Sur une valvule du canal de l'urèthre" — „Testicule tuberculeux etc." — „Femme ayant deux vagins séparés par une cloison verticale
complète etc." — „Vice de conformation des organes génito-urinaires etc." —
„Testicule cancéreux" — „Tumeur érectile cutanée ... Note sur l'anatomie,
le mode de développement et le traitement des naevi cutanés". Aehnliche Mittheilungen machte er auch der Soc. de biologie (Comptes rendus de la Soc. de
biol. 1855, 56, 57): „Trois cas d'atrésie du rectum" — „Sur la structure
des tumeurs érectiles" — „Obs. d'épididymite aiguë" — „Recherches sur la
monorchidie chez l'homme" — „Études sur la monorchidie et la cryptorchidie
chez l'homme", seine bedeutendste, mehrere Jahre in Anspruch nehmende Arbeit,
für welche ihm vom Institut eine Belohnung zu Theil wurde. Nachdem er 1858
Doctor mit der These: „Études sur l'absence congénitale du testicule" geworden
war, publicirte er noch eine Arbeit: „Recherches sur la substitution graisseuse
du rein" (Paris 1859, av. 3 pl.), machte eine Reise in den Orient und gab
darnach heraus: „Recherches tératologiques sur l'appareil séminal de l'homme"
(Paris 1860), denen ein ähnliches Werk über die gleichen Zustände beim weiblichen Geschlecht und bei den Thieren folgen sollte. Auf einer neuen, nach dem
Orient (Ober-Egypten, Palästina, Syrien) unternommenen Reise wurde er von dem
gefährlichen Bouton du Nil befallen, setzte aber trotzdem die Reise fort und starb,
zu früh für die Wissenschaft, die noch viel von ihm zu erwarten hatte, in Jaffa
am 21. September 1862. Testamentarisch hatte er seine Sammlungen der Stadt
Bordeaux zur Begründung eines Museums vermacht und durch Legate beim Institut,
der Acad. de médec., der Soc. anatomique, Soc. anthropologique, Soc. de biologie
wissenschaftliche Preise gestiftet. Seinen literarischen Nachlass hatte er für seine
Freunde ROBIN und GOSSELIN bestimmt und fünf Jahre nach seinem Tode erschien ein
aus demselben hervorgegangenes Reisewerk: „Égypte et Palestine. Observations

médicales et scientifiques. Avec une préface par Ch. Robin" (Paris 1867; av. atlas, 4.).

Duchaussoy im Bullet. de la Soc. anat. de Paris. 1862, pag. 581. — B. Ball in Comptes rendus de la Soc. de biologie de Paris. 1863, pag. V. — Magnon im Mém. de la Soc. d'anthropol. de Paris. 1865, pag. LXIII. G.

Goddard, Jonathan G., englischer Arzt und Chemiker, geboren 1617 in Greenwich, studirte im Alter von 15 Jahren Medicin in Oxford und wurde im Jahre 1642 Dr. med. zu Cambridge. 1646 ist das Collegium der Aerzte zu London aufgenommen, lehrte er dort Anatomie und wurde später Ober-Feldarzt bei der Cromwell'schen Armee in Irland und Schottland. 1651 kehrte G. nach London zurück und wurde Vorsteher des Morton College. Von Karl II. dieses Amtes entsetzt, erhielt er 1655 die Stelle eines Professors der Medicin am Gresham College und wurde Mitglied der Royal Society. Er starb am 24. März 1674. Nach dem Zeugniss von Ward, Bischof von Salisbury, soll G. der Erste gewesen sein, der in England ein Teleskop verfertigte. Von Schriften hinterliess er Aufsätze in den Philosophical Transactions, ferner: *"A discourse concerning physic and the many abuses there of by the apothecaries"* (London 1668) — *"Arcana Goddardiana"* als Anhang der 2. Ausgabe der Pharmacopoeia Bateana (London 1681) — *"The College of Physicians vindicated"* (London 1676) u. A.

Biogr. méd. IV, pag. 466. Pgl.

Godefroy, Amable G., zu Rouen, daselbst gebürtig, war anfänglich Militärarzt, liess sich dann in seiner Vaterstadt nieder, wurde 1804 Mitglied der dortigen Akademie, an deren Arbeiten er durch Berichte und Abhandlungen einen nicht unbedeutenden Antheil nahm. An solchen sind zu nennen: *"Essai historique et critique sur M. David, docteur en médecine et chirurgien en chef de l'Hôtel-Dieu de Rouen"* (1805) — *"Dissertations sur les maladies de l'oreille"* (1805) — *"Observations médicales"* (1806) — *"Essai sur la médecine morale"* (1806) — *"De l'influence des passions sur la production des maladies"* (1808) — *"Notice sur M. Bernard, D. M. à Rouen"* (1810). Von der Akademie der Medicin in Brüssel und der Soc. de méd. in Lyon erhielt er Preise für seine Abhandlungen: *"Quelles sont les maladies dont la goutte irrégulière peut prendre le caractère?"* und *"Sur les brouillards considérés comme causes de maladies"*. Er starb am 16. December 1833.

Lebreton, II, pag. 139. G.

Godefroy, Auguste-César-François G., zu Rennes, war daselbst am 26. April 1805 geboren, wurde 1828 zu Paris Doctor, liess sich dann in seiner Vaterstadt nieder, erwarb sich einen bedeutenden Ruf als Geburtshelfer, wurde 1837 zum Professor an der Hebammen-Lehranstalt und 1840 zum Professor der Geburtshilfe an der medicinischen Schule daselbst ernannt und war seit 1868 auch Arzt der dortigen Civil-Hospitäler. Besondere Schriften sind nicht von ihm bekannt, wohl aber eine grosse Reihe von Aufsätzen, durchweg geburtshilflichen Inhalts, grösstentheils in der Revue de thérapeutique médico-chirurgicale (1841 bis 1875), aber auch in den Annales d'obstétrique, dem Journ. des connaiss. utiles médico-chirurg. u. s. w. publicirt. Dieselben betreffen die Wendung, die Behandlung der Ante- und Retroversio uteri in der Schwangerschaft, den Thrombus vulvae, die Behandlung der Uterinblutungen, die künstliche Frühgeburt, den Vaginal-Kaiserschnitt, die Zangenapplication, das persistirende Hymen, Erweichung und Ruptur der Beckensymphysen, Kaiserschnitt verbunden mit Ovariotomie u. s. w. Er starb am 3. Juli 1875 bei einer Entbindung.

Glaeser, pag. 301. — Dechambre, 4. Série, T. IX, pag. 476. G.

Godier, Frédéric G., zu Paris, war 1800 zu Angers geboren, wurde 1825 in Paris Doctor, schrieb im Journ. gén. de méd. (1827, 28, 29): *"Mém. sur l'emploi de chlorures à l'intérieur"* — *"Mém. sur l'emploi de l'hydrate* *de potasse à l'intérieur dans le traitement de la goutte"* — *„Chlorure d'oxyde de sodium . . . . contre les maladies scrofuleuses"* u. s. w. Er beschäftigte sich mit der Behandlung von Rückgratsverkrümmungen, errichtete eines der ersten orthopädischen Institute und verfasste mit J. N. CHAILLY die Schrift: *„Précis de rachidiorthosie, nouvelle méthode pour le redressement de la taille sans lits mécaniques ni opérations chirurgicales"* (Paris 1842).

Dechambre, 4. Série, T. IX, pag. 478.   G.

Godin, Nicolas G., Arzt zu Anfang des 16. Jahrhunderts in Arras, wo er auch vermuthlich geboren ist, verfasste eine französische Uebersetzung der Practica in chirurgica des italienischen Chirurgen GIOVANNI DE VIGO (Paris 1531; Lyon 1537), ferner eine kleine lateinische Abhandlung über Kriegschirurgie (von JEAN BLONDEL aus Lille in's Französische übersetzt, Gand 1553; Anvers 1558), in der sich der Verfasser zu Galenischen Principien bekennt und über die Unverschämtheit der rohen Empiriker seiner Zeit bitter klagt.

Biogr. méd. IV, pag. 467.   Pgl.

*__Godineau__, Stanislas-Xavier G., französischer Marinearzt, wurde 1844 zu Montpellier Doctor mit der These: *„De l'hygiène des troupes aux Antilles françaises"* und schrieb weiter noch: *„Rapport médical sur la campagne du brick „le Lapérouse" de 1844 à 1848 dans le golfe du Mexique"* (Nouv. ann. de la mar. 1855) — *„Bulletin sanitaire de Karikal, pour les mois de février à août 1856"* (Moniteur des établiss. franç. dans l'Inde 1856) — *„Études médico-hygiéniques sur l'établissement français de Karikal (côte de Coromandel). Topographie, climat, population, maladies, mortalité, hygiène"* (Rev. colon. 1857).

Berger et Rey, pag. 116.   G.

*__Godlee__, Rickman John G., in London, studirte im University College daselbst, wurde Assistant Surgeon am Charing Cross Hosp. und Prosector von dessen anatomischer Schule. Er ist zur Zeit Assistant Surgeon am University College Hosp., Assist. Professor der klinischen Chirurgie und Prosector desselben, ferner Surgeon des North Eastern Hosp. für Kinder und des Hosp. für Paralyse und Epilepsie am Regent's Park. Er gab heraus: *„An atlas of human anatomy, illustrating most of the ordinary dissections etc."* (London 1877-78, 20 pl.) und schrieb: *„The nature of the contagium of vaccinia"* (Patholog. Transact. Vol. XXVIII) — *„Cases of intussusception treated by abdominal section"* (Clin. Transact. Vol. XVI) — *„Cases of stretching the facial nerve"* (Ebenda) u. s. w.

Medical Directory.   Red.

Godman, John D. G., amerikanischer Arzt, war am 30. December 1794 zu Annapolis (Maryland) geboren, war zuerst Buchdruckerlehrling, machte dann 1813 als Matrose den Krieg gegen die Engländer mit, begann bereits mit 15 Jahren der Medicin sich zu widmen, zuerst in Lancaster, dann auf der Universität von Maryland zu Baltimore, unter Leitung des Professors der Anatomie DAVIDGE, dessen Vorlesungen er noch als Student, als Jener durch einen Beinbruch verhindert war, zu übernehmen und glänzend durchzuführen im Stande war. Nachdem er Doctor geworden, übte er die Praxis kurze Zeit in einem kleinen Orte aus, kehrte dann aber nach Baltimore zurück, um sich ganz der Anatomie zu widmen. 1821 erhielt er diesen Lehrstuhl an dem neu errichteten Ohio Medical College zu Cincinnati, ging aber bereits 1822 nach Philadelphia, wo er mit grossem Erfolge private anatomische Vorlesungen hielt. Er schrieb: *Neurological table, exhibiting a view of the head"* (Philadelphia 1823) — *„Analytic anatomy; a lecture introductory . . . in the Philadelphia Anatomical Rooms, Session of 1823 etc."* (Ebenda 1824) — *„Anatomical investigations, comprehending a description of various fasciae of the human body etc."* (Ebenda 1824) — *„Contributions to physiological and pathological anatomy etc."* (Ebenda 1825) — *„Anatomy*

tought by analysis. A lecture introductory" (Ebenda 1826). Auch gründete er
1822 den „*Western Quarterly Reporter of Medical, Surgical and Natural
Science"*, war 1824 Herausgeber des „*Journal of Foreign Medical Science and
Literature"* und von 1825-27 Mitherausgeber des „*Philadelphia Journ. of the
Medical and Physical Sciences"*. 1826 wurde er an das Rutgers Medical College
in New York berufen und veröffentlichte zwei in demselben gehaltene „*Introductory lectures"* (New York 1827; 1828). Auch veranstaltete er amerikanische
Ausgaben von Sir ASTLEY COOPER'S „Dislocations and fractures of the joints"
(Philadelphia 1825; 2. edit. 1831) und von JOHN und CHARLES BELL'S „The
anatomy and physiology of the human body" (2 voll., 5. Amer. edit.) und übersetzte R. RICHERAND'S „Elements of physiology" (Philad. 1823), J. COSTER'S
„Manual of surgical operations" (Ebenda 1825) und J. CLOQUET'S „Manual of
descriptive anatomy of the human body" (Boston 1827, 4.). Ausserdem gab er
eine amerikanische Naturgeschichte (3 voll., Philad. 1826-28; 2. edit. 1831),
sowie eine Anzahl von Gelegenheitsschriften, Festreden u. s. w. heraus und schrieb
eine Reihe von Aufsätzen und Artikeln medicinischen und naturhistorischen Inhalts
(auch populäre und schönwissenschaftliche) in verschiedenen Journalen, namentlich
dem Philadelphia Journal, American Journal u. s. w. und der „Encyclopaedia
Americana" bis zum Buchstaben D. Seine durch angestrengtes Arbeiten schwer
geschädigte Gesundheit nöthigte ihn, New-York zu verlassen und ein milderes
Klima aufzusuchen. Er ging nach den Antillen, später nach Germantown, wo er,
wie auch in Philadelphia, bis zu seinem am 17. April 1830 erfolgten Tode lebte.

     T. G. Richardson bei Gross, pag. 247. — Callisen, VII, pag. 260; XXVIII,
pag. 223.

                              G.

    Godoy, Juan Guitierrez de G., Dr. med. et phil. der einst berühmten
Universität von Alcala de Henares, Professor der Theologie, prakticirte mehrere
Jahre in Jaen, später in Madrid, wo er auch Hofarzt war. G. lebte zu Ende des
16. und Anfang des 17. Jahrhunderts. Seine Schriften: „*Quaestio medica non
vulgaris, an possibile sit rabientium urinis canes parvos generari"* — „*De
ministranda aqua nive refrigerata aegroto die expurgationis"* — „*Disputationes
philosoph. et med. super libros Aristotelis"* (zusammen 1629 in Jaen erschienen) u. A.
sind unbedeutend.

     Biogr. méd. IV, pag. 467.   Pgl.

    *Godson, Clement G., in London, studirte im Bartholom. Hospital in
London und in Aberdeen, war nacheinander in geburtshilflichen Stellungen im
City of London Lying-in Hosp., im St. Bartholom. Hosp. (1868—73), dann Physician
Accoucheur im St. George's Hannover Sq. Dispensary, Physician des Samaritan
Free Hosp. für Frauen und Kinder. Er ist zur Zeit Consult. Physician des City
of London Lying-in Hosp., Assist. Physic. Accouch. am St. Bartholom. Hosp.,
Consult. Physic. der St. Paul's Infant Nursery. 1874 wurde er in Aberdeen Doctor.
Er schrieb in den St. Bartholom. Hosp. Reports (1869, 1875): „*The hospital
midwifery statistics"* — „*The induction of premature labour"*; in den Obstetrical Transactions (Vol. XXIII): „*The treatment of spasmodic dysmenorrhoea
and sterility"*; im Brit. Med. Journ. (1883): „*On Porro's operation"* und
zahlreiche Mittheilungen über geburtshilfliche Gegenstände in verschiedenen medicinischen Journalen.

     Med. Directory.   Red.

    Goeckel, Philipp Caspar G., geboren zu Nürnberg am 31. August
1720, studirte Medicin in Jena und Helmstädt. Hier promovirte er unter HEISTER'S
Präsidium, machte dann mehrere Reisen und liess sich zuletzt in Nürnberg nieder,
wo er 1752 auch Garnisonarzt wurde und am 4. Februar 1759 starb. Seine
Schriften sind botanischen und zoologischen Inhalts.

     Biogr. méd. IV, pag. 468.   Pgl.

Goeden, H a n s A d o l f G., geboren am 14. Mai 1785, praktischer Arzt in Bunzlau, Gumbinnen, Löwenberg in Schlesien, zuletzt in Friedland (Mecklenburg-Strelitz), wo er am 14. November 1826 starb, war Anhänger der Naturphilosophie, in welchem Sinne auch seine zahlreichen Werke geschrieben sind, von denen wir nennen: „*Andeutung der Idee des Lebens*" (Berlin 1808) — „*Ein Fragment zum System der Krankheiten des Menschen*" (Berlin 1806) — „*Theorie der Entzündung*" (Berlin 1811) — „*Ueber die Natur und Behandlung des Typhus*" (mit Vorrede von HORN, Berlin 1811) — „*Bemerkungen über die Natur und Behandlung der Gicht*" (in HORN's Archiv, 1811) — „*Ueber Febris nervosa epigastrica*" (Ebenda 1812) — „*Die Geschichte des ansteckenden Typhus etc.*" (Bd. I, Breslau 1816, unvollständig) — „*Von der Arzneykraft der Phosphorsäure gegen den ansteckenden Typhus*" (Berlin 1815) — „*Von dem Delirium tremens*" (Berlin 1826) u. A.

Biogr. méd. IV, pag. 572. — Blanck, pag. 124. — Neuer Nekrolog der Deutschen Jahrg. 4, 1826, II, pag. 658. Pgl.

Goelicke, A n d r e a s O t t o m a r G., geboren am 2. Februar 1671 in Nienburg an der Saale (Anhalt), war 2 Jahre lang Hauslehrer beim Leibarzt des grossen Kurfürsten K r u g v o n N i d d a in Berlin, studirte Medicin in Frankfurt a. O., promovirte in Halle und ging dann nach Amsterdam und Leyden. Nach einer kürzeren praktischen Thätigkeit in Zerbst wurde er 1709 Prof. extr. ord. in Halle, später ord. Prof. der Medicin in Duisburg, ging aber 1718 wieder nach Frankfurt a. O., wo er bis zu seinem Tode, am 12. Juni 1744, verblieb. Von seinen zahlreichen Schriften, etwa 75 an der Zahl, darunter allerdings 52 kleinere Dissertationen, sind erwähnenswerth für die grösseren, meist literarhistorischen Arbeiten: „*Historia anatomiae nova aeque ac antiqua*" (Halle 1713; Frankfurt a. O. 1738) — „*Historia chirurgiae antiqua*" (Halle 1713) — „*Historia medicinae universalis*" (3 voll., Halle 1717—20) — „*Specimina medicinae forensis*" (Frankfurt 1719 und 1721) — „*Introductio in historiam litterariam scriptorum, qui medicinam forensem commentariis suis illustrarunt*" (Frankfurt 1723; 1735) etc.

Biogr. méd. IV, pag. 469—473. — Dict. hist. II, pag. 574—577. Pgl.

Goelis, L e o p o l d A n t o n G., geboren 1765, Dr. med., dirigirender Arzt am Hospital für arme Kinder in Wien, war Professor an der medicinischen Facultät, sowie Mitglied des k. k. Gesundheitsraths zu Wien und erlangte einen grossen Ruf als Kinderarzt. Er starb am 20. Februar 1827. Seine Schriften beziehen sich speciell auf Kinderkrankheiten: „*Praktische Abhandlungen über die vorzüglicheren Krankheiten des kindlichen Alters*" (2 Bde., Wien 1815—1818) — „*Tractatus de rite cognoscenda et sananda angina membranacea*" (Wien 1817) u. A.

Dict. hist. II, pag. 585. Pgl.

*****Goenner**, A l f r e d G., zu Mailand am 29. August 1854 geboren, in Basel (durch BISCHOFF), Wien und Leipzig ausgebildet und 1880 promovirt, habilitirte sich 1881 in Basel und schrieb, ausser kleineren Aufsätzen in der Zeitschrift für Gynäkologie, über Resection des Handgelenks. Wernich.

Goeppert, H e i n r i c h R o b e r t G., Sohn des Apothekers G. in Sprottau, wurde daselbst am 25. Juli 1800 geboren. Die Liebe zu den Naturwissenschaften veranlasste ihn, nachdem er 1812—13 das Gymnasium zu Glogau, 1813—16 das zu Breslau besucht hatte, Apotheker zu werden, doch beschloss er, nach fast 5jähriger Thätigkeit in diesem, ihm wenig zusagenden Berufe Medicin zu studiren und bezog 1821 die Universität Breslau. 1824 ging er nach Berlin, promovirte dort 1825 auf Grund der Diss.: „*Nonnulla de plantarum nutritione*" zum Doctor der Medicin und liess sich in Breslau als praktischer Arzt, Operateur und Augenarzt nieder. 1827 habilitirte er sich an der dortigen Universität als Docent für

Medicin und Botanik mit der Schrift: „*De acidi hydrocyanici vi in plantas commentatio*" und übernahm 1830 das Lehramt für allgemeine Pathologie und Therapie und das für Arzneimittellehre an der medicinisch-chirurgischen Lehranstalt daselbst. 1831 wurde er ausserordentlicher Professor, 1839 Ordinarius in der medicinischen und 1852 Ordinarius für Botanik in der philosophischen Facultät und übernahm zugleich die Leitung des botanischen Gartens. Während der Cholera-Epidemie in Breslau 1831 war er als Lazaretharzt an einem Cholera-Hospital thätig und gab als solcher mit den anderen Lazarethärzten „*Die asiatische Cholera in Breslau während der Monate October, November, December 1831*" (Breslau 1832) heraus, redigirte auch die damals zu Breslau erscheinende Cholera-Zeitung. Seiner Ansicht von dem innigen Zusammenhange der Naturwissenschaften mit der Medicin gab er durch die Schrift: „*Ueber die Wichtigkeit der naturwissenschaftlichen Studien für die zukünftige Ausbildung des Arztes*" (Breslau 1831) Ausdruck und wandte sich selbst immer mehr und mehr der Botanik zu; zahlreiche Schriften, die landwirthschaftliche, gärtnerische und forstliche Botanik betreffend, geben davon Zeugniss, nicht minder seine Arbeiten über die Beziehungen zwischen Pflanzenleben und Wärme. G.'s eigentliche Bedeutung beruht jedoch in seinen phytopaläontologischen Arbeiten über die Vergleichung fossiler Pflanzen mit noch lebenden und in seinen Untersuchungen über die Flora der Tertiärzeit, namentlich Schlesiens, welche auch nur in den wichtigsten hier anzuführen wir unterlassen müssen. G. starb am 18. Mai 1884. Ausser den schon angeführten Schriften seien noch erwähnt: „*Ueber die chemischen Gegengifte*" (2. Aufl., Breslau 1843) — „*Die officinellen und technisch wichtigen Pflanzen unserer Gärten*" (Görlitz 1857) — „*Die in Schlesien wildwachsenden officinellen Pflanzen*" (Breslau 1835).

Nowack. Schlesisches Schriftsteller-Lexikon. I, 52. —' Wortmann, Botanische Zeitschr. 1884, Nr. 31.

V.

Goercke, Johann, geboren den 3. Mai 1750 im Dorfe Sorquitten in Ostpreussen, ging im 13. Lebensjahre mit seinem Oheim, einem Regimentschirurgen, nach Tilsit, wo er sprachwissenschaftlich unterrichtet wurde. Nachdem G. weiterhin in Königsberg seinen Studien obgelegen, wurde er 1767 Compagnie-Chirurgus und 1784 Pensionär-Chirurgus in Berlin. 1787 begab sich er auf wissenschaftliche Reisen nach Wien, wo er mit BRAMBILLA bekannt wurde, nach Italien, dann nach Paris, wo er 1788 seine Ernennung zum Regiments-Chirurgus erfuhr und DESAULT kennen lernte, endlich nach London, wo er die Bekanntschaft von JOHN und WILLIAM HUNTER und COOPER machte. Im März 1789 dem General-Chirurgus THEDEN adjungirt, trat er, nachdem er noch in Schottland BELL und HAMILTON aufgesucht, 1790 in diese neue Stellung. 1792 wurde er Mit-Director der Feldlazarethe in Frankreich und 1797 folgte er, MURSINNA überspringend, dem General-Chirurgus THEDEN im Amte. 1817 hatte G. das Glück, seine allgemein festlich begangene fünfzigjährige Dienstjubelfeier zu erleben. Fünf Jahre später zog er sich vom Schauplatze seiner öffentlichen Thätigkeit zurück, starb am 30. Juni 1822 in Sans-Souci und wurde in Bornstedt bei Potsdam beerdigt. Seine viel mehr sanitäts-organisatorischen als literarischen Verdienste sind folgende: 1793 wurde auf seinen Vorschlag ein sogenanntes Feldlazareth ambulant („fliegendes" im Gegensatz zu „stehend") für 1000 Kranke errichtet, ferner wurden auf seine Empfehlung 1795 bei den Lazarethen auf Federn ruhende Krankenwagen nach dem Muster eines von den Engländern auf ihrem Rückzuge in Holland zurückgelassenen verwendet. 1807 vermittelte er es, dass den Compagnie-Chirurgen das Monatsgehalt auf 10 Thaler erhöht und den oberen Militärärzten ein höherer und bestimmter Rang (vom Obersten abwärts) und ebenfalls Gehaltserhöhung gewährt wurde. Endlich ist auch die Errichtung von Veliten-Compagnien (d. i. Krankenträger-Abtheilungen) im Jahre 1814 G.'s mittelbares Werk. G.'s grösstes Verdienst besteht vielleicht darin, dass er 1795 die medicinisch-chirurgische Pepinière (von 1818 an „Friedrich-Wilhelm-Institut" genannt) gründete und das 1724 durch HOLTZENDORFF's Verwendung errichtete Collegium medico-chirurgicum, welches 1809 bei Gelegenheit der Stiftung der Berliner Universität aufgelöst wurde, als medicinisch-chirurgische Akademie für das Militär 1811 wieder in's Leben rief. — Schriften: „Kurze Beschreibung der bei der k. preussischen Armee stattfindenden Krankentransportmittel für die auf dem Schlachtfelde etc." (mit 4 Kupfern, Berlin 1814) — „Pharmacopoea castrensis Borussica" (Berlin 1805), im Verein mit HERMBSTÄDT verfasst.

J. D. E. Preuss, Görcke's Leben und Wirken. Berlin 1817; 2. Aufl. 1818. — Joh. Görcke's fünfzigjährige Dienstjubelfeier am 16. October 1817. Berlin 1818. — H. Frölich in Allg. Deutsch. Biographie. — Dict. hist. II, pag. 877.   H. Frölich.

* **Goericke,** Adolph Wilhelm Theodor G., ist am 1. Februar 1798 zu Paris geboren, studirte in Kopenhagen, doctorirte in Kiel 1824 mit der Abhandlung: „Semiotica morborum pectoris a thorace hausta", war einige Jahre praktischer Arzt in Odense (Fünen) und zugleich dirigirender Arzt an einer kleinen Armenanstalt daselbst. Von 1831 bis 1863 wirkte er als dirigirender Arzt an der grossen Kopenhagener Irrenanstalt St. Hans Hospital und nahm wirksamen Theil an den Erweiterungen und Verbesserungen dieses Spitals. Seit 1863 lebt er im Ruhestand zu Kopenhagen.   Petersen.

Goertz, Johann Friedrich, geboren zu Tuckum (Kurland) am 6./17. Februar 1755, besuchte das Gymnasium zu Mitau, studirte in Berlin und Göttingen, wurde in Göttingen Dr. med. („Diss. in qua novum ad ligaturam polyporum uteri instrumentum proponit et describit autor", Göttingen 1783, m. 1 Kupfrt.). 1784 nach Mitau zurückgekehrt, practicirte er daselbst bis zu seinem Tode 17./29. März 1808. Ausser seiner Dissertation schrieb er über den „Nutzen des Galvanismus bei Amaurosis" — „Thränenfistel" (HUFELAND's Journal der praktischen Heilkunde, Bd. XVI).

Recke-Napiersky, II, pag. 75.   L. Stieda.

Goeschen, Alexander G., zu Berlin, war daselbst am 12. März 1813 geboren, studirte von 1831 an in Göttingen, wurde 1836 daselbst Doctor mit der Diss.: De forcipe obstetricia", machte das Staats-Examen zuerst in Hannover, dann auch in Berlin, practicirte kurze Zeit in Dardesheim bei Halberstadt, unternahm 1838 eine wissenschaftliche Reise durch Deutschland und Oesterreich, liess sich in demselben Jahre in Magdeburg nieder und wurde 1843 Medicinal-Assessor honorarius bei dem Provinzial-Medicinal-Collegium daselbst. Von 1842 an lieferte er eine Anzahl Artikel für das Encyclopädische Wörterbuch der medic. Wissenschaften, herausgegeben von der Berliner medic. Facultät, ferner für C. C. SCHMIDT's Encyclopädie der gesammten Medicin, siedelte 1843 nach Leipzig über und führte bis 1849 die Redaction von „Schmidt's Jahrbücher der in- und ausländischen gesammten Medicin" (Bd. XLI—LXIV), gab 1844—46 auch einen „Jahresbericht über die Fortschritte der gesammten in- und ausländischen Medicin" (auch u. d. T.: C. C. SCHMIDT's Encyclopädie der ges. Medicin, 2. Supplement-Band) heraus und schrieb: „Die Pflege des menschlichen Körpers, eine allgemeine Diätetik für Laien" (Leipzig 1847). Im Jahre 1848 spielte er in Leipzig auch eine politische Rolle und auch später gehörte er in politischen Versammlungen durch seine Beredtsamkeit und seine festes Auftreten zu den anerkannten Führern. — 1849 siedelte er nach Berlin über und begründete daselbst die „Deutsche Klinik", die er bis zu seinem am 2. März 1875 erfolgten Tode redigirte. Die von ihm 1866 in's Leben gerufenen „Kritischen Blätter für wissenschaftliche und praktische Medicin" erschienen nur in zwei Jahrgängen (1866, 67). Unter seinen sehr zahlreich in der Deutschen Klinik enthaltenen Artikeln sind namentlich die (auch separat erschienenen) Biographien von HUFELAND (1863), HOHL, SCHÖNLEIN u. s. w., sowie die Badeskizzen über Achselmannstein

(1865) und Vieby (1865) hervorzuheben. Er war einer der gewandtesten medicinischen Publicisten.

Andreae, pag. 79. — Berl. klin. Wochenschr. 1875, pag. 131.   Gurlt.

*Goethals (BONICOLLI, EUCOLUS, PANAGATHUS) Aegidius, war zu Gent am 25. Juli 1500 geboren und starb im April 1570. Dass und zu welcher Zeit er sich in verschiedenen Ländern aufhielt, ergiebt sich aus seinen nachstehenden Schriften: „Commentaria in Avicennae practicam" (Bologna 1534, 4.). — „Observationum medicinalium liber" (Pisa 1535, 4.) — „Commentaria in G. Cauliaci chirurgiam" (Montpellier 1536) — „Traité des plantes médicinales" (Montpellier 1537) — „De peste liber" (Löwen 1539) — „Der siecken schat, inhaudende seer vele costelicke ende seckere remedien teghen allerlye crancheden ende siechten etc." (Brügge 1573) — „Remedien teghen pestilentiele siecten" (Brügge 1574). Er hinterliess auch noch eine lateinisch und zwei flamländisch geschriebene anonyme Abhandlungen über die Mittel, die im Bereiche der Armen sich befinden, über die putriden Fieber und die Mittel sich vor denselben zu schützen.

Broeckx, Essai sur l'hist. de la médec. belge, pag. 282.   G.

Goettling, Johann Friedrich August G., geboren zu Derenburg bei Halberstadt am 5. Januar 1755 von armen Eltern, wurde durch GLEIM'S Bemühungen zu einem Pharmaceuten in die Lehre gebracht, studirte dann Medicin in Göttingen, wo er mit LICHTENBERG befreundet wurde. Von einer Reise nach England und Holland zurückgekehrt, wurde G. 1789 Prof. extraord. der Chemie, Pharmacie und Technologie in Jena, wo er am 1. September 1809 starb. Er hinterliess zahlreiche Schriften, die sich speciell auf die von ihm gelehrten Fächer beziehen, von denen hier erwähnt werden mögen die von ihm zusammen mit HUFELAND herausgegebenen: „Aufklärungen der Arzneiwissenschaft aus den neuesten Entdeckungen der Physik, Chemie und anderen Hilfswissenschaften" (Weimar 1793—1794).

Biogr. méd. IV, pag. 473. — Andreae, II, pag. 46.   Pgl.

Goetz, Georg G., geboren in Nürnberg am 11. October 1703, Dr. med. zu Altdorf im Jahre 1726, machte eine Reise nach Holland und liess sich dann als praktischer Arzt in seiner Vaterstadt nieder, wo er am 24. März 1746 starb. Er schrieb: „Dissert. de polyposis concretionibus variorum in pectore morborum causis" (Altdorf 1746, 4.) u. A. ohne besondere Bedeutung.

Biogr. méd. IV, pag. 475.   Pgl.

Goetz, Franz Ignaz G., geboren in Gebweiler (im Elsass) am 26. December 1728, gestorben als Arzt in Paris am 28. Juni 1818, ist bekannt durch seine lebhafte Vertheidigung der Pockenimpfung, sowie durch seine Erfolge auf diesem Gebiete. G. impfte 1780 die Schwester von Ludwig XVI. und 1782 sämmtliche Prinzen und Prinzessinnen am Hofe zu Turin. Er schrieb: „Traité complet de la pétite vérole et de l'inoculation" (Paris 1790).

Biogr. méd. IV, pag. 474. — Dict. hist. II, pag. 580.   Pgl.

Goetz, Emil Friedrich G., zu Kiel, war am 26. Juli 1806 in Danzig geboren, studirte in Heidelberg und Halle und wurde auf letztgenannter Universität 1831 Doctor mit der Diss.: „De distorsionum spinae dorsi aetiologia". Er war daselbst Assistent in der Poliklinik, kehrte 1833 nach Danzig zurück, wurde 1842 Director des Stadtkrankenhauses daselbst und verfasste: „Berichte über die Wirksamkeit des Danziger Stadtkrankenhauses" (z. B. 1843). 1853 wurde er als Professor der speciellen Pathologie und Therapie und als Director der medicinischen Klinik nach Kiel berufen, wo er 1855 Vorsitzender im Holsteinischen Sanitäts-Collegium, 1857 Etatsrath wurde. Er starb aber bereits am 8. Juli 1858, nachdem er verschiedene Berichte über die medicinische Klinik (Chronik der Universität seit 1854) erstattet hatte.

Alberti, I, pag. 262.   G.

Goetze, Johann Christoph G., geboren 1688 in Nürnberg, promovirte zum Dr. med. 1711 in Altdorf und prakticirte dann von 1713 ab in seiner Vaterstadt, wo er im Rufe eines gelehrten und tüchtigen Arztes stand und 1733 starb. G. war Mitglied der k. k. Leopoldinischen Akademie der Naturforscher und bedeutender Anhänger der STAHL'schen Lehren. Mit TREW, STOCK, PREISLER u. A. gab er das *„Commercium litterarium Norimbergense"* heraus; sonst schrieb er noch: *„Tractatus de G. E. Stahlii aliorumque ad ejus mentem disserentium scriptis"* (Nürnberg 1722, 4.).

Biogr. méd. IV, pag. 475.   Pgl.

Goetze, Adam Julius G., geboren in Frauenbreitungen bei Meiningen, praktischer Arzt zuerst in Meiningen, später in Minden, starb 1772 und schrieb: *„Diss. de dysenteria analecta practica"* (Göttingen 1768) und: *„Kurzer Beitrag zur Geschichte der hysterischen Krankheiten"* (Meiningen 1771).

Biogr. méd. IV, pag. 475   Pgl.

Goeze, Johann August Ephraim G., wurde den 28. Mai 1731 zu Aschersleben geboren, studirte 1747—51 in Halle Theologie, wurde 1755 Hospitalprediger und 1762 Prediger zu St. Blasii in Quedlinburg. In dieser Stellung kam er durch Zufall in den Besitz eines Mikroskopes und nun wandte er sich eifrig den Naturwissenschaften zu. Mit rastlosem Fleisse studirte er zoologische Werke und veröffentlichte, ausser verschiedenen Uebersetzungen BONNET-scher und anderer Schriften, zunächst: *„Entomologische Beyträge zu des Ritter Linné 12. Ausgabe des Natursystems"* (4 Bde., Leipzig 1777—83). Am werthvollsten aber sind seine helminthologischen Untersuchungen, welche er in zwei Schriften: *„Versuch einer Naturgeschichte der Eingeweidewürmer"* (Blankenburg 1782, nebst Nachtrag von ihm selbst, herausgegeben von ZEDER 1800) und *„Neueste Entdeckungen, dass die Finnen im Schweinefleisch keine Drüsenkrankheit, sondern wahre Blasenwürmer sind"* (Halle 1784) veröffentlichte. Ausserdem publicirte er noch, abgesehen von theologischen Werken und naturwissenschaftlichen Kinderschriften: *„Europäische Fauna"* (Bd. I—III, Leipzig 1791—93; Säugethiere, die Fortsetzung, d. h. Bd. IV—IX besorgte DONNDORF). Im Jahre 1786 wurde er Diacon an der Stiftskirche in Quedlinburg und starb daselbst am 27. Juni 1793.

Biogr. méd. IV, pag. 477. — Carus, Allgem. Deutsche Biogr., IX, pag. 530. — Allgem. Nekrolog der Deutschen. 1793, pag. 182 ff.   V.

Goffres, Joseph-Marie G., französischer Militärarzt, war am 17. Januar 1808 zu Toulouse geboren, wurde 1828 Eleve im Instructions-Militär-Hospital zu Strassburg, ging 1830 als Souis-aide mit nach Algier, kehrte 1831 zurück, war in den Hospitälern von Calais und Lille thätig, wohnte der Belagerung der Citadelle von Antwerpen bei, wurde 1835 in Montpellier Doctor, stand daselbst als Aide-major in Garnison und wurde 1839 durch Concurs Agrégé der dortigen Facultät für das Fach der Chirurgie. Er schrieb in dieser Zeit im Journ. méd. de Toulouse (1839 - 40, 1842): *„Sur la ligature des artères"* — *„De l'emphysème traumatique et principalement de l'emphysème compliquant les plaies de poitrine"*. Nach einem glänzenden Concurse erhielt er 1841 den Lehrstuhl der Chirurgie bei dem Instructions-Militär-Hospital zu Metz, woselbst er, ebenso wie in den Schulen zu Strassburg und in Val-de-Gràce, bis 1850 mit grossem Erfolge im Lehrfache thätig war. Zu der Zeit, wo er in Strassburg wirkte (1845 ff.), bearbeitete er für SÉDILLOT'S „Traité de médec. opératoire" die Operationen an den Harnorganen des Mannes und Weibes. 1858 wurde er zum Chef-Chirurgen des Hôp. du Gros-Caillou in Paris ernannt und publicirte: *„Sur le traitement des fractures des membres inférieurs par l'appareil de Baudens"* (Bullet. de thérap.). 1852 ging er als Médecin principal nach Algier, kehrte 1855 zurück, leitete Spitäler in Montpellier, Toulon und von 1853 an in Vincennes, nachdem er sein bekanntestes Werk, den „*Précis iconographique de bandages, panse-ments et appareils*" (Paris 1854, av. 81 pl.; 1858) herausgegeben hatte. Er war dann noch dreimal (1864, 65, 66) im Lager zu Châlons thätig und schrieb darüber: „*Considérations historiques, hygièniques et médicales, sur le camp de Châlons*" (Paris 1865) und eine Reihe von Beobachtungen, die er im Rec. de mém. de méd. etc. militaires (T. XIII, XIV) veröffentlichte. Er starb zu Toulouse am 4. Juli 1869.

Langlois in Rec. de mém. de médec. etc. militaires. 1867, 3. Série, T. XIX, pag. 339.
Gurlt.

Gohl, Daniel G., geboren in Berlin 1675, studirte in Halle und promovirte daselbst 1698, worauf er in Berlin prakticirte. 1711 übernahm er die Inspection des Bades Freienwalde in der Mark und wurde 1721 Physicus des Oberbarnimer Kreises in Wriezen a. O., wo er 1731 starb. G. war Schüler STAHL'S und gehörte zu den eifrigsten Anhängern seiner Lehre vom Animismus. Er schrieb: „*Versuch patriotischer Gedanken über den verwirrten kranken Verstand, besonders in der Therapie*" (Berlin 1729) — „*Aufrichtige Gedanken über den von Vorurtheilen kranken Verstand*" (Halle 1738) — „*Historia pestis*" (Berlin 1709; 1719) — „*Compendium oder Einleitung zur Praxi clinica*" (Frankfurt 1715; Leipzig 1733; Berlin 1739; 1755) — „*Medicina practica clinica et forensis*" (Leipzig 1735); ferner begann er 1717 die Publication einer periodischen Zeitschrift: „*Acta medicorum Barolinensium in incrementum artis et scientiarum collecta et digesta*" (Berlin 1717—1731, 2 voll.). Bemerkenswerth ist G., dessen Schriften zum Theil unter dem Namen URSINUS WAHRMUND veröffentlicht sind, dadurch, dass er ganz im Sinne seines Lehrers STAHL auch den Seelenstörungen seine Beachtung zuwandte und die Lehre von denselben wissenschaftlich zu bearbeiten suchte.

Biogr. méd. IV, pag. 478. — Dict. hist. II, pag. 580.   Pgl.

Goiffon, Jean-Baptiste G., geboren 1658 in Cerdon (im Bugey), studirte in Lyon und Montpellier Medicin, mit besonderem Eifer nebenher Botanik unter JUSSIEU, machte einen italienischen Feldzug als Militärarzt mit, prakticirte dann in Lyon bis 1705, wo er den Marschall Tessé nach Spanien begleitete. Den Ruf als Leibarzt an den Hof von Spanien lehnte er ab, liess sich vielmehr wieder in Lyon nieder, wo er am 30. September 1730 starb. Bemerkenswerth ist von ihm nur die Pestschrift, betitelt: „*Réponse aux observations de Chicoyneau, Verny et Soullier sur la nature, les événements et le traitement de la peste de Marseille*" (Lyon 1721).

Biogr. méd. IV, pag. 479.   Pgl.

Goldbeck, Johann Christian G., zu Altona, war zu Rendsburg am 11. April 1775 geboren, studirte in Kopenhagen, wo er 1795 bei der chirurgischen Akademie sein Examen ablegte. In Jena wurde er 1796 Dr. med. honor. Er diente zuerst als Chirurg in der dänischen Flotte und wurde 1826 Arzt und Vorsteher der Taubstummenanstalt in Altona. Von seinen Schriften sind anzuführen: „*Theorie, wie die Kuhpocken die ordentlichen Blattern unschädlich zu machen vermögend sind*" (Altona, 4.) — „*Metaphysik des Menschen*" (Ebenda 1803, Thl. 1) — „*Die Metaphysik des Menschen, oder reiner Theil der Naturlehre des Menschen u. s. w.*" (Ebenda 1806; 2. Aufl., 2 Thle. 1808; englische Uebers. von SAM. FERRAND WADDINGTON, London 1806) — „*Nachricht wegen Taubstummheit und andere ihr verwandten Gebrechen*" (Altona 1825) — „*Geist und Kritik des Mangelnden in der Mathematik, Naturkunde und Medicin u. s. w.*" (Hamburg 1827) — „*Om Dövstumhed og den i Altona oprettede Anstalt for Dövstummes Helbredelse*" (OTTO, Nye Hygea 1826). Ausserdem mehrere kleine Schriften, Aufsätze in OKEN'S Isis (1819—26) u. s. w. Er starb am 9. October 1831.

Lübker und Schröder, pag. 192. — Neuer Nekrolog der Deutschen. Jahrg. 9, 1831, II, pag. 893. — Alberti, I, pag. 263. — Callisen, VII, pag. 285; XXVIII, pag. 234.
G.

Goldhagen, Johann Friedrich Gottlieb G., geboren 1742 in Nordhausen, wurde 1765 Magister artium und Dr. med. in Halle. 1769 zum Prof. extr. der Philosophie und Naturgeschichte in Halle ernannt, erhielt er 1778 die ausserordentliche Professur in der Medicin, sowie den Titel eines Stadtphysicus. Der König von Preussen ehrte G. 1787 durch den Titel eines Oberbergrathes. Er starb am 10. Januar 1788 an einer Krankheit, deren besondere Geschichte von REIL (Halle 1788) veröffentlicht worden ist. Die Schriften, die G. hinterlassen, meist Dissertationen, sind unbedeutend: *„Dubitationes de quadam motus muscularis explicatione"* (Halle 1765) — *„De sympathia partium corporis humani"* (Ebenda 1767) — *„De tensione nervorum"* (Ebenda 1769) etc.

Biogr. méd. IV, pag. 479. — Dict. hist. II, pag. 582.   Pgl.

*Golding-Bird, Cuthbert Hilton G., in London, studirte im Guy's Hospital daselbst und in Paris, ist Assistant Surgeon am erstgenannten Hospital und Demonstrator der praktischen Physiologie bei demselben. Er schrieb: *„Treatment of scrofulous glands by the etectrolytic caustic"* (Lancet 1878) — *„Clinical lecture on Sayre's treatment of spinal disease"* (Brit. Med. Journ. 1878); ferner in den Guy's Hosp. Reports (1879, 81, 82): *„Constructive inflammation and ulcers"* — *„Chronic nasal obstruction"* — *„Acquired flat foot"*; ferner: *„The mechanical treatment of coupous membrane after tracheotomy"* (Lancet 1881) — *„Gastrotomy in cancerous stricture of the oesophagus"* (Clinical Transact. 1882) — *„Transpatellar excision of the knee"* (Ebenda 1883).

Medical Directory.   G.

Golding Bird, s. a. BIRD, GOLDING, Bd. I, pag. 466.

*Goldkuhl, August Edvard G., zu Vexiö in Schweden, ist am 24. August 1830 zu Önne in Dalsland geboren, studirte von 1849 an in Upsala, war als Militär- und Flottenarzt verschiedentlich thätig, wurde 1860 Stadtarzt in Wisby, 1865 Hospitalarzt in der Festung Karlsborg, 1865 Provinzialarzt in Håley (Götaborg und Bohus län), 1869 Hospital- und Curhausarzt in Vexiö und 1871 Stadtarzt in Gothenburg; gegenwärtig ist er Stadt- und Gefängnissarzt in Vexiö. Er schrieb: *„Allmän helso- och sjukvårdslära, med serskildt afseende på Bohuslänska förhållanden"* (Udevalla 1868) und die gekrönte Preisschrift: *„Om vilkoren för menniskans helsa"* (Gothenburg 1869).

Wistrand, Bruzelius, Edling, I, pag. 268.   G.

Goldschmidt, s. AURIFABER, Bd. I, pag. 230.

Goldschmidt, Johann Baptista (Heymann Joseph) G., zu Frankfurt a. M., war 1761 zu Bayersdorf im Culmbachischen geboren, studirte in Königsberg in Preussen und wurde daselbst Dr. med. mit der Diss. *„Momenta quaedam ad comparationem pathologiae humoralis cum nervosa"* (4.). Er setzte seine Studien in Berlin unter WALTER, FRITZE, SELLE, M. HERZ fort und liess sich 1792 als Arzt in Frankfurt nieder, wurde Armenarzt und Arzt am israelitischen Krankenhause. Er gehörte zu den Ersten, welche durch Wort und That die Kuhpockenimpfung in Frankfurt einzuführen strebten und schrieb dazu eine dem Senate gewidmete Schrift: *„Allgemeine Uebersicht der Geschichte der Kuhpocken und deren Einimpfung als das sicherste und heilsamste Mittel zur gänzlichen Ausrottung der Menschenblattern u. s. w."* (Frankfurt a. M. 1801; holländische Uebers. Amsterdam 1802). Er ging später zum Katholicismus über, nahm dabei die beiden zuerst genannten Vornamen an und war von 1817 an städtischer Armenarzt. Eine halbseitige Lähmung nöthigte ihn 1831 seine praktische Thätigkeit einzustellen; er starb am 19. November 1835.

Sachs, Medicinischer Almanach für das Jahr 1837, pag. 7. — Stricker, pag. 273. — Callisen, VII, pag. 290; XXVIII, pag. 236.   G.

*Goldschmidt, Johannes Adolph G., ist geboren zu Kopenhagen am 25. August 1845, studirte daselbst, promovirte 1879, ist schon von 1873 als praktischer Arzt in Lyngby bei Kopenhagen thätig. Er schrieb: *„Om nogle akute Infectionssygdomme hos Svangre og deres Indflydelse par Svanger-skabe"*. Ausserdem eine von der Facultät gekrönte Preisschrift über Ursachen der Kopflage und über Stellungs- und Lagewechsel des Fötus, zum Theil im „Nordiskt mediciuskt Archiv", 1871, gedruckt.   Petersen.

Goldson, William G., Wundarzt in London zu Ende des vorigen und Anfang dieses Jahrhunderts, Mitglied des Royal College of Surgeons, schrieb über *„An extraordinary case of lacerated vagina at the full period of gestation"* (London 1787) — *„Cases of small-pox subsequent to vaccination"* (Portsmouth 1804); ferner über geographische Entdeckungen in Nordamerika.

Dict. hist. II, pag. 584.   Pgl.

Goldwitz, Sebastian G., geboren zu Bamberg am 24. Juni 1758. Dr. med. et phil., Arzt und seit 1786 Brunnenarzt zu Kissingen und Bocklet, auch Amtsphysicus, beschäftigte sich aus Veranlassung einer zu Wien 1778 herrschenden Epidemie von biliösem Fieber besonders mit Versuchen über Physiologie und Pathologie der Galle und veröffentlichte: *„Neue Versuche zu einer wahren Physiologie der Galle"* (Bamberg 1785) — *„Neue Versuche über die Pathologie der Galle"* (Ebenda 1789), Arbeiten, die einen historischen Werth haben.

Dict. hist. II, pag. 584.   Pgl.

Goldzieher, Wilhelm G., zu Kitsee (Ungarn) am 1. Januar 1849 geboren, studirte in Wien und Heidelberg und wurde an ersterer Universität 1871 promovirt („Zur Kenntniss des Elektrotonus"* PFLÜGER'S Archiv, 1870). Von 1872 ab widmete er sich der Ophthalmologie, war zuerst bei BECKER in Heidelberg Assistent, machte eine grössere Studienreise, liess sich in Budapest als Augenarzt (1875) nieder und habilitirte sich daselbst 1878. Schon vorher hatte er die *„Geschwülste des Sehnerven"* (GRAEFE'S Archiv, 1873) bearbeitet und durch die Arbeit *„Ueber Implantationen in die vordere Augenkammer"* (Archiv für exper. Path., 1874) dieses Verfahren als Methode eingeführt. Auch eine Glaucomtheorie, die Verknöcherungen des Bulbus, wurden von ihm bearbeitet, sowie eine Monographie: *„Therapie der Augenheilkunde"* (Stuttgart 1881).   Wernich.

Golfin, Prosper-Hippolyte G., zu Montpellier, war am 25. Juni 1780 zu Béziers geboren, kam 1797 nach Montpellier, wandte sich zuerst der Pharmacie zu, erlangte 1800 die Approbation als Apotheker, studirte dann die Medicin, war unter FOUQUET und DE BROUSSONNET Chef de clinique interne, wurde 1803 Doctor, practicirte dann daselbst und schrieb einen *„Essai sur l'asphyxie"* (SÉDILLOT'S Journ. gén., 1804). 1806 errichtete er auf Verlangen des Präfecten des Depart. Hérault ein Rettungsasyl für Erstickte und Ertrunkene und stand demselben lange Zeit vor. 1825 wurde er zum Agrégé der Facultät ernannt, erhielt 1827 den Lehrstuhl der Hygiene und im folgenden Jahre den der Therapie und Materia medica, den er bis zu seinem Anfangs Februar 1863 erfolgten Tode beibehielt. Von seinen Schriften, welche die Doctrinen der Schule von Montpellier mit grosser Mässigung und streng wissenschaftlichen Gründen vertheidigen, sind anzuführen, ausser einer *„Notice biographique sur M. Baumès"* (Montpellier 1828), ein *„Mém. sur l'exanthème ortiée ou l'urticaire, et observation sur la fièvre intermittente pernicieuse ortiée etc."* (Ebenda 1829) — *„Discours sur l'homme considéré comme sujet de la thérapeutique"* (Ebenda 1836) — *„Études thérapeutiques sur la pharmacodynamie etc."* (Paris 1845) — *„Essai sur la méthode de vérification scientifique appliquée aux sciences en général, à la médecine et à la thérapeutique en particulier"* (Ebenda 1846) — *„De la prééminence de la mercurialisation .... dans la thérapeutique de l'hydrocéphale aiguë etc."*

(Montpellier 1847) — *„De l'existence des affections spécifiques de l'agrégat humain, démontrée par la méthode de vérification scientifique"* (Ebenda 1848) u. s. w. — Bouisson in Gaz. méd. de Paris. 1863, pag. 101. — Callisen, VII, pag. 293; XXVIII, pag 237. — Index-Catalogue. V, pag. 491.

G.

*Golgi, Camillo G., geboren am 7. Juli 1844 zu Corteno, wurde, nachdem er seine Studien in Pavia bereits 1865 vollendet hatte, daselbst 1875 zum ausserordentlichen Professor für Histologie, im nämlichen Jahre aber noch zum Ordinarius für Anatomie in Siena berufen. Er zog es vor, eine ordentliche Professur für Histologie 1876 in Pavia anzunehmen und wurde 1881 Seitens dieser Universität zum ordentlichen Professor der allgemeinen Pathologie ernannt. Der grössere Theil seiner Arbeiten, so über die Veränderungen der Lymphgefässe des Gehirns, über die feinere Anatomie der Centralnervenorgane, die Veränderungen des Knochenmarks bei den Pocken und kleinere, finden sich in der Rivista clin. di Bologna (1870—1874); andere Publicationen, ähnliche Themata behandelnd, sind in der Riv. spec. di freniatria etc. enthalten. Monographisch erschienen: *„Sulla fina struttura dei bulbi olfattorii"* (1875) — *„Sulla trasfusione del sangue nel peritoneo etc."* (1881) — *„Studii sulla fina anatomia degli organi centrali del sistema nervoso"* (preisgekrönt 1883).

Wernich.

*Goll, Friedrich G., zu Zürich am 1. März 1829 geboren, ausgebildet durch LUDWIG in Zürich, KÖLLIKER und VIRCHOW in Würzburg, CLAUDE BERNARD in Paris, wurde 1853 promovirt und habilitirte sich 1855 in seiner Vaterstadt als Arzt, 1862 als Docent. Er las hauptsächlich Pharmakologie, war aber mehrfach als Examinator auch in anderen Fächern thätig und publicirte: *„Ueber den Einfluss des Blutes auf die Nierensecretion"* (Würzburg 1853) — *„Ueber die feinere Anatomie des Rückenmarks"* (Zürich 1868) — *„Die Vertheilung der Blutgefässe auf die Rückenmarksquerschnitte"* (1864).

Wernich.

*Goltdammer, Eduard G., zu Berlin, ist daselbst am 10. April 1842 geboren, studirte von 1860—65 in Berlin und Heidelberg, dann in Wien, Paris und England. Promovirt zu Berlin 1865, war er Assistenzarzt im Krankenhause Bethanien daselbst 1866—69 und ist seit 1873 dirigirender Arzt der inneren Abtheilung desselben. Literarische Arbeiten: *„Bericht über die Resultate der Kaltwasserbehandlung des Ileotyphus im Krankenhause Bethanien in Berlin"* (Archiv für klin. Med., 1877) — *„Ueber Darmblutungen bei Ileotyphus und ihr Verhältniss zur Kaltwasserbehandlung"* (Berliner klin. Wochenschr., 1877) — *„Ein Beitrag zur Lehre von der Spinalapoplexie"* (VIRCHOW'S Archiv, Bd. LXVI) — *„Zur inneren Anwendung der Salicylsäure"* (Berliner klin. Wochenschr., 1876) — *„Ueber einige Fälle von subacuter Spinalparalyse"* (Ebenda) — *„Casuistische Mittheilungen zur Pathologie der Grosshirnrinde"* (Ebenda 1879) — *„Ueber die Punction von Pleura-Ergüssen"* (Ebenda 1880) — *„Zur Aspiration pleuritischer Ergüsse"* (Ebenda 1881) — *„Ueber die Kost und Logishäuser für die ärmeren Volksclassen"* (EULENBERG'S Vierteljahrschr. für gerichtliche Medicin, 1878) — *„Zur medicinischen Klimatologie von Aegypten"* (Deutsche med. Wochenschr., 1881) — *„Krankenhäuser"* (Artikel in dem Handb. des öffentl. Gesundheitswesens von EULENBERG, Bd. II, 1882).

Red.

*Goltz, Friedrich Leopold G., wurde in Posen am 14. August 1834 geboren, machte seine Studien zu Königsberg in Preussen, wo er besonders HELMHOLTZ als Physiologen hörte und wirkte zunächst während der Sechsziger-Jahre an der Anatomie in Königsberg als Prosector, nachdem er einige Zeit Assistent an der chirurgischen Klinik gewesen war. 1869 wurde er als Professor der Physiologie nach Halle a. S., 1872 nach Strassburg für das nämliche Fach berufen. Neben seinen Arbeiten aus der Königsberger Zeit, vornehmlich die Herzfunction, den Venentonus und ähnliche Themata betreffend, hat G. später in PFLÜGER'S Archiv ganz besonders fruchtbar die Physiologie der Nervencentren behandelt. Als

38 *

Monographien sind hervorzuheben; *„Beiträge zur Lehre von den Functionen der Nervencentren des Frosches"* (Berlin 1869) — *„Gesammelte Abhandlungen über die Verrichtungen des Grosshirns"* (Bonn 1881).   Wernich.

Gomes, Bernardino Antonio G., zu Lissabon, war 1769 zu Arcos (Provinz Minho) geboren als Sohn eines Arztes, studirte in Coïmbra, wurde 1793 Doctor, prakticirte in Lissabon, ging 1797 als Marinearzt nach Brasilien, beschäftigte sich namentlich mit botanisch-pharmakologischen Studien und schrieb zusammen mit BROTERO nach seiner Rückkehr ein *„Mém. sur l'ipécacuanha gris du Brésil etc."* (Lissabon 1801, av. 2 pl.), so wie, nachdem er 1801 auf der Rhede von Gibraltar eine auf der portugiesischen Flotte ausgebrochene Typhusepidemie durch Anwendung des kalten Wassers, nach der Methode von CURRIE, bekämpft hatte: *„Méthode de traiter le typhus, ou les fièvres malignes contagieuses, par l'affusion de l'eau froide, ... lettre au Dr. James Currie, contenant des observations et des réflexions sur cette méthode"* (Lissabon 1806). 1805 wurde er Arzt des Hospitals des königlichen Hauses und beschäftigte sich weiterhin noch mit botanisch-pharmakologischen Arbeiten, wie seine *„Observationes botanico-medicae de nonnullis Brasiliae plantis"* (Lisboa Acad. Sc. Med., T. III) und seine Bemühungen um die Alkaloide der Chinarinde, über die er *„Ensaio sobre o cinchonino e sobre sua influencia na virtude da quina"* (Ebenda) schrieb, zeigen. Auch ist ihm die Initiative zur Einführung der Vaccination in Portugal zu danken. 1817 erhielt er die Leitung des Hospitals San Lazaro, beschäftigte sich namentlich mit der Behandlung von Hautkrankheiten und machte Versuche zur Verminderung der Elephantiasis. Er schrieb darüber: *„Essai dermosographique, ou description succinct des maladies cutanées, d'après . . Willan et Bateman, renfermant l'indication de médicaments recommandés dans ces maladies etc."* (Lissabon 1820, 4., av. 2 pl.) — *„Mém. sur les moyens de diminuer l'éléphantiasis en Portugal etc."* (Ebenda 1821) — *„Lettre aux médecins portugais sur l'éléphantiasis, dans laquelle on leur annonce un nouveau remède pour guérir cette maladie"* (Ebenda 1821). Nachdem er eine Prinzessin nach Brasilien begleitet hatte, schrieb er über dortige Eingeweidewürmer: *„Cinq nouvelles espèces de ténia"* (Bull. des sc. nat. de FÉRUSSAC, 1824) und empfahl die Granatwurzelrinde als ein wirksames Mittel gegen dieselben. Er starb in Lissabon am 13. Januar 1824.

Dechambre, 4. Série, T. IX, pag. 635.   G.

Gomez Miedes, Bernardino G., geboren in Alcañiz (Arragonien) im 16. Jahrhundert, liess sich nach 6jährigem Aufenthalte zu Rom, sowie nach mehreren Reisen durch Italien, Frankreich, Belgien und Deutschland in Valencia nieder und starb 1589. Er schrieb: *„Enchiridion, ó manual instrumento de salud contra el morbo articular que llaman gota, y las demas enfermedades que par catarro etc."* (Madrid 1571).

Gomez, Alonso G., Dr. med. der Universität von Alcala de Henares, Arzt zu Sevilla, schrieb: *„De humorum praeparatione adversus Arabos tractatus"* (Sevilla 1546).

Gomez de la Parra y Arevalo, Alonso G., Arzt aus la Trembleque bei Toledo, schrieb: *„Polianthea medicis speciosa, chirurgis mirifica, mirepsicis valde utilis et necessaria"* (Madrid 1625).

Biogr. méd. IV, pag. 480.   Pgl.

Gomez, Manuel G., portugiesischer Arzt, muthmasslich in Antwerpen von portugiesischen Eltern geboren, schrieb: *„De pestilentiae curatione methodica tractatio"* (Antwerpen 1603; Löwen 1637).

Gomez, Jorge G., Arzt zu Toledo im 16. Jahrhundert, schrieb: *„De ratione minuendi sanguinem in morbo laterali"* (Toledo 1539).

Gomez de Lamplona, Martino G., verfasste ein Werk, in dem sich mehrere Pestschriften vereinigt finden, von MARSILIUS FICINUS, THOMAS GARBO, NICOLAS MONARDES u. A. (Pampelona 1598).

Biogr. méd. IV, pag. 480. Pgl.

Gomez, Bonnardino Antonio G., zu Lissabon, war 1806 geboren, wurde zu Paris 1831 mit der These: *„Sur les vers plats articulés qui existent chez l'homme etc.“* Doctor und schrieb später u. A.: *„Noticia de alguns casos da molestia de Bright observados no Hospital S. José e resumo das doutrinas mais modernas dcerca d'esta doença“* (Lissabon 1854).

J. E. G. Gomez im Correio med. de Lisboa. 1876-78, pag. 236 etc.; 1878, pag. 4 (nicht zugänglich). — Index-Catalogue. V, pag. 491. G.

Gondinet, Pierre G., zu Saint-Yrieix (Haute-Vienne), war daselbst 1756 geboren, wurde 1775 in Toulouse Doctor, erlangte grosses Ansehen in seinem Geburtsorte und wurde selbst Unterpräfect des Arrondissements. Von seinen in den Annales de la Soc. de méd. prat. de Montpellier von 1804 an (T. III—XXVII) veröffentlichten Abhandlungen, die sich über die verschiedensten Gegenstände aus der praktischen Medicin erstrecken, führen wir nur die folgenden an: *„Observations sur les convulsions imitatives“* — *„Précis de la constitution atmosphérique et médicale observée dans .... de la Haute-Vienne, pendant l'an XI, et .... jusqu' .... de 1807“* — *„Mém. contenant des observations et remarques sur le melaena des anciens, et le melaena hémorrhagica des modernes“* — *„Notice historique et raisonnée sur la maladie contagieuse qui s'est répandue, sur la fin de 1808, dans les villes de Limoges, de Chalus, ... où avaient passé les prisonniers espagnols“* u. s. w.

Dechambre, 4. Série, T. IX, pag. 702. — Callisen, VII, pag. 295. G.

Gondret, Louis-François G., zu Paris, war am 12. Juli 1776 zu Auteuil bei Paris geboren, studirte daselbst, war 1793 DESAULT'S Schüler, diente 1794, 95 im Militär-Hospital zu Ruel und in den Feldlazarethen der Armee der östlichen Pyrenäen und wurde 1803 in Paris Doctor. Er war Arzt am 3. Dispensaire der Société philanthropique, Arzt des Tribunals erster Instanz und beschäftigte sich viel mit der Anwendung der Derivation, besonders bei Augenkrankheiten und selbst zur Beseitigung des Cataract und schrieb hierüber, sowie über Verwandtes unter Anderem Folgendes: *„Considérations sur l'emploi du feu en médecine; suivies de l'exposé d'un moyen épispastique propre à suppléer la cautérisation, et à rémplacer l'usage des cantharides. Avec le rapport de MM. Portal, Percy, Thénard“* (Paris 1818; 2. édit. 1819; 3. édit. 1820) — *„Mém. concernant les effets de la pression atmosphérique sur le corps humain et l'application de la ventouse dans différens ordres de maladies“* (Ebenda 1819). 1819 und 20 bereiste er Russland von der Ukraine bis Petersburg und schrieb weiter noch: *„Observations d'amaurose“* (1821) — *„Observations sur les maladies des yeux“* (Ebenda 1823) — *„Mém. sur le traitement de la cataracte“* (1825; 1826; 4. édit. 1829; engl. Uebers. *„On the treatment of cataract, without operation etc.“* London 1838) — *„Tableau analytique des modifications que le Dr. Gondret s'est efforcé d'introduire dans la physiologie, la pathologie et la thérapeutique“* (1828) — *„Appendice à mes observations sur les maladies cérébro-oculaires“* (1831) — *„Des effets de la dérivation et 2ᵉ appendice à mes observations sur les affections cérébro-oculaires“* (1832; 2. édit. 1833). Ferner ähnliche Schriften 1834, 1835, 1837; ausserdem: *„Du traitement de la cataracte sans opération“* (1839) — *„Réclamation contre une erreur préjudiciable à la santé publique et qui n'a profité depuis huit ans qu' à des intérêts de corporation“* (1841). 1831, 32, 33 hatte er temporär eine Klinik im Hôtel-Dieu für die *„maladies cérébro-oculaires“* gehabt und schrieb darüber 1841 eine Reclamation, sowie später noch: *„De la flamme à petites dimensions employée contre les douleurs, la débilité, la torpeur etc.“* (Paris 1843; 1847) — *„Du*

traitement des fièvres intermittentes par le moyen du vide ou ventouses" (1850).
Dazu mehrere gegen die Mitglieder der Académie de méd., gegen LISFRANC,
SICHEL u. A. gerichtete Antikritiken. Trotz seiner vielen Reclamationen ist die
von ihm erfundene ableitende Salbe unter dem Namen „pommade oder graisse
ammoniacale", „caustique ammoniacal", „liparolé ammoniacal" nicht im Stande
gewesen, sich allgemein Geltung zu verschaffen, jedenfalls nicht, Cataracten ohne
Operation zu zertheilen. Er starb im September 1855.
        Dechambre, 4. Série, T. IX, pag. 703. — Callisen, VII, pag. 297; XXVIII,
pag. 238.
                                                                                    G.
        Gonthier d'Andernach, s. GÜNTHER.

        Gonzalez, Don Pedro Maria G., spanischer Marinearzt und Professor
an der medicinischen Schule zu Cadix, war 1763 zu Ossuna (Provinz Sevilla)
geboren, trat in die gedachte medicinische Schule als Zögling, und, nachdem er
dieselbe durchgemacht, als Medico-Chirurg 1. Cl. in die Marine, construirte einen
zweckmässigen, später bei der Marine eingeführten Apparat, das Seewasser trink-
bar zu machen, verfasste bei Gelegenheit einer 5 Jahre 3 Monate dauernden
Weltumsegelung seinen „Tratado de las enfermedades de la gente de mar, en
que se esponen sus causas, y los medios de precaverlas" (Madrid 1805), nachdem er bereits über eine 1800 in Cadix ausgebrochene Gelbfieber-Epidemie eine
„Disertacion medica sobre la calentura maligna que regno en Cadix el año
de 1800, etc." (Cadix 1801, 4.; deutsche Uebers. u. s. w. von W. H. L. BORGES,
Berlin 1805) geschrieben hatte. 1802 war er zum Protomedico y cirujano-mayor
eines Mittelmeer-Geschwaders ernannt worden, 1804 wurde er supplirender, 1805
wirklicher Professor an der oben genannten Schule, woselbst er Physiologie und
Hygiene vorzutragen hatte. Während seiner 32jährigen Thätigkeit daselbst war
er bei hervorragenden Gelegenheiten auch praktisch thätig, z. B. nach der See-
schlacht von Trafalgar, bei Epidemieen, die auf Schiffen ausgebrochen waren. Er
übersetzte 1819 die Werke von CABANIS, 1828 das Werk von LABARRAQUE über
die Chlorüre, hielt 1806, 14, 23, 35 glänzende Eröffnungsreden, nahm 1836
seinen Abschied und starb am 23. Juni 1838. Er war einer der kenntnissreichsten
und gelehrtesten Professoren seiner Zeit in Spanien.
        Antonio Ruiz de Valdivia in Archives de médec. navale T. XIV, 1870,
pag. 128 (Uebersetzung).   G.

        Gonzalez y Centeno, Don Valentin G., zu Sevilla, war Vice-Präsident
der dortigen Real Soc. de Med., deren Memor. acad. er seit 1788 publicirte. Es finden
sich in denselben von ihm (1772—92) verschiedene Abhandlungen, darunter:
„Leccion medico-legal de las enfermedades simulables" — „Del mecanismo,
que observa la naturaleza en la evacuacion de las catamenias" — „Que
enfermedades son mas frecuentes en Sevilla, y si hai med o para precaverlas?"
und viele andere.
        Dechambre, 4. Série, T. IX, pag. 707. — Callisen, VII, pag. 30 l; XXVIII,
pag. 238.   G.

        Gonzalez de Sámano, Don Mariano G., Professor der Medicin, war am
2. Juli 1806 zu Valladolid geboren, als Sohn des Arztes Don Bonifacio G.,
wurde 1841 daselbst Doctor, nachdem er bereits an verschiedenen Orten prakticirt.
Er wurde 1849 zum Professor der Geburtshilfe und Chirurgia legalis in Barcelona
ernannt, ging von da aber zu den Universitäten Salamanca, Santiago und Valladolid über, woselbst er die innere Pathologie lehrte. Seine hauptsächlichsten
Schriften sind: „Sobre el contagio del cólera" — „Monografia del cólera" —
„Refutacion á la doctrina que acerca de las fiebres escribió Mr. Broussais" —
Uebersetzung von VIREY'S „Tratado de la generacion" — „Monografia de la
erisipela" — „Montepio médico" — „Tratamiento de las hernias" — „Asiento
y naturaleza del histerismo" — „Reorganizacion médica" — „Compendio
histórico de la medicina española" (Barcelona 1850), Anhang zu der von ihm

seit 1849 herausgegebenen, allein die spanische Medicin berücksichtigenden Zeitschrift: *„El Divino Vallés"* — *„Memoria historica del cólera-morbo asiatico en España"* (Madrid 1858) u. s. w.

Ovilo y Otero, pag. 266. G.

*Gonzalez y Morillas, Don José María G., in der Havanna, schrieb: *„Monografía optalmológica ó descripcion de todas las enfermedades que pueden padecer los órganos de la vision y partes anexas"* (2 voll., Habana 1848—50, w. 20 pl.) — *„Lecciones elementales de patología general"* (Ebenda 1860).

Index-Catalogue. V, pag. 509. Red.

*Gonzalez del Valle, Don Ambrosio G., Arzt in der Havanna, schrieb, ausser einem *„Manual de obstetricia para el uso de nuestras parteras"* (Havanna 1854) und einem *„Manual de flebo-tomianos ó sangradores y dentistas"* (4. edit., Paris 1865) eine Reihe von Aufsätzen, welche sich auf die Hygiene der genannten Stadt beziehen; so über einen neuen Friedhof daselbst (1868, 71), das Regenwasser (1869, 70), Canalisation (1870) u. s. w.; ferner über die Meteorologie der Stadt (1865, 69), über: *„Cólera. Avisos para precaverse ó salvarse de él, etc."* (1870) und *„Tablas obiturias de la Habana etc."* (1870—73) u. s. w.

Index-Catalogue. V, pag. 510. G.

Gooch, Benjamin G., zu Shottisham in Norfolk, ein verdienter praktischer Chirurg, über dessen Lebensumstände nur wenig bekannt ist, schrieb: *„Cases and practical remarks in surgery; with sketches of machines of simple construction, easy application, and approved use"* (London 1758) — *„A practical treatise on wounds and other chirurgical subjects; to which is prefixed a short historical account of the rise and progress of surgery and anatomy, addressed to young surgeons"* (Norwich 1767) — *„Medical and surgical observations, as an appendix to a former publication"* (London 1775). In den Philosophical Transactions (1769, 1775) publicirte er: *„Morbid separation of the cuticle from the cutis"* und: *„Remarks and considerations relative to the performance of amputation above the knee, by the single circular incision"* — *„Concerning aneurisms of the thigh"*. Er starb um 1780 und erschien nach seinem Tode eine Sammlung seiner Schriften u. d. T.: *„The chirurgical works of ... A new edition, with his last corrections and additions"* (3 voll., London 1792).

Biogr. méd. IV, pag. 484. — Dict. hist. II, pag. 589. Gurlt.

Gooch, Robert G., zu London, war 1784 zu Yarmouth in Norfolk geboren, kam zuerst bei einem Chirurgen und Apotheker daselbst in die Lehre, studirte dann in Edinburg, wurde 1807 daselbst Doctor, practicirte anfänglich in Croydon, wurde 1812 in das College of Physicians in London aufgenommen, wurde Physician am Westminster Lying-in Hospital, war Docent der Geburtshilfe, der Frauen- und Kinderkrankheiten bei der medicinischen Schule des Bartholomew's Hospital und erlangte eine ausgebreitete geburtshilfliche Praxis. Er publicirte in den Medical Transact. of the Royal College of Physicians (1820, 1822): *„Observations on puerperal insanity"* — *„A contribution ..., what is the nature of the process called the spontaneous evolution of the foetus?"* und in den Lond. Med.-Chir. Transact. (1822): *„An account on some circumstances under which a haemorrhage may occur, ... though the uterus feel contracted etc."* und gab eine Uebersetzung von Leop. Ant. Gölis: *„A treatise on the hydrocephalus acutus etc."* (London 1821) heraus. Er schrieb ferner: *„An account of some of the most important diseases to women"* (Ebenda 1829; 2. edit 1831; American edit. Philadelphia 1832; 1836; deutsche Uebersetzung in Bd. III der Klin. Handbibliothek, Weimar 1830). Nach seinem am 16. Februar 1830 erfolgten Tode erschien noch: *„A practical compendium for widwifery; etc. prepared for publication by Geo. Skinner"* (London 1831) und sehr viel später wurden die *„Diseases of women"* noch einmal von der New Sydenham Society:

„*With other papers. Prefatory essay by Rob. Ferguson*" (London 1859)
herausgegeben. — Er gehörte zu den glücklichsten und beliebtesten Praktikern
und war gleichzeitig ein sehr anziehender Lehrer; sein Werk über Frauenkrankheiten gehört zu den besten der damaligen Zeit.

Munk, III, pag. 100. — Callisen, XXVIII, pag. 239.   G.

Good, John Mason G., in London, Arzt und Literat, war zu Epping
(in Sussex) am 25. Mai 1764 geboren, kam zu einem Chirurgen in Gosport in
die Lehre, studirte dann im Guy's Hospital in London und begann 1784 zu
Sudbury (Suffolk) mit mässigem Erfolge eine Praxis. Er ging darauf nach London,
in der Hoffnung, sich bei der Schriftstellerei, der er sich ebenfalls zugewandt
hatte, besser zu stehen, als bei der Medicin und erlangte in der That durch
jene später auch eine bedeutende Praxis. Wir führen im Folgenden jedoch nur
seine Schriften medicinischen Inhalts an. Er verfasste, von der Londoner
Medical Society preisgekrönt: „*A dissertation on the diseases of prisons and
poorhouses*" (London 1795; deutsche Uebersetzung von C. Graf v. HARRACH,
Wien 1799) und im Auftrage des Comités der General Pharmaceutic Association
of Great Britain: „*A history of medicine, so far as it relates to the profession
of the apothecary; from the earliest accounts to the present period; etc.*"
(Ebenda 1795; 2. edit., „*to which are prefixed observations on a tract, entitled:
Murepsologia; etc.*" (1796), ferner: „*A dissert. on the best means on main-
taining and employing the poor in the parish workhouses*" (London 1798;
1805) — „*A second address to the members of the corporations of surgeons
of London, respecting the proceedings of the court of assistants*" (Ebenda
1798) — „*Anniversary oration before the Medical Soc. of London, on the
general structure and physiology of plants, compared with those of animals,
and the mutual convertibility of their organic elements*" (Ebenda 1808). Nach
der von ihm verfassten Schrift: „*A physiological system of nosology; with a
corrected an simplified nomenclature*" (Ebenda 1817; Amer. edit. Boston 1823)
und nachdem er 1820 im Marischal College, Aberdeen, Doctor med. geworden,
gab er sein bedeutendstes medicinisches Werk, das eine Reihe von Auflagen erlebte,
heraus, nämlich: „*The study of medicine*" (4 voll., London 1822; 2. edit.
1825, 5 voll.; Boston 1823; 4. Amer. edit. „*With a physiological system
of nosology*", Philadelphia 1825; Dasselbe, „*Improved by Sam. Cooper.
6. Amer. from the last English ed., with notes by A. Sidney Doane. To
which is prefixed a sketch of the history of medicine, from its origin to the
commencement of the 19th century, by J. Bostock*, 2 voll., New York 1835, 4.;
deutsche Uebersetzung nach der 4. Auflage von LUDW. CALMANN, 4 Bde., Leipzig
1837—40). Lange ehe die ostindische Cholera nach Europa kam, schrieb er
über dieselbe eine später von F. G. GMELIN übersetzte Schrift (Tübingen 1831;
2. Aufl. 1832). Eine seiner interessantesten Schriften ist auch: „*The book
of nature*" (2 voll. 1826; „*Amer. edit. from the last London edit. To which
is prefixed a sketch of the authors life*", New York 1831), nach Vorlesungen,
die von ihm in der Surrey Institution gehalten worden waren. Ausserdem ist von
ihm anzuführen, dass er in hohem Grade sprachkundig war, in Folge dessen
eine Menge fremdländischer Werke übersetzte und ein eifriger Mitarbeiter der
Zeitschriften „World", „Analytical and Critical Review", „British Magazine",
„Monthly Magazine" und an der „Pantologia, or universal dictionary of arts,
sciences and words", 12 voll., war, und manche bedeutende, hier nicht näher
anzuführende literarische Erscheinungen an's Tageslicht förderte. Er starb zu
Shepperton (Middlesex) am 2. Januar 1827.

O. Gregory, Memoirs of the life, writings and character, . . . of the late J. M. G.
London 1828 (nicht zugänglich). — Munk, III, pag. 248.   G.

Goodall, Charles G., zu London, war in Suffolk geboren, wurde in
Cambridge 1670 Doctor, ebenso wahrscheinlich in Leyden, trat 1676 in das

College of Physicians ein, wurde in demselben Fellow, hielt die Gulstonian und Harveian Lectures, war Präsident desselben 1708 und erwies sich als besonders eifrig in der Vertheidigung der Rechte des College, indem er folgende zwei Schriften verfasste: *„The College of Physicians vindicated against a pamphlet entitled the Corner Stone etc.; and the true state of physic in the nation faithfully represented"* (London 1674) und *„The Royal College of Physicians of London founded and established by law ... and an historical account of the College's proceedings against empiricks and unlicensed practisers etc."* (Ebenda 1684). Er war ein intimer Freund von SYDENHAM und ein von Demselben und dem Publicum hochgeschätzter Arzt, der dem Sutton Hospital vorstand. Er starb zu Kensington am 23. August 1712.

Munk, I, pag. 402. G.

*Goodall, William G., Sohn eines Missionärs, ist am 17. October 1829 auf Malta geboren. Nach Beendigung seiner medicinischen Studien im Jahre 1854 am Jefferson College practicirte er bis zum Jahre 1861 in Constantinopel und siedelte dann nach West Chester, Pa., 1865 nach Philadelphia über, wo er seitdem, vorzugsweise als Gynäkologe und Geburtshelfer beschäftigt, lebt. Ausser zahlreichen, die genannten Gebiete betreffenden Journal-Artikeln in verschiedenen amerikanischen Zeitschriften und einigen kleineren Gelegenheitsschriften (vergl. ein Verzeichniss derselben im Index-Catalogue, V, pag. 511) hat er *„Lessons in gynaecology"* (Philadelphia 1879) veröffentlicht.

Atkinson, pag. 321. A . . t.

Goodeve, Edward G., geboren zu Bury Hall (Alverston, Hants) am 27. Januar 1816, studirte Medicin, Anfangs in Bristol unter Leitung seines Bruders William G., Chirurg und Lehrer der Anatomie daselbst, später in London unter Sir W. LAWRENCE, speciell am St. Bartholomew's Hospital. Auf Verwendung des Letzteren erhielt G. eine Stelle als Assistant Surgeon in Bengalen, die er 1841 in Calcutta antrat, wo er zugleich, vom Bischof Dr. Wilson als Arzt engagirt, Gelegenheit zu langen wissenschaftlichen Expeditionen in Begleitung mit diesem fand. 1843 ging G. nach Cawnpore als Civilchirurg und blieb daselbst bis zu seiner 1850 erfolgten Ernennung zum Assistant Apothecary General und Professor der Materia medica in Calcutta und später zum Professor der Medicin und Physik am College Hospital daselbst. 1864 gab er diese Aemter und die bedeutende Privatpraxis auf, ging nach England zurück, vertrat 1866 officiell die englische Regierung bei der internationalen Cholera-Commission in Constantinopel, zog sich dann, nach der Heimath zurückgekehrt und nach kurzer practischer Thätigkeit als Consulting Physician, auf seinen Landsitz Drinagh Stoke Bishop (2 Meilen von Clifton an den Ufern des Avon) zurück, wo er am 27. October 1880 starb. — G. ist hauptsächlich durch seine verdienstvolle practische und amtliche Thätigkeit als Arzt und Lehrer in Indien erwähnenswerth. Literarisch ist derselbe durch einige werthvolle Aufsätze über „Diarrhoe" und „Cholera" in „REYNOLD's System of Medecine", sowie durch Untersuchungen über Dysenterie, Diarrhoe, „Enteric fever", Cholera und das sogenannte Red fever von Bengalen (veröffentlicht in verschiedenen Journalen) hervorzuheben.

Lancet. 1880, II, pag. 752. — Med. Times and Gaz. 1880, II, pag. 578. Pgl.

Goodeve, Henry Hurry G., studirte in London, Dublin und Edinburg, wurde 1829 bei letztgenannter Universität Doctor, trat in den Dienst der ostindischen Compagnie (Bengalen), wurde Professor der Anatomie und Geburtshilfe an der Universität und Physician des Lying-in Hospital zu Calcutta und Insp.-Physic. des Renkioi Hosp. Er schrieb: „Domestic management of children in India" und viele Aufsätze in medicinischen Journalen, darunter: „Account of a human (twin) monstrosity" (Calcutta Transactions 1836). Er war 1837 bis 38 Mit-Redacteur des „Quarterly Journal of the Calcutta Medical and

Physical Society". Nach England zurückgekehrt, lebte er in Cook's Folly, Stoke-Bishop, Bristol und starb zu Anfang der achtziger Jahre.

Medical Directory.   Red.

*Goodhart, James Frederic G., zu London, studirte im Guy's Hosp. in London, war pathologischer Assistent am HUNTER'schen Museum und als solcher an der Bearbeitung der 2. edit. des Museums-Kataloges (1882) betheiligt, ferner Registrar im Guy's Hosp., wurde 1873 in Aberdeen Dr. med. und ist zur Zeit Assistant Physician und Demonstrator für pathologische Anatomie am Guy's Hosp. und Physician am Evelina Hosp. für Kinder. Er schrieb in den Guy's Hosp. Reports: *„Thermometric observations in clinical medicine"* (1869) — *„Erysipelas of the kidney"* (1873) — *„On the presence of bacteria in the blood and inflammatory products of septic fever"* (1875) — *„On cancer"* (1875) — *„Meningeal haemorrhage"* — *„Empyema"* (1876—77) — *„Diastolic bruits at apex of heart"* (1878) — *„Acute dilatation of heart in scarlatinal dropsy"* (1879) — *„Etiology of scarlatina in surgical cases"* (1879) — *„Rheumatism in childhood"* (1881); ferner im Edinb. Med. Journal (1871—72): *„On artificial tuberculosis, etc."*: bearbeitete die Artikel „Spleen", „Supra-renal capsules" und „Liver" für den von der New Sydenham Society herausgegebenen „Atlas of Pathol." (1879—81); ausserdem: *„The treatment of acute chorea by massage and the free administration of nourishment"* (1882) — *„Anaemia as a cause of heart disease"* (Lancet 1880) — *„Sporadic cretinism and myxoedema"* (Med. Times and Gaz. 1880).

Medical Directory.   Red.

Goodlad, William G., zu Bury (Lancashire), war vorher in Bolsaver (Derbyshire) und hat sich namentlich durch die folgende Schrift über die Krankheiten der Lymphgefässe und Lymphdrüsen, die 1812 den JACKSON'schen Preis erhielt, bekannt gemacht: *„A practical essay on the diseases of the vessels and glands of the absorbent system;* ... To which are added surgical cases with practical remarks" (London 1814; deutsch zusammen mit CARMICHAEL und HENNING u. d. T.: „Ueber die Scrophelkrankheit" übersetzt von J. L. CHOULANT, Leipzig 1818). Er schrieb noch im Edinb. Med. and Surg. Journ. (1809, 10, 12, 15): *„Observations on Mr. Barlow's theory on the origin of urinary calculi"* — Observ. on purulent ophthalmia" — „Case of inguinal aneurysm, cured by tying the external iliac artery" — „Additional observations on the treatment of scrofula"; ferner: „Observations on diseases which are produced by irritation in the urethra" (London Med. Repository 1814) — „History of a tumour successfully removed from the face and neck, by previously tying the carotid artery" (London Med.-Chir. Transact. 1816, 1817) — „A letter to Sir B. C. Brodie... containing a critical inquiry into his lectures illustrative of certain local nervous affections" (London 1840).

Callisen, VII, pag. 302; XXVIII, pag. 240.   G.

Goodsir, John G., geboren 1814 zu Anstruther (in Fifeshire), wo sein Vater und Grossvater renommirte Praktiker waren, studirte in Edinburg Medicin, und zwar speciell Anatomie bei KNOX und Naturwissenschaften bei JAMESON. Er war als Student befreundet mit den nachmals so berühmt gewordenen EDWARD FORBES, SAMUEL BROWN, GEORGE WILSON, Sir JAMES Y. SIMPSON, SPENCE u. A. Nachdem er die Licenz zur Praxis erhalten, assistirte er seinem Vater und veröffentlichte 1839 einen in der wissenschaftlichen Welt Aufsehen erregenden Aufsatz *„On the developement of the teeth"* (im Edinb. Med. and Surg. Journal), machte zugleich mit seinem talentvollen Bruder Harry D. S. Goodsir, der als Conservator des College of Surgeons Museum sein Nachfolger geworden und später mit JOHN FRANKLIN die Nordpol-Expedition mitmachte, sowie mit seinem Freund E. FORBES vergleichend-anatomische Untersuchungen und entdeckte die Sarcina ventriculi. Im Sommer 1842 und Winter 42 zu 43 hielt G. vor dem Royal College of Surgeons Vorlesungen, in denen er eine Menge von ihm gemachter werthvoller neuer Entdeckungen und Beobachtungen auf dem Gebiet der Anatomie, Physiologie und Pathologie vortrug, von denen der wichtigste Theil in den Transactions of the Royal Society of Edinb. gedruckt und später ausführlicher in den *„Anatomical and physiological observations"* erschienen ist, die er in Verbindung mit seinem Bruder Harry herausgab. 1844 wurde G. als Nachfolger MACKENZIE'S Prosector an der Universität zu Edinburg und 1846 Professor der Anatomie an MONRO'S Stelle. In dieser Stellung zeichnete sich G. durch sein vorzügliches Lehrtalent aus, so dass er unbestritten zu den berühmtesten Lehrern der Anatomie an der Hochschule zu Edinburg gezählt wird und JOHN HUNTER fast gleichkommt. G. bereicherte das anatomische Museum mit einer sehr bedeutenden Zahl von Präparaten. — 1853 begann seine Gesundheit zu leiden, was ihn zu mehreren Reisen nach dem Festlande veranlasste. — Schriftstellerisch ist G., der am 11. März 1867 in Edinburg starb, im Ganzen nur wenig hervorgetreten; seine Aufsätze: *„On pathology of bone"* — *„On animal electricity"* — *„On the morphology of vertebrate and invertebrate"*, zum Theil Vorträge in der Royal Medical und der Medico-Chirurgical Society, sind in verschiedenen oben erwähnten Journalen veröffentlicht.

Lancet. 1867, I, pag. 346. — Edinburgh Med. Journal. 1867, XII, pag. 959—962. — British Med. Journ. 1867, I, pag. 307.   Pgl.

Goodwyn, Edmund G., Dr. med. zu Edinburg 1786, ist bekannt durch seine Untersuchungen über die Asphyxie. Einen von der Society of Humanity in London ausgesetzten Preis über die beste Wiederbelebungsmethode Asphyktischer gewann G., der die damaligen Entdeckungen der Chemie für seine Theorie über den Ertrinkungstod verwerthete. G. starb etwa 1830. Er schrieb ausser seiner Inaugural-Dissertation: *„De morbo et morte submersorum investigandis"* (Edinburg 1786) noch: *„The connection of life with respiration, or an experimental inquiry into the effects of submersion, stangulation etc."* (London 1788; französische Uebersetzung Paris 1798).

Dict. hist. II, pag. 591.   Pgl.

Gorcy, Pierre-Christophe G., französischer Militärarzt, war am 19. März 1758 zu Pont-à-Mousson geboren, als Sohn eines Apothekers, studirte in Nancy und Metz, trat 1791 in die Armee ein und wurde später Chef-Arzt der vereinigten Sambre-et-Meuse- und Rhein-Armeen, mit welchen er die Feldzüge in Holland, Italien, Steiermark, Deutschland und Spanien mitmachte. Schon früher hatte er eine *„Topographie médicale de Longwy"* (1787), mehrere Aufsätze im Journ. gén. de médic. (1788, 89, 92), darunter ein *„Mém. sur les différents moyens de rappeler à la vie les asphyxiques"* und ein *„Mém. extrait d'un journal d'observations faites pendant l'année 1792 dans les armées françaises du Nord, du Centre et des Ardennes"* (Metz 1800) verfasst. Nachdem er aus der Armee ausgetreten war, liess er sich in Metz nieder und wurde erster Professor des Instructions-Militär-Hospitals daselbst. Es rührt von ihm die Erfindung eines neuen Kugelziehers und eines Blasebalges zur Wiederbelebung Erstickter her und schrieb er eine von dem Cercle médical zu Paris 1816 mit einem Preise gekrönte Monographie: *„Recherches historiques et pratiques sur l'hydrophobie"* (Paris 1821). Er interessirte sich für Naturwissenschaften, Malerei, Sculptur und nahm lebhaften Antheil an der Befreiung der Hellenen von der Türkenherrschaft. Er starb am 16. December 1826.

Chaumas im Compte rendu de la Soc. des sciences méd. du dép. de la Moselle. 1827, pag. 71 und Hecker's Literar. Annalen der ges. Heilkunde, Bd. XIII, 1829, pag. 117.   G.

Gordon, Bernard, s. BERNARD DE GORDON, Bd. 1, pag. 416.

Gordon, John G., ausgezeichneter englischer Anatom, geboren 1786 am 19. April in Forres (Grafschaft Murray in Schottland), studirte Chirurgie in Edinburg seit 1801 unter Leitung von THOMSON, promovirte daselbst 1805, ging hierauf nach London, wo er unter WILSON speciell noch anatomische Studien trieb. Nach seiner Rückkehr wurde er in Edinburg Präsident der Society of Medecine, hielt 1807 osteologische Vorlesungen, Anfangs vor einem engeren Kreise von Freunden, später öffentlich unter einem grossen Andrang von Schülern. Er starb am 14. Juni 1818 im noch jugendlichen Alter von 32 Jahren. Er schrieb: *„Essay on dislocation of thigh bone"* (1808) — *„On the extrication of caloric during the coagulation of the blood"* (in THOMSON, Annals of Philosophy 1814, T. IV) — *„A system of human anatomy"* (T. I, Edinburg 1815) — *„Engravings illustrating the anatomy of the skeleton in 22 plates"* (Edinburg 1817, 1818) — *„Observations on the structure of the brain etc."* (Edinburg 1817).

Dict. hist. II, pag. 594.   Pgl.

*Gordon, Charles Alexander G., englischer Militärarzt, zur Zeit Surgeon-General auf Halbsold, wurde 1840 in St. Andrews Doctor und verfasste während seiner Dienstzeit in China, Indien u. s. w. mehrere Schriften, sowie eine Reihe von Aufsätzen, unter denen wir von den ersteren zunächst folgende anführen: *„China, from a medical point in 1860 and 1861, to which is added a chapter on Nagasaki as a sanitarium"* (London 1863) — *„Army hygiene"* (Ebenda 1866) — *„Remarks on army surgeons and their works"* (Ebenda 1870) — *„A lecture on some points for comparison between the French and British soldier"* (Ebenda 1872) — *„The soldier's manual of sanitation and of first help, in sickness, and when wounded"* (1873) — *„Notes on hygiene of cholera for ready reference"* (1877) — *„Lessons on hygiene and surgery from the Franco-Prussian war"* (1873), Von einzelnen Aufsätzen erwähnen wir, aus COLBURN'S United Service Magaz.: *„The army in relation to public health. Introductory. Venereal diseases. Food"* — *„The administrative services during the Franco-Prussian war"* ; ferner: *„Remarks on the Prussian siege of Paris in some of its relations to hygiene and surgery"* (Brit. Med. Journ. 1871; französische Uebersetzung von GASTON DECAISNE, Paris 1871) — *„Experiences of an army surgeon in India"* (Med. Press and Circular, 1868-71) u. s. w.

Index-Catalogue. V, pag. 514.   Red.

*Gordon, Alexander G., zu Belfast in Irland, studirte daselbst und in Edinburg, wurde 1841 an letztgenannter Universität Doctor und ist zur Zeit Professor der Chirurgie am Queen's College und Consult. Surgeon des Belfast General Hospital. Er schrieb: *„On a peculiar and unique dislocation of the femur upon the pubes"* (Dublin Hosp. Gaz.) — *„Treatment of fracture of lower end of radius"* (Edinb. Monthly Journ. 1861) — *„Fracture of clavicle between coraco-clavicular ligaments, and extra-capsular fracture of cervix femoris"* (Dublin Hosp. Gaz.) — *„A treatise on the fractures of the lower end of the radius, on fractures of the clavicle . . . and on the reduction of the recent inward dislocations of the shoulder-joint (by manipulation)"* (London 1875).

Medical Directory.   Red.

Gore, Richard Thomas G., zu Bath, war 1799 in Dublin geboren, studirte im St. Bartholom. Hosp. in London, übersetzte JOH. FRIEDR. BLUMENBACH'S *„A manual of the elements of natural history"* (London 1825) und CARL GUST. CARUS' *„An introduction to the comparative anatomy of animals"* (London 1827), nachdem er *„Abstract of the history of a case of strangulated exomphalos successfully operated on, fifty hours after parturition"* (London Med.-Chir. Transact. 1823) beschrieben hatte. Er liess sich 1831 in Bath nieder, wurde 1844 Surgeon des United Hospital, war von 1838—58 Mitglied des Municipal Council und wurde bald darauf zum Alderman erwählt. Einen ihm angebotenen Lehrstuhl der vergleichenden Anatomie am University College hatte er abgelehnt. Es ist noch eine „Notice of a case of microcephaly" (Anthropolog. Review, 1863) von ihm bekannt. Er starb Anfangs December 1881.

Lancet. 1881, II, pag. 1023. — British Med. Journ. 1881, II, pag. 920.   G.

Gorgoli, Sawas G., seiner Abstammung nach ein Grieche, geboren in Neshin (Gouv. Tschernigow in Russland), studirte Medicin in Halle von 1755 an, machte Reisen in Oesterreich und Italien, wurde Doctor der Medicin in Halle 1763 („Diss. de generali recidivorum pathologico-practica consideratione, 4.) und erhielt in Petersburg nach bestandenem Examen 1763 das Recht der Praxis. Er war in verschiedenen Stellungen thätig und wurde 1791 aus dem Dienst entlassen.

Iwan G., Bruder des Vorhergehenden, studirte von 1759 an in Halle, Strassburg und Berlin, wurde Dr. med. in Halle am 10. August 1768 („Diss. qua proposita a clariss. Macbride putredinis theoria examini subjicitur", 4.). G. prakticirte in Neshin und war insbesondere während der Pest thätig; in Rücksicht hierauf erhielt er im September 1784 nach dem Examen das Recht der freien Praxis.

Tschistowitsch, CXLIV.   L. Stieda.

*Gori, Marinus Willem Clement G., am 7. September 1834 in Amsterdam geboren, studirte an der militärärztlichen Schule in Utrecht, wurde 1855 zum Militärarzt ernannt und 1869 in Utrecht zum Dr. med. promovirt („Diss. Eene bydrage voor nieuwere hospitaal-hygiëne"). Nach Quittirung des Militärdienstes etablirte er sich in Amsterdam und ist seit 1875 Lector in der Militärmedicin und Chirurgie an der Universität. Er schrieb hauptsächlich: „Onze Kazernen" — „De voeding van den soldaat" — „Het leven van den soldaat" — „Des hôpitaux, tentes et baraques" — „La chirurgie militaire et les sociétés de secours à l'exposition universelle de Vienne" (1873) — „De militaire chirurgie, de legerverpleging, de militaire en vrywillige gezondheidsdienst op de internat. tentoonstellingen te Philadelphia et te Brussel in 1876" — „De militaire chirurgie en de geneeskundige dienst te velde" — „Het vervoer van zieken en gewonden" — „De militaire geneeskundige organisatie en de geneeskundige dienst te velde bij het Engelsche leger. Parallellen en critieken." (1878) — „Het vervoer van zieken en gewonden langs spoorwegen, ambulante of rollende hospitalen" — „Een nieuw gasthuis te Amsterdam" — „Een ziekendorp in het midden van Amsterdam" — „Asepticisme en evacueeren" — „Sur le transport des malades et blessés par les voies ferrées dans les climats tropicaux, communication au Congrès international des médecins des colonies à Amsterdam" (1884).   C. E. Daniëls.

Gorp, Jan de G., bekannt unter dem Namen GOROPIUS BECANUS, geboren am 23. Juni 1518 in Hilverenbeck (Brabant), studirte in Löwen, wo er 1539 Magister art. wurde. Dann begann G. Medicin und Mathematik zu studiren, machte Reisen nach Spanien, Italien und Frankreich, war vorübergehend Arzt der Schwestern von Karl V. und liess sich nach seiner Rückkehr in die Heimath in Antwerpen nieder, wo er mit Erfolg prakticirte und nebenher in seinen Mussestunden sich viel mit philologischer Literatur und Archäologie beschäftigte. Einen Ruf als Leibarzt Philipp's II. lehnte G. ab, liess sich vielmehr später in Lüttich nieder und starb zu Mastricht am 28. Juni 1572. Eigentlich medicinische Werke hat G. nicht hinterlassen.

Biogr. méd. IV, pag. 485.   Pgl.

Gorris (GORRAEUS), Pierre de G., geboren zu Bourges, Mitglied der Pariser Facultät um 1511, gelehrter Praktiker, schrieb: „Praxis medicinae in *communem usum totius Europae etc."* (Paris 1555) — *"Formulae remediorum, quibus vulgo medici utuntur"* (Paris 1560; Lyon 1584; Genf 1612; mit den Werken seines Sohnes Jean G. wieder abgedruckt Paris 1564; Frankfurt 1578 und 1601; Paris 1622). — Sein Sohn:

/Jean de G., gehört zu den berühmten philologischen Medicinern des 16. Jahrhunderts. Er war geboren zu Paris (1505, promovirte 1541 und war etwa seit 1548 Professor an der medicinischen Facultät der Pariser Universität. G. ist bekannt durch seine Bearbeitung des NIKANDER: *"Nicandri theriaca et alexipharmaca, cum interpretatione et scholiis"* (Paris 1549 und 1557) und einiger Hippokratischer Schriften: *"In Hippocratis librum de medico annotationes et scholia"* (Paris 1543) — *"Hippocrates de genitura et natura pueri"* (Paris 1545), besonders aber durch sein Werk: *"Definitionum medicarum libri XXIV"* (Paris 1564; Frankfurt 1578 und 1661, fol.; Paris 1622, fol.), eine alphabetisch geordnete Erklärung der griechischen medicinischen Terminologie, auf der alle späteren derartigen Arbeiten basirten. G. war Calvinist und machte alle Schrecken der Bartholomäusnacht durch, an deren indirecten Folgen er 1577, im Alter von 72 Jahren starb.

Biogr. méd. IV, pag. 485. — Dict. hist. II, pag. 595.   Pgl.

Gorris, Jean de G., Sohn des Vorigen, ist bekannt durch den Widerstand, den er bei seiner 1572 erfolgten Präsentation zur Aufnahme in die Pariser medicinische Facultät der vorgeschriebenen Eidesleistung in ihrer höchst orthodox-katholischen Formel entgegensetzte und durch die daran sich knüpfenden Streitigkeiten. Nachdem G. nachgegeben, wurde er Mitglied der Facultät und Leibarzt von Ludwig XIII., veröffentlichte 1622 eine Ausgabe der Werke seines Vaters und die „Formulae remediorum" seines Grossvaters. Sonst schrieb er noch einige unbedeutende Dissertationen, wie: *"A putrido sanguine biliosa febris"* (Paris 1607) — *"In acutis sudores optimi"* (Paris 1615) u. A.

Biogr. méd. IV, pag. 486.   Pgl.

Gorter, Johannes de G., am 19. Februar 1689 in Enkhuizen geboren, studirte in Haarlem an der klinischen Schule und in Leyden, wo er 1712 promovirte (*"Diss. de obstructione"*). Nach 13jähriger Praxis in seinem Geburtsorte, wurde er 1725 in Harderwyk zum Prof. med. ernannt (*"Oratio inaugur. de dirigendo studio in medicinae praxi"*), während ihm auch der Unterricht in der Chemie und Botanik aufgetragen war. 1754 wurde er mit seinem Sohne David (s. unten) als Leibarzt der Kaiserin Elisabeth nach Petersburg gerufen, wo er vier Jahre wirksam war. Nach der Heimath zurückgekehrt, starb er 1762 in Wyk by Duurstede. Ausser seiner *"Praxis medicae systema"* (Harderw. 1750) — *"Methodus dirigendi studium medicum"* (Ebenda 1753) und einigen kleineren Schriften (worunter ein *"Compendium medicinae in usum excercit. domestic. digestum"*) haben wir als sein Hauptwerk die *"Medicina Hippocratica, exponens aphorismos Hippocratis"* (Amst. 1741; Padua 1747; 1753; Amst. 1754) zu erwähnen.

                                                               C. E. Daniéls.

Gorter, David de G., ältester Sohn des Vorigen, wurde am 30. April 1717 in Enkhuizen geboren, studirte an der Universität Harderwyk und promovirte daselbst 1734 in der Medicin (*"Diss. de aphorismis Hippocratis"*) und 1737 in der Philosophie (*"Diss. de necessitudine physices in medicina"*). Er war nicht praktisch wirksam, doch wurde er 1742 Lector medicinae, 1743 Prof. extraord. botan. (*"Oratio de dicto Hippocratis: vita brevis, ars longa"*) und 1746, nachdem er eine Professur in Herborn (Nassau) ausgeschlagen hatte, zum Prof. ord. med. botan. an der Universität Harderwyk ernannt. 1754 zog er, eben wie sein Vater, als Leibarzt der Kaiserin Elisabeth nach Petersburg und blieb da bis 1761, wo er durch Erkrankung genöthigt war nach Holland zurückzukehren. Nachdem er im folgenden Jahre wieder nach Russland gegangen war, kam er 1764 zurück und starb 1783 in Zutphen. Sein mehr als 2000 Pflanzen zählendes Herbarium schenkte er der Universität Harderwyk. Er schrieb: „*Materies medica, exhibens virium medicamentorum simplicium catalogus*" (Amsterdam 1740; Padua 1755) — „*Flora Gelro-Zutphanica* (Harderw. 1745) *cum appendice*" (1757) — „*Elementa botanica methodo Linnaei accommodata*" (Hard. 1749) — „*Flora Ingrica etc.*" (Petersburg 1761) — „*Flora Belgica*" (Utrecht 1767) — „*Flora Zutphanica*" (1781) — „*Flora VII provinciarum Belgii foederati indigena*" (1781) — „*Leer der plantkunde*" (1782). C. E. Daniëls.

Gorter, Herm an us Boerhaave de G., jüngster Sohn des Johannes, 1732 in Harderwyk geboren, studirte daselbst, promovirte ebenda 1751 auf eine „*Diss. de lacte et lactatione*" und wurde praktischer Arzt in Amsterdam, wo er im Jahre 1792 starb, ohne literarische Arbeiten zu hinterlassen. C. E. Daniëls.

Gorup-Besanez, Eugen Franz von G., wurde am 15. Januar 1817 zu Graz geboren, ging 1837 nach Wien, um Medicin zu studiren, von dort nach Padua und 1839 nach München, wo er 1842 mit einer Diss. „*De prosopalgia*" promovirte. Nachdem er sich in München und Göttingen mit Chemie beschäftigt hatte, habilitirte er sich 1846 auf Grund der Schrift: „*Untersuchungen über Galle*" (Erlangen 1846) in Erlangen, wurde 1849 ausserordentlicher Professor und 1855 Ordinarius für Chemie an derselben Universität. Seine Arbeiten, wie z. B. seine Untersuchungen über Gallenbestandtheile, über verdauende Fermente in Pflanzen, über die Entstehung des Ozons und seine Einwirkung auf die verschiedenen organischen Stoffe u. A., bewegen sich mit Vorliebe auf dem Gebiete der physiologischen Chemie. Er veröffentlichte als selbstständige Werke: „*Anleitung zur qualitativen und quantitativen zoochemischen Analyse*" (Nürnberg 1850; 2. Aufl. 1854; 3. umgearb. Aufl. Braunschweig 1871) — „*Ueber die chemischen Bestandtheile einiger Drüsensäfte*" (Erlangen 1856) — „*Lehrbuch der Chemie*" (Braunschweig 1859—62, 3 Bde.; 2. Aufl. 1863—67; 3. Aufl. 1868—75; 4. Aufl. 1871—78; Bd. II, 5. Aufl. 1876; 6. Aufl. 1881). Er starb am 24. November 1878.

Zeitschr. für physiol. Chemie. 1878, II, pag. 363. — Aerztl. Intelligenzbl. München 1878, Nr. 49, pag. 521. V.

Goski, Kaspar G., in der ersten Hälfte des 16. Jahrhunderts in Posen geboren, studirte Mathematik und Medicin in Krakau und in Padua. In die Heimath zurückgekehrt, lebte er in seiner Vaterstadt, wo er sich eines grossen Ansehens erfreute; in den Jahren 1555—1557, 1563, 1568, 1574, 1575 verwaltete er das Bürgermeisteramt, im Jahre 1567 lohnte die Stadt seine Verdienste durch Schenkung eines bedeutenden Grundstückes in der Vorstadt Glinki. Einige Jahre vor seinem Tode zog er nach Venedig, wo ihm der Senat der Republik für geleistete Dienste, besonders aber für die Vorhersagung eines eingetroffenen Sieges, durch Decret vom 15. October 1571, die Aufnahme in die Zahl der Patricier, sowie eine lebenslängliche Pension von 300 Ducaten zuerkannt hatte; ausserdem wurde ihm dort ein Bronzedenkmal errichtet. Er starb 1578. Seine Werke, astrologischen Inhaltes, sind in polnischer Sprache theils in Krakau, theils in Breslau gedruckt worden. K. & P.

Gosse, Henri-Albert G., geboren am 25. Mai 1753 zu Genf, wurde 1780 Pharmaceut in Paris und gewann zwei von der Akademie ausgesetzte Preise über die Mittel, Vergolder und Hutmacher gegen die aus der Benutzung des Quecksilbers entspringenden Krankheiten zu schützen. In seine Heimath zurückgekehrt, widmete er sich ganz dem Studium der Chemie und der Naturwissenschaften, war Mitstifter der Société de physique et d'hist. naturelle in Genf und Gründer der Schweizer Naturforscher-Versammlungen, deren erste 1815 auf seinem Landsitze in Minnex bei Genf abgehalten wurde. Er starb 1. Februar 1816.

Biogr. méd. IV, pag. 490. — Dict. hist. II, pag. 599. — Poggendorff, I, pag. 929. Pgl.

Gosse, André-Louis G., zu Genf, war daselbst als Sohn des Vorigen am 18. Juni 1791 geboren, studirte in Paris und wurde hier 1816 Doctor mit der Diss.: „Propositions générales sur les maladies causées par l'exercice des professions", schrieb weiter: „Sur l'hygiène des professions insalubres" (Bibl. univ. de Genève, 1817) — „Des maladies rhumatoïdes" (Genf 1826) und gab heraus über das Dispensaire, dessen Arzt er geworden war, zusammen mit PREVOST, DUPIN und LOMBARD: „Rapports du dispensaire de Genève etc." (1821) — „Troisième rapport" (1830). In demselben Jahre ging er als Phil-hellene und Arzt nach Griechenland, machte sich besonders um den Sanitätszustand der griechischen Flotte verdient und kehrte 1829 zurück. Er schrieb: „Sur la nature et le traitement du choléra sporadique et épidémique" (Bibl. univ. 1831; deutsche Uebers. von A. CLEMENS, Frankfurt a. M. 1831; italienische Uebers. Venedig 1831) — „Rapport sur l'épidémie du choléra en Prusse, en Russie et en Pologne" (1833) — „Relation de la peste qui a régné en Grèce en 1827 et 1828; contenant des vues nouvelles sur la marche et le traitement de cette maladie" (Paris 1838) — „Examen médical et philosophique du système pénitentiaire" (Genf 1837; deutsche Uebers. von ADOLPH MARTINY, Weimar 1839) — „De la réforme des quarantaines" (Bibl. univ. 1842). Er schrieb darauf Mehreres über Cretinismus: „Rapport sur le traitement du crétinisme" (Genf 1848) — Dasselbe: „Extrait des lettres du Dr. Guggenbühl, à Zurich 1846" (Arch. des sc. phys. et nat., 1848) — „De l'étiologie du goître et du crétinisme" (Genf 1854); ferner: „Essai sur les déformations artificielles du crâne" (Annales d'hyg. publ., 1855) und anthropologische Aufsätze über die alten Rassen von Peru (Bulletins de la Soc. d'anthrop. de Paris 1860 und in den Mémoires derselben 1863), sowie „Monographie de l'Erythroxylon coca" (Mém. couronn. de l'Acad. de Brux. 1861); endlich: „Du bain turc, modifié par l'emploi du calorique rayonnant et de son introduction en Suisse" (Genf 1865) — „Des trichines spirales, des accidents maladifs qu'elles engendrent etc." (Ebenda 1866).

Dechambre, 4. Série, T. IX, pag. 757. — Callisen, VII, pag. 309; XXVIII, pag. 242.

G.

Gosselet, Auguste-Napoléon G., zu Lille, war 1810 in Antwerpen geboren, wurde 1837 in Paris Doctor, war später Chefarzt der Irrenanstalt zu Lille, die er zu einer Musteranstalt zu machen verstand. Ausser als Irrenarzt erwarb er sich auch einen Ruf als Philosoph, Philanthrop u. s. w., veröffentlichte verschiedene wichtige Arbeiten über Nerven- und Geisteskrankheiten und schrieb ausserdem: „Statistique des maladies épidémiques dans l'arrondissement de Lille de 1832 à 1843" (Lille 1844), ferner die „Rapports sur les travaux du Conseil central de salubrité et des Conseils d'arrondissement du dép. du Nord .... 1849—53" (Ebenda 1849—54) und zusammen mit L'HERBOU DE LUSSATS: „Statistique administrative et médicale de l'asile public des aliénés de Lille, pour les années 1847—51" (Ebenda 1852). Er starb im Sommer 1859.

Teilleux in Annales méd.-psychol. 3. Série, T. V, 1859, pag. 643.

G.

*Gosselin, Athanase Léon G., wurde am 16. Juni 1815 in Paris geboren, studirte daselbst, speciell unter ROUX, BLANDIN und VELPEAU und gelangte 1843 zur Promotion. Von 1847 ab wirkte er als Chirurgien des hôpitaux an verschiedenen kleineren Pariser Spitälern, von 1867 ab an der Charité. Bereits 1858 war er zum Professor, 1860 zum Mitglied der Akademie der Medicin er-nannt worden; 1874 wurde er Membre de l'Institut. Aus seinen zahlreichen Arbeiten sind hervorzuheben: „Compendium de chirurgie" (mit DENONVILLIERS) — „Leçons sur les hernies" — „Leçons sur les hémorrhoïdes" — „Clinique chirurgicale" (3 Bde. in 3. Auflage). Viele Themata aus der Chirurgie der Hoden und des Rectums bearbeitete G. in Originalaufsätzen und lieferte ausserdem eine Uebersetzung von CURLING'S Hodenkrankheiten.

Wernich.

Gotthard, Joseph Friedrich G., zu Bamberg, war zu Lichtenfels bei Bamberg am 21. December 1757 geboren, widmete sich, nachdem er zuerst Kaufmann gewesen, der Chirurgie, studirte in Bamberg, von 1784—89 in Wien, dann zu Würzburg und Mainz, wurde 1791 Professor der Anatomie und Thierheilkunde zu Bamberg, wie auch Hof- und Ober-Landesthierarzt der ganzen Provinz. Er schrieb einen: „*Leitfaden für angehende Aerzte, Kranke zu prüfen und Krankheiten zu erforschen; u. s. w.*" (Erlangen 1793) — „*Entwurf eines Lehrplanes zu thierärztlichen Lehranstalten, u. s. w.*" (Ebenda 1796), sowie eine Schrift über die Hornviehseuche (1796) und, nachdem er 1802 Assessor der medicinischen Facultät und Beisitzer des Med.-Collegiums, 1803 aber Professor der Anatomie, Thierheilkunde und gerichtlichen Medicin an der landärztlichen Schule zu Bamberg geworden war, ein Programm über Seuchen überhaupt (1803). 1813—15 fungirte er als Armenarzt, wurde 1823, als die landärztliche Schule einging, in den Ruhestand versetzt, fungirte aber noch als Privatdocent der Naturkunde und als Arzt weiter in Bamberg bis zu seinem am 23. Februar 1834 erfolgten Tode.

Callisen, VII, pag. 313; XXVIII, pag. 243. G.

Gottsched, Johann G., geboren im Juli 1668 zu Königsberg i. Pr., studirte hier Medicin, machte Reisen durch Deutschland, Holland und Italien und wurde 1691 Physicus in Bartenstein in Ostpreussen. 1694 erhielt er die ausserordentliche, 1701 die ordentliche Professur für Physik und Medicin zu Königsberg, wo er am 10. April 1704 starb. Er gab „*Meteorologische Jahresberichte*" in deutscher Sprache für die Jahre 1702 und 1703, ferner eine mit Bemerkungen und Zusätzen vermehrte neue Auflage der JOHANN LOESEL'schen „*Flora Preussens*" (Königsberg 1703 und 1704), sowie eine Anzahl in das Gebiet der Physiologie einschlägiger Dissertationen heraus.

Biogr. méd. IV, pag. 491. Pgl.

*Gottstein, Jacob G., zu Lissa am 7. November 1832 geboren und in Breslau speciell unter FRERICHS und MIDDELDORPF ausgebildet, 1856 promovirt, wirkt seit 1864 in Breslau als Specialarzt für Hals- und Kehlkopfkrankheiten, seit 1867 auch für Ohrenkrankheiten und habilitirte sich 1872. Schriften: „*Ueber den feineren Bau der Gehörschnecke bei Menschen und Säugethieren*" — „*Nasenkrankheiten*" und ganz neuerdings: „*Die Krankheiten des Kehlkopfes und der Luftröhre*". Wernich.

Gottwaldt, Christoph G., gelehrter Arzt und Naturforscher aus Danzig, hier 1636 geboren, promovirte zu Leyden 1662 mit der Schrift: „*De melancholia hypochondriaca*", war Mitglied der k. Leopoldinischen Akademie der Naturforscher, zu deren Acta er erhebliche Beiträge lieferte. Seine naturwissenschaftlichen Sammlungen, an deren Beschreibung er durch seinen Tod, am 1. Januar 1700, verhindert wurde, kamen durch Schenkung (nach Anderen durch Verkauf) in die Hände von Peter dem Gr., der sie seinerseits der Akademie der Wissenschaften zu Petersburg überwies. Die Schriften G.'s sind zum grösseren Theil verloren gegangen, nur seine Abbildungen sind uns erhalten (Nürnberg 1782 im 1. Theil erschienen, mit erklärenden Zusätzen von J. S. SCHROETER und Porträt G.'s). Sonst sind von G. noch seine: „*Physischen und anatomischen Beobachtungen über den Biber*" (Nürnberg 1782, 4., mit 7 Abbildungen) und: „*Ueber die Schildkröten*" (Ebenda 1781, mit 10 Abbildungen) auf uns gekommen. — Sein Sohn, Johann Christoph G., gleichfalls Arzt in Danzig, ist verdienstvoll durch Unterstützung seines Vaters bei den Sammlungen für sein naturhistorisches Museum wie bei der Herausgabe seiner Werke.

Biogr. méd. IV, pag. 492. Pgl.

Goubelly, Claude-André G., Docteur régent der medicinischen Facultät und Professor der Geburtshilfe zu Paris, war ein geschickter Geburtshelfer und

Biogr. Lexikon, II. 39

schrieb: „*An capite foetus incuneato rectis forcipibus anteponendus?*" (Paris
1772, 4.); ferner: „*Nouvelle méthode de tailler*" (Journal de méd. 1777, T. IV) —
„*Connaissances nécessaires sur la grossesse et sur les maladies laiteuses etc.*"
(Paris 1785, 2 voll.), mehrere lateinische Dissertationen etc.

Dict. hist. II, pag. 600.   Pgl.

*Goudoever, Louis Christiaan van G., am 6. August 1820 in
Utrecht geboren, studirte in seinem Geburtsort unter SUERMANN, SCHROEDER VAN
DER KOLK, LONCQ und J. A. MULDER, promovirte 1845 zum Dr. med. und wurde
im Juli 1848 honoris causa zum Doct. chirurgiae ernannt. 1846—1849 in
Utrecht praktisch wirksam, wurde er zum Prof. chir. et art. obstetr. an der
Universität Utrecht ernannt, welche letztere Professur er 1866 an GUSSEROW übertrug, um sich allein der Chirurgie zu widmen. 1849—1865 war er mit BROERS,
Redacteur der „*Nederlandsch Tydschrift voor Heel- en Verloskunde, ziekten
der Vrouwen en der Kinderen*". Er besorgte eine holländische Uebersetzung von
SCANZONI'S „*Krankheiten der weiblichen Sexualorgane*", bewirkte wichtige Annotationen zu der holländischen Uebersetzung von DRUITT'S „*Chirurg. Vademecum*"
und schrieb u. A.: *Verslag der chirurg. Kliniek aan de Hoogeschool te Utrecht
1849—53*" (Utrecht 1858).
                                                           C. E. Daniëls

Gouey, Louis-Léger de G., Magister chirurg. der Pariser Facultät,
lebte zu Rouen Ende des 17. und Anfang des 18. Jahrhunderts, verfasste ein
Compendium der Anatomie, Chirurgie und Geburtshilfe, an dessen Veröffentlichung
er durch eine nothwendig gewordene Reise nach Polen verhindert wurde, wo er
von 1710—1716 verblieb. Sonst veröffentlichte G. ein durch eine interessante
Casuistik bemerkenswerthes Buch: „*La véritable chirurgie établie sur l'expérience
et la raison, avec des nouvelles découvertes sur l'ostéologie et sur la myologie etc.*"
(Rouen 1716).

Dict. hist. II, pag. 601.   Pgl.

Goulard, Thomas G., war zu Saint-Nicolas-de-la-Grave bei Montauban
geboren, wurde Démonstrateur royal der Chirurgie und Anatomie und Chirurgien-
major des Militär-Hospitals zu Montpellier. Er machte sich zunächst durch ein
den Anschein der Charlatanerie an sich tragendes „*Mém. sur les maladies de
l'urètre et sur un remède spécifique pour les guérir, etc.*" (Montpellier 1746)
bekannt, worin jedoch dieses Specificum nicht näher angegeben war. Erst später
in einer: „*Lettre de M. Goulard, conseiller, etc. à M. de la Martinière
sur les bougies pour les carnosités*" (Ebenda 1751), einem Schriftchen: „*De la
composition des bougies*" (Ebenda 1751) und dem „*Traité des maladies de
l'urètre, avec la composition des différentes espèces de bougies propres à les
guérir radicalement*" (Ebenda 1752) enthüllte er die Zusammensetzung seiner
Bougies und die Anwendung des seinen Namen tragenden Bleipräparates „*Eau
végéto-minérale*". Es folgten seine „*Remarques et observations pratiques sur les
maladies vénériennes, avec une seconde édition des maladies de l'urètre, etc.*"
(Montpellier und Pézénas 1760), der „*Traité sur les effets des préparations de
plomb, et principalement de l'extrait de saturne, employé sous différentes
formes, et pour différentes maladies chirurgicales*" (Ebenda 1760; englische
Uebersetzung London 1769; 1775 „*with remarks, by G. Arnaud, etc.*";
6. ed. Dublin 1777); endlich: „*Oeuvres de chirurgie*" (2 voll., Paris 1763; 1767;
Liège 1779). Ausserdem findet sich in der Hist. de l'Acad. des sc. de Paris
(1740) die Beschreibung verschiedener von ihm erfundener Instrumente. Die Zeit
seines Todes, der wahrscheinlich nach 1784 erfolgte, ist nicht genauer bekannt.

Dict. hist. II, pag. 601. — Dechambre, 4. Série, T. IX, pag. 763. Gurlt.

*Gould, Alfred Pearce G., in London, studirte im University College
daselbst, war später in verschiedenen Stellungen am Univ. College Hosp. und
Westminster Hosp. thätig, ist seit 1877 Fellow des R. C. S. und zur Zeit Assistant

Surgeon am Middlesex Hosp., Surgeon des London Temperance Hosp. u. s. w. Er schrieb: *„On the rapid mode of cure of external aneurism by means of the elastic bandage, with a table of 72 cases"* (London 1882), und in verschiedenen Zeitschriften, wie der Lancet (1877, 78, 80): *„Why is organic stricture most common in the bulbous portion of the urethra?"* — *„Cure of external aneurism by Esmarch's elastic bandage"* — *„On the radical cure of varicocele by the galvanic écraseur";* in den Clinical Soc. Transact. (1877, 78, 81, 82): *„Case of spina bifida cured by injection of iodine"* — *„Amputation of hipjoint: use of Davy's lever";* dazu Mittheilungen in den Pathol. Transact. (Vol. 27, 28, 32, 33) und Med. Soc. Transact. (Vol. 5, 6).

Medical Directory. R e d.

**Gouley, John William Severin G., am 11. März 1832 in New Orleans, La., geboren, hatte im elterlichen Hause eine classische Bildung genossen, alsdann in dem New York College of Physicians Medicin studirt, war 1853 nach Beendigung seiner Studien in das Bellevue Hospital eingetreten und hat sich dann ein Jahr später als praktischer Arzt in New York habilitirt. Für kurze Zeit bekleidete er die Professur für Anatomie an dem Vermont Med. College in Woodstock, und später (1859—61 und 1864—66) fungirte er in gleicher Eigenschaft an der Universität in New York, von 1866—71 nahm er den Lehrstuhl für Chirurgie an derselben Universität ein und ist während der ganzen Zeit und, wie es scheint, bis auf den heutigen Tag als dirigirender Chirurg am Bellevue Hospital thätig gewesen. Er hat sich speciell mit Chirurgie, und zwar vorzugsweise mit den Krankheiten des Urogenitalsystems, beschäftigt. Ausser zahlreichen, diese Gebiete behandelnden Journal-Artikeln in verschiedenen amerikanischen Zeitschriften, hat er *„Diseases of the urinary organs, including strictures of the urethra, affections of the prostate and stone in the bladder"* (New York 1873) veröffentlicht.

Atkinson, 413. A . . . t.

Goulin, Jean G., geboren in Reims am 10. Februar 1728, bekleidete eine Zeit lang die Stelle eines Repetitors in einer Pensionsanstalt, studirte dann Medicin von 1752 ab, musste aber in Folge vieler Widerwärtigkeiten, die ihm theils durch Krankheit, theils durch Mangel an Subsistenzmitteln erwuchsen, das Studium mehrmals unterbrechen und beschäftigte sich abwechselnd mit schriftstellerischen Arbeiten und Ertheilung von Unterricht, trieb dabei fleissig literarische, philologische, auch medicinisch-historische Studien, bis er 1795 eine Professur für Geschichte der Medicin an der Pariser Facultät erlangte, die er aber im Ganzen nur vier Jahre, bis zu seinem Tode am 30. April 1799 bekleiden konnte. Die Zahl der Artikel und Schriften, die G. theils selbst verfasste, theils herausgegeben und mitbearbeitet hat, ist gross, sie beträgt etwa 68; P. Sue hat die Titel der Werke in exacter Weise zusammengestellt; ein Theil derselben, und gerade der wichtigere, ist Manuscript geblieben. Nennenswerth sind: *„Lettres à un médecin de province sur l'histoire de la médecine"* (Paris 1769) — *„Mémoires littéraires, critiques, philologiques etc., pour servir à l'histoire ancienne et moderne de la médecine"* (Ebenda 1775/1776, 2 voll.).

Biogr. méd. IV, pag. 497. — Dict. hist. IJ, pag. 603. P g l.

Goulston, Theodore G., in London, war in Northamptonshire geboren, studirte in Oxford, practicirte anfänglich in Wymondham (Leicestershire), wurde 1610 in Oxford Doctor, siedelte nach London über, wo er Member und Fellow des Royal College of Physicians wurde. An medicinischen Schriften ist von ihm bloss eine *„Versio, variae lectiones et annotationes criticae in opuscula varia Galeni"* (London 1640, 4.) vorhanden; er beschäftigte sich sonst noch literarisch und selbst mit Theologie. Es verdient sein Gedächtniss nur erhalten zu werden wegen der von ihm testamentarisch gestifteten, noch heutigen Tages bei dem gedachten College gehaltenen „Gulstonian Lectures". Er starb am 4. Mai 1632.

Aikin, pag. 229. — Hutchinson, I, pag. 367. — Munk, I, pag. 157. G.

39*

Goupil, Jean-Martin-Auguste G., zu Strassburg, war am 8. April 1800 zu Vliessingen in Belgien geboren, erhielt seinen ersten Unterricht in der Medicin im Hospital zu Argentan, trat 1819 in das Val-de-Grâce zu Paris, wo BROUSSAIS lehrte und wurde einer der eifrigsten Anhänger desselben. Er setzte seine Studien in Strassburg fort, kam wieder nach Paris zurück, wurde 1822 Sous-aide im Hospital der königlichen Garde und in demselben Jahre Doctor mit der sehr beifällig aufgenommenen These: „Essai sur la révulsion". 1823 wurde er mit dem Range als Aide-major zum Démonstrateur im provisorischen Instructions-Militär-Hospital zu Toulouse ernannt, kam aber noch in demselben Jahre in eine ähnliche Stellung nach Strassburg und schrieb: „Exposition de la doctrine de Broussais" (Arch. génér., 1823) — „Exposition des principes de la nouvelle doctrine médicale du Dr. F.-J.-V. Broussais; avec un précis des thèses soutenues sur ses différentes parties" (Paris 1824; engl. Uebers. von JOSIAH C. NOTT, Columbia, South Carolina 1831) — „Consultation méd.-légale pour le sergent-major . . . ., accusé de crime de voies-de-fait envers ses supérieurs" (Strassburg 1825, 4.). Er wurde 1829 daselbzt zum Agrégé ernannt, hielt Vorlesungen über gerichtliche Medicin, Chemie, Physiologie, seit 1832 auch über Anatomie und Physiologie und concurrirte um den Lehrstuhl der Physiologie in zwei aufeinander folgenden Jahren mit den Concurs-Thesen: „La contractilité musculaire étant donnée, considérer les muscles en action, particulièrement dans la station, dans la progression, etc." (1833) — „Plan raisonné d'un cours de physiologie" (1834) und erhielt im letztgenannten Jahre diese Professur, vertauschte dieselbe aber nach einigen Jahren mit ALEX. LAUTH gegen die der gerichtlichen Medicin. Er schrieb noch eine „Note sur une plaie pénétrante de l'abdomen" (Annal. de la méd. physiol., T. III) — „Mém. sur les sympathiques de la peau et de la muqueuse digestive" (Journ. de la Soc. acad. du Bas-Rhin), ausserdem weitere Abhandlungen in verschiedenen Zeitschriften, war Mitglied des Conseil de salubrité du Bas-Rhin, seit 1836 Chirurgien-major und Vorsitzender der medicinischen Jury für die Aufnahme der Officiers de santé. Auf einer in letzterer Eigenschaft gemachten Reise starb er zu Saint-Didier bei Lons-le-Saulnier am 19. September 1837.

Dechambre, 4. Série, T. IX, pag. 768.   G.

Goupil, Jean-Ernest G., zu Paris, war daselbst als Sohn des Arztes Auguste G. am 29. Januar 1829 geboren, studirte auch daselbst, war von 1849 an Interne, schrieb zusammen mit BRIQUET, in dessen Hospital-Abtheilung (Charité) er sich zu jener Zeit befand, ein „Mém. sur l'épidémie de choléra" (Bullet. de thérap., 1854), wurde 1855 mit der These: „De l'anévrysme artérioso-veineux spontané de l'aorte et de la veine cave supérieure" Doctor und bereits zwei Jahre später, erst 28 Jahre alt, durch Concurs zum Médecin des hôpitaux ernannt. In Folge seines Internats im Hôp. de Lourcine, in der Abtheilung von BERNUTZ, hatte er eine Vorliebe für Gynäkologie gewonnen und publicirte er, in Gemeinschaft mit Diesem: „Recherches cliniques sur les phlegmons péri-utérins" (Arch. génér., 1857) und ein grösseres Werk: „Clinique médicale sur les maladies des femmes" (2 voll., Paris 1860—62; engl. Uebers. von ALFRED MEADOWs, London 1867), in welchem mehrere Abschnitte allein von ihm verfasst sind. Ausserdem findet sich von ihm eine grosse Zahl von Beobachtungen und Artikeln in den Bulletins de la Soc. anatomique und den Actes de la Soc. méd. des hôpitaux. Nachdem er Arzt im Hôp. Saint-Antoine geworden, ereilte ihn der Tod, erst 35 Jahre alt, am 11. September 1864 auf dem Schlosse de la Baudronnière bei Droué (Loir-et-Cher) in Folge eines Kopf-Erysipelas.

E. Besnier in Bulletins de la Soc. anatom. de Paris. 2. Série, T. IX, 1864. pag. 621. — Boucher de la Ville-Jossy in Union méd. T. XXIII, 1864, pag. 526.   G.

Goupil des Pallières, Claude-Antoine G., zu Nemours, war Arzt der Facultät von Caen, wurde Doctor in Paris an XII, machte sich einen Namen besonders als politischer Schriftsteller, z. B. mit seinem „Dialogue sur la charte"

(1810), seinen „Hommes du jour etc." (1820), „Lettres d'un père à son fils" (1823-24). Er war Maire der genannten Stadt und verfasste an medicinischen Arbeiten: „Obs. sur une épingle arrêtée dans l'oesophage" (LEROUX, Journ. de méd., an II) — „Expériences thermométriques sur l'augmentation de la chaleur animale dans l'inflammation" (Rec. périod. de la Soc. de méd. de Paris, an VII) — „Expériences au sujet des accidents causés par le poison pris avec la coque du Levant" (LEROUX, Journ. de méd., 1807) — „Mém. sur la vipère de Fontaine-bleau" (Ebenda 1809). Er starb 1825.

Dechambre, 4. Série, T. IX, pag. 770.   G.

Goupyl, Jacques G., auch JACOBUS GOUPYLUS genannt, gelehrter Hellenist und ausgezeichneter Arzt des 16. Jahrhunderts, stammt aus der Diöcese Luçon (Poiton) und machte seine ersten Studien in Poitiers. 1548 promovirte er in Paris und gewann bald einen so grossen Ruf als Arzt, dass ihm Heinrich II. den durch den Tod von JACOB SYLVIUS erledigten Lehrstuhl der Medicin am Collège royal in Paris übertrug. G. besass eine grosse Bibliothek mit vielen Hand-schriften und seltenen Werken, die 1563 bei den Unruhen des Bürgerkrieges vom Pöbel geraubt wurde. Aus Schmerz hierüber starb G. bald darnach. G.'s Verdienst besteht hauptsächlich darin, gute Ausgaben der griechischen Classiker der Medicin, von ALEXANDER TRALLES, RUFUS EPHESIUS, ARETAEUS CAPPADOX, JOHANNES ACTUARIUS etc. veranstaltet zu haben. Ein Commentar zu den Gesammtwerken des HIPPOKRATES blieb unvollendet.

Biogr. méd. IV, pag. 499.   Pgl.

Gouraud, Vater und Sohn. — Der Erstere, Vincent-Olivier G., war zu Cholet (Vendée) 1772 geboren, war in seiner Jugend Militärarzt, 1802 Lehrer der Anatomie am Instructions-Militär-Hospital zu Mailand, wurde 1803 in Paris mit der These „Essai sur la formation et l'accroissement des os" Doctor und 1804 zum Chef-Chirurgen des Hospice général in Tours ernannt, wo er eine her-vorragende Lehrthätigkeit entwickelte. Von seinen Arbeiten sind anzuführen : „Démonstrations des principales opérations de chirurgie" (Tours 1815) — „Réflexions sur la nature, la contagion et le traitement du choléra-morbus" (Revue européenne, 1831) — „Coup d'oeil philos. sur la chirurgie hippocra-tique" (Revue méd., 1831, 32) — „Traitement du choléra-morbus algide à l'hôpital militaire de la rue Blanche" (Bullet. de thérap., 1832) — „De l'esprit de la médecine opératoire" (Ebenda 1836) — „Indication de la saignée du bras dans les maladies aiguës" (Journ. des connaiss. méd.-chir., 1833) — „Études sur la fièvre intermittente pernicieuse dans les contrées méridionales" (Avignon 1842). 1822 nahm er seinen Abschied und lebte noch bis zum 31. December 1848.

Henri G., der Sohn, war zu Tours am 4. April 1807 geboren, wurde ein Schüler von BRETONNEAU, erlangte in Paris 1832 den Doctorgrad mit der These: „Propositions de médecine", schrieb einen Aufsatz: „Idée fondamentale de la médecine" (Bullet. de thérap., 1833) und wurde 1835 mit der These: „La doctrine des crises est-elle fondée?" Prof. agrégé der Medicin. Von 1833—48 war er Redacteur des „Journ. des connaissances médico-chirurgicales" und verfasste sehr viele kritische, biblio- und biographische Artikel und klinische Revuen für dasselbe, darunter: „Essai critique sur Broussais, sa doctrine médicale et ses opinions philosophiques" (1840), Studien über JOHN HUNTER, „Éloge de M. Récamier" (1853). Aus den durch ihn, in Stellvertretung von FOUQUIER, in der Charité abgehaltenen klinischen Vorträgen (1842) veröffentlichte er die Eröffnungsrede. Endlich schrieb er noch: „De l'action des différents climats dans le traitement de la phthisie pulmonaire" (Union méd., 1872). Er starb am 15. April 1874.

Dechambre, 4. Série, T. IX, pag. 773. — Callisen, VII, pag. 321; XXVIII, pag. 246.
                                                                             G.

Gourlay, William G., zu Funchal auf der Insel Madeira, war aus Schottland gebürtig, wurde 1782 zu Edinburg Doctor und schrieb in Duncan's Med. Commentaries (1785, 91): *„Case of encysted sarcocele cured"* — *„Account of the mineral waters in the Portugese islands of St. Miguel"*; ferner: *„Observations on the natural history, climate and diseases of Madeira; from the year 1783 to 1808"* (London 1811).

Callisen, VII, pag. 321; XXVIII, pag. 247. G.

Gourmelen, Etienne G., geboren in der Landschaft Cornouailles (Bretagne), studirte in Paris Medicin und speciell Chirurgie, wurde 1558 Baccalaureus und 1561 Dr. med. Er bekleidete 1574 und 1575 das Decanat der medicinischen Facultät zu Paris und wurde 1588 Professor der Chirurgie daselbst. Er starb zu Melun am 12. August 1593. G., der übrigens Gegner von Paré war und gegen diesen Schmähschriften veröffentlichte, schrieb mehrere chirurgische Werke (nach Hippokratischen und Galenischen Lehrsätzen): *„Le guide des chirurgiens"* (Paris 1634), einen unvollendet gebliebenen *„Traité de pharmacie"* (Manuscript in der königl. Bibliothek) — *„Synopseos chirurgiae libri VI"* (Paris 1566, 1580; franz. Uebers. Paris 1571; deutsch 1634) etc.

Biogr. méd. IV, pag. 500. — Dict. hist. II, pag. 606. Pgl.

Gouroff, P. de G., zu St. Petersburg, hiess eigentlich A. Jeudy du Gour, war im Januar 1766 zu Clermont-Ferrand geboren, wurde Père de la doctrine chrétienne und Professor am Collége von La Flèche, war nach der Revolution Buchhändler in Paris, ging zu Anfang dieses Jahrhunderts nach Russland, wo er den obigen Namen annahm und Professor und Bibliothekar an der Universität zu Charkow wurde. 1812 wurde er in Russland naturalisirt und wurde Staatsrath, Professor und Rector der Universität zu St. Petersburg. Von seinen medicinischen Schriften sind anzuführen: *„Mém. sur l'état actuel de l'hôpital impérial des pauvres malades de Saint-Petersbourg. Avec des détails sur la nouvelle institution des veuves de la charité"* (St. Petersburg 1817) — *„De la direction donnée à l'enseignement dans les universités"* (Ebenda 1823) — *„Essai sur l'histoire des enfants trouvés depuis les temps les plus anciens jusqu' à nos jours"* (Paris 1829) — *„Recherches sur les enfants trouvés et les enfants illégitimes en Russie, dans le reste de l'Europe, en Asie et en Amérique"* (Ebenda 1839). Er verfasste ausserdem noch eine grosse Menge von Werken und Abhandlungen, namentlich auf die Geschichte Frankreichs bezüglich, u. s. w. und starb um 1840.

Dechambre, 4. Série, T. X, pag. 5. — Callisen, VII, pag. 322; XXVIII, pag. 247. G.

Gourraigne, Hugues G., geboren in der Gascogne gegen Ende des 17. Jahrhunderts, studirte und promovirte in Orange und bekleidete in Montpellier eine Professur. Er war Schüler und Anhänger des berümten Antoine Fizes und verfasste zahlreiche medicinische Dissertationen. Er starb 1753. Von anderen Schriften G.'s sind nennenswerth: *„Physiologiae conspectus"* (Montpellier 1741) — *„Pathologiae conspectus"* (Nîmes 1743) — *„De sanguinis missione"* (Ebenda 1743).

Biogr. méd. IV, pag. 501. — Dict. hist. II, pag. 607. Pgl.

Goursaud, Wundarzt in Paris um die Mitte des 18. Jahrhunderts, verfasste mehrere Arbeiten, die von der königlichen Akademie für Chirurgie, deren Mitglied er später wurde, preisgekrönt wurden; so *„Remarques sur la différence des causes de l'étranglement dans les hernies"* (Mém. de l'Acad. roy. de chir., T. IV), ferner eine Arbeit über Metastasen in chirurgischen Krankheiten (Ebenda, T. III), sowie über scrophulöse Geschwülste (Ebenda) etc.

Dict. hist. II, pag. 608. Pgl.

*Gowers, William Richard G., in London, studirte im University College, wurde 1870 in London Doctor, ist zur Zeit Assist. Professor der klinischen

Medicin am University College, Physician an dessen Hospital und dem Nat. Hosp. für Epilepsie und Paralyse. Er gab heraus: QUAIN'S *„Anatomy of the brain and of the spinal cord"* (8. edit.) — *„A manual and atlas of medical ophthalmoscopy"* (London 1879; 2. edit. 1882) — *„The diagnosis of diseases of spinal cord; etc."* (Ebenda 1880; 3. edit. 1883; in's Französische und Russische übersetzt) — *„Epilepsy and other convulsive diseases; their causes etc."* (Ebenda 1881; in's Französische übersetzt). Ausserdem schrieb er über: *„Pseudohypertrophic muscular paralysis"* (1879) — *„Syphilitic diseases of the nervous system"* (HILL and COOPER'S Syphilis) — *„Athetosis and posthemiplegic disorders of movement"* (Med.-Chir. Transact., 1876); ferner für REYNOLD'S System of med. (Vol. IV, V) verschiedene Artikel, wie: „Hypertrophy", „Dilatation and fatty degeneration of the heart", „Leucocythaemia", „Hodgkin's disease"; endlich in den Pathol. Transact. (1877 etc.): *„The changes in the nerve centres in hydrophobia"* — *„Syphilitic neuroses"* (Brit. Med. Journ., 1879) u. s. w.

Medical Directory. Red.

Goyrand, Jean-Gaspard-Blaise G., zu Aix (Bouches-du-Rhône), sehr verdienter französischer Chirurg, war daselbst 1803 geboren, begann seine Studien daselbst, kam dann nach Paris und wurde dort 1828 Doctor mit der These: *„Cystotomie suspubienne"*. In seine Vaterstadt zurückgekehrt, wurde er bald zum Chef-Chirurgen des Hôtel-Dieu ernannt und machte seinen Namen durch eine Reihe sehr gediegener Arbeiten bekannt, unter denen wir folgende anführen: *„Obs. sur un foetus monstrueux"* (Lancette franç. 1830) — *„De l'amputation de la jambe pratiquée loin du genou, nouvel appareil de sustention"* (Paris 1835) — *„Mém. sur la fracture par contre-coup .de l'extrémité inférieure du radius"* (Ebenda 1836) — *„Sur la hernie inguino-interstitielle"* (Ebenda) — *„Sur la rétraction permanente des doigts"* (Ebenda 1837) — *„Nouvelles études sur les luxations de l'humérus"* (Gaz. méd. de Paris 1848) — *„Note sur deux cas remarquables de kystes hydatiques de l'abdomen"* (Ebenda 1855) — *„Études sur l'oblitération du sac herniaire, et sur . . . par le bouchon épiploïque comme moyens de guérison radicale des hernies; etc."* (1858) — *„De l'emploi du collodium comme moyen de réunion des plaies"* (Ebenda) — *„Études sur les adénoïdes du sein"* (1859) — *„Mém. sur une espèce de luxation méconnue jusqu'à ce jour: Luxation de l'extrémité inférieure du cubitus sur le fibrocartilage inter-articulaire du poignet"* (Ebenda) — *„Travaux et doctrines de Franco sur la taille"* (Bullet. de l'Acad. de méd. 1860) — *„De la kélotomie dans les cas de gravité extrême des accidents généraux de l'étranglement herniaire"* (Ebenda 1863) — *„Note sur trois cas d'iléus ayant leur cause matérielle dans les hernies, etc."* Ausserdem noch weitere Aufsätze in der Encyclogr. des sc. méd., der Lanç. franç., Revue médicale, Journ. univ. et hebdom., Journ. hebdom. des progrès des sc. méd. u. s. w. Fast eine jede der vorstehenden Arbeiten war epochemachend und von hervorragender Bedeutung für den Fortschritt der Chirurgie, wenn auch der Urheber derselben als ein Chirurg in der Provinz nicht in dem Maasse bekannt wurde und hervortrat, als dies unzweifelhaft der Fall gewesen wäre, wenn er in Paris den Schauplatz seiner Thätigkeit gehabt hätte. Zu seinen Ruhmestiteln gehört, die supramalleoläre Amputation des Unterschenkels an Stelle der Amputation an der Wahlstelle auf's Neue dringend empfohlen und, neben seiner gediegenen Arbeit über die Brüche am unteren Ende des Radius und die Absprengung seiner unteren Epiphyse, auf die Luxation des Interarticularknorpels am Handgelenk zum ersten Male aufmerksam gemacht zu haben. Epochemachend war für die vor-antiseptische Zeit sein Verfahren Gelenkmäuse en deux temps zu excidiren. Bei vielen anderen Operationen (der Harnröhrenfisteln , des Median-Steinschnittes, der Zungen-Exstirpation, der Atresia ani) hat er wichtige Verbesserungen eingeführt. Er starb im August 1866. Nach seinem Tode erschienen noch seine Werke gesammelt u. d. T.: *„Clinique chirurgicale;*

mémoires et observations de chirurgie, recueillies et annotés par le Dr. Silbert (Paris 1870).

    Tillaux im Bull. génér. de thérapeut., T. LXXXI, 1871, pag. 448. — Dechambre, 4. Série, T. X, pag. 262.

                                              Gurlt.

    Gozzi, Giuseppe Fulvio G., zu Bologna, hatte daselbst studirt, wurde Professor der Hygiene, Therapie und Materia medica und starb am 20. März 1852. Er schrieb: „*Sopra l'uso di alcuni remedii aurifici nelle malattie veneree* ... *indirizzato al cel. prof. Giacomo Tommasini* (Opuscoli scientif. di Bologna 1817) — „*Delle azioni generali dei remedi e particolare dell' irritativa*" (Bologna 1822) — „*Fondamenti di terapeutica generale e di materia medica*" (Ebenda 1831) — „*Leggi fisiologico-patologiche* ... *l'uso appropriato degli eccitamenti, dei descrimenti positivi e negativi e degli irritamenti*" (Ebenda 1835).

    Dechambre, 4. Série, T. X, pag. 263. — Callisen, VII, pag. 326; XXVIII, pag. 248.

                                              G.

    Graaf, Reinier de G., am 30. Juli 1641 in Schoonhoven geboren, studirte (1660) in Utrecht unter DIEMERBROECK, danach unter DE LE BOË SYLVIUS und VAN HORNE in Leyden, wo er als Student seine berühmte anatom.-physiol. Abhandlung „*Disputatio medica de natura et usu succi pancreatici*" (1664; französisch Paris 1666; Leyden 1671; 1674; in MANGET'S Biblioth. anatom., Genève 1685) schrieb, in Paris und in Angers, wo er 1665 zum Doctor med. promovirte. Im folgenden Jahre etablirte er sich in Delft (war jedoch fast das ganze Jahr 1667 wieder in Paris) und war da nicht allein praktisch, doch vornehmlich wissenschaftlich wirksam, bis zu seinem frühzeitigen Tode 1673. de G. hat sich ausserordentlich grosse Verdienste erworben, um die Anatomie der Geschlechtsorgane des Menschen, die er besser und genauer wie Keiner vor ihm kennen gelehrt hat und in deren Beschreibung sein Name auch noch stets fortlebt (Folliculi Graafiani ovarii). Bekannt ist sein Streit mit JAN SWAMMERDAM über die Priorität der durch ihn veröffentlichten anatomischen Entdeckungen und Gefäss-Injectionsmethoden, welcher die Ausgabe seiner „*Defensio partium genitalium adversus Swammerdammum*" (L. B. 1673) zur Folge hatte. Er schrieb ausserdem: „*Epistolae ad L. Schacht de nonnullis circa partes genitales inventis novis*" (Leyden 1668) — „*De virorum organis generationi inservientibus*" (Ebenda 1668; 1670; 1672) — „*De clysteribus*" (Ebenda 1668; 1672; französisch 1878 unter dem Titel: „*L'instrument de Molière, Traduction du Traité de clysteribus*", wo beigefügt ist die: „*Epistola ad Vop, Fortun. Plempium*", Ai. 1669) — „*De usu syphonis in anatomia*" (Leyden 1668) — „*De mulierum organis generationi inservientibus, tractatus novus*" (Ebenda 1672) und „*Observatio de arteriis carotidibus induratis, et de utero monstroso*" (Ephemerid. Acad. nat. curios., Jahrg. I, Nr. 127 und 128). Seine sämmtlichen Werke haben wir lateinisch Leyden 1674; London 1678; Amsterd. 1705; holländisch Amsterd. 1686; französisch Basel 1679 und Lyon 1679.

    A. Portal, Hist. de l'anat. et de la chirurgie, T. III, pag. 214—235.

                                        C. E. Daniëls.

    Graba, Johann Andreas G., geboren in Erfurt oder in Mühlhausen, studirte sechs Jahre lang Medicin in Königsberg und liess sich dann als praktischer Arzt in Erfurt nieder, ohne vorher promovirt zu haben. Streitigkeiten mit der Erfurter medicinischen Facultät veranlassten G., nachträglich im Jahre 1658 den Doctorgrad in Giessen zu erwerben; er wurde in demselben Jahre Physicus in Erfurt und 1664 zu Mühlhausen, wo er 1669 am 13. Mai starb. G. war Mitglied der Leopoldinischen Akademie der Naturforscher und veröffentlichte mehrere epidemiologische Arbeiten, so: „*Beschreibung der unaufhörlichen giftbösen anfälligen Landfieber*" (Erfurt 1660) — „*Kurze Erinnerung von der hin und wieder grassirenden Seuche der Blattern und Masern*" (Ebenda 1661) — „*Kurzer Unterricht von Scharbock*" (Ebenda 1661) — „*Medicinalische*

Erinnerung, wie man sich bei jetziger gefährlichen bösen Seuche von der Pest verhalten möge" (Ebenda 1666) etc.

Biogr. méd. IV, pag. 503. — Dict. hist. II, pag. 609. Pgl.

Grabau, Johann Heinrich Wilhelm G., war 1812 zu Itzehoe geboren, wurde 1835 in Kiel Doctor, 1836 daselbst Privatdocent und 1839 interimistischer Physicus für Itzehoe und die Wilstermarsch, nachdem er ein *„Chemisch-physiologisches System der Pharmacodynamik oder Parallelismus des chemischen und dynamischen Charakters der anorganischen und organischen Stoffe"* (2 Thle., Kiel 1837) geschrieben hatte, später aber: *„Die vitale Theorie des Blutkreislaufes. Eine physiologische Abhandlung"* (Altona 1841). Er zog 1843 nach Jena, wo er Prof. e. o. der Medicin wurde, gab daselbst von dem *„Repertorium für die gesammte Medicin"* den Jahrgang 1844 heraus und verfasste: *„Der Schlag und die Töne des Herzens und der Arterien im gesunden und kranken Zustande"* (Jena 1846). 1848 gab er seine Professur auf, liess sich als Arzt in Hamburg nieder, legte 1852 zu Eidelstedt auf seinem Besitze Solabona eine Wasserheilanstalt an und schrieb: *„Diätetische Betrachtungen mit besonderer Rücksicht auf die Wassercur"* (Hamburg 1851; 1854; 1858) — *„Die Wasserheilanstalt zu Solabona bei Hamburg"* (1852) — *„Prospectes und Hausordnung u. s. w."* (1857). Später war er Inhaber einer SCHROTH'schen Heilanstalt in Wandsbeck und gab eine Schrift heraus: *„Warum ich Homöopath wurde? Musterung der gangbaren Heilkunst, Wassercur und Homöopathie"* (1861). In PFAFF'S Mittheilungen (Bd. V) findet sich noch von ihm ein Aufsatz: *„Polarität im menschlichen Organismus"*. Er starb am 4. März 1870.

Hans Schröder, II, pag. 549. — Alberti, I, pag. 267. G.

Grabner (GRAEBNER) David von G., geboren 1655 in Breslau, studirte fünf Jahre lang Medicin in Königsberg und promovirte nach einer Reise durch Holland, England und Frankreich in Padua, worauf er Physicus in Fraustadt wurde, sich dann später aber in seiner Vaterstadt Breslau bis zu seinem Lebensende, am 21. Januar 1737, aufhielt. Die Entdeckung einiger seltener Münzen verschaffte G. vom Kaiser Leopold den böhmischen Adel, sowie den Titel eines Hofarztes. Von seinen Schriften sind zu nennen: *„Medicina vetus restituta"* (Leipzig 1695) — *„Diarium medicum Vratislaviense"* (Breslau 1703, enthält meteorologische Beobachtungen) — *„Tractatus philologico-physico-medici septem"* (Breslau 1707, enthält unter Anderem die Geschichte der in Breslau von 1692 bis 1702 vorgekommenen Krankheiten).

Biogr. méd. IV, pag. 503. — Dict. hist. II, pag. 610. Pgl.

Gradibus, Giovanni Matteo Ferrario de G., nach seiner Vaterstadt Grado (im Mailändischen) benannt, ist gegen Ende des 14. Jahrhunderts geboren; er lebte als Arzt in Mailand, fungirte eine Zeit lang als Leibarzt am Hofe der Herzogin Maria Visconti und ist gegen Ende des 15. Jahrhunderts (nicht vor dem Jahre 1480) gestorben. Von seinen literarischen Arbeiten sind durch den Druck veröffentlicht: *„Practica, vel comment. textual. cum ampliationibus et additionibus materiarum in nonum Rhazis ad Almansorem"* (Part. I, II, Pavia 1497 fol. u. A.; Part. III, Mailand 1471); ferner *„Expositiones super vigesimum secundum fen tertii canonis Avicennae"* (Mailand 1494) und *„Consilia medica secundum vias Avicennae"* (Pavia 1501 u. A.) Die letztgenannte Schrift war seinerzeit hochgeschätzt und enthält manche interessante Mittheilungen. — Er ist nicht zu verwechseln mit seinem Zeitgenossen Antonio de G., von dessen Lebensverhältnissen übrigens nichts weiter bekannt ist und der als Verfasser einer Schrift *„De febribus liber"* genannt wird, die im Anhange zu der Practica des de G. (Basil. 1515) und zu den Lucubrationes des CLEMENTIUS CLEMENTINUS (Basil. 1575) erschienen ist.

Aug. Hirsch.

Graebner, s. GRABNER.

Graefe, Carl Ferdinand von G., geboren am 8. März 1787 zu Warschau als Sohn des Geschäftsträgers des Grafen Moscxynski, studirte die Heilkunde zunächst am Collegium medico-chirurgicum in Dresden, seit 1805 m Halle und seit 1807 in Leipzig. Hierselbst wurde er 1807 zum Dr. med. et chir. promovirt. Im Jahre 1808 wurde er Hofrath und Leibarzt des regierenden Herzogs von Anhalt-Bernburg Alexius, in Ballenstedt, wo er ein Krankenhaus errichtete und das Alexisbad in Aufnahme brachte. 1810 wurde er nach Berlin an die neubegründete Universität als ordentlicher Professor und Director des klinisch-chirurgisch-augenärztlichen Instituts berufen. 1813 wurde ihm als Divisions-General-Chirurgus die Verwaltung der Militär-Heilanstalten Berlins übertragen, einige Monate später die Leitung des Lazarethwesens beim 4. Armee-Corps, die Errichtung eines Haupt-Reserve-Feldlazareths für das auf 180.000 Mann vergrösserte Heer und die Aufsicht über sämmtliche Provinzial- (Reserve-) Lazarethe in den drei Gouvernements (und zwar an 38 Orten) zwischen Weichsel und Weser. 1815 leitete er die Lazarethe des Kriegsschauplatzes und der nächstgelegenen Landestheile zwischen Weser und Rhein, in Holland und Belgien, und rief alle Reservelazarethe des Heeres in's Leben. Nach 1815 wurde er zum Geheimen Medicinalrath und 1822 zum dritten General-Stabsarzt und Mitdirector der militär-ärztlichen Bildungsanstalten ernannt, in welcher Eigenschaft er den Unterricht und die wissenschaftliche Ausbildung bei dem gesammten Militär-Sanitätswesen unter dem Chef des letzteren, dem ersten General-Stabsarzt WIEBEL, zu leiten hatte. 1825 wurde er auch mit der Vertretung des ersten und zweiten General-Stabs-arztes (WIEBEL und BÜTTNER) in Fällen der Verhinderung betraut. Im Jahre 1826 wurde ihm vom Kaiser Nicolaus von Russland der Adel verliehen und dieser vom Könige von Preussen anerkannt. 1830 bereiste er Italien und Sicilien und besuchte im Herbst 1833 London, um dem Prinzen Georg von Cumber-land in einer Augenkrankheit Beistand zu leisten. An dem Kronprinzen von Hannover eine Augenoperation vorzunehmen, begab er sich nach Hannover und starb daselbst am 4. Juli 1840. — Wie G.'s klarer und praktischer Blick die Aufgaben des militärärztlichen Berufs ohne Mühe und ohne Irrthum erkannte, so bewährte sich dieser Blick auch auf anderen und solchen Gebieten der Medicin (z. B. der Bäderkunde), welchen G. seine Aufmerksamkeit nicht vorzugsweise zuwendete. Seine eigentliche Schaffenskraft entfaltete er in der Augenheilkunde und in der operativen Chirurgie. Die massenhaften Erfahrungen, welche die Befreiungskriege in Bezug auf die ansteckende ägyptische Augenkrankheit boten, verarbeitete G. zu einer Darstellung, welche allein ihn als bedeutenden Augenarzt erkennen lässt und noch heute als grundlegend für die Erkenntniss und Bekämpfung dieses Leidens angesehen werden muss. In der Chirurgie hat G. — und das war seine Erstlingsarbeit — das Wesen der krankhaften Gefässausdehnungen (Angiektasien) untersucht und festgestellt. Ferner hat er die Gaumennaht zur Heilung angeborener Gaumenspalten 1816 zuerst in Deutschland ausgeführt; kurz darauf die Rhinoplastik — eine damals fast vergessene Operation — wieder aufgegriffen, die Eigenheiten des bezüglichen indischen und italienischen Operationsverfahrens wissenschaftlich geprüft und aus beiden die „Deutsche Rhinoplastik" geschaffen. Für die Ausführung von Amputationen gab er leitende Gesichtspunkte, welche theilweise neu waren und ihre Bedeutung bis auf den heutigen Tag behalten haben. Unter den Chirurgen, welche den Unterkiefer partiell reseciren, war er einer derjenigen, welche diese Operation zuerst ausführten (1821); auch bürgerte er die Lithotripsie, die er bei CIVIALE in Paris kennen gelernt, in Deutschland ein, vervollkommnete den Kaiserschnitt und unterband als Erster in Deutschland die Arteria anonyma (1822). Obendrein erfand G. unter Anderem das Compressorium der Meningeal-Arterien 1810, die Ligaturstäbchen, einen Operationstisch 1821, die Waffenhahre 1824 und das Coreoncion 1828. — Wie seine Umgebung ihn einst als hervorragenden Meister in der ungewöhnlichen Beherrschung seines Faches bewunderte, so wird die Nachwelt ihn zu allen Zeiten in die Reihe Derjenigen stellen, welche zur Vervollkommnung der deutschen Chirurgie das Meiste beigetragen haben. Aus seinen Schriften seien folgende hervorgehoben: *„Angiektasie, ein Beitrag zur rationellen Cur und Erkenntniss der Gefässausdehnungen"* (Leipzig 1808, 4.) — *„Normen für die Ablösung grösserer Gliedmassen nach Erfahrungsgrundsätzen entworfen"* (Berlin 1812, 4., mit 7 Taff.) — *„Rhinoplastik oder die Kunst, den Verlust der Nase organisch zu ersetzen"* (Ebenda 1818, 4., mit 6 Taff.) — *„Die Gaumennaht, ein neuentdecktes Mittel"* (Journ. für Chir. u. Augenh., 1820) — *„Die epidemisch-contagiöse Augenblennorrhoe Aegyptens in den europäischen Befreiungsheeren"* (Berlin 1823, gr. fol.).

H. S Michaelis, C. F. v. Graefe in seinem 30jährigen Wirken für Staat und Wissenschaft. Berlin 1840, 8. — Sachs, Med. Almanach. 1841, pag. 110—128 — E. Gurlt in Allgem. Deutsche Biographie. Bd. IX. — Rohlfs, Archiv für Geschichte der Med. VI, 1883, pag. 305. — Callisen, VII, pag. 329; XXVIII, pag. 250. B. Frölich.

Graefe, Albrecht von G., Professor der Augenheilkunde an der Universität Berlin, geboren den 22. Mai 1828 in Berlin als Sohn des Vorigen, erhielt seine Schulbildung auf dem dortigen französischen Gymnasium. Noch nicht 16 Jahre alt, absolvirte er in glänzender Weise das Abiturienten-Examen und bezog im Herbst 1843 die Universität Berlin, um sich dem Studium der Medicin zu widmen. Er fühlte sich besonders von JOHANNES MÜLLER, SCHÖNLEIN, ROMBERG, DIEFFENBACH und WOLFF angezogen. Am 21. August 1847 wurde er auf Grund einer Dissertation: *„De bromo ejusque praeparatis"* zum Doctor promovirt. Im Winter 1847/8 erhielt er in der medicinischen Staatsprüfung das Zeugniss „vorzüglich gut" und als „Operateur" und begab sich im Herbst 1848 nach Prag, noch unentschieden, welcher Seite der Medicin er sich zuwenden sollte. Der besonderen Anregung von FERDINAND ARLT, welcher dort als Professor der Ophthalmologie wirkte, ist es zu danken, dass sich G. von jetzt ab der Augenheilkunde vorzugsweise widmete. Von dieser Zeit ab verband beide eine auf gegenseitiger Hochachtung und Liebe beruhende Freundschaft. Die beiden nächsten Jahre verbrachte G. in Paris und war ein regelmässiger Besucher der Kliniken von SICHEL und DESMARRES; von da ging er nach Wien, wo die beiden JAEGER, Vater und Sohn, ihm vielfach Gelegenheit gaben, sich in der augenärztlichen Praxis weiter auszubilden. Bei einem Aufenthalt in London trat er mit W. BOWMAN und G. CRITCHETT in nähere Beziehung. Ein glücklicher Zufall brachte ihn dort mit dem Utrechter Physiologen DONDERS zusammen, welcher in G. einen einsichtsvollen Zuhörer fand, der seinen Forschungen nach allen Richtungen hin folgen und dieselben ergänzen konnte. Im Herbst 1850 kehrte er nach Berlin zurück, begann seine Thätigkeit als Augenarzt und fand sowohl beim Publikum, wie in ärztlichen Kreisen überraschend schnell Anerkennung. In diese Zeit fällt die epochemachende Entdeckung des Augenspiegels durch HELMHOLTZ, welchen G. mit den dankbaren Worten: „HELMHOLTZ hat uns eine neue Welt erschlossen" als Erster in die praktische Augenheilkunde einführte. 1852 erfolgte seine Habilitation als Privatdocent mit der Abhandlung: *„Ueber die Wirkung der Augenmuskeln"*. Kurz darauf machte ein von ihm in der Berliner Gesellschaft für wissenschaftliche Medicin gehaltener Vortrag über die Schieloperation gerechtes Aufsehen; es gelang ihm, das bestehende Misstrauen gegen diese Operation zu beseitigen. 1854 gründete er das *„Archiv für Ophthalmologie"*, dessen erster Band fast nur seine eigenen Arbeiten: *„Beiträge zur Physiologie und Pathologie der schiefen Augenmuskeln"* — *„Ueber Doppelsehen nach Schieloperationen und Incongruenz der Netzhäute"* und *„Ueber die diphtherische Conjunctivitis und die Anwendung des Causticum bei acuten Entzündungen"* enthält. Sehr bald traten die Redaction ARLT und DONDERS bei. In das Gebiet der Amblyopien brachte G. durch die genaue methodische Untersuchung des Gesichtsfeldes grössere Klarheit. Auch widmete er nicht einseitig alle seine Kräfte der Augenheilkunde, er verfolgte die Fortschritte auf den übrigen Gebieten der Medicin mit dem regsten Interesse. Er war der Erste, der den

Nachweis lieferte, dass die Schwachsichtigkeiten und Erblindungen in Folge von Gehirnleiden, welche man früher als Lähmung des Sehnerven aufgefasst hatte, grösstentheils auf einer Neuritis optica beruhten; auch stellte er die Beziehungen zwischen Hirntumoren und der sogenannten Stauungspapille klar. Ein glänzender Beweis für seinen diagnostischen Scharfblick war das Erkennen der Embolie der Arteria centralis retinae, welche eine plötzlich auftretende einseitige Erblindung veranlasst. Unsterblich sind die Verdienste, welche er sich auf dem Gebiete der glaucomatösen Erkrankungen erworben hat. Die durch ihn geschaffene Möglichkeit, durch die Iridectomie eine grosse Anzahl zum sicheren Untergang verurtheilter Augen zu erhalten, ist eine der ganzen Menschheit erwiesene Wohlthat. Die jetzt fast allgemein übliche Methode der Staaroperation, die modificirte Linear-Extraction, wodurch die Verluste, welche früher etwa $10^0/_0$ betrugen, auf 2 bis $3^0/_0$ herabgemindert wurden, verdanken wir ihm ebenfalls. Der Ruf v. G.'s, welcher 1857 zum ausserordentlichen und 1866 zum ordentlichen Professor ernannt wurde, hatte sich immer weiter verbreitet, Augenleidende aus den fernsten Ländern suchten bei ihm Rath und Hilfe. Aerzte kamen selbst über den Ocean her, um sich durch ihn in das Gebiet der Ophthalmologie einführen zu lassen. Nicht nur der gediegene wissenschaftliche Inhalt seiner Rede, auch die Form und Art und Weise seines Vortrags fesselten seine Hörer, welche nur zum geringsten Theil aus Studenten, zum grössten aber aus Aerzten bestanden, welche specialistisch sich auszubilden die Absicht hatten. Durch seine fesselnden klinischen Vorträge, mehr aber noch durch seinen persönlichen Umgang regte er seine Schüler im höchsten Masse an, durch kurze flüchtig hingeworfene Gedankenblitze beleuchtete er die dunkelsten Punkte der Wissenschaft und gab dadurch Veranlassung zu weiterem Forschen. — Leider war der Körper v. G.'s nicht der kräftigste, er konnte diese nie ruhende Thätigkeit auf die Dauer nicht ertragen. Schon in seinem 30. Lebensjahre stellten sich vereinzelte Anfälle von Hämoptoe ein, zu welchen sich später öfters auftretende Pleuritiden hinzugesellten. Im Herbste 1861 erkrankte er an einer derartigen sehr heftigen Affection in Baden-Baden, von welcher er sich nur sehr langsam wieder erholte, aber nie die frühere körperliche Frische wieder erlangte. Sein unbezwinglicher Trieb zur Thätigkeit liess ihm dennoch keine Ruhe, seine Kräfte nahmen langsam immer mehr ab, bis ihn der Tod am 20. Juli 1870, nach kaum vollendetem 42. Lebensjahre, aus seinem Wirkungskreise herausriss. — G. war neben DONDERS und ARLT ohne Zweifel der bedeutendste Augenarzt des 19. Jahrhunderts; ihm verdanken wir in erster Linie den jetzigen hohen Standpunkt der Ophthalmologie; die meisten der hervorragendsten noch lebenden Ophthalmologen rühmen sich seine Schüler zu sein. Die Mehrzahl seiner Arbeiten findet sich in dem von ihm herausgegebenen Archiv für Ophthalmologie. Die besonders erwähnenswerthen, ausser den bereits genannten, sind folgende: „Ueber lineare Extraction" — „Ueber den Werth einseitiger Cataractextraction" — „Ueber die Iridectomie bei Iritis" — „Ueber das Gesichtsfeld bei Amblyopie" — „Schielen und Schieloperation" — „Ueber Morbus Basedowii" — „Die Iridectomie bei Glaucom" — „Ueber Embolie der Arteria centralis retinae" — „Neuritis optica nach Cerebralkrankheiten" — „Ueber Glaucom und Iridectomie" — „Ueber Calabar-Bohne" — „Ueber musculäre Asthenopie" — „Ueber die modificirte Linearextraction" — „Beiträge zur Pathologie und Therapie des Glaucoms" — „Ueber die Operation des dynamischen Auswärtsschielens, besonders in Rücksicht auf progressive Myopie".

Eduard Michaelis. Albrecht von Graefe, sein Leben und Wirken. Berlin 1877. — Alfred Graefe, Ein Wort zur Erinnerung an Albrecht von Graefe. Halle 1870. — C. Schweigger, Rede zur Enthüllungsfeier des Graefe-Denkmals am 22. Mai 1882. Berlin 1882.

Horstmann.

Graefe, Eduard Adolph G., jüngerer Bruder von Carl Ferdinand von G., war am 10. Mai 1794 zu Pulsnitz im Königreiche Sachsen geboren, wurde bis zum 14. Jahre in Volhynien in Süd-Russland erzogen, machte den

Feldzug von 1813/14 im York'schen Corps mit, studirte in Halle und Berlin und wurde 1817 bei letztgenannter Universität mit der Diss.: *„De nova infusionis methodo"* (4.) Doctor, liess sich 1820 als Arzt in Spremberg nieder und siedelte 1825 nach Berlin über, wo er 1826 Bataillonsarzt des Berliner Garde-Landwehr-Bataillons und Arzt der Kriegsschule wurde. Er übersetzte aus dem Französischen: J. B. SARLANDIÈRE: *„Beschreibung eines neuen Blutsaugers"* (Berlin 1819) — RICHELMY: *„Versuch einer Abhandlung über die Apoplexie u. s. w."* (1821) — J. CIVIALE: *„Ueber die Lithotritie u. s. w."* (1827), gab in GRAEFE'S und WALTHER'S Journal, von dessen Begründung (1820) an, eine Menge von Uebersetzungen und Auszügen aus der fremden Literatur und aus amtlichen Berichten, sowie drei General-Register zu den Bänden I—XXX (1828, 1834, 1843). Von seinen Original-Aufsätzen in jenem Journal seien erwähnt: *„Erfahrungen über das Lichtstrahlen brechende Vermögen der durchsichtigen Gebilde im menschlichen Auge"* (1820) — *„Medicinisch-chirurgische Beobachtungen"* (1824) — *„Miscellen"* (1825) — *„Bemerkungen über einige pathologische Erscheinungen bei Verletzungen der Nerven und ihrer Wiedervereinigung"* (1825) — *„Beschreibung der Magenspritze von Weiss"* (1826) u. s. w. Für das Berliner encyclopädische Wörterbuch der medicinischen Wissenschaften lieferte er seit 1828 eine sehr grosse Reihe von Artikeln (von A—Ca allein 80), übersetzte später noch CH. SEARLE'S *„Natur der Cholera"* (1831) und CIVIALE'S *„Therapeutik der Steinkrankheit"* (1837), gab heraus: *„Neues prakt. Formular- und Recepttaschenbuch. Nach . . . Milne Edwards und Vavasseur frei bearbeitet"* (1834) — *„Cholera-Diätzettel"* (1837). Er war 1831 Privatdocent an der Universität, 1832 herzoglich Anhalt-Bernburgischer Medicinalrath geworden, wurde 1848 zum Garnison-Stabsarzt in Posen ernannt, nahm 1856 seinen Abschied und starb am 16. Juni 1859 zu Unruhstadt (Provinz Posen).

Callisen, VII, pag. 338; XXVIII, pag. 252.   Gurlt.

*Graefe, Alfred Karl G., zu Halle, Vetter von ALBRECHT VON G. ist am 23. November 1830 zu Martinskirchen bei Mühlberg a. d. Elbe geboren, besuchte von 1850 an die Universitäten Halle, Heidelberg, Würzburg, Leipzig, Prag, wurde 1854 in Halle Doctor mit der Diss.: *„De canaliculorum lacrymalium natura"*, war von 1855—58 Assistent bei ALBRECHT VON GRAEFE, bei welchem er fast ausschliesslich seine ophthalmologischen Studien machte. Indessen war er während dieser Periode auch eine Zeit lang in Paris, um bei SICHEL und DESMARRES zu arbeiten. 1858 habilitirte er sich in Halle als Privatdocent, gründete gleichzeitig eine Klinik für Augenkranke, die anfänglich einen rein privaten Charakter hatte, indessen für Lehrzwecke zu dienen bestimmt war und später vom Staate subventionirt wurde, bis 1864 die neu errichtete Universitäts-Augenklinik ihre Thätigkeit beginnen konnte. Zu derselben Zeit trat er seine erste Schrift: *„Klinische Analyse der Motilitätsstörungen des Auges"* (Berlin 1858) herausgegeben. Er wurde 1864 zum Prof. e. o., 1873 zum ord. ernannt und gab von 1874—80 zusammen mit SAEMISCH das grosse Sammelwerk: *„Handbuch der gesammten Augenheilkunde"* heraus, in welchem er selbst die Bearbeitung der Bewegungsstörungen des Auges übernommen hatte. Ausserdem zahlreiche ophthalmologische Abhandlungen in verschiedenen Zeitschriften, besonders in v. GRAEFE'S Archiv für Ophthalmologie und in ZEHENDER'S klinischen Monatsblättern; von denselben seien erwähnt: *„Ueber Ischaemia retinae"* — *„Ueber das Binocularsehen bei Schielenden"* — *„Ueber Cysticercus-Extraction aus den tiefsten Theilen des Auges, mit Construction eines Localisations-Ophthalmoskops"* — *„Ueber Wundbehandlung bei Augenoperationen"* — *„Ueber Extraction unreifer Staare"* — *„Ueber Enucleatio bulbi"*; ferner: *„Ueber caustische und antiseptische Behandlung der Conjunctival-Entzündungen, mit besonderer Berücksichtigung der Blennorrhoea neonatorum"* (VOLKMANN'S Sammlung klinischer Vorträge, 1881) u. s. w. Er ist zur Zeit Director der ophthalmiatrischen Klinik und Geh. Medicinalrath.

Red.

Graehs, Karl Gustaf G., zu Stockholm, war am 19. März 1814 in Helsingborg geboren, studirte von 1830 an in Lund, trat 1837 in das feldärztliche Corps ein, diente in diesem bei verschiedenen Regimentern, wurde 1841 in Lund Doctor, war Stadtarzt daselbst 1842-43, wurde 1845 zum Arzt der Kriegs-Akademie in Carlborg ernannt, machte 1847 im Auftrage des Königs, zusammen mit P. O. LILJEVALCH, eine Reise nach Russland zu Studien über die Cholera, hatte 1850 die Cholera-Hospitäler in Malmö einzurichten und erhielt die Aufsicht über diese und die im ganzen Malmöhus län. Er schrieb in der Folge: „Statistik berättelse om Koleran i Malmö år 1850“ (Stockholm 1851, m. Kart u. Diagr.). 1851—52 machte er mit Staatsunterstützung eine wissenschaftliche Reise nach Holland, Frankreich, England und berichtete darüber an das kgl. Gesundheits-Collegium (Sv. Läk.-sällsk. N. Handl., Bd..VIII), nahm Theil an den internationalen Wohlthätigkeits-Congressen in Brüssel (1856), in Frankfurt a. M. (1857) und an dem mit der Pariser Welt-Ausstellung (1864) verbundenen Congress der Vereine zur freiwilligen Pflege im Felde verwundeter Krieger, desgleichen an der Wiener Welt-Ausstellung und dem dortigen analogen Congresse und erstattete über diese Sendungen eine Reihe von Berichten: „Välgörenhets-kongressen i Brüssel år 1856. Rapport etc.“ (1857) — „Internationella Välgörenhets-kongressen i Frankfurt-am-Main år 1857. Rapport etc.“ (1859). Ferner publicirte er als erster Stadtarzt von Stockholm: „Embetsberättelse för året 1870—77“ (Stockholm 1871—8, 4.) — „Statistik öfversigt af dödsorsakerna i Stockholm året 1870—78. Rapports till kongl. medicinalstyrelsen“ (1872—79) — „Berättelse till medicinalstyrelsen om allmänna helso- och sjukvarden i Stockholm för år 1878, af helsovårdensnämden“ (1879). In den Zeitschriften (Sv. Läk.-sällsk. N. Handl. und Hygiea) findet sich von ihm eine sehr grosse Menge von Besprechungen ausländischer Schriften, nebst einer Anzahl von Original-Aufsätzen, unter denen wir folgende hervorheben, zusammen mit K. F. LEVIN: „Förslag till Nosologisk Nomenklatur för Morbilitets-statistik“ (1861) — Några ord om den allmänna helsovården, betraktad från legislativ och administrativ synpunkt etc.“ (1867) — „De frivilliga Sjukvårdsföreningarnes internationella exposition och könferens i Paris 1867. Rapport etc.“ In der Hygiea: „Några ord om inre bräck“ — „Koleran i Moskwa“ (1847) — „Om kolera etc.‘ (1850) — „Om den Sanitära frågan“ (1851) — „Statistik berättelse om koleran i Stockholm år 1856“ — „Statistik öfversigt af 1856—57 årens kopp-epidemi i hufvudstaden“ — „Ovanligt fall af Hypertrophia Mammarum“ — „Om Pylephlebitis“ — „Om transport af sårede och sjuke till sjös och på jernväg.“ Er starb am 19. März 1880.

Wistrand, pag 143; Neue Folge, pag. 279.   G.

Graesser, Karl G., Medicinalrath und Director der Irren-Heil- und Pflegeanstalt Eichberg in Nassau, war am 15. April 1819 geboren, studirte von 1837—41 in Göttingen, wo er auch die Doctorwürde erlangte, war seit 1842 Medicinal-Assessor in Camp bei Boppard und von 1843—46 in Hachenberg. 1846 erhielt er von der Regierung den Auftrag, in der damaligen Landes-Irrenanstalt Eberbach im Rheingau und auf Reisen Studien über Psychiatrie zu machen, was während der Dauer von 13 Monaten geschah. Er wurde darauf Medicinal-Assistent in Montabaur, setzte seine psychiatrischen Studien, namentlich nach der pathologisch-anatomischen Seite hin, fort und wurde 1856 als Director nach Eichberg berufen. Er schrieb 1859 eine mustergiltige Statistik über diese Anstalt, führte in derselben wesentliche Verbesserungen ein und beschäftigte sich mit dem Irrenhausbauwesen, als seinem Lieblingsstudium. Durch die Annexion von Nassau 1866 trat eine furchtbare Ueberfüllung der Anstalt ein, jedoch gelang es ihm nicht, bis zu seinem am 28. November 1871, an einer schon seit 1867 entwickelten Neubildung im Mund und Rachen, erfolgten Tode, einen Erweiterungsbau zu erlangen.

Allgem. Zeitschr. für Psychiatrie. Bd. XXIX, 1873, pag. 145.   G.

*Graetzer, Jonas G., Geheimer Sanitätsrath und dirigirender Hospitalarzt in Breslau, ist am 19. October 1806 zu Tost in Oberschlesien geboren, wurde 1832 in Breslau Doctor und ist seit 1833 Arzt daselbst. Schriften: *„Die Krankheiten des Foetus"* (Breslau 1837) — *„Geschichte der israelitischen Krankenverpflegungsanstalt . . . . zu Breslau"* (Ebenda 1841) — *„Ueber die Organisation der Armen-Krankenpflege in grösseren Städten"* (1851) — *„Gedanken über die Zukunft der Armen-Krankenpflege Breslaus"* (1852) und mehrere weitere Schriften zur Bevölkerungs-, Armen-, Krankheits- und Sterblichkeitsstatistik derselben Stadt (1864, 1871, 1882), mit besonderer Berücksichtigung der Epidemien von Febris recurrens (1869), Typhus exanthematicus (1870), Cholera (1874); ferner: *„Edmund Halley und Caspar Neumann, Zur Geschichte der Bevölkerungsstatistik"* (Breslau 1883) — *„Daniel Gohl und Christian Kollmann, Zur Geschichte der Medicinalstatistik"* (Ebenda 1884). Red.

Graevell, Friedrich G., zu Berlin, war am 2. September 1819 in Breslau geboren, wurde 1843 in Berlin mit der Diss.: *„Quo tendat medicina nostra hodierna?"* Doctor, schrieb folgende reformatorische Schriften: *„Ueber die Reform der Medicinalverfassung Preussens. Ein kritischer Ueberblick über sämmtliche mit dem Medicinalwesen in Verbindung stehende Einrichtungen"* (Leipzig 1847) — *„Zwölf Gebote der Medicinalreform"* (Berlin 1848) — *„Die medicinischen Zustände der Gegenwart und das Mittel ihrer Hülfe, ein Wort an die Aerzte und Studirenden der Medicin"* (1849); mit M. B. Lessing: *„Entwurf einer Wahlordnung für den . . . . beantragten Congress der preuss. Aerzte . . . . dem Ministerium . . . . überreicht"* (1848). Mit P. Gumbinner gab er heraus: *„Verhandlungen des Vereins der Aerzte und Wundärzte in Berlin in den Jahren 1848 und 1849"* (Berlin 1850). Am bekanntesten aber ist sein Name durch die von ihm 1848 begründeten *„Notizen für praktische Aerzte über die neuesten Beobachtungen in der Medicin"* geworden, welche bis 1856 von ihm, später von H. Helfft redigirt wurden und jetzt, bei verändertem Titel, unter P. Guttmann's Redaction stehen. Er war auch ein eifriger Anhänger der Goethe'schen Farbenlehre und suchte dieselbe in zwei Schriften: *„Goethe im Recht gegen Newton"* (Berlin 1857) und *„Noch eine Schrift gegen die Newton'sche Farbenlehre"* (1858) zu vertheidigen. Er starb am 25. August 1878.

Engelmann, pag. 200; Suppl.-Heft, pag. 83.   G.

Graf, Münchener Aerzte in drei Generationen. — Johann Baptist G., geboren am 10. Februar 1763 zu Neunaigen in der Oberpfalz, wurde 1790 in Ingolstadt zum Dr. med. promovirt. Später zum Medicinalrath und Oberstabsarzt ernannt, hat er sich vorzüglich um die Untersuchung und Beschreibung der bayerischen Gesundbrunnen verdient gemacht. Ausser der Beschreibung einzelner Mineralquellen, erschien von ihm zu München im Jahre 1805 in zwei Theilen: *„Versuch einer pragmatischen Geschichte der bayerischen und oberpfälzischen Mineralwässer"*. Im Jahre 1814 gab er *„Chemisch-pharmaceutisch-klinische Tabellen"* heraus. Er beschäftigte sich mit Vorliebe mit chemischen Arbeiten, für die er sich ein Privat-Laboratorium eingerichtet hatte. Professor an dem chirurgischen Institut zur Ausbildung von Landärzten, war er zugleich ordinirender Arzt im Militär-Krankenhause und in der Privatpraxis viel beschäftigt. Er starb zu München am 14. August 1819.

Karl von G., Sohn des Vorigen, war am 15. Mai 1801 in München geboren, wo er auch seine Gymnasialstudien machte. Die Naturwissenschaften und Medicin studirte er in Landshut, wo er im Jahre 1823 zum Doctor promovirt wurde. Seine praktische Ausbildung erlangte er im Krankenhause seiner Vaterstadt, in welchem er eine Assistentenstelle unter Grossi bekleidete. Später wurde er Leibarzt der im Jahre 1841 verstorbenen Königin Karoline und Mitglied des Obermedicinal-Ausschusses, in welchem er bis zu seinem am 9. November 1883, im 83 Lebensjahre erfolgten Tode für die Entwickelung des bayerischen

Medicinalwesens und die Förderung der ärztlichen Interessen thätig war. Um die ärztliche Vereinsbildung und die Vertretung des Standes im Staate durch Bildung der Kreisvereine und der Aerztekammern, wie um die Gründung des Pensionsvereines für die Wittwen und Waisen bayerischer Aerzte, dessen Verwaltungsrathe er auch bis an sein Lebensende vorstand, hat er sich grosse Verdienste erworben. Ein Mitbegründer des ärztlichen Vereins in München, nahm er an den wissenschaftlichen Verhandlungen desselben, namentlich über Cholera und Typhus, lebhaften Antheil. Ueber diese Krankheiten schrieb er auch eine Monographie: *„Versuch einer Darstellung des Cholera morbus"* (München 1832) und eine Abhandlung: *„Ueber das im Jahre 1840/41 in München herrschende Schleimfieber (Febris typhosa)"* (Salzburger Neue med.-chirurg. Zeitung, 4. Jahrg.). Ein scharfer Beobachter, reich an medicinischen Kenntnissen und allseitiger Bildung, erwarb er sich schon früh grosses Vertrauen in weiten Kreisen der hauptstädtischen Bevölkerung und blieb bis in sein hohes Alter ein gesuchter, von seinen Berufsgenossen wegen seiner Collegialität hochgeschätzter Arzt.

*Leopold G., Sohn des Vorigen, im Jahre 1838 in München geboren, wo er das Gymnasium besuchte und darnach an der Ludwig-Maximilians-Universität dem Studium der Naturwissenschaften und der Medicin oblag, ist seit dem Jahre 1863 dort als praktischer Arzt thätig. Als mehrjähriger Assistent der medicinischen Universitäts-Poliklinik daselbst veröffentlichte er über dieselbe einen die Jahre 1864 bis 1867 inclusive umfassenden Bericht (Deutsche Klinik, 1868). Seit dem Jahre 1872 ist er Redacteur des „Aerztlichen Intelligenzblattes", welche Wochenschrift durch ihn an Gehalt, Ausstattung und Verbreitung sehr gewonnen hat.

Seitz.

Graf, Benjamin Theophil von G., geboren zu Gross-Glogau in Niederschlesien am 30. August 1700, studirte Medicin in Halle, promovirte daselbst zum Doctor der Medicin 1734 *(Diss. inaug. med. de paralysi)*, kam nach Riga, wurde daselbst Garnisonsarzt und später Stadtphysicus; er starb am 11. April 1767. Er verklagte den Dr. GERDING (s. diesen) wegen unerlaubter Praxis in Riga; es hätten die Rigaer Aerzte das Privilegium, dass nur diejenigen in Riga practiciren dürften, welche zur Körperschaft der Riga'schen Aerzte gehörten. G. hinterliess handschriftlich einen ausführlichen *„Bericht von dem Barber'schen Heilbrunnen"* (in Kurland) *„wie selbige anno 1739 approbirt und bestätigt worden"* (3½ Bogen), die erste einigermassen wissenschaftlich angestellte Untersuchung der Heilquelle.

v. Recke-Napiersky, II, pag. 84. — Beise, I, pag. 223. — Tschistowitsch.
CXXXIII.
G. Stieda.

*Graf, Eduard G., Sanitätsrath in Elberfeld, ist am 11. März 1829 geboren, studirte in Halle, Greifswald und Berlin, wurde 1851 Doctor, war 1853-54 Assistenzarzt am städtischen Lazareth zu Danzig, praktischer Arzt in Imgenbroich (Eifel), Ronsdorf, Elberfeld (1860), dirigirender Arzt des St. Josephs-Hospitals daselbst (1861—80). Den Feldzug 1866 machte er als Stabsarzt eines Feldlazareths mit; nach dem Kriege von 1870-71 schrieb er: *„Die königlichen Reserve-Lazarethe in Düsseldorf während des Krieges von 1870-71"* (Elberfeld 1872), die er als dirigirender Arzt in dieser Zeit geleitet hatte. Seit 1867 ist er Vorsitzender des Vereins der Aerzte des Reg.-Bez. Düsseldorf, seit 1869 des Niederrheinischen Vereins für öffentliche Gesundheitspflege, seit 1873 des Deutschen Aerztevereinsbundes, seit 1880 ausserordentliches Mitglied des kaiserl. Reichs-Gesundheitsamtes, seit 1883 Mitglied des preussischen Abgeordnetenhauses.

Red.

Graff, Johann Adam G., zu Darmstadt, war zu Friedberg in der Wetterau am 4. August 1784 geboren, studirte zu Jena, Würzburg und Giessen, wo er 1804 Doctor wurde, practicirte von da an zwei Jahre in Friedberg, dann in Ortenburg, wurde 1809 Physicus zu Nidda, 1821 erster Physicus des Landrathsbezirks Nidda, erhielt 1829 den Ruf als erster Medicinalrath und Vorstand des Medicinal-Collegiums nach Darmstadt, wurde auch erster Hospitalarzt und 1832 Director des Medicinal-Collegiums. Er schrieb: *„Etwas über die bisherigen Darstellungen der Geburtshülfe; u. s. w."* (SIEBOLD'S Lucina, 1805) — *„Ueber das Wechselfieber u. s. w."* (HORN'S Archiv, 1807) — *„Einige Notizen über die Mineralquelle zu Salzhausen u. s. w."* (Darmstadt 1825); ferner zahlreiche Beiträge zu HENKE'S Zeitschrift für Staatsarzneikunde (1830—1842); zusammen mit STEGMEYER: *„Einige Worte zur Beurtheilung des Wahnsinns überhaupt und des Säuferwahnsinns insbesondere u. s. w."* (Wiesbaden 1844). Dazu Aufsätze in CASPER'S Repertorium, HUFELAND'S Journal, den Badischen Annalen, SCHMIDT'S Jahrbb. u. s. w. In späterer Zeit schrieb er noch: *„Die Todesart der halbverbrannt gefundenen Gräfin von Görlitz"* (Sep.-Abdruck aus HENKE'S Zeitschrift, 1850).

> Scriba, II, pag. 267. — Calisen, VII, pag. 349, 350; XXVIII, pag. 254.   G.

Graff, Karl G., zu Trarbach an der Mosel, aus St. Goar gebürtig, wurde 1815 zu Würzburg mit der Diss. *„Θηλεία νοῦσος, seu morbus foemineus Scytharum"* Doctor und schrieb in NASSE'S Zeitschr. (1820): *„Fieberloses Irrereden mit Zittern"*; ferner: *„Der Moselwein als Getränk und als Heilmittel u. s. w."* (Bonn 1821) — *„Die Metamorphose der Schädelknochen in Markschwamm"* (GRAEFE und WALTHER'S Journal, 1827) — *„Zwei glücklich geheilte Fälle von Verletzung des Rückgrats"* (1830) — *„Merkwürdige Heilung von Croup bei Erwachsenen"* (1830); ferner Aufsätze in CASPER'S Krit. Repertor. und Desselben Wochenschrift u. s. w. Später schrieb er noch einmal: *„Der Moselwein gegenüber der pestilentiellen Cholera; u. s. w."* (Bonn 1848).

> Callisen, VII, pag. 349; XXVIII, pag. 254.   G.

Graffenauer, Jean-Philippe G., zu Strassburg, daselbst am 27. Juni 1775 geboren, war Arzt bei der grossen französischen Armee. Er schrieb: *„Traité sur le camphre, considéré dans les rapports avec .... et la médecine"* (Strassburg 1803) — *„Essai d'une minéralogie alsacienne economico-technique, ... des applications .... dans .... la médecine, etc."* (Ebenda 1806) — *„Lettres écrites en Allemagne, en Prusse et en Pologne dans les années 1805, 6, 7 et 8; contenant des recherches statistiques, ... et médicales; .... ainsi que des notices sur divers hôpitaux militaires de l'armée, ... pour servir à l'histoire de la dernière campagne"* (Paris und Strassburg 1809; deutsch Chemnitz 1811) — *„Topographie physique et médicale de la ville de Strasbourg; etc."* (Strassburg 1816). Er verfasste auch eine Anzahl von Aufsätzen in verschiedenen Zeitschriften, wie im Journ. de pharm. (1799), SÉDILLOT's Journ. gén. (1804, 1819), TARTRA, Bullet. des sc. méd. (1819) u. s. w., schrieb eine Naturgeschichte des Bernsteins (1821) und andere nichtmedicinische Schriften und übersetzte die Badeschriften von PEEZ (1823, 30) und RULMANN (1826) über die Thermen von Wiesbaden.

> Callisen, VII, pag. 351; XXVIII, pag. 254.   G.

Graham, James G., Arzt in London, gestorben 1830 in einem sehr vorgerückten Alter, verfasste: *„Thoughts on the present state of the practice in disorders of the eye and ear etc."* (London 1775) — *„The general state of medical and chirurgical practice"* (Bath 1778; London 1779) etc.

> Dict. hist. II, pag. 610.   Pgl.

Graham, eine Anzahl schottischer und englischer Aerzte, unter denen wir folgende anführen: Robert G., zu Edinburg, erlangte 1808 daselbst die Doctorwürde, wurde Fellow des R. C. S., Professor der Botanik an der dortigen Universität, war mit der Diss. *„De frigoris effectibus in corpus humanum"* Physician der Royal Dispensary und am Vaccine Board. Er schrieb von 1822 an mehrere Aufsätze im Edinb. Med. and Surg. Journ.

Biogr. Lexikon. II.   40

Ein zweiter Robert G., in Glasgow, war Physician der dortigen Royal Infirmary und gab heraus: *„Practical observations on continued fever, etc."* (Glasgow, Edinburg, London 1818) und beschrieb einen *„Case of obstructed aorta"*. *Communicated by Sir* G. BLANE (London Med.-Chir. Transact., 1814).

Thomas John G., zu Glasgow, gab folgende, grossentheils in mehreren Auflagen erschienene Schriften heraus: *„The results of experience in the successful treatment of epilepsy, and other nervous disorders"* (London 1823; 3. edit. 1827) — *„Observations illustrative of the nature and treatment of the prevailing disorders of the stomach and liver"* (Ebenda 1824) — *„Observations on cancer; comprising numerous cases of cancer . . . , cured by a mild method of practice, etc."* (London 1825) — *„Modern domestic medicine, etc."* (Ebenda 1826; deutsche Uebers. nach der 5. Originalausgabe von NAUBERT, Pest 1845: 1847) — *„Practical observations on the cure of cancer"* (Ebenda 1827; deutsche Uebers. von LUDW. GOLDSPIEGEL, Ilmenau 1832) — *„A treatise on indigestion, with the observations on some painful complaints originating in indigestion, as tic douloureux, etc."* (Ebenda, 2. edit. 1828; 4. edit. 1828; 1. Amer. edit. Philadelphia 1831) — *„On diseases peculiar to females; etc."* (Ebenda 1834: 3. edit. 1841; 7. edit. 1861) — *„The cold water system, etc."* (Ebenda, 2. edit. 1843) — *„Observations on disorders of the mind and nerves"* (Ebenda 1848) — *„On the management and disorders of infancy and childhood"* (Ebenda, 2. edit. 1865). — Dieser Thomas John G. ist nicht zu verwechseln mit dem berühmten Chemiker Thomas G. (geboren am 21. December 1805 zu Glasgow, seit 1837 Professor am University College in London und daselbst am 16. September 1869 gestorben).

Callisen, VII, pag. 355; XXVIII, pag. 256. — Index-Catalogue. V, pag. 546.
G.

Charles William Montagu Scott G., zu Dalkeith bei Edinburg. der jüngste von vier Brüdern, die alle Aerzte waren, Sohn des Chirurgen Andrew G., wurde 1822 Licentiat des R. C. S. zu Edinburg, ging nach Westindien, kehrte nach kurzem Aufenthalt auf der Insel Tabago zurück, um 1827 in Dalkeith die Praxis seines Vaters und seines verstorbenen Bruders Walter G. zu übernehmen. Er wurde 1830 in Edinburg Doctor, 1859 Fellow des R. C. S., war mehrere Jahre lang Surgeon beim Edinburgh Regiment of Militia. Es finden sich von ihm Aufsätze im Edinb. Med. and Surg. Journ. (Vol. XXVI, XXXVIII, XLIV, LVI): *„On the internal use of sulphate of zinc in gleet and leucorrhoea"* — *„On cholera asphyctica"* — *„On haematemesis"* — *„On hydrocephaloid disease"* u. s. w. Er war später Mitglied des Council der Universität und einer der eifrigsten Förderer der Medical Missionary Society. Sein Tod erfolgte am 17. Mai 1877, im Alter von 80 Jahren.

Dechambre, 4. Série, T. X, pag. 279.
G.

Grahl, Gustav Adolph (oder Dietrich Christian) G., zu Hamburg. war am 28. Juli 1795 zu Bremen geboren, besuchte seit 1811 die französischen Hospitäler seiner Vaterstadt, wurde 1812 Chirurgien sous-aide major bei der Armee, machte als solcher den Feldzug gegen Russland mit, wurde gefangen. nach Sibirien gebracht, trat 1813 in die russisch-deutsche Legion, gerieth in französische Gefangenschaft, setzte dann in Paris seine Studien fort, wurde 1815. nach Napoleon's Rückkehr, im Süden von Frankreich internirt, studirte von 1817 an noch zwei Jahre lang in Berlin und wurde daselbst 1819 mit der Diss. *„De venenorum natura, effectibus atque antidotis"* Doctor. Er liess sich 1822 in Hamburg nieder und schrieb einige Aufsätze in HUFELAND's Journ. (1827, 30) über die DZONDI'sche Behandlung der Syphilis, über Vergiftung durch die Tabaksklystiere; ferner über Krankheiten der Lungen und ihre Heilung, über Croup und seine Heilung (Berlin und Hamburg), über Cholera, Natur und Bedeutung (St. Petersburg), über Pocken, über Stichwunden, namentlich, ausser in HUFELAND'S Journal, in

WOLFARTH's Asklepieion, der Medicinischen Zeitung des Vereins für Heilkunde in Preussen, der Hamburger Zeitschrift für die gesammte Medicin; auch betheiligte er sich (1847, 48) an mehreren medicinischen Preisausschreibungen. Ausserdem eine Anzahl von nicht-medicinischen Schriften, darunter Tragödien, Schauspiele unter dem Pseudonym L. v. STARKENFELS; ferner musikalische Compositionen. Er starb am 22. Januar 1858.

> Hans Schröder. II, pag. 556. — Callisen. VII, pag. 357. G.

Graindorge, André G., geboren 1616 in Caen, promovirte in Montpellier, war Arzt und Philosoph in seiner Vaterstadt, wo er 1676 starb. G. schrieb: *„De l'origine des macreuses"* (Caen 1680) — *„De principiis generationis"*; ferner eine polemische Schrift gegen die Abhandlung von FIGULUS (RAYMOND RESTAURAND) *„De principiis foetus"* (Narbonne 1658).

> Biogr. méd. IV, pag. 504. Pgl.

Grainger (GRANGER), James G., schottischer Arzt und Dichter, geboren 1723 (nach Anderen 1721) in Dunse in Schottland, studirte Chirurgie in Edinburg, machte dann als Wundarzt in der britischen Armee den Feldzug gegen Frankreich mit, in welcher Eigenschaft er den Kriegsschauplatz in Flandern im Jahre 1746 mit den neu eintreffenden schottischen Hilfstruppen betrat und seine classischen Beobachtungen über Malaria und Ruhr machte, die er nachher in dem in der Epidemiologie berühmt gewordenen Werke *„Historia febris anomalae Batavae annorum 1746, 1747, 1748 etc."* (Edinburg 1753; Altenburg 1770; deutsch Leipzig 1785) niederlegte. Durch dieses Werk erwarb sich G. neben PRINGLE die meisten Verdienste um die Kenntniss von den Ursachen der Malaria-Krankheiten. Nach dem Friedensschlusse von Aachen, 1768, prakticirte G. kurze Zeit in London, wo er die Aufmerksamkeit der literarischen Kreise durch eine elegante poetische Uebersetzung des Tibull auf sich lenkte, und ging dann als Arzt nach St. Christoph, einer britischen Insel in Westindien, in deren Hauptstadt Basse-Terre er am 24. December 1767 (nach Anderen 1766) einem klimatischen Fieber erlag. G. ist noch Verfasser eines grösseren Gedichtes über das Zuckerrohr (1764 in London bei Gelegenheit einer vorübergehenden Anwesenheit daselbst von ihm veröffentlicht).

> Hutchinson, I, pag. 369. — Biogr. méd. IV, pag. 507. — Dict. hist. II, pag. 612. — Munk, II, pag. 219. Pgl.

Grainger, Richard Dugard G., in London, war 1801 zu Birmingham als Sohn des Chirurgen Edward G. geboren, trat, um Soldat zu werden, in die Militär-Akademie zu Woolwich, wendete sich indessen sehr bald der Medicin zu, indem er sich an seinen älteren Bruder Edward G. anschloss, der mit grossem Erfolge in London ein privates Theatre of Anatomy and Medicine in Webb Street (Borough) leitete und übernahm sogar selbst, erst 22 Jahre alt, die Leitung dieser Anstalt, indem er sich den Unterricht der Anatomie vorbehielt. Gegen 20 Jahre stand er derselben vor, welche 1842 mit dem St. Thomas-Hospital verschmolzen wurde, wobei er Docent der Anatomie und Physiologie bei diesem wurde und in derselben Stellung bis 1860 verblieb. Von seinen Schriften sind zunächst anzuführen: *„Elements of general anatomy, containing an outline of the organization of the human body"* (London 1829) — *„Observations on the structure and function of the spinal chord"* (Ebenda 1837). Ausser für die Anatomie war er auch ein eifriger Förderer socialer Reformen; so wurde er 1841 einer der Inspectoren der „Children's Employment Commission", 1849 als einer der Inspectoren des General Board of Health beauftragt, der Entstehung und Verbreitung der Cholera nachzuforschen und 1853 in einer ähnlichen Stellung, die er bis zu seinem Tode beibehielt, mit der Ausführung der Begräbnissacte beauftragt. Auch gründete er einen Verein zum Schutze jugendlicher Arbeiterinnen. Von den Berichten, die er an den General Board of Health erstattete, seien die über Cholera (1850, 51, 52),

40 *

über den Transport mit ansteckenden Krankheiten Behafteter in öffentlichen Fuhrwerken (1852), über Arbeitshäuser (1850) u. s. w. erwähnt. Seit 1837 war er Fellow der Royal Society und 1845 war er zum Mitgliede des Council des Royal College of Surgeons erwählt worden und hielt 1848 bei demselben die Hunterian Oration, deren Thema: *„Observations on the cultivation of organic science etc.*" (London 1848) waren. Am 1. Februar 1865 erreichte sein arbeitsreiches Leben ein Ende.

    Medical Times and Gaz. 1865, I, pag. 157. — British Med. Journ. 1865, I, pag. 176. — Lancet. 1865, I, pag. 190.

                       G.

*Gram, Hans Christian Joachim G., ist am 13. September 1853 zu Kopenhagen geboren, studirte daselbst, absolvirte das Staatsexamen 1878, promovirte 1883 mit der Dissertation *„Om stoerrelsen af de roede Blodlegemer*". Er hat einige Zeit in Verbindung mit FRIEDLÄNDER im städtischen Krankenhause in Berlin gearbeitet und sich namentlich mit der isolirten Färbung der Mikroben beschäftigt; seine Resultate sind in „Fortschritte der Medicin" (1884) mitgetheilt.

                        Petersen.

Gramann, Johann G., Arzt in Erfurt zu Ende des 16. und Anfang des 17. Jahrhunderts, gehörte zum Orden der Rosenkreuzer und bekannte sich zu den Grundsätzen des PARACELSUS. Er empfahl als Panacee gegen Phthisis eine aus Zinksulfat und Rosenzucker bestehende Tinctura antiphthisica. Seine Schriften enthalten viel mystisches und unverständliches Zeug; erwähnenswerth ist: *„Kurzer Bericht, wie man sich von der Dysenterie, giftigen Blutruhr und fliessenden Pestilenz verwahren solle*" (Erfurt 1598).

    Biogr. méd. IV, pag. 505.   Pgl.

Gramberg, Gerhard Anton G., geboren im Jeverlande am 5. November 1744, gestorben am 10. März 1817, liess sich, nach Beendigung seiner Studien in Göttingen, als Arzt in Oldenburg nieder. G. war ein bedeutender Münzkundiger und Freund der deutschen Literatur und Poesie, schrieb selbst poetische Beiträge zu den Almanachen von VOSS und v. GOECKINGK, unter Anderem ein Stück „Kosmotheoroe". Vor Allem aber zeichnete sich G. durch seine heftige Feindschaft gegen den Mysticismus und Aberglauben in der Medicin aus. Alle Artikel gegen LAVATER und die Anhänger des Mesmerismus in der „Allgemeinen Deutschen Bibliothek" rühren von ihm her. Ferner verfasste G. verschiedene Artikel für das „Hamburger Magazin", „Deutsche Museum", lieferte Beiträge zu den Acta der Leopoldinischen Akademie der Naturforscher und schrieb eine *„Pharmacopoea Oldenburgica*" (Oldenburg 1801).

    Biogr. méd. IV, pag. 505. — Dict. hist. II, pag. 613.   Pgl.

Grambs, Johann Jacob G., geboren am 10. Januar 1688 zu Frankfurt a. M., promovirte zu Altdorf am 5. Mai 1719, wurde in demselben Jahre Arzt in seiner Vaterstadt, 1728 Landphysicus, 1735 Stadtphysicus, kam in den Rath 1734 und wurde 1745 jüngerer Bürgermeister. Er starb den 15. Mai 1759. Ausser mehreren kleinen Schriften hat er verfasst: *„Anatomische Beschreibung eines Gewächses, welches in dem Leib einer 53jährigen Frau, 18 Pfund schwer, gefunden worden.*" (1730, 4., mit 2 Taff.) — *„Anweisung zur Anatomie für Chirurgen in Tabellen. 1. Abth.: Osteologie* (1740); *2. Abth.: Myologie* (1741); *3. Abth.: Angiologie* (1741); *4. Abth.: Neurologie*" (1741).

    Stricker, Geschichte der Heilkunde etc. Frankfurt 1847. W. Stricker.

Gramm (GRAMMIUS), Caeso G., zu Kiel, war 1640 zu Toenningen geboren, studirte in Altdorf und Basel, wurde Dr. med. in Leyden und erhielt 1665 in Kiel einen Lehrstuhl der Physiologie und griechischen Sprache. Ausser mehreren in Basel, Leyden, Kiel (1660, 62, 70) verfassten Dissertationen und mehreren Beobachtungen in den Miscell. Acad. Nat. Curios., deren Mitglied er war, schrieb er ein *„Examen problematicis Hippocratici: An de liquido in* *fistulam spiritalem aliquid illabatur secundum naturam?"* (Kiel 1665, 4.). Er starb am 21. September 1673.

Mollerus, I, pag. 214. **G.**

Grandi, Jacob G., geboren 1646 in Gajato (Herzogthum Modena), studirte in Bologna, Venedig und Padua, liess sich dann in Venedig nieder, wo er sechs Jahre lang Prosector war und später Professor der Anatomie wurde. Berufungen nach Padua und Pisa lehnte er ab und starb, noch jung, am 11. Februar 1691. Von ihm rühren her: *„Orazione nel aperirsi il nuovo teatro d'anatomia in Venezia"* (Venedig 1671, 4.) — *„Dissertatio epistolaris de stibio ejusque usu in re cosmetica"* (Ebenda 1687, 4.); ferner ist erwähnenswerth ein lateinisches Gedicht, worin G. die Befreiung Wiens und den Sieg Sobieski's über die Türken besingt (Venedig 1683). G. war Begründer der Accademia Dodonea, Mitglied der Leopoldinischen Akademie der Naturforscher, sowie der Accademia de' Gelati in Bologna. Aus der Existenz von fossilen Muscheln an weit vom Strande entfernt belegenen Orten suchte G. in einer zu Venedig 1676 erschienenen Abhandlung den Beweis für eine früher stattgehabte allgemeine Sintfluth herzuleiten.

Biogr. méd. IV, pag. 506. **Pgl.**

Grandidier, drei Aerzte in Cassel, aus einer Familie stammend, die daselbst zwischen 1660—70 aus Sedan eingewandert war. — Paul Franz G. war daselbst am 27. September 1749 geboren, studirte in Göttingen, wurde 1772 in Rinteln Doctor, liess sich als Arzt in Cassel nieder, wo er Stadtphysicus, seit 1786 Hofrath und Mitglied des Collegium medicum, seit 1791 Vice-Director und seit 1803 wirklicher Director, seit 1799 mit dem Titel Oberhofrath war. Später war er kurfürstl. Geheimer Rath und Director des Ober-Sanitäts-Collegiums, trat 1821 in den Ruhestand und starb am 28. März 1833.

Callisen, VII, pag. 362. **G.**

Cornelius G., Vetter des Vorigen, war in Cassel am 20. Februar 1757 geboren, studirte von 1778 an zu Göttingen und Rinteln und wurde hier im Jahre 1784 Doctor. Er prakticirte seit 1784 in Cassel, wurde 1787 Amts-Landphysicus, 1801 Hofrath und Mitglied des Collegium medicum, 1821 Director des Ober-Medicinal-Collegiums, trat 1824 in den Ruhestand und starb am 25. October 1826. Er gab heraus: *„Repertorium über die Churhessischen Medicinal-Gesetze"* (Cassel 1814) und hatte Antheil am P. J. PIDERIT Dispensat. Elector. Hassiacum.

Callisen, VII, pag. 361. **G.**

Johann Ludwig G., Sohn des Vorigen, war in Cassel am 22. März 1810 geboren, war seit 1834 als Arzt approbirt, wurde erster Brunnenarzt in Nenndorf, 1854 Ober-Medicinalrath und starb am 23. Juli 1878. Es rührt von ihm her die Schrift: *„Die Hämophilie oder Bluterkrankheit. Nach eigenen und fremden Erfahrungen monographisch bearbeitet"* (Leipzig 1855), nachdem er über denselben Gegenstand bereits in Zeitschriften (Allgem. med. Zeitung, 1857; HOLSCHER's Annalen, Bd. IV) Mittheilungen gemacht; ferner eine Schrift über das Bad Nenndorf (1851; 2. Aufl. 1868). Er schrieb später noch: *„Ueber die freiwilligen oder secundären Nabelblutungen der Kinder"* (Journ. für Kinderkrankh., 1859) und gab einen *„Bericht über die neueren Beobachtungen und Leistungen im Gebiete der Hämophilie seit 1854"* (SCHMIDT's Jahrbb. der gesammten Med., Bd. CXVII, 1863). **Red.**

Granger, s. GRAINGER.

Grangier (GRANGER), Bonaventure G., zu Paris, wurde daselbst 1572 Doctor, bekleidete von 1582—84 das Decanat der Facultät und starb 1589. Er benutzte sein poetisches Talent zur Vertheidigung dieser Genossenschaft in den erbitterten Kämpfen der Aerzte gegen die Chirurgen. So schrieb er zwei anonyme Gedichte: *„Satyra in perfidam chirurgorum quorundam a medicis defectionem"*

(Paris 1587) — „*In chirurgos emendicato mendicatis versibus auxilio medicorum famae oblatrantes*" (Ebenda 1577). Auch AMBR. PARÉ griff er bei Gelegenheit von dessen „Discours sur la mumie, les venins, la licorne et la peste" (Paris 1582, 4.) an, indem er ihn in seiner „*Réponse au discours d'Ambroise Paré sur l'usage de la licorne*" (Paris 1583) gehörig heruntermachte. Seine einzige, wirklich medicinische, LEONARDO BOTALLI gewidmete Schrift heisst: „*De cautionibus in sanguinis missione adhibendis*" (Paris 1578).

Dechambre, 4. Série, T. X, pag. 295.   G.

Grant, William G., Arzt in London, gestorben am 30. November 1786, ist wichtig durch seine Schriften über die von ihm gemachten 36jährigen Beobachtungen der in London herrschenden besonderen epidemischen Krankheitsconstitution: „*An inquiry into the nature, use and progress of the fever most common in London etc.*" (London 1771), in der zehnten Auflage erschienen unter dem Titel: „*Observations on the nature and cure of fevers*" (Ebenda 1773, 2 voll.; französ. Uebers. Paris 1773—76; 3 voll.) — „*Essay on the pestilential fever of Sydenham commonly called the gaol, hospital, ship, and camp fever*" (Ebenda 1775) — „*Some observations on the origin, progress, and method of treating the atrabilious temperament and gout*" (Ebenda 1780) — „*Observations on the late influenza, febris catarrhalis epidemica of Hippocrates as it appeared in 1775 and 1.82*" (Ebenda 1782) etc.

Dict. hist. II, pag. 614—617.   Pgl.

Grant, Robert Edmond G., zu London, berühmter vergleichender Anatom, war am 11. November 1793 in Edinburg geboren, begann 1809 daselbst zu studiren, wurde 1814 mit der Diss. „*De circuitu sanguinis in foetu*" Doctor, besuchte zu weiteren Studien von 1815—20 den Continent, hielt sich von da an mehrere Jahre an den Küsten Schottlands, Irlands und der benachbarten Inseln zur Erforschung der Meeres-Fauna auf und wurde 1827 zum Professor der vergleichenden Anatomie, Zoologie und Physiologie beim University College in London ernannt. Er entwickelte daselbst eine ganz ausserordentliche Lehrthätigkeit, nicht nur im genannten College, sondern auch in der Royal Institution, der Aldersgate und Windmill Street School of Medicine, dem Sydenham Medical College, der London Institution. Jedes Jahr fast machte er eine Reise nach dem Continent, besonders nach Paris, um die dortigen Fachgenossen zu besuchen. 1847 wurde er Dean der medicinischen Facultät des University College und Mitglied des Council des University College Hosp. Die grösste Menge seiner Arbeiten ist den wirbellosen Thieren gewidmet und kommt für uns hier nicht in Betracht, ebensowenig wie wir seine Verdienste um die Zoologie und vergleichende Anatomie hier zu beurtheilen haben. Wir führen nur einige seiner Hauptwerke und einige mit der Medicin in näherem Zusammenhange stehende Arbeiten an: „*Extracts from a correspondence on the Filaria medinensis among some of the medical officers in the Hon. East India Company's service at Bombay; etc.*" (Edinb. Med. and Surg. Journ., 1831) — „*Lectures on comparative anatomy and animal physiology, delivered during the session 1833, 34*" (Lancet, 1833, 34) — „*Outlines of comparative anatomy*" (London und Paris 1835—37; deutsche Uebers. von KARL CHR. SCHMIDT, Leipzig 1838) — „*Introductory address on the study of medicine; etc.*" (London 1833) — „*A popular view of homoeopathy; exhibiting the present state of that science*" (Ebenda, 2. edit. 1836) u. s. w. Er starb 1874.

Lancet, 1850, II, pag. 686. — Med. Times and Gaz. 1874, II, pag. 277. — Callisen, VII, pag. 367; XXVIII, pag. 259.

G.

Grant, Klein G., in London, studirte daselbst und in Edinburg, wurde 1826 bei letztgenannter Universität Doctor mit der Diss.: „*De inflammatione medullae spinalis*", war Docent der Therapie an der North London School of Medicine und sodann am Aldersgate College of Medicine. Er schrieb: „*Obser-*

vations on the existing distinction between physic and surgery; with remarks on the general state of the medical profession" (London 1830). Auch gab er die 7. edit. von Rob. Hooper's *„Medical dictionary"* (Ebenda 1839) heraus, verfasste Artikel über die medicinische Topographie von London (Medical Times) und verschiedene Aufsätze in der Brit. and Foreign Med.-Chir. Review.

Dechambre, 4. Série, T. X, pag. 296. — Callisen, VII, pag. 366; XXVIII, pag. 258.

G.

Granville, Augustus Bozzi G., zu London, hiess eigentlich Bozzi und war in Mailand 1783 geboren, studirte in Pavia, wurde 1802 daselbst Doctor, trat nach Reisen in den Ländern am Mittelländischen Meere 1807 in die englische Flotte, verliess 1813 dieselbe auf Halbsold, liess sich in London nieder, nahm den mütterlichen Namen Granville an, besuchte 1816 Paris, um sich noch weiter in der Geburtshilfe auszubilden und erlangte in London, wo er von 1817 an dauernd blieb, bald eine bedeutende geburtshilfliche Praxis, indem er 1819 zum Physician Accoucheur am Westminster General Dispensary, 1824 zum Physician der Royal Metropolitan Infirmary for Sick Children und zum Accoucheur der Benevolent Lying-in Institution ernannt wurde. Auch war er Leibarzt des Herzogs von Clarence. Er schrieb zunächst mehrfach über Gegenstände aus der Materia medica, dann über Pest und Quarantainen, wie: *„Some observations on the action of prussic acid"* (London Med. Reposit., 1815) — *„An account of the physical and chemical properties of the Malambo-bark, a species of Wintera, lately introduced into the materia medica, from America"* (London 1816) — *„An account of some experiments on the ergot of rye"* (Ebenda 1817); ferner: *„An account of the life and writings of Baron Guyton de Morveau; etc."* (Ebenda 1817) — *„On a new compound gas, resulting from animal decomposition taken place in the living body; with some general remarks on tympanitis"* (Ebenda 1818; new edit. 1822) — *„On a malconformation of the uterine system in women; etc."* (Philos. Transact., 1818) — *„Practical and political observations on the plague and contagion, with reference to quarantaine laws; including the history of plague, etc."* (1819) — *„Further observations on the internal use of hydro-cyanic acid in pulmonary complaints, etc."* (1819; new edit. u. d. T.: *„An historical and practical treatise on the internal use of the hydro-cyanic (prussic) acid etc."*, 1820; deutsche Uebers. von L. Cerutti, Leipzig 1820) — *„A letter to the Rt. Hon. F. Robinson on the plague and contagion, with reference to the quarantaine laws. With a plan of the lazaretto at Leghorn"* (1819). Seine späteren Schriften sind der Geburtshilfe, dem Impfwesen und Balneologie gewidmet, zum Theil aber auch der Geschichte der Medicin. Wir führen davon an: *„Report of the practice of midwifery, at the Westminster General Dispensary, during 1818; etc."* (1819) — *„Memoirs on the present state of science and scientific institutions in France; etc."* (1820) — *„Pharmacopoea pauperum, quam in usum nosocomii regalis metropolitani . . . anno . . 1820 fundati . . . . medici et chirurgi statuerunt"* (1820) — *„A case of a human foetus found in the ovarium, of the size it usually acquires at the end of the fourth month"* (Philos. Transact., 1820) — *„An essay on Egyptian mumies; with observations on the art of embalming among the ancient Egyptians"* (Ebenda 1825) — *„A letter to the Rt. Hon. Mr. Huskisson on the danger of altering the quarantine laws of this country, in reference to plague"* (1825) — *„Royal Metropolitan Infirmary for Sick Children. Vaccination. Documents exhibiting the actual state of vaccination among 30.117 children of the poor in the Metropolis, etc."* (1826) — *„On the chemical composition of two liquids, lately proposed as desinfectants of great power; etc."* (1827). Als Fellow der Royal Society seit 1817 schrieb er: *„Reform in science; or, science without a head, etc. By one of the 687 Fellows of the R. S."* (1830) und später: *„The Royal Society in the 19th century; being a statistical* *summary of its labours during the last 35 years; etc.*" (1836) — *„The catechism of health etc.*" (1831; deutsche Uebers. nach der 3. Aufl., Stuttgart 1834) — *„A catechism of facts, or plain and simple rules respecting . . . . of cholera*" (Baltimore 1832) — *„Graphic illustrations of abortion and the diseases of menstruation, consisting of 12 plates . . . . The whole representing 45 specimens of aborted ova etc.*" (1834, 4.) — *„The spas of Germany*" (2 voll., 1837) — *„Counter-irritation; its principles and practice; etc.*" (London 1838; Philadelphia 1838, in der American Medical Library) — *„Medical reform, being the subject of the first annual oration at the Brit. Med. Association etc.*" (1838) — *„Guide to the spas of Germany, etc.*" (1838) — *„The spas of England and principal sea-bathing places*" (3 voll., 1841) — *„On sudden death*" (1854) — *„The mineral springs of Vichy, etc.*" (1859) — *„The sumbul; a new Asiatic remedy of great power against nervous disorders etc.*" (1850; 2. edit. 1859). Er war auch Redacteur des „Medical Intelligencer" (1821) und des „London Med. and Phys. Journal" (Vol. 47, 48) und hat noch eine Reihe von Aufsätzen in der London Med. Gaz., der Lancet und anderen Journalen, sowie in einem Reisewerke (2 voll., 1828) auch über den Zustand der Heilkunde in St. Petersburg veröffentlicht. Nach seinem am 3. März 1871 zu Dover erfolgten Tode erschien, von seiner Tochter P a u l i n a B. G. herausgegeben, eine Autobiographie von ihm (2 edit., London 1874). — Wie aus dem vorstehenden unvollständigen Verzeichniss seiner Arbeiten hervorgeht, war G. ein sehr vielseitig gebildeter Mann, welcher der Pharmakologie, der Epidemiologie, der Gynäkologie, wie der medicinischen Reform seine Bestrebungen zugewendet hatte. Dabei war er ein wegen seiner Gewandtheit und Vielseitigkeit sehr geschätzter Arzt.

Lancet, 1872, I, pag. 490. — Med. Times and Gaz. 1872, I, pag. 327. — M u n k. III, pag. 174. — C a l l i s e n, VII, pag. 368; XXVIII, pag. 261.   G.

Grape (GRAPIUS), J o h a n n S a m u e l G., geboren zu Rostock am 24. Juni 1701, studirte Medicin daselbst, in Helmstädt, Jena und Leyden, promovirte in Rostock 1727, prakticirte einige Zeit in Braunschweig, nahm 1732 eine Stelle als Physicus in Hoya (Hannover) an, wo er 1750 starb. Er schrieb: *„Diss. de tumoribus scirrhosis*" (Rostock 1727) und verschiedene casuistische Beobachtungen im Commercium litterarium von Nürnberg (Bd. V, VI, X).

B o e r n e r, I, pag. 364; II, pag. 441. — Biogr. méd. IV, pag. 508. — B l a n c k. pag. 67.   Pgl.

Grapengiesser, K a r l J o h a n n C h r i s t i a n G., geboren in Parchim (Mecklenburg-Schwerin) 1773, promovirte in Göttingen 1795, war Mitglied des Collegium medico-chirurg. in Berlin seit 1803, Physicus daselbst, sowie Leibarzt des Kronprinzen und consultirender Arzt des Königs von Preussen, war 1813 Chefarzt eines Kriegslazareths und starb am 13. October desselben Jahres am Typhus, den er sich durch Ansteckung daselbst zugezogen hatte. Er ist Verfasser, ausser einer Dissertation: *„De hydrope plethorico*" (Göttingen 1795), noch eines Werkes, betitelt: *„Versuche, den Galvanismus zur Heilung einiger Krankheiten anzuwenden, angestellt und beschrieben u. s. w.*" (mit 2 Kupfern, Berlin 1801; 2. Aufl. 1802).

Dict. hist. II, pag. 617. — B l a n c k, pag. 110.   Pgl.

Grapheus, B e n v e n u t u s G., oder B e u v e n g u t, von einzelnen Forschern auch B e n v e n u t u s G r a s s u s genannt. Ueber seinen Geburtsort und den Schauplatz seiner Thätigkeit liegen sichere Mittheilungen nicht vor. Während HIRSCH die Heimath dieses Arztes im Orient sucht, giebt HAESER speciell Jerusalem als Geburtsort an. Im südlichen Italien scheint er bestimmt seine Praxis ausgeübt zu haben. Während des 15. Jahrhunderts war G. ein sehr berühmter Oculist und seine *„Practica oculorum*" ein viel benutztes Buch.

B e r g e r u. A u r a c h e r, Des Benvenutus Grapheus Practica oculorum. München 1884. M a g n u s.

Graset, s. GRASSET.

Grashuys, J a n G., holländischer Arzt aus der Mitte des 18. Jahrhunderts, promovirte 1720 in Leyden mit der Diss.: „*De phlebotomia*", prakticirte in Amsterdam, war Mitglied der k. Leopoldinischen Akademie der Naturforscher, der Akademie der Wissenschaften zu Harlem und schrieb mehrere Werke, die von guter Beobachtungsgabe des Verfassers zeugen, so: „*Exercitatio medico-chirurg. de scirrho et carcinomate etc.*" (Amsterdam 1741) — „*Diss. de generatione puris*" (Ebenda 1747), von der Académie royale de chirurgie in Paris preisgekrönt — „*De facili luem veneream curandi methodo*" (Journ. britannique 1754, pag. 388) — „*Gangraenosa excrescentia in capite membri virilis per ligaturam hujus partis curata*" (Verhandl. der Akad. der Wissensch. zu Harlem 1760, Th. V.).

Biogr. méd. IV, pag. 508. — Dict. hist. II, pag. 618.　　　Pgl.

Grasmeyer, P a u l F r i e d r i c h H e r m a n n G., geboren im Hamburg, studirte Medicin in Göttingen und liess sich daselbst nach seiner 1789 erfolgten Promotion als praktischer Arzt nieder. Er schrieb: „*Diss. de conceptione et foecundatione humana*" (Göttingen 1789), worin er eine besondere Theorie der Zeugung aufstellt, ferner: „*Abhandlung vom Eiter und den Mitteln, ihn von allen ihm ähnlichen Feuchtigkeiten zu unterscheiden*" (Göttingen 1790). Später ging G. nach Hamburg, wo bei einer von ihm in Gegenwart von REIMARUS 1796 ausgeführten Staarextraction zum ersten Male die Belladonna praktische Anwendung in der Augenheilkunde fand.

Dict. hist. II, pag. 619.　　　Pgl.

Grass, S a m u e l G., geboren 1653 in Breslau, studirte und promovirte in Jena, machte Reisen durch Italien und liess sich dann in Breslau nieder, wo er als Physicus am 29. Juni 1730 starb. Er war Mitglied der k. Leopoldinischen Akademie der Naturforscher, zu deren Acta er verschiedene Beiträge lieferte, und Mitherausgeber des bemerkenswerthen Buches: „*Historia morborum Wratis-laviensium.*"

Biogr. méd. IV, pag. 508.　　　Pgl.

Grasset (GRASET), zwei Aerzte in Barcelona. — Don V i c e n t e G., war Professor an der dortigen Universität und schrieb über eine schwere, in verschiedenen Orten Cataloniens ausgebrochene Wechselfieber-Epidemie, die er in Gemeinschaft mit seinem Collegen GASPAR BALAGUER zu erforschen den amtlichen Auftrag erhalten hatte, folgende Schrift: „*Noticia de la epidemia de tercianos que se padeció en varios pueblos del Urgel y otros parajes del principado de Cataluña en el año de 1785*" (Barcelona 1786, 4.). Auch gab er noch heraus: „*Disertacion sobre la utilidad de los vomitivos en algunas de las enfermedades de las mugeres preñadas*" (Madrid 1798, 4.).

Dechambre, 4. Série, T. X, pag. 328.　　　G.

Don L o r e n z o G., Mitglied der Akademie der praktischen Medicin, stellte im Auftrage derselben, in Gemeinschaft mit seinem Collegen, D. RAFAEL NADAL, das Vorhandensein der Lepra in Catalonien in nachstehender Schrift fest: „*Relacion dada al gobierno superior politico de la antigua provincia de Cataluña acerca de varios leprosos existentes en la villa de Reus y otros pueblos del campo de Tarragona*" (Barcelona 1820).

Callisen, VII, pag. 374.　　　G.

*Grasset, J o s e p h G., Professor der Therapie und Materia medica an der medicinischen Facultät zu Montpellier, wurde bei derselben 1873 Doctor mit der These: „*Étude clinique sur les affections chroniques des voies respiratoires d'origine paludéenne*", schrieb noch u. A.: „*Des phénomènes histologiques de l'inflammation, essai d'une nouvelle théorie basée sur la considération de la*

granulation moléculaire" (Gaz. méd. de Paris 1873) — *„Cancer de la rate.*
Étude clinique et anatomo-pathologique" (Montpellier médical. 1873, 74); ferner
die Concurs-These: *„De la médication vomitive"* (1875) und: *„Observations
d'ulcère latent de l'estomac, ne se manifestant qu'au moment de la perforat'on
de cet organe et pouvant simuler un empoisonnement"* (Ann. d'hyg., 1877) —
„Études cliniques et anatomo-pathologiques" (Montpellier 1878) — *„Des loca-
lisations dans les maladies cérébrales"* (Ebenda, 2. éd. 1878) — *„Maladies
du système nerveux; leçons faites à la Faculté de médec. de Montpellier"*
(Ebenda 1878; 2 voll. 1879; 2. éd. u. d. T.: *„Traité pratique des maladies
du système nerveux"* (1881).

Index-Catalogue. V, pag. 554.   Red.

Grassi, Francesco G., zu Pistoja, hat sich viele Jahre mit der Pest
zu beschäftigen Gelegenheit gehabt, als Chefchirurg des General-Hospitals der
Kriegsmarine und Protomedicus des Gesundheits-Comités in Aegypten, woselbst er
1824—25 im Hospital zu Alexandrien Pestkranke zu behandeln hatte, ebenso wie
viele andere in Morea, Aegina, Beirut, Damiette, Cypern, Jerusalem und ganz
Palästina u. s. w. Eine 15jährige Erfahrung lehrte ihn, dass die Pest contagiös,
und das einzige Vorbeugungsmittel gegen dieselbe die Isolirung sei. Auf die
von dem britischen Consul in Aegypten 1839 an ihn gerichteten Fragen über
die Wichtigkeit der Quarantainen antwortete er in der Schrift: *„Risposta ai sette
quesiti concernenti la peste bubonica orientale"* (Pistoja 1843) und schrieb
weiter noch: *„Sulla peste e sulle quarantene; fatti e pensieri"* (Genua 1852).

Cantù, pag. 250.   G.

Grataroli, Guglielmo G., einer der berühmteren italienischen Aerzte
des 16. Jahrhunderts, geboren 1516 in Bergamo, studirte in Padua Philosophie
und Medicin, hielt von 1537—1539 Vorlesungen über den AVICENNA und liess
sich dann als Arzt in seiner Geburtsstadt nieder. Später machte G. Reisen durch
Italien, die Schweiz, Savoyen und Burgund, liess sich, nachdem er das protestantische Bekenntniss angenommen hatte, in Basel nieder, bekleidete kurze Zeit
einen Lehrstuhl der Medicin in Marburg, um schliesslich wieder nach Basel zurückzukehren, wo er am 16. April 1568 starb. G. verfasste zahlreiche Schriften,
theils über philosophische, theils über medicinische Themata, unter letzten sind
bemerkenswerth die Abhandlungen: *„Pestis descriptio"* (Lyon 1555; Paris 1561;
Venedig 1576) — *„De peste theses"* (Basel 1565), ferner ein mehrmals auf-
gelegtes Handbuch für Reisende u. A.

Biogr. méd. IV, pag. 509. — Dict. hist. II, pag. 619.   Pgl.

Grateloup, Jean-Pierre-Sylvestre de G., zu Bordeaux, Arzt und
Naturforscher, war zu Dax (Landes) am 31. December 1782 geboren, studirte
in Montpellier Medicin, wurde daselbst 1806 Doctor mit der Diss.: *„Observations
sur la constitution de l'été de 1806 et sur les maladies.., à l'Hôtel-D eu
St. Eloi de Montpellier; précédées de quelques considérations générales sur
l'influence de l'air et des saisons sur l'économie des êtres vivans"* und liess
sich in seiner Vaterstadt als Arzt nieder, woselbst er Chefarzt des Militär-Hospitals,
Mitglied des Municipalrathes und Director des naturhistorischen Cabinets wurde.
Ueber eine daselbst beobachtete Epidemie gab er eine: *„Description histor. de
la fièvre qui a sévi à Dax et ses environs.... 1808, jusqu'.... 1809"*
(LEROUX' Journal de méd. 1810), nachdem er vorher schon: *„Tableaux analytiques .du diagnostic des maladies de poitrine"* (Paris 1808) verfasst hatte.
1822 nahm er seinen Aufenthalt in Bordeaux und widmete sich, neben einer ausgebreiteten Praxis, vorzugsweise naturhistorischen Forschungen, so dass, abgesehen
von einigen Aufsätzen in Zeitschriften (Annal. des sc. phys. et natur. de Bruxelles
1820; Ann. de méd. 1824; Arch. génér.) über Ruptur des Herzens, Hydro-
pneumonie und Oedem der Lunge, über die WERLHOF'sche Blutfleckenkrankheit,

640

er nur noch eine grosse Menge von zoologischen, geologischen, paläontologischen Abhandlungen verfasst und zum Theil durch eigenhändige Kupferstiche illustrirt hat. Er starb im Jahre 1862.

Dechambre, 4. Série, T. X, pag. 331. — Callisen, VII, pag. 376.   G.

Gratiolet, Louis-Pierre G., zu Paris, war am 6. Juli 1815 zu Sainte-Foy-la Grande (Gironde) als Sohn eines Arztes geboren, studirte in Paris Medicin, wobei er seine besondere Aufmerksamkeit der vergleichenden Anatomie zuzuwenden begann und ein eifriger Schüler BLAINVILLE'S (1839) wurde, der ihn (1842) als Aide-naturaliste in sein Laboratorium nahm, in Folge wovon er definitiv der medicinischen Laufbahn entsagte. Gleichwohl erlangte er mit der These: „Recherches sur l'organe de Jacobson" 1845 die medicinische Doctorwürde. 1844 war er bereits zum Supplenten von BLAINVILLE'S Lehrstuhl ernannt worden. Trotz des glänzenden Erfolges seiner Lehrthätigkeit gelang es ihm nicht, als BLAINVILLE (1850) starb, dessen Professur zu erlangen, und er musste sich noch viele Jahre mit einer bescheidenen Stellung begnügen, indem er 1853 nur zum Chef des travaux anatomiques ernannt worden war. Erst 1862 erhielt er die Vertretung der durch ISIDORE GEOFFROY SAINT-HILAIRE'S Tod erledigten Professur der Zoolgie bei der Faculté des sciences und ein Jahr später jene selbst. Allein er sollte sich nur kurze Zeit dieser günstigen Stellung erfreuen, denn bereits am 16. Februar 1865 raffte ihn der Tod dahin. — Die vergleichende Anatomie und Physiologie, die allgemeine Naturgeschichte, die Psychologie, die Anthropologie haben ihm Viel zu danken. Namentlich um die Gehirn-Anatomie hat er sich grosse Verdienste erworben durch seine Arbeiten: „Anatomie comparée du cerveau de l'homme et des singes" (in der von ihm, zusammen mit FR. LEURET, herausgegebenen und in Folge von dessen frühzeitigem Tode unvollendet gebliebenen: „Anatomie comparée du système nerveux" Paris 1839—57, 2 voll. av. atlas Fol.), sein grosses: „Mém. sur les plis cérébraux de l'homme et des primates" (Paris 1854, 4., av. atlas Fol.), seine: „Observations sur la microcephalie, considérée dans ses rapports avec la question des caractères du genre humain, et du parallèle des races" (Bull. de la Soc. d'anthrop. 1860) — „Sur la région du front chez l'homme et les singes anthropomorphes" (Ebenda 1864); ferner die hochinteressante, erst nach seinem Tode erschienene Schrift: „De la physionomie et des mouvements d'expression. Suivi d'un notice sur sa vie et ses travaux, par Louis Grandeau" (Paris 1865). Ausserdem eine Reihe von anderen, hier nicht anzuführenden, namentlich anthropologischen Arbeiten.

P. Broca in Mém. de la Soc. d'anthropol. de Paris, 1865, II, pag. CXII. — E. Allix, Ebenda 1868, III, pag. LXXI. — Giraldès, Bulletins de la Soc. anat. de Paris. 6. Série, T. V, 1865, pag 267 u. s. w.   G.

Grau, Ludwig G., geboren in Heidelberg, promovirte daselbst 1571, wurde 1573 Professor der Medicin daselbst und starb am 28. September 1615. Er schrieb: „Theses de peste" (Heidelberg 1583) — „De camphorae qualitatibus epistola" (Ulm 1628).   Pgl.

Grau, Johann G., geboren in Spangenberg in Hessen, studirte in Marburg und Padua, wurde 1587 an ersterer Universität Magister art., 1591 Dr. med., bekleidete von 1599 bis etwa 1605 die Professuren der Physik und Medicin am Mauritianum in Cassel, wo er später Stadtphysicus war. Er schrieb Abhandlungen: „De elementis" (Cassel 1605) — „De meteoris" — „De metallis" — „De fossilibus" etc.   Pgl.

Grau, Georg G., geboren in Coburg, Arzt in Römbild und Bäringen zu Ende des 17. Jahrhunderts, verfasste: Ἱπνολογιχ, d. i. Fragen und Antworten vom Schlaf und dessen Nutzen" (Jena 1688).   Pgl.

Grau, Johann David G., geboren 1729 in Volkstädt bei Rudolstadt, studirte seit 1746 in Jena, promovirte daselbst 1756, hielt Vorlesungen über

Medicin in Jena und später von 1763 ab in Göttingen. 1767 ging er nach Nordhausen und starb daselbst 1768 als markgräflich Anspachischer Sanitätsrath. G. verfasste mehrere Dissertationen über Gegenstände der gesammten Medicin, u. A.
auch eine „*Abhandlung von der lebendigen Kraft des menschlichen Körpers*"
(Lemgo 1768).

Biogr. méd. IV, pag. 510. — Dict. hist. II, pag. 621.   Pgl.

Graumann, Peter Benedict Christian G., geboren am 23. November
1732 zu Waren (Mecklenburg), promovirte 1776 in Bützow, wurde hier 1777
Prof. e. o. der Medicin und Prof. ord. im Jahre 1784. Später, als die Bützower
Universität mit der Rostocker vereinigt wurde, blieb G. als Arzt und Kreisphysicus
in Bützow, wurde Hof- und Leibmedicus und starb daselbst am 5. October 1803.
G. verfasste eine Reihe von wenig bedeutenden Schriften, darunter eine Anzahl
von Streitschriften und gab ein „*Diätisches Wochenblatt für alle Stände*"
(Rostock 1781—1783) heraus.

Biogr. méd. IV, pag. 511. — Dict. hist. II, pag. 622. — Blanck, pag. 90.
Pgl.

Gravander, Lars Fredrie G., geboren 1778 in Sund bei Nora
(Westmanland in Schweden), gestorben am 7. März 1815, hat sich um sein
Vaterland durch Einführung der Vaccination, sowie um die schwedische Literatur
durch dichterische Arbeiten verdient gemacht. G. promovirte 1804 in Upsala
und prakticirte in Fahlun (Dalecarlien). Er hat mehr als 5000 Kinder in zehn
Jahren geimpft und die sowohl über die Impfung, wie über andere sanitätspolizei-
liche Gegenstände gemachten Erfahrungen in Memoiren von 1805—1809 veröffentlicht.

Biogr. méd. IV, pag. 512.   Pgl.

Graves, Robert G., englischer Arzt, geboren um 1763 in Lincolnshire,
wurde 1788 in Edinburg Doctor, später Fellow der Royal Society und prakticirte
nacheinander in Northampton, Sherborne, Dorchester, Weymouth, Worcester, Reading
und Bridport, wo er in hohem Alter am 9. September 1849 starb. Es findet
sich von ihm: „*Instance of a disease, to which Sauvages has given the
name of meteorismus ventriculi*" (SIMMONS' Med. Facts and Observations 1791) —
„*An experimental enquiry into the constitutional principles of the sulphureous
water at Nottingham near Weymouth; etc.*" (London 1792) — „*A pocket
conspectus of the New London, Edinburgh and Dublin pharmacopoeias; etc.*"
(Ebenda 1796; 2. edit. 1799; 4. edit. 1810; Philadelphia 1803) u. s. w.

Dechambre, 4. Série, T. X, pag. 344. — Callisen, VII, pag. 380.   G.

Graves, Robert James G., zu Dublin, sehr berühmter medicinischer
Kliniker, war 1797 geboren, studirte daselbst in einer Zeit, wo die irländische
Schule sich erst zu entwickeln und die pathologische Anatomie zu cultiviren begann, besuchte darauf London, dann auch Berlin, Göttingen, Hamburg, Kopenhagen, liess sich 1821 in Dublin nieder und gründete daselbst mit mehreren
Collegen die Park Street School, lehrte bei derselben anfänglich gerichtliche Medicin,
dann pathologische Anatomie, endlich innere Medicin. In derselben Zeit war er
zum Physician am Meath Hosp., der County of Dublin Infirmary und dem Hosp.
for Incurables ernannt worden und wurde Fellow und Censor des College of
Physicians. Das Meath Hosp. wurde der Schauplatz seiner ruhmvollen klinischen
Thätigkeit; er bildete daselbst berühmte Schüler, wie RICHARD TOWNSEND und
WILLIAM STOKES, der bald darauf sein College und Mitarbeiter wurde und mit
dem zusammen er die: „*Clinical reports of the medical cases in the Meath
Hospital and County of Dublin Infirmary during the session 1826, 27, P. 1*"
(Dublin 1827) und: „*A selection of cases from the medical wards of the Meath
Hospital, P. 2*" herausgab. 1827 wurde er zum Professor der Institutes of
medicine am King's and Queen's College of Physicians ernannt und fuhr fort,

dem klinischen Unterricht nicht nur eine von der bisherigen ganz abweichende Gestalt zu geben, indem er jenen nicht auf Phantasiegebilde, sondern auf genaue objective Untersuchung und Beobachtung, sowie auf die Ergebnisse der pathologischen Anatomie basirte, sondern er führte auch bei den furchtbaren, Irland heimsuchenden Epidemien von Typhoidfieber eine von der bisherigen ganz abweichende und ungeahnt glückliche Resultate gebende Therapie ein, indem er dem bis dahin befolgten Schwächungssystem das stimulirende Verfahren, vom Anfange der Krankheit an, substituirte. Man sollte, wie er wünschte, auf seinen Grabstein setzen: „He fed fevers." Von seinen sich durch ihre Einfachheit und gleichzeitige Kraft der Sprache auszeichnenden Arbeiten führen wir noch an: *„Lecture on the functions of the lymphatic system"* (Dublin 1828) — *„Clinical lectures delivered during the sessions of 1834—5 and 1836—7"* (Philadelphia 1838, in DUNGLINSON, American Medical Library, nachgedruckt aus London Med. and Surg. Journ. und London Med. Gazette). Er gab heraus: JOHN NOBLE JOHNSON, *„The life of Thomas Linacre etc."* (London 1835), ferner: *„A system of clinical medicine"* (Dublin 1843; 3. Amer. edit. with notes etc. by W. GERHARD, Philadelphia 1848; deutsche Uebers. von H. BRESSLER, Leipzig 1843) — *„Clinical lectures on the practice of medicine"* (2. ed. by J. MOORE NELIGAN, 2 voll., Dublin 1848; französische Uebers. von JACCOUD, Paris 1862). Zusammen mit STOKES redigirte er von 1832 an auch das in Gemeinschaft mit Sir ROBERT KANE gegründete: *„Dublin Journal of Medical and Chemical Science"* bis zum Jahre 1842 und publicirte ausserdem eine beträchtliche Zahl von Abhandlungen in vielen Journalen, und zwar, ausser den genannten, auch in den Dublin Hosp. Reports, Transact. of the King's and Queen's College of Physicians in Ireland, den Transact. of the Irish Academy, Edinb. Philosoph. Journ. u. s. w. Seinen Namen trägt die von ihm zuerst beschriebene Erkrankung der Struma exophthalmica (auch BASEDOW'sche Krankheit genannt). Er starb, erst 56 Jahre alt, am 20. März 1853; nach seinem Tode erschienen seine zerstreuten Aufsätze gesammelt und mit einer Biographie versehen von WILL. STOKES als: *„Studies in physiology and medicine"* (London 1863). 1878 errichtete man ihm in Dublin eine Statue.

Medic. Times and Gaz. 1853, VI, pag. 351. — W. Stokes. Ebenda 1854, VIII, pag. 1. — J. F. Duncan in Dublin. Quart. Journ. of Med. Sc., Vol. LXV, 1878, pag. 1.

G.

*Grawitz, Paul G., in Berlin, geboren zu Zerrin bei Bütow (Pommern) am 1. October 1850, studirte in Berlin, war Schüler von VIRCHOW, wurde 1873 daselbst Doctor mit der Diss.: *„Zwei seltene Geschwulstfälle nebst Beobachtungen über die Contractilität von Geschwulstzellen"*. 1875 wurde er Assistent am pathologischen Institut und Docent an der Universität zu Berlin und hat seitdem namentlich experimentelle Untersuchungen über Schimmelpilze, Nierenkrankheiten etc. gemacht, veröffentlicht in VIRCHOW'S Archiv, v. LANGENBECK's Archiv u. s. w.

Red.

Gray, Samuel Frederic G., zu London, war daselbst Docent der Materia Medica und schrieb, dieselbe betreffend: *„A supplement to the pharmacopoeias, etc."* (London 1818; 3. edit. 1823; 6. edit. 1836) — *„Elements of pharmacy, and chemical history of the materia medica; etc."* (Ebenda 1823) — *„Operative chemist, etc."* (2. edit. 1831; französische Uebers. von T. RICHARD, Paris 1828, 29, 3 Bde.; deutsche Uebers., Weimar 1829). In dem durch ihn 1819—21 redigirten: *„London Medical Repository"* erschienen u. A.: *„On the animals of the class vermes in general, and on the intestinal worms of mankind in particular";* ferner: *„On the origin of the name of calomel"* (THOMSON, Annals of Philos. 1820). — Seine Söhne waren die berühmten, am British Museum angestellten Naturforscher John Edward (geboren 1800, gestorben 7. März 1875) und George Robert (geb. 8. Juli 1808, gestorben 5. Mai 1872).

Dechambre, 4. Série, T. X, pag. 359. — Callisen, VII, pag. 384; XXVIII, pag. 269.

G.

Gray, Henry G., zu London, war Professor der Anatomie am St. George's Hospital und Assistant Surgeon desselben. Er starb, erst 36 Jahre alt, im Juni 1861. Er erhielt 1849 den dreijährigen Preis des Royal College of Surgeons für seine Abhandlung: *„On the anatomy and physiology of the nerves of the human eye"* und 1853 den ASTLEY COOPER-Preis von 300 Guineen für seine Arbeit: *„On the structure and use of the spleen"* (London 1854). Ausserordent-liche Verbreitung aber hat sein Werk über Anatomie gefunden: *„Anatomy, descriptive and surgical"* (Philadelphia 1859; 1862; 4. edit. by T. HOLMES, 1866; 8. edit. by T. HOLMES, 1878, *„With an introduction on general anatomy and development"*; 10. edit. by T. PICKERING PICK, 1883; Philadelphia 1883 etc.)

Dechambre, 4. Série, T. X, pag. 360 — Index-Catalogue. V, pag. 539.   G.

*Gream, George Thompson G., englischer Arzt, studirte im St. George's Hosp. in London, begann seine Praxis in London um 1840, wurde Physician am Queen Charlotte's Lying-in Hosp., war Docent der Geburtshilfe und Frauenkrankheiten bei der Grosvenor Place School of Medicine, wurde Physician Accoucheur der Princessin von Wales. Er publicirte: *„Remarks on the diet of children, and on the distinctions between the digestive powers of the infant and the adult"* (London 1847) — *„The misapplication of anaesthesia in childbirth, exemplified by facts"* (Ebenda 1849) — *„Employment of anaesthetic agents of midwifery"* — *„On the retention of mental functions during the employment of chloroform in parturition"* (1853). Von Journalaufsätzen (Lond. Med. Gaz., Lancet, Brit. Med. Journ.) sind zu erwähnen: *„On some of the causes of sterility remediable by mechanical treatment"* (1849) — *„Use of nux vomica in hay fever"* — *„Cure of vascular tumours of female urethra by nitric acid."* 1850 wurde er Doctor im King's College zu Aberdeen und 1867 Ehren-Mitglied des King's and Queen's College of Physicians in Irland. Er hat die Praxis niedergelegt und lebt zu Mixbury, Eastburne, Sussex, oder in Cannes.

Red.

Greaves, Sir Edward G., geboren zu Anfang des 17. Jahrhunderts in Croyden (Grafschaft Surrey), studirte seit 1634 in Oxford und promovirte daselbst 1641. Seit 1643 Professor der Medicin am Merton College, verliess er Oxford aus politischen Gründen und ging als Arzt nach London. Von Karl II. zum Leibarzt ernannt und geadelt, starb G. am 11. November 1680. Es existiren von ihm nur eine kleinere Abhandlung: *„Morbus epidemicus anni 1643"* (Oxford 1644), sowie eine zum Andenken HARVEY's im Collegium der Londoner Aerzte am 25. Juni 1661 gehaltene Festrede (erschienen London 1667).

Biogr. méd. IV, pag. 514. — Munk, I, pag. 277.   Pgl.

Greding, Johann Ernst G., geboren zu Weimar am 22. Juli 1718, studirte von 1737 ab in Jena Medicin, promovirte 1739 in Leipzig, practicirte dann von 1742 ab, 16 Jahre lang, als Physicus in Zeitz und wurde zuletzt Arzt an der Correctionsanstalt und am Armenhause in Waldheim (Sachsen), wo er am 27. Februar 1775 starb. In letzterer Stellung hatte G. Gelegenheit zu ausgiebigen Beobachtungen, sowohl therapeutisch-klinischen, wie pathologisch-anatomischen, speciell an Epileptischen und Geisteskranken. Ein Theil der Resultate seiner Untersuchungen erschien in den von seinem Lehrer LUDWIG in Leipzig herausgegebenen Adversaria medica practica, ein anderer Theil erschien selbstständig als: *„Medicinisch-chirurgische Schriften etc."* (Altenburg 1781), ein dritter Theil wurde mit seinen sämmtlichen Werken (Greiz 1790—91) herausgegeben von seinem Neffen Karl Wilhelm G., geboren in Greiz (Voigtland) am 14. Juli 1759, praktischer Arzt zuerst in Böhmen, seit 1804 im Kemnat (Oberpfalz), wo er am 3. October 1819 starb.

Biogr. méd. IV, pag. 514, 515. — Dict. hist. II, pag. 623.   Pgl.

Green, Jonathan G., zu London, practicirte, nachdem er Chirurg auf der königlichen Flotte gewesen, zu Wenlock in Salop, ehe er sich in London niederliess. Er schrieb einige Aufsätze im Edinb. Med. and Surg. Journ. (1813, 16), darunter: „*Case of torpor of the primae viae, terminating fatally*", und im Lond. Med. Repository (1816); ferner: „*Utility and importance of fumigating baths etc.*" (London 1823) — „*An essay on mercurial fumigations*" (Lond. Med. and Phys. Journ. 1829) — „*Some observations on fumigating vapour and other baths, with a summary of 92 important cases treated at the establishment in Great Marlborough Street*" (Ebenda 1830) — „*A practical compendium of the diseases of the skin, with cases; etc.*" (Ebenda 1835; 3. edit. 1837; Philadelphia 1839; deutsche Uebers. in der Klinischen Handbibliothek, Bd. VI, Weimar 1836).

Callisen, VII, pag. 389; XXVIII, pag. 269.   G.

Green, Joseph Henry G., zu London, war daselbst um 1791 geboren, studirte längere Zeit in Berlin, dann, seit 1812, im St. Thomas' Hospital unter den Auspicien seines Oheims HENRY CLINE, wurde bereits 1813 daselbst Prosector, 1815 Member des R. C. S., 1818, nachdem er von Neuem den Continent zu wissenschaftlichen Zwecken bereist, zusammen mit Sir ASTLEY COOPER Docent der Anatomie und Physiologie bei gedachtem Hospital, 1820 Surgeon bei demselben und lehrte wiederum zusammen mit dem Genannten Chirurgie und pathologische Anatomie. Seine erste Schrift war: „*The dissectors manual*" (London 1820, w. 17 pl.; new edit. 1836). Er beschrieb ferner folgenden merkwürdigen „*Case of the extraction of a living foetus from a woman killed by violence*" (Lond. Med.-Chir. Transact. 1822) und veröffentlichte: „*A letter to Sir Astley Cooper on certain proceedings connected with the establishment of an anatomical and surgical school at Guy's Hospital*" (London 1825), in welchem er sich gegen die von Jenem beanspruchte Theilung des von ihm selbst theilweise angelegten Museums des St. Thomas' Hosp. energisch aussprach. Bis 1827 hatte er 40 Steinschnitte ausgeführt und dabei das unerhörte Glück gehabt, nur einen Patienten zu verlieren. Gleichzeitig wurden in der Tagespresse (Lancet 1824—26) die von ihm gehaltenen Vorlesungen: „*Lectures on the diseases of the eye*" (9. edit. 1836) — „*Lectures on surgery*" — „*Introductory anatomical lecture*" — „*Clinical lectures*" veröffentlicht; er gerieth darüber 1831 mit der Lancet in einen Process, verlor jedoch denselben. Weiterhin publicirte er mehrere Aufsätze vermischten Inhalts (Lond. Med. an Phys. Journ. 1825, 26, 27), über Räucherungen und Dampfbäder, eingeklemmte Hernien, Zerreissung der Harnröhre, Urininfiltration u. s. w., denen „*A manuel of modern surgery*" (London 1828) folgte. 1830 wurde er zum Professor der Chirurgie am neu errichteten King's College ernannt und blieb in dieser Stellung bis 1837, zu welcher Zeit er seine Lehrthätigkeit und seine Praxis aufgab. Auch seine Professur der Anatomie an der Kunst-Akademie hatte er zu gleicher Zeit niedergelegt. Dabei blieb er aber Surgeon am St. Thomas' Hosp. und nahm den lebhaftesten Antheil an den Interessen des ärztlichen Standes. 1835 war er Mitglied des Council des College of Surgeons und 1837 des King's College geworden und hatte 1831 eine erste Reformschrift u. d. T.: „*Distinction without separation: in a letter to the President of the College of Surgeons, on the present state of the profession*" verfasst, worin er nachwies, dass die Trennung zwischen Physicians und Surgeons thatsächlich nicht bestehe und die Aufrechthaltung einer solchen für beide nur nachtheilig sei. Seine weiteren Reformbestrebungen gelangten in der Schrift: „*Suggestions respecting the intended plan of medical reform, respectfully offered to the legislature and the profession*" (London 1834) zum Ausdruck, worin er für die Mediciner eine bessere Vorbildung verlangte. Eine dritte Reformschrift endlich war: „*The touchstone of medical reform; in three letters, addressed to Sir Rob. Harry Inglis*" (1841). Inzwischen hatte er, ausser den zahlreichen Auflagen seiner: „*Lectures on diseases of the eye*", zusammen mit BENJ. TRAVERS: „*The principles and practice of ophthalmic surgery*" (London 1838) herausgegeben.

1840 hielt er die Hunter'sche jährliche Rede u. d. T.: „*Vital dynamics*" und 1847 dieselbe, welche: „*Mental dynamics*" behandelte, beide erfüllt mit den metaphysischen Ansichten seines intimen Freundes Coleridge und beide deshalb sehr wenig populär geworden. 1849 wurde er zum ersten und 1858 zum zweiten Male zum Präsidenten des College of Surgeons erwählt und von der Regierung, nachdem Sir Benj. Brodie diese Stellung niedergelegt, zum Präsidenten des Council of Medical Education and Registration ernannt. Sein Tod erfolgte am 13. December 1863 im 72. Lebensjahre auf seinem Landsitze The Mount, Hadley, bei Barnet. Nach seinem Tode erschien noch: „*Spiritual philosophy, founded on the teaching of the late S. T. Coleridge, by the late J. H. Green, edited with a memoir of the author's life by John Simon*" (London 1864). Er gehörte zu den durch sein Wissen und Können gediegensten und wegen seines Charakters geachtetsten Londoner Chirurgen seiner Zeit.

Med. Times and Gaz. 1863, II, pag. 650. — Lancet 1863, II, pag. 717. — Callisen, VII, pag. 390; XXVIII, pag. 269.   Gurlt.

Green, Horace G., amerikanischer Arzt, geboren zu Chittendon (Vermont) am 24. December 1802, wurde Doctor zu Middelburg (Vermont) 1824, prakticirte von 1835 an in Rutland, später in New York. Von 1840—43 lehrte er die theoretische und praktische Medicin am Medical College zu Castleton (Vermont) und übernahm 1850 einen Lehrstuhl beim New York Medical College, von dem er einer der Gründer war, gab denselben aber 1860 wieder auf. Er gründete 1854 mit einigen Collegen das „*American Medical Monthly*" und blieb einer der Haupt-Redacteure dieser Zeitschrift. Er hat sich besonders um die Pathologie und Therapie der Krankheiten der Luftwege verdient gemacht und für viele Fälle örtliche Applicationen von Argent. nitric., in verschiedener Form, wie aus den nachstehend anzuführenden Arbeiten ersichtlich ist, empfohlen. Von seinen zahlreichen Publicationen erwähnen wir folgende: „*A treatise on diseases of the air passages ... bronchitis, chronic laryngitis, clergyman's sore throat*" (New York 1846) — „*Observations on the pathology of croup; etc.*" (Ebenda 1849; 2. edit. 1859) — „*On the subject of priority in the medication in the larynx and trachea*" (1854) — „*Remarks on croup and its treatment*" (1854) — „*On injection of the bronchial tubes, and tubercular cavities of the lungs*" (Amer. Med. Monthly 1855) — „*Report on the use and effect of applications of nitrate of silver to the throat, either in local or general disease*" (Transact. of the Amer. Med. Assoc. 1856) — „*Bronchial injections; a report with a statistical table of 106 cases of pulmonary diseases treated by bronchial injections*" (1856); im Amer. Med. Monthly (1857, 60): „*Lesions on the epiglottic cartilage*" — „*On the introduction of the sponge-armed probang into the larynx and trachea*" — „*On the difficulties and advantages of catheterism of the air-passages in diseases of the chest*". Es folgten noch: „*On the surgical treatment of polypi of the larynx, and oedema of the glottis*" (1859) und: „*A practical treatise on pulmonary tuberculosis*" (1864). Sein Tod erfolgte zu Sing Sing (New York) am 29. November 1866.

Boston Med. and Surg. Journ. 1850, Vol. XLII, pag. 433 (nicht zugänglich). — Dechambre, 4. Série, T. X, pag. 583. — Index-Catalogue. V, pag. 596.   G.

*Green, T. Henry G., in London, studirte im University College daselbst und in Berlin, war Assistent im Hosp. für Schwindsüchtige in Brompton, Assistent im University College Hosp., Registrar im Kinder-Hosp. von Great Ormond Street, Physician am N. W. London Free Dispensary für kranke Kinder, pathologisch-anatomischer Prosector im Charing Cross Hosp. und ist gegenwärtig Docent der pathologischen Anatomie und Physician bei demselben und Senior Assist. Physic. beim Consumption Hosp. in Brompton u. s. w. Er ist Verfasser von: „*The pathology of pulmonary consumption*" und von: „*An introduction to pathology and morbid anatomy*" (5. edit.); auch schrieb er den Artikel:

„*Inflammation of the lungs*" für QUAIN's Dict. of medic. und weiter: „*Clinical lectures on phthisis*" (Lancet 1882) — „*Notes on the pathology of phthisis*" (Med. Times and Gaz. 1874—75) verschiedene Mittheilungen im Brit. Med. Journ. (1868), den Transact. der Clin. Soc. und Pathol. Soc. u. s. w.

Medical Directory. Red.

*Green, John G., am 2. April 1835 in Worcester, Mass., geboren, hatte an der Harward University studirt und daselbst 1866 den Doctorgrad erlangt. Zuvor hatte er Prof. JEFFRIES WYMAN im Jahre 1857 auf einer wissenschaftlichen Expedition nach Surinam begleitet, sich sodann in den Jahren 1858—60 behufs seiner weiteren wissenschaftlichen Ausbildung in Europa aufgehalten und war im Jahre 1865 noch einmal dahin zurückgekehrt, um sich speciell mit dem Studium der Augenheilkunde zu beschäftigen. Im Jahre 1866 habilitirte er sich in St. Louis, Mo., speciell als Augen- und Ohrenarzt; 1863 wurde er zum Professor der Ohren- und Augenheilkunde an dem St. Louis College of Medicine, 1872 zum consultirenden Augenarzt an dem City Hospital in St. Louis und 1874 in gleicher Eigenschaft an dem S. Luke's Hospital daselbst ernannt. — G. ist der Mitbegründer der amerikanischen ohrenärztlichen Gesellschaft; seine wissenschaftlichen Arbeiten ophthalmiatrischen und otiatrischen Inhaltes sind in verschiedenen nordamerikanischen Zeit- und Gesellschaftsschriften veröffentlicht.

Atkinson, pag. 372. A . . t.

*Green, John Orne G., am 7. Juni 1841 in Lowell, Mass., wo sein Vater als sehr angesehener Arzt lebt, geboren, hatte an der Harward Universität Medicin studirt und daselbst 1866 den Doctorgrad erlangt. In den nächstfolgenden Jahren hielt er sich Behufs Vervollkommnung seiner wissenschaftlichen Ausbildung in Berlin, Wien und Würzburg auf und habilitirte sich 1868 in Boston, wo er sich vorzugsweise mit Augen- und Ohrenheilkunde beschäftigt und als Lehrer der Ohrenheilkunde an der Universität und als Ohrenarzt im Stadthospitale thätig ist. Er hat mehrere wissenschaftliche Arbeiten, meist otiatrischen Inhalts, im Boston Med. and Surg. Journal und in dem Amer. Journal of Otology veröffentlicht, auch eine Uebersetzung von SCHWARTZE's Pathologischer Anatomie des Ohres (Boston 1878) geliefert.

Atkinson, pag. 616. — Index-Catalogue. V, pag. 597. A . . . t.

Greene, George G., zu Dublin, war daselbst 1800 geboren, studirte im Meath Hospital und der Schule des College of Surgeons und war 1817 ein Zögling von HEWSON. Nachdem er 1823 Licentiat des College of Surgeons geworden, wurde er zum Prosector der medicinischen Schule in Park Street ernannt; er musste indessen der Anatomie und Chirurgie entsagen, als er 1828 durch einen Unfall mit einem Gewehr seine rechte Hand einbüsste. Er wendete sich nunmehr der inneren Medicin zu, wurde 1830 Fellow des College of Physicians, 1832 Physician der Talbot Infirmary und bald darauf Docent der theoretischen und praktischen Medicin an der medicinischen Schule des Richmond Hospital. 1841 erhielt er den Lehrstuhl der praktischen Medicin bei der School of Physic in Ireland und wurde Physician der Whitworth und Hardwicke Hospitäler. 1839 hatte er einen bedeutenden Antheil an der Gründung der Dubliner pathologischen Gesellschaft gehabt, zu deren Council er bis zu seinem am 5. April 1846 erfolgten Tode gehörte. Er hat eine grosse Zahl von Abhandlungen im Dublin Journ. of Med. Sc. (1835—43) veröffentlicht; darunter: „*On the diagnosis of aneurismal and other inthrathoracic tumours*" (1835, 36) — „*On empyema*" (1840). Auch in den Transact. of the Patholog. Soc. findet sich eine Reihe interessanter Mittheilungen von ihm.

Dublin Quart. Journ. of Med. Sc. 1846, I, pag. 565. G.

*Greenfield, William Smith G., zu Edinburg, studirte im University College in London, wurde 1874 in Edinburg Doctor, war Assistant Physician und

Biogr. Lexikon. II. 41

Docent der pathologischen Anatomie am St. Thomas' Hospital, Physician der Royal Infirmary für Kinder und Frauen in Waterloo Road, Physician des Royal Hospital für Brustkrankheiten und Medical Registrar am St. Thomas' Hospital. Zur Zeit ist er Professor der allgemeinen Pathologie und klinischen Medicin an der Universität zu Edinburg. Er übersetzte MAGNAN „On alcoolism" und LANCEREAUX „Atlas of pathological anatomy", gab heraus die Abtheilung „Renal pathology" in dem New Sydenham Soc. Atlas of Path. und war Mitverfasser des „Report on pyaemia and allied diseases" für die Pathol. Soc. und Loc. Govern. Board und schrieb weiter: „On insanity as a sequel of acute disease" (St. Thomas' Hosp. Rep., 1873) — „Medical report on St. Thom. Hosp." (Ebenda 1874—75) — „Simple meningitis" (Ebenda 1877); auch hatte er Antheil an den „Lectures on the pathology of anthrax and allied diseases" (Lancet und Brit. Med. Journ. 1880, 81); ausserdem verschiedene Aufsätze in den Transact. der Pathol. Soc. und Clin. Soc. u. s. w.

Medical Directory.   Red.

*Greenhalgh, Robert G., in London, ist daselbst am 13. Januar 1819 geboren, studirte in London, München und Wien, prakticirte seit 1842 in London als Physician Accoucheur, wurde 1853 in St. Andrews Doctor, war in der genannten Eigenschaft seit 1860 am Samaritan, seit 1861 am St. Bartholom. Hosp., woselbst er auch Vorlesungen über Geburtshilfe und Frauenkrankheiten hielt, und seit 1862 am City of London Lying-in Hosp. thätig. Er ist gegenwärtig Consulting Physic. des Samaritan Hosp. u. s. w. Literarische Arbeiten: „On difficult menstruation and sterility, with description of a new metrotome" (Obstetr. Transact., Vol. V) — „Tumours of the pelvis and abdomen, complicating pregnancy and obstructing labour" (St. Barthol. Hosp. Rep., 1865) — „Enucleation of fibroid tumours by the actual cautery" (Med.-Chir. Transact., Vol. LIX) — „On the diagnosis and arrest of extra-uterine pregnancy" (Lancet 1867) — „Cure of dysmenia, sterility etc. by a new form of elastic india-rubber stem" (Brit. Med. Journ., 1878). Ausser den bereits angeführten Instrumenten (Metrotom, Intrauterin-Pessarium) erfand er eine neue Uterussonde, einen Pelvimeter u. s. w.   Red.

Greenhow, Thomas Michael G., zu Newcastle-upon-Tyne, war um 1791 geboren als Sohn eines Arztes zu North Shields, studirte in Edinburg, wo er 1814 Doctor wurde, diente zwei Jahre in der Armee als Assistant Surgeon, liess sich dann in Newcastle nieder, wurde bald darauf Surgeon des Lying-in Hospital und 1832 der Newcastle Infirmary, in welcher Stellung er 23 Jahre verblieb. Vorher hatte er, zusammen mit Sir JOHN FIFE, eine Eye Infirmary gegründet, die ausserordentlichen Nutzen stiftete. Seine ersten Arbeiten befinden sich im Edinb. Med. and Surg. Journ. (1821, 23, 24, 27); es gehört dazu auch eine Schrift: „An estimate of the true value of vaccination; as a security against small-pox" (London 1825). Zur Zeit der Cholera-Epidemie 1822 schrieb er: „Cholera, its non-contagious nature etc." (Newcastle 1832) und „Cholera, as it has recently appeared in the towns of Newcastle and Gateshead: including cases illustrative of its physiology and pathology, etc." (London 1832; Philadelphia 1832). Eine Reihe von Jahren später machte er in einem Briefe an den Mayor seine Mitbürger auf die Möglichkeit der Wiederkehr der Cholera und die dagegen zu treffenden Massregeln aufmerksam, indem er „Hints tho the probable approach of cholera; a letter addressed le Stephen Lowrey" (Newcastle 1848) schrieb. Besonders hervorragend und erfindungsreich aber war er in der Chirurgie: er erfand einen sehr zweckmässigen Beinbruchapparat: „Description of an apparatus intended to facilitate the treatment of fractures of the lower extremities" (London 1833), war sehr glücklich in Stein- und Augenoperationen und führte als einer der Ersten (1848) die Total-Exstirpation des Calcaneus aus. 1855 verlieh ihm die Universität des Durham College zu Newcastle, bei dem er Docent gewesen war, den medicinischen Doctorgrad; 1860 zog er sich aus der Praxis zurück, verliess Newcastle und starb im 90. Lebensjahre am 25. October 1881 zu Newton Hall, Patternetown, bei Leeds.

British Medical Journal. 1881, II, pag. 799. — Med. Times and Gaz. 1881, II, pag. 668. — Callisen, VII, pag. 393; XXVIII, pag. 270. G.

*Greenhow, Edward Headlam G., zu Reigate, Surrey, ist zu Tynemouth, Northumberland, am 10. December 1814 geboren, studirte in Edinburg, Montpellier und im Guy's Hospital zu London, begann seine Praxis 1836 in Tynemouth, siedelte 1852 nach London über, wurde in demselben Jahre Doctor des King's College in Aberdeen, 1859 Fellow des College of Physicians, 1860 Physician des Middlesex Hospital. Er schrieb: *„Report on murrain in horned cattle, the public sale of diseased animals etc."* (London 1857, Bericht an den General Board of Health) — *„On the different prevalence of certain diseases in different districts in England and Wales"* (1858) — *„On the prevalence of causes of diarrhoea in certain towns"* (1860) — *„On diphtheria"* (1860) — *„On districts with excessive mortality from lung diseases"* (1861—62) — *„On the excessive mortality of young children among certain manufactory populations"* (1862) — *„On Addison's disease; clinical lectures etc."* (1866) — *„On chronic bronchitis, especially as connected with gout, emphysema etc."* (1869) — *„On Addison's disease, being the Croonian lectures for 1875"* (1875). Ausserdem eine Reihe von Artikeln in Zeitschriften, z. B. über chronische Brustkrankheiten (Lancet, 1867-68; Pathol. Transact., Vol. XVI, XVII, XX, XXI), über diphtheritische Nervenaffectionen (Edinb. Med. Journ., 1863), intermittirende und paroxysmenweise auftretende Hämaturie (Ebenda 1868) u. s. w. Auch war er Mitglied mehrerer Regierungs-Commissionen in Bergwerksangelegenheiten (1861—64), über Gefängnisswesen 1870 und 1879. Seit 1881 hat er die Praxis niedergelegt. Red.

Greeve, Gerard G., zu Utrecht, wurde 1783 daselbst Doctor mit der *„Diss. inaug. sistens observationes medico-chirurgicas miscellaneas"* und schrieb: *„Waarneeming van een bijzonder en nooit beschreven ongemak aan de onderkaak"* (Utrecht 1778) und in den Verhandl. van het Genootsch. te Vliessingen (1777, 78, 82): *„Waarn. van een zeer aanmerkelijke splijting in den ruggegraat, verzeld an een groot waterhoofd"* — *„Waarn. over genezene hoofdwonden, vergezeld met fracturen in het cranium"* — *„Waarn. van een hornachtig uitwas, gegrond aan de binnenzijde van de dije"* — *„De waare deugd van het stankweerend vermoogen der witte willigen bast uitwendig beproefd, in vuile, stinkende en kanker-verzweeringen"*; mit PAUL V. LANUKOM: *„Vier ontleed- en heelkundige Waarneemingen van bijzondere ongemakken in de holligheid des buiks"* (Verhandl. van het Utregtsch. Genootsch., 1785) — *„Waarn. van eene spoedige geneezing eener geweldige beroerte"* (Ebenda); ferner: *„De noodzaaklijgheit van het spoedig toetreden tot de breuksnijding bij beklemde darmbretken etc."* (Utrecht 1784) — *„Bericht wegens eene door hem gedane merkwaardige verlossing"* (Ebenda 1799) — *„Vroedkundige waarneemingen"*. Er übersetzte auch aus dem Deutschen: G. BARKAUSEN'S *„Waarneemingen over het delirium tremens etc."* (Dordrecht 1829). Die Zeit seines Todes ist nicht bekannt.

v. d. Aa, VII, pag. 392. — Callisen, VII, pag. 394; XXVIII, pag. 270. G.

*Grégoire, Martin G., Arzt aus Tours, war Professor in Paris um die Mitte des 16. Jahrhunderts und verfasste lateinische Uebersetzungen einiger GALEN'schen Abhandlungen: *„De alimentorum facultatibus libri tres. De attenuante victus ratione"* (Paris 1530; 1555; 1633) — *„Galeni introductio in pulsu"* (Paris 1549).

Biogr. méd. IV, pag. 515. Pgl.

Gregorius, Friedrich von, wurde zu Glogau in Schlesien geboren und besuchte das Gymnasium daselbst. Durch den Krieg wurden 1807 seine

41*

Studien unterbrochen und G. kam zu Dr. HANCKE, um praktisch die Medicin und Chirurgie zu erlernen. Nachdem er hier eine gründliche Vorbildung genossen, ging er 1809 nach Wien und dann nach Olmütz, trat 1812 als Chirurg in den österreichischen Militärdienst und zog mit der Armee nach Russland. In demselben Jahre wurde er am Dnjepr gefangen genommen und in das Innere des Reiches transportirt. In Tambow fand er bei einem Fürsten Wjäsemski eine Stellung als Hausarzt und blieb daselbst vier Jahre. Danach begab er sich 1817 nach Berlin, um seine medicinischen Studien fortzusetzen und wurde 1819 daselbst mit der *„Diss. de sudationibus Rossicis"* (4., m. 1 Taf.), die auch deutsch: *„Die Russischen Dampfbäder, ihre Wirkung und Anwendung"* (Berlin 1820) erschien, Doctor. Hierauf ging er nach Dorpat, liess sich noch einmal examiniren und wurde 1819 auf Grundlage der Berl. Dissertation zum Doctor promovirt. Dann wandte er sich in's Innere des Reiches. Wo und wann er gestorben, ist unbekannt.

V. Recke-Napiersky, II, pag. 100.　　　　　　　　　　　L. Stieda.

Gregory, berühmte schottische Familie von Aerzten und Naturforschern in vielen Generationen. — John G. war 1724 in Aberdeen geboren als Sohn eines dortigen Universitätsprofessors der Medicin und Enkel von James G., dem Erfinder des Spiegelteleskops, studirte seit 1742 in Edinburg und Leyden, promovirte 1745 in Aberdeen, war bis 1749 daselbst Professor der Philosophie, Mathematik und Experimentalphysik, liess sich 1754 als praktischer Arzt in London nieder, wo er 1755 Mitglied der Royal Society und bald darauf an Stelle seines verstorbenen Bruders Professor der Medicin wurde. 1765 ging er als Professor nach Edinburg und wurde Leibarzt des Königs für Schottland; er starb am 9. Februar 1773. Er schrieb unter Anderem: *„Comparative view of the state and faculties of man with those of animal world"* (London 1766; 1785); seine sämmtlichen Werke erschienen Edinburg 1788, 4 vol. — Wichtiger als John G. ist sein Sohn James G., hervorragender englischer Praktiker zu Ende des 18., resp. Anfang des 19. Jahrhunderts, geboren 1758 in Aberdeen, studirte in Edinburg und am St. George's Hospital in London 1773 und promovirte 1774 in Edinburg. 1775 machte James G. Reisen durch Holland, Frankreich in Italien, wurde nach seiner Rückkehr Professor der theoretischen Medicin in Edinburg und 1790 an CULLEN'S Stelle Professor der klinischen Medicin, in welchem Amt er segensreich bis zu seinem Tode 1822 (im Alter von 64 Jahren) wirkte. G. war ein vorzüglicher Lehrer und Schriftsteller. Er verfasste: *„Dissert. med. de morbis coeli mutatione medendis"* (Edinb. 1774; 1776) — *„Conspectus medicinae theoret. in usum academicum"* (Ebenda 1776; 1778 und öfter; 6. Aufl. 1818, 2 voll.). Zahlreiche Manuscripte befinden sich in der Bibliothek der Med. Chir. Society zu London. G. schloss sich mehr oder weniger den Lehren seines Vorgängers CULLEN an. Unter dem „Genus nervosum" begreift er sowohl das Nervensystem, als die mit eigener Irritabilität begabten Muskeln. Unter seinen Bemerkungen über die pathologischen Zustände des Blutes ist hervorzuheben, dass er die Fäulniss von dem durch „Hyperanimalisation" bewirkten Uebermass von Ammoniak ableitet (HAESER, Geschichte der Medicin, Bd. II, pag. 748). — Einer seiner Söhne war der berühmte Edinburger Professor der Chemie, William G. (1803—1853).

Med. and Phil. Comment. 2. edit. 1774, I, pag. 210. — Biogr. méd. IV, pag. 515. — Dict. hist. II, pag. 625—627. — Edinb. Med. et Surg. Journ. 1821, Vol. XVII, pag. 475. — Lond. Med. Repository. 1821, XIV, pag. 423. — Lond. Med. and Phys. Journ. 1821, Vol. XLV, pag. 437. — Index-Catalogue. V, pag. 601.　　　　　　　　　　　Pgl

James Crawford G., zu Edinburg, Sohn von James und älterer Bruder von William G., dem berühmten Chemiker, war 1800 daselbst geboren, wurde 1824 auch dort Doctor, Physician der Royal Infirmary und starb 1832 an einem Typhoid-Fieber, das er sich durch Ansteckung zugezogen hatte. Es rühren von ihm her: *„First lines of the practice of physic. A new edition, ...*

commenced by the late William Cullen, and continued by him" (2 voll., Edinburg 1829) und im Edinb. Med. and Surg. Journ. (1830, 31): *„On the diagnosis of the diseases of the lungs and pleura"* — *„On diseased states of the kidney, connected during life with albuminous urine; illustrated by cases"*; auch noch weitere Aufsätze daselbst, sowie im Dublin Journ. of Med. and Chem. Sc.

London Medical Gaz. 1833, XI, pag. 455. — Callisen, VII, pag. 403; XXVIII, pag. 272.   G.

Gregory, George G., zu London, war am 16. August 1790 zu Canterbury geboren, studirte unter den Auspicien seines Oheims James G. in Edinburg und wurde 1811 daselbst Doctor, diente drei Jahre bei der Armee auf verschiedenen Stationen des Mittelländischen Meeres und in Italien, wurde 1816, nach London zurückgekehrt, Licentiat des College of Physicians, 1824 Arzt am Blattern- und Vaccine-Hospital St. Pancras, an dem Dispensary for the Parishes of St. George und am St. James General Dispensary, hielt Vorträge über Materia medica und Chirurgie und praktische Medicin am Theatre of Anatomy und der Little Windmill Street Medical School und im St. Thomas' Hospital. Er schrieb: *„A lecture on dropsy"* (London 1819) — *„Elements of the theory and practice of physic, designed for the use of students"* (2 voll., Ebenda 1820; 3. edit. 1828; 4. edit. 1835; 6. edit. 1846; *„With notes and additions .... by Nathan. Potter and S. Colhoun"*, Philadelphia 1825; 1829; 1831). Eine grosse Zahl von Mittheilungen hat er über Blattern, Kuhpocken und Impfung gemacht, angefangen mit dem Jahre 1822, darunter *„Table of admission and deaths at the Small-Pox Hospital during fifty years, viz. from 1776 to 1825 inclusive, with the rate of mortality per cent, in each year"* und *„Table of the numbers vaccinated at the Small-Pox Hospital during twenty years"* — *„Observations on vaccination and small-pox, more especially with reference to the theory of vaccine influence etc."* (Med.-Chir. Transact., 1840—41). Eine grössere Schrift von ihm waren die *„Lectures on the eruptive fevers, delivered at St. Thomas' Hosp. in January 1843"* (London 1843; Amer. edit. with notes etc. by H. D. BULKLEY, New York 1851; deutsche Uebers. von H. HELFFT, Leipzig 1845). Weitere Aufsätze von ihm über scrophulöse Entzündungen des Peritoneums, über Wasserscheu, Croup u. s. w. finden sich von ihm in den Med.-Chir. Transact. (1821, 23, 25), London Med. Reposit., Lancet, London Med. and Phys. Journ. u. s. w. Er starb am 25. Januar 1853.

Munk, III, pag. 152. — Callisen, VII, pag. 399; XXVIII, pag. 271. — Index-Catalogue. V, pag. 600.   G.

Greiff, Friedrich G., als Sohn eines Apothekers in Tübingen am 29. October 1601 geboren, studirte Medicin, gab aber auf Wunsch seines Vaters noch vor der Promotion das Studium auf und blieb Apotheker in Tübingen bis zu seinem Tode am 18. November 1668. G. beschäftigte sich viel mit dem sehr lucrativen Verkauf von DUCHESNE'S Theriaca coelestia, das er als Geheimmittel anfertigte. Er verfasste: *„Consignatio medicamentorum omnium quae in officina praestant"* (Tübingen 1632; 1634) — *„Kurze Beschreibung einer sehr geschmeidigen Feldapotheke"* (Ebenda 1642) und andere chemisch-pharmakologische Schriften.

Biogr. méd. IV, pag. 516.   Pgl.

*Greig, David G., zu Dundee in Schottland, studirte auf der Universität Edinburg, wurde 1853 daselbst Doctor, war Prosector der Universität, Assistent in der Royal Infirmary und im Royal Maternity Hospital, Staff Assist. Surgeon und pathologischer Anatom bei der britischen Armee in der Krim. Zur Zeit ist er Consult. Surgeon der Dundee Royal Infirmary, Physician des Baldovan Asylum für blödsinnige Kinder, Untersuchungsarzt für die Recruten der Armee,

Chirurg und Agent der Admiralität. Er schrieb über „*Treatment of gun-shot fractures of femur*" (Edinb. Med. Journ., 1857) — „*Ligature of carotid artery for the cure of intra-orbital aneurism*" (Ebenda 1862) — „*On insufflation as a remedy in intussusception*" (Ebenda 1864) — „*Case of removal of a large piece of sealing-wax from the bladder of the male by lithotrity*" (Ebenda 1868 - 69).

Medical Directory. Red.

Greiner, Georg Friedrich Christian G., zu Eisenberg im Herzogthume Sachsen-Altenburg, geboren am 30. October 1775 zu Worms, war herzoglich Sachsen-Altenburgischer Hofmedicus, Amts- und Stadtphysicus seit 1825, Medicinalrath seit 1838 und schrieb folgende, theilweise populär-medicinische Schriften: „*Die Kunst, gesunde Kinder zu haben u. s. w.*" (Eisenberg 1809, 2. Aufl.) — „*Anleitung zur allgemeinen Krankenpflege*" (Ebenda 1809) — „*Ueber das Säugen der Ammen*" (Altenburg 1811) — „*Der Traum und das fieberhafte Irreseyn. Ein physiol.-psychol. Versuch*" (Leipzig 1817) — „*Der Arzt im Menschen oder die Heilkraft der Natur*" (2 Bde., Altenburg 1827). Dazu eine Anzahl von Aufsätzen über verschiedene Gegenstände aus der Praxis in den Allgem. medic. Annalen (1803—1822) und eine Reihe von Artikeln in PIERER'S Anatomisch-physiolog. Realwörterbuche; ferner: „*Schule und Leben oder der nachtheilige Einfluss unzweckmässiger Schuleinrichtungen auf die Gesundheit u. s. w.*" (Altenburg 1838) — „*Die rheumatischen Krankheiten nach ihrem Wesen u. s. w.*" (Leipzig 1841) — „*Die narkotischen Mittel. Als Beitrag zur Erkenntniss ihrer Bedeutung u. s. w.*" (Ebenda 1844) — „*Der wohlberathene Hausarzt u. s. w.*" (1844; 1855) — „*Biosoterion oder Heilslehre für das leibliche Leben des Menschen u. s. w.*" (Erlangen 1856). Er starb im März 1858.

Callisen, VII, pag. 409; XXVIII, pag. 273. — Engelmann, pag. 200; Supplement, pag. 84. G.

Greisel, Johann Georg G., österreichischer Feldarzt, dann Professor der Anatomie an der Universität zu Wien und Assessor des Medicinal-Collegiums daselbst, endlich Physicus zu Znaim in Mähren, wo er am 18. Mai 1684 starb, war Mitglied der Leopoldinischen Akademie, in deren Ephemeriden er eine grosse Zahl von Aufsätzen veröffentlichte. Von medicinischen Schriften G.'s verdient Beachtung der „*Tractatus medicus de cura lactis in arthritide, in quo etc..... diaeta lactaea optima arthritidem curandi methodus proponitur*" (Wien 1670; Bautzen 1681).

Biogr. méd. IV, pag. 517. — Poggendorff, I, pag. 950. Pgl.

Gren, Friedrich Albrecht Karl G., einer schwedischen Familie entstammend, wurde zu Bernburg am 1. Mai 1760 geboren. Seine Absicht, Theologie zu studiren, wurde durch den Tod des Vaters vereitelt; er trat deshalb bei einem Apotheker in die Lehre und erhielt schon 1779 die Leitung einer Apotheke in Offenbach. Durch seine daneben betriebenen Studien in der Chemie und Botanik besonders befähigt, ging er 1780 als Provisor zu TROMSDORF sen. nach Erfurt, welcher ihm gestattete, seine Vorlesungen über Medicin zu hören und ihm darin sogar Privatunterricht ertheilte. Um seine medicinischen Studien zu vollenden, ging er zu CRELL nach Helmstedt, bis ihn 1783 Prof. KARSTEN nach Halle kommen liess, wo er seiner tiefen Kenntnisse wegen bereits als Student öffentliche Vorlesungen über Chemie halten durfte. 1786 wurde er hier auf Grund der Dissertation: „*Observationes et experimenta circa genesin aëris fixi et phlogisticati*" (Halle 1786) zum Doctor der Medicin und Philosophie promovirt; 1787 wurde er ausserordentlicher, 1788 ordentlicher Professor der Medicin, doch las er nur anfänglich auch medicinische Collegia, später nur Chemie, Pharmakologie und Physik. Er suchte das durch LAVOISIER'S Lehre erschütterte STAHL'sche oder phlogistische System zu retten, indem er dasselbe in seinem „*Systematischen Handbuch der gesammten Chemie*" (Halle 1787—89) vertheidigte, später jedoch.

von seiner Unhaltbarkeit überzeugt, versuchte er in der 2. Auflage 1794 (3. Aufl. 1806—1807, ed. M. H. KLAPROTH) eine Vereinigung beider Lehren. Er starb zu Halle am 26. November 1798. Ausser den genannten Schriften veröffentlichte er: „*Grundriss der Naturlehre*" (Halle 1788; 2. Aufl. 1793; 3. Aufl. 1801; 6. Aufl. 1820) — „*Grundriss der Pharmakologie*" (Halle 1790) — „*Handbuch der Pharmakologie*" (Halle 1790—92; 2. Aufl. 1798—1800; 3. Aufl. ed. BERNHARDI, 1813) — „*Grundriss der Chemie nach den neuesten Entdeckungen*" (Halle 1796—97; 2. Aufl. 1800; 3. Aufl. 1809; 4. Aufl. 1818). Endlich seine Erstlingsschrift: „*Betrachtungen über die Gährung und die dadurch erhaltenen Producte*" (Halle 1784), welche unter dem Pseudonym G. F. J. v. P. (JASPEN v. PIRCH) erschien.

Nouv. Biogr. T. XXI, pag. 908. — Elwert, Bd. I, pag. 171. — Nekrolog der Deutschen. 1798. T. II, pag. 321. — Biogr. méd. IV, pag.517. V.

*Grenet, Alfred-Louis-Zacharie G., französischer Marinearzt, geboren zu Carhaix (Finistère), wurde 1866 zu Montpellier Doctor mit der These: „*Souvenirs médicaux de quatre années à Mayotte*", einer zur Gruppe der Comoren gehörigen Insel, beschrieb einen daselbst beobachteten Fall von Ankylostomum duodenale beim Menschen; ferner Entozoen im Magen eines Ochsen, eine neue Art von Taenia (Alles in den Archives de méd. nav., 1867—70) und endlich eine von ihm im Fort Bicêtre während der Belagerung von Paris beobachtete Scorbut-Epidemie (Annales d'hyg. publique, 1871).

Berger et Rey, pag. 119. G.

Grenser, Woldemar Ludwig G., in Dresden, war daselbst am 2. Januar 1812 geboren, studirte von 1830 an in Leipzig, wurde 1834 Assistent in JÖRG'S Entbindungs-Institut, blieb 5 Jahre in dieser Stellung und erhielt 1838 bei der damaligen Preisausschreibung für ein in Preussen einzuführendes Hebeammen-Lehrbuch für die von ihm eingereichte Arbeit eine goldene Medaille. 1838 promovirte er mit der Diss: „*De vi puerperii lactandique temporis medicatrice*" (später auch in BUSCH'S Zeitschr. für Geburtsk. erschienen). Eine 1839 unternommene wissenschaftliche Reise führte ihn nach Prag, Wien, Paris, London, Würzburg und Heidelberg, wo er die Freundschaft von NAEGELE, Vater und Sohn, gewann. Nach Leipzig zurückgekehrt, begann er 1834 geburtshilfliche Vorlesungen zu halten, betheiligte sich durch die Bearbeitung geburtshilflicher Materien an der von CHR. SCHMIDT herausgegebenen Encyclopädie und wurde 1843 zum Prof. e. o. ernannt. In seiner Inauguralrede: „*Corporis positionem in genibus ulnisque in praxi obstetricia non esse negligendam*" (Leipzig 1843) behandelte er den Nutzen der Knieellenbogenlage bei der Geburt. 1845 wurde er als Professor der medicinisch-chirurgischen Akademie und Director des Entbindungs-Instituts nach Dresden berufen, welche letztere Stellung er in ausgezeichneter Weise nahezu 27 Jahre, bis zu seinem am 2. Juni 1872 erfolgten Tode, ausfüllte, indem er auch ausserhalb seiner Anstalt sich des vollsten Vertrauens bis in die höchsten Kreise hinauf erfreute. Auf die Bitte der Hinterbliebenen von H. F. NAEGELE jun. übernahm er gerne die neue Herausgabe von dessen bereits in zwei Auflagen erschienenem „*Lehrbuch der Geburtshilfe*" und so erschien, von ihm auf der Höhe der Zeit gehalten, die 3.—8. Auflage (1853—1872) desselben, auch in's Französische und Ungarische übersetzt. Er hatte ausserdem „*Ueber Aethereinathmungen während der Geburt*" (1847) geschrieben und verfasste im Auftrage der Regierung das für das Königreich Sachsen bestimmte „*Lehrbuch der Hebeammenkunst*" (1863; neu herausgegeben von CREDÉ und WINCKEL, 1875). Auch hatte er von F. A. v. AMMON'S zuerst 1827 erschienenen „Mutterpflichten" im Laufe von 10 Jahren 7 Auflagen (bis zur 16., 1872) besorgt. 1856 war er zum königl. sächs. Hofrath, 1864 zum Geheimen Medicinalrath ernannt worden.

Maennel in Jahresbericht der Gesellsch. für Natur- und Heilkunde in Dresden. 1873, pag. 137. G.

Greve, Wilhelmus G., holländischer Arzt, war am 16. März 1762 zu
Berkel geboren, studirte von 1780 an in Leyden, anfänglich Theologie, seit 1782
aber Medicin, wurde 1787 Doctor mit der Diss.: „De rabie canina“, liess sich
in demselben Jahre in Rotterdam nieder, vertauschte diesen Ort aber 1800 mit
Noordwijk Binnen und 1807 mit Delft, 1815 wieder mit Noordwijk, wo er am
14. Februar 1819 starb. Seine obige Dissertation gab er noch einmal u. d. T.:
„Verhandeling over de honds-dolheid“ (Rotterdam 1793) heraus. Er schrieb
ferner: „Jets voor de liefhebbers van anatomie en natuurlijke historie opzigte-
lijk een liquor om anatomische praeparaten te bewaren“ (Algem. Konst- en
Letterb. 1813) — „Natuur- en geschiedkundige Verhandeling over de reuzen
en dwergen“ (Amsterdam 1818, m. pl.) — „Verzameling van merkwaardige
droomen en gebeurtenissen“ (Ebenda 1819).

v. d. Aa, VII, pag. 401.   G.

*Greve, Mathias Siegwardt G., norwegischer Arzt, ist am 17. Sep-
tember 1832 in Bergen geboren, war nach Zurücklegung der Examina 1857—58
Aufsichtsarzt bei der Fischerei, dann Leiter eines Pflegestiftes für Spedalske bis
1864, prakticirte darauf in Kongsvinger und seit 1866 zu Vang in Hedemarken,
während er inzwischen mehrere Reisen in's Ausland unternahm. Er schrieb im
Norsk Magaz. f. Laegevid. (2. R. XIII, XVI—XX, XXIII): „Beskrivelse over
Forholdene ved Nordre Fiske i 1857—58“ — „Om Diphtherit-Epidemien i
Namdalen 1860—61“ — „Mere om Behandlingen af Anthrax“ — „Om
Burselfeberen og dens Smitsomhed“ — „Laminaria digitata for Spongia
cerata“ — „Defectus uteri et vaginae“ u. s. w.

Kiaer, pag. 143.   G.

Grévin, Jacques G., geboren zu Clermont (Beauvoisis) 1541, talent-
voller Dichter und Arzt, schrieb schon im 14. Lebensjahre ein Trauer- und zwei
Lustspiele, liess sich 1563 zu Paris nieder und war Leibarzt von Margarethe
von Frankreich, Gemahlin des Herzogs von Savoyen. G., der 1570 in Turin
starb, nahm lebhaften Antheil an dem im 16. Jahrhundert die Pariser medicinische
Facultät beschäftigenden Antimonstreit, verfasste unter Anderem darauf bezügliche
Schriften, wie: „Biologie sur les vertus et facultés de l'antimoine“ (Paris 1567);
ferner eine anatomische Arbeit: „Partium corporis humani tum simplicium tum
compositarum, brevis elucidatio“ (Antwerpen 1565; 1572, fol.; französisch
u. d. T.: „Les portraits anatomiques du corps humain etc.“, Paris 1569).

Biogr. méd. IV, pag. 518. — Dict. hist. II, pag. 627.   Pgl.

Grew, Nehemiah G., zu London, war zu Coventry um 1641 geboren,
wurde in Cambridge erzogen, studirte Medicin, wahrscheinlich in Leyden, und
hat sich besondere Verdienste um die Anatomie der Pflanzen erworben, mit der
er sich seit 1664 zu beschäftigen begann, indem er bereits den Nachweis zu führen
suchte, dass die Structur der Thiere und Pflanzen verwandt seien. Seine Schrift:
„The anatomy of plants with an idea of philosophical history of plants“
(London 1682, Fol.) wird von Sprengel als „opus absolutum et immortale“
bezeichnet. Als Arzt machte er auf die guten Wirkungen der aus dem Epsom-
Wasser gewonnenen Magnesia sulfurica aufmerksam und schrieb darüber: „A treatise on the nature and use of the bitter purging salt“ (London 1697) und:
„Tractatus de salis cathartici amari in aquis Ebeshamensibus et hujusmodi
aliis contenti, natura et usu“ (Ebenda 1698). Seine botanischen und sonstigen
naturwissenschaftlichen Schriften übergehen wir. Er starb am 25. März 1712.

Hutchinson, I, pag. 381. — Munk, I, pag. 407.   G.

Griesinger, Wilhelm G., geboren am 29. Juli 1817 zu Stuttgart,
Sohn eines dortigen Spitalverwalters, besuchte gemeinschaftlich mit seinen Alters-
genossen Roser und Wunderlich das Gymnasium seiner Vaterstadt, studirte
seit 1834 in Tübingen, später unter Schoenlein's Leitung in Zürich und

promovirte am ersteren Orte mit einer Dissertation über Diphtheritis, worauf er sich zunächst in Friedrichshafen als Arzt niederliess. Bald jedoch übernahm er die Stelle eines Assistenten an der unter ZELLER'S Direction stehenden Irrenanstalt Winnenthal, woselbst er zwei Jahre verharrte und trotz seiner Jugend und der verhältnissmässigen Kürze der Zeit in reichem Masse die Eindrücke und Erfahrungen sammelte, die nachmals in der ersten Auflage (1845) seines berühmten Lehrbuches der psychischen Krankheiten verwerthet wurden. Nach seinem Austritt (1842) practicirte er wieder in Stuttgart, folgte aber schon im nächsten Jahre einer Aufforderung seines Freundes WUNDERLICH, die Assistentenstelle an der unter des Letzteren Leitung stehenden medicinischen Klinik in Tübingen zu übernehmen. Hier habilitirte er sich 1843 und wurde 1847 Extraordinarius. Als Director der Poliklinik 1849 nach Kiel berufen, gab er diese Stellung der unglücklichen politischen Verhältnisse wegen schon im nächsten Jahre freiwillig auf und folgte einer vielverheissenden Einladung nach Cairo, um dort die Leitung der medicinischen Schule und die Präsidentschaft der Sanitätscommission unter dem Khedive Abbas, dessen Leibarzt er gleichzeitig wurde, zu übernehmen. Aber auch diese Stellung scheint ihm eine nachhaltige Befriedigung nicht gewährt zu haben; vielleicht auch waren es Gesundheitsrücksichten, welche ihn veranlassten, derselben schon 1852 zu entsagen und nach seiner Vaterstadt Stuttgart zurückzukehren. Immerhin verdanken wir jenem ägyptischen Aufenthalte wohl hauptsächlich die Anregung und einen Theil des Materials zu G.'s zweitem Hauptwerke, den „Infectionskrankheiten" (1857). Nicht lange blieb G. privatisirend in seiner Heimat; er wurde 1854 der Nachfolger WUNDERLICH'S in der Direction der medicinischen Klinik in Tübingen, ging 1860 in gleicher Stellung nach Zürich und siedelte endlich 1865 nach Berlin über, um die Leitung der psychiatrischen Klinik und der auf seine Anregung begründeten Nerven-Abtheilung des Charité-Krankenhauses, zugleich die Direction der medicinischen Universitäts-Poliklinik als unmittelbarer Nachfolger ROMBERG'S zu übernehmen. Letztere Stellung gab er jedoch 1867 wieder auf, um sich neben einer ausgebreiteten consultativen und Lehrthätigkeit hauptsächlich den Bestrebungen für wissenschaftliche Entwickelung der Psychiatrie und für zeitgemässe reformatorische Umbildung des Irrenwesens zu widmen. Zur Förderung dieser Bestrebungen gründete er in Berlin die medicinisch-psychologische Gesellschaft, in der sich — damals ein Unicum — Aerzte und gesinnungsverwandte Männer anderer Disciplinen, z. B. der Philosophie, um ihn schaarten und das „Archiv für Psychiatrie und Nervenkrankheiten", dessen ersten Band (1868) jedoch nur noch ihm persönlich herauszugeben vergönnt war. Denn seinen Hoffnungen und Entwürfen, seinen Arbeiten und Kämpfen war ein unerwartet frühes Ende beschieden. Schon während des Sommers 1868 erkrankte er schwer, unter Erscheinungen einer Perityphlitis; auf die von seinem alten Freunde ROSER vorgenommene Eröffnung eines Abscesses im rechten Hypochondrium folgten Wunddiphtherie, Kräfteverfall und fortschreitende Lähmung und, erst 51jährig, starb G. am 26. October 1868. Die Section bestätigte die angenommene Perforation des Proc. vermiformis. Ein wahrhaft tragischer Tod für den, der, wie G., inmitten der reichsten, ausgebreitetsten und fruchtbarsten Thätigkeit stehend, die Hauptziele seines Strebens und Wirkens erreichbar, aber noch in weiter Entfernung, vor sich erblickte. — G.'s wissenschaftliche Leistungen culminiren in den beiden bereits erwähnten Hauptwerken, der „Pathologie und Therapie der psychischen Krankheiten" (Stuttgart 1845; 2. Aufl., ebenda 1861; zweiter unveränderter Abdruck derselben, ebenda 1867) und den „Infectionskrankheiten", erschienen in VIRCHOW'S Handbuch der speciellen Pathologie und Therapie, II. Bd., 2. Abth. (Erlangen 1857; 2. Aufl., ebenda 1864). Ausserdem erschienen zahlreiche kleinere Abhandlungen in dem längere Zeit von ihm mit herausgegebenen, gewöhnlich nach ROSER und WUNDERLICH bezeichneten „Archiv für Heilkunde" (darunter die wichtigen „Bemerkungen über die Diagnostik der Gehirnkrankheiten", 1861) und im ersten Bande des von ihm gegründeten „*Archiv für Psychiatrie und Nervenkrankheiten*". In letzterem entstammten seiner Feder besonders mehrere auf Reform des Irrenwesens bezügliche hochwichtige Abhandlungen: „*Ueber Irrenanstalten und deren Weiterentwicklung in Deutschland*" — „*Die freie Behandlung*", die Vorträge zur Einleitung der psychiatrischen Klinik 1867 und 1868 und „*Weiteres über psychiatrische Kliniken*"; endlich zwei Aufsätze über constitutionell-neuropathische und psychopathische Störungen, beide von grundlegender monographischer Bedeutung: „*Ueber einige epileptoide Zustände*" und: „*Ueber einen wenig bekannten psychopathischen Zustand*" (die sogenannte Grübel- oder Fragesucht). — Am bedeutendsten und epochemachendsten war wohl unzweifelhaft G.'s Einfluss auf dem von ihm während seiner ganzen wissenschaftlichen Laufbahn mit Vorliebe gepflegten Gebiete der psychischen Krankheiten, und zwar giebt sich dieser Einfluss nach einer doppelten Richtung hin zu erkennen. Für die ganze Auffassung des Wesens der psychischen Krankheiten brach G. in seinem Lehrbuche neue Bahnen; vornehmlich indem er zum ersten Male vom rationell-psychologischen Standpunkte aus an dieselben herantrat. War er doch der Erste, der es wagte und vermochte, überhaupt eine Analyse und daran geknüpfte theoretische Betrachtung des psychopathischen Geschehens in die Medicin einzuführen; ein bis dahin von Physiologen und Pathologen mit gründlicher Missachtung behandeltes Gebiet, dem er daher auch nothwendig eine Analyse der Vorgänge des normalen Seelenlebens vorausschicken musste, wobei ihm freilich die Errungenschaften der HERBART'schen Schule, ihre Theorie der psychischen Processe als Stützpunkt dienten. Bis dahin hatte die mit blossem Wort- und Formelkram um sich werfende Lehre von dem „psychischen Vermögen" fast unbestritten geherrscht, oder man hatte noch einfacher selbst auf jeden Erklärungsversuch der Phänomene des gesunden und kranken Geisteslebens verzichtet und das letztere bald in roh materialistischer, bald in ebenso einseitig spiritualistischer Weise (HEINROTH!) gedeutet. Dass die von G. auf Grund sorgfältiger klinischer Beobachtung, sowie eindringlicher psychologischer Analyse mit seltenem Scharfsinn aufgestellten psychischen Krankheitsbilder und Krankheitstypen sachlich sehr wohl berechtigt und fest begründet waren, bezeugt der Umstand, dass sie mit nur wenigen Abweichungen und späteren Modificationen (wohin z. B. die Lehre von der secundären Verrücktheit gehört) sich im Grossen und Ganzen bis zum heutigen Tage als massgebend zu behaupten vermochten. Ein zweites, in den Augen Vieler gewiss noch grösseres Verdienst übrigens hat G. sich durch Einführung der pathologischen Anatomie in die klinische Psychiatrie erworben, wobei ihm allerdings die Zeitverhältnisse besonders zu statten kamen; eine Richtung, welche seitdem bekanntlich zur herrschenden innerhalb der von G. selbst inaugurirten Schule herangereift ist. Nicht minder wurde von ihm (schon in der 1. Auflage seines Lehrbuches) der Versuch gewagt, auch die Therapie der psychischen Zustände mit deren Pathologie in engerer Weise, als es bisher der Fall zu sein schien, zu verknüpfen. Liegen hier bereits Keime eines unmittelbar praktischen Wirkens und Eingreifens, so haben sich diese späterhin unter seinen Händen zu wahrhaft glänzender Blüthe entwickelt durch die von ihm ausgehende Befürwortung und Förderung des No-restraint-Systems. Letzteres hatte er in der 1. Auflage seines Lehrbuchs noch bekämpft, war dann aber auf Grund gereifter Erfahrung, namentlich nach einem Aufenthalte in England, offen zu diesem System übergegangen und suchte nun besonders in seiner einflussreichen Berliner Stellung mit enthusiastischer Ueberzeugung für die allgemeine Anerkennung und Einführung derselben in Preussen-Deutschland zu wirken. Es konnte nicht fehlen, dass er dabei unter seinen damaligen Fachgenossen vielen, auch durch Autorität und literarische Betriebsamkeit hervorragenden Opponenten begegnete, und die ihm hierdurch aufgenöthigten Conflicte trugen nicht wenig dazu bei, seine letzte Lebenszeit und den jähen unvermittelten Abschluss im Bilde eines glorreich, aber nicht bis zu Ende geführten Kampfes (wie es ihm selbst erschien!), bei Mit- und

Nachwelt fortleben zu lassen. — Liegt somit der Schwerpunkt von G.'s Leistungen unstreitig auf dem Gebiete der Psychiatrie und der von ihm mit jener in engste, unlösbare Verbindung gesetzten Neuropathologie, so muss doch auch sein zweites Hauptwerk, die Darstellung der Infectionskrankheiten, als eine sehr bedeutende, für ihre Zeit wahrhaft hervorragende Arbeit erscheinen. Wenn von diesem Werke heutzutage verhältnissmässig seltener die Rede ist, so ist dabei der Umstand nicht zu übersehen, dass gerade auf diesem Gebiete der Umschwung der Anschauungen — Dank den staunenswerthen Fortschritten der neueren ätiologischen Forschung — innerhalb der beiden letzten Decennien sich weit rascher und vollständiger vollzogen hat, als auf irgend einem anderen Specialgebiete der Medicin. Wie nahe jedoch G., ohne sich auf ein präexistirendes experimentelles biologisches Forschungsmaterial stützen zu können, lediglich auf dem Wege der klinischen Beobachtung und scharfsinnigen Analyse der Krankheitsvorgänge, den heute allgemein giltigen pathogenetischen Anschauungen bereits gekommen war, das beweist u. A. in unvergleichlichem Masse seine Aetiologie der Cholera, welche von ihm (1857) zum ersten Male unter dem doppelten Gesichtspunkte eines reproductionsfähigen specifischen Giftes und gewisser mitwirkender Momente (Hilfsursachen) umfassend gewürdigt und dargestellt wurde. Dieser auch in praktischer Beziehung so fruchtbringende Standpunkt wurde nach G.'s Vorgange zu einem fast allgemeinen und erledigte somit die zwischen den reinen „Contagionisten" und den einseitigen „Localisten" geführte Controverse durch Anerkennung der relativen Berechtigung beider Anschauungen und durch Verschmelzung derselben — ein Ziel, dem wir auch jetzt mit den Ergebnissen und Hilfsmitteln neuerer Forschung wieder zuzustreben scheinen. Die Febris recurrens wurde von G. zuerst in Deutschland als eigenthümliche typhoide Krankheitsform anerkannt und beschrieben; auch die Bezeichnung rührt von ihm her („relapsing fever" der Engländer). Das biliöse Typhoid wurde von ihm als eine schwerere Form der Recurrens-Erkrankung betrachtet. Auch seine Darstellung des Darm- und Flecktyphus, sowie der Malariakrankheiten ist durch die Reichhaltigkeit eigener Beobachtungen, die Schärfe der Kritik und die Mannichfaltigkeit der Gesichtspunkte noch jetzt werthvoll und in mancher Beziehung unübertroffen.

Westphal, Archiv für Psychiatrie u. Nervenkrankheiten, I, pag. 760. — Lazarus, ebenda, pag. 775 (vollständiger im Druck bei Aug. Hirschwald, Berlin 1869).

A. Eulenburg.

Griffin, William G., zu Limerick in Irland, war daselbst am 25. October 1794 geboren, ging zunächst zur Flotte und machte als Midshipman den Kriegszug von Walcheren 1809 mit, begann 1810 in London Medicin zu studiren als Zögling von WIGRAM und besuchte dabei das dortige St. Bartholom. Hosp. Er wurde 1814 Assistent eines Chirurgen in East Grimstead, kehrte dann nach Irland zurück und hatte Gelegenheit, im Süden des Landes eine Epidemie von Typhoidfieber zu beobachten, über die er: „A treatise on fever" (1818) schrieb. Er wurde Arzt des Currah Dispensary, liess sich dann in dem Dorfe Pallaskenry nieder, wo er Materialien zu seinem berühmten Werke über Spinal-Irritation sammelte. 1826 begab er sich nach Edinburg, um daselbst mit der Diss.: „De dolore" zu promoviren; dieselbe erschien auch englisch u. d. T.: „An essay on the nature of pain etc." (Edinburg 1826). 1830 liess er sich definitiv in Limerick nieder, erfreute sich einer ausgebreiteten Praxis und gründete Dispensaries für arme Kranke. Zusammen mit seinem Bruder Daniel G. gab er heraus: „Observations on functional affections of the spinal cord and ganglionic system of the nerves, in which their identity with sympathetic, nervous, and irritative diseases is illustrated" (London 1834). Er schrieb ferner: „Observations on the cholera, as it appeared in Limerick in 1831—32" (1834) — „Recollections of cholera; its nature and treatment" (London Med. Gaz. 1838); zusammen mit Daniel G.: „Medical and psychological problems, being chiefly researches for correct principles of treatment in disputed points of medical

practice" (London 1845). Es finden sich ferner von ihm Aufsätze im London
Med. and Phys. Journ., der Lond. Med. Gaz., besonders aber dem Dublin Med.
Journal, der letzte davon über Abortus (1847). Auch als Belletrist und Dichter
war er bekannt. Sein Tod erfolgte am 9. Juli 1848.

Dublin Quart. Journ. of Med. Sc., T. VI, 1848, pag. 485. — Callisen, VII,
pag. 418; XXVIII, pag. 277.   G.

. **Griffith**, Moses G., englischer Arzt, war um 1720 geboren, studirte
in Leyden und wurde daselbst 1744 Doctor. Er prakticirte eine Reihe von Jahren
in London und liess sich 1768 in Colchester nieder. Sein Name ist besonders
bekannt durch die in die Pharmacopoea Britann. aufgenommene, gegen Lungen-
blutungen empfohlene Eisen-Mixtur (Mixtura antihectica). Er schrieb über diesen
Gegenstand: *„Practical observations on the cure of hectic or slow fevers: and
the pulmonary consumption: to which is added, a method of treating several
kinds of internal haemorrhages"* (London 1776; 1795; 1799).

Dechambre, 4. Série, T. X, pag. 693.   G.

***Griffith**, Robert Eglesfeld G., amerikanischer Arzt, war Docent
der Materia medica und gerichtlichen Medicin an der School of Medicine in Philadelphia, später Professor der Therapie, Materia medica und Staatsarzneikunde an
der Universität von Maryland zu Baltimore. Er war Redacteur des *„Journal of
the Philadelphia College of Pharmacy"* (1831—35) und des *„American Journal
of Pharmacy"* (1835—36) und übersetzte A. CAZENAVE und H. E. SCHEDEL:
„A practical synopsis of cutaneous diseases" (Philadelphia 1829, 31); zusammen
mit HAYS: F. J. V. BROUSSAIS' *„History of the chronic phlegmasia"* (Ebenda
1831) und Desselben: *„Principles of physiological medicine"* (1832) und gab
heraus: M. RYAN, *„A manual of medical, jurisprudence"* (1. Amer. edit. with
notes and additions, Philadelphia 1832); ferner EDW. BALLARD und ALFR. BARING
GARROD, *„Elements of materia medica and therapeutics"* (1846), ROBERT
CHRISTISON, *„A dispensatory or commentary on the pharmacopoeias etc."*
(1848); auch war er Mitarbeiter an der American Cyclop. of Pract. Med. and
Surg. seit 1833. Er schrieb später: *„Medical botany etc."* (Philadelphia 1847) —
*„A universal formulary; containing the methods of preparing and administering
officinal and other medicines"* (1850; 1859; 1874 enlarged by J. M. MAISCH).
Dazu Aufsätze im Philadelphia Journ. of Med. and Phys. Sc., Americ. Journ. of
the Med. Sc. u. s. w.

Callisen, VII, pag. 419; XXVIII. pag. 278. — Index-Catalogue, V, pag. 608.
                                                                            G.

Griffiths, W. Handsel G., zu Dublin, studirte im Queen's College zu
Cork, dann beim Royal College of Surgeons of Ireland, zu London und Edin-
burg, wo er 1871 Member des College of Surgeons und College of Physicians
wurde. Er liess sich in Dublin nieder, wurde daselbst Assistant-Librarian des
Royal College of Surgeons und Docent der Chemie bei der Ledwich School
of Medicine in Peter Street. Trotz seiner kurzen Lebenszeit hat er eine erhebliche
Anzahl von Arbeiten veröffentlicht, wie: *„A system of botanical analysis"* —
„Synoptical review of the preparations of the British Pharmacopoeia" —
„Posological tables, being a classification of doses of all officinal substances"
(Dublin 1873, Fol., 3 Auflagen) — *„Notes on the pharmacopoeial preparations
(B. P. 1877) etc."* (London 1873) — *„Notes on therapeutics"* — *„Lessons on
prescriptions and the art of prescribing"* (London 1875). Von anderen Arbeiten
sind zu erwähnen die Aufsätze über die Hämodromometer (Proceedings of the
Royal Irish Academy), über Hämodynamik (Brit. and For. Med.-Chir. Review) und
seine: *„Monthly reports on the progress of therapeutics"*, die mehrere Jahre
hintereinander im Edinburgh Medical Journal erschienen. Er starb am Typhus
am 16. November 1877, erst 31 Jahre alt.

Med. Times and Gaz. 1877, II. pag. 583.   G.

Griffon, Jean G., ein geschickter Wundarzt des 16. Jahrhunderts, in Lausanne lebend, ist der erste Chirurg, der nächst TAGLIACOZZI eine rhinoplastische Operation ausgeführt hat. — Das Nähere hierüber vergl. in FABRICIUS VON HILDEN Observ. chirurg. Cent. III, obs. 31 (Opp. Frankfurt a. M. 1646, pag. 214).   A . . . t.

* **Griffon de Bellay**, Marie-Théophile G., französischer Marinearzt, aus Rochefort (Charente-Inférieure) gebürtig, wurde 1856 in Montpellier mit der These: *„Essai sur le tétanos"* Doctor und verfasste ausser mehreren geographischen Artikeln, z. B. über den Fluss Ogo-Wai in Süd-Afrika (1863,67), die Erforschung des Gabon in West-Afrika (1864, 65), folgende medicinische Arbeiten: *„Rapport sur le service de l'hôpital flottant „la Caravane", mouillé en rade du Gabon, comprenant une période de deux années du ... 1861 au ... 1863* (Arch. de méd. navale 1864) — *„Revue des thèses soutenues par les chirurgiens de la marine"* (Ebenda 1865) — *„Étude sur la récente épidémie de fièvre jaune qui à sévi à la Guadeloupe (1868 –69)"* (Ebenda 1870).

Berger et Rey, pag. 119.   G.

Grill, Nicolaus G., zu München, war 1755 zu Altomünster, Landgericht Aichach in Oberbayern, geboren, studirte zu München und Ingolstadt und wurde 1782 in München Stadtphysicus: Er schrieb: *„Kurze Geschichte des neuen Flussfiebers, oder der sogenannten Kryps in den Monaten May und Juni"* (München 1788) — *„Der Bauerndoctor für Menschen und Vieh u. s. w."* (Ebenda 1789) — *„Gedanken zur Verbesserung der Krankenhäuser in München"* (Ebenda 1799). Er starb am 10. März 1802.

Callisen, VII, pag. 422; XXVIII, pag. 279.   G.

Grill, Johann Daniel G., zu Stockholm, war am 21. Januar 1805 zu Garphytte Bruk, Kirchspiel Tyslinge im Oerebro, geboren, studirte von 1825 an in Upsala, trat 1833 in das Militär-Sanitätscorps, in welchem er alle Rangstufen bis zum Bataillonsarzt durchlief. 1835 hatte er die Doctorwürde erlangt, 1852 wurde er Leibarzt des Königs. Von seinen Arbeiten sind anzuführen: *„Sjukförslag från K. Allm. Garn. Sjukh. för år 1834"* (Sv. Läkare Sällsk. N. Handlingar, Bd. II; ebenso für 1835 in Bd. II) — *„Primae lineae af Auscultationsläran, hufvudsakligen enligt Louis's klin. föreläsningar"* (Sv. Läkare Sällsk. Årsberättelse 1837) — *„Rapport öfver veneriska Sjuke å K. Allm. Garnis.-Sjukh. åren 1837—38"* (Hygiea, Bd. I) — *„Om veneriska sjukdomen enligt nyare åsigter, insynnerhet dess Behandling"* (Ebenda I, II, III, IV, V) — *„Några ord om speculum uteri et vaginae"* (Ebenda III). Er machte verschiedene Reisen in's Ausland und starb am 28. Januar 1862. Er hatte eine ausgedehnte Praxis und war eine lange Reihe von Jahren ein fleissiger Mitarbeiter an der Hygiea seit ihrer Gründung.

Sacklén, IV, pag. 493; Wistrand, pag. 142, 437; Wistrand, Bruxelius, Edling, I, pag. 276. — Callisen, XXVIII, pag. 279.   G.

Grim, Herman Niclas G., geboren 1641 als Sohn eines Wundarztes des Königs von Schweden in Wisby (Insel Gothland), studirte Medicin und Chirurgie, machte Reisen nach Nowaja-Semlja, 1666 als Wundarzt eines holländischen Kriegsschiffes nach Batavia, wo damals gerade die Pest herrschte, 1671 nach Ostindien, war nach seiner Rückkehr kurze Zeit Arzt in Nürnberg, ging dann wieder für einige Zeit nach Ostindien, practicirte später in der Provinz Südermanland, ferner in Tönning und zuletzt von 1706 ab als Stadtphysicus und Leibarzt des Königs in Stockholm, wo er 1711 an der Pest starb. G. schrieb: *„Thesaurus medicus insulae Ceyloniae"* (in holländischer Sprache, Batavia 1677) — *„Compendium medico-chymicum etc."* (Ebenda 1679; Augsburg 1684) — *„Pharmacopoea indica"* (1684); ferner eine grosse Zahl von Beiträgen zu den Ephemeriden der Leopoldinischen Akademie der Naturforscher, sowie zu den

Kopenhagener Acta medico-philosophica. Durch die Herausgabe der indischen Pharmacopoe hat G. die pharmakologische Wissenschaft erheblich bereichert.

Dict. hist. II, pag. 631. — Sacklén, I, pag. 73; IV, pag. 11. Pgl.

Grima, Michele Angelo G., zu Florenz, war aus La Valetta auf der Insel Malta gebürtig, studirte Medicin und Chirurgie in den Hospitälern von Florenz und war Professor der Chirurgie und Anatomie und Hospitalschirurg in Florenz, Chirurg des Malteser-Ordens, dessen Grossmeister eine seiner Schriften dedicirt ist. Er verfasste: *„Mém. sur la sensibilité des tendons"* (Paris 1760) (Polemik gegen HALLER) — *„Riflessioni sopra il taglio laterale che per estrarre la pietra della vesica orinaria pratica il signor Bromfield"* (1761, 4.) — *„Del nuovo e sicuro metodo di cucire gl'intestini, allora quando in occasione di ferite o di altro vengan' offesi, od allontanati dalla l-ro naturale contiguità"* (Paris 1760, 4.) — *„Della medicina traumatica"* (Florenz 1773).

Dict. hist. II, pag. 627. Pgl.

Grimaud, Jean-Charles-Marguérite-Guillaume de G., 1750 in Nantes geboren, hatte in Montpellier unter BARTHEZ Medicin studirt und daselbst 1776 nach Vertheidigung seiner mit grossem Beifalle aufgenommenen These: *„Essai sur l'irritabilité"* den Doctorgrad erlangt. Nach seiner Promotion gab er sich den eifrigsten Buch-Studien hin, ging dann zu seinem Gönner BARTHEZ nach Paris und wurde auf Veranlassung desselben 1781 zum Professor der Medicin in Montpellier ernannt. Die Vorlesungen über Physiologie, welche er dort unter lebhaftem Beifalle seiner Zuhörer hielt, verschafften ihm einen über die Grenzen Frankreichs hinausgehenden Ruf und sein erstes, als Preisschrift erschienenes *„Mémoire sur la nutrition"* (Montpellier, 1797) wurde von der Petersburger Akademie mit dem Preise gekrönt. Allein die grosse Anerkennung, welche seine wissenschaftlichen Arbeiten gefunden hatten, war von eben so kurzer Dauer, wie sein Leben; der von Natur schwächliche Mann hatte durch die anstrengenden Studien und Arbeiten schnell seine Kräfte erschöpft, er fühlte sein Ende nahe, legte seine Stelle nieder, kehrte nach seiner Vaterstadt zurück und hier ist er am 5. August 1789 gestorben. — In den vitalistischen Theorien der Schule von Montpellier erzogen, gleichzeitig aber für die alte griechische Medicin, besonders für sein Ideal, GALENOS, begeistert und von STAHL'schen Anschauungen angezogen, hat er aus einer Verschmelzung alter humoral-pathologischer, animistischer und vitalistischer Grundsätze ein wunderbar construirtes System entwickelt, das um so ungeniessbarer war, als G. zu wenig Genie besass, um neue Ideen zu schaffen, und das in der Luft schwebte, da ihm der Autor bei seiner überaus geringen praktischen Ausbildung eine solide Basis nicht zu geben vermochte. Schon das zweite *„Mémoire sur la nutrition"*, das 1789 (dem Todesjahre des Autors) erschien, wurde von der Petersburger Akademie desavouirt, und seine nach dessen Tode veröffentlichten Arbeiten: *„Cours complet de physiologie"* (2 voll., Paris 1814, später von LANTHOIS, ebenda 1814 herausgegeben) und *„Cours de fièvre"* (3 voll., zuerst von seinem Schüler DUMAS, Montpellier 1795, später von DÉMORCY-DELETTRE in vermehrter Ausgabe in 4 voll., Paris 1814, edirt) sind an der französischen medicinischen Welt spurlos vorübergegangen, ausserhalb Frankreichs kaum dem Namen nach bekannt geworden.

Einige Notizen über G.'s Leben finden sich im Eingange zum 1. Bande der 2. Auflage seiner Schrift über das Fieber. — Biogr. méd. IV, pag. 521. A. Hirsch.

Grimaud, Aimé G., zu Paris, war in Angers 1789 geboren, wurde 1818 zu Paris Doctor, war mehrere Jahre Arzt der Bureaux de bienfaisance, hielt eine Zeit lang Vorlesungen über innere Medicin und trug verschiedene Abhandlungen in den gelehrten Körperschaften von Paris vor. Er gab 1823 den *„Indicateur médical"* heraus, der 1824 unter dem Titel: *„Propagateur des sciences médicales"* fortgesetzt wurde. Von 1834 an war er der Hauptredacteur des *„Censeur médical"*. Er schrieb ausser Aufsätzen in verschiedenen Zeitschriften:

„*Des phlegmasies folliculaires ou phlegmasies blanches des membranes muqueuses*" (1820) — „*Anatomie pathol. des fièvres putrides et des gastroentérites*" (1820) — „*Des phlegmasies rouges ou érythèmes des membranes muqueuses*" (1828) — „*Des pneumonies et de l'anatomie morbide qui les distingue*" und verfasste einen: „*Précis d'une nouvelle doctrine médicale, fondée sur l'anatomie pathologique et modifiant celle de Pinel, Broussais, Tomassini etc.*" (Paris 1829) — „*Question de médecine légale*" (Ebenda 1833) — „*Traité de la cataracte: moyens nouveaux de la guérir sans opération chirurgicale*" (Ebenda 1842) — „*Découverte de caustiques qui excluent l'instrument tranchant dans la curation des cancers, squirrhes, scrofules, etc.*" (1843; 2. édit. 1855 u. d. T.: „*Traité des caustiques ou agents qui excluent etc.*") — „*Moyens de guérir les cancers, squirrhes; ... par le retour des organes à leurs formes et à leurs fonctions naturelles; mém. lu à l'Acad. des sc. 1859, suivi du traité des caustiques*" (Paris 1859). Er hatte auch Vorschläge gemacht, den medicinischen Unterricht zu reformiren und den Dienst in den Pariser Hospitälern zu verbessern. Ferner hat er sich mit der Vervollkommnung der lateinischen Grammatik und der Erfindung eines philosophischen Alphabets oder der Kunst nach den Lauten zu lesen beschäftigt und ist endlich auch als politischer, belletristischer Schriftsteller und als Dichter aufgetreten. Er starb am 10. Januar 1866.

Sachaile, pag. 342. — Dechambre, 4. Série, T. X, pag. 702. — Callisen, VII, pag. 423; XXVIII, pag. 280.   G.

Grimaud de Caux, Gabriel G., zu Paris, war 1800 zu Caux (Hérault) geboren, schrieb zusammen mit V. COUILLARD-DUROCHER: „*Essai sur la physionomie humaine*" (Paris 1825); ferner: „*Dictionnaire de la santé et des maladies, ou la médecine domestique etc.*" (1835) und zusammen mit J. MARTIN-G.-J. SAINT-ANGE: „*Physiologie de l'espèce, histoire de la génération de l'homme etc.*" (1837; Bruxelles 1837); ausserdem u. A. folgende auf die öffentliche Hygiene, die Cholera u. s. w. bezügliche Schriften: „*Considérations hygiéniques sur les eaux en général et sur les eaux de Vienne en particulier*" (2. édit., Paris 1839) — „*Essai sur les eaux publiques et sur leur application aux besoins des grandes villes*" (Paris 1841; 1863) — „*Mém. sur les eaux de Paris*" (1860, 4.) — „*Études sur le choléra, faites à Marseille en sept. et oct. 1865*" (Ebenda 1865) — „*Du choléra en Égypte dans ses rapports avec l'épidémie de Marseille*" (1866) — „*Du choléra; du moyen de s'en préserver etc.*" (1866) — „*Historique des recherches entreprises pour découvrir l'origine de l'invasion de Marseille par le choléra de 1865 etc.*" — „*De septembre 1870 à février 1871. L'Académie des sciences pendant le siège de Paris*" (1871). Er war Mit-Redacteur der alten „*Gazette de santé*", Gründer und Chef-Redacteur der neuen „*Gaz. de santé à l'usage des gens du monde*", Redacteur des „*Courier français, partie scientifique*" und verfasste eine Anzahl nicht-medicinischer Schriften.

Callisen, VII, pag. 424; XXVIII, pag. 280. — Index-Catalogue. V, pag. 610.   G.

Grimberg, Nicolaus G., geboren in Oldenburg 1649, studirte zuerst auf dänischen Universitäten, dann 2 Jahre in Oxford und war von 1689—1703 Arzt in Asberg und später in Helsingör. Im Jahre 1703 vom russischen Vice-Admiral Corn. Cruys in Amsterdam in den Dienst der russischen Regierung aufgenommen, kam er am 29. November nach Moskau und wurde als Arzt bei der Apothekerbehörde angestellt. Im Jahre 1707 reiste er über Archangel nach Kopenhagen, kehrte aber 1713 wieder nach Petersburg zurück, woselbst er hochbetagt im Alter von 97 Jahren am 22. Juni 1746 starb. Ehe er in russische Dienste getreten war, hatte er verfasst: „*Observationes medicae*" (Kopenhagen und Amsterdam 1689) — „*Observationes anatomico-practicae*" (Kopenhagen 1695 cf. HALLER, Bibliotheca medico-practica, IV, pag. 61) — „*Kurze Beschreibung des Nieren-Blasensteines*" (Ebenda 1695).

Richter, Geschichte der Medicin. III, pag. 112.   L. Stieda.

Grimelli, Geminiano G., zu Modena, war zu Carpi am 31. Januar 1802 geboren, studirte daselbst, wurde 1824 Doctor, 1829 Substitut des Lehrstuhles der allgemeinen Pathologie und 1833 Professor derselben. In seinen Lehren suchte er die Medicin der Alten, namentlich der Griechen, mit den Errungenschaften der Physik und Chemie, deren begeisterter Anhänger er war, zu vereinigen. Im Jahre 1848 wurde er von der provisorischen Regierung der Emilia mit der Leitung des Ministeriums des öffentlichen Unterrichtes betraut; nachdem die Estensische Herrschaft von den Oesterreichern wieder hergestellt war, trat er von seinem Lehrstuhle zurück, übernahm 1859 für kurze Zeit wieder das genannte Ministerium, wurde in demselben Jahre aber Rector der Universität Modena, Präsident der Accad. di Scienze, Lettere ed Arti, 1860 Deputirter im National-Parlament, zog sich jedoch 1862 ganz aus dem politischen Leben zurück. Seine Hauptwerke sind: „La patologia dei classici antichi e moderni costituente la dottrina fondamentale della pratica medica" (1838) — „Osservazioni ed esperienze elettro-fisiologiche dirette ad instituire l'elettricità medica" (1839) — „Storia scientifica ed artistica dell' elettro-metallurgia originale italiana" (1844) — „Osservazioni ed esperienze intorno al metodo dell' assopimento animale ed umano" (1847) — „Memoria sul galvanismo premiata dall' Accad. delle Scienze dell' Istituto di Bologna" (1849). Ausser Aufsätzen auf dem politischen, ökonomischen, moralischen Gebiete u. s. w. werden auch an dem unten angegebenen Ort noch die Titel von gegen 50, in den Jahren 1833—1876 von G. verfassten medicinischen Abhandlungen über die verschiedensten Gegenstände angeführt. Der Tod dieses ausgezeichneten, äusserst vielseitigen Mannes erfolgte am 2. Februar 1878.

Annali universali di med. Vol. 243, 1878, pag. 583. G.

Grimm, Johann Friedrich Karl G., wurde 1737 in Eisenach geboren und widmete sich in Göttingen dem Studium der Medicin. 1758 absolvirte er das Doctorexamen und liess sich alsdann in Eisenach als praktischer Arzt nieder. Sein Leben beschloss er am 21. October 1821 in Gotha als Geheimer Hofrath und Leibarzt des Herzogs von Sachsen-Coburg-Gotha. Er beschäftigte sich viel mit Botanik und fungirte auch als Inspector der Ronneburger Mineralquellen. Seine wissenschaftliche Thätigkeit ist nicht unbedeutend und ist ganz besonders nennenswerth seine deutsche Uebersetzung der Hippokratischen Sammlung (die erste Auflage erschien 1781—92, die zweite 1837—39 in Glogau); sodann seine 1758 erschienene Diss. inaug. „De visu", in welcher er Beiträge zur Physiologie des Sehens bringt.

Biogr. méd. IV, pag. 524. — Dict. hist. II, pag. 632. — Allg. Deutsche Biographie, IX, pag. 689. Magnus.

Grimm, Heinrich Gottfried G., geboren am 21. Juni 1804 zu Sargstedt bei Halberstadt als Sohn des Wundarztes Christian Friedrich G., trat 1821 in das Friedrich-Wilh.-Institut zu Berlin ein. 1826 erfolgte seine Promotion zum Dr. med. und seine Anstellung als Compagnie-Chirurg. Während des polnischen Aufstandes 1830 leitete er ein leichtes Feldlazareth; 1831 zum Stabsarzt befördert, bereiste er 1832 zum Zwecke militärärztlicher Fachstudien England, Schottland, Frankreich und Italien, wurde 1835 zum Regimentsarzt ernannt und 1838 als Oberstabsarzt mit der Subdirection der militärärztlichen Bildungsanstalten in Berlin betraut. 1840 erfolgte seine Ernennung zum Leibarzt des Königs und 1844 diejenige zum Generalarzt. 1851 übernahm er als Generalstabsarzt die Leitung des preussischen Militär-Medicinalwesens und erhielt 1857 den persönlichen Rang eines General-Majors und 1873 den eines General-Lieutenants. 1875 feierte er sein 50jähriges Dienstjubiläum, trat 1879 in den Ruhestand und endete sein segensreiches Leben am 24. December 1884. In seine Dienstzeit fallen so wesentliche und zahlreiche Verbesserungen der Militär-Sanitätsverfassung, wie sie bei keinem seiner Vorgänger beobachtet worden sind. Die Aufhebung des Chirurgenthums, die Hebung des Lazarethgehilfenstandes, die

Einführung der Krankenwärter und Krankenträger, die Einrichtung einer Militär-Medicinal-Abtheilung im Kriegsministerium und der Chefärzte für die Feld- und Friedenslazarethe, sowie die Bildung eines Sanitäts-Officierscorps sind Neuerungen, welche sich, so weit sie in Feldzügen geprüft werden konnten, in vortrefflicher Weise bewährt haben.

Callisen, VII, pag. 424; XXVIII, pag. 281. — Militär-Wochenblatt. 1875, Nr. 82. — Deutsche militärärztliche Zeitschrift. 1875, Heft 10; 1880, Heft 1; 1885, Heft 1.

H. Frölich.

*Grimshaw, Thomas Wrigley G., irischer Arzt, ist am 16. November 1839 zu Whitehouse bei Belfast geboren, studirte auf der Dubliner Universität und in den dortigen Hospitälern (Steeven's, Sir P. Dun's, Jervis Street), practicirte seit 1861 in Dublin als Physician, war von 1861—79 Docent der Botanik, Materia medica und praktischen Medicin bei der medicinischen Schule des Steeven's Hospital und von 1869—1880 Physician bei letzterem, sowie von 1862—75 beim Cork Street Fever Hosp. und 1874—79 am Coombe Lying-in und am Dublin Orthopaedic Hosp.; 1876 wurde er Doctor der Dubliner Universität, 1879 Registrar General für Irland und 1881 Vorsitzender der irischen Census-Commission. Er publicirte verschiedene Arbeiten über „Fever", Kranken-Thermometrie, Sphygmographie wie: „Sphygmographic observations on the pulse of typhus" (Dublin Quart. Journ. 1867) — „Remarks on the prevalence and distribution of fever in Dublin etc." (Dublin 1872); ferner über öffentliche Gesundheitspflege, sowie eine Anzahl amtlicher Berichte über Geburten, Todesfälle, Eheschliessungen, Agricultur- und Auswanderungs-Statistik, den Census von Irland 1881 und war Mit-Herausgeber eines: „Manual of public health for Ireland" (Dublin 1875). Seit 1879 hat er die Praxis niedergelegt, ist aber als Registrar General thätig und wohnt in Dublin oder Priorsland, Carrickmines, County of Dublin. Red.

Grindel, David Hieronymus G., Chemiker und Arzt, wurde am 29. September 1777 geboren in der Nähe von Riga als Sohn des Kaufmannes Michael G., erzogen in der Domschule zu Riga und anfangs durch einen Privatlehrer zur Universität vorbereitet. Im Jahre 1783 trat er in die Apotheke von STRUVE in Riga, arbeitete weiter fort, so dass er nach Ablauf der Lehrjahre 1796 die Universität Jena beziehen konnte. Hier studirte er 2 Jahre Medicin und Naturwissenschaft, musste aber, auf Befehl des Kaisers Paul, 1798 nach Riga zurückkehren, gründete hier eine chemische Gesellschaft und hielt Vorlesungen über Chemie. Er liess sich in Petersburg als Apotheker und Chemiker prüfen und associirte sich mit seinem früheren Lehrherrn STRUVE in Riga; einen in Petersburg ihm angetragenen Lehrstuhl schlug er aus. Am 21. October 1802 erhielt er von der Universität Jena das Diplom eines Doctors der Philosophie, schlug den Ruf als Professor der Chemie und Pharmacie an der eben gegründeten Universität zu Dorpat aus, übernahm die Leitung der Apotheke auf eigene Kosten und stiftete in Riga die noch jetzt existirende pharmaceutisch-chemische Gesellschaft. Im Jahre 1804 folgte G. einem zweiten Rufe als Professor der Chemie nach Dorpat und blieb hier bis zum Jahre 1814; in den Jahren 1810—12 war er Rector der Universität. Im Jahre 1814 legte er, in Rücksicht auf die sich immer mehr verschlimmernden ökonomischen Lage der Universität, sein Amt nieder, ging nach Riga, um seiner eigenen Apotheke vorzustehen. 1820 begab er sich abermals nach Dorpat und studirte hier von 1820 bis 1822 Medicin, hielt aber daneben während der Krankheit und nach dem erfolgten Tode des Prof. GIESE Vorlesungen über Chemie. Nach absolvirtem Examen liess G. sich als praktischer Arzt in Riga nieder, wurde 1823 Kreisarzt und starb am 8. Januar 1836. G. war ein Mann von lebhaftem Geist, reichen Kenntnissen und regem wissenschaftlichen Sinn, ein fleissiger Schriftsteller im Gebiete der Botanik, Chemie und Pharmacie, sein Leben mühevoll und entbehrungsreich. Unter seinen Schriften seien genannt: „Allgemeine Uebersicht der neuen Chemie, zur Einleitung für

Anfänger dargestellt" (Riga 1799) — *„Pharmaceutische Botanik zum Selbst-
unterricht"* (Ebenda 1802; verb. Aufl. 1805, m. Kupfern) — *„Botanisches
Taschenbuch für Livland, Kurland und Esthland"* (Ebenda 1803, m. Kupfern) —
„Fasslich dargestellte Anleitung zur Pflanzenkenntniss" (Ebenda 1804, mit
Kupfern) — *„Grundriss der Pharmacie zu Vorlesungen"* (Ebenda 1806) —
„Handbuch der theoretischen Chemie zu akademischen Vorlesungen" (Ebenda
1808) — *„Taschenbuch für prüfende Aerzte und Apotheker"* (Riga und Leipzig
1808) — *„Die organischen Körper chemisch betrachtet"* (2 Bde., Riga 1811) —
„Briefe über Chemie" (Dorpat und Riga 1812—14). Er gab heraus: *„Russisches
Jahrbuch der Pharmacie"* (6 Bde., Riga 1803—1808) und die Fortsetzung unter
dem Titel: *„Russische Jahrbücher für Chemie und Pharmacie für die Jahre
1809 und 1810"*. Ferner redigirte er in den Jahren 1818—21 die Riga'schen
Stadtblätter und die Medicinisch-pharmaceutischen Blätter, 4 Jahrg., Riga 1819—22.
In diesen und vielen anderen Zeitschriften sind viele Abhandlungen von ihm vorhanden.

     v. Recke-Napiersky, II. pag. 102—103. — Beise, I, pag. 227. — Riga'sche
Biographien. II. Bd., 1883, pag. 60—62.

                                                             L Stieda

    Griscom, John Hoskins G., amerikanischer Arzt, geboren 1809.
verfasste seit 1833 eine Anzahl von Arbeiten, die sich auf Gegenstände aus der
Materia medica, Pathologie, namentlich aber der Hygiene beziehen, darunter:
„Observations on the Apocynum cannabinum" (American Journal 1833) —
„Spinal irritation; its history diagnosis etc." (New York Journ. 1840) — *„The
sanitary condition of the labouring population of New York etc."* (New York
1845) — *„The uses and abuses of air; etc."* (3. ed., New York 1854) —
*„A history, chronological and circumstantial, of the visitations of yellow fever
at New York"* (Ebenda 1858) — *„Sanitary legislation, past and future, etc."*
(Ebenda 1861) — *„An improved method of house ventilation etc."* (Ebenda
1862) — *„The physiological and dietetic relations of phosphorus"* (Transact.
of the Amer. Med. Assoc. 1865) — *„Essay on the therapeutic value of certain
articles of the materia medica of recent introduction"* (Albany 1868).

     S. W. Francis in Philad. Med. an Surg. Reporter 1866. XV, pag. 118 (nicht
zugänglich). — Index-Catalogue, V. pag. 612.   Red.

    Grisolle, Augustin G., zu Paris, berühmter medicinischer Kliniker,
war am 10. Februar 1811 zu Fréjus (Var) geboren, kam mit 18 Jahren nach
Paris, wurde 1835 daselbst Doctor mit der sehr gediegenen, auf 58 Beobachtungen von Bleivergiftung basirten These: *„Essai sur la colique de plomb"*,
wurde Chef de clinique bei CHOMEL, Arzt des Bureau central (1838), Arzt des
Hôtel-Dieu und des Lycée Napoléon, Agrégé der Facultät (1844), Professor der
Therapie (1853) und klinischer Professor im Hôtel Dieu an Stelle von ROSTAN (1864),
während er seit 1860 auch Mitglied des Conseil de surveillance bei der Assistance
publique war. Von seinen Arbeiten führen wir folgende an; zunächst seine:
*„Recherches sur quelques-uns des accidents cérébraux produits par les pré-
parations saturnines"* (Journ. hebdom. des progrès des sc. méd. 1836), im Anschluss an seine These, dann das sehr bemerkenswerthe: *„Mém. sur la pneumonie"* (Ebenda) — *„De l'infection"* (1838, Thèse de concours) — *„Histoire
des tumeurs phlegmoneuses des fosses iliaques"* (Archives générales 1839) —
„Traité pratique des de la pneumonie aux différens âges, etc." (Paris 1841;
2. édit. 1864) — *„De la fièvre sous les rapports séméiologique, pronostique
et thérapeutique"* (1844, Thèse de concours pour l'agrégation). Sein Hauptwerk
aber ist der: *„Traité élémentaire et pratique de pathologie interne"* (2 voll.,
Paris 1844; 1846; 1850 etc.; 9. édit. 1869; 1875; deutsche Uebers. unter Red.
von FR. J. BEHREND, Leipzig 1845—48). Für einen Concurs um einen Lehrstuhl der medicinischen Pathologie erschien noch die These: *„Des diathèses"*
(1851). — Ein Feind aller Systeme, zum Verallgemeinern wenig geneigt, ohne
Enthusiasmus und ohne Vorurtheile, ohne Sucht, durch kühne Hypothesen glänzen

zu wollen, dagegen überzeugt, dass der beste, zum Ziele führende Weg die genaue Ermittelung des Thatsächlichen, die sicherste Basis für Schlussfolgerungen die genaue Analyse zahlreicher Beobachtungen, unter Zugrundelegung der numerischen Methode sei, wusste G. seinem Unterricht und seinem genannten Lehrbuche den Stempel wissenschaftlicher Sicherheit zu geben, so weit eine solche überhaupt möglich ist und trug seine Persönlichkeit, an welcher ein grosser medicinischer Tact, eine gewisse Zurückhaltung, eine anscheinende Kälte, ein Widerwillen gegen alles Glänzen und Scheinen hervortrat, ebenfalls dazu bei, den Eindruck der grössten Zuverlässigkeit zu machen. Leider war er in den zwei, seinem am 9. Februar 1869 erfolgten Tode vorhergehenden Jahren, in Folge eines Gehirnergusses, ohne dass seine intellectuellen Functionen sehr beeinträchtigt waren, vollständig paralytisch.

Union médic. 1869, 3. Série, VII, pag. 217 (A. Latour); pag. 251 (Chauffard); 1873, XV, pag. 489, 500 (Béhier). — Gaz. hebdom. de méd. 1873, pag. 224 (Béhier).

G.

*Grissom, Eugene G., den 8. Mai 1831 in Granville Co., N. Car., geboren, hatte an der Pennsylvania University Medicin studirt; nach seiner 1858 erfolgten Graduation hatte er sich in seiner Heimath niedergelassen und als Arzt in der Armee der Conföderirten am Kriege theilgenommen, wobei er in der Schlacht bei Richmond schwer verwundet wurde. Die nach seiner Genesung ihm angebotenen höheren ärztlichen Stellungen in der Armee lehnte er ab; seit 1868 bekleidet er die Stelle des Superintendent Physician in der Irrenheilanstalt in Raleigh, N. Car. — Er hat eine Reihe kleinerer psychiatrischer Arbeiten, theils als Monographien, theils in dem American Journal of Insanity veröffentlicht.

Atkinson, pag. 98. — Index-Catalogue. V, pag. 613.   A...t.

*Gritti, Rocco G., zu Mailand, Chirurg am dortigen Ospedale maggiore, machte seinen Namen besonders bekannt durch das in dem folgenden Aufsatze näher beschriebene neue Amputationsverfahren im Kniegelenk: „Dell' amputazione del femore al terzo inferiore e della disarticolazione del ginocchio. Valore relativo di cadauna, coll' indicazione di un nuovo metodo denominato amputazione del femore ai condili con lembo patellare" (Annali universali 1857). Er verfasste ferner folgende Schriften: „Del ottalmoscopo e delle malattie endoculari per esso riconoscibili" (Mailand 1862, c. 6 pl.) — „Delle fratture del femore per arma da fuoco. Studiate sotto il punto di vista della chirurgia militare" (Ebenda 1866) und schrieb u. A. nachstehende Aufsätze: „La medicazione solfitica esterna; studii ed osservazioni cliniche sull' uso esterno dei solfiti" (Annali universali 1864) und in der Gazz. med. ital. Lombardia (1866, 67): „Saggio di una tavola nosologica statistica e terapeutica per uso degli ospitali in tempo di guerra" — „Resezione intrabucale e sottoperiostea della mandibola inferiore mercè un nuovo processo operativo, etc." u. s. w.

Index-Catalogue. V, pag. 613.   Red.

Groeneveldt, Jan G., Arzt im 17. Jahrhundert, geboren in Deventer (Overyssel), studirte, promovirte und practicirte in Utrecht, war Schüler von VELTHUYSEN, dem berühmten Amsterdamer Lithotomisten, von dem er auch die Instrumente zur Operation testamentarisch vermacht erhielt und gleich diesem ein geschickter und vielbeschäftigter Lithotomist. Mit diesem Theil der Chirurgie beschäftigen sich die Schriften von G. Aus dem Lateinischen in's Englische übersetzt: „Αἰθολογία. A treatise of the stone and gravel, etc." (London 1677) — „Diss. lithologica variis observatt. et figuris illustr." (London 1684; 1687). Ferner schrieb G.: „A compleet treatise on the stone and gravel, etc." (London 1710; 1712) — „Fundamenta medicinae etc." (London 1715; engl. Uebers. London 1753 unter dem Titel: „Rudiments of physic" — „Tractatus de tuto cantharidarum in medicina usu interno" (London 1698; 1703; engl. Uebers. London 1706).

Biogr. méd. IV, pag. 525. — Dict. hist. II, pag. 632.   Pgl.

42*

Groër, Franz G., geboren zu Nur bei Siedlce am 21. Januar 1807, studirte in Warschau und Wilna. Von 1838—1858 leitete er als Primarius die chirurgische Abtheilung des jüdischen Krankenhauses in Warschau, im Jahre 1858 wurde er Director des Krankenhauses zum heil. Geist daselbst und verblieb in dieser Stellung bis zu seinem Tode, welcher am 20. März 1876 erfolgte. Seit 1853 war er Ehrenmitglied des obersten Medicinalrathes für Polen und Mitglied der Examinations-Commission für Aerzte. Seine zahlreichen Arbeiten sind im Pamiętnik Towarzystwa lekarskiego in Warschau gedruckt worden (1845—1875).

K. & P.

*Grohé, Friedrich G., stammt aus Speyer und wurde daselbst am 12. März 1830 geboren. In Würzburg und Giessen bildete er sich aus und arbeitete speciell an letzterer Universität unter LIEBIG. Am 13. August 1856 in Würzburg promovirt, wurde er von VIRCHOW, dem er bereits mehrere Jahre assistirt hatte, nach Berlin mitzugehen veranlasst und wirkte am dortigen pathologischen Institut zwei weitere Jahre als Assistent. 1858 wurde G. als ausserordentlicher Professor nach Greifswald berufen und erhielt hier 1862 das Ordinariat und die Stellung als Director des pathologischen Instituts. Von ihm rühren zahlreiche Veröffentlichungen über Gegenstände seines Faches in LIEBIG'S und WÖHLER'S Annalen der Chemie und Pharmacie, Verhandl. der phys.-med. Gesellschaft in Würzburg, Verhandl. der geburtsh. Gesellschaft in Berlin, VIRCHOW'S Archiv, Wiener med. Wochenschrift u. s. w. her. Auch war er langjähriger Mitarbeiter an CANSTATT'S, resp. VIRCHOW-HIRSCH'S Jahresbericht.

Wernich.

Grohmann, Johann Christian August G., war am 7. August 1769 zu Gross-Corbetha bei Weissenfels geboren, studirte in Leipzig Theologie, wurde daselbst 1790 Dr. phil., war in Wittenberg seit 1792 Privatdocent und seit 1803 Professor ord. der Logik und Methaphysik, ging 1810 nach Hamburg an das akademische Gymnasium, wurde 1833 pensionirt, lebte darauf in Leipzig und Dresden und starb am letzgenannten Orte am 3. Juli 1847. Obgleich nicht Arzt, hat er eine grosse Zahl von Abhandlungen und Schriften über psychologische und philosophisch-medicinische Gegenstände verfasst und zum Theil in medicinischen Zeitschriften publicirt. Als hierher gehörigen Schriften führen wir an: „Ideen zu einer physiognomischen Anthropologie" (Leipzig 1791) — „Philosophie der Medicin" (Berlin 1808) — „Mittheilungen zur Aufklärung der Criminal-Psychologie und des Strafrechts u. s. w." (Heidelberg 1833) — „Untersuchungen über Phrenologie oder Gall'sche Schädellehre u. s. w." (Grimma 1842, m. 5 Taff.). Auch war er Mit-Herausgeber von NASSE'S „Zeitschrift für psychische Aerzte" seit 1819 und Mit-Redacteur des „Archivs für Psychologie" seit 1834. Seine sehr zahlreichen, Themata analoger Art, wie die obigen, abhandelnden Aufsätze finden sich in NASSE'S Zeitschrift (von 1818 an), HUFELAND'S Journal (1818, 21, 23 u. s. w.), NASSE'S Zeitschr. für Anthropologie (von 1823 an), FRIEDREICH'S Magazin, CASPER'S Wochenschrift u. s. w.

Schröder, II, pag. 604. — Callisen, VII, pag. 435; XXVIII, pag. 285.

G.

Grohmann, Johann Friedrich Reinhold G., war am 7. Juni 1784 zu Querfurt in Thüringen geboren, studirte vier Jahre in Leipzig, besuchte von 1807 an die Spitäler in Wien, wurde 1808 in Leipzig Dr. med. et philos., kehrte nach Wien zurück, kam auf einer nach Constantinopel beabsichtigten Reise wegen des zwischen der Pforte und Russland ausgebrochenen Krieges nur bis Bukarest, wo er eine Praxis gründete und 1813 eine äusserst heftige Pest-Epidemie zu beobachten Gelegenheit hatte, über die er später, nachdem er sich inzwischen acht Monate in Constantinopel aufgehalten und 1815 nach Sachsen zurückgekehrt war: „Beobachtungen über die im Jahre 1813 herrschende Pest in Bukarest u. s. w." (Wien 1816) herausgab. In Folge dieser Arbeit wurde er in demselben Jahre als Arzt der preussischen Gesandtschaft nach Constantinopel berufen, wurde aber an die Küste von Epirus verschlagen und befand sich acht Monate lang (1817, 18) unter der Botmässigkeit des berüchtigten Ali-Pascha von Janina, trat dann, den Anerbietungen von Jussuff-Pascha zu Seres in Macedonien folgend, statt nach Constantinopel zu gehen, in dessen Dienst und blieb daselbst fünf Jahre, bis 1823. Er konnte sich dieser Stellung nur durch die Flucht entziehen, kam nach Wien, wurde auch hier 1825 Dr. med. mit der Diss.: „Animadversiones in homoepathiam" und schrieb etwas später: „Ueber das Heilungsprincip der Homöopathie u. s. w." (Wien u. Triest 1826). Während seiner langjährigen Praxis in Wien veröffentlichte er, abgesehen von kleineren Arbeiten, sein Hauptwerk: „Das Pestcontagium in Aegypten und seine Quelle, nebst einem Beitrage zum Absperr-System" (Wien 1844). Auch war er von 1831 an drei Jahre lang als Mitglied eines zur Ausarbeitung eines neuen Pest-Normativs einberufenen Comité's thätig. Noch im hohen Alter gelangte er von seinem Lieblingsstudium, der Botanik, auf das der Philosophie und gab noch eine philosophische Schrift: „Ueber das Sich Selbst an Menschen" (Leipzig 1860) heraus. Er starb am 29. September 1867.

W. Redtenbacher in Wiener Med. Wochenschrift. 1867, pag. 1355. — Callisen, VII, pag. 440; XXVIII, pag. 286.   G.

Groos, Friedrich G., deutscher Irrenarzt, war am 23. April 1768 zu Karlsruhe geboren, studirte von 1788 an zu Tübingen und auf der Karlsschule in Stuttgart die Rechtswissenschaft, ging dann zur Medicin über, begann deren Studium 1792 in Freiburg, wo er später auch promovirte und setzte dasselbe von 1793 an drei Jahre lang unter J. P. FRANK, SCARPA, VOLTA und SPALLANZANI in Pavia fort, bis ihn die Napoleonischen Heere von dort vertrieben. Er practicirte darauf eine Zeit lang in Karlsruhe, verfiel daselbst in eine schwere Krankheit, während deren Reconvalescenz er gründliche philosophische Studien machte, durch welche die Grundlage zu seiner späteren psychiatrischen und criminal-psychologischen Wirksamkeit gelegt wurde. 1805 wurde er Assistenzarzt des Stadtphysicats in Karlsruhe, im folgenden Jahre Physicus in Stein, 1809 in den Aemtern Gochsheim und Odenheim, 1813 Amtsphysicus und Hofmedicus in Schwetzingen, wo er den verheerenden Kriegstyphus mit besonderem Glück bekämpfte. Obwohl nicht durch specielle Studien zum Irrenarzt ausgebildet, erhielt er 1814 als Physicus die Leitung der damals noch vereinigten Heil- und Pflegeanstalt für Irre und Sieche in Pforzheim, kam 1826 mit der von der Siechenanstalt getrennten Irrenanstalt nach Heidelberg, hielt an der dortigen Universität einige Male Vorträge über Psychiatrie und war vielfach literarisch thätig. Nachdem er 22 Jahre rastlos zum Besten der ihm anvertrauten Anstalt gewirkt hatte, trat er 1836 in den Ruhestand, war aber noch 16 Jahre, bis zu seinem Tode, theilweise als Schriftsteller thätig. Er lebte zuerst in Heidelberg, dann in Odenheim bei Bruchsal in Karlsruhe, die längste Zeit aber zu Eberbach am Neckar, wo er, hochbejahrt, am 15. Juni 1852 starb. — Unter seinen Arbeiten, welche sich durch Klarheit und dialektische Schärfe auszeichnen, befinden sich Abhandlungen psychologischen, psychiatrischen und strafrechtlich-psychologischen Inhalts in NASSE's Zeitschrift, FRIEDREICH'S Magazin und dessen Archiv für Psychologie, sowie 24 kleine selbstständige Schriften, von denen wir folgende anführen: „Ueber das homöopathische Heilprincip. Ein kritisches Wort" (Heidelberg 1825) — „Untersuchungen über die moralischen und organischen Bedingungen des Irrseins und der Lasterhaftigkeit" (Ebenda 1826) — „Ein Nachwort über Zurechnungsfähigkeit. Als Antikritik" (1828) — „Ueber das Wesen der Seelenstörungen und ein daraus hergeleitetes Eintheilungsprincip" (1827) — „Entwurf einer philosophischen Grundlage für die Lehre von den Geisteskrankheiten" (1828) — „Ideen zur Begründung eines obersten Princips für die psychische Legalmedicin" (1829) — „Der Skepticismus in der Freiheitslehre in Beziehung zur strafrechtlichen Theorie der Zurechnung" (1830) — „Die Lehre von der Mania sine delirio psychologisch untersucht" (1830) —

*„Der Geist der psychischen Arzneiwissenschaft in nosologischer und gericht-
licher Beziehung"* (1831) und eine Reihe philosophischer, hier nicht zu erwähnender
Schriften. — Sein Streben ging dahin, die verschiedenen Theorien der Seelen-
krankheiten, namentlich die einseitig moralische und einseitig somatische, zu ver-
mitteln; es ergiebt sich aber aus seinen Schriften, dass er einen Standpunkt
über den beiden entgegengesetzten Theorien zwar gesucht, aber nicht gefunden hat.

J. G. Wittwer in Deutsche Zeitschr. f. d. Staatsarzneikunde. Neue Folge. Bd. I,
1853, pag. 220. — Roller in Allgem. Zeitschr. f. Psychiatrie. Bd. X, 1853, pag. 137. —
Callisen, VII, pag. 444; XXVIII, pag. 287.
                                                                          G.

Gros, Léon-Julien G., in Strassburg, geboren 1824, wurde 1848 bei
der dortigen medicinischen Facultät Doctor mit der These: *„Sur le rheumatisme
articulaire chronique"* und schrieb weiter: *„De la maladie de Graves ou
goitre exophthalmique et de son traitement"* (Bull. gén. de thérap., 1862) —
*„De l'emploi de l'alcool dans le traitement de la pneumonie . . . en particulier
chez les enfants"* (Union méd., 1869) — *„Du prurit général de la grossesse.
Note sur la rétroversion utérine pendant la grossesse"* (Bullet. de thérap.,
1868—69) — *„De la compression de l'aorte dans les hémorrhagies graves
après l'accouchement"* (Ebenda 1875). Er starb 1875.

O. Marquez, Gaz. méd. de Strasbourg. 1875, pag. 138 [nicht zugänglich]. —
Index-Catalogue, V, pag. 620.
                                                                          Red.

Groschke, Johann Theophil von G., wurde am 30. August 1760 in
Tuckum (Kurland) geboren, woselbst sein Vater herzoglich kurländischer Leibchirurg,
Arzt und Apotheker war; sein Sinn für Naturgeschichte wurde früh geweckt. Im
Juni 1775 trat er in das akademische Gymnasium zu Mitau; im Jahre 1778
wurde er Student der Medicin in Berlin, beschäftigte sich daneben viel mit
Naturwissenschaften; dann wandte er sich nach Göttingen, namentlich um die
Kliniken BALDINGER'S und RICHTER'S kennen zu lernen. Bei dieser Gelegenheit
schloss er Freundschaft mit SÖMMERING und FORSTER in Cassel. 1784 wurde
G. in Göttingen zum Dr. med. promovirt (*„Diss. de empyemate"*, 4.), machte
Reisen durch die Niederlande, England, Frankreich, hielt sich eine Zeit lang
in Paris der Hospitäler wegen auf. Bei seinem Aufenthalte in Berlin berief ihn
1786 der Herzog Peter von Kurland zum Professor der Naturgeschichte und
Physik an das Gymnasium zu Mitau. Mit Rücksicht hierauf ging G. noch auf
zwei Jahre nach Edinburg und kehrte erst zu Anfang 1788 nach Mitau zurück,
um sein Amt anzutreten, das er 40 Jahre lang, bis 1828 bekleidete. G. hatte
neben seiner Stellung am Gymnasium noch eine Stelle am herzoglichen Krankenhause, wurde 1791 Hofarzt, erhielt mancherlei Auszeichnungen und war vieler
gelehrter Gesellschaften Mitglied. Er stiftete 1819 einen Preis (eine goldene
Medaille) für die beste Arbeit in lateinischer Sprache am Mitau'schen Gymnasium
und starb am 20. März 1828. — G. hat als Schriftsteller nicht viel geleistet,
aber immerhin Nennenswerthes: Der naturhistorische Abschnitt in der Beschreibung der Provinz Kurland, Mitau 1805, 4., S. 55—176; einige Aufsätze
in BLUMENBACH'S medicinische Bibliothek, Bd. II, St. 3: Von den verschiedenen
Arten der Chinarinde; in der Bergbaukunde: Von den Basaltwänden der
schottischen Insel Mull; von einer Mauer im nördlichen Schottland, deren Steine
durch eine feste Schlacke verbunden zu sein scheinen; eine Anzahl Recensionen
und Aufsätze in den Mitauischen Wöchentlichen Unterhaltungen. G.'s Hauptberuf,
seine Lebensaufgabe, welche er in ausgezeichneter Weise erfüllte, war sein Lehramt am Mitauischen Gymnasium. Er war ein durchaus wissenschaftlicher und
vielseitig gebildeter Mann mit regem Interesse und stand mit zahlreichen hervorragenden Männern in lebhaftem Briefwechsel.

Neuer Nekrolog der Deutschen. I, 1828, pag. 246—248. — v. Recke-Napiersky,
II. pag. 110—114. — Beise, I, pag. 228. — Dannenberg, Zur Geschichte und Statistik
des Gymnasiums zu Mitau. 1875, pag. 12 und 13 und t9.
                                                                     L. Stieda.

Groshans, George Philip Frederik G., am 26. April 1814 zu Rotterdam geboren, studirte 1831—1837 in Leyden, wo er im letztgenannten Jahre promovirte mit einer „*Dissert. anat.-physiol. de systemate uropoetico, quod est radiatorum, articulatorum et molluscorum acephalorum*". In Rotterdam praktisch wirksam, wurde er 1840 zum Lector pathol. univers. et specialis et therapiae an der klinischen Schule daselbst ernannt und nahm dieses Amt wahr bis zu der Aufhebung der Schule im Jahre 1865, als ihm durch den König der Titel eines Professors verliehen wurde. Er starb am 12. Mai 1874. G. war ein ausgezeichneter Kliniker, tüchtiger Historiker, geübter Zoolog und sehr gebildeter Literat. Er schrieb hauptsächlich: „*Prodromus faunae Homeri et Hesiodi*" (2 Thle., 1839—43; englisch durch W. BELL MACDONALD) — „*Bedenkingen tegen het ontwerp van wet op de uitoefening der takken var de Geneeskunde*" (1845) — „*Schets der algemeene therapie, als leiddraad by het onderwys*" (1846) — „*Veertien dagen in Engeland in 1849*" (Beschreibung der durch ihm besuchten Versammlung [1849] der „British Association for Advancement of Science" in Birmingham, unter dem Pseudonym Dr. E. TROOSTING, 1851) — „*Verslag over de inwendige Kliniek van de Geneesk. School te Rotterdam*" (1844; 1847; 1848; letzteres auch französ. durch Dr. ONGHENA, Gent 1849) — „*Historisch verslag over de Geneesk. School te Rotterdam*" (1853) — „*Abraham Cyprianus*" (Ned. Tijdschr. voor Heel- en verlosk.) — „*Het onderwys in de Geneeskunde te Leyden in 1663*" (Tijdschr. der Ned. Maatsch. voor Geneesk., 1856) — „*Historische mededeeling omtrent het gebruik van kina by zwangeren*" — „*Basilius Magnus als Redenaar*" (1866) — „*Dante en de divina commedia*" (1867) — „*Historische Aanteekeningen*", über verschiedene Epidemien (Tijdschr. voor Geneesk., 1869), „*Levensbericht van Jan van der Hoeven*", ausgezeichnete Biographie des berühmten Zoologen (1870), „*Coenraad Droste, Nederl. Dichter 1643—1734*" (1872) und viele Recensionen und kleinere Zeitschriftartikel.　　　C. E. Daniëls.

Gross, Samuel D. G., geboren am 8. Juli 1805 zu Easton (Pa.), machte seine medicinischen Studien unter der Leitung der DDr. J. K. SWIFT zu Easton und GEO. MC CLELLAN zu Philadelphia und erwarb 1828 beim Jefferson Med. College zu Philadelphia die Doctorwürde. Nachdem er in Philadelphia und Easton praktisch thätig gewesen war, wurde er 1833 zum anatomischen Demonstrator am Medical College zu Ohio, 1835 zum Professor der pathologischen Anatomie an dem Collegium zu Cincinnati ernannt, wo er den ersten Curs über pathologische Anatomie iu den Vereinigten Staaten hielt und das erste daselbst erschienene systematische Lehrbuch der genannten Wissenschaft verfasste. Im October 1840 erhielt G. die Professur der Chirurgie an dem medicinischen Institute zu Louisville, welche er, mit Ausnahme des Jahres 1850, während welches er in der gleichen Stellung an der Universität zu New York thätig war, bis zum September 1856 verwaltete, wo er zum Professor der Chirurgie am Jefferson Medical College zu Philadelphia ernannt wurde. In dieser Stellung verblieb G. bis zu seiner im März 1882 erfolgten Resignation. Er starb, bis kurz vor seinem Tode geistig frisch, am 6. Mai 1884 an Erschöpfung in Folge von mehrere Wochen hindurch vorausgegangenen schweren dyspeptischen Erscheinungen. Die Section ergab chronischen Magenkatarrh mit unregelmässiger Verdickung der Schleimhaut und Fettherz; das Gehirn wog 48 Unzen (1440 Gr.). Der Leichnam wurde zu Washington verbrannt. G., unterstützt von einer ausserordentlich kräftigen Körperbeschaffenheit, führte ein überaus thätiges Leben; noch im 74. Lebensjahre (1879) äusserte er, dass ein an anstrengende Thätigkeit gewöhnter Mann, der sich einem unthätigen Leben hingiebt, als ein todter Mann zu betrachten sei. Gleich ausgezeichnet als Lehrer, wie als wissenschaftlicher Forscher und praktischer Chirurg hat er sich durch vielfache Arbeiten auf dem Gebiete der pathologischen Anatomie, sowie durch Angabe von zahlreichen Operationsmethoden, bez. von chirurgischen

Instrumenten die allgemeine Anerkennung erworben, welche ihm auch von Seiten ausserordentlich zahlreicher Akademien und wissenschaftlicher Gesellschaften, sowohl in Amerika als in Europa, zu Theil geworden ist. Hervorzuheben ist endlich G.'s ganz ausserordentliche literarische Thätigkeit. Ausser der Uebersetzung mehrerer deutscher und französischer Werke — aus den ersten Jahren nach der Promotion — und einer überaus grossen Anzahl von Journalaufsätzen sind folgende selbstständige Publicationen (sämmtlich in Philadelphia erschienen) zu erwähnen: *„The anatomy, physiology and diseases of the bones and joints"* (1830) — *„Elements of pathological anatomy"* (2 voll., 1839; 2. edit. 1845) — *„An experimental and critical inquiry intho the nature and treatment of wounds of the intestines"* (1843) — *„A practical treatise on the diseases, injuries and malformations of the urinary bladder, the prostate gland, and the urethra"* (1851; 2. edit. 1855) — *„On the result of surgical operations in malignant diseases"* (1853) — *„A practical treatise on foreign bodies in the air-passages"* (1854) — *„A system of surgery; pathological, diagnostic, therapeutic, and operative"* (1859; 6. edit. 1882) — *„Lives of eminent American physicians and surgeons of the nineteenth century"* (1851) — *„A manuel of military surgery, or hints on the emergencies of field, camp, and hospital practice"* (1861; 2. edit. 1862) — *„History of American medical literature from 1776 to the present time"* (1876) — *„A century of American surgery"* (1876).

The Medical Record. New York 1884, May 10., pag. 541. — American Journ. of the Med. Sciences. July 1844, pag. 292. Ausführliche Biographie von dem Herausgeber I. Minis Hays, mit G.'s Bildniss und ausführlicher Angabe der Journalaufsätze. Vergl. auch Catalogue of the Library of the Surgeon Generals Office, United States Army, Authors vol. I, Washington 1873.   Winter.

*Gross, Samuel William G., Sohn des Vorigen, am 4. Februar 1837 in Cincinnati geboren, hatte zuerst an der Universität in Louisville und später am Jefferson College Medicin studirt und war daselbst 1857 graduirt worden. Er hat sich in Philadelphia als Arzt habilitirt und beschäftigt sich vorzugsweise mit der Behandlung von Krankheiten der Harn- und männlichen Geschlechtsorgane, auch hält er über diese Gegenstände Vorlesungen an dem Jefferson College und fungirt als Chirurg am Hospital der Stadt. Ausser mehreren Journal-Artikeln chirurgischen Inhaltes (theils in der von ihm herausgegebenen North American Med. and Chir. Review, theils in dem Amer. Journ. of Med. Sc. abgedruckt) hat er *„A practical treatise on tumours of the mammary gland"* (New York 1880) und *„A practical treatise on impotence, sterility and disorders of the sexual organs"* (Philadelphia 1881; in 2. vermehrter Aufl. ibid. 1883) veröffentlicht.

Atkinson, pag. 640. — Index-Catalogue. V, pag. 623.   A . . . t.

*Gross, Frédéric G., zu Nancy, Professor der chirurgischen Klinik bei der dortigen medicinischen Facultät, früher bei der zu Strassburg, verfasste an letzterem Orte die folgende Concurs-These: *„Valeur clinique des amputations tibio-tarsiennes et tarso-tarsiennes"* (1869) und schrieb weiter noch: *„Notice sur l'hôpital civil de Strasbourg pendant le siége et le bombardement"* (Paris 1872) — *„Les monstres doubles parasitaires hétérotypiens ou épigastriques et la séparation des monstres doubles en général"* (Nancy 1877) — *„La méthode antiseptique de Lister. Histoire et résultats obtenus à l'hôpital Saint-Léon de Nancy"* (Paris 1879) — *„Leçons de clinique chirurgicale professées à l'hôpital Saint-Léon"* (Ebenda 1880) — *„Du transport des blessés sur les voies ferrées"* (Rev. milit. de méd. et de chir., 1881-82). Er war von 1874 bis 1876 Redacteur der *„Revue médicale de l'Est"*.

Index-Catalogue. V, pag. 621.   G.

*Grosser, Julius G., zu Prenzlau (Uckermark), geboren am 25. October 1835 zu Freistadt in Niederschlesien, studirte in Berlin und wurde daselbst 1859 Doctor. Seit 1861 als praktischer Arzt in Prenzlau thätig, ist er seit 1880 Herausgeber der von ihm begründeten *„Deutsche Medizinal-Zeitung"*.   Red.

Grossheim, Ernst Leopold G., zu Berlin, war am 8. Mai 1799 zu Rogasen (Provinz Posen) geboren, wurde 1815 Zögling des medicinisch-chirurgischen Friedrich Wilhelm-Instituts zu Berlin, trat 1820 als Compagnie-Chirurg in die Armee, wurde 1821 in Berlin mit der Diss. „De venarum absorptione" Doctor, 1823 Ober-, 1825 Stabsarzt, begleitete als solcher mehrfach die Prinzen Wilhelm und Albrecht von Preussen auf Reisen, besonders nach Russland, befand sich 1828 während des Feldzuges gegen die Türken bei der russischen Armee und zeichnete sich bei der Behandlung der Verwundeten und Kranken besonders aus. Er wurde 1830 zum Regimentsarzt in Münster ernannt und ihm die Leitung der Operationsübungen bei der dortigen medicinisch-chirurgischen Lehranstalt übertragen; auch erschien der erste Band seines Hauptwerkes: Lehrbuch der operativen Chirurgie" (3 Bde., Berlin 1830—35). Bereits in demselben Jahre wurde er nach Berlin als Regimentsarzt des Garde-Regimentes Kaiser Franz zurückversetzt, 1832 von dem Prinzen Wilhelm zu seinem Leibarzte, 1840 zum Arzt der Allgemeinen Kriegsschule ernannt, später auch zum Medicinalrath bei dem Provinzial-Medicinal-Collegium. Von 1836 an war er Hauptredacteur der von dem Verein für Heilkunde in Preussen herausgegebenen „Medicinischen Zeitung". In derselben, wie in v. GRAEFE'S und v. WALTHER'S Journal (von 1826 an) findet sich von ihm eine Reihe von Aufsätzen; auch war er Mitarbeiter an dem Berliner encyclopädischen Wörterbuch der medicinischen Wissenschaften seit 1828, an RUST'S Handbuch der Chirurgie seit 1830, an SCHMIDT'S Jahrbüchern, BEHREND'S Iconograph. Encyclopädie seit 1839 u. s. w. Er erlag der Lungenschwindsucht am 8. Januar 1844.

W. Eck in Neuer Nekrolog der Deutschen. Jahrg. 22, 1844, I, pag. 29. — Callisen VII, pag. 455; XXVIII, pag. 293.   Gurlt.

Grossi, Ernst von G., war geboren am 21. Juli 1782 zu Passau, wo sein Vater als Leibarzt des Fürstbischofs lebte. Schon im 16. Jahre studirte er Medicin in Wien. 1801 zum Doctor promovirt, wurde er nach seiner Rückkehr nach Passau sogleich zum fürstbischöflichen zweiten Leibarzt und Hofrath ernannt. Zwei Jahre später folgte er dem Rufe als ordentlicher Professor der Anatomie, Physiologie, Pathologie und Therapie an der hohen Schule zu Salzburg. Als diese Stadt unter österreichische Herrschaft kam, erhielt G. seine Entlassung als Universitätslehrer und übte einige Zeit ärztliche Praxis an der Seite seines greisen Vaters in Passau. Nach dessen Tode, im Jahre 1808, wurde er als Professor der Therapie an der medicinisch-chirurgischen Schule zu München angestellt und nach der Verlegung der Ludwig-Maxmilian-Universität von Landshut nach München im Jahre 1826 mit der Professur der allgemeinen Pathologie und Semiotik an derselben betraut. Dazu wurde ihm die allgemeine Klinik im Krankenhause, der er schon während des Bestehens der medicinisch-praktischen Schule vorstand, übertragen. Gross war sein Erfolg als Lehrer und Arzt am Krankenbette. Sein Unterricht an demselben war ebenso verständlich als erschöpfend. Er besass einen seltenen Scharfblick in der Erkenntniss der Krankheiten. Seine Lehrvorträge waren streng wissenschaftlich, er hielt sich bei denselben nur an die Ergebnisse thatsächlicher Beobachtung, befolgte die rein naturwissenschaftliche Methode. Er bezeichnete seine „Allgemeine Krankheitslehre", die in zwei Bänden im Jahre 1811 erschien, als einen Versuch auf dem Standpunkte der Naturgeschichte. Sie legt davon Zeugniss ab, dass zur Zeit der noch herrschenden naturphilosophischen Richtung in der Medicin G. schon früh erkannte, was dieser Noth thut, um zu einer mehr befriedigenden Begründung der Pathologie im Zusammenhange mit der Physiologie zu gelangen. G., damals Lehrer an der medicinisch-chirurgischen Schule, sollte die Pathologie nicht nach seinen Ansichten, sondern nach CURT SPRENGEL'S Handbuch der allgemeinen Pathologie lesen. Er wurde dadurch veranlasst, eine Beurtheilung dieses Handbuches (München 1813) herauszugeben. Neben seiner Lehrthätigkeit nahm er auch als Obermedicinalrath an den Arbeiten für Abfassung der neuen bayerischen Pharmakopoe und der Feststellung der Constitution der Würzburger Universität lebhaften Antheil. Ein beliebter praktischer Arzt, hatte er, um ganz dem Lehramte seine Zeit widmen zu können, der Privatpraxis entsagt und fand sich nur noch bei Consultationen ein. Bei einer solchen hatte er sich zur Nachtzeit erkältet und eine Pleuritis zugezogen, die am 29. December 1829 seinem Leben ein zu kurzes Ziel setzte. Auf Anregung seiner Freunde und Schüler ward ihm im Garten des Krankenhauses ein Denkmal errichtet, bei dessen Enthüllung am 21. Juli 1831 sein College H. BRESLAU sein Andenken in trefflicher Rede ehrte. Zwei seiner Schüler, SEBASTIAN FISCHER und FRANZ PRUNER, gaben seinen schriftlichen Nachlass „*Opera medica posthuma*" (München 1831, 3 Bde.) heraus.

Annales Univ. Ludovico-Maximilianeae Monacensis continuatae a M. Permansder.
Pars V, pag. 435.
Seitz.

Grossin du Haume, Étienne G., Docteur régent der medicinischen Facultät in Paris, lebte in der letzten Hälfte des vorigen Jahrhunderts als Professor der Chirurgie und Arzt am Hôtel-Dieu, schrieb: „*Mém. sur les dissolvans de la pierre*" (Paris 1776) — „*Traité de la petite vérole*" (nach VAN SWIETEN, BOERHAAVE und DE HAEN, Ebenda 1776) — „*Compendium physiologiae*" (Ebenda 1777) u. A.

Dict. hist. II, pag. 634.
Pgl.

Grossmann, Georg Justus Philipp G., zu Gladenbach im Hessen-Darmstädtischen, war am 21. October 1762 zu Biedenkopf als Sohn eines Apothekers geboren, wurde zunächst selbst Apotheker, studirte dann von 1781 an in Giessen Medicin und wurde 1786 Doctor, 1790 Physicus der Aemter Biedenkopf und Gladenbach und liess sich am letztgenannten Orte nieder. Es erschienen von ihm mehrere Abhandlungen in BALDINGER'S Neuen Magazin (Bd. X, XI, 1788, 89), namentlich über die KÄMPF'sche Visceralcur, über die WICHMANN'sche Aetiologie der Krätze u. s. w. Die von ihm begonnene Bearbeitung einer medicinisch-physischen Topographie der Stadt Biedenkopf und Umgegend gelangte in Folge seines am 8. September 1794 stattgehabten Todes nicht zum Abschluss.

Elwert, pag. 185. — Strieder, XVIII, pag. 193.
G.

* **Groth**, Karl Magnus G., zu Stockholm, ist am 6. Februar 1831 zu Carlsfors Bruk, Nordmark-District, Wermlands-Län, geboren, studirte von 1849 an in Upsala, war eine Zeit lang Militärarzt, 1853 und 1855 in Stockholm und 1857 in Upsala Choleraarzt und schrieb: „*Bidrag till kolera-epidemiens statistik*" 1858 als Doctor-Dissertation. Seit 1859 war er Adjunct der Geburtshilfe beim Karolinischen Institut und seit 1861 Lehrer an der Hebeammen-Lehranstalt, in welcher Stellung er, mit dem Titel als Professor, sich noch befindet. Ueber eine 1866 zu wissenschaftlichen Zwecken unternommene Reise in's Ausland berichtete er in folgendem Aufsatze: „*Om barnmorskeundervisningen i Tyskland och Frankrike. Reseanteckningar år 1866*" (Sv. Läk.-sällsk. N. handl. Ser. 2, II). Ausserdem finden sich von ihm Aufsätze in der Hygiea und den Svenska Läkaresällsk. förhandl.

Wistrand, Bruzelius, Edling, I, pag. 277.
G.

Grotków, Johann von G., Baccalaureus der Medicin, war Rector der Facultät der freien Künste zu Montpellier; im Jahre 1367 weilte er als Priester in Breslau, 1372 machte ihn Papst Gregor XI. zum Canonicus in Gnesen, und zwar auf Wunsch des Königs Waldemar von Dänemark, dessen Vertrauter und Leibarzt er war.
K. & P.

Grottanelli, Stanislao G., zu Florenz, war vorher Arzt am Hospital von Pitigliano, dann Professor der medicinischen Klinik an der Universität zu Siena und darauf Professor der medicinischen Institutionen am Archispedale di

Santa Maria nuova in Florenz. Er schrieb: „*Storia ragionata di una gravidanza della tuba Fallopiana destra*" (Pisa 1818, 4., c. II tabb.) — „*Ad acutae et chronicae splenitidis in humilibus praesertim Italiae locis* .... *morborum historias, animadversiones*" (Florenz 1821) — „*Ricerche medico-forensi sopra uno straordinario genere di morte violenta etc.*" (Ebenda 1822). Er war einer der Mitherausgeber der „Anatomia universa" von PAOLO MASCAGNI, worüber er 1824 der Pariser Acad. des sc. eine mündliche Mittheilung machte.

Callisen, VII, pag. 460; XXVIII, pag. 295.   G.

Grube, Hermann G., zu Hadersleben in Schleswig, war am 10. October 1637 zu Lübeck geboren, studirte in Kiel, Jena und Leyden und wurde daselbst 1666 Doctor, prakticirte in Kiel und Flensburg und liess sich dann in Hadersleben nieder, wo er Stadt- und Amtsphysicus wurde und im Februar 1698 starb. Ausser einer Anzahl von lateinischen Dissertationen schrieb er: „*Analysis mali citrei compendiosa, ad botanicas philosophicae juxta et medicae cynosuram reducta*" (Kopenhagen 1668) — „*Commentarius de modo simplicium medicamentorum facultates cognoscendi etc.*" (Ebenda 1669) — „*De arcanis medicorum non arcanis commentatio, etc.*" (Ebenda 1673) — „*De transplantatione morborum analysis nova etc.*" (Ebenda 1674) u. s. w.

Mollerus, I, pag. 220.   G.

Gruber, Ignaz G., ausgezeichneter, vielseitig gebildeter Arzt und Naturforscher, geboren zu Wien 1803, starb daselbst am 28. September 1872. Die Begründung seiner hervorragenden Stellung fällt in das Jahr 1831, wo die Cholera in Wien herrschte und er seine Kenntnisse praktisch verwerthen konnte, die er sich vorher durch das Studium dieser Krankheit im Litschakof-Spitale zu Lemberg erworben hatte. In den Jahren 1833—35 beschäftigte er sich in Vertretung seines Lehrers JAQUIN mit der Herausgabe eines Lehrbuches der medicinischen Chemie, welches mit allgemeinem Beifall aufgenommen und 12 Jahre lang als officielles Lehrbuch an den Universitäten Wien und Prag benutzt wurde. Noch während dieser schriftstellerischen Thätigkeit fasste G. den Entschluss, sich dem Studium der Ohrenheilkunde zu widmen, welche damals in Oesterreich vollkommen darniederlag. Seine rationelle Behandlungsweise der Ohrenkrankheiten erwarb ihm bald einen über die Grenzen seiner Heimath hinausreichenden Ruf als Ohrenarzt, so dass nicht nur inländische, sondern auch ausländische Aerzte bei ihm Belehrung suchten. Wenn auch nicht productiv als Schriftsteller in seinem Specialfache, so hat er sich schon allein durch die Erfindung des noch heute benutzten ungespaltenen Ohrtrichters (1838), der die Untersuchung des Ohres wesentlich vereinfachte, allgemein verdient gemacht. Dabei verfolgte er jedoch mit gleichem Interesse die Fortschritte der gesammten Medicin und wurde bis zum Anfang der Fünfziger-Jahre, wo ein schweres Leiden dieser Thätigkeit ein Ziel setzte, auch bei inneren Krankheiten vielfach consultirt.

Archiv für Ohrenheilkunde. 1873, pag. 59.   A. Lucae.

*Gruber, Wenzel G., in St. Petersburg, wurde 1814 in Krukanitz in Deutsch-Böhmen geboren, erhielt seine erste Erziehung im geistlichen Stifte Tepl bei Marienbad, machte seine Gymnasial- und Universitätsstudien in Prag, wurde, um sogleich die Stelle als Prosector antreten zu können, zuerst (1842) zum Dr. chir. und später (1844) zum Dr. med. promovirt. Er war Prosector für normale Anatomie an der Prager Universität von 1842—1847, vorzugsweise unter HYRTL, zuletzt unter BOCHDALEK. Trotz aller Berechtigung konnte er in seinem Vaterlande eine Professur nicht erreichen und so nahm er 1846 eine durch Vermittlung von PIROGOFF an ihn ergangene Berufung an die unter des Letzteren Leitung stehende medicinische Akademie in St. Petersburg als erster Prosector für normale praktische und pathologische Anatomie mit der Bedingung an, nach Verlauf von 3 Jahren zugleich das Lehramt der descriptiven Anatomie zu erhalten. Er trat seine Stelle in St. Petersburg 1847 an, musste sein Fach unter unerhörten Hindernissen betreiben und hatte, da ihm die erwähnte Bedingung nebst anderen, in Folge von Intriguen, nicht gehalten wurde, einen Kampf zu bestehen, in dem er sich allgemeine Achtung erwarb. Als nach dem Austritte von PIROGOFF aus der Akademie eine eigene Lehrkanzel für pathologische Anatomie creirt worden war, erhielt er, von 1855 an, die Direction der praktischen Anatomie, die er bis jetzt, also 30 Jahre lang geführt hat. Erst 1858 jedoch wurde er zum ordentlichen Professor des Faches ernannt. Nach zurückgelegter 25jähriger Dienstzeit wurde er 1872, 1877 und 1882 immer auf 5 Jahre wieder gewählt und erhielt bei seinem 35jährigen Jubiläum (1882) Ovationen, wie solche nicht leicht einem Russen, nie einem Ausländer zu Theil geworden sind. Bei der Errichtung des neuen anatomisch-physiologischen Institutes nahm er einen wesentlichen Antheil; auch gründete er ein besonderes reichhaltiges Museum. Er ist einer der erfahrensten und thätigsten Anatomen und hat im Verlaufe von 41 Jahren gegen 500 anatomische Arbeiten, die sich auf Untersuchung von Massen-Material stützen, veröffentlicht. Die Titel der von 1844—1884 erschienenen Schriften sind in einer besonderen Broschüre: „Verzeichniss der von 1844—1884 veröffentlichten Schriften" (St. Petersburg 1884, 4.) enthalten. Seine verschiedenen Abhandlungen und Schriften betreffen zwar vorzugsweise die menschliche und vergleichende Anatomie und aus ersterer vielfach die in derselben vorkommenden Varietäten; indessen auch die pathologische Anatomie, wie seine über Arbeiten Monstra und Missbildungen, Hermaphroditismus, Gynäcomastie u. s. w. beweisen, ist von ihm nicht unberücksichtigt gelassen worden.

Red.

*Gruber, Josef G., geboren zu Kosolup (Böhmen) am 4. August 1827, studirte in Wien und wurde daselbst 1855 promovirt. Nach 5jähriger praktischer Ausbildung am Allgemeinen Krankenhause trat er 1860 als Ohrenarzt, 1863 als Docent für Otiatrie auf und wurde 1870 zum Extraordinarius, 1873 zum Vorstand der neu errichteten otiatrischen Klinik ernannt. Auf seine Specialität beziehen sich, neben einer Reihe von Einzelaufsätzen: „Anatomisch-physiologische Studien über das Trommelfell und die Gehörknöchelchen" (Wien 1867) — „Lehrbuch der Ohrenheilkunde etc." (Daselbst 1870). Seit 1861 werden aus der G.'schen Abtheilung regelmässige Berichte über das grosse Material publicirt. An der Monatsschrift für Ohrenheilkunde ist G. als Herausgeber betheiligt.   Wernich.

*Gruby, David G., zu Paris, ist um 1814 zu Grosswardein in Ungarn geboren, studirte Medicin in Wien, wo er besonders auf die Anatomie unter BERRES das emsigste Studium verwendete. Auch wurde er nach Beendigung seiner Studien, obgleich damals in Oesterreich ein Jude nicht Operationszögling werden durfte, auf WATTMANN'S Verwendung ausnahmsweise als solcher zugelassen. Er widmete sich mit allem Eifer der zu jener Zeit noch wenig cultivirten Mikroskopie und schrieb, dieselbe betreffend: „Observationes microscopicae, ad morphologiam pathologicam spectantes, acced. tabb. IV" (Wien 1839) und „Morphologia fluidorum pathologicorum. T. 1, P. 1. Acced. tabellae VII et tabb. V" (Wien 1840). Da es ihm in Oesterreich nicht gelingen wollte, eine ihm convenirende Stellung zu finden, ging er nach Frankreich und hat in Paris als Arzt und Mikroskopiker sich Geltung zu verschaffen verstanden.

v. Wurzbach, V, pag. 388.   G.

Grueling, Philipp Gerhard G., 1593 in Stolberg am Harz geboren, studirte erst im höheren Alter Medicin, nachdem er bereits Corrector in Nordhausen gewesen war, und leistete dieser Stadt während der dort 1626 herrschenden Pestepidemie hervorragende Dienste als Arzt. 1627 liess er sich in seiner Vaterstadt nieder, wo er als gräfl. Stolberg'scher Leibarzt und Bürgermeister 1667 im Alter von 74 Jahren starb. Er schrieb: „Florilegiam Hippocratico-chymicum novum" (Leipzig 1631, 1644, 1665) — „Von der Pest" (Nordhausen 1659) — „Von den Kinderkrankheiten" (Ebenda 1660) — „De calculo et suppressione urinae"

(Ebenda 1662, 1668) „*Medicinae practicae libri quinque etc.*" (Ebenda 1668) —
„*Observationum et curationum medicinalium dogmatico-hermeticarum*, ...
centuriae VII, etc." (1668) — „*De triplici in medicina universalis, evacua-
tionis genere et in specie: etc.*" (1671) — „*Tractatus novus, von Weiber-
Krankheiten u. s. w.*" (1675). Nach seinem Tode erschien: „*Deutsches Artznei-
Buch u. s. w.*" (1676), sowie eine Gesammtausgabe seiner Werke, Leipzig 1680.

Dict. hist. II, pag. 635. — Biogr. méd. IV, pag. 528. Pgl.

Gruenbeck (GRUENPECK), s. GRUNPECK.

Gruenberg, Leo Raphaëlowicz G., war am 1. März 1794 zu Korec
in Russland geboren, studirte seit 1812 zu Wilna und seit 1814 in Berlin, woselbst er 1820 mit der Diss.: „*De calore animali, praemissa caloris andum-
bratione generaliori*" Doctor wurde. Er war später Kreisarzt in Volhynien und
Inspector der medicinischen Behörden des Gouvernements Charkow und schrieb:
„*Versuch einer Theorie über das Wesen des Pestcontagiums und seine Behandlung*" (St. Petersburg 1833) — „*Theorie der orientalischen Cholera, u. s. w.*"
(Berlin 1836) — „*Universal-terminologisch-medicinisches Lexikon in der
lateinischen, deutschen und russischen Sprache, u. s. w.*" (3 Bde., Berlin 1840, 41;
2. Aufl. St. Petersburg 1864).

Callisen, VII, pag. 467; XXVIII, pag. 297. G.

*Gruenfeld, Frederik G., geboren in Schleswig am 29. November 1845,
studirte in Kopenhagen, absolvirte das Staatsexamen 1870, doctorirte 1883 mit
der Dissertation: „*Hernia foraminis ovalis*", war 1873—1884 erster Assistenzarzt an dem „Almindelig Hospital" zu Kopenhagen und wirkt jetzt als dirigirender
Arzt am neuen St. Johannes-Spital daselbst. Petersen.

*Gruenfeld, Josef G., in Györke (Ungarn) am 19. November 1840
geboren, studirte in Pest und Wien, speciell als v. SIGMUND'S Schüler. 1867 pro-
movirt, wirkt er seit 1873 in Wien als Arzt, seit 1881 daselbst als Docent.
Seine Hauptarbeiten sind: „*Der Harnröhrenspiegel (das Endoskop)*" (Wiener
Klinik, 1877) — „*Die Endoskopie der Harnröhre und Blase*" (Deutsche
Chirurgie, 1881). Wernich.

*Gruenhagen, William Alfred G., zu Königsberg i. Pr., ist daselbst
am 28. Februar 1842 geboren, studirte auch daselbst und wurde 1864 zum
Doctor promovirt. 1868 habilitirte er sich als Privatdocent und wurde 1872
Prof. e. o. der medicinischen Physik bei der dortigen Universität. Schriften:
„*Elektromotorische Wirkungen lebender Gewebe*" (Berlin 1873) — „*Lehrbuch
der Physiologie*" (6. und 7. Aufl. 1876/80, 1884, Fortsetzung des von R. WAGNER
begründeten, von O. FUNKE weitergeführten Werkes). Red.

Gruenwaldt (eigentlich GREIN) Franz Josef G., zu München, war
1708 zu Wolfertshausen geboren, studirte in Ingolstadt, wo er besonders dem
Prof. MORASCH nahe trat und dessen atomistische Philosophie in seinem „*Medicus
novitius scrupulosus*" noch als Student zur Geltung zu bringen suchte. Er zog
sich hierdurch jedoch Anfeindungen zu, verliess Ingolstadt, wurde 1732 in Altdorf Doctor, ging dann nach München; aber auch hier setzte sich der Streit um
jene Schrift und die darin vertretene Lehre fort, bis die noch vorhandenen Exemplare derselben und ihre Gegenschriften confiscirt wurden. Er gab dann ein
„*Album jatricum Bavariae*" (1733) heraus, wurde Leibarzt des Bischofs von
Freising, Landschafts-Physicus des Münchener Rentamtes und Mitglied der Acad.
Natur. Curios., in deren Actis seine „*Nova febris miliaris sub exitum anni
1733 et initium a. 1734 in celsissimo alpium Penninarum Bavariae jugo
epidemice grassantis*" erschien. 1733 gab er des ehemaligen churfürstlichen
Leibarztes HEINRICH MENRAD VON VERWALTNER „*Methodus resolvendi puncta
theorica et practica*" und zwei Jahre später dessen „*Sermones academici*" heraus

und anonym, auf Befehl der Landschaft, in deutscher Sprache eine Abhandlung von den Mitteln gegen die Viehseuche. Unter seinen sonstigen Arbeiten, die grossentheils Biographien sind, findet sich noch: *„Beschreibung einiger in Bayern befindlichen Heil- und Gesundbrunnen"* — *„Bericht von dem Gasteiner Bad"* u. s. w. Er starb 1743 in Folge eines Sturzes mit dem Wagen.

Abhandlungen der churfürstl. bayerischen Akademie der Wissenschaften. Bd II, 1764. pag. 18. — Prantl, I, pag. 534, 535. G. ·

*Gruenwaldt, Otto von G., geboren in Koik (Estland) am 11. April (30. März a. St.) 1830, besuchte die Dorpater Universität und gelangte 1853 zur Promotion. Er besuchte dann noch Prag, Wien, Paris, Berlin, diente als Militärarzt bis 1856 und trat dann als Gynäkolog auf. 1873 wurde er Professor am Hebeammen-Institut, 1878 Director der evangelischen Frauenspitäler in St. Petersburg. Seine Publicationen veröffentlichte er hauptsächlich in der St. Petersburger med. Zeitschrift (1861—1876), ferner in Bd. VIII und X des Archivs für Gynäkologie, sowie in Volkmann's Sammlung klin. Vorträge (Nr. 173). Wernich.

*Gruetzner, Paul G., in Festenberg (Kreis Polnisch-Wartenberg) am 30. April 1847 geboren, genoss seine medicinische Ausbildung in Breslau (speciell als Schüler Heidenhain's), Würzburg und Berlin. Er wirkte am Breslauer physiologischen Institut als Assistent bis 1881, wo ihn ein Ruf als Ordinarius nach Bern zog. 1884 siedelte er von hier nach Tübingen in gleicher Eigenschaft über. G. hat in den Mittheilungen aus dem Breslauer physiologischen Institut, sowie in sonstigen physiologischen Fach-Zeitschriften zahlreiche Artikel publicirt und verfasste in Hermann's Handwörterbuch das Capitel *„Stimme und Sprache"*.

Wernich.

Gruithuisen, Franz von Paula G., kam am 19. März 1774 in dem alten adeligen Schlosse Haltenberg am Lech zur Welt, als der Sohn eines Falkoniers, der vom Churfürsten Maximilian III. nach Bayern berufen worden war. Erst 14 Jahre alt, trat er im Jahre 1788, nach Ausbruch des Türkenkrieges, als chirurgischer Lazarethgehilfe in die österreichische Armee und später, nach dem Tode seines Vaters, in den Hofdienst des Churfürsten Karl Theodor. Mit Unterstützung des Hofes studirte er mehrere Jahre Naturwissenschaften und Medicin zu Landshut, wo er im Jahre 1808 den Doctorgrad erlangte. Bald nachher wurde er als Professor der Physik, Chemie, Zootomie und Anthropologie bei der medicinisch-chirurgischen Schule zu München angestellt. An derselben lehrte er, ehrenvolle Berufungen an die Universitäten Freiburg und Breslau ablehnend, bis zum Jahre 1824. Nach zweijährigen wissenschaftlichen Reisen wurde er an der nach München verlegten Hochschule 1826 zum ausserordentlichen und 1830 zum ordentlichen Professor der Astronomie ernannt. Früher als Lehrer der Medicin, wie später als Professor der Astronomie, war er in beiden Gebieten ein fruchtbarer Schriftsteller. Unter seinen medicinischen Veröffentlichungen sind die bedeutendsten: *„Naturhistorische Untersuchungen über den Unterschied zwischen Eiter und Schleim durch das Mikroskop"* (München 1809, m. 1 Taf.) — *„Ueber die Existenz der Empfindung in den Köpfen und Rümpfen der Geköpften und von der Art, sich darüber zu belehren"* (Nürnberg 1809) — *„Anthropologie oder von der Natur des menschlichen Lebens und Denkens für angehende Philosophen und Aerzte"* (München 1810) — *„Die Naturgeschichte im Kreise der Ursachen und Wirkungen oder die Physik historisch bearbeitet"* (Ebenda 1810) — *„Organozoonomie oder über das niedrige Lebensverhältniss als Propädeutik zur Anthropologie"* (Ebenda 1811) — *„Von den Beschaffenheiten statt einer Metaphysik des Sinnlichen"* (Ebenda 1811) — *„Beiträge zur Physiognosie und Heautognosie für Freunde und Naturforscher"* (Ebenda 1812) — *„Einleitung in das Studium der Arzneikunde"* (Nürnberg 1824). Im Jahre 1814 erschien von ihm zu München: *„Hippokrates des zweiten ächte medicinische Schriften in's Deutsche übersetzt"*. Er verfasste ausserdem zahlreiche Artikel in der Salzburger medicinisch-chirurgischen

Zeitung und in OKEN'S Isis. Seine Schriften sind voll eigenthümlicher neuer Beobachtungen und Gedanken. So hat er zuerst erkannt, dass das Leuchten der Augen nur vom äusseren Lichte stammt. Auch hat er die Ausführung der Lithotripsie angeregt, was die französische Académie des sciences durch Ertheilung eines Preises anerkannte. Nach seiner Ernennung zum Professor der Astronomie widmete er sich bis zu seinem Tode am 21. Juni 1852 ganz dieser Wissenschaft.

Annales Univ. Ludovico-Maximilianeae Monacensis continuatae a M. Permaneder. Pars V, pag. 455.

Seitz.

Gruiwardt, Ferdinand G., 1628 in Goes geboren, studirte in Utrecht unter VAN DER STRAATEN und DE ROY (REGIUS)' und wurde 1651 zum Doctor promovirt. Er etablirte sich in Middelburg und war da praktisch wirksam bis 1668, als ein heftiger Streit (über die Frage: „An puerperae liceat exhibere moschum?") die Aerzte Middelburgs auf solche Weise vertheilte, dass G. nach Goes übersiedelte, wo er bis zu seinem Tode 1701 die Praxis ausgeübt hat. Er schrieb u. A.: „Van de dosen der purgatien, vomitorien en opiaten" (Middelburg 1660) — „Medicinale en chirurgicale observatien" (Amsterdam 1688) und lieferte eine neue Ausgabe (1660) von HEEL'S bekannten „Examen der Chirurgie". Er starb 1701.

Banga, II, pag. 504. — v. d. Aa, VII, pag. 500.   C. E. Daniëls.

Grum-Grzymałło, Konrad G., geboren am 21. September 1794 zu Mohilew am Dniepr, studirte in Wilna, zuerst Philosophie, dann Medicin. Im Jahre 1820 trat er als Medico-Chirurg in den russischen Militärdienst. Seit 1833 war er Mitglied des St. Petersburger Physicats, 1837—1847 war er Secretär des Medicinal-Departements im Ministerium des Inneren. Er starb zu Zarskoje Selo am 14. September 1874. Im Jahre 1833 gründete er den „Drug zdrawja" (Freund der Gesundheit), das erste medicinische Journal in russischer Sprache, und war 37 Jahre hindurch sein Redacteur; ausserdem veröffentlichte er noch mehrere Werke theils populär-medicinischen, theils belletristischen Inhaltes.

K. & P.

Grundmann, Johann Gottlieb G., geboren 1756 in Gera, praktischer Arzt in Ronneburg und Hohenstein, schrieb: „Abriss der Scharlachfieber-Epidemien, wie solche zu Hohenstein im Schönburgischen und auf den umliegenden Dörfern vom Anfange 1786 bis in das Jahr 1787 herrschte" (Gera 1788) — „Einige Worte über Kuhpocken und Kuhpockenimpfung" (1803).

Biogr. méd. IV, pag. 529. — Dict. hist. II, pag. 636.   Pgl.

Gruner, Christian Gottfried G., aus Sagan in Schlesien (8. November 1744 bis 4. December 1815), nimmt unter den neueren Begründern der medicinisch-historischen, namentlich der historisch-pathologischen Studien, durch die Mannichfaltigkeit und Gediegenheit seiner Arbeiten eine der ersten Stellen ein. Schon sein erstes Werk: „Censura librorum Hippocraticorum" verschaffte ihm eine Berufung an die damals in hoher Blüthe stehende medicinische Fakultät Jena. Hier gewann G. bald durch seine gründliche Gelehrsamkeit, seine anziehenden Vorträge (die er allerdings auch durch eingestreute Lascivitäten zu würzen beflissen war) und seine Gewandtheit in akademischen Geschäften einen sehr grossen Einfluss. In dieser Hinsicht ist bekannt, wie er hauptsächlich die Beseitigung FICHTE'S betrieb. — Seine wichtigsten Schriften sind folgende: „Censura librorum Hippocraticorum" (Breslau 1772, 8.) — „Morborum antiquitates" (Ebenda 1774, 4.) — „De variolis et morbillis fragmenta medicorum Arabistarum etc." (Jena 1790, 4., wurde auf G.'s Kosten gedruckt und kam nicht in den Buchhandel; der grösste Theil der Auflage gelangte nach G.'s Tode in den Besitz des Unterzeichneten und ist der Schletter'schen Buchhandlung in Breslau zum Vertriebe übergeben worden) — „De morbo gallico scriptores medici et historici" (Jena 1793). Das Hauptwerk G.'s, die Frucht zwanzigjähriger Arbeit, sind die „Scriptores de

sudore anglico superstites", viele Jahre nach seinem Tode entdeckt, aufgefunden und herausgegeben von dem Unterzeichneten (Jena 1847). Sehr bekannt ist auch die von G. besorgte Ausgabe von LUISINUS *„Scriptores de morbo gallico"* (Ebenda 1789, fol.).
H. Haeser.

Grunpeck (GRUNPECKH, GRUNPECK, GRUNBECK) Josef G. de Burck-hausen, war um 1470 zu Burghausen (in Bayern) geboren, war Secretär Maximilian's I. und ist der wichtigste unter den älteren deutschen Schriftstellern über die Syphilis. Angeregt durch ein Gedicht SEBASTIAN BRANT's, in welchem von der neu erschienenen Krankheit die Rede ist, schrieb er den *„Tractatus de pestilentiali scorba sive mala de Franzos originem remediaque ejusdem conti-nens"* (Jena 1487), von dem eine freie Uebersetzung zu Augsburg im November 1496 unter dem Titel: *„Ein hübscher Tractat von dem Ursprung des Bösen Franzos, das man nennet die Wylden Wärtzen"* erschien. Sieben Jahre später kam heraus der *„Libellus.... de mentulagra, morbo rabido et incognito"* (1503), worin G. seine eigene Syphilis sorgfältig beschreibt. Sein Todesjahr ist unbekannt. Seine 16 anderen Schriften gehören meistentheils der Astrologie und Geschichte, zum Theil auch der Theologie an.

Biogr. méd. IV, pag. 528. — C. H. Fuchs, Die ältesten Schriftsteller über die Lustseuche in Deutschland von 1495 bis 1510 u. s. w. Göttingen 1843, pag. 1 ff., 382. — v. Oefele in Allgem. Deutsche Biogr. X, pag. 56. Pgl.

Grusinow, Ilja G., Professor der Anatomie und Physiologie an der Universität zu Moskau, wurde 1781 geboren und in der Moskauer geistlichen Akademie erzogen, absolvirte in Moskau den ärztlichen Cursus 1797, zog dann nach Petersburg an die medicinisch-chirurgische Akademie und erwarb sich hier den Doctorgrad *("Diss. de galvanismo ejusque usu in praxi medica")*. In der Folgezeit hielt er sich, um seine wissenschaftlichen Studien, speciell anatomische, fortzusetzen, in England, Frankreich und Deutschland auf. Nach seiner Rückkehr wurde er 1809 Adjunct und 1811 ordentlicher Professor der Anatomie, Physio-logie und gerichtlichen Medicin an der Universität zu Moskau. Um sich während des Krieges thätig zu erweisen, ging er 1812 als Corpsarzt zur Armee nach Polen und starb 1813 daselbst in Baruni, Gouvernement Wilna, 32 Jahre alt, am Nervenfieber. Er war ein gebildeter und gelehrter Forscher, er verfasste ausser seiner Dissertation einige russisch geschriebene Abhandlungen und gab eine *„Eng-lische Grammatik"* (I. Thl., Moskau 1812) heraus; er war auch mit Vorarbeiten zu einem englischen Wörterbuche beschäftigt, der Krieg und der Tod· hinderten die Ausführung.

Richter, III, pag. 361. — Biogr. Lexikon der Professoren und Lehrer der Moskauer Universität von 1755—1855, I. Bd., Moskau 1855, pag. 273—276 (russisch). L Stieda.

*****Grut**, Edmund Hansen G., geboren zu Kopenhagen am 15. Januar 1831, studirte in Kopenhagen, wo er 1854 das Staatsexamen absolvirte, später in Paris und Berlin bei verschiedenen ophthalmologischen Professoren, besonders DESMARRES sen. und v. GRAEFE. Er promovirte 1857 mit einer Abhandlung über den Augenspiegel, war 1859—61 erster Assistenzarzt an der chirurgischen Uni-versitätsklinik des Friedrich-Hospitals, errichtete 1863 die erste vollständige Augenklinik in Kopenhagen und lehrte die Ophthalmologie als Privatdocent; alle jüngeren dänischen Augenärzte sind seine Schüler. Seit 1882 bekleidet er den neu errichteten Lehrstuhl der Ophthalmologie an der Facultät. Besonders in der Zeitschrift „Hospitals Tidende" hat er zahlreiche ophthalmologische Abhand-lungen publicirt.
Petersen.

Grutinius, Andreas G., geboren zu Pilzno im heutigen Galizien, 1578—1581 studirte zu Krakau Philosophie, war dann eine Zeit lang als Lehrer im Hause des Grafen Andreas v. Tenczyn, Wojwoden von Krakau, thätig; Medicin studirte er wahrscheinlich in Padua. 1593 wurde er Professor der Medicin in Krakau und starb daselbst am 29. October 1599 im 37. Lebens-jahre. Im Jahre 1591 gab er in Padua bei Petrus Marinelli eine Schrift gegen die Paracelsisten heraus, ausserdem erschienen von ihm noch vier Schriften medicinischen Inhaltes in Krakau, die letzte 1598, sie sind alle lateinisch geschrieben.

K. & P.

Grzymała, Andreas G., auch ANDREAS DE POSNANIA genannt, geboren zu Posen in der ersten Hälfte des 15. Jahrhunderts, studirte seit 1442 zu Krakau, 1445 und 1447 erhielt er die philosophischen Grade, 1454 und 1458 war er Decan der philosophischen Facultät und 1465 und 1466 Rector der Universität, sowie Probst an der Nikolauskirche in Krakau. Die Universitätsbibliothek zu Krakau besitzt zahlreiche Handschriften, welche ihr einst von G. vermacht worden sind; er starb 1466.

Peter G., vielleicht ein Bruder des Vorigen. Die Bibliothek des Grafen Thomas Zamoyski in Warschau besitzt ein von ihm herrührendes, auf Papier geschriebenes Manuscript vom Jahre 1468; von besonderem Interesse ist darin ein Verzeichniss von in der Medicin gebräuchlichen Pflanzen, in lateinischer und polnischer Sprache verfasst.

K. & P.

*Gscheidlen, Richard G., zu Breslau, ist am 26. Februar 1842 zu Augsburg geboren, bezog die Universitäten München und Würzburg, wurde 1865 daselbst am physiologischen Institute unter v. BEZOLD Assistent, promovirte 1867 zu Würzburg und machte im Herbst 1868 das bayerische Staatsexamen in München. Unmittelbar darauf wurde er Assistent am chemischen Laboratorium der medicinischen Klinik zu Breslau, trat 1869 an das physiologische Institut zu Professor HEIDEN-HAIN als erster Assistent über, habilitirte sich 1871 in der medicinischen Facultät als Privatdocent für Physiologie, wurde 1875 Prof. e. o. und 1881 zum Director des Gesundheitsamtes in Breslau ernannt. Er gab 1869 den II. Bd. der *„Physiologischen Untersuchungen aus dem Laboratorium in Würzburg"*, welche auch einen Nekrolog seines verstorbenen Lehrers v. BEZOLD enthalten, heraus, schrieb 1871 eine Schrift: *„Ueber den Ursprung des Harnstoffs im Thierkörper"*. 1875 erschien die erste Lieferung der *„Physiologischen Methodik"*. Seit 1879 giebt er die *„Breslauer ärztliche Zeitschrift"* heraus.

Red.

Guainierio, Antonio G., gegen Ende des 14. Jahrhunderts in Pavia geboren, hatte unter GIACOMO DELLA TORRE (Jacobus Foroliviensis) Medicin studirt und sich nach einer Reise durch die Lombardei in seiner Heimath als Arzt habilitirt. Im Jahre 1412 wurde er hier zum Professor der Medicin ernannt und im Jahre 1428 folgte er einem Rufe in gleicher Eigenschaft nach Chieri. Später fungirte er als Archiater am Hofe Amadeus VIII., bereiste Savoyen und einige Provinzen Frankreichs, wo er überall mit grosser Auszeichnung empfangen wurde; 1435 begleitete er den Marquis von Montferrat in die Bäder von Acqui, über deren Heilkräfte er, und zwar als der Erste, eine wissenschaftliche Abhand-lung verfasst hat und begab sich gegen Ende des Jahres, auf Aufforderung des Herzogs Amadeus, in die von einer schweren Seuche (Pest) heimgesuchten Gegenden Savoyens, wo er sich um die Bekämpfung der Krankheit ein grosses Verdienst erwarb. Im Jahre 1441 kehrte er wieder zu dem Grafen von Mont-ferrat zurück und begab sich nach dem Tode desselben (1445) nach Turin an den Hof des Herzogs Ludwig von Savoyen. Ueber seine letzten Lebensjahre und das Datum seines Todes ist nichts bekannt geworden, wahrscheinlich hat er zuletzt wieder in seiner Vaterstadt gelebt, wo sich auch sein Grab, mit einem Epitaphium versehen, findet. Ausser einer grösseren Zahl nur in Manuscripten vorhandener und nach den Mittheilungen von BONONI, in der Bibliothek von Turin aufbewahrter Schriften sind von seinen literarischen Arbeiten bekannt: *„Practica medicinae"* (Pavia 1481, fol. und 6 weitere Auflagen, die letzte Lyon 1534); ferner: *„In nonum Almansoris commentaria etc."* (Venedig 1497; 1498) und ein grosses

Sammelwerk „*Opus praeclarum ad praxim non mediocriter necessarium*" (Pavia 1518; Lyon 1525), in welchem zahlreiche Monographien über die Krankheiten verschiedener Organe, ferner eine Schilderung der Pest, welche 1485—36 in Savoyen, der Dauphiné und Genf geherrscht hat, auch die oben genannte Abhandlung „*De balneis Aquae civitatis antiquissimae*" u. A., die früher zum Theil einzeln gedruckt erschienen waren, gesammelt sind. G. war einer der bedeutenderen und aufgeklärteren Aerzte seiner Zeit; in seiner Practica finden sich viele eigene und darunter manche interessante Beobachtungen.

Bonino, Biografia medica Piemontese. — Dict. hist. II, pag. 642.

Aug. Hirsch.

Gualtieri, Nicola G., geboren 1688 in Toscana, Professor der Medicin in Pisa und seit 1775 Leibarzt des Grossherzogs von Toscana, beschäftigte sich viel mit Conchyliologie und besass eine sehr schöne Muschelsammlung, deren Katalog theilweise erschienen. Er veröffentlichte: „*Riflessioni sopra l'origine delle fontane*" (Lucca 1725), eine polemische Schrift gegen VALLISNIERI, und starb zu Florenz am 25. Februar 1744.

Biogr. méd. IV, pag. 533.

Pgl.

*Guardia, Joseph-Michel G., zu Paris, ist am 23. Januar 1830 zu Alayor auf Minorca (Balearische Inseln) als Sohn eines Arztes geboren, kam mit 13 Jahren nach Frankreich, studirte fünf Jahre in Montpellier und wurde daselbst 1853 Doctor mit der These: „*Sur l'histoire et la philosophie de l'art*". Nachdem er acht Monate lang zusammen mit seinem Vater die Praxis ausgeübt, kehrte er 1854 nach Frankreich zurück und wurde 1855 daselbst Docteur ès-lettres mit der These: „*De medicinae ortu apud Graecos progressuque per philosophiam*". 1864 wurde er in Frankreich naturalisirt, war 8 Jahre lang Bibliothécaire-adjoint der Akademie der Medicin und unterrichtet seit 1867 in alten Sprachen, Humaniora, Literaturgeschichte und Philosophie an verschiedenen Unterrichtsanstalten. Schriften: „*Essai sur l'ouvrage de Houarte: Exámen de ingenios para las ciencias*" — „*Sur la folie de Don Quichotte*" — „*De l'étude de la folie*" (1861) — „*La prostitution en Espagne*" — „*La ladrerie du porc dans l'antiquité*" (1865) — „*La médecine à travers les siècles; histoire, philosophie*" (1865) — „*L'état enseignant, étude de médecine sociale*" (Bruxelles 1868) — „*Histoire de la médecine d'Hippocrate à Broussais et ses successeurs*" (1884). Ausserdem mehrere Schriften über Literatur, Geschichte, Pädagogik, Philosophie, Philologie, z. B. eine Ausgabe der Commentarien des Julius Caesar: „De bello gallico", literarische Publicationen im Temps, den Revues de l'instruction publique, nationale, germanique, moderne, des Deux-Mondes etc. Er war 10 Jahre lang auch activer Mitarbeiter der Gaz. médicale de Paris und veröffentlichte in derselben namentlich die Geschichte der Medicin betreffende Aufsätze.

Red.

Guarinonius, Christophorus G., aus Verona, lebte gegen Ende des 16. Jahrhunderts, studirte Philosophie und Medicin in Padua, lehrte nach seiner Rückkehr in Verona Philosophie und prakticirte daselbst, bis er von Rudolph II. einen Ruf als kaiserlicher Rath und Leibarzt nach Prag erhielt, wo er eine Akademie der Medicin gründete, die wöchentlich in seiner Wohnung eine Sitzung abhielt. G. starb 1602 im vorgerückten Alter. Er schrieb: „*Commentaria in prim. libr. Aristotelis de historia animalium*" (Frankfurt 1601) — „*De generatione viventium etiam nascentium ex putredine*" (Ebenda 1601) — „*De principio venarum*" (Ebenda 1601) — „*Consilia medicinalia, in quibus universa praxis medica exacte pertractatur*" (Venedig 1610, Fol.) u. A. Die Breslauer Stadtbibliothek besitzt das Manuscript eines von G. an CRATO VON KRAFFTHEIM über die Pest zu Prag, 1585, gerichteten Briefes (HAESER, Gesch. der Med.).

Biogr. méd. IV, pag. 533. — Dict. hist. II, pag. 645.

Pgl.

Guarinonius, Hippolytus G., Arzt und medicinischer Schriftsteller zu Anfang des 17. Jahrhunderts, seinem äusseren Leben nach sehr wenig gekannt, war in Prag als Sohn des kaiserlichen Leibarztes B a r t h o l o m a e u s (?) G. geboren, studirte in Padua und erhielt später eine Anstellung in dem königlichen Stift Hall im Innthale. Die Zeit seines Todes ist unbekannt. Er ist der Verfasser eines voluminösen Werkes, vorwiegend populär-medicinischer Tendenz, etwa wie HUFELAND'S Makrobiotik, das besonders für die Sitten- und Culturgeschichte der damaligen Zeit von Bedeutung ist. Es führt den Titel: „*Die Grewel der Verwilstung Menschlichen Geschlechts. In sieben vnterschiedliche Bücher vnd vnvermeidliche Hauptstücken sampt einem lustigen Vortrab abgetheilt u. s. w.*" (Ingolstadt 1610, Fol.). Auch schrieb er noch: „*Discursus, documentum et opinio de thermis Fabariensibus*" — „*Hydroenogamia triumphans*", sowie eine: „*Chylosophia academica*".

J. F r a n c k in Allgem. Deutsche Biographie. X, pag. 83.　　　　　　G.

Gusstavini (GUASTAVIGNO), G i u l i o G., stammt aus einer Genueser Patricierfamilie und war zu Anfang des 17. Jahrhunderts erster Professor der Medicin in Pisa. G. ist Anhänger BRISSOT'S und seiner Lehre vom Aderlass. Seine: „*Libri locorum de medicina selectorum*" erschienen Lyon 1616 und Florenz 1625.

Biogr. méd. IV, pag. 534.　　　　　　　　　　　　　　　　Pgl.

Guattani, C a r l o G., bedeutender Chirurg des 18. Jahrhunderts, geboren am 30. April 1707 zu San Bartolomeo Bagni (Novara), studirte im Alter von 16 Jahren Medicin in Rom und besuchte zu seiner speciellen Ausbildung in der Chirurgie das Hospital Santo Spirito. 1738 erhielt er die Erlaubniss, chirurgische Praxis zu treiben und 1742 wurde er als Nachfolger von GIOVANNI PIETRO GAI dirigirender Arzt am genannten Hospital. 1745 veröffentlichte er seine erste Arbeit über zwei Fälle von Aneurysma (Rom 1745), ging dann nach Paris, wo er 18 Monate blieb, Mitglied der Académie royale de chirurgie und correspondirendes der Académie des sciences wurde. Dann machte er Studienreisen durch Italien und befreundete sich mit BERTRANDI in Turin, MOLINELLI in Bologna und MORGAGNI in Padua. Nach segensreicher Thätigkeit als Lehrer und Operateur in Rom starb er 1771 im Alter von 64 Jahren an Leberleiden und Ascites, nachdem er wenige Tage vor seinem Tode noch punctirt war. Das bedeutendste Werk G.'s ist betitelt: „*De externis aneurysmatibus manu chirurgica methodice pertractandis etc.*" (Rom 1772, 4.), worin er die Therapie der Aneurysmen durch Empfehlung der systematischen Compression sehr wesentlich bereichert hat. Ferner hat sich G. durch Verbesserung der Oesophagotomie verdient gemacht, beschrieben in: „*Mém. sur l'oesophagotomie*" (Mém. de l'Acad. roy. de chir. III, pag. 351). Er beschrieb auch einen Fall von Echinococcus hepatis: „*Observation anatomique sur une grande quantité d'hydatides sorties d'une tumeur survenue à la région du foie*" (Acad. roy. des sciences de Paris 1767, pag. 44).

Dict. hist. II, pag. 646, 647.　　　　　　　　　　　　　　Pgl.

Gubler, A d o l p h e G., hervorragender Pharmakolog und Professor der Therapie in Paris, geboren am 5. April 1821 in Metz, beschäftigte sich schon als Jüngling während seines Aufenthaltes bei einem Oheim, einem Militärpharmaceuten in Rocroy, viel mit Botanik, studirte von 1841 ab Medicin in Paris, wurde auf TROUSSEAU'S Veranlassung ärztlicher Reisebegleiter eines in Folge einer Duellaffaire melancholisch gewordenen jungen Mannes, von dem er in einem Anfall von Manie zu Mailand beinahe erschossen worden wäre. Er musste an den erlittenen Verletzungen, deren Folgen er sein übriges Leben hindurch nie ganz verwunden hat, im Hospital zu Mailand fast ein Jahr lang zubringen. 1849 promovirte er in Paris mit der These: „*Des glandes de M é r y (vulgairement de C o o p e r) et de leurs maladies chez l'homme*", wurde dann Arzt am Hospital Beaujon, 1850 Chef de clinique bei der medicinischen Facultät und Arzt des Bureau central des hôpitaux; 1852 erhielt er den Preis von der Académie des

43*

sciences und wurde Vicepräsident der Société de biologie, deren Mitglied er seit ihrer Begründung 1848/49 gewesen war; 1853 vertheidigte G. seine classische Thèse d'agrégation über Cirrhose, wurde 1865 Mitglied der Académie de médecine und 1868 zum Professor der Therapie an der medicinischen Facultät zu Paris ernannt, in welcher Stellung er bis zu seinem Ableben am 20. April 1879 verblieb. Die von G. veröffentlichten Arbeiten lassen sich in drei Gruppen sondern: 1) In solche, die sich auf dem Gebiet der Biologie bewegen. Dahin gehören seine in der Société de biologie zuerst vorgetragenen Abhandlungen über Pflanzen-Pathologie, so: *„Mémoires sur les galles"* — *„Sur les tumeurs des pommiers"* — *„Sur l'existence d'un nouveau champignon dans les olives malades"* — *„Sur la maladie du blé"* — *„Le nanisme végétal etc."* (Paris 1848 u. 49), ferner die eigentlich anatomischen und physiologischen Arbeiten, wie seine oben citirte Dissertation, die Abhandlungen betitelt: *„Sur l'existence des glandules mucipares dans la vésicule du fiel"* — *„Sur la contractilité des veines"* — *„Sur la présence du sucre dans la lymphe etc."*. 2) In die Gruppe der Arbeiten auf dem Gebiete der klinischen Medicin, von denen wir folgende nennen: *„Mém. sur une nouvelle affection du foie liée à la syphilis héréditaire chez les enfants du premier âge"* (Paris 1852) — *„Mém. sur l'ictère qui accompagne quelquefois les éruptions syphilitiques précoces"* (Ebenda 1854) — *„De l'hémiplégie alterne"* (Ebenda 1856) — *„Mém. sur l'angine maligne gangréneuse"* (Ebenda 1857) — *„Études sur l'origine etc. de la mucédinée du muguet (oidium albicans)"* (Paris 1858) und zahlreiche andere Abhandlungen über Paralysen bei acuten Krankheiten, über Cholera, über Icterus — G. unterscheidet zuerst zwischen hämotogenem und hepatogenem Icterus — über Epistaxis uterina. Endlich 3) in die Gruppe der pharmakologischen Arbeiten, welche die eigentliche Bedeutung G.'s ausmachen. Die meisten kleineren über Aconitin, Bromkali, Calabar, Chloral, Curare, Cinchonin etc. sind in dem von ihm selbst herausgegebenen Journal de thérapeutique veröffentlicht. Die Titel der grossen Werke sind: *„Commentaires thérapeutiques du codex medicamentarius ou histoire de l'action physiologique et des effets thérapeutiques des médicaments inscrits dans la pharmacopée française"* (Paris 1868; 2. éd. 1873-74), von der Académie des sciences mit dem CHAUSSIER-Preise gekrönt. *„Leçons de thérapeutique faites à la Faculté de médecine de Paris. Recueilles et publiées par Dr. F. Leblanc"* (Ebenda 1879); endlich *„Cours de thérapeutique professé à la Faculté de médecine"* (Paris 1880, herausgegeben nach G.'s Tode von Dr. BORDIER).

Union médic. T. XXVIII, pag. 13—20. — Gaz. méd. de Paris 1879, pag. 317, 341. — Index-Catalogue V, pag. 640.
Pgl.

Guckenberger, Ludolf G., geboren 1762 am 23. Juli, promovirte 1784 in Göttingen, war von 1787—93 Arzt in Taurien (Südrussland) und dann General-arzt der Hannover'schen Armee, trat später wieder in russische Dienste und wurde Assessor des kaiserlichen Medicinal-Collegiums in Petersburg. Nach Deutschland zurückgekehrt, starb G. in Stuttgart am 6. Februar 1821 am Zungenkrebs. Er schrieb: *„De ligatura fistularum ani"* (Göttingen 1784) — *„Sammlungen medicinischer und chirurgischer Original-Abhandlungen aus sämmtlichen Jahrgängen des Hannover'schen Magazins von 1750—1786"* (3. Theile, Hannover 1786—87).

Biogr. méd. IV, pag. 534. — Dict. hist. II, pag. 647.
Pgl.

*__Gudden__, Bernhard von G., in Cleve am 7. Juni 1824 geboren, studirte in Bonn, Berlin und in Halle, wo er 1848 promovirt wurde. Nachdem er von 1855 das Directorat der unterfränkischen Landes-Irrenanstalt in Werneck bekleidet hatte, wurde er 1869 als Professor der Psychiatrie nach Zürich, 1872 in die gleiche Stellung nach München berufen, wo er als Obermedicinalrath und Director der Kreis-Irrenanstalt noch wirkt. Schriften: *„Beiträge zur Lehre* *von den durch Parasiten bedingten Hautkrankheiten"* (Stuttgart 1855) — *„Beitrag zur Lehre von der Scabies"* (Würzburg 1863) — *„Experimentelle Untersuchungen über das Schädelwachsthum"* (München 1874) — *„Experimentell-anatomische Untersuchungen über das periphere und centrale Nervensystem"* (Archiv f. Psychiatrie).

Wernich.

Gueldenstaedt, Anton Johann G., Dr. med. und russischer Arzt, berühmt als Naturforscher und Geograph, geboren am 29. April 1745 in Riga, promovirte bereits im Alter von 22 Jahren an der Universität zu Frankfurt a. d. O., wurde dann Professor der Naturgeschichte und Mitglied der Akademie der Wissenschaften zu Petersburg, auf deren Empfehlung er die durch Kaiserin Katharina II. veranlasste wissenschaftliche Expedition nach dem südlichen Russland in Begleitung von S. G. Gmelin von 1768—75 mitmachte. Leider konnte G. die Resultate seiner Beobachtungen nicht mehr selbst veröffentlichen. Er starb, erst 36 Jahre alt, am 23. März 1781 an einem bösartigen Petechialtyphus. Sein Hauptwerk sind die: *„Reisen durch Russland und im kaukasischen Gebirge"* (2 Bde., St. Petersburg 1787, 1791, herausgegeben von Peter Simon Pallas).

Biogr. méd. IV, pag. 534—536.　Pgl.

Guéneau de Mussy, Vater, Sohn und Neffe, zu Paris. — Der Erstere, François G. de M., war am 11. Juni 1774 zu Semur im Auxois geboren, besuchte vom Jahre IV der Republik an die polytechnische Schule, wurde darauf Mediciner und 1803 mit der Diss.: *„Sur la première éruption des menstrues etc."* Doctor, übte eine Zeit lang die Praxis in der Stadt Châlon aus, wurde 1814 zum Leibarzt des damaligen Prinzen, späteren Königs Charles X. und der Herzogin von Bourbon und 1815 zum Director der École normale ernannt, die er mit grossem Tact bis zu ihrer Auflösung im Jahre 1822 leitete. Er übernahm darauf wieder ärztliche Praxis- und wurde 1826 Arzt des Hôtel-Dieu, nachdem er bereits 1823 Ehrenmitglied der Akademie der Medicin geworden war. Hier war es, wo bei wichtigen Discussionen sein gediegenes Wort zu hören war und er von seinen langjährigen Erfahrungen Kunde gab. Als Schriftsteller hat er sich sonst nicht bekannt gemacht. Sein Tod erfolgte am 30. April 1857.

Fréd. Dubois in Mémoires de l'Acad. impér. de médec. T. XXIII, 1859, pag. I.
G.

*Henri G. de M., Sohn des Vorigen, wurde 1844 in Paris Doctor mit der These: *„De l'apoplexie pulmonaire"*. Er ist Hospitalarzt, Mitglied des College of Physicians in London und der Akademie der Medicin in Paris. Er schrieb: *„The history of the case of poisoning by lead, which lately occurred at Claremont, with observations, in a letter to W. R. Wilde"* (Dublin Quart. Journ. 1849) — *„Aperçu de la théorie du germe contage; de l'application de cette théorie à l'étiologie de la fièvre typhoïde etc."* (Paris 1877).

*Noël-François-Odon G. de M. ist zu Paris am 6. November 1813 geboren, war daselbst ein Schüler von Chomel, Dupuytren, Velpeau, wurde 1839 Doctor, 1842 Médecin des hôpitaux, schrieb 1844 die Concurs-These: *„Des causes de la fièvre hectique, et de son traitement"* und wurde 1847 Prof. agrégé libre der Facultät und Mitglied der Akademie der Medicin. Von seinen Schriften sind anzuführen: *„Traité de l'angine glanduleuse et observations sur l'action des Eaux-Bonnes dans cette affection, etc."* (1857) — *„Leçons cliniques sur les causes et le traitement de la tuberculisation pulmonaire, faites à l'Hôtel-Dieu (1859), etc."* (1860) — *„Deux leçons de pathologie générale"* (1863) — *„Clinique médicale"* (2 voll., 1874—75) — *Contribution à l'histoire des abcès du foie"* (France médic. 1875) — *„Recherches historiques et critiques sur l'étiologie et la prophylaxie de la fièvre typhoïde"* (1877). Dazu zahlreiche Aufsätze in Zeitschriften, z. B.: *„Sur l'adénopathie trachéobronchique"* — *„Sur les endeunoses ou affections herpétiques internes"* u. s. w.

Rod.

*Guéniot, Alexandre G., zu Paris, ist am 8. November 1832 zu Bignécourt (Vosges) geboren, studirte hauptsächlich in Paris, wo er 1862 mit der These: „*De certaines éruptions dites miliaires et scarlatiniformes des femmes en couche, ou de la scarlatinoïde puerpérale*" Doctor wurde. Er war ein Schüler von DEPAUL, wurde Chef de clinique obstetricale, nahm an mehreren Concursen Theil, für welche er die Thesen: „*Des vomissements incoërcibles pendant la grossesse*" (1863) — „*Parallèle entre la céphalotripsie et l'opération césarienne*" (1866) schrieb und wurde 1869 zum Professeur agrégé für das Fach der Geburtshilfe, die er, ebenso wie die Gynäkologie und Kinder-Chirurgie, seit 1862 ausübt, ernannt. Weitere Arbeiten von ihm sind: „*De la délivrance dans l'avortement*" (1867) — „*Des luxations coxo-fémorales, soit congénitales, soit spontanées, au point de vue des accouchements*" (1869) — „*De l'opération césarienne à Paris et des modifications qu'elle comporte dans son exécution*" (Bull. gén. de thérap. 1870) — „*De l'allongement oedémateux avec prolapsus du col utérin pendant la grossesse et l'accouchement*" (1872) — „*Sur les fistules urinaires de l'ombilic etc.*" (Bull. gén. de thérap.) — „*Clinique d'accouchements. Leçons faites à l'hôp. des cliniques. Recueillies par M. le Dr. Chantreuil*" (Gaz. des hôp. 1873) — „*Grossesse et traumatisme considérés dans leurs rapports mutuels*" (1876). Ausserdem mehrere Aufsätze über Fibroide des Uterus, ein neues diagnostisches Hilfsmittel bei denselben und ein neues Verfahren ihrer Entfernung, über die Behandlung der Oberschenkel-Fracturen bei Neugeborenen u. s. w.   Red.

Guensburg, Friedrich G., zu Breslau, war daselbst am 13. Juli 1820 geboren, studirte auch auf dortiger Universität und wurde 1841 Doctor mit der Diss.: „*Tentamen physiognomicae pathologicae specialis*". Er verfasste die folgenden gediegenen und geschätzten Schriften: „*Studien zur Pathologie*", auch u. d. T.: „*Die pathologische Gewebelehre*" (2 Bde., Leipzig 1845, 48) — „*Mittheilungen über die gegenwärtige Epidemie der asiatischen Cholera*" (Breslau 1848) — „*Grundriss der pathologischen Entwickelungsgeschichte*" (Leipzig 1848) — „*Untersuchungen über die erste Entwickelung verschiedener Gewebe des menschlichen Körpers*" (Berlin 1854, m. 4 Taff.) — „*Die Epithelialgewebe des menschlichen Körpers*" (Abhandl. der Leopold.-Carol Akad. d. Naturf., 1854, m. 1 Taf.) — „*Handbuch der speciellen Pathologie und Therapie. Thl. 2. Klinik der Kreislaufs- und Athmungsorgane*" (Breslau 1856). Auch begründete er die „*Zeitschrift für klinische Medicin*" und gab davon Jahrg. I—X (1850—59) heraus. Er habilitirte sich 1859 als Privatdocent an der Universität; jedoch schon wenige Monate später, am 29. Juli 1859, erfolgte der Tod dieses Forschers, dessen Anfänge so viel versprechend gewesen waren.   Red.

Guenther, Johann G. von Andernach (Guinterius, Guinterus, Guintherius, Guintherus Andernacus, Gonthier d'Audernach), hiess von Hause nur GUENTHER und legte sich, der Sitte seiner Zeit entsprechend, den Zunamen von Andernach, nach seiner Geburtsstadt, bei. Er erblickte das Licht der Welt im Jahre 1487. Mit Glücksgütern war er von Hause aus nicht gesegnet, dafür aber mit hervorragenden Geistesfähigkeiten und eifrigem Fleisse. Im 12. Lebensjahre, nachdem er die Schulen seiner Vaterstadt besucht hatte, begab er sich nach Utrecht, wo er humanistische Studien trieb und namentlich das Griechische studirte. Von Wohlthätern unterstützt, begab er sich nach Deventer und später nach Marburg, um sich in der Philosophie und Physik auszubilden. Durch seine Gelehrsamkeit rasch berühmt geworden, erhielt er einen Ruf nach Goslar als Rector der dortigen Schulen. Bald darauf berief ihn die Stadt Löwen als Professor der griechischen Sprache. Hier lehrte er zahlreichen Schülern, zu denen VESAL und STURM zählten. Aber auch in dieser Stellung litt es ihn nicht lange, denn durch ein überwindliches Sehnen, sich dem Studium der Medicin zu widmen, begab er sich 1525 auf die Universität nach Paris. Im Jahre 1528 wurde er hier Magister und 1530 erhielt er die Würde eines Pariser Doctors. Er widmete sich hierauf namentlich dem Studium der Anatomie und waren in dem Fache RONDELET, sowie VESAL seine Schüler. In Paris lächelte G. das Glück. König F r a n z I. nahm ihn unter die Zahl seiner Aerzte auf, seine Collegen schätzten und achteten ihn und zahlreiche Kranke suchten seine Hilfe auf. Er gefiel sich so gut in seiner Stellung zu Paris, dass er einen Antrag des Königs C h r i s t i a n III. von Dänemark, der ihn als Arzt an seinen Hof ziehen wollte, ablehnte. Trotzdem aber sah sich G. doch als Lutheraner gezwungen, Paris zu verlassen. Er begab sich nach Metz und bald darauf nach Strassburg. Die Vertretung der letztgenannten Stadt nahm ihn sofort in die Gilde der Bürger auf und bekleidete ihn mit der Lehrstelle des Griechischen. Intriguen, sowie Widerwärtigkeiten mannichfacher Art veranlassten aber G., diese Lehrstelle niederzulegen und sich vollständig seiner grossen ärztlichen Praxis zuzuwenden. In den Strassburger Aufenthalt fallen mehrere grosse Reisen, die er nach Deutschland und Italien unternahm. In sein neues Heim wieder zurückgekehrt, nahm er von Neuem seine ärztliche Praxis auf sowie seine literarische Thätigkeit. Wie hoch G. von seiner Zeit geschätzt und geachtet wurde, lässt sich daraus entnehmen, dass er von F e r d i n a n d I. geadelt wurde. Er starb, hochbetagt, am 4. October 1574, 87 Jahre alt, zu Strassburg. G. war ein sehr tüchtiger Anatom, wenn er auch nicht die Bedeutung erreichte wie VESAL. Seine anatomischen Ergebnisse veröffentlichte er in den: *„Anatomicarum institutionum, secundum Galeni sententium, libri quatuor“* (Paris 1536; Basel 1536; Venedig 1538; Padua 1558). Er war ein sehr guter Osteolog und Myolog, wenn er sich auch zu sehr an GALENUS lehnte. Sehr gut sind auch seine Beschreibungen des weiblichen Beckens und des Uterus, sowie der Scheide. Von G. rührt auch ein *„Gynaecicorum commentarius, de gravidarum, parturientium, puerperarum et infantium cura etc.“* (Strassburg 1606) her, in dem er als ein für seine Zeit erfahrener Geburtshelfer auftritt. Er schrieb auch über die Pest: *„Avis, régime et ordonnance pour connaître la peste etc.“* (Strassburg 1564, 4. und 1610, 8.) und über Heilquellen: *„Commentarius de balneis et aquis medicatis in tres dialogos distinctus“* (Strassburg 1565). Die Zahl der von ihm veröffentlichten Werke ist eine grosse. Er fand nach seinem Tode mehrere Biographen, so in MELCHIOR ADAM, P. NICERON, JOECHER, ELOY, GEORGE CALAMIUS (Strassburg 1575, 4.), LOUIS ANTOINE PROSPER, HÉRISSANT (Élog. hist. de J e a n G o n t h i e r d'A n d e r n a c h médecin ordinaire de F r a n ç o i s I. etc., Paris 1765).

Biblioth. univ., XVIII, pag. 83. — Biogr. méd. IV, pag. 481. Kleinwächter.

Guenther, Daniel Erhard G., zu Duisburg, war in Solingen am 11. Juni 1752 geboren, studirte in Duisburg und Göttingen, wurde am erstgenannten Orte 1772 Doctor mit der *„Diss. inaug. sistens signa ex lingua“* (auch in SCHLEGEL's Thesaur. semiot. pathol., Vol. III, 1802), machte dann Reisen nach Wien, Strassburg, Berlin und London, wurde Doctor legens in Duisburg, prakticirte einige Zeit in Frankfurt a. M., wurde 1778 Prof. ord. der Medicin in Duisburg und bekleidete diese Lehrstelle über 40 Jahre, bis zu der im Jahre 1818 erfolgten Aufhebung jener Universität. Er widmete sich von da an mit vollster Uneigennützigkeit wieder ganz der ärztlichen Praxis. Als Schriftsteller war er nur wenig thätig, indem von ihm nur herrührt: *„Cerebri et nervorum distributionis expositio“* (Duisburg 1786), zu deren deutscher Uebersetzung (Ebenda und Düsseldorf 1789) durch H. W. POTTGIESSER er Zusätze lieferte. Auch hatte er Antheil an der Inaug.-Diss. von C. W. KRUMMACHER (1790) und war Verfasser der Diss. von C. J. CARSTANJEN *„De origine bilis cysticae“* (Duisburg 1785, 4.). Er hatte das Glück, sein 50- und 60jähriges Doctor-Jubiläum zu begehen und starb am 11. August 1834. Die von ihm hinterlassene Sammlung pathologischer und physiologischer Präparate kam durch Schenkung der Erben in den Besitz der medic.-chirurg. Lehranstalt zu Münster.

Neuer Nekrolog der Deutschen. Jahrg. 12, 1834, II, pag. 599. — C a l l i s e n , VII, pag. 485; XXVIII, pag. 303. G.

Guenther, Johann Jacob G., zu Cöln am Rhein, war am 19. Februar
1771 zu Neviges bei Elberfeld geboren als Sohn eines Wundarztes, war anfänglich
Elementarlehrer, studirte von 1788 an in Marburg unter den kümmerlichsten
Verhältnissen Theologie, wurde 1794 Hilfsprediger in Oberkassel, entschloss sich
aber 1797 zur Medicin überzugehen, die er auf der kurcölnischen Universität Bonn
und von 1799 an in Marburg studirte, wo er 1801 mit der Diss. *„Nunnullos
aphorismos de aëris in corpus humanum effectu continens, nec non de methodo
exinde orta, species gasium varias in morbis applicandi"* Doctor wurde. Derselben folgte sehr bald eine *„Darstellung einiger Resultate, die aus der Anwendung der pneumatischen Chemie auf die praktische Arzneikunst hervor-
gehen; u. s. w."* (Marburg 1801). Nach Oberkassel zurückgekehrt, gab er der
literarischen Beschäftigung den Vorzug vor der Praxis und seine *„Geschichte der
Vaccine und ihrer Impfung, u. s. w."* (Cöln 1802) trug viel zur allgemeinen
Einführung derselben bei. Einen vortheilhaften Ruf, als Militärarzt in russische
Dienste zu treten, lehnte er ab und schrieb: *„Etwas über den Werth des warmen
Badens, nebst einigen Bemerkungen über das Luftbad u. s. w."* (Frankfurt a. M.
1804) — *„Ueber sogenannte Vorbauungsmittel; als Beitrag zur Ausrottung
diätetischer Vorurtheile"* (Cöln 1805) — *„Kurze Uebersicht und Würdigung
der vorzüglichsten, bisher in der Lustseuche versuchten Heilmittel; u. s. w."*
(Frankfurt a. M. 1807). Er war 1805 nassauischer Amtsphysicus in Deutz
geworden; indessen auch hier blieben wissenschaftliche Arbeiten in verschiedenen
Zeitschriften, die ihn selbst mit Goethe in Verbindung brachten und ihm einen
Besuch desselben verschafften, seine Hauptbeschäftigung und liessen ihn seine
drückende finanzielle Lage weniger fühlen. Im Jahre 1808 siedelte er nach Cöln
über, kehrte aber 1814 nach Deutz zurück, wo er während der provisorischen
Verwaltung des Herzogthums Berg durch die alliirten Mächte Cantons-, später
Kreisphysicus bis 1817 war, um dann seinen Wohnsitz wieder nach Cöln zu ver-
legen. Schriften, die in diese und die nächste Zeit fallen, waren: *„Einige
Bemerkungen über die jetzt herrschende Fieberform"* (Cöln 1814) — *„Ueber
die medicinische Anwendung des Zuckers"* (Ebenda 1816) — *„Architektonischer
Grundriss der medicinischen Disciplinen; . . . . . Zu Vorlesungen entworfen"*
(Ebenda 1819) — *„Revision der Kriterien, ... zur Entscheidung der Frage
. . . . ob todtgefundene Neugeborene eines natürlichen oder gewaltsamen Todes
gestorben seien? u. s. w."* (Ebenda 1820). Im Jahre 1821 wurde er in Cöln
Medicinalrath und Mitglied des Medicinal-Collegiums der Herzogthümer Jülich,
Cleve, Berg, nach dessen Auflösung 1823 auf Wartegeld gesetzt, 1825 aber zum
Regierungs-Medicinalrath in Trier designirt, auf welche Stelle er jedoch, gegen
Entschädigung, Verzicht leistete. Von seinen überaus zahlreichen Arbeiten, unter
denen sich bis zum Jahre 1830 allein gegen 70 Aufsätze in Zeitschriften und
zahlreiche Artikel in dem Berliner Encyclopädischen Wörterbuche der medicinischen
Wissenschaften befinden, führen wir nur folgende an: *„Einige vorläufige Be-
merkungen über Cölln und seine Bewohner in medic. physischer Hinsicht u. s. w."*
(Cöln 1824) — *„Ueber Luftreinigung in Zimmern und Krankensälen"* (Aachen
1826) — *„Versuch einer medic. Topographie von Cöln am Rhein u. s. w."*
(Berlin 1833) — *„Natur und Kunst in Heilung der Krankheiten"* (Frankfurt a. M. 1834) — *„Ueber Vorzeichen der Witterung u. s. w."* (Cöln 1834) —
„Die Atmosphäre und ihre vorzüglichsten Erscheinungen u. s. w." (Frankfurt
1835) — *„Ueber nachtheilige Umänderung und Verfälschung des Cyders,
Branntweins, Thees, Kaffees u. s. w."* (Cöln 1836) — *„Ueber Selbstentzün-
dungen u. s. w."* (Frankfurt a. M. 1837) — *„Kurzgefasste Darstellung einer
allgemeinen statistischen Uebersicht über das Verhältniss der Geburten und
Sterbefälle zu den Lebenden"* (Cöln 1847). Lebensmüde, mit sich und der Welt
zerfallen, schied er aus dieser am 13. Juli 1852, nachdem er einer der fruchtbarsten medicinischen Schriftsteller gewesen, der sich fast in allen Fächern der
Wissenschaft und Kunst nicht ohne Erfolg versucht hatte.

Merrem in Med. Zeitung, herausgeg. von dem Verein für Heilkunde in Preussen.
1852, pag. 224 — Callisen, VII, pag. 486; XXVIII, pag. 305. — Engelmann, pag. 207;
Supplem. pag. 88.
G.

Günther, Gustav Biedermann G., geboren am 22. Februar 1801
zu Schandau a. E., studirte, in der Fürstenschule zu Pforta vorgebildet, von 1818
ab zu Leipzig Medicin und erwarb, nachdem er vom Juni 1819 bis zum October
1820 mit dem Ornithologen THIENEMANN eine naturhistorische Reise durch Norwegen und Island gemacht hatte, 1824 zu Leipzig die Doctorwürde nach Vertheidigung seiner Inaug.-Diss.: „*Analecta ad anatomiam fungi medullaris*". Von
1825 ab war er Assistent an der unter FRICKE'S Leitung stehenden chirurgischen
Abtheilung des allgemeinen Krankenhauses zu Hamburg. Im Jahre 1829 liess er
sich als praktischer Arzt in Hamburg nieder und begründete daselbst 1831 ein
orthopädisches Institut, das sich bald einen guten Ruf erwarb, aber von G. wieder
aufgegeben wurde, da er von den Erfolgen der orthopädischen Thätigkeit nicht
befriedigt wurde. Vom August 1837 an war er als Professor der Chirurgie in
Kiel thätig, vom October 1841 ab aber bis zu seinem am 8. September 1866 an
der Cholera erfolgten Tode als solcher an der Universität zu Leipzig. G. zeichnete
sich durch Reinheit des Charakters, Biederkeit und Liebenswürdigkeit seines Wesens,
bei grosser Bescheidenheit, Pflichttreue und echter Menschenfreundlichkeit, namentlich auch seinen Kranken gegenüber, in hohem Grade aus. Er verband mit einem
umfassenden Wissen ein sehr reges Streben, die Fortschritte der Wissenschaft sich
anzueignen. Ausserdem war er höchst freisinnig und trat mit grosser Entschiedenheit für Hebung des ärztlichen Standes auf. Zur Erreichung des letztgenannten
Zweckes gab er im Vereine mit den DDr. MILLIES, MÜLLER, SONNENKALB und
dem Unterzeichneten in den Jahren 1848, 49 und 50 das ärztliche Reformblatt
für Sachsen heraus und stellte sich mit den Genannten 1850 an die Spitze der
Bestrebungen zur Begründung einer Wittwen-, Waisen- und Invalidencasse für
Aerzte, Wundärzte, Thierärzte und Apotheker im Königreich Sachsen und den
angrenzenden Herzog- und Fürstenthümern, welche zum grossen Theile durch G.'s
persönliche Thätigkeit einen überaus günstigen Erfolg hatten, so dass dieses
segensreiche Institut noch jetzt seine Thätigkeit in erfreulichster Weise entfaltet.
Endlich ist in dieser Hinsicht noch zu erwähnen, dass G. durch die von ihm
veranlasste Verschärfung der Erfordernisse für das Studium der niederen Chirurgie
zur Verminderung dieses Heilpersonals wesentlich beigetragen hat. Als Chirurg
war G. mehr durch sehr sorgfältige, auf eingehende Berücksichtigung der anatomischen Verhältnisse sich stützende Untersuchung und eine einfache Therapie ausgezeichnet, als durch seine Thätigkeit als Operateur. Bezeichnend für G.'s therapeutische Richtung ist seine Vorliebe für Anwendung frischer und freier Luft bei
Behandlung von Verwundeten und Operirten. Er liess die Kranken in ihren Betten
aus den zu ebener Erde gelegenen Krankensälen in einen Schuppen — die sogenannte Luftbude — rollen, wo sie vor den Unbilden der Witterung geschützt,
aber dem ungehinderten Zutritt der Luft ausgesetzt waren. G.'s hauptsächliche
Bedeutung aber liegt in seiner Wirksamkeit als Lehrer, bei welcher er unermüdliche Thätigkeit mit der grössten Gewissenhaftigkeit verband und sowohl in der
Klinik, als auch bei seinen Operationscursen bemüht war, seine Schüler zu denkenden,
vor Allem mit den häufigsten Vorkommnissen der gewöhnlichen Praxis vertrauten
Aerzten auszubilden, wobei er jedoch den Anforderungen der rationellen Wissenschaft
stets gebührend Rechnung trug. — Die literarische Thätigkeit G.'s war vorzugsweise auf die chirurgische Anatomie und die Operationslehre gerichtet. Die diesen
Disciplinen angehörenden, von ihm veröffentlichten Schriften sind sämmtlich mit
guten Abbildungen versehen und zeugen von ausserordentlichem Fleisse, leiden
aber zum Theil an Mangel einer Kritik, indem veraltete und unbrauchbare Methoden
neben wirklich brauchbaren ohne genauere Bezeichnung ihres Werthes aufgeführt
werden. Die von G. veröffentlichten Schriften, von denen die drei ersten in Hamburg,
die übrigen, mit einer Ausnahme, in Leipzig erschienen sind, sind folgende:

„*Desruelles* *über die Behandlung ohne Quecksilber bei venerischen Krankheiten; in deutscher Uebersetzung, mit einer Vorrede von* Fricke" (1829) — „*Chirurgische Anatomie in Abbildungen; Heft 1 und 2: Knochen- und Muskellehre*" (1838—1840) — „*Das Handgelenk in mechanischer, anatomischer und chirurgischer Beziehung*" (1841) — „*Bemerkungen über die Verkrümmungen des Rückgrats und besonders über die Mittel, denselben vorzubeugen*"; aus PFAFF'S praktischen und kritischen Mittheilungen (Kiel 1839) — „*Operationslehre am Leichnam, für Studirende u. s. w.*" (1843, 44) — „*Die Verrenkung des ersten Daumengliedes nach der Rückenseite*" (1844) — „*Nonnulli de externo aquae in morbis chirurg. usu aphorismi*" (1844) — „*De indicatione ad trepanationem in capitis laesionibus expositio*" (1846) — „*Nonnulla de rabie canina in hominibus*" (1848) — „*De difficultate, qua haemorrhagiae traumaticae interdum sistuntur*" (1850) — „*Der hohe Steinschnitt seit seinem Ursprunge bis zu seiner jetzigen Ausbildung*" (1851) — „*De curando aneurysmate per compressionem arteriae*" (1852) — „*Die Lehre von den blutigen Operationen am menschlichen Körper in Verbindung mit* Ritterich, Streubel, B. Schmidt, Berger, Coccius, Hennig, J. Kühn, Wendt" (7 Abthl., 1853—66, unvollendet) — „*Leitfaden zu den Operationen am menschlichen Körper*" (3 Thle., 1859—65) — „*Ueber den Bau des menschlichen Fusses und dessen zweckmässigste Bekleidung*" (1863).

Allgemeine Deutsche Biographie. Bd. X. Winter.

Guenther, August Friedrich G., zu Dresden, daselbst im Jahre 1806 geboren, bereitete sich durch Privatunterricht auf das Studium der Heilkunde vor, welchem er seit 1823 an der dortigen chirurgisch-medicinischen Akademie unter SEILER, V. AMMON, CHOULANT, PECH u. A. oblag. 1826 trat er als Compagniechirurg in das sächsische Militär ein, wurde 1836 Bataillonsarzt II. Cl., 1838 zu Leipzig Dr. med. mit der Diss.: „*De cavitatis tympani et partium adhaerentium genesi in hominibus*" (4.), 1840 Bataillonsarzt I. Cl., 1844 Regimentsarzt und in demselben Jahre Professor der Anatomie und Physiologie an der obengedachten Akademie, welche bis zum Jahre 1864 bestand. Er schrieb um diese Zeit noch: „*Quaedam de hermaphroditismo*" (Dresden 1845, c. tab.) und „*Commentatio de hermaphroditismo cui adjectae sunt nunnullae observationes*" (Ebenda 1846, c. 2 tabb.). 1850 wurde er zum Generalstabsarzt der kgl. sächsischen Armee ernannt und nahm 1870 eines Blasensteinleidens wegen, welches im Jahre 1871 seinen Tod herbeiführte, seinen Abschied. Sein Leben ist unermüdliche und erfolgreiche Arbeit gewesen. In weiteren Kreisen ist er durch sein „*Lehrbuch der allgemeinen Physiologie des Menschen*" (2 Bde., Leipzig 1845—53), welches von ihm 1845 begonnen und von OTTO FUNKE im Jahre 1855 vollendet wurde, bekannt geworden. Um die Militär-Sanitätsverfassung Sachsens hat er sich seiner Zeit durch die Einführung von Fortbildungscursen und durch die Zusammenfassung der Militärärzte in ein Sanitätscorps (1851) verdient gemacht.

Jahresbericht der Gesellsch. für Natur- und Heilk. zu Dresden. 1872. — H. Frölich in Allgem. Deutscher Biogr. Bd. X. H. Frölich.

*Guenther, Rudolf Biedermann G., zu Dresden, ist daselbst am 18. April 1828 geboren, studirte in Leipzig und wurde dort 1850 Doctor. Er war darauf von 1852 an Landgerichtsarzt und von 1847 an Bezirksarzt zu Eibenstock im Kgr. Sachsen, wurde 1859 Medicinalrath und Medicinalbeisitzer der königlichen Kreis-Direction Zwickau, 1872 Geh. Medicinalrath und Medicinalreferent im königl. sächs. Ministerium zu Dresden und dirigirender Oberarzt am Carolahause. Schriften: „*Die indische Cholera in Sachsen im Jahre 1865*" (Leipzig 1866, mit Atlas) — „*Die indische Cholera im Regierungsbezirke Zwickau im Jahre 1866*" (Ebenda 1869, 4., mit Karten) — „*Die Choleraepidemie des Jahres 1873 im Königreich Sachsen*" (Berlin 1876, 4., mit Atlas). Red.

Guentner, Franz Xaver Ritter von G., war am 23. September 1790 zu Trautmannsdorf in Nieder-Oesterreich geboren, widmete sich in Wien philosophischen und medicinischen Studien, wurde 1819 Assistent bei der Lehrkanzel der Philosophie, 1820 Doctor der Medicin, 1822 der Lehrkanzel der praktischen Heilkunde adjungirt, leistete Secundararztdienste in der Wiener Irrenanstalt, supplirte die Lehrkanzel der allgemeinen Erziehungskunde und hielt drei Schuljahre hindurch unentgeltliche Vorträge über Frauen- und Kinderkrankheiten. 1827 zum Primararzt ernannt, übernahm er die Leitung der mit Kranken überfüllten Irrenanstalt und versah daneben eine medicinische Abtheilung im Allgemeinen Krankenhause und 1830 auch die Lehrkanzel der praktischen Medicin für Aerzte. 1831 wurde er zum Director des Allgemeinen Krankenhauses und des damit verbundenen Irren-, Gebär- und Findelhauses, mit dem Titel Regierungsrath, ernannt und führte die Direction bis 1857, wo er neben v. RAIMANN zum zweiten Leibarzte des Kaisers Ferdinand berufen wurde; 1847 rückte er in die Stelle des ersten Leibarztes mit dem Charakter als Hofrath. In jene Zeit fallen, ausser anderen Aufsätzen in den Med. Jahrbb. des k. k. österr. Staates, ebenfalls in diesen publicirt (Bd. XI, XII): *„Beobachtungen über den epidemischen Brechdurchfall"* — *„Krankheitsgeschichten von Cholerafällen"* u. s. w. Im Herbst 1848 folgte er dem Kaiser Ferdinand nach Prag und verfasste vor und nach dieser Zeit folgende Schriften: *„Kindesmord und Fruchtabtreibung. In gerichtsärztlicher Beziehung u. s. w."* (Prag 1845) — *„Gerichtsärztliche Würdigung der Körperverletzungen und Narben"* (Ebenda 1848) — *„Handbuch der gerichtlichen Medicin für Mediciner, Rechtsgelehrte u. s. w."* (Regensburg 1851). Bald nach 1848 wurde er zum Ober-Medicinalrath in das Ministerium des Innern berufen und nach Auflösung des Ober-Medicinal-Collegiums zum Sanitäts-Referenten in diesem Ministerium ernannt, 1856 aber in den bleibenden Ruhestand versetzt. Trotz seines vorgerückten Alters war er auch weiterhin als Schriftsteller auf dem Gebiete der gerichtlichen Medicin thätig, indem er noch folgende Schriften verfasste: *„Handbuch der öffentlichen Sanitätspflege für Aerzte, Juristen u. s. w."* (Prag 1865) — *„Handbuch der gerichtlichen Psychologie"*. *Das Seelenleben des Menschen im gesunden und kranken Zustande u. s. w."* (Hamburg und Leipzig 1868). Er feierte sein 50- und 60jähriges Doctor-Jubiläum und starb zu Ischl am 23. August 1882 im Alter von 92 Jahren.   Red.

*Guentner, Wenzel G., zu Salzburg, ist zu Neu Losimthal (Kr. Eger) in Böhmen am 29. December 1820 geboren, studirte in Prag, war Schüler von PITHA und OPPOLZER, wurde 1847 Doctor, in demselben Jahre Assistent an der chirurgischen Abtheilung von PITHA, dann Secundararzt, 1850 Assistent an der chirurgischen Klinik, welche Stelle er bis 1858 bekleidete. Im Jahre 1855 wurde ihm, mit Nachsicht des Habilitationsactes, die Bewilligung ertheilt, systematische Vorträge über theoretische Chirurgie zu halten. Im Jahre 1858 supplirte er, nach der Berufung PITHA'S nach Wien, die Lehrkanzel der Chirurgie und gleichzeitig die Primar-Chirurgenstelle im Allgemeinen Krankenhause. In demselben Jahre wurde ihm die Lehrkanzel der Chirurgie an der medicinisch-chirurgischen Lehranstalt und die damit verbundene Primararztstelle am St. Johann-Spitale in Salzburg verliehen, und bekleidete er dieselbe bis zur Aufhebung dieser Lehranstalt im Jahre 1875. Er wirkte in den Jahren 1876—78 nur als Primararzt am St. Johann-Spitale und wurde im letzteren Jahre durch Ernennung zum Regierungsrath und Sanitätsreferenten an die Spitze des Sanitätswesens im Herzogthume Salzburg gestellt, welche Stelle er noch einnimmt. In den Jahren 1859 und 1866 leitete er die chirurgische Abtheilung in den grösseren Spitälern, welche bei dem Transporte von Verwundeten zur Aufnahme bestimmt waren. Während seiner Thätigkeit in Prag war er Mitarbeiter an der Prager Vierteljahrschrift, später an der Zeitschrift der k. k. Gesellschaft der Aerzte in Wien und an den „Memorabilien". Im Jahre 1864 erschienen von ihm *„Grundzüge der allgemeinen*

Chirurgie", vorzüglich bestimmt für den Kreis der Schüler in den medicinisch-chirurgischen Lehranstalten.

Red.

Guentz, Eduard Wilhelm G., geboren am 1. April 1800 zu Wurzen (Königreich Sachsen), trat, auf dem Lyceum zu Wittenberg vorgebildet, 1817 in die medicinisch-chirurgische Akademie zu Dresden, welche er 1819 verliess, um sich in Leipzig dem Studium der Medicin zu widmen, nach dessen Vollendung er 1822 als Protokollant an der unter JOERG stehenden geburtshilflichen Klinik angestellt wurde. Im Jahre 1827 erwarb er sich die medicinische Doctorwürde nach Vertheidigung einer Abhandlung: *„De via ac ratione, qua in instituto Trieriano artis obstetriciae usus et docetur et exercetur"*, in welcher er die Mängel des Institutes so nachdrücklich hervorgehoben hatte, dass er deshalb zur Verantwortung gezogen wurde, was aber doch den Erfolg hatte, dass die gerügten Uebelstände nach wenigen Jahren beseitigt wurden. Er verbrachte hierauf fast zwei Jahre auf Reisen, namentlich in Italien, wobei er sein Hauptaugenmerk auf den Zustand der Irrenanstalten in den verschiedenen von ihm besuchten Ländern richtete. Ende 1829 liess er sich als Docent an der Universität und praktischer Arzt in Leipzig nieder, namentlich auch als Geburtshelfer, und wurde noch in demselben Jahre zum Stadthebearzt ernannt; von 1830—1850 aber verwaltete er das Amt eines Stadtbezirks- und Gerichtsarztes von Leipzig, sowie mehrerer benachbarter Patrimonialgerichte. Schon früh hatte sich jedoch G., wie bereits angedeutet, dem Studium der Psychiatrie zugewendet und die zahlreichen ungünstigen, zum Theil aber auch günstigen Erfahrungen, welche er bei seinen Reisen in Bezug auf die Behandlung und Verpflegung der Geisteskranken gemacht hatte, reiften in ihm den Entschluss, eine von anderer Seite her erfolglos gefassten Plan, eine Privat-Irrenanstalt in der Nähe von Leipzig zu gründen, zur Ausführung zu bringen. Erst im Jahre 1836 gelang es ihm indessen, nach Ueberwindung zahlreicher und sehr grosser Schwierigkeiten, in dem Nachbardorfe Möckern ein geeignetes Local zu ermiethen. Der Erfolg dieser „Irrenheil- und Pflegeanstalt" war ein günstiger: bereits nach wenigen Jahren musste eine Erweiterung in Aussicht genommen werden und im Jahre 1839 wurde die Anstalt in ein allen Bedürfnissen entsprechendes Gebäude verlegt, welches auf einem von G. eigenthümlich erworbenen Platze, dem sogenannten „Thonberg" bei Leipzig errichtet worden war. G. führte die Leitung dieser Anstalt, welche im Laufe der Jahre wesentliche Erweiterungen erfahren hat, bis zum Jahre 1863, wo er dieselbe seinem Schwiegersohne Dr. THEOB. GÜNTZ übertrug, sich selbst aber nach Meissen zurückzog, woselbst er ein ihm gehörendes Grundstück mit den erforderlichen Einrichtungen zur zeitweiligen Unterbringung von Kranken seiner Anstalt versehen hatte. Er starb, in den letzten Jahren seines Lebens durch körperliche Leiden mehrfach heimgesucht, in seiner Anstalt Thonberg am 2. März 1880, nachdem er im Jahre 1877 sein 50jähriges Doctor-Jubiläum gefeiert hatte. G. ist bis zu der Zeit, zu welcher er seine Stellung als Stadt-Bezirksarzt aufgab, als praktischer Arzt, namentlich als Geburtshelfer in weiten Kreisen thätig gewesen. Von Anfang an aber hat er sich der Psychiatrie mit Vorliebe gewidmet, für deren Förderung seine Leistungen von hoher Bedeutung sind. Bei aller Beachtung der somatischen Grundlage der Geistesstörungen legte er jedoch den höchsten Werth auf den psychischen Einfluss bei Behandlung derselben. Ganz bezeichnend für seine Richtung ist der Ausspruch, der sich in der Einleitung zu einem Berichte über seine Anstalt (S. V.) findet: „Es giebt kein Musterhaus für Psychiatrie. Einen andern Massstab fordert die Nationalität, einen andern der Stand, einen dritten der Himmelstrich. Alle Widersprüche jedoch in Bau und Einrichtung versöhnt die Leitung des Ganzen, die rechte Leitung, der Geist, welcher durch die Räume weht, die Milde nicht des Himmels, sondern des Herzens, des Herzens, das mit dem Leidenden fühlt und weil es mitfühlt, thatkräftig gegen fremdes Leiden ankämpft." — Von literarischen Publicationen sind, abgesehen von mehrfachen Uebersetzungen englischer und italienischer Werke, zu erwähnen: „Der Leichnam des Menschen in seinen physischen Verwandlungen, nach Beobachtungen und Versuchen dargestellt. I. Th. Der Leichnam der Neugeborenen u. s. w." (Leipzig 1827; mehr ist nie erschienen) — „Die Irren-heil- und Pflegeanstalt Thonberg im ersten Vierteljahrhundert ihrer Wirksam-keit" (Leipzig 1861) — „Don Pietro Baron Pisani, Gründer, Director und Administrator des königl. Irrenhauses in Palermo, der Vorläufer John Conolly's" (Leipzig 1878). Diese Abhandlung, vorwiegend nur eine Skizze des Systems von PISANI — den G. als seinen Retter aus höchster Lebensgefahr bei seinem Aufenthalte in Palermo und als Lehrer verehrte — enthaltend, ist auch für die Geschichte der Psychiatrie im Allgemeinen von Bedeutung. Winter.

*Guentz, Justus Edmund G., zu Dresden, ist zu Tharand am 3. April 1838 geboren, studirte in Leipzig unter WUNDERLICH, GÜNTHER, WAGNER, wurde 1862 Doctor, ist seit 1868 Arzt in Dresden, begründete und leitete daselbst die königl. Poliklinik für Hautkrankheiten und Syphilis und ist jetzt Inhaber einer gleichen Privatklinik, ausserdem Chef- und Stabsarzt a. D. Schriften: „Ueber Alter und Ursprung der Syphilis" (Leipzig 1868) — „Das syphilitische Fieber" (Ebenda 1873) — „Das Vermögen der Schwefelwässer, bei der latenten Syphilis die Erscheinungen der Krankheit wieder zum Vorschein zu bringen" (Dresden 1877) — „Neue Erfahrungen über die Behandlung der Syphilis und Queck-silberkrankheit" (Ebenda 1878) — „Ueber den Einfluss der russischen Dampf-bäder auf die Ausscheidung des Quecksilbers bei Quecksilberkrankheiten" (Ebenda 1880) — „Die Syphilisbehandlung ohne Quecksilber. Eine neue abortive Methode" (Berlin 1882) — „Die Chromwasserbehandlung der Syphilis. Eine neue Methode" (Leipzig 1883) — „Diagnose der Lungensyphilis am Lebenden durch gummöse Sputa bei Hämoptyse" (Memorabilien 1882). Red.

Guenz, Justus Gottfried G., wurde am 1. März 1714 im Städtchen Königstein am Fusse der gleichnamigen Bergfestung geboren. Bis in sein 15. Lebensjahr erhielt er von seinem Vater, welcher Prediger war, Unterricht; dann bezog er das Gymnasium in Görlitz und 1732 die Universität Leipzig, wo-selbst er mit ganz besonderem Eifer Medicin studirte. 1738 machte er in Leipzig das Doctorexamen, nach dessen Absolvirung er eine grössere wissenschaftliche Reise antrat. 1747 wurde er in Leipzig Professor der Physiologie und bald nachher erhielt er auch die Professur der Anatomie und Chirurgie. Im Jahre 1751 ernannte ihn der Kurfürst von Sachsen zu seinem Leibarzt, doch erfreute er sich dieser Auszeichnung nur kurze Zeit, da er bereits 1751 starb. Er war ein sehr fruchtbarer medicinischer Schriftsteller, und zwar hat er sich auf den verschiedensten Gebieten der Arzneiwissenschaft bewegt. In der Chirurgie war es besonders seine Arbeit über Behandlung der Steine, welche allgemeines Aufsehen erregte; in der Geburtshilfe ist namentlich seine Arbeit über die Lage der Kreissenden; in der Ophthalmologie seine Publicationen über Staar, Staphylom; in der Geschichte der Medicin seine Bearbeitung einzelner Werke des HIPPOKRATES u. s. w. hervorzuheben.

Börner, Jetztlebende berühmte Aerzte, Bd. I, pag. 621. Magnus.

Guépin, Ange G., zu Nantes, Arzt und Publicist, war am 30. August 1805 zu Pontivy (Morbihan) geboren, wendete sich neben der Medicin frühzeitig der Politik zu, wurde 1828 Doctor der ersteren, liess sich in Nantes nieder, wo er Professor der ökonomischen und industriellen Chemie wurde. Nach der Juli-Revolution von 1830, nach welcher er die royalistischen Bestrebungen in der Vendée niederzudrücken bemüht gewesen war, wurde er Professor der Medicin an der medi-cinischen Secundärschule in Nantes und 1832 Chirurgien suppléant der Hospitäler. 1833 machte er sich um die Gründung des zum ersten Male in Frankreich abge-haltenen Congrès scientifique et philosophique verdient, begann von 1835 an sich speciell mit Augenheilkunde zu beschäftigen und gründete eine der ersten Augen-kliniken in Europa. 1848 wendete er sich wieder ganz der Politik zu, wurde

Commissar der Republik in verschiedenen Departements, 1850 aber seines Lehrstuhles entsetzt. Im September 1870 war er für kurze Zeit Präfect der Loire-Inférieure, wurde 1871 Conseiller général eines Cantons von Nantes und starb am 21. Mai 1873. Ausser seinen Schriften über Socialismus (1850, 52), einer Geschichte von Nantes (1832) u. s. w., sind an medicinischen Schriften von ihm anzuführen: „Lettres à Ribes, de Montpellier, sur divers sujets de méd., de chir. et d'hygiène" (Nantes und Paris 1836) — „Études d'oculistique" (Paris 1844, av. 2 pl.; deutsche Uebers. von J. NEUHAUSEN, Crefeld 1847) — „Nouvelles études théoriques et cliniques sur les maladies des yeux: l'oeil et la vision" (Paris 1857) — „Des eaux minéralisées" (Ebenda 1857). Er war einer der Gründer der „Revue philosophique et religieuse".

Vapereau, 5. édit, I, pag. 866.   G.

Guépratte, Alphonse-Pierre-Prosper G., französischer Marine-Chirurg I. Cl., war zu Brest am 20. Juli 1808 geboren, wurde 1842 in Montpellier Doctor, nachdem er bereits von 1832 an schriftstellerisch thätig gewesen war. Von seinen Arbeiten führen wir an eine „Monographie du mal de mer ou gastro-entérite nautique" (Montpellier 1844) — „Résection des extrémités articulaires des os" (Ebenda 1844) an. Diese beiden Arbeiten, wie eine Reihe anderer, über Hydrocele, Carcinom, Tetanus, Amputation des Unterschenkels, Dysenterie etc. erschienen in der Gaz. méd. de Montpellier (1843, 44). Andere Aufsätze von ihm, z. B. über Fremdkörper im Mastdarm, über Knochenwunden, sind in den Annales de la chir. franç. et étrang. (1843, 45), noch andere über Luxationen, Hämophilie u. s. w. im Journ. des connaiss. méd.-chir. (1844) enthalten. Eine grössere Arbeit ist betitelt: „Médecine navale" (Journ. des connaiss. méd.-chir., 1844, 45, 46, 47); er schrieb endlich noch: „Les loisirs d'un marin" (Brest 1847) — „Modifications dans la confection des moxas" (Journ. de pharm. et de chimie, 1848) — „Héméralopie des pays chauds, observations recueillies à bord de la frégate l'Armide, mission de Madagascar, 1846" (Gaz. méd. de Montpellier, 1847). Er starb am 17. September 1847.

Berger et Rey, pag. 120.   G.

Guérard, Jacques-Alphonse G., verdienter französischer Hygieniker, geboren am 25. November 1796 in Noyères (Yonne), studirte Anfangs auf Wunsch seines Vaters seit 1816 Naturwissenschaften, speciell Chemie, Physik, Mineralogie und Geologie unter THÉNARD, LAUGIER und namentlich VAUQUELIN, mit welch' Letzterem er intim befreundet wurde und fast ein halbes Jahrhundert lang blieb, machte dann Reisen im westlichen Frankreich zur Besichtigung der dortigen Bergwerke und industriellen Anlagen und begann erst im Jahre 1821 das Studium der Medicin, wurde 1827 Doctor, 1828 zum Médecin des hôpitaux und 1829 zum Agrégé hon. der Facultät ernannt, functionirte 1831 am Hôp. Saint-Antoine und seit 1845 als Arzt am Hôtel-Dieu. Zugleich hielt er mit Erfolg Vorlesungen über medicinische Physik und Chemie, Toxicologie und Hygiene, über letztere auch eine Zeitlang officiell in Stellvertretung von DESGENETTES an der Universität. Seit 1837 war er Mitglied des Conseil d'hygiène et de salubrité du département de la Seine, seit 1855 Mitglied der Académie de médecine. Im Jahre 1868 gründete er die Société de médecine légale in Paris, deren Vorsitzender er bis zu seinem am 19. Juli 1874 erfolgten Tode war. G. war Verfasser zahlreicher Abhandlungen, speciell auf dem Gebiete der Hygiene; die meisten davon sind veröffentlicht in den] Annales d'hygiène et de médecine légale, deren Hauptredacteur er nach dem Tode von LEURET im Jahre 1845 wurde. Bei seiner ersten erfolglosen Bewerbung um den Lehrstuhl für Hygiene 1837 veröffentlichte G. die Concursschrift: „Des inhumations et des exhumations sous le rapport de l'hygiène" (Paris 1838), worin er auf die Gefahr der von den sich zersetzenden und faulenden thierischen Organismen ausgehenden Ausdünstungen hinweist und für die Anlage von Begräbnissstätten an von Wohnungen der Menschen weit entfernten Orten plaidirt. 1852 bei seiner wiederholten erfolglosen Bewerbung erschien von G. eine Schrift: „*Du choix et de la distribution des eaux dans une ville*", worin er einen Plan für die Anlage von Wasserleitungswerken für die Stadt Paris entwarf. Von den in den Annales d'hygiène, sowie im Écho du monde savant, Moniteur universel, Dictionnaire de médecine veröffentlichten zahlreichen Aufsätzen und Artikeln mögen hier folgende genannt werden: „*De la ventilation et du chauffage des édifices publics et en particulier des hôpitaux*" (Annales 1844) — „*Sur le méphitisme et la désinfection des fosses d'aisances*" (Ibidem) — „*Note sur les effets physiologiques et pathologiques de l'air comprimé*" (Ibidem 1854) — „*Note sur une singulière altération du pain*" (Ibidem 1843) — „*Sur le transport des animaux destinés à la boucherie*" (Ibidem 1846) — „*Observations sur la gélatine et les tissus d'origine animale qui peuvent servir à la préparer*" (Ibidem 1871) — „*Asphyxie pendant une exhumation*" (Ibidem 1840) — „*Note sur les effets physiques des bains*" (Ibidem 1844) — „*Causes physiques de la congélation des végétaux et des animaux*" (Ibidem 1844) — „*Sur l'épidémie de choléra qui sévit en ce moment à Paris*" (Ibidem 1854) — „*De la statistique nosologique des décès*" (Ibidem 1858) — „*Sur la fabrication et l'emploi des pérats artificiels et des houilles agglomérées*" (Ibidem 1859) — „*Hygiène des ouvriers chargés du service des moteurs à vapeur*" — (Ibidem 1873) — „*Sur l'empoisonnement par le phosphore*" (Ibidem 1859) — Artikel „*Professions*" im Dict. de méd.

Annales d'hygiène publique. 1874, T. XLII, pag. 458—478.   Pgl.

Guérard, Bernhard G., Dr. med. et chirg., General-Stabs-Wund- und Garnisonsarzt in Düsseldorf, Professor der Anatomie, Chirurgie und Geburtshilfe an der vom Kurfürsten Karl Theodor von der Pfalz in Düsseldorf gegründeten medicinischen Lehranstalt, lebte in der letzten Hälfte des vorigen Jahrhunderts und war speciell in der Geburtshilfe Schüler von FRIED, nach dessen Grundsätzen er im Allgemeinen verfuhr. An dem von ROGIER VAN ROONHUYSE erfundenen Instrumente (Hebel) zur leichteren Beendigung schwieriger Geburten hat G. eine Modification angebracht, die nach OSIANDER'S Urtheil zeigt, dass G. eine confuse Auffassung von der Anwendungsweise des betreffenden Instruments gehabt hat. G. veröffentlichte: „*Anfangsgründe der Geburtshilfe etc.*" (Düsseldorf 1775; 2. Aufl. Münster u. Osnabrück 1781); ferner über Symphysiotomie bei Kreissenden: „*Exposé des cas pour lesquels la section de la symphyse des os pubis fut faite à Dusseldorf et des suites de cette opération*" (Düsseldorf 1778).

Dict. hist. II, pag 618.   Pgl.

*Guérault, Jules-Henri G., französischer Marine-Chirurg, aus Orléans (Loiret) gebürtig, wurde 1857 in Paris Doctor mit der These: „*Observations médicales recueillies pendant le voyage scientifique de S. A. le prince Napoléon dans les mers du Nord.: 1. Essai sur l'éléphantiasis des Grecs .... sous le nom de spedalskhed. 2. Note sur la maladie hydatique des Islandais. 3. Observations sur la syphilisation en Norvège*". Er schrieb weiter noch: „*Note sur la maladie hydatique du foie en Islande et l'emploi de l'électropuncture à la destruction des acéphalocystes*" (Électricité médicale, 1857) — *Mém. sur les caractères différentiels de la conformation crânienne chez les Lapons et les Esquimaux*" (Mém. de la Soc. d'anthrop. de Paris, 1861). Zusammen mit BELLEBON gab er heraus: „*Les Esquimaux du Groënland, considérés sous le point de vue de leur race, ... de leur hygiène et de leurs maladies ordinaires. Voyages dans les mers du Nord à bord de la corvette la Reine-Hortense, etc.*" (Paris 1857, 4.).

Berger et Rey, pag. 121   ·   G.

Guerbois, Denis-François-Noël G., zu Paris, war am 17. Juli 1775 geboren, wurde zu Paris 1803 Doctor mit der These: „*Sur la nostalgie*

appelée vulgairement maladie du pays." Er war Chirurg des Collége Louis-le-
Grand, des Collége Charlemagne und des Hospice Cochin und Ehrenmitglied der
Akademie der Medicin. Er gab eine Uebersetzung von BAILLIE's: *„Anatomie
pathologique des organes les plus importants du corps humain"* (1815) heraus
und las in der Akademie ein: *„Mém. sur les luxations et particulièrement sur
les luxations coxo-fémorales"* (Revue médic. 1834), concurrirte 1834 und 1836
um klinisch-chirurgische Lehrstühle mit den Thesen: *„Des fistules recto-vaginales
et vésico-vaginales"* und: *„Quelles sont les affections qui compliquent le plus
fréquemment les plaies"* und schrieb: *„La chirurgie d'Hippocrate, extraite de
ses aphorismes . . . avec des commentaires"* (1836) — *„Des complications des
plaies après les opérations, contenant le tétanos, la commotion etc."* (1836).
Er starb am 22. October 1838.

Nouvelle biographie génér. T. XXII, pag. 395. — Callisen, VII, pag. 497;
XXVIII, pag. 309.

G.

Guérin, Pierre, geboren zu Couzon bei Lyon am 26. Mai 1740, war
Mitglied des Collége royal de chirurgie von Lyon, dirigirender Wundarzt am
Hôtel-Dieu daselbst, Demonstrator der Chirurgie und correspondirendes Mitglied
der königlichen Akademie der Wissenschaften zu Montpellier und galt als geschickter
Augenarzt. Er schrieb: *„Traité des maladies des yeux"* (Paris 1770) — *„Obser-
vations de chirurgie sur quelques accidens consécutifs des opérations etc."*
(Journ. de méd. chir. et pharm. T. XLVIII, 1777). Er starb zu Bordeaux am
13. Februar 1827.

Dict. hist. II, pag. 650. — Bréghot du Lut et Péricaud, pag. 140. Pgl.

Guérin, Joseph-Xavier-Bénézet G., Arzt, Physiker und Naturforscher, geboren am 21. August 1775 zu Avignon und etwa um 1850 daselbst
gestorben, studirte und promovirte in Montpellier, prakticirte dann in Avignon,
wurde nach und nach Arzt des dortigen Krankenhauses, Lehrer der Physik am
Collége von Avignon, Lehrer der Physik und Botanik an der École centrale de
Vaucluse, Secretär und Vicepräsident der Société de médecine in Avignon, des
Athénée de Vaucluse, Conservator des Musée Calvet etc. Durch G. wurde der
botanische Garten in Avignon eingerichtet. Gemeinschaftlich mit WATON gab er
seit 1798 in Carpentras ein periodisches Blatt: *„Essais de médecine et d'histoire
naturelle"* heraus, von dem aber nur drei Bändchen erschienen sind. Die übrigen
medicinischen Schriften G.'s sind: *„Discours sur l'étude de la médecine"* (Montpellier, ohne Jahreszahl, 8.) — *„Observations sur la vaccine"* (1802) —
„Rapport sur la vaccination générale de l'arrondissement d'Orange" —
*„Réflexions sur l'inoculation moderne suivies de l'instruction du Dr. Ed.
Jenner, inventeur de cette précieuse découverté"* (Avignon 1803). Ausserdem
hat G. für eine lange Reihe von Jahren barometrische und andere meteorologische
Beobachtungen in Avignon aufgezeichnet und zu verschiedenen Malen bekannt
gemacht. Die übrigen Schriften G.'s sind speciell physikalischen und natur-
geschichtlichen Inhalts.

Ersch und Gruber, Allgem. Encyclopädie. — Callisen, VII, pag. 501, wo
er irrthümlicherweise mit dem Vornamen Jean bezeichnet wird.
Pgl.

Guérin, Magist. chir. aus Rouen, Mitglied des Collége de Saint-Côme
daselbst, Stabschirurg der Marine zu Ende des 18. Jahrhunderts, später Arzt in
Paris, schrieb: *„Dissert. sur les maladies de l'urèthre"* (Paris 1780) — *„Traité
sur les gonorrhées"* (Paris 1780) — *„Extrait des maladies de l'urèthre et des
gonorrhées"* (Paris 1805).

Dict. hist. II, pag. 650. Pgl.

*****Guérin, Jules-René G.,** zu Paris, ist am 11. März 1801 zu Boussu
in Belgien (im ehemaligen Dép. Jemmapes) geboren, studirte von 1821 an in
Paris und wurde 1826 daselbst Doctor mit der These: *„Sur l'observation en*

médecine etc.". 1828 Eigenthümer und Redacteur der *„Gazette de santé"* geworden, die sich 1830 in die *„Gazette médicale de Paris"* umwandelte, erörterte er in derselben Standesfragen, kämpfte für die Wiederherstellung der Concurse und andere Verbesserungen, war Berichterstatter der aus der Zahl der Pariser Aerzte berufenen Ministerial-Commission, sowie Mitglied mehrerer zur Vorbereitung von neuen Gesetzen über den Unterricht und die Ausübung der Medicin ernannten Commissionen und war ein erklärter Anhänger der Unterrichtsfreiheit. Nachdem er 1832 und 1837 einige Schriften über die Cholera verfasst, folgte von 1838 die grosse Reihe seiner Arbeiten über Orthopädie und orthopädische Chirurgie, zu deren Ausübung er das orthopädische Institut de la Muette zu Passy gegründet hatte. 1839 erhielt er auch eine orthopädische Klinik im Kinder-Hospital. Von seinen 13 Mémoires orthopädischen Inhalts, die von 1838—1843, mit fortlaufenden Nummern versehen, erschienen, führen wir folgende kurz an: *„Mém. sur l'extension sigmoïde et la flexion dans le traitement des déviations latérales de l'épine"* (1838) — *„Mém. sur les déviations simulées de la colonne vertébrale, etc."* (1838) — *„Mém. sur une nouvelle méthode de traitement du torticolis ancien"* (1838) — *„Mém. sur l'étiologie générale des pieds-bots congénitaux"* (1838) — *„Mém. sur les variétés anatomiques du pied-bot congénital etc."* (1839) — *„Mém. sur les caractères généraux du rachitisme"* (1839; deutsche Uebers. von GEORG WEBER, Nordhausen 1847) — *„Mém. sur l'étiologie générale des déviations latérales de l'épine, etc."* (1840) — *„Recherches sur les luxations congénitales"* (1841) — *„Premier mém. sur le traitement des déviations de l'épine par la section des muscles du dos"* (2. éd. 1843) — *„Mém. sur l'étiologie générale du strabisme"* (2. éd. 1843). Dazu kommen noch in derselben Zeit: *„Mém. sur l'intervention de la pression atmosphérique dans le mécanisme des exhalations séreuses"* (1840) — *„Essai sur la méthode sous-cutanée .... sur les ploies sous-cutanées en général, et sur les plaies sous-cutanées des articulations; etc."* (1841) — *„Essai de physiologie générale, lu à l'Acad. des sciences etc."* (1843). Er erhielt für seine physiologischen Arbeiten von der Akademie drei MONTHYON-Preise, seine pathologischen und therapeutischen aber erfuhren zum Theil lebhafte Angriffe, namentlich die von ihm vorgeschlagene Myo- und Tenotomie an den Rückenmuskeln bei Wirbelsäulenverkrümmungen, die zu lange fortgesetzten Discussionen, namentlich mit MALGAIGNE, VIDAL (de Cassis) und HENROZ führte. Von seinen späteren, zum Theil ganz andere Gebiete betreffenden Arbeiten sind noch zu nennen: *„Essai d'une généralisation de la méthode sous-cutanée"* (1856) — *„Discours sur la tuberculose, etc."* (1868) — *„De la mortalité des nourrissons et des moyens d'y remédier"* (1870) — *„Pansement des plaies par l'occlusion pneumatique exposé, etc."* (1878) — *„Étude sur l'intoxication purulente, etc."* (1879). Er veranstaltete von 1880 an eine Sammlung seiner Schriften u. d. T.: *„Oeuvres du docteur Jules Guérin; recherches sur les difformités congénitales chez les monstres, le foetus, et l'enfant"* (Paris 1880—82; av. atlas, 28 pl., Fol.). Die Leitung der Gaz. médicale de Paris hatte er von 1830—72.

Glaeser, pag. 320. — Index-Catalogue. V, pag. 648.   Red.

*Guérin, Alphonse-François-Marie G., zu Paris, ist am 9. August 1817 zu Ploërmel (Morbihan) geboren, studirte in Paris, wurde Aide d'anatomie 1843, Doctor 1847 mit der These: *„De la fièvre purulente"*, Prosector der Amphitheater 1848 und Chirurg der Hospitäler 1850, durch Concurs, nachdem er bereits einmal mit der These: *„De l'influence de la pesanteur sur le développement et sur le traitement des maladies chirurgicales"* (1847) concurrirt hatte. Nacheinander war er Chirurg in den Hospitälern Loureine (1857), Cochin (1862), bis er 1863 im Hôp. Saint-Louis Chefchirurg wurde; 1872 endlich wurde er zum Chirurgen des Hôtel-Dieu ernannt, in welcher Stellung er sich noch befindet. Von seinen Schriften sind anzuführen: *„Éléments de chirurgie opératoire, ou traité pratique des opérations"* (1855; 6. édit. 1881) — *„Maladies des organes génitaux externes de la femme. Leçons professés à l'hôp.*

Biogr. Lexikon. II.   44

de Lourcine, rédigées . . . par M. Picard." (Paris 1864) — *„Leçons cliniques sur les maladies des organes génitaux internes de la femme"* (Ebenda 1878). Er hat sich ferner durch Anwendung des Watteverbandes als eines allgemeinen Wundverbandes bekannt gemacht und darüber u. A. veröffentlicht: *„Discours sur le traitement des plaies; prononcé à l'Acad. de médec."* (1878), ebenso ein Verfahren zu unmittelbarer Blut-Transfusion unter der Bezeichnung „Communauté de la circulation" angegeben. 1859 wurde er von den Hospital-Chirurgen zu ihrem Vertreter im Conseil de surveillance der Assistance publique und 1864 in den Conseil général des Depart. Morbihan für den Canton von Mauron gewählt.

Glaeser, pag. 319.

Red.

Guérin de Mamers, Honoré-Louis-François G., geboren am 16. Mai 1792 in Mamers (Sarthe), studirte in Paris und promovirte daselbst 1821. Er habilitirte sich darauf als Privatdocent für Physiologie und Medicin, war Mitübersetzer des chirurgischen Wörterbuchs von COOPER und Mitglied der Société d'émulation. G., der 1834 starb, schrieb: *„Des irritations nerveuses sous le rapport de la thérapeutique"* (Paris 1825) — *„De l'application de la physiologie à la pathologie et de l'indispensable union de ces deux parties de la science"* (Ebenda 1826) — *„Nouvelle toxicologie"* (Ebenda 1826) — *„De la nature et du traitement de la colique de plomb"* (Annales de la méd. physiol. 1827) — *„Physiologie du système nerveux"* (1827), sowie verschiedene Artikel in den Annales de la méd. physiolog., im Bulletin des sciences médicales, im Journal complémentaire du Dict. des sc. méd. und anderen Zeitschriften. Ausserdem besorgte er die Uebersetzung von J. THOMSON: *„De la taille latérale suivant G. Cheselden; suivi d'une nouvelle méthode pour la taille trouvée par Dupuytren"* (Paris 1818).

Dict. hist. II, pag. 649. — Desportes, pag. 326. — Callisen, VII, pag. 499;

XXVIII, pag. 310.

Pgl.

Guersant, Vater und Sohn, zu Paris. — Der Erstere, Louis-Benoît G., war am 29. April 1777 zu Dreux als Sohn eines Arztes geboren, studirte in Rouen unter LAUMONIER, kam 1794 nach Paris, erhielt 1798 einen Lehrstuhl der Naturgeschichte an der Centralschule in Rouen, wurde im Jahre XI der Republik zu Paris Doctor mit der These: *„Quels sont les caractères des propriétés vitales dans les végétaux".* 1804 zum Professor der Botanik am Jardin-des-Plantes zu Rouen ernannt, führte in demselben wichtige Veränderungen ein und bereitete eine Flora von Rouen und Umgegend vor. Um sich indessen der praktischen Medicin zu widmen, ging er nach Paris, war zuerst Arzt eines Bureau de bienfaisance, wurde aber, nachdem er 1813 sich bei der Tilgung der in die Departements Yonne und Côte-d'Or durch die spanischen Kriegsgefangenen eingeschleppten Typhus-Epidemie ausgezeichnet hatte, unter die Aerzte der Pariser Hospitäler aufgenommen, war anfänglich Arzt der Maison de santé des Faubourg Saint-Denis, von 1818 an aber des Hôp. des Enfants malades, des Schauplatzes seiner künftigen 30jährigen ruhmvollen Thätigkeit. Er wurde bei der Gründung der Akademie der Medicin 1820 Mitglied derselben, 1823 Agrégé für das Fach der Therapie und blieb später Agrégé libre der Facultät. — Ausser seinen botanischen Arbeiten, die hier unerwähnt bleiben, theilte er der Akademie von Rouen 1807 die sehr seltene: *„Observation sur une rupture de l'oesophage à la suite de vomissement"* (LEROUX' Journ. 1807) mit, nahm in Paris später lebhaften Antheil an dem Dict. des sc. médic., für welches er eine Reihe sehr verschiedenartiger Artikel verfasste, von denen einer: *„Essai sur les épizooties"* (1815), von Neuem gedruckt wurde. Er betheiligte sich darauf an dem „Dict. de médecine en 21 volumes", für welches er 79 Artikel, grösstentheils aus dem Gebiet der Kinderheilkunde, aber auch aus der allgemeinen Therapie verfasste. In der 2. Auflage des „Dictionnaire" (1837) erschienen diese Artikel erweitert und berichtigt. 1838 schrieb er, nach einem Aufenthalt in Plombières, eine wichtige Arbeit (Archives génér.) über diesen Curort. Er lehrte ferner die Wichtigkeit der Seebäder bei Kinderkrankheiten kennen; auch sammelte er Materialien zu einem umfassenden Werk über solche, das ihm aber in Folge seines am 23. Mai 1848 erfolgten Todes zusammenzustellen und herauszugeben nicht vergönnt war. Durch seine langjährige rastlose Thätigkeit am Kinder-Hospital, bei welcher er zahlreiche Schüler bildete, hat er seinen Nachfolgern auf dem Gebiete der Pathologie und Therapie der Kinderkrankheiten in dankenswerthester Weise den Weg gebahnt und viel zur Erlangung richtiger Anschauungen über jene beigetragen.

Archives générales de méd., 4. Série, T. XVII, 1848, pag. 247. — Fauconneau-Dufresne in Union médicale. 1849, pag. 225, 229. — Callisen, VII, pag. 504—6; XXVIII, pag. 313. G.

Paul-Louis-Benoît G., der Sohn, war im Jahre 1800 zu Paris geboren, wurde 1828 mit der These: *„Sur les avantages et les inconvéniences de la lithotomie, comparée à ceux de la lithotritie"* Doctor und nach einem glänzenden Concurse 1832 Chirurg am Kinder-Hospital, zu dessen weiterer Entwicklung er sehr viel beigetragen hat, schon dadurch, dass er daselbst eine sehr populär gewordene chirurgische Poliklinik einführte. Auch seine Klinik wurde bis zum Jahre 1860, wo er sich aus dem Hospital zurückzog, von In- und Ausländern viel besucht. Er war einer der 17 Chirurgen, von denen die Société de chirurgie 1843 begründet wurde und war 1852, 53 Präsident derselben. Von seinen zahlreichen Arbeiten, die sich fast sämmtlich auf die Chirurgie der Kinder beziehen, sind die hauptsächlichsten in der folgenden Schrift: *„Notices sur la chirurgie des enfants"* (Paris 1864—67; engl. Uebersetzung von Richard J. Dunglison, Philadelphia 1873) vereinigt worden. Wir führen von denselben folgende an: *„De la médecine opératoire chez les enfants"* — *„Des adénites cervicales chez les enfants"* — *„Des calculs vésicaux, de la taille et de la lithotritie"* — *„Du phimosis et de son traitement chez les enfants"* — *„Des kystes et des tumeurs enkystées"* — *„Des fractures chez les enfants"* — *„Des arthrites chroniques et de leur traitement"* — *„Quelques réflexions sur les brûlures"* — *„Traitement du bec-de-lièvre"* — *„De la vulvite chez les petites filles"* — *„De l'hydrocèle"* — *„De la chute du rectum"* — *„De l'hypospadie et de l'épispadie"* — *„Du cancer du testicule"* — *„De l'ophthalmie purulente des nouveaux-nés"* — *„Des imperforations congénitales de l'anus"* — *„Des vices de conformation des doigts"* — *„De la carie vertébrale"* u. s. w. Dazu kommen zahlreiche in den Zeitschriften (von 1840—1869) publicirte Mittheilungen. Er starb am 1. October 1869.

Trélat in Bullet. de la Soc. de chir. de Paris 1870, 2 Série, X, pag. 419. — Félix Guyon in Mém. de la Soc. de chir. 1874, VII, pag. LVII. A. Lutaud. — Red.

*Gueterbock, Vater und Sohn, in Berlin. — Ludwig G., der Vater, ist daselbst am 23. October 1814 geboren, studirte in Berlin und wurde daselbst 1837 Doctor mit der Diss. und Preisschrift: *„De pure et granulatione"* (4. c. tab.). Seit 1840 in Berlin praktischer Arzt, gegenwärtig mit dem Titel als Geh. Sanitätsrath, gab er heraus: *„Schönlein's klinische Vorträge in dem Charité-Krankenhause zu Berlin"* (Berlin, 3. unveränderte Aufl. 1843, 44), zusammen mit Lehrs und Scharlau: *„Dr. Schönlein als Arzt und klinischer Lehrer"* (Ebenda 1842). Ausserdem etliche Abhandlungen über Cholera in pathologischer und chemischer Hinsicht. Auch ist er Mitarbeiter an dem Jahresbericht über die Fortschritte der Medicin (Canstatt, Virchow-Hirsch). Red.

*Paul G., der Sohn, am 2. Juni 1844 geboren, ausgebildet, 1865 promovirt und ansässig ebenfalls in Berlin. Als Schüler Wilms' habilitirte er sich in der Chirurgie, wurde 1884 Assessor des Brandenburgischen Medicinal-Collegiums und schrieb monographisch: *„Die neueren Methoden der Wundbehandlung auf statistischer Grundlage"* (Berlin 1876) — *„Die englischen Krankenhäuser"* (Ebenda 1881) — *„Die öffentliche Reconvalescentenpflege"* (Leipzig 1882).

Wernich.
44*

*Guettet, Philibert-E.-V. G., Hydrotherapeut zu Saint-Seine-l'Abbaye (Côte-d'Or), ist am 30. April 1813 zu Parrecy-les-Forges (Saône-et-Loire) geboren, studirte unter grossen ökonomischen Schwierigkeiten in Paris, war in dieser Zeit ein Mitarbeiter bei der Anfertigung von THIBERT'S „Musée d'anatomie pathologique" und erlangte 1844 die Doctorwürde mit der These: „Déterminer si l'on peut tenter la cure de l'anévrysme du tronc brachio-céphalique. . . . La ligature est elle praticable?" Er wurde darauf, einer Aufforderung von GEOFFROY, einem Schüler von PRIESSNITZ, folgend, Mit-Director der von Jenem geleiteten Wasser-Heilanstalt in Lyon, trennte sich aber von demselben und gründete 1847 die oben genannte Anstalt, ein französisches Gräfenberg, in den malerischen Bergen der Côte-d'Or, in einer ehemaligen Benedictiner-Abtei. Eine Anzahl seiner Arbeiten ist enthalten in der Gaz. médec. de Paris, Gaz. des hôpit., Revue médec., Gaz. des eaux, Annales de l'électricité médicale de Bruxelles. Er schrieb ferner ein: „Mém. sur quelques applications de l'hydraulique à la circulation du sang" (Comptes rendus de l'Acad. des sc. 1846) — „Mém. sur les hémomètres" (Ebenda 1850) — „Mém. sur le traitement du rhumatisme par l'hydrothérapie" (Bull. de l'Acad. de méd. 1851) u. s. w.

Glaeser, pag. 223.   Red.

Guggenbühl, J., Schweizer Arzt, der seinen Namen durch die Behandlung von Cretinen bekannt gemacht hat, war geboren am 16. August 1816 zu Mailen am Züricher See, studirte zu Zürich unter SCHÖNLEIN, OKEN u. s. w., stellte bereits zu Kleinthal im Canton Glarus 2 Jahre lang, und 1839 in Hofwyl unter EMANUEL V. FELLENBERG Versuche mit der Behandlung von Cretinen an und schrieb 1838: „Der Alpenstich endemisch im Hochgebirge der Schweis und seine Verbreitungen. Mit einem Vorwort von Troxler" (Zürich 1838). Im Jahre 1840 errichtete er auf dem Abendberge bei Interlaken für Cretinen eine Erziehungs- und Unterrichts-Anstalt, über die er: „Europas erste Colonie für Heilung des Cretinismus auf dem Abendberge im Berner Oberland u. s. w." (HAESER'S Archiv 1840) und im Laufe der Jahre eine Reihe von Berichten in verschiedenen Sprachen, z. B.: „L'Abendberg, établissement pour la guérison et l'éducation des enfants crétins . . . Premier rapport. Traduit de l'allemand sur le manuscrit inédit de l'auteur par le Dr. Berchtold-Beaupré" (Freiburg i. d. Schweiz 1844) — „Briefe über den Abendberg und die Heilanstalt für Cretinismus" (Zürich 1846) veröffentlichte. Auch schrieb er: „Du crétinisme, de son histoire et de son traitement etc." (Bibl. univ. de Genève 1850) — „Die Heilung und Verhütung des Cretinismus und ihre neuesten Fortschritte. Mittheilungen an die schweizerische naturforschende Gesellschaft" (Bern und St. Gallen 1853, 4.). Er hatte von seinem ersten Auftreten an verstanden, die Aufmerksamkeit zu erregen und Theilnahme als reformatischer Heilbringer zu erwecken und wurden seine Bestrebungen vielfach, namentlich von Laien, in überschwänglicher Weise gefeiert; schliesslich aber sah er sich des Ruhmes der Originalität entkleidet, der schonungslosesten Kritik ausgesetzt und ist nicht im Stande gewesen, sich gegen die ihm von sehr berufener Seite gemachten Vorwürfe zu rechtfertigen. Nichtsdestoweniger hat er das Verdienst, die Idioten- und Cretinenfrage nachhaltig angeregt und derselben eine erhöhte Aufmerksamkeit zugewendet zu haben. Er starb zu Montreux am 2. Februar 1863.

Bibliothèque universelle de Genève. T. XIII, 1850, pag. 147. — Allgem. Medic. Central-Zeitung 1858, pag. 437, 470, 542. — Georgens und H. Deinhard in der Allg. Wien. medic. Zeitung. 1863, pag. 53.   G.

Guglielmini, Domenico G., geboren in Bologna am 27. September 1655, studirte Mathematik und Medicin daselbst und war schon im Alter von 22 Jahren Dr. med. — 1686 erhielt er das sehr wichtige Amt eines General-Aufsehers über die sehr zahlreichen Canäle und Gewässer des Bologneser Gebiets, wurde 1690 zugleich Professor der Mathematik und 1694 der „Hydrometrie" an der Universität zu Bologna. 1698 ging er als Professor der Mathematik nach

Padua, wo er seit 1702 auch den Lehrstuhl der theoretischen Medicin inne hatte. Er starb an den Folgen einer profusen Epistaxis am 12. Juli 1710. G. war Mitglied zahlreicher gelehrter Gesellschaften zu Paris, Berlin, London und Wien. Er ist weniger als Arzt, wie speciell durch seine mathematisch-physikalischen Arbeiten, namentlich auf dem Gebiete der Hydrostatik, von Bedeutung. Von eigentlich medicinischen Schriften G.'s sind zu nennen: *"De sanguinis natura et constitutione"* (Venedig 1701; Utrecht 1704) — *"Pro theoria medica adversus empiricam sectam praelectio etc."* (Venedig 1702). Eine Gesammtausgabe seiner Werke erschien Genf 1719.

> Biogr. méd. IV, pag. 542—544. — Dict. hist. II, pag. 651—653. Pgl.

Guglielmo di Brescia, s. CORVI, GUGLIELMO, Bd. II, pag. 86.

Guibert, Nicolas G., Arzt und Alchemist, geboren etwa 1547 in St. Nicolas in Lothringen, verbrachte viele Jahre auf Reisen in Italien, Deutschland, Frankreich und Spanien. Im späteren Alter studirte er Medicin, prakticirte in Casteldurante und Rom, wo er von 1578—1579 Provinzialarzt des Kirchenstaats war. Von Neuem der Alchemie sich widmend und mit Cardinal Otto von Truchs befreundet, gab er auf Kosten dieses eine lateinische Uebersetzung mehrerer Abhandlungen des PARACELSUS heraus. Zuletzt wurde G. Gegner der Alchemie, fing wieder an als Arzt zu prakticiren, und zwar in Vaucouleurs (Dép. Meuse), wo er in dürftigen Verhältnissen etwa 1620 gestorben ist. Seine Schriften sind: *"Assertio de murrhinis etc."* (Frankfurt 1597) — *"De balsamo, ejusque lacrymae quod opobalsamum dicetur, natura etc."* (Strassburg 1603) — *"Alchymia, ratione et experientia, ... impugnata"* (Ebenda 1603) — *"De interitu alchymiae"* (Toul. 1614).

> Biogr. méd. IV, pag. 544. Pgl.

*Guibout, Eugène G., zu Paris, ist am 20. December 1820 zu Viélaines (Aube) geboren, studirte in Paris, wurde 1850 daselbst Doctor mit der These: *"Considérations sur la nature et le traitement de quelques affections nerveuses"*. Seit 1862 ist er Arzt des Hôp. Saint-Louis und verfasste folgende vier Schriften über Hautkrankheiten: *"Leçons cliniques sur les maladies de la peau, professés à l'hôpital Saint-Louis"* (Paris 1876) — *"Nouvelles leçons cliniques etc."* (1879) — *"Nosographie et thérapeutique des maladies de la peau"* (1883) — *"Traité pratique des maladies de la peau. Diagnostic et traitement."* Unter dem Titel: *"Les vacances d'un médecin"* hat er ausserdem 5 Bände Reisen in Russland, Lappland, Deutschland, Italien, Sicilien, den Alpen u. s. w. herausgegeben.

> Red.

Guidetti, Giovanni Tommaso G., geboren auf Schloss Strambino (Canavez), wurde 1677 Dr. med. in Turin und war von 1702—1721 in Ivrea Arzt, zugleich stellvertretender Protomedicus der Stadt und Provinz. 1724 ging er nach Turin, wo er in hohem Alter starb. Er schrieb: *"Dissertationes physiologicae et medicae in duas partes divisae"* (Turin 1747), worin Abhandlungen über die Zeugung, die Entwicklungsgeschichte des Hühnchens, über Pocken und Rötheln, über Ernährung, biliöse Fieber etc. sich finden; ferner findet sich in dem von RICHA 1723 zu Turin veröffentlichten Werke "Constitutio epidemica Taurinensis anni 1722" ein von G. aus Turin 1722 datirtes Schreiben über ein dort herrschendes epidemisches Fieber.

> Dict. hist. II, pag. 653. Pgl.

Guidi, Guido G. (gewöhnlich unter dem latinisirten Namen VIDUS VIDIUS bekannt), ist im Anfange des 16. Jahrhunderts in Florenz geboren. Er hatte zuerst in seiner Vaterstadt als Arzt prakticirt, folgte 1542 einem auf Veranlassung des Königs Franz I. an ihn ergangenen Rufe als Professor der Medicin an dem Collège de France nach Paris und wurde auch zum ersten Leibarzte seines königlichen Gönners ernannt. Im Jahre 1547, nach dem Tode desselben, wurde er durch den Herzog Cosmo I. von Toscana als Professor der Philosophie und

Medicin nach Pisa berufen, von dem Fürsten mit Ehren und Wohlthaten überhäuft und hier ist er am 26. Mai 1569 gestorben. Seine Leiche wurde nach Florenz gebracht und ist hier in der Kirche Annunziata beigesetzt worden. G. ist nicht ohne Verdienst um die Förderung der Anatomie, wiewohl man zu keinem sicheren Urtheile über seine selbständigen Leistungen auf diesem Gebiete kommen kann, da die von ihm verfasste anatomische Schrift *„De anatomia corporis humani libri VII"* (mit 77 ziemlich mangelhaft ausgeführten Kupferstichen), sowie überhaupt alle seine Schriften, erst nach seinem Tode von seinem Neffen Guidi veröffentlicht worden ist und zahlreiche anatomische Entdeckungen von VESAL und FALLOPIA in dieselbe offenbar übergegangen sind. Die Schrift erschien Frankfurt 1611, fol., gleichzeitig auch in dem dritten Theile des von G. verfassten grossen Compendiums der ganzen Medicin *„Ars medicinalis"* (3 voll., Venedig 1611, fol.; Frankfurt 1626; 1645; 1677); ausserdem hat er *„De febribus libri VII"* (Florenz 1585, 4.; Padua 1591—95, 4.); ferner: *„De curatione"* (pars I et II, Florenz 1587, 1594) und eine Uebersetzung der chirurgischen Schriften aus der Hippokratischen Sammlung, mit GALEN's und eigenen Commentaren versehen (*„Chirurgia e Graeco in Latinum a se conversa"* Paris 1544) verfasst. G. erfreute sich bei seinen Lebzeiten eines grossen Rufes; BENVENUTO CELLINI, der ihn in Paris kennen gelernt hatte, spricht sich über ihn mit folgenden Worten aus: „Molto prima io doveva ricordare dalla guadagnata amicizia del più virtuoso, del più amorevole, e del più domestico uomo dabbene, ch'io conoscessi mai al mondo. Questo si fu Messer Guido Guidi, eccellente medico e dottore e nobil cittadino Fiorentino." Der Name G.'s lebt auch noch heute im „Canalis und Nervus Vidianus" in der Anatomie fort.

Aug. Hirsch.

Guido de Cauliaco, s. CHAULIAC, GUY DE, Bd. I, pag. 710.

Guidott (GUIDOT), Thomas G., englischer Arzt, geboren 1638 in Lymington (bei Southampton), studirte Medicin in Oxford, wo er 1666 promovirte und war bis 1679, wo er sich in London niederliess, Badearzt in Bath. G. hat sich um die Kenntniss der Heilquellen dieses Ortes hervorragende Verdienste erworben. Sämmtliche von G. veröffentlichten Schriften beziehen sich auf diesen Gegenstand. Verschiedene Berufungen als Professor nach Kopenhagen, Venedig, Leyden lehnte G. ab.

Biogr. méd. IV, pag. 546. — Dict. hist. II, pag. 656.   Pgl.

Guilandini, Melchior (Wieland?) G., wurde im ersten Drittel des 16. Jahrhunderts zu Königsberg geboren und als einer der Ersten auf der 1544 gegründeten Universität inscribirt. Um Medicin zu studiren, ging er nach Rom, später lebte er in Sicilien vom Verkauf medicinischer Kräuter, bis der venetianische Gesandte sich seiner annahm. Durch ihn kam G. nach Venedig und Padua, wo er seine Studien beendete. Auf fremde Kosten machte er eine Reise nach Syrien, Palästina und Aegypten, doch fiel er mit der ganzen reichen naturwissenschaftlichen Ausbeute auf der Rückfahrt in die Hände von Seeräubern, in deren Gefangenschaft er mehrere Jahre blieb. Endlich losgekauft, kehrte er nach Padua zurück und erhielt dort 1561 die Leitung des botanischen Gartens, später die Professur der Botanik und Medicin. Durch seine Schrift: *„De stirpium aliquot nominibus, quae aut ignorarunt medici, vel de iis dubitarunt epistolae II"* (Basel 1557) gerieth er in eine literarische Fehde mit MATTHIOLUS, welchem er erwiderte mit *„Apologiae adversus Petr. Andr. Matthiolum liber primus, qui inscribitur Theon; praeterea manucodiatae descriptio"* (Padua 1558). Ausserdem veröffentlichte er noch: *„Papyrus, hoc est commentarius in tria Caii Plinii majoris de papyro capita"* (Venedig 1572; 2. edit. Lausanne 1576; 3. edit. Amberg 1613) — *„Conjectanea synonymica plantarum cum horti Patavini catalogo sub nanum 1591"* (Frankfurt 1600; 2. edit. ibid. 1608). LINNÉ nannte eine Pflanzengattung nach ihm Guilandina. Er starb am 25. December 1589.

Nouv. biogr. gén. T. XXII, pag. 583. — Manget, Bibl. scriptor. medicor. T. I, 2, pag. 539. — Moreri, Grand dict. hist. I, pag. 446. — Biogr. méd. IV, pag. 546. — Pisanski, Nachr. über den Königsberger M. Guilandi. 1785.   V.

Guilelmus Brixiensis, s. CORVI, GUGLIELMO, Bd. II, pag. 86.

Guilielmo Salicetti (GUILELMUS DE SALICETO) ist im Anfange des 13. Jahrhunderts (1210?) in Piacenza geboren. Er war unter BUONO DI GARBO in Bologna ärztlich gebildet worden, hatte zuerst hier einige Jahre gelebt, war sodann nach Verona übergesiedelt, wo er eine Stellung als Stadtarzt und Arzt am Krankenhause einnahm und den Lehrstuhl der Medicin bekleidete und ist daselbst im Mai 1276 (oder 1280) gestorben. G. ragt als Chirurg über alle seine Zeitgenossen weit hervor. Mit gründlicher Bildung auf allen Gebieten der Heilkunde verband er eine für jene Zeit ungewöhnliche Selbständigkeit des Urtheils; seine Schriften „*Summa conservationis et curationis*" (Piacenza 1476; Venedig 1489; Leipzig 1495, fol.) und „*Cyrurgia*" (Piacenza 1476; Venedig 1502; 1546; in franzos. Uebers. Lyon 1492; Paris 1505, fol.) legen von seiner Gelehrsamkeit, seinem gesunden Urtheile, seiner reichen Erfahrung und seiner chirurgischen Gewandtheit ein glänzendes Zeugniss ab, das ihm kein Geringerer als GUIDO VON CHAULIAC (in der Vorrede zu seiner Chirurgia magna) mit den Worten ausstellt: „Gulielmus de Saliceto valens homo fuit, et in physica et in chirurgia duas summas composuit et judicio meo quantum ad illa, quae tractavit, satis bene dixit." — Seine „Summa conservationis" enthält eine Reihe interessanter Beobachtungen, vorzugsweise aus dem Gebiete der inneren Medicin; in seiner Chirurgie, an welcher er 5 Jahre gearbeitet und die er erst kurz vor seinem Tode (1275) beendet hatte, bekundet er das Bestreben, diesem damals einerseits zu roher Empirie entarteten und von wenig gebildeten Wundärzten vertretenen, andererseits von den gelehrten Arabisten in dogmatisch-scholastischer Form bearbeiteten Gebiete der Heilkunde einen wissenschaftlichen Charakter zu geben und, nach dem Vorbilde eines PAULUS, ABULKASIM und anderer griechischer und arabischer Aerzte, die Chirurgie in eine enge Beziehung zur inneren Medicin zu bringen. Aus seiner Schule ist einer der bedeutendsten Chirurgen der Folgezeit, LANFRANCHI, hervorgegangen, der den wissenschaftlichen Geist in der Chirurgie nach Frankreich verpflanzt hat.

Sarti, De claris archigymnasii Bononiensis professoribus etc. Bonon. 1769, pag. 466. — Freind, Historia medicinae. Lugd. Batav. 1734, pag. 375. — Brambilla, Geschichte etc. pag. 39.   Aug. Hirsch.

*Guillaume, Louis G., zu Neuchâtel in der Schweiz, wurde 1854 in Zürich Doctor mit der Diss.: „*Beiträge zur Lehre der Zuckerausscheidung im Diabetes mellitus*". Er ist zur Zeit Vice-Präsident der Commission d'État de santé und verfasste folgende Schriften: „*Considérations sur l'état hygiénique des écoles publiques*" (2. édit. Genève 1865; auch deutsch u. d. T.: „*Die Gesundheitspflege in den Schulen*" (Aarau 1865) — „*Rapport au Conseil d'État de la République et Canton de Neuchâtel sur les mesures sanitaires prises à Zurich pendant l'épidémie de choléra*" (Neuchâtel 1867) — „*Hygiène des écoles; conditions architecturales et économiques*" (Paris 1874) — „*Coup d'oeil sur la vie sociale dans le canton de Neuchâtel; etc.*" (Neuchâtel 1881) — „*Le vaccin Jennérien et le vaccin animal, etc.*" (Ebenda 1881) — „*L'épidémie de variole dans le canton de Neuchâtel en 1880; etc.*" (Ebenda 1881).

Index-Catalogue. V, pag. 657.   Red.

Guillaumet, Tannegui G., aus Nimes, lebte zu Ende des 16. und Anfang des 17. Jahrhunders als Wundarzt des Königs Heinrich IV., damals erst Königs von Navarra, und hinterliess ausser einem Tagebuche über die hervorragenden Ereignisse aus dem heimathlichen Bürger- und religiösen Kriege von 1575—1601 noch verschiedene unbedeutende medicinische Schriften: „*Questionnaire des tumeurs*" (Lyon 1579) — „*Traité de la maladie nouvellement appelée cristalline*", über die Syphilis, die unter den Soldaten bei der Belagerung von Neapel herrschte (Lyon 1611) — „*La doctrine des arquebusades*" (1581) — „*Le questionnaire des principes de la chirurgie*" (1590) — „*L'ostéologie*" (1601) etc.

Biogr. méd. IV, pag. 548. — Dict. hist. II, pag. 659.   Pgl.

Guillemeau, Jacques G., wurde im Jahre 1550 zu Orléans geboren. Er genoss in seiner Jugend eine classische Bildung, die ihm späterhin, als er das Studium der Chirurgie ergriff, sehr zu Gute kam, denn sie ermöglichte es ihm, gegenüber Anderen, die Werke des HIPPOKRATES, CELSUS und GALENUS zu studiren und dadurch seine medicinischen Kenntnisse zu erweitern. Er war ein Schüler RIOLAN'S, COURTIN'S sowie AMBROISE PARÉ'S. Letzterer war ihm besonders gewogen und liess sich seine medicinische Ausbildung ungemein angelegen sein. Er nahm ihn auch einige Male als Gehilfen mit sich, wenn er als Feldarzt in den Krieg zog. Auf Befehl Heinrich's III. begab sich G. zum Grafen von Mansfeld und verweilte vier Jahre hindurch bei der spanischen Armee in Flandern. Im Jahre 1581, nach Paris zurückgekehrt, übte er seine chirurgische Kunst am Hôtel-Dieu aus. Er war Chirurg Karl's IX., Heinrich's III. sowie Heinrich's IV. Er starb als hochgefeierter Chirurg den 13. März 1613 zu Paris. G. zeichnete sich von den Chirurgen seiner Zeit durch einen scharfen Geist und eine gelehrte Bildung aus. Er wirkte als Oculist, Chirurg und Geburtshelfer. Seine literarischen Leistungen als Oculist sind schwach. Als Chirurg dagegen leistete er Vorzügliches. Vor Allem verdankt man es ihm, dass die Lehren PARÉ'S allgemeine Verbreitung fanden, denn er gab dessen Werke heraus. Als Chirurg wandte er seine Aufmerksamkeit und sein Studium namentlich den Schusswunden, der Trepanation und den Aneurysmen zu. Er empfiehlt z. B., die Schusswunde sofort zu dilatiren und den Fremdkörper ohne Verzug zu extrahiren. Er beschränkt sich auf die primären Amputationen, während er bei Gangrän das Glüheisen vorzieht. Man dankt ihm eine Verbesserung des Trepans, die gezähnte Krone. Er war der Erste, der das aneurysmatische Gefässrohr unterhalb und oberhalb seiner pathologischen Dilation unterband und hierauf den ganzen aneurysmatischen Sack exstirpirte. Gebührt G. der Ruhm eines bedeutenden Chirurgen seiner Zeit, so gilt dies in noch höherem Masse vom Geburtshelfer G. Schon in seiner, im Jahre 1594 erschienenen Chirurgie widmete er der geburtshilflichen Operationslehre ein eigenes Capitel. Späterhin (1609) schrieb er ein eigenes der Geburtshilfe gewidmetes Werk, welches unstreitig eines der besten seiner Zeit ist. Nicht nur, dass er die Lehren PARÉ'S, seines Lehrers, vollkommen inne hatte, sondern er vervollkommnete sie auch noch. Er war ein grosser Freund der Wendung auf die Füsse, für die er eifriget Propaganda machte. Die Zeichen der Schwangerschaft beschreibt er sehr gründlich und ausführlich, ebenso die Molenschwangerschaft. Bei gefahrdrohenden Zuständen intra partum empfiehlt er dringend die Wendung auf beide Füsse mit sofort nachfolgender Extraction, wie bei Blutflüssen und Convulsionen. Die anatomischen Verhältnisse der Placenta praevia sind ihm zwar noch unbekannt, doch giebt er trotzdem im Allgemeinen eine darauf bezügliche richtige Therapie an. An Todten empfiehlt er den Kaiserschnitt zu machen, an Lebenden dagegen verwirft er die Vornahme dieser Operation, den Ansichten seines Meisters PARÉ folgend. Seine Werke sind folgende: „Traité des maladies de l'oeil" (Paris 1585; Lyon 1610) — „Tables anatomiques etc." (Paris 1571—1586, Fol.) — „La chirurgie française etc." (Paris 1595) — „L'heureux accouchement des femmes" (Paris 1609; 1621). Diese vier Werke wurden auch unter dem Titel: „Oeuvres de chirurgie" (Paris 1598—1612: Rouen 1649; auch in das Englische und Vlämische übersetzt) herausgegeben. Einen Theil seiner Werke, sowie spätere Ausgaben gab auch G.'s Sohn Charles, ebenfalls Chirurg, doch lange nicht die Bedeutung seines Vaters erreichend, heraus.

Biograph, univers., T. XIX, pag. 161. — Biogr. méd. IV, pag. 549. — v. Siebold's Gesch. der Geburtshilfe, Bd. II, pag. 84.   Kleinwächter.

Guillemeau, Charles G., 1588 als Sohn des Vorigen in Paris geboren. studirte Anfangs Chirurgie und war erster Wundarzt des Königs Ludwig XIII., widmete sich später ausschliesslich der inneren Medicin, war 1634 Decan der Pariser medicinischen Facultät und spielte in dem Streite derselben gegen die Schule von Montpellier durch Veröffentlichung einer Menge, zum Theil, nach damaligem Geschmacke, recht grober polemischer Schriften, besonders gegen JEAN

COURTAUT, den Vertreter der Facultät von Montpellier, eine hervorragende Rolle. Er starb am 21. November 1656. Seine Schriften beschäftigen sich meist mit Chirurgie: „*Aphorismes de chirurgie*" (Paris 1622) — „*Histoire des muscles du corps humain*" (Dissert., gedruckt unter den Werken seines Vaters) — „*Ostomyologie, ou discours sur les os et les muscles*" (Paris 1615). Die Titel der polemischen Schriften verdienen nicht angeführt zu werden.

Biogr. méd. IV, pag. 549. — Dict. hist. II, pag. 664.   Pgl.

Guillemeau, Jean-Louis-Marie G., zu Niort, war daselbst am 6. Juni 1766 geboren, wurde 1789 zu Montpellier mit der Diss.: „*Quod cogitant auctores de hymene et de signis virginitatis diversis*" Doctor, war darauf in seiner Vaterstadt Procureur de la commune, Conseiller municipal und Hospitalarzt, wurde 1793 zur Rhein-Armee berufen und ging nach einem halben Jahre zur West-Armee über. In seine Vaterstadt zurückgekehrt, war er der Gründer und Präsident der Soc. de méd. und gab 18 Jahre lang das „Journal des Deux-Sèvres" heraus. Er schrieb auch: „*Coup d'oeil historique, topographique et médical de la ville de Niort*" (Niort 1793; 2. édit. 1796 u. d. T.: „*Coup d'oeil sur Niort*"). Abgesehen von seinen zahlreichen mineralogischen, botanischen, zoologischen, ökonomischen und anderen Schriften, finden sich an solchen medicinischen Inhalts noch folgende: „*Les aphorismes d'Hippocrate etc.*" (Niort 1807) — „*Constitutions médicales et météorologiques de la ville de Niort et de ses environs durant les années 1804, 1805 et 1806*" (3 voll.) — „*Sur le choléra-morbus*" (1831) — „*Extrait analytique de l'Essai sur les dyssenteries et particulièrement sur celle qui a régné épidémiquement à Niort et .... dép. des Deux-Sèvres durant ... de l'année 1804*" (Niort 1838) — „*Des inconvénients de la saignée dans les apoplexies*" (1843). Er starb um 1850.

Nouvelle biographie générale. T. XXII, pag. 711.   G.

Guillié, Sébastien G., zu Paris, war am 24. August 1780 zu Bordeaux geboren, studirte unter DESÈZE und wurde 1807 in Paris Doctor. 1808 war er als Feldarzt bei der Armee thätig und erhielt 1811 die Leitung des Blinden-Instituts, indem er ein Verfahren erfunden hatte, dass Blinde sich mit Taubstummen verständigen konnten. 1812 wurde er, in Folge einer Verwechslung mit einem in eine Verschwörung verwickelten Namensvetter, verhaftet und sass ein Jahr lang gefangen. Ausser einigen politischen Schriften, die er aus dieser Veranlassung nach den 100 Tagen erscheinen liess, gab er heraus: „*Essai sur l'instruction des aveugles, etc.*" (Paris 1817; 3. édit. 1820) — „*Rapport fait à S. E. le Ministre ... sur l'état de l'institution royale des jeunes aveugles, pendant les exercices de 1816 et 1817*" (1818). Er gründete 1818 auch eine Augenklinik und schrieb: „*Nouvelles recherches sur la cataracte et la goutte-sereine*" (1818) — „*Rapport fait à MM. les membres et les souscripteurs de la clinique oculaire de Paris .... pendant ... 1820, 21*" (1821); ferner: „*Bibliothèque ophthalmologique, ou recueil d'observations sur les maladies des jeux faites à la clinique de l'Institution royale des jeunes aveugles; avec des notes de Dupuytren*" (1820, 21). Ein in mehrere Sprachen übersetzter „*Traité de l'origine des glaires*" hatte bis 1854 31 Auflagen erlebt; auch war G. der Erfinder einer Drogue „anti-glaireuse", mit der er ein Vermögen erwarb. Er war von 1818 an Mitredacteur des Dict. des sc. méd., schrieb für dasselbe eine Reihe von Artikeln und später noch einen „*Traité des maladies chroniques*" (1841). Er starb im November 1865.

Vapereau, 2. édit., pag. 802; 5. édit., II, pag. XXX. — Sachaile, pag. 351. — Callisen, VII, pag. 520; XXVIII, pag. 318.   G.

Guillon, F.-Gabriel G. père, zu Paris, war 1798 zu Chançay bei Tours geboren, wurde 1820 in Paris Doctor, wurde Militärarzt, zeichnete sich 1830 bei Behandlung der Juli-Verwundeten aus, war Chirurgien consultant des Königs und Chirurgien honoraire der Dispensaires der Soc. philanthropique. Er beschäftigte sich besonders mit der Verbesserung der Behandlung der Krankheiten der Harn-organe, namentlich der Stricturen der Harnröhre, für welche er eine in der Schrift

„*Des mouchetures uréthrales ou saignées locales pratiquées sur les rétrécissements etc.*" (Paris 1839) beschriebene neue Methode der Behandlung erfand. Er
verbesserte den HEURTELOUP'schen Steinbrecher (MONTHYON-Preis 1847), empfahl
ein neues Verfahren für die Behandlung der Hypospadie (Journ. des connaiss.
méd.-chir. 1843) u. s. w. und schrieb weiterhin noch folgende Schriften: „*Mém.
sur un nouveau brise-pierre-pulvérisateur à pression intermittente pour enfant,
au moyen duquel la lithotripsie est pratiquée avec autant de sûreté . . . . dans
le jeune âge etc.*" (Paris 1856) — „*Sur le traitement de la rétention d'urine
produite par certains obstacles intro-vésicaux*" (1858) — „*De la stricturotomie
intrauréthrale etc.*" (1857) — „*De la lithotritie généralisée ou de la pulvéri-
sation rapide des calculs vésicaux etc.*" (1862) — „*Contributions à la chirurgie
des voies urinaires, etc.*" (1879) u. s. w. Dazu verschiedene Reclamationen bei
der Akademie der Medicin. Er war der Erfinder eines orthopädischen Gürtels zur
Geraderichtung der Wirbelsäule, des „Ephelcomètre" zur Aufrichtung des Uterus;
für seine Fischbein-Bougies erhielt er 1857 einen MONTHYON-Preis von der Acad.
des sc.; er gab ein Speculum uteri, vesicae et urethrae an, auch einen Litho-
triteur für Pferde. Auch war er einer der Ersten, der Einblasungen von Höllen-
steinpulver bei Halskrankheiten anwendete.

Sachaile, pag. 352. — Nouvelle biographie générale. XXII, pag. 742. — Callisen,
XXVIII, pag. 319. — Index-Catalogue. V, pag. 659.

G.

Guillot, Natalis G., zu Paris, war daselbst im April 1804 geboren,
studirte auch dort und erlangte 1829 mit einem „*Essai sur le cerveau*" die
Doctorwürde. Er begann frühzeitig sich mit mikroskopischen Studien zu beschäftigen,
wurde Agrégé der Facultät 1831 und publicirte, ausser einer Concurs-These:
„*Des symptomes des maladies considérées dans leurs rapports avec les lésions
pathologiques*" (1832), seine „*Recherches anatomiques sur la membrane muqueuse
digestive dans l'état sain et pathologique*" (1837) und „*Vaisseaux particuliers
qui naissent dans les poumons tuberculeux*" (1838), sowie ein „*Mém. sur les
phénomènes anatomiques que produit le développement de la matière tuber-
culeuse autour des articulations des membres et des os*" (Expérience 1839).
1837 war er zum Médecin des hôpitaux ernannt worden. Seine weiteren Arbeiten
waren, nächst einer Concurs-These: „*De l'influence de l'anatomie pathologique
sur la thérapeutique*" (1840), eine von der Königl. Gesellschaft der Wissenschaften zu Brüssel gekrönte Schrift: „*Exposition anatomique de l'organisation
du centre nerveux dans les quatre classes d'animaux vertébrés*" (Paris 1844,
4., av. 18 pl.); ferner schrieb er: „*Recherches sur la structure intime du foie
des animaux mammifères et de l'homme*" (1844), nebst verschiedenen vergleichend-anatomischen Untersuchungen über den Respirationsapparat der Vögel
(1846), den Circulationsapparat der Rochen (1845) und „*Recherches anatomiques
et pathologiques sur les amas de charbon produits pendant la vie dans les
organes respiratoires de l'homme*" (Arch. génér., 1845), in welcher er mit Hilfe
des Chemikers MELSENS das Vorkommen einer besonderen Krankheit der Arbeiter
in den Kohlenbergwerken nachwies. Weiterhin verfasste er ein „*Mém. sur les
variations de la matière grasse contenue dans les poumons malades*" (1847),
schrieb: „*Sur l'emploi de l'iodure de potassium dans le traitement des trem-
blements mercuriels et des maladies saturnines*" (1844) — „*Sur la présence
de la caséine en dissolution dans le sang des nourrices*" und in Gemeinschaft mit LEBLANC noch drei Abhandlungen über denselben Gegenstand, nebst
klinischen Arbeiten über Kinderkrankheiten, über die Emphyseme, die Noten-
cephalie, die Hypertrophie der Schilddrüse. Nachdem er 1852 noch einen Concurs
durchgemacht, wurde er 1855 endlich zum Professor der inneren Pathologie bei
der medicinischen Facultät ernannt. Er gehörte zu den beliebtesten Lehrern und
war ausserdem einer der fleissigsten Arbeiter, der sich durch keine Schwierigkeit
der Untersuchung abschrecken liess und daher auch eine Reihe werthvoller Arbeiten
geliefert hat. Er starb am 12. November 1866.

Monneret in Union médicale. 1866, Nouv. Série, T. XXXII, pag. 318.   G.

Guillotin, Joseph-Ignace G., bekannt als Erfinder der nach ihm benannten Hinrichtungsmaschine, geboren in Saintes 1738, studirte in Paris Medicin, promovirte in Reims, prakticirte dann mit grossem Erfolge in Paris, wo er auch als Mitglied der medicinischen Facultät zu der Commission gehörte, welche ein Gutachten über den damals auftauchenden Mesmerismus abgeben sollte. Vom Mai 1789 bis ebendahin 1791 bekleidete er auch ein Mandat als Parlamentsmitglied, als welches er eine hervorragende Thätigkeit entwickelte und bei der Assemblée constituante den Antrag stellte, alle zum Tod Verurtheilten mit dem von ihm erfundenen Instrument hinrichten zu lassen. Louis, als Berichterstatter der Académie de chir., dem das Instrument zur Begutachtung unterbreitet war (März 1792), empfahl dasselbe mit einer Modification (statt des geradlinigen Beiles ein convexes, messerartiges Instrument). G. ist Stifter der gelehrten Gesellschaft „Académie de méd."; medicinische Schriften hat er nicht veröffentlicht. Er starb am 26. Mai 1814.

Biogr. méd. IV, pag. 550. Pgl.

*Guinier, Henri G., zu Cauterets (Hautes-Pyrénées), Agrégé libre zu Montpellier, verfasste unter Anderem folgende Schriften: „De la fièvre intermittente pernicieuse, vulgairement appelée accès malin, etc." (Montpellier 1855) — „Note clinique pour servir à l'histoire de la fièvre intermittente pernicieuse, etc." (1856) — „Maladies des reins" (1857) — „Du degré d'importance des études météorologiques pour la connaissance et le traitement des maladies" (Thèse de concours, Montpellier 1857) — „Ébauche d'un plan de météorologie médicale" (Ebenda 1857) — „Des conditions sanitaires de la ville de Montpellier" (1863) — „Introduction à l'étude de l'hygiène, ou leçons sur la causalité médicale dans ses rapports avec la science hygiénique" (1864). Seine grösste Schrift ist der „Essai de pathologie et de clinique médicales, contenant des recherches spéciales sur la forme pernicieuse de la maladie des marais e.c." (Paris 1866). Auch verfasste er: „Le laryngoscope à Cauterets. Étude du gargarisme laryngien" (Montpellier 1868) u. s. w.

Index-Catalogue. V, pag. 661. Red.

Guinterius, Guinterus, Guintherius, Guintherus Andernacus, siehe Günther von Andernach.

Guisard, Pierre G., geboren 1700 in La Salle (in den Cevennen) als Sohn eines geistvollen und geschickten protestantischen Arztes Antoine G., studirte Medicin in Montpellier, prakticirte in Saint-Hippolite und Lyon, ging dann nach Montpellier und bewarb sich hier ohne Erfolg um die vacanten Lehrstühle von Deidier und Astruc, zu welchem Zwecke er eine gediegene Arbeit: „Quaestiones medico-chir. duodecim pro cathedra vacante" (Montpellier 1731) veröffentlichte. Später vertrat er vorübergehend Marcaut, ging 1742, nachdem er zur katholischen Religion übergetreten war, nach Paris, kehrte aber bald wieder nach Montpellier zurück, wo er Vorlesungen über Physik hielt und 1746 starb. G. veröffentlichte, ausser seiner oben genannten Thèse de concours, noch: „Pratique de chirurgie ou histoire des plaies etc." (2 voll., Paris 1733; Avignon 1735; Paris 1747) — „Essai sur les maladies vénériennes" (Paris et Avignon 1741; 1743).

Biogr. méd. IV, pag. 552. — Dict. hist. II, pag. 666. Pgl.

Guislain, Joseph G., zu Gent, berühmter Irrenarzt, war daselbst am 2. Februar 1797 geboren und wurde 1819 Doctor. 1828 zum Chefarzt der Irrenanstalten ernannt, nachdem er sich durch ein von der „Commission de surveillance médicale" der Provinz Nord-Holland gekröntes und herausgegebenes Werk: „Traité sur l'aliénation mentale, et sur les hospices des aliénés" (2 voll., Amsterdam 1826, 27) bekannt gemacht hatte, erhielt er ein weites Beobachtungs- und Studienfeld, auf welchem er, dem Wege Pinel's folgend, nicht nur werthvolle Bereicherungen für die Wissenschaft zu erwerben, sondern auch bei dem belgischen Irrenwesen wichtige Reformen einzuführen in der Lage war.

1835 wurde er auf einen Lehrstuhl der Physiologie bei der Universität Gent berufen und vereinigte damit eine Klinik für Geisteskrankheiten, in welcher er eine grosse Zahl von Schülern bildete. Früher war bereits sein „*Traité sur les phrénopathies, ou doctrine nouvelle des maladies mentales, etc.*“ (Brüssel 1833; 2. édit. 1838; deutsche Uebersetzungen von KARL CANSTATT, Nürnberg 1838 und von WUNDERLICH, mit Vorwort und Zusätzen von ZELLER, Stuttgart 1838) erschienen. Zu weiteren Specialstudien unternahm er wissenschaftliche Reisen, und zwar 1838 nach Italien und der Schweiz, sowie nach Holland und veröffentlichte darüber: „*Lettres médicales sur l'Italie, avec quelques renseignements sur la Suisse; etc.*“ (Gent 1840) und „*Lettres médicales sur la Hollande etc.*“ (Ebenda 1842). Nachdem er in einem „*Exposé sur l'état actuel des aliénés en Belgique, et notamment dans la province de la Flandre occidentale etc.*“ (Ebenda 1838) gezeigt hatte, was zur Verbesserung des Looses der Geisteskranken zu thun nöthig sei, wurde er 1841 von der belgischen Regierung in eine zu diesem Zwecke niedergesetzte Commission berufen. Die von dieser gemachten Vorschläge führten zu einem von den Kammern angenommenen und 1850 veröffentlichten neuen Gesetz über die Regelung des Irrenwesens in Belgien. Von seinen weiteren, in diese Zeit fallenden Arbeiten sind anzuführen: „*La nature considérée comme force instinctive des organes*“ (Gent 1846) — „*De la débilité considérée dans les maladies nerveuses en général*“ (1847) — „*Rapport sur le typhus qui régna dans les Flandres en 1846—47 et 49*“ (Ebenda 1848) — „*Rapport de la commission des travaux sur une proposition des hospices civils relative à la construction d'un établissement pour les hommes aliénés*“ (Ebenda 1851). Die Stadt Gent, zu deren „Administrateurs“ er gehörte, beschloss 1852 die Errichtung einer Muster-Irrenanstalt nach seinen Plänen und erhielt dieses Asyl den Namen „Hospice Guislain“. In derselben Zeit erschienen auch seine „*Leçons orales sur les phrénopathies, ou traité théorique et pratique des maladies mentales*“ (3 voll., 1852; 2. édit. par B.-C. INGELS, 2 voll., Paris 1880), denen noch einige kleinere Arbeiten, wie: „*Recherches statistiques faites dans les établissements d'aliénés à Gand, etc.*“ (Ann. de la Soc. de méd. de Gand 1853) u. s. w. folgten. Auch hatte er, ausser einer Reihe von Aufsätzen in Zeitschriften, einige Biographien veröffentlicht, so über J. F. KLUYSKENS (1843) und über WAUTERS (1855). Er gehörte zu den treuesten Vorkämpfern auf dem Felde der Verbesserung des Irrenwesens und blieb seine Wirksamkeit nicht auf sein engeres Vaterland beschränkt, sondern er regte durch seine gewandte Rede in Wort und Schrift die Aerzte der ganzen civilisirten Welt an, den Geisteskranken ihre Theilnahme zu schenken. Seine Individualität und sein Wohnsitz machten ihn ausserdem zu einen Vermittler der französischen und deutschen Nationalität. Schon seit langer Zeit kopfleidend, obgleich noch immer frischen Geistes und in seinem Berufe thätig, wovon die neue Anstalt in Gent ein glänzendes Zeugniss ablegte, starb er am 1. April 1860 nicht an diesem Leiden, sondern an den Folgen eines eingeklemmten Bruches. Auf einem der Plätze von Gent ist ihm eine bronzene Statue errichtet worden.

Bull. de la Soc. de méd. de Gand 1860, Vol. XXVII, pag. 118. — Burggraeve in Annales de la Soc. de méd. de Gand, 1867, Vol. XLV, pag 13. — Brierre de Boismont, Esquisse de médecine mentale. Joseph Guislain, sa vie et ses écrits. Paris 1867.

van den Corput. — Red.

Guldbrand, Johann Wilhelm G., ist 1744 zu Nykjöbing (Insel Falster) geboren, studirte in Kopenhagen, wo er 1771 das medicinische Examen vor der Facultät absolvirte, wurde 1774 promovirt („*Diss. de sangrifluxo uterino*“). 1776 wurde er Hofmedicus und Mitglied der wichtigen Commission für die Förderung der Chirurgie, 1781 königlicher Leibmedicus, 1782 Mitglied der Direction des Friedrichs-Hospitals. Er starb 1809. In Verbindung mit AASKOW wirkte er für die Erweiterung und Verbesserung der königlichen Entbindungs-Anstalt. Ausser seiner Inaugural-Dissertation hat er nur kleinere, grösstentheils in Acta soc. med. Havn. gedruckte Abhandlungen publicirt.

Ingerslev, II, pag. 531.   Petersen.

Guldener von Lobes, Edmund Vincenz G., geboren am 13. April 1763 in Pilsen in Böhmen, Dr. med. der Universität Prag und praktischer Arzt zu Wien, ist hauptsächlich bekannt durch seine *„Beobachtungen über die Krätze, gesammelt in dem Arbeitshause zu Prag"* (Prag 1791; 1795).

Biogr. méd. IV, pag. 552. Pgl.

*Gull, Sir William Withey G., Bart., zu London, ist am 31. December 1816 zu Thorpe-le-Soken (Essex) geboren, studirte im Guy's Hospital und auf der Londoner Universität und wurde bei letzterer 1846 Doctor. Er war 20 Jahre lang Physician und Docent am Guy's Hospital, war Fullerian Professor der Physiologie bei der Royal Institution von Gross-Britannien 1847—49, war Mitglied des General Medical Council, wurde Dr. jur. honor. in Oxford 1868, in Cambridge 1880, in Edinburg 1884, erhielt 1872 die Baronetwürde und ist zur Zeit Physician Extraordinary der Königin und Physician in Ordinary des Prinzen von Wales, Consulting Physician des Guy's Hospital. Literarische Arbeiten: *„Goultonian lectures on paralysis"* (Lond. Med. Gaz., 1849) — *„Report on cholera for the R. Coll. of Phys."* — *„Treatise on hypochondriasis"* — *„Abscess of brain"* (REYNOLD's System of med.) — *„Paraplegia"* (Guy's Hosp. Rep., 1856, 1858) — *„On paralysis of the lower extremities consequent upon disease of the bladder and kidneys (urinary paraplegia)"* (Ebenda 1861); zusammen mit SUTTON: *„Arterio-capillary fibrosis"* (Med.-Chir. Transact., Vol. LV) — *„Anorexia nervosa"* (Transact. of the Clin. Soc., Vol. VII) — *„On a cretinoid state"* (Ebenda). Red.

Gulliver, George G., verdienter englischer Anatom und Physiolog, war am 4. Juni 1804 zu Banbury (Oxfordshire) geboren, kam bei zwei dortigen Chirurgen in die Lehre und gab bereits in dieser Zeit einen Katalog der in dortiger Umgegend wachsenden Pflanzen heraus. Er studirte darauf im St. Bartholomäus Hospital in London, wo er bald von ABERNETHY als Curator des Museums und zur Anfertigung von Präparaten für denselben angestellt wurde. 1826 wurde er, nach Ablegung des Examens im Royal Coll. of Surg., zum Hospital-Assistant to the Forces, 1828 zum Assistant-Surgeon ernannt, diente als solcher und seit 1843 als Surgeon in verschiedenen Regimentern und auch in Chatham (1834), wo er die Sorge für das Museum des Army Medical Department zu Fort Pitt übernahm und dasselbe mit werthvollen Erwerbungen bereicherte, und in Edinburg, wo er mit LISTON, SYME, KNOX näher bekannt wurde; 1853 verliess er den Dienst in der Armee. In dieser Zeit hatte er unter Anderem folgende Aufsätze und Schriften verfasst: *„Cases of shortening of the neck of the thigh-bone"* (Edinb. Med. and Surg. Journ., 1836) — *„On necrosis; being an experimental inquiry into the agency ascribed to the absorbents, in removal of the sequestrum"* (London 1838); ferner: *„Notes and additions"* zu der englischen Uebersetzung von FR. GERBER's *Elements of the general and minute anatomy of man and the mammalia"* (London 1842), sowie: *„Introduction and notes to Hewson's works"* (Sydenham Society) und *„Notes"* zu WAGNER's Physiology. In den von ihm herausgegebenen Schriften sind viele ihm eigenthümliche Untersuchungen enthalten, namentlich über Blut, Lymphe und Chylus der Wirbelthiere, die sich in einer späteren Publication wiederfinden. 1852 wurde er zum Mitgliede des Council des College of Surgeons erwählt; wurde Vorsitzender seines Museums- und Bibliotheks-Comités, 1862—64 aber Hunterian Professor der vergleichenden Anatomie und Physiologie bei demselben und hielt 1863 die *„Hunterian oration"*, in welcher er an mehrere in Vergessenheit gerathene Verdienste HUNTER'S, unter Anderem daran erinnerte, dass der moderne Ausdruck „Protoplasma" mit der „Coagulable lymph" HUNTER's zu identificiren sei. Er war ausserdem der Verfasser zahlreicher Arbeiten in den Transactions der Royal Zoological und Royal Med.-Chir. Society, sowie im Edinb. Med. and Surg. Journ., z. B. *„On the blood"* — *„Softening of fibrin"* — *„Fatty degenerations"*: ferner im Edinb. Philos. Magaz., den Annals of Nat. Hist. und dem Quart. Journ. of Microscop. Sc. *„On minute anatomy"* — *„Series of observations on anat. and physiol. of plant-cells etc."*;

auch gab er die im College of Surgeons gehaltenen „*Lectures on the blood, chyle, and lymph*" (Med. Times and Gaz., 1862—68) heraus. Er starb zu Canterbury am 17. November 1882.

British Med. Journ. 1822, II, pag. 1124 — Edinb. Med. Journ. 1882-83, XXVIII, pag. 668.

G.

Gully, James Manby G., zu Malvern (Worcester), war 1808 zu Kingston auf Jamaica geboren, studirte in Liverpool, Paris und von 1825 an in Edinburg, wo er 1829 Doctor wurde. Er liess sich 1831 in London nieder und publicirte verschiedene Aufsätze pathologischen und physiologischen Inhalts im „London Medical Journal" und in der „Liverpool Medical Gazette", die er beide von 1832—36 redigirte. Er übersetzte zusammen mit J. H. LANE: TIEDEMANN'S „*Treatise on comparative physiology*" (London 1834), MAGENDIE'S „*A formulary of certain new remedies*" (Ebenda 1835) und BROUSSAIS' „*Lectures on general pathology*" und schrieb: „*An exposition of the symptoms, essential nature, and treatment of neuropathy, or nervousness*" (Ebenda 1837; 1841) — „*Treatise on nemopathia*" (1839) — „*Simple treatment of diseases by expectants and revulsions*" (1842). 1842 liess er sich in Malvern nieder, wo er sich der Wasser-heilkunde widmete und über dieselbe folgende Schriften schrieb: „*The water-cure in chronic diseases; etc.*" (1846; New York, 12. edit. 1849) — „*A guide to domestic hydrotherapeia: The water-cure in acute disease*" (1863), ferner zusammen mit JAMES WILSON: „*The practice of water-cure etc.*" (New York 1849). Er war Mit-Redacteur von: „*The Water-Cure Journal and Hygienic Magazine*" (London 1847—48). Die von ihm geleitete Wasser-Heilanstalt stand lange Zeit in grosser Blüthe. Er hatte sich schon lange aus der Praxis zurück-gezogen, als er im Jahre 1881 starb.

Bitard, pag. 619.

G.

Gumprecht, Joseph Jacob G., geboren zu Göttingen am 7. Juli 1772, seit 1799 Privatdocent daselbst, übte vom Jahre 1806 seine geburtshülfliche Praxis in Hamburg aus, musste aber, von einem unheilbaren Rückenmarksleiden befallen, seinen Beruf bald aufgeben. Er zog sich nach Hannover zurück, wo er den 1. Januar 1838 starb. Seine schätzenswerthen Arbeiten finden sich im I. Bande des von ihm gemeinschaftlich mit WIGAND redigirten Hamburgischen Magazin für die Geburtshilfe.

v. Siebold's Gesch. der Geburtshilfe, II, pag. 647. — Callisen, VII, pag. 531; XXVIII, pag. 322.

Kleinwächter.

*Gunn, Moses G., am 20. April 1822 in East Bloomfield, Ontario Co., N. Y., geboren, habilitirte sich 1846, nachdem er in dem Geneva Med. College graduirt worden war, in Ann Born, Mich., als Arzt und Lehrer der Anatomie. Drei Jahre später wurde er, in Anerkennung seiner Leistungen, auf den Lehrstuhl der Anatomie an der damals neu begründeten medicinischen Facultät der dortigen Universität berufen und nach drei weiteren Jahren zum Professor der Chirurgie ernannt; in dieser Stellung ist er 15 Jahre lang verblieben, auch noch, nachdem er 1853 nach Detroit übergesiedelt war, von wo er wöchentlich zweimal nach Ann Born hinüberreiste, um seine Vorlesungen zu halten. Im Jahre 1867 erhielt er einen ehrenvollen Ruf an Stelle des verstorbenen Professors BRAINARD an das Rush Medical College in Chicago, wo er noch lebt und zu dessen augenblick-lichem Glanze er wesentlich beigetragen hat. Seine literarische Thätigkeit ist eine sehr beschränkte geblieben; er hat nur zwei kleine Monographien über Luxationen veröffentlicht: „*Luxations of the hip and shoulder*" (Ann Born 1855) und: „*Luxa-tions of the hip and shoulder joints and the agents which oppose their reduction*" (Detroit 1859; 2. Aufl. Chicago 1869); in diesen Arbeiten hat er die Resultate zweijähriger Untersuchungen über die anatomischen Hindernisse, welche sich der Reduction entgegenstellen, mitgetheilt. Vorläufige Mittheilungen hierüber hatte er schon im Peninsular Med. Journal 1853 niedergelegt. Er ist Begründer des in den Jahren 1857 und 58 erschienenen: „*Medical Independent and Monthly Review of Med. and Surgery*" und des sich daran schliessenden: „*Peninsular* *and Independent Medical Journal*", von welchem 3 Jahrgänge (1857—1860) erschienen sind.

Atkinson, pag. 455. — Index-Catalogue. V, pag. 667.   A . . . t.

*Gunning, Willem Marius G., am 15. Juli 1834 in Hoorn geboren, studirte in Utrecht unter Donders und promovirte zum Dr. med. am 11. September 1857. Nachdem er einige Jahre Assistenzarzt am „Buiten-Gasthuis" in Amsterdam war, etablirte er sich da als praktischer Arzt, und später als Augenarzt. Seit 1877 ist er als Professor ophthalmologiae an der Universität Amsterdam wirksam. Ausser vielen Zeitschrift-Artikeln, meist über ophthalmologische Gegenstände, hat er keine Schriften verfasst.

C. E. Daniëls.

Gurlt, Ernst Friedrich G., zu Berlin, ein auch um die menschliche Pathologie verdienter Veterinär-Anatom, geboren am 13. October 1794 zu Drentkau bei Grünberg in Schlesien, studirte, nachdem er von 1809—1813 die Apotheker-kunst erlernt und die Feldzüge von 1813—15 als Feldapotheker und Lazareth-Chirurg mitgemacht hatte, in Breslau Medicin, war noch während seiner Studien-zeit mehrere Jahre lang Prosector bei dem dortigen Anatomen A. W. Otto, wurde 1819 Doctor mit der Diss.: „*De venarum deformitatibus; adnexo vitii rarioris venae cavae inferioris exemplo*" (4., c. tab.), wurde noch in demselben Jahre zum Lehrer an der Thierarzneischule in Berlin für das Fach der Zootomie ernannt und war in dieser Stellung über 50 Jahre, bis zu seiner im Jahre 1870 erfolgten Pensionirung, thätig, indem er 1827 Professor, 1849 Director der Anstalt mit dem Titel als Geh. Medicinalrath wurde. Seine Hauptwerke waren: „*Handbuch der vergleichenden Anatomie der Haus-Säugethiere*" (2 Bde., Berlin 1822; 4. Aufl. 1860, mit einem Hand-Atlas, 22 Taff. kl. Fol.; 5. Aufl. von Leisering und Müller bearbeitet 1873, m. Holzschn.) — „*Anatomische Abbildungen der Haus-Säugethiere*" (Berlin 1824—1835, 150 Taff. Fol.; 2. Aufl. 1843, 44; Supplement 1848) — „*Lehrbuch der pathologischen Anatomie der Haus-Säuge-thiere*" (2 Thle. 1831, 32, mit 25 Taff. Fol.). In demselben ist besonders ein-gehend die Classification, Beschreibung und Anatomie der Missgeburten, für welche er ein eigenes System aufgestellt hat, behandelt, ebenso die Naturgeschichte der Eingeweidewürmer. Es folgte: „*Lehrbuch der vergleichenden Physiologie der Haus-Säugethiere*" (1837; 2. Aufl. 1847; 3. Aufl. 1865). Am Abend seines Lebens erschien noch: „*Ueber thierische Missgeburten. Ein Beitrag zur patho-logischen Anatomie und Entwicklungsgeschichte*" (1877, mit 20 Taff. kl. Fol.). Dazu eine sehr grosse Menge anderer literarischer Arbeiten auf verschiedenen Gebieten der biologischen Wissenschaften, so dass ein Verzeichniss derselben 147 einzelne Nummern aufweist. Auch in den beschreibenden Naturwissenschaften, der Botanik und Zoologie, die er neben den bereits erwähnten Fächern zu lehren hatte, besass er gründliche Kenntnisse, mit deren Hilfe und des von ihm in die Veterinär-Medicin eingeführten Mikroskopes viele bis dahin in derselben dunkle Punkte aufgehellt wurden. Namentlich das von ihm mit seinem Collegen Hertwig von 1835—1874 in 40 Jahrgängen herausgegebene „*Magazin für die gesammte Thierheilkunde*" enthält mancherlei dahin gehörige wichtige Arbeiten, die von ihm allein oder zusammen mit Hertwig ausgeführt worden waren, z. B. die „*Vergleichenden Untersuchungen über die Haut des Menschen und der Haus-Säugethiere*" und „*Ueber die Krätz- oder Räudemilbe*" (1835; 2. Aufl. 1844), an welchen G. namentlich der von ihm bei den verschiedenen Thieren geführte Nachweis der Schweissdrüsen und ihrer Ausführungsgänge zukommt. Ein Denkmal seiner rastlosen, mehr als 50jährigen Arbeit ist die anatomische und pathologisch-anatomische Sammlung der Berliner Thierarzneischule, welche aus den kleinsten Anfängen, wie er sie 1819 vorfand, zu einer der bedeutendsten, welche die Welt besitzt, sich gestaltet hat, und, was namentlich den Reichthum an thierischen Missgeburten, Entozoen und Epizoen betrifft, mit denen G., ebenso wie mit der ver-gleichenden Embryologie und Physiologie, sein Leben lang sich mit Vorliebe beschäftigt hat, wohl ihres Gleichen sucht. In ein näheres Verhältniss zur menschlichen Heilkunde trat G., abgesehen von seinem Verkehr in den Berliner medicinischen und naturwissenschaftlichen Gesellschaften und den freundschaftlichen Beziehungen, zu hervorragenden Universitätslehrern, dadurch, dass er bei der 1842 begonnenen neuen Bearbeitung der preussischen Pharmacopoe zum Referenten und Redacteur ernannt wurde, auch eine deutsche Ausgabe derselben besorgte, sowie an der nächstfolgenden Ausgabe der Pharmacopoe thätigen Antheil nahm. Von 1844 an war er ferner 15 Jahre lang Mitglied der medicinischen Ober-Examinations-Commission, für den Prüfungsabschnitt in der Anatomie. Sein Tod erfolgte in hohem Alter am 13. August 1882.

Archiv für wissenschaftliche und praktische Thierheilkunde. 1882. — Deutsche Zeitschr. f. Thiermedicin. 1883, pag. 112.   G.

*Gurlt, Ernst Julius G., zu Berlin, daselbst als Sohn des Vorigen am 13. September 1825 geboren, studirte dort von 1844—48 Medicin und wurde im letztgenannten Jahre mit der Diss.: „De ossium mutationibus rhachitide effectis" (4., c. tab.) Doctor, machte eine 1½jährige wissenschaftliche Reise nach Oesterreich, Frankreich, Grossbritannien, war von 1852—56 Assistent in B. v. LANGENBECK'S Klinik, habilitirte sich 1853 als Privatdocent für das Fach der Chirurgie an der Berliner Universität und wurde 1862 Prof. e. o. An den Feldzügen von 1848, 1864, 1866, 1870-71 nahm er in verschiedenen ärztlichen Stellungen Antheil. Schriften: „Beiträge zur vergleichenden pathologischen Anatomie der Gelenkkrankheiten" (Berlin 1853) — „Ueber einige durch Erkrankung der Gelenkverbindungen verursachte Missstaltungen des menschlichen Beckens" (Ebenda 1854, Fol.) — „Ueber die Cystengeschwülste des Halses" (Ebenda 1855) — „Ueber den Transport Schwerverwundeter und Kranker im Kriege" (Ebenda 1859) — „Handbuch der Lehre von den Knochenbrüchen" (Thl. 1; Thl. 2, 1 und 2. Lfg. 1860—65) — „Leitfaden für Operationsübungen am Cadaver u. s. w." (Berlin 1862; 6. Aufl. 1885; in's Polnische 1874, Italienische 1875, Ungarische 1880 übersetzt) — „Militär-chirurgische Fragmente" (Ebenda 1864) — „Abbildungen zur Krankenpflege im Felde u. s. w." (Berlin 1868, 16 Taff. Fol., Text deutsch und französisch) — „Zur Geschichte der internationalen und freiwilligen Krankenpflege im Kriege" (Leipzig 1873) — „Die Kriegs-Chirurgie der letzten 150 Jahre in Preussen" (Berlin 1875) — „Die Gelenk-Resectionen nach Schussverletzungen u. s. w." (Ebenda 1879). Ausserdem Aufsätze in der Deutschen Klinik (1853, 57), Monatsschrift für Geburtskunde (1857, 60, 62), Preuss. Militärärztliche Zeitung (1861), dem Archiv für klin. Chirurgie (1862, 66, 80, 83; darin auch für 1859—65: „Berichte über die Fortschritte und Leistungen auf dem Gebiete der Chirurgie"); ferner zahlreiche Artikel in PROSCH und PLOSS' Medic.-chirurg. Encyclopädie (2. Aufl.), der Allgemeinen Deutschen Biographie, EULENBURG'S Real-Encyclopädie der ges. Medicin, dem vorliegenden Biographischen Lexikon, dessen Redaction er (Anfangs 1885) vom Buchstaben G an übernommen hat. Er ist ferner Mitbegründer und Mitredacteur des „Archivs für klinische Chirurgie" seit 1860, Redacteur der Zeitschrift „Kriegerheil. Organ der deutschen Vereine vom Rothen Kreuz" (darin eine Reihe von Aufsätzen von ihm) seit 1867, Redacteur der „Verhandlungen der deutschen Gesellschaft für Chirurgie"; er war Mitredacteur von VIRCHOW-HIRSCH'S Jahresbericht für 6 Jahrgänge (1866—71) und ist noch jetzt Mitarbeiter an demselben.

Red.

*Gussenbauer, Carl G., zu Prag, ist am 30. October 1842 zu OberVellach in Kärnten geboren, wurde in Wien 1866 Dr. med., 1868 Dr. chir., war Schüler und Assistent von BILLROTH, wurde 1875 Professor der Chirurgie in Lüttich und bekleidet seit 1878 dieselbe Professur in Prag (deutsche Universität). Von seinen sehr zahlreichen, anatomischen und histologischen, namentlich aber chirurgischen Arbeiten führen wir im Folgenden nur einige an: „Ueber die Muskulatur der Atrioventricularklappen des Menschenherzens" — „Ueber das Gefässsystem der äusseren weiblichen Genitalien"; sodann aus dem Archiv für klin. Chirurgie: „Ueber die Heilung per primam intentionem" (1871) — „Ueber

710

die Veränderungen des quergestreiften Muskelgewebes bei der traumatischen Entzündung" (1871) — *"Ein Beitrag zur Lehre von der Verbreitung des Epithelialkrebses auf Lymphdrüsen"* (1872) — *"Ueber eine lipomatöse Muskel- und Nervendegeneration u. s. w."* (1874) — *"Ueber die erste durch B i l l r o t h ausgeführte Kehlkopfexstirpation u. s. w."* (1874) — *"Die Methoden der künst- lichen Knochentrennung u. s. w."* (1875) — *"Die Knochenentzündungen der Perlmutterdrechsler"* (1876) — *"Die partielle Magenresection"* (1876) — *"Ueber . . . Stomatoplastik . . . narbiger Kieferklemme"* (1877) — *"Ein Fall von partieller Resection des Colon descendens u. s. w."* (1879) — *"Ueber buccale Exstirpation der basilaren Rachengeschwülste"* (1879) — *"Zur opera- tiven Behandlung der Pancreascysten"* (1883). Dazu eine Anzahl von Aufsätzen in der Wiener medic. Wochenschrift aus den Siebenziger-Jahren und der Prager medic. Wochenschrift vom Jahre 1878 an, darunter über Gehirnerschütterung, Massage, Nervendehnung, Kehlkopf-Exstirpation, Fremdkörper des Magens, Hernia epigastrica, Jodoformbehandlung, combinirte Oesophagotomie, Scalpirung durch Maschinengewalt, Exstirpation myelogener Schädelgeschwülste, operative Behand- lung tiefliegender traumatischer Hirnabscesse u. s. w. An grösseren Schriften gab er heraus (mit TH. PLUCKER): *"Rapport de la clinique chirurgicale de l'Uni- versité de Liége"* (Lüttich 1878) — *"Die traumatischen Verletzungen"* (Deutsche Chirurgie, Lfg. 15, 1880) — *"Sephthaemie, Pyohaemie und Pyo-Sephthaemie"* (Ebenda, Lfg. 4, 1882). Er ist seit 1880 Mitherausgeber der "Zeitschrift für Heilkunde" in Prag. Red.

*Gusserow, Adolf Ludwig Sigismund G., ord. Professor der Geburtshilfe, Geh. Medicinalrath zu Berlin, ist daselbst am 8. Juli 1836 als Sohn des ebenda als Geh. Sanitäts-Rath verstorbenen Arztes Dr. C a r l A u g u s t G. geboren, studirte dort, in Prag und in Würzburg, wurde 1859 Doctor, habilitirte sich als Privatdocent in Berlin 1865, war nacheinander ord. Professor der Geburtshilfe in Utrecht 1867, in Zürich von 1867—72, in Strassburg i. E. von 1872—78 und ist seit dieser Zeit in Berlin. Er verfasste: *"Geburtshilfe und Gynäkologie in Grossbritannien. Ein Reisebericht"* (Monatschr. für Geburtsk., 1864) — *"Universitäten oder Fachschulen? Rede bei Antritt des Rectorats"* (Zürich 1870) — *"Ueber Carcinoma uteri"* (VOLKMANN's Samml. klin. Vorträge, 1871) — *"Zur Erinnerung an Sir J a m e s Y. S i m p s o n. Rede."* (Berlin 1871) — *"Ueber Menstruation und Dysmenorrhöe"* (VOLKMANN's Samml. klin. Vorträge 1874) — *"Die Neubildungen des Uterus"* (Stuttgart 1878, in v. PITHA-BILLROTH's Handb. der allgem. u. spec. Chirurgie) — *"Zur Geschichte und Methode des klinischen Unterrichts"* (Berlin 1879, Festrede) und verschiedene Aufsätze in VIRCHOW's Archiv, der Monatschrift für Geburtskunde und dem Archiv für Gynä- kologie. Seit 1884 ist er Mitherausgeber des Archivs für Gynäkologie. Red.

Gutermann, Georg Friedrich G., Arzt in Kaufbeuren in Bayern und später in Augsburg, wo er 1789 starb, beschäftigte sich besonders mit Geburtshilfe und war Gegner des durch sein rohes, blutiges Verfahren berüch- tigten JOHANN ANDREAS DEISCH, der im Volke den Namen "Kinder- und Weiber- metzger" hatte. G. schrieb: *"Erklärte Anatomie für Hebammen etc."* (Augsburg 1752) — *"Vernünftige und . . . . gegründete Bedenken über . . . durch Miss- brauch stumpfer und scharfer Instrumente verunglückte Geburten"* (2 Bde., Frankfurt u. Leipzig 1761) — *"Echte Entbindungskunst"* (2 Bde., Ebenda 1763).

Biogr. méd. IV, pag. 553. — Dict. hist. II, pag. 671. Pgl.

Gutfeld, Friedrich Augustin Philipp G., geboren 1777 in Holstein, promovirte 1801 in Altona und prakticirte hier bis zu seinem frühen Tode (12. September 1808). G. gehörte zur naturphilosophischen Schule und ist durch seine epidemiologischen Arbeiten bemerkenswerth, von denen mehrere mit einem Preise gekrönt wurden. G. schrieb: *"Abhandlung über den Typhus der tropi- schen Regionen oder das gelbe Fieber"* (Göttingen 1801) — *"Untersuchungen über verschiedene Sätze der herrschenden medicinischen Lehrgebäude"* (Hamburg

1802) — „Ueber das Verhältniss der Wechselerregung, Nervenwirkung und
Bewegung im thierischen Organismus" (Göttingen 1803) — „Einleitung in die
Lehre von den ansteckenden Krankheiten und Seuchen" (Posen 1804 u. A.
Dict. hist. II, pag. 672.   Pgl.

Guthrie, George James G., zu London, berühmter Chirurg und Feldarzt, war daselbst am 1. Mai 1785 geboren, wurde mit 13 Jahren Lehrling bei
einem Chirurgen, besuchte die Marylebone Infirmary und den Unterricht in dem
(Militär-) York Hospital, wo er bereits als Prosector fungirte, und erlangte 1801,
noch nicht 16 Jahre alt, das Diplom des College of Surgeons. Er wurde darauf
Assistant-Surgeon bei einem Regiment, ging 1802 mit demselben nach Nord-
Amerika, wo er bis 1807 verblieb, und, zum Surgeon avancirt, nach Europa
zurückkehrend, in der Nähe von Cadix landete. 1808 begannen für die unter
Sir Arthur Wellesley (Wellington) stehende Armee die Kämpfe in Spanien
und Portugal, in denen G. gegen 22mal sich im Feuer befand und als Chirurg
sich auszuzeichnen Gelegenheit hatte. Er erlangte nacheinander den Rang als
Staff-Surgeon und Deputy-Inspector und verfasste noch vor seiner Heimkehr einen
von HOOPER in England publicirten Aufsatz über Arterienwunden und einen
anderen: „On the facility of performing the operation of amputation of the
shoulder-joint" und legte dort den Grund zu seinen: „Observations on the treatment of venereal disease, without mercury" (Med.-Chir. Transact. 1817). Die
Schlacht bei Toulouse machte seiner feldärztlichen Laufbahn ein Ende; er wurde
1814 auf Halbsold gesetzt und fand jetzt Gelegenheit, seine auf dem Gebiete der
Chirurgie gemachten Erfahrungen, die in vielen Stücken von den Anschauungen,
welche die berühmtesten seiner Zeitgenossen hatten, abwichen, durch den Druck
bekannt zu machen. Während des Feldzuges von 1815 hatte er es abgelehnt,
eine officielle Stellung einzunehmen, jedoch war er als Privatmann auf dem Kriegsschauplatze kurze Zeit anwesend und führte u. A. eine Exarticulation im Hüft-
gelenk an einem französischen Soldaten mit Erfolg aus. Seine epochemachende
Schrift über Kriegschirurgie war: „On gun-shot wounds of the extremities,
requiring the different operations of amputation, and their aftertreatment; etc."
(London 1815; 3. edit. u. d. T.: „A treatise on gun-shot wounds, on inflammation, erysipelas. Being a record of the opinions and practice of the surgical department of the British army, at the termination of the wars in Spain,
Portugal, France and the Netherlands, in 1814 und 1815", London 1827;
5. edit.: „Commentaries on the surgery of war in Portugal .... Revised to
1853, 1853; 6. edit.: ...., with additions relating to those in the Crimea,
in 1854—5 ... Revised to October 1855", 1855; Philadelphia 1862; deutsche
Uebersetzung von G. SPANGENBERG, Berlin 1821). In der letzten Auflage seines
berühmten Werkes konnte er noch über Erfahrungen berichten, die von seinen
Schülern vor Sebastopol gemacht und ihm zur Verfügung gestellt worden waren.
1816 begann er seine Vorlesungen über Chirurgie zu halten, die er fast 30 Jahre
lang fortsetzte und die von fast allen Aerzten der Armee, der Flotte und der
Ostindischen Compagnie besucht worden sind. In demselben Jahre noch gründete
er eine Infirmary for Diseases of the Eye, die seitdem zu dem Royal Westminster
Ophthalmic Hospital bei Charing-Cross sich erweitert hat. Bald darauf schrieb er:
„A treatise on the operation for the formation of an artificial pupil: etc."
(London 1819, w. 2 pl.) und später: „Lectures on the operative surgery of the
eye ... Containing a new method of operating for cataract by extraction, etc."
(Ebenda 1823; 2. edit 1827; 3. edit. 1838). Er wurde 1823 zum Assistant-
Surgeon und 1827 zum Surgeon am Westminster Hosp. erwählt, gab seine Stellung
1843 aber auf, um seinem Sohne für eine Stelle als Assistant-Surgeon Platz zu
machen und wurde 1848 zum Consulting Surgeon ernannt. Die werthvollen Schriften,
die er noch, neben einer Anzahl von Aufsätzen in Zeitschriften (Lond. Med. and
Phys. Journ., Lond. Med. and Surg. Journ., Lond. Med. Reposit., Lond. Med.
Gaz., Lancet, Med.-Chir. Review, Transact of the R. C. S. in London), verfasste,
sind: „On the diseases and injuries of arteries, with the operations required

for their cure" (London 1830) — *„On the anatomy and diseases of the neck of the bladder and of the urethra"* (Ebenda 1834; 3. edit. 1843; Philadelphia 1845) — *„On the certainty and safety with which the operation for the extraction of a cataract from the human eye may be performed etc."* (Ebenda 1834) — *„Clinical lectures on compound fractures of the extremities; on excision of the head of the thigh-bone, the arm-bone, and the elbow-joint etc."* (Ebenda 1838; Philadelphia 1839) — *„On injuries of the head affecting the brain"* (Ebenda 1842, 4.; deutsche Uebers. von LUDW. FRÄNKEL, Leipzig 1845) — Dasselbe *„And on some points connected with the anatomy and surgery of inguinal and femoral herniae"* (1847) — *„On wounds and injuries of the arteries of the human body; with the treatment and operations required for their cure"* (1846) — *„On wounds and injuries of the abdomen and the pelvis, etc."* (1847) — *„On wounds and injuries of the chest, etc."* (1848). Er hatte lebhaften und thätigen Antheil an der neuen gesetzlichen Regelung des Armen-Krankenwesens genommen, war, nachdem er bereits 1824 Mitglied des Council des College of Surgeons geworden, 1833 und 1842 Präsident und fünf Jahre lang Professor der Anatomie und Chirurgie desselben gewesen und sind die fünf in dieser Zeit von ihm gehaltenen Vorlesungen grösstentheils in seinen vorstehend genannten letzten Publicationen wiedergegeben. Auch führte er in der Leitung des College selbst erhebliche Verbesserungen ein und machte sich um das dieser Corporation übertragene Examenwesen und damit das Unterrichtswesen verdient. Sein Tod erfolgte am 1. Mai 1856. — G. hat sich um die Chirurgie sowohl als um die Ophthalmologie grosse Verdienste erworben, indem er nicht nur ein unerschrockener, allen Schwierigkeiten gewachsener Operateur war, sondern mehrfach auch richtigere Grundsätze in beiden Fächern einzuführen bestrebt war. Wir erinnern nur an die von ihm bei Arterienverletzungen unter allen Umständen, wenn möglich, empfohlene Aufsuchung der Verletzungsstelle und doppelte Unterbindung an derselben, statt an einer entfernten Stelle, ferner bei der Operation des Cataract die Anwendung der Extraction mit oberem Lappen, statt des damals viel gebräuchlicheren unteren oder der Nadeloperationen. Vor Allem war aber sein Sinnen und Trachten, wie sein grosses, bis zu seiner letzten Lebenszeit fortgeführtes Werk über Kriegschirurgie beweist, dieser zugewendet. Bei wenigen Personen fand sich übrigens eine glücklichere Combination von Geisteskraft und Entschlossenheit, Schnelligkeit der Wahrnehmung und Fruchtbarkeit der Hilfsmittel, verbunden mit grosser Körperkraft und Geschicklichkeit. Er konnte eben Alles. Er konnte den Lauf eines Schiffes berechnen und dasselbe glücklich in den Hafen führen, wie er es in seiner Jugend, unter den schwierigsten Umständen, gethan hatte; er hatte einen Angriff auf eine Kanone geleitet und sie genommen. Er protestirte Lebenslang gegen die unwürdige damalige Stellung der Militärärzte, die wie Civilisten oder Verwaltungsbeamte behandelt wurden, da er selbst öfter im Feuer gewesen war, als die Hälfte der Generale der Armee.

Lancet. 1850, I, pag. 726. — Med. Times and Gaz. 1856. New Series. Vol. XII, pag. 466. — Callisen, VII, pag. 538; XXVIII, pag. 325.   Gurlt.

Guthrie, Charles Gardiner G., zu London, Sohn des Vorigen, starb, erst 42 Jahre alt, im August 1859. Er besass viele von den hervorragenden Eigenschaften seines Vaters, war namentlich ein vortrefflicher Operateur. Er war Chirurg und Docent der Chirurgie am Westminster Hosp. und Chirurg des Royal Westminster Ophthalmic Hospital. Er verfasste folgende Arbeiten: *„On the cure of squinting"* (2. edit. London 1840) — *„Lectures on ophthalmic surgery"* — *„On cataract, with the appropriate operation in each particular case"*.

Lancet. 1859, II, pag. 203.   Gurlt.

Gutierrez de Toledo, Juliano, Arzt des Königs Ferdinand und der Königin Isabella, lebte in der zweiten Hälfte des 15. Jahrhunderts und veröffentlichte die älteste Schrift in der spanischen Literatur über Diphtherie: *„Tradado del infermedad del Garrotillo"* (erwähnt von MOREJON in der Hist.

45 *

bibliograf. de la med. espan. II, 211), ferner: *„De la cura de piedra, dolor de hijada y colica renal"* (Toledo 1498).

Gutierrez, Juan Lazaro, lehrte Philosophie an der Universität zu Valladolid, studirte dann Medicin und promovirte daselbst. Er lebte im 17. Jahrhundert und schrieb über Fieber: *„Febrilogiae lectiones"* (Lyon 1668, Fol.) nebst einem: *„Appendix ad febrilogiam, doloris diagnosim .... in communi, tum artem sphygmicam continentem."*

Biogr. méd. IV, pag. 553.   Pgl.

*Guttmann, Paul G., zu Ratibor in Schlesien am 9. September 1834 geboren, studirte in Berlin, Würzburg, Wien und wurde 1858 promovirt. Seit 1859 wirkt er in Berlin als Arzt, seit 1867 als Universitätsdocent, seit 1879 als Director des dortigen städtischen Krankenhauses Moabit. Neben circa 60 klinischen Arbeiten in den verschiedenen Berliner Archiven und Zeitschriften publicirte G. auch eine Reihe physiologischer und experimenteller Arbeiten. Die *„Physiologie und Pathologie des Sympathicus"* (Berlin 1873; auch italienisch), welche er mit A. EULENBURG bearbeitet hatte, erhielt unter etwas verändertem Titel (London 1879) den ASTLEY COOPER-Preis. Das *„Lehrbuch der klinischen Untersuchungsmethoden"* erschien 1884 in 5. Auflage und wurde zehnmal übersetzt. Als Redacteur giebt G. das „Jahrbuch für praktische Aerzte" heraus.   Wernich.

*Guttstadt, Albert G., zu Berlin, am 25. Januar 1840 zu Rastenburg in Ostpreussen geboren, wurde 1866 in Berlin Doctor, 1874 Decernent für Medicinal-Statistik beim königl. statistischen Bureau und 1875 Privatdocent an dortiger Universität. Von seinen zahlreichen Publicationen führen wir zunächst an besonderen Schriften an: *„Das Reichs-Impfgesetz vom 8. April 1874 u. s. w."* (Berlin 1876) — *„Flecktyphus und Rückfallfieber in Preussen u. s. w."* (Ebenda 1882) — *„Krankenhaus-Lexikon für das Königreich Preussen"* (Ebenda 1883). Aufsätze: (Deutsche Klinik 1867, 70, 72): *„Der anatomische Charakter der Cholera-Epidemie zu Berlin im Jahre 1866"* — *„Das Chloralhydrat u. s. w."* — *„Das Barackenlazareth auf dem Tempelhofer Felde als städtische Pocken-Heilanstalt .... 1871/72 zu Berlin"*; ferner (Vierteljahresschrift für gerichtl. Medic. 1873): *„Zur Statistik der Irrenanstalten"*; demnächst (Zeitschr. des königl. Preuss. statist. Bureaus 1873, 74, 76, 80, 81) über die Pocken-Epidemie von 1871-72, die Geisteskranken, die Selbstmorde, das Heilpersonal, Bäder und Heilanstalten in Preussen, die ärztliche Gewerbefreiheit im Deutschen Reich; endlich in der „Preussischen Statistik" (1877—84) über Medicinal-Statistik, Sterbefälle, Irren-Heilanstalten, die Gebrechlichen in Preussen u. s. w., u. s. w.
Red.

Gutzeit, Hugo Leonard von G., geboren in Riga am 3./15. December 1811 als Sohn eines Kaufmanns, besuchte das Gymnasium zu Riga bis 1831, studirte Medicin an der Universität zu Dorpat von 1831—1838 und wurde im letztgenannten Jahre (*„Diss. de prophylaxi in morbis contagiosis et epidemicis"*) Doctor med. Er wirkte als praktischer Arzt in Orel (Russland) und starb auf seinem Landgut Pogoleretz am 9./21. März 1882. Er war nacheinander Gymnasialarzt, Mitglied der Medicinalbehörde, zuletzt Chef der Medicinalverwaltung des Gouvernements Orel. Trotz seiner grossen Praxis fand er Musse und Stoff zu schriftstellerischen Arbeiten. Er schrieb unter Anderem: *„Beiträge zur Lehre von den typhösen Fiebern, hauptsächlich in Bezug auf ihre Behandlung"* (1842) — *„Die Cholera zu Orel im Jahre 1847."* In vieler Beziehung interessant ist sein letztes umfangreiches Buch: *„Dreissig Jahre Praxis"* (Wien 1873—1875).

Riga'sche Biographien, Bd III, Riga 1884, pag. 184—187.   L. Stieda.

*Gutzeit, Waldemar von G., am 4. November (25. October a. St.), 1816 geboren, studirte in Dorpat bis 1839, dann in Berlin, Würzburg, Paris, Wien und wirkte dann von 1842 ab in Kursk, von wo er 1851 nach Riga übersiedelte. Nachdem er in früheren Jahren viele Aufsätze in der KREBEL-THIELMANN'schen Medicinischen Zeitung Russlands, 1873—75 das Werk seines verstorbenen Bruders

H. L. von G.: „Dreissig Jahre Praxis" hatte erscheinen lassen, entsagte er ganz der Medicin und widmete sich historischen und linguistischen Untersuchungen.

Wernich.

Guy de Chauliac, s. CHAULIAC, GUY DE, Bd. I, pag. 710.

*Guy, William Augustus G., in London, studirte im Guy's Hosp. daselbst, wurde 1844 Fellow des Roy. Coll. of Physicians, war Medical Superintendant des Millbank Prison, Professor der gerichtlichen Medicin und Hygiene am King's College und ist gegenwärtig Consulting Physician bei dem Hospital des letzteren. Er hat eine beträchtliche Reihe von Arbeiten aus den Gebieten der Physiologie, gerichtlichen Medicin, Hygiene und Socialwissenschaft verfasst, darunter an grösseren Schriften: „Principles of forensic medicine" (3. edit. London 1868; 4. edit. mit DAVID FERRIER, 1875; Amer. edit. with notes and additions, by CHARLES A. LEE, New York 1845) — „Public health; a popular introduction to sanitary science. etc." (London 1870, 74). Von einzelnen Aufsätzen und kleineren Schriften erwähnen wir aus dem Journ. of the Statist. Soc. (1839, 40): „On the value of the numerical method as applied to science, but especially to physiology and medicine" — „Unhealthiness of towns, its causes and remedies, being a lecture" (London 1845) — „Contributions to sanitary science. I. The case of the journeymen bakers; etc." (1848; 3. edit. 1865) — „On the health of towns as influenced by defective cleansing and drainage etc." (1846) — „On medical education; being a lecture etc." (1846) — „On the sanitary condition of the British army; etc." (Journ. of the United Service Inst. II) — „On the microscopic sublimates; and especially on the sublimates of the alkaloids" (1867) und mehrere weitere mikroskopische und chemische Arbeiten. Er hielt 1875 die „Harveian Oration" und veranstaltete eine neue Ausgabe von ROB. HOOPER'S „Physician's vade-mecum" (1857) u. s. w.

Medical Directory. — Index-Catalogue. V, pag. 672.   Red.

*Guye, Ambroise Arnold Guillaume G., am 17. August 1839 in Maastricht geboren, studirte in Amsterdam, promovirte am 23. Juni 1862 („Dissert. over de Peyer'sche en Lieberkühn'sche klieren") und zog nach Wien, wo er hauptsächlich POLITZER folgte, Berlin und Paris. Seit 1865 ist er in Amsterdam wirksam als Otiater, seit 1874 als Privatdocent an der Universität. Er war 1879 allgemeiner Secretär des periodischen internationalen Congresses der medicinischen Wissenschaften, 6. Sitzung, und fungirt seit 1873 auch als solcher an der „Nederl. Maatschappy tot bevordering der Geneeskunde". Er schrieb hauptsächlich: „De paracentese van het trommelvlies" (1874) — „Over het ademhalen door den mond en over de middelen daartegen" (1874) — „Eenige gevallen van ontsteking in het antrum mastoideum" (1877) — „Sur la maladie de Menière" (1879), Mittheilung an den medicinischen Congress und „Over oorlijden bij acute exanthemen" (1885).   C. E. Daniëls.

Guyon, Louis G., Wundarzt in Marseille, lebte daselbst zur Zeit der schweren Pestepidemie im Anfange des 18. Jahrhunderts, starb zwei Tage nach der ersten Section eines an der Pest verstorbenen Individuums 1742, zu der er sich freiwillig erboten hatte, als Opfer seines muthigen Unternehmens.

Biogr. méd. IV, pag. 555.   Pgl.

Guyon, Johann G., welcher am 2. Februar 1758 in Kiel den Doctorgrad erhielt, nach St. Petersburg kam und vom medicinischen Collegium auf Befehl des Archiater MOUNSEY ohne Examen 1762 als Doctor der Medicin in Russland anerkannt wurde, wurde darauf von Peter III. zum Leibmedicus mit dem Rang eines wirklichen Staatsrathes und einem Gehalt von 4000 Rubeln ernannt. Er starb sehr bald am 31. Mai (11. Juni) 1763 und wurde in der reformirten Kirche in Moskau beerdigt; 1815 wurden seine Gebeine aus dem Gewölbe genommen und feierlich auf dem Gottesacker in Moskau beigesetzt.

Tschistowitsch, CLV. — Richter, III, pag. 479. — Fechner, Chronik der evang. Gemeinde in Moskau, II. Bd., Moskau 1875, pag. 1 und 81.   L. Stieda.

Guyon, Jean-Louis-Geneviève G., französischer Militärarzt, war am 5. April 1794 zu Albert (Somme) geboren, besuchte von 1810 an die École de médecine in Paris, war von 1811 an als Chirurgien sous-aide drei Jahre lang in den Hospitälern der Insel Walcheren (Holland), wo endemisches Wechselfieber nicht ausgeht, thätig, wurde 1815 als Aide-major nach Martinique versetzt, machte 1822 als Chirurgien major die Expedition nach Samana (San Domingo) mit, wo er die Schrecken des gelben Fiebers kennen lernte und kehrte 1826 mit seinem decimirten Regiment nach Frankreich zurück. Er schrieb eine „Réponse à un mém. publié à la Martinique par M. Lefort ayant pour titre: De la saignée et du kinkina dans le traitement de la fièvre jaune" (Paris 1827). 1827 wurde ihm die Leitung des Hospitals von Ile-de-Léon bei Cadix übertragen; er hatte auch daselbst mit dem gelben Fieber zu thun und suchte durch Impfversuche an sich selbst dessen Nichtcontagiosität zu beweisen, worüber er in einem Aufsatze „Fièvre jaune" (Journ. complément., 1830) berichtete. 1829 nach Frankreich zurückberufen, wurde er 1831 zum Mitgliede einer Commission zur Erforschung der Cholera ernannt, machte in Warschau an sich dieselben gefährlichen Experimente wie früher in Betreff des gelben Fiebers und schrieb, nach Paris zurückgekehrt: „Des moyens préservatifs et curatifs du choléra, etc." (1832). 1833 wurde er nach Algier geschickt, wo er Chirurgien-principal und erster Professor am dortigen Instructions-Hospital (1834) und 1838 Chef-Chirurg der afrikanischen Armee wurde, nachdem er erst jetzt auch das Doctordiplom in Montpellier erlangt hatte mit der These: „Des accidents produits dans les trois premières classes des animaux vertébrés par le venin de la vipère fer-de lance (Trigoncephalus lanceolatus)." Er nahm an allen grossen Expeditionen Theil, von dem unglücklichen Feldzuge von Constantine (1836) an bis zu den Expeditionen von Cherchell und Medeah (1840), wurde 1852 zu Médecin-inspecteur ernannt, nahm 1857 seinen Abschied und benutzte seine Musse, um noch einmal in Lissabon dem gelben Fieber, das er seit so vielen Jahren kannte, gegenüberzutreten. Er schrieb in dieser Zeit: „Voyage d'Alger au Ziban, en 1847, l'ancienne Zébé" (1852, av. atlas) — „Histoire chronologique des épidémies du nord de l'Afrique, depuis les temps les plus reculés jusqu' à nos jours" (Algier 1855) — „Un mot sur la fièvre jaune de Lisbonne en 1857" (Paris 1858); später noch: „Du haschis, préparation en usage chez les Arabes en Algérie et du Levant" (Gaz. méd. de Paris 1861) — „Études sur les eaux thermales de la Tunisie" (1864). Ausserdem finden sich von ihm Abhandlungen über Gelbfieber, Cholera, die Naturgeschichte der Antillen und Algeriens, die Alterthümer des letzteren in verschiedenen Zeitschriften, wie der Revue médicale, den Annales maritimes et coloniales, der Gaz. médic., dem Journ. des connaiss. méd.-chir., den Comptes rendus u. s. w. Er starb zu Paris am 24. August 1870.

Vapereau, 2. édit., pag. 810. — Glaeser, pag. 330. — Revue scientif. et admin. des médecins des armées etc., 1861, pag. 286 (nicht zugänglich).   Gurlt.

*Guyon, Jean-Casimir-Félix G., zu Paris, geboren am 21. Juli 1831 auf Ile-Bourbon, studirte in Paris, wo er 1858 mit der These: „Sur les cavités de l'utérus à l'état de vacuité" Doctor wurde. Er ist zur Zeit Professor der chirurgischen Pathologie bei der medicinischen Facultät, Chirurg des Hôp. Necker und Mitglied der Akademie der Medicin. Für mehrere Concurse schrieb er die Thesen: „Des tumeurs fibreuses de l'utérus" (1860) — „Des vices de conformation de l'urèthre chez l'homme et les moyens d'y remédier" (1863) und verfasste: „Éléments de chirurgie clinique, comprenant le diagnostic chirurgical, les opérations etc." (Paris 1873) — „Leçons cliniques sur les maladies des voies urinaires" (1881; 2. édit. 1885) und gab zusammen mit P. Bazy einen „Atlas des maladies des voies urinaires" (Livr. 1—4, 1881—83) heraus. Früher hatte er J. F. Malgaigne's „Leçons d'orthopédie" (Paris 1862) publicirt.
                                                                                          Red.

Guyongossi a Petteny, Paulus G., wurde in Holland geboren und erhielt daselbst seine medicinische Ausbildung. Wegen seines besonderen Geschickes in der Medicin und den damit zusammenhängenden Wissenschaften wurde er von ABRAHAM KAAUW BOERHAAVE (dem Tauben), als dieser zur Akademie der Wissenschaften überging, nach Petersburg berufen. 1753 wurde G. zum Oberarzt des Haupt-Admiralitäts-Hospitals in Petersburg ernannt, unterrichtete von 1758 in zwei Hospitalschulen in der Materia medica, Physiologie nach der Methode ALBIN'S, Pathologie nach GAUBIUS. Später wurde er Oberarzt beim Marine-Cadettencorps und 1766 zum Hofmedicus von Katharina ernannt. Sein Todesjahr ist unbekannt. Seine Zeitgenossen bezeichnen ihn als einen sehr gelehrten und vielseitig gebildeten Arzt. Er hinterliess neun Bände Manuscripte, welche aus philologischen Aufzeichnungen und Bemerkungen über orientalische Sprachen — Hebräisch, Arabisch, Syrisch u. A. — bestehen. Nach Urtheil der Orientalisten ist in diesen Manuscripten, welche sich in der k. öffentlichen Bibliothek in Petersburg befinden sollen, viel Interessantes enthalten.

Tschistowitsch, Geschichte der ersten med. Schulen in Russland (CLIV). — Tschistowitsch lässt G. am 31. Mai (11. Juni) 1763 in Moskau sterben; das ist unmöglich, da G. erst im Jahre 1766 zum Hofmedicus ernannt wurde, so kann er nicht 1763 gestorben sein, überdies lebte G. gar nicht in Moskau.					L. Stieda.

Guyot, Postmeister zu Versailles, kam zuerst auf die Idee des Katheterismus der Tuba Eustachii. Selbst schwerhörig, machte er sich vermittelst einer zinnernen, knieförmig gebogenen Röhre, welche er vom Munde aus angeblich in die Rachenmündung der Tuba Eustachii einführte, Einspritzungen und befreite sich auf diese Weise von einer katarrhalischen Schwerhörigkeit. Er berichtete hierüber 1735 der Pariser Akademie der Wissenschaften.

Machines et inventions approuvées par l'Académie etc. Paris 1735, T. IV, Nr. 243. — Lincke, Ohrenheilkunde. II, pag 73.					A. Lucae.

Guyot, Jules G., zu Paris 1807 geboren, wurde 1833 daselbst Doctor, verfasste eine Reihe von Arbeiten, unter denen wir folgende anführen: „*Observations et réflexions sur la morsure des animaux enragés*" (SÉDILLOT, Recueil périod. de la Soc. de méd., T. XLVIII); zusammen mit ADMIRAULT: „*Mém. sur le siège du goût chez l'homme*" (Journ. de chimie méd., 1830) — „*Mém. sur la fracture du col du fémur, et sur un nouvel appareil etc.*" (Paris 1833) — „*Mém. sur la staphyloraphie*" — „*Premier mém. sur l'influence thérapeutique de la chaleur atmosphérique*" (Arch. génér., 1833; nouv. édit. 1836) — „*Des mouvemens de l'air et de la pression de l'air en mouvement*" (Paris 1835) — „*Du goût et ses saveurs*" (1838) — „*Traité de l'incubation et de son influence thérapeutique*" (1840) — „*Traité de l'incubation, ou l'emploi de la chaleur dans les plaies, les maladies de la peau, etc.*" (1842). Ausserdem Aufsätze in den Annales de la méd. physiol., Archives génér., Gaz. méd. de Paris, Journ. des progrès des sc. méd., Revue médic. u. s. w. Er machte verschiedene Erfindungen, z. B. einer Pumpe, um den Mund auszuspritzen; ferner erfand er die „Lampes à hydrogène liquide".

Sachaille, pag. 354. — Callisen, VII, pag. 547; XXVIII, pag. 329.					G.

*****Guyot**, Charles-Th.-Ph.-Timothée G., zu Tromarey (Haute-Saône), ist am 21. August 1828 zu Cugney (Haute-Saône) geboren, studirte in Besançon und Paris, woselbst er 1854 mit der These: „*De l'importance de l'appétit et de la considération des fonctions digestives dans le traitement des maladies chroniques*" Doctor wurde. Er liess sich zuerst in Paris, später in dem obgenannten Orte nieder, überreichte dem Institut (1856) verschiedene Arbeiten, wie: „*L'anesthésie du sens du goût par les réfrigérants*" und über die: „*Anesthésie électrique*", für welche letztere er (1859) die Priorität der Idee in Anspruch nahm. Ausserdem findet sich von ihm eine Reihe von Mittheilungen im Courier des familles, Journal de santé, der Presse médicale, dem Journal des connaiss. médic. pratiques, dem Répertoire de pharmacie; dazu eine Anzahl Artikel in politischen Blättern über National-Oekonomie, Social-Politik, Physik, Medicin u. s. w. Er ist Maire von Tromarey seit 1868.

Glaeser, pag. 330.					G.

Guyton - Morveau, Louis Bernard G.-M., geboren zu Dijon am 4. Januar 1737, wandte sich der juristischen Laufbahn zu und wurde 1755 General-Staatsanwalt zu Dijon. Daneben aber trieb er mit Vorliebe physikalische und chemische Studien und übersetzte unter Anderem die Werke von BERGMANN, SCHEELE und BLACK. 1773 entdeckte er die desinficirende Kraft des Chlor, worüber er *„Nouveau moyen de purifier absolument et en très-peu de temps une masse d'air infectée"* (Dijon 1775) veröffentlichte; später fasste er seine ersten und weitere Versuche darüber in der Schrift *„Traité des moyens de désinfecter l'air, d'éviter la contagion ou d'en arrêter les effets"* (Paris 1801; 3. édit. 1805; deutsch von F. H. MARTENS, 1805) zusammen. Als Kanzler der Akademie von Dijon richtete er 1774 öffentliche Vorlesungen über Mineralogie, Medicin und Chemie ein und las selbst über den letzteren Gegenstand. Den Boden dazu ebnete er durch die Veröffentlichungen: *„Digressions académiques, ou essais sur quelques sujets de physique, de chimie et d'histoire naturelle"* (Dijon et Paris 1772) und *„Défense de volatilité du phlogistique"* (Dijon 1772), doch gab er die in den letzten Schrift vertheidigte STAHL'sche Theorie schon in seinen *„Éléments de chimie théorique et pratique rédigés dans un nouvel ordre"* (Dijon 1776—77) auf. 1782 schlug er einen Plan zu einer methodischen Nomenclatur der Chemie vor und LAVOISIER vereinigte sich mit ihm und Anderen (LAPLACE, MONGE, BERTHOLLET und FOURCROY) zur Herausgabe der *„Méthode d'une nomenclature chimique"* (Paris 1787). Nach dem Ausbruche der Revolution betheiligte er sich eifrigst am politischen Leben, vernachlässigte aber darüber seine Studien nicht; er stellte Versuche über die Lenkbarkeit des Luftballons an, wandte sie an, um Wasser aus Bergwerken zu heben und suchte sie im Kriege auszunützen; 1794 vervollkommnete er die Herstellung von Pulver und Salpeter, schrieb über die Verbrennung des Diamanten, stellte Untersuchungen über den Cement an, wie über die Krystallisation im Allgemeinen und über die der Metalle im Besonderen u. a. m. Er wurde Professor und Leiter der École polytechnique, bei deren Gründung er wesentlich betheiligt war und war von 1800—1814 Director der Münzen, welches Amt er nach der Restauration verlor. Er starb am 2. Januar 1816. Ausser den genannten Schriften, einem grösseren Gedicht und juristischen Arbeiten veröffentlichte er noch den I. Band des *„Dictionnaire de chimie de l'Encyclopédie par ordre des matières"* (1786) und eine grosse Reihe in Zeitschriften erschienener Artikel.

Louvet in Nouv. biogr. T. XXII, pag. 968 ff. — Hoefer, Hist. de la chimie. pag. 123 — Biogr. méd. IV, pag. 555.

V.

Gwinne, Matthew G., in London, war daselbst geboren, studirte in Oxford, wo er 1593 Doctor und bei der Gründung des Gresham College der erste Professor der Medicin wurde und von 1598 an Vorlesungen hielt. Im College of Physicians bekleidete er von 1600 an verschiedene Aemter, wurde 1605 Physician des Tower. 1607 legte er seine Professur nieder und begann in London zu prakticiren. Er starb im October oder November 1627. Unter seinen Schriften gehört kaum eine der Medicin an, vielmehr bestehen dieselben in Festreden, einer Tragödie, Versen, oder sind chemischen und magischen Inhalts u. s. w.; anzuführen von denselben wäre vielleicht: *„Aurum non aurum, sive adversaria in assertorem chemiae sed verae medicinae desertorem, Fran. Anthonium"* (London 1611).

Aikin, pag. 218. — Hutchinson, I, pag. 391. — Munk, I, pag. 118.

G.

Druck von Gottlieb Gistel & Cie. Wien, Stadt, Augustinerstrasse 12.

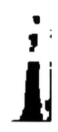

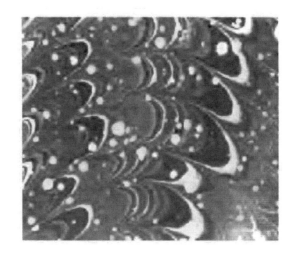

FSC
www.fsc.org

MIX

Papier aus ver-
antwortungsvollen
Quellen
Paper from
responsible sources

FSC® C141904

Druck:
Customized Business Services GmbH
im Auftrag der KNV-Gruppe
Ferdinand-Jühlke-Str. 7
99095 Erfurt